DERMATOLOGIC SURGERY

皮肤外科学

主　编　Jonathan Kantor

主　译　徐永豪

副主译　（以姓氏笔画为序）

马立娟　任　军　米　霞　姜海燕　党宁宁

河南科学技术出版社

·郑州·

内容提要

本书分 81 章，全面讲解了皮肤外科基础、基本外科操作技术、不同部位的成形修复、不同皮肤病状态的手术方式、各种传统和新兴的美容与年轻化方法等内容，每一章都有手术箴言建议，尤其是皮瓣技术教学和局部成形修复方法，为皮肤外科医师提供了广泛的成形修复选择。书中收录近 3000 张高质量临床照片和近 500 张专业插图，突显其独一无二的学术和应用价值。本书是一部详尽厚重、全面系统的全球性皮肤外科专著，对于皮肤、美容、整形外科等相关学科医师提高临床水平具有重要指导作用。

图书在版编目（CIP）数据

皮肤外科学 / (美) 乔纳森·坎特 (Jonathan Kantor) 主编; 徐永豪主译. —郑州: 河南科学技术出版社, 2023.12
ISBN 978-7-5725-1125-7

Ⅰ. ①皮… Ⅱ. ①乔… ②徐… Ⅲ. ①皮肤病–外科学 Ⅳ. ①R751.05

中国国家版本馆 CIP 数据核字 (2023) 第 103143 号

Jonathan Kantor
Dermatologic Surgery
ISBN 978-1-259-64392-7

出版发行： 河南科学技术出版社
北京名医世纪文化传媒有限公司
地址：北京市丰台区万丰路 316 号万开基地 B 座 115 室　　邮编：100161
电话：010–63863168　63863186
策划编辑： 赵东升　刘英杰
责任编辑： 赵东升　刘新瑞
责任审读： 周晓洲
责任校对： 龚利霞
封面设计： 吴朝洪
版式设计： 吴朝洪
责任印制： 程晋荣
印　　刷： 河南瑞之光印刷股份有限公司
经　　销： 全国新华书店、医学书店、网店
开　　本： 889mm×1194mm　1/16　　**印张：** 75.25　　**字数：** 2618 千字
版　　次： 2023 年 12 月第 1 版　　　2023 年 12 月第 1 次印刷
定　　价： 880.00 元

如发现印、装质量问题，影响阅读，请与出版社联系并调换

译者名单

主　译　徐永豪　山东大学齐鲁医院

副主译　（以姓氏笔画为序）

马立娟　天津市公安医院

任　军　厦门大学附属中山医院

米　霞　中国人民解放军战略支援部队特色医学中心

姜海燕　上海尤里沃斯医疗美容诊所

党宁宁　山东第一医科大学附属省立医院

译校者　（以姓氏笔画为序）

卜现勇　中国人民解放军第 66058 部队

马小洁　山东大学齐鲁医院

马立娟　天津市公安医院

马兰兰　河南省新郑市公立人民医院

王紫鸣　深圳市卫生监督局

王新宇　浙江省杭州醉美桃花源医疗美容诊所

毛洪鸢　山东大学齐鲁医院

田晶晶　山东大学齐鲁医学院

邢臣径　浙江省杭州醉美桃花源医疗美容诊所

邢晓婧　首都医科大学附属北京世纪坛医院

吕文国　山东第一医科大学附属中心医院

朱亚丽　上海今识门诊部

乔　晨　山东大学齐鲁医院

乔　锰　山东第一医科大学第一附属医院

任　军　厦门大学附属中山医院

刘　严　山东大学齐鲁医院

刘　培　山东大学齐鲁医院

关立昕　深圳市第二人民医院

米　霞　中国人民解放军战略支援部队特色医学中心

许炎竹　厦门大学附属中山医院

孙　燚　浙江省人民医院

孙　楠　天津市公安医院

苏庆波　山东大学齐鲁医院

李　峰　中国医学科学院北京协和医学院北京协和医院

李　琼　上海智美颜和医疗美容门诊部

李泽晶　山东大学齐鲁医院（青岛）

李晓康　山东第一医科大学附属省立医院

杨　洁　华北理工大学附属医院

吴斯慧　山东大学齐鲁医学院

邱小惠　厦门大学附属中山医院

张　溪　山东大学齐鲁医院

张荷叶　北京芙艾医疗美容门诊部

陈仕胜　温州医科大学附属第二医院

林碧雯　中国人民解放军总医院第一医学中心

周　勇　中国人民解放军总医院第一医学中心

周　珺　上海曜欣门诊部

郑宇芝　深圳市第二人民医院

房黎亚　枣庄市立医院

孟现广　山东第一医科大学附属中心医院

赵　烨　浙江省人民医院

赵玉凤　天津市公安医院

赵梓纲　中国人民解放军总医院海南医院

胡信林　厦门大学附属中山医院

姜海燕　上海尤里沃斯医疗美容诊所

秦　楠　青岛大学附属妇女儿童医院

秦国敬　山东第一医科大学附属中心医院

党宁宁　山东第一医科大学附属省立医院

徐永豪　山东大学齐鲁医院

郭亮侬　北京大学深圳医院

黄　永　天津市公安医院

温　禾　山东大学齐鲁医院

原著编委

John G. Albertini, MD
The Skin Surgery Center
Winston-Salem, North Carolina
Greensboro, North Carolina
Volunteer Associate Professor
Department of Plastic and Reconstructive Surgery
Wake Forest University
Winston-Salem, North Carolina

Jeremy S. Bordeaux, MD, MPH
Professor of Dermatology
Director, Dermatologic Surgery
Director, Multidisciplinary Melanoma Program
Fellowship Director, Micrographic Surgery and
Dermatologic Oncology
University Hospitals Cleveland Medical Center
Case Western Reserve University
Cleveland, Ohio

Leonard M. Dzubow, MD
Dermatology, Ltd.
Media, Pennsylvania

Naomi Lawrence, MD
Director, Micrographic Surgery and Cutaneous Oncology
Cooper University/Rowan Medical School
Marlton, New Jersey

Stanley J. Miller, MD
Private Practice
Towson, Maryland

原著者名单

Sumaira Z. Aasi, MD
Professor
Stanford University
Director, Mohs and Dermatologic Surgery
Stanford HealthCare
Palo Alto, California

Shino Bay Aguilera, DO
Shino Bay Cosmetic Dermatology, Plastic Surgery &
Laser Institute
Fort Lauderdale, Florida

Pallavi Ailawadi, MD, DNB
Senior Resident
Department of Dermatology
Maulana Azad Medical College and Lok Nayak Hospital
New Delhi, India

John G. Albertini, MD
The Skin Surgery Center
Winston-Salem, North Carolina
Greensboro, North Carolina
Volunteer Associate Professor
Department of Plastic and Reconstructive Surgery
Wake Forest University
Winston-Salem, North Carolina

Adam S. Aldahan, BS
Department of Dermatology and Cutaneous Surgery
University of Miami, Miller School of Medicine
Miami, Florida

Mohammad Almohideb, MD, MSc, FRCPC
Assistant Professor
Division of Dermatology
King Saud University for Health Sciences and King
Abdulaziz Medical City
Riyadh, Saudi Arabia

Maryam M. Asgari, MD, MPH
Associate Professor
Department of Dermatology
Massachusetts General Hospital
Associate Professor
Department of Population Medicine
Harvard Medical School
Director
High Risk Skin Cancer Clinic
Boston, Massachusetts

Amanda Auerbach, MD
Dermcare and University of Massachusetts
Medical School
Arlington, Massachusetts

Eileen Axibal, MD
Resident Physician
Department of Dermatology
University of Colorado Denver
Aurora, Colorado

Anna A. Bar, MD
Assistant Professor, Dermatology
Oregon Health and Science University
Portland, Oregon

Thomas M. Beachkofsky, MD
Assistant Professor
Uniformed Services University of the Health Sciences
Chief, Dermatology
MacDill Air Force Base
Tampa, Florida

Ramona Behshad, MD
Assistant Professor
Department of Dermatology
Saint Louis University
St. Louis, Missouri

Anthony V. Benedetto, DO
Dermatologic SurgiCenter
Philadelphia, Pennsylvania

Brian Berman, MD, PhD
Emeritus Professor
Departments of Dermatology and Cutaneous Surgery
University of Miami, Miller School of Medicine
Miami, Florida
Co-Director
The Center for Clinical and Cosmetic Research
Aventura, Florida

Vince Bertucci, MD, FRCPC
Instructor
Division of Dermatology
University of Toronto
Toronto, Canada

Ashish C. Bhatia, MD
Department of Dermatology
Northwestern University Feinberg School of Medicine
Chicago, Illinois

Samuel Book, MD
Center for Skin Surgery
Yale University Medical School
New Windsor, Connecticut

Jeremy S. Bordeaux, MD, MPH
Professor of Dermatology
Director, Dermatologic Surgery
Director, Multidisciplinary Melanoma Program
Fellowship Director, Micrographic Surgery and
Dermatologic Oncology
University Hospitals Cleveland Medical Center
Case Western Reserve University
Cleveland, Ohio

James Bota, MD
Pariser Dermatology
Suffolk, Virginia

Glen M. Bowen, MD
Professor, Dermatology
Department of Dermatology
Huntsman Cancer Institute
University of Utah School of Medicine
Salt Lake City, Utah

Sean Branch, DO
Henghold Skin Health & Surgery Group
Pensacola, Florida

David G. Brodland, MD
Zitelli & Brodland, PC
Pittsburgh, Pennsylvania

Mariah Ruth Brown, MD
Assistant Professor
Department of Dermatology
University of Colorado School of Medicine
Aurora, Colorado

Richard Caesar, MA, MB BChir, FRCOphth
Consultant Surgeon
Ophthalmology Department
Gloucestershire Hospitals NHS Foundation Trust
Cheltenham, Gloucestershire, United Kingdom

David R. Carr, MD
Department of Dermatology
Ohio State University
Gahanna, Ohio

John A. Carucci, MD, PhD
Professor of Dermatology
Chief
Mohs Micrographic and Dermatologic Surgery
Program Director, Micrographic Surgery and Cutaneous Oncology
  Fellowship
Section of Dermatologic Surgery
NYU Langone Medical Center
New York, New York

Henry Hin Lee Chan, MD, PhD, FRCP
Division of Dermatology
Department of Medicine
University of Hong Kong
Pokfulam, Hong Kong
Wellman Center for Photomedicine
Massachusetts General Hospital
Harvard Medical School
Boston, Massachusetts

Jonathan Chan, DO
Skin and Cancer Associates
Center for Clinical and Cosmetic Research
Aventura, Florida

Kevin N. Christensen, MD
Department of Dermatology
Division of Mohs Micrographic Surgery
Winona Health
Winona, Minnesota
Department of Dermatology
Allina Health Bandana Square Clinic
Saint Paul, Minnesota

Melanie A. Clark, MD
Department of Dermatology
Medical College of Wisconsin
Milwaukee, Wisconsin

Brandon Coakley, MD
Dermatology and Laser Center of Charleston
Charleston, South Carolina

Terrence A. Cronin, Jr., MD
Assistant Voluntary Professor
Departments of Dermatology and Cutaneous Surgery
University of Miami
Miami, Florida
Cronin Skin Cancer Center
Melbourne, Florida

Min Deng, MD
Assistant Professor
Department of Medicine
Section of Dermatology
WVU Medicine
Morgantown, West Virginia

Seemal R. Desai, MD
Founder and Medical Director
Innovative Dermatology
Plano, Texas
Clinical Assistant Professor
The University of Texas Southwestern Medical Center
Dallas, Texas

Marie DiLauro, MD
Private Practice
Columbus, Ohio

Matthias B. Donelan, MD
Chief
Shriners Burn Hospital for Children
Plastic Surgery
Massachusetts General Hospital
Boston, Massachusetts

Jessica M. Donigan, MD
Department of Dermatology
University of Utah
Salt Lake City, Utah

Keith L. Duffy, MD
Department of Dermatology
University of Utah
Salt Lake City, Utah

Leonard M. Dzubow, MD
Dermatology, Ltd.
Media, Pennsylvania

Daniel B. Eisen, MD
Director of Dermatologic Surgery
Professor of Clinical Dermatology
Department of Dermatology
University of California, Davis
Davis, California

Dirk M. Elston, MD
Professor and Chairman
Department of Dermatology
Medical University of South Carolina
Charleston, South Carolina

Jason Emer, MD
Private Practice
Beverly Hills, California

Derek J. Erstad, MD
Department of Surgery
Massachusetts General Hospital
Boston, Massachusetts

Jeremy R. Etzkorn, MD
Assistant Professor
Department of Dermatology
Perelman School of Medicine
University of Pennsylvania
Philadelphia, Pennsylvania

Sabrina G. Fabi, MD, FAACS
Volunteer Assistant Clinical Professor
University of California
Cosmetic Laser Dermatology
San Diego, California

Aaron S. Farberg, MD
Department of Dermatology
Icahn School of Medicine at Mount Sinai
New York, New York

Bessam Farjo, MBChB, ABHRS
Farjo Hair Institute
Manchester, United Kingdom

Nilofer Farjo, MBChB, ABHRS
Farjo Hair Institute
Manchester, United Kingdom

Ramin Fathi, MD
Resident Physician
Department of Dermatology
University of Colorado Denver
Aurora, Colorado

Jennifer A. Fehlman, MD
Department of Dermatology
Saint Louis University
St. Louis, Missouri

Jessica Lori Feig, MD
Department of Dermatology
Johns Hopkins University
Baltimore, Maryland

Michael Frank, MD
Dermatology Associates
Portland, Maine

Alice Frigerio, MD, PhD
Department of Dermatology
University of Utah
Salt Lake City, Utah

Katherine Garrity, MD
Staff Dermatologist
Aurora Health Care
Summit, Wisconsin

Luis Garza, MD, PhD
Associate Professor
Department of Dermatology
Johns Hopkins School of Medicine
Attending Physician
Department of Dermatology
Johns Hopkins Hospital
Baltimore, Maryland

Hayes B. Gladstone, MD
Gladstone Clinic
San Ramone, California

Alexandria B. Glass, DO
Dermatology Fellow
Center for Clinical and Cosmetic Research
Aventura, Florida

Alex M. Glazer, MD
Resident
Division of Dermatology
University of Arizona
Tucson, Arizona

Michael H. Gold, MD
Medical Director
Gold Skin Care Center
Nashville, Tennessee

David J. Goldberg, MD, JD
Director
Skin Laser & Surgery Specialists of New York
and New Jersey
Clinical Professor of Dermatology
Department of Dermatology
Icahn School of Medicine at Mt. Sinai
New York, New York

Dori Goldberg, MD
Department of Dermatology
University of Massachusetts
Worcester, Massachusetts

Glenn D. Goldman, MD
Professor and Chief of Dermatology
University of Vermont College of Medicine
Burlington, Vermont

Ann F. Haas, MD
Senior Dermatologist
Sutter Medical Group
Associate Clinical Professor
Department of Dermatology
University of California, Davis
Sacramento, California

Adele Haimovic, MD
SkinCare Physicians
Chestnut Hill, Massachusetts

Christine A. Hamori, MD, FACS
Board Certified Plastic Surgeon
Director and Founder
Cosmetic Surgery and Skin Spa
Duxbury, Massachusetts

Iltefat H. Hamzavi, MD
Senior Staff Physician
Department of Dermatology
Henry Ford Hospital
Detroit, Michigan

Marc Z. Handler, MD
Procedural Dermatology Fellow
Skin Laser & Surgery Specialists of New York and New Jersey
Hackensack, New Jersey

David T. Harvey, MD
Instructor
Department of Dermatology
Emory University School of Medicine
Atlanta, Georgia
Medical Director
Dermatology Institute for Skin Cancer + Cosmetic Surgery
Newnan, Georgia

Emma Elizabeth Harvey
Dermatology Institute for Skin Cancer + Cosmetic Surgery
Newnan, Georgia

Amelia K. Hausauer, MD
Director of Dermatology
Aesthetx
Campbell, California

Ingrid Herskovitz, MD
Department of Dermatology and Cutaneous Surgery
University of Miami Miller School of Medicine
Miami, Florida

H. William Higgins, MD
Department of Dermatology
Brown University
Providence, Rhode Island

Molly Hinshaw, MD
Associate Professor of Dermatology
Department of Dermatology
University of Wisconsin School of Medicine and Public Health
Madison, Wisconsin

Chad M. Hivnor, MD
Assistant Professor
Uniformed Services University of the Health Sciences
Department of Dermatology
San Antonio Military Health System
San Antonio, Texas
Dermatologist
Dermatology Associates of San Antonio
San Antonio, Texas

Baran Ho, MD
Department of Dermatology
University of California-Davis
Sacramento, California

S. Tyler Hollmig, MD
Clinical Associate Professor
Department of Dermatology
Director of Laser and Aesthetic Dermatology
Stanford University Medical Center
Redwood City, California

George Hruza, MD, MBA
Laser & Dermatologic Surgery Center
St. Louis, Missouri

Olivia Hughes, BS
Department of Dermatology and Cutaneous Surgery
University of Miami Miller School of Medicine
Miami, Florida

Shannon Humphrey, MD
Clinical Assistant Professor
Director of Continuing Medical Education
Department of Dermatology and Skin Science
University of British Columbia
Medical Director
Carruthers & Humphrey Cosmetic Dermatology
Vancouver, British Columbia, Canada

Jared Jagdeo, MD, MS
Department of Dermatology
University of California-Davis
Sacramento, California

Benjamin Jones, MD
Department of Dermatology
University of Utah
Salt Lake City, Utah

Derek H. Jones, MD
Founder and Director

Skin Care and Laser Physicians of Beverly Hills
Clinical Associate Professor
Department of Dermatology
University of California
Los Angeles, California

Isabela T. Jones, MD
McLean Dermatology
McLean, Virginia

Stephanie E. Kaiser, MD, PA-C
Dermatology and Laser Center of San Antonio
San Antonio, Texas

Penelope Kallis, BS, BA
Department of Dermatology and Cutaneous Surgery
University of Miami Miller School of Medicine
Miami, Florida

Jonathan Kantor, MD, MSCE, MA
Adjunct Assistant Professor of Dermatology
Perelman School of Medicine
University of Pennsylvania
Philadelphia, Pennsylvania
Medical Director
Florida Center for Dermatology, P.A.
St. Augustine, Florida

Caroline C. Kim, MD
Assistant Professor
Department of Dermatology
Harvard Medical School
Boston, Massachusetts
Director
Pigmented Lesion Clinic
Associate Director
Cutaneous Oncology Program
Department of Dermatology
Beth Israel Deaconess Medical Center
Boston, Massachusetts

Robert S. Kirsner, MD, PhD
Chairman and Harvey Blank Professor
Departments of Dermatology and Cutaneous Surgery
University of Miami, Miller School of Medicine
Miami, Florida

Lucija Kroepfl, MBChB
Private Practice
Skinthetics Dermatology Clinic
Düsseldorf, Germany

Ka Yee Kung, MBBS (HK), MRCP (UK), FHKAM (Med)
Division of Dermatology
Department of Medicine
University of Hong Kong
Pokfulam, Hong Kong

Joy Kunishige, MD
Department of Plastic Surgery
University of Pittsburgh Medical Center
Zitelli & Brodland Skin Cancer Center
Zitelli & Brodland, PC
Pittsburgh, Pennsylvania

Nirusha Lachman, PhD
Professor of Anatomy
Departments of Anatomy and Surgery
Division of Plastic Surgery
Mayo Clinic College of Medicine and Science
Mayo Clinic
Rochester, Minnesota

Rebecca J. Larson, MD
Assistant Professor of Dermatology and Dermatologic Surgery
Division of Dermatology
Southern Illinois University School of Medicine
Springfield, Illinois

Gary Lask, MD
Clinical Professor
Director, Dermatology Laser Center
Director, Mohs' Micrographic Skin Cancer Surgery Unit
Director, Procedural Dermatology Fellowship
Division of Dermatology/Dermatologic Surgery
University of California, Los Angeles (UCLA)
Los Angeles, California

Naomi Lawrence, MD
Director, Micrographic Surgery and Cutaneous Oncology
Cooper University/Rowan Medical School
Marlton, New Jersey

Brian C. Leach, MD
The Skin Surgery Center and Department of Dermatology
Medical University of South Carolina
Charleston, South Carolina

Patrick K. Lee, MD
Professor
Director, Dermatologic Surgery
Co-Director, Micrographic Surgery and Dermatologic Oncology Fellowship
Associate Residency Program Director
Department of Dermatology
University of California
Irvine, California

Sandra Lee, MD
Private Practice
Skin Physicians & Surgeons
Upland, California

Michael S. Lehrer, MD
Clinical Associate Professor
Department of Dermatology
Hospital of the University of Pennsylvania
Philadelphia, Pennsylvania

Justin J. Leitenberger, MD
Department of Dermatology
Oregon Health & Science University
Portland, Oregon

Ilya Lim, MD
Department of Dermatology
Perelman School of Medicine
University of Pennsylvania
Philadelphia, Pennsylvania

Flor MacQuhae, MD
Department of Dermatology and Cutaneous Surgery
University of Miami Miller School of Medicine
Miami, Florida

Andrea D. Maderal, MD
Department of Dermatology and Cutaneous Surgery
University of Miami, Miller School of Medicine
Miami, Florida

Ian A. Maher, MD
Associate Professor
Department of Dermatology
Saint Louis University
St. Louis, Missouri

Anne M. Mahoney, MD
Advanced Dermatology
Lincolnshire, Illinois

Mary E. Maloney, MD
Professor and Chair
Department of Dermatology
University of Massachusetts Medical School
UMass Memorial Medical Center
Worcester, Massachusetts

Stephanie J. Martin, MD
Division of Dermatology/Dermatologic Surgery
University of California, Los Angeles (UCLA)
Los Angeles, California
Department of Dermatology
VA Greater Los Angeles Healthcare System
Los Angeles, California

Peter L. Mattei, MD
Pinehurst Surgical
Pinehurst, North Carolina

Michael R. Migden, MD
Associate Professor, Departments of Dermatology and Head and Neck Surgery
Mohs Surgery Center
Fellowship Director, Micrographic Surgery and Dermatologic Oncology
The University of Texas
MD Anderson Cancer Center
Houston, Texas

Philip Milam, MD
Department of Dermatology
Ohio State University
Gahanna, Ohio

Nathanial R. Miletta, MD
Assistant Professor
Uniformed Services University of the Health Sciences Chief
Laser Surgery and Scar Center
San Antonio Military Health System
San Antonio, Texas

Alexander Miller, MD
Private Practice
University of California-Irvine
Yorba Linda, California

Christopher J. Miller, MD
Department of Dermatology
Perelman School of Medicine
University of Pennsylvania
Philadelphia, Pennsylvania

Stanley J. Miller, MD
Private Practice
Towson, Maryland

Stephanie Mlacker, BS
Department of Dermatology and Cutaneous Surgery
University of Miami, Miller School of Medicine
Miami, Florida

Tasneem F. Mohammad, MD
Dermatology Resident
Department of Dermatology
Henry Ford Hospital
Detroit, Michigan

Eduardo K. Moioli, MD, PhD
Department of Dermatology
Perelman School of Medicine
University of Pennsylvania
Philadelphia, Pennsylvania

Amanda F. Nahhas, DO
Clinical Research Fellow in Dermatology
Department of Dermatology
Henry Ford Hospital
Detroit, Michigan

Omar Nazir, MD
Assistant Professor
Department of Orthopedic Surgery
Oregon Health & Science University
Portland, Oregon

Mark S. Nestor, MD, PhD
Director, Center for Clinical and Cosmetic Research
Director, Center for Cosmetic Enhancement
Aventura, Florida
Voluntary Associate Professor
Department of Dermatology and Cutaneous Surgery
Department of Surgery
Division of Plastic Surgery
University of Miami, Miller School of Medicine
Miami, Florida

Joe Niamtu, III, DMD
Private Practice
Cosmetic Facial Surgery
Richmond, Virginia

Luke Nicholas, MD
Department of Dermatology
University of Massachusetts
Worcester, Massachusetts

Keyvan Nouri, MD
Tenure Professor
Departments of Dermatology and Cutaneous Surgery
University of Miami, Miller School of Medicine
Sylvester Comprehensive Cancer Center
Miami, Florida

Wojciech Pawlina, MD
Professor and Chair
Department of Anatomy
Mayo Clinic College of Medicine
Rochester, Minnesota

Clifford Perlis, MD
Associate Professor (Clinical)
Keystone Dermatology Partners and Department
   of Dermatology
Temple University Lewis Katz School of Medicine
King of Prussia, Pennsylvania

Christine Poblete-Lopez, MD
Clinical Associate Professor
Lerner College of Medicine
Vice Chair
Department of Dermatology
Cleveland Clinic
Cleveland, Ohio

Renelle Pointdujour-Lim, MD
Oculoplastic and Orbital Surgery Department
Wills Eye Hospital at Thomas Jefferson University Hospital
Philadelphia, Pennsylvania

Kucy Pon, MD, FRCPC
Assistant Professor
Division of Dermatology
University of Toronto
Toronto, Canada

E. P. Prens, PhD, MD
Professor of Dermatology
Department of Dermatology
Erasmus University Medical Center
Rotterdam, Netherlands

Kevin Prier, MD
Medical Student
The University of Texas Southwestern Medical Center
Dallas, Texas

Michael P. Rabinowitz, MD
Oculoplastic and Orbital Surgery Department
Wills Eye Hospital at Thomas Jefferson
University Hospital
Philadelphia, Pennsylvania

Ross C. Radusky, MD
SoHo Skin and Laser
New York, New York

Rachel Redenius, MD
Department of Dermatology
University Hospitals of Cleveland
Cleveland, Ohio

Karen E. Revere, MD
Assistant Professor
Oculoplastic and Orbital Surgery
Department of Ophthalmology
Children's Hospital of Philadelphia
Assistant Professor
Department of Ophthalmology
Scheie Eye Institute
Perelman School of Medicine
University of Pennsylvania
Philadelphia, Pennsylvania

Bertrand Richert, MD, PhD
Professor of Dermatology
Department of Dermatology and Venereology
Brugmann-St Pierre - Queen Fabiola Children's
University Hospitals
Université Libre de Bruxelles
Brussels, Belgium

Darrell S. Rigel, MD
Rigel Dermatology Group and
Department of Dermatology
New York University
New York, New York

Ashley Rudnick, BS
Miami Dermatology and Laser Institute
Miami, Florida

Neil Sadick, MD
Sadick Dermatology
New York, New York

Rashmi Sarkar, MD, MNAMS
Professor
Department of Dermatology
Maulana Azad Medical College and Lok Nayak Hospital
New Delhi, India

Deborah S. Sarnoff, MD
Cosmetique Dermatology Laser
New York, New York

Amy J. Schutte, MD
Chief Resident
Division of Dermatology
Southern Illinois University School of Medicine
Springfield, Illinois

Golsa Shafa, BS
Department of Dermatology and Cutaneous Surgery
University of Miami, Miller School of Medicine
Miami, Florida

Sejal Shah, MD
SmarterSkin Dermatology
New York, New York

Basel Sharaf, DDS, MD
Department of Surgery
Division of Plastic Surgery
Mayo Clinic
Rochester, Minnesota

Allen F. Shih
MD/MBA candidate
Yale University School of Medicine
New Haven, Connecticut

Thuzar M. Shin, MD, PhD
Assistant Professor of Dermatology
Department of Dermatology
University of Pennsylvania
Philadelphia, Pennsylvania

Melissa Shive, MD, MPH
Department of Dermatology
University of California-Irvine
Irvine, California

Sirunya Silapunt, MD
Associate Professor
Department of Dermatology
University of Texas McGovern Medical School at Houston
Houston, Texas

Cassandra J. Simonetta, MD
Department of Dermatology
Saint Louis University
St. Louis, Missouri

Joseph F. Sobanko, MD
Director of Dermatologic Surgery Education
Department of Dermatology
Perelman School of Medicine
University of Pennsylvania
Philadelphia, Pennsylvania

Teo Soleymani, MD
Department of Dermatology
Stanford University
Redwood City, California

Luis Soro, DO
Shino Bay Cosmetic Dermatology, Plastic Surgery &
Laser Institute
Fort Lauderdale, Florida

Mary L. Stevenson, MD
Department of Dermatology
New York University Langone Medical Center
New York, New York

Molly Storer, MS
Department of Dermatology
Massachusetts General Hospital
Boston, Massachusetts

Lauren C. Strazzulla, BA
New York University School of Medicine
New York, New York

Carolyn Stull, MD
Department of Medicine
Drexel University
Philadelphia, Pennsylvania

Rie Takahashi, MD, PhD
Specialty Training and Advanced Research (STAR) Fellow
Division of Dermatology/Dermatologic Surgery
University of California, Los Angeles (UCLA)
Los Angeles, California

Kathryn J. Tan, MD
Clinical and Cosmetic Fellow
Department of Dermatology
Icahn School of Medicine of Mount Sinai
New York, New York

Kenneth K. Tanabe, MD
Professor of Surgery
Harvard Medical School
Chief
Division of Surgical Oncology
Massachusetts General Hospital
Deputy Clinical Director
Massachusetts General Hospital Cancer Center
Boston, Massachusetts

Aashish Taneja, MD
Fine Skin
Orland Park, Illinois

Vahe Tirakyan
Infusio Beverly Hills
Beverly Hills, California

Emily Tongdee, BS
Florida International University
Herbert Wertheim College of Medicine
Miami, Florida

H. H. van der Zee, MD, PhD
Dermatologist
Department of Dermatology
Erasmus University Medical Center
Rotterdam, Netherlands

Amy Vandiver, MD, PhD
Student
Department of Dermatology
Johns Hopkins University School of Medicine
Baltimore, Maryland

K. R. van Straalen, MD
PhD student
Department of Dermatology
Erasmus University Medical Center
Rotterdam, Netherlands

Gian L. Vinelli, MD
Department of Dermatology
Icahn School of Medicine at Mount Sinai
New York, New York

A. R. J. V. Vossen, MD
PhD student
Department of Dermatology
Erasmus University Medical Center
Rotterdam, Netherlands

Jill S. Waibel, MD
Private practice
Miami Dermatology and Laser Institute
Miami, Florida
Subsection Chief of Dermatology
Baptist Hospital
Miami, Florida
Voluntary Assistant Professor
Dermatology Faculty
University of Miami, Miller School of Medicine
Miami, Florida

Abigail Waldman, MD
Department of Dermatology
Brigham and Women's Hospital
Boston, Massachusetts

Heidi A. Waldorf, MD
Associate Clinical Professor
Dermatology
Icahn School of Medicine of Mount Sinai
Private Practice
Waldorf Dermatology Aesthetics
Nanuet, New York

Margaret A. Weiss, MD
Maryland Dermatology Laser, Skin, & Vein Institute
Hunt Valley, Maryland

J. Michael Wentzell, MD
North Sound Dermatology
Mill Creek, Washington

Andrea Willey, MD
Director
Surgical & Aesthetic Dermatology
Mohs & Reconstructive Surgery
Sacramento, California

Greg Williams, MBBS, FRCS (Plast), ABHRS
Farjo Hair Institute
London, United Kingdom

Douglas C. Wu, MD, PhD
Private Practice
Cosmetic Laser Dermatology
San Diego, California

Allan E. Wulc, MD, FACS
Associate Clinical Professor
Department of Ophthalmology
Perelman School of Medicine
University of Pennsylvania
Philadelphia, Pennsylvania

John A. Zitelli, MD
Adjunct Clinical Associate Professor
Departments of Dermatology, Otolaryngology, and Plastic Surgery
University of Pittsburgh Medical Center
Pittsburgh, Pennsylvania

译者前言

皮肤科在很长时间内被划归为非手术科室，但西医范畴的皮肤科最初是起源于外科的。随着皮肤肿瘤外科治疗、皮肤整形和美容医学等新兴领域的发展，皮肤外科的兴起成为历史潮流，尤其是 Mohs 显微描记手术出现和成熟后，皮肤外科拥有了显著区别于其他外科专业的特征，很多患者逐渐将皮肤外科医师作为皮肤肿瘤治疗、皮肤整形和美容手术的首选专家。

中国皮肤外科学在近 20 年内经历了由起步到繁荣的过程，目前中国皮肤外科已经进入飞速发展的阶段，很多综合性医院和皮肤专科医院都设置了皮肤外科（亚）专业，越来越多的皮肤科医师选择进入皮肤外科执业，皮肤外科也已经正式被设置成为皮肤科住院医师规范化培训专科培训阶段两个亚专业之一。

皮肤外科的发展如火如荼，相关的教材、专著也逐步形成和完善。Jonathan Kantor 博士主编的 *Dermatologic Surgery* 于 2018 年出版，全书 81 章，全面介绍了皮肤外科基础、普通外科操作技术、各种皮瓣和植皮方式、Mohs 显微描记外科、不同部位的成形修复、不同皮肤病状态的手术方式、各种传统和新兴的美容与年轻化方法等诸多方面的内容。Kantor 主编的 *Dermatologic Surgery* 是至目前为止笔者所见过的最为详尽厚重、全面系统的皮肤外科专著，尽早翻译成中文，对我国皮肤外科意义非凡。

自 2019 年起，我与来自全国各地医疗机构皮肤科、整形科、美容科、耳鼻喉科、普外科、妇产科及其他专业的近 50 位医师历时 2 年余齐心协力共同完成了 *Dermatologic Surgery* 中文翻译工作。本书的翻译工作分翻译和审校两步完成，全体译者分为五组分工合作，将全书翻译完成后，互盲循环审校。译者们秉持忠于原著的精神，希望能逐字逐句、无遗漏、无添加地用中文"再现"原著，直译为主，但小部分明显违背中文习惯的句子则采用了意译的方式，力求译稿达到"信、达、简、雅"的境界。针对原著中可能存在的错漏之处，译者们经反复讨论确认后在译文中进行相应标注。

对于这样的一部大部头皮肤外科专著，译稿即使已经过认真审校，但由于我个人的能力一般，诸位译者的翻译风格也不尽相同，而且均是利用业余时间参与此次的翻译工作，精力有限，其中工作之艰辛非数言可陈，译稿中必然存在诸多推敲不足之处、明显不当之处甚至疏漏错误之处，希望读者能包容谅解，也期待和欢迎大家指出错漏，以便修正。为此，特诚挚地向读者致歉和致谢！

感谢全体译校和出版社编辑人员为本书最终成书付出的努力！感谢山东大学外国语学院李保杰教授对部分疑难问题给予的指点。

谨将此书献给我国皮肤外科的同道们！希望能为大家的学习和工作添一分助力。

此致

敬礼！

山东大学齐鲁医院皮肤科　徐永豪

2021 年 6 月 5 日

原著前言

皮肤外科是一个年轻的领域。在过去的40年里，皮肤科已经从一个初级医学专业转向一个以器官为基础的医学和外科亚专业。

相对于其他相关专业医师，美国的皮肤外科医师现在不仅进行了更多的皮肤癌外科切除和线性修复，而且大多数局部皮瓣和植皮也是如此。与此同时，皮肤外科医师全心地接受了以循证为基础的外科治疗方法，在过去几十年中，从临床试验到调查研究的各个方面都有了惊人的发展。

同样，皮肤美容学也经历了一个扩张的趋势，研究表明，皮肤科医师越来越多地被视为美容手术的首选专家。

有许多优秀的印刷版或非印刷版的皮肤外科教科书，作为理想状态下的读者，无论是初学的皮肤科医师还是高年资的专家，都应该尽可能多地仔细研读这些教科书。

编写本书的目标之一是至少可以粗略地衡量一下一个给定主题所需的时间、精力和培训的比例。例如，不少于5个完整的章节（外加其他许多章节）专门讨论Mohs外科。同样地，涉猎越宽泛的受训者越可能被培养出外科慧眼，所以本书中共有17章配备了丰富的插图，包括那些专门讨论特定皮瓣技术和局部成形修复方法的章节，涉及皮瓣和植皮闭合。由于解剖是实施所有外科手术的基础，解剖学章节重点关注了真实尸体的头颈部解剖学研究，并兼顾与临床相关的内容。

因此，《皮肤外科学》是一部桥梁式的教科书，它的好处在于是一部多作者的单卷本全球性皮肤外科教科书，而且在特定皮瓣和成形修复章节花费了更多笔墨。不仅包括皮瓣章节，也包括特殊解剖位置的成形修复章节。这种结合提供了基本的皮瓣技术教学和局部成形修复方法，为皮肤外科医师提供了广泛的成形修复选择手段。

皮肤科学的多样性不仅对外科医师很重要，对患者也很重要。因此，这部书设置了分别侧重于介绍相关内容的章节，有一章是关于填充物使用中的种族和性别差异，有一章是关于有色皮肤的激光应用，还有一章详细介绍了女性生殖器年轻化这一新兴领域。皮肤外科世界正在迅速变化，因此关于伦理、收费和财务思考、临床研究、放射治疗、身体塑形和其他方面的内容，本书也都有专门章节介绍。美容皮肤外科是一个迅速发展的领域；因此，这部书采用真实世界的方法来使用填充物和神经调节剂，因为它们在皮肤外科手术中的大部分使用都超出了FDA批准的适应证的狭窄范围。

从黑色素瘤和发育不良痣到汗腺炎和白癜风，本书设置了专门章节按疾病状态对各种疾病的外科治疗方法进行介绍，增加了正向和反向参考功能。同样，本书对于美容治疗章节，不仅着眼于治疗手段（血管激光、磨皮、填充物），也关注了一些特定条件或特别考虑，以便读者能够从根本上并根据患者主诉在自然而然的方式中进行学习。

书中收录了近3000张高质量的临床照片和近500张专业医疗插图，包括信息图表，每一章都有手术箴言建议，许多建议是按初学者贴士、专家贴士、陷阱和注意事项、患者教育要点和收费建议的形式给予分层列出。这些资源和照片、图表使本书真正做到了独一无二。

最后，本书是同类图书里第一部包含专门介绍激光治疗烧伤和创伤章节的书。这一章可能会为临床医师提供资源和灵感，而他们希望帮助别人从本书通篇讨论的技术中尽可能获益。

我很荣幸有一个全明星阵容的编辑团队，他们帮忙招募到了章节作者。这些编辑包括一些在学术上也很著名的皮肤外科私人执业医师，在其他的荣誉之外，他们曾担任美国皮肤病学会主席、美国Mohs外科学院院长（两位编辑）、美国皮肤外科学会主席及皮肤外科期刊主编。

Jonathan Kantor

医学博士，工程硕士，文学硕士

目　录

第一部分

基础知识

第 1 章 外科解剖学、表面解剖学和美容亚单位

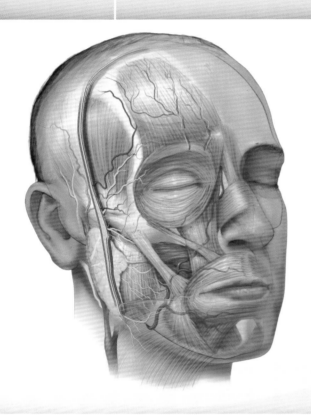

原著者　Nirusha Lachman
　　　　Wojciech Pawlina
　　　　Basel Sharaf
　　　　Kevin N. Christensen

翻　译　孟现广　党宁宁
审　校　赵梓纲　米　霞

概要

- 将表面解剖看成三维分层体系，有助于理解重要神经、血管结构达到其供应和支配的最终区域之前在肌肉、骨骼与筋膜平面内及之间逐步走行的过程及位置。
- 当接近解剖敏感区（"危险区"）时，了解这些结构穿过解剖边界时的深度、走向和关系，是成功手术的关键。

初学者贴士

- 面部的横纹肌（面部表情肌）产生张力，并通过连接浅表肌肉腱膜系统（SMAS）和皮肤的纤维束（韧带）传递该张力，从而产生浅层软组织的运动。
- 面神经的分支一般受到 SMAS 的保护，但在术中容易损伤其走行于过渡区域的部分。
- 前额和颞部的功能与头皮相关，并通过 SMAS 与颅骨相关。

专家贴士

- 颈内动脉通过其眼支供应一个中央三角形区域，包括眼、鼻上部和前额中央部分。
- 内眦动脉和静脉穿过内眦韧带，形成的重要吻合部位。在略高于内眦韧带处，汇入颈外动脉分支（面动脉）和颈内动脉分支（眼动脉）。
- 鼻的外部血供主要来自内眦动脉，内部血供主要来自蝶腭动脉，来源于上唇动脉和眼动脉的供血较少。
- 腮腺包含在一个光滑、致密的筋膜鞘（腮腺筋膜）内，这有助于区分腮腺和脂肪。

切记！

- 颈外动脉与颈内动脉吻合的关键部位位于内眦韧带上方，内眦动脉在该处与眼动脉鼻背支相交通。
- 面动脉和面神经的边缘支都位于颈阔肌纤维的深处。

陷阱和注意事项

- Erb 点位于下颌角与乳突的连接线中点下方 6cm 处，是浅表颈神经和副神经（脑神经 XI）的出口点标志。
- 在面动脉穿过下颌骨的点上方 5~10mm 处，面神经的下颌支跨过面动脉。

引言

成功的皮肤和软组织外科重建涉及对浅表面部结构的理解，以及如何在手术后保持其自然解剖结构。浅表面部在皮肤厚度、质地、颜色、皮下脂肪和松弛度方面呈现出解剖学的显著差异。

自然形成的线条将面部划分为分界的区域，称为美容单位。由于这些美容单位往往显示出解剖学上的同质性，为了理想的美容效果，外科修复应保证切口线沿自然轮廓线或在自然轮廓线内使亚单位得以保存。轮廓线将前面部分为以下美容单位：①前额，②鼻，③脸颊，④眼，⑤嘴唇。面部前外侧分为⑥脸颊和外侧的⑦耳。这些美容单位可以进一步划分为亚单位。

解剖结构的描述基于结构的可视化，它们沿着特定的路径和分布从一个解剖平面行进到另一个解剖平面。洞察筋膜、浅层和深部肌肉层与重要的横穿其中的神经血管结构之间的变化关系是非常重要的。由于这些关系大多是可预测的，对手术区域内的基本解剖结构的深入了解，可以减轻迟疑不决，提高手术信心。

理解面部解剖结构的关键要素

面部皮肤张力松弛线

面部的横纹肌（面部表情肌）产生张力，并通过连接浅表肌肉腱膜系统（SMAS）和皮肤的纤维束（韧带）传递该张力，从而产生浅层软组织的运动。在年轻人中，这种紧张是由皮肤内的弹性纤维所对抗的。然而，随着年龄的增长，胶原纤维的结构发生了变化，弹性纤维抵抗这种张力的能力下降，沿着这些支持韧带附着点形成了皱纹。因此，皮肤张力松弛线（RSTLs）垂直于下面的肌肉纤维，例如，前额肌肉垂直收缩，因此额纹呈水平走行。

手术设计过程中了解 RSTLs 的走行是尽量减少可见瘢痕一个关键要素。文献中已经很好地描述了减少瘢痕的技术，其中一个原则是使修复的长轴在 RSTL 内或尽可能靠近 RSTL，以促进瘢痕融合于皱纹线。虽然 RSTLs 在老年患者中通常更为明显且易于识别，当不易辨认 RSTLs 时，利用下方肌纤维的排列及其与纤维隔的方向关系有助于显露 RSTLs。因此，让患者做夸张的面部表情可以暴露这些线条，而轻轻地牵拉皮肤也可凸显 RSTLs（图 1-1）。

了解面部和颈部的筋膜层面

筋膜通过包裹在其内皮下组织、浅表肌肉、神经和血管的独特排列构造出面部及其亚单位的解剖结构。解构这些筋膜层面之间存在的复杂关系，可以看到血管网络和浅表运动及感觉神经的重要横穿分支的走行与关系。了解和预测肌肉结构内复杂运动神经和感觉神经丛分支的走行轨迹对于减少与皮肤手术相关的并发症至关重要。

以下几个基本概念可以作为预测面部浅表外科手术治疗所面临挑战的策略：

1. 面部的主要解剖筋膜层次包括皮肤、皮下纤维脂肪层、SMAS、含有穿过神经和支持韧带的间隙及深层筋膜层（图 1-2）。
2. 面部表情肌肉不在同一结构平面内。它们附着在真皮上，通过支持韧带进行加固，同时保持阶梯状排列（图 1-3）。
3. 面神经发出的分支是面部表情肌运动的主要支配者，它们倾向于通过深侧面来支配这些肌肉，只有它们从起始点穿过肌肉到达神经支配点时才覆盖肌肉（图 1-4）。
4. 面神经分支沿着腮腺筋膜前缘发出，通常它们会深浅交织形成网络，走行于 SMAS 深面（图 1-5）。
5. 面神经分支又分出不同数量的分支，在侧面部中部形成一个相互连接交通的神经丛，包括面神经和三叉神经分支之间的交通（图 1-6）。

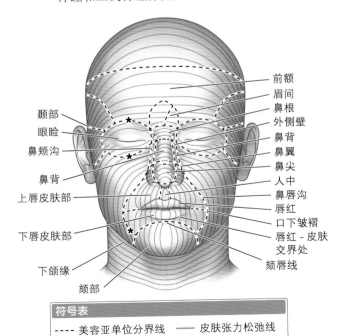

图 1-1　美容亚单位边界和皮肤张力松弛线示意图

标注（从左侧上到下）：颞部、眼睑、鼻颊沟、鼻背、上唇皮肤部、下唇皮肤部、下颌缘、颏部

标注（从右侧上到下）：前额、眉间、鼻根、外侧壁、鼻背、鼻翼、鼻尖、人中、鼻唇沟、唇红、口下皱褶、唇红 - 皮肤交界处、颏唇线

符号表	
---- 美容亚单位分界线	—— 皮肤张力松弛线

译者注：“下唇皮肤部”原文有误，所指应为“唇红”。

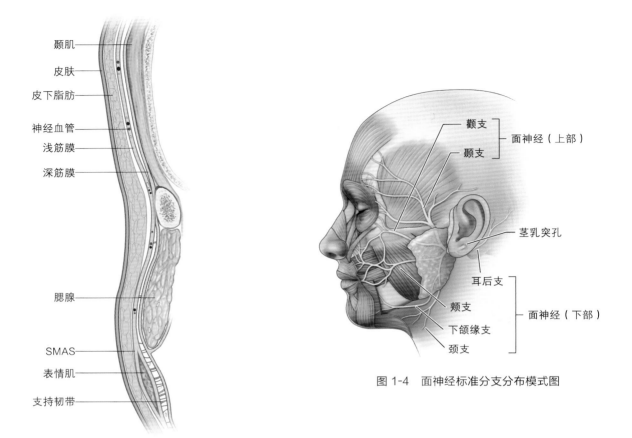

图 1-2 面部各层次从浅到深的示意图

图 1-4 面神经标准分支分布模式图

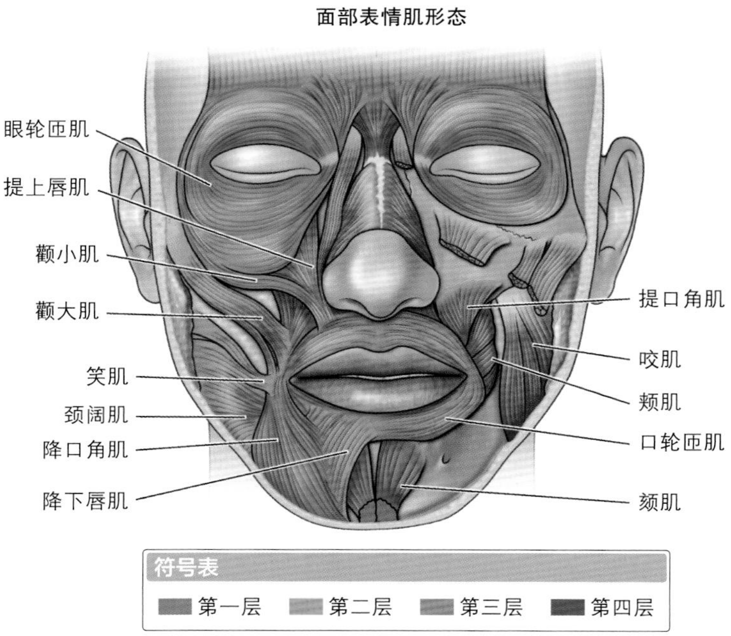

面部表情肌形态

图 1-3 面部表情肌（模拟肌肉）的阶梯式配置和排列示意图

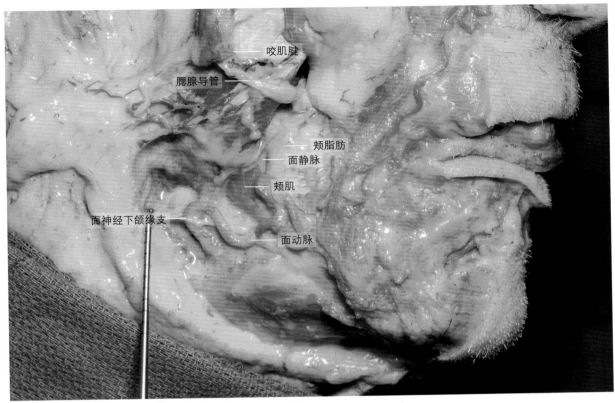

图 1-5　腮腺上部面神经的深部解剖

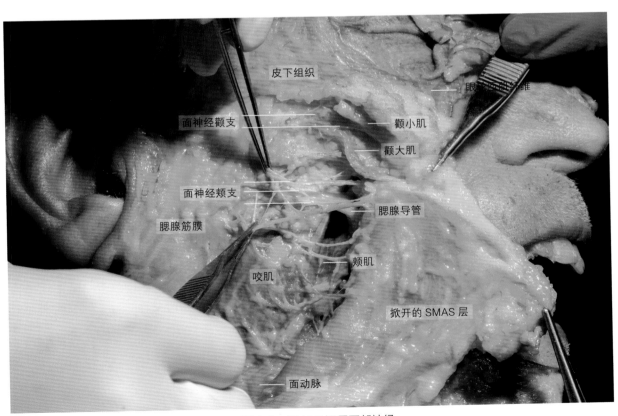

图 1-6　SMAS 深层面部神经

6. 当 SMAS 分层以包绕面部表情肌时，它与颈阔肌的筋膜、腮腺浅筋膜、帽状腱膜和颞浅筋膜（颞顶筋膜）保持连续（见图 1-2）。

7. 颞浅血管包含在 SMAS 内，SMAS 以下层面相对而言无血管（图 1-7）。

8. 三叉神经分支在 SMAS 上方的层面走行，然后从眶上孔、眶下孔和颏孔中发出，并由深到浅向皮肤方向走行，在皮肤处位于皮下纤维脂肪层（图 1-8）。

9. 面动脉及其分支走行于 SMAS 深面，在可触及的骨缘向浅层穿出或穿透 SMAS（见图 1-7）。

10. 皮下层的厚度变化显著，美容亚单位的皮下层内存在可预测并可区分的脂肪室。头皮皮下层的厚度更均匀，而眼睑和口唇周围皮下组织菲薄，皮下层几乎不存在。

浅表肌肉腱膜系统的概念

最好通过将 SMAS 视为一个连续的有组织的纤维网络层来理解 SMAS 的概念，纤维网络在可预见的位置分离，以包绕面部表情肌，并使其与真皮保持连接。

组织学上，SMAS 被描述为包含胶原、弹性纤维、脂肪和肌肉组织的三维（3D）结构。通常，SMAS 的排列方式决定了上覆结构的柔韧性。例如，SMAS 可以表现为纤维隔的网状结构，脂肪小叶包裹在与面部肌肉

或骨膜相连的纤维网中。这种类型的排列方式最常见于前额、腮腺、颧骨、眶下区和鼻唇沟外侧。

另外，在上、下唇及周围，SMAS 表现为胶原、肌肉和弹性纤维的混合排列，一直延伸到真皮。在这些区域周围，单个脂肪细胞被插入纤维之间，而不是脂肪组织团块（室）。在显微镜下观察这些区域时会发现许多感觉神经分支，表明这些是高度神经支配区域。

对于 SMAS 及与其覆盖的深部筋膜的关系，以颞肌相关筋膜和咬肌相关筋膜为例分析如下。

（1）颞肌起源于颞上线和颞窝深面，呈扇形散开，向内侧穿过颧弓，插入下颌支冠突和下颌支前缘。一层致密的深筋膜覆盖在颞肌浅层表面，称作颞深筋膜，颞深筋膜向上延伸附着于颞上线。颞深筋膜在前方与耳前肌、上方与帽状腱膜及部分眼轮匝肌相重叠。

在头部外侧颧弓以上的区域，与 SMAS 相连的筋膜被一层带有脂肪组织的松散的结缔组织从颞筋膜分隔出来，称为颞浅筋膜或颞顶筋膜。在颞顶筋膜的两层中包含颞浅血管、耳颞神经和面神经的颞支，这些分支最终分布于额肌和眼轮匝肌的部分（见图 1-2 和图 1-7）。

（2）咬肌的深筋膜与腮腺囊的深层紧密相连，由于咬肌深面的筋膜分开并包绕腮腺，该部分与咬肌筋膜相连，常被视为腮腺－咬肌复合筋膜。这种筋膜层之间的紧密联系非常坚固，不容易通过该层次到达手术层次。腮腺筋膜的表浅层与 SMAS 再次延续。

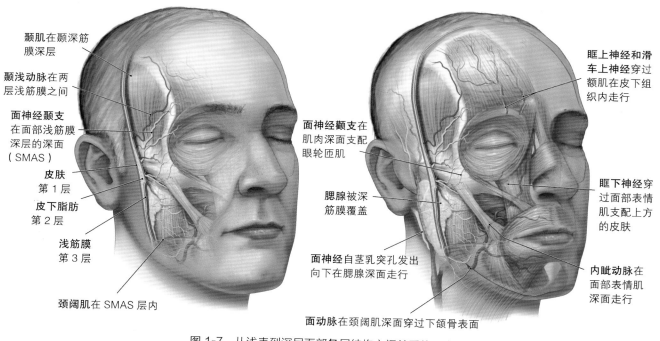

颞肌在颞深筋膜深层

颞浅动脉在两层浅筋膜之间

面神经颞支在面部浅筋膜深层的深面（SMAS）

皮肤 第 1 层

皮下脂肪 第 2 层

浅筋膜 第 3 层

颈阔肌在 SMAS 层内

眶上神经和滑车上神经穿过额肌在皮下组织内走行

面神经颧支在肌肉深面支配眼轮匝肌

腮腺被深筋膜覆盖

面神经自茎乳突孔发出向下在腮腺深面走行

面动脉在颈阔肌深面穿过下颌骨表面

眶下神经穿过面部表情肌支配上方的皮肤

内眦动脉在面部表情肌深面走行

图 1-7　从浅表到深层面部各层结构之间关系的示意图

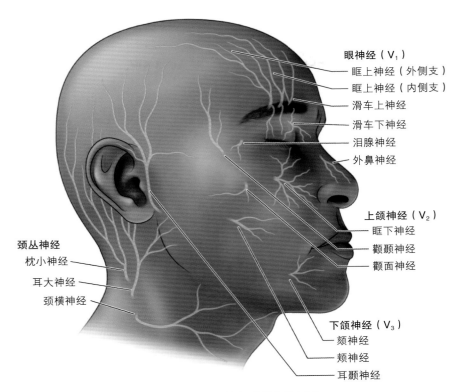

眼神经（V₁）
眶上神经（外侧支）
眶上神经（内侧支）
滑车上神经
滑车下神经
泪腺神经
外鼻神经

上颌神经（V₂）
眶下神经
颧颞神经
颧面神经

颈丛神经
枕小神经
耳大神经
颈横神经

下颌神经（V₃）
颏神经
颊神经
耳颞神经

图 1-8　三叉神经感觉支分布图

面部浅层的结构框架

与头皮相关的 5 层结构可用于理解面部的筋膜结构框架。最表面第 1 层是皮肤，其表皮和真皮（第 1 层）的厚度、密度和区域构造各不相同。皮下层（第 2 层）包含决定容量体积的脂肪组织和由致密的不规则结缔组织组成的纤维状"皮肤韧带"，其特征是由 I 型胶原纤维和弹性纤维构成的厚而不规则的纤维束。网状层包含部分穿过皮下组织（不同区域密度不同）连接真皮与 SMAS 的支持韧带。

SMAS 层（第 3 层）在整个面部是连续的。面部表情的肌肉包含在复合浅筋膜（第 1~3 层）内，平铺于该层内，接着是提供更多功能作用的深层肌肉（如眼轮匝肌、口轮匝肌）。第 3 层是头皮的帽状腱膜，颞部的颞浅筋膜，眶区的轮匝肌筋膜，面部下方（中下部）的 SMAS，颈部的颈阔肌。

第 4 层包括软组织间隙、面部韧带、面部表情肌的深层，以及面部神经分支向神经支配点走行的节段。在侧面部、耳前和向下延伸至颈阔肌后缘，浅筋膜与深筋膜融合（腮腺纤维鞘），形成 1 层到 5 层的紧密结合的复合物，从而将第 4 层变为一个不能解剖的平面（见图 1-2）。

第 5 层由覆盖咀嚼肌浅面的深筋膜（颞深筋膜、咬肌筋膜）、覆盖骨的骨膜和形成腮腺坚硬的纤维囊的腮腺筋膜构成（见图 1-2 和图 1-7）。

美容单位内的手术相关解剖

除了 Salasche 等对皮肤手术相关解剖详细而有见地的描述外，最近的研究加深了对美容单位内皮肤外科的关键解剖概念的理解。随后针对这些区域内浅表解剖过程中，遇到的解剖结构进行相关解剖学的讨论，形成了成熟的综述和现有文献。

> **前额**
> - 作用于前额和眉毛的肌肉：额肌、皱眉肌和降眉间肌。
> - 前额和颞部在功能上与头皮相关，并可通过 SMAS 与颅骨连接。
> - 眶上和滑车上神经血管束供应该区域。

前额从发际线垂直延伸至眼眉，止于颞嵴外侧。前额皮肤的真皮厚度不均，向上朝发际线方向走行过程中，真皮逐渐变薄。另外，年轻人前额的皮肤更紧致，随着时间流逝或由于光化损伤，老年人前额的皮肤趋于更松弛。在皮肤下面，皮下层是最薄的，通常不超过 1mm 厚。在皮下组织的深处，SMAS 用垂直方向的纤维包裹着枕额肌的额部或前肌腹。随着年龄的增加，肌肉的厚度逐渐变薄，这些纤维在老年患者中可能相当稀疏，使得在其内穿行神经血管的结构更容易显露。

在枕额肌左、右前肌腹之间，有一条筋膜，称为帽状腱膜中缝。帽状腱膜中缝缺乏肌肉纤维，通常不包含任何与之相关的神经血管结构。在额部下方，可以看到眼轮匝肌上方外缘的纤维与降眉间肌和皱眉肌相连接。

记住额肌被浅层和深层 SMAS 以及骨膜包裹是有用的。滑车上和眶上神经是为头皮和皮肤提供感觉神经支配的重要结构。它们从眶缘上方眶上孔的神经血管束内发出（图 1-9）。Christensen 等描述了眶上神经的起源和深度。神经血管束起源于距中线平均 26mm，皱眉肌下方 7.5mm 深处，在额肌表面走行。

前额中央接受左右两侧的滑车上和眶上动脉血供，两侧接受颞动脉的前支血供。这些血管位于皮下组织中，其位置可预测。滑车上动脉是前额旁正中插入皮瓣的基础（图 1-10），因此知道神经血管束的起源距离中线约 13mm，在内眦延长线上，可能会有所帮助。此外，眶上神经血管束从眉毛上方的眶上孔发出，最初在皱眉肌深面、骨膜上方。神经血管束穿过皱眉肌，起初在额肌深面，但当它们向上走行时，出现分支并变得更浅，穿透 SMAS 并穿过额肌到达皮下组织（图 1-11）。颞浅动脉的动脉直径、深度以及分支模式的细节已经被清楚地描述，动脉直径平均为 2mm，深度为 1~2mm，平均有 9 个可见分支。前额皮肤丰富的侧支循环支持使用任意皮瓣。

颞部

- 颞浅动脉在颞浅筋膜层内走行。
- 颞浅动脉分支与眶上动脉分支之间有丰富的吻合。
- 耳颞神经走行于颞浅动脉的深部和后部。
- 面部神经的额支最脆弱，因为它作为一个单独的主干穿过颧弓，一直延伸到额肌的深面。

颞窝皮下组织相对少，没有面部表情肌，有少量穿行的眼轮匝肌纤维及更少量的耳前肌纤维。在这个美容单位内，有两个不同的筋膜层。颞深筋膜是一个连续的覆盖筋膜，包含较深的颞肌，延续于颅骨骨膜。颞浅筋膜是 SMAS 层的延续，连接到帽状腱膜（图 1-12）。在这一区域，颞浅筋膜具有解剖和手术的重要性，因为它包含重要的血管和神经结构，这些结构在筋膜层之间穿过。颞浅动脉及其分支和感觉神经，包括耳颞神经，均可在颞浅筋膜层内找到（图 1-12）。面神经的运动支向眼轮匝肌和额肌的深面走行时，位于颞浅筋膜的深面（图 1-6）。颞浅筋膜与帽状腱膜形成连续层，但在内侧分裂，包绕额肌和眼轮匝肌，在侧面包绕耳周浅纤维，颞浅筋膜在下方附着于颧弓。紧邻颞浅筋膜的浅层，皮下脂肪

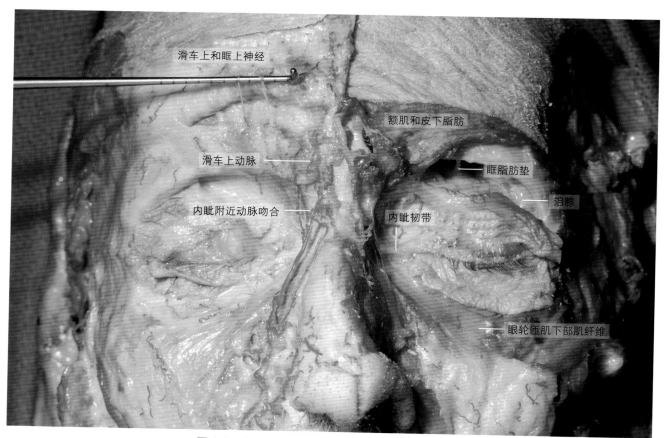

图 1-9 上面部解剖前视图，突出滑车上和眶上神经

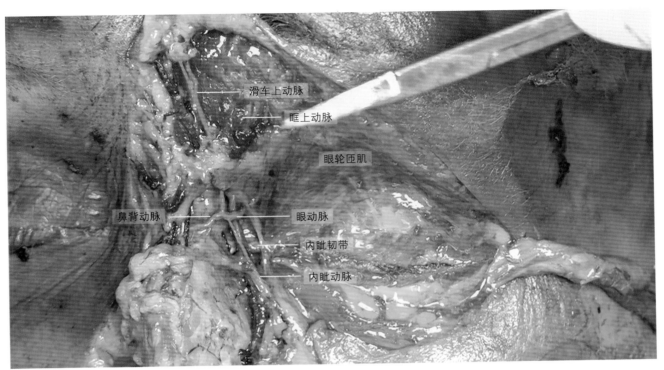

图 1-10　左眼内眦周围吻合的解剖

层将其与上覆的真皮分离。由于纤维隔的存在，头皮更紧致，颧弓的上方则相对较松弛。许多皮肤血管和神经位于脂肪和筋膜之间，在该区域潜行分离时要牢记这一点。颞浅筋膜的深层在颞深筋膜的松散结缔组织上，在颞深筋膜深层可看到颞肌（图 1-12）。

颞部血管供应的主要来源是颞浅动脉，它是颈外动脉的终末支。颞浅动脉在穿透耳屏前腮腺筋膜时从腮腺的上极显露（见图 1-12）。面横动脉在颞浅动脉下方走行，与颧弓一致。动脉有相应的静脉伴行，通常向前分为前支和后支，有 2 个或有时会有 3 个明显的蒂。前支走行曲折，老年患者尤其明显，可供应颞部组织和头皮区域。颞浅动脉分支与顶后动脉分支以及眶上动脉分支相吻合。从解剖学的角度来看值得注意的是，虽然颞浅动脉位于颞浅筋膜层内，但相伴行的静脉位于皮下层内。当动脉继续向头皮方向走行时，也会走行到颞浅筋膜的浅层，位于皮下层内。

颞部的感觉功能是通过三叉神经的上颌支和下颌支来实现的。耳颞神经（图 1-13）在向头皮方向走行时，与颞浅动脉在同一筋膜平面内走行，位置在颞浅动脉及其分支的后方和深处。与外眦相邻的皮肤由上颌动脉的一个分支供应，伴随颧颞神经从侧眶壁发出。此外，颧颞神经支配耳颞神经和眶上神经之间的头皮区域（见图 1-8）。面神经颞支从腮腺的上极开始发出，作为颞浅筋膜内仅有的穿过颧弓表面的分支，增加了其手术损伤的概率（图 1-14）。通过利用表面解剖标志物，沿着耳屏

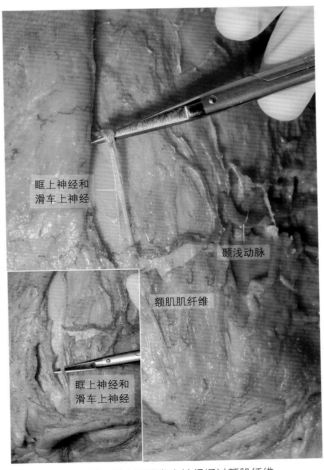

图 1-11　眶上和滑车上神经通过额肌纤维

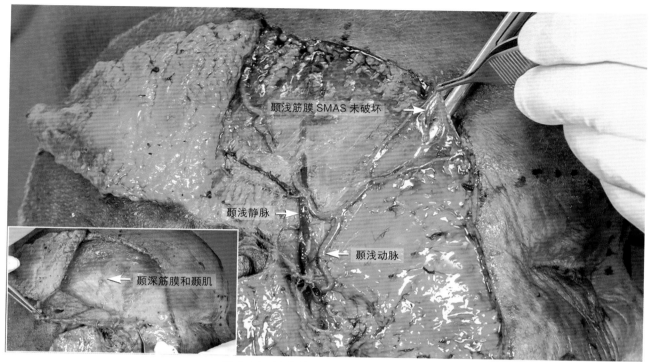

图 1-12 颞浅筋膜的解剖显示颞浅血管

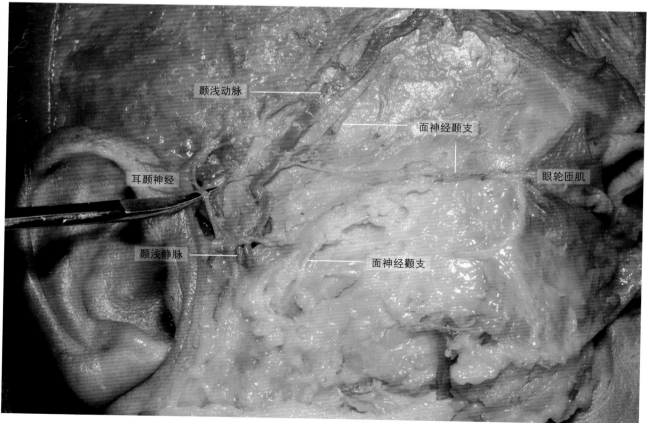

图 1-13 颞区解剖突出耳颞神经

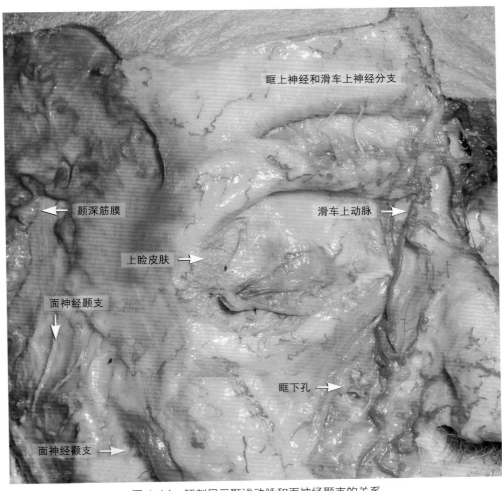

图 1-14　解剖显示颞浅动脉和面神经颞支的关系

下 0.5cm 处到眉毛外侧缘上方约 1.5cm 处可见颞支走行。面神经颞支从深侧缘进入额肌，少量分支支配眼轮匝肌以及周边面部表情肌。

眼眶区域浅表层及眼睑

- 眼睑皮肤很薄，只有一层薄的筋膜层在眼睑和眼轮匝肌纤维之间。真皮下没有脂肪。
- 泪小管在内眦韧带深面。
- 内眦动脉和静脉穿过内眦韧带，在颈外动脉（面动脉）和颈内动脉（眼动脉）的分支之间形成一个略高于韧带的重要吻合部位。

眶缘的外侧由额骨的颧突和颧骨的额突构成。额骨形成眶上缘和眶顶，额骨的眉弓界定了眶上缘。

沿瞳孔中线，上眼眶边缘出现一个切迹，有时是一个孔（>25%），称为眶上切迹／眶上孔，眶上血管和神经自此发出（见图 1-9）。

眶内侧缘由额骨的上颌突和上颌骨的额突共同形成。上颌骨形成眶底和眶下缘。外眦与巩膜接触，内眦与巩膜之间由泪阜和泪湖分隔。泪阜含有汗腺和皮脂腺，而泪湖在进入泪小管之前提供了一个收集泪液的区域。

围绕着眼睑的皮肤很薄，在眼睑皮肤和眼轮匝肌纤维之间只有一层薄筋膜层。与通常的皮肤与皮下组织的解剖关系不同，该部位真皮下没有脂肪。了解这种结构，就可以掌握真皮下间隙的解剖深度。此筋膜下间隙中没有明显的浅表神经或血管。此外，睑板上的皮肤紧密附着，而眶隔区域皮肤则拥有更大的活动性。另一个了解眼周组织层次的重要记忆点是靠近睑板的眶隔区有几层结构：皮肤、皮下眼轮匝肌组织、眶隔，下面是一层眶脂肪，接着是提上睑肌腱膜、Muller 肌和结膜（图 1-15）。

眼轮匝肌和提上睑肌是手术中需重点关注的肌肉。眼轮匝肌分为两部分——眶部和睑部，两部分肌肉独立收缩，眶部眼轮匝肌为随意肌，睑部纤维则是随意和不随意的。上部由面神经的颞支支配，下部由面神经的颧支支配。肌肉运动会把眼睑紧紧地合在一起。眶部肌肉纤维附着在眼眶边缘，并与周围面部表情肌相融合——上方与额肌、内侧与降眉间肌融合。皱眉肌位于轮匝肌眶部内侧下方，其起源于眼眶内侧嵴，并插入眉毛上内侧部分，使眉毛向内运动。

眼轮匝肌的眼睑部分位于睑板前和眶隔前区域。眶隔前眼轮匝肌纤维覆盖在上、下眼睑的眶隔之上。值得注意的是，上、下眶隔前眼轮匝肌纤维分别附着于内眦韧带相应的区域，这种结构对泪小管的功能有显著影响。这些肌肉纤维向外眦韧带延伸，有助于使眼睑合拢，产生眨眼的动作。睑板前眼轮匝肌被牢牢固定在睑板上，与内、外侧眶隔前眼轮匝肌相似，睑板前眼轮匝肌在内侧和外侧分别与内眦韧带和外眦韧带相连。睑部轮匝肌是泪液流动机制的重要组成部分。

内眦区是较为常见的手术切除的部位。在该区域手术时，应考虑几个重要的解剖结构。泪小管在内眦韧带深面，较为深在，并被完整韧带保护，因此相对安全。内眦动脉、内眦静脉从鼻唇沟内上行，穿过内眦韧带，在略高于韧带的部位形成一个颈外动脉（面动脉）和颈内动脉（眼动脉）的重要吻合（见图1-9）。

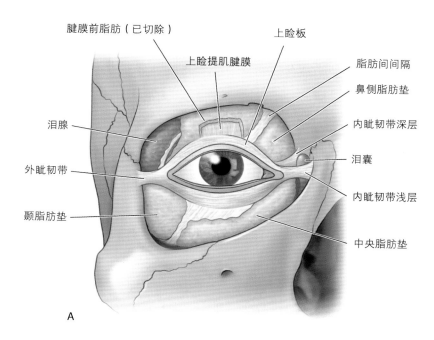

A

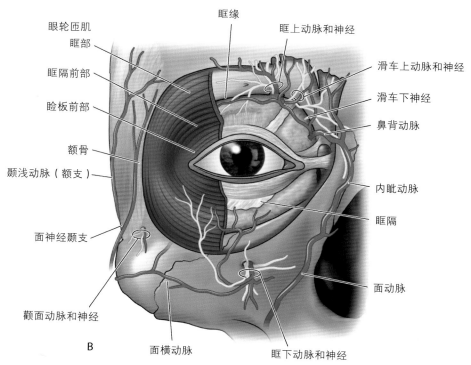

B

图 1-15 眼基本解剖结构示意图

上睑有两个脂肪垫：腱膜前脂肪垫和鼻部脂肪垫，很难将上睑脂肪垫和位于上睑外侧的泪腺区分开来。下睑包含鼻侧、中央和外侧脂肪垫。它们在外侧与眶隔连接，在外侧通过筋膜与下斜肌连接，这样的结构使肌肉容易受损（见图 1-15）。提上睑肌及其筋膜由动眼神经支配，功能是上提眼睑。需要重点记忆的是，提上睑肌起于眼眶顶部，在其最上方位置向前延伸。在解剖过程中很容易辨认提上睑肌，因为它是一块轮廓清楚的扁平肌肉，有时较大。提上睑肌向前走行分化为腱膜，部分纤维向后到 Muller 肌。提上睑肌也附于眼轮匝肌，并通过纤维束与眼轮匝肌上覆皮肤相连。下睑有睑板肌，由眼睑下直肌收缩牵拉。

睑板是致密的纤维组织板，在内侧起始于泪点，延伸到外眦连合处。很多麦氏腺垂直嵌入睑板。

如前所述，眼睑的动脉供应来源于颈内动脉和颈外动脉之间的广泛吻合。眼动脉、面动脉和颞浅动脉的分支分布于上、下眼睑。此外，来自上颌动脉的眶下动脉也有助于广泛的血管网形成，因为其分支与面横动脉、面动脉和内眦动脉的升支吻合。眼睑主要通过颞浅静脉、角静脉和面静脉进行静脉引流。动脉和静脉系统沿上下眼睑呈血管弓样结构（图 1-16）。

鼻

- 鼻分为鼻根、鼻背、鼻侧壁、鼻尖、鼻翼和鼻小柱。
- 大部分鼻尖由皮肤和纤维脂肪组织组成。
- 血液供应主要来自外部的内眦动脉和内部的蝶腭动脉，来自上唇动脉和眼动脉的供血较少。
- 感觉神经支配来自上颌神经的眶下支和筛前神经（眼神经）的滑车下支和外鼻支。

对鼻进行手术的挑战是双重的。一方面，在一个相当小的解剖区域内，鼻呈现出复杂的解剖结构，包括皮肤、软骨和鼻黏膜。另一方面，鼻的中面部位置对整容效果非常重要，凸显了彻底掌握解剖结构的重要性，这将有助于取得有效的手术修复和结果。在简单描述中，鼻可分为鼻根、鼻背（桥）、鼻侧壁和小叶（图 1-17）。小叶进一步分为鼻尖、鼻下尖和鼻翼。从下方观察，小叶下端向前呈一软三角形区域，小柱向下延伸，将两个鼻孔与鼻孔底部和鼻翼边缘分开。骨性金字塔结构、鼻中隔、鼻翼软骨和软骨穹窿共同构成了鼻的主要结构支撑。

鼻骨在中线和上颌骨额突相互交结。上部鼻骨与额骨的鼻突相连，下部与筛骨的垂直板相连。鼻骨上部最厚，越向下越薄，容易受损。外侧软骨的上下边界有附着。骨性金字塔上的皮肤松散，移动性很好，很容易被分离。

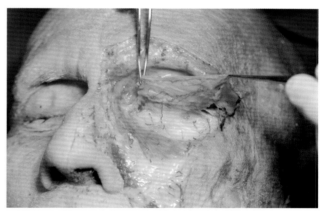

图 1-16　眼睑周围动脉弓的解剖

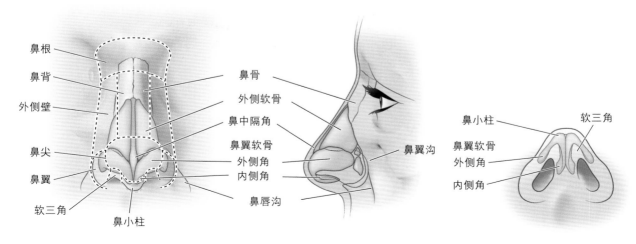

图 1-17　鼻基本解剖结构的示意图

外侧软骨是鼻骨的延续，上方附着于鼻骨，下方附着鼻翼软骨外侧脚上缘。这两个悬垂组织通过韧带组织连接。

鼻中隔由骨、软骨和包裹其所有骨性结构的软组织组成。鼻中隔软骨或者说四角软骨锚定在筛骨的垂直板上，保持了骨性中隔的结构完整性。隔膜是一种软组织复合物，由两层前庭皮肤组成，被松散的结缔组织分隔开。降鼻中隔肌横穿隔膜并附着于隔膜下缘。

由于没有固定的软骨关节，小叶是鼻子最活动的部分。小叶的支撑来自软组织韧带悬吊的成对翼软骨。鼻翼的软组织部分不含软骨，而是由加厚的真皮维持结构，没有皮下脂肪，使这一区域的获得理想解剖平面具有挑战性。

鼻周围的主要肌肉包括降眉间肌、提上唇鼻翼肌、鼻肌和降鼻中隔肌。降眉间肌从额肌延伸到鼻根，并与横向走行的鼻肌融合。重要的是鼻肌深面与帽状腱膜平面是连续的，保持着一个无血管的解剖区域。提上唇鼻翼肌源于上颌，向上唇内侧和鼻翼外侧发出肌纤维，这些肌纤维的最内侧部分称为降鼻中隔肌，它向下拉隔膜，保持气道通畅（图 1-18）。

鼻有丰富的血液供应，这是一个外科优势，并决定了在皮瓣设计和定位的多样性。鼻的血供主要来自外侧的内眦动脉和内侧蝶腭动脉，而自上唇动脉和眼动脉的血供较小，因此颈外动脉系统的血供最大。上唇动脉和下唇动脉由面动脉分出，在鼻唇沟外侧面延续为上行的内眦动脉。内眦动脉向鼻侧壁、鼻翼和背侧释放许多小分支，形成游离或通过鼻背动脉的连接对侧形成终末吻合（图 1-19）。这一点的吻合是高度可预测的，其一贯的存在使它成为一个非常可行的皮瓣设计的蒂。眉间和前额的中部由滑车上动脉供应，作为眼动脉的一个分支，这也是鼻背和鼻尖鼻重建中可靠的血管蒂（图 1-20）。外鼻动脉自鼻骨深处发出至鼻背（图 1-21）。它通常伴随着为鼻背和鼻尖提供感觉神经支配的筛前神经的外支。眶下动脉也有助于该区域周围的血管吻合。静脉引流遵循动脉供应的模式，没有任何有意义的解剖结构。

鼻的感觉神经由三叉神经的眼支和上颌支支配。眼支支配沿鼻中线的区域，而上颌支通过眶下神经（见图 1-20）支配鼻翼、下侧壁和鼻小柱。鼻根和鼻梁上部连同外侧壁上部由滑车下神经支配，滑车下神经从内眦韧带上方沿内侧方向进入鼻。

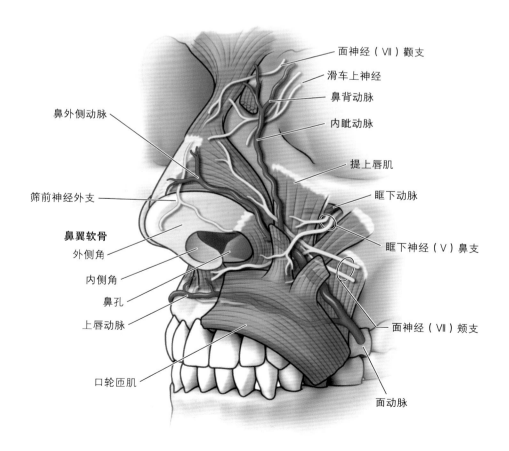

图 1-18　图示鼻周围的深层解剖结构

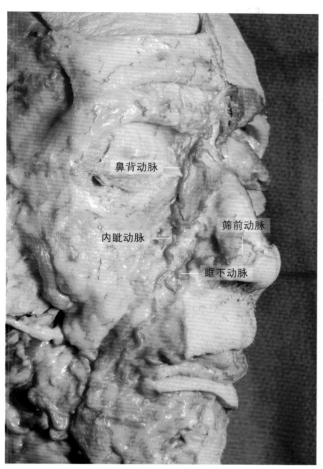

图 1-19 显示鼻唇区内面动脉和内眦动脉上行的解剖

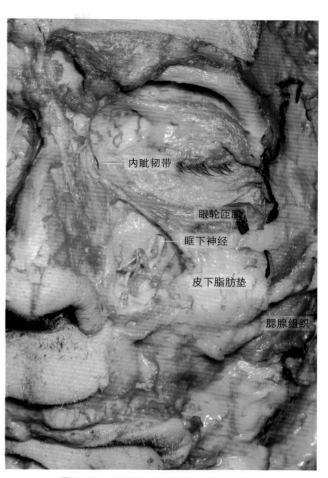

图 1-20 左前脸颊的解剖突出眶下神经

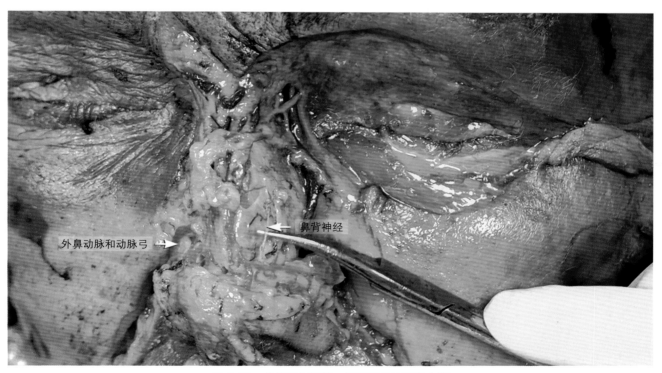

图 1-21 前鼻浅层解剖，显示鼻外神经和血管

耳

- 外耳分为耳廓（耳郭）、外耳道／管，以及深处的鼓膜外表面。
- 耳供血来源于颞浅动脉的上下耳支和上颌动脉的耳深支。
- 外耳接收来自脑神经和颈神经的双重感觉神经支配。
- 耳颞神经走行于颞浅血管后，供应耳廓和耳轮前部。
- 耳颞神经位于颞浅动脉和静脉后，穿过腮腺时从腮腺上筋膜发出。
- 乳突区由 C_2、C_3 腹侧分支衍生的枕小神经支配。脑神经Ⅶ、Ⅸ和Ⅹ的可变多重神经支配耳甲，也支配了外耳道、鼓膜和耳后沟的后部。

对于皮肤科医师来说，不论修复或大或小的缺陷，了解耳朵的结构至关重要。当分离，一期闭合，或在动员皮肤过程中，了解皮肤厚度，弹性，与基础软骨的关系以及灌注模式的变化有助于产生最有效的修复效果。

外耳分为耳廓、外耳道／管，以及更深的鼓膜的外表面。外耳由一个复杂的软骨框架组成，充满褶和凹窝。软骨被紧密结合的皮肤覆盖，皮下组织很少，通常没有真皮下脂肪。当皮肤前后收紧时，它提供了少量灵活性。耳廓最下部的耳垂，没有软骨基部，由皮下脂肪和皮肤组成。有两条明显的曲线延伸到耳垂的上方：①外耳轮，一条向前弯曲的褶，从小叶向上延伸到耳屏的上缘，并通过耳轮脚耳屏融合；②对耳轮，通过称为舟状窝的凹槽与耳轮分开。耳屏是耳廓软骨的向前延伸，通过耳屏间间隙与对耳屏分离。一个被称为耳甲的深凹窝通向外耳道。可进一步细分为上方的耳甲艇，以及下方、更大的耳甲腔（图 1-22）。

虽然存在个体差异，但在标准解剖位置上，耳朵位于侧面，耳轮和对耳轮位于眉毛和鼻底部之间。耳廓通过韧带纤维连接颅骨，包含退化的内在肌肉。外部肌肉的临床意义不大，但有助于注意到这些面部表情肌——耳前、耳后和耳上肌包含在 SMAS 内，并由面神经分支支配。

外耳道／管长度为 2.5～3.5cm。外耳道本身有骨和软骨两部分。在外侧软骨部分与耳廓软骨连续，在内侧它与骨性耳道相连续。软骨部分主要存在于外耳道下方，而在上方，外耳道被颞骨鳞部所束缚。真性骨管在颞骨的鳞部和鼓部之间。在外耳道外侧部分，皮肤较厚，有皮脂腺、耵聍腺和毛发。骨性部分含有很薄的上皮层，没有毛发和腺体。特别值得临床关注的是外耳道软骨部分内的裂隙。这些随机排列的裂口被称为 Santorini 裂口，为皮肤癌向周围组织扩散提供了可能的途径。

耳部的丰富血液来源于颞浅动脉的上下耳支和上颌动脉的耳深支。此外，耳后动脉是颈外动脉的一个分支，供应耳的后部。由于皮下脂肪稀少，动脉分支在皮肤内排列成单层血管。静脉形态与动脉供血相一致，引流途径为颞浅静脉和下颌后静脉。

外耳接收来自脑神经和颈神经的双重感觉神经支配。三叉神经的下颌支分支出耳颞神经，耳颞神经在颞浅血管后走行，支配前部耳廓和前耳轮。此外，耳颞神经支配外耳道的前壁和上壁以及鼓膜外表面的一部分（见图 1-13）。减少耳颞神经的损伤可通过熟悉其位于颞浅动静脉的后部，以及下方当其穿过腮腺时从腮腺上筋膜发出而实现。耳大神经（C_2、C_3 腹侧分支）供应耳廓内侧的大部分以及耳廓外侧的后部。这包括大部分

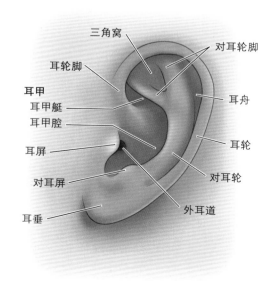

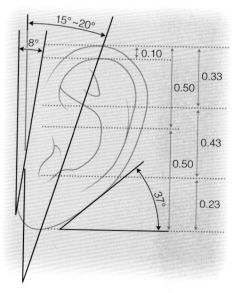

图 1-22 外耳基本解剖结构示意图

耳轮和对耳轮。乳突区也由 C₂、C₃ 腹侧分支支配，但其神经支配来自枕小神经。耳甲由第Ⅶ对可变脑神经支配，而外耳道由第Ⅸ对脑神经和第Ⅹ对脑神经支配。这些脑神经也支配外耳道后侧面、鼓膜和耳后沟。

唇和颏部

- 口轮匝肌没有骨附着，由面神经的颊支通过其深表面支配。
- 血液供应源于面部动脉的分支上下唇动脉。
- 上唇的神经支配通过眶下神经（V₂）实现，下唇的神经支配通过颏神经（V₃）实现。
- 口张开时，连合部周围皮肤和黏膜的富余使其活动性和灵活性得以实现。
- 颏部的感觉神经由颏经分支（V₃）提供。
- 降唇肌和颏肌由面神经的下颌缘支支配。

唇部手术对美容和功能都很重要。唇结构轮廓的破坏对患者有着深远的影响，使保存和解剖结构的重建变得极其重要。虽然不经常被考虑，但唇不仅仅是唇红。它上方延伸到鼻子，向下延伸到颏部，与口轮匝肌的环状排列相一致。上唇边界线位于鼻小柱、鼻槛和鼻翼底部以下的折痕的交界处。在外侧上唇延伸到鼻唇沟，这是一个提上唇肌插入口轮匝肌的点。上唇被一个垂直方向的人中沟分开，两侧有人中柱，下方有向下弓形结构，被称为丘比特弓。唇红是由一层具有丰富血管供应的变异黏膜组成。没有汗腺、唾液腺或皮脂腺。当张口时，连合处周围的皮肤和黏膜的富余使得活动性和灵活性得以实现。一组可以提唇、降唇以及缩唇的面部表情肌插入到皮肤深面。

唇部的基本解剖结构并不复杂，包含黏膜（口腔内侧）和皮肤及其覆盖的口轮匝肌纤维。口轮匝肌通过肌性联系保持与真皮非常密切的关系，增加了皮肤解剖和显露的难度。膨胀的肌肉纤维在皮肤 - 唇红交界处形成了一个相应的表面标记，称为"白圈"或"白线"。口轮匝肌没有骨性附着物，呈圆周排列有助于括约功能。

口轮匝肌的运动神经支配来源于第Ⅶ对脑神经的颊支。大部分的提升唇角及唇本身都是由颊支支配的。颊支自腮腺筋膜发出，它们由腮腺导管的侧面向其内侧走行，然后由口轮匝肌深面进入到肌肉，进而支配口轮匝肌（图 1-23）。第Ⅶ对脑神经的下颌边缘分支支配降唇，同样是在肌肉的深面。唇部感觉神经丰富，上唇来源于上颌神经（CN V₂）眶下支（图 1-24），下唇来源于颏神经（下牙槽神经末梢支，下颌神经 CN V₃ 支）。去除皮肤时会发现大量神经分支。然而，主要的神经干在眶下孔和颏孔发出。眶下孔和颏孔通常分别相对于鼻翼和口连合的位置固定。

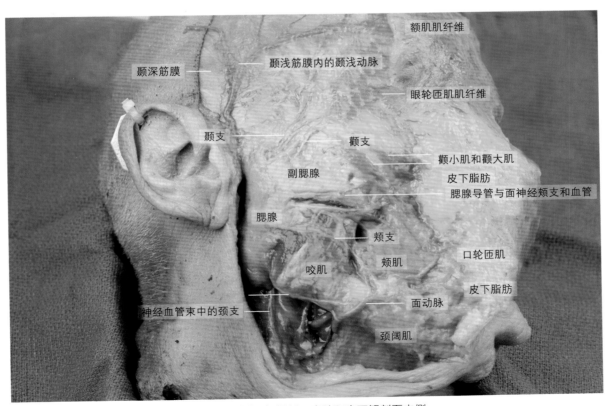

图 1-23　侧面部解剖，皮肤和皮下解剖至内侧

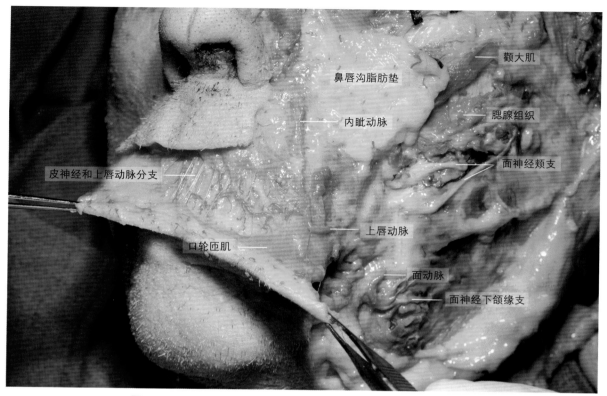

图 1-24　下面部前外侧视图，上部皮肤和皮下组织向口唇下方掀开

唇的血液供应是通过上唇动脉和下唇动脉形成的吻合动脉弓来实现的（图 1-24 和图 1-25）。这些分支由口角周围的面动脉发出。然而，下唇动脉通常伴随面部动脉跨越下颌骨的同时，起源于一个较低的点。下唇动脉的分支形式可能低于正常位置，向颏部中线方向上升走行。上唇动脉和下唇动脉通常都是高度弯曲的，尤其在老年人，并深入到口周轮匝肌纤维。唇上的皮肤由血管弓上的垂直上升和下降的分支供应。

颏部是一个相对固定的解剖结构，主要由作用于下唇的面部表情肌组成。颏部沿着下颌骨中线从颏唇皱褶延伸到最下点。在老年人中，RSTLs 是可见的，并且可以区分：①围绕下唇区域的放射状延伸线与连接口角的延伸线；②围绕由颏部形状决定的颏区的可变线。面部表情肌直接连接皮肤，在这一区域只有很少的皮下组织。由于肌肉的紧密连接限制了该区域的分离，创建该区域解剖层面有点困难。

颏部的肌肉包括交叠的口轮匝肌与颈阔肌和其他周围肌肉的肌肉纤维。在外侧下颌骨和口腔连合内侧连接着降口角肌，将口角向下拉。在下颌骨前方，降下唇肌与降口角肌部分重叠。两块颏肌出现在下颌中线，并插入到颏部皮肤，维持它们之间的可变间隙（见图 1-3）。所有这些肌肉都由面神经的下颌缘支支配。下颌缘支沿着骨质边缘进入颏部至口角时很容易被发现。由于下颌缘支支配这些肌肉之前通常作为一个神经束，因此这个

神经束的损伤将导致这些肌肉群的拮抗肌群无对抗作用（图 1-26）。

颏神经作为下牙槽神经终末分支从颏孔发出。它是一种纯粹的感觉神经，呈簇状分支，随着年龄的增长，下颌骨吸收可能会改变颏孔的相对位置，由于牙槽骨高度的降低，使其上缘略高。

面颊

- 前区包含颊肌、颊脂垫、面神经的颊支和向下穿过的腮腺导管。
- 腮腺区以腮腺和深层咬肌为主。
- 腮腺导管和面动脉在该区域很容易识别。
- 下颌缘支神经是下颌区域的一个关键结构，因为它穿过面部动脉，一直延伸到颈阔肌的边缘。

从解剖学上讲，面颊（脸颊）从耳的前缘延伸，内侧到鼻、唇和颏部，从下颌延伸到颧弓和眶缘。然而，为了更好地了解面颊的美容单位，最好在 3 个区域进行描述：前区、下颌和咬肌 - 腮腺区域。

前区包含许多面部表情肌肉。笑肌非常表浅，大小不一，有时甚至不存在。颧大肌、颧小肌和提上唇肌及提上唇鼻翼肌同样起源于颧骨及眶缘，并与眼轮匝肌纤维交叠。颧小肌在皮肤上的投影比其他肌肉更容易被看

图中标注：
- 颧大肌
- 鼻唇沟脂肪垫
- 腮腺组织
- 内眦动脉
- 面神经颊支
- 皮神经和上唇动脉分支
- 上唇动脉
- 口轮匝肌
- 面动脉
- 面神经下颌缘支

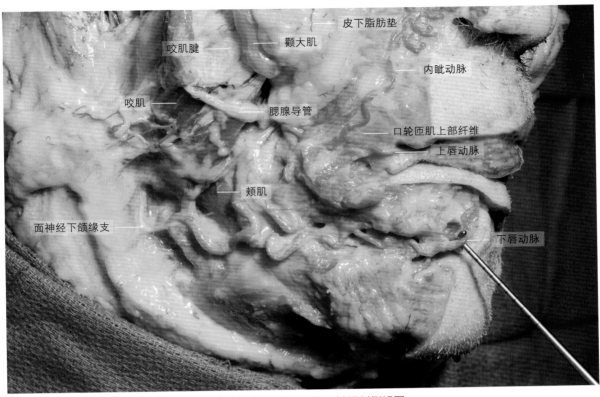

图 1-25　颊中部和下颌区域解剖侧视图

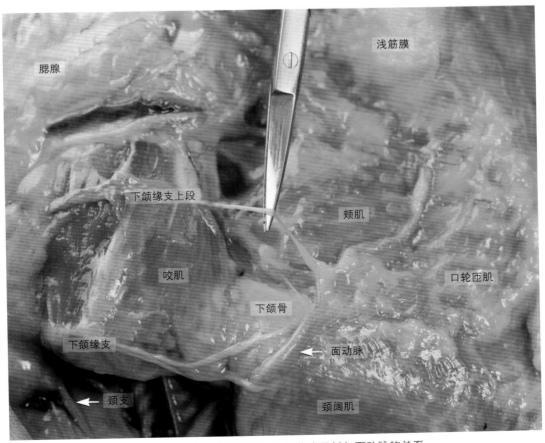

图 1-26　解剖突出了面神经下颌缘支及其与面动脉的关系

到，因为只有几毫米的皮下组织覆盖在它上面（见图 1-6 和图 1-23）。由于面神经分支固定其路径并在肌肉深面支配，只要解剖平面保持在肌肉平面上，则这些分支的损伤可能性较小。

沿着前颊部内侧，面动脉在穿过下颌骨后，可在面部静脉前看到，向口角方向上行，在口角处释放出唇部分支，随后作为内眦动脉贯穿鼻唇沟。在鼻唇沟内，通过解剖在皮下组织和上覆的颧大肌和颧小肌肌肉束，可以轻松显露内眦动脉（见图 1-19）。随后内眦动脉通过与颈内动脉的眼支吻合而终止于内眦韧带正上方的内眦（见图 1-19）。脸颊区域最深的结构是颊肌和提口角肌。与其他面部表情肌不同，颊肌是一种相对肥厚的肌肉。它位于向下平面内，由通常称为颊脂垫的大量脂肪组织覆盖（见图 1-25）。腮腺导管、血管以及为颊黏膜提供感觉神经支配的上颌神经颊支穿过颊肌。颊脂垫本身位于面颊内侧。脂肪团形态清晰，由一层薄薄的筋膜包裹，在它的表面可以看到面神经分支穿过脂肪垫，在 SMAS 的深面（见图 1-6）。在上方，眶下神经作为一条神经束向外分支，为面颊内侧提供感觉神经支配。大多数人都可以轻易触及眶上孔。

咬肌 - 腮腺区域有一个非常重要的解剖学标志，即深层咬肌。咀嚼肌由三叉神经支配，当颌骨咬紧时咬肌可以很容易地看到和触摸。其强大的肌肉延伸到颧弓和下颌支之间，其咬肌腱前缘为重要结构提供了标志。咬肌的后半部分由腮腺覆盖。腮腺位于其自身的筋膜内，楔形分布在耳前下颌区，并与咬肌筋膜分离，咬肌筋膜

是颈部深筋膜表层的延续。在大多数个体中，咬肌的下方前部可能与颈阔肌的纤维相交叠。

当在未做防腐处理尸体标本上观察时，腮腺呈淡黄色，非常类似于活着的病人。有时可能与皮下脂肪混淆，因为它相对接近皮肤本身（见图 1-23）。然而与皮下组织不同的是，腮腺包裹在一个发亮的紧张的筋膜鞘内，即腮腺筋膜，这可能有助于与脂肪区分。在腺体的前缘，因为腮腺导管水平移动，然后向下进入颊脂定位。它穿过咬肌，然后突然转向穿过颊肌，进入对应第二磨牙位置的颊黏膜。从表面解剖上看，腮腺导管可能位于耳屏唇线（tragolabial line）和咬肌前缘的交点区域，其沿着颧弓下方约 2cm 走行。腮腺导管是一个重要的结构，而且提供了一个可靠的解剖标志。由于腮腺导管位于 SMAS 的深处，面神经颧支在其上方穿过，并与面神经上下颊支伴行（见图 1-5，图 1-6 和图 1-23）。

面横动脉起源于颈外动脉，平行于腮腺导管与颧弓。它也穿过咬肌的前缘。颞浅动脉在耳屏正前方颧弓下方的腮腺筋膜发出（图 1-27）。作为颈外动脉一个终端分支它经过腮腺后缘和深面。面部动脉和静脉（在动脉后方）也在 SMAS 下越过下颌骨。面部动脉和静脉位于咬肌的正前方。面部动脉以曲折的上行路线走行，在老年人中通常更为明显弯曲。面部神经的下颌支在高出面动脉穿过上颌骨点 5～10mm 处跨越过面动脉。

下颌区域从咬肌前缘延伸至颈部。在该区域去除皮肤后，会显露 3 个主要的肌肉。颈阔肌位于浅筋膜内，结合下唇部皮肤，与口轮匝肌纤维融合。降口角肌，起

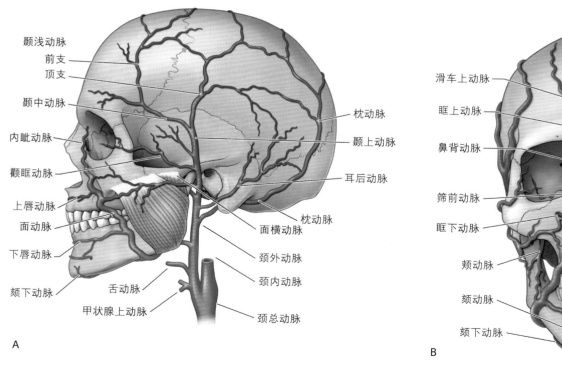

颞浅动脉
前支
顶支
颞中动脉
内眦动脉
颧眶动脉
上唇动脉
面动脉
下唇动脉
颏下动脉
舌动脉
甲状腺上动脉

枕动脉
颞上动脉
耳后动脉
枕动脉
面横动脉
颈外动脉
颈内动脉
颈总动脉

A

滑车上动脉
眶上动脉
鼻背动脉
筛前动脉
眶下动脉
颊动脉
颏动脉
颏下动脉

B

图 1-27 面部动脉形态和供血情况的示意图

源于下颌骨，附着于口角，也发出纤维与颈阔肌和口轮匝肌融合。

面动脉和面神经的下颌缘支都位于颈阔肌纤维的深面。在大多数个体中，面神经的下颌缘支维持在下颌边缘上方的走行路径，穿过面动脉支配降口唇肌。虽然通常有 2 个分支，但面神经的下颌分支可以作为单个神经存在，也可以有多达 4 个分支（见图 1-26）。

手术相关思考

面部肌肉

面部表情肌和浅层咀嚼肌群构成了面部肌肉框架的基础（见图 1-3）。面部表情肌位于皮下组织的不同深度。连接面部骨骼到上覆的真皮呈从深到浅的三维结构。从这四层覆盖结构中观察到，最深的肌肉包括颊肌、颏肌和提口角肌。其次，可以看到口轮匝肌和提上唇肌，再次是更为表浅的降下唇肌、笑肌、颈阔肌、颧大肌和提上唇鼻翼肌。降口角肌、颧小肌和眼轮匝肌的纤维最为表浅。所有的肌肉（除了最深的一层）都由穿过其深表面的面神经分支所支配。

面神经的分支

面神经的分支虽然通常受到 SMAS 的保护，但在到达最终支配区域的路径中，在手术过程中是脆弱的。

面神经及其分支在外科手术中的损伤一直以来都是一个值得详细讨论的话题。以下几个关键点有助于指导面神经分支周围的解剖。①面神经从其颅内走行，穿过茎乳突孔，立即发出耳后神经，耳后神经于耳后向枕额肌和枕肌肌腹走行。②在腮腺后内侧表面，在之前或在腺体上，面神经分支成上方颞支和下方颈支。③面神经在沿着腮腺筋膜内侧缘发出之前，通过广泛的分裂和重新连接，形成 5 个主要分支：颞支、颧支、颊支、下颌支和颈支。④主要分支位于腮腺实质内，除非腺体或其部分已切除（见图 1-4），否则在浅表手术过程中不会有受伤的危险。⑤当面神经分支向其神经支配区域走行时，其易受伤害性增加。⑥面神经分支在从第 5 层（深筋膜平面）到第 4 层（软组织空间）的过渡过程中最容易受到损伤。⑦沿着其路径，面神经分支位于 SMAS 的深处，只要解剖平面保持在 SMAS 的上方，就可以确保安全（见图 1-6）。

减少面神经分支损伤的解剖要点

1. 颞支从腮腺筋膜上缘伸出，横穿颧弓。通常 3 ~ 4 个分支供应额叶和部分眼轮匝肌（见图 1-4，图 1-6 和图 1-14）。
2. 颧支穿过颧弓和骨，与骨膜直接接触。当它们

穿过骨骼隆起处时，它们直接在皮肤下，没有皮下组织保护（见图 1-4，图 1-6 和图 1-23）。
3. 颊支伴行于腮腺导管上下缘。观察腮腺导管有助于维持一个安全区域，减少颊支向颊肌、鼻肌和口轮匝肌上部走行时对其造成伤害（见图 1-5 和图 1-23）。
4. 下颌边缘分支经常以单个分支的形式走行，并且有时作为两个分支沿着或大约在下颌骨下缘上方 1cm 走行。它一直走行穿过面动脉，而一旦接近面动脉，就很容易受伤。颈阔肌为下颌缘支及其穿过面动脉的部分提供了一层保护（见图 1-26）。
5. 颈支从腮腺下缘向下延伸至颈阔肌深部，保持在肌肉深面的位置。只有当颈阔肌被破坏时，它才容易受到损伤（见图 1-23）。

避免损伤和供血最大化重建的解剖学要点

面部浅表动脉供应包括丰富的颈外动脉和颈内动脉分支的吻合网络。通过广泛的吻合，这些主要的血管主干提供可靠的血管蒂，并有助于面部浅表的微循环的构建。颈外动脉形成一个巨大的网状的树枝状、多发吻合的和弯曲的动脉，在筋膜平面内的大小和深度各不相同。颈内动脉通过其眼支供应包括眼、上鼻和前额中央部分在内的一个中央三角形区域。颈外动脉与颈内动脉吻合的关键部位位于内眦韧带上方，内眦动脉与眼动脉鼻背支相通（见图 1-19）。

颞浅动脉在颞下颌关节后上行，位于耳屏和耳颞神经前。它穿过颧弓和在皮肤深面分支到较广泛区域，并位于颞浅筋膜层内。眶上和滑车上动脉与眶上和滑车上神经的神经血管束沿着同一区域走行。较大的眶上动脉通常与颞浅动脉吻合（见图 1-12）。

面动脉角支与内眦韧带上方的鼻背动脉的吻合是一个重要的外科区域（见图 1-10 和图 1-19）。虽然鼻唇沟内的面动脉走行是众所周知的，但它在鼻唇沟外的罕见走行已经被报道。据报道在高达 90% 的人面动脉会超过鼻唇沟，45% 的人越过鼻唇沟区域至少 5mm 甚至更多。在鼻唇区，面动脉及其上下唇动脉可能并不总是保持在肌肉下位置。Lee 等提供了血管走行于周围表情肌表面的解剖证据，有时会在肌肉纤维的深部和浅部之间形成肌肉环。

颈部解剖

了解颈部的表面解剖结构，首先要具备将有大量可触摸的标志物关键结构形象化的能力。颈部的形态解剖均以肌肉骨骼结构为标志，从前面和侧面都看到三角形空间（图 1-28）。通过保持对以下解剖要点的清晰认识，可以使颈部手术入路更简单。

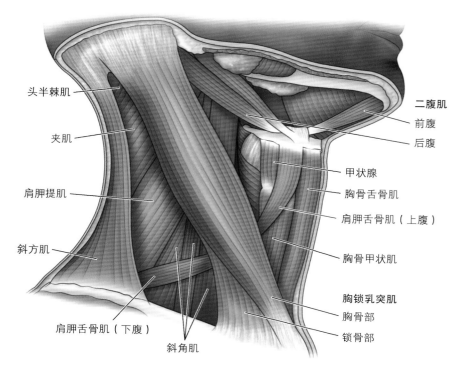

图 1-28 图示颈后三角的解剖边界和结构

1. 颈部最显著的标志是胸锁乳突肌（SCM），它提供了用于区分颈前三角和颈后三角的边界。
2. 颈部最浅的肌肉——颈阔肌，是由颈浅筋膜包裹（与 SMAS 连续），在颈部皮神经表面形成的一层薄薄的肌肉层。
3. 颈浅神经，即耳大神经、枕小神经和颈横神经，去除颈阔肌时即可见到其位于 SCM 后缘。
4. Erb 点，位于下颌角与乳突连线的中点下方 6cm 处，为颈浅神经和副神经（第Ⅺ对脑神经）的发出点提供了一个标志。
5. 颈外静脉在耳大神经前的 SCM 浅表沿垂直向下走行到颈部的基底部，并在那里穿入颈深筋膜。

颈部三角区

颈部的三角区是由其可见和可触及的肌肉骨骼框架标志形成。前三角后接 SCM 的前缘，上接下腭的下缘，前接胸骨舌骨肌和胸骨甲状肌。后三角前方为 SCM 的后缘，后方为斜方肌的前缘和锁骨的外侧部分（见图 1-28）。

颈前三角可由二腹肌的后腹和前腹以及舌骨进一步细分为颏下、下颌下、颈动脉和肌三角（图 1-29）。

- 颏下三角：扁平的下颌舌骨肌形成底，下颌舌骨肌的神经沿着这个表面走行；除了皮下脂肪、筋膜和淋巴结外，它包含很少有意义的结构。

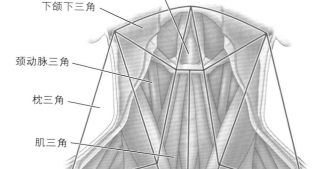

图 1-29 图示颈部三角的细分图

- 下颌下三角：下颌下腺是最突出的结构。它包含淋巴结和面动脉的近端部分，并在下颌下腺中走行；在此空间内需注意，位置较低的面神经下颌缘支在下颌骨下缘以下走行。
- 颈动脉三角：颈动脉鞘包含颈总动脉、颈内静脉以及迷走神经。颈襻神经（颈丛神经分支）支配颈动脉鞘表面带状肌的运动功能；颈内动脉和颈外动脉起源于此三角区内；舌下神经从后向前沿三角区最上部走行。

- 肌三角：带状肌（舌骨下肌），包括胸骨舌骨肌、胸骨甲状肌、肩胛舌骨肌和甲状舌骨肌，以及穿过肌肉的颈神经分支。

后三角（见图 1-28）可由肩胛舌骨肌的下腹进一步在解剖学上分为枕三角和锁骨上三角。然而，这些划分在临床上区别不大。后三角最深的部分，即底，是由更深、更小的颈部肌肉平行排列而成。这个三角包含上方的头夹肌，下方肩胛提肌（分离副神经的重要肌肉标志）位于后斜角肌、中斜角肌上方。在外科中值得注意的是，这些肌肉被椎前筋膜（颈深筋膜）覆盖，其顶部是颈深筋膜的浅层。

在下一层次，两个重要的神经结构位于后三角底部的肌肉之间。臂丛干的近端位于中斜角肌前，被上覆的椎前筋膜所覆盖。只要椎前筋膜不分离，臂丛主干不太可能受到损伤。

也许外科医师对后三角的最感兴趣的结构之一是副神经（CN XI）（图 1-30）。当副神经从上方的肩胛提肌下降到下方的斜方肌时，副神经的走行可以沿着后三角的中线进行追踪。由于副神经含有斜方肌的初级运动纤维，深部手术切除过程中的损伤将导致斜方肌功能受损（症状包括翼状肩胛、耸肩困难、疼痛、手臂外展困难）。副神经同时也是支配胸锁乳突肌的运动神经，但其分支位于胸锁乳突肌深面，不太可能受到伤害。在后

三角区，在胸锁乳突肌和斜方肌之间的 3～4cm 区域，副神经最容易受伤。副神经与周围的皮肤颈神经可在 Erb 点区分开，副神经斜向后三角顶点发出，在后三角区内几乎垂直。耳大神经横穿胸锁乳突肌，而枕小神经则紧贴肌肉沿着其上升方向走行。颈横神经以水平向前的方向穿过胸锁乳突肌。解剖过程中，沿副神经走行的稍浅平面上可见带有本体感觉纤维的颈神经。虽然副神经是一个浅表结构，非常容易受到手术损伤，但因其位于颈深筋膜的浅层和椎前筋膜之间，它仍然被一层筋膜覆盖。副神经下面有一层脂肪组织。不同个体的神经表面皮下浅筋膜组织的厚度不同。此外，可以看到颈丛的本体感觉纤维与副神经相交通，有时在识别副神经时可能会混淆（见图 1-30）。

解剖结构的组织分层为安全进入解剖平面提供路径。当对颈部进行手术时，意识到筋膜的组织结构，可以让外科医师在安全进入临床目标结构或区域的同时，保持完整的解剖结构。颈筋膜可分为浅筋膜和深筋膜。浅筋膜通常是皮下组织的同义词，但在颈部，颈阔肌包含在其中，与面部表情肌和 SMAS 的关系相同。另一方面，颈深筋膜进一步被分成 3 层。浅层和深层完全包围颈部，中间层不连续。颈深筋膜（浅表）的封套筋膜分为 2 层，包围着胸锁乳突肌、斜方肌和带状肌（连接胸骨和喉骨架）。由于这一层覆盖颈部后三角，也在颈部皮肤和副神经上形成筋膜层。颈深筋膜（椎前筋膜）的深层覆盖颈部肌肉和斜角肌的深层，从而也形成颈后三角的底面（见图 1-30）。在颈后三角区，颈深筋膜的深层覆盖臂丛干和膈神经，膈神经位于前斜角肌前面（图 1-31）。气管前筋膜只能在颈前发现。它起源于颈深筋膜的浅层，覆盖在甲状腺、喉部结构和气管上。

当进入颈阔肌以下的平面时，颈丛的分支变得清晰可见。应注意避免损伤这些神经，即使它们的破坏只会导致皮肤神经支配丧失，也必须考虑可能形成神经瘤。

耳大神经（见图 1-30）源自第 2 和第 3 颈神经环，几乎垂直于耳垂的方向绕过 SCM。它可以很好地黏附在其上筋膜，是该区域最大的颈神经。此外，它还为耳后部、腮腺下部和乳突区域提供皮肤神经支配。

枕小神经（见图 1-30），也来源于第 2 和第 3 颈神经，在向上靠近 SCM 的后缘走行。它能支配耳后和顶骨头皮的皮肤。

颈横神经（见图 1-30）来自第 2 和第 3 颈神经，并水平穿过 SCM。它扇状分布以供给颈前的皮肤。

另外，锁骨上神经（通常是 3～4 分支）从第 3 和第 4 颈神经开始，向下走行支配锁骨上三角、胸骨、三角肌区、锁骨外侧和后上斜方肌上方皮肤。

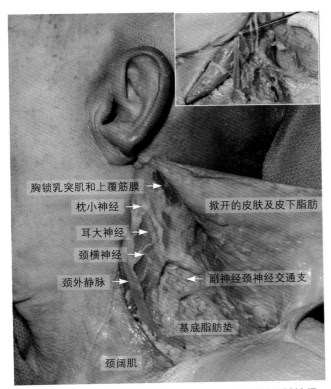

图 1-30　颈部后三角的浅表解剖，详细显示关键区域神经

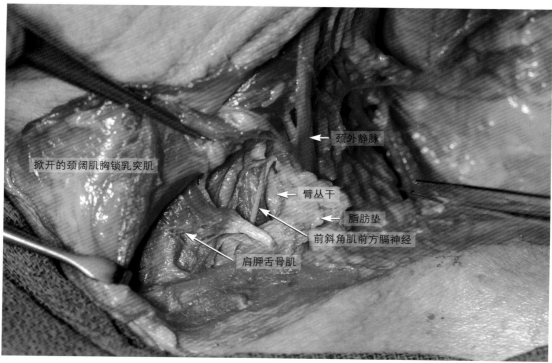

图 1-31 解剖后三角深部，显示脂肪垫下的解剖结构

总结

本章解剖探讨旨在作为皮肤外科医师术前讨论和指导性概念性框架。提出的概念是基于对具有临床意义的解剖的回顾以及对正常解剖的既定描述，尤其是从一系列乳胶注射新鲜冷冻尸体的详细显微解剖记录中所得出的。解剖描述的目的是提高皮肤科医师的认识，希望其减少手术中犹豫，并促进更好的组织修复。因为神经血管束在肌肉、骨骼和筋膜平面内和之间以渐进的方式移动，以到达供应和支配的末端区域，可视化的分层系统将增强对重要神经血管结构的走行和位置的理解。神经血管分布和模式的标准描述提供了在三维立体结构中的局部二维视图。了解关键结构穿过解剖边界时的相对深度、路径和变异性是手术成功的关键。

参考文献

1. Delmar H. Anatomy of the superficial parts of the face and neck. Ann Chir Plast Esthet. 1994;39:527–555.
2. Mendelson B, Wong CH. Anatomy of aging face. In: Neligan PC, Warren RJ, Van Beek A, eds. Plastic Surgery. 3rd ed. London, UK: Elsevier Saunders; 2013:p 78–92.
3. Marur T, Tuna Y, Demirci S. Facial anatomy. Clin Dermatol. 2014;32:14–23.
4. Standring S. Section 4: head and neck. In: Standring S, ed. Gray's Anatomy: The Anatomical Basis of Clinical Practice. 40th ed. Edinburgh, UK: Churchill Livingstone/Elsevier; 2008:467–495.
5. Zani R, Fadul R, Jr., Da Rocha MA, Santos RA, Alves MC, Ferreira LM. Facial nerve in rhytidoplasty: anatomic study of its trajectory in the overlying skin and the most common sites of injury. Ann Plast Surg. 2003;51:236–242.
6. Roostaeian J, Rohrich RJ, Stuzin JM. Anatomical considerations to prevent facial nerve injury. Plast Reconstr Surg. 2015;135:1318–1327.
7. Ghassemi A, Prescher A, Riediger D, Axer H. Anatomy of the SMAS revisited. Aesthetic Plast Surg. 2003;27:258–264.
8. Randle HW, Salassa JR, Roenigk RK. Know your anatomy. Local anesthesia for cutaneous lesions of the head and neck – practical applications of peripheral nerve blocks. J Dermatol Surg Oncol. 1992;18:231–235.
9. Sinnatamby CS. Chapter 6: Head and neck and spine. In: Sinnatamby CS, ed. Last's Anatomy: Regional and Applied. 12th ed. Edinburgh, UK: Churchill Livingstone/Elsevier; 2011:329–454.
10. Yang HM, Won SY, Kim HJ, Hu KS. Sihler staining study of anastomosis between the facial and trigeminal nerves in the ocular area and its clinical implications. Muscle Nerve. 2013;48:545–550.
11. Coscarella E, Vishteh AG, Spetzler RF, Seoane E, Zabramski JM. Subfascial and submuscular methods of temporal muscle dissection and their relationship to the frontal branch of the facial nerve. Technical note. J Neurosurg. 2000;92:877–880.
12. Ishikawa Y. An anatomical study on the distribution of the temporal branch of the facial nerve. J Craniomaxillofac Surg. 1990;18:287–292.
13. Erdogmus S, Govsa F. The arterial anatomy of the eyelid: importance for reconstructive and aesthetic surgery. J Plast Reconstr Aesthet Surg. 2007;60:241–245.
14. Turvey TA, Golden BA. Orbital anatomy for the surgeon. Oral Maxillofac Surg Clin North Am. 2012;24:525–536.
15. Larrabee WF Jr, Henderson JL. Face lift: the anatomic basis for a safe, long-lasting procedure. Facial Plast Surg. 2000;16:239–253.
16. Kenkere D, Srinath KS, Reddy M. Deep subfascial approach to the temporal area. J Oral Maxillofac Surg. 2013;71:382–

388.

17. Pinar YA, Govsa F. Anatomy of the superficial temporal artery and its branches: its importance for surgery. Surg Radiol Anat. 2006;28:248–253.

18. Tayfur V, Edizer M, Magden O. Anatomic bases of superficial temporal artery and temporal branch of facial nerve. J Craniofac Surg. 2010;21:1945–1947.

19. Vidimos AT, Ammirati CT, Poblete-Lopez C. Dermatologic Surgery: Requisites in Dermatology. 1st ed. Philadelphia, PA: Saunders/Elsevier; 2009:264.

20. Ross MH, Pawlina W. Histology: A Text and Atlas with Correlated Cell and Molecular Biology. 7th ed. Baltimore, MD: Wolters Kluwer Health; 2015:992.

21. McKinney P, Gottlieb J. The relationship of the great auricular nerve to the superficial musculoaponeurotic system. Ann Plast Surg. 1985;14:310–314.

22. Salasche SJ, Bernstein G, Senkarik M. Surgical Anatomy of the Skin. Norwalk, CT; San Mateo, CA: Appleton and Lange; 1998:151–269.

23. Chow S, Bennett RG. Superficial head and neck anatomy for dermatologic surgery: critical concepts. Dermatol Surg. 2015;41(Suppl 10):S169–S177.

24. Zilinsky I, Erdmann D, Weissman O, et al. Reevaluation of the arterial blood supply of the auricle. J Anat. 2017;230(2):315–324.

25. Christensen KN, Lachman N, Pawlina W, Baum CL. Cutaneous depth of the supraorbital nerve: a cadaveric anatomic study with clinical applications to dermatology. Dermatol Surg. 2014;40:1342–1348.

26. Kleintjes WG. Forehead anatomy: arterial variations and venous link of the midline forehead flap. J Plast Reconstr Aesthet Surg. 2007;60:593–606.

27. Ouattara D, Vacher C, de Vasconcellos JJ, Kassanyou S, Gnanazan G, N'Guessan B. Anatomical study of the variations in innervation of the orbicularis oculi by the facial nerve. Surg Radiol Anat. 2004;26:51–53.

28. Brown SM, Oliphant T, Langtry J. Motor nerves of the head and neck that are susceptible to damage during dermatological surgery. Clin Exp Dermatol. 2014;39:677–682.

29. Gosain AK. 1995. Surgical anatomy of the facial nerve. Clin Plast Surg. 1995;22:241–251.

30. Kwak HH, Park HD, Youn KH, et al. Branching patterns of the facial nerve and its communication with the auriculo-temporal nerve. Surg Radiol Anat. 2004;26:494–500.

31. Liebman EP, Webster RC, Berger AS, DellaVecchia M. The frontalis nerve in the temporal brow lift. Arch Otolaryngol. 1982;108:232–235.

32. Odobescu A, Williams HB, Gilardino MS. Description of a communication between the facial and zygomaticotemporal nerves. J Plast Reconstr Aesthet Surg. 2012;65:1188–1192.

33. Lee JG, Yang HM, Choi YJ, et al. Facial arterial depth and relationship with the facial musculature layer. Plast Reconstr Surg. 2015;135(2):437–444.

34. Tubbs RS, Loukas M, Salter EG, Oakes WJ. Wilhelm Erb and Erb's point. Clin Anat. 2007;20:486–488.

35. Carlson KC, Roenigk RK. 1990. Know your anatomy: perineural involvement of basal and squamous cell carcinoma on the face. J Dermatol Surg Oncol. 16:827–833.

36. Anderson JE. Grant's Atlas of Anatomy. 8th ed. Baltimore, MD: Williams & Wilkins; 1983.

37. Drake RL, Vogl W, Mitchell AWM, Gray H. Gray's Anatomy for Students. 2nd ed. Philadelphia, PA: Churchill Livingstone/Elsevier; 2010:1136.

38. Heckmann M, Zogelmeier F, Konz B. Frequency of facial basal cell carcinoma does not correlate with site-specific UV exposure. Arch Dermatol. 2002;138:1494–1497.

39. Moore KL, Dalley AF, Agur AMR. Clinically Oriented Anatomy. 7th ed. Philadelphia, PA: Wolters Kluwer/Lippincott Williams & Wilkins Health; 2014:1168.

40. Nouri K. (ed.) Dermatologic Surgery: Step by Step. 1st ed. Oxford, UK: Blackwell Publishing Ltd; 2013:470.

41. Pogrel MA, Schmidt B, Ammar A. The relationship of the buccal branch of the facial nerve to the parotid duct. J Oral Maxillofac Surg. 1996;54:71–73.

42. Shriner DL, McCoy DK, Goldberg DJ, Wagner RF Jr. Mohs Micrographic Surgery. J Am Acad Dermatol. 1998;39:79–97.

43. Song WC, Kim SH, Paik DJ, et al. Location of the infraorbital and mental foramen with reference to the soft-tissue landmarks. Plast Reconstr Surg. 2007;120(5):1343–1347.

第 2 章　伤口愈合和外科手术伤口敷料

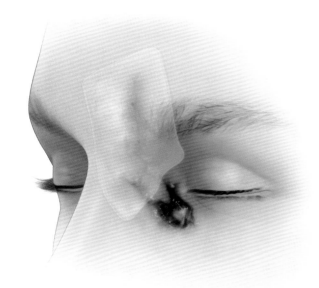

原著者　Amy Vandiver
　　　　Luis Garza

翻　译　吕文国　党宁宁
审　校　马立娟

概要

- 急性术后伤口有序进行愈合，从止血／炎症到增殖，再到成熟和重塑。
- 尽量减少伤口一期闭合时的张力，有助于限制伤口愈合的增生阶段，并减少瘢痕疙瘩形成的机会。
- 简单的伤口敷料，例如聚合物薄膜，通常适用于大多数术后伤口。

初学者贴士

- 避免包扎伤口时将纱布直接靠近伤口床，因为它有融入伤口的可能。
- 预防为主，治疗为辅。注意缝合和闭合伤口的精细程度，选择合适的敷料就不那么重要了。
- 确保将压力敷料贴在周围的皮肤上，而不是聚合物薄膜上，否则当压力敷料被移除时，薄膜也会被一同取下。

专家贴士

- 虽然像 Tegaderm 这样的聚合物薄膜可以很好地用于单独埋线缝合的伤口，但需要在 1 周内拆除的尼龙缝线最好使用不粘垫。

切记！

- 当使用聚合物薄膜敷料时，敷料下需要一定的水分，但是过多的浆液排水可能导致浸渍。
- 大多数手术伤口不需要局部使用抗生素。

陷阱和注意事项

- 伤口清创术至关重要，但可能会很痛苦。通常，清除坏死组织的过程基本无痛，尽管可能需要用局部麻醉药进行预处理。
- 昂贵的伤口敷料和设备通常对缝合良好的手术伤口的愈合作用不大（费用除外）。

患者教育要点

- 当使用透明聚合物薄膜时，告知患者在敷料下可能会出现一些浆液性引流，甚至是明显的出血。薄膜下面存在的少量焦痂并不令人担忧。
- 小腿手术后腿部抬高和压迫的患者教育至关重要。

收费建议

- 虽然伤口敷料是任何外科手术的一部分，但清创术可以使用清创术代码（11042 系列）单独计费。然而，术后全过程进行的伤口清创术不能单独计费。

引言

每次外科手术都会产生急性伤口，结果通常取决于伤口愈合过程。由于皮肤科手术经常涉及美容敏感区域，如面部，伤口愈合尤为重要；然而，即使在躯干和四肢，大多数患者更倾向于根据最终的瘢痕外观而不是低复发率来判断他们的皮肤外科手术是否成功。

愈合过程高度依赖于患者潜在的健康状况，以及手术部位感染（SSIs）、慢性伤口发展和瘢痕疙瘩等常见的并发症。在美国，每年进行超过 7000 万次手术，估计 3800 万患者需要急性术后伤口护理。适当的术后伤口护理是外科医生预防并发症的第一道防线。

伤口愈合的基本生物学

急性伤口愈合的 3 个阶段

急性伤口愈合的生物学过程是由多种细胞类型和生理系统协调完成的。它通常被描述为由 3 个阶段组成：止血和炎症为主的初始反应，然后是增殖期，接着是成熟和重塑期（表 2-1）。

表 2-1　急性伤口愈合过程

止血 / 炎症	增殖	成熟 / 重塑
数小时	数天	数周

止血和炎症　在伤口愈合的初始阶段，局部损伤引发炎症细胞的聚集。伤口伴随着血管损伤和内皮下胶原的暴露，内皮下胶原激活内源性凝血途径以聚集血小板并形成纤维蛋白凝块。接着受损的实质细胞和活化的血小板释放多种细胞因子和生长因子，包括血小板源性生长因子和 TGF-β，将炎性细胞和成纤维细胞吸引到损伤部位。然后建立的纤维蛋白凝块用作聚集细胞的支架。凝固后，细胞以波浪式迁移到损伤部位。中性粒细胞首先到达并发挥抗菌作用，吞噬细菌或其他外来颗粒。接下来，单核细胞从血液进入伤口部位并被血小板释放因子和细胞外基质激活，以释放持续炎症反应和成纤维细胞聚集所必需的多种因子，包括 CSF-1、TNF-α、PDGF 和一氧化氮。

增殖　在伤口愈合的增殖阶段，形成肉芽组织和新的上皮层。当来自邻近真皮组织的成纤维细胞被释放的包括 PDGF 和 EGF 在内的生长因子激活时，肉芽组织在受伤后 2～4 天开始形成。这些细胞复制并迁移到由初始血栓产生的基质中。通过与血栓的相互作用，它们分泌酶，分解现有的基质，并产生Ⅲ型胶原蛋白，形成新的基质。与此同时，由巨噬细胞和表皮细胞对损伤和局部缺氧的反应所释放的因子刺激血管生成（图 2-1）。

创伤后不久就开始再上皮化，伤口边缘的表皮细胞溶解其基底膜连接，改变其整合素呈递和细胞骨架，并开始迁移到伤口部位，将血栓产物与下面的活体组织分离。接下来，伤口边缘残余的表皮细胞在临时基质上增

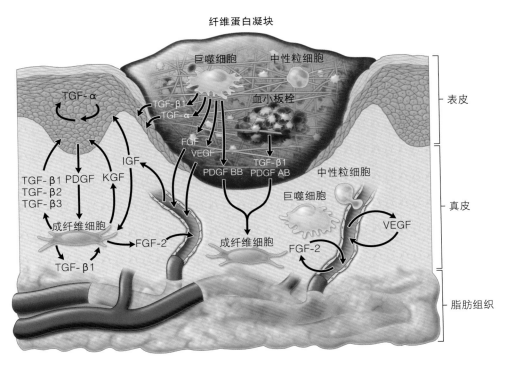

图 2-1　增殖期伤口愈合活动综述

殖并迁移。一旦细胞通过增殖和迁移形成完整的细胞层，基底膜附着和整合素表达恢复到基线状态。

成熟和重塑 对于边缘无法通过外部手段接近的伤口，伤口挛缩的过程会在受伤后 2～3 周发生。该过程由成纤维细胞在胶原基质上移动和特化肌成纤维细胞的存在介导，这些细胞可在受伤后 6 天开始检测到。挛缩完成后，伤口仍然很脆弱，大约达到其最终强度的 20%。在接下来的几周内，基质经历了一个较慢的重塑过程，在此过程中基质金属蛋白酶分解了现有的 III 型胶原 ECM，成纤维细胞合成了更强的 I 型胶原。受伤后 3 个月，瘢痕组织可达到其最大强度，约为正常组织抗拉强度的 80%。

影响伤口愈合的因素

精心策划的伤口愈合过程能否及时、有效地进行，很大程度上取决于最佳的生理状态。细菌水平、水分平衡和组织氧合作用都对伤口的愈合能力产生很大的影响。关于细菌，细菌负荷的水平和类型决定了感染是否会扩散以及阻碍愈合。无论机制如何，每克组织 >10^5 的细菌负荷都会影响闭合，任何水平的 β-溶血性链球菌也是如此。当负荷增加时，炎症阶段延长，细菌分泌破坏 ECM 形成的酶。

氧合的影响在整个愈合过程中各不相同。虽然初始局部缺氧刺激细胞增殖，但长时间的缺氧是有害的，会引发内皮细胞凋亡并降低中性粒细胞和成纤维细胞的基本活性。再加上维持灌注的重要性，局部水肿和组织压力升高通过造成局部缺血在伤口愈合中起不利作用。压力相关性缺血对于低渗透压、静脉相关性水肿和淋巴水肿的患者以及在活动期间承受较高压力的组织（如骨突起或足部）的愈合是一个不利因素。

有证据表明，适当的愈合也需要足够的水分。过度干燥会导致焦痂形成和坏死，而保持潮湿环境有利于细胞因子的作用和早期 ECM 的形成。然而，过量的水分也可能是有害的，导致周围组织的浸渍并阻止肉芽组织的适当形成。

患者因素

伤口愈合的能力受到患者潜在营养状况、年龄和健康状况以及伤口部位潜在完整性的强烈影响。在评估患者的愈合潜力和专业伤口护理需求时，考虑这些因素非常重要。表 2-2 列出了患者初始病史和体格检查中需要考虑的与治疗相关的因素。

营养不良对伤口愈合的多个过程有负面影响。氨基酸甲硫氨酸和精氨酸在细胞增殖、基质构建和血管生成中有特殊的作用。多种微量金属和维生素 C 都与胶原蛋白合成有关，这支持了观察到的营养不良患者重建

ECM 能力较低的现象。

肥胖和高血糖也不利于愈合。由于脂肪组织灌注减少和全身性炎症，肥胖个体有更高的伤口裂开率、SSI 和压力性溃疡。糖尿病患者在正常组织中也有病理性炎症，伴随炎症细胞、成纤维细胞和角质形成细胞的迁移减少，从而阻碍伤口愈合进程。许多糖尿病患者也有血管异常，导致营养和氧气的输送受损。通过 HbA1c 检测的近期血糖状况与伤口愈合率成反比。

年龄增加与愈合过程中导致愈合延迟的特征性变化相关。延迟表现在炎症反应、胶原合成、再上皮化以及转化和重塑减少。这种变化大部分与性激素的变化有关。老年人的伤口中，雌激素调节基因的表达发生了改变，并且在老年男性和女性中通过补充雌激素可以改善伤口愈合。

其他可能阻碍伤口愈合的患者因素包括吸烟和使用类固醇激素（表 2-3）。吸烟对所有人群的伤口愈合都

表 2-2 术前病史和体格检查以预测伤口愈合

愈合相关的病史和身体状况
病史
既往手术愈合时间较长
既往有瘢痕疙瘩形成
既往淋巴结清扫
既往放射治疗
最近的糖化血红蛋白（HbA1c）
营养状况
既往使用类固醇激素
吸烟史
有长期康复的家族史
皮肤病情况
身体情况
体重指数
伤口远端灌注情况
局部水肿
全身瘢痕的特点

表 2-3 影响伤口愈合的因素

危险因素	机制
肥胖	脂肪组织灌注减少和炎症增加
营养不良	氨基酸、维生素、矿物质和辅助因子缺乏
糖尿病	病理性炎症和迁移减少
年龄	雌激素水平下降
吸烟	减少组织氧化
类固醇激素的使用	减少炎症和成纤维细胞反应

有重大的负面影响，每天两包的吸烟者皮肤移植物坏死的风险是非吸烟者的 6 倍。尼古丁减少成纤维细胞、巨噬细胞和内皮细胞的增殖并降低组织氧合作用。系统应用糖皮质激素通过减少必要的炎症反应和降低成纤维细胞反应而对伤口愈合产生负面影响。伤口愈合后肉芽组织不完整，挛缩较少。

复杂的伤口愈合

慢性伤口 当伤口愈合超过 42 天或在同一位置频繁复发时，则被认为是慢性的。这些最常见于具有多个系统性风险因素的伤口愈合。虽然估计有 20% 的严重组织丢失的急性伤口会转变为慢性模式，但大约 90% 的慢性伤口为压力性溃疡、静脉溃疡或糖尿病性溃疡，因此处理手术伤口的临床医师应该了解与慢性伤口相关的行为。组织学上，慢性伤口与炎症细胞增多和细胞外基质形成不足有关。水分平衡、细菌负荷和灌注的紊乱都与发病有关。来自慢性伤口的渗液显示出增加的蛋白水解活性、降解生长信号和 ECM 成分。随着慢性伤口的进展，细菌负荷和坏死组织负担增加，进一步刺激炎症信号传导。通常存在显著的组织水肿、灌注减少，并抑制伤口愈合。

瘢痕疙瘩 当伤口愈合的增殖期延长，没有适当的负反馈和重塑时，就会出现瘢痕疙瘩。这些瘢痕在伤口的初始边缘之外生长，可能变大，并且通常与疼痛、压力和瘙痒有关。它们不会自发地消退。在组织学上，它们很少有胶原束，I 型和 III 型胶原均无组织沉积。患者受伤后形成瘢痕疙瘩的可能性似乎具有很强的遗传性，并且在非裔美国人群体中特别多。瘢痕疙瘩形成的病理生理学改变主要集中在增殖期成纤维细胞的过度活化。这被认为是由 TGF-β 和 PDGF 信号传导，以及覆盖瘢痕的角质形成细胞的增加的 VEGF 信号传导介导。最近的研究表明成纤维细胞活化和炎症的增加也可能是由于张力对愈合伤口的影响，由成纤维细胞局部黏着斑激酶（FAK）机械力转导介导。

临床意义

虽然影响愈合的许多因素可能超出了外科医师在手术时的控制范围，但临床医师可通过适当的伤口护理对愈合结果产生重大影响，包括封闭设计和张力最小化、细菌负荷管理、伤口敷料和监测。这些参数的正确选择在很大程度上取决于初始伤口的类型和位置。

伤口闭合

皮肤外科常用的闭合方式主要是一期闭合和二期愈合。对于一期闭合，皮肤在手术后立即对合。如果是二期愈合，伤口将保持开放以自然愈合。延迟性一期闭合是指在最初处理时将伤口保持开放状态，并在随后一段时间内对合皮肤。

使用缝合线、U 形钉或手术胶的一期闭合是清洁且有足够组织闭合的伤口的首选方式。对于这些伤口，再上皮化和伤口挛缩的过程对于愈合来说不太必要。该方法通常需要最不复杂的伤口护理，愈合更快且疼痛更少。以这种方式闭合的伤口减少了瘢痕的形成。

对于大多数不符合一期闭合或移植标准的伤口，如受污染的伤口或组织严重受损的伤口，或者浅层伤口预计很快愈合的情况，二期愈合是合适的。这个过程通常需要在愈合过程中进行更多的护理。虽然人们普遍认为通过二期愈合更容易留下明显的瘢痕，但在许多情况下已经报道了通过二期愈合在美容上更有利的治愈，特别是在凹面体表上，例如鼻唇沟、目眦、耳和颞部。

止血

止血对于伤口愈合至关重要，因为凝血过程的激活和血栓的形成在启动愈合过程中起着十分重要的作用。虽然止血是手术结束时的重要目标，但在包扎和伤口护理时经常会出现一些出血。在开放性或活动性出血的小伤口中，止血的主要选择是腐蚀剂、物理剂和生理剂。腐蚀剂包括氯化铝、硫酸铁、硝酸银和氯化锌。它们的工作原理是通过局部组织破坏，引发凝固并形成小的焦痂。氯化铝是最常用的，并且是理想的，因为它不会留下残余的皮肤色素沉着。非腐蚀剂包括物理试剂、明胶、纤维素、p-GlcNAc 和微原纤维胶原，这些物质通过形成用于进一步凝结的网状物来促进血栓形成。这些方法可能促进肉芽肿性异物反应，因此在感染环境中，特别是在眼附近，应避免使用它们。生理剂包括诱导血管收缩的肾上腺素和可卡因，以及局部凝血酶、纤维蛋白密封剂或血小板凝胶。

细菌负荷的处理

SSIs 在皮肤外科手术中通常不常见，其发生率在 3%～28%，具体取决于所涉及的身体部位。SSIs 更常见于下肢远端。SSIs 中最常见的分离生物是金黄色葡萄球菌，其中大部分为内源性。皮肤表面定植的表皮葡萄球菌在不同毒力因子的作用下也会导致致病性感染。尽管不太常见，但伤口感染革兰阴性菌和 β-溶血性链球菌的情况通常发生在下肢，并且可能特别具有破坏性。

除非伤口看起来很脏或患者感染风险特别高，否则大多数皮肤外科手术不需要全身性抗生素预防。如果由于患者风险因素或伤口位置而需要预防，建议使用单次术前剂量。如果伤口确实出现感染或污染，则需要 7～10 天的全身抗生素疗程。应根据可疑病原体选择抗生素。

抗生素的选择和使用方案将在第 7 章中详细讨论。

如果伤口出现严重污染或有大量的坏死组织，可能成为感染的病灶，重要的是在包扎前尽可能多地清除伤口上的污垢。清创有多种选择。一线选择是锐利清创，包括使用器械在局部麻醉下去除组织。它是最有效和最有针对性的，但可能是痛苦的，并不是总能很好地耐受。其他选择包括自溶清创，即创造一个潮湿环境以促进内源性酶消化坏死组织，或使用实验室生产的胶原酶或木瓜蛋白酶进行酶促清创。自溶清创具有过度水合和浸渍的风险，而酶促清创很昂贵，因此不是一线选择。也可以进行麻醉下的外科清创，同时最近也探索了其他选择，例如射频冷氦等离子体。水动力清创提供了一种损伤较小的选择，该方法是用生理盐水来对伤口进行切向冲刷，但也需要麻醉，并且应用不是很普遍。

伤口敷料

一旦止血成功并且细菌负荷得到控制，临床医师必须决定是否包扎伤口，并且如果需要包扎，要用何种类型的敷料。敷料具有多种功能，包括保护、止血、压缩和水分调节。然而，在每种情况下，更换敷料的时间和高级敷料的成本必须与它们的效益进行权衡。对于没有感染或过多渗液的一期闭合的急性手术伤口，没有证据表明使用敷料或选择特定敷料会对愈合时间、预防感染、疼痛或瘢痕产生影响。鉴于张力在瘢痕形成和纤维化中的作用，从外部降低张力的新型敷料可能显示出减少瘢痕的可能性，但如果伤口以最小张力缝合良好，这些好处也可能不存在。敷料选择时，应始终考虑成本和易用性。

对于二期愈合的伤口，应根据细菌负荷水平、渗液量和患者偏好指导敷料选择。敷料根据封闭程度、渗透性／湿度、吸收性、黏附性、压力和护理而有所不同。

抗菌敷料

建议不要在手术后使用局部抗菌药物进行 SSIs 的一般预防。它们在预防 SSIs 方面不比油剂更有效，局部抗生素可以增加伤口内耐药性的发生。如果由于局部感染的风险需要局部应用抗菌剂，通常选择碘或银基溶液或敷料，因为它们能够提供广泛的覆盖并且与局部抗生素软膏相比具有更低水平的细菌耐药性。基于碘的选择包括可作为浸渍薄纱的聚维酮碘，或卡地姆碘，一种吸收液体同时缓慢释放碘的淀粉，并且可用于渗出性伤口。由于低水平的系统吸收，不应将这些药物用于甲状腺疾病患者。银基抗菌剂可作为局部霜剂（磺胺嘧啶银）或浸渍在各种敷料中，包括泡沫、纱布和纳米晶体制剂以缓慢释放。磺胺嘧啶银霜在多数情况下不太适合使用，

因为它会污染皮肤并形成假焦痂。具体应根据其他所需的敷料性质选择银浸渍敷料（图 2-2）。在实际水平上，许多皮肤外科医师使用莫匹罗星软膏作为首选的抗菌药膏，虽然有接触性过敏甚至过敏反应的报道。

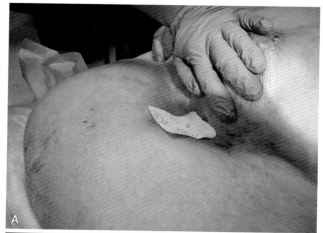

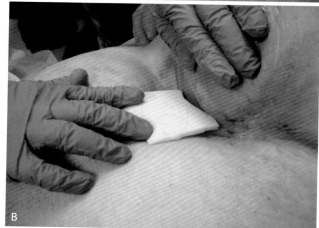

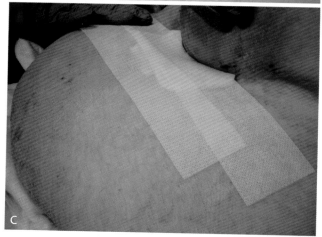

图 2-2　银和吸收性泡沫敷料，用于高压部位的渗出性伤口　A. 伤口覆盖有非黏附的银浸渍敷料；B. 银敷料被封闭的泡沫层覆盖，用于填充和吸收；C. 敷料层用黏合剂固定。

封闭敷料

鉴于保持湿润和相对无菌的愈合环境的重要性，封闭敷料是未感染、非缺血性伤口的首选。这些敷料可保持一个潮湿的环境，防止干燥和焦痂形成对再上皮化造成不良影响。与基本的纱布敷料相比，封闭敷料增加了再上皮化和胶原化，降低了 SSIs 的发生率。封闭敷料的适应证范围广泛，与对空气和水的渗透性、对液体的吸附性和黏附性有关（表 2-4）。

Tegaderm 和 Opsite 等聚合物薄膜代表了经典的封闭敷料。这些物质会黏附在健康的皮肤上，但不黏附伤口部位。它们是半透性的，允许空气和水蒸气交换，并且它们是透明的，可以直观地监测伤口。它们不提供缓冲或吸收性，因此它们只适用于渗液量少的表浅伤口，如大多数手术部位的修复。聚合物泡沫，如 Allevyn 和 Lyofoam，由与半透性衬垫接触的吸收表面组成，以防

止泄漏。这些适用于严重渗出性伤口。它们是非黏性的，需要另一层敷料覆盖包扎（见图 2-2B）。水胶体，包括 Exuderm、Duoderm 和 Comfeel，由多层组成。当放置在伤口上时，底层形成凝胶。这可以滋润伤口床，促进自溶性清创。顶层是黏附的，并且几乎不可渗透，在日常活动期间为伤口提供保护。水凝胶，例如 Restore-hydrogel、SAF-Gel 和 CuraGel，由不溶性聚合物和水组成基质，使它们既能向干燥的伤口表面提供水分，又可吸收伤口渗液。它们通常用于促进自溶性清创。海藻酸盐，包括 Sorbsan 和 Kaltostat，是由褐藻中的海藻酸盐产生的。当来自伤口的钠离子与来自敷料的钙离子交换时，这些敷料在与伤口床接触时部分溶解，形成适合于严重渗液伤口的高吸收性凝胶（图 2-3）。

表 2-5 中进一步详细说明了每种类型封闭敷料的具体适应证和限制。

表 2-4　封闭敷料的类型和性能

类型	特点	优点	缺点	适应证	护理
水凝胶	半透性，非黏性	疼痛缓解，非创伤性清除，允许自溶性清创	感染风险，可能过度水合	干燥、疼痛的伤口	每 1~3 天更换 1 次
聚合物薄膜	透明，半封闭，黏附	防止感染	渗液滞留，可剥离皮肤	少量渗液的伤口，闭合性伤口	保持原位 7 天或直到渗液流出
水胶体	不透明，不渗透，黏附，吸收性，封闭	防止感染，允许自溶性清创	散发恶臭，渗液滞留／可过度水合	少量渗液的伤口	保持原位 7 天或直到渗液流出
聚合物泡沫	不透明，吸收性，闭塞，非黏性	切割成型，保温	如果伤口干燥，可以植入伤口	轻至中度渗液、坏死的伤口	必须每 3 天更换 1 次，否则植入伤口
海藻酸盐	非黏性，吸收性好，止血	有助于止血	恶臭	有大量渗液或中度出血的伤口	浸泡在渗液中会发生变化

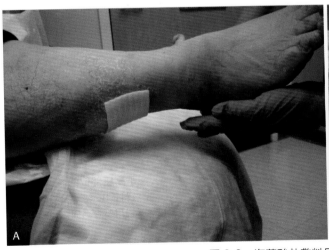
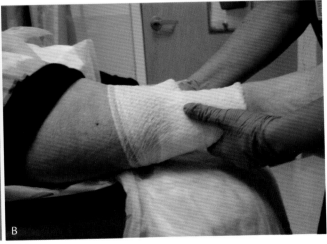

图 2-3　海藻酸盐敷料用于出血性、渗出性伤口

A. 使用海藻酸盐敷料并贴附于伤口部位；B. 黏附纱布用于固定和保护海藻酸盐。

表 2-5 基于伤口特征的敷料选择

伤口特征	考虑的敷料
一期愈合	聚合物薄膜或油剂
干燥、坏死的	水合时清创选水凝胶或水胶体
表皮缺失	清创术，卡地姆碘或银基敷料
表浅的	水胶体
伴渗液	海藻酸盐
深的，无肉芽	合成真皮基质或双层
红色，肉芽组织	
深窦性伤口	海藻酸盐带或水凝胶
深腔	泡沫，塑料泡沫型
浅、渗液多	海藻酸片
浅、少量渗液	泡沫类
浅、无渗液	水胶体
粉红，伴上皮形成	
渗液多	海藻酸盐
少量渗液	水胶体
无渗出	薄膜
感染	
渗液多	负压伤口治疗，吸收性敷料
少量渗液	银或碘基敷料
水肿	压力敷料
局部缺血	高压氧治疗

吸收性敷料

虽然研究倾向于在大多数情况下保持敷料的局部湿润，但吸收性敷料适用于过度渗液的伤口，例如过多引流的一期闭合性伤口，或渗液可能具有破坏性的慢性伤口。虽然纱布是经典的吸收性敷料，但它已被证明对细菌的抵抗力差，并且经常被植入伤口床中，一旦取出就会破坏肉芽组织的形成。最近的替代方案包括分层的亲水敷料，其中底层将水分从伤口床中吸走（图 2-4）。这些敷料可有效去除水分和碎屑，有助于减少受污染伤口的生物负荷。

加压敷料

当水肿阻止愈合时，提供加压敷料是有用的。尽管大多数关于加压的研究都集中在慢性伤口上，但水肿也会干扰急性手术伤口的愈合，最常见的是下肢伤口。加压敷料的优点已经在下肢二期愈合的切除伤口的急性愈合中得到证实。经典的压缩敷料是 Unna wrap，一种氧化锌加压敷料。然而，这种敷料可能不舒服并限制运动。在过去十年中，出现了多种商业替代品，提供了不同程度的定制，这些定制已被证明在促进愈合方面与 Unna wrap 同样有效，但可能需要对患者进行管理培训（图 2-5 和图 2-6）。

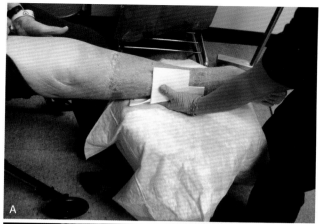

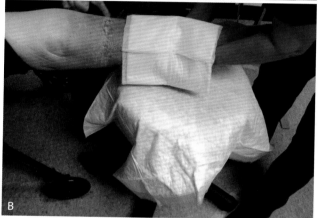

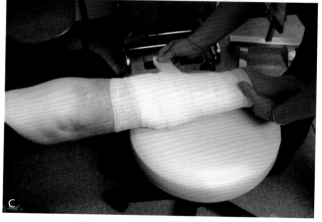

图 2-4 渗出性伤口的亲水敷料

A. 清创后，在伤口床上施加亲水敷料；B. 在敷料上使用腹垫以进一步吸收和填充；C. 敷料固定到位。

伤口辅助愈合

对于许多急性手术伤口，实现止血、处理细菌负担、适当的闭合和包扎足以达到良好的愈合效果。然而，高达 20% 的急性手术伤口因严重组织丢失会变成慢性，而当患者生理状况不适合愈合时这种可能性就更大。当伤口愈合的可能性较低，加入额外的愈合辅助物可以带来显著的好处。包括使用合成皮肤替代品、负压疗法、高压氧治疗和合成生长因子，以促进急性期伤口闭合。

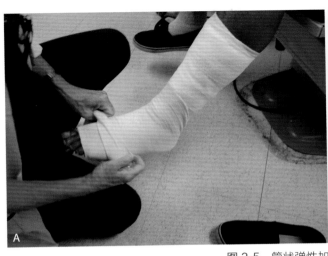
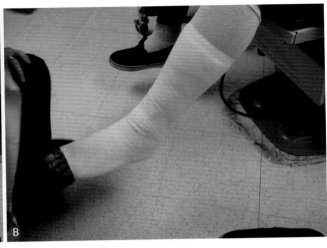

图 2-5　管状弹性加压促进下肢伤口愈合
A. 在伤口包扎好后，应用管状弹性材料；B. 弹性延伸到膝盖水平。

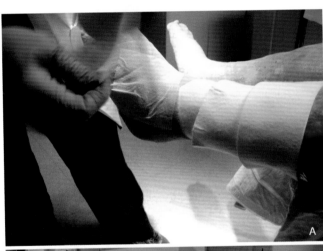
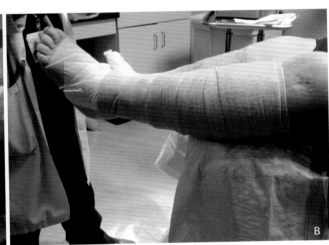
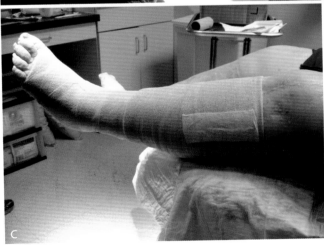

图 2-6　吸收性敷料和两步弹性加压用于腿部水肿渗出性伤口
A. 渗出性伤口包覆亲水敷料以吸收渗液；B. 第一层 Coban™ 2 层弹性敷料涂在敷料上；C. 第二层 Coban™ 2 层弹性敷料使用并固定。

人造皮肤替代皮

由于难以获得足够组织用于自体移植，已经开发出不需要活组织移植就能闭合大伤口的合成替代物。合成物可以是细胞的或非细胞的，可以是单层（真皮或表皮）或双层。单层合成表皮移植物通常由培养扩增的自体角质形成细胞组成，将其置于伤口床上进行再上皮化并提供保护，通常作为特定烧伤医院的局部专业化服务。该过程耗时并且这些移植物的有效获取差异很大。目前，整个人体表皮的表面积可以从 3cm² 的活体组织中生长出来，并且正在开发用于介导同种异体细胞的新方法，从浸渍基质到雾化细胞，以提高融合能力。

对于真皮基质严重缺失的伤口，含有真皮替代物的合成物可以为细胞迁移／生长提供基质。这些基质允许成纤维细胞的浸润、血管生成，并最终可以提供用于再上皮化的支架。其中最常见的是胶原蛋白敷料。这些可以是牛胶原基质或实验室产生的基质，或溶解的胶原再聚合成纤维、薄膜或海绵。细胞替代品，例如Dermagraft，由在生物吸收网片上培养的新生儿成纤维细胞组成，以合成生理性真皮。这些在刺激愈合反应方面比非细胞层更有效，其效果可与同种异体移植物相媲美。这些基质促进止血和成纤维细胞增殖，并且可以为再上皮化提供基础，尽管它们不提供对表皮层的保护。

其他生理皮肤替代物由双层支架组成，其可以是非细胞的或细胞的。使用Integra，一种非细胞双层系统，首先将硅酮表皮替代物置于人造真皮胶原基质上。在真皮基质渗透并血管化后，除去硅酮层并用表皮移植物代替。该系统具有良好的重建和美容效果，通常比自体移植具有更高的患者满意度。Apligraf是一种细胞双层结构，由新生角质形成细胞和在牛胶原基质上生长的成纤维细胞组成。当用作自体移植物的辅助物或单独用于慢性伤口时，它会缩短愈合时间，但它的保质期非常短，并且其巨额的费用可能会限制其使用。

负压治疗

对于通过二期愈合或一期延迟闭合而愈合的伤口，其中过量的渗液、感染或炎症抑制愈合，负压治疗是一种治疗的选择。这些方法利用泵通过密封敷料实现负压抽吸。这些泵可以是适合住院使用的大型的和固定式的，也可以是适合长期门诊使用的小型便携式的。负压的使用显著减轻了水肿和渗液，并刺激成纤维细胞的迁移和收缩。这种方法已明确可以改善慢性伤口的预后；然而，对于通过二期愈合或一期延迟闭合的急性伤口，好处并不明显。被认为在大量渗液的急性伤口中可以通过二期愈合促进愈合或为一期延迟闭合做准备。

高压氧治疗

高压氧疗法涉及在高于一个大气压的压力下将100%的氧气输送到伤口部位。这是使用高压氧舱进行的，并且取决于舱室的实用性。它已被证明能显著增加皮肤可用的氧气量并促进伤口愈合，特别是在局部血液供应不良或脉管系统损伤而影响愈合的情况下，如慢性静脉溃疡或糖尿病溃疡。虽然使用不太广泛，但该疗法显著增加了刃厚移植物的吸收、受损皮瓣的摄取、先前受辐射组织的愈合以及急性伤口的愈合，例如烧伤和挤压伤的治疗。如果可行，如果氧合作用是急性伤口愈合的限制因素，则应考虑该方法。

长期随访

大多数皮肤外科手术伤口可以在门诊随访，因此，指导患者正确的伤口护理对于最佳愈合至关重要。患者伤口一期闭合后在最初的48小时内不宜淋浴，并避免在整个治疗过程中沐浴或淋浴超过10分钟。患者需要复杂敷料的伤口应在沐浴期间应用防水屏障覆盖敷料。患者的浅表伤口应避免在愈合期间直接暴露在紫外线下，因为暴露在紫外线下可能会增加过度色素沉着的风险。

在整个愈合过程中，临床医师应注意监测有无早期感染和伤口裂开。如果存在急性感染的迹象，例如脓性分泌物增多、红斑或发热，则应擦拭伤口并进行菌种培养。开始应选择经验性局部或全身性抗生素，并根据感染程度进行机械、手术或自溶性清创。如果在一期闭合的手术伤口中发生浅表伤口裂开，则应进行坏死组织的清创。除此以外，只有表面裂开的伤口可以通过二期愈合闭合，而那些开裂较大的伤口应该通过负压包扎或胶带、胶水或缝线等减张方法来解决。

总结

伤口护理和敷料的选择在皮肤外科手术中起着重要作用，因为设计再好的伤口闭合也可能毁于不那么理想的伤口护理。患者教育至关重要，因为即使是完全愈合的伤口也只能保留其受伤前80%的抗拉强度。在简单的外科手术后选择伤口敷料应尽可能简单明了。对于仅用可吸收缝线修复的缝合伤口，使用简单的聚合物薄膜敷料可使患者快速恢复正常活动，同时最大限度地减少在家中更换敷料的需要。

致谢 我们非常感谢 Cindy Shephard、Kelly Carnaggio 和 Maureen Clark 的专家指导和介绍。

参考文献

1. Sen CK, Gordillo GM, Roy S, et al. Human skin wounds: a major and snowballing threat to public health and the economy. Wound Repair Regen. 2009;17:763–771.
2. Gilmore MA. Phases of wound healing. Dimens Oncol Nurs. 1991;5:32–34.
3. Witte MB, Barbul A. General principles of wound healing. Surg Clin North Am. 1997;77:509–528.
4. Singer AJ, Clark RA. Cutaneous wound healing. N Engl J Med. 1999;341:738–746.
5. Rappolee DA, Mark D, Banda MJ, Werb Z. Wound macrophages express TGF-alpha and other growth factors in vivo: analysis by mRNA phenotyping. Science. 1988; 241:708–712.
6. Albina JE, Henry WL, Jr., Mastrofrancesco B, Martin BA, Reichner JS. Macrophage activation by culture in an anoxic environment. J Immunol. 1995;155:4391–4396.
7. Larjava H, Salo T, Haapasalmi K, Kramer RH, Heino J. Expression of integrins and basement membrane components

by wound keratinocytes. J Clin Invest. 1993;92:1425–1435.

8. Goliger JA, Paul DL. Wounding alters epidermal connexin expression and gap junction-mediated intercellular communication. Mol Biol Cell. 1995;6:1491–1501.

9. Gabbiani G, Chaponnier C, Huttner I. Cytoplasmic filaments and gap junctions in epithelial cells and myofibroblasts during wound healing. J Cell Biol. 1978;76:561–568.

10. Darby I, Skalli O, Gabbiani G. Alpha-smooth muscle actin is transiently expressed by myofibroblasts during experimental wound healing. Lab Invest. 1990;63:21–29.

11. Levenson SM, Geever EF, Crowley LV, Oates JF, 3rd, Berard CW, Rosen H. The healing of rat skin wounds. Ann Surg. 1965;161:293–308.

12. Ehrlich HP, Krummel TM. Regulation of wound healing from a connective tissue perspective. Wound Repair Regen. 1996;4:203–210.

13. Robson MC. Wound infection. A failure of wound healing caused by an imbalance of bacteria. Surg Clin North Am. 1997;77:637–650.

14. Allen DB, Maguire JJ, Mahdavian M, et al. Wound hypoxia and acidosis limit neutrophil bacterial killing mechanisms. Arch Surg. 1997;132:991–996.

15. Steinbrech DS, Longaker MT, Mehrara BJ, et al. Fibroblast response to hypoxia: the relationship between angiogenesis and matrix regulation. J Surg Res. 1999;84: 127–133.

16. Mrdjenovich DE. Off-loading practices for the wounded foot: concepts and choices. J Am Col Certif Wound Spec. 2010;2:73–78.

17. Winter GD. Formation of the scab and the rate of epithelization of superficial wounds in the skin of the young domestic pig. Nature. 1962;193:293–294.

18. Hinman CD, Maibach H. Effect of air exposure and occlusion on experimental human skin wounds. Nature. 1963;200:377–378.

19. Alvarez OM, Mertz PM, Eaglstein WH. The effect of occlusive dressings on collagen synthesis and reepithelization in superficial wounds. J Surg Res. 1983; 35:142–148.

20. Okan D, Woo K, Ayello EA, Sibbald G. The role of moisture balance in wound healing. Adv Skin Wound Care. 2007; 20:39-53; quiz 53–55.

21. Haydock DA, Hill GL. Impaired wound healing in surgical patients with varying degrees of malnutrition. JPEN J Parenter Enteral Nutr. 1986;10:550–554.

22. Wilson JA, Clark JJ. Obesity: impediment to postsurgical wound healing. Adv Skin Wound Care. 2004;17:426–435.

23. Nieman DC, Henson DA, Nehlsen-Cannarella SL, et al. Influence of obesity on immune function. J Am Diet Assoc. 1999;99:294–299.

24. Somm E, Cettour-Rose P, Asensio C, et al. Interleukin-1 receptor antagonist is upregulated during diet-induced obesity and regulates insulin sensitivity in rodents. Diabetologia. 2006;49:387–393.

25. Ferguson MW, Herrick SE, Spencer MJ, Shaw JE, Boulton AJ, Sloan P. The histology of diabetic foot ulcers. Diabet Med. 1996;13 Suppl 1:S30–S33.

26. Delamaire M, Maugendre D, Moreno M, Le Goff MC, Allannic H, Genetet B. Impaired leucocyte functions in diabetic patients. Diabet Med. 1997;14:29–34.

27. Hu SC, Lan CE. High-glucose environment disturbs the physiologic functions of keratinocytes: focusing on diabetic wound healing. J Dermatol Sci. 2016;84(2): 121–127.

28. Christman AL, Selvin E, Margolis DJ, Lazarus GS, Garza LA. Hemoglobin A1c predicts healing rate in diabetic wounds. J Invest Dermatol. 2011;131:2121–2127.

29. Swift ME, Kleinman HK, DiPietro LA. Impaired wound repair and delayed angiogenesis in aged mice. Lab Invest. 1999;79:1479–1487.

30. Swift ME, Burns AL, Gray KL, DiPietro LA. Age-related alterations in the inflammatory response to dermal injury. J Invest Dermatol. 2001;117:1027–1035.

31. Gosain A, DiPietro LA. Aging and wound healing. World J Surg. 2004;28:321–326.

32. Hardman MJ, Ashcroft GS. Estrogen, not intrinsic aging, is the major regulator of delayed human wound healing in the elderly. Genome Biol. 2008;9:R80.

33. Gilliver SC, Ashworth JJ, Ashcroft GS. The hormonal regulation of cutaneous wound healing. Clin Dermatol. 2007;25:56–62.

34. Goldminz D, Bennett RG. Cigarette smoking and flap and full-thickness graft necrosis. Arch Dermatol. 1991; 127: 1012–1015.

35. Silverstein P. Smoking and wound healing. Am J Med. 1992; 93:22S–24S.

36. Guo S, Dipietro LA. Factors affecting wound healing. J Dent Res. 2010;89:219–229.

37. Mustoe TA, O'Shaughnessy K, Kloeters O. Chronic wound pathogenesis and current treatment strategies: a unifying hypothesis. Plast Reconstr Surg. 2006;117: 35S–41S.

38. Greaves NS, Iqbal SA, Baguneid M, Bayat A. The role of skin substitutes in the management of chronic cutaneous wounds. Wound Repair Regen. 2013;21:194–210.

39. Herrick SE, Sloan P, McGurk M, Freak L, McCollum CN, Ferguson MW. Sequential changes in histologic pattern and extracellular matrix deposition during the healing of chronic venous ulcers. Am J Pathol. 1992; 141:1085–1095.

40. Harris IR, Yee KC, Walters CE, et al. Cytokine and protease levels in healing and non-healing chronic venous leg ulcers. Exp Dermatol. 1995;4:342–349.

41. Grinnell F, Ho CH, Wysocki A. Degradation of fibronectin and vitronectin in chronic wound fluid: analysis by cell blotting, immunoblotting, and cell adhesion assays. J Invest Dermatol. 1992;98:410–416.

42. Ehrlich HP, Desmouliere A, Diegelmann RF, et al. Morphological and immunochemical differences between keloid and hypertrophic scar. Am J Pathol. 1994;145: 105–113.

43. Costa AM, Peyrol S, Porto LC, Comparin JP, Foyatier JL, Desmouliere A. Mechanical forces induce scar remodeling. Study in non-pressure-treated versus pressure-treated hypertrophic scars. Am J Pathol. 1999; 155:1671–1679.

44. Bloom D. Heredity of keloids; review of the literature and report of a family with multiple keloids in five generations. N Y State J Med. 1956;56:511–519.

45. Slemp AE, Kirschner RE. Keloids and scars: a review of keloids and scars, their pathogenesis, risk factors, and management. Curr Opin Pediatr. 2006;18:396–402.

46. Peltonen J, Hsiao LL, Jaakkola S, et al. Activation of collagen gene expression in keloids: co-localization of type I and VI collagen and transforming growth factor-beta 1 mRNA. J Invest Dermatol. 1991;97: 240–248.

47. Haisa M, Okochi H, Grotendorst GR. Elevated levels of PDGF alpha receptors in keloid fibroblasts contribute to an enhanced response to PDGF. J Invest Dermatol. 1994;103: 560–563.

48. Kischer CW, Thies AC, Chvapil M. Perivascular myofibroblasts and microvascular occlusion in hypertrophic scars and keloids. Hum Pathol. 1982;13:819–824.

49. Gira AK, Brown LF, Washington CV, Cohen C, Arbiser JL. Keloids demonstrate high-level epidermal expression of vascular endothelial growth factor. J Am Acad Dermatol. 2004;50:850-853.

50. Wong VW, Rustad KC, Akaishi S, et al. Focal adhesion kinase links mechanical force to skin fibrosis via inflammatory signaling. Nat Med. 2012;18:148–152.

51. Zitelli JA. Wound healing by secondary intention. A cosmetic appraisal. J Am Acad Dermatol. 1983;9:407–415.

52. Christenson LJ, Phillips PK, Weaver AL, Otley CC. Primary closure vs second-intention treatment of skin punch biopsy sites: a randomized trial. Arch Dermatol. 2005;141:1093–1099.

53. Glick JB, Kaur RR, Siegel D. Achieving hemostasis in dermatology-Part II: topical hemostatic agents. Indian Dermatol Online J. 2013;4:172–176.

54. Futoryan T, Grande D. Postoperative wound infection rates in dermatologic surgery. Dermatol Surg. 1995;21: 509–514.

55. National Nosocomial Infections Surveillance (NNIS) report, data summary from October 1986-April 1996, issued May 1996. A report from the National Nosocomial Infections Surveillance (NNIS) System. Am J Infect Control. 1996;24:380–388.

56. Cogen AL, Nizet V, Gallo RL. Skin microbiota: a source of disease or defence? Br J Dermatol. 2008;158: 442–455.

57. Cho CY, Lo JS. Dressing the part. Dermatol Clin. 1998; 16:25–47.

58. Halim AS, Khoo TL, Saad AZ. Wound bed preparation from a clinical perspective. Indian J Plast Surg. 2012; 45:193–202.

59. Gravante G, Delogu D, Esposito G, Montone A. Versajet hydrosurgery versus classic escharectomy for burn debridement: a prospective randomized trial. J Burn Care Res. 2007; 28:720–724.

60. Walter CJ, Dumville JC, Sharp CA, Page T. Systematic review and meta-analysis of wound dressings in the prevention of surgical-site infections in surgical wounds healing by primary intention. Br J Surg. 2012; 99:1185–1194.

61. Gurtner GC, Dauskardt RH, Wong VW, et al. Improving cutaneous scar formation by controlling the mechanical environment: large animal and phase I studies. Ann Surg. 2011; 254:217–225.

62. Wu PA, Katz KA, James WD. Topical antibiotic use following dermatologic procedures. J Am Acad Dermatol. 2013;68:516–517.

63. Smack DP, Harrington AC, Dunn C, et al. Infection and allergy incidence in ambulatory surgery patients using white petrolatum vs bacitracin ointment. A randomized controlled trial. JAMA. 1996;276:972–977.

64. Bolton LL, Johnson CL, Van Rijswijk L. Occlusive dressings: therapeutic agents and effects on drug delivery. Clin Dermatol. 1991;9:573–583.

65. Hutchinson JJ, McGuckin M. Occlusive dressings: a microbiologic and clinical review. Am J Infect Control. 1990;18:257–268.

66. A symposium: wound infection and occlusion–separating fact from fiction. October 2-5, 1992, London, England. Proceedings. Am J Surg. 1994;167:1S–60S.

67. Edwards-Jones V, Vishnyakov V, Spruce P. Laboratory evaluation of Drawtex Hydroconductive dressing with LevaFiber technology. J Wound Care. 2014;23:118, 120, 122–123 passim.

68. Stebbins WG, Hanke CW, Petersen J. Enhanced healing of surgical wounds of the lower leg using weekly zinc oxide compression dressings. Dermatol Surg. 2011;37:158–165.

69. Kikta MJ, Schuler JJ, Meyer JP, et al. A prospective, randomized trial of Unna's boots versus hydroactive dressing in the treatment of venous stasis ulcers. J Vasc Surg. 1988;7:478–483.

70. Chester DL, Balderson DS, Papini RP. A review of keratinocyte delivery to the wound bed. J Burn Care Rehabil. 2004;25:266–275.

71. Shevchenko RV, James SL, James SE. A review of tissue- engineered skin bioconstructs available for skin reconstruction. J R Soc Interface. 2010;7:229–258.

72. Hansbrough J. Dermagraft-TC for partial-thickness burns: a clinical evaluation. J Burn Care Rehabil. 1997;18: S25–S28.

73. Spielvogel RL. A histological study of Dermagraft-TC in patients' burn wounds. J Burn Care Rehabil. 1997;18: S16–S18.

74. Boyce ST, Kagan RJ, Meyer NA, Yakuboff KP, Warden GD. The 1999 clinical research award. Cultured skin substitutes combined with Integra Artificial Skin to replace native skin autograft and allograft for the closure of excised full-thickness burns. J Burn Care Rehabil. 1999;20:453–461.

75. Jeng JC, Fidler PE, Sokolich JC, et al. Seven years' experience with Integra as a reconstructive tool. J Burn Care Res. 2007;28:120–126.

76. Falanga V, Margolis D, Alvarez O, et al. Rapid healing of venous ulcers and lack of clinical rejection with an allogeneic cultured human skin equivalent. Human Skin Equivalent Investigators Group. Arch Dermatol. 1998;134: 293–300.

77. Tremblay PL, Hudon V, Berthod F, Germain L, Auger FA. Inosculation of tissue-engineered capillaries with the host's vasculature in a reconstructed skin transplanted on mice. Am J Transplant. 2005;5:1002–1010.

78. Argenta LC, Morykwas MJ. Vacuum-assisted closure: a new method for wound control and treatment: clinical experience. Ann Plast Surg. 1997;38:563–576; discussion 577.

79. Jacobs S, Simhaee DA, Marsano A, Fomovsky GM, Niedt G, Wu JK. Efficacy and mechanisms of vacuum- assisted closure (VAC) therapy in promoting wound healing: a rodent model. J Plast Reconstr Aesthet Surg. 2009;62:1331–1338.

80. Blume PA, Walters J, Payne W, Ayala J, Lantis J. Comparison of negative pressure wound therapy using vacuum-assisted closure with advanced moist wound therapy in the treatment of diabetic foot ulcers: a multicenter randomized controlled trial. Diabetes Care. 2008;31:631–636.

81. Dumville JC, Owens GL, Crosbie EJ, Peinemann F, Liu Z. Negative pressure wound therapy for treating surgical wounds healing by secondary intention. Cochrane Database Syst Rev. 2015:CD011278.

82. Moues CM, van den Bemd GJ, Heule F, Hovius SE. Comparing conventional gauze therapy to vacuumassisted closure wound therapy: a prospective randomised trial. J Plast Reconstr Aesthet Surg. 2007;60: 672–681.

83. Thackham JA, McElwain DL, Turner IW. Computational approaches to solving equations arising from wound healing. Bull Math Biol. 2009;71:211–246.

84. Eskes AM, Ubbink DT, Lubbers MJ, Lucas C, Vermeulen H. Hyperbaric oxygen therapy: solution for difficult to heal acute wounds? Systematic review. World J Surg. 2011; 35:535–542.

85. Due E, Rossen K, Sorensen LT, Kliem A, Karlsmark T, Haedersdal M. Effect of UV irradiation on cutaneous cicatrices: a randomized, controlled trial with clinical, skin reflectance, histological, immunohistochemical and biochemical evaluations. Acta Derm Venereol. 2007;87:27–32.

86. Yao K, Bae L, Yew WP. Post-operative wound management. Aust Fam Physician. 2013;42:867–870.

第3章 术前评估、患者准备与知情同意

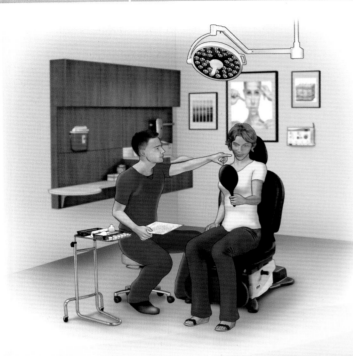

原著者 Dori Goldberg
Amanda Auerbach
James Bota
Mary E. Maloney

翻 译 吕文国 党宁宁
审 校 乔 晨 徐永豪

概要

- 术前准备应包括流程讨论；病史回顾，包括个人史、用药史和过敏史；适当的查体；获得知情同意以及解答患者和（或）家属的疑惑。
- 术前评估最终可以作为一个讨论，评估整体过程成功的可能性并加强患者与医师的关系。

初学者贴士

- 从患者踏入诊所的第一刻开始，护士和助手就有机会开始收集信息，例如患者的情绪和焦虑程度。
- 如果能力有问题，那么简单的问题就像"您住在哪里？"或者"您是怎么来的？"是无伤大雅的，在没有引起感官不适的情况下评估心理状态。

专家贴士

- 手术前概述术后限制及禁忌，避免患者手术与体育赛事发生冲突，允许他们对可能需要的家庭护理，托儿服务，休假或往返交通工具做出准备和安排。
- 患者准备和知情同意过程是一个外科手术的关键部分。

切记！

- 需要书面签名，但实际上知情同意过程的真正目的是有效沟通。
- 如果需要为患者准备信息卡，那么应包括帮助他们为术前和术后做的准备概述。

陷阱和注意事项

- 对于在安排自己的手术时有很多疑问及关于美观的顾虑的患者，他们往往认为自己可以从一个专业的术前咨询中获得益处。

患者教育要点

- 没有充分的准备，即使轻微的或者意料之内的反应，如水肿和瘀斑，都可能是引起强烈关注的原因。
- 让患者成为你的伙伴，并在讨论手术计划时使用合作的语言。
- 随着时间的推移，某些细微之处变得明显，例如个性、健忘、不切实际的期望，或工作人员可以注意到的具体恐惧和指导随访的其余部分。观察到这些，医师可以早期和及时地采取行动，有助于为患者提供积极的就诊体验。
- 一些 18 岁以下的患者可能看起来要年龄大一些（反之亦然），因此在对年轻人进行手术时要着重检查他们的出生日期。
- 对获益和风险的全面讨论可以提高医师和患者之间的相互信任和尊重，最终提高患者满意度。

引言

在开始皮肤科手术之前术前评估患者，为他们做好手术准备，并完成知情同意过程，这些是皮肤科手术前必须完成的重要先决条件。从伦理学的角度来看很重要，而且外科医师可节省大量时间，因为良好知情的患者可以减少术后打电话咨询或到诊室进行回访次数。在术后讨论手术过程风险和术后可能的附加治疗总是明智的，因为预先警告和患者教育创造了团队氛围，最终会使双方获益。

术前评估

术前评估顾名思义是为了既定的手术对患者身体、疾病和心理准备的评估过程。正式评估通常是一个多方面的讨论，涉及手术过程；回顾患者病史、用药史和过敏史；适当的身体检查；获得知情同意以及回答患者和（或）家属问题。评价可以在术前几周进行，当然也可在手术同一天进行。当选择当天的评估时，如果医师发现预定的手术不合适病变，或患者的疾病或心理状态没有做好手术准备时，那么医师必须做好取消手术的准备。评估的时间安排应该考虑很多因素，包括医疗设施，医师习惯，患者周转率和运送距离。尽管如此，术前评估最终还是作为评估整体成功和巩固医患关系。

团队护理是术前评价的重要组成部分。它始于第一次与患者接触并持续到手术本身的开始。团队里所有的成员都应该授权并且受到鼓励参与到评估活动中，并且有权利以任何顾虑终止评估。从患者走进医院的第一刻起，接待人员有机会开始收集信息，例如患者情绪和焦虑程度。 医疗助理和护理人员采集病史，了解完整的药物清单和实践领域所需的任何其他标准数据点，从而继续推进评估过程。

随着时间的推移，某些细微之处变得明显，例如个性、健忘、不切实际的期望，或工作人员可以注意到的具体恐惧和指导随访的其余部分。观察到这些，医师可以早期和及时地采取行动，有助于为患者提供积极的就诊体验。而且，涉及新症状或患者攻击性／好斗性，这些最初的发现应该作为异常化验结果或生命体征等危险信号的筛选。安全是团队的责任，作为团队的领导，外科医师必须整合所有信息来确定最安全的手术方式。总的来说，指导原则是护理团队的每一成员在整体的患者评估和体验中发挥着至关重要的作用。表3-1概括了可能推迟手术的原因。

表 3-1 推迟手术原因

精神原因

1. 发现影响医疗或用药判断的证据
2. 无行为能力的患者没有医疗保健代理人或监护人
3. 患者表示不理解手术程序（否定知情同意）
4. 不切实际的期望
5. 敌意／愤怒
6. 发现乙醇（酒精）摄入／中毒的证据

体格检查

1. 不稳定的身体条件
   a. 严重高血压
   b. 新发的或有症状的心律失常
2. 发热
3. 急性疾病
4. 心绞痛／不稳定型心绞痛
5. 活检部位的感染／蜂窝织炎
6. 显示累及骨骼

实验室检查

1. INR>3.5
2. 血小板减少
3. 代谢受累
4. 低氧血症

其他

1. 病理学和临床评估不符
2. 没有事先签署知情同意的无人陪伴未成年人

患者能力

建立患者决策能力是知情同意过程和整体术前评估的基石。如果患者没有能够代表自己准确理解和做出医疗决定的能力，就不可能获得足够的病史并提供术后指导。对于绝大多数患者来说，这不是问题，但对于少数患者来说，理解的能力是一个重要且微妙的问题。在文化上，病耻感往往与精神不健全有关，质疑老年患者的能力会影响关系，可能使他们生气或抵触。此外，那些有功能障碍的人可能会很好地隐藏其欠缺的能力。重要的是要理解"能力"是一个法律术语，通常与医师认为的"能力"混淆。对于知情同意，患者必须能够理解手术和相关信息，做出理性选择，并了解任何潜在的并发症或后果。患者的家人可以提供对能力和（或）能力状态的重要信息。通常，家人可以快速提供患者需要共同签名者或法律监护人代理文书工作的信息，这使得该过程简单明了。患者与其家人之间的互动关系也可暗示能力；用不同的语言重复表达相同的意思，家属主导谈话，以及明显的挫败感可能是暗示需要更彻底的心理状态检查。如果无人陪伴，医师应密切关注患者的一般卫生，协调性和言语模式。如果有问题，就询问简单的问题，如"您住在哪里？"或"您是怎么来到这里的？"是没有攻击性的既能评估心理状态又不会引起任何病耻感的问题。

在初始评估期间，团队的所有成员都必须快速评估患者的整体心理状态。他们是焦虑的？自信的？还是过于担心美观？有了这些信息，团队才可以提供最好的支持。事实上，对于顺利和成功的结果，适当的心理支持永远不为过。

当然，未成年人不能对任何手术提供真正的知情同意，尽管他们的同意很重要。一些 18 岁以下的患者可能看起来比他们年长（反之亦然），因此在对年轻人进行手术前检查他们的出生日期是很重要的。确保每一个孩子的父母或法定监护人给予知情同意。这通常可以通过电话同意进行，只要工作人员通过电话加以验证同意即可见证。

既往史

每次术前评估都必须获得用药史、过敏和既往病史的标准采集。　特别是起搏器、除颤器的使用或抗凝治疗的使用，这些可能影响手术决策和技术，包括所用的电外科手术类型，所选择的缝合类型或所用敷料的类型。吸烟史预示着伤口愈合不良，使大的皮瓣或移植物由于较高的失败风险而不太理想。乙醇（酒精）或其他物质滥用的历史可能导致伤口愈合不良、出血，以及术后依从性差。对手术区域进行放射治疗的历史增加了伤口愈合不良和组织变异性的风险。任何阳性的病史记录最好与整个团队共享，以规划和实施最安全的护理。

体格检查

有时在手术前进行生命体征检测，包括血压、脉搏和呼吸频率，但这样做不是门诊皮肤外科手术的标准护理。血压升高在术前是常见的，并且通常是焦虑或劳累的继发。重复测量对于更好地区别"白大衣高血压"或劳力性高血压与更危险的情况如高血压急症或危象是必要的。通常情况下，患者可能会在手术前停止使用抗高血压药物，因为误认为这些药物都是抗凝药。如果患者随身携带药物，医师可能会考虑让他们服用日常的剂量并在 15～20 分钟后重新评估。高血压急症定义为在没有急性应激源的情况下收缩压 >180mmHg 和舒张压 >120mmHg。终末器官损害的仔细的系统检查是必要的，并且考虑手术失败和转诊到急诊室是至关重要的。

必须评估脉搏的速率和节律性。心房颤动等心律失常在抗凝血药应用方面并不罕见，必须在手术前确定是否能很好地控制这种心律失常。新的或有症状的心律失常是手术失败和转诊到急诊室的原因。

任何患者出现其他顾虑和急性医疗事件的外在迹象，如呼吸急促、胸痛或急性神经功能缺损，应立即转诊至急诊室。

患者的手术准备

患者对手术的认知准备有助于为患者和外科医师创造更积极的体验。该准备工作包括知情同意的内容，但是超出了法律要求，包括从术前到术后的所有手术要素的患者教育。

术前咨询是一种患者进行术前认知准备的方式。诊所就诊患者可以提前会见他们的外科医师并提前讨论所有问题，详细说明手术的要素。这对于规划非常复杂的手术、焦虑的患者或首次手术患者特别有利。当患者是小孩或发育延迟的成年人时，患者和父母或法定监护人术前咨询，可以允许选择适当麻醉。对手术经过充分讨论后，外科医师和家长／监护人确定是否只选用局部浸润性麻醉，或是否添加表面麻醉药，口服抗焦虑药、镇静药或必要的全身麻醉药，以确保安全舒适地进行手术。这种讨论通常对极度焦虑很有帮助，患者也可能口

术前准备简要纲要

准备手术
- 避免使用非必需的阿司匹林（患者在停止使用阿司匹林之前应该检查他们的 PCP）
- 如果可能的话，至少术前 24 小时避免使用布洛芬或其他 NSAIDs 药物
- 术前 24 小时避免饮酒

手术的详细描述
- 对于更复杂的手术，如莫氏手术，可以对手术过程非常详细地描述

手术当天
- 用肥皂和水淋浴／清洗手术部位
- 不要在手术部位上面或附近化妆或佩戴珠宝
- 避免使用香水，如果为头皮手术应避免使用护发产品（许多护发产品电灼时易燃）
- 前一天晚上午夜后不要吃或喝任何食物或饮品
- 服用所有常规药物（除了例外的药物）
- 如果允许的话，告知患者携带（如书、平板电脑、小吃，也可请朋友陪同）

术后提醒
- 活动限制
- 乙醇及用药限制
- 术后需要进行伤口护理
- 随访

服抗焦虑药缓解，如劳拉西泮。术前咨询时获得知情同意留给患者服用术前的抗焦虑药的时间，明显改善焦虑的患者的手术体验。患者服用抗焦虑药时应该被告知让他人开车去接送他们手术。这样的术前咨询如果患者无法亲自到场，可以通过电话进行。

通过邮件或电子邮件为患者提供信息数据是一种简单有效的回顾手术要素的方法。列举所有关于活动的限制（弯曲，举重，家务，运动）以及这些限制的可能持续时间可以帮助患者避免与运动事件发生冲突，并允许他们对可能需要的家庭护理、托儿、下班或手术往返的运输做出安排。需要随访的时间可能也需要被提及，防止患者安排手术后立刻离开（除非随访可以安排其他供方或不需要随访）。

如果提供信息数据以帮助患者准备，可以包括帮助他们准备在术前和术后期间的纲要。

在术前咨询期间，或在立即进行手术前，应该对提议的手术进行了全面讨论，包括风险和收益。这是知情同意过程的主要部分，并且对于患者进行手术准备至关重要。回顾所有其他合理的治疗方案和这些治疗方案的风险和益处将帮助患者确定最佳选择。

一旦选择了治疗方式，患者就可以做好最充分的准备，手术过程描述要从如何摆体位开始，手术部位，如何准备铺巾以及如何使用麻醉。如果是切除的手术例如计划进行切除或莫氏手术，此时要讨论可能的闭合方法（二期愈合、线性闭合、皮瓣移植，如果预期可能的话还有两阶段闭合）和预期瘢痕的形状和长度。患者往往非常关心他们的伤疤将有多"长"。这是一个绝佳的机会来教育患者运用美观的原则来设计线性切除、皮瓣和移植物，并讨论将切口和瘢痕线隐藏在皮肤张力线和美容亚单元边界之中。要理解切口的长度远没有切口线的轮廓和位置以及保持对称性和独立缘那么重要，这有助于为患者做好手术准备并给予他们外科医师在伤口重建领域拥有专业知识的信心。在诸如莫氏手术之类的手术中往往不能预测所需的修复程度，应提前告知患者可能的闭合方式，在修复时可以进行更详细的讨论。

如果患者有兴趣由另一位外科医师（整形外科医师、眼外科医师或其他）闭合创面，这在讨论中经常流露出来。理想情况下，这个计划是可以在手术之前的术前咨询期间解决和协调这种安排。在术前咨询中患者对安排他们何时手术时有很多疑问或有关美容问题的关注，患者往往认为可以从专业门诊的咨询中获得益处。发现这样的患者并提前详细讨论问题和疑虑，将实际的手术日简化并缓解患者的担忧。

患者的术后准备可以从术前咨询期间开始并延长至手术结束。患者经常对他们的手术感到紧张，可能听不到所有指导说明，患者可以从手术前后的重复的指导说明中获得益处。有朋友或家人出席听取指导说明是很理想的。如果患者放松的话，在外科手术过程中可以重复部分指导说明。

如果有病理结果，请告知患者何时可以取到这个结果以及他们如何能收到结果（电话、电子邮件、明信片、在后续随访中）。询问患者是否愿意通过电话接收结果和你是否可以留言通常会有帮助。在此之前，同意留下家人非常详细的信息或语音邮件是很重要的。

知情同意

获得知情同意是术前最重要的步骤之一。它可以切合患者的实际期望值并保护医师进行手术操作。术前不能充分告知患者潜在的相关风险和期望可以被视为疏忽，并且在未经他们明确同意的情况下对患者施行手术，法律上被视为殴打，虽然口头同意在某些情况下可能是可以接受的。在患者同意该操作或手术之前必须向其提供充分的信息评估手术。联合委员会规定知情同意书是附有治疗、护理的所有注意事项作为主体的一种协议或许可。

在获得同意之前，医师必须确定患者是否有决策权能力。患者必须年满18岁并且精神上能够掌握所提供的概念。精神不健全的患者有必要获得医疗保健代理人或监护人的同意。还有很多其他的潜在理解障碍的患者，包括与医师无效沟通；缺乏患者-医生共同做的决定；缺乏健康素养和文化问题。外科医师必须警惕患者理解不足的迹象。简化知情同意长度和语言可能有助于减少这些沟通障碍。对有听力或视力障碍或英语流利程度有限的患者，可以为其使用合格的医疗翻译，当然亦可以使用其他技术的沟通方法。要求患者总结讨论以及他们

- 活动限制：在一名家庭成员面前讨论这个通常很有帮助
- 伤口护理：说明应该以口头和书面形式提供给致电的有问题或担忧的人
- 随访：如果需要可进行预约，如果需要不止一次随访，有利于通知患者
- 康复：让患者为术后可能发生的事情做好准备可以消除患者焦虑，减少电话咨询。预先讨论肿胀、瘀伤、瘢痕和瘢痕修复的可能性将有助于患者知道伤口愈合时会发生什么
- 疼痛管理
  - 冰敷，抬高患肢
  - 包括具体的时间和剂量来推荐镇痛药（如对乙酰氨基酚，NSAIDs，麻醉药）
  - 患者准备时所包含的要素

的决定也可以帮助那些不太理解的人，并且发现有效沟通的障碍并在术前纠正他是取决于医生的。

一旦外科医师确定了患者的能力，他们可能会继续详细介绍知情同意书关键部分。具体包括非专业术语解释拟进行的手术，解释合理的护理标准，手术适应证，常见不良后果，不良反应和治疗方案，也包括预期的不治疗的后果。

要讨论的风险应包括医师会揭示的合理的风险或患者会认为有必要做一个理性决策的合理风险。这意味着极其罕见的风险不需要讨论，虽然这些标准含糊不清，但我们还是要讨论。外科医师应该基于现有临床证据及其判断评价这些风险的可能性。所涉及风险应包括共同的不良反应（可能是无害的），以及那些不太可能但严重事件。患者应该有机会拒绝该手术，如果他们认为无法忍受这些手术风险的任何一个。

住院医师或接受培训人员参与的病例中，主治医师应该解释谁将执行该过程。应该告知患者实习医师将会在其当前能力下参与部分手术过程，并将受到带教医师监督。需要解释手术过程带教医师是否将全程在场，因为这可能会因学员的能力水平而有所不同。

虽然需要书面签名，但知情同意的真正目的是有效的沟通的过程。不充分的沟通是大多数未被满足的期望和（或）向联合委员会投诉的根本原因。从技术上讲，知情同意不需要书面，但没有书面文件，在法律上很难证明患者的同意。我们普遍同意书面形式同意书应该在手术前放入患者的医疗记录中。处于危急的生命危险状态要求立即手术是一个例外，其原则上表示默认同意。

2007 年，医疗保险和医疗补助服务中心为参与的从业者获得同意提出更新的指南。根据这些准则，知情同意必须以书面的形式存在于患者的医疗记录中，必须包括其他详细信息，例如外科医师的姓名，并提到风险，获益和替代方案。

- 手术所在医院的名称、地点
- 给出同意的具体手术的名称（一般通常包括位置）
- 执行该手术的医师姓名
- 声明，手术过程、预期的益处、风险和替代方案已向患者及委托人讲明
- 患者或其委托人签名

总结

患者准备和知情同意过程是一个外科手术的关键部分。没有足够的准备，即使是意料之中的轻微的反应，

如水肿和瘀斑，也可引起重大关注。与患者一起作为团队工作，并承认患者确实是最重要的人，帮助制订适当的决策。完整的讨论利益和风险可以增进医师和患者之间的互信与尊重，最终提高患者满意度。

参考文献

1. Koller SE, Moore RF, Goldberg MB, et al. An informed consent program enhances surgery resident education. J Surg Educ. 2017. Doi: 10.1016/j.jsurg.2017.02.002
2. Hanson M, Pitt D. Informed consent for surgery: risk discussion and documentation. Can J Surg. 2017; 60(1):69–70.
3. Firdouse M, Wajchendler A, Koyle M, Fecteau A. Checklist to improve informed consent process in pediatric surgery: a pilot study. J Pediatr Surg. 2017.
4. Zhang Y, Ruan X, Tang H, Yang W, Xian Z, Lu M. Video-assisted informed consent for cataract surgery: a randomized controlled trial. J Ophthalmol. 2017;2017: 9593631.
5. Brandel MG, Reid CM, Parmeshwar N, Dobke MK, Gosman AA. Efficacy of a procedure-specific education module on informed consent in plastic surgery. Ann Plast Surg. 2017; 78(5 Suppl 4):S225–S228.
6. Park BY, Kwon J, Kang SR, Hong SE. Informed consent as a litigation strategy in the field of aesthetic surgery: an analysis based on court precedents. Arch Plast Surg. 2016; 43(5):402–410.
7. Langerman A. concurrent surgery and informed consent. JAMA Surg. 2016;151(7):601–602.
8. Tipotsch-Maca SM, Varsits RM, Ginzel C, Vecsei-Marlovits PV. Effect of a multimedia-assisted informed consent procedure on the information gain, satisfaction, and anxiety of cataract surgery patients. J Cataract Refract Surg. 2016; 42(1):110–116.
9. Siu JM, Rotenberg BW, Franklin JH, Sowerby LJ. Multi-media in the informed consent process for endoscopic sinus surgery: a randomized control trial. Laryngoscope. 2016; 126(6):1273–1278.
10. Kapoor L. Informed consent in aesthetic surgery. J Cutan Aesthet Surg. 2015;8(3):173–174.
11. Fraval A, Chandrananth J, Chong YM, Coventry LS, Tran P. Internet based patient education improves informed consent for elective orthopaedic surgery: a randomized controlled trial. BMC Musculoskelet Disord. 2015;16:14.
12. Wang C, Ammon P, Beischer AD. The use of multimedia as an adjunct to the informed consent process for Morton's neuroma resection surgery. Foot Ankle Int. 2014;35(10): 1037–1044.
13. Sarela AI, Thomson M. Balancing law, ethics and reality in informed consent for surgery. Ann R Coll Surg Engl. 2014;96(5):329–330.
14. Batuyong E, Birks C, Beischer AD. The use of multimedia as an adjunct to the informed consent process for ankle ligament reconstruction surgery. Foot Ankle Spec. 2012;5(3): 150–159.
15. Wollinger C, Hirnschall N, Findl O. Computer-based tutorial to enhance the quality and efficiency of the informed-consent process for cataract surgery. J Cataract Refract Surg. 2012;38(4):655–659.
16. Newell BL. Informed consent for plastic surgery. Does it cut deeply enough? J Leg Med. 2011;32(3):315–335.

第 4 章 | 手术室

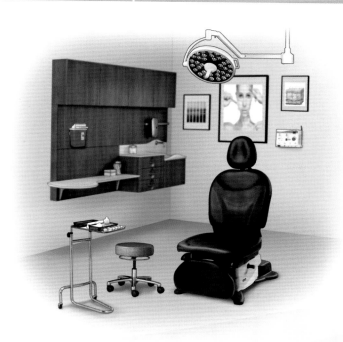

原著者 Terrence A. Cronin, Jr.

翻　译　吕文国　党宁宁

审　校　乔　锰　徐永豪

概要

- 设备齐全、设计精良的手术室可改善患者和皮肤外科医师的手术体验，并最大限度地提高患者安全性。
- 皮肤外科医师既往在一系列手术环境中进行手术，包括医院手术室、门诊流动手术中心（ambulatory surgical centers，ASCs）和诊所手术室。
- 手术间或手术室需要光线充足，通风良好，并且包括足够的占地空间，用于放置电动手术台、应急设备、Mayo 支架、仪器存储、电外科设备和水槽。

初学者贴士

- 手术室内有多个电源插座会很有帮助。
- 理想情况下，手术台应位于房间的中心位置。虽然较宽的手术床对于较大的患者可能更舒适，但是窄的手术床允许皮肤外科医师更容易地进入手术部位并保持良好的人体力学姿势。

专家贴士

- 安装在眼镜上的 LED 灯为手术野提供直接照明，并且随着长效电池组降价而越来越成为常态，这使得这些照明技术成为许多外科医师的首选照明技术。
- 室内设计的功能，如户外照片、宽敞的房间和带窗户建筑提供更多阳光的功能对感知焦虑和术后疼痛有积极影响。
- 美学上令人愉悦的康复环境可以对患者产生积极影响，许多专家建议有目的地使用建筑、艺术和音乐来改善患者的手术体验。
- 由于手术室通常保持比其他诊所环境更低的温度（要考虑照明、手术服和其他设备产生的热量），为了患者的舒适，可以提供额外的毯子和枕头。

切记！

- 人体工效学方法修饰改造鞋类、地板、手术器械、操作位置、照明和桌子高度可以使外科医师的伤害风险最小化。
- 在设计和建造皮肤科手术套件时，考虑未来的发展非常重要。

陷阱和注意事项

- 手术室的储备空间再大也不为过，可以实现未来的扩展和灵活性。
- 州和联邦的法律管理医疗废物处理。
- 多项调查发现超过 90% 莫氏外科医师出现了因手术而加剧的症状，包括颈部、肩部和腰部僵硬，疼痛以及头痛。

引言

皮肤外科手术具有广泛和复杂性，从标准手术，如活组织检查、电外科、硬化治疗、软组织填充、毒素／填充物注射，到更具挑战性外科手术，如皮肤癌切除、莫氏手术、复杂重建、激光磨削、吸脂术和头发修复等。

重要的是，皮肤科医师在设备齐全设计良好的手术室中熟练地操作，以改善患者和皮肤外科医师的手术体验，并且最重要的是使患者安全性最大化。皮肤外科医师既往在一系列手术环境中进行手术，包括医院手术室、门诊流动手术中心（ASCs）和诊所手术室。理想情况下，任何基于诊所的外科设施都应理想地组织成独立的房间，提供接诊室、实验室和手术室。

ASC 往往是皮肤科手术实践的复杂扩展，其中ASC 是较大的医疗诊所内的单独定义的实体。ASC 的具体要求因地区而异，因此不会详细说明。一般而言，第三方付款人的设施费报销需要获得州执照和医保认证。

皮肤外科医师需要一个大的专用房间，以便在患者周围 360° 舒适地操作，无论是站立还是坐着。手术间或手术室需要光线充足，通风良好，并且包括足够的占地面积用于放置电动手术台、应急设备、Mayo 支架、仪器存储柜、电外科设备和水槽。它应该具有舒适、高效、专业的外观，并且易于经常清洁。理想情况下，它应该具有干净、细致、组织良好、高质量医疗设施的氛围。手术室应该能够在紧急情况下容纳应急设备和人员。表 4-1 显示了典型手术室所需物品的"购物清单"。

设计

虽然每名皮肤科医师可能对手术室需要什么有自己的看法，但在设计清单之前应首先考虑法定要求。美国皮肤病学会已经发布了基于诊所的外科手术设施护理指南，可以作为手术室设计的起点。表 4-2 显示了手术室中房间、门和天花板的尺寸建议。

手术台应位于房间的中央。理想情况下桌子两端应有大约 3ft（1ft=0.3048m）的间隙空间，两侧有 4ft 的空间，以便皮肤外科医师、手术助理和巡回人员方便接近患者。理想情况下，电源插座应连接到地板的中心，以避免电源线穿过地板再到墙壁插座。

手术室内的多个电源插座是必不可少的，特别是如果房间用于多种手术时，例如重建手术、电外科和基于光的手术。在从头开始设计手术室时，应明智地将所有手术室布线为 220V 电压，以备将来添加激光器或其他特殊设备。可通过小型门而不是摆动门进入房间，以允许手术间与诊所环境的其余部分分开，同时使手术间面积最大化（图 4-1）。

表 4-1　外科手术间采购清单

必需品	理想的
手术台	脉搏氧饱和度仪
光源（头顶或便携式 LED）	带有氧气的全功能急救车
电外科设备	排烟装置
凳子	负压吸引
锐器和生物危害废物处理	手术间外的全功能外科刷手水槽
Mayo 支架	
无水手清洁剂	

表 4-2　房间、门和天花板的尺寸建议

组成	尺寸和规格
手术操作间	理想情况下最小 12ft × 12ft
走廊	最低 5ft
门厅	32 ～51in
室内净高	7ft 10in 最低；9ft 是理想的
等候室	常规手术等候和莫氏手术等候室
地板	理想的是光滑和单片

温度

手术室应保持舒适的环境温度和较低的湿度；通常，考虑到照明、手术服和其他设备产生热量，手术室要保持在比其他诊所环境更低的温度。为了患者的舒适，可以提供额外的毯子和枕头。身体取暖器可用于恢复，但这些通常不用于门诊环境中。在长时间的手术过程中，患者膝盖后面加个垫子可以减少反压感。

照明设备

在进行外科手术时，适当的照明和手术视野的可视化是至关重要的。手术室内鼓励采用通过密封窗户的自然光。房间应该有良好的普通照明，标准荧光灯或 LED 灯可以照亮工作区中央。一般的室内照明可以通过安装在天花板大的可调节的置顶的手术室灯来增强。提供精确照明的无影灯是理想的选择，并且有许多选择。手术期间灯应该是可调节的，这可以通过使用无菌一次性手柄套、消毒铝箔或可以拧紧的可高压灭菌手柄来实现。另外，安装在眼镜上的 LED 灯为手术野提供直接照明，并且随着长效电池组降低价格而越来越成为常态，这使得这些照明技术成为许多外科医师的首选照明技术（图 4-2）。

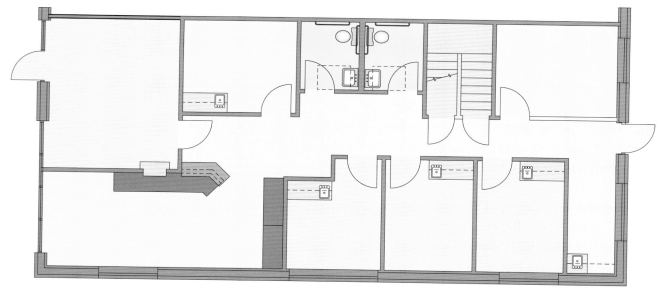

图 4-1　具有代表性的手术间设计

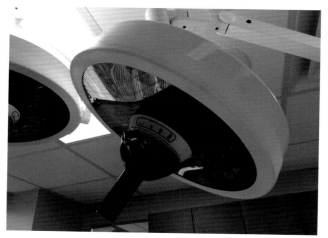

图 4-2　安装在天花板上的手术室灯

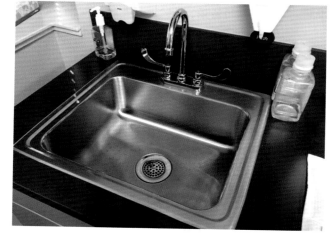

图 4-3　不锈钢水槽标准空间

水槽

水槽的高度应便于洗手和手臂的舒适性。一些专家认为，带有脚踏板的手术水槽更适合手术室。虽然比传统的水槽更昂贵，但它们可以防止在关闭水龙头控制器时手的污染。它们可以与脚踏式肥皂分配器配合使用。非触式电子传感器也可用于水槽激活。水槽深度为18～24in（1in=0.0254m）可能有助于减少飞溅并在洗手时保持良好的水流（图 4-3）。

人体工效学

虽然皮肤外科医师很少抱怨身体压力或不适，但他们应该意识到工作伤害的一些危害以及如何避免它们。人体工效学研究如何使工作适应工人，并根据工作人员的能力调整工作环境和任务，这在设计手术室时很有用。

2007 年一项关于 Mohs 外科医师的调查发现，94%

的受访者表现出手术时加剧的症状，包括颈部、肩部和腰部的僵硬与疼痛，以及头痛。分析这些外科医师发现，手术室存在人体工效学问题设置、不合适的姿势、不良的体位、长时间手术和灯光。2010 年对 Mohs 外科医师进行的一项类似调查发现，90% 的受访者出现肌肉骨骼症状或受伤。同样，颈部、肩部、下背部和上背部是最常受影响的部位。这些伤害归因于外科医师实践中缺乏符合人体工效学的调节，并且被认为在其职业生涯的早期即已开始，平均年龄为 35 岁。这些研究的建议包括修改鞋类、地板、手术器械、操作位置、灯光和桌子高度。其他手术亚专科，如耳鼻喉科和妇科，报道了类似的肌肉骨骼疼痛发生率。各专业的共性是缺乏对人体工效学原理的认知和（或）实施。

美国职业安全与健康管理局关于医疗危害的网站（https//www.osha.gov/SLTC/etools/hospital/

hazards/ergo/ergo.html）等人体工效学专业人员和资源可用于优化人体工效学干预措施。注意这些做法可以提高日常工作的舒适度并尽可能延长职业生涯。

审美的考虑

赏心悦目的康复环境可以对患者产生积极影响，许多专家建议有目的地使用建筑、艺术和音乐来改善患者的手术体验。2013 年一项关于在接受莫氏手术时患者焦虑的研究发现，音乐的存在与焦虑和疼痛的减少有关。

对 48 项研究进行了调查回顾并对艺术、音乐或优美的室内设计的有效性进行了系统评价。Meta 分析得出结论，这些低成本干预措施有助于缓解术后疼痛、焦虑，与对照组相比甚至可以降低血压，减慢心率。对手术间的简单调整，例如引入使环境平静的音乐或令人愉悦的室内设计可有利于减少患者对外科手术的疑虑。外科手术患者自我选择音乐是一种有效且低成本的干预措施，可以最大限度地减少焦虑并提高舒适状况。较新的技术可以轻松获得音乐，无论是使用 CD 播放器、收音机，还是基于计算机应用的免费或低成本的程序，如 Pandora 或 Spotify。此外，室内设计特征，如户外照片、宽敞的房间，以及提供更多阳光的建筑窗户等特色，对感知焦虑和术后疼痛有积极影响（图 4-4 和图 4-5）。

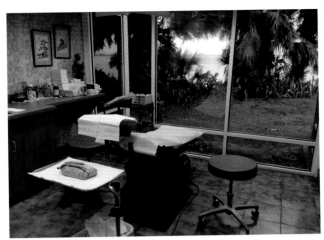

图 4-5 宽敞的建筑风格和透过密封窗户的自然阳光可以改善手术体验

设备

应急设备

在局部麻醉下进行手术仅限于皮肤和皮下组织，不需要应急设备，并且继续得到美国大多数州法规的豁免。医生仍然有责任确保手术设施符合当地和州政府监管机构的要求。

更高级的外科手术室应配备急救车，以防心肺骤停或危及生命的药物反应。关键是医护工作人员应接受基本心肺复苏术（CPR）和 ACLS 培训。此外，应制定患者应急转院的预案。

作为一般准则，急救车应包括以下内容：自动体外除颤器（AED）、口咽导气管、带各种尺寸气管导管的喉镜、带各种类型和尺寸的气道正压通气装置、带输送系统的氧气罐、各种尺寸的静脉导管、静脉输液袋、预充式注射器／安瓿，包括肾上腺素、阿托品、葡萄糖、利多卡因、碳酸氢钠、氢化可的松、纳洛酮、氟马西尼、苯海拉明和呋塞米（表 4-3）。

推荐用于手术室的其他紧急物品包括血压／脉搏监测仪、脉搏血氧仪、抽吸装置、灭火器和洗眼器。

手术台

手术台是手术室的核心，也是皮肤外科医师最重要的设备采购决策之一。手术台应采用电动脚踏操作，易于调节，装填垫料良好且舒适。要考虑的因素包括手术台宽度和台面高度。虽然较宽的手术台对于较大的患者可能更舒适，但是窄的手术台允许皮肤外科医师更容易地靠近手术部位并保持良好的人体工效学姿势。具有低台面高度的手术台对于老年人或残疾人来说非常重要，便于从轮椅转移。其他需要考虑的配件包括扶手、头枕、臂板、踏板和脚蹬。如果患者能够轻松地放置手臂和肩

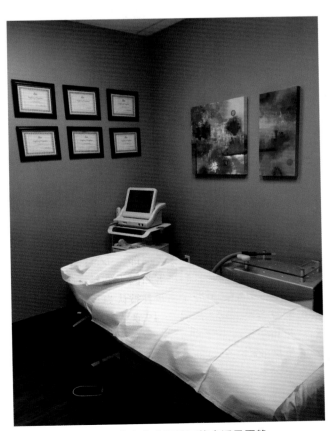

图 4-4 室内艺术环境可能会诱导平静

表 4-3 急救车内容（基于 AHA 指南）

器材	药物
各种尺寸的气道（口鼻）	阿司匹林 81mg 片剂
麦吉尔钳，大的和小的	硝酸甘油喷雾剂或 0.4mg 片剂
导气管（3）不需要喉镜和气管内管	50% 葡萄糖（如果治疗儿童选择 25% 葡萄糖）
球囊面罩（成人和儿童）	纳洛酮 1mg/ml（6）
鼻导管	1：10 000 肾上腺素（3）
非换气式氧气面罩（3 个尺寸）	硫酸阿托品 1mg（3）
静脉穿刺包	胺碘酮 150mg/ 瓶（4）
生理盐水（1000ml/ 袋）	去甲肾上腺素（2）
输液导管	异丙肾上腺素（2）
Angiocaths 静脉留置针（各种尺寸）	甲泼尼龙 125mg/ 瓶
10ml 生理盐水冲洗注射器（3）	苯海拉明 50mg/ 瓶（2）
纱布	腺苷 6mg（4）
医用酒精（乙醇）	美托洛尔 10mg（2）
监护仪与除颤器或 AED	地尔硫䓬 20mg/ 瓶（2）
注射器鼻腔接头（鼻用纳洛酮雾化器）	普鲁卡因（普鲁卡因酰胺）1g/10ml 100mg/ml 小瓶（1）

膀而不担心从手术台上滚下来，患者就会更感安全并不那么焦虑。

选择手术台时，可调节性是另一个考虑因素。保持患者体位灵活性的重要性不容忽视。倾斜调整应允许手术台将患者置于头低足高的 Trendelenburg 位，有助于管理血管迷走神经反应。使用自动化的手术台的一个有用的小技巧是把 Trendelenburg 位做成预设，以便可以快速使用。

随着全球肥胖症患病率的不断增加，新设施通常会在选择手术台和设计手术设施时考虑为肥胖患者采取措施。然而，尽管有最新设备，但仍然难以接近这些患者的手术部位。

手术凳

皮肤科医师应该能够根据需要站立或坐着。手术台的两侧应设有舒适、坚固、可调节足（脚）部的滚动手术椅。有多种手术凳设计可供选择，包括带背部支撑和扶手的设计。

电外科和止血

用于止血的电外科装置在皮肤外科手术中是必不可少的。在电外科手术中，高频交流电流通过皮肤产生热量。它需要电源和手持电极。每位患者都应使用无菌专用电极头。电外科包括电灼、电干燥、电凝、电切和热灼。电外科可以是单端、单极或双极。有多种装置可用

于电外科止血。有关电外科和止血的完整讨论，请参阅第 16 章。

出于几个原因的考虑，应该使用排烟器。灼烧皮肤的气味会让患者感到不安，烟雾可能会刺激患者和工作人员的呼吸道。此外，虽然没有通过手术烟雾传播传染病的记录，但理论上存在病毒颗粒传播的可能性。

Mayo 支架

Mayo 支架（梅奥支架）是手术室的重要组成部分，可在手术过程中轻松移动手术器械。一些外科医师更喜欢应用两个 Mayo 支架，将手术器械放在其中一个上，另一个放置伤口敷料。选择 Mayo 支架时要考虑的选项包括尺寸、移动、平台升降机构、支架底座和可能存在的放踢桶用的圆形基座与滚动机构。

安全和废物容器

皮肤外科手术使外科医师和助手暴露于潜在危险的血源性病原体中。所有手术室或操作设施都应配备个人防护设备，如口罩、护目镜和手套。

州和联邦法律管理医疗废物处理。重要的是要审查监管机构的相关信息，以确保手术室符合当地州和联邦标准。手术室需要为所有尖锐物和生物危害物质配备适当的废物处理装置。踢桶，带有轮子的不锈钢废物容器很容易移动，以便随时取用和处理废物，并应在每个手术之间清理。

有以下 3 种推荐的废物处理方式（表 4-4）。

1. 锐器处理容器应耐用，可关闭，并且防穿刺和防渗漏。
2. 污染的废物应放在生物危害容器或"红色袋子"中。处理这类废物可能需要昂贵的服务费。
3. 未污染的废物，如纸单、纸巾，应像普通废物一样处理。

总结

在设计和建造皮肤科手术间时，考虑未来的发展非常重要。手术室的储备空间再大也不为过，可以实现未来的扩展和灵活性。建议咨询同事、建筑师、承包商、室内设计师和职业健康专家。最重要的是，设计和建造手术室需要花费大量的时间、精力和计划，应该成为外科医师的骄傲与患者的舒适和安全的源泉。

表 4-4　废物处理的选择

废物种类	处置方法	相对成本
锐器	容器应耐用、可闭、防穿刺和防漏	$$
受污染的废物；血液浸渍	放在生物危害的容器或红色袋子里	$$$
没有血液浸渍的废物	按标准方式处理，与正常废物一样	$

参考文献

1. Levy RM, Hanke CW. Design of the surgical suite, including large equipment, and monitoring devices. In: Robinson JK, Hanke CW, Seigel DM, Fratila A, Bhatia AC, Rohrer TE, eds. Surgery of the Skin: Procedural Dermatology. Philadelphia, PA: Elsevier Health Sciences; 2014.
2. Gross KG. Office and laboratory set-up and instrumentation for Mohs surgery. In: Gross KG, Steinman HK, Rapini RP, eds. Mohs Surgery Fundamentals and Techniques. St. Louis, MO: Mosby; 1999.
3. Snow SN. Techniques and indications for Mohs micrographic surgery. In: Mikhail GR, ed. Mohs Micrographic Surgery. Philadelphia, PA: W.B. Saunders Company; 1991.
4. Drake LA, Cielley RI, Cornelison RL, et al. Guidelines of care for office surgical facilities, Part I. J Am Acad Dermatol. 1992;26:763–765.
5. Drake LA, Cielley RI, Cornelison RL, et al. Guidelines of care for office surgical facilities, Part II, Self-Assessment checklist. J Am Acad Dermatol. 1995;33:265–270.
6. Omprakash HM. Setting up a dermatosurgery unit. In: Mysore Venkataram, ed. Textbook on Cutaneous and Aesthetic Surgery. New Delhi: JP Medical Ltd; 2012.
7. Ebede TL, Singh I, Nehal KS. Mohs Micrographic Surgery Operative Room Setup. In: Nouri K, ed. Mohs Micrographic Surgery. New York, NY: Springer Science & Business Media; 2012.
8. Liang CA, Brauner G. Ergonomics. Dialog Dermatol. 2014; 70:3.
9. Robinson DM, Cronin, TA Jr. Ergonomics (Commentary). Dialog Dermatol. 2014;70:3.
10. Esser AC, Koshy JG, Randle HW. Ergonomics in officebased surgery: a survey-guided observational study. Dermatol Surg. 2007;33(11):1304–1313; discussion 1313–1314.
11. Liang CA, Levine VJ, Dusza SW, Hale EK, Nehal KS. Musculoskeletal disorders and ergonomics in dermatologic surgery: a survey of Mohs surgeons in 2010. Dermatol Surg. 2012;38(2):240–248.
12. Carroll B, Kourosh AS, Surgical. Acute pain management: pre-op. Dialog Dermatol. 2016;72:2.
13. Oberlin K, Cronin TA Jr. Surgical acute pain management: pre-op (Commentary). Dialog Dermatol. 2016; 72:2.
14. Glass JS, Hardy CL, Meeks NM, Carroll BT. Acute pain management in dermatology: risk assessment and treatment. J Am Acad Dermatol. 2015;73(4):543–560.
15. Vachiramon V, Sobanko JF, Ratttanaumpawan P, Miller CJ. Music reduces patient anxiety during Mohs surgery: an open-label randomized controlled trial. Dermatol Surg. 2013;39(2):298–305.
16. Vetter D, Barth J, Uyulmaz S, et al. Effects of art on surgical patients: a systemic review and meta-analysis. Ann Surg. 2014;262(5);704–713.
17. El-Gama HM, Dufresne RG, Saddler K. Electrosurgery, pacemakers, and ICDs: a survey of precautions and complications experienced by cutaneous surgeons. Dermatol Surg. 2001;27:385–390.
18. Taheri A, Mansoori P, Sandoval LF, et al. Electrosurgery: part I. Basics and principles. J Am Acad Dermatol. 2014; 70(4):591.e1–14.
19. Taheri A, Mansoori P, Sandoval LF, et al. Electrosurgery: part II. Technology, applications, and safety of electro-surgical devices. J Am Acad Dermatol. 2014;70(4): 607.e1–e12.

第 5 章　手术器械的选择

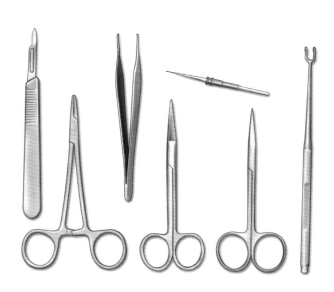

原著者　Michael S. Lehrer
　　　　Ashish C. Bhatia
　　　　Aashish Taneja

翻　译　吕文国　党宁宁
审　校　刘　严　徐永豪

概要

- 手术器械的选择可能会直接影响结果，当然也会减少创伤和加快手术进程。
- 使用高质量的手术器械通常是明智的决定。
- 最高质量的器械是最持久的，可以产生最佳的手术效果，并有最佳的舒适度和速度。使用不合适的器械可能会造成频繁更换，不良性能和组织损伤。
- 虽然大部分手术是通过一些基本器械完成，但是有许多器械是用于特殊手术的。

初学者贴士

- 可考虑在会议上购买器械，以便在选择范围内进行抽样选择并且节省成本。
- 手术包内不需要详尽各种各样的器械。
- 培训工作人员的时候，在清洗和包装器械的区域上方放一张手术包的层叠照片，这是一种实用的培训工具。

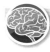

专家贴士

- 为了便于组织和一致性，可以考虑使用彩色编码的工具包。
- 维护基本的手术包，并根据需要添加专门的器械。只要方便，使用率低于 25% 的器械可以保存在单独的包装中。
- 当使用较大的缝合针（例如 2-0 缝合线）时，一定要使用更大更重的持针器，因为细持针器可能会因夹紧较大的缝合针而松脱。
- 超级剪刀用黑色手柄表示。这些剪刀的上刀片用双刃而不是单刃磨成的斜面，类似于高质量刀或手术刀的刀片，下钳口是锯齿状的。在大多数情况下，这些剪刀可以优化组织切割，但锋利的刀片很容易变钝。
- 一些外科医生在缝合期间使用皮肤钩代替镊子来进行皮肤翻转，以减小组织绞窄的风险。

切记！

- 要避免过于复杂的外科包。许多有成就的皮肤外科医师使用一套基本的高质量器械。
- 缝合平台是非常有用的，使用有齿镊的平台总是比使用无齿镊的更好，因为后者增加了组织绞窄的风险。

陷阱和注意事项

- 为避免压弯，器械在高压灭菌时应一直保持在打开状态。
- 避免使用超级剪刀剪除组织以外的东西。
- 工作人员应始终负责处理自己的利器，并应在使用过的器械移出房间之前进行处理。
- 持针器的钳口可以是光滑的或具有细齿或脊。细齿有助于夹紧针，但也可能会在处理和打结期间损坏缝合材料。
- 虽然使用闭孔缝针时，疾病传播的风险较低，但在皮肤外科手术中，外科医师和助理医师最常见的风险是针刺。

引言

皮肤科手术要获得最佳效果就需要选择最合适的手术器械。虽然大多数手术可以通过一些基本器械完成，但还有各种各样的仪器可选择。

现代器械由各种金属或合金制成，包括不锈钢、铬镍和碳化钨。尽管有许多制造商可供选择，但大多数现成的精密仪器都是由德国的几家公司生产的。一般而言，最高质量的器械是最持久的，提供最佳的手术效果，并提供最佳的舒适度和速度。使用不合适的器械可能导致需要频繁更换、性能差和组织损伤。

一般而言，皮肤科手术中使用的器械小巧、精细、规格轻，可以对精细组织进行适当的无创伤处理，并最大限度地减少手术医师疲劳。然而，皮肤疾病中遇到的皮肤的厚度和质地差异很大，所以针对每种皮肤类型都设计有特定的器械。器械的种类、型号的详细信息和同名名称，都要填写在外科设备目录中。本章旨在作为可用器械的一般类别的指南，重点是介绍最常遇到的器械。

活组织检查器械

在进行全面的皮肤外科手术之前，经常需要小的皮肤样本。虽然可以使用诸如手术刀之类的标准皮肤外科手术器械，但现在已经开发了专用器械来简化活组织检查过程。

环钻活检器械或打孔凿设计有一个连接在手柄上的圆柱形切割刀片（图 5-1 和图 5-2）。尽管最初使用的是可重复使用的设备，但大多数设备已被一次性设备所取代。这些一次性打孔凿提供无菌和锋利的边缘。有用的打孔凿直径范围为 2~8mm。还开发了椭圆形打孔凿以便于合理的缝合。然而，许多外科医师发现该装置难

以使用，因为打孔凿不能旋转以增强切割。

可以使用任何尖锐的切割器械进行切片活组织检查。一把双刃剃须刀片，折成两半，为切片活检提供了极其锋利和廉价的工具。通过改变手指之间的刀片的曲率，外科医师可以调整活检的深度。手术刀片也很容易获得，并且可以通过将刀片的基部包裹在其箔包装中来进行稳定。Dermablade 是一种商业性的刀片，带有塑料支撑手柄。虽然它明显更昂贵，并且大多数皮肤外科医师都擅长使用折断的双刃刀片，但是与使用折断的双刃刀片相比，Dermablade 更利于外科医师控制，并具有良好的安全性。

刮匙

刮匙是一种用于刮除的手术器械（图 5-3 和图 5-4）。手柄可具有不同质量、长度和质地。头部通常由与手柄相同的金属片制成，可以是圆形或椭圆形、杯形或环形，宽度范围为 1~10mm，并且一侧是锋利的。刮匙最常用于去除或破坏良性或恶性病变。在肿瘤切除或 Mohs

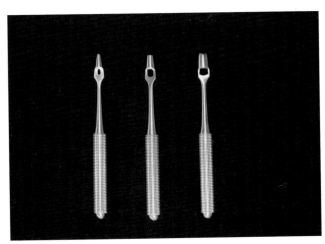

图 5-2　可高压灭菌的冲压打孔凿器械

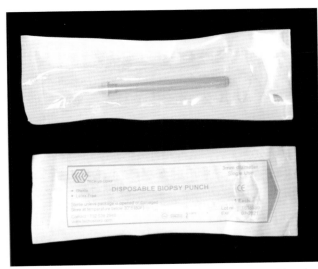

图 5-1　一系列可用于环钻活检器械尺寸和配置

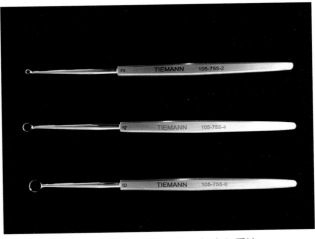

图 5-3　刮匙有各种质量、长度和质地

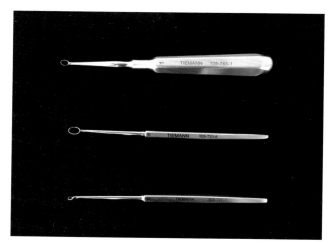

图 5-4　较大的刮匙可用于较厚肿瘤

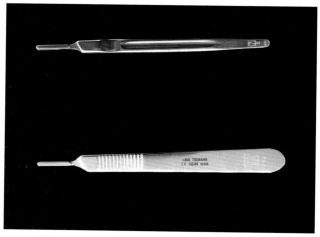

图 5-5　手术刀片可以互换地安装在各种手柄上

手术之前，它们也可用于压实和勾画肿瘤边缘。与其他手术器械一样，应选择最适合手术的器械来促进破坏，同时避免周围组织损伤。

刮匙有一次性的和可重复使用的。一次性刮匙末端更尖锐，并且功能类似于弯曲的手术刀刀片。大多数外科医师喜欢可重复使用的器械，因为它们钝的边缘提供了更好的触感反馈，使外科医师能够更好地区分各种组织类型。

手术刀

手术刀可用于切割、穿刺、解剖、操作标本和刮削。它们通常由手柄和刀片组成。手柄和刀片均有多种尺寸和材质可供选择。选择基于外科医师的偏好和外科手术应用。

手术刀刀片是一次性的，单独包装的，并且预先消毒。它们可以由碳钢或不锈钢制成。碳钢刀片更锋利，但它们更容易变钝。不锈钢刀片不是那么锋利，但使用时间更长。刀片可以涂覆硅或聚四氟乙烯，以最小化组织阻力并延长使用寿命。这些可能在较长的手术或多阶段莫氏外科手术中特别有用。

皮肤科手术中最常见的手术刀片是 15 号，15c 号，10 号和 11 号刀片。这些刀片设计适合各种可用手柄。15 号刀片的小尺寸和柔和的曲率使其适合大多数皮肤手术。锋利的尖端用于切口切开，而更宽的腹部提供更长的表面以增加接触面。刀柄与皮肤成 30° 角，可以进行更长的平滑切割。15c 号刀片是一种较小的变体，用于治疗非常娇嫩的皮肤；其锋利的碳钢刀片也更易钝化。10 号刀片也具有相似的形状，但明显更大，使其适用于较厚的皮肤区域，如背部。11 号刀片呈三角形，其直边逐渐变细到一个尖点。它通常用于切开和引流的穿刺。

上述每种刀片可以互换地安装在各种手柄上（图 5-5）。最常见到的是扁平的 3 号手柄。它非常适合大多

数手术，并且配有刻制的公制标尺。圆柱形 Siegel 手柄具有粗糙的手柄，适用于平滑、弯曲的运动，例如去除圆形、斜面的莫氏手术标本。

另一种手柄和刀片组合是微型刀片或 Beaver 组合。在该组合中，较小的刀片插入夹头中，夹头通过旋转拧紧。刀片有各种形状和曲率可供选择。该组合适用于较小的狭窄空间，例如耳道或内眦。

剪刀

手术剪刀有各种各样的形状和大小，每种设计有其独特的功用。虽然可供选择的剪刀多得令人眼花缭乱，但选择几把最合适的剪刀可以提高手术的舒适度和效果。

剪刀的基本组成结构有 3 部分：手柄、刀片和刀尖。手柄可以长或短。短柄剪刀是皮肤外科医师最常用的，因为它们可以增强对精细组织的操控性。较长的手柄可增强杠杆作用和切割强度。并且这种手柄在腔体中操作时可能是必要的，例如在为整容提供皮瓣时或在广泛破损时。手柄通常是直的，但也可使用弯曲的手柄。这些可选择的外形可以提高能见度或接近难以到达的区域。

剪刀刀片有各种形状和质量。在最基本的设计中，刀片由与手柄相同的不锈钢制成。这种剪刀价格便宜，非常适用于基本手术，比如缝合和包扎。

剪刀的下刀片可以是锯齿状的，以增加稳定性并减少滑动。这些细齿很难看到，但是手指沿着刀片轻轻地滑动就可以感觉到。锯齿状刀片在处理薄皮肤以及修剪精细皮瓣和移植物的边缘时特别有用。可以购买锯齿剪刀，或者也可以在生产后添加该功能。

高质量剪刀可以用碳化钨刀片来增强。这种材料加强了刀片，改善了切割，并提供了更长的使用寿命而不会变钝。碳化钨是易碎的，如果器械掉落或处理不当可能会损坏碳化钨，但当钝化或损坏时可以更换。带有碳

化钨的手术器械可由其金手柄来识别。

超级剪刀用黑色手柄表示。这些剪刀的上刀片是采用双刃，而不是单刃磨成的斜面，类似于高质量的刀或手术刀的刀片。下钳口呈锯齿状。这些剪刀在大多数情况下可以优化切割。然而，锋利的刀片很容易变钝。超级剪刀应该用于组织，切勿用于切割缝合线。

剪刀尖可以是尖的、钝的或钩状的。尖头可用于精确修剪和成形以及在剪刀插入困难的区域进行侵蚀性切割。钝头可以更安全地破坏周围的精细结构，并可以游离皮瓣和移植物。单钩状头可用于辅助缝合线剪除。

通过改变手柄、刀片和刀尖的形状和大小，已经引入了数百种剪刀设计。虽然对每一种的详细描述超出了本章的范围，但几种常见类型构成了我们大部分的设备。

眼科剪是皮肤外科手术中最常用的剪刀（图 5-6）。最初是为眼睑发明的，它们广泛应用于面部和其他皮肤手术。通常大约 4in，可以具有直的或弯曲的刀片，并且可以具有尖锐或钝的尖端。它们相对较长的手柄与刀片的比例提供了良好的精度，同时保留了机械优势。睑成形术剪刀是一种专用的眼科剪，具有柔和的曲线、钝头、碳化钨刀片，一个锯齿状刀片和一个扁平刀片。除了其原始的作用之外，该剪刀在解剖囊肿，以及闭合前剥离和破坏伤口时特别有效。

Gradle 和 Tenotomy 剪刀具有较高的手柄‐刀片比率和一个小而精致、尖锐的尖端，并以柔和的曲线逐渐变细至一点（图 5-7）。它们的优良特性和精确性使其非常适用于处理精细组织或在莫氏手术中获取薄片组织。

手术剪是更大、更重的器械，更常用于一般手术。虽然这些在皮肤外科手术中的用途有限，但在较大的病例中可能有用。Mayo 剪刀很重，手柄和刀片的比例几乎是一比一。这些可用于粗糙的解剖。Metzenbaum 剪刀更重，具有较高的手柄与刀片的比例，可提高杠杆率和操作范围。

更精细的是 Westcott 和 Castroviejo 剪刀（图 5-8）。这些弹簧式器械像铅笔一样被握着，并被挤压封闭以进行切割。释放后刀片会重新打开。它们通常具有细尖的尖端，并且处理薄的眶周皮肤时特别有用。

上面讨论的剪刀是用于组织的，处理其他材料时可能会损坏。手术托盘还应包含用于切割缝线的剪刀。缝合剪可能包括一个基本的不锈钢眼科剪或者一个标准的操作剪刀，它是由一个钝头和一个尖头刀片组成。绷带剪的剪刀往往很大，并且在移除绷带时有钝的尖端保护患者的皮肤（图 5-9）。一个刀片通常是平坦的，以便在敷料下滑动而不损坏底层的皮肤。为了去除缝合线，Northbent 剪刀是弯曲的钩状刀片，Spencer 剪刀是笔直的钩状刀片，而 O'Brien 剪刀有一个短角度刀片，可以将细尖端引入缝线环下方（图 5-10）。

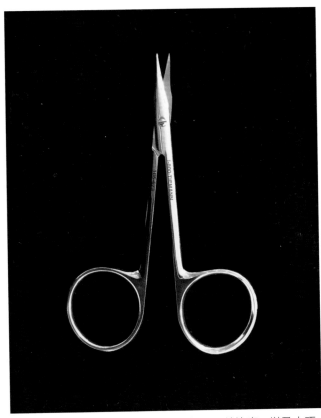

图 5-7　Gradle 剪刀具有较高的手柄、刀片比率，以及小巧、精致、尖锐的尖端，并通过柔和的曲线逐渐变细至一点

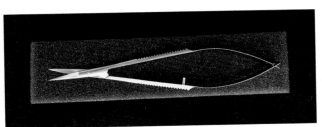

图 5-8　Castroviejo 剪刀是弹簧式的，并且像铅笔一样被握着

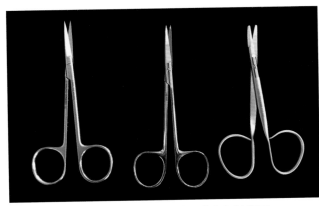

图 5-6　可用于皮肤外科手术的各种剪刀

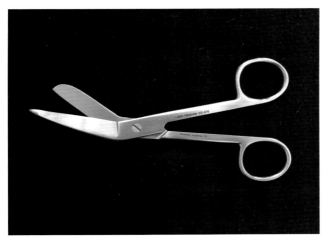

图 5-9 绷带剪的剪刀往往很大，并且在移除绷带时有钝头保护患者的皮肤

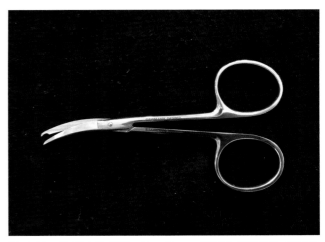

图 5-10 为了去除缝线，Northbent 剪刀有弯曲的钩状刀片

镊子

镊子是用来在手术区域内夹住或抓住诸如组织、缝合线或其他材料的。它们通常像铅笔一样夹在拇指和示指之间。它们被按压而关闭，并被设计成释放而打开。与其他手术器械一样，镊子有各种尺寸和规格。虽然是个人偏好的问题，但通常应选择可用于手术的最精密的器械以避免组织损伤。

镊子柄通常是不锈钢。它们有各种质量和长度可供选择。握把可以是脊状或粗糙的，以便在潮湿组织中提高抓力。手柄也可以钻孔或开窗来减轻重量。

手术镊子可以有齿或无齿。无齿的被称为敷料或绷带镊子，并且大多情况下不用于夹持组织。另一方面，组织镊在尖端具有精细的齿。轻轻使用时，这些齿可以在皮肤上进行操作而不挤压皮肤或在皮肤上留下痕迹。齿有各种规格和尺寸，可以选择正确适合组织的。最常用的齿形是 1×2，这意味着一个尖端上的一个齿适合另一个尖端上的两个齿之间。但也有多齿形如 2×3 至 8×9 可使用。

有些镊子配有缝合或打结平台（图 5-11）。这是在齿后一个略微隆起的扁平区域。该区域可以牢固地抓住针头而不会扭曲或转动。因此，针可以直接从持针器传递到镊子而不用手指接触针。这可以大大降低针刺到外科医师的风险。为了获得最佳的抓握力并易于维护，这个平台可以由粗糙的碳化钨构成。与所有碳化钨器械一样，这种镊子也有金手柄。

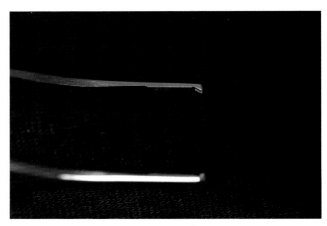

图 5-11 有些镊子配有缝合或打结平台

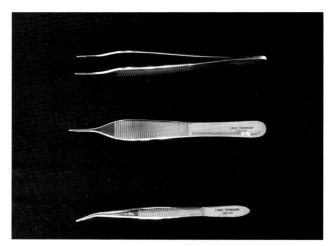

图 5-12 皮肤科最常见的镊子是 Adson 镊子

皮肤病学中最常用的镊子设计是 Adson（图 5-12）。它们具有宽阔的手柄，可以逐渐变细成一个狭窄的尖端。这个尖端可以是锯齿状，光滑的或齿状的；Adson 镊子可有或无打结平台。可提供长而重的手柄或轻巧的有孔手柄。通过改变这些特征，Adson 镊子适用于几乎所有皮肤外科手术。一种常见变异是 Brown–Adson 镊子，其尖端有一个微小齿平台。

对于更精细的手术，可使用具有更长尖端与手柄比例的小镊子。眼科剪简单、便宜，从手柄到尖端逐渐变细。Bishop–Harmon 镊子很短，带有有孔的手柄和明显的长而细腻的尖端。这些可有或无齿。Jeweler 镊子同样精细，尖端尖细。

非组织处理镊子也常用于皮肤外科手术。那些具有光滑尖端的镊子可用于夹持缝合线或异物。瑞士纤毛镊很短，有一个光滑的、有角度的尖头（图 5-13）。这在缝合线移除中特别有用。具有锯齿状尖端的镊子可以增强抓握力，也可以用于外科手术中操作纱布。虽然它们也可用于夹持囊肿或脂肪瘤，但在重要组织上使用它们可能会导致组织损伤或坏死。

持针器

持针器或夹持器是夹紧的器械，用于在缝合时牢固地夹持手术针。当关闭时，棘轮启动毫不费力地抓住针。手柄横向分开时打开持针器。设计与剪刀类似，但质量、手柄长度、尖端形状和尖端材料不同。虽然设计各不相同，但推荐使用可以轻松执行操作的最小仪器。此外，较小的持针器被优化以容纳较小的针，并且可能被较大的针损坏，而较大的持针器旨在容纳较大的针，并且可以弯曲较小的针。

持针器的钳口可以是光滑的或具有细齿或脊。小齿可以辅以抓住针，但也可能在处理和打结时损坏缝合材料。在其他持针器钳口中可以找到水平脊。这些旨在防止手术针扭曲。然而，当握住缝合线进行器械打结时，细小的缝线可穿过脊。粗糙表面的碳化钨刀片可提高器械的耐用性并增加针的抓握力。这些也是可替换的。像其他器械一样，这些器械可以用金手柄表示，并且比其他类型更昂贵。

以 Webster、Halsey、Baumgartner、Crile-Wood 和 Mayo 命名的持针器最常用于皮肤外科手术（图 5-14）。它们具有相似的形状，有长手柄和短尖端。它们具有各种质量和长度，以优化针处理和医师的舒适度。大多数都可用于上述每种尖端类型。

对于更精细的手术，尤其是眼睑，可以使用 Castroviejo 持针器。与 Castroviejo 剪刀类似，这些是精细的弹簧式器械。与大多数持针器不同，它们可有锁定和非锁定两种类型。

Olsen-Hegar 持针器包含一个紧靠持针钳口的剪刀（图 5-15），这些通常被没有助手的外科医师所青睐。它可用于无需更换器械进行缝合和切割缝合线。但是，必须注意避免在工作时意外地切断缝合材料。

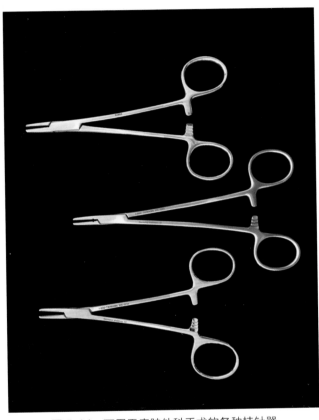

图 5-14　可用于皮肤外科手术的各种持针器

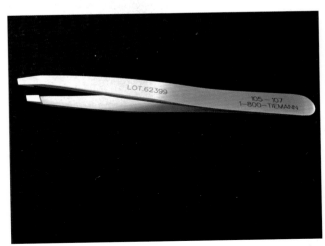

图 5-13　瑞士纤毛镊很短，有一个光滑的、有角度的尖头

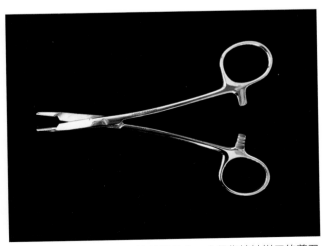

图 5-15　Olsen-Hegar 持针器包含一个紧靠持针钳口的剪刀

止血钳

止血钳是类似于镊子的抓取器械，但是具有类似持针器的棘轮咬合结构（图 5-16）。止血钳用于手术期间暂时夹住出血血管；在移除止血钳之前，可以用电外科封堵血管或用缝合线结扎血管。像持针器和镊子一样，止血钳的长度、尖端尺寸、曲率和锯齿度可能不同。常见的变种包括 Jacobsen、Halsted 和 Hartman。小而轻的止血钳，俗称为"蚊式止血钳"，最常用于皮肤外科手术。

皮肤拉钩

皮肤科手术中使用的皮肤拉钩是长而尖的器械，末端有一个小而尖锐的钩子（图 5-17）。皮肤拉钩用于精细地操纵组织，以改善术区视野，评估皮瓣移动性，或在钻孔或电手术期间牵拉皮肤边缘。一些外科医师在缝合过程中用皮肤拉钩代替镊子来牵拉皮肤。皮肤钩的主

要缺点是尖端尖锐，具有导致外科医师或助手受到穿刺伤害的风险。

皮肤拉钩有单钩、双钩或多钩三种，后者被称为耙子。在躯干较厚皮肤手术时，较大、较宽的拉钩可能是有用的，而在脸上，精细的单尖钩最有用。

其他器械

睑板腺囊肿镊由一个环形臂和相对的扁平臂组成。当夹在移动的富含血管的表面（如唇、眼睑或耳垂）上时，环形臂提供固定和止血的作用，而扁平臂提供背衬表面用以切割组织。镊子张力可由一个拇指螺丝调节，可以逐渐拧紧或松开。为了避免止血带内血管坏死，尽快释放镊子是很重要的。睑板腺囊肿镊具有各种形状和尺寸可供选择。如果要使用电外科器械，建议使用橡胶涂层夹具。两用指甲钳在指甲手术中也很有用，在处理浅表骨时可代替咬骨钳（图 5-18）。

骨膜剥离器是细长的扁平器械，旨在从骨骼中剥离骨膜（图 5-19）。在皮肤外科手术中，它们也经常用于将甲板从甲床上分离。骨凿具有锋利的扁平头部和宽阔的手柄。如果在莫氏手术期间怀疑是侵入性肿瘤，通常可以用骨凿敲击进行活检骨。

巾钳可以使无菌洞巾牢固地固定在适当的位置（图 5-20）。它们还可用于在手术区域内固定电外科手柄。在缝合之前，一些外科医师使用巾钳将大伤口固定在一起，或者在摘除术中抓住囊肿或脂肪瘤。

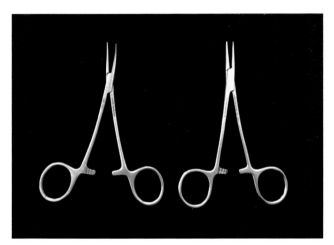

图 5-16 止血钳是一种抓握器械，类似于镊子，但有像持针器一样的棘轮咬合结构

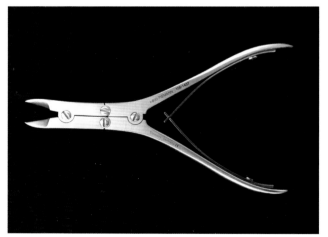

图 5-18 两用指甲钳既可用于指甲手术，也可在处理浅表骨时代替咬骨钳

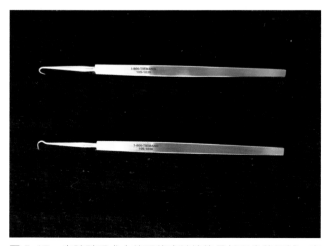

图 5-17 皮肤科手术中使用的皮肤拉钩是长而尖的器械，末端有一个小而尖锐的钩子

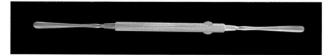

图 5-19 骨膜剥离器是细长的扁平器械，用于从骨骼手术中剥离骨膜

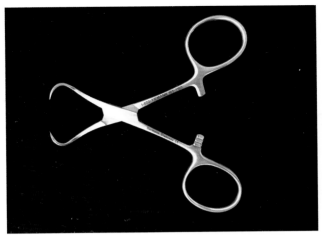

图 5-20　巾钳使无菌洞巾牢固地固定在适当位置

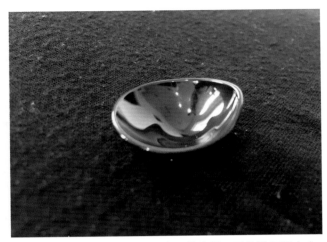

图 5-21　角膜护罩有多种尺寸可供选择，可放置在眼上方，以在眶周手术过程中保护角膜

　　角膜护罩有多种尺寸，眶周手术中可放置在眼上方以保护角膜（图 5-21）。它们既可以是塑料的，也可以是不锈钢的，塑料的既便宜又适合在电外科手术中使用。角膜护罩的放置需要麻醉滴眼液，应选择合适的尺寸和正确的技术，以避免角膜刺激或磨损。

锐器安全

　　皮肤科手术中外科医师和助手最常见的风险是针刺。值得庆幸的是，使用闭孔缝针时疾病传播的风险很低。毫无疑问，最关键的保护措施是在处理任何类型的锐器时要强制使用手套。

　　手术托盘上无序放置的缝合针是造成外科医师和助手针头伤害的常见原因。现在已经开发了几个系统来使风险最小化。最常见的是，所有锐器都放置在托盘的一个区域中。然而，在较大的情况下，可能需要使用多个针。这些针可以用专用的缝合针盒来保持有序放置，缝合针盒放有一次性泡沫块或针垫，或者在手术托盘下放置磁铁以吸引和收集锐器。

　　为了在手术结束时避免手术刀的伤害，需要用手术刀片去除器将一次性手术刀刀片与手柄分开。最常见的设备需要两只手操作：一只手拿着手术刀，另一只手操作镊子并取下刀片（图 5-22）。通过实践，它是安全、可靠和经济的。柜台式或壁挂式装置也被发明出来，允许单手操作。使用这些装置，首先将手术刀插入机器中，然后将刀片安全取出。虽然效率高，但需要经常更换。

器械维护和灭菌

　　器械的仔细维护和消毒对于确保器械功能性和患者安全至关重要。手术后，应清洁器械。首先，必须清除器械上的所有污渍。有机污渍可能导致微生物生长，并

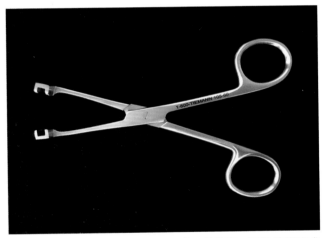

图 5-22　为了避免手术结束时手术刀的伤害，可以使用手术刀片移除器将一次性手术刀刀片与手柄分离

可能影响灭菌。最常见的做法是浸泡，然后用手清洗。也可以使用超声波清洗。接下来，应将器械干燥，并用润滑剂如器械乳进行处理。然后将仪器包装在自密封袋、金属盒或塑料托盘中。它们应包装疏松，持针器和剪刀处于打开状态。在灭菌过程中，紧密接触的表面可能没有得到充分的处理。应通过蒸汽高压灭菌器对器械包进行灭菌。虽然其他灭菌方法，例如气体、干热和化学灭菌，在理论上是可行的，但这些方法通常不太可靠并且皮肤外科医师不经常使用。应定期对高压灭菌器进行测试，以确保充分灭菌。

　　通过适当的维护，许多手术器械可以持续至外科医师的整个职业生涯。剪刀可以由制造商或提供现场服务的公司来维护保修。持针器、剪刀和镊子中的碳化钨嵌件可以更换。刚性器械可用醋和水的溶液润滑或清除矿质沉积物。

皮肤外科手术的基本器械装置

- 刀柄
- 持针器
- 线剪
- 组织剪（经常使用眼科剪）
- 镊子（经常使用有齿及带有平台的 Adson 镊）
- 拉钩（可选）
- 止血钳（可选）

外科器械包

器械可以单独包装和灭菌，以便每个外科手术包选择合适的器械。然而，大多数外科医师发现将多个器械组装在一起更方便，最基本的手术用具包括手术刀柄、持针器、剪刀和镊子。可根据需要添加其他器械。

皮肤外科医师在外科手术包准备方面各不相同。有些外科医师可能倾向于所有手术病例用单一手术包，而有些外科医师使用 2 种类型的手术包（面部和四肢），还有一些使用 3 种类型的手术包（面部、躯干和四肢）。典型的外科手术用具包括手术刀柄，持针器，带有打结平台的组织钳，组织剪（眼整形剪，眼科剪或两者都有），皮肤拉钩，止血钳，缝线切割剪刀和手术纱布。其他特殊器械单独包装并且可在手术室获取。

总结

在皮肤科手术中选择合适的手术器械对于提供高质量、安全和有效的护理至关重要。本章仅作为大量可用器械选择的指南。个体选择可以根据要进行的手术范围，外科医师个人的专业知识和偏好以及经济条件来决定。购买最高质量的器械并正确维护，应该能够提供长期有效的器械。

最后，在选择器械时，实践经验是不可替代的。没有两位外科医师的手或技术是完全相同的。器械的形状、大小和平衡性也有很大差异。外科医师应该在外科会议上或与经销商代表对器械选择进行一系列处理和检查。在手术室配备齐全之前，个人可以购买和试用器械。通过实验和经验，应该可以找到舒适、有效的器械。

参考文献

1. Bernstein G. Choosing the correct surgical instruments. Adv Dermatol. 1995;10:245–283.
2. Bhatia AC, Taneja A. Surgical instruments. In: Vidimos AT, Ammirati CT, Poblete-Lopez C, eds. Dermatologic Surgery. Philadelphia, PA: Saunders-Elsevier; 2009: 59–71.
3. Grande DJ, Neuburg M. Instrumentation in dermatologic surgery. J Dermatol Surg Oncol. 1989;15:288–297.
4 Melissa BA, Joseph AK. Instruments and materials. In: Robinson JK, Hanke WC, Sengelman R, Siegle D, eds. Surgery of the Skin. London: Elsevier- Mosby; 2005: 59–66.
5. Neuberg M. Instrumentation in dermatologic surgery. Semin Dermatol. 1994;13:10–19.
6. Olhoffer IH, Goldman G, Leffell DJ. Wound closure materials and instruments. In: Bolognia JL, Jorizzo JL, Rapini RP, eds. Dermatology. London: Mosby; 2003: 2248–2252.
7. Raza SL, Sengelman RD. Instrumentation and sutures. In: Snow SN, Mikhail GR, eds. Mohs Micrographic Surgery. Madison, WI: University of Wisconsin Press; 2004:33–42.
8. Sebben JS. Sterile technique and the prevention of wound infection in office surgery—part I. J Dermatol Surg Oncol. 1988;14:1364–1371.
9. Watt AM, Patkin M, Sinnott MJ, Black RJ, Maddern GJ. Scalpel safety in the operative setting: a systematic review. Surgery. 2010;147:98–106.
10. Weber LA. The surgical tray. Dermatol Clin. 1998;16: 17–24.

第 6 章　缝合材料和针

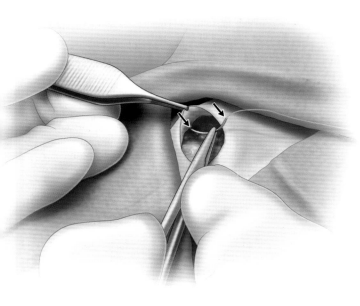

原著者　Jonathan Kantor

翻　译　秦国敬　党宁宁

审　校　孙　楠　马立娟

概要

- 在过去的几十年里，缝合材料有了显著的改善。
- 在促进理想的手术效果方面，针可能与缝合材料一样重要，也可能比缝合材料更重要。
- 请记住，缝合品牌之间最大的区别在于针的质量，而不是缝合材料本身。
- 打结时，应注意打一个牢固的结，不要使皮下留有空腔。

初学者贴士

- 大部分用于皮肤和软组织重建的反角针，直径为 3/8 圆。

专家贴士

- 用于鼻孔闭合的半圆形 P-2 针是一种三角针，在曲线内侧具有尖锐边缘，可以用于鼻部重建，而反向三角缝合针的表面外侧边缘可能会割伤薄的萎缩性真皮。
- 由于切割针和反向切割针具有三角形尖端，因此切割端的方向由盒上的三角形是向上（切割）还是向下（反向切割）来指示。
- 为了最大限度地降低针刺伤的风险，可以从左手拇指和示指之间抓取 6~10cm 的缝合线，使针从手下方落下。由于针头可以自由悬挂并且没有张力，因此几乎没有针刺伤的可能性。
- 注意缝合技术，再加上选择足够大的针进行缝合，可能对优化手术效果有很大的帮助。

切记！

- 任何缝合线（包括可吸收缝合线）都可用于经皮缝合，也可在包埋和表皮缝合中使用单纯缝合。

陷阱和注意事项

- 持针器锁定的机制是轻轻按压就足以握持住针，实际上过度向下扳动持针器将导致锁定机制松动，导致无意中缝合针滑动。
- 新手皮肤科医师遇到的最常见的错误是使用的针对于给定的解剖位置来说太小，或者采用的技术不能够使针在组织中自然流畅地穿过。
- 当缝合深伤口时，通常需要尽可能地将缝合线紧紧地拉在一起，并用一个稳定的结固定。对于经表皮缝合，由于缝线放置的目的是伤口边缘对合，因此必须在伤口表面施加最小的必要张力；过度拉紧这些缝线将直接导致组织坏死，并形成勒痕。

引言

在过去的几十年里，缝合材料有了显著的改善。在3000年前，缝合材料由易加工的植物或动物材料黏附在骨头或金属上组成。在中世纪，引入了由绵羊肠制成的缝合材料，并且在1906年首次使用无菌肠线。在20世纪中后期，化学和制造方面的发展生产出第一条合成缝合线。过去几十年来，铆接针的使用提高了患者和外科医师的安全性，同时提高了手术效率。

针

有多种缝合材料可供选择，这些材料具有不同的可操控性、组织反应性、吸收特性和成本。虽然缝合材料备受关注，在促进理想的手术效果方面，针和缝合材料本身一样重要或者更重要。针因制造商甚至缝线材料而异，并且使用最合适的针头来完成手术是至关重要的。如果他们的器械或针头选择不当，即使是最优秀的外科医师也不会达到理想的手术效果。

用于皮肤和软组织重建的大多数针直径为3/8圆，并且用于皮肤和软组织重建的大多数针头本质上是反角针（图6-1）。但是，相对于这项规则有一些重要的例外情况。例如，用于鼻孔闭合的半圆形P-2针是一种三角针，在曲线内侧具有尖锐边缘，可以用于鼻部重建，而反向三角缝合针的表面外侧边缘可能会割伤薄的萎缩性真皮。

尽管许多其他公司生产高质量的产品，但用于皮肤手术的两大缝合材料制造商是Ethicon（爱惜康）和Covidien（柯惠）。虽然缝合线的大小受USP指南的控制（零的数量越大，缝合线越小），但针的大小和配置在很大程度上是专有的。因此，外科医师必须对不同制造商的不同针头尺寸和配置有很好的了解。缝合材料包装包括针的横截面图像，允许公司之间进行比较。值得注意的是，Covidien并不（除了在其网站上）将其

任何一根针称为反向切割；相反，他们将切割针标记为常规切割，将反向切割针标记为切割。这些区别在选择缝合线时很重要，而且许多缝合线和针仅有有限的排列组合。由于切割和反向切割针有一个三角形尖端，切割端的方向由盒子上的三角形是指向上（切割）还是向下（反向切割）来指示。

用于制造针本身的材料在制造商之间也有很大差异，专有合金用于最大化强度和耐用性。虽然最常用于皮肤和软组织重建的是Ethicon和Covidien产品，但还有许多其他信誉良好的公司制造缝合材料，同时个人偏好可能差异很大。

缝合材料

虽然针对外科手术的便利性和效率具有重大影响，但缝合材料的选择也有可能显著影响伤口的闭合。任何缝合线（包括可吸收缝合线）都可用于经皮缝合，也可在包埋和表皮缝合使用单纯缝合。

通常讨论许多缝合材料的特征，包括可操控性、记忆性、柔韧性、结牢固性、组织反应性等。虽然不同缝合材料的可操控性之间存在细微差别，但现在大多数都是从实用范围内进行选择。例如，丝线的可操控性明显优于尼龙线，即使尼龙线的可操控性也很好。同样，某些物质，如肠线，可能具有很高的组织反应性，但更常用的线材，如铬肠线和快速吸收肠线，不会导致严重的炎症反应，从而在大多数情况下产生显著的临床差异。在大多数情况下，单股缝合线会减少组织阻力，而编织缝合线提供了良好的可操控性和结牢固性，因此对于间断包埋缝合很有用。随着材料的改进，它们的区别现在可能更多地与缝合技术有关，而不是与缝合材料的选择有关（表6-1）。

可吸收缝合线

Vicryl（聚乳酸910）

Vicryl（薇乔）是皮肤和软组织重建中最常用的缝合材料之一。它是一种编织的涂层缝合材料，可保持约3周的抗张强度，并在3个月内完全吸收。它具有出色的可控性和中等的组织反应性。最近，开发了一种吸收速度更快的变种Vicryl Rapide，它在2周内完全失去强度，并且当不需要去除缝合线时可以看作是快速吸收肠线的替代品。现在市场上也有抗菌涂层的产品（表6-2）。

可吸收性合成缝合线（乙交酯/丙交酯聚合物）

这是一种编织的可吸收缝合线，类似于Vicryl。与Vicryl相比，它提供了类似的可操控性和结稳定性，同时表面上提供了略微改善的初始拉伸强度。其吸收特

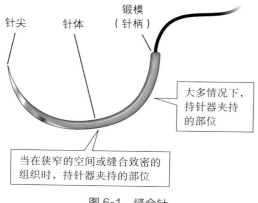

针尖　针体　锻模（针柄）

大多情况下，持针器夹持的部位

当在狭窄的空间或缝合致密的组织时，持针器夹持的部位

图6-1　缝合针

表 6-1　皮肤软组织重建中常用的缝合材料

缝合材料名称	构造	可控性	组织反应性	抗张强度半衰期	完全吸收的时间
可吸收缝合线					
Vicryl（聚乳酸 910）	编织，涂层	非常好	中等	21 天	75 天
Polysorb（乙交酯／丙交酯聚合物）	编织，涂层	非常好	中等	21 天	75 天
Monocryl（聚丙烯腈）	单股	非常好	中等	7 天	60 天
Maxon（聚葡糖酸酯）	单股	非常好	中等	21 天	6 个月
PDS I/II（聚二噁烷酮）	单股	好	中等	30 天	6 个月
Biosyn（Glycomer 631）	单股	非常好	中等	21 天	60 天
Caprosyn（聚乙二酮 6211）	单股	非常好	中等	7 天	60 天
肠线	编织	非常好	高	普通肠线：7 天 铬化肠线：10 天 快吸收肠线：5 天	普通肠线：70 天 铬化肠线：84 天 快吸收肠线：35 天
Vicryl Rapide（快薇乔）	编织，涂层	非常好	中等	5 天	42 天
Velosorb 快速编织可吸收缝合线	编织	非常好	中等	5 天	42 天
不可吸收缝合线					
单股尼龙线	单股	非常好	低		
Prolene，Surgipro（聚丙烯）	单股	好	低		
Novafil（聚丁烯酯）	单股	非常好	低		
丝线	编织	非常出色	中等		

表 6-2　常用缝合材料 Ethicon（爱惜康）和 Covidien（柯惠）的比较

Ethicon	Covidien	应用
Vicryl（薇乔）	Polysorb	包埋缝线的标准
Vicryl Rapide	Velosorb Fast	快速吸收肠线的替代；非常适合皮肤移植，或者当不能拆线时
Monocryl（单乔）	Biosyn	包埋缝线的单股替代品；丢失速度快于 Vicryl/Polysorb
PDS I/II	Maxon	包埋缝合线的单股替代品；支持持续时间比 Vicryl/Polysorb 长
Prolene（聚丙烯）	Surgipro I/II	光滑的单股不可吸收缝线；如果计划拆线，则是皮下缝线的最佳选择
Ethilon	Monosof	用于近表皮的标准不可吸收单股尼龙缝合线

此表并不意味着等效性；旨在概述在皮肤和软组织重建方面大致等效的缝合材料。

性与 Vicryl 类似。Velosorb Fast（快速编织可吸收缝合线）也被开发为 Vicryl Rapide（快薇乔）的替代品。

Monocryl（聚丙烯腈）

Monocryl（单乔），通常被视为 Vicryl 的单股替代品，是另一种流行的缝合材料。它比 Vicryl 贵，对单股缝合具有优异的可操控性，并且在不到 1 个月内失去其抗张强度，尽管完全吸收需要 3 个月到数月。与 Vicryl 一样，现在也有抗菌涂层的产品。

Maxon（聚葡糖酸酯）

Maxon 是一种持久的单股可吸收缝合线；虽然它在 3 周后已经失去一定的抗张强度，但是缝合材料需要 6 个月或更长时间才能被完全吸收，因此如果需要长期保持抗张强度的情况下，这是一个很好的选择。它具有良好的可操控性，但是如果使用染色的缝合材料则应该考虑吸收时间较缓慢，因为如果缝合线放置皮下是可以看见的。

PDS（聚二噁烷酮）

PDS Ⅰ和Ⅱ是非常持久的单股可吸收缝合线。当需要保持长期抗张强度时，它们是很有用的。PDS Ⅱ是作为 PDS Ⅰ的一种更好的可控性替代品被开发的，后者因其并不理想的可操控性而受到批评。它可以长时间保持抗张强度，5 周时保持 50% 的抗张强度，吸收可能需要 6 个月以上。

Biosyn（Glycomer 631）

Biosyn 是另一种单股可吸收缝合线。它具有非常好的可操控性和出色的初始拉伸强度。它的抗张强度至少能保持 3 周，需要 4 个月才能完全吸收。如果 Biosyn 用于表面缝合，则最好使用未染色的型号。

Caprosyn（Polyglytone 6211）

Caprosyn 是一种快吸收单股缝合线，常被看作单乔的替代品。它在 8 周内完全吸收，而在术后 7～10 天内保持抗拉强度。因此，它适用于低张力闭合，如在面部切口闭合时，这类快速崩解的缝线材料更具优势。

肠线

普通肠线来源自牛或绵羊肠，因此通过酶而降解，而不是分解合成的可吸收缝合线。铬化肠线是一种持久的肠线，而快速吸收的肠线经过热处理以加速吸收。在缝合线不能移除的情况下，快速吸收的肠线通过经皮缝合可能有助于闭合伤口边缘。与其他可吸收缝合线相比，肠线确实会导致更多的组织反应，并且在多次穿过组织后有破裂的倾向。

不可吸收缝合线

尼龙线

这是一种经常使用的不可吸收缝合线，并且提供最小的组织反应性以及非常好的可操作性。虽然对于大多数伤口闭合来说是一个非常好的选择，但它不像聚丙烯那样平滑地穿过组织，因此如果用不可吸收缝合线进行皮下缝合，后者将是首选。尼龙可以是编织的，也可以是单股的；虽然单股尼龙具有较好的组织滑行特性，但前者可控性会略微好一些。

聚丙烯（Prolene，Surgipro）

这是一种反应最小的缝合线，能够顺畅地穿过组织。它确实有相当强的记忆性，因此使用它可能比使用尼龙线稍微困难一些。尽管它是皮下缝合不可吸收缝合线一个很好的选择，但在打结时需要增加打结个数。

聚丁烯酯（Novafil）

这是一个非常好的可操控性缝合材料，也提供了显著的弹性。虽然不像其他材料那样广泛使用，但它具有良好的柔韧性，而弹性可能有助于预期会出现严重创面水肿的区域，因为它将适应组织肿胀，同时保持创面边缘对合。

丝线

这是不可吸收缝合线中反应性最强的一种。然而，它也是缝合材料可操控性的黄金标准。它的天然柔软性使其可用于沿口唇伤口闭合，而合成缝合线在唇部则可能会刺穿脆弱的组织。然而，它的反应性使得它在大多数其他外科手术部位的日常应用中变得不那么有用。

手术打结

皮肤和软组织重建中的大多数手术结都是用器械固定打结。这通常是最快的方法，并且也减少了缝合材料浪费。在皮肤手术和重建中很少使用单手或双手打结。

经表皮缝合（将缝线拉得太紧可能导致坏死）与包埋缝合（缝合的目的是直接对合相对的真皮、肌肉或筋膜结构）之间打结的区别非常重要。当缝合深伤口时，通常需要尽可能地将缝合线紧紧地拉在一起，并用一个稳定的结固定。对于经表皮缝合，由于缝线放置的目的是伤口边缘对合，因此必须在伤口表面施加最小的必要张力；过度拉紧这些缝线将直接导致组织坏死，并形成勒痕。事实上，虽然真皮缝合应尽可能紧密，但应尽可能以最小的张力固定经表皮缝线。而且，通过第一次和第二次打结之间的松弛度，可以额外来预防组织水肿。

一般来说，大多数手术结都是方形结（因此两个拉线方向相反）将结锁定到位。有时，奶奶结（不整齐的双环结）是可以的，因为前两个拉线方向相同，这使缝合线被扣紧和收紧。然而，重要的是要跟奶奶结朝相反的方向拉，这样一旦结到位，它就被固定住，不能滑动。

每个线圈是半个结，即两股完全扭转。因此，为了固定一个结，根据定义，至少需要 2 个线圈，并且出于实际目的，大多数编织缝线使用 3 个线圈，而对于有较高的结滑风险的甚至需要使用 4 个线圈。

放置缝合线后，开始器械缝合时，必须用非主导手抓住缝合线的前端。为了最大限度地降低针刺伤的风险，可以从左手拇指和示指之间抓取 6~10cm 的缝合线，使针从手下方落下。由于针头可以自由悬挂而且没有张力，因此几乎没有针刺伤的可能性（图 6-2）。

多余的缝合材料可以用手腕轻轻转动缠绕在非优势手上。一些外科医师更喜欢用非优势手握住针头（图 6-3）。回想一下，当进行包埋缝合时，缝合线的前缘和

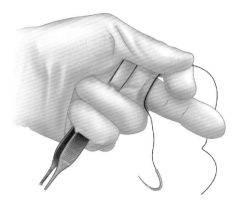

图 6-2　在打结期间抓住缝合线；如果需要，缝合线可以绕左手环绕。请注意，针头可以没有张力的自由悬挂

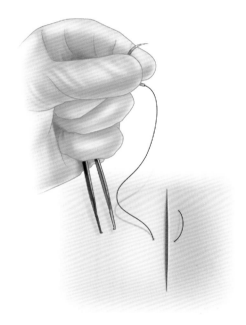

图 6-3　在打结时抓住针

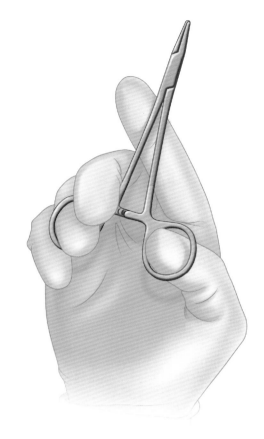

图 6-4　持针器基本的抓握位置，拇指和环指在环中

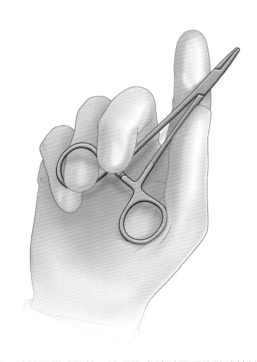

图 6-5　持针器掌式握持。这是许多外科医师的默认持针器握持位置。环指可略微放在环的内侧

后缘应在开始打结之前位于新创建的环的同一侧。

持针器锁定的机制是轻轻按压就足以握持住针，实际上过度向下扳动针驱动器将导致锁定机制松动，导致无意中缝合针滑动。持针器可以用手掌握住，通过从大鱼际隆起处轻轻按压锁定或释放，也可以用拇指和环指握住（图 6-4 至图 6-9）。当采用细针进行精细地面部缝合时，可以用拇指（第 1 指）和第 2 指握住持针器体部，并在皮肤上精细缝合。

当用持针器抓住针体时，默认位置是用持针器的末端垂直于针体抓住针，距离缝合线粘合到针的针柄（锻模）大约 1/3。当首次持针时，可以通过轻轻按压持针器略微打开钳口垂直于针，并且轻压闭合持针器。对于狭窄空间中的缝合，可将针向中间或甚至稍微向远端抓住，以使针放置的弧相对较浅，而对于其他缝合，例如皮下缝合技术，针相对于持针器的钳口可保持一定的角度。

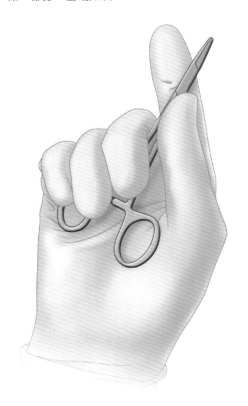

图 6-6 在环中没有手指的情况下掌中握持针器

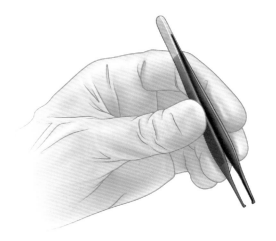

图 6-8 用镊子处理组织或针

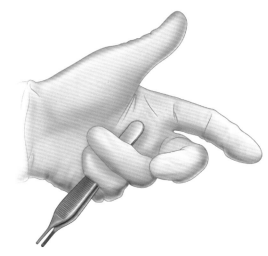

图 6-9 用手掌夹住镊子，松开手指，抓住缝合线，打结

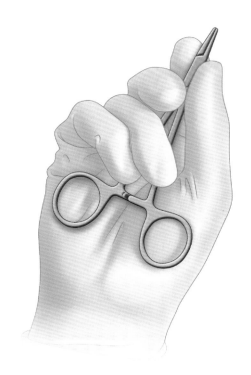

图 6-7 精细缝合时持针器握持位置

使用不可吸收缝合线进行器械缝合技术：
(1) 将缝合材料的前端夹在大拇指和左手示指之间，距离针柄约6cm。持针器被带到缝合线的前后两股线之间，并且缝合线的前端围绕持针器缠绕两次。应该是持针器围绕缝合线来完成，而不是缝合线围绕针驱动器，因为这样能更加精确，动作更简洁。
(2) 然后持针器抓住缝合线的尾端。
(3) 双手向相反方向拉动，垂直于切开的伤口边缘，使右手向左移动（缝合线的前端开始），左手向右移动(尾端向后移动)。这形成一个外科结，可以防止滑动。
(4) 持针器松开缝合线的尾端，然后于缝合线的两端之间从内侧带动持针器，并且缝合线的前端围绕持针器缠绕一次。
(5) 双手再次向相反方向移动，右手向右移动，左手向左移动。线结就被锁死了。
(6) 对于第3次（通常是最后一次）打结，需要重复步骤（1）到（3）。如有必要，可增加打结个数（图 6-10 至图 6-17）。

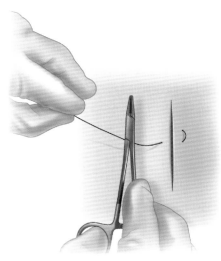

图 6-10 不可吸收缝合线的器械缝合。第 1 步：在缝合线的前后两股线之间插入持针器

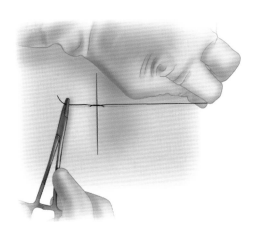

图 6-13 第 4 步：缝合线的两端向相反的方向拉，垂直于伤口，使结平整

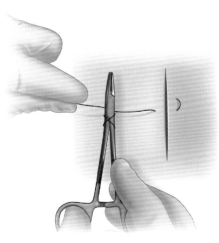

图 6-11 第 2 步：持针器绕缝合线旋转两次

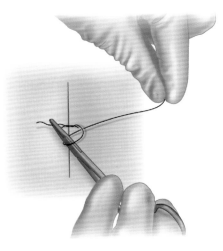

图 6-14 第 5 步：再次将持针器带到缝合线两端之间，将缝合材料的前端缠绕在持针器上一次，抓住尾部

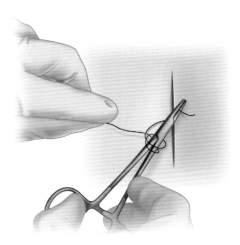

图 6-12 第 3 步：然后用持针器抓住缝合线的尾部

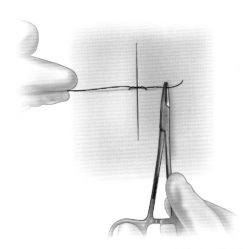

图 6-15 第 6 步：缝合线的两端再次被拉开，现在朝着与前一次相反的方向移动，再次垂直于伤口边缘

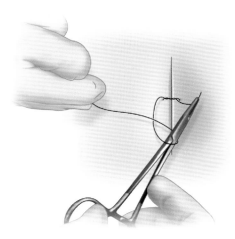

图 6-16　第 7 步：第三次时，再次重复操作，将持针器置于两股线之间，持针器将缝合线的前端缠绕一次，抓住尾端

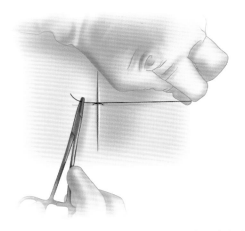

图 6-17　第 8 步：然后将手向相反方向拉，拉紧缝合线并固定绳结。对于大多数编织缝合材料，3 个结已经足够，而对于一些单股缝合线，可以打 4 个结

包埋式皮下器械缝合技术：

（1）将缝合材料的前端夹在拇指和左手示指之间，距离针柄约 6cm。持针器被带到缝合线的前后两股线之间，并且缝合线的前端围绕针驱动器缠绕两次。应该是持针器围绕缝合线来完成，而不是缝合线围绕针驱动器，因为这样能更加精确、动作更简洁。

（2）然后持针器抓住缝合线的尾端。

（3）双手以相反的方向拉动，平行于切开的伤口边缘，使右手朝缝合线前端开始的方向移动，左手朝缝合线后端开始的方向移动。这应该形成了一个外科结，防止出现滑结。

（4）持针器松开缝合线的尾端，然后将持针器从缝线两端之间的内侧带出，并且缝合线的前端围绕持针器缠绕一次。

（5）手再次沿与伤口平行的相反方向移动，使得右手朝引导线开始的方向上移动，而左手朝尾随线开始的方向上移动。线结就被锁死了。

（6）对于第三次（通常是最后一次）打结，需要重复步骤（1）到（3）。如有必要，可增加打结个数（图 6-18～图 6-25）。

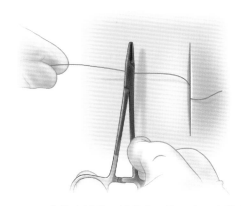

图 6-18　可吸收缝合线的器械缝合。第 1 步：在缝合线的前后两股线之间插入持针器

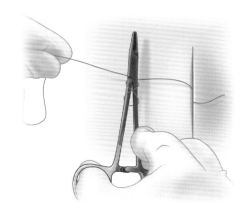

图 6-19　第 2 步：持针器绕缝合线旋转 2 次

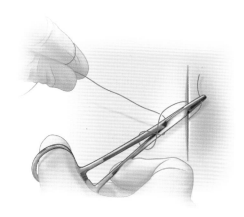

图 6-20　第 3 步：然后用持针器抓住缝合线的尾部

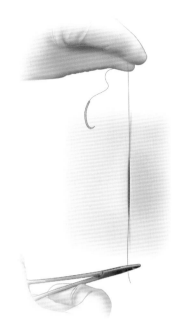

图 6-21　第 4 步：缝合线的两端向相反的方向拉，与伤口平行，使结平整

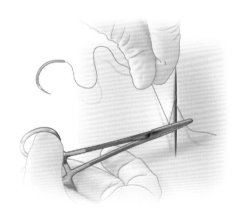

图 6-22　第 5 步：再次将持针器带到缝合线两端之间，将缝合线的前端缠绕在持针器上一次，抓住尾部

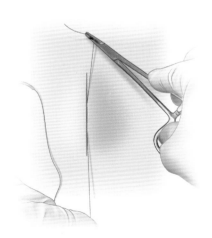

图 6-23　第 6 步：缝合线的两端再次被拉开，朝着与前一次相反的方向移动，再次平行于伤口边缘

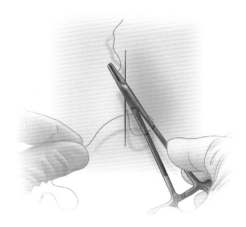

图 6-24　第 7 步：第 3 次打结时，再次重复，将持针器置于两股线之间，持针器将缝合线的前端缠绕一次，抓住尾端

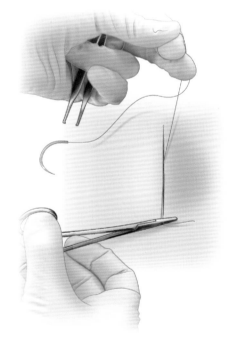

图 6-25　第 8 步：双手向相反方向拉，与伤口轴线平行，拉紧缝合线并固定绳结。对于大多数编织缝合材料来说，3 个结足够，而对于某些单股缝合线，可以增加到 4 个结

对于单股缝合材料，可吸收缝合线通常在打结处（对于编织缝合材料）或带有 1～2mm 缝合线尾部进行修剪。不可吸收缝合线通常留有 3～6mm 的尾部，这取决于外科医师的喜好、缝合线材料的尺寸和解剖位置。

当用不可吸收的缝合线打结时，如果伤口表面只需要最小张力，这时需要在第一个外科结和正结间留有空隙。第一个结是外科结，第二个结不要拉紧来固定住外科结，而是在外科结和随后结之间留出 1～2mm 的空间。以便组织水肿时，不会导致缝合线过度收缩伤口边缘（表 6-3）。

表 6-3 Ethicon（爱惜康）和 Covidien（柯惠）常用反三角缝合针的比较

Ethicon（爱惜康）	Covidien（柯惠）
P-1	P-10
P-3	P-13
PS-1	P-14
PS-2	P-12
CP-2	GS-10
FS-1	C-14
FS-2	C-13
P-2	P-21

比较并不意味着等效性，因为公司内部和公司之间的合金和表面处理质量会有所不同。除 P-2 和 P-21 为 1/2 圆外，其余均为直径 3/8 圆。

总结

长期以来，人们对缝合材料的各种特性给予了很大关注，如记忆性和可操控性，尽管大多数现代缝合材料的使用非常简单，这些差异很大程度上成为了个人品位和偏好的问题。优质的缝合材料用于优质的针上，可以满足皮肤外科日常的缝合。一般来说，选择针和缝合材料尺寸，而不是缝合材料本身，可能更有助于个体手术的成功。新手皮肤科医师遇到的最常见的错误是使用的针对于给定的解剖位置来说太小，或者采用的技术不能够使针在组织中自然流畅地穿过。因此，对技术的关注，再加上选择足够大的针进行缝合，可能对优化手术效果有很大的帮助。

第 7 章　抗生素：术前和术后注意事项

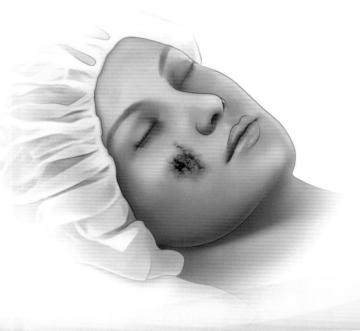

原著者　Allen F. Shih
　　　　Jonathan Kantor

翻　译　秦国敬　党宁宁
审　校　马兰兰　马立娟

概要

- 皮肤手术后的感染率在 1% ~ 4%。
- 在过去几十年中，皮肤外科手术中的抗生素使用已显著下降，一些研究表明伤口感染的概率低，加上广泛使用抗生素的个人和社会风险，使得常规的围术期抗生素的常规处方不再是治疗的标准。

初学者贴士

- 术后感染的鉴别诊断包括刺激性或变态反应性接触性皮炎，缝合反应、缝合脓肿，填充物反应（如果相关），炎性软骨炎。
- 特别是当局部使用抗生素或黏合剂或者涉及的区域是规则的几何形状时，应考虑接触性皮炎。

专家贴士

- 感染的危险因素包括患者因素、手术因素和手术部位因素。
- 一项研究表明，Mohs 显微手术病例中局部切口内注射克林霉素的研究具有统计学意义；该溶液的制备方法是将 0.15ml 克林霉素（150mg/ml）加入含有肾上腺素（1∶100 000）和利多卡因（1%）的 50ml 瓶中，别忘了加入碳酸氢钠缓冲液（5ml 8.4% 的溶液）。

切记！

- 头孢氨苄或双氯西林可用作唇部或耳朵的楔形切口、鼻部皮瓣和移植物时的预防用药。
- 克拉霉素、左氧氟沙星、TMP-SMX、甲硝唑和环丙沙星与服用磺酰脲类药物的糖尿病患者发生低血糖风险的相关性较高。

陷阱和注意事项

- 虽然通常在手术前 1 小时使用抗生素，但关于预防性使用抗生素的时间是否会影响 SSI 风险的数据尚不清楚。
- 鉴于华法林和磺脲类药物在接受皮肤外科手术的患者人群中的使用率很高，应该极其谨慎地系统性使用抗生素，并着眼于尽量减少药物与药物之间的相互作用的风险。

患者教育要点

- 没有严格的研究表明，使用任何单一的局部抗生素制剂具有显著的统计学意义。因此，美国皮肤病学会已经发出警告，作为明智选择的一部分不要在清洁外科手术后常规使用局部抗生素。
- 患者经常要求围术期使用抗生素，前提是这些抗生素会降低感染的风险。因此，适当的教育对于劝导患者放弃这种做法并提高他们的舒适度是有价值的。
- 向患者解释刷牙后比手术后更容易发生菌血症可能会有帮助。

引言

在过去几十年中，抗生素在皮肤外科手术中的使用显著减少，因为研究表明伤口感染的低概率，加上与广泛使用抗生素相关的个人和社会风险，围术期常规使用抗生素已经不再是治疗标准。皮肤科外科医师必须了解抗生素选择细微差别，不仅要指导临床患者管理，还要从容地向患者解释为什么他们会或不会受益于在围术期使用抗生素。对于一名焦虑的患者往往可以通过提供一个合理的解释，来解释外科医师拒绝患者建议的抗生素处方决定的科学依据，从而使患者很容易平静下来。因此，了解科学文献和社会层面上抗生素使用的建议对于患者的护理和患者的平静都是有用的。

流行病学

根据手术类型和感染风险因素的不同，皮肤手术后的感染率可能在 1% ~ 4%。Mohs 显微外科手术、切除术，全面部 CO_2 点阵和皮瓣修复术后的感染为 0.7%~3%；这些数字通常随着外科手术复杂性的增加而增加（表7-1）。据报道，没有预防性使用抗生素的莫氏手术感染率低于 1%。根据解剖部位和患者风险因素，外生殖器、耳或下肢修复的感染率存在显著差异，或与其他危险因素（如糖尿病）相关的感染风险增加。

尽管感染发生率很低，但一旦发生感染，手术部位的感染（SSI）可导致严重的并发症。在皮肤科手术中，仅有 0.02% 的病例发生严重不良事件。尽管在手术后30 天内非卧床手术中心因 SSIs 引起的术后急诊就诊率约为 0.5%。此外，发展中国家的皮肤外科手术感染率可能高出几倍，因为在资源有限的环境中整体医疗相关感染的负担比发达国家的感染率高 3 倍。

手术部位感染——临床特征和诊断

SSIs 虽然通常较轻，但可能导致严重的并发症，包括细菌性心内膜炎和人工关节感染。根据疾病控制和预防中心（CDC）的定义，SSIs 是在手术后 30 天内发生的感染，仅涉及切口处的皮肤和皮下组织，并且包括以下四个标准之一：切口部位的脓性引流；无菌标本的检测为阳性；存在疼痛或压痛，局部肿胀，红斑或发热；或由医师诊断 SSI（表 7-2）。SSI 通常发生在手术后的前 2 周。

SSI 的表现与其他情况相似，鉴别诊断可能包括刺激性或过敏性接触性皮炎，缝线反应，缝合脓肿，填充反应（如果相关）和炎性软骨炎。当局部使用抗生素或黏合剂时，或者当涉及的区域是几何图案时，应当特别

表 7-1 皮肤病手术感染的发生率

手术方法	总感染率（%）
Mohs 显微外科手术	0.7~2.3
切除术	1.9~2.3
全面部 CO_2 点阵	1.1~7.6
皮瓣修复术	3

Data from Shurman DL, Benedetto AV: Antimicrobials in dermatologic surgery: facts and controversies, Clin Dermatol. 2010 Sep-Oct; 28(5): 505-510.

表 7-2 来自 CDC 的浅表切口手术部位感染定义

浅表切口手术部位感染（SSI）

手术后 30 天内（第 1 天 = 手术日期）

仅涉及切口的皮肤和皮下组织

以下之一：

1. 浅表切口的脓性分泌
2. 用于临床诊断或治疗的无菌条件下获得的标本微生物测试阳性（培养或非培养测试）
3. 不是由外科医师和基于培养或非培养的测试故意打开的浅表切口

和

至少下列之一：疼痛或压痛；局部肿胀；红斑；皮温增高

4. 由外科医师或主治医师对浅表切口 SSI 的诊断

Reproduced with permission from Centers for Disease Control and Prevention (CDC). https://www.cdc.gov/nhsn/pdfs/pscmanual/9pscssicurrent.pdf.

考虑接触性皮炎。缝合线刺激可导致缝线肉芽肿、缝线脓肿的形成，实质上是引起局部炎症的异物反应。然而，缝线肉芽肿培养是阴性的并且仅发生在缝合材料本身及周围区域。如果使用填充材料，则这些异物发生炎症反应会产生肿胀、红斑、颜色变化。填充物引起的并发症包括真皮结节、脓肿或迟发性超敏反应，表现为红斑性皮下结节。患者详细的病史可以解释先前软组织增大的原因，尽管患者可能不会对未经批准的填充物有所了解。活检可以提供明确的诊断。最后，在涉及软骨的外科病例中，软骨炎可以类似于 SSI 的疼痛、压痛和红斑，尽管其培养是阴性的。这是一种相当普遍的现象，因为在一项研究中，Mohs 重建术后炎性软骨炎的发病率约为 5.6%。化脓性软骨炎是一种涉及软骨液化性坏死（特别是涉及耳）的毁容性疾病，可以通过围术期使用抗生素（如环丙沙星）来预防。

延迟反会提高涉及生物膜感染的可能性，特别是在涉及填充物术后。生物膜是由黏附在表面上的细菌菌落产生的聚合物结构。这些自我保护膜可以通过改变局部微环境和采用保护性信号通路来阻止正常的免疫系统反

应并降低对抗生素的敏感性。美国国家卫生研究院估计，高达 80% 的人类细菌感染总体上与生物膜有关。生物膜与特定细菌有关，包括表皮葡萄球菌、铜绿假单胞菌、金黄色葡萄球菌和大肠埃希菌。由于缺乏及时的抗生素治疗和不适当使用类固醇和 NSAIDs，细菌会形成生物膜。这些生物膜的培养通常是阴性的，需要进一步研究针对细菌 DNA 的荧光原位杂交（FISH）。

伤口分类和感染风险

根据伤口的污染程度和炎症程度，可将伤口分为四类：Ⅰ类、Ⅱ类、Ⅲ类和Ⅳ类（表 7-3）。在手术无菌条件下，清洁和未感染的伤口显示出低于 5% 的感染风险且不需要使用抗生素。Ⅱ类伤口是清洁污染的，包括通过二次愈合的伤口，约有 10% 的 SSI 风险。Ⅲ类伤口是受污染的非创伤性伤口，感染风险增加 20%~30%，需要抗生素。Ⅳ类伤口感染包括具有化脓性炎症或存在异物的伤口，据报道其具有 30%~40% 的感染风险并且需要使用抗生素。因此，几乎所有皮肤科手术伤口都是Ⅰ级伤口。

感染的风险因素

许多风险因素影响患者术后发生 SSI 的可能性（表 7-4）。这些风险因素可以分为患者因素、手术因素和手术部位因素。患者因素包括营养不良、免疫抑制、某些合并症的存在、并发感染和吸毒。自身免疫性疾病如类风湿关节炎、系统性红斑狼疮、药物或辐射诱导的免疫抑制可增加发生术后感染的可能性。并发炎症和其他地方的感染也可能增加感染的风险，并且非急性皮肤科手术应该被推迟，直到这些感染因素得到解决。增加 SSI 发病率的合并症包括慢性肾病、外周血管疾病和肥胖。尽管老年人合并症的患病率增加可能是一个混杂因素，但患者年龄增加与皮肤外科手术后感染风险增加独立相关。虽然控制良好的糖尿病不会导致伤口感染的风险增加，但控制不佳的糖尿病会导致葡萄糖水平异常，从而增加伤口感染的风险。吸烟与术后并发症的发生率较高

表 7-4　SSI 的风险因素

患者	手术技术	手术部位
营养状况	复杂性（移植物、皮瓣、楔形切除）	耳部
免疫抑制	出血	腹股沟
并发感染	持续时间更长	腋下
吸毒	多个阶段	下肢
吸烟	组织处理不良	鼻部
自身免疫性疾病	仪器处理	
辐射		
肾病		
周围血管疾病		
肥胖		
血糖控制不佳的糖尿病		
高龄		

有关，如伤口裂开，皮瓣或移植物坏死，愈合时间延长和感染。吸烟者和服用皮质类固醇的患者在活组织检查后发生伤口并发症的频率更高。

手术风险因素包括手术复杂程度高、出血可能性较大、手术技术较差、手术持续时间长、大面积术后手术缺损，以及后续护理不良。出血可导致局部血液汇集，为细菌繁殖创造一个合适的局部环境。很重要的一点是皮肤和皮下缺损通过边缘的紧密接触而最小化，因为切除术后皮下缝合不足与伤口并发症的发生率增加有关。在手术过程中，镊子挤压组织损伤导致局部坏死和继发性感染。此外，当患者在手术区和候诊室之间转移，手术时间的延长，包括 Mohs 手术有时需要进行多个阶段，可能导致手术部位的无菌性降低。手术时间越长，感染率越高，与感染率增加相关，每增加 1 小时手术，风险就会增加 1 倍。手术技术差和器械操作及消毒不当是伤口污染的另外潜在原因。

与简单的手术相比，更复杂的皮肤病手术具有更高的感染率。不涉及黏膜的皮肤的钻孔和削切不需要抗生

表 7-3　Ⅰ、Ⅱ、Ⅲ和Ⅳ类的伤口手术部位感染风险

	Ⅰ 类	Ⅱ 类	Ⅲ 类	Ⅳ 类
标称	清洁	清洁 - 污染	污染	感染
描述	非感染性伤口	进入口腔，腋窝，腹股沟区	急性创伤性非化脓性伤口	化脓性炎症伴坏死，异物
SSI 危险度	<5%	10%	20%~30%	30%~40%
抗生素	不需要	具体问题具体处理	抗生素	抗生素

Data from Rossi AM, Mariwalla K. Prophylactic and empiric use of antibiotics in dermatologic surgery: A review of the literature and practical consideration, Dermatol Surg. 2012 Dec; 38(12): 1898-1921.

素预防。虽然无创激光治疗也不需要预防，激光表面重修和其他在较大规模损伤表皮的手术可导致更大更深的伤口区域。更复杂的手术，如移植、楔形切除和皮瓣都与较高的感染风险相关。虽然手术技术非常重要，但不当的伤口敷料和不充分的术后护理可能是感染的一个原因。尽管存在这些风险因素，但重要的是要记住，皮肤外科手术的整体感染率仍然很低。

手术部位因素是指手术的解剖部位。不同的部位可导致不同程度的免疫防御，并可能与细菌的流行率增加有关。缺乏灌注和充足的血液供应可能使手术部位易于感染。例如，涉及缺乏内在血管供应的耳道软骨手术伤口感染的发生率与其他部位的Mohs手术相比高出4倍。同样，鼻及下肢的次优循环，尤其是外周动脉疾病患者，可能会导致感染风险的增加。由于细菌菌群因解剖位置而异，因此根据手术部位的不同，相同的手术方式可能会有非常不同的感染率。腰部以下区域，腹股沟区域以及皮脂腺和毛发较多的区域的手术部位与感染增加有关。

最大限度降低 SSI 的感染风险

SSI的风险可以通过几个因素来降低。美国国家健康与临床优化研究所（NICE）建议应该告知患者不要去除手术部位的毛发，患者应该在术前淋浴以减少细菌的数量。建议使用一次性刀片的电剪刀而不是剃须刀去除毛发，因为使用剃须刀可能会增加感染风险。但是，必要时需要进行脱毛，最好用剪刀进行脱毛。

在手术前使用聚维酮碘、氯己定或其他手术擦洗液，清洁手术部位。适当的术前准备可以降低手术部位的感染率，但20%的皮肤细菌存在于皮脂腺和毛囊深处，仅通过局部术前准备是不可能创造一个完全无菌的区域。尽管如此，皮肤的外科手术导致的菌血症发生率低于刷牙。手术应尽量缩短时间，因为延长手术时间会增加细菌进入伤口的风险。在手术前，手部也应使用含乙醇（酒精）的洗手液或氯己定（洗必泰）等水性擦洗剂进行清洗。目前的证据表明，含活性成分的乙醇类洗手液和氯己定等水性擦洗剂在预防SSIs方面没有区别，尽管氯己定水性擦洗剂比聚维酮碘能更有效减少手上细菌菌落形成的单位数量。

在皮肤外科手术中，许多手术并不需要真正的无菌技术，并且大多数研究没有显示在使用非无菌手套时感染率在统计学上有任何显著差异。低成本的感染方案，在莫氏手术中取消使用无菌手套、无菌手术衣和无菌半片手术单，可以在不影响感染风险的情况下实施。此外，局部麻醉本身具有抑菌和杀菌作用，有助于防止细菌滋生。

预防性使用抗生素

抗生素的使用应考虑抗生素预防的假定益处以及与抗生素使用相关的风险和成本。除特殊情况外，皮肤科手术不需要预防性使用抗生素。在莫氏手术中，不使用抗生素预防不会增加感染率。

预防性使用抗生素的目标

应用抗生素的目标是降低SSI、血源性关节感染和感染性心内膜炎的风险。感染机制一般是血行播散和真菌血症的发生；免疫活性和未感染皮肤部位的术后菌血症总发生率低于1%。抗生素可能会减少皮肤细菌的数量，但感染风险取决于其他细菌特征，如毒力。重要的是，最新的指南继续缩小适用于预防性抗生素的患者范围。对于皮肤外科医师而言，重要的是要了解新的指南，注意避免抗生素过度使用的风险，并为获益最大的患者保留预防性抗生素。

预防性使用抗生素的风险和成本

抗生素使用成本包括不良事件、药物相互作用、经济负担和社会成本。据估计，在美国，每年有超过140 000次急诊室就诊是由于抗生素的不良反应，主要是因为对青霉素和头孢菌素的变态反应（过敏反应）。

药物相互作用是一个重要的问题，因为许多常用的抗生素可以与其他药物相互作用。例如，某些抗生素可能会略微增加服用磺脲类药物的糖尿病患者的华法林水平或低血糖风险。实际上，克拉霉素、左氧氟沙星、TMP-SMX、甲硝唑和环丙沙星与非相互作用的抗菌药物相比，具有更高的低血糖风险，老年女性的比值比在2和4之间。总体而言，磺胺类药物和克林霉素的急诊室就诊率最高（按门诊处方数计算）。急诊室就诊每门诊每500张处方平均有1次急诊室就诊。由于抗生素对本地细菌菌群有不利影响，长期抗生素治疗会增加获得抗微生物耐药性的风险。因此，不必要地使用抗生素将增加抗生素耐药性。抗生素的经济成本包括患者的货币成本、治疗不良反应的成本，以及购买和服用抗生素的机会成本。

感染性心内膜炎的抗生素预防

抗生素预防可降低患者高危手术部位或涉及黏膜（如牙龈组织或口腔黏膜）的手术中感染性心内膜炎的风险。预防感染性心内膜炎的原因包括患者因素，如人工心脏瓣膜、感染性心内膜炎病史、心脏移植合并瓣膜病、近期使用人工材料或装置修复心脏瓣膜，以及先天性心脏病修复后未修复或残留的缺损（表7-5）。近期假体修复包括术后前6个月在假体材料可能被内皮化之

表 7-5　感染性心内膜炎和关节感染的高风险患者特征

感染性心内膜炎的高风险因素
人工心脏瓣膜
感染性心内膜炎的病史
心脏移植患者有瓣膜病变
在过去 5 个月内使用人工材料或装置进行心脏瓣膜修复的患者
未修复的先天性心脏病
修复先天性心脏缺损伴残留缺损

血源性关节感染的高风险因素
2 年内关节置换术手术
人工关节感染、血友病、糖尿病、HIV、恶性肿瘤、营养不良、免疫抑制病史
RA、SLE 等疾病或药物或辐射诱导的免疫抑制

Data from Rossi AM, Mariwalla K. Prophylactic and empiric use of antibiotics in dermatologic surgery: A review of the literature and practical consideration, Dermatol Surg. 2012 Dec; 38(12): 1898-1921.

前使用修复材料修复的缺陷。重要的是，高风险类别不包括心脏起搏器和心脏内部除颤器的患者，并且不建议仅仅因为发生感染性心内膜炎的终身风险增加而进行预防。

皮肤外科咨询声明建议，抗生素预防只有在口腔部位或活动性皮肤感染部位进行手术时，才能预防感染性心内膜炎和关节感染。符合这些标准的任何患者还必须满足高风险标准或具有美国心脏协会（AHA）、美国牙科协会（ADA）或美国矫形外科医师学会所规定的假体装置。

人工关节的抗生素预防

ADA 建议人工关节的患者手术前不使用预防性抗生素。既往，如果患者在接受关节置换术的 2 年内，患有免疫抑制或类风湿关节炎或系统性红斑狼疮等自身免疫性疾病，或有人工关节感染史，则认为患有血源性关节感染的风险较高（表 7-5）。此外，之前的指南表明，当穿透黏膜时需要预防使用抗生素。然而，对文献的全面评估未能证明牙科手术与人工关节感染在抗生素预防有效性方面存在临床意义的关联。虽然抗生素的风险似乎超过其临床益处，但这些确定的风险因素应该考虑到医师判断和患者偏好，以确定适当的治疗方案。

抗生素选择

抗生素的选择应根据可能的致病病原体，考虑到当地皮肤菌群，并牢记患者特殊性需求如过敏和耐受口服药物的能力。伤口细菌培养和敏感性经常决定抗生素的最终选择。要仔细权衡抗生素的使用风险及益处。抗生素倾向用于特定解剖部位、复杂手术和免疫功能低下的患者。

皮肤菌群

皮肤被许多细菌定植，这些细菌可能因解剖位置而异（表 7-6）。黏膜倾向于被大肠埃希菌（大肠杆菌）、草绿色链球菌和消化链球菌定植。原发区域通常是潮湿和浸渍的，宜于金黄色葡萄球菌和链球菌的生长。在糖尿病患者中，链球菌和大肠埃希菌可见于口腔周围、耳、会阴和腰部以下的解剖部位。

金黄色葡萄球菌在引起严重 SSI 和增加抗生素治疗难度方面变得越来越重要。金黄色葡萄球菌常见于黏膜，包括鼻黏膜（常见的定植部位）、口咽部和肛门生殖器区。金黄色葡萄球菌的耐药性更为常见，严重情况下死亡率高达 20%。虽然 MRSA（耐甲氧西林金黄色葡萄球菌）已被分为与医疗保健（HC-MRSA）和社区获得性（CA-MRSA）相关的两类，但 HC-MRSA 和 CA-

表 7-6　细菌存在于各种解剖部位的正常皮肤区域

部位	正常皮肤菌落	致病菌
无毛	金黄色葡萄球菌，腐生葡萄球菌，表皮葡萄球菌	金黄色葡萄球菌[a]，化脓性链球菌，表皮葡萄球菌
口腔或鼻腔黏膜	金黄色葡萄球菌，链球菌乳酸杆菌，棒状杆菌，厌氧菌	溶血性链球菌，厌氧菌（消化链球菌）
间擦部位	极小棒状杆菌，亲脂性棒状杆菌，杰氏棒状杆菌，不动杆菌属，金黄色葡萄球菌	金黄色葡萄球菌[a]，大肠埃希菌，肠球菌，拟杆菌，铜绿假单胞菌，棒状杆菌，念珠菌，沙雷菌
皮脂腺和毛囊	痤疮丙酸杆菌，颗粒丙酸杆菌，avidum 丙酸杆菌，马拉色菌	金黄色葡萄球菌，链球菌，厌氧菌，假单胞菌，革兰阴性菌

a. 金黄色葡萄球菌可能是皮肤的天然驻留物。

Adapted with permission from Rossi AM, Mariwalla K: Prophylactic and empiric use of antibiotics in dermatologic surgery: a review of the literature and practical considerations, Dermatol Surg. 2012 Dec; 38(12): 1898-1921.

MRSA 之间的区别目前在临床上相关性较小，因为细菌种类的进化导致失去流行病学的差异。CA-MRSA 的克隆越来越多地出现在医院和医疗保健机构中，使其越来越被医疗服务提供者所关注，因为这些高毒力的菌株可以感染其他健康人群。

其他皮肤菌群包括非细菌性因素（如念珠菌）和较少见的真菌种类（如隐球菌、曲霉菌和毛霉菌），特别是在免疫抑制和免疫受损的群体中。特应性皮炎等过敏性患者携带不同的细菌菌株。长期使用抗生素可能会改变局部皮肤菌群，就像万古霉素可以干扰分泌抗菌肽的天然胃肠道菌群一样，间接促进机会性病原体的定植。此外，低毒力链球菌是感染性心内膜炎的重要原因，金黄色葡萄球菌和表皮葡萄球菌是人工关节感染的重要因素。

随着金黄色葡萄球菌对抗生素耐药性的增加以及新抗生素的缓慢发展，遵循严格的指南来防止耐药性恶化是非常重要的。

抗生素的选择

关于抗生素的选择，指南通常来自内科和外科文献，因为很少有皮肤外科手术中抗生素的随机双盲研究。皮肤外科手术中抗生素使用的选择见表 7-7。头孢氨苄和双氯西林是用于预防非黏膜表面以覆盖革兰阳性和革兰阴性细菌的全身性药物。根据美国心脏协会（AHA）指南，可以用阿莫西林治疗草绿色链球菌和消化链球菌。对于会阴部皮肤，可以选择阿莫西林 - 克拉维酸盐以对抗潜在的抗青霉素微生物。对于假单胞菌，可以使用氟喹诺酮类如环丙沙星。如果可以获得培养物，可以根据抗生素敏感性选择抗生素。否则，抗生素的使用可以根据当地人群中最常见的细菌、患者风险因素、手术部位危险因素和手术风险因素进行调整。

一份建议声明（An Advisory Statement）根据手术类型和解剖位置以及患者对青霉素过敏或无法耐受口服抗生素进行抗生素治疗（表 7-7）。头孢氨苄或双氯西林可用于预防唇部或耳部楔形切除术、鼻部皮瓣和移植物。对于青霉素过敏者，可以使用克林霉素或阿奇霉素，TMP-SMX 或左氧氟沙星可用于腹股沟或下肢的解剖部位。对于不能耐受口服抗生素的患者，可以使用肠外抗生素治疗。最后，对于不能耐受口服抗生素且青霉素过敏的患者，可以使用克林霉素和庆大霉素，以替代治疗腹股沟或下肢感染铜绿假单胞菌的可能性。

通常在手术前 1 小时给予抗生素。这样抗生素可以到达手术部位。肠外抗生素通常在术前 0.5 小时给予。然而，有关预防性使用抗生素是否会影响 SSI 风险尚无明确数据。对于手术时间较长的，应考虑抗生素的作用持续时间。血液也可以中和一些抗菌药物。对于金黄色葡萄球菌的携带者，从鼻腔区域瞬间去除金黄色葡萄球菌可显著降低感染率，局部使用莫匹罗星 - 氯己定可将感染率降低一半。

对于 SSI，理想情况下应进行伤口处培养、显微镜检查和抗生素敏感性试验，并应根据敏感性选择合适的抗生素。

外用抗生素

对于常规的皮肤外科手术病例，不建议术后局部使用抗生素。许多研究评估了术后使用局部抗生素软膏是否与皮肤外科手术中已经非常低的 SSI 基线风险降低有关，结果表明：一般认为，对于大多数伤口，使用局部抗生素并不会带来显著优势。已经探索了多种局部抗生素制剂，包括夫西地酸、庆大霉素、莫匹罗星、妥布霉素 - 地塞米松（组合制剂）、杆菌肽、新霉素 - 多黏菌素（和组合）、氯霉素。没有严格的研究证明使用任何单一的

表 7-7 选择抗生素预防手术部位感染风险

手术部位	抗生素（成人剂量）			
	无过敏	青霉素过敏	不能口服	不能口服且青霉素过敏
唇或耳部楔形切除，鼻部皮瓣，移植物	头孢氨苄或双氯西林（2g 口服）	克林霉素（600mg 口服）或阿奇霉素 / 克拉霉素（500mg 口服）	头孢唑林 / 头孢曲松（1g 肌内注射 / 静脉注射）	克林霉素（600mg 肌内注射 / 静脉注射）
腹股沟或下肢	头孢氨苄或 TMP-SMX（2g 口服，双倍强度）或左氧氟沙星（1 片口服）	TMP-SMX（1 片口服，双倍强度）或左氧氟沙星（500mg 口服）	头孢曲松钠（1~2mg 静脉注射）	克林霉素和庆大霉素（600mg 和 2mg/kg 静脉注射）

Data from Lee MR, Paver R. Prophylactic antibiotics in dermatological surgery. Australas J Dermatol. 2016; 57(2): 83-91; Wright TI, Baddour LM, Berbari EF, et al. Antibiotic prophylaxis in dermatologic surgery: advisory statement 2008. J Am Acad Dermatol. 2008; 59(3): 464-473.

局部抗生素制剂具有显著的统计学意义。因此，美国皮肤病学会警告在清洁外科手术后作为其明智选择的一部分，不要常规使用局部抗生素。

使用局部抗生素也可能给患者带来风险，因为在斑贴试验中新霉素（11%）和杆菌肽（8%）是美国人群中过敏性接触性皮炎的两种最常见原因。患者外用抗生素治疗比外用凡士林可能有更高的炎症风险。

虽然常规使用局部抗生素是不可取的，但选择感染风险增加的手术部位可能会受益于局部抗生素的治疗。一项澳大利亚热带地区感染率的调查研究发现，单剂量的局部氯霉素（一种在美国很少使用，但在英国和其他地方很流行的局部抗生素）使得伤口感染率在统计学上显著降低。然而，该研究评估了澳大利亚全科医师治疗的感染伤口，对照组的基线感染率为11%，可能使用生理盐水清理手术部位，以及用单层不可吸收缝合线闭合伤口；因此，这些发现对普遍低风险的皮肤外科手术人群的普遍性尚不清楚。

虽然几乎没有证据支持这种做法，但许多皮肤外科医师（虽然避免在所有外科病例中局部使用抗生素软膏）将在特定的高风险病例中使用这些药物。因此，耳部、鼻部、生殖器、下肢和一些皮瓣上的伤口可能受益于局部使用抗生素制剂。在美国，莫匹罗星通常因其广泛的抗菌覆盖范围和较少引起接触性皮炎的风险而受到青睐。尚未探索为患者提供处方外用药膏对伤口护理依从性的影响，尽管这可能代表了在某些特定病例中局部抗生素使用的额外益处。如上所述，鼻内局部莫匹罗星在术前可能是有用的，以便暂时减少葡萄球菌类的鼻腔运输。

切口内抗生素

已经针对皮肤外科手术研究了围术期局部注射抗生素制剂。虽然局部注射氨基糖苷类药物可能有助于降低开放性骨折的感染风险，皮肤科手术中的一项挑战仍然是SSI的低基线率，这使得在临床试验中检测到的任何效果都具有挑战性。

一项研究表明Mohs显微手术病例中，局部切口内注射克林霉素具有显著统计学意义。这项工作是早期关于切口内使用萘夫西林的报道的后续工作。将0.15ml克林霉素（150mg/ml）加入到50ml含有利多卡因（1%）和肾上腺素（1∶100 000）的碳酸氢钠缓冲液（5ml 8.4%溶液）中，制备用于克林霉素切口内使用溶液。作者指出，该溶液在制备后至少能保持1个月杀菌性能；鉴于克林霉素的低成本，已经提倡将其作为选择患者和伤口的合理方法。虽然这种方法并未广泛用于所有外科手术病例，但它可能是对伤口或发生SSI风险较高的患者有用的辅助手段。

总结

抗生素的使用是皮肤外科手术的一个重要组成部分，尽管适当使用抗生素仍然是外科医师和患者面临的一个重要挑战。鉴于大多数皮肤外科手术基线SSI风险较低，无论是口服、局部还是切口内使用抗生素都不是常规处方。然而，对于风险较高的手术部位或具有重大风险因素的患者，抗生素可能在降低感染风险方面发挥重要作用。在活动性感染的情况下，最好根据培养和敏感性结果来选择抗生素的使用，这是有必要的。虽然真正的脓肿很罕见，但除抗生素治疗外还需要引流。

参考文献

1. Reddy KK, Grossman L, Rogers GS. Common complementary and alternative therapies with potential use in dermatologic surgery: risks and benefits. J Am Acad Dermatol. 2013;68(4):e127–e135. doi:10.1016/j.jaad. 2011. 06.030.
2. Futoryan T, Grande D. Postoperative wound infection rates in dermatologic surgery. Dermatol Surg. 1995;21(6): 509–514.
3. Cook JL. A prospective evaluation of the incidence of complications associated with Mohs micrographic surgery. Arch Dermatol. 2003;139(2):143.
4. Maragh SL, Brown MD. Prospective evaluation of surgical site infection rate among patients with Mohs micrographic surgery without the use of prophylactic antibiotics. J Am Acad Dermatol. 2008;59(2):275–278.
5. Shurman DL, Benedetto A V. Antimicrobials in dermatologic surgery: facts and controversies. Clin Dermatol. 2010;28(5): 505–510.
6. Awad SS. Adherence to surgical care improvement project measures and post-operative surgical site infections. Surg Infect (Larchmt). 2012;13(4):234–237.
7. Owens PL, Barrett ML, Raetzman S, Maggard-Gibbons M, Steiner CA. Surgical site infections following ambulatory surgery procedures. JAMA. 2014;311(7):709–716.
8. Allegranzi SB, Bagheri Nejad S, Combescure C, et al. First global patient safety challenge, WHO Patient Safety Burden of endemic health-care-associated infection in developing countries: systematic review and meta-analysis. Lancet. 2011;377(377):228–241.
9. Center for Disease Control. Surgical site infection (SSI) event. 2017; (January):1–14. Available at https://www. cdc.gov/nhsn/pdfs/pscmanual/9pscssicurrent.pdf.Accessed March 20, 2017.
10. Lemperle G, Rullan PP, Gauthier-Hazan N. Avoiding and treating dermal filler complications. Plast Reconstr Surg. 2006;118(Suppl 3):92S–107S.
11. Rossi AM, Mariwalla K. Prophylactic and empiric use of antibiotics in dermatologic surgery: A review of the literature and practical considerations. Dermatologic Surg. 2012;38(12):1898–1921.
12. Beer K, Avelar R. Relationship between delayed reactions to dermal fillers and biofilms: facts and considerations. Dermatol Surg. 2014;40(11):1175–1179.
13. Kaplan AL, Cook JL, Ratner D, Gloster H. The incidences of chondritis and perichondritis associated with the surgical manipulation of auricular cartilage. Dermatologic Surg. 2004;30(1):58–62.

14. Rohrich RJ, Monheit G, Nguyen AT, Brown S A, Fagien S. Soft tissue filler complications: the important role of biofilms. Plast Reconstr Surg. 2010;125(4):1.

15. Römling U, Balsalobre C. Biofilm infections, their resilience to therapy and innovative treatment strategies. J Intern Med. 2012;272(6):541–561.

16. Christensen LH. Host tissue interaction, fate, and risks of degradable and nondegradable gel fillers. Dermatologic Surg. 2009;35:1612–1619.

17. Saleh K, Schmidtchen A. Surgical site infections in dermatologic surgery. Dermatologic Surg. 2015;41(5): 537–549.

18. NICE. Surgical site infection. Guidance and guidelines. Available at http://www.nice.org.uk/guidance/qs49. Accessed March 15, 2017.

19. Heal CF, Buettner PG, Drobetz H. Risk factors for surgical site infection after dermatological surgery. Int J Dermatol. 2012;51(7):796–803.

20. Alam M, Ibrahim O, Nodzenski M, et al. Adverse events associated with Mohs micrographic surgery. JAMA Dermatology. 2013;149(12):1378.

21. Dixon AJ, Dixon MP, Askew DA, Wilkinson D. Prospective study of wound infections in dermatologic surgery in the absence of prophylactic antibiotics. Dermatologic Surg. 2006;32(6):819–826.

22. Gill JF, Yu SS, Neuhaus IM, Francisco S. Tobacco smoking and dermatologic surgery. J Am Dermatology. 2013; 68:167–172.

23. Wahie S, Lawrence CM. Wound complications following diagnostic skin biopsies in dermatology inpatients. Arch Dermatol. 2007;143(10):302–303.

24. Lee MR, Paver R. Prophylactic antibiotics in dermatological surgery. Australas J Dermatol. 2016;57(2):83–91.

25. Tanner J, Dumville JC, Norman G, Fortnam M. Surgical hand antisepsis to reduce surgical site infection. In: Tanner J, ed. Cochrane Database of Systematic Reviews. Chichester, UK: John Wiley & Sons, Ltd; 2016. doi:10.1002/14651858. CD004288.pub3.

26. Mehta D, Chambers N, Adams B, Gloster H. Comparison of the prevalence of surgical site infection with use of sterile versus nonsterile gloves for resection and reconstruction during Mohs surgery. Dermatologic Surg. 2014;40(3):234–239.

27. Lilly E, Schmults CD. A comparison of high- and low-cost infection-control practices in dermatologic surgery. Arch Dermatol. 2012;148(7):859.

28. Rogers HD, Carline JD, Paauw DS. Examination room presentations in general internal medicine clinic: patients' and students' perceptions. Acad Med. 2003; 78(9):945–949.

29. Carmichael AJ, Flanagan PG, Holt PJ, Duerden BI. The occurrence of bacteraemia with skin surgery. Br J Dermatol. 1996;134(1):120–122.

30. Saleh K, Sonesson A, Persson B, Riesbeck K, Schmidtchen A. A descriptive study of bacterial load of full-thickness surgical wounds in dermatologic surgery. Dermatologic Surg. 2011;37(7):1014–1022.

31. Bae-Harboe YS, Liang CA. Perioperative Antibiotic Use of Dermatologic Surgeons in 2012. Dermatologic Surg. 2013;39(11):1592–1601.

32. Shehab N, Patel PR, Srinivasan A, Budnitz DS. Emergency department visits for antibiotic-associated adverse events. Clin Infect Dis. 2008;47(6):735–743.

33. Clark NP, Delate T, Riggs CS, et al. Warfarin interactions with antibiotics in the ambulatory care setting. JAMA Intern Med. 2014;174(3):409.

34. Parekh TM, Raji M, Lin Y-L, Tan A, Kuo Y-F, Goodwin JS. Hypoglycemia after antimicrobial drug prescription for older patients using sulfonylureas. JAMA Intern Med. 2014;174(10):1605.

35. Avery CM, Ameerally P, Castling B, Swann RA, Cookson AV, Taylor L. Infection of surgical wounds in the maxillofacial region and free flap donor sites with methicillin-resistant Staphylococcus aureus. Br J Oral Maxillofac Surg. 2006;44(3):217–221.

36. Wright TI, Baddour LM, Berbari EF, et al. Antibiotic prophylaxis in dermatologic surgery: advisory statement 2008. J Am Acad Dermatol. 2008;59(3):464–473.

37. Alam M, Bastakoti B. Therapeutic guidelines: Antibiotic. Version 15. Aust Prescr. 2015;38(4):137–137.

38. Wilson W, Taubert KA, Gewitz M, et al. Prevention of infective endocarditis: guidelines from the American Heart Association. Circulation. 2007;116(15):1736–1754.

39. Sollecito TP, RCSEd F, Abt E, et al. The use of prophylactic antibiotics prior to dental procedures in patients with prosthetic joints Evidence-based clinical practice guideline for dental practitioners—a report of the American Dental Association Council on Scientific Affairs. J Am Dent Assoc. 2015;146:11–16.

40. Management of dental patients with prosthetic joints. Council on Dental Therapeutics. J Am Dent Assoc. 1990; 121(4):537–538.

41. Del Rosso JQ, Rosen T, Thiboutot D, et al. Status report from the scientific panel on antibiotic use in dermatology of the American Acne and Rosacea Society. Part 3: current perspectives on skin and soft tissue infections with emphasis on methicillin-resistant Staphylococcus aureus, commonly encountered scenarios when antibiotic use may not be needed, and concluding remarks on rational use of antibiotics in dermatology. 2016;9(6):17–24.

42. Mediavilla JR, Chen L, Mathema B, Kreiswirth BN. Global epidemiology of community-associated methicillin resistant Staphylococcus aureus (CA-MRSA). Curr Opin Microbiol. 2012;15:588–595.

43. Otto M. Community-associated MRSA: What makes them special? Int J Med Microbiol. 2013;303(6–7):324–330.

44. Gallo RL, Nakatsuji T. Microbial symbiosis with the innate immune defense system of the skin. J Invest Dermatol. 2011;131(10):1974–1980.

45. Hawn MT, Richman JS, Vick CC, et al. Re: Timing of surgical antibiotic prophylaxis and the risk of surgical site infection. J Urol. 2013;190(6):2102.

46. Bode LG, Kluytmans JA, Wertheim HF, et al. Preventing surgical-site infections in nasal carriers of staphylococcus aureus. N Engl J Med. 2010;362(1):9–17.

47. Kreicher KL, Bordeaux JS. Addressing practice gaps in cutaneous surgery: advances in diagnosis and treatment. JAMA Facial Plast Surg. 2017;19(2):147–154.

48. Lee DH, Kim DY, Yoon SY, Park HS, Yoon HS, Cho S. Retrospective clinical trial of fusidic acid versus petrolatum in the postprocedure care of clean dermatologic procedures. Ann Dermatol. 2015;27(1):15–20.

49. Campbell RM, Perlis CS, Fisher E, Gloster HM, Jr. Gentamicin ointment versus petrolatum for management of auricular wounds. Dermatol Surg. 2005;31(6):664–669.

50. Sheth VM, Weitzul S. Postoperative topical antimicrobial use. Dermatitis. 2008;19(4):181–189.

51. Andrew R, Luecke G, Dozier S, Diven DG. A pilot study to investigate the efficacy of tobramycin-dexamethasone ointment in promoting wound healing. Dermatol Ther (Heidelb). 2012;2(1):12.

52. Draelos ZD, Rizer RL, Trookman NS. A comparison of postprocedural wound care treatments: do antibioticbased ointments improve outcomes? J Am Acad Dermatol. 2011;64(3 Suppl):S23–29.

53. Trookman NS, Rizer RL, Weber T. Treatment of minor wounds from dermatologic procedures: a comparison of

three topical wound care ointments using a laser wound model. J Am Acad Dermatol. 2011;64(3 Suppl):S8–15.

54. Imber G. The use of bacitracin ointment to avoid shaving the scalp for rhytidectomy. Plast Reconstr Surg. 1992; 90(2):339–340.

55. Heal CF, Buettner PG, Cruickshank R, et al. Does single application of topical chloramphenicol to high risk sutured wounds reduce incidence of wound infection after minor surgery? Prospective randomised placebo controlled double blind trial. BMJ. 2009;338:a2812.

56. Morales-Burgos A, Loosemore MP, Goldberg LH. Postoperative wound care after dermatologic procedures: a comparison of 2 commonly used petrolatum-based ointments. J Drugs Dermatol. 2013;12(2):163–164.

57. Lawing CR, Lin FC, Dahners LE. Local injection of aminoglycosides for prophylaxis against infection in open fractures. J Bone Joint Surg Am. 2015;97(22): 1844–1851.

58. Huether MJ, Griego RD, Brodland DG, Zitelli JA. Clindamycin for intraincisional antibiotic prophylaxis in dermatologic surgery. Arch Dermatol. 2002;138(9): 1145–1148.

59. Griego RD, Zitelli JA. Intra-incisional prophylactic antibiotics for dermatologic surgery. Arch Dermatol. 1998; 134(6):688–692.

第 8 章　皮肤外科摄影与数字技术

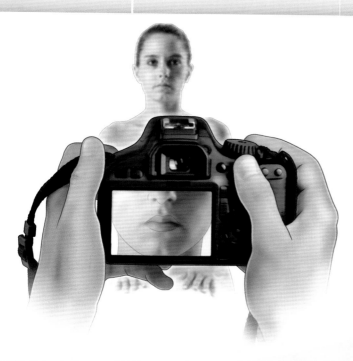

原著者　Jonathan Kantor

翻　译　秦国敬　党宁宁

审　校　孙　楠　马立娟

概要

- 摄影有三个基本物理原理：光圈大小、快门速度和胶片速度（ISO）。
- 框架和构图是摄影的关键方面；传统的摄影构图方法，如三分法，不适用于皮肤外科的大多数摄影，因为其感兴趣的区域通常在框架的居中位置。

初学者贴士

- 相机的选择不应取决于广告中的百万像素数量。
- 镜头类型和照明对照片质量的影响远大于分辨率。
- 存档和整理照片是数码摄影技术发展的一个重要组成部分，以及对图像捕捉和存储的系统化方法的发展，最终会产生一个更加高效和专业的环境。

专家贴士

- 最新的 ISDIS 建议包括照明类型（宽光谱，均匀照明，可能是切向）、背景颜色（首选纯色、蓝色或黑色）、视野（使目标居中）、方向、焦点／景深、分辨率（包括局部图像上的毛囊和特写图像上的皮肤纹理）、比例（关于这是否有价值存在一些争论）和图像存储质量。
- 独立的 LED 工作灯可在家庭装修商店购买，而不需使用专门的摄影设备。

切记！

- 所有图像应以设备上可用的最高质量设置保存。
- 头部或身体上安装的视频记录设备对外科医师轻微的身体运动非常敏感，可能会引起明显的相机抖动，这是不可取的。

陷阱和注意事项

- 理想情况下，数据应该存储在加密驱动器上。加密选项内置于 Apple（使用 Filevault）和 Windows（使用 Bitlocker）计算机中。
- 所有照片都应该从相同的角度拍摄，并且应该包含相同数量的周围皮肤；这使得观看者只能看到手术过程，而图像的其余部分保持不变。

患者教育要点

- 参与教育和出版的皮肤科医师可能希望所有患者签署一份一揽子摄影同意书，以便在关于是否可以使用个人图像方面没有异议。
- 如果可以，除非有必要，否则不应在照片中捕捉到识别信息。
- 患者可以放心，所有图像都将以加密格式存储。
- 单独的社交媒体发布可能有助于图像的公开共享。

引言

皮肤外科是一个可见的领域。保存特定疾病实体、活检部位、手术技术或手术结果的视觉再现是皮肤外科医师实践的关键部分。

15 世纪欧洲印刷机的出现改变了医学的面貌，因为文字可以有效地（相对地）廉价地传播给世界各地的其他人。

19 世纪的皮肤病学文献，如 Robert Willan 的 *On Cutaneous Diseases*（《皮肤病学》），和 Pierre Louis Alphée Cazenave 的 *Maladies de la Peau*，都是依靠手绘彩板来传达临床症状的微妙之处。

模具（Moulage）是一种三维（3D）模型，设计用于传达有时令人难以忘怀的细节——特定皮肤病的外观，经常用于 19 世纪法国以及后来的世界各地的教学中心。19 世纪和 20 世纪初，立体卡开始流行，并被广泛用于皮肤病学教育，特别是对普通医师解释基本的皮肤状况。

低成本摄影的出现导致了皮肤科教育的巨大变革，皮肤科教育的民主化以对数增长。事实上，因为每名初露头角的皮肤科医师都可能接触到各种皮肤疾病的准确高保真图像，因此不再需要与主治医师或主要中心一起研究各种皮肤病。

在皮肤外科手术中，类似的转变发生在 20 世纪后半期，因为摄影，以及最近的摄像，允许在世界范围内共享信息、技术和方法。 事实上，皮肤外科手术作为一个领域的兴起在某些方面可以被看作是密切关注技术民主化的产物。

摄影

实际上，今天皮肤科手术的所有摄影都是数码摄影；而胶片摄影有时也可以使用；这通常是出于艺术目的而非实际目的。

摄影基础

虽然大多数皮肤科医师可以通过简单的傻瓜相机甚至是智能手机相机轻松完成所有皮肤摄影，但对摄影原理的基本了解仍然有用。

摄影的三个基本物理原理：光圈大小、快门速度和胶片速度（ISO）。照片的这些物理组成部分之间的相互作用可能会显著影响照片的质量和价值（图 8-1）。

光圈是开口尺寸的量度，允许光线进入相机并与 CCD 阵列接触，并与光圈数量成反比关系。孔径大小和景深之间存在权衡；较大的光圈（较小的光圈值）允许更多的光进入镜头，因此允许更快的快门速度和更清晰的图像。这也导致在较浅的景深中，只有部分图像可能看起来处于焦点。当拍摄具有显著 3D 可变性结构的宏观照片（例如鼻）时，这是一个特别的问题。使用功能强大且一致的闪光灯以及稳定的手或三脚架可以部分弥补这种折中，并允许这些图像的光圈尺寸更小。

取景和构图是摄影的关键方面；传统的摄影构图方法，如三分法，不适用于皮肤外科的大多数摄影，因为其感兴趣的区域通常在框架的居中位置。

大多数现代相机通常自动执行白平衡；对于皮肤外科手术中的大多数应用来说，这已经足够了。

无论是在傻瓜相机还是单镜头反光相机上，大多数

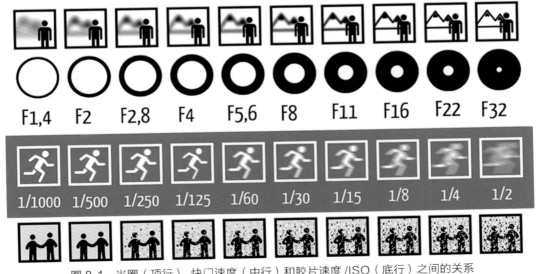

图 8-1 光圈（顶行）、快门速度（中行）和胶片速度 /ISO（底行）之间的关系
注意，当光圈较大（f-stops 较小）时，景深明显减小。

皮肤外科医师使用自动对焦设置。手动对焦选项可以增加控制，但同时也会带来操作错误的巨大潜在因素。许多相机提供多种自动对焦选项；由于皮肤外科手术摄影通常将感兴趣的图像居中，因此使用中心点的自动对焦可能最适合此应用。

标准化

医学数字成像和通信（DICOM）标准用于专业医学成像，例如放射科医师进行的成像。在皮肤病学中，鉴于消费者及成像设备的广泛可用性，通常不使用DICOM标准。最近，国际皮肤数字成像学会（ISDIS）提出了一套新的皮肤病学成像标准，解决了许多关于皮肤照片的质量和普遍性的问题。这些应该在许多其他潜在利益相关者（如美国远程医疗协会）的类似提案的背景下理解。

最近的建议包括讨论照明类型（广谱、均匀照明，可能是切向）、背景颜色（首选纯色、蓝色或黑色）、视野（目标居中）、方向、焦点／景深、分辨率（包括区域图像上的毛囊和特写图像上的皮肤纹理）、比例（关于这是否有价值存在争论）和图像存储质量。

相机选择

随着智能手机和平板电脑摄像头质量的提高，今天几乎所有的皮肤科手术图像都可以通过简单的点对点、智能手机或平板电脑摄像头进行充分拍摄。对于计划发布照片或进行临床研究的皮肤外科医师，具有可互换镜片和专用闪光系统的D-SLR（数码单镜头反光）相机可能会有所帮助。

甚至智能手机相机中的分辨率也超过了皮肤外科手术中几乎所有应用所需的分辨率。因此，相机的选择不应该由广告中百万像素的数量决定。

通常选择D-SLR相机不是因为它们的分辨率，而是因为它们能够使用各种镜头类型和闪光系统。最终，镜头类型和照明对照片质量的影响远大于分辨率。因此，在其他条件相同的情况下，具有500万像素分辨率的D-SLR远远优于具有2500万像素分辨率的傻瓜相机。

60mm或100mm的微距镜头有助于近距离拍摄，也可用于标准化的照片。传统上，皮肤科医师提倡使用侧灯。然而，LED环形闪光灯在标准化照片的照明方面非常有效。由于皮肤科手术照片受益于整体高质量照明，而不是专注于记录皮肤病照片时重要的皮肤纹理，因此环形闪光灯通常非常有用。

多家制造商提供了一体式摄影系统，尽管与使用标准化的姿势和设备相比，它们的采用受到了显著成本和边际改进的限制；因此，它们的使用在很大程度上局限于临床试验和一些学术中心。

文件大小和格式

即使是最佳摄影师（能够使用非常好的相机拍摄出理想图像），如果他们没有妥善保存文件，也无法传达高质量的图像。智能手机、平板电脑和傻瓜相机都能够在一系列设置进行录制。作为一般规则，所有图像都应以设备上可用的最高质量设置保存，因为如果需要，可以在以后压缩图像。花一些时间以最高质量的设置相机是一个很好的时间投资。

对于D-SLR，通常可以使用其他选项。大多数相机允许用户以RAW格式（可用的最高质量）以及许多压缩格式保存文件。一种有用的方法是将D-SLR设置为记录RAW和最高质量（最大）JPEG（或其他压缩）格式；如果不需要进行重大调整，JPEG图像几乎可以用于所有应用程序，而RAW图像可以根据需要进行操作，而不会影响文件质量。

偶尔，可以参考无损压缩和有损压缩之间的区别。前者允许压缩数字图像，但（顾名思义）不会导致图像数据的任何损失（例如，TIFF）。后者导致更加戏剧性的压缩（因此导致较小的文件大小），但也导致图像中包括的数据（例如，JPEG）的减少。也就是说，出于所有实际目的，大多数JPEG图像对于皮肤外科手术中的任何应用都是足够的。

对于视频，许多智能手机现在以4K分辨率录制，远高于一般欣赏的要求，除非在最大的屏幕上，或除非单帧被挑出或图像被大幅缩放。因此，分辨率不再是视频记录中的质量限制的步骤。从定义上讲，智能手机上较小的透镜仅占大型D-SLR相机或专用视频设备的采光能力的一小部分，尽管它们具有适当的照明和稳定性，以及简单的后期制作质量改进，但它们可以提供与专业级设备相当的质量水平。

视频应以标准格式录制，并以可用的最高质量设置保存。数字存储的成本继续大幅下降，而高质量的视频绝不能仅仅为了节省存储空间而受损。

当准备出版印刷照片时，每英寸点数（DPI）通常被用来衡量质量。作为一般规则，高光泽打印出版物应使用以300DPI保存的图像；这远远大于屏幕显示标准的72DPI。当然，DPI的数量必须与图像的整体大小（水平和垂直包含的像素数）一致。

HIPAA 合规性

《健康保险可移植性和责任法案》（HIPAA）将个人健康信息（PHI）定义为任何受保护实体传输或维护的"可识别个人身份的健康信息"。因此，可识别的照片属于这一标准，前提是它们可以合理地与相关人员联系。全脸照片当然属于这一定义。许多编辑很少的照片，比如曾经流行的眼睛上的黑色条纹，也可能保持可识别性。此外，其他特征，如独特的或可识别的文身，即使没有面部特征，也可能违反 HIPAA。

在识别和遵守方面谨慎行事总是最好的；因此，在可能和可行的情况下，可以使用部分面部照片而不是全脸照片。

然而，最重要的是，应始终征求患者对记录其识别照片以及照片潜在用途的同意。在实践中，积极参与教育和出版的皮肤科医师可能希望让所有患者签署一份一揽子的摄影同意书，以便在有关个人图像是否可以使用方面没有疑问。通常更容易向所有患者解释他们的照片可能被使用；对于那些拒绝（通常是少数人）的少数患者，他们的图表可以很容易地标记以确保照片不会被拍摄。

理想情况下，数据应该存储在加密驱动器上。加密选项内置于 Apple（使用 Filevault）和 Windows（使用 Bitlocker）计算机中。可移动媒体（如外部硬盘驱动器或 U 盘）也可以使用内置软件轻松加密。加密对于笔记本电脑特别有价值，因为一台带有 PHI 的被盗笔记本电脑可能代表着严重的安全漏洞。但是，如果对笔记本电脑进行加密，数据将保持安全，不会发生 HIPAA 违规。最近的一项研究已经解决了莫氏外科医师用于存储数码照片的方法的显著差异。

视频采集

视频是患者教育的一个有用的辅助工具，在教授住院医师、学生和同事时也很有用。在尝试获取有效的视频时，几个简单的步骤可能会有所帮助。

第一，与静态照片一样，尽量减少照片内的干扰；视频和音频应包括传达的任何必要功能，同时排除分散注意力的背景。例如，外科手术的视频应该包括从外科医师的角度或直接在头顶上的整个手术部位，理想的周边有小边缘的蓝色或绿色覆盖物。即使对于通常实践中用于外科手术的一次性有孔盖布，在整体美学改进的情况下，使用布帘来记录外科手术也是值得的。

第二，音频配音可能很有用，特别是当视频的目标很大程度上是教学时。这可以直接在免费提供的视频编辑软件中完成，也可以使用专门的音频编辑软件完成。如果预期有重要的音频记录，可能需要购买一个具有 USB 的电容式麦克风。

第三，照明可能是视频质量的最大贡献者；可以使用一组两个白光 LED 阵列进行手术视频记录。可以在家装店购买独立的 LED 工作灯，而不是使用专门的摄影设备。避免使用头戴式 LED，因为它们会产生一个小的明亮光线，影响部分图像。

第四，视频记录取决于相机的稳定性。通常三脚架能增强稳定性，并且对于架空视频记录可以添加垂直臂（并且包括在一些三脚架中）以便更好地稳定地记录手术过程。

头部或身体安装的视频记录设备在动作运动中很受欢迎，并且被一些皮肤科医师使用。缺点是支架对外科医师轻微的身体运动非常敏感，可能会导致相机剧烈抖动，这是不可以的。

皮肤摄影方法

面部摄影

标准化姿势在皮肤外科手术摄影中非常有用。对于面部手术，一组三张照片通常就足够了：前 - 后视图、斜视图和侧视图（图 8-2）。对于鼻部重建，基础视图也可能有助于评估鼻翼的不对称性。

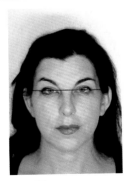
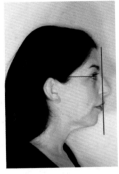
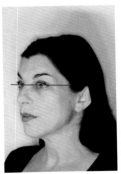

正面照：
- 瞳孔和耳朵顶部平齐
- 确保你能看到鼻孔底部

侧面照：
- 侧眼角和耳朵顶部对齐
- 眉峰与下巴对齐
- 不应该看到对侧的眉毛或人中

斜照：
- 瞳孔和耳朵顶部对齐
- 鼻尖应与对侧颧弓对齐

图 8-2　用于诊所环境的摄影指南表

Based on Martinez JC. Standardized photography in facial reconstructive surgery: clinical pearls to simplify a complicated task, Dermatol Surg. 2011 Jan; 37(1): 82-85.

使用标准姿势拍摄图像可以更好地进行前后比较，以及使照片更有意义和更直观。

对于所有的照片，患者应该以一种中立的表情直视前方。纯色背景是理想的，这可以通过在每个检查室门的背面放置彩色背景或在检查室墙壁上使用中性油漆颜色来轻松完成。

身体摄影

对于躯干和四肢的照片，美国皮肤外科学会提出了标准化的角度和姿势。当记录手术后的改善程度时，这些对整容手术最为有用。区域照片也可用于外科现场拍摄，尽管图像可能需要放大才能有意义。

手术部位摄影

对于头颈部手术，标准化姿势可能有助于记录结果和随时间的演变。一些外科手术也可以受益于手术部位的特写照片，在这种情况下，可以记录标准化姿势的变化。或者，如果使用高分辨率成像，则可以在事后对照片进行缩放和裁剪。

除了组成良好、分辨率高、干扰最小的照片外，手术部位摄影的第二个最重要的优先事项是一致的角度和视角。所有的照片都应该从相同的角度拍摄，并且应该包含相同数量的周围皮肤；这使得观看者只能看到手术过程，因为图像的其余部分保持不变。

为了教学目的，一步一步地拍摄照片通常也很有用。在这些情况下，无论是头顶还是肩膀上方的透视图都是最有用的，因为它允许观察者直观地理解手术过程并识别外科医师的动作。

摄影技术也被用来制作莫氏地图。特别是对于大型或复杂的情况，莫氏地图可以叠加在数码照片的打印件上。这可能有助于精确地绘制地图，也有助于在不太可能的情况下，患者需要转诊以进行辅助治疗。完全数字化的 Mohs 地图也可能有用，因为这些地图不需要打印照片，并且很容易在电子病历系统中共享（图 8-3）。

用于活检部位识别的摄影

活检部位识别至关重要，因为错误部位手术对患者和外科医师都有潜在的严重后果。事实上，错误部位手术是联合委员会确定的最常见和最严重的不良事件之一，是针对莫氏外科医师的医疗事故案件的最常见原因之一。多达 1/4 的患者可能无法正确识别他们的活检部位。

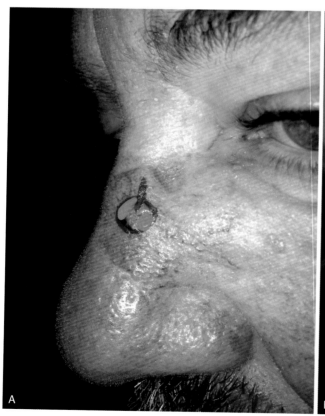
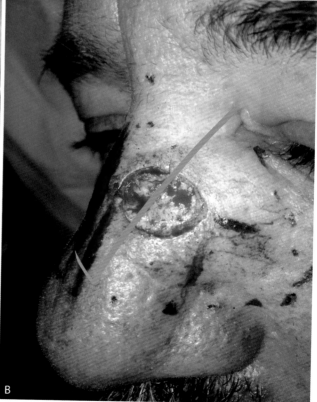

图 8-3　完全数字化的莫氏描记手术地图

皮肤科医师经常用摄影记录活检部位。重要的是，活检部位摄影必须包括足够的局部标志，以充分识别位置。因此，如果拍摄了感兴趣病变的宏观照片，则应补充局部照片，这些局部照片对于位置识别的作用是不言而喻的。理想情况下，活检现场照片将包含在患者的电子病历中，尽管这可能受到实际和隐私考虑的限制。当患者和外科医师对活检部位确定不一致时，活检部位照片将尤其有用。

最近，患者记录的活检部位照片已被探索为活检部位识别的辅助方法。这种方法的优势在于，它不需要外科医师提供任何 HIPAA 保护或数据保护，因为患者负责保存自己的照片。然而，这也是它的主要缺陷，外科医师依赖患者将他们的图像带来就诊；最坏的情况是患者未能将他们的图像带到预约手术的时间并口头确认活检部位，后来才根据新发现的照片修改。患者记录的一些局限性活检部位的照片包括过度放大和拍摄不对焦的照片。建议使用单独的摄影师来解决这些质量问题。皮肤自拍照可能对发育不良痣的监测有用，尽管当这种方法用于活检现场记录时，会出现图像被遗忘或丢失。使用加密且未连接到互联网的独立 iPod 是解决这一常见问题的简单方法，因为该设备价格低廉，便于携带，并且当患者返回并必须识别活检部位时易于搜索。由于同一台设备同时记录和整理照片，因此大大减少了对员工时间投入的需求。

术后监测

智能手机、数码相机的广泛使用导致了对其用于术后伤口监测的使用进行了调查。研究了患者对拍照和使用移动应用程序与外科医师和支持人员沟通的满意度。和慢性伤口管理一样，患者似乎对进行远程伤口监测的可能性非常热衷。

远程手术咨询

可以在远程皮肤病学技术的帮助下进行手术咨询。美国皮肤病学会制定了关于远程皮肤病会诊的指导方针，并主张医师在远程皮肤病会诊前建立真正的医患关系。考虑到这种方法的局限性，再加上对大多数莫氏外科手术进行当日会诊的可行性。在实践中很少需要这样做。然而，如果患者或转诊医师在手术前表示愿意咨询，它仍然是一个有用的辅助手段。

其他技术应用

已经探索了几种其他技术用于皮肤外科手术，尽管它们在这一点上尚未普及。其中许多方法被广泛用于研究，并且在皮肤外科实践中处于实用日常使用的开发阶段。广泛采用将部分取决于易用性和财务等因素。

反射共聚焦显微镜允许对人体皮肤进行体内分析，其分辨率可与传统的组织病理学相当。直到最近，这项技术还受到与解释灰度图像相关的学习曲线的限制；过去十年，数字化彩色马赛克图像已经可以模仿传统组织病理学所见的颜色和形状。这代表着在潜在扩大这种方法使用范围方面向前迈出的一大步，因为培训后观察者之间的一致性被发现为 98%。使用吖啶橙荧光、曙红荧光和内源荧光分别对细胞核、细胞质和细胞外成分进行了多模态显微镜检查。这种方法使共聚焦显微镜不仅可用于基底细胞癌，还可用于鳞状细胞癌的检测。一种更快速、更具有临床应用价值的方法已经被开发出来，就是使用高速条带拼接共聚焦显微镜。

光学相干断层扫描是另一种可用于诊断目的的体内实时成像技术。与共聚焦显微镜一样，它已被用于诊断基底细胞癌。虽然这项技术可能会提高临床检查的诊断准确性，但它也是不完美的，实际上有一例无色素性黑色素瘤在澳大利亚的研究中被误诊为基底细胞癌。动态光学尽管需要进一步的研究和产品开发，但相干断层扫描可能会克服这一限制。因此，尽管这项技术对未来有很大的希望，但传统的组织病理学仍然是黄金标准。

已经探索过的其他技术方法包括使用头戴式摄像头和计算机系统，如谷歌眼镜，使用红外热成像，以及使用三维成像和摄像机，以及 3D 扫描设备（图 8-4）。血管结构的近红外成像也可用，尽管这些设备严重限制了其在皮肤外科手术中的有限适用性和显著的前期费用。虽然所有这些方法都很有价值，但它们尚未在皮肤外科手术中广泛采用。

总结

摄影现在是皮肤外科手术不可或缺的一部分。在实践层面上，培训诊所工作人员使用标准姿势和位置记录照片是一项值得努力的工作，并使生成的图像具有一致性和可重复性。存档和整理照片是数字摄影的一个重要组成部分，开发一种系统化的图像获取和存储的方法最终会带来一个更加高效和专业的环境。

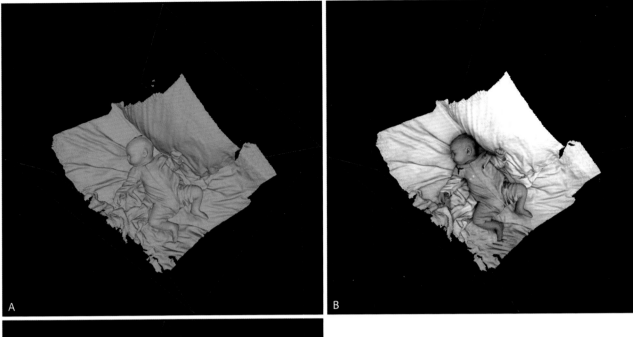

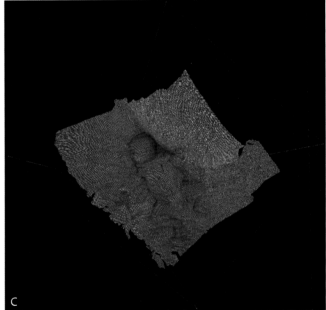

图8-4　下一代三维成像

可以使用各种技术获取数据，包括结构光传感器或立体摄影测量法，以便创建实体模型（A）、彩色三维图像（B）或具有三维网格（C）的覆盖图。

参考文献

1. Bray FN, Simmons BJ, Falto-Aizpurua LA, Griffith RD, Nouri K. Moulage: the decaying art of dermatology. JAMA Dermatol. 2015;151(5):480.

2. Kantor J. Stereoscopic cards in early 20th century dermatologic education. JAMA Dermatol. 2016;152(4):374.

3. Katragadda C, Finnane A, Soyer HP, et al.; International Society of Digital Imaging of the Skin (ISDIS)-International Skin Imaging Collaboration (ISIC) Group. Technique standards for skin lesion imaging: a Delphi consensus statement. JAMA Dermatol. 2016. Doi: 10.1001/jamadermatol.2016.3949.

4. Rimoin L, Haberle S, DeLong Aspey L, Grant-Kels JM, Stoff B. Informed consent, use, and storage of digital photography among Mohs surgeons in the United States. Dermatol Surg. 2016;42(3):305–309.

5. Martinez JC. Standardized photography in facial reconstructive surgery: clinical pearls to simplify a complicated task. Dermatol Surg. 2011;37(1):82–85.

6. Moriarty B, Seaton ED, Deroide F. Use of digital photographic maps for Mohs micrographic surgery. Dermatol Surg. 2014;40(3):349–351.

7. Jih MH, Goldberg LH, Friedman PM, Kimyai-Asadi A. Surgical pearl: the use of polaroid photography for mapping Mohs micrographic surgery sections. J Am Acad Dermatol. 2005;52(3 Pt 1):511–513.

8. Alcalay J. Digital computerized mapping in Mohs micrographic surgery. Dermatol Surg. 2000;26(7):692–693.

9. Highsmith JT, Weinstein DA, Highsmith MJ, Etzkorn JR. BIOPSY 1–2–3 in Dermatologic surgery: improving smartphone use to avoid wrong-site surgery. Technol Innov. 2016;18(2–3):203–206.

10. Lichtman MK, Countryman NB. Cell phone-assisted

identification of surgery site. Dermatol Surg. 2013; 39(3 Pt 1):491–492.

11. Harker DB, Mollet T, Srivastava D, Nijhawan RI. The role of imaging in the prevention of wrong-site surgery in dermatology. Semin Cutan Med Surg. 2016;35(1):9–12.

12. Ke M, Moul D, Camouse M, et al. Where is it? The utility of biopsy-site photography. Dermatol Surg. 2010; 36(2):198–202.

13. Perlis CS, Campbell RM, Perlis RH, Malik M, Dufresne RG. Incidence of and risk factors for medical malpractice lawsuits among Mohs surgeons. Dermatol Surg. 2008; 32(1):79–83.

14. Nijhawan RI, Lee EH, Nehal KS. Biopsy site selfies—a quality improvement pilot study to assist with correct surgical site identification. Dermatol Surg. 2015; 41(4):499–504.

15. Kantor J. Skin self-photography for dysplastic nevus monitoring is associated with a decrease in the number of biopsies at follow-up: a retrospective analytical study. J Am Acad Dermatol. 2015;73(4):704–705.

16. Gunter R, Fernandes-Taylor S, Mahnke A, et al. Evaluating patient usability of an image-based mobile health platform for postoperative wound monitoring. JMIR Mhealth Uhealth. 2016;4(3):e113.

17. Wiseman JT, Fernandes-Taylor S, Gunter R, et al. Interrater agreement and checklist validation for postoperative wound assessment using smartphone images in vascular surgery. J Vasc Surg Venous Lymphat Disord. 2016;4(3):320, e322–e328, e322.

18. Stevenson P, Finnane AR, Soyer HP. Teledermatology and clinical photography: safeguarding patient privacy and mitigating medico-legal risk. Med J Aust. 2016;204(5):198–200e191.

19. Fogel AL, Sarin KY. A survey of direct-to-consumer teledermatology services available to US patients: explosive growth, opportunities and controversy. J Telemed Telecare. 2016.

20. Coates SJ, Kvedar J, Granstein RD. Teledermatology: from historical perspective to emerging techniques of the modern era. Part II: emerging technologies in teledermatology, limitations and future directions. J Am Acad Dermatol. 2015;72(4):577–586; quiz 587–578.

21. Coates SJ, Kvedar J, Granstein RD. Teledermatology: from historical perspective to emerging techniques of the modern era. Part I: history, rationale, and current practice. J Am Acad Dermatol. 2015;72(4):563–574; quiz 575–566.

22. Stoff BK, Scully K, Housholder AL, Fabbro S, Kantor J. The American Academy of Dermatology (AAD) Ethics Pledge: I will put my patients' welfare above all other interests, provide care that adheres to professional standards of practice, provide care for those in need, and foster collegiality through interaction with the medical community. J Am Acad Dermatol. 2016;75(2):445–448.

23. Mu EW, Lewin JM, Stevenson ML, Meehan SA, Carucci JA, Gareau DS. Use of digitally stained multimodal confocal mosaic images to screen for nonmelanoma skin cancer. JAMA Dermatol. 2016;152(12):1335–1341.

24. Gareau D, Bar A, Snaveley N, et al. Tri-modal confocal mosaics detect residual invasive squamous cell carcinoma in Mohs surgical excisions. J Biomed Opt. 2012;17(6):066018.

25. Gareau DS, Jeon H, Nehal KS, Rajadhyaksha M. Rapid screening of cancer margins in tissue with multimodal confocal microscopy. J Surg Res. 2012;178(2):533–538.

26. Scope A, Mahmood U, Gareau DS, et al. In vivo reflectance confocal microscopy of shave biopsy wounds: feasibility of intraoperative mapping of cancer margins. Br J Dermatol. 2010;163(6):1218–1228.

27. Gareau DS. Feasibility of digitally stained multimodal confocal mosaics to simulate histopathology. J Biomed Opt. 2009;14(3):034050.

28. Gareau DS, Karen JK, Dusza SW, Tudisco M, Nehal KS, Rajadhyaksha M. Sensitivity and specificity for detecting basal cell carcinomas in Mohs excisions with confocal fluorescence mosaicing microscopy. J Biomed Opt. 2009; 14(3):034012.

29. Karen JK, Gareau DS, Dusza SW, Tudisco M, Rajadhyaksha M, Nehal KS. Detection of basal cell carcinomas in Mohs excisions with fluorescence confocal mosaicing microscopy. Br J Dermatol. 2009;160(6):1242–1250.

30. Gareau DS, Patel YG, Li Y, et al. Confocal mosaicing microscopy in skin excisions: a demonstration of rapid surgical pathology. J Microsc. 2009;233(1):149–159.

31. Larson B, Abeytunge S, Seltzer E, Rajadhyaksha M, Nehal K. Detection of skin cancer margins in Mohs excisions with high-speed strip mosaicing confocal microscopy: a feasibility study. Br J Dermatol. 2013;169(4):922–926.

32. Ulrich M. Optical coherence tomography for diagnosis of basal cell carcinoma: essentials and perspectives. Br J Dermatol. 2016;175(6):1145–1146.

33. Cheng HM, Lo S, Scolyer R, Meekings A, Carlos G, Guitera P. Accuracy of optical coherence tomography for the diagnosis of superficial basal cell carcinoma: a prospective, consecutive, cohort study of 168 cases. Br J Dermatol. 2016;175(6):1290–1300.

34. Maher NG, Blumetti TP, Gomes EE, et al. Melanoma diagnosis may be a pitfall for optical coherence tomography assessment of equivocal amelanotic or hypomelanotic skin lesions. Br J Dermatol. 2016.

35. Ring HC, Themstrup L, Banzhaf CA, Jemec GB, Mogensen M. Dynamic optical coherence tomography capillaroscopy: a new imaging tool in autoimmune connective tissue disease. JAMA Dermatol. 2016;152(10). Doi: 10.1001/jamadermatol. 2016.3949

36. Ulrich M, Themstrup L, de Carvalho N, et al. Dynamic optical coherence tomography in dermatology. Dermatology. 2016;232(3):298–311.

37. Kantor J. Application of Google Glass to Mohs micrographic surgery: a pilot study in 120 patients. Dermatol Surg. 2015; 41(2):288–289.

38. Kantor J. First look: Google Glass in dermatology, Mohs surgery, and surgical reconstruction. JAMA Dermatol. 2014;150(11):1191.

39. Mailey B, Baker JL, Hosseini A, et al. Evaluation of facial volume changes after rejuvenation surgery using a 3-dimensional camera. Aesthet Surg J. 2016;36(4):379–387.

40. Poetschke J, Schwaiger H, Gauglitz GG. Current and emerging options for documenting scars and evaluating therapeutic progress. Dermatol Surg. 2017; 43(Suppl 1):S25–S36.

41. Kantor J. Software-based three-dimensional surface imaging and scanning in plastic surgery. Plast Reconstr Surg. 2017.

42. Kantor J. Computer generated three-dimensional modeling using passive stereophotogrammetry and structured light scanning for craniomaxillofacial imaging. J Plast Reconstr Aesthet Surg. 2017.

第 9 章　皮肤外科伦理学

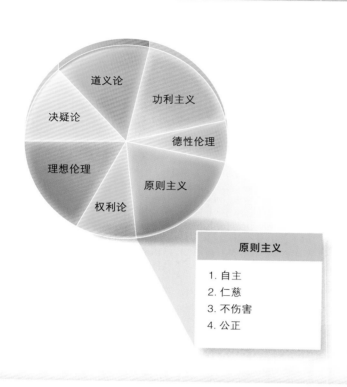

原则主义
1. 自主
2. 仁慈
3. 不伤害
4. 公正

原著者　Jonathan Kantor

翻　译　任　军

审　校　马兰兰　马立娟

概要

- 伦理行为，像知情同意一样，是一个过程。
- 当存在原则冲突、责任冲突或概念冲突时，大多数伦理挑战发生于伦理上最忠诚或最不忠诚的人。

初学者贴士

- 几个世纪以来，哲学家们一直与伦理、道德、法律以及最近的专业主义之间的差别作斗争。
- 伦理反映了一种以道德为基础的社会规则；因此伦理可以定义为道德行为。

专家贴士

- 职业道德可能比公德更广泛、更深刻，因为它展现了特定群体的道德期望。
- 原则主义，也许是最受欢迎的道德框架，依赖于（同等权重的）自主、仁慈、不伤害和公正原则。这四项原则常被用作伦理合法性的检验标准。
- 道德是一种社会制度，公德代表着道德的核心群体，被认为具有普遍约束力。

切记！

- 伦理决策的其他途径比比皆是，包括功利主义、理想伦理、决疑论、道义论方法、权利论和德性伦理。
- 虽然皮肤美容患者可能与医师互动，就像他们是消费者，而不是患者，但他们仍应以后者对待。

陷阱和注意事项

- 请记住，对于伦理困境通常有不止一个的合理解决方法。
- 行为可以是合法的且符合伦理，可以符合伦理而不合法。
- 体像障碍是一种常见情况，识别这类患者是美容皮肤科医师的一个重要挑战，尤其是因为患者在任何干预措施后都很可能不满意。
- 一致性伦理框架的需求导致了原则主义的扩展，即这四项原则经常被用作伦理合法性的检验标准，尽管这一应用伦理模式的挑战可能是巨大的。

引言

为了更好地评估和评价伦理挑战的本质，以及更好地参与知情的伦理决策制定，了解和理解生物伦理学的基本原理对皮肤科医师具有重要意义。生物伦理学的认识论——我们如何知道什么属于伦理行为的界限和什么不属于，值得探索。生物伦理学认识论不仅作为一种智力活动，更是作为一个垫脚石，扩大我们对特定行为在任何特定情况下是或不是适当选择的理解。

尽管有 200 年的编纂伦理和职业道德的趋势，但道德和伦理的主观性可能具有挑战性，特别是对医师来说，作为科学家，他们希望有一个客观和标准化的系统，而不是责任和原则的相对混合物。

伦理挑战可能是多种多样的。有时，真正的道德或伦理困境是存在的，而在另外一些情况下核心挑战是现实困境，在这种情况下伦理责任与利己主义或实用主义考虑冲突。当存在原则冲突、责任冲突或概念冲突时，大多数伦理挑战发生于伦理上最忠诚或最不忠诚的人。

伦理行为，像知情同意一样是一个过程。的确，对一项行为的伦理意义表示关注的行为本身就是朝着正确方向迈出的重要一步，因为即使是职业伦理学家也可能对复杂的伦理案件的理想行为过程中持不同意见。现实世界中的伦理挑战通常发生在各种伦理规则被认为存在冲突时，或者当各种责任，以及皮肤科医师的责任出现冲突时。

历史

数千年来，伦理一直是讨论、争辩和思考的主题。虽然伦理和道德理论的起源通常被归因于古希腊哲学家，Mesopotamian 的著作和法典，以及古希腊史诗的发展明显早于真正的希腊哲学，并且 *Old Testament*（《旧约全书》）本身就是解决基本的伦理问题。后来的古希腊哲学著作，尤其是 Plato（柏拉图）和 Aristotle（亚里士多德）的哲学著作，正式编纂了一套伦理思想体系。

在古希腊，苏格拉底详尽地论述了今天被认为是功利主义的基本原则，其重点是创造最大的好处。亚里士多德常被认为是现代伦理学之父，他关注的是幸福；对亚里士多德来说，了解伦理的本质是通往理想繁荣生活的先决条件。

生物伦理学作为一个独特研究领域的起源可以追溯到 1770 年 John Gregory 发表的 *Lectures on the Duties and Qualifications of a Physician*（《医生职责和资格的演讲》）以及 1803 年 Thomas Percival 发表的 *Medical Ethics*（《医学伦理学》）（图 9-1）。在

后来被美国医学协会（AMA）作为第一套伦理规范模板的 Percival 准则中，他系统地回顾了实践和责任的伦理基础。毫不奇怪，这发生在工业革命和医学领域快速发展的背景下，当时医疗保健已从伽利略的世界观转变为一种原始的科学探究方法。突然之间，医师可能会对患者的生活产生重大影响的决策中发挥了更大的作用。另外，在后启蒙时期，患者作为个体的要求也扮演了更为重要的角色。此外，随着社会从中世纪的封建制度发展到我们今天所知道的现代工业化世界的开端，工人与雇主、公民与国家、医师与患者之间的义务扮演了更为紧迫的角色。最后，在 19 世纪 20 年代的美国，新世界医学教育还处于起步阶段，医师们转向自我调节以试图抵挡他们成为对不知情的患者进行不公平的收费和不恰当的治疗的江湖骗子的压力。

现代战争也影响了人们对医学伦理学坚实基础的感受性需求。从血腥的美国内战到第一次世界大战、第二次世界大战，工业化工具被用来以前所未有的规模夺取军人和平民的生命。

在这样的背景下，医学伦理在 20 世纪变得更加紧迫也就不足为奇了。从 Tuskegee 到 Josef Mengele，医生们长期以来被称赞为患者的最大利益而工作，突然之间被视为代表一种强大的力量，就像几个世纪前的工业化一样，既能带来伤害，也能带来帮助。

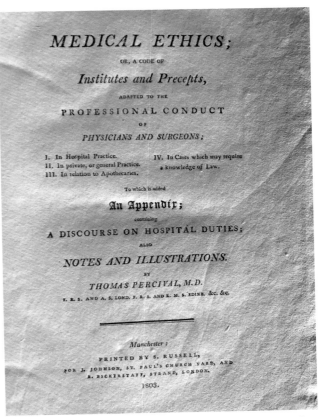

图 9-1　Thomas Percival 的《医学伦理学》（第 1 版）

伦理、法律、道德和职业精神

几个世纪以来，哲学家们一直在努力区分伦理、道德、法律，以及最近的职业精神。道德，或共同道德，代表了一系列的行为、动作和要求，这些行为、动作和要求被广泛地理解为是真实的，以至于它们被认为是基本的和普遍的。Horace 早在 2000 多年前就指出，没有道德的法律是无用的，事实上，虽然符合道德的法律是可取的，但法律中只列举了一小部分道德行为。因此，道德是一种社会制度，共同道德是被认为具有普遍约束力的道德核心群体。

共同的道德不仅包括一系列义务（不杀人，不偷盗），还包括理想和美德（慈善，尽可能帮助别人）。这些道德在社会上被广泛接受，而接受这些道德往往被视为是进入社会和社会接受的先决条件。

伦理反映了一种基于道德基础的社会责任；因此，伦理可以被定义为行动中的道德。这与法律不同，法律是具体的规则，一旦违反，就会产生相应的后果和惩罚。一个特定的行为可能是符合伦理的但违法，或合法的而不符合伦理。

相比之下，职业道德则侧重于医生作为专业人员的角色，以及这种专业角色所固有的期望。职业道德可能比公德更广和深，因为它涉及特定群体的道德期望。因此，美国皮肤病学会（American Academy of Dermatology，AAD）的伦理承诺，包含了比一般公众所期望的更广泛的一组承诺。事实上，无论是在 Percival 的书中，还是在美国医学协会最初的伦理规范（首次出版于 1847 年）中，还是在美国皮肤病学会的伦理承诺中，生物医学伦理都被反复地编入法典。

伦理框架

原则主义

在过去的几十年里，生物医学伦理学，尤其是在美国，基本上等同于原则主义。这一伦理框架主要源自开创性的 Belmont 报告，侧重于评估伦理难题时所考虑的四个原则（表 9-1）。Belmont 报告概述了尊重人格（自主）、仁慈、不伤害和公正的原则。这些原则已经得到普及且现在已经深深融入到对生物伦理学的现代理解中，在许多领域中原则主义被视为生物伦理学的同义词。

首先，自主原则强调的前提是个人应被视为独特的人，且个人的自主选择应得到尊重。这种做法的必然结果是自主性降低的人（儿童、囚犯和其他人）应享有特别保护。其次，仁慈原则涉及医师保障患者健康的义务。在 Belmont 报告中，其必然性，非致命性，或不伤害患者，被列为一个单独的标准。最后，公正原则涉及对公平的根本需求。

对一个一致的伦理框架的需求，导致了原则主义扩大到四项原则，以至于这四项原则经常被用来作为检验伦理合法性的试金石。然而，这种应用伦理学模型所面临的挑战可能是巨大的，并且一些哲学家认为医学伦理学的模式对于哲学理论的借鉴是令人敬畏的。

决疑论

决疑论的方法涉及将一个被公认的或典型的案例的情况外推到一个新的环境中，以制定一个有效的伦理决策（表 9-2）。这种方法基于犹太法典和古代基督教训诂，今天经常被应用于法律领域。不是依赖于潜在的武断的原则，相反，决疑主义的方法转向了典型案例，即道德行为的过程要么已经确定，要么表面上很清楚。尽管这种方法是建立在适当确定相关案例的基础上，但它的优点是基于对伦理的直观的、常识的伦理学方法。

功利主义

功利主义不同于以一套公认原则的内在价值为基础的原则主义，功利主义是一种结果论，其目的是最大限度地为大多数人争取最大利益，使效用最大化。功利主义的一个优点是，它不需要接受四项原则，只需接受四项原则作为伦理行动的基础。然而，一种功利方法要求医生冷静地创造最美好的事物（或造成最小的伤害），

表 9-1 生物伦理学原则

原则	定义
自主	患者应被视为自主代理人
仁慈	患者应该为了他们的利益而接受治疗
不伤害	患者不应被伤害
公正	伦理行为应该是公平的

所有原则的权重相等。

表 9-2 伦理学方法

方法	定义
原则主义	四项原则决定伦理行为
决疑论	以前的案例决定伦理行为
功利主义	利益最大化决定伦理行为
道义论	规则决定伦理行为
权利理论	尊重行为人的权利决定伦理行为
德性伦理	道德修养决定伦理行为
理想伦理	义务（至少）和超权（理想情况下）决定伦理行为

总的来说，这必然产生次要问题，包括观点（为谁做最好？），家长主义（谁决定什么是最好？），以及可能的伦理冲突（功利主义体现了这一观点，目的确实证明了手段的合法性）。关于功利主义的其他关注包括需求反对（纯粹功利主义的概念可能过于苛刻而不能在实际层面上被采用）和不公平分配的风险，因为为大多数人争取最大利益可能会使少数群体始终边缘化。

道义论方法

道义论或基于规则的伦理学方法是看待伦理行为的另外一面棱镜。Kant（康德）的绝对命令旨在简化和规范道德行为，主张除非愿意将驱动自己行为的准则变为普遍规律，否则不应该行动。他的方法被概括为不可接受的单独的对待他人的方法。这种以义务为导向的方法从根本上与功利主义方法不同，即行为的结果决定其伦理合法性；Kant 伦理学方法是行为动机决定其伦理基础。

另一种道义论方法是神命论，尽管遵守规则和义务确实决定了一种行为的正确性，但这种义务的来源不是理性行为人的决定，而是神法。因此宗教根深蒂固的伦理学框架代表了道义论的一种形式；一个行为的正确性和道德性取决于是否为神的命令。

权利理论

权利理论是生物伦理学的另一种研究方法，这个概念认为行为的伦理是根据其与一系列人权的一致性来决定的。尽管在实践中伦理行为常常一致，但道德权利的概念（行为目标是什么）与道德义务的概念（行为人有义务做什么）有本质的不同。因为权利代表一种资格，当尝试保护一群患者时对于他们可能很有吸引力。然而由于权利理论并不能解决整个社会的权利问题，因此在尝试为生物医学伦理学制定一个可普遍适用的一般框架时可能会面临挑战。

德性伦理

与功利主义和道义论方法不同，德性伦理关注的不是行为人的义务，而是个人行为所培养的潜在美德。如果一个行为培养了美德，那么它就是合乎伦理的。与康德一样，亚里士多德的德性伦理学方法决定了一个行为的价值是基于行为人的动机而不是他们的行为。德性伦理学方法体现了"品格决定命运"的思想，对德性伦理学家来说，以义务为导向的方法，规定了最低限度的规则和义务，这不会导致更好的行为。因此，德性判断被视为伦理行为的基础。

德性伦理被用来描绘一套理想的美德——医生领导的职业责任模型。这种德性包括谦逊、自我牺牲、同情和正直。与原则主义一样，德性伦理也可能因其表面上对德性的任意选择而受到批评，当不同的德性在功能上相互竞争时，这种缺陷就会变得尤为明显。

理想伦理

理想伦理是基于义务和德性方法的综合。就像义务伦理一样，它承认有一组义务可以被编纂为可接受行为的最低水平。但就像德性伦理一样，理想伦理关注的是培养一系列激励行为人的行为，本质上是从规范（绝对必要的）向超欲（理想的）转变。通过将原则主义、功利主义和道义论方法的优势（设置伦理底线）与德性伦理（旨在设置伦理上限）和理想伦理相结合，既保证了基本的安全和保护，同时促进发展和卓越。

皮肤科医师面临的常见问题

患者的隐私权和自主权

有很多关于患者自主权的文献。各种手稿都论述了对受损患者、未成年患者和囚犯的治疗。从伦理上讲，隐私权和自主权相关的主要挑战是当维护隐私的伦理与其授权相冲突时。

无论使用何种伦理模式，维护患者隐私权对皮肤科医师来说是绝对的伦理要求。从实用的角度来看，如果患者不能依靠他们咨询的隐私权，那么基本的医患关系可能会受到破坏。

责任和诚实

责任问题在考虑伦理情况时是很重要的；大多数临床医师认为他们只对患者负有义务，并认为他们对患者负有单独的受托责任。在这种情况下，伦理选择可以解释为同意患者的请求。

然而，医生的职责不仅是对患者；这也关系到整个行业、整个医疗体系，以及与临床医师有合同关系的保险公司。从原则主义方法的角度来看，这也涉及公正原则。其他人则认为讲真话本身是一种原则，而不是德性。总之，皮肤科医师不应该采取任何可能损害患者对医生信任的措施，因为我们的立场，因此我们让患者公开和诚实地分享的能力，是建立在人们所认为的诚实和正直的基础上。

定量配给

AAD、美国皮肤外科学会、美国莫氏外科学院和美国莫氏外科学会联合制定了适当的使用标准（AUC），并得到了广泛的推广和采用。

这一定量配给行为的伦理问题尚未得到充分的探讨。尽管很容易接受 AUC 作为事实上的伦理准则，但这些准则的制定是为了通过自我调节来降低偿付限制的风险。作为皮肤科最昂贵的治疗方法之一，莫氏手术已经通过了严格的审查，其成本效益一直是争论的话题。

这涉及利益冲突问题；然而，也可以说，这里根本没有真正的利益冲突。对于患者来说，莫氏手术提供了最大的肿瘤切除机会和最小的瘢痕；对医生来说，它提供了最大的补偿和满足，患者得到了最大利益的服务。除了合同关系外，医生对保险人还有什么责任？虽然这可以被框定为一个公正问题，但如果患者是通过国家资助计划或昂贵的私人保险公司投保，结果会有所不同吗？在实际层面上，患者的保险公司可能制定了一项关于低风险莫氏手术报销政策，不过在确定治疗方案时，患者的偏好仍然是一个重要的考虑因素。

美容皮肤外科

皮肤科医师在全世界所有整形美容手术中占很大比例。患者可能有各种各样的顾虑来接受美容干预，他们不愿依赖家长式作风，再加上现金报销计划的经济现实，导致了接受患者即客户的现象。然而，不论患者是在接受整形治疗还是医疗治疗，医生的伦理责任依然保持不变。

体像障碍是常见的，对美容皮肤科医生来说，识别这样的患者是一项重要的挑战，尤其是因为患者在接受任何干预后都可能感到不满意。从伦理上讲，对体像障碍患者或者对于明显抱有不切实际期望的患者进行手术是有问题的。从原则主义的观点来看，这违反了不伤害原则，而从康德的观点，医生的动机很可能不是为了患者的最大利益。

临床研究

与其他由请求引起的情况一样，重要的是要考虑进行临床研究的动机。这种康德式的方法有助于评估开展这类工作的伦理价值，以及应该与研究发起者和临床试验参与者进行的适当互动。

临床研究是一个新兴的医学领域，在新药和非专利药的开发中确实是一个必要的组成部分。虽然它不应该仅仅作为一个潜在的盈利中心，但对临床研究工作的公平偿付是合理的，也是必要的。

行业资助

尽管在保护医学教育免受行业资助和潜在偏见影响方面做出了重大努力，但很大一部分继续医学教育（CME）材料是由行业直接或间接赞助的。

皮肤病领域的行业资助普遍存在，最近的一份手稿就证明了这一点，该手稿强调了制药公司向皮肤科医师支付的费用范围。接受行业资助本身并不需从伦理上令人担忧，尽管有大量证据表明接受药品样本会对处方模式产生影响。

总结

皮肤外科医师每天都面临着伦理挑战。对各种伦理决策方法的基本认识，对临床医师和皮肤外科医师都是有帮助的。最终，大多数伦理准则只为伦理行为设定了一个底线，明确地限制了不符合伦理的行为。追求更高水平的以患者为中心的外科护理有助于皮肤外科医师和患者。

参考文献

1. Leake CD. Percival's code: a chapter in the historical development of medical ethics. JAMA. 1923;81(5): 366–371.
2. Hamarneh SK. Practical ethics in the health professions. Part I – the Hammurabi and Hippocratic codes. Hamdard Med. 1993;36(1):11–24.
3. Pellegrino ED. Socrates at the bedside. Pharos Alpha Omega Alpha Honor Med Soc. 1983;46(1):38.
4. Dunea G. Socrates on clinical excellence. Lancet. 1973; 2(7827):493–494.
5. Saunders J. Bringing back Aristotle. Indian J Med Ethics. 2011;8(4):230–233.
6. Allmark P. An argument for the use of Aristotelian method in bioethics. Med Health Care Philos. 2006;9(1): 69–79.
7. Hauskeller M. Telos: the revival of an Aristotelian concept in present say ethics. Inquiry (Oslo). 2005;48(1): 62–75.
8. Gillies J, Sheehan M. Practical reasoning and decision making – Hippocrates' problem, Aristotle's answer. Br J Gen Pract. 2002;52(479):518–519.
9. Cornell JF. On the relevance of Aristotle's bioethics. Politics Life Sci. 1988;6(2):199–201, 226–199.
10. Price AW. Aristotle's ethics. J Med Ethics. 1985;11(3): 150–152.
11. Baker R, Emanuel L. The efficacy of professional ethics: the AMA Code of Ethics in historical and current perspective. Hastings Cent Rep. 2000;30(4 Suppl): S13–S17.
12. Namm JP, Siegler M, Brander C, Kim TY, Lowe C, Angelos P. History and evolution of surgical ethics: John Gregory to the twenty-first century. World J Surg. 2014; 38(7):1568–1573.
13. Stratling M. John Gregory (1724–1773) and his lectures on the duties and qualifications of a physician establishing modern medical ethics on the base of the moral philosophy and the theory of science of the empiric British Enlightenment. Med Secoli. 1997;9(3):455–475.
14. Haakonssen L. Medicine and morals in the Enlightenment: John Gregory, Thomas Percival and Benjamin Rush. Clio Med. 1997;44:i–x, 1–247.
15. Pellegrino ED. Percival's medical ethics. The moral philosophy of an 18th-century English gentleman. Arch Intern Med. 1986;146(11):2265–2269.
16. Thomas Percival (1740–1804) codifier of medical ethics. JAMA. 1965;194(12):1319–1320.
17. Horace. The Odes and Epodes of Horace. Boston, MA: Ginn & Co; 1896.
18. Horner J. Morality, ethics, and law: introductory concepts. Semin Speech Lang. 2003;24(4):263–274.
19. McCullough LB, Grunebaum A, Arabin B, Brent RL, Levene MI, Chervenak FA. Ethics and professional responsibility: Essential dimensions of planned home birth. Semin Perinatol. 2016;40(4):222–226.

20. Chervenak FA, McCullough LB, Brent RL. The professional responsibility model of physician leadership. Am J Obstet Gynecol. 2013;208(2):97–101.

21. McCammon SD, Brody H. How virtue ethics informs medical professionalism. HEC Forum. 2012;24(4):257– 272.

22. Kinghorn WA. Medical education as moral formation: an Aristotelian account of medical professionalism. Perspect Biol Med. 2010;53(1):87–105.

23. Stoff BK, Scully K, Housholder AL, Fabbro S, Kantor J. The American Academy of Dermatology (AAD) Ethics Pledge: I will put my patients' welfare above all other interests, provide care that adheres to professional standards of practice, provide care for those in need, and foster collegiality through interaction with the medical community. J Am Acad Dermatol. 2016;75(2):445–448.

24. Protection of human subjects; Belmont Report: notice of report for public comment. Fed Regist. 1979;44(76): 23191–23197.

25. Davis RB. The principlism debate: a critical overview. J Med Philos. 1995;20(1):85–105.

26. Strong C. Specified principlism: what is it, and does it really resolve cases better than casuistry? J Med Philos. 2000;25(3):323–341.

27. Spielthenner G. The casuistic method of practical ethics. Theor Med Bioeth. 2016;37(5):417–431.

28. Cudney P. What really separates casuistry from principlism in biomedical ethics. Theor Med Bioeth. 2014;35(3):205–229.

29. Iltis AS. Bioethics as methodological case resolution: specification, specified principlism and casuistry. J Med Philos. 2000;25(3):271–284.

30. Kuczewski M. Casuistry and principlism: the convergence of method in biomedical ethics. Theor Med Bioeth. 1998;19(6):509–524.

31. Beauchamp TL. Reply to trong on principlism and casuistry. J Med Philos. 2000;25(3):342–347.

32. Mandal J, Ponnambath DK, Parija SC. Utilitarian and deontological ethics in medicine. Trop Parasitol. 2016; 6(1):5–7.

33. Playford RC, Roberts T, Playford ED. Deontological and utilitarian ethics: a brief introduction in the context of disorders of consciousness. Disabil Rehabil. 2015; 37(21): 2006–2011.

34. Kantor J, Lushniak BD. Excellence in medicine and the case for aspirational ethics. JAMA Dermatol. 2016; 152(9):971–972.

35. Ketchum SA, Pierce C. Rights and responsibilities. J Med Philos. 1981;6(3):271–280.

36. Crisp R. The duty to do the best for one's patient. J Med Ethics. 2015;41(3):220–223.

37. Chen JY. Virtue and the scientist: using virtue ethics to examine science's ethical and moral challenges. Sci Eng Ethics. 2015;21(1):75–94.

38. Misselbrook D. Waving not drowning: virtue ethics in general practice. Br J Gen Pract. 2015;65(634):226–227.

39. Misselbrook D. Virtue ethics–an old answer to a new dilemma? Part 2: the case for inclusive virtue ethics. J R Soc Med. 2015;108(3):89–92.

40. Misselbrook D. Virtue ethics - an old answer to a new dilemma? Part 1: problems with contemporary medical ethics. J R Soc Med. 2015;108(2):53–56.

41. Han H. Virtue ethics, positive psychology, and a new model of science and engineering ethics education. Sci Eng Ethics. 2015;21(2):441–460.

42. Allmark P. Virtue and austerity. Nurs Philos. 2013;14(1): 45–52.

43. Stovall P. Professional virtue and professional selfaware-ness: a case study in engineering ethics. Sci Eng Ethics. 2011;17(1):109–132.

44. Shelton W. Can virtue be taught? Acad Med. 1999;74(6): 671–674.

45. Gauthier CC. Teaching the virtues: justifications and recommendations. Camb Q Healthc Ethics. 1997;6(3): 339–346.

46. Pena A. A critique of the (aspirational) code of ethics. Am J Bioeth. 2015;15(5):62–63.

47. Candilis PJ, Martinez R. Commentary: the higher standards of aspirational ethics. J Am Acad Psychiatry Law. 2006; 34(2):242–244.

48. Kantor J, Lushniak BD. Commentary: ethics in dermatology. J Am Acad Dermatol. 2016;75(2):443–444.

49. Buchanan DR. Autonomy, paternalism, and justice: ethical priorities in public health. Am J Public Health. 2008; 98(1):15–21.

50. Dawson A, Garrard E. In defence of moral imperialism: four equal and universal prima facie principles. J Med Ethics. 2006;32(4):200–204.

51. Baumrucker SJ, Easterday J, Stolick M, et al. Ethics roundtable: parental autonomy and the minor patient. Am J Hosp Palliat Care. 2015.

52. Caenazzo L, Tozzo P, Rodriguez D. Hospitalized hunger-striking prisoners: the role of ethics consultations. Med Health Care Philos. 2016;19(4):623–628.

53. Trestman RL. Ethics, the law, and prisoners: protecting society, changing human behavior, and protecting human rights. J Bioeth Inq. 2014;11(3):311–318.

54. O'Neill D, Collins R. Medical ethics and prisoners. Lancet. 2009;373(9667):896.

55. Pont J. Ethics in research involving prisoners. Int J Prison Health. 2008;4(4):184–197.

56. Arboleda-Flórez J. The ethics of biomedical research on prisoners. Curr Opin Psychiatry. 2005;18(5):514–517.

57. Stone TH. Currents in contemporary ethics. Discerning minimal risk in research involving prisoners as human subjects. J Law Med Ethics. 2004;32(3):535–537.

58. Mena MC. EMR push will erode privacy, physician–patient relationship & increase risk. Tenn Med. 2009; 102(8):9.

59. Coleman PG, Shellow RA. Privacy and autonomy in the physician–patient relationship. Independent contracting under Medicare and implications for expansion into managed care. J Leg Med. 1995;16(4):509–543.

60. Sugarman J, Powers M. How the doctor got gagged. The disintegrating right of privacy in the physician–patient relationship. JAMA. 1991;266(23):3323–3327.

61. Wilcox DP. The right of privacy and the physician– patient relationship. Tex Med. 1985;81(4):84–85.

62. Stoff BK, Bercovitch L, Grant-Kels JM. The case for equal access to urgent dermatology appointments for Medicaid beneficiaries: when professional duty conflicts with economic reality. J Am Acad Dermatol. 2015;72(1):181–183.

63. Sokol DK. Law, ethics, and the duty of care. BMJ. 2012; 345:e6804.

64. Maley A, Swerlick R, Parker D, Stoff B. Should dermatopathologists participate in diagnostic error disclosure to patients? An ethical analysis. J Am Acad Dermatol. 2015; 72(5):901–904.

65. Sisk B, Frankel R, Kodish E, Harry Isaacson J. The truth about truth-telling in American medicine: a brief history. Perm J. 2016;20(3):74–77.

66. Isaacs D. Telling the truth. J Paediatr Child Health. 2016; 52(6):585–586.

67. Madhiwalla N. The ethics of truth telling. South Asian J Cancer. 2013;2(2):53–54.

68. Collis SP. The importance of truth-telling in health care. Nurs Stand. 2006;20(17):41–45.

69. Sokol DK. How the doctor's nose has shortened over time; a

historical overview of the truth-telling debate in the doctor-patient relationship. J R Soc Med. 2006;99(12):632–636.

70. Gold M. Is honesty always the best policy? Ethical aspects of truth telling. Intern Med J. 2004;34(9–10): 578–580.

71. Chiodo GT, Tolle SW. Therapeutic privilege and truth telling. Gen Dent. 1994;42(6):504, 506–507.

72. AAD/ACMS/ASDSA/ASMS 2012 Appropriate use criteria for Mohs micrographic surgery. Dermatol Surg. 2015; 41(4):536.

73. Ad Hoc Task Force, Connolly SM, Baker DR, et al. AAD/ACMS/ASDSA/ASMS 2012 appropriate use criteria for Mohs micrographic surgery: a report of the American Academy of Dermatology, American College of Mohs Surgery, American Society for Dermatologic Surgery Association, and the American Society for Mohs Surgery. J Am Acad Dermatol. 2012;67(4):531–550.

74. Wolz MM. Two become one: ethics in dermatologic surgery. J Am Acad Dermatol. 2015;72(6):1074–1077.

75. Grant-Kels JM, VanBeek MJ. The ethical implications of "more than one way to skin a cat": increasing use of radiation therapy to treat nonmelanoma skin cancers by dermatologists. J Am Acad Dermatol. 2014;70(5):945–947.

76. Rogers HW, Coldiron BM. Unconflicted. J Am Acad Dermatol. 2011;64(2):437–438.

77. Hossler EW. Conflict of interest? J Am Acad Dermatol. 2010;62(2):347–348.

78. Rogers HW, Coldiron BM. Analysis of skin cancer treatment and costs in the United States Medicare population, 1996–2008. Dermatol Surg. 2013;39(1 Pt 1): 35–42.

79. Rogers HW, Coldiron BM, Dinehart SM, et al. Letter: skin cancer treatment fee comparisons inaccurate. Dermatol Surg. 2012;38(12):2038–2039; author reply 2039–2041.

80. Rogers HW, Coldiron BM. A relative value unit-based cost comparison of treatment modalities for nonmelanoma skin cancer: effect of the loss of the Mohs multiple surgery reduction exemption. J Am Acad Dermatol. 2009;61(1):96–103.

81. Bangash HK, Ibrahimi OA, Green LJ, Alam M, Eisen DB, Armstrong AW. Who do you prefer? A study of public preferences for health care provider type in performing cutaneous surgery and cosmetic procedures in the United States. Dermatol Surg. 2014;40(6):671–678.

82. de Brito MJ, Nahas FX, Cordas TA, Tavares H, Ferreira LM. Body dysmorphic in patients seeking abdominoplasty, rhinoplasty, and rhytidectomy. Plast Reconstr Surg. 2016;137(2):462–471.

83. Spriggs M, Gillam L. Body dysmorphic disorder: contraindication or ethical justification for female genital cosmetic surgery in adolescents. Bioethics. 2016;30(9):706–713.

84. Vashi NA. Obsession with perfection: body dysmorphia. Clin Dermatol. 2016;34(6):788–791.

85. Affleck A, Stewart M. Body dysmorphic disorder in dermatology: beware of diagnostic overlabelling. Clin Exp Dermatol. 2016;41(2):214–215.

86. Mavrogiorgou P, Bader A, Stockfleth E, Juckel G. Obsessive-compulsive disorder in dermatology. J Dtsch Dermatol Ges. 2015;13(10):991–999.

87. Rieder E. Approaches to the cosmetic patient with potential body dysmorphia. J Am Acad Dermatol. 2015; 73(2):304–307.

88. Sarwer DB, Spitzer JC, Sobanko JF, Beer KR. Identification and management of mental health issues by dermatologic surgeons: a survey of American Society for Dermatologic Surgery members. Dermatol Surg. 2015; 41(3):352–357.

89. Brunton G, Paraskeva N, Caird J, et al. Psychosocial predictors, assessment, and outcomes of cosmetic procedures: a systematic rapid evidence assessment. Aesthetic Plast Surg. 2014;38(5):1030–1040.

90. Winfree WJ, Rouse LE, Brown RS. Body dysmorphic disorder and cosmetic dentistry: diagnostic, management, and ethical issues. Dent Today. 2014;33(3):72–74; quiz 75.

91. Ziglinas P, Menger DJ, Georgalas C. The body dysmorphic disorder patient: to perform rhinoplasty or not? Eur Arch Otorhinolaryngol. 2014;271(9):2355–2358.

92. Gupta MA, Gupta AK. Evaluation of cutaneous body image dissatisfaction in the dermatology patient. Clin Dermatol. 2013;31(1):72–79.

93. Conrado LA, Hounie AG, Diniz JB, et al. Body dysmorphic disorder among dermatologic patients: prevalence and clinical features. J Am Acad Dermatol. 2010;63(2):235–243.

94. Goodman MP. Female cosmetic genital surgery. Obstet Gynecol. 2009;113(1):154–159.

95. Hill MJ. Body dysmorphic disorder: implications for practice. Dermatol Nurs. 2006;18(1):13.

96. Glaser DA, Kaminer MS. Body dysmorphic disorder and the liposuction patient. Dermatol Surg. 2005; 31(5):559–560; discussion 561.

97. Castle DJ, Phillips KA, Dufresne RG, Jr. Body dysmorphic disorder and cosmetic dermatology: more than skin deep. J Cosmet Dermatol. 2004;3(2):99–103.

98. Phillips KA, Dufresne RG. Body dysmorphic disorder. A guide for dermatologists and cosmetic surgeons. Am J Clin Dermatol. 2000;1(4):235–243.

99. Jones DS, Grady C, Lederer SE. "Ethics and Clinical Research" – the 50th anniversary of Beecher's Bombshell. N Engl J Med. 2016;374(24):2393–2398.

100. Harnett JD, Neuman R. Research ethics for clinical researchers. Methods Mol Biol. 2015;1281:19–30.

101. Woods S, McCormack P. Disputing the ethics of research: the challenge from bioethics and patient activism to the interpretation of the Declaration of Helsinki in clinical trials. Bioethics. 2013;27(5):243–250.

102. DeBruin DA, Liaschenko J, Fisher A. How clinical trials really work rethinking research ethics. Kennedy Inst Ethics J. 2011;21(2):121–139.

103. Fugh-Berman A, Hogenmiller A. CME stands for commercial medical education: and ACCME still won't address the issue. J Med Ethics. 2016;42(3):172–173.

104. Meixel A, Yanchar E, Fugh-Berman A. Hypoactive sexual desire disorder: inventing a disease to sell low libido. J Med Ethics. 2015;41(10):859–862.

105. Lineaweaver W. Conflicts of interest, disclosures, CME credits, and censorship. Ann Plast Surg. 2015;74(1):1–2.

106. Lo B, Ott C. What is the enemy in CME, conflicts of interest or bias? JAMA. 2013;310(10):1019–1020.

107. Davis NL, Galliher JM, Spano MS, Main DS, Brannigan M, Pace WD. Evaluating conflicts of interest in research presented in CME venues. J Contin Educ Health Prof. 2008;28(4):220–227.

108. McMahon GT. Accreditation rules safeguard continuing medical education from commercial influence. J Med Ethics. 2016;42(3):171.

109. Feng H, Wu P, Leger M. Exploring the industry – dermatologist financial relationship: insight from the open payment Data. JAMA Dermatol. 2016;152(12): 1307–1313.

110. Katz KA, Reid EE, Chren MM. The good, the bad, and the ugly of free drug samples. JAMA Dermatol. 2014; 150(11):1238.

111. Hurley MP, Stafford RS, Lane AT. Characterizing the relationship between free drug samples and prescription patterns for acne vulgaris and rosacea. JAMA Dermatol. 2014;150(5):487–493.

第 10 章 皮肤外科的计费和财务考量

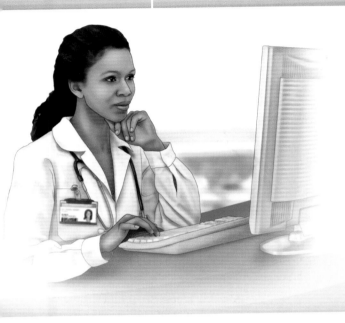

原著者　Alexander Miller
　　　　Ann F. Haas

翻　译　林碧雯　卜现勇　米　霞
审　校　党宁宁

概要

- 完整和准确编码的目标是向付款人清楚地说明在给定的患者治疗交互过程中所执行的操作。
- 向付款人提交的每一项手术费用都必须与有效的诊断代码相关联。

初学者贴士

- 切除代码大小主要通过将最大病变直径和总计切口双侧边缘最窄距离相加来确定。
- 如果患者评估导致在同一天完成 90 天的全部手术，则评估和管理服务将单独收费，并附加 .57 修饰符。

专家贴士

- 免疫组织化学染色编码指的是每一个标本，而不是每块组织。
- 冗余组织切除（立锥或狗耳）不会将原本线性的闭合手术提升到皮瓣的水平，尽管它可能会将原本的中间部分转化为复杂的线性修复。
- 当缺损或部分缺损用线性切除和闭合邻近缺损产生的 Burow 皮片修复时，只有皮肤移植手术是可计费的，因为移植代码包括切除和直接闭合供体缺损。Mohs 手术仍可单独收费，但可能会受到多种手术简化规则的约束。

切记!

- 当在一个解剖区域内完成同一类型（简单，中等或复杂）的多次修复时，将修复长度相加而且只收一个切口修复的费用，收费以解剖位置和修复长度的总和作为指导。如果在不同的解剖学代码组区域中进行相同类型的修复，则分别对每个区域进行计费。
- 为了促进皮瓣的活动度而在皮瓣边缘做的 Z 形成形术，并不能算作额外的单独皮瓣。

陷阱和注意事项

- 避免使用"未指定"（NOS, Not Otherwise Specified）诊断代码，在 ICD-10 手册中以黄色突出标示的诊断代码，因为这表明医疗记录缺乏足够的信息来进行更精确的代码选择。一些保险公司可能会以"未指定"代码拒绝索赔。
- 延伸到皮下空间的表皮囊肿和毛根鞘囊肿的切除应使用表皮切除编码进行编码，因为这些实体是皮肤而非皮下来源。

患者教育要点

- 值得向患者解释的是，作为惯例，医生会向保险公司收费，但最终患者有责任承担所执行手术的费用。
- 解释外科医师受到与保险公司签订的合同条款的约束，有助于患者了解外科医师其实是他们的盟友。

引言

外科皮肤病学包括各种各样的治疗和美容手术。了解、记录患者治疗经过并将所做的事情传达到计费系统以及最终传达给付款人所需的技术是至关重要的。在这个领域取得成功的关键是对诊断和手术计费规定与指标的理解。

虽然电子健康档案和业务管理程序可能会提示诊断和手术代码的选择，但熟悉最佳诊断和手术代码规定与相关性是必要的，因为最终正确的编码是医生的责任。为此，最基本的编码来源是最新的 ICD-10-CM 诊断编码手册和当前的手术术语手册（CPT®），这两个手册都可以从美国医学协会（AMA）和其他来源获得。

计费过程应考虑给定实体及其治疗是否被认为是医学上必要的／涵盖的服务或不具备医疗必要／未涵盖的服务。例如，医疗保险不包括不旨在改善患者健康或功能的手术的保险。

完整和准确编码的目的是向付款人明确说明在给定的患者护理交互期间执行的内容。由于该信息通常通过诊断、手术和修饰代码以电子方式传输，因此代码精确说明所做的事情，并且患者记录支持所传输的计费数据，对于合适的索赔裁决是至关重要的。

编码的基本要素

ICD-10-CM：诊断编码

提交给付款人的每个程序费用必须与有效的诊断代码相关联。图表记录必须具体指出有助于精确选择代码的数据。这包括特定的诊断或肿瘤类型，包括解剖位置和不对称性。计费系统和（或）开账单的人应该能够根据提交的信息成功地选择适当的诊断代码。同样，保险公司在进行图表审核时，应该能够随时从患者记录中提取同样的信息。

ICD-10 代码选择应按每个代码集中可用的特异性级别最高的代码执行。如果 ICD-10 手册中列出的代码附有相邻的红色框，则此列表下的有更详细的代码需要选择，因为保险公司不太可能支付不够具体的诊断代码。表 10-1 总结了 ICD-10 编码的基本文件和代码选择步骤。重要的是要注意普通的（例如，基底细胞癌、鳞状细胞癌、良性痣）和一些罕见的肿瘤（例如，Merkel 细胞癌）有专门的诊断代码，虽然很多其他疾病没有。如果已知肿瘤诊断，则选择肿瘤特异性代码。如果没有特定代码，则选择"其他指定的恶性肿瘤"站点专用代码。表 10-2 提供了常见皮肤肿瘤及其 ICD-10 代码系列的列表。

表 10-1 必要的 ICD-10 编码参数

- 肿瘤类型
  - 已知具体诊断
    - 如果可用，请使用肿瘤特定代码
    - 具体代码不可用：使用"其他指定的恶性肿瘤"代码
  - 不确定的诊断：不确定行为的肿瘤：D48.5（皮肤）；D37.01（唇黏膜）
- 肿瘤位置——始终指定
- 一侧偏重——左侧或右侧

当患者评估包括监测新的或复发的肿瘤外观时，可以通过 ICD-10 诊断个人或家族皮肤癌病史来证明这一访问的合理性，见表 10-3。

> **编码提示**：避免使用"未指定"（NOS, Not Otherwise Specified 未明确指定）诊断代码，在 ICD-10 手册中以黄色突出显示，因为这表明医疗记录缺乏足够的信息来进行更精确的代码选择。一些保险公司可能会以"未指明"代码拒绝索赔。

现行手术术语：手术编码

CPT® 手册具体指定了数字或字母数字医疗服务代码。为了交易记录保存和计费，这些代码与适当的 ICD-10-CM 诊断代码相关联。

该过程的关键是理解 CPT® 手册，其中包含几组代码。I 类数字代码代表了手册的大部分内容，用于具体说明大多数医疗服务。II 类代码，由四个数字后跟字母 F 组成，是跟踪／性能测量代码，可用于数据收集。它们通常不用于计费。这些代码不同于为避免医疗保险支付减少而可能被报道的"质量"报告措施。III 类代码是定义新兴技术、服务或手术的临时代码。有时候是可报销的，也用于跟踪他们指定的项目的使用情况，并且应该在提供这些代码指定的服务时使用。它们由四个数字标识，后跟字母 T。皮肤病学会用到几个 III 类代码（表 10-4）。如果这些代码的使用／报告是为了满足这种需求，则这些代码最终可能会更改为 I 类代码。CPT® 的附录 A 还列出了修饰符代码，本章将进一步讨论。

常见的皮肤外科手术代码

大多数与皮肤病相关的 CPT 代码出现在码本的"皮肤系统"部分（代码 10030-19499）。所有这些手术代码定义中都包括局部麻醉。

表 10-2　常见皮肤肿瘤的 ICD-10-CM 代码

肿瘤	ICD-10 代码系列
光化性角化病	L57.0
基底细胞癌	C44 系列
良性肿瘤，唇黏膜	D10.0
良性肿瘤，阴茎	D29.0
良性肿瘤，阴囊	D29.4
良性肿瘤，皮肤	D23 系列
良性肿瘤，女性外阴	D28.0
老年性血管瘤	I78.8
囊肿，眼睑	H02.82 系列
皮肤其他滤泡囊肿	L72.8
表皮包涵囊肿	L72.0
血管瘤	D18.01
肥厚性瘢痕	L91.0
脂肪瘤	D17 系列
恶性黑色素瘤	C43 系列
恶性肿瘤，唇红	C00. 系列
恶性肿瘤，已知类型	C44 系列
结节／肿胀	R22 系列
原位黑色素瘤	D03 系列
Merkel 细胞癌	C4A 系列
肿瘤，行为不确定	D48.5
痣，黑色素细胞	D22 系列
毛囊囊肿	L72.11
葡萄酒色斑	Q82.5
化脓性肉芽肿	L98.0
皮脂腺囊肿（脂肪囊肿）	L72.3
脂溢性角化病	L82.1
脂溢性角化病，发炎	L82.0
蜘蛛痣	I78.1
鳞状细胞癌	C44 系列
原位鳞状细胞癌，阴茎	D07.4
原位鳞状细胞癌	D04 系列
草莓状血管瘤	Q82.5
木霉（增殖性毛发）囊肿	L72.12
静脉湖	I78.8

表 10-3　恶性肿瘤个人史或家族史的 ICD-10 代码

Z85.42	其他女性生殖器官恶性肿瘤的个人史
Z85.49	其他男性生殖器官恶性肿瘤的个人史
Z85.818	其他唇，口腔部位恶性肿瘤的个人病史
Z85.820	皮肤恶性黑色素瘤的个人史
Z85.821	Merkel 细胞癌的个人史
Z85.828	其他皮肤恶性肿瘤的个人史（基底细胞癌、鳞状细胞癌等）
Z85.831	软组织恶性肿瘤的个人病史
Z80.8	其他器官或系统恶性肿瘤的家族史（可用于指定黑色素瘤的家族史）

表 10-4　皮肤病学相关的 Ⅲ类 CPT 代码

0394T	当使用高剂量率电子近距离放射治疗，并用于皮肤表面每个部分，包括基本剂量测定时
0400T	临床非典型皮肤色素病变的多光谱数字皮肤病变分析，用于检测黑色素瘤和高危黑色素细胞异型；1～5 个病变
0401T	多光谱数字皮肤病变分析，6 个或更多病变

组织活检：11100 和 11101

定义：去除或取样皮肤组织或黏膜进行组织病理学检查。活组织检查的深度可以部分地延伸到皮肤中或穿过皮肤，获取下面的皮下或肌肉组织。缝合可能需要，也可能不需要。当代码定义指定皮肤或黏膜活检时，还有其他几种特定于位点的活组织检查代码可以使用。由于编码应以最严格的特异性执行，所以应在适当的时候使用特定于解剖位置的代码（表 10-5）。对于皮肤组织活检，无论活检的深度和宽度如何，都应用相同的代码。

编码提示：CPT® 代码 67810 仅在由眼睑边缘越过睫毛线延伸到结膜黏膜进行活检时使用。眼睑皮肤的活检使用 11100 或 11101 编码。

表皮或真皮病变刮除：11300–11313

定义：通过横向水平切口去除表皮或真皮病变。适当的代码由移除的病变的最大直径决定。去除病灶的深度不会渗透到皮下脂肪中。此编码级别不需要缝合。代码选择需要区分病变的位置和直径。刮除代码的典型用途是指定去除良性痣、纤维性丘疹、樱桃血管瘤或脂溢性角化病。

编码提示：如果病变清除的深度超出真皮层，进入皮下空间，刮除术代码就不合适了。应选择活检或切除代码。

表 10-5　部位特异性活检代码

CPT 代码	定义
11100	皮肤，皮下组织和（或）黏膜活检（包括简单闭合）
11101	每个单独／额外的病变
11755	指甲单元的活组织检查（甲板，甲床，基质，甲下皮，近端和侧面甲沟）
30100	活检，鼻内
40490	唇黏膜活检
40808	活检，口腔前庭
41100	舌头活检；前 2/3
41105	舌头活检；后 1/3
41108	口腔底部活检
54100	阴茎活检
56605	外阴或会阴活检；1 处病变
56606	外阴或会阴的活组织检查，每个单独的额外病变
67810	切取眼睑皮肤的活检，包括眼睑边缘
69100	外耳活检

良性和恶性病变切除：11400-11646

定义：全层（通过真皮）切除病灶，包括边缘，简单闭合。CPT 不要求进行缺损的关闭以达到切除代码的标准。适当的代码由病变部位和病变的最大直径决定，包括双侧所需的最窄边界。必须在实际切除之前进行病变和边缘测量，因为在切除后，组织倾向于从切除中心向四周回弹，从而使任何直径测量偏大（图 10-1）。整形切除代码的定义和评估包括局部麻醉和简单（不分层的）修复。无论何时需要中级修复或复杂修复，除了适当的切除代码外，还要对修复进行编码。

几种局部特殊切除手术的特征在于它们自己的描述性切除代码，如表 10-6 所示。请注意，表 10-6 中的切除即使未指定，也包含闭合，所以除了切除代码，单独的中级或复杂修复不应再编码。

编码提示：通过在切除之前将最大病变直径添加到总的最窄双侧切除边缘的直径来确定正确的代码。

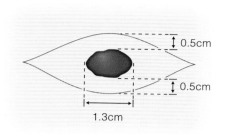

图 10-1　在为切除计费时，将缺损的最大直径与任何必要的边距相加

表 10-6　特殊切除术代码

指甲单位	
11750	部分或完全的指甲和甲基质切除术，用于永久切除
鼻	
30120	鼻皮肤切除术或手术治疗肥大性酒渣鼻
口唇	
40500	红唇切除术（唇刮），黏膜推进术
40510	横楔切除伴一期闭合
40520	V- 切除伴初级直接线性闭合
40530	唇部切除，超过 1/4，无重建
口前庭	
40810	黏膜和黏膜下层病变切除；无修复
40812	伴简单修复
40814	伴复杂修复
40816	复杂，伴下方肌肉切除
舌	
41110	舌病变切除不伴闭合
41112	舌病变切除伴闭合；前 2/3
耳	
69110	外耳切除；部分，简单修复

活检、刮除和切除代码定义之间存在一些相似之处和一些明显的区别。表 10-7 描述了这三个代码族之间的共性和区别。

软组织切除（CPT® 的肌肉骨骼部分）

专门用于皮下和筋膜下肿瘤切除的代码分布在 CPT® 肌肉骨骼部分的多个位置，从代码用于面部或头皮上直径小于 2cm 皮下肿瘤切除的 21011 开始，到用于足或足趾筋膜下肿瘤切除 28041 和 28045 结束。

这些专门的代码适用于切除典型的皮下或筋膜下源性的良性肿瘤，例如脂肪瘤。代码选择基于身体上肿瘤的解剖位置，无论是皮下还是原发性亚筋膜，还基于其最大直径高于或低于某个单独代码规定的限度。医疗记录应具体说明切除的深度和切除的肿瘤的类型。根治性切除代码，例如 21015 用于面部或头皮，是用于侵袭性肿瘤切除的主要手术，例如深部组织肉瘤。

> 编码提示：延伸到皮下空间的表皮包涵体和毛囊囊肿的切除应使用表皮切除编码进行编码，因为这些实体是皮肤而非皮下来源。

修复

所有修复代码包括局部麻醉和使用缝线、缝钉或组织黏合剂闭合伤口。仅使用粘合带进行封闭不必用修复代码，并且那会包含在评估和管理代码中。代码选择基于位置和测量出的修复长度。

> 编码提示：当在一个解剖区域内完成同一类型（简单、中级或复杂）的多次修复时，按照区域和修复长度的总和，对一个闭合的修复长度和计费进行求和。如果在不同的解剖学代码组区域中进行相同类型的修复，则单独地对每个修复编码。

简单修复：12001-12021

定义：一般浅表伤口的单层闭合。活检和切除代码包括简单的修复。然而，Mohs 手术切除不是这样。因此，除了修复创伤性皮肤损伤之外，还最有可能将简单的修复代码和 Mohs 手术缺损修复一起使用。

中级修复：12031-12057

定义：具体指"除了简单的修复外，除了皮肤（表皮和真皮）闭合之外，还需要分层封闭一层或多层皮下组织和（非肌肉）筋膜的伤口。"通常，医疗记录将包括中级修复的理由，例如减少闭合线张力，消除死腔或为伤口提供稳定性。在少见的情况下，单层封闭之前进行大量的颗粒物去除时，中级修复可能是合理的。

复杂修复：13100-13153

定义：这些修复比分层闭合更复杂，包括以下任何一项，瘢痕修复、清创、广泛破坏、狗耳矫正、支架或固位缝线放置。复杂修复编码在皮肤外科最常见的理由是广泛（大范围）破坏，尽管 CPT® 或其他官方出版物没有明确说明这一规定。被视为"广泛"所需的破坏的广度将根据解剖部位而变化，例如，人们可能认为对鼻尖的广泛破坏与脸颊上的同等程度的破坏不一定相同。然而，很明显，为了优化伤口贴合而在损伤边缘之外进行的最小限度的破坏并不是广泛的破坏。所以，单独破坏并不能合理使用复杂的修复代码。它必须广泛（大范围），并记录在案。此外，记录为什么进行广泛的破坏，例如由于伤口张力或减少变形。Burow 三角（立锥或狗耳）的修复包含在此代码中。

> 编码提示：修复立锥（Burow 三角形，"狗耳"）的刀口长度与修复主体本身相连续，应该包括在最终的修复长度测量中。

> 临床情景：你的一位患者因伤口裂开而返回，你可以清洁并修复。请问你如何选手术代码？如果根据你的判断（并记录在案），这是一个广泛或复杂的手术，请使用 CPT®13160，手术伤口或裂开的二次闭合，广泛或复杂。如果需要简单的封闭，请使用 CPT®12020，如果需要填塞伤口，则使用 12021。

表 10-7　活检、刮除与切除相比

手术	CPT® 代码	通过位置选择代码？	通过直径选择代码？	深度	代码包括	代码区分特征	提交病理学检查？
活检	11100，11101	否	否	任何：未明确	简单关闭	皮肤，黏膜或皮下组织的活检	是
刮除	11300-11313	是	是：病变直径	只在表皮或真皮	化学或电烧灼	无缝合	通常
切除	11400-11646	是	是：病变最大的直径＋边界宽度	全皮层厚度，穿过真皮	边缘切除；简单闭合	分别报告中级或复杂的修复；代码的使用不需要闭合	是

破坏：17000-17004，17100-17111，17260-17286

破坏代码集主要分为两个部分，一个致力于摧毁恶性病变，另一个致力于良性或癌前病变实体。这两个类别都包括"任何方法"的破坏，例如激光手术、电外科手术、冷冻手术、化学外科手术和外科手术刮除术。专门的破坏类别代码专门用于血管增生性病变（17106-17108）和肉芽组织的化学烧灼（17250）。通常，在良性或癌前病变破坏之前，没有组织被提交用于组织病理学检查，但是如果这在医学上是必要的，那么在代码中没有任何规定禁止组织病理学检查。CPT 还提供了一些特殊的、特定于解剖位点的破坏代码（表 10-8）。

恶性破坏：17260-17286

编码由病变位置和直径指定，在破坏之前，或刮除、电击及化学止血之后进行。由于刮除术可能会使肿瘤呈现实质性亚临床延伸，因此最好在刮除后测量，因为这将呈现病变直径的最准确指标。电极干燥法可以缩小表观直径，因此如果首先进行刮除术，则在电干燥法后避免测量是明智的。这在病案中确定病变的直径和测量点（即刮除后）是有帮助的。刮除深度不需要记录，但可用于评估肿瘤复发的风险。

> 编码提示：如果第一批样本中的一个在被破坏之前被推定为恶性组织，并进行组织病理学评估，那么就不允许单独的活检或刮除费用出现了。在破坏过程中移除病变包括在破坏代码集中。

表 10-8 特定于位置的 CPT® 破坏代码表

40820	前庭口腔，通过物理方法
46900	肛门，简单；化学
	■46910　简单，电干燥法
	■46916　简单，冷冻手术
	■46917　简单，激光手术
	■46922　手术切除
46924	肛门，广泛[a]（激光，电外科，冷冻手术，化学外科）
54050	阴茎，简单；化学
	■54055　阴茎，简单；化学
	■54056　简单，电干燥法
	■54057　简单，冷冻手术
	■54060　手术切除
54065	阴茎，广泛[a]（激光，电外科，冷冻手术，化学外科）
56501	外阴，简单（激光，电外科，冷冻手术，化学外科手术）
56515	外阴（激光，电外科，冷冻手术，化学外科）

[a]CPT 中没有具体定义"广泛"。

Mohs 显微外科手术：17311-17315

定义：通过 100% 手术切缘的组织学检查去除皮肤癌。符合条件的要求是医生既是外科医师（切除癌症）又是病理学家（解读 Mohs 组织学切片）。Mohs 手术代码按照第一阶段切除的主要基于位置的代码（17311，17313）和每个附加阶段的相应附加代码（分别是 17312，17314）进行分层。每个阶段包括将组织处理成多达 5 块。如果一个阶段需要超过 5 块，那么用 17315 编码每块超出 5 块的附加组织（表 10-9）。一个组织块被定义为浸入组织盘封固剂中的单个组织块或碎片。在给定阶段制作组织样本所需的单独组织盘的数量，决定组织块的数量，而不是组织盘内组织的数量。用苏木精和曙红或甲苯胺蓝或同时用两者染色，这在 Mohs 手术的规定中有涉及。此外，特殊组织化学染色可用 88314.59 编码，每块组织上报一次。对于每个样本的单个抗体染色，免疫组织化学染色，例如黑色素细胞 A，用 88342.59 编码，每个附加的不同抗体染色用 88341.59 编码，这是对于单个样品（不是每个组织块）。

> 编码提示：免疫组织化学染色编码针对的是每个样本，而不是每个组织块。标本是一个在 Mohs 阶段切除的独特组织片。如果一个将样品切成多个片，每片作为一个单独的块加工，则每块按照一个单位的 88342 组织化学染色收费。然而，如果 Mohs 阶段需要从分开的病损边缘切除两个独立的、不连续的组织样本，并且每个部分都用免疫组织化学染色，那么要对两个单位的 88342 进行计费。

表 10-9 Mohs 手术代码

每个 Mohs 阶段包括：
- 用"常规"染色剂染色：苏木精和曙红，和（或）甲苯胺蓝
- 将组织加工成多达 5 个组织块

17311	第一阶段：头部，颈部，手部，足部，生殖器；任何涉及肌肉，软骨，骨骼，肌腱，主要神经或血管的位置
17312	第一阶段后的每个附加阶段
17313	第一阶段：躯干，手臂，腿
17314	第一阶段后的每个附加阶段
17315	超过 5 块的每块附加组织块

2013 年，医疗保险机构发布了医疗保险学习网络（MLN）的文章（https://www.cms.gov/Outreach-and-Education/Medicare-Learning-Network-MLN/

MLNMatters Articles/Downloads/SE1318.pdf）以确定 Mohs 手术的资格和文件标准。这些标准已被个人医疗保险行政承包商广泛采用，这些机构负责裁定索赔。随着加入医疗保险的患者人群不断扩大，将 MLN Mohs 文章的要求纳入图表是明智之举。表 10-10 总结了显著特征。

莫氏手术特殊情况

①莫氏手术在接下来的 1 天继续进行。

MLN 文章指导同一人在接下来的 1 天继续进行 Mohs 手术时开始使用第 1 阶段代码。示例：第 1 天的 4 个阶段，鼻：17311，17312×3；第 2 天的 2 个阶段：17311，17312。

②当先前未做过活检，要在 Mohs 手术当天进行活检以确认肿瘤的存在和类型。

医生会做诊断性活检和诊断性冷冻组织切片的处理与阅读。适当的计费将是：11100.59 用于活组织检查，88331.59 用于冷冻切片病理学。.59 修饰符表示活组织检查和冷冻切片都是分开的，不同的服务，不应与 Mohs 外科手术捆绑在一起。Mohs 手术收费时不需要修饰符。

表 10-10　Mohs 外科文献，基于 MLN 2013 "减少 Mohs 手术报销问题的指导"

支持 Mohs 手术选择的文件
- 病变的 "复杂性"：边界定义不明确（临床边界模糊），深度入侵，复发，放疗之前
- 病变大小或位置（在功能解剖学的关键部位）
- 最大限度保护健康组织

范围的限定和限制
- Mohs 外科医师必须是医生：医学博士或骨科医师
- 医生必须熟练掌握 Mohs 手术和病理学解读
- 医生既要做手术又要做病理标本的解读（这必须记录在手术报告中）

手术文档
- 莫氏治疗病灶的位置、数量和大小
- 执行的阶段数量
- 每个阶段的标本数量组

组织学文献
- 第一阶段
  - 入侵深度
  - 肿瘤的病理模式
  - 细胞形态
  - 神经周围侵犯或瘢痕组织，如果存在
- 后续阶段
  - 如果肿瘤特征未发生变化，只记录这一点
  - 如果肿瘤特征不同，请描述差异

---

③同一个患者，1 天有 2 个不同的 Mohs 手术部位或手术。

第 1 个部位：Mohs 的常规代码。

第 2 个部位：将 .59 修饰符附加到所有代码后。医疗保险承包商可能要求附加 .76 修饰符（"由相同的医生或其他合格的医疗保健专业人员重复手术或服务"）。

④在 Mohs 手术的同一天完成一个完全不同的病变的活检。

Mohs 手术按常规收费。

活检按 11100.59 或 11100.76 收费（如果是 Medicare 患者）。

⑤做 Mohs 手术的决定与 Mohs 手术同一天进行。

如果对患者评估得出 Mohs 手术的建议，并且手术在同一天完成，除 Mohs 手术外，还可以加收适当水平的评估和管理（evaluation and management，E/M）服务费。E/M 收费会有一个附加的 .57 修饰符，表明导致决定进行 Mohs 手术的 E/M 评估是在进行主要外科手术的同一天完成的。

相邻的组织移植或重排（皮瓣）：14000-14302

定义：包括切除病灶以及通过邻近组织移植或重排修复缺损，但有一个例外，即 Mohs 手术产生的切除可以与任何修复代码分开计算，包括皮瓣修复。CPT® 规定，深层清理导致组织运动这种程度不能使手术成为皮瓣移植术。例如，对面颊的广泛破坏以促使其 "移动" 以线性地闭合鼻面沟或耳前缺损，这不构成皮瓣手术。适当的皮瓣手术代码由缺损的位置和主要缺损测得的平方厘米数加上由皮瓣产生的（分离）部分造成的次要缺损的平方厘米数来确定。该总和构成 "缺损" 的面积。CPT® 提供的代码选择基于病变位置和缺陷表面积，10cm² 或更低，10.1~30.0cm²，30.1~60.0cm²，任何区域（14301），每个超过 60.0cm² 时每增加 30.0cm²，任何区域（14302）。

> 编码提示：冗余组织去除（立锥，Burow 三角，"狗耳"）不会将其他线性闭合手术提升到皮瓣手术水平。（CPT 助手，2014 年 4 月，第 10 页）。

在相邻的组织重排部分之外，会有皮瓣（CPT® 15570-15738）用于皮肤外科手术（表 10-11）。人们应该避免使用代码 15740；皮瓣；岛状蒂需要识别和解剖以解剖学命名的轴向血管，除非满足其使用的严格标准（识别和解剖出一条被命名的血管）。仅仅因为一条被命名的血管可能被识别并包含在 VY 皮瓣内（但没有被解剖出来）并不符合岛状皮瓣修复的资格。

编码提示：双侧推进皮瓣构成一个带有两个部分的皮瓣，正如一个双叶移位皮瓣就是一个带有两个叶片组件的皮瓣。为促进皮瓣的活动性在皮瓣边缘做的 Z 形成形术不会构成一个额外的单独皮瓣。在上述情况下，人们会根据切除所致缺损的测量表面积加上所有获取的皮瓣组件的面积总和进行计费，包括所有 Z 形成形术的面积。

表 10-11　特殊皮瓣代码

15570	通过或不通过转移形成的直的或管状皮瓣蒂；躯干[a]
15572	头皮，手臂或腿
15574	额头，脸颊，颏部（下巴），口，颈部，腋窝，生殖器，手或足
15576	眼睑，鼻，耳，口唇或口腔
15600	皮瓣延期或皮瓣分切（分开和插入）；在躯干
15610	头皮，手臂或腿部
15620	额头，脸颊，颏部，颈部，腋窝，生殖器，手或足
15630	在眼睑、鼻、耳、口唇处
15650	任何带蒂皮瓣的中转，任何位置（"步行管道"）
15731	保留血管蒂的前额皮瓣（额旁皮瓣）
40525	局部皮瓣的全厚度唇部重建（Estlander 或扇形）
40527	采用交叉唇瓣进行全厚度唇部重建（Abbe-Estlander）

[a] 指定的位置是接受皮瓣的损伤部位（不是捐赠区域）。

皮肤置换手术（移植）：15002-15278

随着技术促进皮肤替代品的发展，该领域逐步扩大。编码取决于所用移植物的类型，放置的位置，以及移植物覆盖的缺损的面积平方厘米数。全层皮肤移植物代码（15200-15261）包括切除供体皮肤并直接关闭供体部位。手术缺损的复杂修复可能需要皮瓣修复以及皮肤移植物的组合。在这种情况下，皮瓣和移植物都是可单独收费的。

编码提示：当缺损或缺损的一部分用"风筝移植物"或由邻近缺损的线性切除和闭合产生的 Burow 移植物修复时，只有皮肤移植手术是可计费的，因为移植物代码包括供体移植物的切除和供体缺损的直接闭合。

一般注意事项

手术全周期

每个外科 CPT 代码目前被指定一个外科手术全周期，其指术后 0 天、10 天或 90 天的时间，在此期间与手术相关的常规复诊不可计费，因为这些费用包含在手术评估中。常规检查包括伤口检查，患者咨询，更换绷带和拆线（表 10-12）。在全周期为 0 的手术之后提供的任何必要服务都是可计费的。10 天的全周期时间段包括手术当天加上手术后 1 天开始的 10 天。90 天的全周期时间段包括手术前 1 天，手术当天和术后第 1 天开始的 90 天。表 10-13 列出了常见的皮肤外科手术规范及其全周期。

编码提示：如果患者评估在同一天完成 90 天的全部手术，则评估和管理服务可单独计费，并附加修饰符 .57（参见下面的修饰符）。

表 10-12　全周期包含的服务

- 术前访视：为期 10 天的全周期（小）手术当天和为期 90 天的全周期（大）手术的前 1 天
- 术后不需要返回手术室的并发症（如出血、感染）
- 术后随访
- 敷料更换，手术部位护理，缝线或缝合钉的摘除
- 在手术当天进行一项小（为期 10 天的全周期）手术的决定

表 10-13　常见的皮肤病相关全周期和 CPT 代码

0 天	10 天	90 天
活检（11100，11101）	破坏（17000-17286）	皮瓣（14000-14301；15570-15760）
刮除（11300-11313）	切除（11400-11646）	移植（15050-15260；15760）
清创术（11000-11043）	修复（12001-13153）	组织扩张
Mohs 手术（17311-17315）		破坏血管增生性病（17106-17108）
		皮肤磨削术，化学剥脱

修饰符

CPT® 的附录 A 列出了可附加到 CPT 代码上，以区分某些服务或情况的数字修饰符。每当在全周期执行 E/M 之外的服务或可计费手术时，必须在主要计费代码中附加适当的修饰符，以指定所提供的服务与全周期期间服务无关（表 10-14）。

因此，这需要跟踪先前的服务及其全周期。在全周期内，修饰符 .24 附加到 E/M 代码上，.79 添加到全周期内计费的外科／手术代码中。当在手术当天提供独立的、可单独识别的 E/M 服务时，可以附加修饰符 .25 到 E/M 服务代码。患者的记录中应该为这样的说法提供依据。伴随每台手术的 E/M 代码的常规计费都会被作为一个异常值，并最终可能导致保险公司采取行动，例如以重点图表审计的形式。

偶尔，在全周期内，医生可能会做与第一个手术相关的二次手术。典型情况包括，黑色素瘤在初始诊断切除后，要在 10 天内进行广泛切除，或在 90 天全周期内进行内插皮瓣的分割和插入。此类服务需要附加 .58 修饰符，表示第二个过程是第一个过程的结果。最终，皮肤科外科医师通常会在一次与患者的会面中进行多个手术，例如多个恶性肿瘤的破坏，或日光性角化病的治疗，

表 10-14　皮肤外科常用的修饰符

- 24：同一医生或其他合格医疗保健专业人员在术后期间提供与原病无关的 E/M 服务
- 25：由相同医生或其他合格医疗保健专业人员在手术的同一天进行的重要、可单独识别的 E/M 服务或其他服务
- 57：手术决定（指 E/M 服务达成了在评估当天或之后进行全周期 90 天的手术的决定）
- 58：在术后期间由相同医生或其他合格医疗保健专业人员进行的分期或相关手术或服务
- 59：不同的手术服务（附加区分在 1 天内执行的其他手术）
- 76：由同一位医生或其他合格的医疗保健专业人员重复的手术或服务
- 79：在术后期间由同一医生或其他合格的医疗保健专业人员进行的与原病无关的手术或服务

以及不相关的病变活检或破坏。保险公司必须区分所做的手术是可单独识别和单独支付的。修饰符 .59 指定了不同的手术性服务，并应附加到同一天完成的第 2 次手术代码中。但是，当同一个诊断需要两个以上的手术时，或者当两个手术具有相同的 CPT® 程序代码时，医疗保险可能要求使用 .76 修饰符。因此，如果拒绝使用 .59 修饰符正确编码的医疗保险声明，则应考虑添加 .76 修饰符。选择哪些代码应该没有修饰符（主要代码），哪些代码应该具有修饰符，以国家正确编码倡议为基准（National Correct Coding Initiative，NCCI），这是一个医疗保险和医疗补助服务中心（Centers for Medicare and Medicaid Services，CMS）的项目，致力于促进正确的编码和制定指南，以避免门诊服务医疗保险的不当支付。该机构出版了医疗保险服务政策手册，以及季度更新手术到手术（第 1 列／第 2 列）的校订，指定与另一个服务配套的服务是否被覆盖，如果是，则应加 .59 修饰符。图 10-2 说明了 NCCI 编辑模式和常用的编辑模式。可以从以下网址访问 NCCI：http://www.cms.gov/Medicare/Coding/NationalCorrectCodInitEd/NCCI-Coding-Edits.html／。

NCCI 编辑参考：
✓ 当一个恶性病变被破坏时，正好取了活检，则将 .59 修饰符附加到活检代码。
✓ 当在活检（11100）时进行癌前病变的破坏（17000），恶性病变的破坏（17260－17286），良性或恶性病变切除（11400－11446；11600－11646），在活组织检查，破坏或切除代码上附加 .59 修饰符。
✓ 附加代码（例如，11101 和 17003 不需要加 .59 修饰符，因为只有主代码可以加修饰符）。

保险范围政策

如果完成的手术不被视为医疗必需的或是非覆盖服务，则强行修正编码也不会予以报销。为此，了解保险公司是否涵盖特定服务是有用的。医疗保险机构通常以透明和可重复的方式达成承保决策。CMS 发布国家覆盖范围裁定（National Coverage Determinations，NCD），指定特定条件的涵盖范围。特定于皮肤科的是光性角化

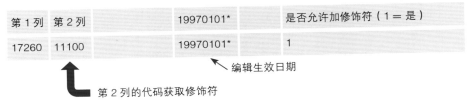

第 1 列	第 2 列		19970101*	是否允许加修饰符（1 = 是）
17260	11100		19970101*	1

第 2 列的代码获取修饰符　　　编辑生效日期

图 10-2　NCCI 编辑演示
这些表为每个不同的代码对，决定哪个手术代码会添加修饰符。

病 NCD，它说明治疗光性角化症是一项有保障的服务。用得更多和影响更大的是医疗保险管理承包商的地方覆盖决定（Local Coverage Determinations，LCD），这是为高利用率、过度使用的观念造成的疑似或已证实的欺诈和滥用，而导致的特定情况或手术签发的承保文件，也为了使文件和保险标准化。LCD 指定覆盖范围，涵盖的 ICD-10 代码，相关的 CPT 代码和文件要求。如果未能满足 LCD 要求，可能无法付款，或者在审核时可能要求退款。这应该是熟悉 LCD 内容的充分理由。最常见的地方性覆盖决定是用于 Mohs 手术和良性皮肤病变的治疗。可以从相关的医疗保险行政承包商（Medicare Administrative Contractor，MAC）网站轻松访问 LCD。

受益人预知

受益人预知（Advanced Beneficiary Notice，ABN，表格 CMS-R-131）是一份书面通知，医生必须在提供一些通常在保险覆盖范围内，但由于某些特定原因，例如"缺乏医疗必要性"，而估计不会报销的服务之前把这个通知传达给患者。ABN 允许保险受益人知道医疗保险很可能不会支付，他们可以决定是否做手术。当需要 ABN 时，患者已经得到适当的指导并签署了表格，然后就可以从患者处收取付款。如果医疗保险机构认为 ABN 无效或者如果您在指示时未能获得 ABN，则如果医疗保险不支付，您可能需要承担经济责任。如果在这种情况下从患者处收取了付款，则必须及时退还付款。

医疗保险未涵盖的项目列在 CMS 网站 https：//www.cms.gov/Outreach-and-Education-/Medicare-Learning-Network-MLN/MLNProducts/Downloads/Items-and-Services-Not-Covered-Under-Medicare-Booklet-ICN906765.pdf。

账单提示：在提供服务之前，如果不确定某项服务是否将由患者的保险公司承保，请让患者签署完全填写好的可在 MAC 或 CMS 网站获取的 ABN。

美容手术

报告 ICD-10 代码 Z41.1《用于整容手术》，用于严格化的美容手术（如非治疗性毒素注射或填充剂），然后报告 17999 CPT 代码，无论报价是什么价格，或 Z41.8《用于不是出于改善健康状况的手术》，用于一般手术目的可能不被认为是美容，但在特定情况下（无刺激的良性痣或皮赘）是美容手术，无论哪个是最合适的方式，然后是无论做了何种手术要选择相应的 CPT 代码。

保险公司的观点

健康保险通常涵盖合理和必要的服务。执业医师有义务记录支持护理决定的数据。如果在图表审核时无法发现此类信息，则可能会拒绝索赔。每家保险公司都可能有自己的承保要求或优先索赔裁定标准。在一名医生的实践中，应该可以发现不适当的索赔拒绝。这需要在计费／收款部门与实际进行制图和生成计费的部门（医疗服务提供者）之间建立反馈和信息共享系统。这种互动的相互作用将有助于发现和纠正错误的计费模式和（或）记录保存，并将刺激不正当的未付或少付索赔的上诉。

请记住，保险公司使用分析个人账单模式的系统，将其与正常的账单分布曲线进行比较。如果一个操作的计费模式上升到高于标准的两个标准偏差，那么这种做法更有可能引起保险公司的注意，并被审计。落入这种审核标准的例子是，如果所有或几乎所有的 Mohs 手术病例需要两个或更多个阶段进行清除病灶，或者所有线性修复都是复杂的修复。如果接受重点审核，就必须逐案证明为什么每位患者都需要他们所接受的医疗复杂性。

保险公司关注的另一个主题是整体医疗成本。如果给定的操作对系统来说特别昂贵，那么该系统可能想要调查原因，甚至可能想要从其提供者面板中删除该操作。然后，要通过操作证明为什么他们拥有昂贵的病患医疗组合，以及为什么他们的操作对于入保患者的医疗至关重要。保险公司，特别是医疗保险行政承包商，担心图表材料的"克隆"，即患者数据几乎逐字从一次接诊转移到另一次。尽管克隆个体手术诊治的可能性较小，但特别是由于电子健康记录系统的简便，很有可能获取从一个到另一个手术以及从一名患者到另一名患者的相同的外科手术措辞。将特定于病例的细微差别加入手术报告中是有帮助的，以让所有报告似乎都不相同。最后，手术报告应该允许提取相关的护理和计费数据。

总结

准确和精确的编码与计费要求皮肤外科医师以合理和精确的方式工作。记录每个手术的医疗必要性是至关重要的，并且将每个手术代码与适当的 ICD-10 诊断代码以及修饰符（如果需要）相关联，将允许付款人快速可靠地认定个体外科医师的编码。对细节的关注最终会导致更少的拒绝、更高的付费索赔率、更低的审核率以及更顺畅的结算体验。最终，外科医师有责任熟悉相关的编码、计费和文件要求，并且作为团队与计费员和收费员一起工作将使外科医师能够将重点放在待诊患者治疗的最重要目标上。

第 11 章　皮肤外科临床研究

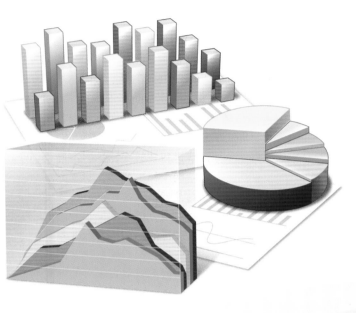

原著者　Abigail Waldman
　　　　Molly Storer
　　　　Maryam M. Asgari

翻　译　林碧雯　卜现勇　米　霞
审　校　党宁宁

概要

- 临床研究的核心原则是回答一个具体的、可研究的问题，解决研究者想要解决的不定性。
- 临床研究是一个广泛的总括性术语，涵盖了许多类型的科学研究，包括临床试验以及流行病学、行为、结果或卫生服务研究。
- 现在皮肤外科医师所享有的临床医疗中许多高质量的外科技术和临床医疗改进都来自临床科研医师 - 科学家。

初学者贴士

- 任何临床研究项目的基础都是具有临床意义和影响力的研究问题。
- 对围绕临床研究假说的文献进行全面回顾是建立研究背景并赋予其意义的必要手段。
- 整理和归档文献检索的系统方法至关重要。

专家贴士

- 了解基本的统计概念和工具有助于减少潜在混杂变量的偏差，并提高对临床研究结果的认识。
- 在开始研究之前，应该进行功效分析以确定显示重要结果所需的最少数据要点。
- 在皮肤外科中进行临床研究的其他准备工作，包括在研究设计和生物统计学等领域的精练技能。
- P 值是衡量结果偶然出现的可能性的度量。总的来说，$P<0.05$ 或低于 5%，被认为是具有统计意义的门槛；但是，P 值越低，结果越可能成立。

切记！

- 在美国进行拥有一个或多个实验点或测试在美国或其领土内生产的药物或设备的临床试验必须在 ClinicalTrials.Gov 注册。
- 在某些情况下，严格的纳入和排除标准可以选择理想患者而不能反映普通人群的状况。因此，研究结果可能没有普遍性。

陷阱和注意事项

- 当有一个因素与自变量和因变量相关，就会产生混淆从而影响研究结果。
- 偏差是研究设计，编排或分析中的任何错误，导致推理误差。
- 对于那些没有接受过正式流行病学培训的人，建议尽早与统计学家接触。
- 如果没有传播和最终发表，最有趣和新颖的研究结果也将不会产生任何临床影响。

引言

临床研究被定义为针对人类受试者进行的以患者为导向的调查，旨在促进医学知识发展，以有益于人类健康。这是一个宽泛的总括性术语，包括许多类型的科学调查，包括临床试验以及流行病学、行为、结果或卫生服务研究。临床研究的核心原则是回答一个具体的、可研究的问题，解决研究者想要解决的不确定性。由于在日常临床实践中遇到许多不确定因素，并且许多临床决策缺乏有力的证据基础，皮肤外科医师恰好能够为临床研究取得重大进展。

电子病历（electronic medical records，EMRs）的激增使得皮肤外科医师可以访问大型患者数据库，其中包含能够进行观察性临床研究的关键变量，并作为介入研究如临床实验的招募工具。基于证据的临床决策有可能影响临床护理，患者体验和医疗保健政策。对微创皮肤外科手术美容的需求也继续呈上升趋势，给了发展和优化治疗方法的临床研究很大的进步空间。此外，最近在皮肤病学手术方法和技术方面的进步要求临床节点的建立和持续的结果评估，特别是以患者为导向的结果，例如患者满意度和与皮肤相关的生活质量。

制定临床研究假设

任何临床研究项目的基础都是一个具有临床意义和影响力的研究问题。最好的研究问题来自日常实践中遇到的未解决的不确定性。临床经验和研究领域的学识对于制定可靠的研究问题都是必要的。挑战在于将临床研究问题转化为指导研究方案的研究假设。研究假设应具

体而有针对性。例如，细想一个其他方面健康的 43 岁男性，他被转介到您的手术中切除一个中度细胞异型性的未完全切除的痣，他会询问如果不治疗，痣的恶变可能。一个临床研究问题是："在其他方面健康的 43 岁男性中，120 例未经治疗的中度非典型性痣的终身恶变可能性是多少？"然而，回答临床研究问题需要进行长期的自然病史研究，这将很难执行，并且可能需要超出研究者可用范围的资源。相反，临床研究问题需要转变为一个更加明确、重点突出的临床研究假设问题，例如"未治疗中度非典型痣患者中出现黑色素瘤的 5 年风险是否高于手术治疗中度非典型痣而新发黑色素瘤的患者群体？"后一个例子侧重于一个时间段和一个特定的人群，是一个可行的、临床相关的问题，其结果可以类推以回答临床研究问题。

找出知识断层：背景和意义

对围绕临床研究假说的文献进行全面回顾是建立研究背景并赋予其意义的必要手段。对生物医学文献资料的广泛查询有助于微调您的研究假设旨在填补的知识断层，并确保假设或解决它的方法是新颖的。表 11-1 列出了使用国家医学图书馆门户网络系统时可用信息来源的例子。文献回顾可以用针对杂志文章的 Pubmed（http://www.ncbi.nlm.nih.gov/pubmed），系统性回顾用 Cochrane 数据库（http://www.cochrane.org）和国家医学图书馆网站（https://gateway.nlm.nih.gov/gw/Cmd）。医学图书馆工作人员也是指导全面文献检索的极好资源。

整理和归档文献检索的系统方法至关重要。诸如 Endnote，Refworks 或免费在线资源如 Mendeley，

表 11-1　使用国家医学图书馆门户网站（National Library of Medicine's Gateway web）时的信息来源

类别	采集	数据类型
期刊引文	MEDLINE/Pubmed OLDMEDLINE	期刊引文，1966 年至今 期刊引文，1953 年至 1965 年
书籍 / 期刊 /AVs	LOCATORplus	书籍，期刊，AV 材料的目录记录
消费者健康	MEDLINEplus Health Topics MEDLINEplus Drug Information MEDLINEplus Medical Encyclopedia ClinicalTrials.gov DIRLINE	来自 NIH 和其他来源的健康信息 通用和品牌药物信息 关于疾病，测试，症状，损伤和手术的文章 有关临床研究的信息 卫生组织名录
会议	Meeting abstracts	关于特定主题的会议摘要
其他	HSRProj	正在进行的健康服务研究项目

Zotero 和 F1000 Workspace 等服务可以帮助整理初始数据，还可以帮助形成参考书目或手稿。以表格的形式总结文献检索的结果，其中包括引文，研究的患者数量，研究设计，研究结果和潜在限制，对于切磋该领域的知识断层非常有用，可以作为研究团队的有用工具。

制定方案

在确定好研究假设和所要强调的知识断层之后，下一步是建立协议方法的具体组成部分，例如研究设计，研究人群，感兴趣的变量和统计方法。研究方案是临床研究的书面计划。该方案可以使研究组织起来，以便可以轻松地将项目传达给潜在的合作者和资助机构。没有一种方法总是最好的，每种研究假设都要判断哪种研究设计，变量和统计方法在解决假设方面最有效。以下部分旨在提高对研究方案各要素的理解。

研究设计

研究设计有两种主要分类：一种是研究者在观察事件（观察性研究）中扮演被动角色，另一种是研究者施加干预并检查其影响（介入性研究）。随机对照试验通常被认为是建立因果关系的金标准，但也有许多情况下观察性研究可能是更好的选择（例如，研究罕见的感兴趣的结果）。观察性研究的主要局限性是偏见和混淆问题。当存在与独立变量和因变量相关的因素并因此影响研究结果时，会发生混淆。例如，使用日光浴床的人可能会参加其他高风险活动，如饮酒、吸烟或不良饮食习惯，所有可能的混杂因素都必须加以考虑。控制混淆的方法包括个体或群体分组以及数据分析过程中的分层或调整。偏差是研究设计、编排或分析中导致推理错误的任何错误。被试、主试、回忆和执行偏差都是常见的例子。下面介绍了研究设计和选择最合适的设计时机需要考虑的因素。

观察性研究

观察性研究可以是描述性的，例如，描述疾病或暴露因素的分布（例如，描述基底细胞癌发病率的趋势），或分析性的，检验预测因子和结果之间的关联。分析性研究旨在检验一个假设。观察分析研究可以有 3 种类型，取决于用于收集数据的时间顺序和抽样程序：病例对照，横断面和队列研究（表 11-2）。

病例对照研究　病例对照研究是一种回顾性观察设计，观察被诊断患有特定疾病或结果的患者，并与对照患者相比，检验与某种暴露因素的关联（图 11-1A）。结果报告为发生率（odds ratio, OR），其定义为如果您有特定暴露，患有该疾病的概率。例如，一项研究对比检查了鳞状细胞癌患者（squamous cell carcinoma, SCC，病例）与未患 SCC 的患者（对照组），研究表明患有 SCC 的患者有 SCC 家族史的风险高出 4 倍。这些数据来源主要通过调查问卷，以及大多数利用患者回忆的回顾性研究，都会受到回忆偏差以及未知变量混淆的影响（在这种特殊情况下，共享的家庭环境暴露，如家庭海滩度假）。

横断面研究　横断面研究检查给定时间范围内的人群，并提供有关接受给定暴露因素的受试者中疾病患病率与未接受暴露因素患者的疾病患病率相比的信息（图

表 11-2　观察性研究方法

观察研究	其他名称	案例	控制	结果	测量
病例对照	回顾性研究	患病（在研究开始时）	没有患病（在研究开始时），可能匹配或否	暴露百分比（回顾性数据）	发生率（OR）
前瞻性队列	同时性队列研究，纵向研究或前瞻性研究	暴露（研究开始时或将来）	未暴露（研究开始时或将来）	疾病的发病率或死亡率（将来）	相对风险（RR）风险比（HR）发生率（OR）标准化发病率（SIR）标准化死亡率（SMR）
回顾性队列	历史队列研究	暴露（根据过去的记录确定）	未暴露（根据过去的记录确定）	发病率或疾病死亡率（在研究已经开始时或将来可能的结果）	相对风险（RR）风险比（HR）发生率（OR）标准化发病率（SIR）标准化死亡率（SMR）
横断面研究	流行病学调查	暴露或患病（在研究开始时）	未暴露或未患病（在研究开始时）	疾病的流行	发生率（OR）或相对的流行性

A. 病例对照研究模型

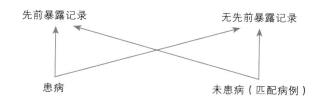

B. 横断面研究模型

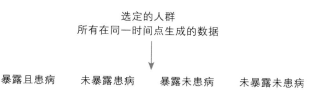

C. 前瞻性与回顾性队列研究

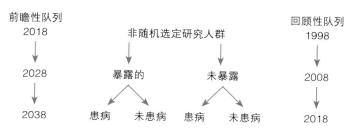

图 11-1 A. 病例对照研究模型；B. 横断面研究模型；C. 前瞻性与回顾性队列研究

11-1B）。与皮肤外科手术相关的一个横断面研究的例子，研究非典型黑色素细胞在头部和颈部增生的位置与切除后的阳性边缘之间的关联。因为暴露因素和结果是同时确定的，所以不可能确定两者之间的时间关系。

队列研究 一项队列研究是指跟踪研究一组患有常见疾病或长时间接触暴露因素的个体（图 11-1C）。研究者选择一组已经接受过治疗或手术的患者并就感兴趣的结果与接触暴露因素的组进行比较。有两种形式的队列研究：前瞻性和回顾性。前瞻性队列研究是指参与者在研究开始时或将来接触变量，然后被跟踪到未来以确定结果。一项前瞻性队列研究可用于确定病情的潜在原因，最适合常见病症，或适用于罕见病症的目标人群。前瞻性队列研究的例子包括卫生专业人员随访研究（Health Professionals Follow-Up Study，HPFS）和护理健康研究（Nursing Health Study，NHS），其在 1984 年至 2008 年期间进行前瞻性随访，发现有 NMSC 病史的人患原发性癌症的风险显著升高。相对风险（relative risk，RR）定义为暴露组的患病风险比未暴露的另一组患病的风险。RR 等于 1 意味着组间没有差异，大于 1 意味着该疾病在实验组中更常见，RR 小于 1 表明该疾病在实验组中不太可能发生。与 OR 不同，

RR 表现的是暂时性。

与前瞻性队列研究相比，一项回顾性队列研究选取过去接触过暴露因素的个体（通常通过图表审查或数据库），并在某个确定的时间（如研究开始时间或未来时间）测量结果（图 11-1）。两者的结果可以用 RR、风险比（HR）、OR、标准化发病率（SIR）或标准化死亡率（SMR）来衡量。

SIR 用于确定小群体中疾病的发病率是高还是低，而 SMR 是死亡发生率的类似指标。例如，回顾性队列研究设计用于在 256 例高危皮肤鳞状细胞癌患者检验组织病理学高危因素（分化差，神经周围侵袭，肿瘤直径 ≥2cm，侵入皮下脂肪以下）与患者死亡和淋巴结转移结果之间的关联。回顾性队列研究的好处是，它可以在较小的范围内进行，需要较少的时间和资源就可以完成，并可以更容易地检查多种结果，以及罕见的结果。根据研究问题，回顾性队列研究设计对于皮肤外科医师来说，可能是一种比较好的临床研究方法。

干预性研究

临床试验 在一项随机对照试验中，该设计是试验性的；研究人员有一个假设，参与者被随机分配接受干

预或安慰剂对照（只要符合伦理条件）。致盲是指参与者是否是在不知情的情况下被分配到他或她指定的组。双盲研究是指在研究中参与者和研究人员对小组分配都不知情的研究。

结果和安全性测试取决于试验的阶段。I 期试验是早期的，通常是未混合的，可能包括也可能不包括对照。这些只是对干预的耐受性和安全性的测试，以确定干预是否适合进一步研究。与皮肤外科相关的 I 期试验的一个例子是对 Vismodegib 的研究，一种在 Hedgehog 信号通路中的 SMO（smoothened，SMO）的小分子抑制药，用于治疗晚期基底细胞癌。这些研究可以研究药物的药动学，并可在 II 期试验期间为给药提供指导。II 期研究是一项小型对照研究，估量干预的效果和安全性。皮肤外科手术 II 期临床试验的一个例子涉及 601 例通过活检确诊的浅表性基底细胞癌患者，随机分配至甲酯光动力（MAL-PDT）组，氟尿嘧啶组或咪喹莫特组治疗。III 期研究类似于 II 期研究，只是规模更大。如果干预措施通过 III 期试验，则很可能可以获得 FDA 的批准。例如，一项 III 期双盲随机对照试验用于检测口服烟酰胺（维生素 B_3 的胺化物）对新发黑色素瘤皮肤癌发病率的影响，为期 12 个月。第 IV 阶段试验是在干预药物上市后进行的，以监测不良影响并确定药物的其他作用。

所有这些研究都必须遵循实验报告联合标准（Consolidation Standards of Reporting Trials, CONSORT）（http：//www.consort-statement.org/）的指导方针。该小组提供了一个 25 点的检查清单，用于报告临床试验的结果，以及用于示例如何报告登记的流程图。该清单涵盖了从研究目标、研究设计到统计分析的所有步骤。

此外，在提交之前，在美国拥有一个或多个站点或测试在美国或其领土内生产的药物或设备的临床试验必须在 ClinicalTrials.Gov. 上注册（http：//www.clinicaltrials.gov）。国际试验可在 Current Controlled Trials（http：//www.controlled-trials.com）网站上注册，这是得到世界卫生组织的认可。一个用于治疗性试验的皮肤特定资源是 Cochrane Skin Group Ongoing Trials Register（http：//www.nottingham.ac.uk/ongoingskintrials/），旨在为社会提供皮肤特异性治疗试验的信息。

准实验设计 除临床试验外，在随机对照试验干预性研究设计中的变化可能会提高研究的可行性和效率。例如，成对的随机化设计，允许具有基线混杂变量的受试者抵消那些变量，而对配对的一个成员施加干预。交叉设计涉及在研究期间切换安慰剂和干预组以解决混杂变量，假设干预没有持久影响。

二级数据分析：meta 分析，系统评价

在临床研究中，系统评价和 meta 分析代表了最高水平的临床证据，因为它们由随机对照试验或临床试验（randomized controlled or clinical trials, RCTs）汇编而成。皮肤科手术中最佳治疗方法的主张通常基于系统评价和 meta 分析的结果。对众多 RCTs 的同步分析有助于为皮肤外科中的问题找到一致的答案。例如，关于皮肤鳞状细胞癌治疗的系统评价可包括 RCT 检验结果，如治愈率、复发率、美学和功能结果，或效价比，以阐明最佳治疗方案。系统评价的结果以简化和客观的方式呈现，使临床医师能够识别任何潜在的偏差。

统计检验可用于减轻所审查研究的异质性，并评估包括小型研究中的潜在偏差。所包含研究的方法学质量可以使用加强流行病学观察研究报告（Strengthening of Reporting of Observational studies in Epidemiology，STROBE）检查表进行评估。

研究群体

研究者必须详述目标人群的人口统计特征，这些特征实际上将解决研究问题。建立地理和时间标准可确保样本具有代表性并且研究是可行的。优化可行性还可能涉及确保对研究人群的可靠识别以及足够的样本量。较大的样本量可以产生更准确的结果，但必须通过数据采集和分析的相关成本来平衡。样本量应足以传达可重现的结果并具有足够的权威。

在皮肤外科医师正在评估日光性角化病的新型局部治疗的疗效的情况下，纳入标准可能涉及皮肤疾病状态，例如具有光化性角化病史的患者，或者可能涉及更一般的人口统计学状态，例如 18 岁或以上的患者，肥胖患者或有日光浴床使用史的患者。确定纳入标准是一种权衡利弊的行为；它必须足够广泛，选拔足够的被试，以赋予研究足够的权威，同时又要聚焦回答特定的研究问题。在收集用于系统综述的文章时，特定搜索项的选择和发表日期的时间筛选框架可以代表用于分析的摘要的入选标准。

排除标准可以澄清研究项目的范围。排除标准可能代表患者特征（排除有黑色素瘤病史的患者），疾病特征（排除浅表型基底细胞癌）或特定研究（排除以非英语语言撰写的用于系统综述的文章）。

在某些情况下，严格的纳入和排除标准可能选择不能反映一般人群的理想患者。因此，研究结果可能没有普遍性。例如，针对鳞状细胞癌的靶向药物治疗试验可以排除患有并发症、免疫抑制或癌症的患者，尽管这可能有助于研究结果和减少失访，但 SCC 的普通患者将具有这些病症中的一种或多种，因此数据可能不适用于一般皮肤癌群体。

纳入和排除标准适用于干预组和对照组。对照组在观察和介入研究中很重要，因为它们的存在允许进行临床比较。如果不将新的缝合技术与医疗标准进行比较，就无法证明其优越性。匹配对照组和干预组可以减轻混淆。例如，对照组和干预组之间在年龄、性别分布、社会经济状况或基本健康状况方面没有显著差异，可确保其他疾病过程或健康的社会决定因素不会导致可观察到的差异。

表 11-3 和表 11-4 列出了数据库和患者登记处可用于选取皮肤外科临床研究人群的电子数据来源。

表 11-3　对皮肤外科医师有用的数据库

临床试验	NASCET 研究风险调整的精确临床数据来源 ACAS 研究和成果。受患者数量和类型的限制，选择用于研究的数据
预期性	APACHE 前瞻性数据收集，临床精确
观察性	MPM 数据，受限于偏差，未收集的变量，群组与潜在人群的相关性
注册	SEER 患者的前瞻性数据收集 UNOS 特殊疾病，丰富的临床信息 STS 患者特异性或分组数据
行政数据库	Medical Record 医院医疗记录（电子）科 部门质控数据集
登记	符合医疗受益档案服务资格的医疗保险总人数 人口比率研究档案的国家医疗来源
相遇（Encounter）	国家医院，跟踪资源利用和消耗。用 ICD-9-CM 出院调查描述临床事件 VA EDR（入院，手术），非常大的样本量的临床事件 州立医院可能与登记注册挂钩以确定比率
免费数据库	HEDIS 可以遇到通过特定的临床调查收集的丰富的数据 UHC 变量，通常用于基准测试，数据集 PHC4 CABG 以患者为中心的信息

表 11-4　数据库和注册管理机构的精选网站

州 / 地方临床和疾病数据库	登记册和数据库
Acuity Index Method(AIM); lameter, Inc.: http://www.iameter.com/iameterProducts.htm APACHE/IMPACT(Cerner Corporation): http://www.cerner.com/products/products_4a.asp?id = 2694 Maryland Hospital Association Quality Indicator Project: http://www.qiproject.org/ Mayo Clinic Patient Database: http://www.mayo.edu/ MediQual Dataset: http://www.mediqual.com/ Michigan Health and Hospital Association: http://www.mhaservicecorp.com/	Autologous Blood and Marrow Transplant egistry(ABMTR): http://www.ibmtr.org/ International Bone Marrow Transplant Registry (IBMTR): http://www.ibmtr.org/ National Cancer Database(NCDB): http://www.facs.org/cancer/ncdb/index.html National Program of Cancer Registries(NPCR): http://www.cdc_gov/cancer/npcr/ North American Association of Central Cancer Registries (NAACCR): http://www.naaccr.org/ Scientific Registry of Transplant Registrants: http://www.ustransplant.org/index.php Surveillance, Epidemiology, and End Results: http://seer.cancer.gov/
人口健康统计	**ICD-9 分类**
Blue Cross Blue Shield of Michigan(BCBSM)Foundation: http://www.bcbsm.com/foundation/gp_iip.shtml Centers for Disease Control and Prevention CDC Wonder: http://wonder.cdc.gov/ Centers for Medicare and Medicaid Services (CMS): Medicaid http://www.cms.hhs.gov/medicaid/ CHAMPUS(Civilian Health and Medical Program of the Unformed Services)Database: http://www.tricare.osd.mil/training/tmart/index.cfm? fx = cmis	http://www.cdc.gov/nchs/icd9.htm Framingham Longitudinal Study: http://www.nhlbi.nih.gov/about/framingham/index.html Healthcare Cost and Utilization Project: http://www.ahrq.gov/data/hcup/ Henry J Kaiser Family Foundation: http://www.statehealthfacts, org/

目标变量

研究的终点或结果是回答特定研究问题的因变量。结果可以是手术结果（例如，干净的切除边缘），疾病状态（例如，黑色素瘤）或存活（例如，黑色素瘤的死亡率）的形式。当研究设计是纵向时，重要的是确定目标结果可能发生的时间窗口。例如，患者在切除基底细胞癌后可能需要数十年才能复发，然而在 5 年的有限时间内确定复发的终点可能是项目可行性所必需的。

共变量或自变量是可能影响研究终点或结果的因素，是潜在偏倚或混淆的重要来源，需要仔细考虑。它们可能是人口统计学因素（年龄、性别、教育程度和地理位置），合并症（免疫抑制、自身免疫性疾病）或暴露因素（日光浴床使用，职业暴露）。可以在干预组和对照组之间匹配共变量，以阐明这些变量是否代表特定组中的选择偏差。

统计方法

了解基本的统计概念和工具有助于减少潜在混杂变量的偏差，并提高对临床结果应用的理解。可以使用许多分析源（SAS，STATA）之一进行统计分析，其使用超出了本章的范围。定量数据是在大多数观察和实验性研究中收集的数据。连续型数据以实际数据测量，具有中间值（例如 62.5cm 的高度）。离散数据是没有中间值的实数（有皮肤癌史的家庭成员人数）。

有多种方法可以识别数据的中心。平均值是数据的平均值，包括异常值，这可能会极大地扭曲平均值。中位数是直接在从最低到最高编号的所有数据点的中间（或第 50 百分位）的值。异常值不会显著影响中位数。众数是数据集中最常见的值（或直方图的峰值）。数据值的离散可以用方差来描述，即数据点与均值之间的平方差的平均值。标准差是方差的平方根，并测量数据与平均值之间的接近程度。例如，低标准差意味着大多数值接近平均值，而高标准差意味着数据落在数值范围很广区域内。大多数数据将集合成正态（或高斯）分布的钟形曲线。这假设 68% 的数据将落在平均值两侧的一个标准差内，95% 将落在平均值的两个标准差内，99.7% 的数据将在平均值的三个标准差内。

P 值是衡量可能偶然看到结果的可能性的度量。总体而言，P 值 <0.05 或小于 5% 被认为是具有显著统计学意义的阈值；但是，P 值越低，结果越可能是真的。功效反映了研究中所需的数据点或研究参与者的数量，以揭示两组之间结果的统计学显著性差异（$P<0.05$）。随着功效增加，由于功效为 1 减去假阴性率，因此假阴性结果的可能性较小。一般来说，功效 >80% 被认为具有统计上的强大功能。在开始研究之前，应进行功效分析，以确定显示重要结果所需的最小数据量。计算样本量所需的基本信息包括试验类型（单边或双边）、显著性水平（通常为 0.05）、所需功率（1-b 或 Ⅱ 型误差，通常为 0.8）和效应值估计（根据先前的临床研究或经验估计的组间差异）。统计学家及统计软件和在线功率计算器可帮助计算样本量数值。如果没有这种分析，可能会数据太少而无法得出准确的结论，或者可能会招募太多的参与者，这会构成置患者于不必要的伤害中的道德风险。

参数检验是用于比较数据正态分布时平均值的方法。最众所周知的参数检验是 t 检验，可以应用于具有正态分布的连续数据。使用 t 检验将取决于这些组是否具有相等或不等的方差。当样品相关时，例如，在前后研究中或在病例对照研究中，样本是配对的，则可以使用配对 t 检验。非参数检验是在数据集不正常时使用的检验，包括 Wilcoxon Mann-Whitney U 检验、Kruskal-Wallis（H）检验和 Wilcoxon Signed-Rank 检验。当比较观察到的比例与预期比例时，可以使用卡方检验，例如将性别之间结节性黑色素瘤的发生率与预期值（50∶50）进行比较。

回归分析允许研究人员测试多个独立变量对给定结果的影响。例如，回归分析不是简单地确定年龄对鳞状细胞癌转移率的影响，而是可以确定年龄、免疫状态、接受的治疗和并发症对该研究组鳞状细胞癌转移率的影响。回归分析通过使用统计软件包实现，该软件包对取得 r^2 值的数据进行建模。该值可以帮助读者或研究人员确定结果中的差异有多少是由于所选定的变量导致的。例如，如果 $r^2=0.78$，则 78% 的结果是由定义的变量引起的。

Logistic 回归试图模拟当因变量是二元的时发生事件的概率，并为任何给定的自变量生成 OR 和 P 值。

基于团队的临床研究方法

由于他们的知识、经验或专业知识，在研究领域内和外部学科的主要合作者都可以极大地帮助指导研究项目。根据机构或设施的不同，研究人员团队或其他辅助人员可以在规划过程和资金方面提供帮助。参加以实验室为基础的，专注于临床研究或以讲座形式提出初步方案的会议，可以获得有价值的反馈，并能够改进研究计划或经费申请。此外，在许多大型机构中，有一些协作网络致力于协助研究人员完成规划和筹资流程。皮肤病学研究中的指导与生产率提高、成功获得资助并发表出版物相关联。可能需要获得程序员或分析师的帮助，以建立存储和分析研究数据所需的数据库。项目协调员对于保持项目的组织性，注册，批准过程和机构审查委员会（Institutional Review Board，IRB）的提交文件至关重要。此外，建议没有接受过流行病学正规培训的人员，尽快与统计学家接触。

临床研究方法的补充培训

进行皮肤外科临床研究的其他准备工作包括在研究设计和生物统计学等领域精进技能。收集数据可能非常耗时，但是如何分析数据对获得所讨论结果有意义的评估至关重要。虽然熟悉统计学的基本方面很重要，即使在研究初期，与统计学家或量化分析人员合作的作用，也不可小觑。统计学家是确定研究计划重要方面的专家，例如适当的样本量和关于项目方法的开放式讨论，除了适当的数据分析之外，还可以获得来自一个统计学家的反馈。建立在这些学科中的基础知识，将有助于促进临床研究人员在研究团队内与统计人员的合作。有许多可获取的在线资源可以帮助提高基本定量方法的知识，例如哈佛大学 edX 项目提供的免费在线课程，名为"数字健康：临床与公共卫生研究中的定量方法"（https：//www.edx.org/course/health-numbers-quantitative-methods-harvardx-ph207x）。此外，还有很多机构为研究员和医生提供生物统计学的短期强化课程。特定机构可以提供资助筹备课程，并为结构设置提供反馈。

资金和预算

无论皮肤外科医师–科学家将其职业生涯的大部分或他（她）的一小部分用于临床研究，资金可以提高其可持续性。在制定了研究方案后，研究者起草一份提案，该提案简明扼要地传达研究计划的逻辑轮廓，并展示研究的优点。资深同事可为选择特定资助机构出谋划策。生物医学研究的资助机构包括政府机构，基金，药物和设备制造商，专业协会和患者权益团体。可以在网站 grants.gov 上找到所有当前美国政府可自由支配资金机会的清单。表 11-5 概述了一些想进行临床研究的皮肤外科医生可获得的资助机会。与学术机构、行业或专业社团的联盟可以为研究人员提供额外的资金来源。

除了获得资金外，建立直接和间接费用预算将有助于指导临床研究项目的计划和范围。预算可以控制和了解如何分配资金，而且建立预算有助于未来与合作者和潜在资金来源的沟通。临床研究预算的各方面包括人员、顾问费用、设备、用品、旅行、患者护理费用以及合作方和合同规定的费用。表 11-6 提供了一个简化的预算表格示例，然而，通常特定的补助金将需要一个独特的预算表格。

皮肤外科手术的独特之处在于许多创新源于医生–科学家，松散甚至没正式的学术背景。在许多情况下，此类调查可能是自筹资金的。

保护被试

被试培训

临床研究人员有义务保护受试者的隐私和安全。1996 年的健康保险流通与责任法案（Health Insurance Portability and Accountability Act，HIPAA）为美国的健康信息提供全国范围的隐私保护。法规为健康记录的使用设定了界限，所有涉及人类被试的研究都需要经过 IRB 的审查。在参加研究时，必须告诉患者研究的目的、风险和收益，参与的替代方案，以及他或她的保密权以及随时退出研究的权利。每名受试者必须通过签署知情同意书来提供自愿协议以参加实验。关于涉及人类被试的实验规定的培训，可以在网上通过协作机构培训计划（Collaborative Institutional Training Initiative，CITI）获得。

机构审查委员会的作用

任何涉及使用人类被试的研究提案都必须得到 IRB 的批准。IRB 的作用在关于人类研究的联邦法规（联邦法规，第 21 卷）中有明确规定。根据法律，IRB 必须审查研究项目的所有组成部分，并确保在批准任何研究之前满足以下要求。

1. 最大限度地降低受试者的风险。
2. 评估风险，以确保风险／收益比率合理——重要的是要记住，此评估仅限于研究对象的风险和收益，而不是一般社会大众。
3. 合理选择被试。
4. 知情同意过程概述（包括文件），并保证酌情让所有受试者签署知情同意书。
5. 适当情况下，进行数据监测，以确保受试者的安全。
6. 保护主体的隐私。
7. 酌情保护可能易受胁迫的特殊人群（如儿童，孕妇，囚犯，残疾人，精神残疾人或教育或经济上处于不利地位的人）。

最后，IRB 对于进行特定研究项目的批准必须随着研究方案的变化而更新，并且必须更新。

对于参与研究的患者，必须遵守 HIPAA，并且知情同意是先决条件。

表 11-5　从事临床研究的皮肤外科医师的资助机制

资助类别	来源	
民间	皮肤病学基金会	
	皮肤癌基金会	
	美国皮肤协会	
政府	国立卫生研究院	
	奖励	目标接受者职业水平
	F32：个人博士后奖学金	博士后培训
	K01：指导研究科学家奖	职业生涯早期
	K02：独立研究科学家发展奖	
	K05：高级研究科学家奖	
	K07：学术职业发展奖	
	K08：指导临床科学家研究职业发展奖	
	K12：临床科学家机构职业发展计划奖（被任命者）	
	K22：职业转型奖	
	K23：指导以患者为导向的研究职业发展奖	
	K43：新兴全球领导者奖	
	K76：新兴领导者职业发展奖	
	K99/R00：独立之路奖	
	K18：知名研究员研究职业提升奖	职业生涯中期
	K24：以患者为导向的研究中期职业研究员奖	
	R01：研究项目资助计划	知名研究员
	R03：小额拨款计划	
	R15：学术研究提升奖	
	R21：探索／发展性研究资助	
	健康质量和研究机构	
	疾病控制中心	
	国防部	
	能源部 - 科学办公室	
	退伍军人事务部	
	国家科学基金会	
	国家药物管制政策办公室	
专业学会	美国皮肤外科医师学会	
	美国皮肤病学会	
	皮肤病学研究学会	
	女性皮肤病学会	

传播研究结果

如果没有传播和最终发表，最有趣和新颖的研究结果都将不会产生任何临床影响。选择提交的期刊时，重要的是要考虑期刊的范围，目标受众以及期刊的影响因子。查看期刊的网站以确保您的论文符合范围和任务是非常重要的。如果您不熟悉该期刊，请务必阅读最近的

议题，以了解期刊和编辑委员会选择发表的论文类型。通常，期刊提供各种文章类型的发布指南，并且还将提供有关如何回应评论者评论的指导。此外，还公布了各种流行病学格式的报告标准（表 11-7）。尽管有一个精心策划和执行的研究，但拒绝总是可能的，研究人员应该准备修改手稿并重新提交，直到传达到合适的受众。有一些资源可以帮助指导皮肤外科医师处理同行评审意见的方法，以最大限度地提高后续发表的机会。

表 11-6 简化的预算示例

费用说明	项目角色	预算资金	总额百分比
主要人员			
其他人员			
总人员费用			
设备			
其他直接成本（如旅行，办公用品，IT 设备，运营成本）			
设施和行政费用（间接费用）			
总成本			

　　为个人指定项目角色，包括统计学家和研究生，将帮助研究团队成员预测资金预算：研究的直接成本，如旅行，特殊设备（即显微镜或基因检测试剂盒），以及间接成本，例如机构运营所产生的成本必须在预算计划中考虑。

表 11-7 不同研究类型的报告标准和相应网站

研究类型	报告标准	网站
随机试验	CONSORT	http://www.consort-statement.org/downloads
临床前期动物实验	ARRIVE	http://www.nc3rs.org.uk/arrive-guidelines
质量改进	SQUIRE	http://www.squire-statement.org/index.cfm?fuseaction=page.viewPage&pageID=471
观察	STROBE	http://www.strobe-statement.org/index.php?id=available-checklists
系统评价	PRISMA	http://www.prisma-statement.org/PRISMAStatement/Default.aspx
病例报告	CARE	http://www.care-statement.org/
定性研究	SRQR, COREQ	http://intqhc.oxfordjournals.org/content/19/6/349.long
诊断／预后学习	STARD, TRIPOD	https://www.tripod-statement.org/TRIPOD/TRIPOD-Checklists/TRIPOD-Checklist-Prediction-Model-Development-and-Validation
经济评估	CHEERS	http://www.ispor.org/Health-Economic-Evaluation-Publication-CHEERS-Guidelins.asp
研究方案	SPIRIT, PRISMA-P	http://www.spirit-statement.org/publications-downloads/

总结

　　存在许多方法用于研究皮肤外科领域中的重要临床问题。重要的是选择能够准确解决研究问题的研究设计，并制定一个能够获得回答问题所需数据的方案。可用的资金和合作机会将有助于临床研究的开展。无论从事实践或在实践环境中多年，所有皮肤外科医师都有能力通过临床研究来应对临床实践中的不确定性。今天，皮肤外科医师享受的许多高质量的外科手术技术在临床医疗方面的改进都是来自从事临床研究的医生-科学家。皮肤病外科临床研究的进步具有影响临床实践和改善患者与外科医师经验的能力，并且所有皮肤外科医师都有可能成为这一过程的积极参与者。

参考文献

1. National Institutes of Health Glossary. https://grants.nih.gov/grants/glossary.htm#C. Accessed December 2016.
2. Ahn CS, Davis SA, Dabade TS, Williford PM, Feldman SR. Cosmetic procedures performed in the United States: a 16-year analysis. Dermatol Surg. 2013;39(9):1351–1359.
3. Asgari MM, Moffet HH, Ray GT, Quesenberry CP. Trends in basal cell carcinoma incidence and identification of high-risk subgroups, 1998–2012. JAMA Dermatol. 2015;151(9):976–981.
4. Asgari MM, Warton EM, Whittemore AS. Family history of skin cancer is associated with increased risk of cutaneous squamous cell carcinoma. Dermatol Surg. 2015;41(4):481–486.
5. Zhang J, Miller CJ, Sobanko JF, Shin TM, Etzkorn JR. Frequency of and factors associated with positive or equivocal margins in conventional excision of atypical intraepidermal melanocytic proliferations (AIMP): a single academic institution cross-sectional study. J Am Acad Dermatol. 2016;75(4):688–695.

6. Song F, Qureshi AA, Giovannucci EL, et al. Risk of a second primary cancer after non-melanoma skin cancer in white men and women: a prospective cohort study. PLoS Med. 2013;10(4):e1001433.

7. Jambusaria-Pahlajani A, Kanetsky PA, Karia PS, et al. Evaluation of AJCC tumor staging for cutaneous squamous cell carcinoma and a proposed alternative tumor staging system. JAMA Dermatol. 2013;149(4):402–410.

8. LoRusso PM, Rudin CM, Reddy JC, et al. Phase I trial of hedgehog pathway inhibitor vismodegib (GDC-0449) in patients with refractory, locally advanced or metastatic solid tumors. Clin Cancer Res. 2011;17(8):2502–2511.

9. Roozeboom MH, Arits AH, Mosterd K, et al. Three-year follow-up results of photodynamic therapy vs. imiquimod vs. fluorouracil for treatment of superficial basal cell carcinoma: a single-blind, noninferiority, randomized controlled trial. J Invest Dermatol. 2016;136(8):1568–1574.

10. Chen AC, Martin AJ, Choy B, et al. A phase 3 randomized trial of nicotinamide for skin-cancer chemoprevention. N Engl J Med. 2015;373(17):1618–1626.

11. von Elm E, Altman DG, Egger M, et al. The strengthening the reporting of observational studies in epidemiology (STROBE) statement: guidelines for reporting observational studies. PLoS Med. 2007;4(10):e296.

12. DiMarco G, Hill D, Feldman SR. Review of patient registries in dermatology. J Am Acad Dermatol. 2016; 75(4);824–829.

13. Sperduto AL, McKee MJ, Delong LK, et al. Describing the state of mentoring in academic dermatology. JAMA Dermatol. 2013;149:486–488.

14. Sambunjak D, Straus SE, Marušić A. Mentoring in academic medicine: a systematic review. JAMA. 2006;296: 1103–1115.

15. Ambrosius WT, Manatunga AK. Intensive short courses in biostatistics for fellows and physicians. Stat Med. 2002; 21(18):2739–2756.

16. Algase DL. Responding to peer reviews: pointers that authors don't learn in school. Res Theory Nurs Pract. 2008; 22(4):219–221.

17. Williams HC. How to reply to referees' comments when submitting manuscripts for publication. J Am Acad Dermatol. 2004;51(1):79–83.

第二部分

用于诊断、治疗和重建的外科手术方式

第 12 章 局部麻醉、区域神经阻滞及术后疼痛管理

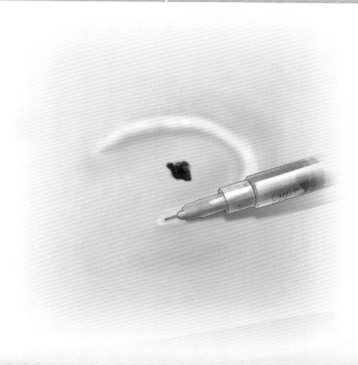

原著者　David T. Harvey
　　　　Emma Elizabeth Harvey

翻　译　温　禾　徐永豪
审　校　许炎竹　任　军

概要

- 局部麻醉是皮肤外科的重要组成部分,运用局部麻醉,甚至可以在诊所里舒适地进行大面积皮瓣手术。
- 如果患者经历不必要的痛苦的手术过程,或痛苦的麻醉注射,反而可能会影响他们的整体感受,甚至会破坏他们对皮肤外科医师的信任。

初学者贴士

- 混有 1∶100 000 肾上腺素的 1% 利多卡因是皮肤外科使用最广泛的局部麻醉药。
- 对利多卡因过敏患者通常可以换用布比卡因治疗,或者对于小的活检术,可以用生理盐水或冷冻麻醉。
- 患者可能会抱怨对肾上腺素"过敏";通过详细询问病史,我们发现这通常与牙科手术过程中的血管内注射有关,但患者的意见始终应该得到尊重。
- 分散患者注意力,并且尽可能缓慢地注射麻醉药。

专家贴士

- 实施 Mohs 手术时,如果皮损在小腿或其他高风险区域,应考虑在局部麻醉药中加入稀释的克林霉素。
- 在 50ml 的局部麻醉药中加入 0.15ml 浓度为 150mg/ml 的克林霉素,应当告知患者可能出现的包括过敏在内的风险。

切记!

- 尚没有证据证明指(趾)阻滞相关坏死是由于加入肾上腺素而引起的,虽然应尽可能减少其用量。
- 应提醒患者术后可能出现暂时性麻痹;单侧面部下垂大部分都是由于麻醉效应,而不是神经损伤引起的。

陷阱和注意事项

- 由于存在可能出现的沉淀风险,禁止用碳酸氢钠缓冲布比卡因。
- 超说明书使用或使用复合外用麻醉药时要小心,可能会导致系统不良反应。

患者教育要点

- 表面麻醉药可以由患者术前在家中使用,虽然对于大多数患者来说,局部缓慢注射麻醉加上转移注意力就可将不适感降至最低。
- 局部麻醉常即刻起效,神经阻滞则需要数分钟才开始发挥作用。

引言

　　局部麻醉在皮肤科手术中起着至关重要的作用，它通过在身体某一特定区域内诱导可逆的感觉丧失，使得手术可以几乎无痛地进行。局麻药通过抑制神经末梢兴奋或阻断周围神经传导而达到麻醉效果。因此，对局部麻醉的透彻理解对于改善患者和皮肤外科医师的手术体验都是非常重要的。

历史

　　局部麻醉药的生物学效应最早被记录于 1860 年，当时药理学研究生 Albert Niemann 从植物古柯中分离出可卡因，并记录了该物质放在他舌头上产生的麻木感觉。Niemann 起初并未想到可卡因可以作为手术麻醉药。数年后，1884 年，维也纳的一位名叫 Sigmund Freud 的研究生对可卡因在他自己和动物的作用进行了实验，并发表了一篇名为 *Uber Coca* 的论文，文章表明可卡因可用来治疗精神疾病。1884 年，Freud 的同事眼科住院医师 Karl Koller 提出在临床使用可卡因的想法，并发表了一篇关于可卡因在眼科手术中应用的论文。起初，医生们很难接受将可卡因用于医疗目的，但最终还是接受了它的使用。妥协条件是一旦发现可卡因的成瘾性和毒性，立马进行详细审查。

　　20 世纪初，几种更安全的麻醉药被研制出来。1904 年，Alfred Einhorn 合成了一种对氨基苯甲酸（para-aminobenzoic acid，PABA）酯，称为普鲁卡因。1 年后，Heinrich Braun 首次成功地将其用作麻醉药。Höechst 最初以诺佛卡因（Novocain）的名字推广普鲁卡因，但很快发现它会导致血压急剧下降，并导致数人死亡。为了克服这一点，将普鲁卡因与肾上腺素联用。1930 年，丁卡因作为一种更有效的 PABA 酯被引入；不幸的是，它表现出可诱发变态反应（过敏反应）的倾向。1943 年，Lofgren 和 Lundqvist 合成了一种二乙胺基乙酸的酰胺衍生物，称为利多卡因，经证明是安全有效的。最终，利多卡因作为局部麻醉药在外科手术中被主流应用。自从利多卡因被引入，其他几种局部作用的药物也已相继被开发出来。

结构

　　所有局部麻醉药结构均相似，包含芳香环、中间链和末端胺三部分（图 12-1）。麻醉药的任何改变都可能影响其药理特性。芳香环是一种疏脂（译者注：原著有误，应为"亲脂"）成分，负责麻醉药在细胞膜和神经鞘的扩散。中间链与含有 3~7 个碳当量的酯或酰胺结合，并决定其作用方式。中间链的断裂可有助于局麻药的代谢，也是这些局麻药作用可逆的原因。胺端可以是脂溶性的叔胺，也可以是水溶性带正电荷的季胺，也正是这同一个末端被认为与钠通道结合并决定了麻醉药作用时间的长短。

分类

　　根据中间链的结构差异，局部麻醉药主要有两种化学分类：含有酰胺基团的一类（例如利多卡因）和含有酯连接的一类（例如普鲁卡因）。连接方式对麻醉药非常重要，因为它决定了药物分子代谢和排泄的途径。

　　酰胺类麻醉药主要经肝代谢。通常认为利多卡因是一种中效麻醉药，在临床应用广泛。它作用迅速，与酯类局部麻醉药无交叉反应，因此对普鲁卡因或丁卡因过敏的患者可放心使用。利多卡因有 0.5%、1% 和 2% 三种浓度，作用时间可持续 30~400 分钟。布比卡因是一种高效的酰胺类麻醉药，它的作用时间可持续 2~6 小时，它更持久的作用效果被归因于其较缓慢的清除时间。研究表明，利多卡因和布比卡因联合应用可以延长平均麻

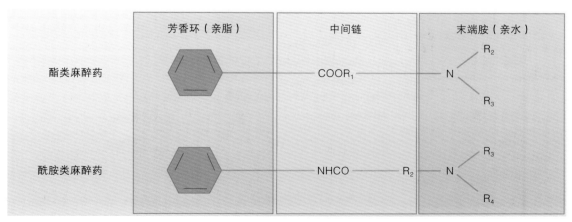

图 12-1　所有局部麻醉药结构均相似，包含芳香环、中间链和末端胺三部分

醉时间，有时耗时较长的 Mohs 手术可应用此种麻醉方式。表 12-1 列出了酰胺类麻醉药的种类。

　　酯类局部麻醉药通过假性胆碱酯酶代谢并在尿液中排出。这类药物的作用强度和时间与其水解速率成反比。有非典型或低水平胆碱酯酶的患者更易于出现意外中毒事件。PABA 是酯类麻醉药的主要代谢产物，也是引发接触致敏的主要原因。最常见的酯类麻醉药是苯佐卡因、普鲁卡因、丁卡因和可卡因。后者是一种高效的血管收缩药，已被用于鼻手术。普鲁卡因起效快，但半衰期较短，作用持续 15 ~ 30 分钟。丁卡因比普鲁卡因效力强 10 倍，常用作眼部麻醉用的眼药水。氯普鲁卡因的研制是为了满足临床对良好安全性的短效麻醉药的需求。在欧洲，它被批准应用于 40 分钟内的手术。尽管它的毒性比利多卡因小，但由于它的酸性 pH 值，注射时疼痛会更加明显。

结构和生理

作用机制

　　局麻药通过干扰 Na^+ 离子穿过神经膜的运动，可逆地阻碍神经去极化和激活（图 12-2），通过降低细胞膜对 Na^+ 离子的渗透性来阻碍达到神经动作电位。在静息状态下，与细胞外隙相比，细胞内电位本质为负。神经细胞膜和钠／钾 ATP 酶泵帮助维持这种电位自然梯度。虽然钠通道阻滞的确切机制尚不清楚，但有一种假设是，局麻药与位于细胞膜胞质侧的受体结合，不带电荷的局麻药通过疏水途径扩散到达这一位置。结合后，麻醉药诱导受体发生构象改变，使其失去活性。局麻药会优先与快速放电的神经元中活化的钠通道结合，导致所谓的"状态依赖"性阻滞。

　　皮肤神经纤维的大小和类型各不相同。较大的有髓神经通常比较小的神经更难麻醉。神经纤维主要有三大类，被称为 A、B 和 C（表 12-2）。躯体神经纤维可分为四种亚型：α、β、γ 和 δ。所有的 A 纤维都有髓鞘，其中 α 纤维负责运动冲动和本体感受，β 纤维负责压觉和轻触觉，γ 纤维负责本体感受和肌梭张力，较小的 δ 纤维负责感知疼痛和温度。B 纤维有髓鞘，且为节前交感神经纤维。C 纤维是最小的神经，没有髓鞘。它们以一种类似于 Aδ 纤维的方式传导温度和痛觉。由于体积较小，在失去压力、振动和本体感受之前，局麻药可以首先影响这类传递温度和痛觉的神经。这就是为什么患者在术中被有效麻醉后仍可以察觉到轻微的

表 12-1　酰胺类麻醉药的种类

通用名	商品名
阿替卡因	Septocaine®
布比卡因	Marcaine®，Sensorcaine®
地布卡因	Nupercainal®
依替卡因	Duranest®
左布比卡因	Chrocaine®
利多卡因	Xylocaine®
卡波卡因	Carbocaine®
丙胺卡因	Citanest®
罗哌卡因	Naropin®
美索卡因	Mesocain®

表 12-2　神经纤维类型

A 纤维		
α	（有髓鞘）	运动冲动和本体感受
β	（有髓鞘）	压觉和轻触觉
γ	（有髓鞘）	本体感受和肌梭张力
δ（小）	（有髓鞘）	感知痛觉和温度
B 纤维	（有髓鞘）	节前交感神经纤维
C 纤维（小）	（无髓鞘）	传导痛觉和温度

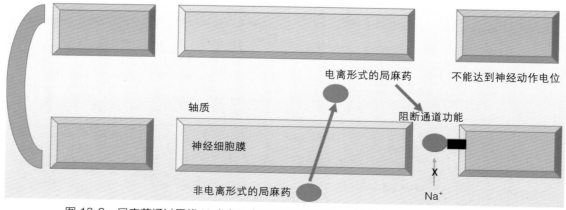

电离形式的局麻药

不能达到神经动作电位

轴质

阻断通道功能

神经细胞膜

非电离形式的局麻药

X

Na^+

图 12-2　局麻药通过干扰 Na^+ 离子穿过神经膜的运动，可逆地阻碍神经去极化和激活

触摸。理解并能够轻松向患者解释这一原理是很重要的，尤其是在手术之前，可以减轻他们的焦虑。

麻药添加剂

局麻药可以是预混的，也可以复配添加剂从而获得额外的药理益处。了解这些添加剂如何起作用，什么浓度是安全的，以及它们如何影响麻醉效果非常重要。

肾上腺素

肾上腺素是局部麻醉中最常用的添加剂。局部麻醉药可以诱导血管平滑肌松弛，从而促进出血，肾上腺素恰好可以对抗这种松弛倾向。血管收缩效应发生迅速，完全起效仅需 7～15 分钟。肾上腺素可以限制麻醉药的扩散，有助于减少麻醉药吸收入血，它也可以降低麻醉所需的麻醉药剂量。使用肾上腺素的一个不利因素是，一旦其作用消失，就有可能造成迟发性出血，应该在术前向患者告知可能会出现的术后血肿。肾上腺素被列为 C 类药物。

碳酸氢钠

碳酸氢钠是一种弱碱，分子式为 $NaHCO_3$。与利多卡因和肾上腺素混合应用后，可明显减轻注射疼痛。利多卡因与肾上腺素混合后的 pH 为 3.3 ～ 5.5，为酸性，这会造成患者不适。皮肤外科医师通常用 8.4% $NaHCO_3$ 溶液缓冲混有肾上腺素的利多卡因，缓冲方案如下：1：10（1 份 8.4% $NaHCO_3$ 加入 10 份混有 1：100 000 肾上腺素的 1% 利多卡因溶液）或 1：15（1 份 $NaHCO_3$ 加入 15 份 1：200 000 肾上腺素）。

虽然应用缓冲后的利多卡因可减轻患者疼痛，但 $NaHCO_3$ 的加入降低了复合物的稳定性，导致作用时间变短。从好的一方面来说，加入 $NaHCO_3$ 可使药物更快穿透神经细胞膜，较快达到麻醉效果。简而言之，在利多卡因中添加碳酸氢钠是一把"双刃剑"，尽管许多皮肤科医师使用这种添加剂是因为他们认为对患者益处更大。特别需要注意的是，禁止将碳酸氢钠添加剂应用于布比卡因中，因为有出现沉淀的风险。

透明质酸酶

透明质酸酶是一种分解透明质酸的酶，透明质酸则为存在于真皮中的酸性黏多糖。当应用于局部麻醉时，透明质酸酶可促进麻药在软组织中扩散。这使得局部麻醉的范围更广，起效更快，组织变形更少，组织渗透更容易。在眼科学中，透明质酸酶添加剂可以使外科医师缩小注射范围，减少麻醉药用量，降低患者产生淤青的风险。透明质酸酶在皮肤手术的用药剂量不一致。一些学者建议将 150U 透明质酸酶混合于 20～30ml 的利多卡因中，浓度为 7.5U／ml。

使用透明质酸酶会产生一些风险，包括减少麻醉持续时间，由于增强吸收而导致更高的中毒风险。透明质酸酶还含有防腐剂硫柳汞，硫柳汞是一种接触性过敏原，如果使用，建议术前对高度敏感的患者进行皮肤试验。有蜂毒过敏史的患者也不适宜用透明质酸酶。

曲安奈德

利多卡因联合皮质类固醇注射有若干优势，这种混合注射对痤疮囊肿、瘢痕疙瘩和斑秃均很有效。注射剂量从 2.5～5mg／ml（治疗面部囊肿）到 20～40mg／ml（用于治疗瘢痕疙瘩的肥厚皮损）。在骨科手术中，曲安奈德与利多卡因联合应用也是诊断和治疗肩周炎的一种方法。

克林霉素

克林霉素与利多卡因联合应用被视为一种预防性抗生素治疗的方法。一项研究表明，将 50ml 浓度为 1% 利多卡因与肾上腺素、5ml 8.4% $NaHCO_3$ 和 0.15ml 150mg／ml 的克林霉素进行混合，对 1172 例创面进行处理。应用克林霉素组创面培养的阳性感染率低于对照组，且无变态反应发生。在常规推荐这种合并用药之前，需要更多的数据评估。

美容注射剂

现在许多美容注射剂都预混有局部麻醉药（表 12-3）。一些透明质酸和羟基磷灰石钙注射液都经过商业预处理或与 0.3% 的利多卡因混合。聚乙醇酸可以和局麻药混合，配比为 6ml 无菌注射用水和 3ml 混有 1：1000（译者注：原著有误，应删除 1：1000）肾上腺素的 1% 利多卡因。这会给患者带来更舒适的体验，尤其是在口唇、泪沟、颞部和颧骨等敏感部位的凹陷填充时。

表 12-3　预混有局麻药的美容注射产品

填充剂名称（商品名）	类型／利多卡因浓度
Juvederm Ultra®/ Ultra Plus®	透明质酸／0.3% 利多卡因
Juvederm Volbella®	透明质酸／0.3% 利多卡因
Radiesse（+）®	羟基磷灰石钙／0.3% 利多卡因
Perlane®	透明质酸／0.3% 利多卡因
Bellafill®	胶原蛋白／PMMA 微球／0.3% 利多卡因
Restylane Silk®/ Lyft®	透明质酸／0.3% 利多卡因
Prevelle Silk®	透明质酸／0.3% 利多卡因

肉毒杆菌毒素微注射将多个稀释的 A 型肉毒毒素微滴注射到真皮。治疗目的是改善皮肤质感，减少油脂分泌，抚平水平皱纹，减少颈部垂直条索。微肉毒杆菌毒素溶液是通过向 A 型肉毒毒素中加入少量的利多卡因和大剂量不含防腐剂的生理盐水混合而成，每毫升溶液的最终浓度为 20~28U 的 A 型肉毒毒素。治疗双侧面部和颈部需要 100~120 次注射（图 12-3）。

脱氧胆酸是一种用于治疗颏下饱满（双下巴）注射用美容产品。它的作用是诱导局灶性脂肪分解，通过 2~5 次治疗后恢复更加年轻的颌颈角。脱氧胆酸注射后会出现疼痛和肿胀，持续数分钟到数天不等。为了使手术过程更舒适，注射脱氧胆酸前可在颏下部位注射少量局麻药，比如 4~6ml 混有 1：100 000 肾上腺素的利多卡因。

混合使用两种或多种麻醉药

将两种或两种以上局麻药混合使用是皮肤外科医师的常见操作。几项随机对照试验比较了几种局麻药的混合使用，包括布比卡因和利多卡因、布比卡因和甲哌卡因，以及普鲁卡因和罗哌卡因。有证据表明，将这些药物混合用于局部浸润麻醉和神经阻滞麻醉是安全的，尚没有足够的数据来确定任何一种联合用药是否会起效更快或麻醉持续时间更长，也没有强有力的证据支持麻醉药混合应用效果优于单一用药。

表面麻醉药

表面麻醉药在皮肤外科手术中起着重要作用。从激光脱毛到美容注射再到小的皮肤手术，表面麻醉药可以不通过注射达到麻醉效果，从而提高患者舒适度。使用它们的局限性就在于这些药物穿透角质层的能力。因此，它们往往在较薄的皮肤部位 [如口腔黏膜和（或）生殖器皮肤] 更有效。新的给药系统提高了表面麻醉药的吸收速度和麻醉效果。常用的复方和标准表面麻醉药见表 12-4。

外用苯佐卡因

苯佐卡因常用于麻醉黏膜表面，这种酯类麻醉药可以作为喷雾、凝胶、软膏和溶液在市场上出售，浓度在 5%~20%。应用苯佐卡因有较高的接触致敏和高铁血红蛋白血症风险，必须谨慎使用。一种常见的苯佐卡因产品是 Hurricaine 凝胶™，浓度为 20%，用于牙科手术，在实施口内神经阻滞前涂抹于所需部位 30~60 秒，作用可持续 15 分钟。Cetacaine™ 是一种复方苯佐卡因，含有 14% 苯佐卡因，%（译者注：原书此处有误，应为 2%）氨基苯甲酸丁酯和 2% 丁卡因。它起效迅速，作用持久，可达 30~60 分钟。

外用利多卡因

利多卡因作为一种表面麻醉药已经被应用多年。它可以作为一种复方制剂或者单方制剂在市场销售，浓度为 2%~30%。Topicaine™ 是一种 4% 浓度利多卡因微乳液凝胶，已被部分普及。它是由水、乙醇、甘油、荷荷巴油、芦荟油、甘油单月桂酸酯、苯甲醇、卡波姆 940、EDTA 等组成的 5% 利多卡因凝胶经冷却渗透而成。

有证据表明，复方利多卡因混合物（利多卡因／普鲁卡因）对某些皮肤手术可能具有显著的效果。微乳凝胶给药系统已经被证明在皮肤手术过程中可以更有效地减少疼痛。LMX™ 就是这样一个产品。它可以快速起效，只需在术前 30 分钟应用即可。有研究将 5% LMX™ 与 EMLA™ 进行比较，结果表明两者对减轻疼痛同样有效。一项研究显示 5% LMX™ 控制疼痛所需时间更短。

外用丁卡因

丁卡因是一种酯类麻醉药，可做成乳膏、凝胶和溶液。丁卡因™ 凝胶是一种 4% 的丁卡因凝胶，以卵磷脂为载体，增加了对皮肤的渗透性。使用 60 分钟后，其效果被证实优于其他表面麻醉药，一项研究通过对接受丁卡因表面麻醉的脉冲染料激光患者进行视觉和语言

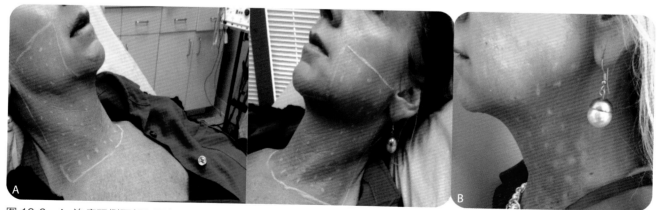

图 12-3　A. 治疗双侧面部和颈部需要 100~120 次注射：总共 100 个标记，每边 50 个，间隔 1.5~2cm。B. 注意皮内注射利多卡因和肾上腺素后皮肤会发白。肉毒杆菌毒素微注射术后可观察到油脂分泌减少及皮肤纹理变光滑

表 12-4　皮肤手术中常用的表面麻醉药

名称（商品名）	成分
EMLA™ Cream	2.5% 利多卡因和 2.5% 普鲁卡因
LMX™	4% 或 5% 利多卡因霜
Pliaglis™	7% 利多卡因和 7% 丁卡因
BLT	20% 苯佐卡因，6% 利多卡因，4% 丁卡因
TAC	0.5% 丁卡因，1 : 2000 肾上腺素，11.8% 可卡因
LET	4% 利多卡因，1 : 2000 肾上腺素，0.5% 丁卡因
Amethocaine™ gel	4% 盐酸丁卡因凝胶
Hurricaine gel™	20% 苯佐卡因
Lasergel™ a	10% 利多卡因，10% 丁卡因
Lasergel plus 10/10a	10% 利多卡因，10% 丁卡因，0.5% 去氧肾上腺素
Photocaine™ gela	6% 利多卡因，6% 丁卡因
Betacaine LA™ ointmenta	15% 利多卡因，5% 普鲁卡因，去氧肾上腺素
Betacaine Plus™ ointmenta	15% 利多卡因，5% 普鲁卡因

a. 2005 年从美国食品药品监督管理局收到警告。

Modified with permission from Sobanko JF, Miller CJ, Alster TS. Topical anesthetics for dermatologic procedures: a review, Dermatol Surg. 2012 May; 38(5): 709–721.

评分，证实了这一观点。使用丁卡因的复方产品对皮肤手术也有效，如下所述。

利多卡因丁卡因贴片

利多卡因／丁卡因（LT）复方贴由 7% 利多卡因和 7% 丁卡因 1 : 1 混合而成。它由一种膜性基质构成，在该基质中，麻醉混合剂风干后形成一种柔性膜，手术开始前移除即可。使用时间不等，推荐非剥脱性激光治疗 20 分钟，美容注射 30 分钟，文身去除 60 分钟。LT 贴片在冷冻和 CO_2 激光磨削术中也被证实有效。有研究比较了 LT 贴片和安慰剂及 EMLA（Eutectic Mixture of Local Anaesthetics）霜的疗效，结果表明 LT 贴片更胜一筹。在安全性方面，不良反应仅限于局部一过性红斑。此外，在眼周围涂抹任何麻醉药时都应小心。

EMLA

EMLA 是利多卡因和丙胺卡因的低共熔混合物，浓度为 2.5%，商业包装为乳膏或贴片。它是皮肤科最常用的外用药物之一，可通过处方获得。低共熔混合物的定义是在室温下药物配比混合后出现液化现象的混合物。除了两种活性麻醉药外，EMLA 还含有乳化剂（聚氧乙烯）、增稠剂（羧基聚亚甲基）和蒸馏水。它在激光手术、化学剥脱、移植手术、皮肤活检和电外科手术前被有效应用。

为了更有效发挥作用，EMLA 通常配合保鲜膜或敷料封包使用。麻醉效果部分取决于治疗部位及封包时间。比如，在面部，麻醉起效需要 30 分钟或更短的时间，而在黏膜部位仅需 5~15 分钟。大多数皮肤科医师会让 EMLA 在皮肤上停留至少 1 小时，而对于更痛的手术，则会 EMLA 封包 2~3 小时。麻醉效果在使用后 2~3 小时内达到最佳。应用 1 小时后，EMLA 可渗透皮肤 3mm，2 小时后则可渗透 5mm。

和其他酰胺类麻醉药一样，当皮肤屏障受损时，如银屑病和湿疹，EMLA 应谨慎使用。肝病患者及酰胺过敏者禁用。在眼周使用时同样需要小心。

药房配制表面麻醉药

表面麻醉药有时由药房配制用于皮肤科。复方产品的标准化证明是困难的，因为个体药房会使用不同的方案在其表面麻醉药中混合各种成分。由于复方麻醉药的配方不受 FDA 的监管，而且可能不一致，因此配方标准化应该被考虑。由于复方麻醉药不需要临床试验，在使用过程中有很大的差异。混合物通常使用不同浓度的利多卡因、优卡因和丁卡因配制而成。在使用复方表面麻醉药和选择合适的生产公司时必须小心。在一个案例中，由于特定的 20% 苯佐卡因、6% 利多卡因和 4% 丁卡因（BLT）制剂的制备问题，颗粒物质导致了角膜擦伤。皮肤科医师需要与信誉良好的复方药房建立工作关系，并且不得超过传统的表面和（或）注射麻醉药的剂量。药房配制的表面麻醉药只能在医师监管下使用，并谨慎地应用于部分身体区域。

冷冻麻醉

在减轻小手术引起的疼痛时，低温是非常有帮助的，比如美容注射、指（趾）阻滞、病毒疣去除。在美容注射前放置 5~10 秒的冰袋是一种可以提高患者舒适度的快速、经济的方法。

冷冻剂通过快速冷却皮肤提供了另一种有效的麻醉方法。将它们在距离目标区域 6in（1in=2.54cm）的地方喷洒直至需要治疗的部位变白，通常需要 4~6 秒。在麻醉时需戴上口罩及眼镜，以防吸入气体及避免喷射入眼部。有报道显示眼暴露在冷冻剂中，甚至接受冷冻疗法都可能导致色素改变和瘢痕的形成。那些含氯乙烷的冷冻剂是易燃的，在激光或热源附近使用时务必小心。其他冷却装置也可用于皮肤科，包括蓝宝石冷却激光头和 Zimmer™ 仪器。这些冷冻技术带来的益处是双重的：它们既为患者实施了麻醉，又可以防止激光诱发的热损伤和水疱出现。冷却技术的完整列表见表 12-5。

表 12-5　皮肤外科中常用的冷却技术

冰／冷却袋
液氮
Zimmer™ 冷却装置（Zimmer 医疗体系，欧文市，加州）（强制空气冷却）
Frigiderm™（Delasco，康瑟尔布拉夫斯市，艾奥瓦州）（100% 二氯四氟乙烷）
Ethyl Chloride™（Gebauer 公司，克利夫兰市，俄亥俄州）（50% 二氯二氟甲烷，50% 三氯氟代甲烷）
Instant Cold Spray™（HL Moore，新不列颠，康涅狄格州）（10% 异戊烷，90% 丁烷）

Data from Plotkin S: Clinical comparison of preinjection anesthetics, J Am Podiatr Med Assoc. 1998 Feb; 88(2): 73–79.

使用液氮也可以有效进行低温麻醉；对有针头恐惧症的患者，组织活检时可应用简单的液氮喷雾麻醉，但应该告知皮肤病理学家，因为理论上可能会出现冷冻（冰冻）伪影。

电离子透入疗法

电离子透入疗法是利用电流将麻醉药输送到皮肤，患者不会像针头注射样感到疼痛。麻药可有效输送，一些研究显示利多卡因的穿透性增加了 20~60 倍。尽管购置机器需要成本，也需要学习过程，但离子导入是一种非常有效地提高麻醉效果的方法，尤其是在儿童患者中。

麻醉管理

局部浸润

局部麻醉可经皮内或皮下实施。皮内注射的位置很浅，会造成更多的组织变形，起效更快，造成的痛感会稍微明显一些。与皮内注射相比，皮下注射产生疼痛更小，组织变形更少，但起效慢，作用时间略短。

掌握正确的注射技术非常重要，可以使患者获得最舒适的体验。实现更无痛、更舒适的注射体验的方法，见表 12-6。虽然有一些研究评估了不同的局麻药物造成的疼痛水平，但只有少数有足够大的样本量。一项研究发现，使用混有肾上腺素的布比卡因造成的体验最差，而使用混有肾上腺素的利多卡因体验最佳。另一项前瞻性、随机、双盲研究发现，3% 的甲哌卡因和 2% 的利多卡因联合肾上腺素使用在注射时引起的疼痛程度相似，但利多卡因组引起的中等疼痛数量略少，但没有显著临床意义。进一步的研究将有助于解释这些差异，并使得局麻药的使用建议更加标准化。

表 12-6　可使注射更加无痛、更舒适的方法

■ 麻醉时支撑患者头部	■ 缓慢注射
■ 在局部给药期间与患者交谈并鼓励他们	■ 与 8.4% 碳酸氢钠混合（10∶1）中和酸性利多卡因和肾上腺素的 pH 值
■ 把针藏在患者直视不到的地方	■ 分散患者注意力，比如麻醉时轻拍其他部位
■ 播放轻松的音乐	■ 让患者使用挤压玩具
■ 让患者舒服地躺下	■ 注射时握住患者的手
■ 注射前使用冷敷、冰或冷冻剂	■ 注射时用非惯用手拉伸皮肤
■ 注射前使用表面麻醉药	■ 需多次注射时，在先前麻醉过的区域再入针
■ 使用直径较小的针头，如 30 或 31 号针	■ 年幼患者使用清醒镇静
■ 注射前加热麻醉药	■ 需要大面积麻醉时使用神经阻滞或肿胀麻醉
■ 垂直于皮肤注射	

区域麻醉（环形阻滞）

区域（环形）阻滞是局麻的一种，在手术部位环周注射麻醉药。该方式需要多次注射，每次注射部位均要选在之前麻醉过的区域。在需要手术区域较大时，且需要避免麻醉药直接渗入手术部位及神经阻滞不适用的情况下，环形阻滞均可发挥作用。在皮肤外科，环形阻滞在切除囊肿、皮肤肿瘤和进行毛发移植时是理想的麻醉方式。为了获得最佳的麻醉效果，在深层和浅层均注射局麻药是非常重要的。环形阻滞节省了需要注射的麻醉药总量。在阻滞完成后等待 5~10 分钟非常重要，可以帮助获得充分麻醉和最佳的止血效果。为了最大限度地止血，环形阻滞完成后，可以在中央区域无痛灌注。

眼部麻醉

对皮肤科医师来说，对眼部麻醉的透彻理解非常重要。从激光磨削术到下眼睑成形术再到眼部 Mohs 手术，了解如何以及何时使用这些麻醉药是必不可少的。最常用的眼部麻醉药是丁卡因、丙美卡因、奥布卡因（丁氧普鲁卡因）、可卡因和利多卡因。使用这些麻醉药，麻醉部位主要限于结膜、角膜和前巩膜。

用于眼部手术的丁卡因制剂浓度在 0.5%~2%，直接将 1~2 滴溶液滴在角膜和结膜上，麻醉的起效时间在 30 秒以内，作用时间 10~25 分钟。需要告知患者，最初可能会感到眼部有轻微的灼烧感，这种感觉会持续几秒。即使是浓度低至 0.5% 的丁卡因，也可引起角膜病变。

0.5% 的丙美卡因溶液可以在市场买到，它里面加入了 0.2% 的氯丁醇和 1：10 000 的苯扎氯铵作为防腐剂。丙美卡因引起的刺痛感比丁卡因轻微，而且作用持续时间更长（10.7 分钟 vs.9.4 分钟）。

EMLA 霜可用于眼周皮肤，但使用时应尽量避免直接触碰眼球。有报道在激光磨削术时使用 EMLA 损伤到了角膜。已证实在进行美容和传统外科手术前应用 EMLA 能提供有效的眼睑皮肤麻醉。

外用眼部麻醉药引起过敏不太常见，引起交叉过敏更为罕见。变态反应（过敏反应）常发生于重复给药后，并且常见于酯类药物，临床可表现为结膜充血、结膜水肿、眼睑肿胀、流泪和瘙痒。

眼部浸润麻醉技术

在进行下眼睑手术的麻醉时，包括睑板手术或眼袋祛除术，我们使用 30 号 1in 的针头。滴入麻醉药后，我们用 1% 利多卡因和 1：100 000 肾上腺素缓冲液直接局部浸润，进针部位为睑板下方 3~5mm 处，位于眼睑结膜血管弓中部。注射前，需要回抽注射器看有无回血以确保没有刺入血管。下拉下眼睑，缓慢注射 2~3ml 麻醉药。轻轻地按摩眶下皮肤，冷敷增强局部麻醉的血管收缩作用。当用利多卡因缓冲液初步麻醉后，可加混有 1：10 000 肾上腺素的 0.5% 布比卡因 1ml，用以延长局部麻醉持续时间。当手术时间预计为 2~4 小时时，我们常用这种麻醉方法，有时在眼部 Mohs 手术或更长时间的眼睑成形术时我们也会用到。

对于上眼睑手术的麻醉，同样需要 30 号 1in 的针头。首先，冷敷眶周。随后，2~3ml 缓冲利多卡因在靠近外眦处向眶隔方向注射。虽然在麻醉前通常推荐使用角膜保护膜，但经验丰富的麻醉者一般不需要。针头进到眼睑上方的一半位置，然后缓慢地边退针边注射麻醉药。然后用棉签按摩新注射的麻醉药，使其蔓延到整个上眼睑。与下眼睑麻醉一样，可以加入布比卡因来延长麻醉时间。

肿胀麻醉

肿胀麻醉在 20 世纪 70 年代首次被描述，它的发明是医学史上的一项重大发展，它使得外科医师能够安全地注射大量的局麻药。与浓缩利多卡因溶液相反，肿胀麻醉技术允许外科医师在一次手术中安全使用 55mg/kg 的利多卡因，注射量为 50~4000ml。肿胀麻醉药主要成分为生理盐水、利多卡因、碳酸氢钠和肾上腺素。稀释配方的浓度为 0.25%~0.3%，并可根据手术的类型进行调整（表 12-7）。

肿胀麻醉已广泛应用于皮肤外科的吸脂手术、毛发移植、面部拉皮手术、头皮皮瓣、较大肿瘤切除（如脂肪瘤、肉瘤）、浸润射频手术和激光／射频静脉曲张治疗。使用泵送装置或大注射器缓慢给药，常用大号多孔套管或 18~20 号钝头脊髓穿刺针注射麻醉药。

为了更舒适的注射体验，冰袋和 1% 缓冲利多卡因（0.5~1ml）皮内注射用于要麻醉的特定区域。首先外科医师缓慢地将溶液浸润至皮丘内，然后在患者可耐受的情况下加快浸润的速度。把肿胀麻醉用药加热到 104℉ 或 40℃ 也能减轻患者的不适感。

肿胀麻醉对皮肤外科患者的价值在于：①是一种安全有效的局麻方法；②可以减少出血；③不需要全身麻醉。当肿胀麻醉药从皮下组织深层缓慢释放到血液中时，还有一个额外的好处，可以延长麻醉作用时间。

颈部肿胀麻醉适用于吸脂术、激光溶解术、射频紧肤术、皮肤磨削术和大皮瓣手术。在颈部肿胀麻醉前，首先用必妥碘™ 或洗必泰™（氯己定）进行彻底消毒，并放置无菌洞巾。轻微拉伸患者颈部以获得更合适的手术视野，在右耳廓下皱褶、颏下皱褶和左耳廓下皱褶处使用 1ml 的缓冲利多卡因注射形成 3 个皮丘。在同样的区域钻孔或者切一个 2mm 的小口，用 20 号的腰穿

表 12-7　各种皮肤手术的肿胀麻醉配方

部位	适应证	配方
面颈部	Thermi RF™，溶脂，提拉，激光磨削	1% 普通利多卡因 75ml，8.4% NaHCO₃ 2.5ml，1：1000 肾上腺素 1ml，总体积 250ml
头皮	皮瓣，毛发移植	1% 普通利多卡因 75ml，8.4% NaHCO₃ 2.5ml，1：1000 肾上腺素 1ml，总体积 250ml
腹部	吸脂，皮瓣，Thermi RF™ 紧肤	1% 普通利多卡因 150ml，8.4% NaHCO₃ 10ml，1：1000 肾上腺素 1ml，总体积 1000ml
背部	皮瓣，脂肪瘤切除	1% 普通利多卡因 75ml，8.4% NaHCO₃ 2.5ml，1：1000 肾上腺素 1ml，总体积 250ml
臀部、大腿、小腿	吸脂，射频，静脉消融	1% 普通利多卡因 100ml，8.4% NaHCO₃ 10ml，1：1000 肾上腺素 1ml，总体积 1000ml
手臂	吸脂，Thermi RF™ 紧肤	1% 普通利多卡因 150ml，8.4% NaHCO₃ 5ml，1：1000 肾上腺素 1ml，总体积 500ml

针头或浸润套管进行麻醉，缓慢、仔细地向颈阔肌浅层注射。颈部分为颏下右、中、左三个区域（图 12-4）。为保证手术区域完全麻醉，肿胀麻醉的目标区域应超出计划治疗区域 1cm，通常需要 150~500ml 的肿胀麻醉液。20~30 分钟后，麻醉部位呈白色，触之柔软、光滑，即可准备手术。

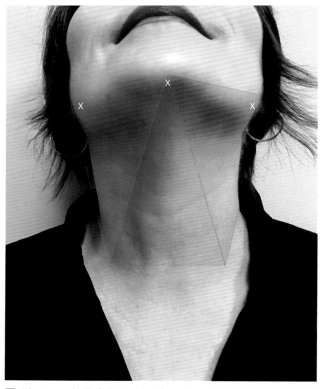

图 12-4　颈部分为颏下右侧（蓝色）、中部（绿色）和左侧（红色）

神经阻滞

神经阻滞在皮肤科手术中非常实用，有助于提高患者的舒适体验，减少组织变形，增加安全系数。神经阻滞需要对人体神经系统有深入的了解，对新手来说学习起来比较困难。对于想要掌握神经阻滞精髓的外科医师来说，必须有耐心，而且能够坚持。神经阻滞尤其适用于头颈、指趾、足部、生殖器、手部和大腿外侧的皮肤手术。

神经阻滞利用较少的针刺即可达到麻醉效果。选择性地使用利多卡因和布比卡因的联合用药可以延长麻醉时间，提高安全性。有时需要额外的肾上腺素或止血带来加强止血。一些学者过去曾建议避免指（趾）部位使用肾上腺素，认为有风险，现在的共识则认为只要操作适当，在指（趾）应用是安全的。神经阻滞相关风险是罕见的，但可导致直接神经损伤、疼痛、感觉迟钝、神经麻痹、感染和血管损伤，血管损伤可引发不必要的淤青和（或）血肿形成。

我们通常用 30 号 0.5in 或 1in 针头进行神经阻滞。在注射前应缓慢进针，同时回抽以避免注射到血管中。表面麻醉药、低温制冷剂，或在远离神经传导阻滞区域的部位轻拍震动分散患者注意力，都有助于提升患者舒适度。只要进针位置准确，少量的麻醉药就可以很好地扩散达到麻醉效果。麻醉时间往往与神经的大小和类型有关。一旦实施了神经阻滞，需要注意在进行手术前至少要等待 5~10 分钟。有时需要重复注射才能完成神经阻滞。应该在开始手术前告知患者这一点。

头颈部神经阻滞

人体头颈部区域有大量的神经和血管结构。三叉神经（第 V 对脑神经）和颈丛负责这些区域的大部分感觉支配（图 12-4）。三叉神经主要分为 3 部分，包括眼支（V_1）、上颌支（V_2）和下颌支（V_3），它们负责前额、脸颊、结膜、牙齿、口唇、鼻和颏部（下巴）的感觉。有些特定的面部标志，可以用来确定麻醉面部的特定区域的局麻药的注射位置（图 12-5）。颈丛负责耳、颈、下颌和头皮后部的感觉支配。这个神经丛起源于上部的 4 根颈神经的前支，了解它们的起点有助于正确麻醉耳廓后部和下颌角。

眶上神经和滑车上神经阻滞

眶上神经和滑车上神经负责同侧前额和头皮的感觉（图 12-6）。它们起源于三叉神经的 V_1 眼支。眶上神经于眶上切迹穿出，位于眶上缘眼窝中线附近。滑车上神经位于切迹内侧 1.2～1.7cm。通过触诊切迹，轻轻捏住皮肤，向中线注射 1～2ml 的局麻药，可以同时阻断这两根神经。在注射前必须小心回抽，以避免意外损伤眶上动脉和滑车上动脉，这两条动脉位于这些神经的内侧。注射前使用冷敷可以诱导短暂的血管收缩，从而帮助将这种风险降到最低。

眶下神经阻滞

眶下神经为同侧下眼睑、侧鼻腔、上唇和内侧脸颊提供感觉（图 12-6）。它起源于三叉神经的 V_2 上颌分支，是上颌神经最大的分支。它的出口在眼眶下孔处，即位于瞳孔中线中间的切迹，距眼眶下缘约 1cm 处。

眶下神经可以经皮麻醉，也可以经口内通路麻醉。通常认为经口内通路麻醉引起的疼痛略轻微。采用这种阻断技术时，需要先用 20% 苯佐卡因外用 1 分钟来麻醉尖牙（犬齿）外侧的上颌龈沟，随后使用 30 号 1in 针头注射少量缓冲的利多卡因形成皮丘；假如这种操作

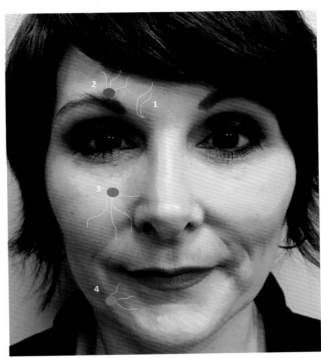

图 12-5　有些特定的面部标志，可以用来确定麻醉面部的特定区域的局麻药的注射位置

滑车上神经（1）和眶上神经（2），后者出自眶上孔（蓝色），为前额的大部分区域提供感觉。眶下神经（3）从眶下孔（红色）穿出。它位于眼眶下缘下方 1cm 处，负责上唇和内侧脸颊的神经支配。最后，颏孔（绿色）是颏神经（4）的出口，它支配着下唇和颏部。

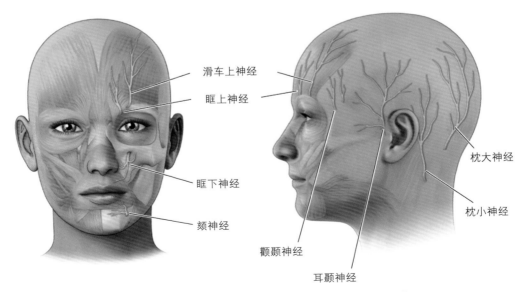

图 12-6　眶上神经和滑车上神经为同侧前额和头皮提供感觉
译者注：原著有误，滑车上神经和眶上神经标注应互换位置。

引起的疼痛极轻微，则不需要表面麻醉。10~15秒后，紧贴上颌骨膜上方朝向切迹进针，回抽无血后，缓慢注射1~3ml麻醉药。当注射时，用非惯用手轻动上唇外侧可以减少不适。像眶上阻滞一样，经皮穿刺是通过触诊眶下孔的切迹，轻轻地捏住皮肤，然后慢慢地注射少量类似的麻醉药。表面麻醉药物和（或）冷敷可以与经皮阻滞一起使用，以提升患者的舒适度。

筛前（鼻外）神经阻滞

鼻外神经是筛前神经的一个分支，位于鼻上外侧软骨和鼻骨下缘之间。同侧鼻尖、鼻小柱、鼻背麻醉需要在活动软骨与固定鼻骨骨膜之间注射1~2ml麻醉药。为了减轻术中产生的痛苦，比如进行全脸激光嫩肤术前，需要从眶上神经阻滞开始，逐渐向鼻根和鼻中部外侧壁推进麻醉，这可能会给患者带来更舒适的体验。

颏神经阻滞

颏神经为同侧颏部和下唇（包括牙龈和黏膜）提供感觉。它是下颌神经（V_3）的终支，出自颏孔，颏孔位于颏部（下巴）中线外侧2.5cm处，随着时间推移，下颌骨位置后移，颏孔位置会移动到一个更接近下颌上缘的点。

与眶下神经阻滞一样，颏神经阻滞也可经口内通路或经皮进行。普遍认为经口内通路麻醉引起的疼痛较轻微，将苯佐卡因凝胶涂抹于第一和第二前磨牙之间的齿龈沟。60秒后，用30号1in针头注射利多卡因缓冲液形成皮丘。为了达到有效的阻滞，每一侧均需要注射1~3ml麻醉药。

耳颞神经阻滞

耳颞（auriculotemporal，AT）神经为同侧的耳前和颞部区域提供感觉，是V_3的另一个分支，它走行较深，位于颞下颌关节（temporomandibular joint，TMJ）后方，然后从表面上离开，与颞浅动脉伴行。张口后，触摸颞下颌关节并在关节中心点上方注射2~3ml麻醉药即可阻断AT神经（图12-7）。

颈横神经和耳大神经阻滞

颈横神经和耳大神经为耳廓后方、下颌角和颈前区域提供感觉。耳大神经沿颈外静脉走行，支配耳后区和同侧下颌角。颈横神经位于耳大神经下方1cm处，向前方走行，为同侧下颌骨中部和颈前区域提供感觉。这两条神经都起源于颈丛，并出现在公认的标记点Erb点。为了提高该区域注射的准确性，头部可以转动45°抵抗阻力。确定Erb点后，注射2~3ml局麻药，可以在术前同时阻滞这两条神经，保证手术区域的有效麻醉。

肢体神经阻滞

四肢的神经阻滞在临床价值很大，值得我们了解和学习。它们对手、足、手指（足趾）的麻醉都很有效，在指甲撕脱、疣体治疗和踇外翻手术中麻醉效果非常好。下面将回顾一些皮肤手术中常见的肢体神经阻滞技术。

手指（足趾）神经阻滞

指（趾）神经阻滞可以有效麻醉指（趾）甲、足趾和手指。手指由两条腹侧神经和两条背侧神经支配，这两条神经位于手指外侧，通常走行与手掌侧和背侧动脉

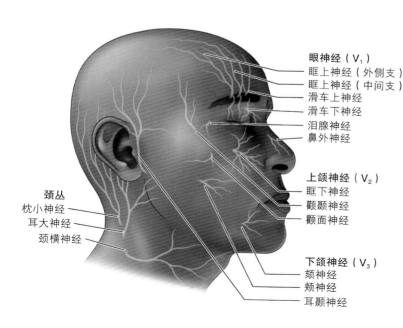

眼神经（V_1）
眶上神经（外侧支）
眶上神经（中间支）
滑车上神经
滑车下神经
泪腺神经
鼻外神经

上颌神经（V_2）
眶下神经
颧颞神经
颧面神经

颈丛
枕小神经
耳大神经
颈横神经

下颌神经（V_3）
颏神经
颊神经
耳颞神经

图12-7 耳颞（auriculotemporal，AT）神经阻滞
AT神经为同侧前耳和颞部提供感觉，是V_3的另一个分支。患者张口后，触诊颞下颌关节，用2~3ml麻醉药，在关节中心点上方注射，就可以阻断AT神经。

方向一致（图12-8）。正确的技术可以使指甲和手指迅速麻醉。如前所述，在手指（足趾）神经阻滞中使用肾上腺素不再有争议，因为一些研究表明它是安全的。

几项指（趾）阻滞技术是有效可行的。甲手术中最常用的方法是远端指（趾）（"翼"）阻滞。它的优点是起效快，麻醉药用量小，肿胀效应可以帮助止血。通常认为从手指背侧进行手指麻醉引起的疼痛较轻，建议选用1%～2%利多卡因缓冲液或0.25%罗哌卡因。将0.5ml麻醉药注射到手指两侧近侧、甲襞交界处外上5mm处。由于此解剖位置处动脉口径小，如果手术医师选择在麻醉中使用肾上腺素，在这里失误注射进动脉的风险是最低的。如果使用利多卡因麻醉，加入0.25%～0.5%的布比卡因可以将麻醉时间延长至8～12小时。

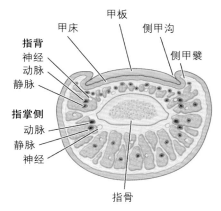

甲板
甲床
侧甲沟
侧甲襞

指背
神经
动脉
静脉

指掌侧
动脉
静脉
神经

指骨

图12-8 手指由两条腹侧神经和两条背侧神经支配，位于手指外侧，常沿着手掌侧和背侧指动脉的方向走行

近端手指（足趾）阻滞技术起效较慢，可能需要20分钟才能使手指末端达到充分麻醉的效果。与远端指（趾）阻滞不同，它有造成神经血管束损伤的潜在风险。先在手指近端MCP关节侧面两点处应用冷冻、低温制冷剂，或局部涂抹表面麻醉霜剂，然后在掌指关节或跖趾关节水平向指（趾）两侧各注射1ml左右的麻醉药。在注射前应小心地回抽注射器，以避免将麻醉药注入指（趾）动脉的小分支动脉中。

经鞘手指阻滞是应用于第2～4指手术的一种有效麻醉方法。由于解剖学变异，这种方法不建议应用于其他任何手指手术。它的优点是起效快（2～5分钟），而且由于进针位置在手指掌侧，不会对神经血管束造成危险。屈肌腱损伤是一种比较罕见的并发症，可导致瘢痕形成或扳机指。

麻醉中常使用手指止血带，是利用其产生的附加的血管收缩效应，使用时间应限制在15分钟以内，每一手指一次应用的麻醉药剂量不得超过8ml。

手和腕部神经阻滞

手部和腕部的神经阻滞非常有用，特别是在这个敏感区域需要多次注射，局部麻醉效果不佳时。正中神经、尺神经和桡浅神经为手和腕部提供感觉支配。

正中神经为前三个半手指掌侧、第2、第3指背侧和第4指内侧提供感觉（图12-9）。它位于掌长肌和桡侧腕屈肌腱之间。正中神经阻滞的注射部位在手腕近端正下方，针头在屈肌支持带下伸入掌长肌腱内侧，麻醉手掌桡侧需要3～5ml麻醉药。需要像往常一样强调，在麻醉时应注意避免将麻醉药注射入动脉。

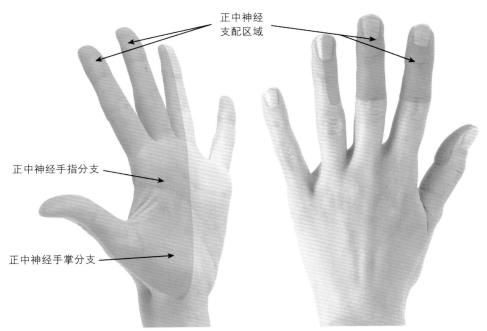

正中神经
支配区域

正中神经手指分支

正中神经手掌分支

图12-9 正中神经为掌侧的前三个半手指、第2、第3指背侧和第4指内侧提供感觉

尺神经为第 5 指的掌侧和背侧以及第 4 指的外侧提供感觉输入（图 12-10）。神经走行深入到尺侧腕屈肌腱并嵌入豌豆骨。尺神经阻滞位置在腕近端皱褶处的尺侧腕屈肌腱外侧。同样，注射时需谨慎，因为神经刚好伴行在尺动脉的内侧。第二种可选取的阻滞部位是在肱骨上髁和鹰嘴之间的肘部近端。

桡神经为手背 2/3 的区域提供感觉输入（图 12-

11）。它正好在桡骨的外侧走行，从手腕向第 2~4 指近端指间关节（proximal interphalangeal point, PIP）和第 1 指背延伸。桡神经阻滞是在桡动脉外侧进针，向桡侧腕屈肌腱方向深入注射。这种阻滞方法可以有效对拇指掌面（译者注：原著有误，"掌面"应为"背面"）进行麻醉。

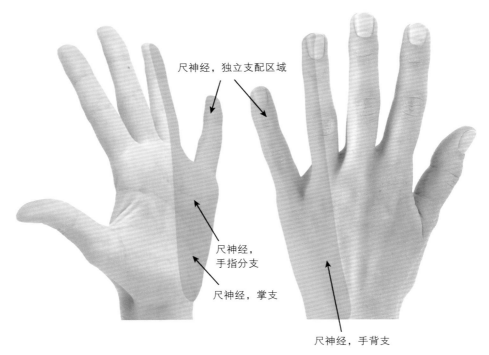

图 12-10 尺神经为第 5 指掌侧和背侧以及第 4 指的外侧提供感觉输入

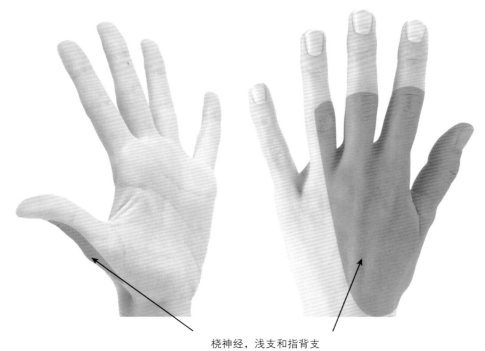

图 12-11 桡神经为手背 2/3 的区域提供感觉输入

足和足踝神经阻滞

胫后神经、隐神经、腓肠神经、腓浅神经和腓深神经介导对足部和部分踝关节（距小腿关节）的感觉神经支配，因此彻底了解它们的解剖学走行路线非常重要。

胫后神经支配足跖表面除了内侧部分的大部分区域，麻醉部位选在内踝，在此处胫后神经走行在胫后动脉后方（图 12-12）。注射时患者呈仰卧休息位，足向外侧旋转，在内踝上部和跟腱前侧注射 3~5ml 的局麻药。

隐神经支配足底内侧（图 12-13）。它在小腿内侧内踝前沿走行，伴行在隐静脉内侧。在内踝前、隐静脉内侧注射 3~5ml 麻醉药完成麻醉阻滞。

腓肠神经支配踝部远端和足底外侧（见图 12-13）。它向外侧横穿胫后动脉，走行比胫后动脉更表浅，在跟腱和外踝之间到达足部。为了阻滞腓肠神经，在外踝远端后方与跟腱之间注射 3~5ml 局麻药（图 12-14）。

腓浅神经和腓深神经起源于腓总神经（图 12-15）。腓浅神经最初沿着距小腿关节前外侧深部走行，然后在浅层分支为足部除了第一趾蹼之外所有区域的趾背神经。在胫骨前侧与外踝之间注射 3~5ml 局麻药可阻断腓浅神经（见图 12-15），能够麻醉足背大部分区域。腓深神经支配第一趾蹼区域，位于姆长伸肌腱和足背动脉外侧。很少会通过阻滞腓深神经达到麻醉效果，因为对这一区域的麻醉可以通过局部浸润来实现。如果需要腓深神经阻滞，可在足背动脉内侧和姆长伸肌腱外侧注射 3ml 麻醉药（见图 12-15）。

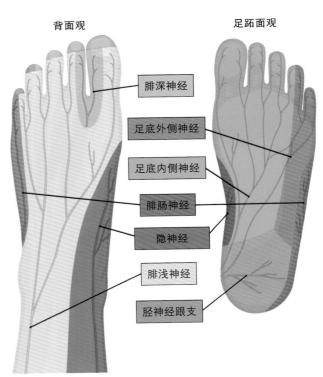

图 12-13　隐神经支配足底内侧

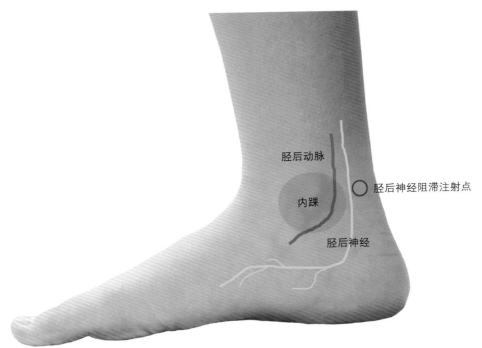

图 12-12　胫后神经支配足跖表面除了内侧部分的大部分区域，在内踝处进行麻醉，胫后神经在此处走行在胫后动脉后方

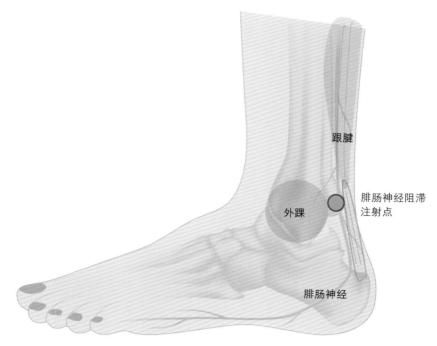

图 12-14 为了阻断腓肠神经，在外踝远端后方与跟腱之间注射 3~5ml 局麻药

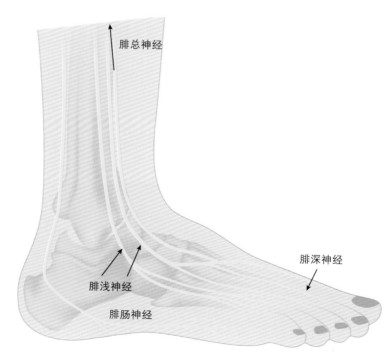

图 12-15 腓浅神经和腓深神经起源于腓总神经

不良反应

局部不良反应

局麻的不良反应表现各异；许多不良反应是由于使用了不恰当的技术，或者由于添加了肾上腺素，而不是麻醉药本身造成的。肿胀、淤青、疼痛和暂时性毁容是最常见的不良反应。大多数可自行消退，不会对患者造成严重的影响。

有报道称在局麻药中使用肾上腺素与手指部位缺血相关，患有胶原血管疾病、血管痉挛疾病、周围血管疾病或无法控制的高血压的人群有更高的风险。也有报道显示即使不添加肾上腺素，大容量麻醉也会导致手指缺血。局部使用硝酸甘油和（或）注射用 0.5 mg/ml 酚妥拉明可以逆转这种不良反应。酚妥拉明是 α 肾上腺素的阻滞药，可以诱导血管舒张。

在使用含有局麻药的美容填充剂后也有产生血管损伤的报道。在眉间、鼻翼和眼周的血管区域使用美容注射剂可导致皮肤坏死，因此在这些敏感区域注射时要小心。使用套管和退针注射技术可以将血管损伤的风险降到最低。如果发生局部缺血，皮肤会立即感到疼痛或发白。如果不及时治疗，会产生疼痛、皮肤溃疡和皮肤斑点。含有透明质酸酶、外用硝酸甘油、热敷包、阿司匹林和连有注射器的 27 号针头的美容填充术后注射包(图12-16) 有助于治疗此类并发症，并应便于执行美容注射手术的皮肤科医师随时使用。重要的是，这些不良反应通常与填充材料相关，而不是所使用的麻醉药。

另一种罕见的并发症是神经损伤。这种不良反应常由于阻滞过程中神经鞘遭到横断损伤、大量麻醉药造成的压力、直接将麻醉药注射至神经内、麻醉药本身的毒性、或神经结构本身的血管损害。注射部位周围或远端的疼痛或感觉异常是提示神经损伤可能发生的早期标志。如果患者有类似的症状，应立即停止手术，并立即对患者进行评估。

化学灼伤可能在使用表面麻醉药时观察到，特别是在眼周。许多表面麻醉药，如EMLA，都具有碱性pH值，这使其更容易穿透皮肤。已经有报道使用这些麻醉药会造成眼部损害，如角膜擦伤、溃疡、红斑和感染。有一个可以马上使用的洗眼装置非常重要，以防使用表面麻醉药后患者说眼部有烧灼感或流泪的情况。为了将眼部疼痛和永久性失明的风险降到最低，立即进行眼科检查非常重要。

最后，使用肿胀麻醉和（或）神经阻滞时还可看到热损伤。据报道，有患者术后没有意识到自己仍然处于麻醉状态，有因香烟和其他热源引起的烧伤。因此在患者离开前对其进行麻醉持续时间的教育很重要，以尽量减少发生这种不良反应的可能性。

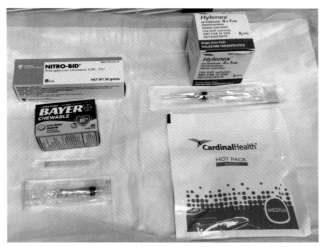

图 12-16　处理美容填充术后并发症的工具包

系统不良反应

使用表面或局部麻醉时也可能发生系统性不良反应。值得庆幸的是，危及生命的不良反应非常罕见。最常见的不良反应通常涉及中枢神经和心血管系统。使用局麻药最常见的不良反应之一是血管迷走神经反应，这是一种心因性反应，多是由于患者的一般性焦虑，以及对针头、疼痛或血的恐惧造成的。副交感神经输出增加可导致迷走神经诱发的心动过缓、恶心、出汗、头晕和低血压。这种反应可以通过头低足高位、冷敷、液体摄入、握手和双腿交叉、嗅盐来逆转，偶尔会使用米多君或 β 受体阻滞药（表 12-8）。

利多卡因毒性

不含肾上腺素的利多卡因推荐最大剂量为 4.5mg/kg；合并使用肾上腺素的利多卡因最大剂量为 7.0mg/kg；肿胀利多卡因溶液则为 55mg/kg（表 12-9）。皮肤外科医师必须认识到，通过无意的血管注射或

表 12-8　血管迷走性反应的治疗

- 置于头低足高体位
- 嗅盐
- 冷敷颈部和面部
- 静脉补液
- 考虑使用 β 受体阻滞药、米多君
- 挤压腿部
- 教育患者如何应对这些反应，特别是当他们经历"前驱症状"时
- 训练练习"应用张力"——绷紧手臂、腿部和躯干的肌肉
- 术前增加盐和液体的摄入量以增加血容量（如运动饮料）
- 术前活动／交叉双腿，绷紧肌肉，防止血压下降
- 如果发现心律失常，可能需要置入起搏器

表 12-9　利多卡因推荐剂量

患者分类	最大剂量（mg/kg）
儿童	
利多卡因（含肾上腺素）	3.0~4.5
利多卡因（不含肾上腺素）	1.5~2.0
成人	
利多卡因（含肾上腺素）	7.0
利多卡因（不含肾上腺素）	4.5
肿胀麻醉	55

Data from Avram MR, Avram MM, Ratner D: Procedural Dermatology. China: McGraw-Hill Education; 2015.

药物的快速吸收，例如在黏膜区域，可以达到较高的利多卡因血药浓度。同样，我们也必须意识到，在红头发的皮肤白皙的个体，局部麻醉效果很难确定。一些学者推测，这可能是由于黑素皮质素 -1 受体基因突变，可能影响了中枢神经系统的神经调节管理。

假性胆碱酯酶缺乏、肝部疾病以及与某些药物的相互作用也会影响利多卡因的代谢。利多卡因是一种酰胺类麻醉药，由肝细胞色素 CYP3A4 和 CYP1A2 酶代谢。在服用抑制这些酶系统药物的患者中使用大剂量利多卡因会增加中毒的风险。常见的抑制 CYP3A4 酶药物包括四环素、西咪替丁、5- 羟色胺再摄取抑制药（selective serotonin reuptake inhibitors，SSRIs）和氟康唑，导致利多卡因水平升高（表 12-10）。β 受体阻滞药可以通过减少心脏和肝的血流升高利多卡因的水平。利多卡因的用量无需根据肾功能情况进行特别调整。

利多卡因中毒症状

利多卡因毒性是以浓度依赖性的方式产生（表 12-11）。低浓度时（3~6μg/ml），中毒症状可能表现为口周感觉异常、兴奋、焦虑、多语或视物模糊。随着毒性升高（5~9μg/ml），可能就进展为呕吐、震颤、躁动。更高浓度时（10~26μg/ml），癫痫、心肺功能抑制甚至心搏骤停均有可能出现。

当利多卡因毒性开始显现时，必须立刻停止给药，并给予基本气道和循环支持。启动应急管理系统（emergency management system，EMS）并为可能的医院转运做好准备后，初始管理计划是停止麻药输注、监测生命体征、保持通风、给氧、并建立静脉通路。缺氧和酸中毒会降低利多卡因诱发癫痫发作的阈值，增加心脏毒性。癫痫发作时可以用地西泮、丙泊酚或硫喷妥钠治疗。低血压发生时给予大量补液，必要时使用升压药物如肾上腺素或苯肾上腺素（去氧肾上腺素）。心动过缓时则可能需要阿托品或心肌收缩药。当需要气管插管时，通常使用神经肌肉阻滞药如琥珀酰胆碱。表 12-12 回顾了管理局麻药诱导系统中毒反应的流程。

布比卡因毒性

布比卡因心脏毒性相比于其他麻醉药更强，更容易诱发难治性心律失常。这可能和它快速进入钠离子通道但缓慢离开相关。它还可最大倾向诱导癫痫发作。在妊娠晚期时，心脏毒性更可能由于静脉回流减少和黄体酮水平升高造成。

表面麻醉药系统毒性

曾有关于使用表面麻醉药导致不良反应甚至致死的报道。不管是否封包的长期应用表面麻醉药，使用不适

表 12-10　导致利多卡因水平升高的药物（细胞色素 p450-3A4 抑制药）

■ 胺碘酮	■ 甲硝唑
■ 唑类（氟康唑，伊曲康唑）	■ 尼卡地平
■ 卡马西平	■ 硝苯地平
■ 西咪替丁	■ 己酮可可碱
■ 克拉霉素	■ 丙泊酚
■ 氯霉素	■ 普萘洛尔
■ 环孢素	■ 奎尼丁
■ 达那唑	■ SSRI 类药物
■ 地塞米松	■ 四环素
■ 地尔硫䓬	■ 特非那定
■ 红霉素	■ 甲状腺素
■ 异烟肼	■ 丙戊酸
■ 美沙酮	■ 维拉帕米
■ 甲泼尼龙	

Reproduced with permission from Robinson J: Surgery of the Skin: Procedural Dermatology, 3rd ed. London: Elsevier Inc; 2015.

表 12-11　基于血清浓度的利多卡因毒性

分级	血清利多卡因浓度（μg/ml）	不良反应
I	1~6	口周感觉异常，耳鸣，头晕，躁动，多语，昏昏欲睡，定向力障碍，口中有金属味
II	6~12	恶心，呕吐，肌肉抽搐，震颤，眼球震颤，视物模糊，癫痫
III	>12	昏迷，呼吸骤停，心律失常，心搏骤停

当高浓度或者大面积使用表面麻醉药均可增加心脏毒性和中枢神经系统毒性的风险。通常，中枢神经系统比心血管系统更易受到局麻药物作用的影响。与注射麻醉药一样，表面麻醉药物中毒的初始症状包括头晕、口周麻木、复视和耳鸣。

关于表面麻醉药致死的报告，大多数研究对象是年轻人，在激光脱毛术之前接受表面麻醉。采取封包方式进行较长时间麻醉。两例发生于腿部大量使用复方霜剂封包超过 60 分钟之后。另一例发生于背部应用表面麻醉药时。在某些情况下，患者自行使用乳霜，没有医师的监督，也没有在术前和术后与患者一起回顾使用说明。

对麻醉药毒副反应的快速识别是处理意外过量麻醉最重要的一步。如有怀疑，需要立刻将表面麻醉药洗掉。

肾上腺素毒性

据报道肾上腺素浓度超过 1∶100 000 时诱发严重

表 12-12　利多卡因中毒处理流程

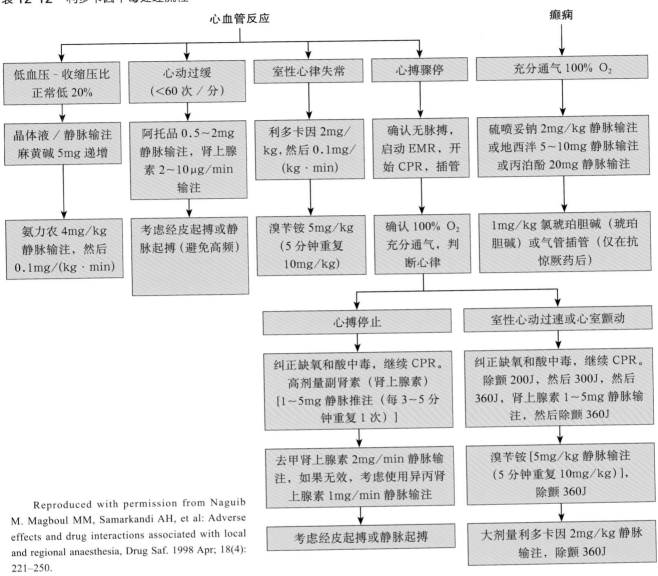

Reproduced with permission from Naguib M. Magboul MM, Samarkandi AH, et al: Adverse effects and drug interactions associated with local and regional anaesthesia, Drug Saf. 1998 Apr; 18(4): 221–250.

不良反应的概率比较高。人在 10 小时内所能接受的肾上腺素最大剂量不应超过 1mg（1ml　1：1000 溶液）。皮肤科医师应注意患者的健康风险，比如甲状腺功能亢进和心脏病，这些会影响代谢和（或）对肾上腺素的敏感性。肾上腺素最常见的不良反应是短暂性心动过速。在极少数情况下会发展为心悸、出汗、震颤、面色苍白和胸痛。这些不良反应多发生于注射后 1~4 分钟内。

关于妊娠，动物实验表明应用肾上腺素后，子宫血流量会减少。肾上腺素被列为 C 类药物。妊娠被认为是相对禁忌证，但不是绝对禁忌。非紧急情况下使用可能要推迟到分娩之后。使用肾上腺素的绝对禁忌证包括嗜铬细胞瘤、无法控制的甲状腺功能亢进、严重高血压。表 12-13 列出了使用肾上腺素的相对禁忌证和绝对禁忌证。

关于药物相互作用，服用抗抑郁药和（或）β 受体阻滞药的患者在使用以肾上腺素为基础的麻醉药时必须谨慎。当肾上腺素和普萘洛尔一起应用时会导致危及生命的系统不良反应。在接受普萘洛尔治疗的患者中注射肾上腺素，可导致无法控制的 α-1 血管收缩。这会导致明显高血压，然后是反射性心动过缓，最终导致心脏或神经系统事件。有报道这种反应发生在一名常规服用普萘洛尔（心得安）60mg/d 的患者，仅使用了 8ml 混有 1：200 000 肾上腺素（系统剂量非常低的肾上腺素）的利多卡因。对于较小的皮肤手术比如皮肤活检，这种相互作用在临床上可能没那么重要。对于局麻药用量更多的大型皮肤手术，建议患者在计划手术前按照初级保健医师的指导调整或暂时停用 β 受体阻滞药。

表 12-13　应用肾上腺素的绝对禁忌证和相对禁忌证

绝对禁忌证	相对禁忌证	
严重高血压	β 受体阻滞药应用	MAO 应用
未控制的甲状腺功能亢进	三环类抗抑郁药	吩噻嗪应用
嗜铬细胞瘤	周围血管疾病	不稳定的心脏疾病
	焦虑或精神障碍	
	妊娠（当需要使用大剂量时）	
	青光眼	
	不稳定的糖尿病	
	亚硫酸盐高敏	肾上腺素过敏

译者注：原著表格编排可能有误。

变态反应

对表面和局部麻醉药的 1 型和 4 型变态反应已有报道，但很罕见。1 型反应是 IgE 介导的速发型反应，可导致严重全身性变态反应。酯类麻醉药比酰胺类麻醉药更容易引起变态反应。酯和酰胺反应之间不存在交叉反应。酯类麻醉药被代谢为对氨基苯甲酸（para-aminobenzoic acid，PABA），这是一种常见过敏原，可与噻嗪类药物、磺脲类药物和含有对苯二胺 paraphenylenediamine，PPD）的染发剂发生交叉反应。酰胺类麻醉药引起的变态反应非常罕见，其发生可能是由于防腐剂中发现的羟苯甲酸甲酯。如果患者有普鲁卡因或 PABA 过敏的历史记录，建议使用无防腐剂的利多卡因。如果出现轻度变态反应，可使用抗组胺药物和外用糖皮质激素。如果怀疑有全身性变态反应时，应立即启动 EMS，皮下注射 0.3～0.5mg 肾上腺素并给予基础生命支持。

目前对于局麻药的变态反应没有专门推荐的测试。一些学者建议对高危患者使用无防腐剂的利多卡因进行斑贴试验或皮内试验。另一种选择是完全避免使用局部麻醉药。已经证明有效的非传统麻醉药包括冰、生理盐水、1% 苯海拉明、抑菌盐水、皮内使用曲马多（曲马朵）和甲氧氯普胺。刮取活检部位可很容易地用生理盐水或液氮麻醉。苯海拉明比利多卡因更镇静、更镇痛，很少导致皮肤坏死。皮内注射曲马多可导致局部皮肤反应。当面对在高危患者身上使用哪种麻醉药最好的艰难选择时，最好是咨询过敏专科医师。这样我们可以最准确地评估过敏的程度和性质，尝试使患者对过敏原脱敏，并确定对患者最安全的麻醉方法。

高铁血红蛋白血症

高铁血红蛋白血症是血红蛋白被氧化成非携氧状态而非携氧还原状态的过程。苯佐卡因和丙胺卡因常与高铁血红蛋白血症有关。婴儿和儿童更易受血红蛋白氧化的影响，因为他们可能有更多的易感血红蛋白 F，有较少的还原酶和较低的体重。高铁血红蛋白血症的其他危险因素包括葡萄糖-6-磷酸脱氢酶(glucose-6-phosphate dehydrogenase，G6PD）缺乏、高铁血红蛋白还原酶缺乏、部分药物的使用比如抗疟药物和磺胺类药物（表 12-14）。也有罕见病例报道使用 EMLA 乳膏时出现高铁血红蛋白血症。

在评估和治疗高铁血红蛋白血症时，重要的是要认识到传统的脉搏氧饱和度测量是不可靠的。在没有心肺疾病的情况下出现发绀是一个强有力的临床指标。准确诊断需要高铁血红蛋白的实际血液水平或动脉血气分析。高铁血红蛋白水平低于 30% 时可以通过观察、吸氧和停止进一步的局部麻醉来控制。较高水平的高铁血红蛋白可能需要静脉注射亚甲蓝，剂量为 1～2mg/kg。G6PD 缺乏患者禁用亚甲蓝，但可使用抗坏血酸和（或）血液透析治疗。

表 12-14　和高铁血红蛋白血症相关的危险因素

- G6PD 缺乏
- 高铁血红蛋白还原酶缺乏
- 婴幼儿
  - 还原酶较少
  - 血红蛋白 F 易感
  - 低体重
- 合并用药
  - 抗疟药
  - 氨苯砜
  - 硝酸盐类
  - 苯巴比妥
  - 磺胺类药

儿童

3 岁以上儿童不含肾上腺素的利多卡因推荐剂量不应超过 1.5~2.0mg/kg，含肾上腺素的不应超过 3.0~4.5mg/kg。伴有黄疸的新生儿首选使用无防腐剂的麻醉药。这是因为含防腐剂的麻醉药中的对羟基苯甲酸酯有固有的胆红素置换特性。

表面麻醉药可引起儿童中毒，在使用这些药物时必须谨慎。EMLA 乳膏儿科推荐用量见表 12-15。

妊娠注意事项

尽管局部麻醉药可以通过被动扩散穿过胎盘，但一般认为在妊娠期间是安全的。研究表明，在妊娠早期使用利多卡因是安全的，没有不良的母体效应或致畸作用。利多卡因、依替多卡因和丙胺卡因属于 B 类药物。布比卡因和卡波卡因被归为 C 类，因为它们可能会诱导胎儿心动过缓。也有报道显示哺乳期的母亲接受大剂量的局部麻醉药物时会产生婴儿毒性。

术前、术中和术后注意事项

术前注意事项

术前抗焦虑药和镇痛药有时在较长时间的皮肤外科手术前使用，如抽脂、激光换肤和（或）大皮瓣修复。围术期辅助药物的使用需要在实际操作前与患者讨论。皮肤科医师必须确保患者有人驾车接送往返诊所，与患者回顾持续监测的必要性，并讨论使用抗焦虑药和麻醉药的潜在不良反应。后者的风险包括嗜睡、恶心、健忘和药物诱发的变态反应。

一种术前鸡尾酒疗法使用三唑仑 0.25mg、异丙嗪 25~50mg、氢可酮和对乙酰氨基酚（表 12-16）。患者的病史、体格检查、照片采集以及知情同意需要在术前另一次面诊中提前完善。在手术当天，患者被带到手术室，在那里测量他们的生命体征和血氧饱和度。如果患者生命体征平稳，则给予抗焦虑、止吐、镇痛或表面麻醉。在 30 分钟内，患者通常会达到一个舒适的状态，这时可以进行神经阻滞或肿胀麻醉。

如果需要大量镇静，可以静脉注射咪达唑仑、丙泊酚和（或）芬太尼（表 12-17）。在这种情况下，应配备专门麻醉师来监测患者情况。建议这位麻醉师是不同于皮肤科手术医师的人。到附近医院的转诊协议也应准备好并随时准备执行，以防意外紧急情况的发生。术者及其工作人员应精通高级心脏生命支持（advanced

表 12-16　重要皮肤手术术前服药方案

三唑仑 0.25~0.5mg
异丙嗪 25~50mg
酒石酸氢可酮 7.5mg 及对乙酰氨基酚 325mg
如果血压及脉搏平稳（系统血压 90~160mmHg，脉搏 >50 次 / 分），术前 30 分钟在诊室应用

应在术前告知患者找人驾车接送往返诊所。

表 12-17　静脉镇静方案示例 [a]

建立静脉通路，连接心电图、血压和血氧饱和度监测仪对患者进行评估	
鼻导管吸氧：保持氧饱和度 >90%	静脉输注生理盐水或乳酸林格液
咪达唑仑：0.5~2mg 给药时间超过 1~2 分钟，在耐药的情况下可使用高达 0.6mg/kg，但这种剂量可能延长复苏时间，氟马西尼可逆转	
芬太尼 1~2μg/kg——给予一次 100~200μg，然后持续输注 1~2μg/（kg·h）	
用持续输注技术缓慢启动镇静，达到拉姆齐量表（Ramsey scale）所测量的理想的有意识的镇静水平	
考虑丙泊酚输注，25~50μg/（kg·min）	
注意停止输注的临床迹象（如言语不清、眼球震颤）。上述药物的剂量可能需要根据患者的健康、年龄和所需的镇静水平进行调整	

a. 麻醉的实施应由独立的医师负责，到附近医院的转诊协议也应准备好以免发生紧急情况。

Modified with permission from Abeles G, Warmuth IP, Sequeira M et al: The use of conscious sedation for outpatient dermatologic surgical procedures, Dermatol Surg. 2000 Feb; 26(2): 121–126.

表 12-15　EMLA 霜儿童推荐剂量 [a]

年龄	体重	最大剂量（g）	最大应用面积（cm²）	应用时间（h）
0–3 月龄	< 5kg	1	10	1
3–12 月龄	5~10kg	2	20	4
1–6 岁	10~20kg	10	100	4
7–12 岁	20kg	20	200	4

a. 只适用于完整的皮肤。如果应用于受伤或有炎症的皮肤，必须谨慎，因为 EMLA 在这些区域的吸收可能不同。

cardiac life support，ACLS）处理流程，如果患者出现任何并发症，比如血压下降、低血氧饱和度、心律失常或患者无应答，应立即停止手术，启动 EMS，并按照 ACLS 流程执行。

术中注意事项

对于用时较短的皮肤手术，可单独用混有 1:100 000 肾上腺素的 1% 利多卡因缓冲液麻醉。对于较长的手术，比如 Mohs 手术和重睑术，可以添加布比卡因或依替卡因，以最大限度地延长麻醉时间。对于长时间手术，首先使用利多卡因缓冲液以便在注射布比卡因前给患者提供更多的舒适感，布比卡因是一种更疼痛的、作用更慢的麻醉药。麻醉药用 18 号注射器抽出，然后用 30 号针头注射入皮肤。

注射前冷敷也可以缓解患者不适。可在注射后等待 5~10 分钟来优化止血效果。感染部位可能需要大量的局麻药，因为它们在细菌的酸性环境中作用效果较差。

对于需要多次注射的手术，将针头插入先前麻醉过的区域是很有用的。使用较长的针或套管可以减少穿刺次数。环状阻滞是囊肿切除、切开引流、脂肪瘤切除、头皮和耳部手术的很好的选择。

对于涉及面部的手术，比如激光换肤术或涉及手、足、指（趾）手术，神经阻滞是理想的。它们需要较少的麻醉药，造成的组织损伤更小，而且通常疼痛更轻微。神经阻滞的缺点是需要一定时间才能完成，而且无止血效果。

对于需要更高麻醉剂量的较大手术，应使用肿胀麻醉，这允许以最小毒性提高利多卡因的给药剂量，同时增加有效性。用药浓度将根据手术部位和手术类型而变化。面部提拉和颈部吸脂手术通常需要较高浓度的麻醉剂，比如 0.3% 的利多卡因，而腹部吸脂则仅需要较低浓度的麻醉药即可显效，比如 0.05%~0.1% 的利多卡因。

表面麻醉药在黏膜区域或儿科手术前如除去疣或软疣尤其有效。它们可以"如同百吉饼抹上奶油芝士"一样用在治疗部位，也可以在局限部位进行封包使用。应用表面麻醉制剂后，去除皮赘、血管瘤、切开及引流手术的疼痛会降低。联合使用表面麻醉药和神经阻滞是一种非常好的麻醉方式，可以帮助使用激光换肤术和皮肤磨削术患者达到最佳的舒适度，而不需要全麻。

术后注意事项

术后患者有不同的镇痛和抗焦虑需求（表 12-18）。对于标准的皮肤手术，大多数人不需要全身麻醉。如果患者确实经历术后疼痛，可以使用冷敷联合布洛芬和对乙酰氨基酚。治疗术后轻微疼痛的一种常见方法是让患者每 4 小时交替服用对乙酰氨基酚和布洛芬。对于面积

表 12-18 其他术后注意事项

- 亲自打电话给患者，确保术后过程顺利，并缓解患者可能存在的任何担忧
- 每 4 小时交替服用对乙酰氨基酚 500~1000mg 和布洛芬 600mg
- 在可耐受的情况下，每小时在手术区域进行 5~10 分钟的冷敷
- 对于激光换肤的病例，将 3 份凡士林与 1 份表面麻醉药混合，并将其应用于完成治疗的区域，此时神经阻滞仍发挥作用。让患者在术后 24 小时内每隔 2~3 小时重复使用这种混合麻醉制剂
- 在手术结束时注射额外剂量的布比卡因或肿胀麻醉药。这将有助于患者在等待口服镇痛药生效的过程中获得一些额外的镇痛效果

较大的皮肤手术，患者可能需要术后麻醉药镇痛，比如对乙酰氨基酚联合可待因和（或）氢可酮。疼痛控制对患者和外科医师都很重要；镇痛药有助于将术后出血风险降到最低，这些出血风险是由于患者在手术中感到疼痛时血压飙升引起的。

对于激光磨削术后病例，将 3 份凡士林与 1 份表面麻醉药混合，涂抹在完成治疗的部位，这时神经阻滞依然在发挥作用。比如在半张面部完成激光术后，立即应用稀释的表面麻醉药。用此种方法后患者离开诊室时会非常舒适。建议他们在术后 24 小时内每 2~3 小时重新涂抹一次这种麻醉混合物。经历过这段时间，患者的不适会降至最低，他们通常只抱怨发热和肿胀，可通过冷敷和口服布洛芬轻松控制。

优化患者术后舒适度的第 3 个需要考虑的方法是术后注射额外剂量的布比卡因或肿胀麻醉药。这将帮助患者在等待口服镇痛药生效时获得一些额外的镇痛效果。

总结

局部麻醉是皮肤外科的重要组成部分。正确使用和理解这些药物有助于皮肤科患者以安全有效的方式进行手术，而不需要承担全身麻醉的风险。对于皮肤外科医师来说，了解如何以及为什么使用这些药物是极其重要的。随着局部麻醉和给药系统领域新科学突破的出现，这些研究成果将有望帮助我们专业进步，以更好地服务于患者。

参考文献

1. McCloud I, Meyers AD. Local anesthetics. Medscape. March 18, 2015.
2. Ring ME. The history of local anesthesia. J Calif Dent Assoc. 2007;35:275–282.

3. Freud S. Uber Coca. House officer of the General Hospital of Vienna. Centrallblatt für die ges. Therapie. 1884;2:289–314.

4. Calatayud J, Gonzalez A. History of the development and evolution of local anesthesia since the coca leaf. Anesthesiology. 2003;98:1503–1508.

5. Gharavi NM, Lask GP. Anesthesia and analgesia. Surgical principles (Chapter 4). In: Avram MR, Avram MM, Ratner D, eds. Procedural Dermatology. New York, NY: McGraw-Hill Education; 2015:33–50.

6. Soriano TT, Breithaupt A, Chestnut C. Anesthesia and analgesia. In: Robinson J, ed. Surgery of the Skin: Procedural Dermatology. 3rd ed. London: Elsevier/Saunders; 2015:43–63.

7. Tetzlaff JE. The pharmacology of local anesthetics. Anesthesiol Clin North Am. 2000;18:217–231.

8. Becker DE., Reed KI. Essentials of local anesthetic pharmacology. Anesth Prog. 2006;58:98–108.

9. Brunton, L. Chabner, B, Knollman, B. Goodman and Gillman's the Pharmaceutical Basis of Therapeutics. 12th ed. New York: McGraw Hill Medical; 2011:573.

10. Han JW, Nah SK, Lee SY, et al. A prospective, comparative study of the pain of local anesthesia using 2% lidocaine, 2% lidocaine with epinephrine, and 2% lidocaine with epinephrine-bupivicaine mixture for eyelid surgery. Ophthal Plast Reconstr Surg. 2017;33(2):132–135.

11. Collins JB, Song J, Mahabir RC. Onset and duration of intradermal mixtures of bupivacaine and lidocaine with epinephrine. Can J Plast Surg. 2013;21(1):51–53.

12. Covino BG. Local Anesthesia. N Eng J Med. 1972;286(19):1035–1042.

13. Latorrre F, Klimek L. Does cocaine still have a role in nasal surgery? Drug Saf. 1999;20(1):9–13.

14. Grekin RC, Auletta MJ. Local anesthesia in dermatologic surgery. J Am Acad Dermatol. 1988;19(4);599–614.

15. Waldman N, Densie IK, Herbison P. Topical tetracaine used for 24 hours is safe and rated highly effective by patients for the treatment of pain caused by corneal abrasions: a double-blind, randomized clinical trial. Acad Emerg Med. 2014;21(4):374–382.

16. Forster JG. Short acting spinal anesthesia in the ambulatory setting. Curr Opin Anaesthesiol. 2014;27(6):597–604.

17. Covino BG. Pharmacology of local anesthetics. Br J Anaesth.1986;58:701–716.

18. Savarese JJ, Covino BG. Basic and clinical pharmacology of local anesthetic drugs. In: Miller RD, ed. Anesthesia. 2nd ed. New York: Churchill Livingstone; 1986:985–101.

19. Fink BR. The long and short of conduction block. Anesth Analg. 1989;658:553–555.

20. Butterworth JF IV, Strichartz GR. Molecular mechanisms of local anesthesia: a review. Anesthesiology. 1990;73:711–734.

21. Ragsdale DS, McPhee JC, Scheuer T, Cattarall WA. Molecular determinants of state dependent. Science. 1994;265(5179):1724–1729.

22. Korbon GA, Hurley DP, Williams GS. pH-adjusted lidocaine does not "sting." Anesthesiology. 1987;66(6):855–856.

23. McKay W, Morris R, Mushlin P. Sodium bicarbonate attenuates pain on skin infiltration with or without epinephrine. Anesth Analg. 1987;66:572–574.

24. Robinson J, Fernando R, Sun Wai WJ, et al. Chemical stability of bupivacaine, lidocaine and epinephrine in pH adjusted solutions. Anesthesia. 2000;55:853–858.

25. Bourget P, Bonhomme L, Benhaman D. Factors influencing precipitation of pH-adjusted bupivacaine solutions. J Clin Pharm Ther. 1990;15:197–204.

26. Lewis Smith PA. Adjunctive use of hyaluronidase in local

anaesthesia. Br J Plast Surg. 1986;39:554–558.

27. Clark LE, Mellete JR. The use of hyaluronidase as an adjunct to surgical procedures. J Dermatol Surg Oncol. 1994;20(12):842–844.

28. Kouba DJ, LoPiccolo MC, Alam M, et al. Guidelines for the use of local anesthesia in office-based dermatologic surgery. J Am Acad Dermatol. 2016;74:1201–1219.

29. Ono N. Pain free intralesional injection of triamcinolone for the treatment of keloid. Scand J Plasti Reconstr Surg Hand Surg. 1999;33(1):89–91.

30. Schechtman AD. Letter to editor. Combining triamcinolone and lidocaine for soft tissue injections. Am Fam Physician. 2008;77(10):1372.

31. Huether MJ, Griego RD, Broadland D. Clindamycin for intraincisional antibiotic prophylaxis in dermatologic surgery. Arch Dermatol. 2002;138(9):1145–1148.

32. Greene JJ, Sidle DM. The hyaluronic acid fillers: current understanding of the tissue device interface. Facial Plast Surg Clin North Am. 2015;23(4):423–432.

33. Busso M. Calcium hydroxylapatite (Radiesse): safety, techniques and pain reduction. J Drugs Dermatol. 2009; 8(10 Suppl):221–223.

34. Bartus C, Hanke WC, Daro-Kaftan E. A decade of experience with injectable poly-L-lactic acid: a focus on safety. Dermatol Surg. 2013;39(5):698–705.

35. Wu WT. Microbotox of the lower face and neck: evolution of a personal technique and its clinical effects. Plast Reconstr Surg. 2015;136(5 Suppl):92S–100S.

36. Carruthers J, Coleman K. Special issue: deoxycholic acid injection treatment for reduction of submental fat. Dermatol Surg. 2016;42(Supple 1):s259.

37. Dover JS, Kenkel JM, Carruthers A Management of patient experience with ATX-101 (deoxycholic acid injection) for reduction of submental fat. Dermatol Surg. 2016;42:s288–s299.

38. Dinehart SM. Topical, local and regional anesthesia. In: Wheeland R, ed. Cutaneous Surgery. Philadelphia, PA: WB Saunders; 1994:105–110.

39. Colllins JB, Sing J, Mahibir RC. Onset and duration of intradermal mixtures of bupivacaine and lidocaine with epinephrine. Can J Plast Surg. 2013; 21(1):51–53.

40. Cuvillon P, Nouvellon E, Ripart J, et al. A comparison of the pharmacodynamics and pharmacokinetics of bupivacaine, ropivacaine (with epinephrine) and their equal volume mixtures with lidocaine used for femoral and sciatic nerve blocks: a double-blind randomized study. Anesth Analg. 2009;108(2):641–649.

41. Huang W, Vidimos A. Topical anesthetics in dermatology. J Am Acad Dermatol. 2000;43(2 Part 1:286–298.

42. Adriani J, Dalili H. Penetration of local anesthetics through epithelial barriers. Anesth Analg. 1971;50(5):834–841.

43. Friedman PM, Mafong EA, Friedman BS, et al. Topical anesthetics update; EMLA and beyond. Dermatol Surg. 2001;27:1019–1026.

44. Kumar M, Chawla R, Goyal M. Topical anesthesia. J Anesthes Clin Pharm. 2015;31(4):45–56.

45. Taddio A, Stevens B, Craig K, et al. Efficacy and safety of lidocaine–prilocaine cream for pain during circumcision. N Engl J Med. 1997;336(17):1197–201.

46. Smith DP, Gjellum M. The efficacy of LMX versus EMLA for pain relief in boys undergoing office meatotomy. J Urol. 2004;172(4 Pt 2):1760–1761.

47. Guardiano RA, Norwood CW. Direct comparison of EMLA versus lidocaine for pain control in Nd:YAG 1064 nm laser hair removal. Dermatol Surg. 2005;31(12):1747.

48. Bryan HA, Alster TS. The S-caine peel: a novel topical anesthetic for cutaneous laser surgery. Dermatol Surg 2002;28:999–1003.

49. McCafferty DF, Woolfson AD, Handley J, Allen G. Effect of percutaneous local anaesthetics on pain reduction during pulse dye laser treatment of portwine stains. Br J Anaesth. 1997;78:286–289.

50. Alster TS, Lupton JR. Evaluation of a novel topical anesthetic agent for cutaneous laser resurfacing: a randomized comparison study. Dermatol Surg. 2002; 28(11):1004–1006.

51. Alster TS. The lidocaine/tetracaine peel: a novel topical anesthetic for dermatologic procedures in adult patients. Dermatol Surg. 2007;33(9):1073–1081.

52. Juhlin L, Evers H, Broberg F. A lidocaine-prilocaine cream for superficial skin surgery and painful lesions. Acta Derm Venbereol. 1980;60:544–546.

53. Rincon E, Baker RL, Iglesias AJ, et al. CNS Toxicity after topical application of EMLA cream on a toddler with molluscum contagiosum. Pediatr Emerg Care. 2000;16: 252–254.

54. Eaglestein NF. Chemical injury to the eye from EMLA cream during erbium laser resurfacing. Dermatol Surg. 1999;25:590–591.

55. Railan D, Alster TS. Use of topical lidocaine for cosmetic dermatologic procedures. J Drugs Dermatol. 2007;6:1104–1108.

56. Sobanko JF, Miller CJ, Alster TS. Topical anesthetics for dermatologic procedures: a review. Dermatol Surg. 2012; 1–13.

57. Greenspan M. BLT topical anesthetics for derm—safety standards. Linkedin. Nov 17, 2016.

58. Kuhwahara RT, Skinner RB. EMLA versus ice as a topical anesthetic. Dermatol Surg. 2001;27:495–496.

59. Plotkin S. Clinical comparison of preinjection anesthetics. J Am Pediatr Med Assoc. 1998;88:73–79.

60. Tehrani S, Fraunfelder FW. Cryotherapy in ophthalmology. Open J Ophthalmol. 2013;3:103–117.

61. White JM, Siegfried E, Boulden M, Padda G. Possible hazards of cryogen use with pulsed dye laser. A case report and summary. Dermatol Surg. 1999;25:250–253.

62. Greenbaum SS, Bernstein EF. Comparison of Iontophoresis of lidocaine with a eutectic mixture of lidocaine and prilocaine (EMLA) for topically administered local anesthesia. J Dermatol Surg Oncol. 1994;20(9):579–583.

63. Galinkin JL, Rose JB, Harris K, Watcha MF. Lidocaine iontophoresis versus eutectic mixture of local anesthetics (EMLA®) for IV placement in children. Anesth Analg. 2002;94:1484–1488.

64. Vinycomb TI, Sahlar LJ. Comparison of local anesthetics for digital nerve blocks: a systemic review. J Hand Surg Am. 2014;39(4):744–751.

65. Nusstein J, Burns Y, Reader A, Beck M, Weaver J. Injection pain and postinjection pain of the palatal-anterior superior alveolar injection, administered with the Wand Plus system, comparing 2% lidocaine with 1:100000 epinephrine to 3% mepivicaine. Oral Surg Oral Med Oral Pathol Oral Radiol Endod. 2004;97(2):164–172.

66. McGee HT, Fraunfelder FW. Toxicities of topical ophthalmic anesthetics. J Exp Opin Drug Saf. 2007;6(6): 637–640.

67. Bhuta N, Chahande SS, Feldman BH. Ocular anesthesia. http://eyewiki.aao.org/Ocular_Anesthesia.

68. Rosenwasser G. Complications of topical ocular anesthetics. Int Ophthalmol Clin. 1989;29(3):153–158.

69. Bartfield JM, Holmes TJ, Raccio-Robiak N. A comparison of propericaine and tetracaine eye anesthetics. Acad Emerg Med. 1994;1(4):364–367.

70. Gotsis SS, Volonaki OM, Theodossiadis GP. Percutaneous anaesthesia with a lidocaine-prilocaine cream (EMLA) for eyelid skin surgery. Br J Ophthalmol. 1994;78:209–210.

71. Söylev MF, Koçak N, Kuvaki B, Özkan SB, Kir E. Anesthesia with EMLA® cream for Botulinum A toxin injection into eyelids. Ophthalmologica. 2002;216:355–358.

72. Bartlett JD, Jaanus SD. Clinical Ocular Pharmacology. Section II. Chapter 6. New York, NY: Butterworth-Heinemann; 2008:91.

73. Naik MN, Honavar SG, Das S, Desai S, Dhepe N. Blepharoplasty: an overview. J Cutan Aesthet Surg. 2009; 2(1):6–11.

74. Upadya M, Upadya GM. Anesthesia for dermatologic surgery. Indian J Dermatol Venereol Leprol. 2005;71(3): 141–54.

75. Klein JA. The tumescent technique for liposuction surgery. Am J Cosmetic Surg. 1987;4:1124–1132.

76. Klein JA. Tumescent technique for local anesthesia improves safety in large-volume liposuction. Plast Reconstr Surg. 1993;92:1085–1098.

77. Venkataram J. Tumescent liposuction: a review. J Cutan Aesthet Surg. 2008;1(2):49–57.

78. Klein JA. Anesthetic formulation of tumescent solutions. Dermatol Clin. 1999;17:751–759.

79. Kaplan B, Moy RL. Comparison of room temperature and warmed local anesthetic solution for tumescent liposuction. A randomized double-blind study. Dermatol Surg. 1996;22:707–709.

80. Klein JA. The tumescent technique. Anesthesia and modified liposuction technique. Dermatol Clin. 1990;8: 425–437.

81. Ellis PJ. Liposuction surgery under local anesthesia: limited blood loss and minimal lidocaine absorption. J Dermatol Surg Oncol. 1988;14:1145–1148.

82. Boeni R. Safety of liposuction of the neck using tumescent local anesthesia: experienced in 320 cases. Dermatol Surg. 2012;38(11):1812–1815.

83. Stebbins WG, Hanke CW. Rejuvenation of the neck with liposuction and ancillary techniques. Dermatol Ther. 2011; 24(1):28–40.

84. Hanke CW, Sommer MB, Sattler G. Tumescent Local Anesthesia. Berlin: Springer-Verlag; 2001.

85. Jacob CI, Kaminer MS. The corset platysma repair: a technique revisited. Dermatol Surg 2002;28(3):257–262.

86. Ilicki J. Safety of epinephrine in digital nerve blocks: a literature review. J Emerg Med. 2015;49(5):799–809.

87. Denkler K. A comprehensive review of epinephrine in the finger; to do or not to do. Plast Reconstr Surg. 2001; 108(1):114–121.

88. Byrne KM, Izzo AJ. Infraorbital nerve block: overview, indications, contraindications. Emedicine. Medscape. March 31, 2016.

89. Hawkins JM, Moore PA. Local anesthesia: advances in agents and techniques. Dent Clin North Am. 2002;46:719–732.

90. Wall PD. The gate control theory of pain mechanisms: a re-examination and re-statement. Brain. 1978;101:1–18.

91. Buckenmaier C. Military Advanced Regional Anesthesia and Analgesia Handbook Chapter 3. Washington, DC: Government Printing Office; 2009.

92. Eaton JS, Grekin RC. Regional anesthesia of the face. Dermatol Surg. 2001;27:1006–1009.

93. Randle HW, Salassa JR, Roenigk RK. Know your anatomy. Local anesthesia for cutaneous lesions of the head and neck—practical applications of peripheral nerve blocks. J Dermatol Surg Oncol. 1992;18:231–235.

94. Shin KJ, Shin HJ, Lee SH, Song WC, Koh KS, Gil YC. Emerging points of the supraorbital and supratrochlear nerves in the supraorbital margin with reference to the lacrimal caruncle: implications for regional nerve block

in upper eyelid and dermatologic surgery. Dermatol Surg 2016;42(8):992–998.

95. Al-Qarqaz F, Al-Aboosi M, Al-shiyab D, Al Dabbagh Z. Using cold air for reducing needle-injection pain. Int J Dermatol 2012;51(7):848–852.

96. Earle AS, Blanchard JM. Regional anesthesia in the upper extremity. Clin Plast Surg. 1985;12:97–114.

97. Wilhemi BJ, Moinar JA. Hand anesthesia. Emedicine. Medscape. 2015.

98. Pearce CJ, Hamilton PD. Current concepts review: regional anesthesia for foot and ankle surgery. Foot Ankle Int 2010;31(8):732–739.

99. Cohen SJ, Roenigk RK. Nerve blocks for cutaneous surgery on the foot. J Dermatol Surg Oncol. 1991;17:527–534.

100. Sarrafian SK, Ibrahim IN, Breihan JH. Ankle-foot peripheral nerve block for mid and forefoot surgery. Foot Ankle. 1983;4:86–89.

101. Wooden SR, Sextro PB. The ankle block: anatomical review and anesthetic technique. AANA J. 1990;58(2):105–111.

102. Becker DE, Reed KL. Local anesthetics: review of pharmacological considerations. Anesth Prog. 2012;59(2):90–101.

103. Darling MD, Peterson JD, Fabi SG. Impending necrosis after injection of hyaluronic acid and calcium hydroxy-lapatite fillers: report of 2 cases treated with hyperbaric oxygen therapy. Dermatol Surg. 2014;40:1049–1052.

104. Monique V, Fabi SG, Carruthers J. Complications in the cosmetic dermatology patient: a review and our experience (part 1). Dermatol Surg. 2016;42(1):1–11.

105. Jeng CL, Torrillo M, Rosenblatt MA. Complications of peripheral nerve blocks. Br J Anaesth. 2010;10(Suppl 1):i97–i107.

106. Monique V, Fabi SG, Carruthers J. Complications in the cosmetic dermatology patient: a review and our experience (part 2). Dermatol Surg. 2016; 42(1):12–20.

107. Grose DJ. Cigarette burn after tumescent anesthesia and intravenous sedation: a case report. Dermatol Surg. 2003;29(4):433–435.

108. Faccenda KA, Finucaine BT. Complications of regional anaesthesia incidence and prevention. Drug Saf. 2001; 24(6):413–442.

109. Ali Aydin M, Salukhe TV, Wilke I, Willems S. Management and therapy of vasovagal syncope: a review. World J Cardiol 2010;2(10):308–315.

110. Liem EB, Joiner TV, Tsueda K, Sessier DI. Increased sensitivity to thermal pain and reduced subcutaneous lidocaine efficacy in redheads. Anesthesiology. 2005; 102(3):509–514.

111. McCaughey W. Adverse effects of local anesthetics. Drug Saf. 1992;7:178–189.

112. Naguib M, Magboul MM, Samarkandi AH, Attia M. Adverse effects and drug interactions associated with local and regional anesthesia. Drug Saf. 1998;18:221–250.

113. Sanko JF, Miller CJ, Alster TS. Topical anesthetics for dermatologic procedures: a review. Dermatol Surg. 2012; 38(2):709–721.

114. Sabanko JF. Commentary: serum lidocaine levels and cutaneous side effects after application of 23% lidocaine/7% tetracaine ointment to the face. Dermatol Surg. 2013;39(Part 1):92–94.

115. Wagman IH, De Jong RH, Prince DA. Effects of lidocaine on the central nervous system. Anesthesiology. 1967;28:155–172.

116. Kaweski S. Plastic surgery educational foundation technology assessment committee. Topical anesthetic creams. Plast Reconstr Surg. 2008;121:2161–2165.

117. Press CD, Schraga ED (ed.). Topical anesthesia. Medscape. 2015.

118. Scheinfeld N. Legal considerations in the application of topical lidocaine. The Dermatologist. 2007;15(9). Available at http://www.the-dermatologist.com/article/7737.

119. Adriani J. Labat's Regional Anesthesia: Techniques and Clinical Applications. 4th ed. St. Louis, MO: Warren H. Green; 1985: 3, 5, 9, 12, 78–88, 97–101, 112, 129, 366, 524–526, 683–684, 692–694.

120. Local anesthetics for physicians and dentists. Med Lett Drugs Ther. 1971;13(2):5–7.

121. Lawrence C, Drug management in skin surgery. Drugs. 1996;52:805–817.

122. Murase JE, Heller MM, Butler DC. Safety of dermatologic medications in pregnancy and lactation. J Am Acad Dermatol. 2014;70:401.e1–401.e14.

123. Richards KA, Stasko T. Dermatologic surgery and the pregnant patient. Dermatol Surg. 2002;28:248–256.

124. Foster CA, Aston SJ. Propanolol-epinephrine interaction: a potential disaster. Plast Reconstr Surg. 1983;72(1):74–78.

125. Finder RL, Moore PA. Adverse drug reactions to local anesthesia. Dent Clin North Am. 2002;46:747–757.

126. Bartfield JM, Jandreau SW, Raccio-Rubak N. Randomized trial of diphenhydramine versus benzoyl alcohol with epinephrine as an alternative to lidocaine local anesthesia. Ann Emerg Med. 1998;32:650–654.

127. Dire DJ, Hogan DE. Double blinded comparison of diphenhydramine versus lidocaine as a local anesthetic. Ann Emer Merd. 1993;22:1419–1422.

128. Altunka H, Ozer Y, Kargi E, Babuccu O. Comparison of local anaesthetic effects of tramadol with prilocaine for minor surgical procedures. Br J Anaesth. 2003;90:320–322.

129. Pang WW, Mok MS, Chang DP, Yang TF, Lin CH, Huang MH. Intradermal injection of tramadol has local anesthetic effect: a comparison with lidocaine. Acta Anaesthesiol Sin. 1998;38:133–136.

130. Coleman MD, Coleman NA. Drug-induced methemoglobinemia. Treatment issues. Drug Saf. 1996;14: 394–405.

131. Abeles G, Warmuth IP, Sequeira M, Swensen RD, Bisaccia E, Scarborough DA. The use of conscious sedation for outpatient dermatologic surgical procedures. Dermatol Surg. 2000;26:121–126.

132. Abeles G, Sequeira M, Swensen RD. The combined use of propofol and fentanyl for outpatient intravenous conscious sedation. Dermatol Surg. 1999;25(7):559–562.

133. Kelly AP. Hypertrophic scars and keloids. Section II (Chapter 8). In: Gloster HM, ed. Complications in Cutaneous Surgery. New York, NY: Springer; 2008:90.

第 13 章　缝合技术

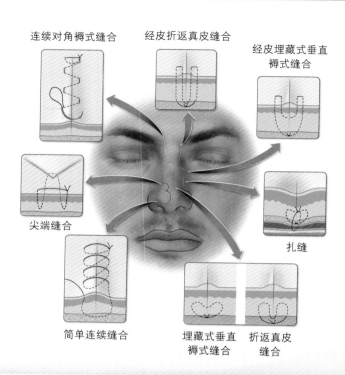

连续对角褥式缝合　经皮折返真皮缝合

经皮埋藏式垂直褥式缝合

尖端缝合

扎缝

简单连续缝合

埋藏式垂直褥式缝合　折返真皮缝合

原著者　Jonathan Kantor

翻　译　房黎亚　徐永豪

审　校　许炎竹　任　军

概要

- 虽然大多数日常手术只需要少数缝合技术，但最近的证据表明，缝合技术的选择有可能影响长期结果。
- 缝合技术可以分为埋藏式缝合技术和经表皮缝合技术，尽管皮内缝合的方法可能使这一区别变得模糊。
- 虽然皮肤科医师不需要将大量的技术应用到日常实践，精确的缝合以及对患者细微变化的个体化评估（这些细微变化可能受益于特定的小众技术）是非常有帮助的，并且可能会改善手术结果。

初学者贴士

- 深部缝合技术，如埋藏式垂直褥式缝合或折返真皮缝合，是所有切口缝合的基本技术。因为它们可以使切口外翻、切口边缘对合和向真皮转移张力。
- 筋膜折叠缝合对于减少死腔和张力非常有用，并有助于将张力转移得更深，最终可能改善缝合效果。

专家贴士

- 在头皮或小腿等较紧部位缝合时，可采用经皮入路或埋藏式水平褥式方法进行较深层次的缝合。
- 由于深部缝合导致张力降低和切口边缘对合，因此缝合精细时，许多情况下不需要经表皮缝合。

切记！

- 在背部手术时，使用较粗的缝线，如 2-0 可吸收缝线和大号缝合针。
- 为降低缝合线排异的风险，考虑使用在切口边缘不留缝合线的折返缝合。

陷阱和注意事项

- 滑轮式缝合手法的变体可能对张力较大的切口有用，但始终使用滑轮方法可能不必要地增加缝合材料在切口中的残留，从而增加异物反应和缝合线排异的风险。
- 筋膜折叠缝合可能增加疼痛或感染的风险；如果缝合后疼痛持续 30 秒（译者注：原著可能有误，正文为"5 分钟"）以上，应将缝线拆除。

患者教育要点

- 皮肤科手术后出现的明显外翻应提前向患者解释，并经常复查。
- 使用皮下夹板（或石膏）的类似物可能有助于暂时缓解张力，但外翻不会持续存在。

收费建议

- 中级或复杂的修复代码是以切口分层缝合为基础的。
- 皮肤缝合后的筋膜折叠将被视为分层缝合。

引言

缝合技术在过去几十年中逐渐复兴，因为皮肤外科医师越来越意识到精细缝合对手术结果的影响。循证医学的兴起为缝合技术的发展带来了福音，外科医师越来越愿意考虑改变培训过程中采用的基本技术，以努力为患者提供更好的手术效果。

即使是设计最好的皮瓣也会被不佳的缝合技术和组织处理破坏。虽然大多数日常手术只需要很少的缝合技术，但最近的证据表明，缝合技术的选择有可能影响长期结果。

缝合技术可以分为埋藏式和经表皮式，尽管下面详细讨论的使用方法有时可能会使这种区分不清楚。一般而言，埋藏式技术不需要拆除缝合线，而除非使用快速吸收的缝合材料，否则经表皮式技术需要拆除缝合线。

埋藏式缝合技术

埋藏式垂直褥式缝合

这种技术是皮肤科医师和整形外科医师最常使用的方法，在临床中广泛使用（图 13-1 至图 13-3）。

这项技术需要通过一些练习来掌握，不过一旦掌握后，操作起来很简单。第一次进针也可以通过在针插入过程中首先将切口边缘迅速翻起来，然后在到达顶点后将切缘放到中间位置来处理。这种方法有助于引导针进入正确的轨道，而无需使用持针器强制改变方向。

缝合时，包括明显的主动成分（针和持针器，由优势手握住）和表面上的被动成分（镊子或皮钩夹住的皮肤）都有可能在三维空间移动。因此改变针在皮肤中的移动方式可以通过以下方式来实现：用主导手调整针在皮肤中的移动方式，用另一只手调整皮肤的夹持方式或操作方式，或者两者结合。根据经验，两者结合通常能更简单高效地完成垂直褥式缝合。

针尖应在真皮乳头处，如果针尖走行太浅，就会出现凹陷。如果能够掌握这个技巧，可使两侧切口外翻，且切缘对合良好。

折返真皮缝合

这种方法常用于有明显张力的部位，作为标准埋藏式垂直褥式缝合的替代方法。由于它比埋藏式垂直褥式缝合更容易操作，因此这种技术可用于新手外科医师、医学生和住院医师，是一种深部减张缝合的主要技术（图 13-4 至图 13-6）。

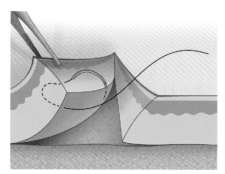 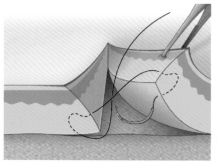 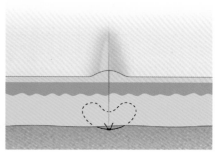

图 13-1　针从真皮的下方穿入，并在真皮中向上和向外移动，然后从切口边缘处穿出

图 13-2　将针穿入切口边缘，向上和向外移动，从真皮深处穿出

图 13-3　从埋藏式褥式缝合的侧面图看，缝合线呈心形路线穿过真皮

埋藏式垂直褥式缝合的分步操作

a. 用外科手术镊或手术钩将切口边缘翻起，以充分显露真皮底部。

b. 当真皮被翻过来后，在距切口边缘 4mm 的真皮下侧将缝合针以 90° 插入。

c. 第一次进针是沿着针开始与真皮底面成 90° 角，然后最关键的是通过改变持针器方向，使针穿出切口边缘。这使得进针的顶端保留在真皮乳头层，而针从真皮网状层水平的切口边缘穿出。

d. 将缝合线的末端摆放在医师和患者之间，松开被夹镊住的皮肤。然后以之前相同的方式将对侧切缘的组织翻过来。

e. 第二次也是最后一次进针是将针从网状真皮水平的切口边缘处穿入，然后将针向上外侧倾斜，使针的顶端位于乳头状真皮的水平。这应该与切口对侧的第 1 针镜像重合。

f. 然后用持针器将缝线打结。

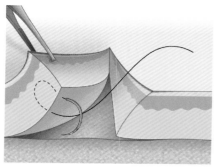

图 13-4 针从真皮底侧插入，再从离切缘一段距离的真皮底部穿出

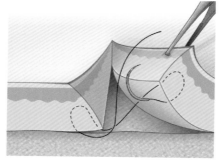

图 13-5 在对侧切口边缘重复这一过程

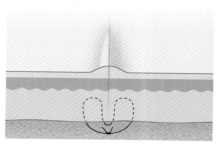

图 13-6 横截面图显示缝合线穿过真皮的路径以及对伤口外翻的影响

折返真皮缝合具体步骤

a. 用外科手术镊或钩子等将切口边缘翻起，以充分显露真皮底部。

b. 当真皮被翻过来后，在距切口边缘 2~6mm 的真皮底部将缝合针以 90° 进入。

c. 第一次进针是沿着针的弯曲方向穿过真皮，使针从靠近切口边缘处穿出。应注意保持缝线走行在真皮内，以尽量减少表皮凹陷的风险。但是针不是从切口边缘出来，而是从距切口边缘 1~4mm 处穿出。第一次进针范围的大小取决于针的大小、真皮的厚度以及外翻的必要性和耐受性。

d. 将缝合线的末端摆放在医师和患者之间，松开被夹镊住的皮肤。然后以与第一侧相同的方式将相对边缘上的组织翻过来，以充分暴露真皮底部。

e. 第二次也是最后一次进针是将针插入距切口边缘 1~6mm 的真皮底面。同样，进针应顺应针的弯曲方向，避免触碰表皮下组织以免导致表皮凹陷。然后从伤口边缘的远端穿出，距离伤口边缘 2~6mm 处。切缘对侧缝合路径与第一次对称，方向相反。

f. 然后用持针器将缝线打结。

在一项随机试验中将该技术与埋藏式垂直褥式缝合进行了比较，根据医生和患者的评估发现，其在外翻和美容效果上更有优势。

这种技术的主要优点之一是易于实行，由于缝合线在真皮内沿针的弧度走行，因此不需要像埋藏式垂直褥式缝合那样改变平面，考虑心形缝线放置，或保证缝合线出口点正好位于真皮下部的内边缘。

由于整个缝合环位于真皮下面，准确的缝合位置是以具有充分的游离面为前提的。因此，广泛的游离是利用这一技术的先决条件，因为第一次进针开始于切口边缘的 2~6mm 处。

当切除占位病变如囊肿或脂肪瘤时，此技术也可使死腔最小化。在这种情况下，将第一针穿入距离切口边缘更远的地方，会转化为更大的隆起，同时将切口中心部位的松弛程度降至最低。因为真皮被牵引，从而使潜在的死腔转化为高度外翻的伤口嵴，伤口嵴随时间吸收。

应告知患者术后早期伤口处可能会形成一个明显的隆起。根据使用的缝合材料和缝合线的密度，该隆起可能会持续数周至数月。解释该技术类似于放置皮下夹板，可能有助于患者形成合理和现实的预期，并减少对术后早期伤口外观的焦虑。

过度外翻和进针过宽的一个可能的并发症是隆起的嵴可能太大，而无法用深部缝合线支撑。在这种情况下，伤口边缘可能会反过来向中间塌陷，最终导致在术后约 1 周出现一个中央凹陷的显著隆起的嵴。随着缝合线逐渐吸收，这将产生一条凹陷或倒置的瘢痕线。一般情况下，避免这种情况的方法是将缝合线向后放置在离伤口边缘不超过几毫米的位置，并放置足够数量的缝合线，以便轻松地支撑脊体。

悬吊缝合

这是一种小众技术，旨在将切口的一个或两个边缘固定到更深的结构上。该方法也被称为佩兴缝合（Pexing sutrue）或铆钉缝合（tacking sutrue），并且通常在以下几种情况下使用。首先，当需要修复的缺损横跨在解剖学上的沟槽时，必须将覆盖在沟上的皮肤固定下来，以便使这种天然的凹陷不会因修复钝化或形成桥接。其次，它用在美容亚单位边缘或游离缘附近时，可以避免诸如睑外翻和唇外翻等功能性挑战，以及唇部和眉毛等敏感区域的美容变形。它还可用于将皮瓣固定到位，并将皮瓣远端的张力降至最低。最后，这种方法也可用于适当的位置防止鼻瓣塌陷（图 13-7）。

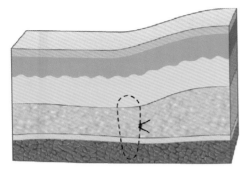

图 13-7　悬吊缝合技术概观

悬吊缝合具体步骤

a. 首先，外科医师确定固定悬吊缝合的理想位置，如下所述。用手术镊或钩子将切口边缘翻起，充分显露真皮底部以获得满意的视野。

b. 当真皮被翻过来后，在距切口边缘 2~6mm 的真皮底部 90° 垂直进针。

c. 第一次进针是沿着针的弯曲方向穿过真皮，使针从切口边缘附近离开，这样做可使血管损伤的风险降至最低。应注意保持针在真皮内走行，以尽量减少表皮凹陷的风险。但是针不是从切口边缘出来，而是从距切口边缘 1~4mm 处穿出。或者在某些特定情况下，可能会进一步从切口边缘穿出。

d. 可以用缝合材料轻轻地拉动皮瓣，使进针的位置直接重叠在计划的固定点上，这可使外科医师再次检查悬吊缝合线的最终位置。然后在不可视情况下将缝合针刺入，穿过脂肪组织及深层结构，直到骨膜表面。然后进针 3mm 的骨膜，将针头从软组织中切口的开放中心穿出。

e. 然后用持针器将缝线打结，也可以使用手工打结，如果缺损的深度很大，手工打结可能有用。

当在眼睑和口唇周围手术时，该技术非常有用，尽管它的使用需要熟悉深部解剖结构，以便在深固定缝线的盲置过程中不会损伤或夹持敏感的深部结构。同样地，深部缝合线也应平行于血管丛，以降低这种风险。

固定位置是基于几个考虑因素，包括晚期组织的张力程度，可以方便用于悬吊的骨性突起，并且下方没有可能的会被固定缝线勒死的神经。

一旦缝合线固定在骨膜上，拉扯它可以帮助外科医师确保缝合线确实固定在稳定的表面上。

这种方法的三点变异用法也是可行的，这使得切口边缘对合和锚定效应可以发生在一个缝合位置。这是通过首先在两侧切口边缘进行一次埋藏式垂直褥式缝合或折返真皮缝合，然后在打结之前挂一针下面的骨膜来完成的。因此缝合线将切口边缘固定的同时，也可以固定

到下一个固定点。然而这种方法可能导致不太理想的切口边缘外翻，以及缝合线加压，而增加瘢痕扩散的风险。此外，仅当固定目标位于缺陷的大致中点时才合适，因为它重建了一个自然沟，但不允许从缺陷的一侧产生不同的拉力。

当重建鼻时，这项技术也可以作为软骨移植的替代方法。鼻翼软骨的缺失可能导致鼻瓣塌陷，为了保持鼻翼瓣的通畅，传统的治疗方法是沿着重建的鼻翼缘放置耳廓软骨移植物。一种简单而美观的替代方法是在鼻翼处缝一针，并将其固定在上方外侧上颌骨膜的一个点上，允许鼻瓣保持开放，并有可能避免了软骨移植的需要。由于真皮的底部贴在骨膜上，这项技术可能导致悬吊缝线放置处出现凹陷。

埋藏式水平褥式缝合

这是一种小众技术，适用于狭窄伤口的缝合，或是持针器操作空间有限的切口，并且在需要放置隐藏缝线时也很有用。它可以被用于各种不同的位置，包括头皮、耳和小腿（图 13-8 和图 13-9）。

这项技术适用于狭窄或浅层伤口，如头皮和小腿上的伤口。在其他大部分闭合的伤口中需要额外的埋藏式缝合时，也可以使用这种技术，因为在其他两条已放置的缝线之间的狭窄空间中没有足够的空间进行垂直方向的埋藏式缝合。

持针器也可采用执笔式握持，通过旋转的方式使针穿过真皮，同时用镊子翻转过来以便于观察。

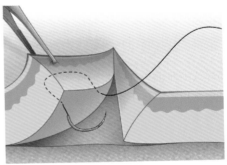

图 13-8　针穿过真皮，沿切口边缘平行走行

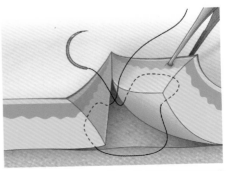

图 13-9　然后在对侧切口边缘进行反向操作

埋藏式水平褥式缝合具体步骤

a. 用外科手术镊或钩子将切口边缘翻起，以充分显露真皮底部。

b. 当真皮翻过来时，将缝合针插入真皮下表面，平行于皮肤表面走行至切口缘外侧。

c. 第一次进针是通过轻轻按压缝合针，使其进入乳头状真皮，产生松弛压力使针头从真皮下表面穿出。

d. 将缝合线的末端摆放在医师和患者之间，松开被镊住的皮肤。然后以与第一侧相同的方式将相对边缘上的组织翻过来。

e. 第二次也是最后一次进针是将针插入对侧真皮下表面，如果需要，使用反手技术，完成镜像环，使针直接从初次进针点的对侧穿出。

f. 然后用持针器将缝线打结。

切口边缘坏死逐渐成为水平式缝合的一种潜在的风险，但在实践中很少遇到这种情况，它是紧密排列的传统水平褥式缝合的并发症，而不是埋藏式缝合的并发症。这可能是由于切口边缘的收缩效应造成的，这种情况在埋藏式缝合中不常见。

筋膜折叠缝合

这项技术是为张力明显的切口设计的，尤其是背部和肩部的伤口。它也可以用于面部修复，用这种深度缝合技术抓住表浅肌肉筋膜系统（superficial musculoaponeurotic system，SMAS），使切口尺寸显著减小。这是一种深层技术，允许伤口闭合的张力从真皮转移到筋膜，同时产生较低的缝合张力。除了张力减小之外，这种方法还可以使纺锤形闭合的表观长宽比增加，并最大程度缩小了死腔（图 13-10）。

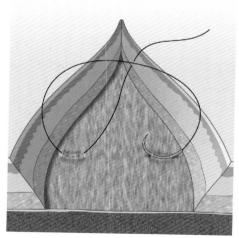

图 13-10 筋膜折叠缝合技术概观。注意筋膜咬合也可以平行于切口边缘

筋膜折叠缝合具体步骤

a. 将切口边缘翻过来，以使切口深处充分显露。在深部切除中，比如黑色素瘤或大囊肿，肌肉筋膜尽量可以直接看到。否则，充分显露皮下脂肪也是可行的。

b. 缝合针从切口游离缘外侧缘内侧 2~4mm 处以 90° 垂直进针穿过脂肪深部。

c. 第一次进针是通过进入筋膜并沿着针的弯曲来完成的，可以轻轻拉动缝合线，检查缝合线是否真正咬合在筋膜上。

d. 将缝合线的末端摆放在医师和患者之间，然后转至伤口的另一侧。第二次进针是通过在对侧重复这个过程来完成的。

e. 然后使用持针器打结，也可以使用手工打结，尤其是切口较深且器械无法轻易插入以完成打结时。

这项技术对于张力明显的切口非常有用，尤其是对于背部和肩部的大缺损。即使是一个深的、扩张的切口，也可以通过筋膜折叠缝合转化为可控制的梭形缺损。因此，可以将其概念化为滑轮缝合的替代，滑轮缝合既降低了伤口表面的张力（通过将张力从真皮转移到筋膜），又增加了椭圆的长宽比。

实际上，即使在椭圆形切除后，这种方法通常也会导致更为梭形的缺损。因此当尝试保持缺损尽可能短且不形成狗耳时，它可能是有用的。在准备使用此种方法时，长宽比小于 3∶1 的缺损可能值得采用，如传统使用的那样，因为这可能足以导致锥形椭圆。

筋膜折叠缝合不需要用于所有线性闭合。这项技术最适用于有明显张力的区域，或需要缩小术后伤口长度的大面积切除。在面部，对 SMAS 操作可能非常有帮助。在设计圆形缺损的闭合时，应在切除狗耳之前放置筋膜折叠缝合线。筋膜折叠缝合的风险包括可能的疼痛、理论上增加的感染风险（因为筋膜包膜被缝线刺穿），以及理论上由于不小心造成的穿孔血管结扎而导致血管受损的风险。在实践中，这些并发症并不常见，尽管患者可能在进针过程中以及在筋膜折叠缝合后可能会出现短暂的疼痛。如果疼痛持续超过 5 分钟，则应拆掉缝线。

埋藏荷包缝合

这项技术基于张力的程度和缺损的大小可缩小或完全消除缺损。荷包效应往往会导致周围皮肤出现轻微皱褶，这一特征在前臂和背部等部位可能是可以接受的（并且可能会随着时间的推移而消失），但在面部等对美容需求高部位则不太可取。该技术连续缝合的性质意味着，在缝合过程中的任何一点疏忽都可能导致伤口裂开，出于这个原因，通常使用较大规格的缝合线（图13-11）。

这项技术被设计成一种有效地减少切口面积的方法。在许多情况下，放置一个荷包缝合线会影响切口的完全闭合，因此它是一个棱形切口分层修复的替代方法。

有人提出，一些背部和四肢的缺陷，特别是在皮肤松弛的老年患者中，用荷包缝合比传统的线性缝合更好，因为线性缝合通常会在愈后残留瘢痕，需要较长的切除线，而荷包缝合术后即刻出现的皱褶会随着时间的推移而消退。即便如此，客观来讲，即使在张力情况下，躯干和四肢的线性缝合也通常会很好愈合，仅遗留轻微的瘢痕。

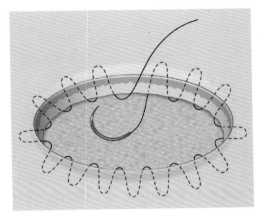

图13-11 埋藏荷包缝合技术概观

埋藏荷包缝合技术具体步骤

a. 将与切口线平行的圆形或椭圆形切口远端边缘翻过来。

b. 将缝合线的末端放在外科医师和切口远端之间，将针插入切口远端真皮下方，其轨迹与切口平行。一般来说，真皮中的这个入针点应该距离表皮边缘3~6mm，这取决于真皮的厚度和预期的闭合张力。针随着缝合线以均匀的深度穿过深层真皮。咬口大小取决于针的大小，尽管要将坏死的风险降到最低，但是要谨慎地限制每一口的大小。针从皮肤的切口边缘等距的位置穿出皮肤。

c. 然后用皮镊或手术钳镊住针头，同时松开持针器。当用外科镊将针从组织中取出时，再次用持针器以适当的位置镊住针，在先前放置的缝线的左侧重复上述步骤。

d. 穿入一小段缝合线，将针插入先前放置缝合线左侧的真皮内，重复相同的动作。

e. 同样的方法在整个切口周围逐步移动，直到针头从切口远端的原始入针点穿出。

f. 一旦切口周围缝线放置完毕，将缝合线拉紧，使切口完全或部分闭合，并使用持针器打结。

在实用的层面上，当患者不愿意接受传统的线性闭合时，或者当他们的并存疾病使线性闭合切口的额外长度成为不切实际的选择时，通常采用这种方法。

与线性连续缝皮术一样，这种技术也可以用作改良的绞盘（winch）或滑轮（pulley）缝合法，因为多个缝合环有助于最大限度地减少任何一个环的张力，并允许在明显张力下缝合切口。由于每一次穿针都没有打结，所以充分固定绳结是必要的。

与其他连续缝皮术一样，这种方法在真皮中留下了相当数量的可吸收缝线材料。因此，异物反应、脓肿形成和感染是可能的。即便如此，由于整个缝合线都是用一个结固定的，而且由于缝合线的大部分都是在结中，而不是在结之间，这种技术可能比其他技术更不容易出现缝合脓肿或缝合线排斥。

这种闭合的皱褶效应在萎缩的皮肤中快速消退，但它可以在其他部位持续存在；患者应该认识到，一定程度的朝向切口中心的残余皱褶是可以预料到的。此外，在乳头被局部肿瘤破坏，又不想完全重建乳头乳晕的情况下，这种技术可用于帮助重建乳头乳晕复合体。

由于整个缝合是由一个单独的结维持的，这种方法可能与较高的切口裂开率有关，因为缝合线在任何一点上的结断裂都会导致闭合处的张力立即丧失。考虑到绳结断裂的问题，尝试更好地固定绳结可能会有所帮助。这可以通过特别注意打结、打一个额外的完整绳结、增加打结层数或留下比传统缝合更长的尾部来完成。

然而，最近的一项研究表明，荷包缝合术后的美容效果并不比二期愈合的切口更好。

变体

滑轮变体

滑轮（或双缝）的变体可用于大多数埋置缝合技术。通常，滑轮变体赋予两个核心优势：它们允许闭合高张力伤口，在这里滑轮的机械结构使切口边缘直接对合，它们通常立即锁定到位，不需要助手减张。常用的方法包括滑轮埋藏式垂直褥式缝合（图13-12至图13-15）和滑轮折返缝合（图13-16至图13-19）。

连续缝合变体

埋藏缝合的连续缝合变体允许快速放置一长排埋线，这些埋线在任何一端打结均可固定。然而，由于整个切口只依赖两个锚点，速度优势就被抵消了。由于埋藏的缝合线被设计用来承受切口的张力，因此依赖于切口两端的单个锚定缝合结可能是不明智的，因为缝合线上任何地方缝合材料（或两端的结合处）断裂可能会导致灾难性的后果。

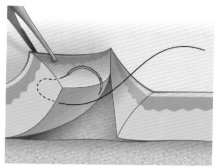

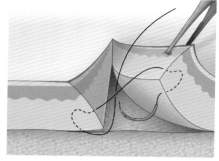

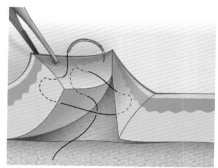

图 13-12 滑轮埋藏式垂直褥式缝合。针从真皮穿入，向上和向外倾斜，然后从切口边缘穿出

图 13-13 然后将针从对侧切口边缘插入，再次向上向外侧移动，然后从真皮深部穿出

图 13-14 将缝合线的尾部保持朝着外科医师的方向，然后重复第一步，针进入真皮深部，从切口边缘穿出

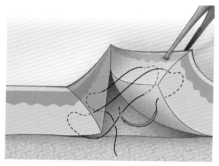

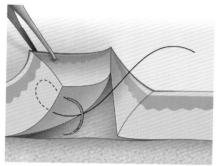

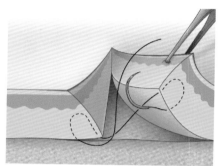

图 13-15 再次于缝线尾部相似深度，针从对侧的切口边缘穿入

图 13-16 滑轮折返真皮缝合。针从真皮底部穿入，从更靠近切口边缘的真皮下部穿出

图 13-17 然后将针穿过对侧切口边缘的真皮底面，从远离切缘的真皮底面穿出

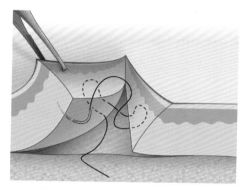

图 13-18 把缝合线松弛的末端置于活动缝线之下，并停留在外科医师和持针器之间时，将针从真皮底面重新插入

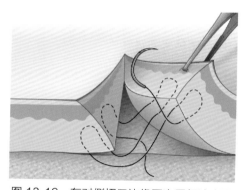

图 13-19 在对侧切口边缘再次重复该步骤

经皮变体

当在狭窄区域放置缝合线时，经皮入路允许在只有最小可视性的情况下放置埋藏的缝合线。特别适用于头皮紧绷的皮肤及鼻和膝盖下方狭窄的切口缝合。方法包括经皮埋藏式垂直褥式缝合（图 13-20）、经皮折返缝合（图 13-21）和经皮水平褥式缝合（图 13-22）。

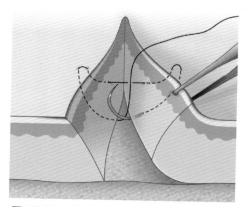

图 13-20 经皮埋藏式垂直褥式缝合技术

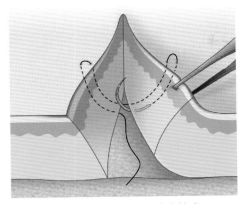

图 13-21　经皮折返缝合技术

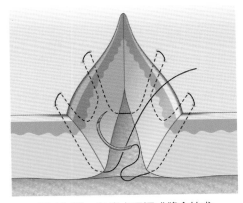

图 13-22　经皮水平褥式缝合技术

经表皮缝合技术

单纯间断缝合

该技术为闭合切口和对合表皮的标准缝合方式。它可以单独用在极小到无张力下的小伤口，例如小的活检切口或创伤性撕裂伤口。亦经常用于皮内缝合或其他深度缝合后，为了对合表皮的次层缝合（图 13-23）。

在使用这项技术时，保持 90°进针很重要，它可以保证缝合针在完全顺应自身曲度在皮内走行之前轻微地远离切缘。这样做能最大程度达到切口外翻和精确的表皮对合的效果。针道的最终横截面外观应为烧瓶状，底部比表面宽。

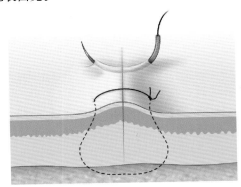

图 13-23　单纯间断缝合技术概观

单纯间断缝合技术步骤

a. 从距切口边缘大约针半径的一半距离位置垂直表皮进针，这样只要沿着针的弯曲方向，针就可以在距离切口边缘相等的距离上从对侧穿出切口。

b. 随着手腕的转动，针旋转穿过真皮，使咬口在深缘比表面更宽，针尖从对侧的皮肤中穿出。

c. 用左手的外科镊夹住针体，注意不要夹针尖，因为反复摩擦外科镊很容易使针尖变钝。当持针器松开针时，用外科镊轻轻地夹住并向上拉。或者，针被持针器松开时，可以用持针器从切口的对侧再次夹住针，以完成其弧形旋转，从而避免使用外科镊。

d. 然后轻轻地将缝合线打结，小心地减少表皮张力，避免切口边缘过度收缩。

应注意避免针头在表皮下方走行过浅。这是由于未能以垂直角度进入皮肤，未能遵循针的曲率。这可能会导致切口内翻，因为浅咬合的张力向外和向下牵拉切口边缘。

与不需要缝合材料跨过瘢痕线的技术（如埋藏或皮下入路）相比时，这种技术可能会增加出现压痕、坏死和其他并发症的风险。因此，应尽早拆除缝合线，以尽量减少这些并发症，如果无法及时拆除缝合线，应考虑采用其他缝合技术。一些研究还表明，当切口下部不使用皮肤减张缝合而单独使用间断缝合时，开裂率增加，这一技术应用于极小张力下的切口或与减张缝合相配合的切口。

垂直褥式缝合

这是一种常用的用于切口闭合和表皮对合的缝合技术（图 13-24）。

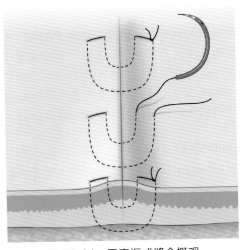

图 13-24　垂直褥式缝合概观

垂直褥式缝合步骤

a. 针从距切口边缘约 6mm 处垂直于表皮插入。

b. 随着手腕的转动，针旋转穿过真皮，使咬口在深缘比表面更宽，针尖从对侧的皮肤中穿出（如果针半径太小，一次无法完成此弧，则第一步可分为两步，首先针从切口边缘之间穿出，然后继续插入对侧皮肤，以从对侧穿出）。

c. 右手松动持针器时，用左手的外科镊夹住针体，并沿针弧度向上拉。或者针被持针器松开后，用持针器从切口的对侧夹住针，以通过其弧完成其旋转，从而不需要外科镊。

d. 然后以反手方式重新持针，在切口的同一侧，出口点和切口边缘之间，距切口边缘约 3mm 处垂直进针。

e. 针通过其弧度旋转，从切口对侧边缘 3mm 处穿出。

f. 然后轻轻地将缝合线打结，小心地减少表皮张力，避免切口边缘过度收缩。

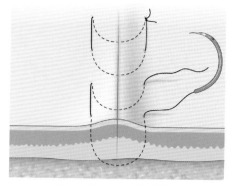

图 13-25　水平褥式缝合概观

水平褥式缝合步骤

a. 从距切口边缘大约针半径的一半距离位置垂直表皮进针，这样只要沿着针的弯曲方向，针就可以在与切口边缘相等的距离上从对侧穿出。

b. 随着手腕的转动，针旋转穿过真皮，使咬口在深缘比表面更宽，针尖从对侧的皮肤中穿出。

c. 用左手的外科镊夹住针体，当针体从持针器中松开时向上拉。或者针被持针器松开时，可以用持针器从切口的对侧再次夹住针，以完成其弧形旋转，从而避免使用外科镊。

d. 然后以反手方式重新夹持针头，并沿与出口点同一侧，且与切口长轴方向平行的表皮近端（相对于外科医生）垂直进针。

e. 反向重复步骤 b 和 c 完成对侧镜像操作，使缝合针顺应自身弧度从切口右侧（相对于外科医师）旋转穿出。

f. 然后轻轻地将缝合线打结，小心地减少表皮张力，避免切口边缘过度收缩。

这项技术通常用于需要显著外翻效果的切口。因此，尽管对于大多数皮肤闭合来说是合适的，但当需要内翻或已用埋藏缝合完成过度外翻时，应避免这种情况。

与单纯间断缝合一样，应注意避免针头在表皮下方走行过浅。这可能会导致切口内翻，因为浅咬合的张力向外和向下牵拉切口边缘。

注意，第一次缝合远处进针，远处出针，走行位置较深，而第二次缝合走行于第一次缝合的上方浅表位置，形成了嵌套样结构。这样做可兼顾切口外翻和切缘对合。

Allgöwer 技术包括半埋藏式垂直褥式缝合：针从较远的进针点进入伤口内部。然后在对侧取一个埋藏垂直褥式穿刺处，将针头回到原来的一侧，进入切口边缘附近，这样一半的切口用标准垂直褥式缝合，另一半用埋藏的垂直褥式缝合。

这项技术通常不会达到像其他经皮缝合方式一样程度的表皮对合水平。如果进行了细致的深部缝合，这个缺点可能不会太明显，因为深部缝合可能会使切缘很好地对齐。如果没有，或者对切缘对齐的要求很高，即使在垂直褥式缝合后，额外的间断缝合可能会有所帮助。

水平褥式缝合

这是一种常用的用于切口闭合和表皮对合的缝合技术。这种技术也可用于皮肤萎缩的情况下，因为更宽的锚定咬合可能有助于限制组织撕裂，这种撕裂可见于单纯间断缝合（图 13-25）。

由于真皮和表皮的宽咬合包含在缝合弧中，因此防止缝合材料过紧尤其重要，因为这可能导致伤口边缘坏死。一些外科医师在高张力下使用这种技术时，例如在背部使用 3-0 缝合线时，为了避免留下压痕并降低组织坏死的风险，使用了枕垫。枕垫可使用多种材料，包括纱布、牙科棉卷或塑料管。在实践中，如使用筋膜或真皮埋藏缝合将大部分伤口张力转移到深层则很少需要枕垫。

尖端缝合

这项技术的目的是将组织的 3 个末端连在一起，通常用于皮瓣的情况下，这样可以将组织的尖端插入。这种方法可以被概念化为半埋藏水平褥式缝合（图 13-26）。

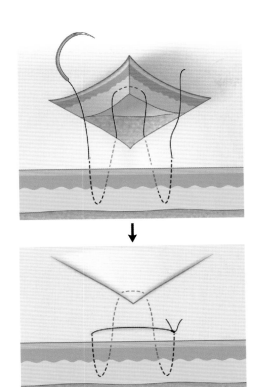

图 13-26　尖端缝合概观

尖端缝合的步骤

a. 使用埋藏式缝合将皮瓣固定到位，使切口尖端在所需位置上的张力最小。

b. 从皮肤远端非皮瓣部分的远端边缘垂直进针，轨迹朝向尖端的计划进针点。

c. 然后用外科镊夹住针头，同时松动持针器。当使用外科镊将针从组织中夹出时，持针器将再次夹住针头从适当的位置进针。

d. 将针头插入尖端远端的真皮浅层，其深度应与前一步骤中出针时的深度相同。保持针头水平走行，与皮肤表面平行，旋转通过尖端真皮，在尖端邻面以相同深度出针。

e. 针以反手的方式重新夹持，插入非尖端部分皮肤近端的真皮，从平行于初始进针点穿出。

f. 然后轻轻地拉动缝合线，并使用持针器打结。应注意减小缝线的张力，以降低皮瓣尖端坏死的风险。

在将皮瓣的尖端固定到位时，尖端缝合技术非常实用，临床使用率很高。重要的是，这种技术旨在轻轻地使组织对合，使皮瓣正确地插入周围的皮肤。虽然它在技术上与半埋藏式水平褥式缝合相似，但重要的是要理解，尖端缝合并不适用张力明显的情况，因为缝合处的张力可能导致脆弱且血供不足的尖端坏死。

皮瓣尖端坏死是这项技术的最大风险，因为缝合线横穿含有尖端血液供应的真皮。这种风险可以通过相对松散地系缝合线来减轻，这样在打结时尖端不会过度收缩。此外，如果真皮的缝针处从伤口边缘向后退得足够远，则可以缝合一小针，其中的真皮要少于尖端真皮层的一半。这使得即使远端皮瓣在相对紧的缝合环中，尖端仍可获得供血。

有时尖端比周围组织凹陷，这可能与经表皮缝合对非尖端部分皮肤的相对上拉有关。

最后，虽然存在尖端皮瓣坏死的风险，但研究表明，与其他方法相比，如在尖端两侧垂直缝合或直接穿过尖端缝合，尖端缝合血管收缩的发生率更低。

荷包缝合

与埋藏式缝合的变体一样，这种技术基于张力的程度和缺损的大小可缩小或完全消除缺损（图 13-27）。

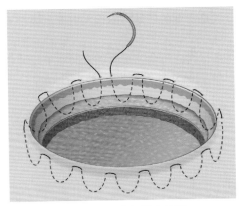

图 13-27　荷包缝合概观

荷包缝合步骤

a. 广泛游离切口边缘。

b. 缝合线的尾部放在外科医师和伤口远端之间，针穿过创口远端的表皮，其轨迹与创缘平行。根据真皮厚度和预期的闭合张力，表皮的进针点应距离表皮边缘 3~6mm。针和缝合线穿过真皮深层，以一个均匀的深度进入游离位置。

c. 然后用外科镊夹住针头，同时松开持针器。当用外科镊将针从组织中取出时，持针器将再次以适当的位置夹住针，在先前放置的缝线的左侧重复上述步骤。

d. 穿入一小段缝合线，将针插入先前放置缝合线左侧的真皮内，重复相同的动作。

e. 同样的方法在整个切口周围逐步移动，直到针头从切口远端的原始进针点穿出。一旦到达离外科医师最近的点，就可以更舒适地切换到反手技术。

f. 一旦创口周围缝线放置完毕，将缝合线拉紧，使切口完全或部分闭合，并使用持针器打结。或者，如果需要，也可以用手打结。

有关该技术的优势和应用的详细讨论，请参阅前面关于埋藏荷包缝合技术的部分。为了穿线方便和拆线简单，通常使用单丝缝合线。

在伤口渗血情况下，荷包缝合技术也可以用来促进止血。对于头皮等高血供区的创口，可在离创缘较远的地方进行荷包缝合；小血管会被夹在荷包缝合环内，当缝合线收紧时会被挤压，从而改善止血效果。也可以使用双环荷包缝合，止血效果更佳。

变体

连续

连续缝合技术因为其快速和易于操作的特点经常被使用。传统的技术是单纯连续缝合（图 13-28），即在一端固定缝合线，沿切口移动行连续缝合。每针缝合相对于切口线是垂直的还是斜的很大程度上因个人风格而定。

连续水平褥式缝合，可能联合间断单纯缝合，是另一个可以使创缘外翻的实用技术（图 13-29）。连续垂

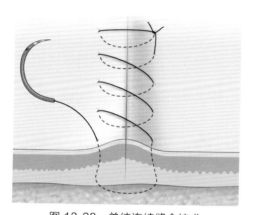

图 13-28　单纯连续缝合技术

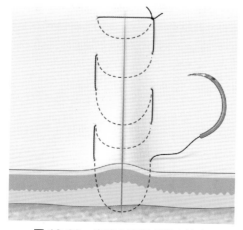

图 13-29　连续水平褥式缝合技术

直褥式缝合技术可能也很有用，虽然它较少应用。

连续技术的优势在于，它们的缝合速度相当快，因为每次缝合不需要单独打结。这也是这项技术的核心缺陷，因为整个缝合线仅由两个结固定，如果其中一个受损，就会失去修复的完整性。

锁边

锁边缝合技术，经常与连续技术配合使用，使缝合线固定到位。它们经常与单纯连续缝合（连续锁边或锁边缝合）一起使用，该缝合线在每个缝合环上保持均匀的张力，从而减少聚束和不同张力的可能性。这项技术也被认为是止血的辅助手段。其他技术，如水平褥式缝合，也可锁边，尽管在实践中，这种方法很少使用。

图 13-30 显示了使用 8 字缝合或直接结扎的止血方法。

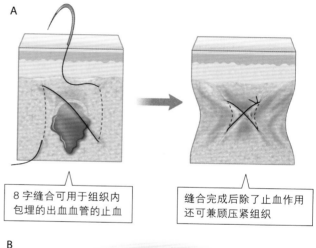

A

8 字缝合可用于组织内包埋的出血血管的止血

缝合完成后除了止血作用还可兼顾压紧组织

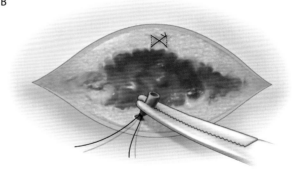

B

图 13-30　用 8 字缝合或结扎止血

总结

精细的缝合技术是每一次手术修复的基础。虽然皮肤科医师不需要将大量的技术应用到日常实践，但是精细的缝合以及对患者细微变化的个体化评估（这些细微变化可能受益于特定的小众技术）是非常有帮助的，并且可能会改善手术结果。

参考文献

1. Wang AS, Kleinerman R, Armstrong AW, et al. Setback versus buried vertical mattress suturing: results of a randomized blinded trial. J Am Acad Dermatol. 2015;72(4):674–680.

2. Zitelli JA, Moy RL. Buried vertical mattress suture. J Dermatol Surg Oncol. 1989;15(1):17–19.

3. Kantor J. The set-back buried dermal suture: an alternative to the buried vertical mattress for layered wound closure. J Am Acad Dermatol. 2010;62(2):351–353.

4. Kantor J. The subcutaneous splint: a helpful analogy to explain postoperative wound eversion. JAMA Dermatol. 2014;150(10):1122.

5. Miller CJ, Antunes MB, Sobanko JF. Surgical technique for optimal outcomes. Part II. Repairing tissue: suturing. J Am Acad Dermatol. 2015;72(3):389–402.

6. Alam M, Goldberg LH. Utility of fully buried horizontal mattress sutures. J Am Acad Dermatol. 2004;50(1):73–76.

7. Kantor J. The fascial plication suture: an adjunct to layered wound closure. Arch Dermatol. 2009;145(12):1454–1456.

8. Dzubow LM. The use of fascial plication to facilitate wound closure following microscopically controlled surgery. J Dermatol Surg Oncol. 1989;15(10):1063–1066.

9. Zhu JW, Wu XJ, Lu ZF, Cai SQ, Zheng M. Purse-string suture for round and oval defects: a useful technique in dermatologic surgery. J Cutan Med Surg. 2012;16(1):11–17.

10. Lin H, Li W. Complete closure using a double purse-string closure for skin defects. Dermatol Surg. 2009;35(9):1406–1409.

11. Hoffman A, Lander J, Lee PK. Modification of the purse-string closure for large defects of the extremities. Dermatol Surg. 2008;34(2):243–245.

12. Cohen PR, Martinelli PT, Schulze KE, Nelson BR. The purse-string suture revisited: a useful technique for the closure of cutaneous surgical wounds. Int J Dermatol. 2007;46(4):341–347.

13. Ciatti S, Greenbaum SS. Modified purse-string closure for reconstruction of moderate/large surgical defects of the face. Dermatol Surg. 1999;25(3):215–219; discussion 219–220.

14. Brady JG, Grande DJ, Katz AE. The purse-string suture in facial reconstruction. J Dermatol Surg Oncol. 1992;18(9):812–816.

15. Joo J, Custis T, Armstrong AW, et al. Purse-string suture vs. second intention healing: results of a randomized, blind clinical trial. JAMA Dermatol. 2015;151(3):265–270.

16. Giandoni MB, Grabski WJ, Salasche SJ. Surgical pearl: the dermal buried pulley suture. J Am Acad Dermatol. 1994;30(6):1012–1013.

17. Whalen JD, Dufresne RG, Collins SC. Surgical pearl: the modified buried dermal suture. J Am Acad Dermatol. 1999;40(1):103–104.

18. Yag-Howard C. Novel surgical approach to subcutaneous closure: the subcutaneous inverted cross mattress stitch (SICM Stitch). Dermatol Surg. 2011;37(10):1503–1505.

19. Jeon IK, Kim JH, Roh MR, Chung KY. The subcutaneous inverted cross mattress stitch (SICM stitch) in our experience. Dermatol Surg. 2013;39(5):794–795.

20. Kantor J. The pulley set-back dermal suture: an easy to implement everting suture technique for wounds under tension. J Am Acad Dermatol. 2015;72(1):e29–e30.

21. Orozco-Covarrubias ML, Ruiz-Maldonado R. Surgical facial wounds: simple interrupted percutaneous suture versus running intradermal suture. Dermatol Surg. 1999;25(2):109–112.

22. Koskela A, Kotaluoto S, Kaartinen I, Pauniaho SL, Rantanen T, Kuokkanen H. Continuous absorbable intradermal sutures yield better cosmetic results than nonabsorbable interrupted sutures in open appendectomy wounds: a prospective, randomized trial. World J Surg. 2014;38(5):1044–1050.

23. Gurusamy KS, Toon CD, Allen VB, Davidson BR. Continuous versus interrupted skin sutures for non-obstetric surgery. Cochrane Database Syst Rev. 2014;2:CD010365.

24. Gurusamy KS, Toon CD, Davidson BR. Subcutaneous closure versus no subcutaneous closure after non-caesarean surgical procedures. Cochrane Database Syst Rev. 2014;1:CD010425.

25. McLean NR, Fyfe AH, Flint EF, Irvine BH, Calvert MH. Comparison of skin closure using continuous and interrupted nylon sutures. Br J Surg. 1980;67(9):633–635.

26. Pauniaho SL, Lahdes-Vasama T, Helminen MT, Iber T, Makela E, Pajulo O. Non-absorbable interrupted versus absorbable continuous skin closure in pediatric appendectomies. Scand J Surg. 2010;99(3):142–146.

27. Bolster M, Schipper C, Van Sterkenburg S, Ruettermann M, Reijnen M. Single interrupted sutures compared with Donati sutures after open carpal tunnel release: a prospective randomised trial. J Plast Surg Hand Surg. 2013;47(4):289–291.

28. Dietz UA, Kuhfuss I, Debus ES, Thiede A. Mario Donati and the vertical mattress suture of the skin. World J Surg. 2006;30(2):141–148.

29. Trimbos JB, Mouw R, Ranke G, Trimbos KB, Zwinderman K. The Donati stitch revisited: favorable cosmetic results in a randomized clinical trial. J Surg Res. 2002;107(1):131–134.

30. Bechara FG, Al-Muhammadi R, Sand M, Tomi NS, Altmeyer P, Hoffmann K. A modified corner stitch for fixation of flap tips. Dermatol Surg. 2007;33(10):1277–1279.

31. Kandel EF, Bennett RG. The effect of stitch type on flap tip blood flow. J Am Acad Dermatol. 2001;44(2, Part 1):265–272.

32. McQuown SA, Cook TA, Brummett RE, Trachy RE. Gillies' corner stitch revisited. Arch Otolaryngol. 1984;110(7):450–453.

第 14 章　浅表活检技术

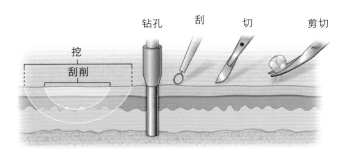

原著者　Dirk M. Elston

翻　译　秦　楠　徐永豪
审　校　姜海燕　徐永豪

概要

- 用于组织学检查的组织活检仍然是医疗实践中最具信息性和最有效的检查之一，也是皮肤科医师最常用的手段之一。
- 通常，在手术过程中切除的所有组织都应进行组织病理学检查。
- 最终，活检成功的关键因素是获取足够的组织病理学评估样本的需求量与最小化活检本身对患者造成的美观和功能后遗症之间的平衡。

初学者贴士

- 局部麻醉是无痛活检的先决条件 ；虽然患者可能很少要求在无麻醉的情况下进行活组织检查，但是不应该这样做，特别是因为活检后止血可能比活检本身更痛苦。
- 患者应该收到有关伤口护理的书面说明。
- 剃除法活组织检查是皮肤病学实践的基石，在大多数情况下都很适用。

专家贴士

- 推荐用于对疑似黑色素瘤的色素性病变的切除性活组织检查包括深剃或挖。
- 在评估恶性雀斑样痣时，取多点探查活检可能有用。

切记！

- 当取样用来进行直接免疫荧光时，一般应避免从下肢皮肤进行穿孔活检，因为可能存在假阴性结果和较慢愈合速度的风险。
- 对于脱发，理想情况下应进行横向（水平）和垂直切片的穿刺活检。

陷阱和注意事项

- 通常，与活组织检查相关的最大风险是根本不执行它，在经验丰富的皮肤外科医师手中，小的活组织检查产生的瘢痕几乎无法察觉，诊断的益处远大于风险。
- 从皮脂腺皮肤（如鼻）进行活检可能会留下明显的瘢痕，这些瘢痕可通过后期皮肤磨削或皮肤重建来改善。

患者教育要点

- 大多数活检部位很快愈合，但患者需要了解可能会看到周围红斑或过度纤维生成，特别是在受到摩擦的区域。
- 术前活检部位摄影可能有助于帮助手术部位识别。

收费建议

- 活组织检查编码是以诊断为目的的组织切除这个假设为依据。
- 应酌情使用部位特定的活检代码。

引言

用于组织学检查的活组织检查仍然是医疗实践中最具信息性和最有效的检测手段，也是皮肤科医师最常见的医疗手段之一。通常是对可见病灶进行活组织检查，而腹部和大腿的多次随机皮肤活检可能有助于确定表现为不明原因发热的血管源性淋巴瘤，获取组织进行成纤维细胞培养以评估基因皮肤病，或评估广泛性瘙痒患者存在免疫性疾病的可能性。反射共聚焦显微镜可用于在大的、定义不明的病灶中定位最佳活检区域。临床医师可以使用一系列活检技术（图 14-1）。

除非一个机构的组织委员会的政策特别豁免，否则在外科手术过程中切除的所有组织均应进行组织病理学检查。通常会免除某些诊断价值有限的组织，如股骨头、牙齿、指甲和囊肿内容物。皮肤附属器有时在免检名单上，但建议谨慎，因为毛囊漏斗型囊性基底细胞癌、神经纤维瘤和纤维毛囊瘤可能有类似附属器的外观。即使组织委员会的政策豁免，也应提交任何不寻常的附属器进行检查。

麻醉、准备和术后护理

在进行任何活组织检查之前，应使用利多卡因进行局部麻醉。通常以 1：100 000 或 1：200 000 稀释度的肾上腺素加入以诱导血管收缩，并且经常用碳酸氢钠缓冲利多卡因以减少注射时的灼烧感。关于利多卡因溶液升温或冷却是否会使注射过程中疼痛减轻，数据有所不同，有些数据支持以上两种方法。缓慢注射、振动、应用冰块或夹住皮肤都可以用来减少注射局部麻醉药所引起的疼痛（表 14-1）。

浅表皮肤注射可能更痛苦，虽然它提供即时和完全麻醉；深部注射伤害较少，但需要时间完全麻醉才能生效。利多卡因具有血管扩张作用，肾上腺素的血管收缩

作用需要几分钟才能生效。因此，肾上腺素作用开始前的活组织检查可能导致出血过多。缓冲利多卡因的保质期有限（约 1 周），过保质期后仅产生部分麻醉，且出血过多。

腔口周围以及小腿的活检部位更容易感染。在这些部位，一些临床医师会将 150mg/ml 克林霉素 0.15ml，加入 50ml 含有肾上腺素的缓冲利多卡因，达到 408 μg/ml（译者注：原著可能有误，408 应为 448 或 449）的浓度，这已被证明可以降低局部感染率。

患者的正确体位至关重要。如果活检部位可能会出血，应在受影响的区域下方放置一个干净的屏障。该区域应清洁，所有器械摆放有序，活检瓶打开并标有患者姓名、出生日期和活检部位，纱布、止血溶液（通常为 20% 氯化铝或 Monsel 溶液）、白凡士林和创可贴都放置好。手术助手应在将样本放入福尔马林之前读取每个瓶子上的部位，以确保其进入正确的瓶子。样本应完全浸没在福尔马林溶液中，盖好瓶盖之前，医师应该目视检查，确认它是在瓶子中。

对于头部和颈部的活组织检查，在眼附近使用腐蚀性止血剂应极其谨慎。应将棉签涂抹器（cotton-tipped applicator，CTA）浸入腐蚀液中并压干，以免滴落。对于眼附近的病变，应将患者摆成重力和皱纹不会将止血剂流入眼的体位。在活组织检查后立即将伤口吸干并用止血液润湿的 CTA 轻轻地在该部位滚动，而不是伸到组织中。然后应将伤口表面吸干，除去过量的止血液，否则它将继续烧伤组织并导致过多的瘢痕形成。

表 14-1　最小化活检部位的注射疼痛

慢注射
振动
冰块的应用
夹起相邻的皮肤

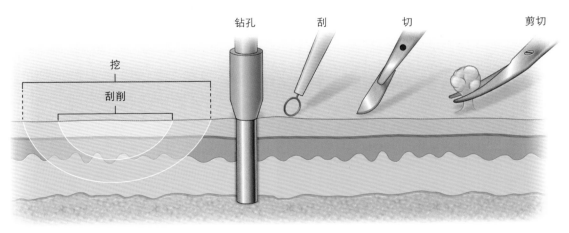

图 14-1　一系列可供选择的活检技术

Monsel 溶液有可能造成明显的文身，因此使用必须精确。伤口必须完全吸干并且用湿润的 CTA 在表面上快速滚动以止血。错误地对出血伤口应用过量 Monsel 溶液会导致严重黑色痂，并通过痂持续性出血，而刚刚湿润的 CTA 滚过干燥伤口会产生即时止血，几乎没有文身风险。

患者应该收到有关伤口护理的书面说明。大多数伤口可以用肥皂和水清洗，然后用白凡士林和绷带覆盖。抗生素软膏有接触性过敏的风险，并且更容易产生革兰阴性伤口感染。暴露软骨的伤口例外，可以局部用庆大霉素眼膏或 0.025% 乙酸每日按压 2 次，可以降低假单胞菌软骨炎的风险。应告知患者，在伤口愈合期间刮削活检部位可观察到边缘变红，并且在中心略微发黄，让患者放心，这不代表感染。

技术

刮削

刮削活组织检查通常用于对肿瘤病变进行采样，但如果关键组织学特征存在于表皮和乳头状真皮中，也可用于对炎症性皮肤病的处理。应尽可能考虑使用工程锐器（图 14-2），以降低医护人员受伤的风险。但目前可用的工程锐器硬度不如传统的双刃剃刀刀片，目前是无法替代传统刀片。因此，大多数皮肤外科医师仍习惯使用双刃或单刃剃刀刀片。或者喜欢使用 15 号或 10 号刀片，然后进行刮除以使伤口边缘平滑。

技术　外科医师将皮肤向各个方向拉动，如果需要，也可以是助手。这使得组织取样更精确，伤口边缘更平滑以及取样更快。刮削会产生尾巴，通常是未能拉动皮肤的结果。刀片最初略微向下倾斜以突破表皮，水平划动以获得样本，然后向上倾斜以完成手术。相当快速但轻柔的侧向运动使刀片平滑地穿过组织而不会引起峰。曾报道一种肿瘤技术，利用 0.9% 氯化钠稀释的利多卡因和抑菌剂的混合物膨胀软丘疹（例如良性痣和神经纤维瘤）以使组织更刚性，剃除更便捷。

碟形手术

如果进行适当的操作，碟形手术或挖舀刮削，会得到类似于碟形的标本，并且完全消除病变（图 14-3）。碟形化可以深入到真皮中或者挖到皮下组织。

技术　整体技术与刮削活检非常相似，但是刀片朝向活检部位的中心更陡峭地倾斜，然后以类似的快速但轻柔的侧向运动和向前舀动的方式前进。一些临床医师喜欢用强力的碟形术刻划目标病变周围的皮肤。通常，在碟形术活组织检查后立即可见真皮层极小范围出血（图 14-4）。

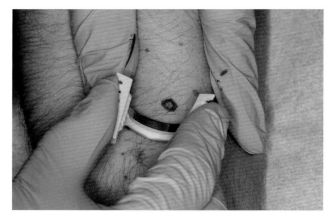

图 14-2　刮削活检技术。用非优势手将皮肤拉紧，并且用优势手的第 4 指提供额外稳定性

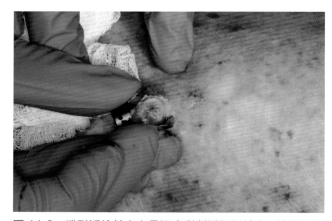

图 14-3　碟形活检基本上是深度刮削活组织检查，这是可疑色素性病变的优选技术

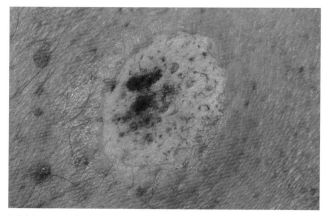

图 14-4　通常在碟形活组织检查后立即可见小范围出血的真皮

钻孔

钻孔技术可用于对炎症皮损、病变或完整切除较小病变进行取样。此外，略大于 4mm 的病变通常可以被挤入 4mm 的孔内，获得令人满意的切除或取样，伤口也较小。

技术 在可能的情况下，垂直于皮肤张力线拉动皮肤，使得由钻孔产生的伤口是椭圆形的，并与最佳闭合线方向一致。轻轻扭动冲头（图 14-5），直到金属部分整个进入皮肤（图 14-6）。用针轻轻挑出所得样本，或用齿镊抓住样本边缘取出，以免挤压样本（图 14-7）。然后评估缺损处的理想闭合张力（图 14-8），缝合（图 14-9），可以用单纯间断缝合或褥式缝合来缝合伤口（图 14-10）。其他新型的钻孔活检装置也是可用的。

剪切

通过利用诸如 Gradle 剪刀之类的手术剪刀来执行剪切活检，通常在带蒂的病变基部移除。在局部麻醉后，应注意避免用镊子牵拉要进行活组织检查的目标，因为在控制状态下剪切带蒂丘疹将导致术后凹陷性瘢痕。相反，丘疹应该在静止位置的基底部被剪断，使术后瘢痕最小化。

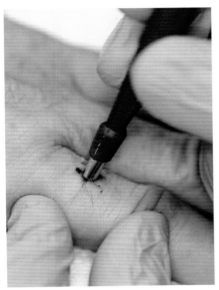

图 14-5 冲头轻轻扭动

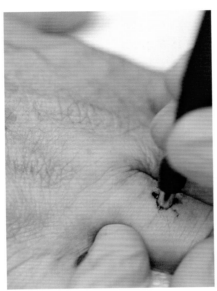

图 14-6 继续，直到插入整个冲头设备（当在躯干操作时）或进入深层脂肪组织后，如此处所示

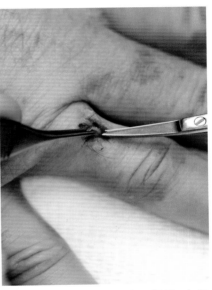

图 14-7 用镊子抓住标本，提起，如果需要，在深层脂肪组织水平上剪下基部

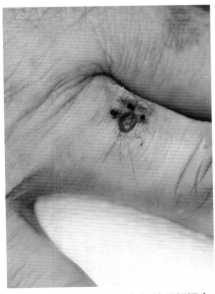

图 14-8 评估椭圆形缺损处的理想闭合张力

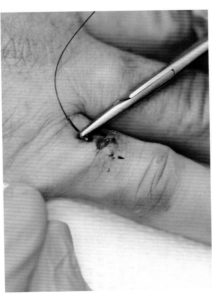

图 14-9 缝合

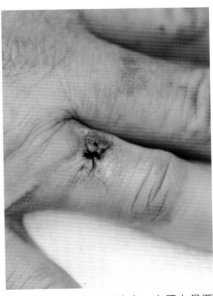

图 14-10 交叉褥式缝合，本质上是两次单纯连续缝合，可用于穿刺活检缝合

切口活检

切口活组织检查，外科医生可完全控制样本的大小、形状和深度，并且通常是直线闭合。虽然也可以使用双打孔和其他相关技术，但通过切口活检可以最好地诊断出脂膜炎。通常也以这种方式获取大的色素病变。

技术 做直线或椭圆形切口并切除所需的组织（图14-11）。由此产生的切口类似于切除手术中产生的其他切口缺损（图14-12），单纯或分层闭合缝合伤口。

切除

当病变可能是恶性的并且次全切除可能影响诊断或结果时，切除是获取检查组织的最合适的技术。

技术 通过椭圆形、圆形或刮取切除达到皮下组织，完成切除。通常需要进行扩大切除伤口边缘以便于闭合。伤口采用单纯或分层闭合。

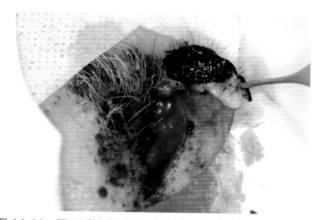

图14-11 切口活检尤其适用于深部黑色素瘤的采样，以评估其侵入深度

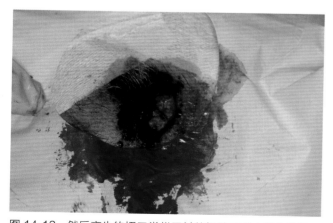

图14-12 然后产生的切口类似于其他切除手术中产生的切口缺损

细针穿刺

细针穿刺（fine-needle aspiration，FNA）已被用于取样淋巴结、软组织肿块、甚至是浅表肿瘤。该技术的主要缺点是无法评估病变的结构。对结构的评估通常是诊断皮肤肿瘤以及炎性皮肤病的关键，FNA很少在皮肤外科运用，除非没有其他选择。

活检编码

当临床医师的目标是对病变的一部分进行取样用以诊断时，无论使用何种技术，该操作都被称为活组织检查。当临床医师目标是完全切除病灶并且在伤口的基部保留真皮时，操作被编码为刮削（见图14-4）。当临床医师目标是完全切除病灶并且伤口底部没有真皮残留时，操作被编码为切除。有关编码选项的完整讨论，请参阅第10章。

特殊情况和特殊场所

色素沉着性病变

美国皮肤病学会(The American Academy of Dermatology，AAD）和国家综合癌症网络（the National Comprehensive Cancer Network，NCCN）名单缩窄了切除活组织检查作为对可疑黑色素瘤病变进行取样的首选技术。重要的是，碟形或刮削技术适用于薄的黑色素细胞病变并且很少会影响分期，实际上，AAD指南指出碟形手术可作为完成切除活组织检查的技术。

在一项对332名黑色素瘤患者进行的研究中，大多数诊断性活检无论活检技术如何，切缘均有阳性，但只有8%的患者发生了分期改变，其中59%进行了穿刺活检，15%进行了切口活检，15%进行了刮削活检，11%的切除活检（$P<0.000\ 1$）。治疗建议在6%的患者中发生变化：切除活检后为2%，刮削活检后为5%，穿刺活检后为18%，切口活检后为18%（$P<0.000\ 1$）。这些数据表明刮取技术在病变适当时可谨慎选择，而不鼓励穿刺活检。

对709名患者的另一项研究显示，刮削活组织检查可导致更多阳性的深层切缘（$P<0.001$）。刮削和钻孔活检均导致更多阳性外围切缘（$P<0.001$），并且在广泛局部切除时残留肿瘤的风险更高（$P<0.001$），但活检类型不能导致生存优势或影响肿瘤复发，这表明经验丰富的临床医师应该可以自由选择最适合给定病变的技术。其他作者发表了支持类似结论的数据。

在恶性雀斑样痣病变中，去除整个恶性病变通常是不切实际的，病变的取样可能更为合适。真皮-表皮连接的广泛区域可以通过更类似于切割意大利火腿样的宽而薄的片状活组织检查来展示。如果病变颜色很多，那么对每种颜色进行多个小的薄层刮削采样可能更合适。如果皮肤自然褶皱穿过要采样的区域，则可以沿褶皱对齐切口。

免疫性大疱性疾病

在疑似免疫性大疱性疾病的情况下，直接免疫荧光的活组织检查应取距离大疱大约 1cm 内的非疱疹病变皮肤或病灶周围皮肤。非疱疹性皮损的阳性率较高。应避免使用下肢皮肤，因为假阴性结果的风险较大。光学显微镜检查的样本应尽可能显示完整的水疱或大疱。对于较大的病变，样本应包含水疱和完整的皮肤两个部分，包括水疱的边缘和一部分大疱。穿刺活检或刮削活检对小疱很有效，而挖取式刮削可能有助于获得更大的完整大疱。

用于直接免疫荧光的组织应置于 Michel 培养基或 Zeus 培养基中。一些免疫皮肤病学实验室更喜欢用盐水保存标本以减少背景染色。保存于盐水的标本应在 24 小时内处理。如果将样本无意中放入福尔马林中，应立即将其取出并用生理盐水冲洗。短暂的福尔马林浸泡会对天疱疮产生假阴性结果，但对以真皮 - 表皮交界处的沉积为特征的疾病则不会。在出现提示表皮下大疱性疾病的紧张水疱时，可以用单次钻孔技术获得 HE 和 DIF 标本，并提供盐裂皮肤样诊断信息。

结缔组织病

与免疫性大疱性疾病相反，对于疑似结缔组织疾病的用于 DIF 的活组织检查，大于 6 个月的成熟皮损有最佳表现。在系统性红斑狼疮中，在正常防晒皮肤上进行的狼疮带测试已经在很大程度上被双链 DNA 抗体的测定所取代，这种双链 DNA 抗体还可用于鉴定有肾病风险的人群。

血管炎

在疑似血管炎的情况下，HE 的活检应取自成熟的紫癜病灶（至少 72 小时），而 DIF 的活检应取自急性病变（<24 小时）。与其他形式的血管炎相比，IgA 血管炎更有可能在成熟皮损中保留 DIF 阳性结果。

脱发

为了尽可能提高脱发的诊断率，应从成熟皮损中获得 4mm 钻孔活检标本，最好是持续数月但仍然处于活动期的皮损。许多实验室更喜欢横切片，尽管连续垂直切片在瘢痕性脱发的情况下更有诊断优越性。钻孔切下的标本可以垂直分切为两半以获得适合 DIF 的标本，并将另外一半放到福尔马林瓶中供垂直切片用。当活动

性病变的活检不能明确诊断时，用弹性组织染色或偏振光显微镜评估瘢痕区域活检标本可以提供额外信息。毛发镜检查和共聚焦显微镜检查可用于选择取样部位，指导临床医师确认活动性炎症区域。环钻应始终与毛发相同角度进入头皮，避免横切毛囊。使用凝胶泡沫比缝合线更容易止血。

黏膜和生殖器活组织检查

当进行刮削活组织检查时，口唇的薄皮肤容易回缩。因此，利用肿胀型技术，在靶组织中产生显著的风团，可以作为刮削活组织检查的刚性基底。或者，可以使用睑板腺囊肿镊抓住目标组织之后进行剪切，或者可以钻孔活检以代替刮削。当在外阴或阴茎上进行活组织检查时可以使用类似的方法。

总结

谨慎对待活检技术、患者体位、部位选择和止血将为患者带来更好的结果，临床医师的操作也更加高效。活检最终成功的关键因素是获取足够的组织病理评估的样本需求量与最小化活检本身对患者的美观和功能后遗症之间的平衡。

参考文献

1. Pongpudpunth M, Rattanakaemakorn P, Fleischer AB Jr. Usefulness of random skin biopsy as a diagnostic tool of intravascular lymphoma presenting with fever of unknown origin. Am J Dermatopathol. 2015;37(9):686–690.
2. Vangipuram M, Ting D, Kim S, Diaz R, Schüle B. Skin punch biopsy explant culture for derivation of primary human fibroblasts. J Vis Exp. 2013;(77):e3779.
3. Peppelman M, Wolberink EA, Koopman RJ, van Erp PE, Gerritsen MJ. In vivo reflectance confocal microscopy: a useful tool to select the location of a punch biopsy in a large, clinically indistinctive lesion. Case Rep Dermatol. 2013; 5(1):129–132.
4. Huether MJ, Griego RD, Brodland DG, Zitelli JA. Clindamycin for intraincisional antibiotic prophylaxis in dermatologic surgery. Arch Dermatol. 2002;138(9):1145–1148.
5. Kim B, James W. Postoperative use of topical antimicrobials. Dermatitis. 2009;20(3):174.
6. Zaiac M, Shah VV, Mlacker S, Bray FN, Alsaidan M. Local anesthesia injection technique for aesthetic removal of dermal nevi. J Cosmet Dermatol. 2016;15(4):559–560.
7. AlGhamdi KM. C-punch excision: a novel technique. Int J Dermatol. 2016;55(10):1154–1156.
8. Ersoy-Evans S. Surgical pearl: a novel punch biopsy technique for diagnosing panniculitis. J Am Acad Dermatol. 2015;72(6):e161–e162.
9. Zarami AB, Satumari NA, Ahmed M. Scalp melanoma diagnosed by fine needle aspiration cytology in a tertiary health center. Case Rep Oncol Med. 2015;2015:605906.
10. Mendese G, Maloney M, Bordeaux J. To scoop or not to scoop: the diagnostic and therapeutic utility of the scoop-shave biopsy for pigmented lesions. Dermatol Surg. 2014; 40(10):1077–1083.

11. Saco M, Thigpen J. A retrospective comparison between preoperative and postoperative Breslow depth in primary cutaneous melanoma: how preoperative shave biopsies affect surgical management. J Drugs Dermatol. 2014;13(5):531–536.

12. Hieken TJ, Hernández-Irizarry R, Boll JM, Jones Coleman JE. Accuracy of diagnostic biopsy for cutaneous melanoma: implications for surgical oncologists. Int J Surg Oncol. 2013; 2013:196493.

13. Mills JK, White I, Diggs B, Fortino J, Vetto JT. Effect of biopsy type on outcomes in the treatment of primary cutaneous melanoma. Am J Surg. 2013;205(5):585–590.

14. Zager JS, Hochwald SN, Marzban SS, et al. Shave biopsy is a safe and accurate method for the initial evaluation of melanoma. J Am Coll Surg. 2011;212(4):454–460.

15. Lowe M, Hill N, Page A, Chen S, Delman KA. The impact of shave biopsy on the management of patients with thin melanomas. Am Surg. 2011;77(8):1050–1053.

16. Seishima M, Izumi T, Kitajima Y. Antibody to bullous pemphigoid antigen 1 binds to the antigen at perilesional but not uninvolved skin, in localized bullous pemphigoid. Eur J Dermatol. 1999;9(1):39–42.

17. Weigand DA. Effect of anatomic region on immunofluorescence diagnosis of bullous pemphigoid. J Am Acad Dermatol. 1985;12(2 Pt 1):274–278.

18. Weigand DA, Clements MK. Direct immunofluorescence in bullous pemphigoid: effects of extent and location of lesions. J Am Acad Dermatol. 1989;20(3):437–440.

19. Schmidt E, Zillikens D. Modern diagnosis of autoimmune blistering skin diseases. Autoimmun Rev. 2010;10(2):84–89.

20. Patel AN, Simpson RC, Cohen SN. In a patient with an immunobullous disorder, is transportation of the skin biopsy in normal saline adequate for direct immunofluorescence analysis? A critically appraised topic. Br J Dermatol. 2013; 169(1):6–10.

21. Arbesman J, Grover R, Helm TN, Beutner EH. Can direct immunofluorescence testing still be accurate if performed on biopsy specimens after brief inadvertent immersion in formalin? J Am Acad Dermatol. 2011;65(1):106–111.

22. Braswell MA, McCowan NK, Schulmeier JS, Brodell RT. High-yield biopsy technique for subepidermal blisters. Cutis. 2015 Apr;95(4):237–240.

23. Elston DM, McCollough ML, Warschaw KE, Bergfeld WF. Elastic tissue in scars and alopecia. J Cutan Pathol. 2000; 27:147–152.

24. Kazlouskaya V, Malhotra S, Lambe J, Idriss MH, Elston DM, Andres C. The utility of elastic Verhoeff–van Gieson staining in dermatopathology. J Cutan Pathol. 2013;40:211–225.

25. Fung MA, Sharon VR, Ratnarathorn M, Konia TH, Barr KL, Mirmirani P. Elastin staining patterns in primary cicatricial alopecia. J Am Acad Dermatol. 2013;69(5):776–782.

26. Miteva M, Tosti A. Polarized microscopy as a helpful tool to distinguish chronic nonscarring alopecia from scarring alopecia. Arch Dermatol. 2012;148(1):91–94.

27. Miteva M, Tosti A. Dermoscopy guided scalp biopsy in cicatricial alopecia. J Eur Acad Dermatol Venereol. 2013; 27(10):1299–1303.

28. Agozzino M, Tosti A, Barbieri L, Moscarella E, Cota C, Berardesca E, Ardigò M. Confocal microscopic features of scarring alopecia: preliminary report. Br J Dermatol. 2011; 165(3):534–540.

29. Jain N, Doshi B, Khopkar U. Trichoscopy in alopecias: diagnosis simplified. Int J Trichol. 2013;5(4):170–178.

第 15 章 冷冻术

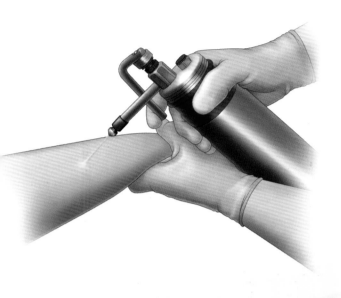

原著者　Carolyn Stull
　　　　Clifford Perlis

翻　译　乔　晨　徐永豪
审　校　许炎竹　任　军

概要

- 冷冻术是一种通用技术，也是皮肤外科医师的主要治疗手段。
- 除了广泛应用于日光性角化病以外，冷冻治疗还可用于多种皮肤病的治疗。
- 冷冻术是一种成熟的、安全的、适用范围广泛的治疗方式，在未来几年可能成为皮肤外科手术中的常规治疗手段。

初学者贴士

- 宁可保守的治疗也不要过度治疗。
- 提醒患者局部单次治疗可能无法解决问题，可能还需要追加治疗。

专家贴士

- 病变内冷冻探针及其他类似方法可以用于较大的或者比较具有侵袭性的肿物。
- 在这样的案例中，精确把握病变最深处探针的温度有助于治疗成功。

切记！

- 虽然恶性细胞抵抗冷冻损伤的能力非常强，但是黑色素细胞对于低温却非常敏感。因此，色素改变在中等强度的冷冻手术中也很常见。
- 冷冻手术通过几条途径引起组织损伤，包括：直接引起的机械损伤、细胞内外的冰晶形成及微循环障碍。

陷阱和注意事项

- 术后愈合时间需要视情况而定。大部分患者会在术后即刻出现明显的水肿和红斑。
- 头皮和腿部的手术愈合时间要明显比其他部位长。

患者教育要点

- 在日光性角化病的治疗中，往往存在一些早期日光性损伤区域。这些区域上形成的新的日光性角化病往往是由于早期日光性损伤而不是由于冷冻手术不彻底。
- 需要提前告知患者术后会出现的情况以减少焦虑情绪。

收费建议

- 冷冻手术的费用取决于需要治疗的病变性质及解剖部位。对于日光性角化病来说，首次收费代码为 17000，后续每次追加治疗的收费代码为 17003（直到第 14 次），对于第 15 次及以后的治疗代码为 17004。对于疣及其他良性病变，前 14 次治疗的单次收费代码为 17110，15 次及以后代码为 17111。对于生殖器病变，阴茎部位的治疗代码为 54056，女性外阴部位为 56501。对于恶性病变，使用 172XX 系列代码。

引言

冷冻治疗是利用低温来达到治疗目的，其在临床应用已有数千年的历史。追溯到公元前 2500 年的历史记录显示，埃及人利用低温来治疗受伤和感染的伤口。在公元前 5 世纪，希波克拉底记录了低温可以起到镇痛和抗炎的作用。然而，冷冻技术起源于更接近现代的时期，它特指利用极度低温来破坏细胞的技术。大约 20 世纪初，纽约的皮肤科医师 Campbell White 博士，首次将液化空气应用于疣、痣及恶性肿瘤的治疗。随后几年，手持式喷射装置的发展及液氮的普及加强了冷冻剂的输出效果。目前，冷冻外科是一种非常通用的治疗方法，用于治疗许多良性肿瘤、癌前病变和恶性病变。

冷冻剂

目前，皮肤科的绝大多数冷冻设备只使用液氮。但是在此之前也使用过其他冷冻剂。最初的冷冻剂是液态空气，它由大约 78% 的氮、21% 的氧、1% 的氩气和微量的其他气体组成，温度为 -190℃。液态空气虽然有效，但很难获得，随后在 20 世纪初被干冰所取代，干冰的温度为 -78.5℃。在 20 世纪 20 年代液氧面市，其温度可达 -182.9℃，但其具有易燃性等特点，出于安全考虑，液氧的使用受到限制。液氮的使用最早出现在 1950 年，其温度可达 -195.6℃。时至今日，液氮仍然是最常用的冷冻剂。与液氧不同的是，液氮是惰性的，因此它是既安全又有效的冷冻剂。

设备

使用液氮的方法很多，皮肤科的设备中最常用的是手持喷射装置（图 15-1）。这种装置有不同的尺寸和模式，可以根据情况设定冷冻剂给量。喷射技术包括直接在病变中心集中喷射，从中心开始向四周呈辐射状喷射以及从病变一侧至另一侧像画笔一样来回喷射。这些装置都设有不同的喷头（图 15-2）。塑料保温圆锥体套管之类的装置可以与喷射装置联合，以增加被施加到特定位置的液氮的浓度。这个锥体可以直接接触皮肤，增加了冷冻速度和深度。

为了提高深度和冷冻范围，我们可以使用冷冻探针。冷冻探针通过循环冷却剂冷却，可以直接插入皮肤。它们大小不同、形态各异，尤其适用于治疗皮脂腺增生和小血管病变。此外，冷冻探针非常适合于治疗眼睑或口唇上的小肿瘤，因为在这些部位，对冷冻剂输送的微调控制是必不可少的。

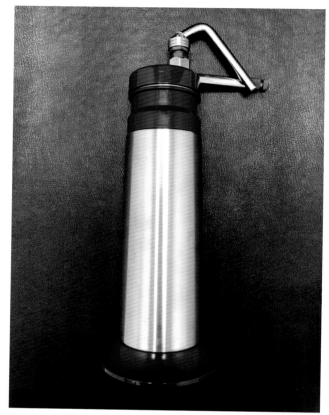

图 15-1 液氮喷射装置

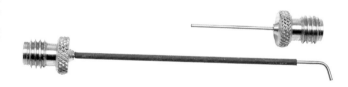

图 15-2 液氮喷射装置的不同喷头

探针技术的一种变体，即病灶内冷冻针，可以用于实体肿物的治疗。这种装置可以穿透肿瘤，而液氮可以在探针的腔内循环使探针周围组织中形成冰柱并向外扩展。这种技术的优点在于可使低温直接到达深部组织，而不是停留于皮肤表面。这个方法可以用于增生性瘢痕和瘢痕疙瘩。

直接接触法也有一定帮助，它是指用棉拭子蘸取液氮直接涂到皮肤上。这种方法最适合良性的浅表性的病变，最大冷冻深度为 2~3mm。

技术

虽然冷冻手术并没有绝对的禁忌证，但某些合并症很有可能导致不良后果。其中一些包括已知的低温不耐受、寒冷性荨麻疹、冷纤维蛋白原血症、冷球蛋白血症和雷诺现象。结缔组织病、多发性骨髓瘤、血液透析、血小板减少、无丙种球蛋白血症和不明来源的血液恶质病也被认为是相对禁忌证。

影响冷冻手术组织损伤程度的因素有很多。当组织被冻结时会形成一个冰球，它可以作为表面冷冻范围的一个可见的提示（图 15-3）。然而，冷冻的深度，也称为深度剂量，可能更难确定。冰球保持一个半球形状，直到它达到 5~7mm 的深度后开始变平。对于超过这个深度的病变，使用热电偶可能是有用的。将电热偶以 25°~30° 角斜插入皮肤中，直到其远端到达病变的底部，然后我们就可以得到一个准确的组织测定温度。但是这项技术在临床中很少用到。

冷冻手术所能达到的温度与由此产生的细胞损伤的程度直接相关。黑色素细胞对低温最为敏感，在 −4~ −7℃ 的时候就会产生不可逆的损伤。角质形成细胞在 −20 ~ −30℃ 的时候被破坏，而成纤维细胞在 −30 ~ −35℃ 的时候发生凋亡。恶性肿瘤细胞对于低温的抵抗最强，需要低于 −40℃ 的温度才能被破坏。因此，在治疗性病变的时候，推荐的温度是 −50 ~ −60℃（图 15-4）。

冷冻时间或低温持续时间是另一个重要的考量因素。总的来说，良性病变需要的冷冻时间短，基本上一个冻融周期就可以被彻底治愈，而恶性病变通常需要两个冻融周期，而且每个周期的冷冻时间要超过 45 秒。

此外，冷冻手术的横向范围，或者说冷冻边界距离病变边缘的距离，在不同的病变类型中，要求是不同的。对于良性病变，边缘 2~3mm 足够，而恶性病变可能需要 5mm 或以上的边缘距离。

对于某些不良反应，如冷冻治疗随后出现的疼痛和起疱是可以预期到的；当这些症状变得不能忍受或进展为长期的反应时，就应当按照并发症处理。

如果没有局部麻醉药或基础神经病变，所有的患者在治疗时都会感到疼痛。起初，许多患者会诉灼痛或刺痛，这些疼痛可能会发展为隐隐的跳痛，而且在数分钟内可自发缓解。对身体某些部位的治疗，如耳、指尖、口唇、颞部和头皮，可能会引起更严重的疼痛。此外，头皮、颞部或前额的冷冻手术偶尔可导致偏头痛样疼痛。

几乎所有接受治疗的患者都会出现局部水肿、水疱和红斑（图 15-5）。水肿的程度与治疗的强度和病变的位置有关。眼睑、小阴唇、嘴唇以及包皮部位的皮肤较为松弛，因此更易产生严重的水肿。

色素减退可能是最常见的并发症。一项前瞻性研究表明，在 421 例接受冷冻治疗的日光性角化病患者中，29% 的患者出现了色素减退。而且色素减退的发生率随着冷冻时间的延长而增加。这可能是由于黑色素细胞比角质形成细胞和成纤维细胞对低温更敏感。此外，术后

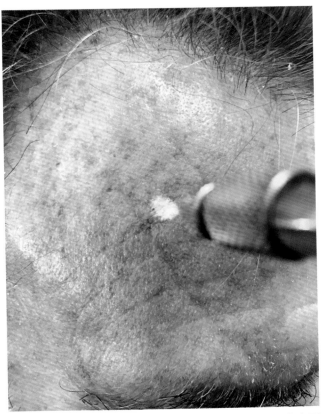

图 15-3　当组织被冻结时会形成一个冰球，它可以作为表面冷冻范围的一个可见的提示

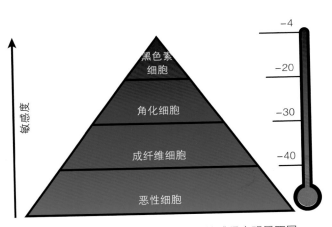

图 15-4　不同细胞类型对低温的敏感程度明显不同

色素减退在深色皮肤的人中尤为常见。矛盾的是，冷冻术引起的炎症亦可导致色素沉着的发生。

冷冻术后也可能产生感觉和运动神经病变。神经病变的程度取决于冷冻手术的强度和病变部位。一项关于冷冻术后相关感觉神经病变的研究表明，所有参与者完全康复需要 18 个月。已报道的冷冻术后相关并发症还包括：感染、局部萎缩、出血、粟粒疹、瘢痕增生、骨坏死、麻痹性睑外翻和脱发等。

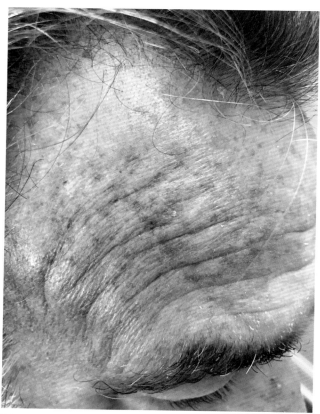

图 15-5 几乎所有接受治疗的患者都会出现局部水肿、水疱和红斑。注意术后即刻出现的红斑

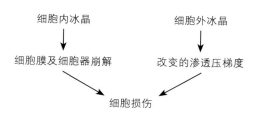

图 15-6 直接细胞损伤是由细胞内和细胞外的冰晶的形成导致的

作用机制

冷冻消融通过多种机制诱导组织坏死，包括直接细胞损伤、细胞凋亡、血栓形成和免疫反应激活。直接细胞损伤是由细胞内和细胞外的冰晶的形成导致的（图15-6）。细胞内的冰晶导致细胞膜及细胞器崩解，这种崩解在极速冷冻时最为严重。细胞外的冰晶破坏了细胞质与细胞外液体的渗透压梯度。这些改变共同作用导致不可逆的细胞坏死。在解冻期，细胞持续破坏，大冰晶的形成会给周围组织施加一个切应力。为了尽可能地增加再结晶过程中的伤害，解冻应该越慢越好。

除了直接的细胞损伤以外，冷冻术还可破坏微循环。冷冻导致血管内皮细胞损伤，从而导致血小板聚集和真皮乳头层血管内血栓形成。此外，冷冻还可破坏肥大细胞膜致其脱颗粒，释放组胺，导致血管通透性增加。紧接着血管舒张又会加剧水肿和炎症细胞浸润。

冷冻导致的免疫反应尚未完全阐明。此前的案例曾经报道，在多发疣的患者中，只冷冻治疗其中的一部分病变，会导致其他病变的消减，即所谓的异位反应，这为冷冻治疗导致全身免疫反应提供了证据。该反应可能由细胞膜崩解后 DNA、RNA、尿酸及其他细胞内组分的释放导致。这些组分激活了 Toll 样受体，引发后续的免疫级联反应。最初产生的固有免疫导致粒细胞、单核细胞以及巨噬细胞的早期浸润。随之而来的是获得性免疫：树突细胞移行到局部淋巴结发育成熟并呈递抗原。

适应证

据报道，冷冻治疗已应用于多种皮肤病变，包括：恶性病变、感染性病变、自身免疫性病变及炎症性病变。通用指南推荐对于良性病变给予一个冻融周期。这种方法不易造成愈合不良或瘢痕，而且因为其是良性病变，稍晚一些实行再次治疗也是安全的。虽然，已有针对基底细胞癌、鳞状细胞癌及日光性角化病的大型的研究，但是对于表中许多疾病，大部分已发表的研究仅仅包括：个案报道、小规模的非对照研究。表 15-1 是应用冷冻治疗的良性病变的总结，表 15-2 是应用冷冻治疗的恶性病变及癌前病变的总结。

疣

寻常疣通常用冷冻治疗。2014 年的一项 Cochrane 综述分析了 21 个冷冻手术治疗疣的研究。比较冷冻治疗与安慰剂治疗的 meta 分析并未显示出统计学差异；在 107 例病毒疣患者中，41 例通过冷冻治疗治愈，占38.3%。然而，其中最大也是最新的一项研究将冷冻治疗与安慰剂进行了比较，并表明冷冻手术在治疗上确有优势。冷冻手术组 76 例病毒疣患者中 30 例（39.5%）有效，而安慰剂组 82 例患者中 13 例（15.9%）有效。此外，每 2 周、3 周或 4 周的治疗间隔并不影响治愈率。但是较重的冷冻疗法比轻微的冷冻疗法更有效，当然较重的冷冻治疗引起疼痛与起疱的发生率也更高。

脂溢性角化病

冷冻手术是一种众所周知的治疗脂溢性角化病的方法。然而，在进行冷冻治疗之前，临床或早期组织学诊断是非常重要的。一项比较刮除和冷冻治疗的研究显示，25 例受试者中有 15 例（60%）更倾向选择冷冻疗法，而 9 例（36%）选择刮除术。尽管冷冻治疗可能会引起疼痛加剧，但受试者仍然喜欢采用这种方式，这主要是由于术后伤口护理的需求较少。两种方法在患者自

表 15-1　冷冻治疗的良性病变

痤疮	环状肉芽肿	散发性跖汗孔角化病
瘢痕疙瘩性痤疮	面部肉芽肿	Mibelli 汗孔角化病
皮脂腺瘤	化脓性肉芽肿	结节性痒疹
斑秃	血管瘤	肛门瘙痒症
血管角化瘤	唇疱疹	银屑病
Fordyce 血管角化瘤	特发性滴状色素减少症	肥大性酒渣鼻
非典型纤维黄瘤	Kyrle 病	酒渣鼻
樱桃状血管瘤	利什曼病	结节病
结节性耳轮软骨皮炎	雀斑	皮脂腺增生
着色芽生菌病	单纯性雀斑痣	脂溢性角化病
透明细胞棘皮瘤	硬化萎缩性苔藓	日光性黑子
尖锐湿疣	红斑狼疮	汗管瘤
皮肤纤维瘤	淋巴管瘤	倒睫
播散性浅表光化性汗孔角化病	皮肤淋巴细胞瘤	毛发上皮瘤
匐行性穿通性弹力纤维病	传染性软疣	静脉曲张
表皮痣	黏液囊肿	静脉湖
乳头糜烂性腺瘤病	黏液样囊肿	疣
瘢痕疙瘩性毛囊炎	羊痘	黄瘤

表 15-2　冷冻治疗的恶性病变及癌前病变

光线性唇炎
光线性角化病
Bowen 病
Queyrat 增殖性红斑（凯拉增殖性红斑）
角化棘皮瘤
恶性雀斑样痣
原位鳞状细胞癌
基底细胞癌
鳞状细胞癌

评的美观程度上是没有差别的。但是医师评估显示，刮除术组红肿程度和色素减退倾向更大，冷冻治疗组脂溢性角化病残留较多。

　　最近，一项前瞻性随机试验将冷冻手术与 Er：YAG 激光治疗脂溢性角化病进行了比较。120 例脂溢性角化病患者第一次治疗后进行随诊，Er：YAG 激光治疗组的病变消退率为 100%，而冷冻治疗组只有 63.8% 的患者完全缓解。两组均在治疗前给予恩纳乳膏局部麻醉，且均未出现剧烈疼痛或因疼痛而中断治疗的情况。

环状肉芽肿

　　环状肉芽肿是另一种冷冻手术治疗有效的良性疾病。用液氮或一氧化二氮进行 10～60 秒的单次冻融治疗，31 例患者中有 25 例（80.6%）病灶消失。所有患者在治疗后 24～48 小时出现水疱。冷冻后萎缩（14.3%）和色素沉着异常（7.1%）是最常见的不良反应。值得注意的是，用液氮治疗的有 21% 的患者出现了冷冻萎缩，而接受过一氧化二氮治疗没有 1 例出现这种情况。

光线性角化病

　　光线性角化病（日光性角化病）是冷冻治疗的一个众所周知的并且被充分实践的适应证。病变可以用冷冻喷雾，也可以用棉棒点蘸治疗，尽管后者现在很少使用。1982 年的一项研究表明在 70 例患者的 1018 处光线性角化病中，冷冻治疗的治愈率达 98.8%。治疗后随访 1～8.5 年，复发 12 例。冷冻手术通常是治疗散发病变的首选方法，因为它的治疗时间短，可用范围广，而且费用最低。Cochrane 数据库 2012 年的最新综述评估了治疗光线性角化病的各种可选择方法和单个病变疗法，与冷冻疗法相比，光动力疗法更有效，并且治疗单个光线性角化病更美观。然而，这一发现应与冷冻治疗的方便性和成本效益相权衡。

基底细胞癌

关于使用冷冻疗法治疗基底细胞癌的原始文献大多已有 30 多年的历史。一项对 1980—1984 年间治疗的 628 例基底细胞癌的研究报告表明，冷冻治疗 5 年治愈率为 99%。作者指出，大多数癌症是小（<0.5cm）到中等（0.5~2.0cm）的或浅表性质的。此外，位于重要解剖部位的病变被排除在外，例如内眦。有时候冷冻术前会采用局麻和刮除术。根据肿瘤大小和厚度的不同，冷冻时间为 40~90 秒，而且作者更倾向于反复冻融。

一项 2003 年的关于冷冻治疗基底细胞癌的非对照的前瞻性研究的综述表明随访 6 个月至 10 年，复发率为 0~21%。如果不包括 19 例眼睑肿瘤患者的单一研究，最高的报告复发率为 8.20%。只在两个研究中对于美观程度进行了定量的评估，大体上从"可接受"到"极好"几个不同等级进行评估。所有的研究在 Sackett 证据等级中为 C 级，多为病例报告与病例系列回顾，意味着缺乏随机对照的盲法研究。

除了上面提到的研究设计的问题之外，至少有一位作者质疑以前报道的高治愈率还有另外 2 个原因。以前的研究没有根据组织学分型。此外，在最初的出版物中报告的治疗技术可能与目前使用的冷冻疗法有很大的不同。大多数当代的皮肤科医师不太可能在冷冻治疗之前通过刮除或电切术来缩小瘤体。此外，当代的皮肤科医师可能不会像以前报道的那样使用长时间的冷冻周期。因此，较早研究的治愈率可能不会在当代实践中被重复出来。

鳞状细胞癌

鳞状细胞癌冷冻治疗的数据在许多方面与基底细胞癌的治疗数据相似。8 项观察性研究的汇总分析显示在 273 例接受冷冻治疗的患者中，仅有 1 例复发（0.8%），平均随访 2~5 年。对 23 年治疗的 563 例鳞状细胞癌的回顾性研究表明治愈率为 97%，但"治愈"的定义尚不清楚，也未报告随访时间。在对非转移性皮肤鳞状细胞癌干预措施的综合分析研究中，冷冻疗法联合电灼和刮除术对鳞状细胞癌的治愈率最高，但大多数肿瘤较小而且为低风险。就像对基底细胞癌的研究一样，尚不清楚这些研究所使用的技术，包括减瘤和延长冷冻时间，是否与当下皮肤科医师所使用的治疗方法相同。

恶性雀斑样痣

冷冻治疗也是恶性雀斑样痣的治疗方法。虽然完全切除更好，但是肿瘤大小、位置和合并症有时会使切除手术无法实施。至少 3 个小型病例系列研究记录了恶性雀斑样痣的冷冻治疗。1977—1992 年进行的 30 例，病变大小在 1.3~4.5cm 的恶性雀斑样痣的冷冻治疗仅有 2 例复发（6.6%）。这项研究采用 2 个冻融周期，外周扩展 1cm 进行治疗。一项 20 例患者的研究报告 2 例复发（10%），而另外一项 20 例患者的研究报告 3 例复发（15%）。由于重建技术的进步和取样误差的影响，当代皮肤科医师可能不经常用冷冻疗法治疗恶性雀斑样痣。因为没有机会进行组织病理学评估，黑色素瘤的微小病灶（可能占了案例中的相当一部分比例）无法被识别，所以也无法预测预后情况。

卡波西肉瘤

当卡波西肉瘤（Kaposi sarcoma）局限于皮肤时，可能对冷冻手术反应很好。2013 年报道了一项对 30 名患者进行的回顾性队列研究。患者每 4 周接受 1 次治疗，每次治疗有 2 次冻融周期，每次 15~40 秒，边界扩展为 3mm。19 例（63%）患者完全缓解，8 例部分缓解，3 例因病变数目增加而停止治疗。

总结

冷冻术实施安全，广泛应用于多种皮肤病，并可能在未来几年成为皮肤外科的必备治疗手段。新的进展可能包括冷冻剂输出方法的改进以及皮肤表面温度的精准控制。此外，其他技术，包括分步冷冻外科（fractional cryosurgery），可能会得到更广泛的应用，这会将冷冻外科扩展到更大的肿瘤的治疗上去。

参考文献

1. Sguazzi A, Bracco D. A historical account of the technical means used in cryotherapy. Minerva Med. 1974;65(70):3718–3722.
2. Korpan NN. A history of cryosurgery: its development and future. J Am Coll Surg. 2007;204(2):314–324.
3. Allington HV. Liquid nitrogen in the treatment of skin diseases. Calif Med. 1950;72(3):153–155.
4. Kuflik EG, Gage AA, Lubritz RR, Graham GF. Millennium paper: history of dermatologic cryosurgery. Dermatol Surg. 2000;26(8):715–722.
5. Kile RL, Welsh AL. Liquid oxygen in dermatologic practice. Arch Derm Syphilol. 1948;57(1):57–62.
6. Graham GF. Cryosurgery in the management of cutaneous malignancies. Clin Dermatol. 2001;19(3):321–327.
7. Weshahy AH. Intralesional cryosurgery: a new technique using cryoneedles. J Dermatol Surg Oncol. 1993;19(2):123–126.
8. Har-Shai Y, Amar M, Sabo E. Intralesional cryotherapy for enhancing the involution of hypertrophic scars and keloids. Plast Reconstr Surg. 2003;111(6):1841–1852.
9. Dawber RP. Cryosurgery: Complications and contraindications. Clin Dermatol. 1990;8(1):108–114.
10. Kasuya A, Ohta I, Tokura Y. Structural and immunological effects of skin cryoablation in a mouse model. PLoS One. 2015;10(3):e0123906.
11. Thai KE, Fergin P, Freeman M, et al. A prospective study of

the use of cryosurgery for the treatment of actinic keratoses. Int J Dermatol. 2004;43(9):687–692.

12. Sonnex TS, Jones RL, Weddell AG, Dawber RP. Longterm effects of cryosurgery on cutaneous sensation. Br Med J (Clin Res Ed). 1985: 290(6463):188–190.

13. Sabel MS. Cryo-immunology: A review of the literature and proposed mechanisms for stimulatory versus suppressive immune responses. Cryobiology. 2009;58(1):1–11.

14. Kuflik EG. Cryosurgery updated. J Am Acad Dermatol. 1994; 31(6):925–944.

15. Kwok CS, Gibbs S, Bennett C, Holland R, Abbot R. Topical treatments for cutaneous warts. Cochrane Database Syst Rev. 2012;(9):CD001781.

16. Bruggink SC, Gussekloo J, Berger MY, et al. Cryotherapy with liquid nitrogen versus topical salicylic acid application for cutaneous warts in primary care: randomized controlled trial. CMAJ. 2010;182(15):1624–1630.

17. Connolly M, Bazmi K, O'Connell M, Lyons JF, Bourke JF. Cryotherapy of viral warts: a sustained 10-s freeze is more effective than the traditional method. Br J Dermatol. 2001; 145(4):554–557.

18. Wood LD, Stucki JK, Hollenbeak CS, Miller JJ. Effectiveness of cryosurgery vs curettage in the treatment of seborrheic keratoses. JAMA Dermatol. 2013;149(1):108–109.

19. Gurel MS, Aral BB. Effectiveness of erbium:YAG laser and cryosurgery in seborrheic keratoses: randomized, prospective intraindividual comparison study. J Dermatolog Treat. 2015;26(5):477–480.

20. Blume-Peytavi U, Zouboulis CH C, Jacobi H, Scholz A, Bisson S, Orfanos CE. Successful outcome of cryosurgery in patients with granuloma annulare. Br J Dermatol. 1994; 130(4):494–497.

21. Lubritz RR, Smolewski SA. Cryosurgery cure rate of actinic keratoses. J Am Acad Dermatol. 1982; 7(5):631–632.

22. Gupta AK, Paquet M, Villaneuva E, Brintnell W. Interventions for actinic keratoses. Cochrane Database Syst Rev. 2012;12:CD004415.

23. Kuflik EG, Gage AA. The five-year cure rate achieved by cryosurgery for skin cancer. J Am Acad Dermatol. 1991;24(6 Pt 1):1002–1004.

24. Agnieszka K, Scheinfeld N. Evidence-based review of the use of cryosurgery in treatment of basal cell carcinoma. Dermatol Surg. 2003;29(6):566–571.

25. Sacket DL. Rules of evidence and clinical recommendations on the use of antithrombic agents. Chest. 1989;95(2 Suppl): 2S–4S.

26. Bahner JD, Bourdeau JS. Non-melanoma skin cancers: photodynamic therapy, cryotherapy, 5-fluorouracil, imiquimod, diclofenac, or what? Facts and controversies. Clin Dermatol. 2013;31(6):792–798.

27. Lansbury L, Bath-Hextall F, Perkins W, Stanton W, Leonardi-Bee J. Interventions for non-metastatic squamous cell carcinoma of the skin: systematic review and pooled analysis of observational studies. BMJ. 2013;347:f6153.

28. Graham GF, Clark LC. Statistical analysis in cryosurgery of skin cancer. Clin Dermatol. 1990;8(1):101–107.

29. Kuflik EG, Gage AA. Cryosurgery for lentigo maligna. J Am Acad Dermatol. 1994;31(1):75–78.

30. Zacarian SA. Cryosurgical treatment of lentigo maligna. Arch Dermatol. 1982;118(2):89–92.

31. Bohler-Sommeregger K, Schuller-Petrovic S, Knobler R, Neumann PR. Reactive lentiginous hyperpigmentation after cryosurgery of lentigo maligna. J Am Acad Dermatol. 1992;27(4):523–526.

32. Kutlubay Z, Kucuktas M, Yardimci G, Engin B, Serdaroglu S. Evaluation of effectiveness of cryotherapy on the treatment of cutaneous Kaposi's sarcoma. Dermatol Surg 2013;39(10): 1502–1506.

33. Goncalves JC. Fractional cryosurgery. A new technique for basal cell carcinoma of the eyelids and periorbital area. Dermatol Surg. 1997;23(6):475–481.

34. Goncalves JC. Fractional cryosurgery for skin cancer. Dermatol Surg. 2009;35(11):1788–1796.

第 16 章　电外科与止血

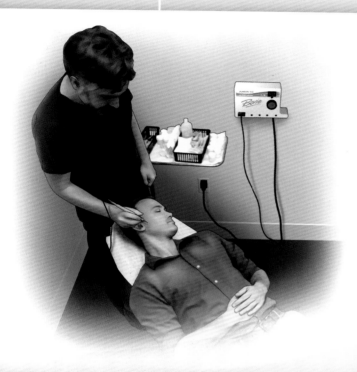

原著者　Michael Frank
　　　　　Anthony V. Benedetto

翻　译　房黎亚　徐永豪
审　校　马立娟　王新宇　姜海燕

概要

- 电外科是皮肤外科医师的一项工作技术，电灼术和电解术也是最常用的技术。
- 无接地功能的单端装置有许多应用，但一般不适用于大功率应用或电切除术。
- 电外科是皮肤外科的一个主要实践，无论是用于止血，治疗非黑色素瘤皮肤癌，或良性病变干燥。

初学者贴士

- 在大多数应用中，电凝是标准设置，可与单终端设备一起使用。
- 一般来说，40W 的功率足以使小血管凝结。

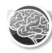

专家贴士

- 电切术可能有助于大面积切开。
- 不要在需要送去进行组织病理学分析的任何组织上行电切术，以尽量减少组织破坏的风险。
- 电灼是经验丰富者治疗脂溢性角化病的一种常用的技术，但由于没有组织可用于病理学检查，因此在进行治疗之前必须确诊。

切记！

- 双端装置总是要求患者与地板相连，而大多数现代装置都是完全隔离的。
- 单端装置不应用于镇静患者。
- 不要试图用电切和刮除术（ED&C）治疗真皮薄的部位，因为这样会造成皮肤全层的损害。

陷阱和注意事项

- 较大的电外科设备可能比许多工作室使用的较小的高频电刀产生更大的功率。
- 在应该用缝合线结扎的血管上，不要试图用电外科方法过度触及。

患者教育要点

- 使用 ED&C 治疗低风险非黑色素瘤皮肤癌的治愈率很高，但也高度依赖于操作者。
- 患者应意识到，快速 ED&C 手术权衡的是术后愈合时间可能比手术切除时长得多。

收费建议

- ED&C 编码取决于切除的整个皮肤癌的位置和大小。
- 同一次治疗中的多个部位将根据面积相加，而不是单独收费。

引言

几千年来，热一直被用来治疗组织和控制出血。随着时间的推移，所采用的方法也在不断发展，在 20 世纪 20 年代发布了第一个广泛使用的商业电外科装置。从那时起，尽管电外科的基本概念保持不变，但该装置已被大幅改进。有关电外科设备物理理论的详细信息已被深度探讨。

术语

电外科是指高频交流电通过组织以达到预期的外科效果，如凝固或切割（表 16-1）。所有真正的电外科设备都使用高频电流发生器和两个电极。电流从有源电极流过患者的身体，然后通过分散（回流或中性）电极返回到电外科发生器（图 16-1）。当电流通过组织时，其电阻将能量转化为热量。这与电烙器不同，电烙器可以概念化为直接加热的金属物体，如烙铁。在电灼术（电烙术）中，电流直接加热金属探针，而不是流过患者身体的电流（图 16-2）。由于没有电流通过患者，当手术部位靠近患者的起搏器、除颤器或深部脑刺激器或者仅限于表面组织层时，最常用的是电烙术，因为不会在深层组织中产生热量。

在电外科中，一个小的活性电极向手术部位输送电流。电流集中在一个小的区域，提供高电流密度以加热并引起组织损伤。连接到患者身体上的回流电极然后以降低的不引起组织发热的电流密度收集和分散该电流。

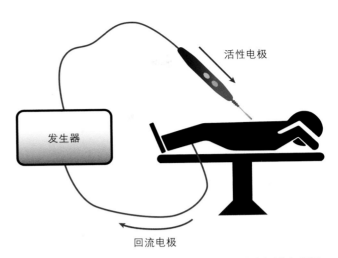

图 16-1　电外科装置。电流从发生器流过活性电极进入组织。组织的电阻将这种能量转化为热能。然后，电流通过回流（分散或中性）电极返回发生器

电凝是指通过低于组织沸点的加热使组织发生热变性的过程。额外的缓慢加热使凝固组织中的水分蒸发，导致组织干燥，也称为干燥术。当表面凝固组织变干（干燥）时，它们的导电性降低，从而阻止电流流动和加热深层组织，从而限制凝固深度。

在电切术中，靠近电极的组织的温度迅速增加高于其沸点。这会导致目标组织中的水分快速爆炸性气化，并伴有组织碎裂。这种组织碎裂允许电极穿过组织并起到切割工具的作用。

表 16-1　电外科常用方法及其定义

方法	定义
电外科手术	电流通过组织以达到特定的手术效果（即切割或凝固）
电灼术	电流加热金属探针，然后将其施加于组织
电凝（接触凝固）	组织被加热到沸点以下，经历热变性
电干燥法	凝固结束时，水分蒸发，表面组织层干燥
电融合（非接触或喷雾凝固）	活性电极不与组织直接接触，而是保持在组织上方几毫米处，电流在空隙处产生火花桥接
电切术	组织很快被加热到高于沸点的温度，导致组织破碎和切割
电切，纯切割	纯切割时，切口壁几乎没有凝固
电切，混合切割	混合切割时，切口壁凝固更多
双极电外科	有两个活性电极
单极电外科	有一个活性和一个回流（分散）电极
双端电外科	活性电极和回流电极与患者身体直接接触
单端电外科	当活性电极与患者身体直接接触时，回流电极不与患者身体直接接触。它与地面相连，地面充当回流电极

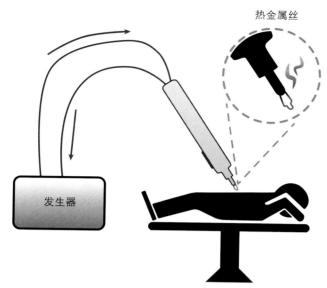

图 16-2 一种电灼术设备。与电外科术不同，电流只加热电极的尖端，然后直接作用于组织，加热表面组织层

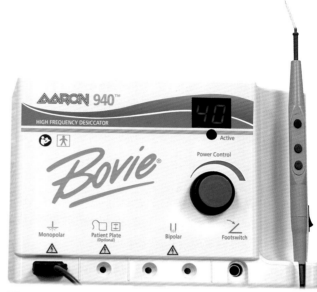

图 16-3 一种简单的电干燥装置。该装置几乎适用于任何皮肤外科应用

一系列的电外科设备可用于皮肤外科手术。从简单的电干燥术装置（图 16-3）到大功率手术室多功能设备（图 16-4）都有。

电外科方法

电切术

电切是用电流而不是用手术刀切割组织。电切的目的是用最低的有效功率使组织迅速切割。如果功率太低，切割过程将缓慢，导致接触时间延长，切口壁受热更大，因此附属组织损伤更大。为了确定清洁切口的正确输出功率，请从低挡开始并增加功率，直到达到最大切割速度。如果功率不足，电极不会轻易地滑过组织，而是会"黏"起来。如果组织表面有电弧或火花，电压过高，需要降低。一旦确定了最佳功率设置，相同的设置可用于所有后续患者，只需要微调。

由于组织学变形和缺乏证据表明电切优于手术刀，所以电切很少用于皮肤外科。与手术刀相比，电外科手术会造成更多的附属组织损伤，从而导致手术切缘的组织学变形。热损伤会导致切口边缘炭化、胶原变性和血管血栓形成。热损伤可导致空泡变性，以及细胞轮廓干瘪萎缩，细胞核凝结和伸长，细胞融合成无结构、均匀的肿块，出现透明样改变。由于正常结构模仿肿瘤，所有这些因素可能导致假阳性。因此，当在皮肤外科手术中使用电切时，通常将其作为一种大型切除的大面积游离技术来执行。

当电切设备首次上市时，受损伤口愈合和术后感染率增加的报道阻碍了皮肤外科医师的采用。因此，在切

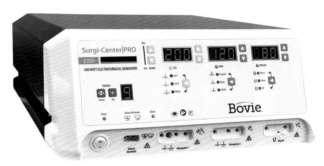

图 16-4 一种高功率的电外科装置

割速度、术后疼痛和感染、伤口愈合或瘢痕增生方面，电切与常规手术相比几乎没有数据。一些随机对照试验确实存在于普通外科文献中。尽管尚不清楚电切是否与术后疼痛、感染、伤口愈合或瘢痕愈合的统计学显著差异有关，但其与术中失血明显减少和手术时间缩短有关，这是毋庸置疑的。

电凝

电凝术可分为两种方式：接触模式或喷凝（电灼）模式。在接触模式下，凝固深度与电极头的尺寸及其相关功率成正比（表 16-2）。

对于小面积的表面凝固（即脂溢性角化或疣的破坏），应使用细尖端电极。细尖端将电流集中到一个细点，使外科医师可以使用较低的功率。当使用尖端细的电极时，随着电极距离的增加，组织中的电流密度迅速降低。因此，热量产生仅限于电极尖端的狭窄区域，允许对表面损伤进行有针对性的加热，同时减少皮肤加热、损伤和随后瘢痕的机会。

表 16-2 凝固深度的影响因素

电极头尺寸
功率设定
电极与组织接触的时间

对于较深的凝固，应使用大尖端电极（即球形或盘形电极）和更高功率。大尖端电极对深层凝固有效，但对表面凝固无效，因为与细尖端电极不同（电流密度随着电极距离的增加而迅速减小），大尖端电极电流密度随距离的增加而缓慢减小，从而加热更大更深的区域。因此，大尖端的电极仅适用于深层凝固（即非黑色素瘤皮肤癌刮除后深层网状真皮的破坏）。

电灼术

电灼术有助于大面积表浅区域的凝固（即破坏大面积脂溢性角化病或在渗出区域止血）。在电灼术中，活性电极保持在组织上方几毫米处。一个火花或电弧，然后从电极跳到组织，在那里它从一个位置快速移动到另一个位置。因此，与使用接触模式不同，电流在比电极尖端更大的区域上进行表面扩散。

在电灼术中，每一个火花都像一个精细的电极。火花本身是高温的，因此它会导致接触部位的组织破坏和凝固。然而，温度随着与火花本身距离的增加而迅速降低。因此组织炭化仅限于表面组织，如果人们希望获得更深层的加热和凝固，可以通过在限定的区域长时间保持一个电灼电极来实现。组织表层的连续加热导致深层的加热。

电干燥法

在电凝过程中，特别是缓慢进行时，较浅的组织可能会被干燥，这叫作电干燥法。这一步很重要，因为电流可能会减少或完全停止流动，从而限制了最大凝固深度。当发生这种情况时，可能会通过干燥的非导电层发出砰砰声或火花，爆炸并使干燥层破碎。干燥是不能保证的，也不总是发生，并且开始的时间是不可预测的。凝固过程中发生干燥的时间取决于温度的上升速度。这是由电流密度决定的，低电流密度可在干燥开始前进行深层凝固。因此，在深层凝固（即恶性病变刮除后）的情况下，应使用低功率。由于没有公布的数据，经验法则是选择一种能在 4~7 秒后提供干燥（爆裂声）的能量，以实现相对较深的破坏。

影响凝固深度的因素有 3 个：电极尖端的大小、功率设置和电极与组织接触的时间长短。电极与组织接触的时间越长，产生的热量越多，组织损伤越大、越深。

使用较低的功率和较长的接触持续时间并不比采用较高的功率和较长（译者注：原著可能有误，"较长"或应为"较短"）的接触持续时间更好。接触时间越长，传导的热量越多，在达到预期结果之前，会增加邻近组织的损伤。这与选择激光脉冲持续时间的概念基本相同。因此，为了尽量减少邻近组织损伤，应将接触时间最小化或分为多个脉冲，以使组织在脉冲之间冷却。

双极电外科和单极电外科对比

前缀单极和双极只是指活性电极的数量。在单极电外科中，活性电极将电流传递给组织，在组织扩散到全身之后，再由分散（回流或中性）电极收集并返回到电外科单元。通常，分散电极是一个板，患者要抓住或以其他方式接触。在双极电外科中，活性电极是一对镊子，电流从活性尖头通过抓握的组织流入分散（回流）尖头，然后流回发电机。与单极电外科相比，双极电外科可能对患者更安全，因为对周围组织的损伤更小，远处烧伤的风险更低。

双端与单端电外科对比

单端和双端前缀是指与患者身体接触的电极数量。双极电外科通常是双端的，而单极电外科可能是单端或双端的。

在单端电外科中，没有与患者身体相连的分散电极。作为替代，回流电极通常经过电源线连接到地面。这些被称为接地参照单元。这些单端装置在医学皮肤科设备中普遍存在。但是，需要注意的是，如果导电物体（如金属桌子或心电图电极）与患者身体接触，某些电流可能会通过该物体沿着返回路径回到地面。如果接触面积小，电流可能会集中到这个位置足以造成局部烧伤。因此，这些设备只能用于有意识的患者，他们能够提醒外科医师这些并发症，并要躺在患者身体附近没有暴露金属部件的绝缘桌子上。

目前在手术室中使用的最常见的电外科设备是不固定的或单独的双端装置。与接地参照单元不同，分散电极与地面是绝缘的。只有当患者身上连接有分散电极时，电流才会流动。如果患者接触到导电环境物体，小到几乎无电流通过该物体，因此烧伤的风险是最小的。此外，外科医师也是受保护的，因为人们可以接触活性电极，只要他们不接触患者或分散电极，就不会有外科医生遭受烧伤的风险。

风险和注意事项

电外科在皮肤外科的设置是非常安全的，但它也不是没有风险的。这些风险包括烧伤、感染、眼部损伤、心脏起搏器、除颤器或脑深部刺激器故障。

电烧伤

当高电流流过小面积物体时，就会发生电烧伤。这种情况通常发生在中性电极的错误应用、患者与金属表面接触或有电流流向远处时。

不适当的中性电极放置包括将其放置在骨性突起、瘢痕组织或金属植入物上，或放置在与患者接触的电极表面积过小的情况下。电流集中在小的表面积物体上，会导致电流高密度。如果让这种高密度电流持续太长时间，就会发生电气故障。患者通常会在局部烧伤前感到疼痛和不适，但如果该区域被麻醉，他们可能不会感受到。

如果患者在电灼过程中接触接地的金属物体，也有烧伤的危险。当中性电极损坏或放置不当，或使用单端装置时，情况尤其如此。这是因为电流会寻求从患者到地面的其他低电阻路径。

烧伤的另一个原因是一种被称为电流通道的现象。当电流通过一个小的区域时，电流就会集中。例如，如果电流作用于基底部或蒂部狭窄的肿块，如纤维上皮息肉，当电流流入狭窄的蒂部时，则电流会集中。这种集中的电流会导致皮损基底部位的烧伤。

烧伤的风险可以通过一些简单的预防措施来减轻。不使用时，切勿将活性电极留在患者身上。患者应始终与至少 20 平方英寸的中性电极接触，以确保足够的电流分散。通过与人体一致的柔性中性电极、保护性界面凝胶的使用和接触质量监测仪，这会变得更容易。许多现代的电外科设备都有一个分散电极的接触质量监测仪。它测量患者皮肤和分散电极以及电极和发生器之间的接触质量。然而，没有临床证据支持接触质量监测仪将烧伤风险降至最低的观点。

不要使用弯折的中性电极，因为这会产生一个集中电流的尖头。确保患者没有接触任何金属表面。如果患者体内有金属，应将分散电极板置于金属与手术部位之间，防止电流通过患者置入的装置。当治疗一个有可能发生电流通道风险的有蒂病变时，可以使用双极镊或在蒂周围包裹一块浸过盐水的海绵（电解质导体）。

感染风险

在实验设备中，电干燥法与人乳头瘤病毒（HPV）、乙肝病毒和金黄色葡萄球菌的传播也存在关联。有些人错误地认为电凝所产生的热能使电极尖端杀菌。这在电烙术中是正确的，电烙术的尖端产生热量，但在电凝术中则不然，电凝术只在组织中产生热量。在治疗与HPV 相关的病变时，应使用特殊的预防措施，如面罩、防护眼镜和烟雾抽吸器，因为 HPV 可在血液微滴和电外科烟雾中弥散，对患者、医师和外科工作人员构成危险（图 16-5）。

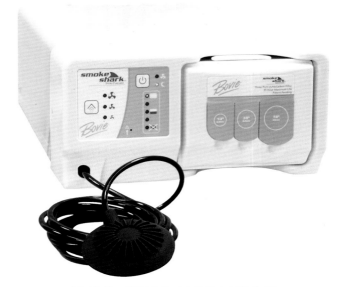

图 16-5　排烟系统对电外科有辅助作用

眼外伤

在眶周区域手术时，患者应佩戴非金属角膜保护罩，因为火花可能会向眼球方向形成电弧，造成角膜损伤和瘢痕。角膜保护层必须是塑料而不是金属，以防止电流传导到眼球。

心脏起搏器、除颤器或深脑刺激器故障

电外科手术有可能干扰心脏起搏器、置入式心脏转复除颤器（ICD）或深脑刺激器的功能。起搏器一般分为固定频率型或需求型。固定频率型起搏器以预定的频率启动，与固有心律无关。需求型起搏器只有在没有固有心律的情况下才能以预定的频率启动。需求型起搏器进一步细分为心室抑制型或心室触发型。心室抑制型需求型起搏器是美国最常见的起搏器。

由于固定频率起搏器以固定的频率工作，很少考虑固有的心律，因此它们没有传感电路。因此，来自活性电极的外源性电信号不会对患者构成威胁。相反地，所有需求型起搏器都包含传感电路，因此易受外来电流的干扰。心脏起搏器的作用是防止心动过缓和心律失常。当患者的内在心率比预设的心率慢时，心室内的起搏器就会启动。心室触发装置在没有固有节律的情况下，以预定的频率和每一次自发心跳触发。

电外科的电磁输出会干扰需求型起搏器的感应电路，导致它们错误地将电外科的电流感知为自发心室收缩。在心室抑制型起搏器的设置中，起搏器将此电流视为自发心跳，并错误地进入待机模式。这会导致心动过缓和心搏停止，导致晕厥、癫痫发作或死亡。在心室触发装置中，电流被误读为自发心跳，导致起搏器错误地刺激心室收缩。这会导致危及生命的快速型心律失常或

心室颤动。尽管任何电外科手术都有导致起搏器相关并发症的风险，但电切手术的风险最高。

ICD 是一种如果感觉到心跳过速或心室颤动就会向心脏发出除颤电击的装置，通常被安装在腹部或锁骨下的皮下。电外科手术可导致 ICD 错误地电击心脏，这不仅对敏感的患者来说是极度痛苦的，而且会诱发危及生命的快速型心律失常。电外科手术也会损坏 ICD 设备本身。

深脑刺激器是一种置入的设备，可以产生电脉冲来控制运动障碍，如特发性震颤或帕金森症。置入大脑的电极与一个脉冲发生器相连，脉冲发生器位于胸部皮下，很像一个 ICD。与 ICD 一样，电外科手术会干扰大脑刺激器的功能。

在给安装了心脏起搏器、ICD 或深脑刺激器的患者进行电外科手术时会造成危及生命的并发症，但它们有多常见？对 166 名共有 1959 年经验的 Mohs 外科医师进行了一项调查研究，调查了由电外科手术引起的并发症的数量和类型。干扰的发生率非常低，1.6 例 /100 年的外科实践。临床不良事件的发生率更低，0.8 例 /100 年的手术经验，没有显著的发病率或死亡率。25 例被干扰的患者被分为：8 例患者出现心跳过速，6 例患者起搏器进行自发性重新编程，4 例患者出现 ICD 不能启动，1 例患者起搏器电池寿命缩短，1 例患者出现快速心律失常（译者注：原著漏写 5 例：3 例心脏停搏，2 例心动过缓）。在这 25 例患者中，18 例患者出现临床不良结果：6 例晕厥，5 例传感器改变，3 例心悸，3 例需要心内科门诊咨询，1 例出现血流动力学不稳定，仅有 2 例深脑刺激器干扰的报告。

尽管有这些数据，包括美国麻醉师学会在内的几个小组还是建议在使用单端电外科手术前咨询患者的心脏病学家，并建议在单端电外科手术后 1 个月内检测设备，尽管这些建议的遵循程度尚不清楚。

然而，在置入设备的患者中使用电外科手术是非常安全的。这在一定程度上是由于现代起搏器设计有金属盖和过滤器，以保护设备免受外部电干扰，从而将功能失常的风险降至最低。但是仍应采取预防措施，将接地电极放置在远离心脏和起搏器的位置，并尽量避免心脏直接位于治疗电极和其他电极之间的路径上。保持电外科电流脉冲小于 5 秒。如果在起搏器或 ICD 附近操作，使用电灼或双端镊可避免或减少患者的电流泄漏。对于植入耳蜗的患者也应采取类似的预防措施。

持续出血

虽然电外科非常适合烧灼小血管，但较大血管甚至一些较小的动脉血管对电外科方法可能没有明确的反应。这可能是显而易见的，因为即使在反复电凝后，持续性出血仍然存在。更隐匿的是，一些较大的血管最初似乎可以通过电外科方法得到有效的治疗，但术后仍会持续出血。因此，经验不足的皮肤外科医师应该尽可能地结扎较大的血管，这可以通过多种方式实现。有关血管结扎缝合技术的详细讨论，请参阅第 13 章。

非止血原因的电外科

电外科和脱毛

电外科手术脱毛有两种机制：电解和热分解。在电解过程中，针电极被放置在毛囊中，然后施加直流电（电流），导致化学反应破坏毛囊。在热分解过程中，使用交流电，通过热损伤破坏毛囊。热分解比电解更快，尽管对皮肤造成损伤的风险更大，如随后形成的瘢痕。这是一种耗时的方法，但对于浅色头发或深色皮肤患者来说，是有效的脱毛方法。

电外科治疗恶性皮肤病变

电干燥法和刮除术（ED&C）是治疗良性和浅表浸润性肿瘤的常用和有效的方法。在合适的环境下，它比外科切除术更快，复发率和成本更低。它包括 2~3 个刮除周期，然后是电干燥。ED&C 的理想情况是在真皮较厚的区域（即躯干或四肢）出现大面积的浅表损害。ED&C 对具有毛囊延伸潜力的皮损并不是一种理想的治疗方式，因为它们具有较高的复发风险。

基底细胞癌可能是 ED&C 治疗的最常见肿瘤。复发性或小结节 / 形态的基底细胞癌应通过切除而不是 ED&C 进行手术治疗，因为它们具有更高的皮肤深层浸润风险。ED&C 的治愈率高度依赖于操作者，治愈率为 88%~99%。报道治愈率最高的研究也使用了报道的最大安全界限，范围 2~8mm。对 ED&C 治疗基底细胞癌的 meta 分析报道 5 年加权平均复发率为 8%。

一项研究调查了 1955—1982 年 ED&C 治疗的 2314 例原发性基底细胞癌 5 年复发率的决定因素。影响发生率的唯一变量是病变大小和位置，与患者年龄、性别或病变持续时间没有影响。研究人员将人体分为 3 类：高、中、低风险解剖部位。高风险部位包括鼻、鼻旁、鼻唇沟、耳、颊部、下颌、口周和眼周。中等风险部位是头皮、前额、耳廓前以及面颊区域。低风险部位是颈部、躯干和四肢。无论病变直径大小，在低风险部位进行 ED&C 治疗的病变在 5 年内复发率为 3%；中等风险部位直径小于 10mm 的病变 5 年复发率为 5%，直径大于 10mm 的病变复发率为 23%；高风险部位的 5 年复发率为 5%[病变 <5mm（译者注：原著有误，"<5mm" 应改为 "<6mm"）] 和 18%[病变 >6mm（译者注：原著有误，">6mm" 应改为 "≥6mm"）]。

具体操作步骤

单极电刀止血

1. 病变完全切除并适当游离后再止血。

2. 为实现完全止血，应通过皮钩和充足的纱布实现切口底面和游离面的可视化。

3. 为了使电凝有效地工作，手术区域必须是干燥的，因为血液会扩散从电极流出的电流。干燥区域的获取最好用双手技术，非优势手用镊子和一块纱布蘸干切口，观察出血的来源；优势手，用活性电极烧灼出血源。如果可能的话，一个助手应将纱布放在伤口旁，吸收滴血。

4. 在重力方向操作最容易止血。例如，如果在颈部操作，从上到下进行。

双极电刀止血

1. 蘸干视野，观察出血部位。

2. 夹住双极电极的尖齿，夹触出血区域。

出血血管的止血

1. 用纱布蘸干视野，观察出血血管。

2. 用细齿镊或止血钳夹住血管，然后将活性电极接触镊子或止血钳，并通过它施加单极电流。

3. 如果使用双极电凝，只需镊住两个尖齿之间的血管并施加电流。

4. 如果听到爆裂声或看到火花，应停止电流并重新评估该区域，以确保良好的止血效果。为了优化止血效果，手术区域应该是干燥的，因为血液会分散电极流出的电流。

5. 只有小血管才应该这样烧灼；大血管或动脉血管直接缝合结扎才好。

如何进行电干燥和刮除

1. 用 1% 利多卡因和肾上腺素的混合物麻醉该区域。

2. 将刮匙的锋利一端向下指向皮肤，将受累及的部位刮到底部，可通过真皮的沙粒感来识别。在皮肤癌的情况下，癌区比正常皮肤更脆弱。

3. 用纱布蘸干基底，然后用电外科方法将基底完全电干燥。

4. 以不同的方向重新刮一遍底部并再次干燥。重复，总共做 3 遍。

在决定是否用 ED&C 治疗病变时，需要考虑的另一个因素是美观。在躯干和四肢，ED&C 最常导致残留的色素异常斑片，甚至可能出现萎缩、肥厚或瘢痕疙瘩。在面部，ED&C 通常会产生一个不显眼的白斑或斑片，也有风险出现硬化或凹陷的圆形瘢痕。对于许多患者来说，ED&C 提供了一个美容可以接受的瘢痕。

电外科治疗良性表皮病变

良性皮肤病变，如脂溢性角化病或疣，可通过使用细尖端电极进行表面凝固或极低功率电灼治疗。在快速、温和的治疗后，应清除病变。如果有任何残留病变，可随后再做一遍浅表电凝。如果有火花形成，这是受伤更深的迹象。这可以通过减少电压、功率或接触时间来避免。

总结

电外科是皮肤外科实践的一个主要部分，无论是用于止血、治疗非黑色素瘤皮肤癌、或良性病变干燥，全面了解电外科背后的基本原理有助于皮肤外科医师更好地确定各种应用的最佳技术和方法。

参考文献

1. Soon SL, Washington CV. Electrosurgery, electrocoagulation, electrofulguration, electrodesiccation, electrosection, electrocautery. In: Robinson JK, Hanke CW, Siegel DM, Fratila A, eds. Surgery of the skin: procedural dermatology. 2nd ed. New York: Elsevier; 2010:137–151.

2. Pollack SV. Electrosurgery of the skin. 1st ed. New York: Churchill Livingstone; 1990.

3. Taheri A, Mansoori P, Sandoval LF, Feldman SR, Pearce D, Williford PM.. Electrosurgery. Part I. Basics and principles. J Am Acad Dermatol. 2014;70(4):591. e1–591.14.

4. Taheri A, Mansoori P, Sandoval LF, Feldman SR, Pearce D, Williford PM. Electrosurgery. Part II. Technology, applications, and safety of electrosurgical devices. J Am Acad Dermatol. 2014;70(4): 607.e1–607.e12.

5. Christie RV, Binger CA. An experimental study of diathermy. IV. Evidence for the penetration of high frequency currents through the living body. J Exp Med. 1927;46:715–734.

6. Brill AI. Electrosurgery: principles and practice to reduce risk and maximize efficacy. Obstet Gynecol Clin North Am. 2011;38:687–702.

7. Fante RG, Fante RL. Perspective: the physical basis of

surgical electrodissection. Ophthal Plast Reconstr Surg. 2003;19:145–148.

8. Sebben JE. Electrosurgery principles: cutting current and cutaneous surgery—part I. J Dermatol Surg Oncol. 1988;14:29–31.

9. Sebben JE. Electrosurgery principles: cutting current and cutaneous surgery—part II. J Dermatol Surg Oncol. 1988;14:147–150.

10. Van Way CW, Hinrichs CS. Electrosurgery 201: basic electrical principles. Curr Surg. 2000;57:261–264.

11. Christie RV, Loomis AL. The relation of frequency to the physiological effects of ultra-high frequency currents. J Exp Med. 1929;49:303–321.

12. d'Arsonval A. Action physiologique des courants alternatifs a grande frequence. Arch Physiol Norm Path. 1893;5:401–408.

13. Elliott JA. Electrosurgery: its use in dermatology, with a review of its development and technologic aspects. Arch Dermatol. 1966;94:340–350.

14. Palanker D, Vankox A, Jayaraman P. On mechanisms of interaction in electrosurgery. New J Phys. 2008;10: 123022.

15. Pearlman N, Stiegmann G, Vance V, et al. A prospective study of incisional time, blood loss, pain and healing with carbon dioxide laser, scalpel and electrosurgery. Arch Surg. 1991;126:1018–20.

16. Kearns S, Connolly E, McNally S, McNamara DA, Deasy J. Randomized clinical trial of diathermy versus scalpel incision in elective midline laparotomy. Br J Surg. 2001;88: 41–44.

17. Eggleson JL, von Maltzahn WW. Electrosurgical devices. In: Bronzino JD, ed. The biomedical engineering handbook. 2nd ed. Boca Raton, FL: CRC Press; 2000.

18. Kalkwarf KL, Krejci RF, Edison AR. A method to measure operating variables in electrosurgery. J Prosthet Dent. 1979; 42:566–570.

19. Strock MS. The rationale for electrosurgery. Oral Surg Oral Med Oral Pathol. 1952;5:1166–1172.

20. Aronow S. The use of radio-frequency power in making lesions in the brain. J Neurosurg. 1960;17: 431–438.

21. Brill AI. Bipolar electrosurgery: convention and innovation. Clin Obstet Gynecol. 2008;51:153–158.

22. Rioux JE. Bipolar electrosurgery: a short history. J Minim Invasive Gynecol. 2007;14:538–541.

23. The Association of Surgeons in Training. Principles of electrosurgery, http://www.asit.org/assets/documents/ Prinicpals_in_electrosurgery.pdf. Accessed June 24, 2016.

24. ECRI. Higher currents, greater risks: preventing patient burns at the return-electrode site during high-current electrosurgical procedures. Health Devices. 2005;34: 273–279.

25. Edrich J, Cookson CC. Electrosurgical dispersive electrodes heat cutaneous and subcutaneous skin layers. Med Instrum. 1987;21:81–86.

26. Bennett R. Electrosurgery. In: Bennet R, ed. Fundamentals of cutaneous surgery. St Louis, MO: CV Mosby; 1988;553–590.

27. Schellhammer P. Electrosurgery: principles, hazards, and precautions. Urology. 1974;3:261–268.

28. Sebben J. Electrosurgery and cardiac pacemakers. J Am Acad Dermatol. 1983;9:457–63.

29. El-Gamal H, Dufrersne R, Saddler K. Electrosurgery, pacemakers, and ICDs: a survey of precautions and complications experienced by cutaneous surgeons. Dermatol Surg. 2001;27:385–390.

30. Roenigk R, Roenigk H. Current surgical management of skin cancer in dermatology. J Dermatol Surg Oncol. 1990; 16:136–151.

31. LeVasseur J, Kennard C, Finley E, Muse RK. Dermatologic electrosurgery in patients with implantable cardioverter-defibrillators and pacemakers. Dermatol Surg. 1998;24:233–240.

32. Sebben J. Electrosurgery. In: Ratz J, ed. Textbook of dermatologic surgery. Philadelphia, PA: Lippincott-Raven; 1998:457–472.

33. Krull E, Pickard S, Hall J. Effects of electrosurgery on cardiac pacemakers. J Derm Surg. 1975;1:43–45.

34. Weaver J, Kim S, Torres A. Cutaneous electrosurgery in a patient with a deep brain stimulator. Dermatol Surg. 1999; 25:415–417.

35. Crossley GH, Poole JE, Rozner MA, et al. The Heart Rhythm Society (HRS)/American Society of Anesthesiologists (ASA) Expert Consensus Statement on the perioperative management of patients with implantable defibrillators, pacemakers and arrhythmia monitors: facilities and patient management this document was developed as a joint project with the American Society of Anesthesiologists (ASA), and in collaboration with the American Heart Association (AHA), and the Society of Thoracic Surgeons (STS). Heart Rhythm. 2011;8(7):1114–1154.

36. Wagner RF Jr, Tomich JM, Grande DJ. Electrolysis and thermolysis for permanent hair removal. J Am Acad Dermatol. 1985;12:441–449.

37. Olsen EA. Methods of hair removal. J Am Acad Dermatol. 1999;40(2 Pt 1):143–155.

38. Liew SH. Unwanted body hair and its removal: a review. Dermatol Surg. 1999;25:431–439.

39. Sheridan AT, Dawber RP. Curettage, electrosurgery and skin cancer. Australas J Dermatol. 2000;41:19–30.

40. Stevinson TR, Swanson NA. Syringoma: removal by electrodesiccation and curettage. Ann Plast Surg. 1985; 15:151–154.

41. Ghodsi SZ, Raziei M, Taheri A, et al. Comparison of cryotherapy and curettage for the treatment of pyogenic granuloma: a randomized trial. Br J Dermatol. 2006;154: 671–675.

42. Rodriguez-Vigil T, Vazquez-Lopez F, Perez-Oliva N. Recurrence rates of primary basal cell carcinoma in facial risk areas treated with curettage and electrodesiccation. J Am Acad Dermatol. 2007;56:91–95.

43. Reymann F. Treatment of basal cell carcinoma of the skin with curettage. II. A follow-up study. Arch Dermatol. 1973;108:528–531.

44. Mitchell JC, Hardie M. Treatment of basal cell carcinoma by curettage and electrosurgery. Can Med Assoc J. 1965;93:349–352.

45. Williamson GS, Jackson R. Treatment of basal cell carcinoma by electrodesiccation and curettage. Can Med Assoc J. 1962;86:855–862.

46. Zwald F. Immediate curettage and electrodesiccation following biopsy of suspected basal cell carcinoma at initial visit. JAMA Dermatol. 2013;149:981.

47. Goldmann G. The current status of curettage and electrodesiccation. Dermatol Clin. 2002;20:569–578.

48. Rowe D, Carroll R, Day C. Long term recurrence rates in previously untreated (primary) basal cell carcinoma: implications for patient follow-up. J Dermatol Surg Oncol. 1989;15:315–328.

49. Silverman M, Kopf A, Grin C, et al. Recurrence rates of treated basal cell carcinomas. Part 2: curettage-electrodesiccation. J Dermatol Surg Oncol. 1991;17:720–726.

第 17 章 切开与引流

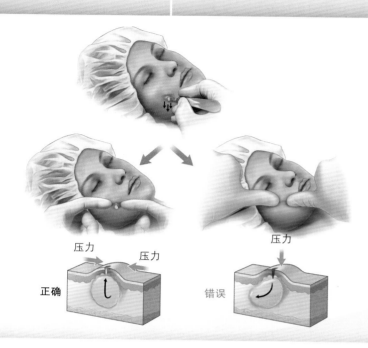

压力　压力

正确

压力

错误

原著者　Sirunya Silapunt
　　　　Michael R. Migden

翻　译　郑宇芝　徐永豪
审　校　胡信林　任　军

概要

- 切开和引流可用于治疗各种需要释放包裹性内容物的疾病，如血肿、疖和感染性囊肿等。
- 选取平行于松弛的皮肤张力线的切口，可以减少瘢痕出现的概率。
- 这一操作直接且简便，然而，一旦处理不好，可能会使原本不乐观甚至危险的情况恶化。

初学者贴士

- 选择病变波动感最明显的区域，即渗出物液化最充分的部分，便于引流。
- 选择可以依靠重力效应引流的部位，可以减少手动挤压的需要和随之而来的患者不适。
- 较黏稠的渗出物，如血液、凝血块或者黏液，需要较长时间才能开始排出。

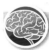

专家贴士

- 对于非常小的病灶，切开引流时可以选择 18G 的针头。由于这种切口开口小，较黏稠的分泌物不易排出。刺入后，将 18G 针头留在病灶内，侧推针尖使切口变宽，等待分泌物的排出。
- 采集新鲜、无污染的分泌物进行拭子培养，提高培养的准确性和敏感性；避免收集被皮肤表面污染的分泌物。通过挤压病灶并将棉签尖端保持在适当的位置和角度，正确地引流分泌物，别让其在皮肤上流淌。

切记！

- 如果引流量很少或者没有，需评估切口的通畅性。
- 利多卡因注射于真皮浅层，而非病灶内。当注射利多卡因在病灶腔内，而不是真皮及邻近皮下组织时，可能会出现切口疼痛。可以考虑使用环形注射方法。

陷阱和注意事项

- 一旦发现组织阻力低，应立即停止操作，避免损伤基底部组织。
- 切口出血很常见。可以压迫止血。

患者教育要点

- 切开和引流是一种快速有效的治疗方法，但不能保证完成引流后不会复发。
- 对于发炎或感染的囊肿，应提前告知患者复发的可能性，甚至还需要手术切除。
- 切开和引流需要大量的术后护理，因为伤口需要包扎或以其他方式护理。患者应清楚术后护理是一个过程，持续引流时间可能会比预期要长。

收费建议

- 脓肿的切开引流最常用 CPT 编码是 10060。当引流多个脓肿时，可以使用 10061 编码；该编码也可以用于"复杂的"病变，但手术报告正文中应明确说明其使用的合理性。对于非脓肿性的切开引流，可以用 10140 编码。当仅使用 18G 针头切开引流时，10160 编码可能更适用。

引言

切开和引流在普通和手术性皮肤科门诊都是常见的治疗方法,可用于治疗各种需释放包裹性内容物的疾病,如血肿、疖、感染性囊肿和其他异物聚集病灶。它的优势是操作简便,但需要告知患者术后护理的必要性。因为在治疗炎症或感染性囊肿时几乎不会清除囊壁,因此需要了解复发的可能性(表 17-1 和表 17-2)。

切开和引流没有严格的禁忌证。手掌和足底的脓肿可能与并发症相关,需要咨询专业的外科专家。在特定情况下,切开和引流最好在可以实施清醒镇静的手术室内进行,包括特大脓肿、皮肤和软组织的混合感染(包括侵犯更深部组织)或者难以麻醉区域的深部脓肿。

患者告知及评估

评估患者应包括询问利多卡因过敏史、乳胶过敏史、增生性瘢痕或瘢痕疙瘩等情况。此外,还需讨论患者对术后美容效果的期望。需告知患者该治疗的风险、益处、替代治疗方案及拒绝治疗的潜在风险(如急性脓肿),并获得知情同意。风险包括感染(新出现的或加重已存在的感染)、出血、疼痛、神经损伤和瘢痕形成(包括瘢痕疙瘩和增生性瘢痕),但风险不仅限于此。

操作概述

所有的设备需放置在触手可及的地方,最好是在 Mayo 手术托盘车上。调整灯光使病灶便于显露。

选择病灶波动感最剧烈、最突出、内容物液化最明显的部位作为切口部位,以便于快速有效引流。此外,需考虑病灶的部位,以便于利用重力效应引流。患者应摆合适的体位,使引流区充分显露,易于操作,同时确保患者的舒适感。

将外用消毒剂(乙醇、聚维酮碘或氯己定)涂抹整个病灶,特别是切口部位,然后按照流程使用无菌洞巾。避免在耳和眶周使用氯己定。

放置吸水垫、纱布或者弯盘,防止引流物流到其他部位。在外耳道内放置一个棉球或牙科卷,避免引流物流入耳朵。操作过程中应始终穿戴无菌手套、手术衣及面罩,避免体液接触,特别是张力很高的脓肿。

将局麻药注射到选定切口部位和病灶周围,减少压力相关性疼痛和切口疼痛。利用 30G 的注射器使用含或不含肾上腺素的 1%~2% 利多卡因进行浸润麻醉。应注意,将麻药注射在病灶上层的皮肤内,而不是病灶腔内。针头刺入表皮下方,并与皮肤表面平行,将麻药注射在真皮层或皮下组织内,直至组织发白,此时认为麻药扩散。对于利多卡因过敏的患者,可以采用替代方案。有关麻醉选择的更详细讨论,请参见第 12 章。

表 17-1　切开引流适应证

血肿
有波动感的痈或疖
急性甲沟炎伴脓肿形成
炎症性表皮样囊肿
脓液聚集的可切开的蜂窝织炎
化脓性汗腺炎
耳廓假性囊肿
痤疮囊肿
手指黏液囊肿
黏液囊肿
术后血清肿
硬化治疗形成的血凝块

表 17-2　切开引流的益处

减少脓液或渗出液蓄积导致的组织扩张相关性疼痛
去除含有病原体的感染性物质
去除脓液或渗出液,将抗生素渗透到组织,增强抗炎效力
去除能够为细菌感染提供营养物质的积血
活动性出血时,可明确出血点
易于对采集标本进行培养和药敏试验
减少炎症渗出物蓄积相关性炎症反应
彻底打开并清理脓腔,最大程度减少渗出物的再蓄积,促进愈合(纤维化)
迅速缩小病灶,改善外观;减少美学困扰

对于较大、较深的病灶,可能需要神经阻滞或局部区域阻滞麻醉,来确保患者的舒适感。环形阻滞麻醉不直接在波动的肿块上注射局麻药,对整个目标区域进行麻醉,从而降低了麻药回喷的风险。然而,这种方法不会将肾上腺素完全渗透到要切开的部位,因此可能会增加轻微出血的风险。充分的麻醉对切开引流是非常必要的。根据患者的疼痛阈值,在注射利多卡因之前,使用冰块、氯乙烷喷雾或表面麻醉药物有助于减少注射麻药过程中的不适感。因为感染组织的酸性环境会使局麻药更加难以达到满意的麻醉效果,这一点尤为重要。

使用硬化剂治疗后形成的手指小黏液囊肿和凝血块,可采用快速的单针头穿刺进行切开引流,无需局部麻醉。利多卡因局部注射可使组织发白,可能难以区分病灶。对于这种情况,与利多卡因相比,冰块、氯乙烷喷雾或表面麻醉药物或许是更好的选择。然而,当手指的黏液囊肿使用电干燥法破坏时，注射利多卡因是必不可少的。

切开

对于较小的病灶，在麻醉选定区域后，通常选用 11 号手术刀片进行切开引流，因为它尖锐的刀尖适合在病变处垂直刺入。但如果没有适用的刀片，那么选择 15 号手术刀片也足够了。在最初的穿刺点进入腔隙后，扩大切口，以形成足够大的引流口，引流口大小取决于渗出液的稠度，并防止病灶的再发（复发）。对于较大的范围和特殊部位的病灶（如背部的深在感染病灶），可以优先选择 15 号或者 10 号手术刀片。

让切口平行于松弛的皮纹可能会减少出现明显瘢痕的可能性，应注意切口长度不要太短，会限制引流的效果，但是也没有必要切开很长的切口，遗留一个很明显的瘢痕。如果需要的话，可先选择一个较短的切口，然后酌情进行扩宽。

要注意的是不要过度延长原切口的深度，因为穿刺病灶腔底可能会不慎切断底层的组织或者血管，增加持续感染或出血的风险。预定穿刺深度只需突破皮肤和病灶的包膜，一般来说，一旦完成这一步，会感觉到有落空感，通常会出现一些排出物。

可插入无菌的棉签，轻探到病灶底部，以便清理残留的组织或者凝结液。如果在该病灶有明显的血管或神经，或者是靠近危险的解剖区域，切开时应当特别注意。当切口在血管密集化的区域进行时，如黏膜唇上的黏液囊肿，可考虑在做切开引流的过程中让助手在病灶周围施加稳定的压力，从而减少渗血和促进手术视野的显露。当切开高张力的病灶时，应小心内容物可以喷射的方式排出，污染外科医师和周围环境。

替代方案

考虑到 18G 注射器的口径相对较大，对于非黏性内容物的较小病灶，可使用它直接穿刺。当 18G 注射器针尖刺入并固定于目标病灶内，并从切口处侧推，以打开和扩大病灶切口，黏液囊肿和残留的血液等内容物可以被充分引流。渗出物一般会从该圆形开口中自行排出。切记，穿刺后不可立即取出针头，以免刚打开的皮肤切口再次闭合。这种方法需要耐心，固定针尖，等 1～2 分钟后才能看到黏性的内容物缓慢流出。重点是，内容物不会迅速地自行排出。拔出针头后，应用棉签快速地从病灶两侧向开口处推挤，以促进引流。手指黏液囊肿的切开引流可配合其他后续治疗，如冷冻疗法或注射硬化剂或曲安奈德治疗。

用 18G 针头连接注射器直接穿刺，然后取出注射器柱塞，连接负压装置，可促进蜂窝织炎或较大静脉血栓渗出物的引流。多普勒超声引导下操作，对避免局部动脉损伤特别有帮助。

使用环钻进行切开非常有用，因为这形成圆形的切口，而不是常规的线性切口，更便于引流。由于切开引流后形成的圆形切口，渗出物持续大量引流，因此可减少填塞引流条的需求。这个方法特别适合用于有囊肿的情况，如无炎症性的表皮囊肿，因为角化物质的释放，可以缓解压迫造成的不适。选择环钻的大小取决于病灶的大小和分泌物的黏稠度。使用的环钻尺寸越大，引流越容易，但术后瘢痕的风险也越大。一般来说，环钻直径在 4mm 或者更小，术后的切口瘢痕是可以接受的。

引流

最初，由于病灶内蓄积的压力，切开后分泌物可自行排出。当病灶切口位于最易波动和悬垂区域，只要切口区域保持通畅，无需挤压，稀薄的分泌物会自行排出。

为了充分排出残留的分泌物，需要挤压切口，但这可能会使患者感到不适。为了尽量减少疼痛，对病灶进行小心挤压是很有必要的，尽管内压降低的疼痛缓解较侧面挤压的瞬时疼痛更有价值。在病灶侧面缓慢而轻柔地挤压切口部位（图 17-1 至图 17-5）。从切口处病灶顶部向下至病灶底部挤压，可能无法有效地引流；事实上，当垂直施加压力时，病灶内容物可能会向病灶的侧壁移动，因此，应该尽量避免这样的方式。对于较小的包块来说，使用棉签比面积更大的指尖更能提供合适的压力点。如果患者感到严重不适，可以增加麻药进行局部麻醉，比如环形注射，这可能会减轻不适。

弯止血钳可以用来扩大狭窄的切口使其更宽，这对黏稠的脓液特别有帮助。将闭合的弯钳尖端插入切口内，然后打开，以扩大切口面积。非惯用手用来施加压力，使分泌物进一步排出。止血钳也可用于小心的钝性分离，破坏小腔室间隔和促进进一步引流。尽管镊子只能提供较小的支撑力，但仍可扩大切口。应注意使用止血钳和镊子不要过度伸展和损伤皮缘，因为这可能会影响切口部位愈合和最终的切口部位的美观。

当对急性血肿进行切开引流时，它的固体状态需要一个更大的切口和外部压力来移除血凝块。陈旧的血液聚积可以用较短的切口或 18G 针来引流。操作过程中，应注意出现的新鲜血液，这可能表明有出血点，需要通过外科手术来解决。

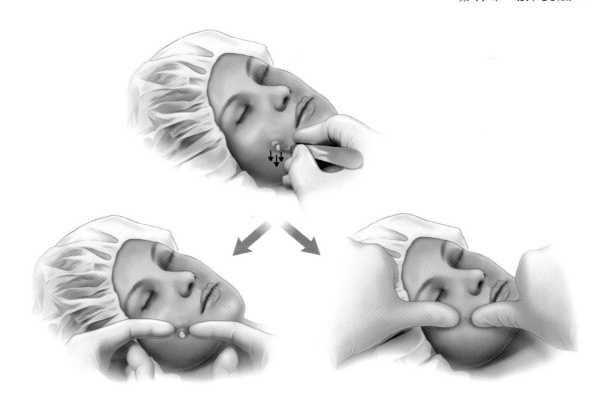

图 17-1　选取患者面颊波动感最明显和悬垂区域进行切开,运用重力效应以便于引流。请注意侧向压力(左)导致内容物挤出,而不是向下压力(右)

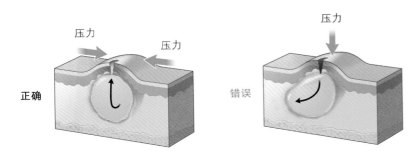

图 17-2　从病灶侧面向切口部位缓慢而轻柔地施加压力,使内容物从切口挤出。当垂直加压时,内容物向病灶两端移动,远离切口

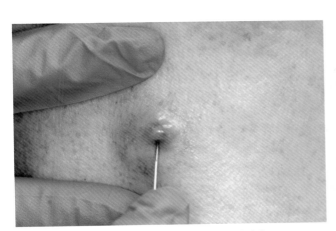

图 17-3　在脓肿下方用细针穿刺引流

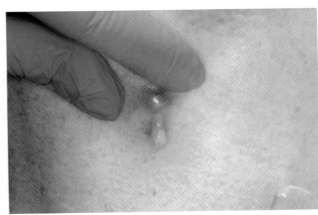

图 17-4　使用适当的横向压力,确保内容物有效地从切口被挤出

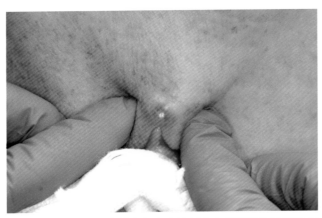

图 17-5 使用稳定的横向和向上的压力来促使所有的囊肿内容物排净

对于急性甲沟炎，靠近甲沟的急性脓肿，应用 11 号或 15 号手术刀片的尖端或 21G 或 23G 的针头轻轻插入近端或外侧的甲皱襞下，以形成引流开口。用适当的压力挤压脓性分泌物。把锋利的尖端边缘从指甲上小心地移开，切忌尖端刺入病灶过深，以避免破坏神经血管束、肌腱或甲床。可以放置纱布在指甲下面，以便继续引流。若脓肿并不紧靠甲沟，则直接在脓肿上方切开，或与外侧甲皱襞平行，以解除脓肿的压迫。

如有需要，将新鲜获取的引流物送检，拭子培养和药敏试验。避免接触皮肤或黏膜表面，防止正常菌群的污染。可使用无菌注射器从脓腔内抽取分泌物。

冲洗可进一步去除感染性或炎性分泌物。将装满生理盐水的注射器插入到切口内，持续冲洗，直至冲洗液变清亮。在切口周围，应放置大量的纱块或吸附垫以吸净冲洗液，减少冲洗液溅出到周围区域和操作者身上。非惯用手可以在引流时用纱布覆盖切口区域。也可使用内置防溅板的注射器。选择合适的切口，将提高冲洗效率和防止病灶压力过高。如果需要进一步引流，则应在切口内填塞含或不含碘仿的纱条，1/4in 或 1/2in 的，借助血管钳或镊子将纱条松散地填充整个病灶腔。这将防止切口过早闭合，从而防止脓肿复发。避免过度包扎，以免造成周围组织缺血，阻碍引流。

黏液囊肿或指黏液囊肿经过切开引流后，可进行电凝以封闭死腔，避免渗出物聚积。任何活动性出血点都应被电灼。

一些病灶可能需要加压包扎，缩小脓腔，促进积液排出，尽量减小死腔，否则会导致复发。头皮蜂窝织炎的切口和引流，需要合适的敷料和头套，因为分泌物会迅速地重新蓄积。这种压力敷料也有助于控制出血。

术后护理

为患者提供局部伤口护理方面的咨询。每隔 24 小时和淋浴后需要更换敷料和包扎。对于不需要进一步引流的切口，可使用凡士林促进伤口愈合。

用无菌的、不黏附的纱布覆盖伤口。用数层纱布覆盖，持续吸收引流物，并用外科胶带（如纸带）固定敷料。

如果需要可以使用压力性敷料。

在换药过程中，告知患者会出现血液或渗出物浸湿纱块的可能性。

某些疾病，如血肿或感染性病灶，有指征使用抗生素。对于有增加心内膜炎风险的脓肿患者进行切开和引流，术前应用抗生素是有效的辅助手段。

如有需要，镇痛药物可能有帮助。一般来说，在切开引流后，压力释放，大多数疼痛和不适感能得到明显缓解。

当切开的伤口二期愈合时，特别是有大血肿的情况下，需要重新告知患者瘢痕形成的可能性。同时，需强调复发的风险。

在数天至 1 周内，需进行随访，检查伤口、换药和取出引流条。当取出的引流条，没有肉眼可见的新鲜渗出时，用纱布简单包扎即可。

若有任何恶化或感染的迹象，如发红、肿胀、触痛或发热，请告知患者需要在预约日期前致电或复诊。

切开引流并发症及处理

切开引流的并发症包括引流不彻底、感染、出血、神经损伤、增生性瘢痕和瘢痕疙瘩。现将处理这些复杂情况的方法总结如下。

引流不彻底

引流切口的过早闭合导致引流不彻底。使用引流条、或穿刺引流技术、或引流过程中塞入棉签来预防。

感染

尽管切开引流最常见的适应证是感染，但因为操作本身的自限性，在切开引流的非感染性适应证中也可能会出现局部感染。当观察到这些情况时，如脓性引流液、肿胀、持续发红和延迟愈合，应对患者进行病情评估和治疗。对感染情况的处理，包括局部和（或）全身抗生素治疗，日常伤口护理，当该部位出现脓肿波动时，重复进行切开引流。尽管金黄色葡萄球菌是常见致病菌，但也因机体的解剖部位的不同而表现出差异性。

出血

通过压迫止血来控制出血。在切口处预先使用止血措施是非常有必要的，在操作过程中，活动性出血点需充分止血。

增生性瘢痕或瘢痕疙瘩形成

增生性瘢痕可采用瘢痕内注射皮质醇激素、脉冲染料激光、硅胶贴、冷冻治疗或联合应用这些方法来治疗。对于瘢痕疙瘩，上述方法可与手术切除、皮损内注射氟尿嘧啶、皮损内注射干扰素、外部压迫等治疗中的一种或几种联用。

神经、肌腱或韧带损伤

切口部位可出现感觉异常，但随着时间能逐渐改善。运动神经损伤极其罕见。肌腱和韧带的断裂需要专科评估病情与修复。通过控制切开病灶的深度，来减少这种风险。在进行操作前，需评估病灶的大小和深度、解剖位置、切开刀具的长度，同时熟悉局部解剖结构也十分重要。

总结

如果操作得当，切开和引流是治疗脓肿、囊肿、血肿和许多其他疾病的有效方法。虽然操作直接且简便，但一旦处理不好，可能会使原本不乐观甚至危险的情况恶化。因此，熟练掌握解剖结构，以及严格把握适应证和禁忌证，仍然是至关重要的。

参考文献

1. Steinsapir KD, Woodward JA. Chlorhexidine keratitis: safety of chlorhexidine as a facial antiseptic. Dermatol Surg. 2017;43(1):1–6.
2. Burney RE. Incision and drainage procedures: soft tissue abscesses in the emergency service. Emerg Med Clin North Am. 1986;4:527–42.
3. De Berker DA, Lawrence CM. Treatment of myxoid cysts. Dermatol Surg. 2001;27(3):296–299.
4. Esson GA, Holme SA. Treatment of 63 subjects with digital mucous cysts with percutaneous sclerotherapy using polidocanol. Dermatol Surg. 2016;42(1):59–62.
5. Mehrabi D, Leonhardt JM, Brodell RT. Removal of keratinous and pilar cysts with the punch incision technique: analysis of surgical outcomes. Dermatol Surg. 2002;28(8): 673–677.
6. Christenson LJ, Phillips PK, Weaver AL, Otley CC. Primary closure vs second-intention treatment of skin punch biopsy sites: a randomized trial. Arch Dermatol. 2005;141(9):1093–1099.
7. Shafritz AB, Coppage JM. Acute and chronic paronychia of the hand. J Am Acad Orthop Surg. 2014;22(3):165–174.
8. Ogunlusi JD, Oginni LM, Ogunlusi OO: DAREJD simple technique of draining acute paronychia. Tech Hand Up Extrem Surg. 2005;9(2):120–121.
9. Canales FL, Newmeyer WL III, Kilgore ES Jr: The treatment of felons and paronychias. Hand Clin. 1989;5(4): 515–523.
10. Jebson PJ. Infections of the fingertip: paronychias and felons. Hand Clin. 1998;14(4):547–555, viii.
11. Fitch MT, Manthey DE, McGinnis HD, Nicks BA, Pariyadath M. Videos in clinical medicine: abscess incision and drainage. N Engl J Med. 2007;357(19):e20.
12. Nallasivam KU, Sudha BR. Oral mucocele: review of literature and a case report. J Pharm Bioallied Sci. 2015; 7(Suppl 2):S731–S733.
13. Fine BC, Sheckman PR, Bartlett JC. Incision and drainage of soft-tissue abscesses and bacteremia. Ann Intern Med. 1985 Oct;103(4):645.
14. Berman B, Maderal A, Raphael B. Keloids and hypertrophic scars: pathophysiology, classification, and treatment. Dermatol Surg. 2016.
15. Hirshowitz B, Lerner D, Moscona AR. Treatment of keloid scars by combined cryosurgery and intralesional corticosteroids. Aesthetic Plast Surg. 1982;6:153–158.
16. Pollack SV, Goslen JB. The surgical treatment of keloids. J Dermatol Surg Oncol. 1982;8:1045–1049.
17. Shepherd JP, Dawber RP. The response of keloid scars to cryosurgery. Plast Reconstr Surg. 1982;70;677–682.

第 18 章　分层切除与外科修复

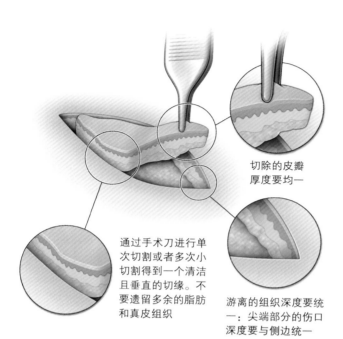

切除的皮瓣厚度要均一

通过手术刀进行单次切割或者多次小切割得到一个清洁且垂直的切缘。不要遗留多余的脂肪和真皮组织

游离的组织深度要统一：尖端部分的伤口深度要与侧边统一

原著者　Jonathan Kantor

翻　译　乔　晨　徐永豪

审　校　胡信林　任　军　姜海燕

概要

- 线性缝合（linear closures）包括直接对手术伤口侧对侧缝合。
- 分层线性缝合仍然是伤口缝合的黄金标准，原因包括：愈合结果易预测性，对于医疗系统及患者费用合理，低并发症风险。
- 即使是包括面部在内的非常大的缺损，只要进行适当的积极底部修整和犬（狗）耳矫正术（dog-ear correction），往往皆可以线性的方式缝合。
- 线性缝合的一个显著优点就是其可预测性：由于伤口边缘保持了充足的血供，所以在精心设计和仔细缝合后大多会形成细线一样、几乎看不见的瘢痕。

初学者贴士

- 将切除和线性修复分解为若干部分有助于理解每一个必要的步骤。
- 永远不要试图跳过一步，大多数"走捷径"的情况往往需要花费更多时间纠正。

专家贴士

- 面部的大缺损不一定需要皮瓣修复。
- 线性缝合几乎不损失皮瓣，因此，在吸烟的人群中尤为有用。
- 使用菱形或圆切线形切口的缝合方法可以减少尖角和狗耳形成。

切记！

- 当在较大的线性缝合和皮瓣之间做出选择时，请记住，对后续修复而言线性缝合"烧坏桥梁"的情况更少，这对于晚期皮肤癌患者是一个重要考虑因素。
- 如果仅用埋线法处理伤口会造成明显的裂开或真皮突出，不要试图用表面缝合来解决这一问题，而是要移除多余的真皮，和（或）进行深层缝合。

陷阱和注意事项

- 要始终仔细地查找渗出的来源并直接处理；合理地使用电切将有助于减少伤口坏死组织的残留。
- 轻柔地处理组织可改善预后并且会降低坏死和感染的风险。

患者教育要点

- 应告知患者任何额外的瘢痕长度都可能会愈合成不易察见的细线，这对患者有很大的安慰。
- 总是要与患者一起核实、估计外翻的程度，这样在术后不久的一段时间里患者才不会对伤口的嵴样皱褶外观感到困惑或担心。

收费建议

- 一般来讲，对于复杂的缝合需要支付广泛底部修整、狗耳矫正及其他复杂步骤的费用。
- 即使有再多的游离也不能以收费为目的而将线性切除与修复转变为双侧推进皮瓣。

178

引言

外科创伤的直接线性缝合是皮肤外科缺损缝合的主要方法。线性缝合受欢迎的几个原因包括：操作简单，愈合模式可靠且易预见、快捷以及具有可重复性。尽管最近在线性缝合设计的研究方面出现了复兴，但是长期以来，许多皮肤病外科的文献更加关注新的皮瓣和移植技术。即使是面部大的或深的缺口也可以进行线性修复，事实上，这可能是许多此类伤口的最佳选择。

如果可行的话，分层线性缝合仍然是伤口缝合的黄金标准，考虑到其结果的可预测性、患者和医疗系统的合理成本以及低并发症风险。基本的线性缝合技术，包括底切修整、止血、组织处理和手术缝合，它们代表了从穿刺活检到大皮瓣的所有手术缝合的基石。

命名

"椭圆形切除（elliptical excision）"一词过去一直被用来表示伤口线性缝合，尽管多年来许多学者指出大多数皮肤外科医师用于缝合设计的基本形状实际上不是椭圆形（图 18-1）。因此，尽管没有被普遍采用，"梭形切除（fusiform excision）"一词已经作为一种替代名称被提出。

菱形或圆切线样的设计是一种几何学上有效的线性伤口缝合方法。但是请注意，这里的菱形（rhomboid）并不是菱形样的，而是指欧几里得定义的一种特定的几何形状。它是一个邻边不等的平行四边形。因此从欧几里得的观点看线性缝合中不应该用菱形描述。

大多数线性切口是以一种分层缝合的方式闭合的，真皮和（或）筋膜的修复要先于表皮层。外科医师称为中间缝合（intermediate closure）和复合缝合（complex

closure）；这些术语与使用 CPT 代码对缝合进行计费有关。一般情况下，要完成一项复杂的缝合手术，需要支付广泛的底切修整、狗耳矫正或其他所需的表面上复杂的手术的费用。

有一些外科医师认为对组织皮瓣（flaps）进行底切修整是为了使皮瓣被推进到伤口中心进行线状切口缝合。虽然从技术上讲，对组织的部分进行底切修整作为皮瓣是恰当的，但不能因为底切修整将线性切除和修复转变为双侧推进皮瓣进行收费，后者需要一个真正相邻的组织移植（关于皮瓣动力学和推进皮瓣的详细讨论，分别见第 20 章和第 21 章；有关费用的讨论，请参阅第 10 章）。

术前评估

大多数线性切除和缝合的术前评估可以在手术当天进行，包括详细的病史和个人史的评估。要特别注意是否使用可能影响出血的药物或补品，以及对术后的愈合过程有显著影响的烟草。关于整体术前评估的详细内容请参见第 3 章。

患者应该明白的是解决问题的方法总是不止一个的。所有的外科手术都有风险，而且所有的外科手术都有其他的替代方案，甚至包括不做手术。每名患者都必须权衡好各自的风险和收益。

这种个性化的患者知情同意和教育方法也应该扩展到计划性手术的术前评估中去。因此，应仔细对计划进行手术的部位以仔细的视诊及触诊评估，并密切评估计划手术部位和周围组织的运动范围。例如，在设计面部修复时，外科医师应该依次让患者做全脸动作（如，皱眉、微笑、鬼脸），以便更好地测量松弛的皮肤张力线（relaxed skin tension lines，RSTLs）和判断是否存在任何下陷的纤维粘连。近年来，人们对颊部和面颊外

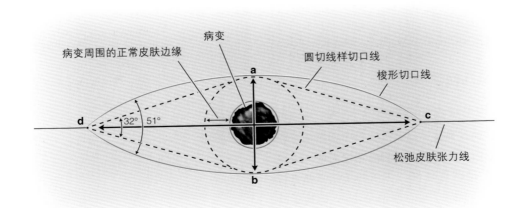

图 18-1　菱形（圆切线样）缝合，梭形切口设计的理论长宽比为 3.5∶1

的支持韧带有了更好的认识，这些韧带可能会对组织的移动能力产生重大影响，尤其是在较大的修复过程中。

同样地，在修复手部伤口时，患者应该完成屈伸动作以及握拳动作。询问患者的职业和休闲活动也可能特别有帮助，因为按摩师的手背修复术可能与职业高尔夫球手的方法不同。在上背部也可以看到运动范围的潜在变化，患者的基础姿势可能会影响这个部位计划的闭合矢量。

在开始治疗之前，应该仔细规划和评估游离缘附近的线性缝合，患者应该了解潜在的风险，例如眼睑外翻或口唇外翻。为了评估眼睑外翻的风险，在评估时要求患者于半斜卧位张大口部向上凝视。

作为知情同意内容的一部分，患者应该明白每次切除皮肤都会留下瘢痕。我们的目的不是完全避免瘢痕，无论是从外科医师角度还是从手术角度这都是不可能的。我们要在确保治疗疾病的前提下使影响美观的瘢痕尽可能小。瘢痕的质量的评估近来重新引起人们关注，主要是因为这可能被用来作为护理质量评估的一种指标，瘢痕美容评估和评定量表（Scar Cosmesis Assessment and Rating scale，SCAR scale）是新近发展的一种经过验证的量表，它能特别有助于评估手术后瘢痕的质量。

知情同意和咨询的过程虽然因人而异，但是应遵循统一的步骤进行。每名患者都会被递给一面镜子，不仅在标记之前确定手术部位，并且在标记之后再次口头确定手术部位。这个将患者作为识别活检部位的搭档的方法是非常有用的，并可能在被指控在错误的部位手术时限制了潜在的责任风险。在活检位置不明确的情况下，应推迟手术，并应与主管医师进行沟通（如果可以的话），或可进行小范围活检。

在开始手术之前，应告知患者手术后的愈合过程。这包括一份关于体力活动限制的详细说明，以及一份关于术后伤口护理的说明。此外，大多数患者（和许多医师）并没有意识到术后伤口边缘充分外翻的必要性，医师应向患者解释这种情况类似于皮下夹板，外翻只是暂时的，待埋线吸收后会好转。这对安抚患者有很大的帮助。

线状缝合设计及几何学

尖角角度：梭形缝合和菱形缝合

线性缝合设计的经典描述已高度强调了尖角角度作为狗耳形成的决定因素的角色。认为长宽比为 3：1（或最近认为 4：1）的椭圆具有 30°尖角的条件需要进行大的修改，特别是在几何学上，即使是 3：1 的梭形缝合也不能产生 30°的尖角角度。

成角的（也称为圆切线样和菱形）缝合设计是 Bennett 在 20 世纪 80 年代提倡的，现在它也变得更加流行，因为它们在保证约为 3：1 的适中的长宽比的同时实现相对狭窄的尖角角度（30°左右）。事实上，3：1 梭形设计会产生 74°的尖角角度数，而类似长宽比的菱形设计只产生 37°的尖角角度。

另一种将菱形设计的优点（尖角较窄，切口总长度较短）和梭形设计的优点（一种逐渐弯曲的形状使其更容易缝合而不会残留中央张口）结合在一起的改进是内部菱形‐外部梭形技术（inside rhombus-outside fusiform technique）。在这种技术中，先设计并切割一个菱形，其深度达真皮浅层。此时，用施加于切口的侧向压力（一种通常有助于避免真皮突出的技术，如下所示）将切除部位的外侧边缘变成梭形，同时使切除的皮肤部分保持菱形，尽管中部有突出的真皮（图 18-2 和图 18-3）。

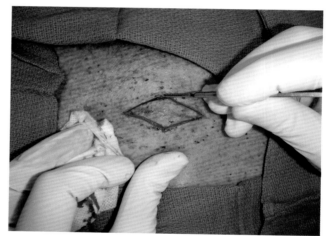

图 18-2 内部菱形‐外部梭形技术，包括先切一个菱形切口，然后以刀片向外用力施压

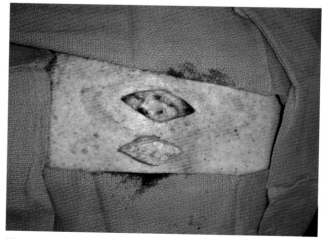

图 18-3 这就会形成一个像菱形一样有狭窄的尖角但是外形更像梭形的伤口

形貌学

在设计线性缝合的时候同样要考虑伤口的局部的三维形貌。事实上，恢复或维持自然形态起码与修复有薄瘢的伤口同样重要。对于凸面上的伤口，设计梭形缝合线可能会导致短期和长期不良结果。短期内在凸面的尖端形成的狗耳可能会更明显，这类突起的锥形结构可能用标准的狗耳校正技术（见第 19 章）无法解决。这就是"追狗耳（chasing the dog ear）"现象的起源，这种现象在前额上会更典型。长期来看，瘢痕收缩是三维的，当横向瘢痕收缩发生在凸面上时，可能会导致临床上明显的凹陷性瘢痕。可以使用几种方法来降低这种风险，其中包括 S 形成形术（S-plasty）。

美容亚单位

在整形美容的亚单位结构内保持线性缝合并且理想地沿着整形美容亚单位边界，可能有助于形成理想的瘢痕。即使非常大的缺口，只要做到缝合线无论多长，都沿着亚单位结构的边界保持不变，也可能被非常有效地隐藏（图 18-4 至图 18-6）。线性缝合设计的核心优点之一是它产生了单条通常可以被有效地隐藏的细线，而利

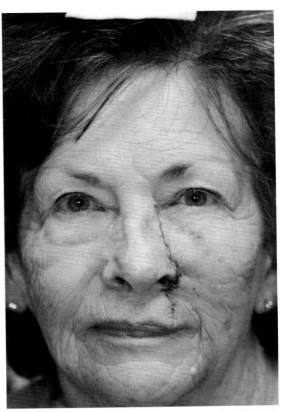

图 18-5　参照美容亚单位边界形成的大的线性修复
请注意由于中心轴延长而导致的上唇下压。

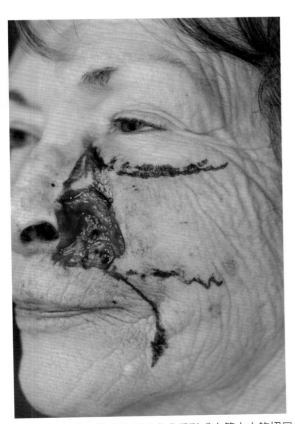

图 18-4　基底细胞癌莫氏手术术后形成中等大小的切口

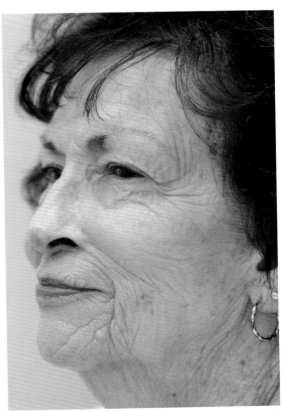

图 18-6　术后 6 个月的图片上几乎找不到瘢痕，而且上唇不再下压

用伤口特性进行的皮瓣修复会导致成角的瘢痕，即使采用精确的缝合技术和边线校正，这些瘢痕也可能仍然可见。成角或几何瘢痕过去被认为对观察者而言不太明显，但实际上往往可能会导致不美观，因此，本着这个目的，最好不实行皮瓣切除。

张力矢量线

理解和规划平行于松弛的皮肤张力线和垂直于游离边缘的张力矢量线是线性切除和修复的重要组成部分。预先计划的理想张力矢量线并不都可靠，即使是由经验丰富的皮肤科医师设计的也是如此。

此外，缝合线（suture line）的张力方向不一定与缝合的张力方向相同。因为缝合的张力矢量决定了组织运动的方向，这对重建设计具有重要意义（图 18-7）。例如，面颊上部或眼眶下缘附近的修复术通常以线性或S形成形术方式缝合。为了与松弛的皮肤张力线一致，部分切除可以平行于游离边缘，如下睑。通过在平行于游离边缘的缝线上保持张力方向，可以实现避免眼睑外翻的缝合。

四肢上的松弛皮肤张力线并非在所有情况下都符合最小张力角，因为肢体运动范围对张力有影响。例如，大腿上的松弛皮肤张力线在伸位时沿着长轴平行，在屈位时与横轴平行。因此应考虑患者的预期运动范围。有时利用两个角度的平均值，即中位松弛的皮肤张力线，可能是一种有用的方法。

此外，符合松弛的皮肤张力线并非在所有情况下都是必要或理想的。对于前臂上的修复，松弛的皮肤张力线要求沿前臂的长轴缝合。但是考虑到前臂的凸面会增加长期的狗耳形成和瘢痕收缩的风险，迫使需要瘢痕长度更长。又因为前臂横向缝合可以最大限度地减少切除长度，所以横向缝合能实现更美观的闭合。相反地，对于手背上的缝合，松弛皮肤张力线可能是横向，然而为了尽可能减少淋巴水肿的远期风险，缝合通常与长轴平行。

游离边缘

游离边缘，如口唇、眼睑、鼻翼缘和耳轮缘，既比面部其他区域更容易变形（因为它们没有骨质附着物），又在变形时更明显（因为它们在面部美容中很突出）。因此，保持游离边缘的位置是非常重要的。游离边缘既可以被拉动（如下睑向下拉动引起的下睑外翻），也可以被推动（如上唇缝合，迫使一段狗耳向下）。不要忘记中心轴因伤口缝合而延长的可能性，因为这种由于中心轴（顶点到顶点）的长度与每个外部伤口边缘的（更长）长度之间的差异导致的"推压效应（pushing effect）"，意味着术后线性缝合的长度将大于预期长度。这可能会影响口唇周围的修复。唇部的组织可能会被推压导致术后立即出现水肿，但这种水肿通常会自行消退。

评估

一盏明亮的灯和（或）Wood 灯在准确评估临床肿瘤边缘方面非常有帮助。侧向打光以及用乙醇擦拭病变和按摩皮肤都是很有用的方法。

也应对周围皮肤进行评估；这既可确保不存在能阻碍伤口愈合的局部炎症（脂溢性皮炎、角唇炎等），又可以评估切除后的缺损是否会影响其他已存在的痣或其他皮肤病变。例如，术后可能会出现位于刚切除的发育不良痣旁边的寻常痣与瘢痕线直接相邻。应该与患者一起复查，避免瘢痕周围的色素沉着与发育不良痣复发相混淆。

如果可能的话，也应该对患者的身体其他部位的瘢痕进行评估。这样做有两个目的：首先，它为外科医师提供了一种基线测量方法，用于衡量患者是否有肥大性或血管扩张性瘢痕愈合的倾向。其次，它为患者的教育提供了一个参考点，以便告诉患者相对于他们现有的瘢痕，此次的瘢痕在愈合方面会发生什么。这也是鼓励患者术后提高依从性的重要因素。

确定切口大小

皮肤科医师进行线性切除有许多适应证，包括对非黑素瘤皮肤癌、异型痣、寻常痣或先天性痣、囊肿和脂肪瘤的治疗。对于黑色素瘤和非黑色素瘤皮肤癌，各种研究都探索了合适的手术切缘。关于特定肿瘤类型的管理，另见第 46 章至第 48 章。

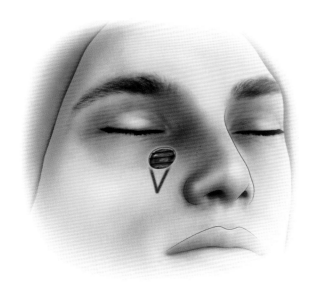

图 18-7 使缝合的张力矢量线平行于游离缘可以在缝合时避免游离缘扭曲

随着时间和经验的积累，皮肤外科医师可能倾向于对大多数低风险的非黑色素瘤皮肤癌进行紧邻切缘的更小的切除，但保持黑色素瘤切除的宽度和深度边界对于最大限度地降低复发风险至关重要。

良性痣可以整块切除、分段切除或分期切除。良性皮下肿瘤可通过适度大小的切口剥除皮下肿物的方式切除，以缩小术后瘢痕的大小。

学习线性修复

若干个研究评估了一些学习和评估手术能力及技术的方法。客观地评估手术技能是至关重要的，因为新手往往习惯过高估计他们的能力。在学习这些技术时，将手术切除和修复分解成若干部分，并在每一步关注特定质量指标和检查点，或许是非常有帮助的。

在所有的技术中，外翻手术是申请皮肤外科研究生项目的人中完成成功率最低的操作。这意味着更加重视精细的外翻缝合技术，包括背靠式缝合和垂直褥式缝合，可能具有重要的教学价值。虽然有一项研究质疑外翻本身作为术后美容的方法的价值，但它可能代表了精细的伤口边缘对合和张力减少的一个替代终点。

手术方法

线性修复的修剪可以分为几个组成步骤。

备皮

在知情同意过程和术前协商完成后，备好皮并且进行局部麻醉（参见第 12 章）。虽然有数据表明，使用无菌手套进行简单直接的手术可能不会降低术后伤口感染的风险，但是皮肤外科切除前通常进行无菌备皮。常用的外科手术消毒剂包括氯己定和聚维酮碘，前者的优点是即使湿润时也能快速起效，但由于有角膜炎和耳毒性的危险，应将氯己定分别与眼和耳隔开。

标记

在准备线性缝合时，皮肤标记非常重要；许多外科医师画一个纺锤形（或菱形）来勾勒预计切除的轮廓。另一种减少切除组织的方法是仅仅标注出缝合的方向、范围以及切除组织的边界的轮廓（图 18-8）。

无论计划的切除形状如何，在面部标记更多的解剖标志或许是有用的。在面部，美容亚单位的边界可能会在局部麻醉浸润之前被标记（图 18-9）。在四肢上，特别是当有一个以上的矢量方向在先验时都合适时，两个矢量可能会被标出并确定优先顺序（图 18-10）。最后，当在文身周围或在大的浅表血管、心脏起搏器的导联或

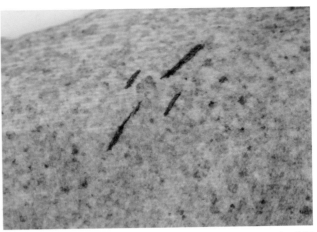

图 18-8　可以使用仅仅标注出缝合的方向、范围以及切除组织的边界的轮廓的简单标记。这个方法既可以为局部麻醉提供关键信息，又可以少使用墨水以便后续擦除

其他应该避免的结构附近操作时，也可以用清晰统一的方式进行标记（图 18-11）。

大多数皮肤科外科医师使用毡尖的外科标记笔，因为它们易于使用，而且成本低；我们应该告诉患者，任何残留的墨水都可以用乙醇去除。其他可选择的标记用品包括甲紫、专门的白色组织标记笔和白色眼线笔标记。

局部浸润麻醉

19 世纪末，局部麻醉使外科领域发生了革命性的变化。患者在很大程度上是根据手术的无痛和不形成永久性瘢痕来判断他们的手术质量的。特别是考虑到它对患者焦虑的影响，充分和全面的局麻浸润是成功的皮肤科手术的先决条件。对于较小的病例，直接浸润麻醉是有效的。对于较大的手术部位，环状阻滞、神经阻滞（如果可能的话）或者肿胀麻醉都可以考虑。关于局部浸润麻醉的详细介绍，请参见第 12 章。

切除

无菌备皮和铺巾后，要切除病变。经典的梭形切除理想的手术刀进入皮肤角度为 90°；也有人建议一个 10° 向外（反向）倒角。然而最近，有人建议一个更夸张的反向倒角可能是可取的。在实践中，当在面部皮肤或前臂上进行切除时，真正的垂直切口角效果很好；在背部，特别是在真皮厚实的年轻患者中，反向倒角可能是有利的，并能最大限度地减少去除任何残留的悬垂真皮（图 18-12 至图 18-20）。这尤其是一个问题，因为在表皮和浅表真皮刚游离后，切除的外部（未切割）边缘有向侧面弹跳的趋势（图 18-21）。在手术刀进入和切除皮肤的过程中稳定周围皮肤可能有助于保持一个一致的角度。

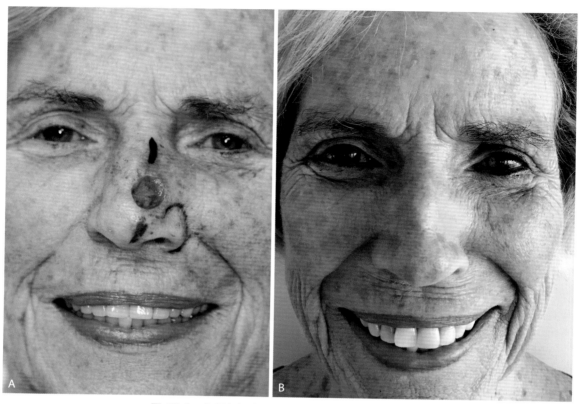

图 18-9 在局部浸润麻醉之前标记美容亚单位的边界
A. 术前照片；B. 术后照片。

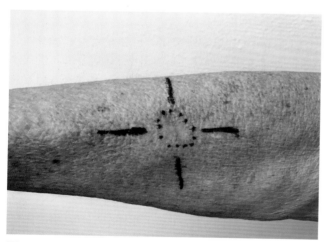

图 18-10 可根据需要多画几个方向，应使每个方向都充分局部麻醉。也可以行环形切除然后选择一个张力最低的方向

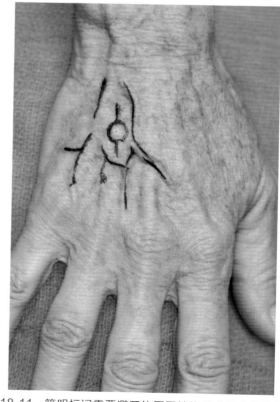

图 18-11 简明标记需要避开的周围结构是术前非常实用的步骤

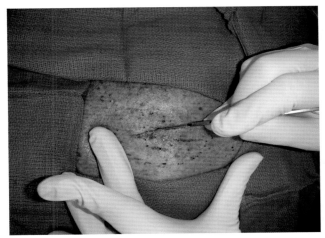

图 18-12　切口应沿着标记轴进行，刀刃垂直于皮肤或有一个轻微的外斜面

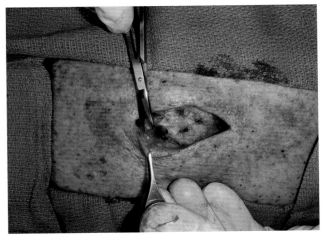

图 18-15　用手术剪或者手术刀修剪出一个整齐的基底

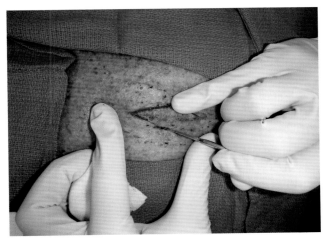

图 18-13　切口深度，包括切口顶端在内，都应统一

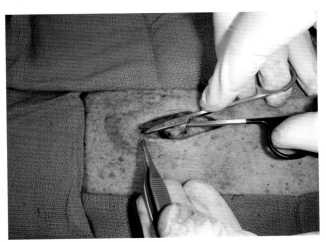

图 18-16　切口尖端应扩大切除

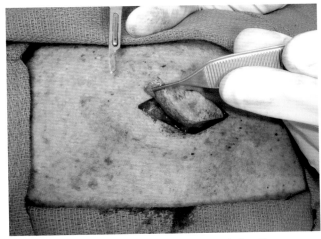

图 18-14　标本的表皮下切除深度应一致

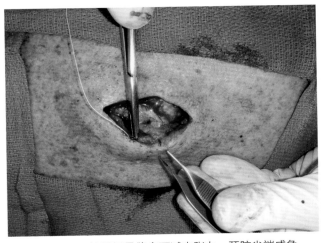

图 18-17　筋膜折叠缝合可减少张力，预防尖端成角

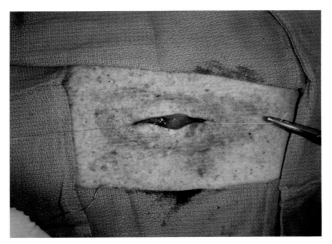

图 18-18 拉紧缝合线可以使顶角度数减小

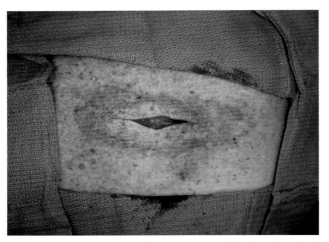

图 18-19 单次筋膜折叠缝合后，伤口两侧组织聚合，减少缝合时的张力

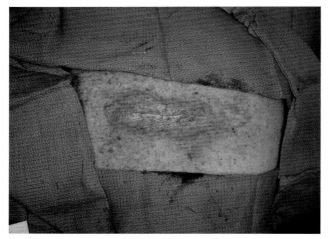

图 18-20 随后进行折返或埋线垂直褥式缝合，使边缘以最小的张力缝合到一起

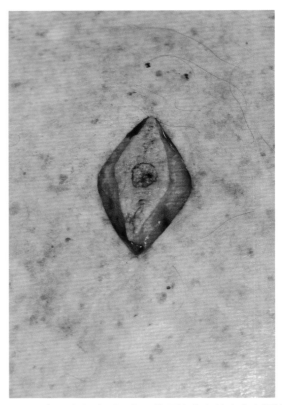

图 18-21 切开组织之后，伤口的两边会有从中央向两边弹开的趋势

大多数标准的切除要求首先使用刀尖，然后是表面上比刀尖锋利的刀腹。在普通外科传统里，这一点在使用较大的 10 号刀片时比使用 15 号刀片时更为重要，15 号刀片常用于皮肤外科。类似地，像小提琴弓一样握住手术刀，在很大程度上是将普通外科技术转化为皮肤科手术的结果。当使用 10 号刀片时，"小提琴弓"技术运用得最经典，而 10 号刀片明显大于 15 号刀片。同样，一些教科书历来主张，手术刀的一次切割应穿过表皮、真皮和皮下脂肪；在实践中，除非过度用力，否则这既是不必要的，也是很难做到的。因此，外科手术的刀刃可以像铅笔一样握住，持续轻度牵引可以有利于顺利切开真皮，尽管需要多次切割，特别是在背部时，但是这也是完全可以接受的。

切割

组织切割应整齐均匀，这对于美观地切除组织和新生创面的重建非常有帮助。在顶端处如果切口向内倾斜可能导致划艇状畸形，增加狗耳形成的风险，除非在重建之前先切除冗余组织。因此，切口最好有一致的深度和角度。一个好的切口无需对真皮进行修剪，可以节约大量重建的时间。

一些学者描述了"脂肪滞后"的现象。表皮和真皮在组织游离后有从伤口中心收缩的趋势，但由于没有侧向纤维附着，深层脂肪收缩滞后并阻碍伤口闭合。在临床实践中，通常存在明显的真皮滞后现象。即使是90°垂直切口，大量网状真皮也可能在中央突出，特别是真皮较厚的背部。通过逆切或修剪滞后的真皮可以避免（图18-22）。然而，无论何种缝合技术都无法很好地解决这一问题，因此在闭合伤口前尽量花费一些时间，确保伤口边缘的整齐。

游离

对组织进行游离有以下优势。首先，它有利于闭合较大的缺损，或缺乏弹性部位上的缺损，例如头皮和小腿。其次，它可通过牵拉邻近皮肤进行闭合，减轻具有中等张力缺损的张力。最后，由于游离了下方的组织，可以避免横向和向下的拉动，防止伤口内翻。

在顶端及伤口的侧面进行游离非常重要。事实上，为减少狗耳形成的可能性，在某些情况下，广泛的顶端游离可能比侧面游离更重要。

组织游离的缺点包括对血供的潜在影响，因为广泛的游离不可避免地会产生局部小的随机皮瓣。同时游离会增大组织间隙，增加术中血肿或浆液性肿块的发生率。

游离平面对手术结果有重大影响，因为它可能会增加出血的风险，需要耗时进行止血，并且增加神经损伤的风险。在同一平面上进行组织游离非常重要，通过均匀的拉力辅助皮肤收缩。

无经验的皮肤外科医师通常不能正确地选择游离层面，担心深层的游离会导致大出血或神经损伤，因此通常只在脂肪浅层进行游离。了解各解剖区域的血供可能非常有帮助，因为浅表的游离容易损伤供应真皮的穿支血管丛，减少血供并增加坏死的风险。而深层游离应该是在更深处，血管结构完整的层面，而不仅仅是在真皮

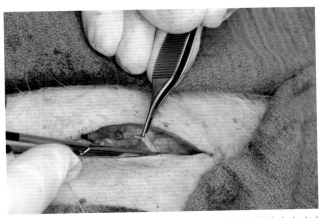

图18-22　如果真皮出现在表皮缘内侧，修剪滞后（突出）的真皮是必须进行的重要步骤

浅层和表皮。例如，在鼻部进行线性闭合时，肌肉下游离可为伤口边缘提供充足血供，而在真皮浅层游离会增加术后坏死的风险。

进行游离时手术刀和剪刀剪切的方向应相反：手术刀从远端向近端延伸切口，而剪刀从近端向远端延伸切口。

最近的一项研究报道了广泛游离和重叠缝合的优点。在一项关于猪的研究中，游离和重叠缝合都是研究变量，以评估其对伤口张力和血流灌注的影响。结果这两种技术都可降低伤口表面的张力，并且都轻度减少了伤口血流的灌注，其中重叠缝合比游离减少程度大。值得注意的是，该实验伤口被游离了4cm，远远超出了皮肤科手术中大多数的游离范围。

对于使用溶栓剂（如阿司匹林）或皮肤泛红的患者，伤口边缘容易出现小出血，应尽量做最小范围的游离。

实际上，游离最好直接在可视化情况下进行。锐利地切割可以减少组织创伤，避免由钝性分离或游离组织产生的剪切力。虽然许多外科医师更喜欢钝头手术剪刀，如眼睑手术剪刀（几乎用于所有手术）或Metzenbaum剪刀、整形手术剪刀或Mayo剪刀（用于较大的手术范围），但实际上可以用手术刀进行锐利切割，或使用纯切割或混合设置的电刀切割，也可以使用射频切割装置以及较新的低温等离子体装置切割。这些切割方式可以减少热损伤，但同时显著增加了成本，使得它们不适用于大多数线性切割和修复。

止血

在伤口闭合之前须进行充分的止血。根据经验，伤口边缘渗血可以通过缝合和加压止血，较多的出血则应积极止血。通常需要衡量血肿形成的风险和伤口边缘过度电灼烧之间的矛盾，避免影响长期和短期愈合。对于较大的血管出血，不应使用电刀止血，而应进行结扎止血，以便减少术后急性出血的风险。双极电凝钳也可推荐用于止血。

谨记：始终在可视化情况下进行止血，可借助皮肤拉钩掀起上方的表皮和真皮，以显露视野。

缝合

缝合技术影响手术重建的效率，缝合术式的选择也可能影响线性闭合的整体设计。关于缝合技术及其变化的详细讨论可参见第13章。

在过去，大多数线性闭合依赖于双层闭合的方法，即缝合真皮层用于缓解张力，缝合表皮层用于拉近伤口边缘。随着人们逐渐意识到更深层面的缝合可能更利于减少张力及美化伤口，这种模式在过去几年发生了变化。

筋膜折叠缝合是线性闭合最有用的技术之一，它同时具有以下几个优点。首先，通过将张力转移到深筋膜，可以显著降低伤口表面的张力。其次，它减少了缺损闭合所需游离的面积，从理论上改善了伤口边缘下的血供，并减少了潜在空间的形成，降低了血肿形成的风险。最后，筋膜这段缝合将显著改变伤口的形状，单次筋膜折叠缝合可将长宽比为 3∶1 的梭形伤口转变为 6∶1，大大减少了尖端角度。

筋膜折叠缝合也并非必须用于所有线性闭合。该技术最适合用于张力较大的区域，或需减少伤口长度的大切口。理论上，借助 SMAS 缝合可能非常有帮助。在设计圆形缺损闭合时，应先进行筋膜折叠缝合再切除狗耳。由于针线穿过筋膜，可能导致折叠缝合出现疼痛，增加感染的风险，同时潜在的压力会影响穿支血管的血供。但在临床实践中，这些并发症很少发生，部分患者可能在针刺入时及筋膜折叠缝线拉紧后出现短暂疼痛。如果疼痛超过 5 分钟，应拆除缝线。

皮下埋线缝合是线性修复的基础，包括两种缝合技术：垂直褥式埋线缝合和皮下反向缝合。前者可使伤口外翻，表皮更好地对合，而后者更具操作性。一项随机对照试验表明，与垂直褥式埋线缝合相比，皮下反向缝合的瘢痕更美观。它具有可操作性，尤其是当伤口外翻成为线性切除和闭合中最具挑战性的部分之一。

皮下反向缝合会造成伤口过度外翻，此时可调整伤口边缘到反向缝合点的距离。有关缝合实施的详细讨论请参阅第 13 章。

虽然许多报道都提倡在进行线性闭合时，先在伤口中心进行关键缝合，再利用半部法则缝合，但在实际操作中，外科医师通常会从远端向近端缝合。后者可以逐渐缓解张力，最大限度地减少每根缝线上的张力，使组织在闭合过程中逐渐移行。

在张力最大的伤口中央可以进行致密地反向或垂直褥式埋入缝合。在完成一次埋线缝合后，伤口边缘便可很好地外翻，并实现无张力对合，无需经皮缝合。

经皮缝合可以采用单纯间断缝合或连续缝合方式。理想情况下，深层缝合不会产生伤口表面张力，因此连续缝合可能更适用。而在某些情况下，可能需要进行深度校正，此时可以采用单纯间断缝合。连续水平褥式缝合中，间断的环形缝合有助于伤口外翻，同时避免缝线越过伤口边缘。也可采用连续皮下缝合，但相较而言，埋线缝合可能具有更大优势，可避免将异物引入伤口。

由于切口边缘位于术后最大张力的对侧，因此大多数皮肤外科医师会使用反切针，可以降低缝线断裂的风险。

拓展

S 成形术

线性修复的 S 成形术适用于凸起部位闭合。线性闭合在伤口愈合期间有收缩的趋势，可能导致凸起性瘢痕，当瘢痕痉愈时尤其明显。S 成形术通过延长瘢痕长度，特别是延长凸起部位瘢痕长度，可以达到长期美观的效果。

一些学者提倡将 S 成形术应用于所有闭合手术，认为即使在没有凸起的情况下，延长瘢痕也可减少横向收缩，最终达到良好的美观效果。我们应该权衡这种理论上的好处与直线线性修复的关系。S 成形术的一些改良包括瓣叶缩短或成一定角度来减小整个切口的长度，或者通过缝合技术增加线性修复的曲度。

在定位 S 成形术时，修复的曲线尖端应尽可能遵循 RSTL 原则。理论上所有 S 成形术都应使用半部法则进行修复，在实践操作中要求所有缝线垂直于切口（图 18-23 至图 18-26）。否则，S 成形术的切口最终会趋于更长的直线切口。

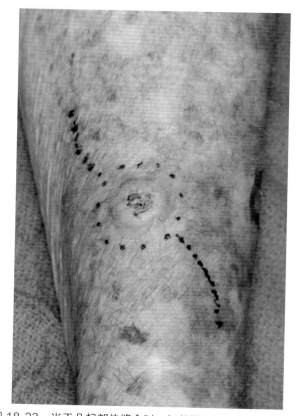

图 18-23 当于凸起部位缝合时，如前臂，可使用 S 成形术

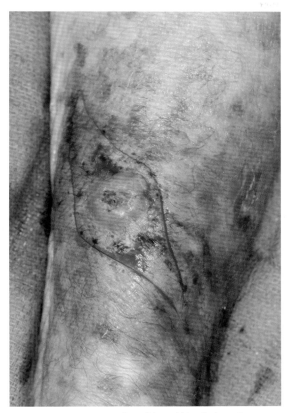

图 18-24 S 成形术切口的深度应一致

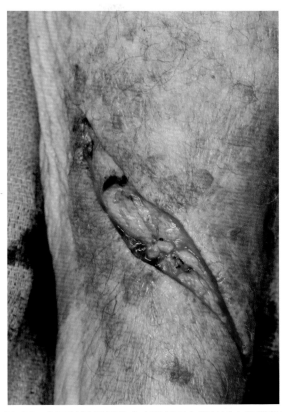

图 18-26 运用筋膜折叠缝合来降低张力并且减少顶端角度

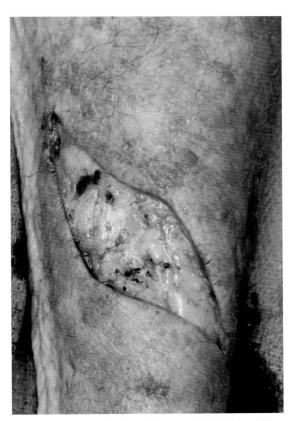

图 18-25 切除完成后形成一个拉长的 S 形缺损

偏心平行四边形

偏心平行四边形被提倡替代梭形和菱形修复。尽管同 S 成形术一样会形成弯曲的瘢痕,但是这种方式具有一些优势。也可通过三角形 - 方形 - 三角形的方法改良偏心平行四边形,完成线性闭合。

半月形切除

所有手术修复的目标是尽可能有效地隐藏术后瘢痕,因此可能会故意弯曲一些瘢痕以获得最佳的美容效果,例如隐藏于鼻唇沟中的瘢痕。在设计半月形切除时,只要使用半部法则进行缝合,弯曲侧将决定修复的最终角度。

某些情况下会出现两侧长度不等的缺损。比如线性闭合、狗耳修复,或皮瓣修复产生继发缺损(或移位的直立锥组织)。人们还提出了专门的缝合技术来修复边长不等的伤口(图 18-27)。

狗耳修复圆形缺损

并非所有线性闭合都必须以纺锤形或菱形修复。实际上研究表明,某些圆形切除后的狗耳矫正可能比梭形闭合具有更短的术后瘢痕。这种自由发挥的术式的一个显著优势是,一旦形成了圆形缺损,便可确定理想的闭合矢量,要知道即使是经验丰富的皮肤外科医师也不能

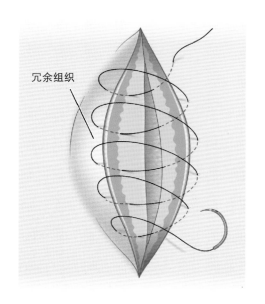

冗余组织

图 18-27　在修复边长不等的伤口时，有时会使用连续打褶缝合，但遵循对半法则通常是更直接的方法

始终如一地选择理想的闭合矢量。

这种方法适用于较大缺损的修复，其中组织闭合的理想矢量一开始并不明显。同时该方法还为实验室提供了易于定位的组织标本。这种切除方式遵从了缺损边缘固有的特点，可达到适当的深度，并可于周围组织作垂直切口，防止真皮组织悬垂。切除完成后适当标记组织，再进行广泛的游离并探索从不同角度进行闭合。去除狗耳之前，沿适当轴线方向进行筋膜折叠缝合，可能有助于限制额外组织的切除。切除狗耳后，以分层线性缝合方式闭合伤口。

关于狗耳修复技术的详细讨论参见第 19 章。

狗耳延期修复

在线性切除的两端有形成直立锥的趋势，其原因有：①组织聚集和冗余；②伤口水肿；③中央明显低陷。由以上 3 个原因中的 2 个所导致的狗耳只是暂时的，因此在闭合时只需切除小面积狗耳。但应同时考虑到某些患者会对术后即刻出现的狗耳产生担忧，而某些患者并不关心术后美观问题，而更在意瘢痕的长短。此外，在小腿等伤口开裂的高风险区，尽可能使切口最小化。

M 成形术

M 成形术可以理解为在线性修复的一端进行小 V-Y 闭合，可缩短线性闭合的长度。尽管这种术式适用于任何部位，包括游离缘或美容亚单位部位周围，但是它通常只用于眼睑周围，使 M 成形术的切口可以隐藏在褶皱中。最终 M 成形术可减少 1/2 的狗耳长度。有关狗耳修复技术的详细讨论请参阅第 19 章。

无游离修复

虽然游离作为一种标准术式可以促进组织侧向运动，并允许进行深部埋入缝合（例如折返缝合），但也有自身的不足。如上所述，在猪模型中得出结论，游离本身会影响血供。

对于明显萎缩的皮肤不要进行游离。这并非是担忧皮肤撕裂或刮伤，而是因为萎缩皮肤下方的真皮和皮下组织深层之间潜在的纤维附着为埋线创造了有利条件。在这种情况下，可采用改良的单纯皮下埋入缝合，尽可能从皮下组织深层甚至下筋膜进行深层面缝合。因此，无游离修复也可闭合伤口而不需采取辅助方法，例如使用组织黏合剂。

其次，对于血供不佳部位（如小腿）的伤口无需游离，可直接进行修复。首先，它避免了游离后血供减少的风险；其次，如果伤口开裂，则只产生较小的皮下缺损。

部分闭合

部分伤口闭合适用于缺损中心部分张力过大的区域，如头皮和小腿上的伤口。在这种情况下，可对伤口的两端进行线性对合，保留伤口中间区域。中间区域可二期愈合，也可在伤口一端进行 Burow 皮片（关于皮肤移植物的详细讨论参见第 28 章）修复。当然，先决条件是充分与患者沟通。

当伤口上的张力过大到不允许伤口边缘并排时，应使用另一种部分闭合技术。虽然可以采取其他修复方式，但在特定的患者中，非线性闭合的那部分可通过二期愈合，即通过二期愈合缩小缺损的面积。这种修复也可以在皮片移植之前进行。

有时，非线性闭合的那部分可通过二次干预来愈合。例如，重建鼻翼沟时，鼻翼沟最深的部分可以保留以进行二期愈合（或植皮），以此替代皮下折返缝合。

分次切除

当切除如先天性痣等较大的良性病变时可采用分次切除，使最终闭合的伤口小于一次性切除产生的伤口。这种方法结合了以下基本原则，包括组织缓慢移动、组织拉伸，以及除了最后一次修复的其他修复过程都进行荷包缝合的能力，最终呈现最小化的瘢痕长度。同时还描述了其他方法，包括用于分次切除的环形设计，以及使用 X 形修复的压缩设计方法。

多向矢量切除

多向矢量切除是作为分次切除的单阶段替代方法，用于良性病变的切除。用皮肤拉钩拉动良性病变的多个小三角区，以确定最佳闭合矢量。这项技术尚有待进一步研究。

莫氏手术修复后的特殊考虑因素

莫氏手术后修复缺损的方法与圆形缺损修复的方法类似。除了进行广泛的游离和确定狗耳切除的最佳角度之外，还应在手术闭合之前多次修整斜面。此外，有时需加深莫氏手术后的切口，以确保在最佳组织平面内进行闭合。

解剖学特殊考虑因素

眼睑

在上眼睑，只要术后不出现明显的不对称，就可进行线性修复。如果术后发生不对称，可在对侧眼睑上进行改良的睑成形术以恢复对称性。在下眼睑，只要穿过缝线的张力矢量垂直于该轴，就可进行平行于下眼睑的切口设计（图 18-28 至图 18-32）。必要时，在闭合之前进行张口和垂直性眼球运动的测试。Frost 缝线（图 18-33）不能减轻因设计不良而导致的睑外翻，只能防止术后继发于水肿的外翻。有关眼睑修复的详细讨论请参阅第 38 章。

鼻

鼻部的线性修复可能也适用于较大的缺损，尤其是中线部位。这种方法基于较高的长宽比为前提，以免在顶端形成狗耳，这在鼻部特别明显。切除和缝合都应达到一定深度，因为浅层的缝合和游离会增加开裂的风险。理想情况下，缝合深度最好达到鼻肌，以提供最佳的美容效果。

鉴于鼻部皮肤的皮脂性质，所有鼻部修复应分为多阶段进行。同时应于术前告知患者术后皮肤磨削术的效果，使得患者对最终结果更为满意。有关鼻部修复的详细讨论请参见第 39 章。

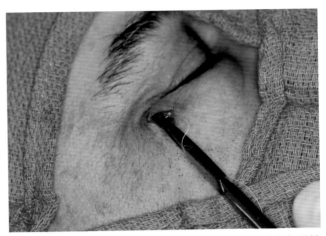

图 18-29　第一针缝合的目的在于使张力矢量与游离缘保持平行

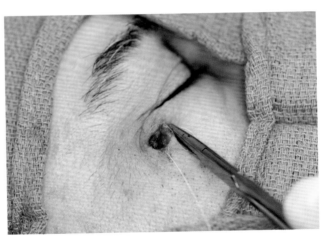

图 18-30　完成剩余部分的缝合

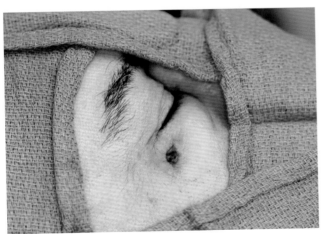

图 18-28　只要适当考虑张力矢量的问题，眼睑附近的缺损就可进行线性闭合

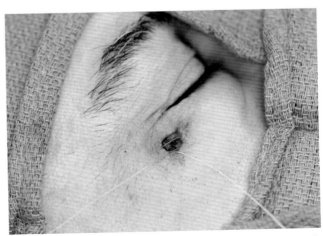

图 18-31　注意缝线应与游离缘平行，使得下眼睑没有垂直方向上的拉力，从而避免睑外翻

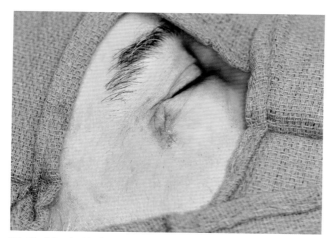

图 18-32 埋线缝合之后的伤口。请注意这个伤口外翻但是没有任何睑外翻的迹象

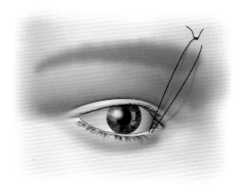

图 18-33 修复设计不良时，可用 Frost 缝线来减轻继发于术后水肿的睑外翻

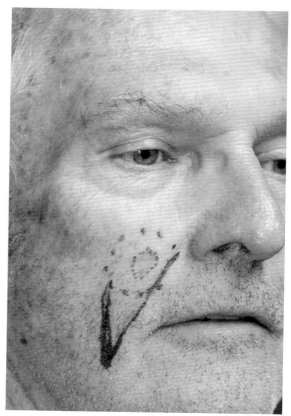

图 18-34 脸颊上的恶性雀斑样痣可用线性方式闭合

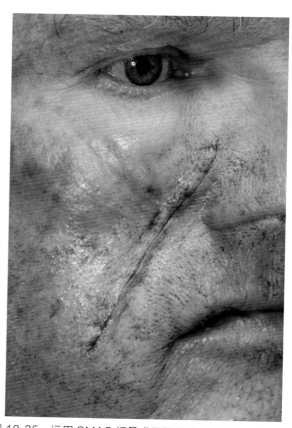

图 18-35 运用 SMAS 折叠术及埋线缝合后的伤口外观。注意闭合之前应切除突出的真皮

唇

只要事先考虑到唇红线和干湿线的设计，唇部的线性修复通常会很好地愈合。深层缺陷应分层修复，包括口轮匝肌修复。虽然传统上选用柔软的丝线对口唇外层进行缝合，但也可选用可吸收缝线如薇乔 910 进行分层缝合。有关唇部修复的详细讨论请参阅第 40 章。

耳

对耳部进行线性修复通常可以达到出色的美容效果。当沿耳廓定向修复时，高的长宽比有助于保持耳部的外形。当缝合萎缩性皮肤时，经皮缝合可能更适用（见第 13 章）。有关耳朵修复的详细讨论请参阅第 41 章。

面颊部

面颊部容易受到较大的牵拉力，通常会包括明显的凸起部分。因此，S 成形术和半月形修复法都可能适用。对于面颊部较大的缺损通常可采用线性方式闭合（图 18-34 至图 18-36）。在决定组织最佳矢量之前，患者应

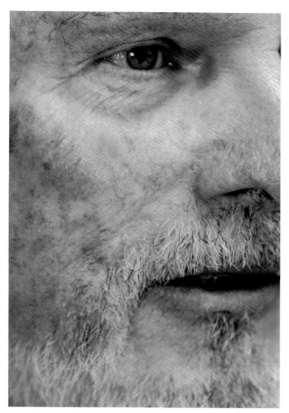

图 18-36　随访 6 个月后，伤口愈合得几乎看不出瘢痕

全方位完成面部运动。M 成形术可能适用于红白唇交界处。筋膜折叠缝合和皮下反向缝合有助于伤口边缘以最小的张力外翻。有关面颊部修复的详细讨论请参阅第 42 章。

前额

前额通常以线性方式修复，尽管封闭矢量可能会造成眉毛位置的偏移。对于前额小缺损通常会沿着褶皱横向修复，它通常仅导致眉毛暂时性抬高。大面积修复最好以分层垂直方式进行，并可借助细致的缝合和外翻技术，做到尽量不留瘢痕。对于颞部的伤口的闭合，应充分利用褶皱基线和组织松弛的矢量方向进行放射状修复。

头皮

对于头皮的修复，需要考虑到弹性问题。由于头皮组织缺乏弹性，使得头皮线性修复受到限制，即使可在帽状腱膜下进行广泛游离后对大面积缺损进行线性闭合。头皮弹性存在很大的个体差异，在每次闭合之前都应通过从多方向对头皮进行横向压缩来判断。对于部分患者出现大面积组织迁移的情况，有学者建议采用临时缝合或巾钳扩张组织，尚有争议。有关头皮修复的详细讨论请参阅第 44 章。

手足

手部的线性修复可能会受到较大的张力，同时日常暴露及手部活动导致重复创伤。手部的线性修复虽然取决于缺损的方向以及患者的活动状态，但大部分沿着长轴进行，该长轴可以是个性化的。由于存在淋巴横断的风险，横向的闭合可能会加重术后淋巴水肿。探索全方位的运动而非仅仅只遵循 RSTL 原则可能有更大帮助。真皮下方疏松的网状组织为游离创造了有利条件。经皮缝合时应特别小心，以免结扎浅表小血管。有关手足修复的详细讨论请参阅第 45 章。

并发症

与其他外科手术一样，出血、血肿形成、开裂和感染是线性修复中最常见的并发症。

外科医师应尽力去亲自观察每一位发生术后并发症的患者。这既可以缓解患者的担忧，也可以帮助外科医师获得最佳手术反馈。此外，外科医师最有资格去评估某些轻度水肿或红斑是真正代表并发症还是预期出现的反应。

狗耳形成也常出现于线性闭合，此时需要权衡皮肤的自然曲度与伤口长度之间的关系。一般情况下，术后的前几个月内无需对狗耳进行矫正，伤口会逐渐变平。

大多数线性闭合都不需要放置引流管。对于持续特定部位的出血或具有出血体质的罕见患者，可考虑 Penrose 引流、Jackson-Pratt 或引流芯引流。但一般来说，在伤口闭合前进行充分细致的止血效果会更好。快速扩张的血肿需要借助外科清创术进行清除，先进行麻醉，再按无菌方式准备，切开，探查，并且精准地解决所有出血源。较小或稳定的血肿可以保守处理。

轻度伤口开裂可进行快速清创。通常不需要局部麻醉，只需清除失活的组织或覆盖的焦痂。如果有必要可以每周观察患者，并建议至少每天 3 次涂抹外用软膏保持伤口湿润。伤口前缘的清创是至关重要的，可以使伤口快速愈合。应告知患者清创的好处及可能出现预期的清创后出血。

伤口感染虽然很少见，但应尽可能进行细菌培养，并经验性使用抗生素。对于成熟的脓肿应该引流。应告知患者即使是伴有明显术后并发症的伤口也可能很好地愈合。

修复含皮脂腺的皮肤如鼻时，可能会导致凹陷性瘢痕。如果瘢痕在术后 3~6 个月没有得到显著改善，可以通过术后磨削（或激光）来修复。

罕见的持续性伤口外翻可以于术后 6 个月通过病灶内注射曲安奈德治疗。

术后管理

理想的术后管理对伤口愈合至关重要,不仅要有明确的书面说明,还应与患者进行口头核对。对于大多数线性修复,不需特别的术后护理。对于没有经皮缝合的伤口,可以在术后立即使用简单的自粘性薄膜敷料。这种薄膜非常透气,同时为伤口愈合提供潮湿的环境。应事先告知患者:在薄膜敷料下会有少量的血液或浆液流出。根据患者意愿和外科医师的经验,薄膜敷料一般可以使用 1~2 周,超过 2 周可能会出现浸渍。这种方法的优点在于它不需要患者对伤口进行护理,特别适用于难以触及的伤口或独居的患者。

对于经皮缝合的伤口,自粘性薄膜敷料仍然适用,不过通常先涂抹一层薄薄的外用软膏后再将剪成一定尺寸的敷料覆盖在伤口之上。

术后可应用适当的压力敷料并保留约 24 小时。当将压力敷料放置在黏合膜上时,纱布应超出膜的边缘,使得固定压力敷料的胶带不会与自粘性薄膜敷料接触,防止自粘性薄膜敷料在更换压力敷料时被移除。

敷料的压力要适当,既要减轻渗出,又不能限制血液运动。此外,在伤口边缘的侧面应施加向下和向内的压力,使得伤口边缘被挤压到一起。同时应避免直接在伤口表面施加压力,因为这种压力不仅不能缩小缝线横向产生的潜在空间,同时还产生了对抗缝线的分散力。当要求外科助手对部分缝合伤口施加压力时,要特别进行强调。

一般根据手术部位的不同及外科医师的经验可在术后 3~10 天拆线。对于无法返院拆线的患者,可避免经皮缝合或使用可吸收肠线或可吸收合成缝合线进行经皮缝合。

有自粘性薄膜敷料覆盖的伤口,不需要护理。对于未使用自粘性薄膜敷料的患者,可每天清洁伤口 1~2 次,并使用棉签涂抹一层薄薄的凡士林。对于下肢处的伤口,应建议患者在术后数周内尽可能抬高双腿。

患者通常会询问使用非处方瘢痕愈合药物是否有效。大多数很少或根本没有疗效证据,一般不建议使用。对于既往有瘢痕疙瘩病史的患者,可考虑术中或术后立即进行曲安奈德注射治疗,每月重复注射以维持治疗。但需告知患者可能存在伤口愈合延迟、皮肤萎缩及毛细血管扩张的风险,同时应告知患者术后会出现暂时性严重的伤口外翻。

总结

线性闭合是皮肤外科手术中应用最为广泛的闭合术式。它的优势在于可预测性;同时保持了伤口边缘良好的血供,通过细致的缝合和基于解剖部位的设计,使得伤口愈合后的瘢痕难以察觉。

参考文献

1. Soliman S, Hatef DA, Hollier LH, Jr., Thornton JF. The rationale for direct linear closure of facial Mohs' defects. Plast Reconstr Surg. 2011;127(1):142–149.
2. Goldberg LH, Silapunt S, Alam M, Peterson SR, Jih MH, Kimyai-Asadi A. Surgical repair of temple defects after Mohs micrographic surgery. J Am Acad Dermatol. 2005; 52(4):631–636.
3. Behroozan DS, Goldberg LH. Combined linear closure and Burow's graft for a dorsal nasal defect. Dermatol Surg. 2006;32(1):107–111.
4. Dang M, Greenbaum SS. Modified Burow's wedge flap for upper lateral lip defects. Dermatol Surg. 2000;26(5):497–498.
5. Whitaker DC, Goldstein GD. Lateral nose and perinasal defects: options in management following Mohs micrographic surgery for cutaneous carcinoma. J Dermatol Surg Oncol. 1988;14(2):177–183.
6. Wesley NO, Yu SS, Grekin RC, Neuhaus IM. Primary linear closure for large defects of the nasal supratip. Dermatol Surg. 2008;34(3):380–384; discussion 384–385.
7. Godek CP, Weinzweig J, Bartlett SP. Lip reconstruction following Mohs' surgery: the role for composite resection and primary closure. Plast Reconstr Surg. 2000;106(4):798–804.
8. Ling N, Martin A. Three suturing techniques for closing fusiform excisions: a randomised controlled study. Australas J Dermatol. 2016;57(4):271–277.
9. Etzkorn JR, Sobanko JF, Miller CJ. Free margin distortion with fusiform closures: the apical angle relationship. Dermatol Surg. 2014;40(12):1428–1432.
10. Goldberg LH, Alam M. Elliptical excisions: variations and the eccentric parallelogram. Arch Dermatol. 2004;140(2):176–180.
11. Zitelli JA. TIPS for a better ellipse. J Am Acad Dermatol. 1990;22(1):101-103.
12. Borges AF, Alexander JE. Relaxed skin tension lines, Z-plasties on scars, and fusiform excision of lesions. Br J Plast Surg. 1962;15:242–254.
13. Pepper JP, Baker SR. Local flaps: cheek and lip reconstruction. JAMA Facial Plast Surg. 2013;15(5):374–382.
14. Kantor J. Reliability and photographic equivalency of the Scar Cosmesis Assessment and Rating (SCAR) Scale: an outcome measure for postoperative scars. JAMA Dermatol. 2017;153(1):55–60.
15. Kantor J. The SCAR (Scar Cosmesis Assessment and Rating) scale: development and validation of a new outcome measure for postoperative scar assessment. Br J Dermatol. 2016;175(6):1394–1396.
16. Zhang J, Rosen A, Orenstein L, et al. Factors associated with biopsy site identification, postponement of surgery, and patient confidence in a dermatologic surgery practice. J Am Acad Dermatol. 2016;74(6):1185–1193.
17. Perlis CS, Campbell RM, Perlis RH, Malik M, Dufresne RG, Jr. Incidence of and risk factors for medical malpractice lawsuits among Mohs surgeons. Dermatol Surg. 2006;32(1):79–83.
18. Kantor J. The subcutaneous splint: a helpful analogy to explain postoperative wound eversion. JAMA Dermatol. 2014;150(10):1122.
19. Moody BR, McCarthy JE, Sengelmann RD. The apical

angle: a mathematical analysis of the ellipse. Dermatol Surg. 2001;27(1):61–63.

20. Sobanko JF. optimizing design and execution of linear reconstructions on the face. Dermatol Surg. 2015;41(Suppl 10):S216–S228.

21. Toll EC, Loizou P, Davis CR, Porter GC, Pothier DD. Scars and satisfaction: do smaller scars improve patient-reported outcome? Eur Arch Otorhinolaryngol. 2012;269(1):309–313.

22. Liu H, Yu N, Shi J, Hu X, Lv X, Han Y. A new modified S-plasty for skin defect closure. Aesthetic Plast Surg. 2015;39(1):100–105.

23. Hafiji J, Salmon P, Hussain W. Modifying the S-plasty to optimize a curvilinear scar. Clin Exp Dermatol. 2012;37(2):199–200.

24. Kim P, Kim HJ. S-plasty—clinical applications for skin surgery. Aust Fam Physician. 2011;40(4):224–225.

25. Sebastian S, Bang RH, Padilla RS. A simple approach to the S-plasty in cutaneous surgery. Dermatol Surg. 2009;35(8):1277–1279.

26. Hudson-Peacock MJ, Lawrence CM. Comparison of wound closure by means of dog ear repair and elliptical excision. J Am Acad Dermatol. 1995;32(4):627–630.

27. Seo SH, Son SW, Kim IH. Round excisions lead to shorter scars and better scar positioning than traditional elliptical excisions. Dermatology. 2008;217(3):276–280.

28. Kauvar AN, Arpey CJ, Hruza G, Olbricht SM, Bennett R, Mahmoud BH. Consensus for nonmelanoma skin cancer treatment. Part II: squamous cell carcinoma, including a cost analysis of treatment methods. Dermatol Surg. 2015;41(11):1214–1240.

29. Kauvar AN, Cronin T, Jr., Roenigk R, Hruza G, Bennett R, American Society for Dermatologic S. Consensus for nonmelanoma skin cancer treatment: basal cell carcinoma, including a cost analysis of treatment methods. Dermatol Surg. 2015;41(5):550–571.

30. Felton S, Taylor RS, Srivastava D. Excision margins for melanoma in situ on the head and neck. Dermatol Surg. 2016;42(3):327–334.

31. MacKenzie Ross AD, Haydu LE, Quinn MJ, et al. The association between excision margins and local recurrence in 11,290 thin (T1) primary cutaneous melanomas: a case-control study. Ann Surg Oncol. 2016;23(4):1082–1089.

32. Haydu LE, Stollman JT, Scolyer RA, et al. Minimum safe pathologic excision margins for primary cutaneous melanomas (1-2 mm in thickness): analysis of 2131 patients treated at a single center. Ann Surg Oncol. 2016;23(4):1071–1081.

33. Hayes AJ, Maynard L, Coombes G, et al. Wide versus narrow excision margins for high-risk, primary cutaneous melanomas: long-term follow-up of survival in a randomised trial. Lancet Oncol. 2016;17(2):184–192.

34. Akhtar S, Bhat W, Magdum A, Stanley PR. Surgical excision margins for melanoma in situ. J Plast Reconstr Aesthet Surg. 2014;67(3):320–323.

35. Duffy KL, Truong A, Bowen GM, et al. Adequacy of 5-mm surgical excision margins for non-lentiginous melanoma in situ. J Am Acad Dermatol. 2014;71(4):835–838.

36. Kunishige JH, Brodland DG, Zitelli JA. Margins for standard excision of melanoma in situ. J Am Acad Dermatol. 2013;69(1):164.

37. Newlands C, Currie R, Memon A, Whitaker S, Woolford T. Non-melanoma skin cancer: United Kingdom National Multidisciplinary Guidelines. J Laryngol Otol. 2016;130(S2):S125–S132.

38. Alam M, Nodzenski M, Yoo S, Poon E, Bolotin D. Objective structured assessment of technical skills in elliptical excision repair of senior dermatology residents: a multirater, blinded study of operating room video recordings. JAMA Dermatol. 2014;150(6):608–612.

39. Hu Y, Tiemann D, Michael Brunt L. Video self-assessment of basic suturing and knot tying skills by novice trainees. J Surg Educ. 2013;70(2):279–283.

40. Miller CJ, Antunes MB, Sobanko JF. Surgical technique for optimal outcomes. Part II: repairing tissue: suturing. J Am Acad Dermatol. 2015;72(3):389–402.

41. Miller CJ, Antunes MB, Sobanko JF. Surgical technique for optimal outcomes. Part I: cutting tissue: incising, excising, and undermining. J Am Acad Dermatol. 2015;72(3):377–387.

42. Wang AS, Kleinerman R, Armstrong AW, et al. Set-back versus buried vertical mattress suturing: results of a randomized blinded trial. J Am Acad Dermatol. 2015;72(4):674–680.

43. Kantor J. The set-back buried dermal suture: an alternative to the buried vertical mattress for layered wound closure. J Am Acad Dermatol. 2010;62(2):351–353.

44. Zitelli JA, Moy RL. Buried vertical mattress suture. J Dermatol Surg Oncol. 1989;15(1):17–19.

45. Kappel S, Kleinerman R, King TH, et al. Does wound eversion improve cosmetic outcome? Results of a randomized, split-scar, comparative trial. J Am Acad Dermatol. 2015;72(4):668–673.

46. Mehta D, Chambers N, Adams B, Gloster H. Comparison of the prevalence of surgical site infection with use of sterile versus nonsterile gloves for resection and reconstruction during Mohs surgery. Dermatol Surg. 2014;40(3):234–239.

47. Xia Y, Cho S, Greenway HT, Zelac DE, Kelley B. Infection rates of wound repairs during Mohs micrographic surgery using sterile versus nonsterile gloves: a prospective randomized pilot study. Dermatol Surg. 2011;37(5):651–656.

48. Rogers HD, Desciak EB, Marcus RP, Wang S, MacKay-Wiggan J, Eliezri YD. Prospective study of wound infections in Mohs micrographic surgery using clean surgical technique in the absence of prophylactic antibiotics. J Am Acad Dermatol. 2010;63(5):842–851.

49. Dumville JC, McFarlane E, Edwards P, Lipp A, Holmes A, Liu Z. Preoperative skin antiseptics for preventing surgical wound infections after clean surgery. Cochrane Database Syst Rev. 2013(3):Cd003949.

50. Steinsapir KD, Woodward JA. Chlorhexidine keratitis: safety of chlorhexidine as a facial antiseptic. Dermatol Surg. 2017;43(1):1–6.

51. Tetzlaff JE. The pharmacology of local anesthetics. Anesthesiol Clin North America. 2000;18(2):217–233, v.

52. Nantel-Battista M, Murray C. Dermatologic surgical pearls: enhancing the efficacy of the traditional elliptical excision. J Cutan Med Surg. 2015;19(3):287–290.

53. Breuninger H. Double butterfly suture for high tension: a broadly anchored, horizontal, buried interrupted suture. Dermatol Surg. 2000;26(3):215–218.

54. Krishnan NM, Brown BJ, Davison SP, et al. Reducing wound tension with undermining or imbrication-do they work? Plast Reconstr Surg Glob Open. 2016;4(7):e799.

55. Kantor J. The fascial plication suture: an adjunct to layered wound closure. Arch Dermatol. 2009;145(12):1454–1456.

56. Dzubow LM. The use of fascial plication to facilitate wound closure following microscopically controlled surgery. J Dermatol Surg Oncol. 1989;15(10):1063–1066.

57. Wang SQ, Goldberg LH. Surgical pearl: running horizontal mattress suture with intermittent simple loops. J Am Acad Dermatol. 2006;55(5):870–871.

58. Moody BR, McCarthy JE, Linder J, Hruza GJ. Enhanced cosmetic outcome with running horizontal mattress sutures. Dermatol Surg. 2005;31(10):1313–1316.

59. Paolo B, Stefania R, Massimiliano C, Stefano A, Andrea P, Giorgio L. Modified S-plasty: an alternative to the elliptical

excision to reduce the length of suture. Dermatol Surg. 2003; 29(4):394–398.

60. Tilleman TR. Direct closure of round skin defects: a four-step technique with multiple subcutaneous and cutaneous "figure-of-8" sutures alleviating dog-ears. Plast Reconstr Surg. 2004;114(7):1761–1767.

61. Tayebi B, Kaniszewska M, Mahoney AM, Tung R. A novel closure method for surgical defects in atrophic skin using cyanoacrylate adhesive and suture. Dermatol Surg. 2015; 41(1):177–180.

62. Bain MA, Peterson EA, Murphy RX, Jr. Dermabond bolster-assisted primary closure of atrophic skin. Plast Reconstr Surg. 2009;123(4):147e–149e.

63. Redondo P. Guitar-string sutures to reduce a large surgical defect prior to skin grafting or flap movement. Dermatol Surg. 2014;40(1):69–72.

64. Fife DJ, Alam M. Alternative techniques for reduction of scar length during staged excision. J Am Acad Dermatol. 2011;65(4):811–818.

65. Oh SI, Lee YH. Multidirectional vector excision leads to better outcomes than traditional elliptical excision of facial congenital melanocytic nevus. Arch Plast Surg. 2013;40(5): 570–574.

复杂性

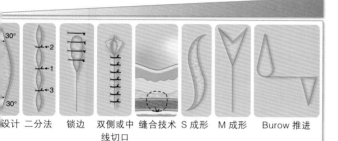

设计　二分法　锁边　双侧或中　缝合技术　S成形　M成形　Burow 推进
　　　　　　　　　　线切口

原著者　Philip Milam
　　　　David R. Carr

翻　译　刘　严　田晶晶　徐永豪
审　校　胡信林　任　军

概要

- 狗耳、顶端三角或立锥，在皮肤外科手术中很常见。
- 狗耳修正可以从高长宽比重建设计到直接修正甚至有所超越。
- 可以根据解剖部位的功能，患者偏好，和预估手术复杂来选择各种不同的方法。

初学者贴士

- 狗耳可以通过适当的缝合设计和实施达到标准的椭圆切口缝合来避免。
- 狗耳修正的两种最常见的方法是双侧切口和中线切口延伸技术。
- Mohs 术后缺损通常是圆形的，提供了良好的机会练习去除冗余。对中部进行深缝合会形成两个狗耳，可使用上述任一技术进行修正。

专家贴士

- 更精微的技术（M 成形术，S 成形术，Burow 推进皮瓣）可能改善特定情况下的效果。
- 在脸上或在美容亚单位边界操作时，这些技术特别有用。
- 在凸面上，可以使用一些专门技术，如狗耳（固定）缝合术。

切记！

- 在某些情况下，狗耳的延期治疗是可以接受的。
- S 成形术修正以二分法的缝合位置为基础，并且更倾向于延长修复长度。

陷阱和注意事项

- 谨防在凸面"追狗耳"；反而应使用 S 成形术或狗耳固定缝合术缝合。
- 无需处理假性狗耳；宁愿治疗不足也不要犯错，但一定要向患者概述治疗计划。

患者教育要点

- 由于局部水肿、麻醉浸润和伤口中心张力增加等影响，所有狗耳在术后不久表现的要比愈后更明显。
- 许多小的狗耳会随着时间自发消退；至少过 2 个月后评估狗耳残留程度。
- 告知患者所有的过程都是分阶段的，因此应积极规划未来的狗耳修正，尽量减少患者的紧张和沮丧情绪。

收费建议

- 狗耳修正手术其难度从中等难度到复杂不等。
- 如果下次治疗才进行狗耳修正，要注意这可能会包含在整个修复期内，尤其是在制作了皮瓣的情况下（全程大约 90 天）。

引言

狗耳，也称为立锥、三角锥或顶端三角，是在缝合皮肤时形成的冗余。虽然一些缝合设计刻意遗留需要修正的狗耳，但正确设计和掌握皮肤缝合技术的基本原理通常可以避免狗耳的形成。

狗耳形成原理

伤口几何结构

在掌握简单几何知识基础上，预先考虑可以使狗耳形成的风险最小化，有时甚至能完全避免其形成。虽然皮肤手术中有很多几何形状切口可以考虑，但梭形切口一直被认为是平面伤口线性缝合的最佳选择。最佳的梭形切口有等长的对称边缘，长宽比为3∶1到4∶1，两端尖角形成30°角。需要注意的是，这种形状通常被称为椭圆形，虽然这种称呼在几何上不准确，但在临床实践中，椭圆形和梭形这两个术语经常交替使用。

相较于伤口的宽度，伤口边缘的长度是影响狗耳形成（或预防）的最重要几何特性。如果我们把切口的长轴想象成连接顶点的线，就会发现伤口的两边总是长于此轴。当缝合接近伤口的顶端时，边缘的移动变得更旋转，以顶点为中心的旋转会造成顶端周围皮肤受压（图19-1）。当这种旋转运动和挤压可以克服皮肤的弹性时，狗耳就会形成。顶角角度的变大会增加旋转运动，随后会增加顶端周围冗余组织堆积的风险。为了降低这种风险，切口的长宽比应为3∶1到4∶1，并且顶角不超过30°。

除长宽比外，梭形切口边缘应对称，防止狗耳过大或位置不均；如果切口弧线不均等，多余的组织将聚集在较长的一侧，而不是均匀地分布在顶端。像这样不均匀狗耳的修正，不能形成线性缝合，而是形成具有弯曲的或成角度的瘢痕（半月形修复）。这可能有利于熟练的外科医师沿自然皮肤线或合适的张力线隐藏瘢痕。

还要注意的是，一个3∶1，甚至4∶1的梭形切口产生的顶角明显大于30°。因此，如前面章节所述，一些外科医师倾向于使用菱形（圆切线）设计或其他成角缝合。

组织动力学

当设计缝合时，考虑到皮肤的弹性是很重要的。皮肤天生柔韧，能在承受一定范围的拉伸或挤压的同时保持光滑、平整的表面。然而，皮肤的延展性是有限度的，它随年龄、部位和光化损伤的变化而变化。如前所述，当缝合所需的外力超过皮肤的固有弹性时，狗耳就会

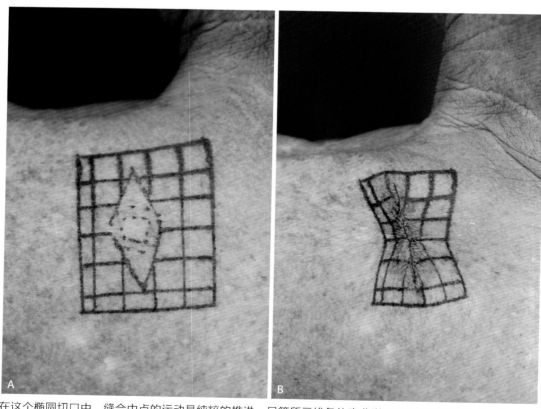

图 19-1　在这个椭圆切口中，缝合中点的运动是纯粹的推进，尽管所示线条的弯曲说明了顶端的略微旋转。这种旋转力会促进组织皱缩和狗耳形成

形成。

因为皮肤的每一层都被固定在其下面的结构上，所以底切是增加皮肤功能柔韧性的必要方法。当缝合椭圆时，边缘牵拉下方组织，挤压创面基底的组织，导致创面边缘发生垂直位移。底切可以使创口边缘与其固定的下方组织分离，在皮肤拉伸时，可以通过压力的侧向消散来减轻挤压。

表面轮廓

除了伤口几何结构和组织弹性以外，手术部位的轮廓也可能影响缝合和狗耳的形成，因为平面和曲面的线及角的几何原理不同，谨慎的外科医师在准备切除时必须考虑皮肤的曲率。由于这些几何差异，凸面上的梭形顶角角度应该小于 30°，才能产生一个与平面上相似伤口类似的缝合效果。相反，在一个凹面上，伤口通常会以超过 30° 的角度缝合。简而言之，凸面缝合更容易产生狗耳，而凹面则相反。

假性狗耳

有人提出了一种区分永久性立锥体（真性狗耳）与暂时存在的可自发消退的皮肤冗余的方法。这些暂时的冗余被称为伪狗耳或假性狗耳，因为它们在没有任何干预情况下可随时间逐渐展平。从本质上讲，假性狗耳是由相对较小的部分皮肤组成，没有大量的皮下组织，因此它才能够自然分解。这些假性狗耳能自发分解的原因有三：①没有过多的下层组织；②周围皮肤有足够的收缩和伸展能力，多余皮肤可以随着时间逐渐适应重新分布；③狗耳和伤口边缘已被恰当修整。适当的修整，尤其是在顶端，其作用是不能被低估的，它可以将任何凸出的皮肤在水平面上向深处挤压。此外，由于年轻患者的皮肤通常更有活力，患者年龄越小，狗耳完全退化的概率越大。判断狗耳是否会自发消退还是需要修复正

常依赖于经验的积累。

高张力部位修复，如小腿的修复，也可能导致类似真性狗耳的变化。当在高张力区域缝合一个椭圆，如小腿或头皮，皮肤上的张力可能导致中央伤口凹陷。这种凹陷有时会导致椭圆的尖端出现凸起，类似狗耳，然而这是一种由于中央张力造成的错觉。这些尖端凸起并不是冗余的，通常不需要干预就能自发消退。

狗耳去除技术

沿着伤口长轴延长瘢痕以切除多余皱褶组织的技术是最简单也是最常用的狗耳修正方法（图 19-2）。延伸伤口增加了长宽比，从而减少了顶端的角度，形成更接近锥形的边缘，造成更小的旋转挤压力。顶端受压越轻，组织就越不容易起皱和凸出。当伤口已经沿着适宜的缝合线对齐时，这些方法应用的效果最佳；然而，有时仅仅延伸瘢痕线并不会产生良好的效果。在这种情况下，使用更精细的切除或缝合技术替代操作将更有利于外科医师进行缝合。

本节讨论的重点是去除狗耳的干预方法。一定要记住，在适当的位置遗留冗余组织等到将来再进行修正是可以接受的，通常情况下，狗耳的情况会有显著改善，并且修正过程中需要去除的冗余可能比最初计划的要小得多（图 19-3）。

双侧切口延伸技术

这种方法非常简单直接，可以在大多数情况下使用。这是本文作者去除狗耳的主要方法。通过实践，该技术是一种有效、美观的修复狗耳冗余的方法。

1. 使用镊子或皮肤拉钩，抓住狗耳尖端并轻轻将其向外拉，直到绷紧为止。这一操作将形成一个三角形的锥体组织，并且其基底部与初始的切口对齐。

复杂性

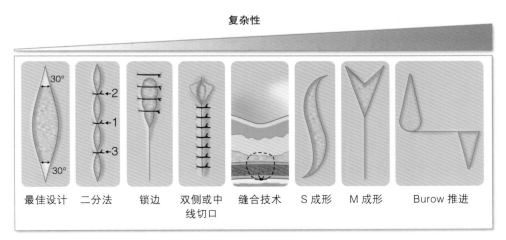

| 最佳设计 | 二分法 | 锁边 | 双侧或中线切口 | 缝合技术 | S 成形 | M 成形 | Burow 推进 |

图 19-2　狗耳修正技术

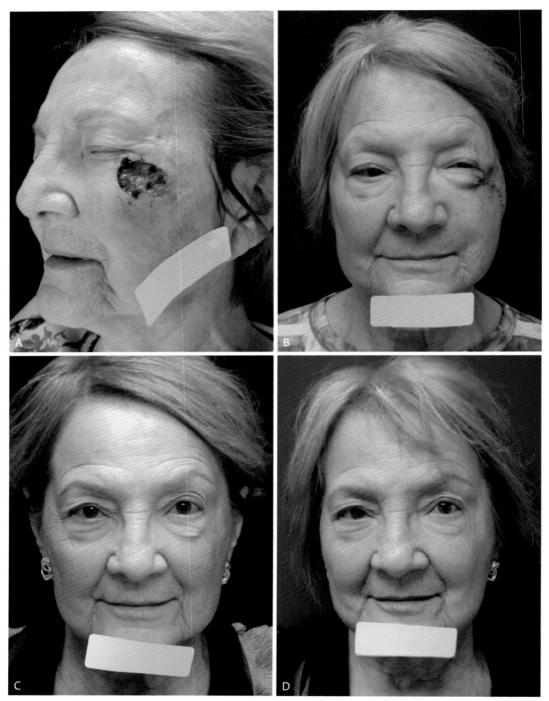

图 19-3　延期的狗耳修复。随着时间的推移，狗耳可能会自发改善；即使是那些不能完全消退的狗耳，也往往没有预期的那么明显，最终在修正时延伸长度明显小于预计的长度

A. 患者的左上脸颊／下眼睑有明显的缺损；B. 在未切除大的上方狗耳的情况下就完成缝合；C. 随访 2 个月，仅在左侧鼻颧骨中部上方可见一小块冗余组织，伴有轻度水肿；D. 这个小的冗余被移除，并且初次手术 4 个月后的最终结果，与对侧的对称性是可接受的。

2. 皮肤拉紧后，注意冗余的范围是很重要的，因为这将提示伤口需要延伸多少。如图中棉签的尖端所示（图 19-4A）。

3. 当轻轻抓住锥体的顶端时，将冗余部分拉到一边。然后做一个将延伸点（步骤 2）与手术伤口连起来的切口。需要特别注意，形成的切口要

与已经存在的切口对齐，几乎不改变角度（图 19-4B）。

4. 提拉冗余，底切皮瓣，这可以用手术刀或剪刀完成（图 19-4C）。

5. 底切时，将冗余的皮肤覆盖在原来伤口的长轴。沿着长轴切除多余的皮肤以释放组织。再次强

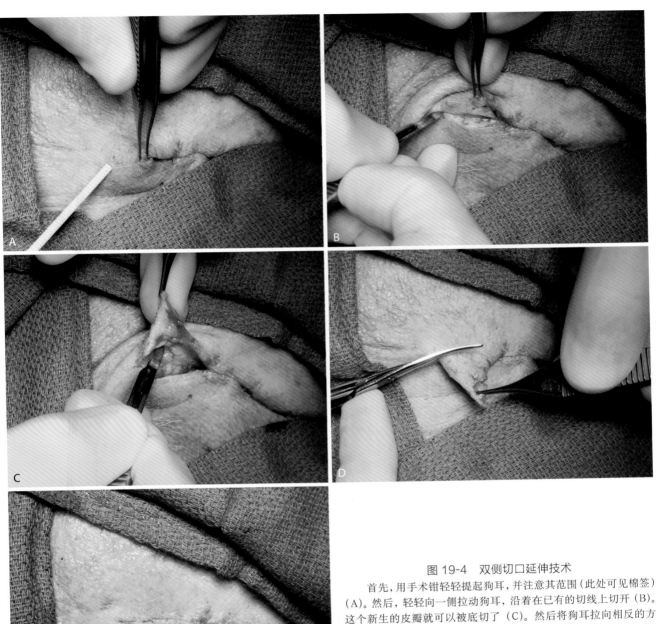

图 19-4　双侧切口延伸技术

首先，用手术钳轻轻提起狗耳，并注意其范围（此处可见棉签）（A）。然后，轻轻向一侧拉动狗耳，沿着在已有的切线上切开（B）。这个新生的皮瓣就可以被底切了（C）。然后将狗耳拉向相反的方向（D），再做一个切口。这种技术可以移除狗耳和延长原切线（E）。

调，需要特别注意，创建的切口要与现存伤口对齐，几乎不改变角度（图 19-4D）。

6. 最后，应继续采用标准的线性缝合技术来缝合伤口（图 19-4E）。

中线切口延伸技术

这种方法的效果与双侧切口法相同，只是方法略有不同。

1. 使用镊子或皮肤拉钩，抓住狗耳的尖端并将其轻轻向外拉，直到拉紧为止。这一操作将形成一个三角形的锥体组织，并且其基部与初始的切口对齐。

2. 皮肤拉紧起后，注意冗余的范围很重要，因为这将提示伤口需要延伸多少，如图中棉签尖端所示（图 19-5A）。

3. 轻轻抓住顶端，用手术刀或剪刀沿着伤口的长轴直接切开冗余组织，有效地将锥体一分为二形成两个相等的三角形皮瓣。如果对非常薄的皮肤进行操作,外科医师可能会发现使用剪刀要更容易(图 19-5B)。

4. 在狗耳下方底切以释放皮瓣(图 19-5C)。

5. 用镊子或钩子抓住其中一个皮瓣,覆盖切口线(长轴)(图 19-5D)。

6. 在其基底部沿着切口线切除以去除皮瓣。当将

皮瓣拉过切口时,注意不要施加过多牵引力,因为这将导致额外的组织被切除(图 19-5E)。

7. 去除第一个三角皮瓣后,对对侧皮瓣重复上述过程(图 19-5F)。

8. 最后,应继续采用标准的线性缝合技术缝合伤口(图 19-5G)。

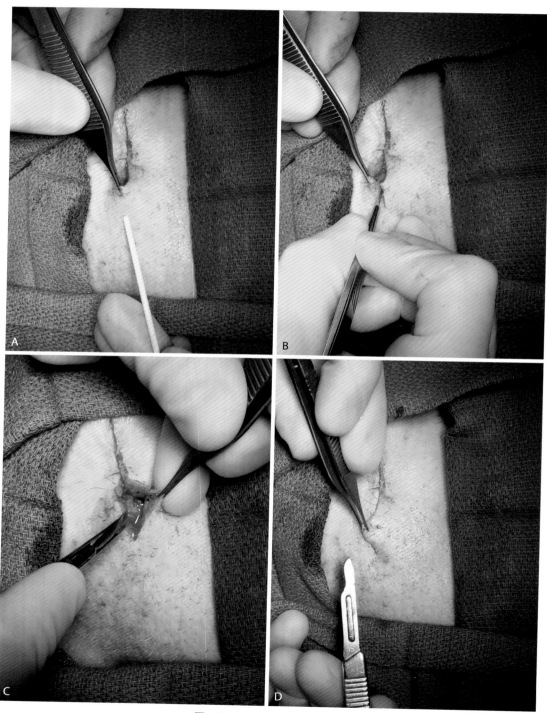

图 19-5 中线切口延伸技术

首先,用手术钳轻轻提起狗耳,并注意到其范围(此处可见棉签)(A)。然后,轻轻将狗耳从皮肤表面向上拉起,沿中线处切开,延长已经存在的切线(B)。这片区域进而可以在两侧进行底切(C)。然后轻轻侧向拉动狗耳(D),将半三角形沿原切线移除。

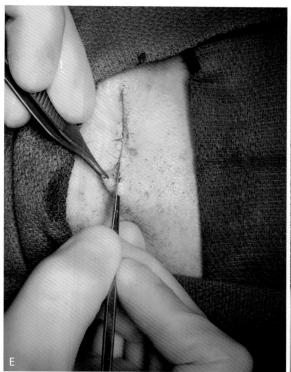

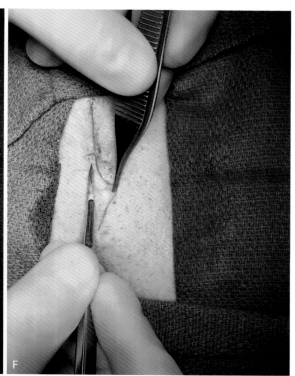

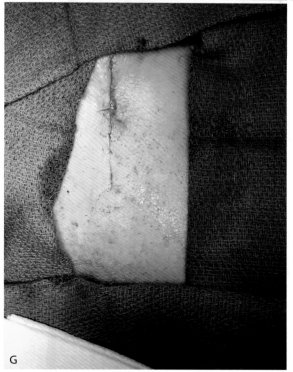

图 19-5（续）

最后，狗耳被拉向相反的方向（E），重复该过程（F）。
该技术可以移除狗耳和延长原切线（G）。

备用的干预措施

虽然大多数狗耳可以用上述的干预措施来修正，但在某些情况下，延长瘢痕是不可能实现的，或者说会导致较差的美容效果。这些情况可能需要更先进的方法来取得更好的效果。

M 成形术修正

这种技术可以应用于瘢痕延长产生的效果不是最佳的情况下，通常是在对某些特定的解剖部位（如眼或口唇）进行手术时，或者由此延伸的瘢痕穿过美容交汇点时。M 成形术可以用来缩短最终的瘢痕长度，并且尽量少地去除正常皮肤。

1. 使用镊子或皮肤钩，抓住皮肤锥体的顶端，轻轻向外拉。这一操作将形成一个三角形的锥体，其基底部与原来的创伤切口对齐。

2. 当皮肤拉紧时，注意冗余的范围对于勾勒出锥体的底部轮廓是有用的。在锥体基底部约为冗余长度的 2/3 的两侧均用点标记（图 19-6A）。

3. 沿着冗余的基底部切开，连接其中一个点到现存的伤口。对另一侧的第二个点重复此步骤（图 19-6B）。这将形成一个类似于矩形的皮瓣，这个皮瓣只是连接在它的一条长边上（图 19-6C）。注意，原始伤口的顶端现在终止于皮瓣游离缘的中点。

4. 底切皮瓣，使其能平铺在皮肤表面。

5. 用剪刀或手术刀从皮瓣的中点切到步骤 2 标记的点，切除皮瓣的一部分。然后在另一侧重复(图 19-6D 和图 19-6E)。

6. 为了使 M 成形术的尖端更好愈合，通常使用尖端缝合法（半埋式水平褥式缝合）。M 成形术其余部分的缝合按常规方式进行（图 19-6F）。

S 成形术修正

这项技术允许重定向冗余组织的缝合线。这对于凸面特别有帮助，例如四肢、下巴和耳，这些地方通常需要的长宽比较标准 3 : 1 大得多，以减小顶角从而实现最佳缝合。切口的重定向有两个主要好处：①将缝合线从凸面转导到较平的表面，从而降低了在凸面上"追狗耳"的风险，减少了所需的缝合线长度；②由于瘢痕在凸面上易于凹陷，S 成形术将凹陷力重定向到平面上，从而减少中央凹陷的形成。

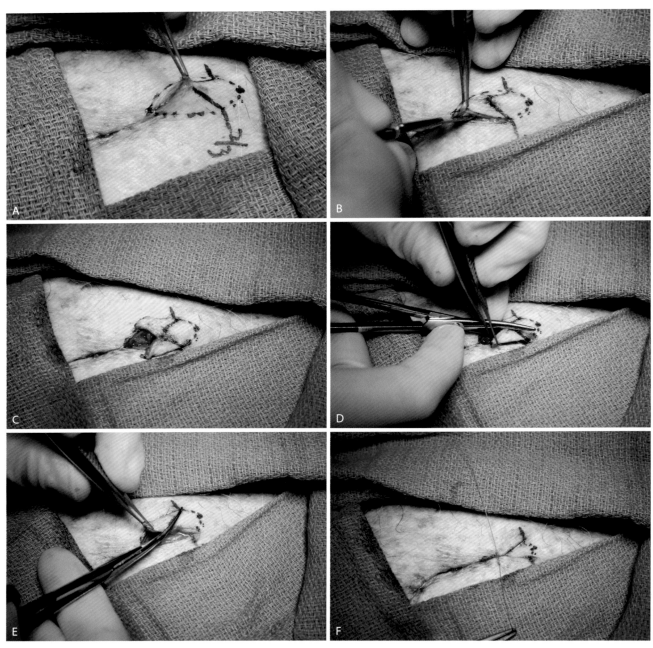

图 19-6　M 成形术

描绘出提起的狗耳的范围（A），并沿着每个锥体的基底部 2/3 长度处做标记点。沿着冗余的基底部切开，将其中一个点与现有的切口相连（B）。在对侧的第二个点重复这一步骤。这将形成类似矩形的皮瓣，这个皮瓣只连接在它的一个长边上（C）。然后，沿着中点到之前标记的点连线切开，切除皮瓣的一部分（D）。然后在对侧重复（E）。尖端缝合法（F）经常用于在适当位置固定 M 成形术的尖端。

为了操作这个过程（图 19-7），外科医师将遵循许多与双侧切口延伸技术相同的步骤，但并不是将圆锥平分成与伤口轴对齐的点，而是在圆锥的左侧或右侧任选一个不同的点。外科医师越向左或向右延伸，S 成形术的效果就越明显。创建曲线，并根据需要底切边缘。由于一条边会比另一条边更长，缝合时应采用二分法，以减少形成另一个狗耳的风险：第一次缝合连接长弧中点到短弧中点，本质上是将伤口一分为二（图 19-7D）；然后，第二次缝合接近后续弧线的中点，依此类推，继续该策略，每次将伤口依次二等分，直至缝合完成。二分法使较长的创口边缘多余的组织均匀分布在整个创面

缝合处，最小化甚至消除了去除冗余的需要。

Burow 推进和皮瓣修正

冗余组织不需要仅仅通过直接延长已经形成的缝合线来切除。例如，一个 Burow 推进皮瓣可以通过位移顶端三角形多达 90°来操作。事实上，邻近皮肤的推进、旋转和移位可以更适当地定向移除狗耳，使得在自然皱褶或沿美容亚单位边界延长伤口长度成为可能。当缺损靠近解剖亚单位的边缘或接近游离边缘时，这些技术尤其有用。此外，冗余组织本身可用于缝合，如 V-Y 推进皮瓣（见第 21 章）和 Burow 移植修复（见第 28 章）。

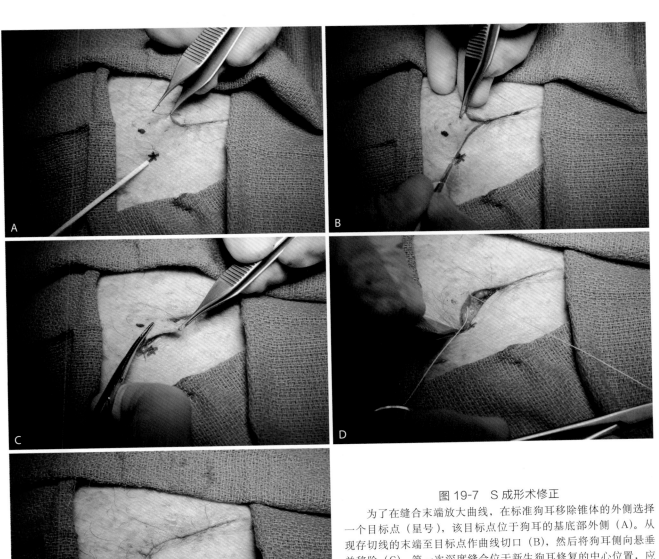

图 19-7 S 成形术修正
　　为了在缝合末端放大曲线，在标准狗耳移除锥体的外侧选择一个目标点（星号），该目标点位于狗耳的基底部外侧（A）。从现存切线的末端至目标点作曲线切口（B），然后将狗耳侧向悬垂并移除（C）。第一次深度缝合位于新生狗耳修复的中心位置，应用二分法（D），使用轻张力将新的创口顶端从创口中心拉开，有助于更好地划定修复中心的精确位置。最终的结果（E）是终止在目标点的曲线修复。

减轻狗耳突出的缝合技术

据报道已有多种利用了缝合技术来辅助修正狗耳的方法。它们并不能取代前面提到的技术，但是可以起到辅助的作用。它们特别有助于纠正小的冗余，或当全层狗耳切除可能危及真皮下血管丛的时候也很有用。在血流灌注不良区域或有合并症的患者中，这些技术在去除位于皮瓣修复基底部的狗耳时尤其有用。

有几篇报道讨论了用固定缝合来减少狗耳的形成。狗耳固定缝合是将真皮缝合穿过冗余顶端的下表面，然后用悬吊缝线固定于骨膜（图19-8）。采用悬吊缝合的另一种技术描述了一种三咬合技术：第一针是穿过狗耳的基底部，离前次的皮下缝合几毫米远，并固定筋膜或骨膜（悬吊缝合）；然后将针沿狗耳一侧的真皮平面穿过（类似于一种表皮下缝合）；最后，沿另一侧操作第三针。当缝线系紧时，它可以使冗余皮肤靠近并固定在下面的筋膜或骨膜上。显然，这两种技术都最适合于容易靠近骨膜的区域，如前额。

另一种新的方法是将狗耳去上皮化后，将其倒置并缝合冗余的部分。这项技术在技术层面上更具挑战性，因为它要求外科医师具有精确地去除上皮组织的能力。在某些情况下，需要去除的上皮组织可能非常薄而难以操作。与上述缝合技术一样，这并不需要移除真皮下血管丛。

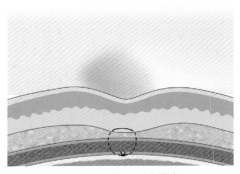

图 19-8　狗耳固定缝合

总结

狗耳修正是皮肤外科医师的一项日常工作。有些外科医师致力于设计线性切口来预降低狗耳形成的风险，而另一些外科医师更倾向于先行切除肿瘤，然后根据需要对其进行修正。在某些特定的病例中，初始愈合阶段后保留原处的顶端三角形以评估其术后突出程度。在Mohs显微外科手术的缺损中，大多数伤口需要一定程度的狗耳修正，因为这种缺损很少是梭形的。尽管还有其他的修正方法，包括专业缝合技术和Burow推进皮瓣，但无论是使用中线还是双侧切口法，用线性方式修复狗耳可能是目前最常用的方法。

参考文献

1. Weisberg NK, Nehal KS, Zide BM. Dog-ears: a review. Dermatologic Surg. 2000;26(4):363–370.
2. Gormley DE. The dogear: causes, prevention and correction. J Dermatol Surg Oncol. 1977;3(2):194–198.
3. Dzubow LM. The dynamics of dog-ear formation and correction. J Dermatol Surg Oncol. 1985;11(7):722–728.
4. Toomey JM. "Practical suggestions on facial plastic surgery–how i do it." Management of the dog-ear deformity. Laryngoscope. 1977;87(9 Pt 1):1585–1587.
5. Chrétien-Marquet B, Bennaceur S. Dog-ear: true and false. A simple surgical management. Dermatol Surg. 1997;23(7):547–550; discussion 551.
6. Klapper M. The 30-degree angle revisited. J Am Acad Dermatol. 2005;53(5):831–832.
7. Zitelli JA. TIPS for a better ellipse. J Am Acad Dermatol. 1990;22(1):101–103.
8. Lee KS, Kim NG, Jang PY, et al. Statistical analysis of surgical dog-ear regression. Dermatologic Surg. 2008;34(8):1070–1076.
9. Salasche SJ, Roberts LC. Dog-ear correction by M-plasty. J Dermatol Surg Oncol. 1984;10(6):478–482.
10. Jaber O, Vischio M, Faga A, Nicoletti G. The three-bite technique: a novel method of dog-ear correction. Arch Plast Surg. 2015;42(2):223–225.
11. Kantor J. The dog-ear tacking suture technique. J Am Acad Dermatol. 2015;73(1):e25–e26.
12. Kishi K, Nakajima H, Imanishi N. A new dog-ear correction technique. J Plast Reconstr Aesthet Surg. 2008;61(4):423–424.

第 20 章　皮瓣动力学原则

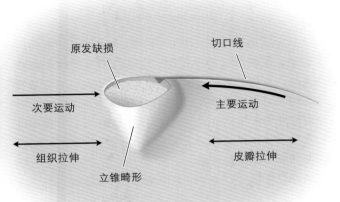

原发缺损　　切口线

次要运动

组织拉伸

立锥畸形

主要运动

皮瓣拉伸

原著者　Cassandra J. Simonetta
　　　　Jennifer A. Fehlman
　　　　Ian A. Maher

翻　译　吴斯慧　徐永豪
审　校　邱小惠　任　军

概要

- 了解皮瓣动力学是任何皮瓣手术的先决条件。
- 中枢的、深部的和水平的阻力都对皮瓣的设计和执行有重要的影响。
- 在皮瓣实施前考虑组织的基本原理和皮瓣的动力学，可以获得更成功、更美观的重建效果。

初学者贴士

- 了解皮瓣动力学是基于对组织运动阻力的认识。
- 破坏缓解了大多数深部阻力，而水平阻力是通过使用一个足够长的切口来解决的，它会导致皮肤松弛。

专家贴士

- 水平、深部和中枢阻力都必须解决以达到皮瓣的最佳结果。
- 在皮瓣运动之前，解决阻力的问题。
- 在面部，强健的血液供应意味着即使是随机模式的皮瓣，其存活能力也可能更像轴向皮瓣。

切记！

- 破坏距离超过切口线 1~2cm 的区域结果可能适得其反，导致组织缺血的风险增加。
- 理想情况下，皮瓣的长宽比不应显著大于 3：1，至少在腿等灌注不良的部位使用时应如此。在面部，大多数皮肤外科皮瓣的执行，往往有强大的血液供应。

陷阱和注意事项

- 没有考虑枢轴阻力是最常见的皮瓣设计挑战之一。适当地增大旋转皮瓣的尺寸，并广泛地游离枢轴点，可能会在很大程度上缓解这个问题。
- 当放回原发缺损处，皮瓣应处于最小张力。

患者教育要点

- 在皮瓣闭合前，应告知患者，他们的切口将远远超出最初可见的缺损。
- 解释增加的瘢痕长度愈合后很可能会形成一条几不可见的线，这对患者的安慰大有帮助。

收费建议

- 皮瓣修复代码（140XX 系列）包括切除部分，因此不宜同时开具切除和皮瓣修复代码的账单。
- Mohs 代码可能与皮瓣修复代码一起提交，但它们可能受到多重手术缩减规则的限制。
- 当对皮瓣进行编码时，医疗需要是判断是否合适的最终标准。

引言

皮瓣动力学是支持所有皮瓣运动和行为的基本原理。根据定义，皮瓣是一种由皮肤和皮下组织以及伴随血管供应组成的重建技术，它是从供体部位转移到受体部位。受体部位被称为原发缺损，在皮肤外科手术中，通常由皮肤肿瘤切除引起。将皮瓣移至原发缺损处可能会造成必须修复的继发性缺损。

血管解剖学

头颈部皮肤有来自皮下和表皮血管丛的强健的血管系统。皮肤中的深部肌皮动脉形成真皮下血管丛，位于真皮和皮下组织的交界处。深部皮下血管丛的小动脉供血给皮肤附属器并且发出真皮内血管丛。真皮内血管丛位于真皮网状层，并且分支组成浅表血管丛，最终形成真皮乳头层毛细血管襻系统。毛细血管襻系统供应表皮新陈代谢的需求。由于真皮内血管丛的低灌注压和低血流量，任意皮瓣在皮下组织水平游离是至关重要的。包含真皮下血管丛有助于确保皮瓣有足够的血供和生存能力（图 20-1）。

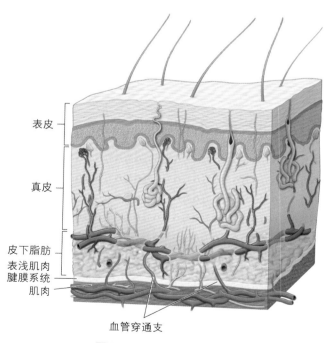

图 20-1　皮肤的血管解剖

皮下血管丛位于中到浅层皮下组织，为任意皮瓣提供血液供应。真皮内血管丛缺乏单独支持皮瓣的灌注压力和血流。深肌皮动脉为轴向皮瓣提供血液供应。

应力 - 应变曲线

为了保证皮瓣的存活和成功，必须考虑皮瓣的生物力学特性。和所有材料一样，皮肤具有独特的生物力学特性：其中最主要的是应力和应变。在皮肤外科手术中，应力被定义为每横截面积施加的力，而应变是当给定的力作用于皮肤时，长度的变化除以原始长度（表 20-1）。

应力应变之间的非线性关系可以用应力 - 应变曲线来表示。皮肤的这种非线性／非弹性特性是由于其结构成分，主要是胶原蛋白和弹性蛋白形成的。在曲线的弹性阶段（第 I 区），皮肤内随机排列的弹性纤维和胶原纤维开始向所施加的力的方向拉伸和定向。这种初始变形导致组织以最小的力伸长，几乎是线性或弹性的。在曲线的塑性阶段（第 II 区），随着力的连续施加，额外的胶原纤维与力的方向平行排列，拉伸继续进行。在曲线的断裂阶段（第 III 区），胶原纤维的拉伸达到最大，其拉伸受到限制。在这个最终阶段，由于完全伸展的胶原纤维的不可拉伸性，大量的外力只能使组织得到最小程度的延长。理解这一应力 - 应变曲线对皮瓣设计至关重要，因为从曲线第 III 区可以看出，高闭合张力（如图第 III 区所示）会增加组织坏死和皮瓣失败的风险（图 20-2）。

表 20-1　应力和应变

应力	应变
单位面积力	长度变化量除以原始长度

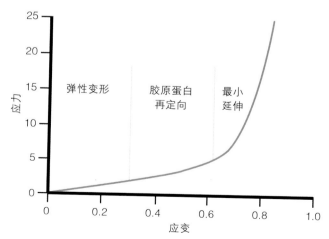

图 20-2　应力 - 应变曲线显示了拉伸时皮肤的非线性特性

以最小的力引起初始伸长发生在弹性阶段（第 I 区），渐进伸长发生在塑性阶段（第 II 区），尽管在断裂阶段（第 III 区）有额外的力，但伸长停止。

血管供应

皮瓣的血管供应对皮瓣的存活至关重要。根据定义，所有的皮瓣都提供了维持生存所需的气体交换和营养支持所需的血管供应。皮瓣的基底部是附着在手术缺损附近皮肤上的部分，它包含了血管供应的来源。皮瓣的顶端是皮瓣中离基底最远的部分，是皮瓣中因血供不足而最容易坏死和衰竭的部分。

皮瓣有多种分类方法。其中一种方法是根据血管供应对皮瓣进行分类。在这种分类方法中，皮瓣的两大类主要是任意皮瓣和轴向皮瓣（表 20-2）。任意皮瓣包括由无名动脉支持的皮瓣。在皮肤手术中，由于血管供应和吻合面丰富，可以在面部设计出近乎无限数量的任意皮瓣。任意皮瓣的血供来源于皮瓣基底部肌皮动脉的穿支，通过真皮和真皮下血管丛的连接血管输送至皮瓣尖部。相反，轴向皮瓣是指在其蒂中含有一条命名动脉的皮瓣；这条命名为肌间隔皮动脉或肌皮动脉的动脉位于皮瓣的长轴内。当皮瓣超出命名动脉的范围时，其远端在功能上是轴向皮瓣的随机模式延伸。在皮肤外科中，最常见的轴向皮瓣是额旁正中皮瓣，其血供来源于滑车上动脉。

在设计皮瓣时，必须考虑各种力对皮瓣末端灌注的影响。血管灌注压是血液流经血管的压力；这个力必须大于毛细血管阻力，才能维持血管通畅。正如预期的那样，灌注压力随着供养血管的距离的增加而降低。如果距离太大，灌注压力会低于血管的临界闭合压力，由于血液供应不足会导致坏死。在过去，供养血管和灌注压力的反比关系决定了皮瓣的长度与宽度比应在 3 : 1 左右，以确保足够的血管供应。Stell 在 1979 年所做的工作对这一理论提出了挑战，该理论表明，虽然活皮瓣的长度取决于皮瓣基底的宽度，但是增加皮瓣基底的宽度不能增加活皮瓣存活的上限（图 20-3）。

除了灌注和闭合压力外，还必须考虑皮瓣运动对血管造成的张力。一般来说，运动和供血之间是互为相反的。就像在柔软的橡胶管中，当组织被拉伸到用以闭合主要缺陷时，血管张力会导致血管狭窄，如果张力过大，最终会导致管腔的闭合。虽然在头颈部血供丰富的地方，这是一个相当次要的考虑因素，但在躯干和四肢，以及在受辐射或瘢痕严重的地方，这是一个主要的考虑因素，因为这些地方的血液供应可能比较薄弱。

关闭力

尽管在皮瓣重建的规划和设计中有许多不同的技术与变化，但每个皮瓣修复在其关闭力方面都有一个共同点。皮瓣的最终闭合是由 4 个或更多运动矢量共同作用

的结果。首先，将皮瓣移至原发缺损处，这个移动定义为修复的主要移动。原发缺损周围的组织也向内移动，形成次生组织运动，这 2 个向量通常方向相反。皮瓣本身和主要缺损周围的皮肤也会受到拉伸，产生了 2 个额外的运动矢量。这 4 个向量的组合或总和将最终界定修复缝合线上的伤口闭合张力（图 20-4）。如果没有恰当地考虑这些矢量，那么修复的大小可能不足以填补原发缺损，或者皮瓣的失败可能会导致继发性坏死或其他并发症。较高的伤口闭合张力也可能增加正常解剖边界变形的风险。

表 20-2　基于血管供应的皮瓣分类

	任意皮瓣	轴向皮瓣
血供	无名血管	命名动脉
选择数量	无限	有限
使用频率	经常	很少

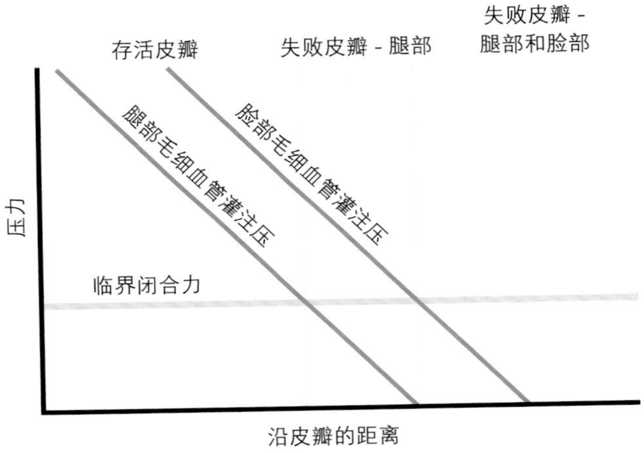

图 20-3　皮瓣灌注及临界关闭压力

随着离供血皮瓣的动脉和小动脉的距离增加，灌注压力降低。一旦毛细血管灌注压力低于毛细血管阻力，血流停止，远端皮瓣坏死。注意这与位置有关，因为灌注压力高的区域，如脸部，更容易被忽略。

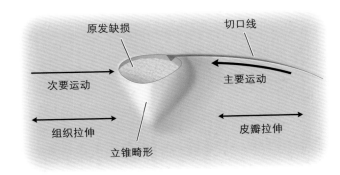

图 20-4　皮瓣的闭合是 4 个运动矢量的结果

当皮瓣移动到原发缺损处时，就产生了主要运动。围绕缺损的组织向缺损内移动，产生次要组织运动。皮瓣的皮肤以及原发缺损周围的皮肤也进行拉伸，形成最后 2 个运动矢量。这 4 个向量的组合或总和最终界定了伤口闭合张力。

最终的伤口张力和最终的闭合矢量也受到皮肤延展性（机械蠕变）和应力松弛的影响。这两个性质是皮肤在张力作用下的时间依赖性因素，可以改变皮肤闭合的矢量。皮肤延展性是指在恒定张力作用下，随着弹性纤维的伸长而产生的皮肤的伸长或拉伸。可扩展性有不同的方向，并且它们在皮肤的最大可扩展性线上达到最大。因此，理想的修复应该平行于松弛的皮肤张力线，创建垂直于修复的张力矢量，并沿着可扩展性最大的那条线，最终将瘢痕的外观最小化。皮瓣闭合的另一个矢量，应力松弛，也发生在皮肤蠕动的过程中。随着皮肤的延长，伤口或缝合线上的压力或张力会降低。虽然这两个因素可能影响最终的闭合矢量，但在皮瓣设计中不应使用或依赖这两个因素。皮肤特别是真皮的组成，以及年龄相关的变化、萎缩或光化损伤的存在，最终将影响闭合的4个矢量，不仅增加皮肤进行主要运动和次要运动的能力，而且提高向各个方向拉伸或延长的能力（表20-3）。

约束

除了上面讨论的伤口闭合所涉及的力之外，还定义了一组类似的力来限制皮瓣的主要运动。这些因素作为约束的变量：负向量，它可以抵消皮瓣的主要运动。

表20-3 可扩展性和松弛

可扩展性（机械蠕变）	应力松弛
当施加恒定张力时，皮肤的拉伸作用仅次于弹性纤维的拉伸作用	随着皮肤的延长，穿过伤口或缝合线的应力或张力减小

在修复过程中，可以在几个不同的方向找到这些向量。围绕凸起皮瓣的皮肤向组织皮瓣新的、所期望的运动相反的方向施加张力，形成水平约束。皮瓣下方的组织，由于其与皮肤深层结构的连接，可以施加深度约束，这是一个向下的矢量，可能会限制皮瓣所需的运动（图20-5）。游离皮瓣蒂、伤口底部和周围参与修复的皮肤可能会减少这种束缚的强度。然而，不需要大范围的游离，因为这有可能会对关键结构造成损害，甚至阻碍血流。游离至伤口边缘1~2cm内，大部分均可奏效。

在进行旋转运动的皮瓣中，蒂或附着物形成了一个枢轴的约束中心，可以限制皮瓣进入原发缺损的运动。枢轴约束量也受皮肤弹性的影响，在较厚、较不灵活的皮肤中被放大，在较薄、较有弹性的皮肤中被弱化。这种约束可以在皮瓣上看到，如旋转和易位皮瓣（以及许多推进皮瓣），这些皮瓣经历了枢轴运动，在设计这些修复时必须加以考虑。否则，设计的皮瓣可能无法填补原发缺损，导致继发性运动增加，闭合张力增加，并可能导致邻近游离边缘、解剖边界的扭曲，或皮瓣尖端坏死。

对于旋转皮瓣，可以通过扩展皮瓣的前缘来补偿由于枢轴约束导致的旋转缩短。对于易位皮瓣的修复涉及两个枢轴约束焦点，皮瓣前缘必须比缺损边缘长，以避免枢轴约束的并发症。由于两侧长度的差异，这两种调整都需要在修复过程中切除多余组织的狗耳；然而，最重要的是，这降低了血管损害或解剖畸变的风险（图20-6）。

在皮瓣修复和梭形闭合过程中，由于组织的被迫运动，常常会产生多余的皮肤或狗耳。它们的存在对主要皮瓣的运动产生了阻碍性的限制，因为额外的组织起到了物理屏障的作用，阻碍了主要皮瓣所需的运动。站立

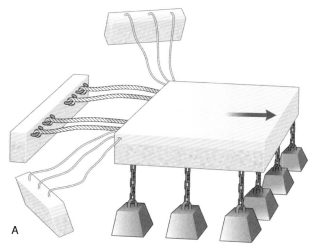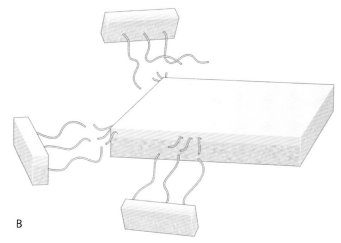

图20-5 A. 在切开推进皮瓣之前，周围皮肤产生水平约束。B. 游离皮瓣消除了深度约束，而深度约束来自皮瓣与深层结构连接的约束

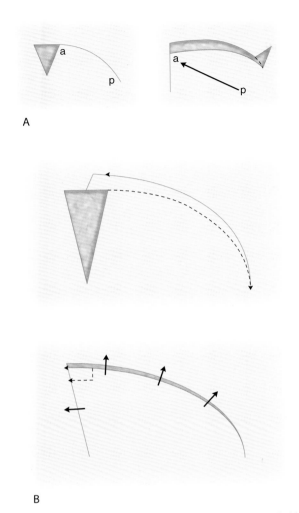

A

B

图 20-6　A. 设计旋转皮瓣。皮瓣的旋转运动产生一个枢轴约束中心或旋转短缩。这限制了皮瓣的主要运动，并且设计好的皮瓣不能完全填补原发缺损。B. 可以通过伸展旋转皮瓣的前缘来弥补枢轴约束。这允许在没有多余张力的情况下完全闭合原发缺损

锥的形成受伤口边缘长度差异、所需的运动转角、皮肤弹性和修复区域表面轮廓的影响。枢轴，或旋转的角度，以及由此产生的立锥的大小是彼此呈正相关的；所需的旋转角度越大，皮肤畸形越明显，从而形成阻碍的约束。小心设计皮瓣可能会降低阻碍的约束的影响；如果发展成立锥组织，有许多手术方法可以帮助切除和适当闭合，详见第 9 章（译者注：原著有误，应为"第 19 章"）（图 20-7）。

皮瓣类型：滑动和提升

　　皮瓣修复可分为多种类型，但在讨论其在面部缺损修复中的应用时，根据所需组织的整体运动情况，可以简单地将其分为滑动或提升两类（表 20-4）。滑动皮瓣的主要运动是皮瓣直接平移到原始缺损处。这就产生了

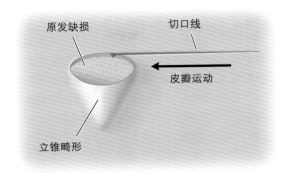

图 20-7　立锥畸形或狗耳的压迫提供了一个阻碍性约束的焦点，阻碍主要皮瓣的运动，因为额外的组织作为一个物理屏障的功能，阻碍所需的主要运动

一个继发性缺损，通常是具有不相等的切口边缘长度，经常通过移除狗耳畸形来闭合该缺损。关键是，用抗张力缝线关闭原始缺损。推进皮瓣和旋转皮瓣都是滑动皮瓣修复的例子。

　　提升皮瓣修复包括皮瓣在正常组织桥上的初始向上运动，以闭合原发缺损。与滑动皮瓣不同的是，用抗张力缝线闭合继发缺损。易位皮瓣的修复，无论是单个还是多个，都是常用的提升皮瓣修复的例子。

　　所有皮瓣必须从供体位置移动到受体位置；根据皮瓣的类型，这个移动可以通过多种方式来完成。无论皮瓣的类型如何，通过约束的最小化而达到移动最大化。任何修复，包括所有皮瓣，都应该遵循以下层次结构：第一，保存或重建有关区域的功能；第二是避免游离缘扭曲；第三，尽可能将切口保持在美容单位或亚单位连接处；第四，切口符合松弛的皮肤张力线（表 20-5）。深入了解皮瓣的动力学和局限性将有助于设计满足上述标准的皮瓣。

表 20-4　滑动皮瓣和提升皮瓣

	滑动皮瓣	提升皮瓣
皮瓣种类	推进皮瓣，旋转皮瓣	易位皮瓣
运动	直接平移，运动	横跨正常组织
关键缝线位置	原发缺损	继发缺损

表 20-5　闭合的层次结构

I	保护功能
II	避免游离缘扭曲
III	将切口置于整容亚单位边界内
IV	将切口置于松弛的皮肤张力线上

推进皮瓣的动力学与约束

推进皮瓣是皮肤外科医师使用的最简单的皮瓣之一。所有推进皮瓣的根本目的是获得比仅依靠单纯游离的一期闭合更大程度的组织运动。皮肤外科常用的推进皮瓣包括单侧(O-U 或 O-L)、双侧(O-H 或 O-T)和V-Y(或岛状蒂)推进皮瓣。这些皮瓣的执行涉及组织从供体到受体的线性运动。随着皮瓣的移动，一个或多个站立的皮肤畸形（狗耳，或立锥）是由组织运动过程中多余的皮肤压迫造成的。对于单侧切推进皮瓣，这些立锥毗邻原发缺损和皮瓣切口的末端。对于双切线推进皮瓣，在两个平行皮瓣切口的每一个的末端都将形成立锥。双推进皮瓣是在原发缺损的相对两侧通过两个单一的推进皮瓣简单镜像设计来创造出来的。V-Y 形或岛状蒂皮瓣不同于前面描述的推进皮瓣，它的血管供应来自皮下蒂，没有任何表皮或真皮连接。

由于推进皮瓣的直线运动，该类皮瓣均受到水平、深度和阻碍约束。通过皮瓣切口解除水平约束。皮瓣切口越长，水平约束越小。一般来说，在皮肤松弛的区域运动更大；因此，如果皮瓣切口延伸到组织松弛的区域，可以获得更大的运动。因此，在可能的情况下，推进皮瓣切口的末端部应位于松弛组织或可移动组织的区域（图 20-8）。利用这个松弛的组织储备区，可以使用最小的力（应力）来拉伸（应变），其运动对应于应力应变曲线上的区域 I。在皮瓣设计中应尽早确定合适的组织储备区，因为缺乏可供推进的松弛组织无疑会对皮瓣的性能产生不利影响。所有推进皮瓣的最低要求是完全游离切开的皮瓣，以释放深度约束和最大限度地运动。游离应包括皮瓣的下表面和皮瓣切口末端下方的区域，因为该区域必须向原发缺损处移动才能使皮瓣运动最大化。如果不能同时释放水平和深度的约束，将导致皮瓣功能不能像预期的那样发挥作用。与原发缺损相邻的立锥皮肤畸形的切除消除了单侧切推进皮瓣的阻碍约束。此外，在皮瓣切口的末端切除立锥皮肤畸形也可以改善运动。虽然沿皮瓣的臂作曲线切口可以帮助组织冗余的重新分布，避免切除立锥的需要，但同时这种修改也可能减少皮瓣的整体运动。

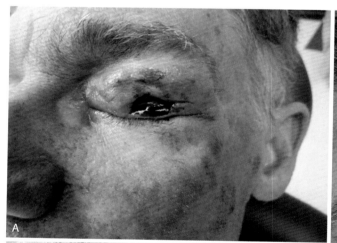

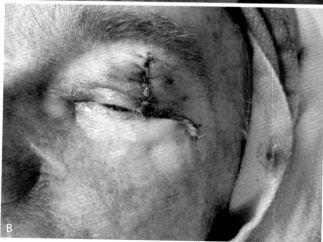

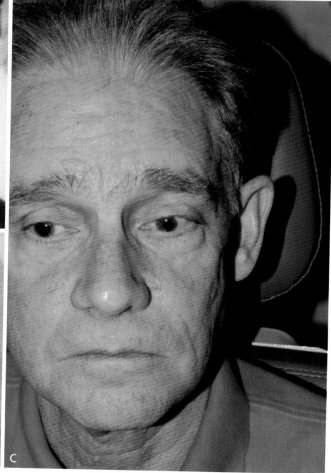

图 20-8　A.设计单侧切线推进皮瓣修复上眼睑缺损。皮瓣切开是为了达到颞部邻近的组织储备区。B.皮瓣缝合到位。C.随访3 个月

旋转皮瓣的动力学与约束

　　旋转皮瓣包括第二类滑动皮瓣修复。这些任意皮瓣被设计成一个曲线形状，它直接从原发缺损延伸出来。因此，其中一个原发缺损的伤口边缘，成为皮瓣的前缘。这些皮瓣固有的旋转运动重新分布了沿伤口的张力矢量。一个半圆形皮瓣被提起并旋转进入原发缺损。然后第一次关键的缝合用来闭合原发缺损。通过关闭原发缺损，形成一个沿着皮瓣后缘的次生的、月牙形缺陷。皮瓣的长度直接决定了继发缺损的最终形状和大小：皮瓣越大，继发缺损越窄、越长。要成功设计好旋转皮瓣，

关键是要设计好皮瓣有利的放置位置和容易闭合的继发缺损（图 20-9）。继发缺损越窄，完全闭合手术伤口所需的张力就越小。

　　旋转皮瓣通常是最适合用来关闭三角缺损的皮瓣，因此在重建开始之前形成的一个三角缺损可以帮助消除典型的 Burow 三角或由于皮瓣旋转导致原发缺损的狗耳。旋转圆弧最有效地减少了与缺陷轴成 90° 的伤口张力。进一步增加旋转圆弧对改善创面张力的影响最小。当设计一个旋转皮瓣修复时，皮瓣的长度应该大约是三角缺损宽度的 4 倍，因为这可以避免去除一个等边 Burow 三角形。

　　约束理论也影响了旋转皮瓣的成功。水平、深部和

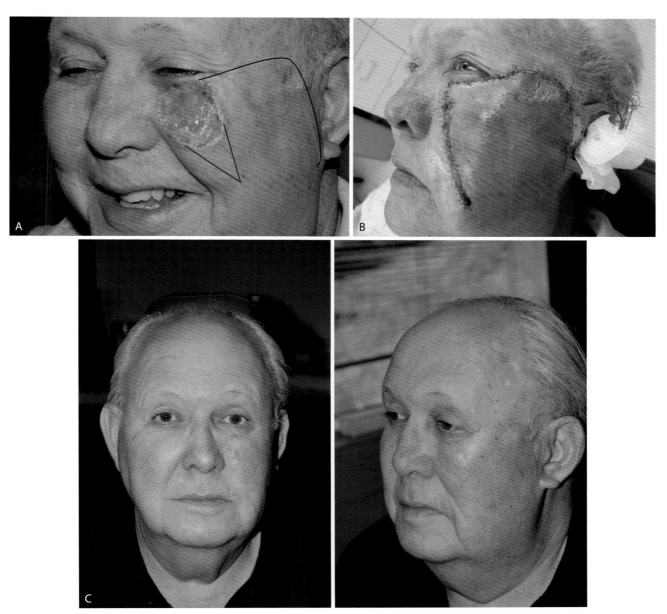

图 20-9　A. 旋转皮瓣，用于闭合下眼睑和脸颊 4cm 的缺损。请注意，皮瓣切口的设计要高于眼角间距线的水平。这确保皮瓣的继发缺损没有位于下眼睑以下，从而防止下眼睑向下的张力和继发闭合引起继发的睑外翻。B. 皮瓣缝合到位，下眼睑无张力。注意 Burow 移植被用于部分继发性缺损的表面修复。C.3 个月的随访取得了良好的美容和功能效果

阻碍约束对旋转皮瓣结果的影响类似于推进皮瓣。为了尽量减少水平或横向的约束，旋转皮瓣的设计应使皮瓣末端达到皮肤松弛程度增加的区域或可移动的组织储备区。还必须游离旋转皮瓣以释放其深部的附着体，从而减少深度约束，而且允许旋转皮瓣进行足够的主要运动。立锥皮肤畸形，或阻碍约束点，可发生在沿旋转皮瓣切口线的几个部位。在原发缺损的下侧，首先切除立锥皮肤畸形，可以增加主要运动。立锥皮肤畸形也可以沿着上曲线切口的任何部分切除，以弥补两个弧形之间的长度差异，避免阻碍约束。

枢轴约束是旋转皮瓣设计中的关键因素。皮瓣蒂及其与周围皮肤和结构的连接决定了皮瓣允许的最大旋转量，从而限制了皮瓣修复的主要原发运动。

为了弥补旋转皮瓣的枢轴约束，通常采用两种调整：皮瓣的前缘可以延伸到缺损之外，或者在皮瓣蒂处进行回切。前缘的延长使皮瓣末端完全闭合原发缺损，而不会在关键的缝线上造成明显的张力。回切也可以增加移动，但也有降低皮瓣血管完整性的风险。回切也可以减少深度和水平的约束向量。枢轴约束是由皮瓣旋转角度产生的；旋转角度越大，旋转缩短的程度越大。枢轴约束也会在更厚、更固定的组织增加，因为这是一个局部组织的功能特点。外科医师在最初切开前计划对枢轴约束进行补偿是非常必要的，因为从一开始就改变手术计划比当出现不恰当的闭合时依靠术中调整更有效。

易位皮瓣动力学和约束

易位皮瓣的主要优点是能够在闭合过程中插入相邻的组织储备区，并改变张力矢量的方向。易位皮瓣的运动包括将皮瓣从供体皮肤提起至受体的皮肤上。易位皮瓣的主要张力矢量始终跨接缺损末端，离原发缺损最远的缺陷，也就是单叶易位皮瓣的二次缺损，双叶皮瓣的三次缺损，等等。易位皮瓣进行枢轴运动以达到原发缺损。单叶易位皮瓣包括菱形皮瓣及其改良皮瓣、双叶皮瓣和三叶皮瓣（具有旋转成分）是皮肤科手术中最常用一期易位皮瓣。

所有一期易位皮瓣的运动均受到水平、深度、阻碍和枢轴性约束。为了最大限度地减少周围组织的水平约束，必须保证皮瓣完全切入游离平面。皮瓣的运动和成功的实行，哪怕是一个小的真皮或肌肉附着，仍然会受到阻碍，这是由于未能完全切开皮瓣。为了消除深度约束，认识到"真"皮瓣（皮瓣旋转的区域）包括立锥皮肤畸形基底部和皮瓣末端之间的整个表面是很重要的。与所有其他类型的皮瓣一样，至关重要的是松解末端的深部的附着物，以允许皮瓣不受限制的运动。在这种皮

瓣类型的实行中形成的立锥皮肤畸形的预切除有助于减少任何阻碍约束，并且通常是首先进行。通过减小皮瓣的旋转角度，可以将导致皮瓣有效缩短的枢轴约束减到最小。在较厚的皮肤中，由于可能出现显著的旋转缩短（图 20-10），尽量减小枢轴约束是一个要考虑的特别重要的因素。预测枢轴约束有助于在单叶瓣、双叶瓣和三叶瓣易位皮瓣之间进行选择，因此必须在重建的早期规划阶段加以考虑（表 20-6）。

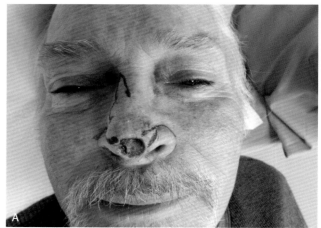

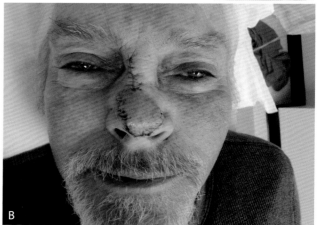

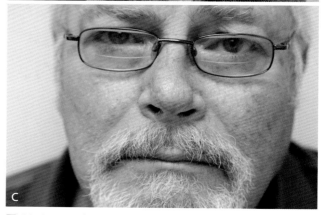

图 20-10 A. 为修复鼻下部尖端 1.5cm 的缺损而设计三叶瓣。由于组织的高皮脂腺性质和固有的旋转缩短的风险，皮瓣半径设计超大以抵消枢轴约束。B. 皮瓣缝合到位，无鼻翼游离缘扭曲。C. 随访 3 个月，鼻对称性良好

表 20-6　皮瓣的类型及其管理（治疗）

水平	皮瓣切开，理想上进入松弛区
深度	游离
阻碍	移除狗耳（立锥）
枢轴	延长前缘；皮瓣蒂回切

插入皮瓣动力学和约束

　　插入皮瓣包含一个易位皮瓣修复部分。它们涉及组织在正常皮肤上的提升和运动，而这些皮肤与原发缺损无关。与易位皮瓣不同，组织桥或组织蒂保留数周，以便在皮瓣和原发缺损之间进行充分的血管再生。因此，这些修复需要多个阶段才能完成。插入皮瓣修复中最常见的两种类型包括额旁正中皮瓣和唇颊或鼻唇插入皮瓣。Abbé 皮瓣，又称交叉唇瓣，是口唇全层缺损常用的另一种插入皮瓣。

　　所有的插入皮瓣都起源于丰富的血管蒂，无论是轴向的还是任意的，都涉及离原发缺损较远且不相邻的供区，并且（通常）需要两个或多个阶段才能完成。无论皮瓣被认为是任意的还是轴向的，这些皮瓣都来自血液供应充足的区域。与其他类型的皮瓣修复相比，这种增加的血管分布使得皮瓣长度增加，而不会显著增加皮瓣远端坏死的风险。一旦皮瓣被切割和提升，深度和水平约束力对于插入皮瓣来说是最小的。然而，插入皮瓣仍然受到枢轴约束的限制，因为皮瓣蒂限制了组织向原发缺损的旋转。这可以通过构建狭窄的蒂来缓解，但需要有轴向或强健的血管结构为皮瓣修复提供支持，确保皮瓣终末有足够的血液供应（图 20-11）。虽然这种修复可能比任意皮瓣更复杂，但在鼻远端缺损处它们已被证明是安全的和成功的选择。

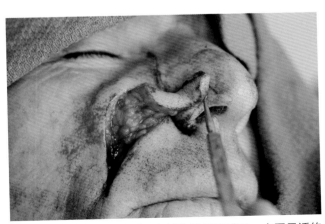

图 20-11　唇颊插入皮瓣经岛状改良后形成了一个更灵活的皮瓣蒂，从而最大限度地减少枢轴约束的风险

总结

　　理解皮瓣动力学原理是皮瓣设计和性能成功的先决条件。这些原理包括从组织应力和应变的基础到各种形式的约束概念。在皮瓣设计中，许多常见的错误都是由于对皮瓣动力学基础认识不够透彻而造成的。因此，在进行独立皮瓣设计之前，全面认识这些原理的重要性，特别是枢轴、水平、深度和阻碍约束的概念，以及如何减轻这些约束的重要性，是非常重要的。

参考文献

1. Cutting C, Ballantyne D, Shaw W, Converse JM. Critical closing pressure, local perfusion pressure, and the failing skin flap. Ann Plast Surg. 1982;8:504–509.
2. Dzubow LM. Tissue movement—a microbiomechanical approach. J Dermatol Surg Oncol. 1989;15:389–399.
3. Lanir Y. A structural theory for the homogeneous biaxial stress–strain relationships in flat collagenous tissues. J Biomech. 1979;12:423–436.
4. Daly CH, Odland GF. Age-related changes in the mechanical properties of human skin. J Invest Dermatol. 1979;73:84–87.
5. Larrabee WF Jr, Galt JA. A finite element model for the design of local skin flaps. Otolaryngol Clin North Am. 1986; 19:807–824.
6. Lanir Y, Walsh J, Soutas-Little RW. Histological staining as a measure of stress in collagen fibers. J Biomech Eng. 1984; 106:174–176.
7. Ridenour BD, Larrabee WF. Biomechanics of skin flaps. In: Baker SR, Swanson NA, eds. Local Flaps in Facial Reconstruction. St. Louis, MO: Mosby; 1995:31–38.
8. Daly CH, Odland GF. Age-related changes in the mechanical properties of human skin. J Invest Dermatol. 1979;73:84–87.
9. Daniel RK. The Anatomy and Hemodynamics of the Cutaneous Circulation and Their Influence on Skin Flap Design. Boston, MA: Little Brown; 1975.
10. Cutting C. Critical closing and perfusion pressure in flap survival. Ann Plast Surg. 1982;9:524.
11. Cutting C, Ballantyne D, Shaw W, Converse JM. Critical closing pressure, local perfusion pressure, and the failing skin flap. Ann Plast Surg. 1982;8:504–509.
12. Milton SH. Pedicled skin flaps: the fallacy of the length:width ratio. Brit J Surg. 1970;57:502–508.
13. Patterson TJ. Study of the blood-supply of skin-flaps by close-up thermography. Br J Surg. 1969;56:381.
14. Marks NJ. Quantitative analysis of skin flap blood flow in the rat using laser Doppler velocimetry. J R Soc Med. 1985;78:308–314.
15. Baker SR. Flap classification and design. In: Baker SR, ed. Local Flaps in Facial Reconstruction. Philadelphia, PA. Elsevier: 2014:71–107.
16. Stegman S. Principles of design and the dynamics of movement of flaps. J Dermatol Surg Oncol. 1980;6:182–186.
17. Larrabee WF, Koch CA. Biomechanics of Skin. In: Baker SR, ed. Local Flaps in Facial Reconstruction. Philadelphia, PA. Elsevier; 2014:30–40.
18. Goldman GD, Dzubow LM. Facial Flap Surgery. New York, NY: McGraw-Hill; 2013.
19. Dzubow, L. The dynamics of flap movement: effect of pivotal restraint on flap rotation and transposition. J Dermatol Surg Oncol. 1987;13:1348–1353.

20. Dzubow LM. Flap dynamics. J Dermatol Surg Oncol. 1991;17:116–130.
21. Weisberg NK, Nehal KS, Zide BM. Dog-ears: a review. Dermatol Surg. 2000;26:363–370.
22. Johnson TM, Swanson N, Baker SR. Concepts of sliding and lifting tissue movement in flap reconstruction. Dermatol Surg. 2000;26:274–278.
23. Chilukuri S, Leffell DJ. Basic principles in flap reconstruction. In: Rohrer TE, Cook J, Nguyen TH, Mellette JR, eds. Flaps and Grafts in Dermatologic Surgery. Philadelphia, PA: Saunders; 2007:15–29.
24. Krishnan R, Garman M, Nunez-Gussman J, Orengo I. Advancement flaps: a basic theme with many variations. Dermatol Surg. 2005;31:986–994.
25. Burow A. Beschreibung einer neuen Transplantationsmethode (Methode der seitlichen Dreiecke) zum Wiederersatz verlorengegangener Teile des Gesichts J. Berlin: Nauck; 1855.
26. Gormley DE. The dog-ear: causes, prevention, and correction. J Dermatol Surg Oncol. 1977;3:194–198.
27. Moody BR, Sengelmann RD. Standing cone avoidance via advancement flap modification. Dermatol Surg. 2002;28:632–635.
28. Baker SR. Rotation flaps. In: Baker SR, ed. Local Flaps in Facial Reconstruction. Philadelphia, PA. Elsevier; 2014: 108–130.
29. Goldman G. Rotation flaps. In: Rohrer TE, Cook J, Nguyen TH, Mellette JR, eds. Flaps and Grafts in Dermatologic Surgery. Philadelphia, PA: Saunders; 2007:59–68.
30. Larrabee WF, Sutton D. The biomechanics of advancement and rotation flaps. Laryngoscope. 1981;91:726–734.
31. LoPiccolo, M. Rotation flaps—principles and locations. Dermatol Surg. 2015;41(Suppl 10):S247–S254.
32. Nguyen TH. Staged interpolation flaps. In: Rohrer TE, Cook J, Nguyen TH, Mellette JR, eds. Flaps and Grafts in Dermatologic Surgery. Philadelphia, PA: Saunders; 2007. 91–105.
33. Mellette JR, Ho DQ. Interpolation flaps. Dermatol Clin. 2005;23:87–112.
34. Newlove T, Cook J. Safety of staged interpolation flaps after Mohs micrographic surgery in an outpatient setting: a single-center experience. Dermatol Surg. 2013;39:1671–1682.
35. Jewett, BS. Interpolated forehead and melolabial flaps. Facial Plast Surg Clin North Am. 2009;17(3):361–377.

第 21 章　推进皮瓣

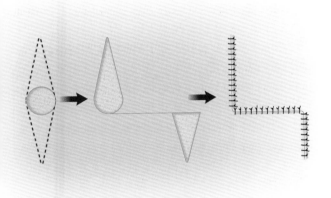

原著者　Jeremy R. Etzkorn
　　　　Michael P. Rabinowitz
　　　　Ilya Lim
　　　　Renelle Pointdujour-Lim
　　　　Thuzar M. Shin
　　　　Joseph F. Sobanko
　　　　Christopher J. Miller

翻　译　刘　严　徐永豪
审　校　郑宇芝　邱小惠　任　军

概要

- 推进皮瓣是皮肤外科中最常见的一种皮瓣手术。
- 这些皮瓣可以理解为是线性闭合的几何变异，使狗耳再分布并且解除张力。

初学者贴士

- 推进皮瓣看似简单，但处理移位的狗耳却需要对组织动力学有全面的认识。
- 与所有皮瓣一样，推进皮瓣与线性闭合相比，缝合线明显延长。因此，在缝合技术中注意细节至关重要，尽可能有效地掩饰瘢痕。

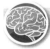

专家贴士

- 在游离缘周围，结合使用推进皮瓣与悬吊式（固定）缝合可能非常有用。
- 推进皮瓣可与其他方法联合使用，如植皮（通常是取自狗耳的 Burow 皮片）、部分闭合和 SMAS 折叠术。
- 半月形推进皮瓣可以避免狗耳的二次切除。

切记！

- 不必过度游离，过度游离可能会增加组织缺血的风险。
- 在设计推进皮瓣时，一定要记住最大皮瓣长与蒂宽之比。

陷阱和注意事项

- 切勿强行推进皮瓣；虽然这种设计看起来最直接，但有些情况还需要其他方法。
- 皮瓣的设计要根据患者的具体情况而定；对使用阿司匹林或抗凝血药物的患者进行皮瓣上提和游离可能会增加血肿形成的风险。
- 即使已经经过细致的止血，如果有疑问，可考虑在患者身上放置引流管。

患者教育要点

- 在皮瓣闭合之前，应提醒患者，他们将有一个远超过初始可见缺损的延长切口。
- 向患者解释增加的瘢痕长度会以最小可见的线性愈合，使患者放心。

收费建议

- 皮瓣修复代码（140XX 系列）包括切除部分，所以不适合同时进行切除和皮瓣修复代码。
- Mohs 代码可以与皮瓣修复代码一起提交，但可能要遵守多流程简化规则。
- 在对皮瓣进行编码时，根据病情需要来判断皮瓣是否合适。

引言

局部任意皮瓣是修复皮肤缺损的主要方法，推进皮瓣在概念上是最简单的局部皮瓣，属于滑动皮瓣的范畴，其中组织直接被移入邻近缺损，而不会将其移至埋植组织之上。与旋转皮瓣不同，单纯的推进皮瓣不会形成明显的继发缺损，推进皮瓣的前缘通常不会受到枢纽阻力的明显限制。

推进皮瓣设计的原则

推进皮瓣可被定义为改良的线性闭合，是通过一个或两个顶端狗耳侧向移动，以促进美学闭合或功能闭合。当游离缘，如眼睑或口唇，或美容亚单位交界处，受到线性闭合的侵犯时，可以通过推进皮瓣使狗耳远离这些自然边界（图 21-1）。此外，推进皮瓣常通过在自然皱褶或美容亚单位交界处做切口线来掩饰瘢痕。

常见的推进皮瓣位置包括上唇和下唇皮肤、鼻侧壁、眶下颊和下眼睑、前额和颞部、耳前颊和耳轮。推进皮瓣也被用于修复鼻尖缺损（如东-西皮瓣）。然而，鼻尖部位的皮肤相对固定，而游离缘需要靠近对合，这限制了推进皮瓣只能应用于这个位置相对较小的缺损。

张力矢量

与旋转皮瓣和易位皮瓣相比，推进皮瓣不会明显改变创口闭合时主要张力矢量的方向或大小。将皮瓣向缺损方向的滑动视为主要组织运动，将周围组织与皮瓣相遇的反向运动视为次要组织运动（图 21-2）。对于面中线的缺损，主要运动方向通常为外侧向内侧；对于外侧面的缺损，主要运动通常由下方向上方。张力通常是沿着主要和次要组织运动方向的单一矢量中，类似于我们看到的线性闭合。

眼睑、鼻、口唇和耳的游离缘很容易受到附近推进皮瓣的影响导致变形。为了避免解剖标志变形，通常会设计推进皮瓣，使张力矢量与游离缘平行。然而，在某些情况下，最好设计一个皮瓣使主要张力矢量垂直于游离缘。将皮瓣的底面固定缝合在相对固定的骨膜或下方肌肉起源处，可减少或消除原发缺损处的张力，并防止游离缘变形。在面中部，浅表肌肉筋膜系统（superficial musculoaponeurotic system，SMAS）折叠缝合也可以减少原发缺损的皮肤边缘张力。

皮瓣的主要运动面临 3 种主要的外在阻力：侧向阻力（矢量方向与主要运动方向相反）、宿主床深度阻力和相邻皮肤组织的上／下位阻力（图 21-3）。侧向阻力形成的阻力最大，其取决于供体皮肤的弹性和移动性。其次是来自宿主床的深度阻力，这种力可以通过游离来明显减小。上／下位阻力是最小的阻力，只要灌注压力保持不变，就可以通过延长皮瓣的长度来减小该阻力。有关皮瓣动力学的详细讨论，请参见第 20 章。

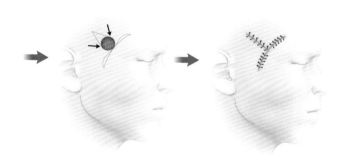

图 21-2 推进皮瓣的闭合依赖皮瓣的主要运动和周围组织的次要运动。使张力矢量与游离缘平行有利于保持它们的位置

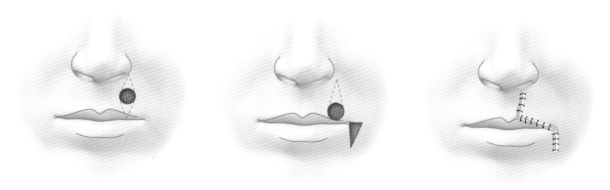

图 21-1 当侵犯到游离缘或美容亚单位交界时，推进皮瓣可取代狗耳

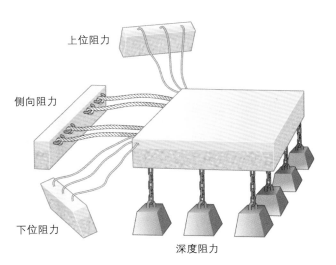

图 21-3　皮瓣推进阻力主要来自 3 种外力：侧向阻力、深度阻力和上 / 下位阻力

在这些因素中，偏离皮瓣推进方向 180° 的侧向阻力是最重要的。游离在很大程度上减轻了深度阻力。

狗耳

有几种方法可以处理由推进皮瓣形成的狗耳。虽然通常是整个狗耳向一个或两个方向侧向移动（图 21-4A 和图 21-4B），但有时也会在皮瓣基底部移除一部分狗耳，其方式类似于部分线性闭合。一个小的狗耳或一个大的狗耳的一部分可以沿皮瓣基底部使用二分法"缝合"（图 21-4C 和图 21-4D）。或者，狗耳也可以以半月形切除的方式处理（图 21-4E），尤其是沿弯曲的美容亚单位交界时，如红唇皮肤交界处和鼻唇沟 / 鼻翼沟。

皮瓣血管分布

正如在第 20 章中详细讨论的，皮瓣的存活依赖于可靠的血液供应。随着离供血动脉或小动脉的距离增加，血管丛的血流灌注减少。当灌注压力过低而不能保持血管通畅时，血流停止并发生坏死。推进皮瓣最容易坏死的部位是远端（因为滋养它的血管更少，而且它离供血动脉或小动脉最远）和在最大张力下缝合的皮瓣部位（因为闭合时的张力也会对血管产生挤压作用）。

皮瓣长度与其蒂宽之比对血流灌注有显著影响。一般来说，面部的随机模式皮瓣可以很容易地维持 3∶1 的长宽比，但躯干和四肢的皮瓣最好设计成 2∶1 的比例。然而，这些指导方针并不是绝对的，因为强健的面部血液供应可能维持更大长宽比的皮瓣。事实上，眼睑和耳轮上的许多皮瓣的长宽比通常设计为 4∶1 或更高。此外，在某些情况下，增加皮瓣蒂的宽度并不能改善血供，因为灌注压力可能不足以给过长的皮瓣供血。

皮瓣上提的解剖平面也会影响皮瓣的血管供应。游离平面越深，更有可能包含口径更大、灌注压更大的动脉，从而促进灌注，但这必须与破坏重要解剖结构（如面神经分支）的风险进行权衡。

理想的推进皮瓣游离平面因解剖位置的不同而不同。对于大多数侧脸的推进皮瓣来说，首选的解剖平面刚好在 SMAS 的上方，因为这可以保护面部运动神经，形成足够厚度的皮瓣，使其具有强健的血管蒂，并允许干净有效的皮瓣上提层面深达真皮和皮下血管丛（图 21-5）。在前额中央、鼻和头皮上，通常首选 SMAS 下平面，因为该组织平面的血管特性相对较好，而且在临床上切除终末运动神经分支导致面部肌肉无力的风险较低。

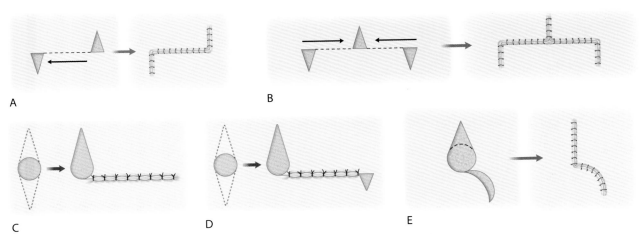

图 21-4　处理移位的狗耳有几种常见的方法

整个狗耳可以向一个方向侧向移动（A），也可以向两个方向分裂（B）。另一种方法是，用"半分法"缝合来处理狗耳（C），或"半分法"缝合与狗耳部分切除相结合（D）。最后，可采用半月形切除法处理狗耳（E）。

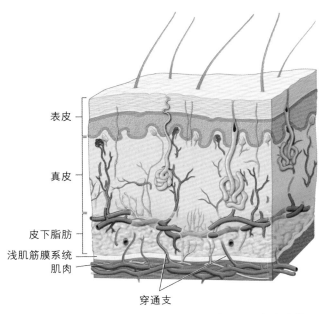

表皮
真皮
皮下脂肪
浅肌筋膜系统
肌肉

穿通支

图 21-5 在侧脸和颈部，浅肌筋膜系统（SMAS）上方的一个游离平面在保护位于 SMAS 下方并从外侧皮下支配肌肉的面部运动神经分支的同时，也最大限度地保留了皮瓣血管

广泛的皮瓣游离可能会降低深度阻力，但也可能通过垂直切割滋养皮瓣的穿支血管而减少血液供应。从皮瓣尖端到皮瓣蒂的游离要小心，只要达到满足移动的程度即可。额外的游离并不一定会提高皮瓣的移动性，因为它不影响侧向阻力的主要阻力。组织生物力学研究已经证实，大面积游离推进皮瓣不会增加机械优势或增加皮瓣的移动性。

改变缺损以优化皮瓣设计和操作

深化缺损

在闭合 Mohs 手术后出现的缺损时，首先要考虑的是外科医师是否应该将缺陷加深到一个统一的解剖深度。切除创面基底部的组织通常可以消除创面闭合时的一些阻力，从而促进创面边缘愈合。然而，如果缺损加深，也可能会有功能缺陷的风险（如，面神经麻痹），这应当避免。将缺损加深到与解剖平面一致的深度，以便进行有效的手术，并确保"滑入"伤口的组织与缺损的厚度相匹配。

扩大缺损以掩饰美容亚单位交界处的瘢痕

虽然这并不是必要或首选的，但在某些情况下，切除手术缺损和附近的美容亚单位交界之间的组织可能会有帮助。沿着美容亚单位交界做瘢痕线，通过将其掩饰在自然褶皱和阴影中来掩饰瘢痕。

在上唇皮肤，松弛的皮肤张力线从红唇 - 皮肤交界处呈放射状延伸，亚单位中部的水平瘢痕明显。将上唇外侧皮肤中间的缺损延伸至红唇，有助于掩饰红唇 - 皮肤交界处的推进皮瓣基底部（图 21-6）。相比之下，在前额，外科医师有好几个沿美容亚单位交界或松弛的皮肤张力线做切口的选择。外科医师可以选择沿着松弛的皮肤张力线（图 21-7）、发际线或眉毛来滑动皮瓣。鼻侧壁创口可向下延伸至鼻翼沟，以掩饰推进皮瓣的基底部。坚持亚单位原则的益处应该与牺牲健康组织形成一个需要重建的更大缺损相权衡。

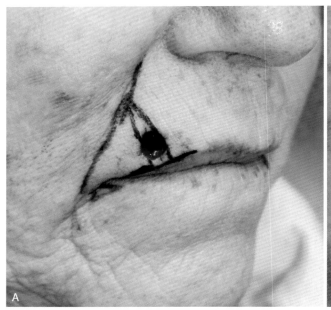

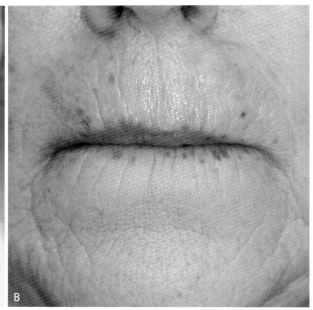

图 21-6 原位鳞状细胞癌患者 Mohs 术后右上唇缺损

设计一种推进皮瓣。将缺损的下边缘和红唇 - 皮肤交界之间的唇美容亚单位的剩余部分标记并移除，以掩盖沿着红唇 - 皮肤交界的瘢痕（A）。手术后 8 周的效果（B）。

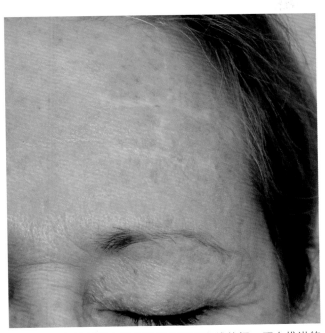

图 21-7 在前额沿水平松弛的皮肤张力线的切口双向推进的远期效果。由外部外科医师完成的修复手术

缝合技术注意事项

不同于其他局部皮瓣，如蒂岛状皮瓣和双叶皮瓣，推进皮瓣很少引起术后针垫。此外，推进皮瓣的侧边沿着美容亚单位交界处通常更容易被掩饰。外科医师应注意避免在凹面的美容亚单位交界处（如鼻唇沟）将被掩饰的瘢痕超外翻，因为这些区域的超外翻可能与残余的嵴状突起有关。推进皮瓣的基底部一般处于最小到没有张力的状态，因此在这个位置的不良外翻可能需要更长时间来处理（图 21-8）。为了减少这种风险，可以相应地调整缝合技术，用简单的埋线法（可以促进轻微内翻）来代替外翻技术，如回拉缝合或埋置垂直褥式缝合。如有需要，也可采用悬吊缝合或内翻技术；关于专门的缝合方法的详细讨论见第 13 章。

眼周皮瓣的锚定手术和 SMAS 折叠术

即使缺损不直接累及眼睑边缘，下眼睑也容易因垂直张力而外翻。为避免眼睑错位，下眼睑可固定在眼眶外侧缘骨膜上（图 21-9）。眼周重建中，外侧以悬吊缝合为基础，将眼睑缺损周围组织推进到眼眶外侧缘。SMAS 折叠术有时可能有助于避免眼睑错位和抵消皮瓣的重量或眼周推进皮瓣的重力。取决于缺损的大小及患者的解剖情况，SMAS 上提程度可小至眼轮匝肌下外侧脂肪（SOOF）上提，或大至改良的中面部外侧上提。操作时，这些技术通常与眦成形术一起操作。

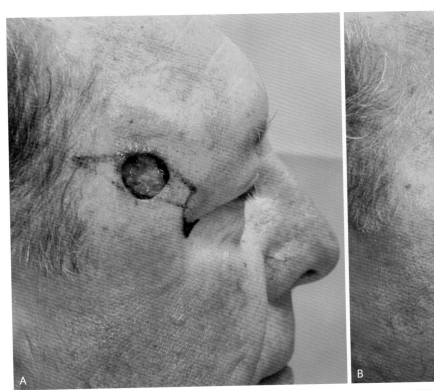

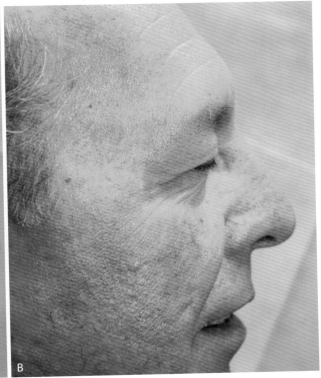

图 21-8 使用一个推进皮瓣来重建眉的上外侧的缺损（A）。取代狗耳的切口线张力要尽量小。沿着这条线的外翻在术后 8 个月内是持续存在的，需要相当长的时间才能自行消退（B）

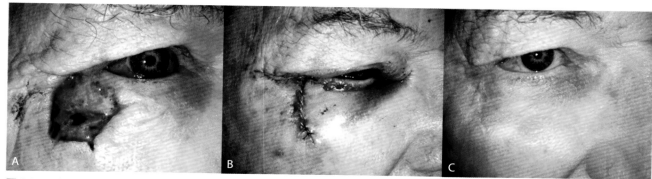

图 21-9 切除位于外侧眼角及下眼睑肿瘤后的缺损照片（A）。用 O-to-T 推进皮瓣修复创口（B）。为防止眼睑向下牵拉，采用外眦成形术和 SMAS 上提术上提中面部，防止眼睑回缩（B）。患者术后眼球与下眼睑位置良好（C）

术前准备及患者咨询

在局部浸润麻醉前，要准确标记美容亚单位交界的位置。麻醉引起的变形会模糊这些解剖边界，使切口线的准确定位更具挑战性。在绘制这些术前标记时，向患者解释绘制这些远离缺损部位的线，是很有用的。这也有助于缓解患者的焦虑。

与任何闭合一样，在推进皮瓣闭合前设定现实的期望可能有助于术后愈合期维持健康的医患关系。除了典型的感染、瘀青、肿胀和瘢痕形成的咨询外，有些情况可能需要额外的咨询。首先，下眼睑推进皮瓣有时会因术后长时间水肿而出现并发症，可能需要数月时间才能完全消除。其次，随着时间的推移，沿着自然沟槽或褶皱的切口线可以掩饰得很好，但在术后早期可能会很明显，尤其是伤口边缘明显外翻的情况下。一般情况下，使用一段时间的酊剂并且偶尔皮损内使用类固醇可以纠正任何残留的外翻。

推进皮瓣的类型

推进皮瓣可根据因组织推进而移位的狗耳的数量和位置进行分类。因此，在缺损的两侧有两个狗耳并且(在一个简化的例子中)往两个方向移动狗耳，就会有四种可能的基本推进皮瓣设计。此外，半月形推进皮瓣在皮肤科手术中也是一种常用的方法。

Burow 楔形皮瓣（O-to-L）

O-to-L 推进皮瓣，也称为单侧 Burow 楔形皮瓣，这可能是皮肤外科医师使用的推进皮瓣中最常见的变异型（图 21-10）。在这里，一个狗耳沿着皮瓣的基底部侧向移动。这种皮瓣的常见位置是皮唇、鼻侧壁、前额、眉上、颞部、下眼睑、中面部（图 21-11）。这种皮瓣技术方法如图 21-12 所示。

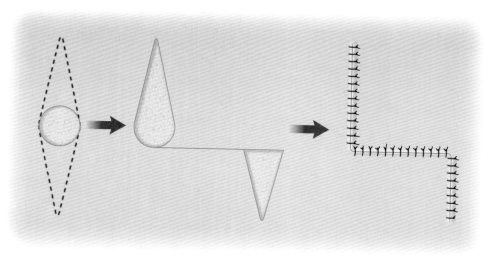

图 21-10 Burow 楔形皮瓣（O-to-L 皮瓣设计）。单向的初级组织运动和一个继发的狗耳

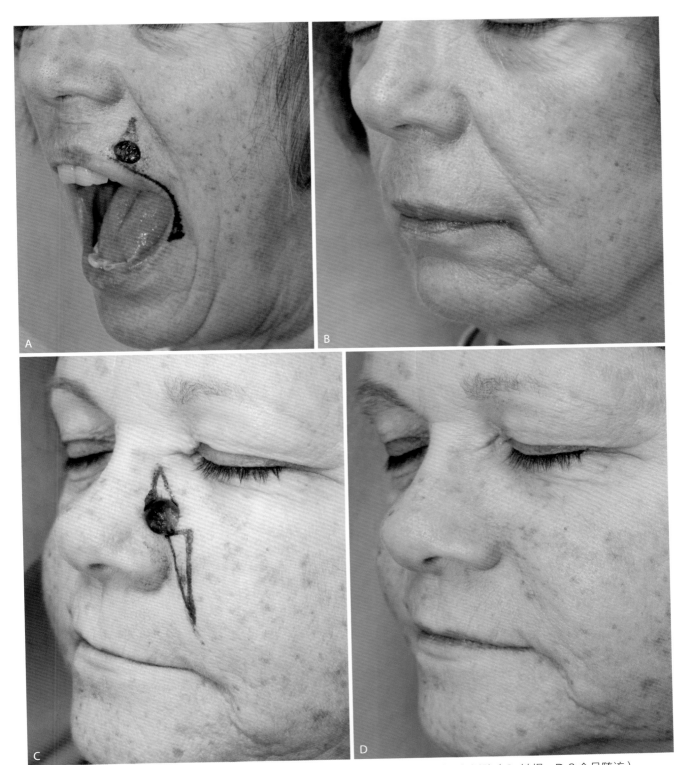

图 21-11 O-to-L 推进皮瓣的常见位置是皮唇（A. 缺损；B.9 个月随访）、鼻侧壁（C. 缺损；D.2 个月随访）

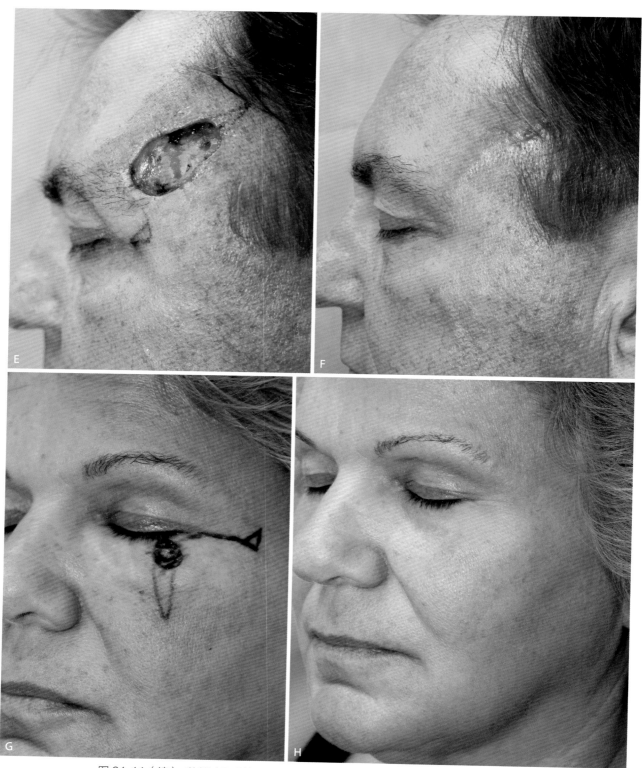

图 21-11（续） 前额（E. 缺损；F. 5 周随访）和下眼睑（G. 缺损；H. 9 个月随访）

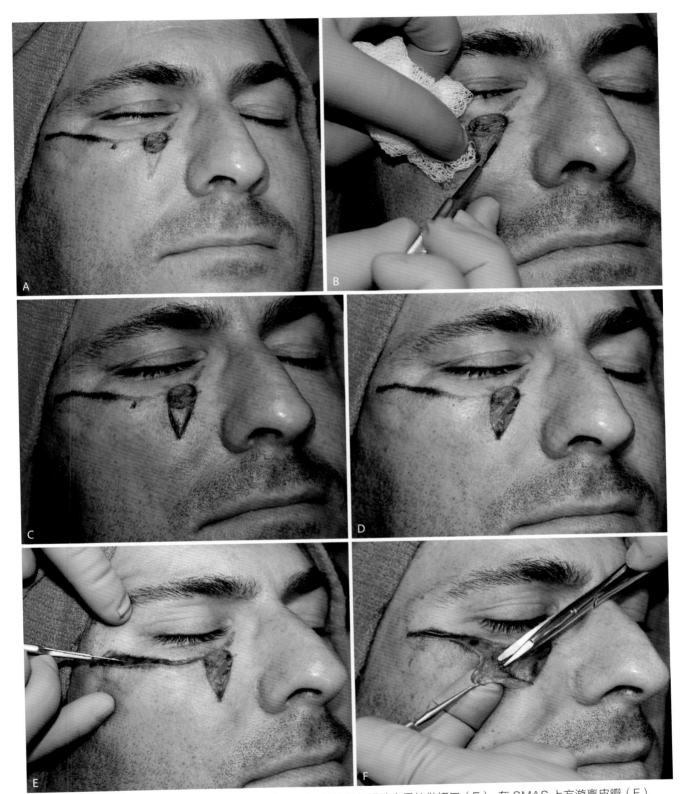

图 21-12　皮瓣设计（A）。移除下方狗耳（B~D），沿脸颊与眼睑交界处做切口（E），在 SMAS 上方游离皮瓣（F）

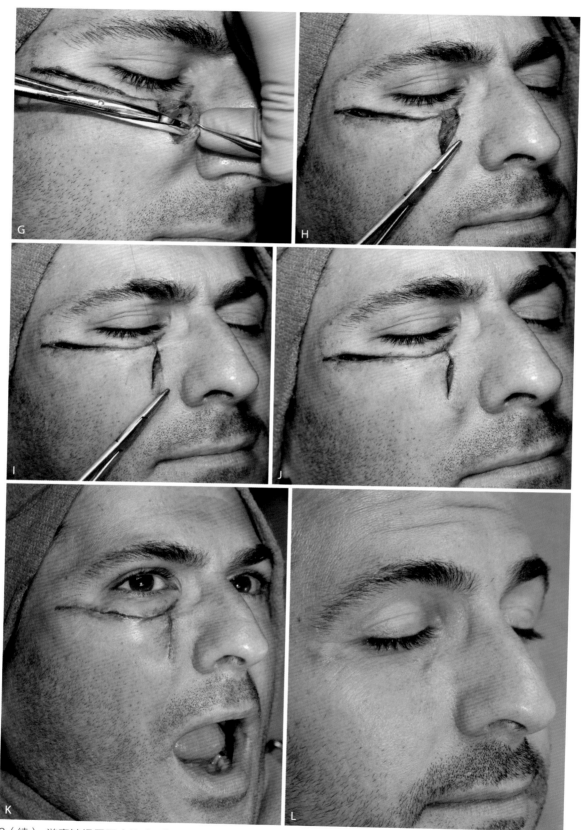

图21-12（续） 游离缺损周围皮肤（G）。在最高张力点做第一条关键缝线（H~J）。完成其余部分深（K）和浅缝合，指示患者张大口部，睁开眼，向上看，使下眼睑置于最大张力下，评估外翻（K）。6周随访图像如图所示（L）

A-to-T 皮瓣

一种常用的技术，也被称为 O-T 推进皮瓣，A-to-T 推进皮瓣沿着皮瓣的基底部将一个狗耳分成两个较小的狗耳（图 21-13）。通常，至少有一部分狗耳是通过"二分法"缝合技术（参见第 19 章）来缝合，这可以避免大移位的狗耳。这种方法常用于前额和口唇。这项技术对右上唇、右人中嵴和鼻槛的 Mohs 缺损的逐步处理方法如图 21-14 所示。

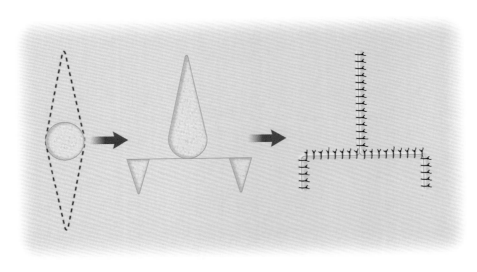

图 21-13　O-to-T 皮瓣设计。双向主要组织运动，一个狗耳移位

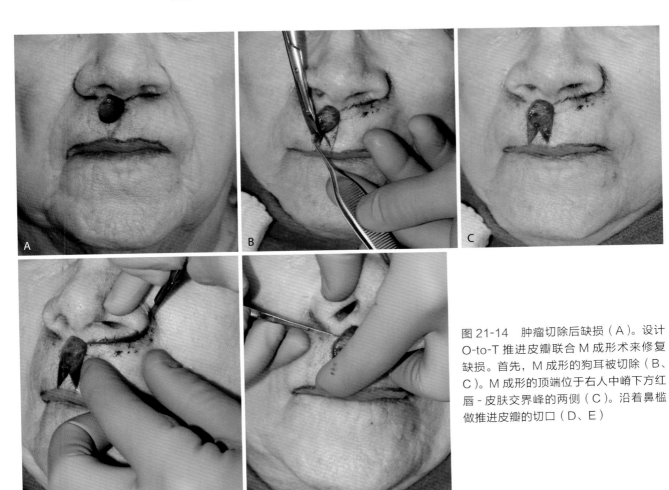

图 21-14　肿瘤切除后缺损（A）。设计 O-to-T 推进皮瓣联合 M 成形术来修复缺损。首先，M 成形的狗耳被切除（B、C）。M 成形的顶端位于右人中嵴下方红唇 - 皮肤交界峰的两侧（C）。沿着鼻槛做推进皮瓣的切口（D、E）

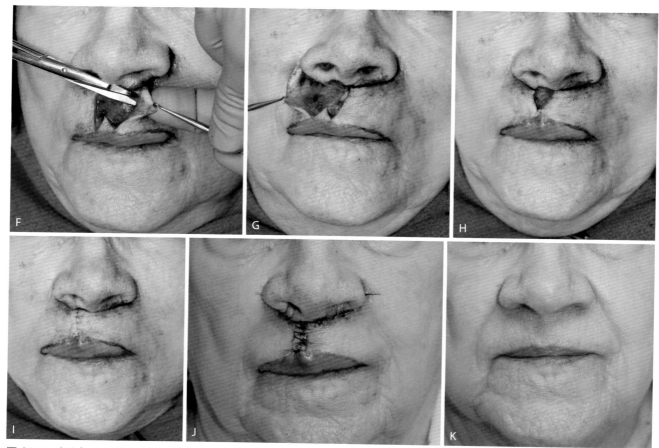

图 21-14（续） 在覆盖颊肌的 SMAS 上方游离皮瓣（F、G）。然后分层闭合创面（H~J）。术后 3 个月效果如图所示，唇缘位置保持良好（K）

单侧推进皮瓣（O-to-U）

这种经典的单侧推进皮瓣常用于眉毛缺损、眼睑缺损和前额缺损（图 21-15）。这种推进皮瓣设计的主要缺点是皮瓣的前缘可能离血管蒂较远，这取决于游离的程度，但如果血管的远端供应足够强，即使长宽比很高，也能取得好的效果。

这种方法的常见变异是耳轮推进皮瓣（图 21-16 和图 21-17）。这一技术对耳轮上相当大的缺损也是有用的，同时也具有强健的血液供应这种皮瓣。

经典的单侧推进皮瓣也可用于传统上不使用该技术的区域，如皮唇（图 21-18）。

双侧推进皮瓣（O-to-H）

双侧推进皮瓣，又称 H 成形术，是由两个相对的

O-to-U 单侧推进皮瓣形成的（图 21-19）。其结果是形成了一个 H 形瘢痕，理想情况下，它被隐藏在松弛的皮肤张力线上或美容亚单位交界处。在对皮瓣的第二根蒂做切口之前，谨慎的做法是完全游离和调动第一根蒂，以评估第二肢体是否绝对必要。根据所需要的组织运动的程度和位置，皮瓣的两个臂的大小可能不同。

半月形推进皮瓣

半月形推进皮瓣是单侧推进皮瓣中的一种简单但功能强大的变异。传统的方法是沿鼻翼皱褶和鼻面沟，常用于中等大小的鼻侧壁缺损。这使得外科医师可以有效地将切口线隐藏在美容亚单位的边界内，而且重要的是，随着组织的弯曲半月形延长，这种方法也可以避免狗耳的移除（图 21-20）。

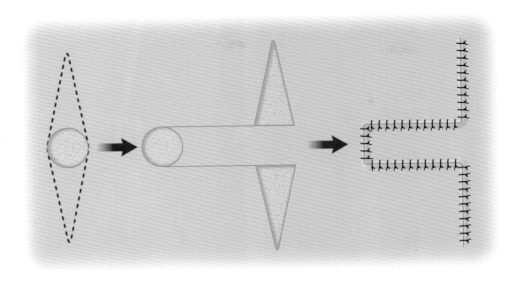

图 21-15　O-to-U 皮瓣设计。单向主要组织运动和两个狗耳移位

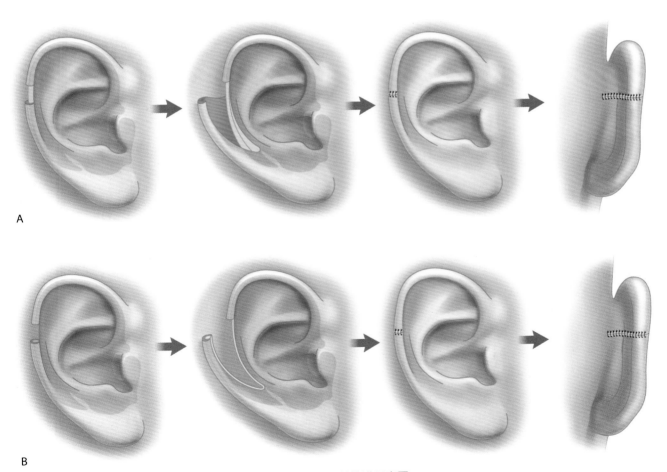

图 21-16　耳轮推进示意图

A. 典型的耳轮推进皮瓣。沿着耳的前表面切开一个切口，然后进入耳垂，在那里切除一个内侧狗耳。组织从软骨上分离并保留后蒂。皮瓣推进，耳轮做外翻对合。在耳后表面移除一个狗耳。B. 软骨皮肤推进皮瓣。通过软骨做切口，皮瓣推进并旋转到位。当耳轮缺损较高或手术创伤中软骨丢失较多时，内含软骨的皮瓣可能更好（译者注：原著可能有误，B 之第二图应有背侧游离的皮肤展示，或 B 之第四图缝合刀口应在耳轮后内侧折向下方）。

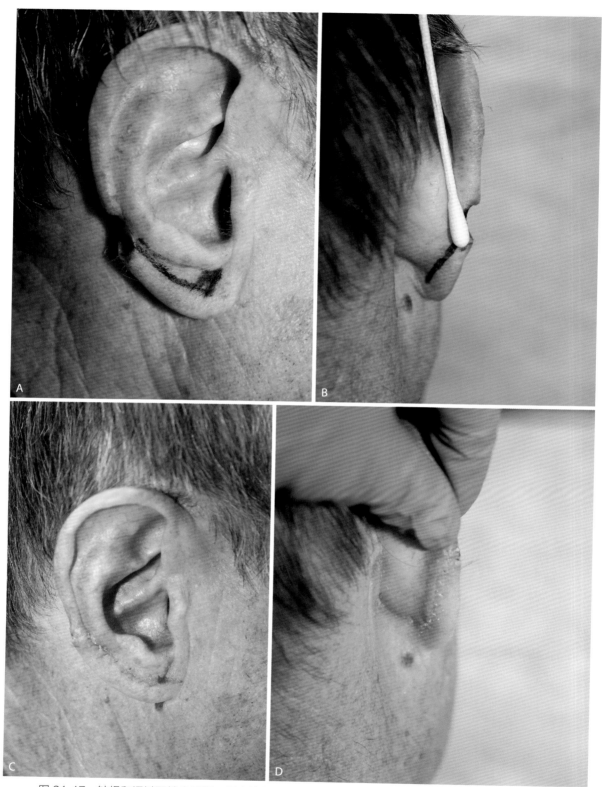

图 21-17 缺损和通过耳轮全层切口重建的推进皮瓣设计（A、B）。术后 4 周效果如图所示（C、D）

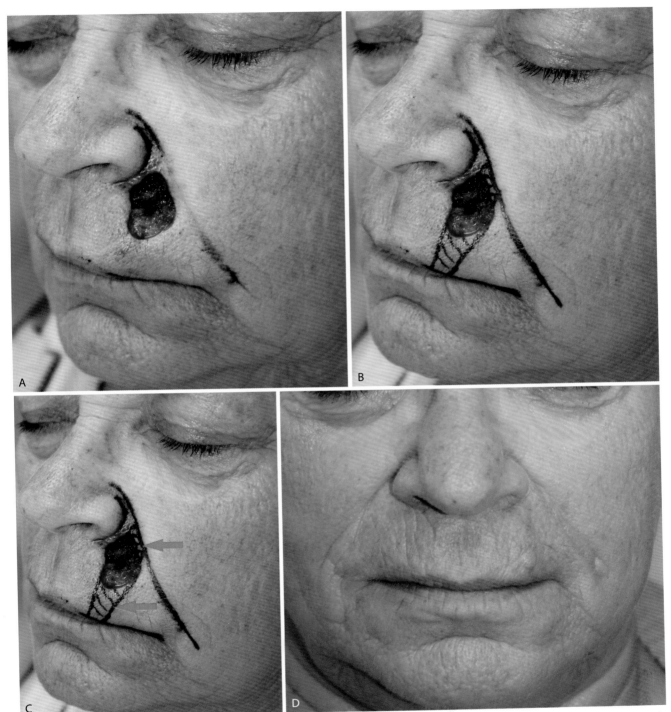

图 21-18 Mohs 手术切除鳞状细胞癌所致的左侧上皮唇缺损（A）。设计了一种 O-to-U 推进皮瓣，计划切除鼻唇沟与红唇皮肤交界处之间唇美容亚单位的剩余部分（红色箭头）（B、C）。术后 2 周效果（D）

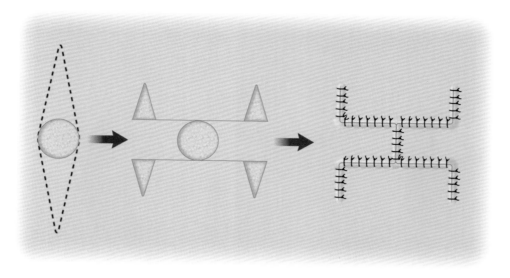

图 21-19　双侧推进皮瓣 O-to-H 设计。可以看到双向的主要组织运动和两个狗耳移位

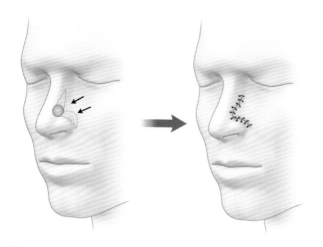

图 21-20　设计半月形推进皮瓣闭合与鼻翼相邻的手术伤口，其上部和下部肢体沿着鼻面沟、鼻翼皱褶和鼻唇沟下降。这个设计表面看似简单，实际上很复杂。随着皮瓣的推进，较短的半月臂伸展到它们的目的地，不会产生狗耳。双侧推进皮瓣的半月形修正可避免切除狗耳

推进皮瓣与其他闭合结合

　　推进皮瓣可单独使用或与其他类型闭合联合使用。当缺损跨越多个美容亚单位时，或当推进皮瓣完全闭合创面导致皮瓣前缘张力过大时，通常采用修复类型的组合。推进皮瓣可以与皮肤移植（图 21-21）以及二期愈合（图 21-22）、SMAS 提升术（图 21-23）联合使用。

并发症

下眼睑水肿

　　下眼睑水肿是眼睑和上面部进行推进皮瓣后常见的情况（图 21-24）。预先告知患者这种可能性，可能有助于减轻患者术后的焦虑和痛苦，特别是当这一过程通常会在几个月的时间内才能自发消退时。

美容亚单位交界的破坏

　　除非皮瓣长度做相应调整，并使用锚定缝线重建凹面，否则颊 - 鼻皮瓣可在创面收缩时桥接鼻面沟的凹面。虽然这可以通过二次手术来纠正，但最好是适当设计一期皮瓣，并使用大小合适的皮瓣锚定缝合，为患者节省成本，降低二次手术率。

　　在唇瓣上，需沿鼻基底部切除上方狗耳的推进皮瓣可能会使顶端三角消失，使鼻唇沟向外侧鼻翼偏转。如果没有其他方法来保留顶端三角，术前应告知患者，鼻唇沟可能会"俯冲"到鼻槛，而不是继续无缝延伸到鼻侧壁上。鼻唇沟的自然走向可以通过 Z 成形术修复。

游离缘移位

　　当推进皮瓣靠近游离缘时，外科医师必须小心避免"拉"或"推"边缘离开原位置。为了避免"拉"游离缘，闭合的主要张力矢量应平行于游离缘。与梭形切口线性闭合的现象类似，当推进皮瓣的两侧明显长于重建处原组织的长度时，就会发生"推"。

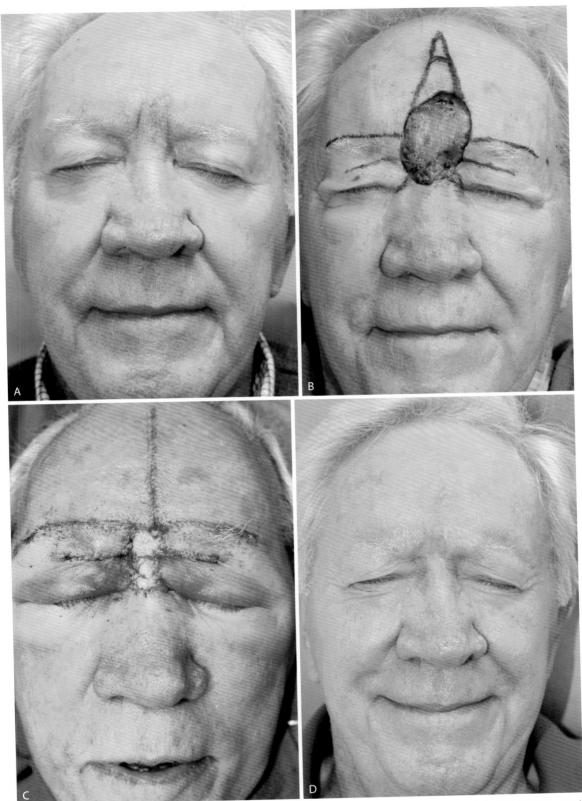

图 21-21　一例侵袭性黑色素瘤的临床表现，最初被诊断为顽固性脂溢性皮炎（A）。用 MART- 1 免疫染色和 Mohs 外科手术切除后的缺损，进行闭合设计（B）。双侧推进皮瓣部分闭合，全厚皮片（Burow 皮片）修复中央眉间，防止眉间牵拉（C）。术后 7 个月效果（D）

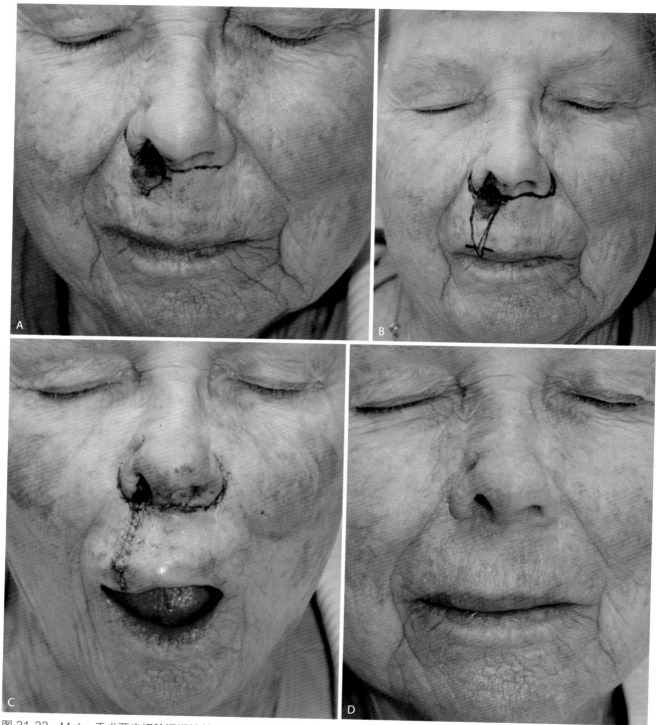

图 21-22 Mohs 手术两步切除浸润性基底细胞癌后的缺损（A）。沿鼻槛的 O-T 推进皮瓣设计（B）。刀口缝合后留下鼻腔内一小部分二期愈合（C）。保留顶端三角。术后 3 个月效果（D）

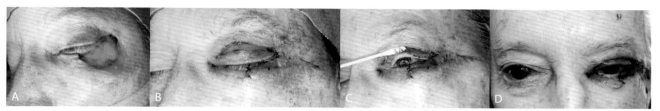

图 21-23　累及上眼睑 30% 及下眼睑 50% 的外眦缺损（A）。在恰当位置缝合上眼睑睑板结膜皮瓣以形成后板（B）。采用固定于骨膜上的直接推进皮瓣重建前板，行 SMAS 提升术（C），闭合后眼睑轮廓及位置良好（D）

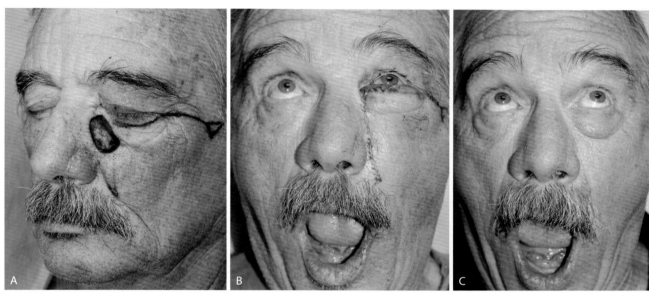

图 21-24　Mohs 手术两步切除脸颊内侧及下眼睑基底细胞癌后的缺损（A）。采用 O-to-L 推进皮瓣重建创面，患者即使睁眼、张口牵拉前板，术后即刻也未见外翻（B）。10 周后下眼睑继续水肿（C）。在接下来的 3 个月里，此症状自发消退，患者拒绝了进一步复诊随访

　　术后并发症如水肿、出血或张力可引起下眼睑外翻。晚期外翻通常是继发于设计不良的皮瓣"拉"下眼睑（例如，伤口闭合的张力矢量有一个垂直于眼睑边缘的分量）、瘢痕收缩、或用较小的皮片或皮瓣不足以替换前板时。皮肤移植和眼角收紧术常用于修复外翻。术中评估下眼睑位置有助于避免外翻。外科医师可以建议患者张大口部，睁大眼，抬头看，这种姿势能最大限度地增加下眼睑前板的张力（图 21-24）。由于局部麻醉引起的继发水肿可能会在手术过程中暂时改变游离缘位置，因此术前仔细的计划至关重要。

　　对于鼻背或侧壁的缺损，颊侧推进皮瓣是一个可靠的重建选择（图 21-25）。然而，对于延伸至鼻翼沟顶端以下的缺损，脸颊的推进皮瓣可能导致鼻尖和鼻翼边缘的向上移位。对于这些缺损，应考虑其他重建方案，以避免游离缘移位。

　　当沿白线的推进皮瓣没有考虑内侧白线与外侧白线垂直位置的差异时（图 21-26），"推挤"，或外侧红唇皮肤交界处（白线）向下移位就会发生。特别是对于那些红唇皮肤交界处的斜坡较大的患者（通常是年轻的患者和女性），一个计划不周的推进皮瓣可能会向下推挤红唇（图 21-27）。考虑到这种可能性，可以在闭合前于红唇皮肤交界处切除一个小楔形，避免了二次修正。

结构差异

　　当使用推进皮瓣修复缺损时，推进组织的颜色、纹理与原生皮肤通常具有完美的匹配。然而，对于桥接美容亚单位的缺损来说，推进皮瓣可以用不同质地、毛发密度或厚度的皮肤来填充缺损。在这种情况下，薄皮瓣的真皮成分可能有助于匹配缺损周围皮肤的厚度。

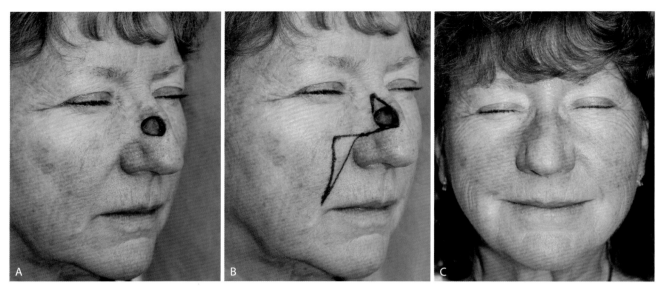

图 21-25　下边缘在鼻翼沟顶部以上的缺陷（A）。推进皮瓣设计（B）。术后 4 个月保留鼻翼边缘的位置的效果（C）

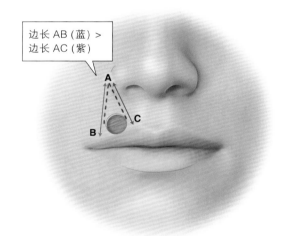

边长 AB（蓝）>
边长 AC（紫）

图 21-26　上唇推挤的几何学。内侧白线与外侧白线垂直位
置的差异可能导致唇的向下移位

总结

　　推进皮瓣是一种多用途的修复方法，特别对接近游离缘的缺损有用。合适的设计和操作需要掌握几个关键的概念，包括认识主要张力矢量的方向；处理移位的狗耳；平衡影响皮瓣血管的局部因素；以及在组织推进前决定何时改动缺损。仔细地综合考虑这些概念，同时记住皮瓣动力学的基本原则，才能出现可预测的可靠的结果。

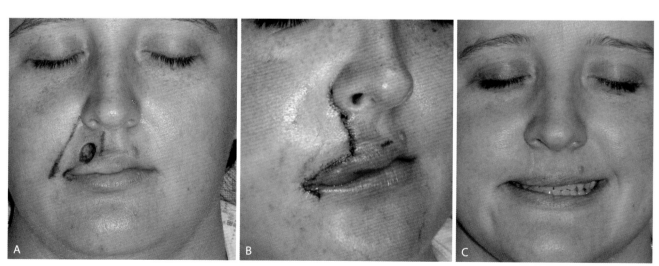

图 21-27　31 岁女性经过 Mohs 手术两步切除基底细胞癌后的缺损

　　注意她的红唇 - 皮肤交界处的相对陡峭的斜坡（A）。在推进皮瓣闭合之后即刻术后外观（B）。术后 5 个月，出现右外侧红唇被推进皮瓣组织"推挤"或"兜盖"（C）。

参考文献

1. Geist DE, Maloney ME. The "east–west" advancement flap for nasal defects: reexamined and extended. Dermatol Surg. 2012;38(9):1529–1534.
2. Harris GJ, Perez N. Anchored flaps in post-Mohs reconstruction of the lower eyelid, cheek, and lateral canthus: avoiding eyelid distortion. Ophthal Plast Reconstr Surg. 2003;19(1):5–13.
3. Moody BR, Sengelmann RD. Standing cone avoidance via advancement flap modification. Dermatol Surg. 2002;28(7):632–634; discussion 635.
4. Heniford BW, Bailin PL, Marsico RE, Jr. Field guide to local flaps. Dermatol Clin. 1998;16(1):65–74.
5. Chilukuri S, Leffell DJ. Basic principles in flap reconstruction. In: Rohrer T, Cook J, Migden M, Nguyen TH, Mellette JR, eds. Flaps and Grafts in Dermatologic Surgery. 1st ed. Philadelphia, PA: Elsevier; 2007:15–29.
6. Zilinsky I, Cotofana S, Hammer N, et al. The arterial blood supply of the helical rim and the earlobe-based advancement flap (ELBAF): a new strategy for reconstructions of helical rim defects. J Plast Reconstr Aesthet Surg. 2015;68(1):56–62.
7. Stell PM. The pig as an experimental model for skin flap behaviour: a reappraisal of previous studies. Br J Plastic Surg. 1977;30(1):1–8.
8. Miller CJ, Antunes MB, Sobanko JF. Surgical technique for optimal outcomes. Part II. Repairing tissue: suturing. J Am Acad Dermatol. 2015;72(3):389–402.
9. Goldman GD, Dzubow LM, Yelverton C. Facial Flap Surgery. New York: McGraw-Hill Professional; 2012.
10. Cox KW, Larrabee W, Jr. A study of skin flap advancement as a function of undermining. Arch Otolaryngol (Chicago, Ill. : 1960). 1982;108(3):151–155.
11. Hoasjoe DK, Stucker FJ, Aarstad RF. Aesthetic and anatomic considerations for nasal reconstruction. Facial Plast Surg. 1994;10(4):317–321.
12. Hollier HJ, Stucker FJ. Local flaps for nasal reconstruction. Facial Plast Surg. 1994;10(4):337–348.
13. Baker SR, Johnson TM, Nelson BR. The importance of maintaining the alar-facial sulcus in nasal reconstruction. Arch Otolaryngol Head Neck Surg. 1995;121(6):617–622.
14. Robinson JK. Suspension sutures in facial reconstruction. Dermatol Surg. 2003;29(4):386–393.
15. Toth BA, Chang D. Embracing the high SMAS for facial rejuvenation. In: Eisenmann-Klein M, Neuhann-Lorenz, eds. Innovations in Plastic and Aesthetic Surgery. Berlin Heidelberg: Springer-Verlag; 2008.
16. Wang SQ, Behroozan DS, Goldberg LH. Perialar crescentic advancement flap for upper cutaneous lip defects. Dermatol Surg. 2005;31(11 Pt 1):1445–1447.
17. Johnson-Jahangir H, Stevenson M, Ratner D. Modified flap design for symmetric reconstruction of the apical triangle of the upper lip. Dermatol Surg. 2012;38(6):905–911.
18. Etzkorn JR, Sobanko JF, Miller CJ. Free margin distortion with fusiform closures: the apical angle relationship. Dermatol Surg. 2014;40(12):1428–1432.

第 22 章　旋转皮瓣

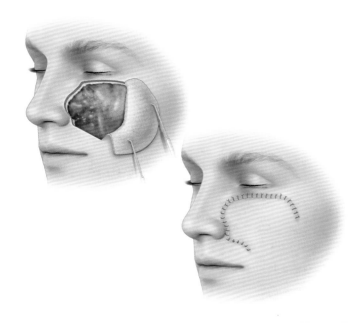

原著者　Luke Nicholas
　　　　James Bota
　　　　Mary E. Maloney
　　　　Dori Goldberg

翻　译　乔　锰　徐永豪
审　校　邢臣径　姜海燕

概要

- 旋转皮瓣以蒂部为轴心进行旋转，同时利用创面周边松弛组织的旋转移位来修复皮肤缺损。
- 张力向量可变地分散在皮瓣的弧形路径上，因此有两个区域组织（即靠近缺损轴心点处和弧形切口末端的皮瓣底端）变得冗余。

初学者贴士

- 轴心点处冗余可以在皮瓣插入前（"三角形"缺陷）或插入后行狗耳切除；皮瓣底端冗余可以通过精细化二分法重新缝合皮瓣边缘，或做狗耳移除。
- 所有的旋转皮瓣都受到旋转缩短和旋转限制的影响，当皮瓣尖端向内旋转以填补主要缺损时，皮瓣的弧长减小，此时可通过增大皮瓣来解决。

专家贴士

- 逆切可进一步减少旋转限制并有助于将皮瓣旋转到位，同时它也缩小了瓣蒂宽度并且可能损害皮瓣血供。
- 旋转皮瓣在鼻部可能是非常有用的；始终记住，游离平面应该在肌层下。

切记！

- 从缺损的两侧游离组成的两个传统旋转皮瓣可构成双旋转皮瓣，适用于高张力区域。
- 彗星形（或狗耳旋转）皮瓣将缺损一端的主要闭合与缺损另一端组织冗余产生的旋转皮瓣结合在一起，非常适用于面颊区。

陷阱和注意事项

- 较大的面颊部皮瓣可能导致睑外翻，通过悬吊缝合和拓宽皮瓣可降低这种风险。
- 其他并发症包括持续的眼睑水肿和皮肤纹理不匹配。
- 旋转皮瓣产生的长期继发性缺损可能导致继发运动和游离边缘变形。

患者教育要点

- 在皮瓣闭合之前应该提醒患者，他们的切口延伸会超出最初可见的缺损。
- 需要解释的是增加的瘢痕长度极大程度上肉眼不可见，这对安慰患者大有帮助。

收费建议

- 皮瓣修复规范（140XX 系列）包括切除部分，因此不适合对切除和皮瓣修复代码同时计费。
- Mohs 手术可以与皮瓣修复手术一起提交，尽管它们可能受多个过程简化规则的约束。
- 在对皮瓣进行规范时，医疗需求是判断合适与否的最终决定因素。

引言

　　旋转皮瓣是利用创面周边松弛组织的旋转移位来完成闭合的局部皮瓣。根据设计，这些皮瓣通过围绕一个轴心点的旋转移位来修复缺损。旋转皮瓣绝大多数是从真皮和真皮下神经血管丛获得血液供应的任意皮瓣，有时皮瓣可能携带轴型血管。

　　旋转皮瓣最基本的形式是从缺损处延伸出一个围绕轴心点的曲线状或弧形切口。这种设计的内在特点是形成一个宽的瓣蒂和理想的长宽比。这些特点有助于增强血供，提升存活力。

　　旋转皮瓣与初级修复或推进皮瓣的不同之处在于张力矢量的方向。在初级修复或推进皮瓣中，张力方向垂直于伤口长轴；而在旋转皮瓣中，张力矢量可变地分散在皮瓣的弧形路径上。

　　在皮肤科手术中，旋转皮瓣最早是由 Konz 和他的同事在 1975 年描述用于修复面部缺损。但旋转皮瓣的应用可追溯到 1842 年，Pancoast 在早期整形外科文献中曾有报道。自那以后，旋转皮瓣被广泛应用于重建外科，并可治疗多种疾病，包括藏毛窦、压疮（褥疮）溃疡和瘢痕性脱发。在皮肤外科，旋转皮瓣已成为皮肤重建的基石，其实用性远远超出了传统所描述的"旋转皮瓣"的命名范围。

皮瓣动力学与设计

　　与设计任何皮瓣一样，设计旋转皮瓣必须首先明确皮瓣供区。旋转皮瓣顾名思义为一个滑行皮瓣。供区必须紧邻限定的手术缺损区。在选择供区时，必须考虑美容亚单位和游离边缘的潜在变形。一旦明确了最佳供区，弧形切口就可围绕轴心点从缺损处延伸。理想情况下，这个弧形切口线将位于松弛的皮肤张力线上。皮瓣切开后，皮瓣、原发缺损和继发缺损将受到广泛分离，使皮瓣可向内旋转以修复原发缺损（图 22-1）。

　　有两个区域组织冗余变得明显，即靠近缺损轴心点处和弧形切口末端的皮瓣底端。轴心点处冗余可以在皮瓣插入前（"三角形"缺陷）或插入后做狗耳切除，皮瓣底端冗余通常情况下可以通过精细的二分法重新缝合皮瓣边缘，或做狗耳切除。组织冗余显著与否取决于组织缺损的位置和大小。

　　皮瓣设计中一个关键步骤是调整皮瓣尺寸。所有的旋转皮瓣都受到旋转缩短和旋转限制的影响。由于受到皮瓣底部组织的限制，皮瓣前端向内旋转覆盖原发缺损时，皮瓣的弧长会缩短。在临床实践中，大多数旋转皮瓣都有两种基本设计方案，二者主要区别在于皮瓣起

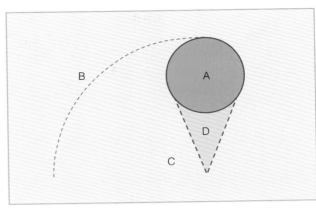

图 22-1　旋转皮瓣
　　A. 红色圆圈表示原发缺损。B. 在确定组织转移面积后，弧形切口围绕轴心点从缺损处延伸。C. 在轴心点附近可估计组织冗余。D. 狗耳切除组织冗余。

始点和轴心点。传统旋转皮瓣的旋转弧是从原发缺损的切线方向开始。在旋转张力的影响下，皮瓣尖端旋转到缺损处时会缩短，须向上推进才能完全覆盖缺损。这将导致张力转移到最容易坏死的皮瓣尖端。为了克服这一缺点，Dzubow 改良了皮瓣起始点垂直偏移或"加高"。换言之，这种改良方法延长了皮瓣前缘长度，使其超过原发缺损，使旋转皮瓣尖端在最小张力下修复缺损，被认为是一种"增大的皮瓣"的方法（图 22-2）。然而，通过增加皮瓣前缘的长度将导致更大的继发缺损，从美容亚单位角度考虑并不推荐。相反，另一种需考虑的是增加继发缺损部位的张力。Lichon 等使用猪模型和张力测量装置的在体实验很好地证明了两种设计之间的张力交换。

　　改良的旋转皮瓣可有助于皮瓣移位和张力方向改变。使用"逆切"可以进一步减少旋转限制，并有助于皮瓣旋转到位（图 22-3）。但是，需格外注意的是可利用的"逆切"长度。逆切会减少带蒂皮瓣的宽度及皮瓣的血供。旋转皮瓣的总弧长也是一个关键元素。尤其当游离缘接近设计好的继发缺损时，旋转弧长与继发缺损的闭合张力成反比的规律要引起重视。最后需考虑总旋转角度。体内研究表明，最佳的旋转角度是 90°～135°。更大的旋转角度不利于皮瓣旋转并会起阻碍作用。

鼻

鼻背旋转皮瓣

　　1967 年，Rieger 报道一种鼻背旋转皮瓣，该皮瓣利用鼻根部和眉间部松弛组织来闭合直径达 2cm 的中大型远端鼻部缺损（图 22-4）。Marchac 和 Toth 之后又加以改良，从缺损的上方垂直定向到瓣蒂后做狗耳切

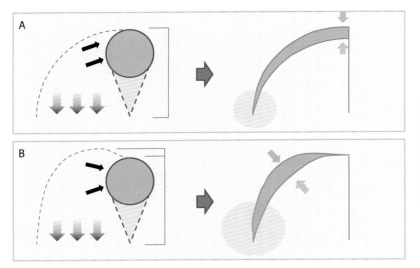

图 22-2 旋转缩短

A. 采用"传统"切向起始角设计的旋转皮瓣。枢轴约束有效地缩短了皮瓣尖端在旋转弧线上的移动，并在皮瓣转移完成后于尖端施加额外的张力。B. 过大的旋转皮瓣设计虽然克服了旋转缩短的影响，但造成了更大的继发缺损及更多的组织冗余。黑色箭头为皮瓣运动方向；红色箭头为旋转约束力方向；紫色箭头为继发缺损的最大张力区域；紫色圆圈为潜在的组织冗余。

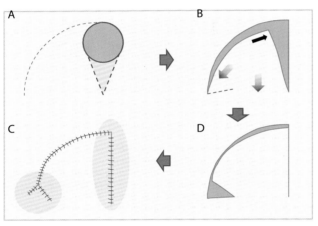

图 22-3 逆切改良

A. 标准旋转皮瓣有时需要过度松弛才能完成旋转。B. 逆切。C. 旋转。D. 闭合——逆切的继发缺损以 V-Y 方式闭合。黑色箭头为皮瓣运动方向；红色箭头为旋转约束力方向；紫色圆圈为最后闭合后张力的区域。

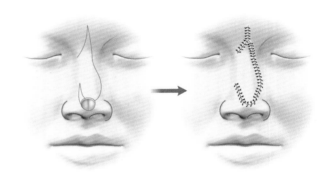

图 22-4 鼻背旋转皮瓣。注意在眉间区域使用一个大的逆切来更好地移动皮瓣

除。由于皮瓣血供丰富，笔者认为可以通过缩短皮瓣蒂部来增加皮瓣移动度。Rigg 描述了一种称为半鼻瓣的改良鼻背皮瓣，特别适用于远端鼻部的较小缺损。半鼻瓣的优点在于只利用部分鼻部皮肤。根据缺损部位的不同，可调整皮瓣游离缘和蒂的位置。例如皮瓣的游离边缘沿着鼻中线可较大修补内侧缺损，若游离边缘指向鼻面沟，则更容易修补外侧缺损。

此类皮瓣及其改良皮瓣皆为类似的术式（图 22-5 和图 22-6）。首先从眉间做一个大范围切口，从内眦向下，沿着鼻面沟一直延伸到缺损的远端。对于单纯位于鼻中线部位的缺损，瓣蒂可位于鼻任意一侧。对于位于鼻中线稍外侧的缺损，瓣蒂需位于缺损相对的鼻部另一侧。在眉间部做一 30°~45° 的逆切有助于皮瓣旋转。通过测量鼻尖缺损高度的 1.5~2 倍可确定眉间部分皮瓣高度。鼻部皮瓣游离层次需在骨膜和软骨膜水平

之上，游离瓣叶需至整个鼻背及对侧鼻面沟。游离眉间皮瓣时，应注意保护浅表的降眉间肌和皱眉肌，防止破坏该区域的运动功能。待充分止血后再将皮瓣旋转到位并分层缝合继发缺损。对多余的眉间皮瓣可进一步修剪。仔细修剪、调整皮瓣大小及游离周围组织可防止发生不对称现象。通常会选择稍大的皮瓣来防止鼻尖变形。另外，更长、更宽的旋转弧可减少对对侧内侧眼角和鼻翼的牵拉。

鼻背旋转皮瓣有多种优点。它与周围局部组织肤色和纹理一致。此类皮瓣一般只涉及美容亚单位的边界。大部分缝合线落在眉间沟、鼻面沟和鼻翼褶皱内。此外，来自内眦动脉穿支的强大血供有助于皮瓣存活。同时此类皮瓣可以一期纠治。主要缺点是皮瓣面积较大，必须游离鼻子的大部分皮肤以实现足够的旋转和覆盖缺损。

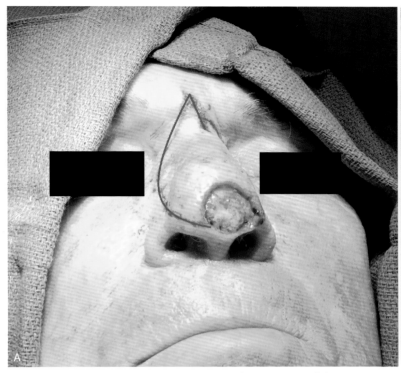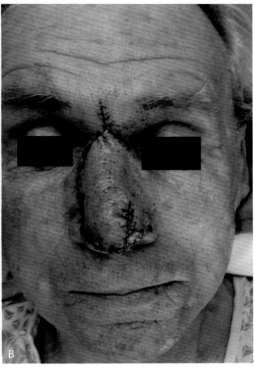

图 22-5　鼻背旋转皮瓣（"Reiger 皮瓣"）——右鼻尖及上鼻尖直径大于 1cm 的缺损
沿着鼻外侧壁设计一弧形切口，通过逆切并延伸至眉间。皮瓣向下旋转，皮瓣的后缘以 V-Y 方式闭合。

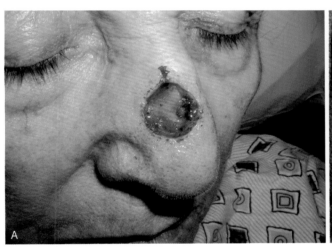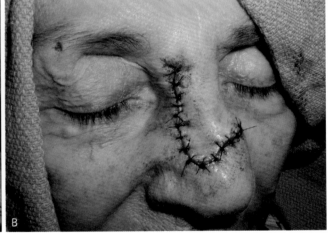

图 22-6　鼻背旋转皮瓣的半鼻改良皮瓣
该皮瓣仅限于鼻背和鼻侧壁的一半，可实现同侧鼻和眉间组织的重建修复。

其他鼻部旋转皮瓣

多种类型的旋转皮瓣增加了鼻部重建修复的方法。传统的旋转皮瓣适用于修复鼻部远端侧壁中小缺损，尤其是那些位于鼻翼沟的缺损（图 22-7 和图 22-8）。对于这样的缺损，侧位旋转皮瓣可利用从侧壁上外侧到伤口的松弛组织，使所得到的狗耳能够沿着鼻翼沟定向。同样，传统的旋转皮瓣也可用于修复鼻翼沟下方 1/3 处的小缺损。从缺损处沿着鼻翼沟向外侧和下方切开，形成一个局限于鼻翼亚单位的旋转皮瓣。内侧旋转后可以很好地覆盖和匹配缺损，而不会对鼻翼缘的游离边缘

产生不利影响。

与传统的鼻侧壁旋转皮瓣类似，Hafiji 等描述了一种鼻侧壁侧向旋转皮瓣，可替代双叶皮瓣用于鼻尖外侧缺损的修复。这种"鼻侧壁推进及向下旋转（AIRNS）"皮瓣通过推进内眦区域及旋转鼻侧壁可修复直径略大于 1cm 的缺损。同时它还能很好地把狗耳冗余对准鼻翼沟。

螺旋皮瓣是从鼻侧壁抬高的另一种形式的旋转皮瓣。除了简单的旋转外，它还可修复鼻翼及鼻翼沟以下的缺损（图 22-9）。这种皮瓣可通过返折细窄的皮瓣顶端保留鼻翼沟。正如 Mahlberg 等所描述，该皮瓣对于

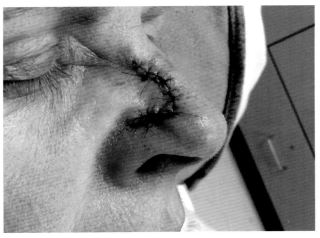

图 22-7 旋转皮瓣修复鼻翼上侧壁缺损
尽管在本次修复中没有表现出来，但在设计邻近的旋转皮瓣时，应考虑到同侧鼻翼缘的变形的情况。

修复鼻翼沟及直径达 5～15mm 的鼻翼缺损非常有用。它不仅可以一期纠治，而且较好地匹配了周围局部组织的颜色和纹理，并可实现鼻翼沟的重建。当设计这种皮瓣时，须保留一个较宽的瓣蒂，因为这种皮瓣的设计倾向于增加皮瓣的长宽比，这可能会导致皮瓣远端坏死。通过将皮瓣设计成对数螺旋皮瓣，而不是经典的阿基米德螺旋皮瓣可以避免。

Bryan 等报道了一种新型的中位旋转皮瓣，适用于鼻翼中部 1/3 处的中小缺损修复。这种"波浪"皮瓣同时具有中位半鼻旋转皮瓣和螺旋皮瓣的特点。同中位半鼻旋转皮瓣一样，它为鼻部外侧缺损提供了一个较宽的瓣蒂。同螺旋状皮瓣相似，皮瓣的顶端返折回原来的位置，重建了鼻翼沟。与螺旋皮瓣相比，这种皮瓣的优点是它的大部分切口线都隐藏在鼻面沟内。

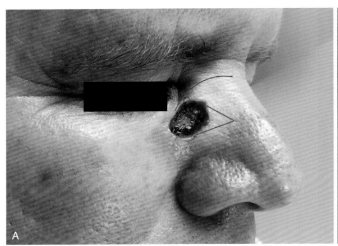
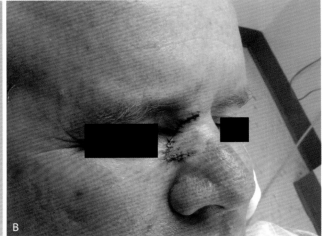

图 22-8 旋转皮瓣修复鼻侧壁缺损
尽管内眦区域组织储备有限，但眉间区域可提供充足的组织储备。

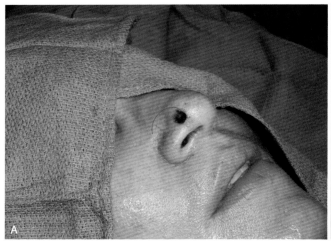
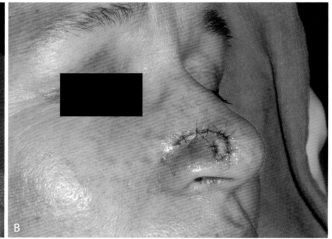

图 22-9 螺旋皮瓣
螺旋皮瓣适用于鼻翼上的小缺损。皮瓣的顶端折叠在缺损原来的位置，这样就可以准确地修复鼻翼沟。必须避免尖端张力过大，防止坏死和绞窄。

与螺旋皮瓣和波浪状皮瓣相似，"鲨鱼"岛状带蒂皮瓣也利用了将皮瓣的一部分向后旋转来帮助重建鼻翼沟（图 22-10）。它特别适用于鼻翼和面中部的缺损重建。这种皮瓣有两个组成部分。皮瓣的尾部与传统的 V-Y 岛状带蒂皮瓣非常相似。它是一种沿鼻唇沟方向的长三角形随机皮瓣，其血供来自内眦动脉的穿支。在传统的岛状皮瓣基础上，鲨鱼皮瓣增加了一个引导部分，围绕缺损的上下两侧延伸。这个峡部组织是由提上唇肌纤维组成的肌皮瓣，其宽度应与缺损的鼻翼部分相同。当皮瓣的尾部向前推进，继发缺损在其后方闭合时，前缘部分就会向后旋转 90°～180°。这就形成了一个倒立的圆锥体和缝合线，从而重建鼻翼沟。

后经罗氏改良的彭氏皮瓣，既是双边旋转皮瓣，也是直接推进皮瓣，分别从鼻侧壁和眉间转移组织（图 22-11）。它适用于鼻尖缺损或鼻尖与鼻背远侧之间约 2cm 的美容亚单位边界的缺损。切口从内眦向下沿鼻面沟延伸至缺损远端，后将双侧皮瓣游离至鼻肌深层，最后向内旋转彼此会合。沿鼻背向上切除狗耳组织。最新的一项改良建议沿着鼻翼沟切开皮瓣的远端，以便更好地隐藏亚单位边界的缝合线。此外，双侧脸颊可以向前推进以助于继发缺损的闭合，并可根据需要去除沿鼻翼沟的新月形组织。

眼睑及眶下区

近半个世纪以来，以颞部到面颊之间的松弛组织设计成的大型旋转皮瓣一直被用于修复下眼睑的缺损。1966 年，Mustarde 最早描述了一种大型旋转皮瓣，它是在下眼眶 - 面颊交界处沿着上外侧方向到颞部及沿耳前向下方向做一长的切口。这种"Mustarde 皮瓣"，适用于内侧面颊和下眼睑的较大缺损（图 22-12）。1970 年，Tenzel 描述了一种类似设计的半圆形旋转皮瓣。该皮瓣包括眼轮匝肌，旨在修复下眼睑中央或外侧区的全厚缺损。Tenzel 皮瓣的旋转需配合外眦切开术和松解术。该方法可修复宽度超过下眼睑 2/3 以上的伤口。

与许多旋转皮瓣一样，这两种皮瓣不仅可以进行旋转运动，还可以推进。皮瓣前缘的张力矢量指向中间，后缘的张力矢量指向上方，外侧的张力矢量指向颞部、耳前的面颊区。自下而上几乎没有张力，避免了下眼睑游离边缘的变形。如前所述，任何旋转皮瓣的弧长与继发缺损上的张力成反比。延长旋转皮瓣的弧长可减小继发缺损的张力，并可降低睑外翻的可能性。同时，Mustarde 意识到下眼睑旋转皮瓣组织体积的增加，会随着时间的推移有下垂的趋势。因此他主张使用悬吊缝合和鼻中隔软骨来支撑下眼睑。

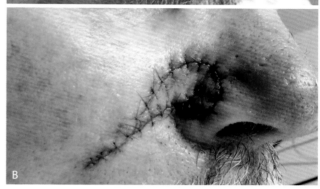

图 22-10 鲨鱼岛状皮瓣——螺旋皮瓣的改良

从内侧面颊和鼻唇沟转移。再次强调，鼻尖坏死是一个值得关注的问题，应尽量避免鼻尖部张力过大。

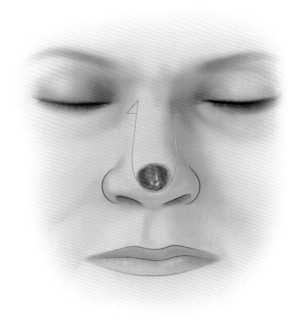

图 22-11 彭氏皮瓣

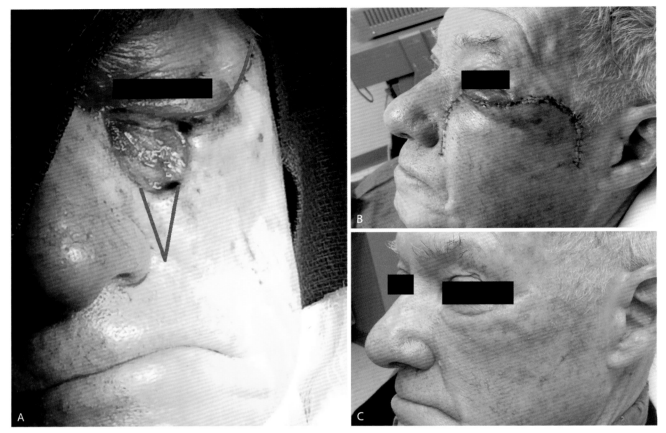

图 22-12 经典的面颊旋转"Mustarde"皮瓣——适用于修复大的内侧下眼睑和上内侧面颊部缺损
沿下眼睑切开一个长而宽的切口,进行广泛游离。术后即刻效果、远期效果及美容效果良好。沿鼻面沟的冗余通常需要作为一个立锥体切除。术后常见眼睑水肿和感觉障碍。

许多改良的旋转皮瓣都已被报道。在旋转皮瓣的外侧使用 Z 成形术被认为是一种向内侧推进的方法,可避免组织侧向回缩。此外,半圆倒置形皮瓣适用于修复上眼睑缺损。Rao 和 Frank 描述了一种改良的 Mustarde 皮瓣,它有助于修复眼睑内侧缺损。它包含了在缺损下方形成的圆锥体组织,同 Burow 皮瓣一样来修复位于泪小点内侧无睫毛区域。单纯的下眼睑皮肤缺损可以通过改良的 Tenzel 半圆形皮瓣修复。原理设计和组织移动与原来的皮瓣相同,但仍需要延伸弧形路径以避免下眼睑的二次移动。这种改良皮瓣仅包括位于眼轮匝肌之上的皮肤,而非原始的肌皮瓣。

巨大的颞部和面颊旋转皮瓣也并非没有缺点。如前所述,这些皮瓣主要支撑下眼睑,减少向下的张力防止睑外翻。上外侧弧形切口的大皮瓣和悬吊缝合技术克服了这一潜在风险。Mustarde 皮瓣特别依赖于耳前面颊部的松弛组织。如果缺乏,旋转时可能出现额外的张力,并导致远端皮瓣坏死。此外,由于局部淋巴系统被破坏,会造成长时间的眼睑水肿。最后,较厚的面颊皮肤和较薄的眼睑皮肤二者的纹理会不匹配。当然这可以通过皮瓣边缘削减术及精细的缝合技术来弥补。

头皮

由于头部组织容易分离,旋转皮瓣特别适合头皮缺损的重建。尽管传统的单叶旋转皮瓣适用于大多数情况,但有时需借助反向旋转皮瓣来补充组织。双旋转皮瓣由两个传统的旋转皮瓣组成,从缺损的两端分开,用于高张力区域。在帽状腱膜下分别游离两个相对的皮瓣,顺时针围绕伤口旋转,皮瓣前缘在缺损中心彼此会合(图 22-13)。当缝合到位后,切口形成一个"Z"形,这解释了"O-Z 旋转皮瓣"的由来。三叶旋转皮瓣很少使用,整形外科有报道相关文献用于修复头皮大型缺损。Bardach 描述了一种三叶反向旋转皮瓣和逆切技术。除了修复缺损外,还可修复瘢痕性脱发。对于头皮缺损的修复,无论选用何种旋转皮瓣,都有以下优点。头部皮肤在颜色、质地和毛发密度上具有一致性;由于帽状腱膜下出血少,使得这些皮瓣容易被游离。双叶或三叶旋转皮瓣的主要缺点是切口线的数量较多。然而,由于有头发的遮盖,对美容的影响较小。

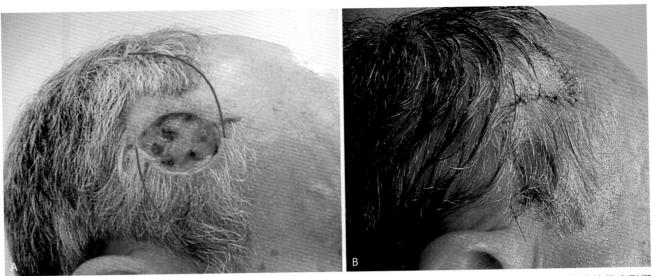

图 22-13　头皮 O-Z 旋转皮瓣即头皮的大缺损可以通过反向旋转皮瓣以 "Z" 方向闭合。修复效果良好，周围游离边缘变形概率小

颏部

　　颏部具有半弧形向下弯曲的生理折痕，因此中线和外侧部位的颏部缺损非常适合采用旋转皮瓣修复。传统的单叶旋转皮瓣特别适用于修复颏部（下巴）横向缺损。这些皮瓣在颏肌上方游离，长长的弧形切口线巧妙地隐藏在颏部生理折痕内，非常适用于 2~3cm 的缺损。双叶旋转皮瓣可较好地修复颏部中线区域缺损。与镜像皮瓣的设计类似，也是将旋转弧线隐藏在该区域与唇部分开的美容边界内。与 O-Z 皮瓣相反，两侧对称的皮瓣沿逆时针方向旋转，使得皮瓣前缘在中线处拼合在一起。缺损下方形成的狗耳组织需要切除。

面颊

　　考虑到面颊部组织具有良好的移动性，大多数中小型缺损都可一期修复。然而，较大的外科手术缺损或位于解剖游离边缘的缺损需通过旋转皮瓣进行修复。耳前面颊区域或颞部下方较大的缺损可以利用面颊下部和颈部松弛组织以获得较宽的中位旋转皮瓣闭合缺损（图 22-14 至图 22-16）。这些皮瓣在脂肪浅层被游离。使用逆切利于皮瓣旋转，或可在耳垂周围向后移除狗耳组织，以利于皮瓣向前推进。这种设计的优点是它隐藏了沿着发际线和耳前面颊区域的皮肤切口线。

　　靠近内侧的面颊上部缺损可以通过类似的下外侧旋转皮瓣修复。这类皮瓣在脂肪浅层被游离，沿着鼻面部沟的长弧切口向上旋转。这类皮瓣的缺点是下拉下眼睑

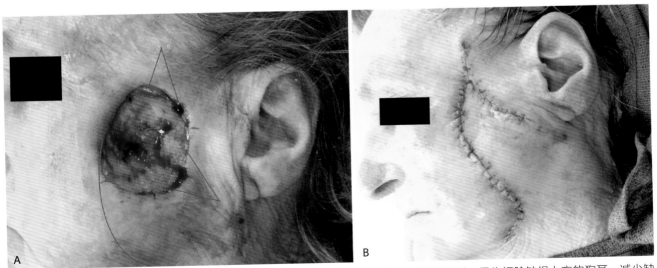

图 22-14　旋转皮瓣修复面颊侧面缺损。鉴于缺损较大，转移同侧下颌和颏下皮肤组织时，需先切除缺损上方的狗耳，减少缺损的宽度

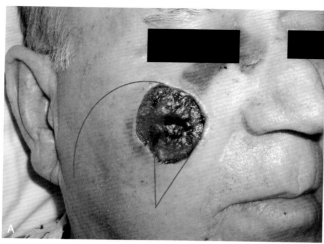
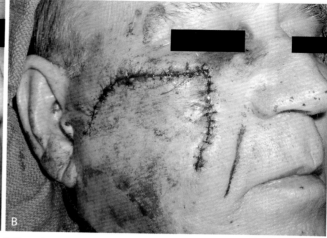

图 22-15　面颊中部较大缺损可用横向旋转皮瓣修复。平行于鼻唇沟方向做狗耳组织切除可获得最佳美容效果

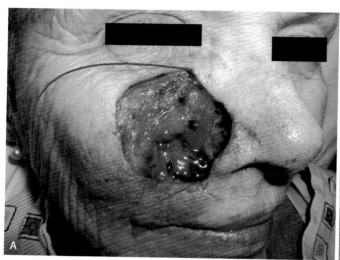
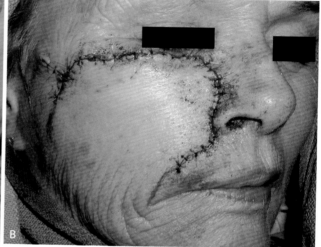

图 22-16　面颊中内侧较大缺损修复。利用面颊侧部、下颌、颈部皮肤设计较大的旋转皮瓣。同样，皮瓣下方狗耳组织切口线隐藏在鼻唇沟内

造成睑外翻。近期一个病例报道，将此类皮瓣向上内侧锚定在鼻骨或上颌骨的骨膜上，可避免发生睑外翻。

　　彗星形或狗耳旋转皮瓣，不仅适用于头部和颈部不同位置的缺损修复，也特别适用于面颊部缺损修复。这种修复方法可对缺损一端进行一期闭合，同时可从缺损另一端的组织冗余中获得旋转皮瓣。在确定了缺损的哪一端会以最优的方式闭合后，切除狗耳组织，并进行皮内缝合，直到由于张力过大而不允许进一步缝合为止。然后再最大限度地利用缺损另一端狗耳的组织冗余设计旋转皮瓣。皮瓣弧形切口的长度应与剩余缺损边缘的长度相等，以保证充分的旋转和最小的张力。

唇部

　　游离鼻唇沟内侧的旋转皮瓣可以很好地修复上唇部中等大小的缺损（图 22-17～图 22-19）。皮瓣的弧形切口沿着美容分界线切开，于口轮匝肌上方游离皮瓣。切口线可以尽可能向下延伸，使旋转过程中避免拼接时发生变形。必要时，可朝内侧成一定角度切除拼接处周围的狗耳组织，防止发生组织移位。当旋转到位置，缺损下方形成的狗耳组织必须切除。如果缺损呈三角形，应尽量重建美容亚单位。上唇肿胀和发红在术后很常见，绝大多数病例在 1～2 周内会消失。最近的一份病例报告显示，此类皮瓣对于修复上唇外侧直径为 1～2cm 的缺损，具有很好的美容效果。

　　面颊内侧类似的旋转皮瓣用于闭合较大的上唇缺损有效。此术式包括重建整个上唇皮肤美容亚单位，包括顶端三角形，从未受累的一面，转移到受累的一面的内侧面颊。然后切开保留瓣蒂，游离皮瓣至口轮匝肌浅层。皮瓣旋转到位，重建整个上唇外侧的人中嵴。皮瓣的外侧边缘重新形成鼻唇沟，最后修复颊部的继发缺损。

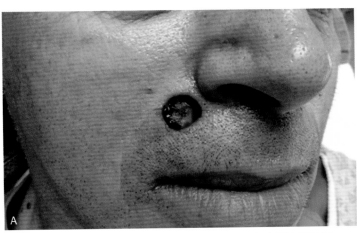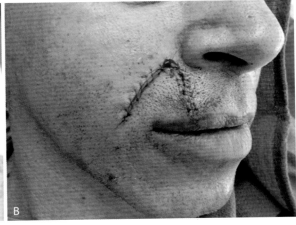

图 22-17　右上唇皮肤缺损——鼻唇沟旋转皮瓣修复

A. 术前外观；B. 术后外观。

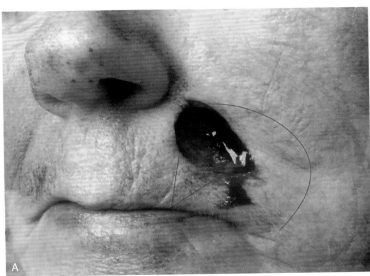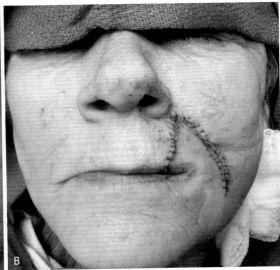

图 22-18　上唇外侧旋转皮瓣（"斧状皮瓣"）

该旋转皮瓣的设计可重建鼻唇沟，在垂直于唇缘的方向做狗耳组织切除。

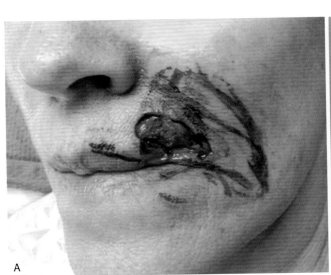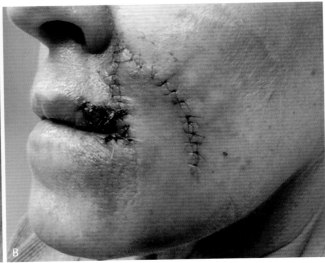

图 22-19　左上唇旋转皮瓣涉及唇红缘

A. 术前外观；B. 术后外观。

前额和颞部

前额和颞部发际线非常适合隐藏旋转皮瓣的长弧形切口。传统的单叶旋转皮瓣和双叶旋转皮瓣都适用于这些解剖部位（图22-20和图22-21）。不对称的双叶旋转皮瓣的其中一个瓣叶在另一个瓣叶的推进下进行旋转，对重建颞部、前额和发际线缺损非常有效。最近一系列研究表明，在3~30cm缺损范围内的修复，不会造成眉毛位置的改变，美容效果良好。对称的双叶旋转皮瓣也可有效地修复沿发际线的缺损。同本章前面描述的额部缺损皮瓣类似，长弧形切口线包绕前额，在缺损两侧形成两个形状相似的旋转皮瓣。这些皮瓣相互旋转，前缘沿中线缝合在一起后向下切除一小的狗耳组织。

耳部

旋转皮瓣通常不用于耳部缺损的重建，但可用来修复少数适当的缺损（图22-22）。具体而言，对耳屏部位的缺损可以适当转移邻近疏松组织做小叶状修复。带蒂旋转皮瓣沿着耳舟状窝进行旋转可用于修复该部位的缺损。

并发症及其管理

与其他类型皮瓣一样，旋转皮瓣容易发生并发症，比如术后出血。评估患者术后发生出血的风险至关重要。因此术前应对患者进行全面评估，包括患者抗凝血药物

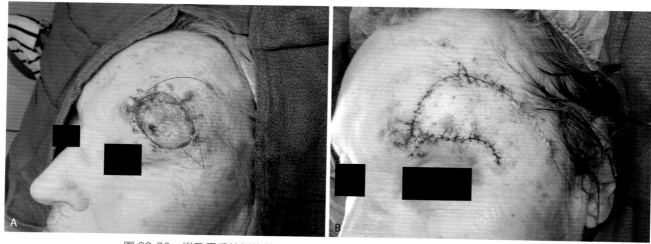

图22-20　累及眉毛外侧的前额较大缺损。疏松的颞部组织可用来设计旋转皮瓣

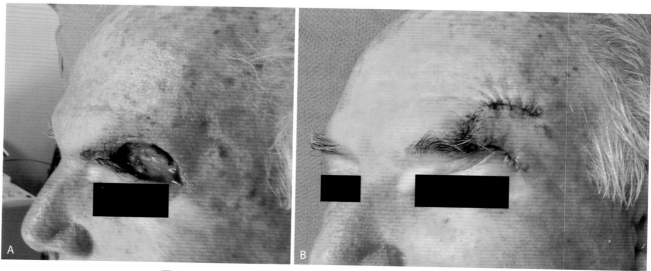

图22-21　另一种旋转皮瓣用于修复眉尾部缺损，美容效果良好

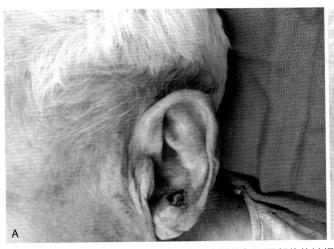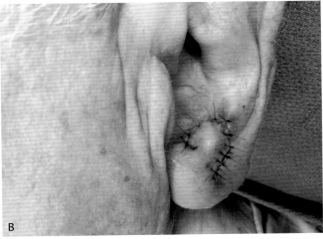

图 22-22 旋转皮瓣修复耳屏部位的缺损。疏松的耳垂组织可用来设计旋转皮瓣

的使用情况。术中止血，尤其对皮瓣下方的止血非常重要，因为新植入的皮瓣有可能形成皮下血肿。充足的敷料加压是预防术后出血的另一个关键因素。

如果术后发生皮瓣下持续出血，将会形成皮下血肿。术后 24～48 小时内应将血肿清除，以确保皮瓣存活。如果血肿还未纤维化，可尝试用 18G 针头的注射器清除血肿。然而，很可能需要拆除缝合线，冲洗伤口清除血肿。如果血肿还在增大，需借助一些可视化的方式寻找出血点。清除血肿后拭干皮瓣及创面，将皮瓣重新缝合到位。超过术后 2 天，血肿容易纤维化而不易清除。血肿造成的压力不仅影响皮瓣血供，还会显著增加伤口感染的风险，从而对皮瓣的存活产生不利影响。因此，无论术后多长时间，潜在的血肿都是预防性使用抗生素的一个指征。

旋转皮瓣特有的并发症来自这些皮瓣的设计和皮瓣转移。如前所述，旋转缩短是旋转皮瓣固有的属性。如果没有考虑到这一点，皮瓣前缘会产生过大的张力，导致伤口裂开或皮瓣前缘缺血坏死。由旋转缩短产生的额外张力可以通过增加旋转皮瓣前缘长度来消除。此外，广泛游离皮瓣及其周围组织可进一步降低这种风险。

在多数情况下，旋转皮瓣的设计可以确保充足的血供。其中一个例子就是使用逆切来缓解关键处的血流限制。皮肤科医师在进行逆切时，必须注意不要使瓣蒂过窄，尽量使长宽比不超过 3：1。

最后，旋转皮瓣也可能因改变游离边缘的位置而变得复杂。这些皮瓣产生的长弧形切口通常会导致较长的继发缺损。认识继发缺损非常重要，特别是在接近游离边缘的情况下。无论哪种情况可能都需要二次移位来修复继发缺损。延长弧形切口长度确实会降低继发缺损的张力，但同时也必须考虑到继发缺损能否通过二次移位来修复。

总结

旋转皮瓣是皮肤科医师重要的重建手段，可广泛应用于各种解剖部位。与其他皮瓣一样，旋转皮瓣在质地、厚度和附属器组织的匹配性方面有很大优势。由于旋转皮瓣有较宽的瓣蒂，使得它容易存活。考虑到合适的规划和设计，转移皮瓣在概念上和技术上都较简单。现代皮肤外科医师必须做好准备，将每一个手术缺损都视为独一无二，没有一种"千篇一律"的修复方式可以全部适用于某个特定位置的所有伤口。通常会运用到一种创新的组合术式修复，包括皮瓣、移植物、初次闭合或二次闭合结合在一起。

参考文献

1. Dzubow L. The dynamics of flap movement: effect of pivotal restraint on flap rotation and transposition. J Dermatol Surg Oncol. 1987;13:1348–1353.
2. Lichon V, Barbosa N, Gomez D, Goldman G. An elongated leading edge facilitates rotation flap closure: in vivo demonstration. Dermatol Surg. 2016;42(1):100–4.
3. Larrabee WF, Sutton D. The biomechanics of advancement and rotation flaps. Laryngoscope. 1981;91(5):726–734.
4. Rieger RA. A local flap for repair of the nasal tip. Plast Reconstr Surg. 1967;40(2):147–149.
5. Marchac D. Lambeau de rotation frontonasal [French]. Ann Chir Plast Esthet. 1970;15:44–49.
6. Marchac D, Toth B. The axial frontonasal flap revisited. Plast Reconstr Surg. 1985;76:686–94.
7. Rigg BM. The dorsal nasal flap. Plast Reconstr Surg. 1973; 52:361–364.
8. Johnson TM, Swanson NA, Baker SR, Brown MD, Nelson BR. The Rieger flap for nasal reconstruction. Arch Otolaryngol Head Neck Surg. 1995;121(6):634–637.
9. Hafiji J, Salmon P, Hussain W. The AIRNS flap: an alternative to the bilobed flap for the repair of defects of the distal nose. J Am Acad Dermatol. 2012;67(4):712–716.
10. Mahlberg MJ, Leach BC, Cook J. The spiral flap for nasal alar reconstruction: our experience with 63 patients.

Dermatol Surg. 2012;38(3):373–380.

11. Bryan ZT, Garrett AB, Lavigne K, Trace A, Maher IA. The wave flap: a single-stage, modified nasal sidewall rotation flap for the repair of defects involving the mid-alar groove. Dermatol Surg. 2016;42(2):176–182.

12. Cvancara JL, Wentzell JM. Shark island pedicle flap for repair of combined nasal ala-perialar defects. Dermatol Surg. 2006;32(5):726–729.

13. Peng VT, Sturm RL, Marsh TW. "Pinch modification" of the linear advancement flap. J Dermatol Surg Oncol. 1987; 13:251–253.

14. Rowe D, Warshawski L, Carruthers A. The Peng flap. The flap of choice for the convex curve of the central nasal tip. Dermatol Surg. 1995;21:149–152.

15. Ahern RW, Lawrence N. The Peng flap: reviewed and refined. Dermatol Surg. 2008;34(2):232–237.

16. Mustarde JC. Repair and Reconstruction in the Orbital Region: A Practical Guide. Edinburgh: Livingstone; 1966: 126–133.

17. Tenzel R, Stewart WB. Eyelid reconstruction by the semi-circle flap technique. Ophthalmology. 1978;85:1164–1169.

18. Mustarde JC, Jones LT, Callahan A. Ophthalmic Plastic Surgery: Up-to-Date. Birmingham: Aesculapius Publishing Co; 1970.

19. McGregor IA. Eyelid reconstruction following subtotal resection of upper or lower lid. Br J Plast Surg. 1973;26(4): 346–354.

20. Rao GP, Frank HJ. Surgical management of lower-lid basal cell carcinoma involving the medial canthus: a modification of the Mustarde cheek rotation flap. Ophthal Plast Reconstr Surg. 1998;14(5):367–369.

21. Albom MJ. Repair of large scalp defects by bilateral rotation flaps. J Dermatol Surg Oncol. 1978;4(12):906–907.

22. Bardach J. Scalp reconstruction using local flaps and free skin grafts. In: Bardach J, ed. Local Flaps and Free Skin Grafts in Head and Neck Reconstruction. St Louis, MO: Mosby; 1992:193–211.

23. Michaelidis IG, Stefanopoulos PK, Papadimitriou GA. The triple rotation scalp flap revisited: a case of reconstruction of cicatricial pressure alopecia. Int J Oral Maxillofac Surg. 2006;35(12):1153–1155.

24. Colville RJ, Patel R. The mental rotation flap. J Plast Reconstr Aesthet Surg. 2011;64(3):e76–e77.

25. Honda K, Reichel J, Odland P. Anchored rotation flap for infraorbital cheek reconstruction: a case series. Dermatol Surg. 2007;33(4):516–520.

26. Schmidt DK, Mellette JR Jr. The dog-ear rotation flap for the repair of large surgical defects on the head and neck. Dermatol Surg. 2001;27(10):908–910.

27. Becker S, Lee MR, Thornton JF. Ergotrid flap: a local flap for cutaneous defects of the upper lateral lip. Plast Reconstr Surg. 2011;128(5):460e–464e.

28. Burget GC, Hsiao YC. Nasolabial rotation flaps based on the upper lateral lip subunit for superficial and large defects of the upper lateral lip. Plast Reconstr Surg. 2012;130(3):556–560.

29. Ransom ER, Jacono AA. Double-opposing rotation-advancement flaps for closure of forehead defects. Arch Facial Plast Surg. 2012;14(5):342–345.

第 23 章　易位皮瓣

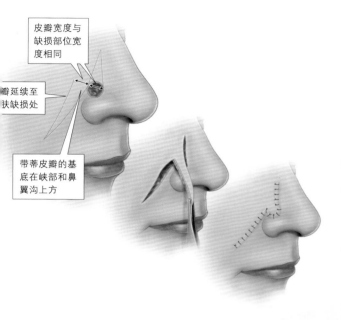

皮瓣宽度与缺损部位宽度相同

瓣延续至肤缺损处

带蒂皮瓣的基底在峡部和鼻翼沟上方

原著者　Thuzar M. Shin
　　　　Jeremy R. Etzkorn
　　　　Joseph F. Sobanko
　　　　Christopher J. Miller

翻　译　王紫鸣　徐永豪
审　校　任　军

概要

- 易位皮瓣使主要张力矢量的位置得以自初始缺损部位向更富余的邻近组织转移，其本身也几乎不受张力作用。
- 易位皮瓣不仅可以通过将张力矢量重新定位至与初始方向垂直的方式推动组织填补缺损部位，并且与滑动皮瓣相比面积更小（或可更有益于破损修复线），对于治疗大面积面部缺损非常有用。

初学者贴士

- 捏肤测试对于初始创伤及周围组织的评估均至关重要。
- 有较大顶部切口的可旋转菱形皮瓣可有效缓解皮瓣运动时的枢轴约束力。

专家贴士

- 起始点常选在缺损部的中点，它影响着皮瓣的血供和长度。
- 鼻唇沟单叶易位皮瓣是修复鼻翼缺损的有效方法，但由于没有精确地破坏平面，也没有附加缝合线重建鼻唇沟，该方法常引起鼻唇沟变钝及针垫样畸形。

切记！

- 易位皮瓣所产生弯曲创缘很少会处于面部亚单位连接线或松弛皮肤张力线上，需要进行细致的缝合。这种对细节的关注对于富含皮脂腺皮肤（如：鼻远端）的易位皮瓣成功与否至关重要。
- 如果以非对称缺损的长轴作为起始，则需要较长的皮瓣旋转一个较大的弧度，而长度过大或旋转弧度过大都将影响皮瓣的血供。因此，过远的起始点会导致皮瓣蒂窄、血供不足。

陷阱和注意事项

- 易位皮瓣可出现针垫样畸形，尤其是鼻部皮瓣。关于产生该畸形的原因，已经有多种说法被提出，包括皮瓣过厚、缺损处未处理充分、创口环缩等。为了最大限度地减少针垫样畸形的发生，应选择适当大小的皮瓣，仔细缝合各个解剖层面，封闭皮瓣下所有死腔。当皮损内注射糖皮质激素无法解决针垫样畸形时，手术治疗将成为必要手段。

患者教育要点

- 当皮瓣选自较远处组织时，其皮肤轮廓、纹理、毛发可能与缺损处有明显差距。外科医师可就分期手术、毛发移植等给出建议。
- 跨多个面部亚单位的易位皮瓣可能会损伤美容的亚单位连接线，患者可行分期重建以恢复面部亚单位连接处的凹陷，如鼻翼沟、鼻唇沟。

收费建议

- 皮瓣修复代码（140XX 系列）包含切除部分，故不适合同时对切除及皮瓣修复代码进行计费。
- 虽然 Mohs 码和皮瓣修复码均服从多程序简约规则，但二者可一同提交。
- 在为皮瓣编码时，医疗需要是评价其是否妥当的终极标准。

引言

当初始缺损处的张力妨碍边对边闭合及滑动皮瓣（如推进皮瓣、旋转皮瓣）的使用时，可选用易位皮瓣。易位皮瓣使主要张力矢量的位置得以自初始缺损部位向更富余的邻近组织转移，其本身也几乎不受张力作用。常见的易位皮瓣包括菱形皮瓣（单叶）、双叶皮瓣以及三叶皮瓣，后两种皮瓣涉及重要的旋转部分。

易位皮瓣不仅可以通过将张力矢量重新定位至与初始方向垂直的方式推动组织填补缺损部位，并且与滑动皮瓣相比面积更小（或可更有益于破损修复线），对于治疗大面积面部缺损非常有用。

易位皮瓣的设计及处理原则

捏肤测试评估初始创伤选择皮瓣

将初始创伤的边缘挤压在一起，是指导皮瓣选择的简单策略。如果创伤边缘非常容易通过挤压相互接近，那么选择边对边闭合、推进皮瓣、旋转皮瓣即可处理该创口（图 23-1）。如果由于牵拉造成张力过大或解剖畸形，或挤压游离缘（如眼睑、鼻远端、嘴唇），创口边缘无法通过挤压相互接近，此时应选择易位皮瓣，使张力向更富余的邻近组织转移。

捏肤测试确定供皮区

当确定初始创伤无法采取直接闭合处理时，可通过捏肤测试确定易位皮瓣的供皮区（图 23-2）。如果皮肤通过挤压非常容易接近创口且无解剖畸形，可选择单叶菱形皮瓣。如果邻近初始创伤的皮肤过紧，可通过捏肤测试选择一个远离创口的松弛组织储存库。此时则需选择双叶皮瓣或三叶皮瓣。

以鼻远端创口举例来介绍捏肤测试的应用。捏紧后，如鼻远端皮肤不能接近创缘，或造成游离缘位置改变、压迫鼻软骨，此时应考虑采用易位皮瓣。接下来通过对周围皮肤进行捏肤测试确定供皮区。鼻翼侧面及鼻背近端很容易就可被捏起，且没有造成鼻畸形（图 23-3A）。如果初始创伤紧邻这些松弛组织储存库，则可选择单叶菱形皮瓣（图 23-3B）。当供皮区与初始缺损距离较远时，需将叶数增至双叶或三叶以完成二者的连接（图 23-3C）。

张力矢量

易位皮瓣将张力矢量重新定位至缺损附近的组织储备库，从而保证了游离缘的解剖位置及初始缺损的轮廓修复。一般来说，张力由初始缺损处转移至供皮区末端

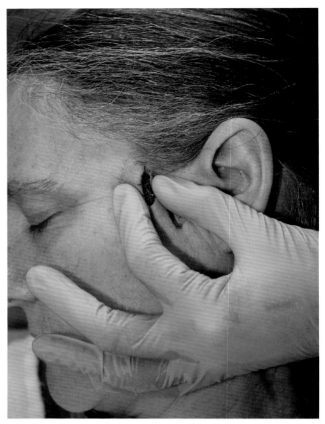

图 23-1　将初始创伤的边缘挤压在一起，以指导皮瓣选择
如果创口边缘非常容易通过挤压相互接近，则可选择线性闭合或者滑动皮瓣。如果挤压创口边缘造成张力过大或游离缘畸形，此时应选择易位皮瓣使张力向更富余的邻近组织转移。

或末叶（即双叶的第二叶及三叶的第三叶，图 23-4）。能将皮瓣以最小张力旋转至初始缺损处时，方可闭合供皮区末端（图 23-5）。如初始缺损处张力仍过高，通过真皮层附加缝合可将皮瓣锚定在固定结构上，减少张力（图 23-6）。在面部中央，将皮瓣深部固定在颧肌起点处、眶下缘或内眦起始处可防止下睑外翻，固定于梨状孔可降低鼻翼缘畸形的风险。当易位皮瓣产生凹陷（如鼻翼沟、鼻唇沟）时，这些固定结构依然可以恢复其轮廓。

枢轴约束力及旋转角度增加时皮瓣缩短

有较大顶部切口的可旋转菱形皮瓣可有效缓解皮瓣运动时的枢轴约束力（图 23-7）。

当皮瓣向初始缺损方向旋转时，皮瓣蒂约束皮瓣并作为旋转轴心。菱形皮瓣的旋转轴心见图 23-8。随着旋转弧度的增大，枢轴约束力越来越多地限制并缩短皮瓣的长度。如果缩短后的皮瓣没有足够的面积去覆盖缺损，那么受体组织的次级运动将增加初始缺损处的张力，并可能损害远端皮瓣的血供（图 23-8）。尤其是次级运动可能重置游离缘，术前的皮瓣设计必须考虑到枢轴约束力，以免张力过高。

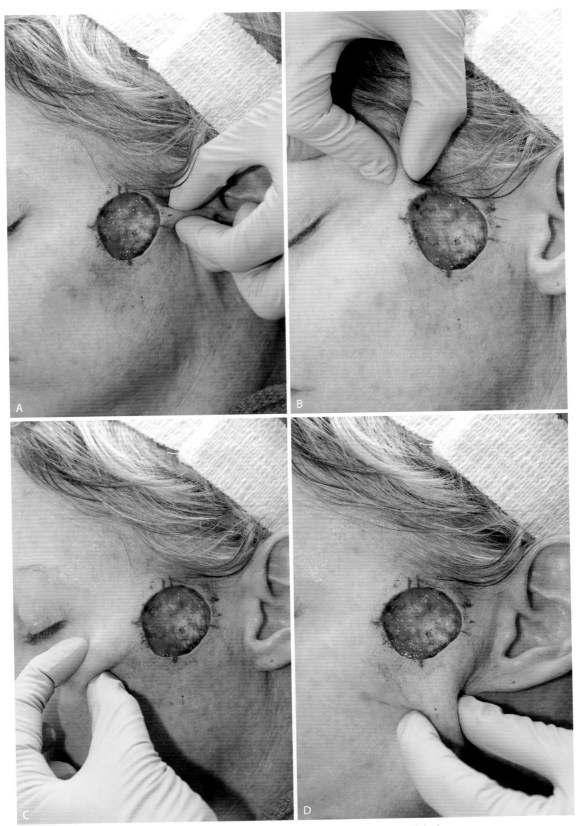

图 23-2　通过捏肤测试为易位皮瓣选择适宜的组织储存库

　　对于此例耳前颊部缺损，位于后侧（A）和上方（B）的组织储存库缺乏足够的体积、松弛性和血供。前方组织储存库（C）可导致解剖畸形。下方区域（D）易捏起，且不会出现解剖畸形，是理想供皮区。为了到达此区域，可能需要一个或多个皮瓣叶。

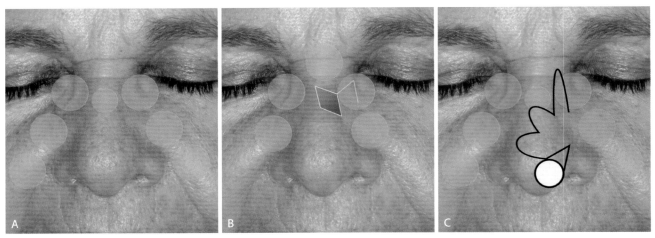

图 23-3 A. 鼻部及鼻周的组织储备；B. 当备用组织邻近初始缺损时，可选用单叶菱形皮瓣；C. 当缺损距供皮区较远时选用双叶或三叶皮瓣

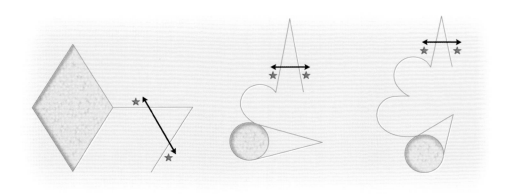

图 23-4 易位皮瓣将张力由初始缺损处转移至供皮区末端（星号表示关键针，箭头表示张力矢量的方向）

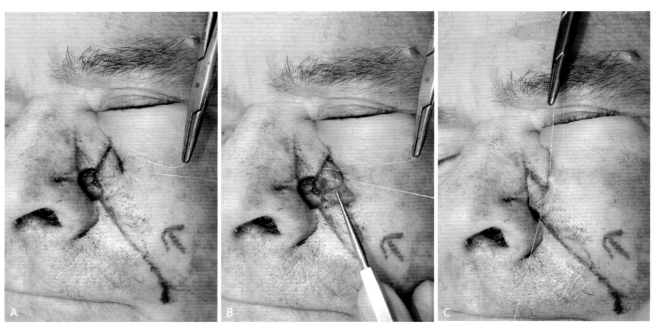

图 23-5 能将皮瓣以最小张力旋转至初始缺损处时，方可闭合供皮区末端
A. 菱形皮瓣的设计及切开；B. 第一个关键针，闭合供皮区；C. 供皮区闭合后，将皮瓣覆盖在初始缺损上。

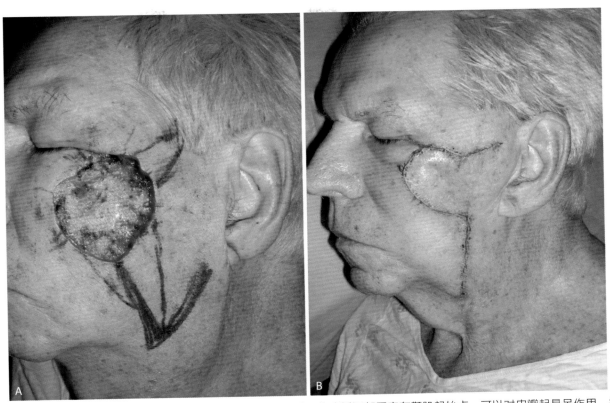

图 23-6　第二个关键针将于眶下缘缝合，这有可能导致睑下垂。将皮瓣深部固定在颧肌起始点，可以对皮瓣起悬吊作用，并且减少对脆弱的眼睑的牵拉

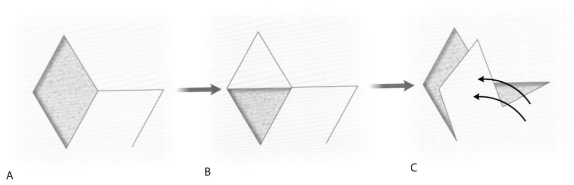

图 23-7　菱形皮瓣是有一较大背部切口的旋转皮瓣。作为一个旋转皮瓣，菱形皮瓣受到缺损基底部及背部切口末端的枢轴约束力

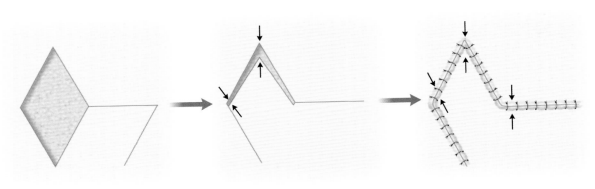

图 23-8　如果设计皮瓣时没有将枢轴约束力考虑在内，且缺损处无法提供次级运动，过大的张力将影响皮瓣远端血供

锥体的位置及处理

当皮瓣易位至初始缺损处时，在蒂的基底部形成锥体状（或狗耳）。随着皮瓣旋转的弧度增加，锥体累及皮瓣的血管越多（图 23-9）。为防止轮廓不规则，锥体将被切除，但如果立即切除会使皮瓣蒂变狭窄继而影响到皮瓣的血供，则选择延迟切除。

皮瓣血供的影响因素

皮瓣的血供主要受 3 个因素影响：

（1）皮瓣取材深度。

（2）皮瓣蒂的宽度。

（3）皮瓣尖端距基底部的距离。

皮瓣取材深度

皮瓣取材的深度影响皮瓣蒂中血管的面积及灌注压。深部平面的血管具有更大的直径及灌注压。解剖位置不同，皮瓣取材平面不同，恰当的选择可以很好地平衡皮瓣的最大血供以及保护关键解剖结构（尤其是面部运动神经的分支）之间的关系。大部分易位皮瓣取至皮下脂肪及筋膜的交界处（图 23-10）。通常位于鼻和前额中线的皮瓣取至面部表情肌，头皮处的皮瓣则取至帽状筋膜（图 23-11）。

皮瓣蒂的宽度

窄小的血管蒂将会影响皮瓣的血供。蒂宽度的影响因素包括皮瓣起始点、与缺损所成角度、锥体位于皮瓣基底部的位置、皮瓣的分叶数目（如双叶、三叶）。相较于近端起始点，远端起始点会造成蒂的窄小（图 23-12）。起始角度是指菱形皮瓣的第一个边缘与初始缺损所

成的角度（图 23-13A）。随着起始角度变得尖锐，皮瓣蒂的宽度逐渐增加（图 23-13B）。当然，尖锐的起始角度通常会在初始缺损周围产生更大的次级运动以使创口闭合。正如上述，随着皮瓣旋转弧度的增加，锥体累及皮瓣蒂的血管越多。同样，随着分叶数目的增加，皮瓣蒂的宽度增大，皮瓣的血供增加（图 23-14）。

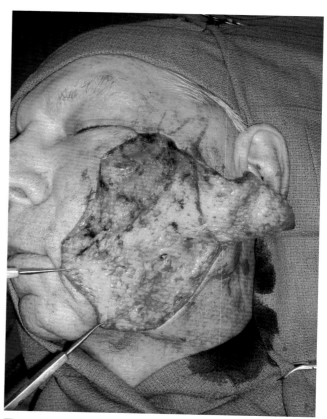

图 23-10　易位皮瓣取至含有较小而紧密的小叶的皮下脂肪。注意该平面位于颊脂肪垫的大叶之上

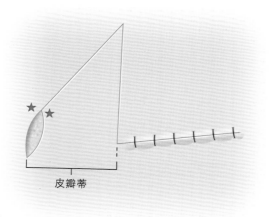

A

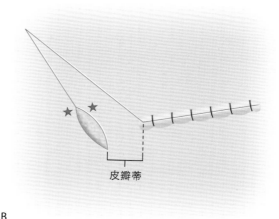

B

图 23-9　皮瓣易位至初始缺损处时，随着旋转弧度的增大，锥体累及皮瓣蒂越多，继而影响皮瓣的血供。如果可以，锥体应尽可能远离血管蒂。如果立即切除锥体会影响皮瓣的血供，可采取延迟切除

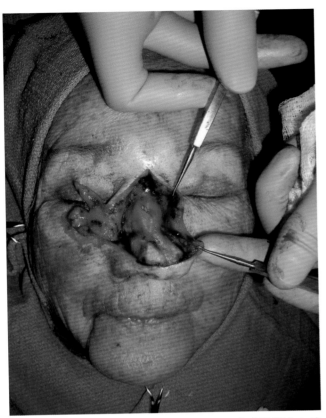

图 23-11 鼻部的易位皮瓣取至位于软骨膜或骨膜之上的肌层

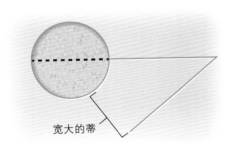

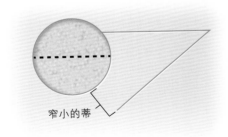

图 23-12 与从缺损中点起始的皮瓣（上图）相比，从更远处起始的皮瓣血管蒂更为窄小，血供会因此受到影响（下图）

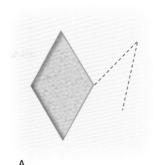

A

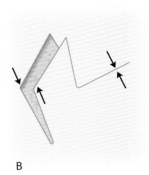

B

图 23-13 以尖锐的起始角度取皮瓣，闭合供皮区时使缺损扩大，分摊了初始缺损处的张力。相反地，以直角起始的皮瓣则需要较少的次级运动

皮瓣的长度与蒂的宽度相关

易位皮瓣的远端最易发生缺血，且所有蒂窄小的较长皮瓣均易发生缺血损伤。易位皮瓣经常选择较长的远端及较小的角度（30°甚至更小），从而使供皮区末端更易闭合、锥体结构更小（旗形皮瓣设计）。结果皮瓣常常长于覆盖缺损所必需的长度。可以使缺损处扩大并成角去适应三角形尖端，或者修整远端皮瓣使其与缺损轮廓相匹配。后者可减少缺血的风险，通常更为可取。

皮瓣张力

皮瓣张力高会增加缺血的风险。张力增高的常见原因包括皮瓣面积比缺损面积小，皮瓣易位至皮肤紧致、固定的区域。头皮处的易位皮瓣更易出现张力增高。

优化皮瓣设计及处理

为了维持受皮区的适宜轮廓，常常加深初始缺损的深度以匹配皮瓣的厚度。例如，鼻尖浅缺损可被加深至软骨膜以匹配高于软骨膜平面的双叶瓣厚度。此外，缺损可能被改变或扩大以使瘢痕线沿面部亚单位连接处走行。例如，鼻翼的缺损可延伸至鼻翼缘，以掩盖鼻唇易位皮瓣的水平瘢痕线。同样地，唇部缺损也可延伸至唇红－皮肤交界处（图 23-15）。

特殊易位皮瓣注意事项

单叶（菱形、鼻唇、旗形）易位皮瓣

单叶易位皮瓣的供皮区紧邻缺损处。它们的接近放大了供皮区选择及皮瓣设计对于创口闭合、皮瓣血供、闭合缺损所需的次级运动等级的影响。

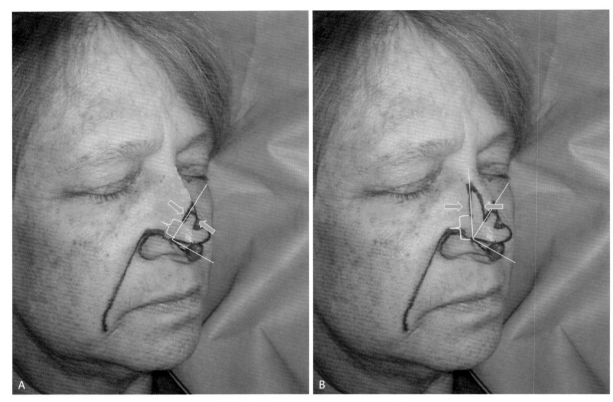

图 23-14 鼻远端缺损的双叶皮瓣设计

锥体有一个轻微的垂直调整以避免鼻翼增高。可以看到狭窄、纤细的血管蒂（括号）。关闭三级缺损（绿色箭头）将使鼻翼游离缘扭曲。将双叶瓣改为三叶瓣（B）将得到一个更宽、更牢固的血管蒂（括号）以及一个垂直的末端供皮区，可以最大限度地减少鼻翼的变形，使其定位在具有巨大组织储存库有利位置，有助于边对边闭合（绿色箭头）。

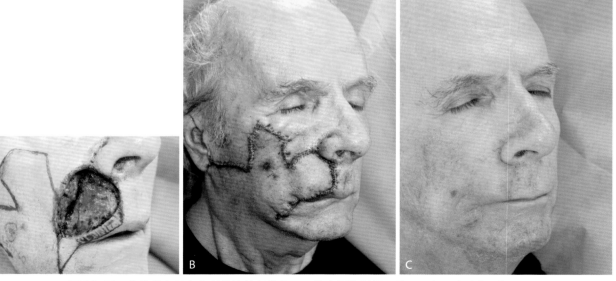

图 23-15 为掩盖在面部亚单位连接处的切口，将上唇部缺损延伸至唇红 - 皮肤交界处
术前观及设计（A），创口闭合即刻（B）以及重建鼻唇沟前（C）。

皮瓣表面积 vs 初始缺损面积

在提供了面积充足的皮瓣之后，单叶瓣的适应供皮区应有充足的组织松弛度以修复继发缺损。捏起邻近创口的组织估测松弛度。如果皮瓣与初始缺损面积相当，则初始缺损处的次级运动将被最小化。如果供皮区组织松弛度欠佳，皮瓣面积不够，则将需要次级运动来弥补皮瓣与初始缺损之间的面积差异，可能会使邻近的游离缘移位（图 23-16）。

起始点和起始角度对于血供及组织生物力学的影响

找到适合的组织储备库之后就要确定起始点和起始角度。起始点可影响皮瓣的血管和长度。起始点通常位于缺损中点（图 23-17）。对于卵形或不对称缺损，起始点常位于短轴处。若以不对称缺损的长轴处为起始点，需要更大的旋转弧度和皮瓣长度，而二者都将影响皮瓣的血供。起始点过远会使皮瓣蒂狭窄，且影响血供（见图 23-17A）。有时，使起始点接近缺损基底部可增加血管蒂的宽度，并使起始点（以及承受最大张力的第一关键缝合线）远离关键解剖结构。但需要权衡的是，此时能够到达缺损处的皮瓣将更长、更加脆弱（图 23-17B）。

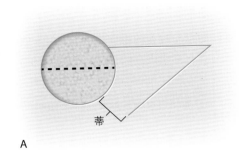

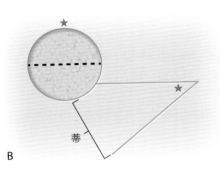

图 23-17　菱形皮瓣的起始点及起始角度影响血供及组织生物力学。起始点通常位于缺损中点，或不对称缺损的短轴

A. 起始点过远会使蒂狭窄；B. 起始点过近则使所需的皮瓣更长，易造成缺血。

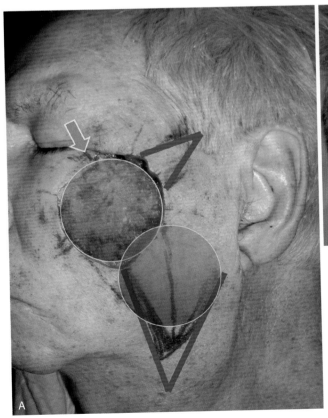

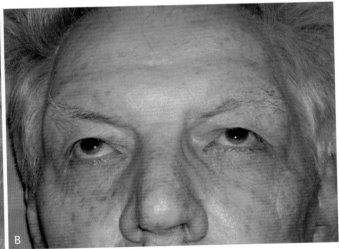

图 23-16　当皮瓣与缺损大小相等时，受皮区所需要的次级运动最小。皮瓣不够大则会增加初始缺损次级运动的等级。在重要的解剖区域，受皮区的次级运动将会增加游离缘畸形的风险

设计了与缺损面积相等的菱形皮瓣（A）。2 个月后随访显示眼睑位置良好（B）。

在菱形皮瓣第一分支及初始缺损之间的起始角度也对血供及皮瓣的生物力学有影响。为阐释这一原则，我们将传统菱形皮瓣与改良菱形皮瓣进行对比。传统菱形皮瓣的起始角度与缺损垂直，皮瓣需移动 90° 到达缺损处。由于第一关键针与第二关键针之间的张力矢量接近垂直，此时初始缺损处的次级运动最小（图 23-18）。当初始缺损接近游离缘，或周围皮肤固定时，避免次级运动需要有限考虑。随着起始角度变得逐渐尖锐，皮瓣蒂的宽度不断增加。但由于闭合初始缺损及继发缺损时的张力矢量之间相互竞争，尖锐的起始角度会造成初始缺损周围产生较大的次级运动。改良菱形皮瓣具有更加尖锐的起始角度，且皮瓣的旋转弧度减少。当皮瓣具有尖锐的起始角度时，闭合其供皮区需要将初始缺损扩大，且因皮瓣面积不够大，闭合时会产生次级运动（图 23-19）。

旗形皮瓣的起始角度几乎与缺损相切（接近 180°）；再加上向相反角度去除锥体以及一个长且狭窄的皮瓣蒂（旗形），此类皮瓣可用于跨越较大角度的移植。

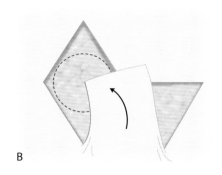

A

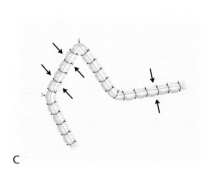

B

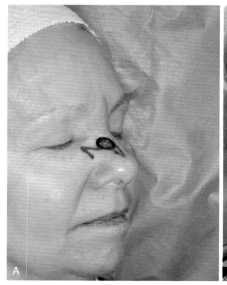

图 23-18 菱形皮瓣的第一分支及初始缺损之间的起始角度通常为 90°。由于第一关键针与第二关键针几乎垂直，二者之间几乎不相互分担张力。尖锐的起始角度则会使闭合初始缺损及继发缺损时的张力矢量之间产生相互竞争，造成初始缺损周围产生较大的次级运动

C

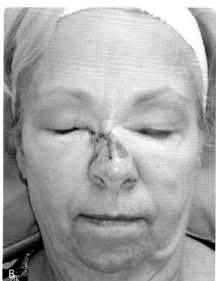

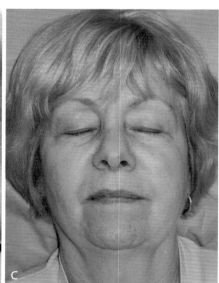

图 23-19 鼻近端缺损处的改良菱形皮瓣起始角度
A. 设计起始角度尖锐的皮瓣。B. 术后观。注意初始缺损处的次级运动。C. 6 个月后随访。

单叶易位皮瓣特殊实例

鼻唇易位皮瓣 鼻唇单叶易位皮瓣是修复鼻翼沟及鼻翼缺损的有效方法，也是目前应用最为广泛的旗形皮瓣之一。其从鼻唇沟处的组织储存库获取组织。由于鼻唇沟及鼻翼处的脂肪较少，且皮肤紧贴在肌层的皮肤附着处，皮瓣会显得过厚；底部不平坦且没有附加缝合线以重建鼻翼沟，将会产生针垫样畸形。

鼻唇易位皮瓣的关键设计特点见图 23-20。该皮瓣的内侧臂取自鼻部缺损外侧面，并沿鼻唇沟向下延伸。缺损的外侧臂沿脸颊平行延伸并逐渐变细，以 30° 甚至更小的角度与鼻唇沟连接。皮瓣近端水平宽度应与缺损处一致。皮瓣脸颊支的上部应保持在较内侧支起始点低几毫米的位置。由活动的面颊部获取皮肤时，这个细微的变化对于确定初始张力矢量的方向十分重要。

皮瓣被取至只包含皮下脂肪（图 23-21A）。如果它将鼻唇脂肪垫包含在内，则体积过大。鼻唇沟和脸颊被处理至同一组织平面。

关键缝合针自皮瓣起始部起开始关闭供皮区缺损。如果创口张力较高，沿梨状孔将脸颊固定至横向鼻道的起始处，对于避免鼻部的横向牵张十分必要（图 23-21B）。皮瓣的远端被修剪至与缺损大小相匹配并与之缝合。鼻翼沟处有一较深凹陷，若不闭合该死腔，皮瓣将出现针垫样畸形。通常要将皮瓣基底部固定至鼻横

肌尾侧缘，以闭合死腔，并修复鼻翼沟的轮廓（图 23-21C）。皮瓣的易位使沿鼻侧壁处出现一立锥，应在注意保护皮瓣蒂的同时将其移除。皮瓣易位处的针垫样畸形是最常见的并发症，可通过将受皮区深挖至软骨膜或骨膜平面来将其最小化，将皮瓣固定缝合至缺损基底部，适当的变薄可以在皮瓣置入时形成一个凹面。术后即刻呈现预期的形态（图 23-21D）。

双菱形皮瓣 两个菱形皮瓣可用于覆盖对于单个皮瓣来说过大的缺损。该方法的不同之处在于，其一是反对从初始缺损的对侧取菱形皮瓣（图 23-22），其二是在初始缺损的两侧各有一个互成镜像的皮瓣。每个皮瓣都是改良菱形皮瓣，有尖锐的起始角度，易位时只产生一个立锥。

多叶（双叶、三叶等）易位皮瓣

当创口附近没有足够的组织可供单叶皮瓣闭合缺损时，可通过增加皮瓣叶来获得适合的组织库。使用双叶或三叶皮瓣闭合鼻远端缺损是其中的经典案例。多出的皮瓣叶可接触到更为自由活动的组织，使张力自脆弱的鼻部游离缘转移。遇到以下情况时将选用多叶皮瓣：① 需从一个比缺损邻近部位更大的组织库中获取组织时；② 重新调整关键缝合针的张力矢量，或将其转移至远处时；③ 增加蒂宽以使血管损害降至最低时。关于双叶皮瓣的详细介绍见第 24 章。

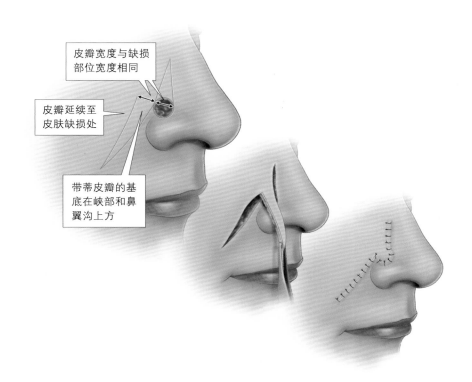

皮瓣宽度与缺损部位宽度相同

皮瓣延续至皮肤缺损处

带蒂皮瓣的基底在峡部和鼻翼沟上方

图 23-20　鼻唇易位皮瓣的设计特点包括：皮瓣与缺损等宽，在越过缺损前保持该皮瓣宽度，皮瓣越来越细至 30° 甚至更细

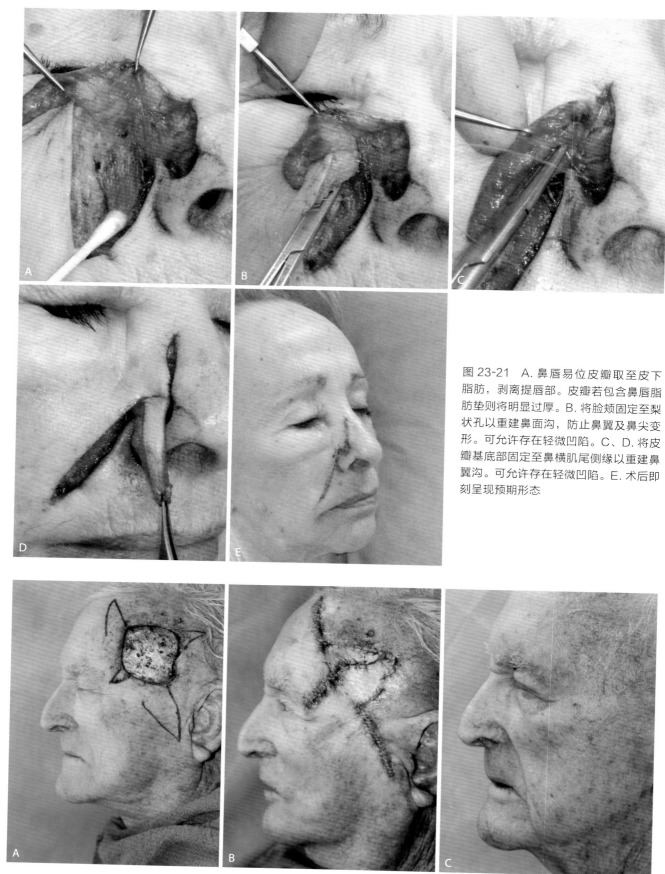

图 23-21 A. 鼻唇易位皮瓣取至皮下脂肪，剥离提唇部。皮瓣若包含鼻唇脂肪垫则将明显过厚。B. 将脸颊固定至梨状孔以重建鼻面沟，防止鼻翼及鼻尖变形。可允许存在轻微凹陷。C、D. 将皮瓣基底部固定至鼻横肌尾侧缘以重建鼻翼沟。可允许存在轻微凹陷。E. 术后即刻呈现预期形态

图 23-22 使用相对菱形皮瓣修补 Mohs 缺损
A. 皮瓣设计；B. 皮瓣缝合；C. 随访 3 个月。

多叶易位皮瓣特殊实例

双叶皮瓣 若因紧邻初始缺损处的皮肤张力过大或造成解剖畸形而无法选用菱形皮瓣，双叶皮瓣可以到达距缺损处更远的供皮区。与菱形皮瓣相比，双叶皮瓣的几何结构与操作难度更为复杂。关于这个问题，已经有很多优秀的综述。双叶皮瓣虽具有普适性，但其最常应用于修复鼻部及靠近眼睑处的缺损（图 23-23 和图 23-24）。

类似菱形皮瓣，双叶皮瓣也需旋转约 90°，不同的是，双叶皮瓣将旋转弧均分至两个瓣叶，每个瓣叶只需旋转 45°。第二个瓣叶合并 Z 成形术，协助将皮瓣向初始缺损推动（图 23-25）。若初始缺损靠近游离缘，则使用次级瓣叶（即三级缺损）闭合供皮区时，张力矢量通常应与游离缘平行以保持其正常解剖位置。为避免邻近游离缘的初始缺损出现次级运动，主瓣叶大小应与初始缺损相当。次级瓣叶则应具有初始缺损 85% ~ 90% 面积。使用双叶皮瓣修复鼻尖缺损的设计细节见图 23-26。

第一关键缝合针闭合三级缺损，并将皮瓣向初始缺损推动。第二关键缝合针将主瓣叶置于缺损内。该缝合针的确切位置可能会出现改变或调整，以避免产生可出现解剖畸形的张力矢量、调整立锥，并调整主瓣叶的大小。次级瓣叶通常具有多余的长度，为与次级缺损的大小相匹配，须将其修剪。

三叶皮瓣 三叶皮瓣的力学特性与双叶皮瓣相似，但有几个明显的优点（图 23-27）。其一，第三瓣叶可使皮瓣到达距离初始缺损更远的组织储存库，尤其是用于修复远端鼻缺损。其二，第三瓣叶将皮瓣的旋转弧度扩大至 120°~150°，且可以提供对于闭合四级缺损来说更加适合的张力矢量。其三，增加的瓣叶也使 Z 成形术受益，降低了皮瓣易位的张力，即使是轻微的张力也可使鼻远端游离缘发生变形。最后，第三瓣叶的存在可使皮瓣蒂的宽度增大。若立锥会干扰双叶皮瓣的蒂，那么三叶皮瓣使蒂增宽这一作用可改善血供。

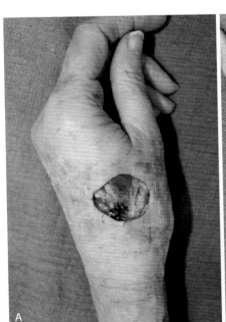
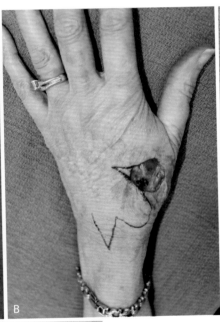
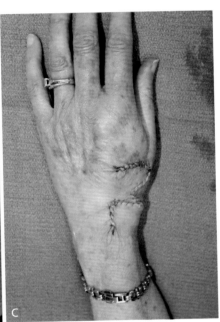
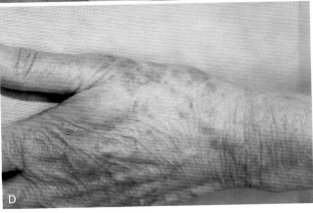

图 23-23 使用双叶皮瓣修复手背桡侧缺损
A.Mohs 缺损。B.皮瓣设计。注意更有利于闭合的三级缺损位置。C.术后观。D.长期随访。

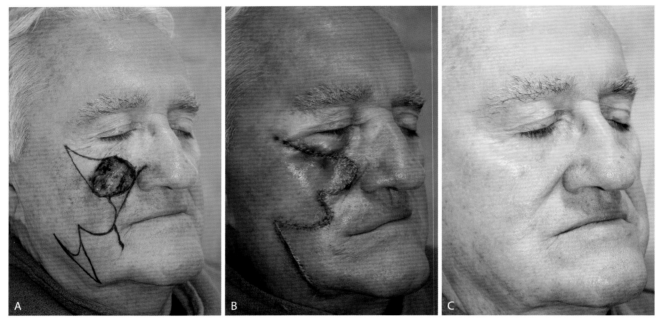

图 23-24 使用基底位于外侧的双叶皮瓣修复右侧眶下面颊部缺损
A. Mohs 缺损及皮瓣设计；B. 术后观；C. 长期随访（14 个月，使用脉冲染料激光治疗）。

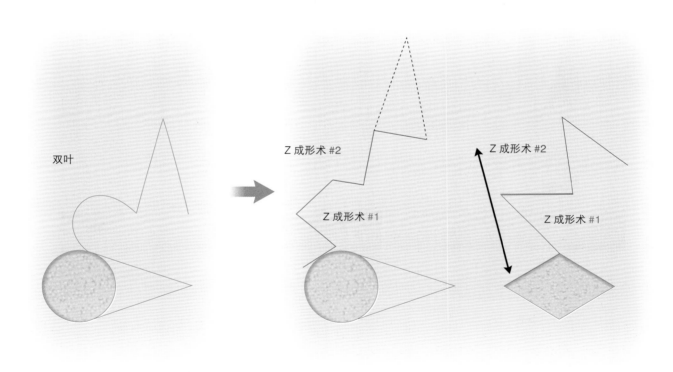

图 23-25 双叶皮瓣表示为两个连续的 Z 成形术以延长皮瓣

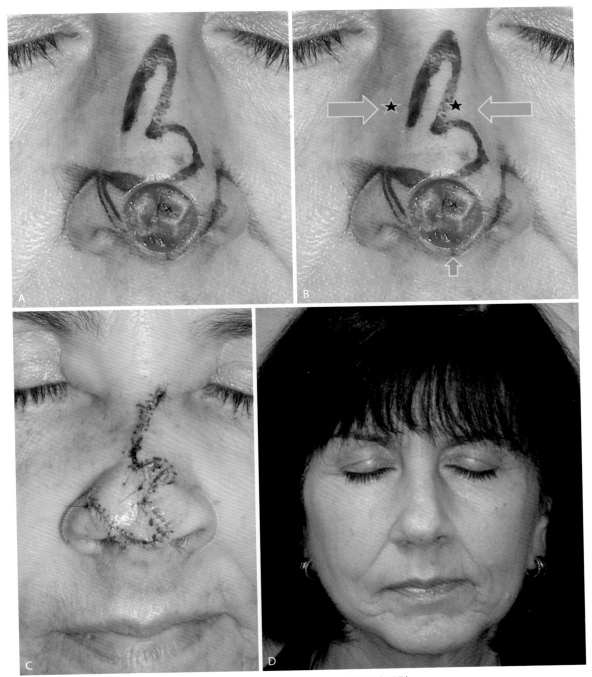

图 23-26　鼻部双叶皮瓣的重要设计原则

A. 主瓣叶直径约等于缺损直径。次级瓣叶直径为主瓣的 80%~85%，且不要变细太快。立锥的顶角为 30°，且尽可能垂直以避免损伤血管蒂。B. 适当的瓣叶大小可减少鼻尖（红色箭头）的次级运动。供皮区末端定向，以使关闭时的初始张力矢量与游离缘平行（绿色箭头）。C. 术后观。注意没有出现游离缘变形。D. 使用脉冲染料激光治疗 8 个月后随访。

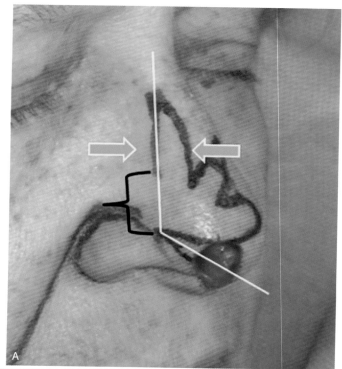

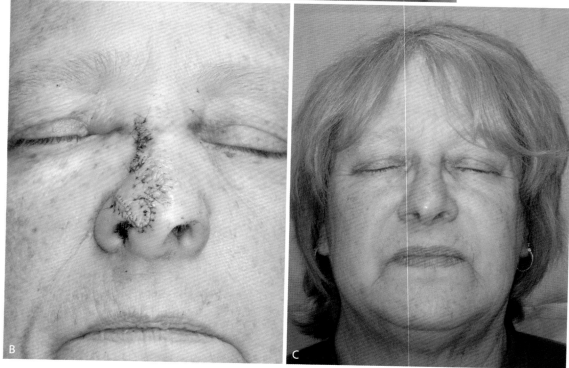

图 23-27　三叶皮瓣有多个设计优点

A. 皮瓣可旋转 120°～150°，将缺损末端转移至更适宜的位置，使得核心张力缝合时保留了鼻翼边缘的位置，且具有更宽、更坚固的血管蒂。三叶皮瓣另外一个优势是可以多获得一个 Z 成形术。B. 术后观。注意鼻翼对称性的保留。C. 随访 6 个月。

易位皮瓣时的特殊情况

延迟去除立锥　如果立即切除立锥会损害血供，则可推迟至皮瓣与受皮区结合之后（通常在 3 ~ 4 周）。最有延迟切除必要的是经过大弧度旋转的皮瓣在血管蒂上形成的立锥（图 23-28）。

易位皮瓣与其他重建相联合　当遇到较大外科缺损时，可能会需要将易位皮瓣与另一皮瓣或移植物相结合。完成皮瓣易位后，可能会需要进行其他重建以协助覆盖初始缺损与继发缺损（图 23-29）。

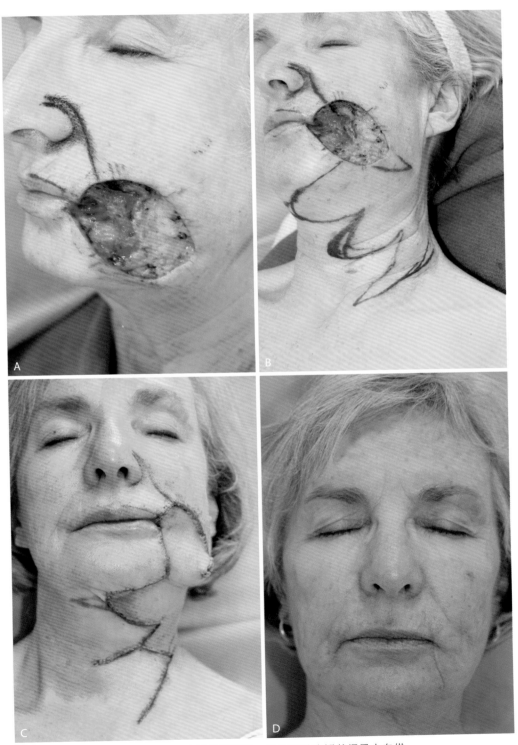

图 23-28　立锥分期切除，以使三叶皮瓣获得最大血供
A. Mohs 缺损。B. 三叶皮瓣设计。蒂部累及血管蒂。C. 术后观。立锥未行切除，造成轮廓畸形。D. 立锥分期切除术后。

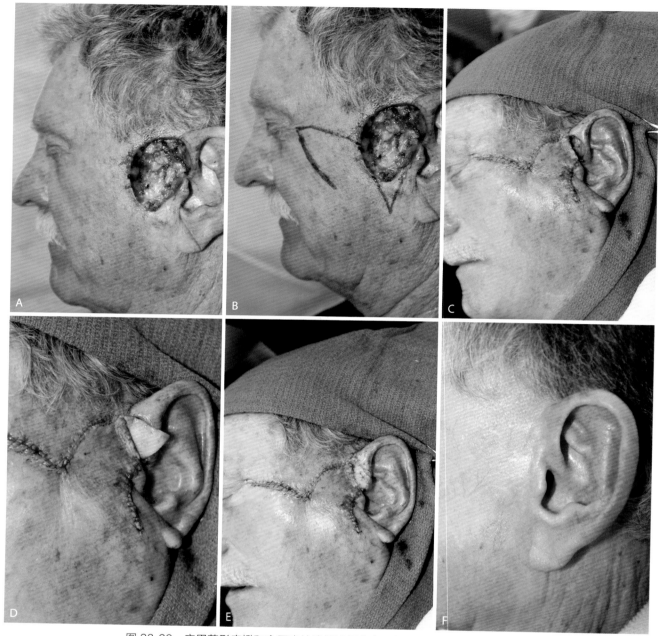

图 23-29 应用菱形皮瓣和全厚皮片移植修复多个面部亚单位缺损（颊部和耳）
A.Mohs 缺损。B.菱形皮瓣设计，以覆盖颊部亚单位。C.菱形皮瓣缝合到位。D.Burow 移植，以覆盖耳部亚单位。E.术后观。
F.随访 6 个月。

并发症

易位皮瓣可出现针垫样畸形，尤其是在鼻部。关于产生该畸形的原因，已经有多种说法被提出，包括皮瓣过厚、缺损处未处理充分、创口环缩等。为了最大限度地减少针垫样畸形的发生，应选择适当大小的皮瓣，仔细缝合各个解剖层面，封闭皮瓣下的所有死腔。针垫样畸形的接触抑制效应可通过将皮瓣下面与缺损缝合来保证；与创面接触的皮瓣可能会减少针垫样畸形的出现。这些埋藏式铆缝或粗缝无需固定在深部固定结构上，像

悬吊缝合一样，其目的是使皮瓣基底与下方缺损保持接触，而不是重建生理凹陷。但接触抑制不应损害血供。当病灶内注射糖皮质激素无法消除针垫样畸形时，手术治疗将成为必要手段。

易位皮瓣所产生弯曲创缘很少会处于面部亚单位连接线或松弛皮肤张力线上，需要进行细致的缝合。这种对细节的关注对于富含皮脂腺皮肤（如鼻远端）的易位皮瓣成功与否至关重要。

跨多个面部亚单位的易位皮瓣可能会损伤面部亚单位连接线，患者可行分期重建以恢复面部亚单位连接处

的凹陷，如鼻翼沟、鼻唇沟（图 23-30）。

当皮瓣选自较远处组织时，其皮肤轮廓、纹理、毛发密度可能与缺损处有明显差距。例如，当从富有大量脂肪的区域（如面颊）选取组织，去修复仅有少量皮下脂肪的区域（如口唇），应选取体积较大的皮瓣（图 23-31）。外科医师可就分期手术、毛发移植等给出患者建议（图 23-32）。

总结

易位皮瓣使张力转移至更适宜的位置，并从邻近的或远处的组织储存库获取组织。它可用于修复几乎全身各处的皮肤缺损，特别是在需要保持游离缘位置及重建初始缺损轮廓时，易位皮瓣的应用至关重要。

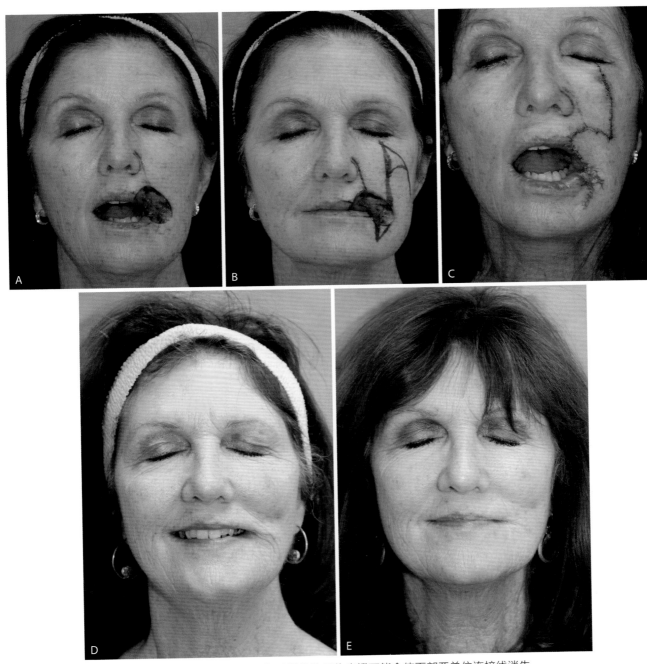

图 23-30　跨越多个面部亚单位的易位皮瓣可能会使面部亚单位连接线消失

口周 Mohs 缺损（A），使用基底部在下方的菱形皮瓣修复（B）。初级瓣叶阻断了鼻唇沟，术后即刻可看到（C）。修正前的外观（D）。鼻唇沟重建术后（E）。

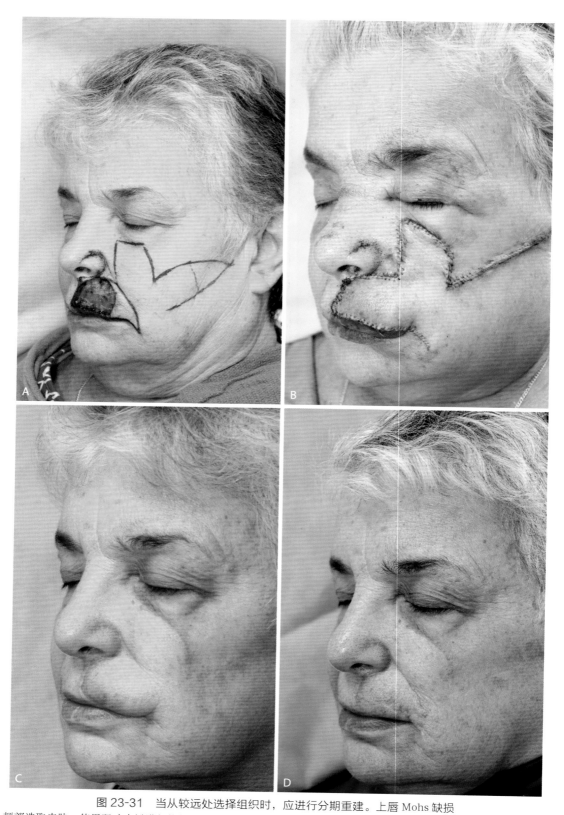

图 23-31　当从较远处选择组织时，应进行分期重建。上唇 Mohs 缺损

A. 从颊部选取皮肤，使用双叶皮瓣进行修复。B. 术后观。可见鼻唇沟消失及富含脂肪的初级瓣叶膨大。C. 修整前。D. 分期重建鼻唇沟及初级瓣叶修复术后。

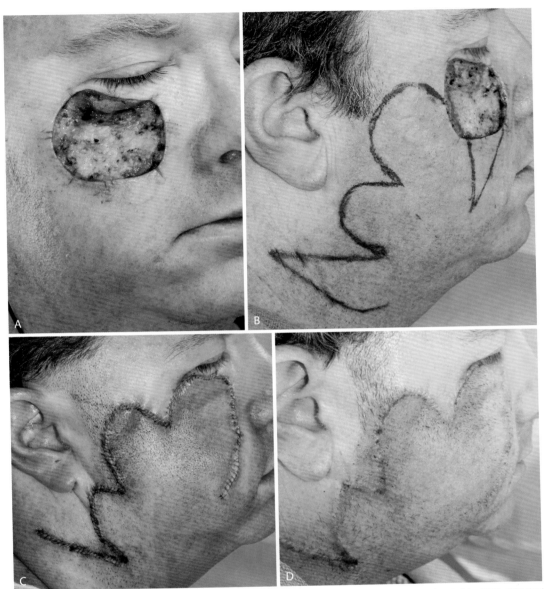

图 23-32　当供皮组织与缺损处毛发密度不同时，患者需考虑是否需要在受皮区行脱毛处理（如剃毛或激光脱毛）
A. 右下眼睑及眶下颊部的 Mohs 缺损。B. 具有终毛的三叶皮瓣。C. 术后观。D. 术后 1 周随访时，易位的终毛更加浓密。

参考文献

1. Dzubow LM. The dynamics of flap movement: effect of pivotal restraint on flap rotation and transposition. J Dermatol Surg Oncol. 1987;13:1348–1353.
2. Fee WE, Jr., Gunter JP, Carder HM. Rhomboid flap principles and common variations. Laryngoscope. 1976;86:1706–1711.
3. Zitelli JA. The nasolabial flap as a single-stage procedure. Arch Dermatol. 1990;126:1445–1448.
4. Bugatti L, Filosa G. The birhombic transposition flap to repair cutaneous lesions. J Eur Acad Dermatol Venereol. 2005;19:503–504.
5. Johnson TM, Wang TS, Fader DJ. The birhombic transposition flap for soft tissue reconstruction. J Am Acad Dermatol. 1999;41:232–236.
6. Knackstedt TJ, Jellinek NJ. Birhombic Transposition flap for repair of surgical defects on the nasal dorsum. Dermatol Surg. 2016;42:1229–1232.
7. Newlove T, Trufant JW, Cook J. The Bilateral Dufourmentel flap for repair of nasal dorsum defects after Mohs micrographic surgery. Dermatol Surg. 2016;42:320–326.
8. Cook JL. A review of the bilobed flap's design with particular emphasis on the minimization of alar displacement. Dermatol Surg. 2000;26:354–362.
9. Cook JL. Reconstructive utility of the bilobed flap: lessons from flap successes and failures. Dermatol Surg. 2005;31:1024–1033.
10. Miller CJ. Design principles for transposition flaps: the rhombic (single-lobed), bilobed, and trilobed flaps. Dermatol Surg. 2014;40(Suppl 9):S43–S52.
11. Zitelli JA. The bilobed flap for nasal reconstruction. Arch Dermatol. 1989;125:957–959.
12 Ricks M, Cook J. Extranasal applications of the bilobed flap. Dermatol Surg. 2005;31:941–948.
13. Albertini JG, Hansen JP. Trilobed flap reconstruction for distal nasal skin defects. Dermatol Surg. 2010;36:1726–1735.

第 24 章　双叶皮瓣

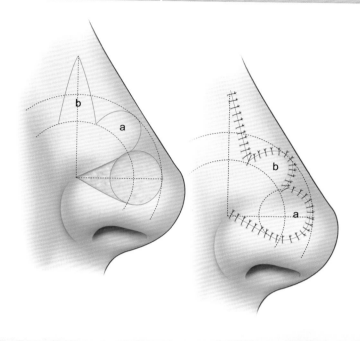

原著者　Joy Kunishige
John A. Zitelli

翻　译　关立昕　徐永豪
审　校　任　军

概要

- 在过去的 20 年中，双叶皮瓣已经成为鼻部重建的主要技术。
- 虽然经常被定义为易位皮瓣，但双叶皮瓣具有明显的旋转部分，同时应用了 Z 成形术，使其成为鼻部重建等的强大技术手段。

初学者贴士

- 虽然部分文献推荐采用相对较小的初级、次级瓣叶，但建议初学者将次级瓣叶、初级瓣叶和原始缺损设计成相等宽度，以降低变形的风险。
- 当关闭三级缺损时，无张力闭合可使内侧面颊和鼻面沟皮肤恢复松弛。

专家贴士

- 鼻部典型的双叶皮瓣具有以下几种特点：
  - 轴心位于内侧面颊附近，移动范围更大。
  - 双叶设计转移了原始缺损的张力矢量。
  - 延长 Z 成形术可以抵消枢轴的限制。
  - 每个瓣叶转移角度小于 45° 可减小立锥畸形发生。

切记！

- 三级缺损的方向需垂直，因为任何矢量偏斜都可能导致其中一个鼻翼上升。
- 可以通过想象两个皮瓣重叠，徒手绘制相等长度和宽度的瓣叶。
- 精细的缝合技术是曲线性瘢痕外观恢复的必要条件。

陷阱和注意事项

- 鼻外双叶皮瓣可能比鼻部更易产生针垫样畸形。
- 缺损深至鼻软骨，为皮瓣提供足够的空间，可以避免皮瓣天窗式隆起或水肿。

患者教育要点

- 与所有皮瓣一样，告知患者缝合长度将明显长于皮损。
- 常规告知患者治疗可能分为多个阶段，而且可能会发生针垫样畸形。提前告诉患者可能发生的情况，患者将更能理解需要局部激素治疗等其他干预措施。

收费建议

- 皮瓣修复编码（140XX 系列）包括组织切除，不应同时对手术切除和皮瓣修复进行计费。
- Mohs 编码可以与皮瓣修复编码同时计费，但有可能受多项目减少规则的限制。
- 对皮瓣进行编码计费时，医疗的必要性决定了最终仲裁的合理性。

引言

在过去的 20 年中，双叶皮瓣已经成为鼻部重建的主要技术。虽然双叶皮瓣被定义为易位皮瓣，但它具有明显的旋转部分，并且采用了 Z 成形术，使其成为鼻部重建等方面的重要技术手段。

双叶皮瓣的历史与演变

虽然被归类为双易位皮瓣，但事实上双叶皮瓣在 Limberg 和 Defourmentel 的经典单一菱形易位皮瓣提出之前就有描述。Esser 于 1918 年发表了双叶皮瓣在鼻尖缺损的应用，被认为是双叶皮瓣的最初设计（图 24-1）。

Esser 最初设计皮瓣的每个瓣叶旋转角度为 90°。取鼻背组织覆盖鼻尖的缺损，总旋转角度超过 180°。这种大角度旋转使得瓣叶的设计相对较宽，轴心周围形成明显的立锥畸形。因此，这种在德国发表的皮瓣技术在至少 30 年里都没有引起注意。

1953 年，Zimany 重新提出该皮瓣，并将其应用扩展到躯干和足底的缺损。1981 年，McGregor 和 Soutar 指出，皮瓣每个瓣叶的旋转角度可以不必 90°。实际上，在他们的研究中，总的旋转角度仅为 108°。同时他们还强调了皮瓣的旋转和易位组织的重要性。

1989 年，Zitelli 发表了三项修正，将双叶皮瓣作为下鼻部缺损最常用的皮瓣。第一个改进是将每个瓣叶之间的转移角度正式缩小到最大 45°，使转移的总角度不超过 90°～110°。第二个修改是在主要缺损和轴心之间插入一个 Burow 三角。Zitelli 偏好特殊设计和提前移除立锥。这两点消除了轴心周围组织的突出。最后，他主张对皮瓣和周围组织进行扩切，以减少针垫样畸形。随后 Burget 在鼻部应用这些修订后的设计并取得非常好的效果。

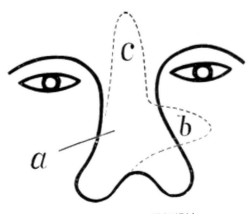

图 24-1　Esser 最初设计

双叶皮瓣的原则

双叶皮瓣的优点

鼻部重建存在几个挑战：结构复杂，必须保持多个凸面和凹面。鼻翼边缘可自由移动，很容易导致移位。鼻部下 1/3 的皮肤活动性有限，通常不能修复超过最窄的初始缺损或推进皮瓣。最后，保留鼻部和鼻腔的功能是至关重要的。

因此，双叶皮瓣特别适用于远端鼻部重建，它使得手术部位能被颜色和纹理相似的邻位皮肤覆盖，同时所有组织的移动和张力都集中于闭合的鼻背三级缺损，鼻翼边缘的自由活动不受干扰，且保持了气道的完整。

设计原则

次级瓣叶、初级瓣叶和初始缺损都设计成相同的宽度，以最小化变形的风险（图 24-2）。当次级瓣叶邻近相对固定的内眦皮肤时，皮瓣可略微缩窄便于闭合。部分文献建议采用尺寸较小的初级瓣叶和次级瓣叶。如果初始缺损周围组织松弛度较大，则可以考虑使用这种方法。

如果精心设计皮瓣，使瓣叶的宽度等于缺损的宽度，那么几乎所有的皮瓣张力都集中于闭合的三级缺损。与标准的易位皮瓣闭合相类似，主要缝合部位和伴随张力都在于闭合的次级缺损。双叶皮瓣的三级缺损应取垂直方向。三级缺损的任何矢量偏斜都可能导致其中一个鼻翼上升。

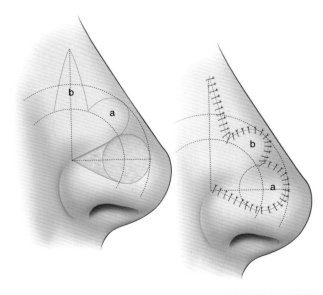

图 24-2　Zitelli 对双叶皮瓣进行修正。减小组织旋转角度和 Burow 三角合并，减少了立锥畸形。顶点是皮瓣设计的要点。每个供体瓣叶设计成围绕缺损中心的一个弧形，同时另一个弧形穿过缺损的远端

双叶皮瓣适用于位于鼻尖外侧或远端鼻侧壁的小缺损（小于 1.5cm）。当缺损处于该位置时，三级缺损闭合所取内侧面颊和鼻面沟的皮肤松弛。但是理论上只要皮瓣可以完全拉到鼻上，且终末瓣叶垂直向上，则任何大小、任何部位的鼻部缺损都可以用双叶皮瓣修复。可行该手术方案的缺损上限取决于患者鼻的大小、鼻部缺损的位置以及鼻桥皮肤的弹性。双叶皮瓣的局限性是当缺损较大或缺损在质硬富于皮脂腺皮肤时，则容错空间较小。

生物动力学

乍看之下，双叶皮瓣像是带易位成分的改良旋转皮瓣。然而，与单用旋转皮瓣相比，双叶皮瓣在组织旋转中释放了更多张力。由于皮瓣设计中应用了 Z 成形术可以机械性地释放张力。Z 成形术的延长作用可以克服轴心限制，使得初始缺损能在无张力情况下进行修复。

典型鼻部双叶皮瓣具有以下特征：皮瓣设计位于内侧面颊部使皮瓣可围绕轴点进行更大范围的移动，双叶设计使张力矢量远离初始缺损，Z 成形术的延长作用可以克服轴点限制，每个瓣叶之间的旋转角度小于 45° 可以尽量减少立锥畸形。

双叶皮瓣：步骤

下文将概述标准双叶皮瓣修复鼻远端 1/3 缺损的基本步骤。皮瓣设计的最佳角度已被计算得出。也可以通过想象两个皮瓣中心重叠来绘制宽度和长度相等的瓣叶（图 24-3）。

第一步，设计并绘制双叶皮瓣。首先，由外科缺损到皮瓣的顶点绘制一个长而窄的 Burow 三角，Burow 三角的上缘与鼻翼沟尽可能平行，顶点位于鼻翼沟上方，这样即便残留立锥也不会引起鼻翼沟隆起。顶点是设计的重点。设计皮瓣时，每个供体瓣叶中心穿过缺损中心所在的弧形，另一个弧形则穿过缺损远端。每个瓣叶之间成角大约 45°，与缺损成角大约 45°。

第二步，切除 Burow 三角。切除初始缺损中剩余的皮下组织。加深缺损优于打薄皮瓣。修剪轴点下方的脂肪可以防止组织过多。

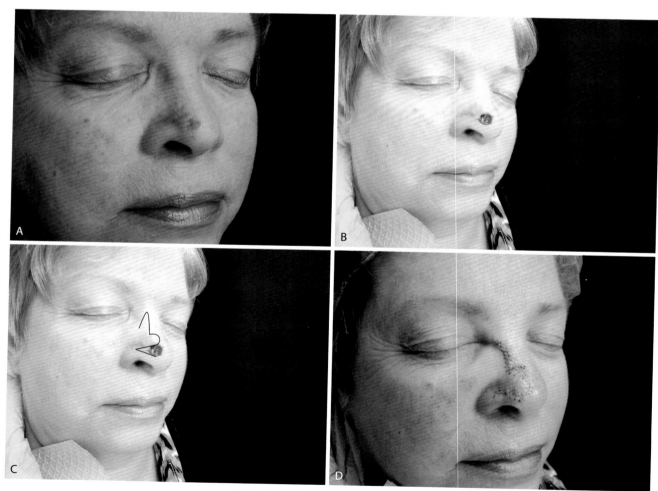

图 24-3 鼻远端标准双叶皮瓣的照片

A. 基底细胞癌；B.Mohs 外科技术术后；C. 双叶皮瓣设计；D. 双叶皮瓣修复术后即刻。

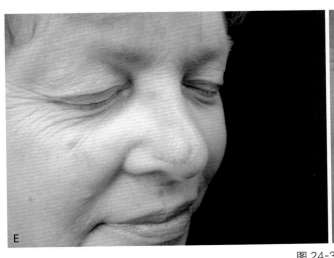
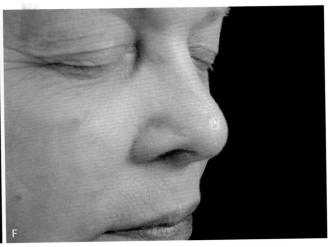

图 24-3（续）

E. 术后 3 个月；F. 术后 6 个月。注意 3 个月随访时出现的轻度针垫样肿胀可自发消退。没有使用皮肤磨削或瘢痕修复。

第三步，切开并提起皮瓣。广泛游离皮瓣下方及其周围组织，游离位置刚好至软骨膜或骨膜上方。在鼻骨和上外侧软骨的连接处沿着外侧壁游离纤维，可以减小皮肤张力并获得内侧面颊松弛的皮肤。打薄初级瓣叶的远端边缘，避免增加鼻翼的体积。皮瓣厚度应略薄于缺损深度。

第四步，精确止血。皮瓣尖端最易发生坏死，应避免使用电干燥法。表皮和真皮不必使用电干燥法止血。

第五步，先缝合或"重点缝合"闭合三级缺损。闭合三级缺损应保证绝对水平，否则可能发生鼻翼边缘或面颊内侧移位。关闭三级缺损后，皮瓣应处于无张力状态。若吻合口可见缺口，是由于初始缺损裂开，当组织恢复到其基线位置时缝隙问题得以解决。下一步通常先将初级瓣叶的下缘远端与初始缺损近鼻翼中部位置缝合。在缝合皮瓣其余部分之前评估鼻翼的位置。

第六步，修剪次级瓣叶以适合次级缺损，并以分层缝合的方式缝合余下切缘。细心处理垂直褥式缝合对于表皮闭合和隐藏切线至关重要。确保切缘同层对合，并小心地将切口边缘回缩的真皮或肌肉缝合。

第七步，用压力绷带以标准方式加压包扎伤口 24 小时。告知患者 1~2 个月内皮瓣远端可能出现轻度水肿，按摩或等待均能缓解。若沿手术切线出现凹陷性瘢痕，患者可在 2 个月或之后行皮肤磨削术。

双叶皮瓣的衍生

三叶皮瓣

双叶皮瓣最常见的变型是三叶皮瓣。当缺损周围皮肤张力较大时，应考虑双叶皮瓣；当双叶皮瓣设计存在困难时，可以考虑三叶皮瓣（图 24-4）。

三叶皮瓣是鼻远端缺损的可行选择，例如在鼻尖。从缺损处开始绘制大小相似的瓣叶，直到最后的瓣叶方向正好垂直。虽然增加瓣叶会导致皮瓣旋转的总角度增加，但每个瓣叶仅旋转 45° 或更小。因此，三叶皮瓣不会在轴心周围产生任何多余的立锥畸形。

有报道提出鼻翼中间缺损可用有小直角 Burow 三角的三叶皮瓣进行修复；但是顶点处于鼻翼沟的 Burow 三角过短，理论上会导致鼻腔收缩。也有文献描述了使用四叶皮瓣修补鼻尖远端缺损。在这些情况下，鼻中轴双叶皮瓣（如下所述）可能是更直接的选择。

鼻中轴双叶皮瓣

当缺损对于双叶皮瓣过大时，考虑绘制皮瓣使 Burow 三角方向向中央而不向外侧（图 24-5）。大而深的缺损可用对侧或中轴双叶皮瓣修复，部分鼻翼远端小缺损同样适用。虽然增加了与内眦动脉的距离导致这些位置的血供并不那么丰富，但鼻中轴双叶皮瓣仍是可靠的。设计足够长的瓣叶来覆盖凸起的鼻中轴显得尤为重要。与所有大型双叶皮瓣一样，皮瓣设计要保证鼻上 2/3 的皮肤足够松弛，以便闭合三级缺损。

双叶皮瓣修补两处缺损

尤其当第二缺损位于第一缺损的 Burow 三角内时，双叶皮瓣也可用于修复相邻的两个缺损。可以将 Burow 三角延长，以包含第一缺损外下方小缺损。

延长初级瓣叶

延长初级瓣叶的长度可以克服轴心限制使皮瓣更易达到初始缺损的远端边缘。然而，本文描述的缺损对于双叶皮瓣不是经典大小或通常位置。

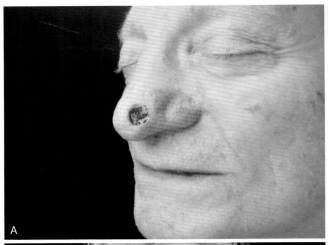

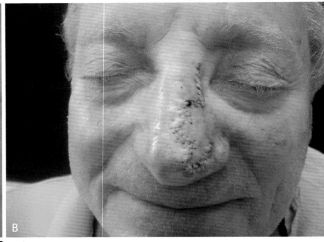

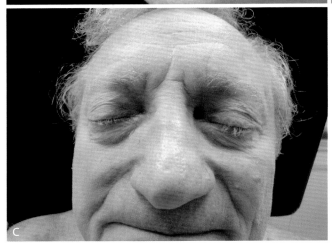

图 24-4 鼻尖三叶皮瓣的照片
Mohs 术后缺损（A），修复术后即刻（B）和术后 3 个月（C）。

使用双叶皮瓣修复鼻尖缺损时，皮瓣所取皮肤来自内侧面颊和鼻面沟，则不需要过大的初级瓣叶。但在仍旧需要较大皮瓣的情况下，三级缺损闭合会导致内眦附近张力过大，此时可以使用延长初级瓣叶的方法。

抵消枢轴限制的另一个方法是设计一个长而窄的 Burow 三角，大约是缺损直径的 1.5 倍。如果 Burow 三角明显过短必然会产生更大的缺损，枢轴限制可能会更大。

合页皮瓣和支架

皮瓣相对较厚且带有下方肌肉或皮肤较硬的双叶皮瓣，外加初始缺损处几乎没有张力，因而大多数闭合都可以不使用软骨移植物。对于全厚洞穿缺损，Burow 三角的表皮可以铰接在肌肉蒂上以修复缺失的黏膜。或者可以切除表皮和真皮，留下肌肉以填充更深的缺损。软骨支柱也可用于恢复鼻部结构或支撑鼻翼边缘，特别是用于容易塌陷的软三角处。遵循这些深部缺损方法，可以使用标准的双叶皮瓣覆盖皮肤。

双叶皮瓣特殊位置及其应用

颏部

所有易位皮瓣的主要优势是张力矢量的重新定向。在双叶皮瓣中，张力不仅重新定向，还远离缺损。双叶皮瓣可在没有任何张力的情况下关闭初始缺损，使之成为解决游离缘附近缺损的可靠方法。因此，双叶皮瓣可以用于颏部缺损，且不用担心下唇或唇联合移位，还可使皮肤终毛匹配。游离至脂肪中间层时要特别注意避开沿下颌骨走行的下颌神经。完成游离后，三级缺损闭合线应沿松弛的皮肤张力线走行，例如木偶纹。终末瓣叶闭合点位于颏部下方，可避免下颌骨处出现立锥畸形，导致单侧下颌突出（图 24-6）。

鼻梁外侧

通常菱形皮瓣足以应对鼻梁外侧缺损。但也可以使用双叶皮瓣，使三级缺损的闭合线隐藏在眉间皱褶内。

眶周区

双叶皮瓣同样不用担心拉动睑缘或外眦。已报道的设计方案可保证下眼睑缘不会被下拉。

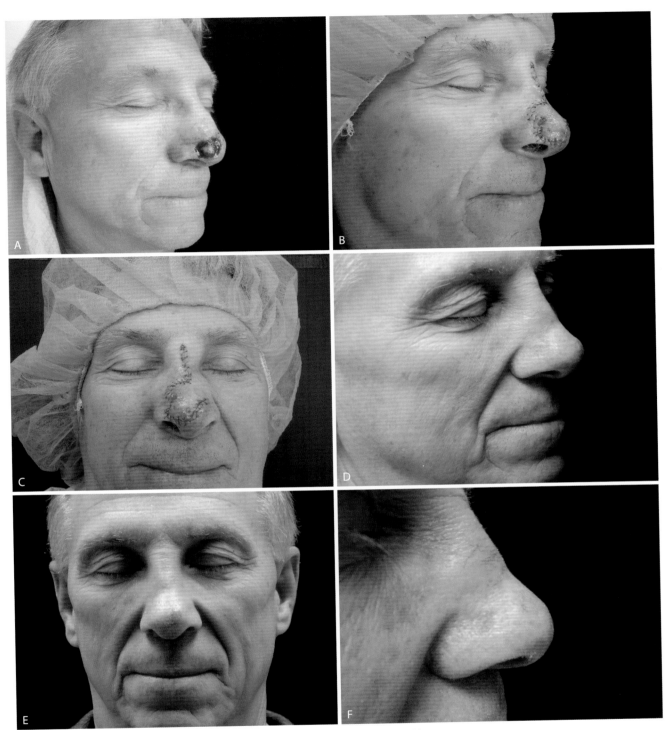

图 24-5　鼻中轴双叶皮瓣的照片

对于标准双叶皮瓣 Mohs 缺损过大（A），术后即刻（B、C），术后 3 个月（D、E）。

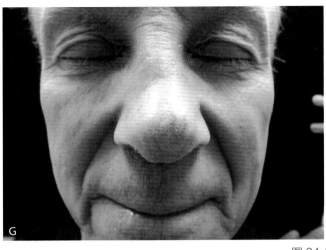
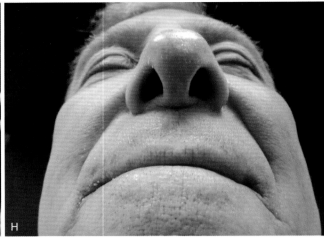

图 24-5（续）

术后 6 个月（F~H）。

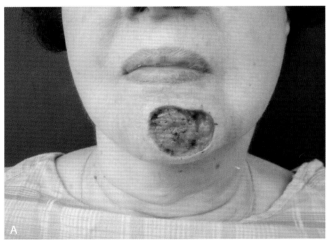
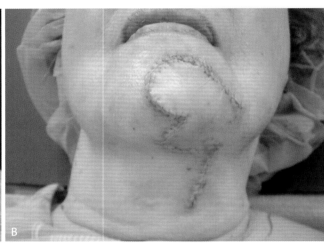

图 24-6 颏部双叶皮瓣照片

Mohs 术后缺损（A），术后即刻（B）和术后 6 个月（C）。

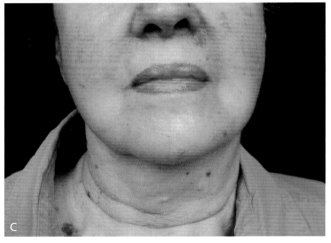

大面积或水平方向面颊部缺损

在面颊部，当易位皮瓣不能提供足够的组织覆盖时可以使用双叶皮瓣（图 24-7）。这种情况常发生于面颊中间且远离面中部的较大缺损。缺损在此位置时，面颊剩余皮肤不足以填补过大的面颊部缺损。Burow 三角的皮下组织可以填充较深缺损，必要时还可以使用悬吊缝合将皮瓣固定在颧骨上。双叶皮瓣或三叶皮瓣亦可用于水平方向的面颊部缺损，在缺损大小相似的情况下，双叶皮瓣或三叶皮瓣比旋转皮瓣要小，因此更有优势。

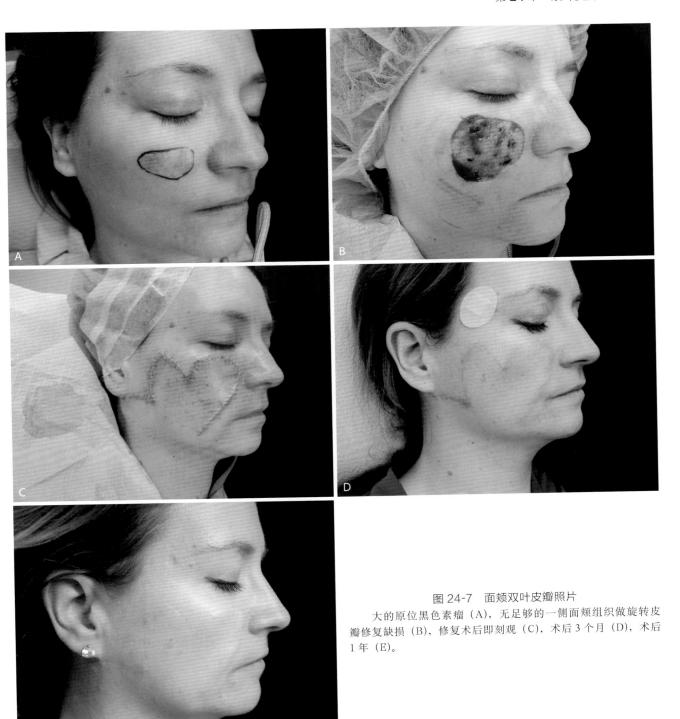

图 24-7　面颊双叶皮瓣照片

大的原位黑色素瘤 (A)，无足够的一侧面颊组织做旋转皮瓣修复缺损 (B)，修复术后即刻观 (C)，术后 3 个月 (D)，术后 1 年 (E)。

外耳轮廓

双叶皮瓣在耳部的应用有限，因为缺乏可用作皮瓣的皮肤。当终末瓣叶可以从耳后窝取皮时，双叶皮瓣可用于修复外耳轮廓缺损。有报道游离移植、外耳轮廓推进皮瓣或带蒂皮瓣用于此处缺损更为大众接受。

其他位置

其他已报道的双叶皮瓣重建位置包括小鼻翼缺损、全厚鼻翼缺损、上唇、腋窝、指（趾）、会阴、四肢和足部。

设计双叶皮瓣

初始设计

皮瓣成功的关键都是精准的设计。瓣叶的宽度应与缺损的宽度相等。偏差会导致初始缺损周围皮肤和皮下组织移动。鼻部需设计至终末瓣叶方向完全垂直。鼻外的三级缺损闭合需要沿着松弛的皮肤张力线。对于所有位置，闭合三级缺损都需要保持皮肤松弛，才不会引起周围组织变形。

重要的是，鼻外双叶皮瓣不含肌肉；因此血供较少不如鼻部皮瓣。尽管 Cook 推荐了一种皮下带蒂皮瓣来促进回流，减少针垫样隆起，但位置决定了皮瓣的方向：皮瓣三级缺损闭合线应该设计成沿松弛的皮肤张力线。表 24-1 总结了使用双叶皮瓣的常见问题和补救措施。

皮瓣操作

首先，将缺损加深至鼻软骨为皮瓣置入预留足够的空间。这样将会防止组织大量填入后出现暂时性天窗式隆起或水肿。皮瓣轴心下方脂肪可以被剔除，防止立锥变形。

从鼻骨上分离皮肤的纤维附着点可以使皮瓣达到预期的活动程度。明显的附着点位于鼻中侧壁，在鼻骨与上外侧鼻软骨附着点之上。当皮瓣在骨膜水平被剥离时，纤维束被释放，从面颊内侧取皮以减少闭合口张力。鼻

两侧均可释放纤维束。

这种皮瓣的不足之处是应用多条不沿皮肤皱褶或纹理的小型曲线。理论上，可以设计一个带角线的单轴心双菱形皮瓣，或将所有瓣叶修剪为尖头。这两种设计仍需要在不同方向使用多条短线。幸运的是若采用精密的缝合技术几乎是看不到缝合线的。使用深埋线缝合将萎缩的皮下组织和肌肉沿缝线方向拉回原始位置是必要的。若未能将萎缩组织沿缝线拉回会引起皮瓣下方组织过多，进而导致皮瓣收缩或针垫样隆起。也可能导致缝合线凹陷并且难以通过皮肤磨削去除。

鼻翼边缘移动

同侧鼻翼边缘下移的主要原因是 Z 成形术的延长作用。Z 成形术中较大的角度会导致长度显著增加。因此，当采用需要较大角度的较大皮瓣和轴心不易移动的皮肤时，最有可能遇到推土状（bulldozing）。如果在术中注意到这种下移，可以调整初级瓣叶的缝合或者修剪初级瓣叶。鼻翼边缘的轻微移位通常会在 6 周左右自行恢复。

持续性红斑

沿缝合线的轻微红斑很常见，通常会在 1 个月左右自行消退。然而，玫瑰痤疮或皮肤白皙的患者可能发生持续性红斑。在高张力伤口闭合时，可能发生新生血管形成或毛细血管扩张。需要更长时间才能消退，脉冲染料激光或强脉冲光可能会有所帮助。

表 24-1　常见问题和补救措施

问题	注意事项
鼻翼变形，不对称	保证次级瓣叶垂直定向，并且闭合三级缺损缝线方向保证水平，不向上拉动两边鼻翼。此外，设计与初始缺损宽度和长度相等的初级瓣叶，减少初始缺损周围组织活动
同侧鼻翼凹陷	预估在肥厚皮脂腺丰富的皮肤或采用大角度转位时会出现的推土效应。解决办法是可以稍微修剪初级瓣叶
尖端坏死	尖端止血需小心，特别是瓣叶尖端附近。表皮或真皮不要使用电干燥法。如果已经发生尖端坏死，通常是表浅的，可以使用封闭敷料填补坏死区域
皮瓣远端天窗式隆起	广泛游离皮瓣和缺损。移除缺损内剩余皮下组织。避免将皮瓣"塞进"缺损。术后病灶内注射曲安奈德可能有效
内眦变形	必要时可减小皮瓣终末叶。鼻梁上的终末瓣叶闭合缝线方向应完全水平。不要对角线牵拉任何组织，尤其是靠近内眦处
初级瓣叶未覆盖或未完全覆盖缺损	如果皮瓣过大或交叉凸起，可以考虑用缝合线测量或在皮瓣设计时长度增加 1mm。剥离鼻面沟的纤维附着点可以释放更多的张力
鼻部无法使用双叶皮瓣	使用基底位于中央的双叶皮瓣。避免双叶或三叶皮瓣以鼻面沟交界处或皱褶处为轴心
次级瓣叶没有完全垂直	绘制一个三级瓣叶，使终末瓣叶刚好方向垂直，或将顶点向下移动将双叶皮瓣"倾斜"
立锥位于轴心	延长 Burow 三角，使每个瓣叶之间的旋转角度小于或等于 45°。也可以去除轴心下方脂肪

天窗式和针垫样隆起

广泛游离可减少局灶性瘢痕的形成，瘢痕会导致天窗式或针垫样隆起形成。游离双侧鼻面交界处使整个下鼻部更整齐和板状收缩，减少了皮瓣相对于周围皮肤的"水肿"（浮肿）。

此外，去除缺损剩余的皮下组织，必要时可以修剪皮瓣下脂肪，使皮瓣厚度与缺损厚度相匹配。术后即刻的皮瓣应与周围皮肤齐平或略低。这样，4 周左右出现的水肿可以被确诊为由于单纯初级瓣叶引起的水肿。按摩或等待均能缓解水肿，消除患者疑虑。少数则可通过病灶内注射少量曲安奈德来改善瘢痕相关的水肿。

内眦变形

少数患者鼻梁处皮肤硬化，即使当患者否认该区域做过手术。闭合宽大的三级缺损时可能引起内眦变形。通常可以通过术前准确评估皮肤松弛度，将次级瓣叶设计成比初级瓣叶略窄，确保该区域中的所有缝合线水平等方法来避免。

皮肤磨削术

大约 1/3 的患者术后行皮肤磨削有效。皮肤磨削术可以治疗皮脂分泌或肥大性酒渣鼻的残留凹陷。皮肤磨削术可在术后 6 周至 3 个月进行，也可推迟。

首先，在麻醉前用笔标记肥厚区域。其次，将标记区域周围肥厚的皮脂腺增生切向削除，使手术刀几乎平行于皮肤表面。最后，使用灭菌的 80 目砂纸来磨滑整个美容单元。患者需每天使用凡士林软膏和不粘绷带换药，持续 2 周，建议不要让伤口产生结痂。

总结

双叶皮瓣结合了旋转皮瓣、易位皮瓣和 Z 成形术的优点，为鼻部修复提供了特别的方法。通过精心设计和执行，这种技术可以作为修复下鼻部甚至是头颈部其他位置缺损的基本方法。

参考文献

1. Limberg AA. Mathematical Principles of Local Plastic Procedures on the Surface of the Human Body. Leningrad: Medgis; 1946.
2. Defourmentel C. Closure of limited loss of cutaneous substance: so-called "LLL" diamond-shaped L rotation-flap. Ann Chir Plast. 1962;7:60–66.
3. Esser JFS. Gestielte locale Nasenplastik mit Zweizipfligem lappen Deckung des Sekundaren Detektes vom ersten Zipfel durch den Zweiten. Dtsch Z Chirurgie. 1918;143:385.
4. Zimany A. The bilobed flap. Plast Reconstr Surg. 1953;11:424–434.
5. McGregor JC, Soutar DS. A critical assessment of the bilobed flap. Br J Plast Surg 1981;34:197–205.
6. Zitelli JA. The bilobed flap for nasal reconstruction. Arch Dermatol. 1989;125:957–959.
7. Burget G. Creating a nasal form with flaps and grafts. In Bardach J, ed. Local Flaps and Free Skin Grafts. Philadelphia, PA: Mosby-Year Book; 1992.
8. Zoumalan RA, Hazan C, Levine VJ, Shah AR. Analysis of vector alignment with the Zitelli bilobed flap for nasal defect repair: a comparison of flap dynamics in human cadavers. Arch Facial Plast Surg. 2008;10(3):181–185.
9. Albertini J. Hansen JP. Trilobed flap reconstruction for distal nasal skin defects. Dermatol Surg. 2010;36:1726–1735.
10. Zitelli JA, Baker SR. Chapter 11: bilobe flaps. In: Baker SR, Swanson NA, eds. Local Flaps in Facial Reconstruction. Philadelphia, PA: Mosby; 1995.
11. McGregor IA. The theoretical basis of the Z-plasty. Br J Plast Surg. 1957;9:256–259.
12. Cook JL. Reconstructive utility of the bilobed flap: lessons from flap successes and failures. Dermatol Surg. 2005;31:1024–1033.
13. Krathen RA, Donnelly HB. The tertiary arc for the bilobed flap. Dermatol Surg. 2008;24:1152–1157.
14. Man L, Chang B. A simple method of designing a bilobed flap using a triangle template. Dermatol Surg. 2004;30:1345–1348.
15. Zitelli JA. Commentary on the trilobed flap for inferior–medial alar defect. Dermatol Surg. 2014;40:799–800.
16. Claiborne JR, Albertini JG. Trilobed flap for interior–medial alar defect. Dermatol Surg. 2014;40:794–798.
17. Ong S, Mortimer NJ, Salmon PJ. Utility of the quadrilobe flap for repairing defects of the nasal tip. Australas J Dermatol. 2016. Doi: 10.1111/ajd.12461.
18. Collins SC, Dufresne RG, Jellinek NJ. Bilobed transposition flap for single-staged repair of large surgical defects involving the nasal ala. Dermatol Surg. 2008;34:1379–1386.
19. Skaria AM. The medial based bi- or trilobed flap for repair of distal alar defects. Dermatology. 2013;227:165–170.
20. Barlow JO. Modifying the Burow's triangles of traditional transposition flaps for the repair of adjacent nasal defects. J Am Acad Dermatol. 2010;63:836–841.
21. Cho M, Kim D. Modification of the Zitelli bilobed flap: a comparison of flap dynamics in human cadavers. Arch Facial Plast Surg. 2006;8:404–409.
22. Zitelli JA. Comments on a modified bilobed flap. Arch Facial Plast Surg. 2006;8:410.
23. Yenidunya MO, Demirseren ME, Ceran C. Bilobed flap reconstruction in infraorbital skin defects. Plast Reconstr Surg. 2007;119:145–150.
24. Yazici B, Cetinkaya A, Cakirli E. Bilobed flap in the reconstruction of inferior and/or lateral periorbital defects. Ophthal Plast Reconstr Surg. 2013;29:208–214.
25. Mourad M, Arnaoutakis D, Sawhney R, Chan D, Ducic Y. Use of giant bilobed flap for advanced head and neck defects. Facial Plast Surg. 2016;32:320–324.
26. Jellinek NJ, Cordova KB. Bilobed flap for reconstruction of small alar rim defects. Dermatol Surg. 2013;39:649–652.
27. Garces J, Guedes A, Alegre M, Alomar A. Bilobed flap for full-thickness nasal defect: a common flap for an uncommon indication. Dermatol Surg. 2009;35:1385–1388.
28. Copcu E. Trilobed skin flap on the face: for reconstruction of full-thickness or commissural defects. Dermatol Surg. 2004;30:915–921.
29. Sobanko JF, Miller CJ. Midface composite defect: laterally based bilobed flap as a platform for a 3-stage folded paramedian forehead flap. Dermatol Surg. 2013;40:327–332.
30. Ricks M, Cook J. Extranasal applications of the bilobed flap. Dermatol Surg. 2005;31:941–948.

第 25 章　岛状带蒂皮瓣

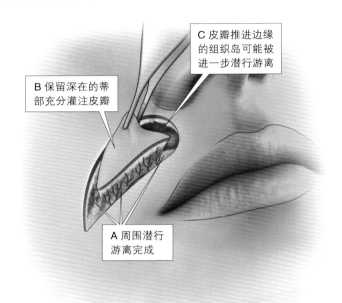

C 皮瓣推进边缘的组织岛可能被进一步潜行游离

B 保留深在的蒂部充分灌注皮瓣

A 周围潜行游离完成

原著者　H. William Higgins
　　　　　Samuel Book

翻　译　郭亮侬　徐永豪
审　校　任　军

概要

- V-Y 岛状带蒂皮瓣使三角形的岛状组织能够推进修复缺损。
- 皮瓣依赖于一个强健的血管蒂，适当地设计岛状皮瓣可以作为修复多种缺损的有效方法。
- 这种方法最主要的缺点是增加了局部臃肿的风险并导致不良瘢痕形成。

初学者贴士

- 岛状带蒂皮瓣常常应用于唇部，因为其三角形瘢痕线可以被隐藏于美容亚单位的边界中。
- 完全的周边缝合线和增加的臃肿（trapdoor）现象风险，意味着注意缝合技巧中的细节对于尽可能有效地隐藏瘢痕至关重要。

专家贴士

- 在皮瓣底部疏松缝合可能有助于减轻臃肿现象的风险，但应该谨慎注意避免限制了蒂部的血供。
- 一般而言，岛状带蒂皮瓣的大小应该小于缺损的尺寸。

切记！

- 小型的岛状带蒂皮瓣意味着其可能存在着重要的继发运动。需要考虑这一点以避免组织变形。
- 岛状带蒂皮瓣并非单纯的推进皮瓣；它们也可以旋转或易位。

陷阱和注意事项

- 即使岛状带蒂皮瓣受利于强健的血管蒂，但对于吸烟患者应该谨慎应用，因为吸烟患者可能有皮瓣坏死增加的风险。
- 总是为个别患者量身定制皮瓣设计；阿司匹林或使用其他抗凝药的患者，皮瓣抬高或游离可能增加血肿形成的风险。

患者教育要点

- 在皮瓣闭合之前应对患者进行预先告知，切口的延伸会远超出最初可见的缺损。
- 常常忠告患者可能有多个阶段措施，并且可能发生天窗式隆起现象。如果预先告知患者可能发生这种情况，患者将更加了解在皮损内进行类固醇注射或其他干预的需要。

收费建议

- V-Y 岛状带蒂皮瓣应使用皮瓣修复编码（14040 和 14060 系列），并包括切除组套，因此不宜同时对切除和皮瓣修复编码进行计费。
- 岛状带蒂皮瓣不应该用 15740 编码，因为这需要识别和解剖指定的轴向血管。

引言

头颈部美容敏感部位的缺损需要精细的修复，在维持解剖学功能的同时保障患者的外观效果。修复选择从二期愈合到复杂的外科修复。当选择合理时，皮瓣可以提供良好的美容和修复效果。

外科医师应确保在皮瓣修复前肿瘤已完全切除，其肿瘤组织学边界干净。由于采用皮瓣修复缺损会导致周围组织重新排列，如果肿瘤复发，将很难被定位。未被完全切除的复发性肿瘤可能会被皮瓣掩盖，这会延误合理的诊断从而增加发病率。皮瓣所导致重新排列的组织面也会增加肿瘤切除的挑战性，从而使切除残余肿瘤的手术更加复杂。

一旦肿瘤被切除且组织学边界清晰，外科医师可考虑一系列的修复措施。经优良设计并合理制作的皮瓣具有许多修复优势，它提供缺损处需要的血液供应，维持组织功能并降低发病率。不同缺损种类所需皮瓣的多样性要求外科医师具有丰富的经验，熟知面部解剖学、组织移动和修复选项以提供可供修复的最佳软组织。

皮瓣选择及注意事项

在肿瘤切除后，应针对相关的美容单位对缺损进行检视。充分考虑美容单位且保持在边界内的修复将达到最佳效果。那些跨越多个美容单位的缺损最好单独修复，而不是采用单一的修复方法来处理多个单元。

皮瓣通常根据所涉及的活动类型来分类，如推进、旋转、易位或插入；或者根据血液供应模式分类，如任意或插入皮瓣。任意皮瓣由真皮脉管系统供应血流，插入皮瓣则由指定血管供血；其中任意皮瓣在皮肤科手术中应用较为广泛。

V-Y 岛状带蒂皮瓣的描述

岛状带蒂皮瓣又称 V-Y 推进皮瓣，是一种特殊类型的推进皮瓣。这种改良的推进皮瓣使用三角形或 V 形皮肤组织块来修复初始缺陷。当皮瓣就位后，所形成的切口线呈 Y 形。制作皮瓣时，一块三角形的皮肤与周围皮肤被完全分离，形成岛状。尽管与周围的结构分离，其皮下组织中丰富血管供应仍然完好无损，形成一个蒂。

这种先进的修复可广泛应用于头部和颈部的缺损。其丰富的血管蒂，结合岛状皮瓣增强的移动性，使其成为许多小到中型缺损、具美学挑战性脸部区域的修复首选。其独特之处在于血管的供应完全依赖底层的蒂部，因在形成岛状结构时所有的表皮和真皮边缘被切断。因此，三角形岛状结构在底层活动性允许下，可以被推进。这种独特优点使得外科医师可以更自由地利用邻近的组织储备，而传统推进皮瓣运动则受到皮瓣附着边缘组织的限制（约束）。

单阶段修复也可提供美学性同时降低发病率和手术风险。此皮瓣技术最初被定性为用于额部、眉毛、鼻背、脸颊和上嘴唇皮肤的缺损。其改良版的皮瓣术也被用于修复具有挑战性的皮肤缺损，耳朵、内眦、鼻翼、鼻尖。由于所得到的皮瓣形成一尾状的轮廓，类似于 Y 的下半部分，因此皮瓣的切口线通常可以沿轮廓线、皱纹或美学亚单位边界隐藏。

与传统推进皮瓣比较

传统推进皮瓣的力学要求其长宽比约为 3∶1，使得皮瓣能获得适当的充分灌注并优化伤口张力。但当皮瓣超过这个比例时，由于灌注不良便会增加远端坏死的风险。这一比例在某些情况下受限，因为外科医师必须在扩宽皮瓣宽度和调整长度之间进行选择，这会导致较差的美容效果，或者增加了皮瓣长度却没有改变宽度从而增加远端坏死的风险。

与传统推进皮瓣一样，岛状带蒂皮瓣张力矢量与皮瓣方向平行。与所有皮瓣一样，岛状带蒂推进带来的张力可导致皮瓣远端皮肤的继发移动。继发移动是重要的考虑因素之一，因为它可以导致美学单位边界的变形和诸如眼睑边缘或鼻翼等区域解剖功能的改变。

岛状带蒂皮瓣优点

与其他任意插入皮瓣或传统推进皮瓣相比，岛状带蒂皮瓣有许多优点（表 25-1）。因为依赖于丰富的皮下血管丛，皮瓣蒂提供了极好的血管供应。相比之下，其他皮瓣依赖于真皮血管吻合，坏死风险较高。传统推进皮瓣的血液供应来源于皮瓣基底，并依赖于真皮血管延伸至皮瓣的全长度来为远端边缘提供血液供应。

岛状带蒂皮瓣不受推进皮瓣 3∶1 的比例限制，因为其血管供应来源于丰富的下层组织。因此可以设计更大的皮瓣且组织坏死风险较小。由于皮下组织均匀地供应皮肤，整体蒂的灌注是均匀的，从而避免了传统上瓣尖远端坏死的高风险。与其他任意模式皮瓣相比，这种可靠的血液供应是一个显著优势，对于灌注状态较差的患者，如慢性吸烟者，或那些由于之前的手术或缺损区域放射治疗而导致血管状态不好的患者，它可能是一个很好的选择。

与许多其他皮瓣相比，岛状带蒂皮瓣所需要的破坏更少。由于蒂的深面仍然与皮下脂肪相连，皮瓣的这部分不需要破坏。这对高危出血患者如血小板减少症、出血性体质或使用抗凝血药物等具有优势。

表 25-1　与传统推进皮瓣相比岛状带蒂皮瓣的优缺点

优点	缺点
蒂部具有来自皮下和真皮血管丛良好的血液供应	随着伤口张力增大而移动受限制
皮瓣蒂部整体的灌注压力均衡	缝合时间增长
皮瓣坏死风险下降	天窗式隆起现象
游离破坏需求下降	在自然皮肤张力线内难以隐藏所有瘢痕面
皮瓣没有宽、高比例限制	蒂部体积较大
移动性	
不需要切断组织立锥	

皮瓣尾部也可以合并到皱褶或美学单元的边界中，从而提高美观效果（图 25-1 和图 25-2）。例如，在上唇区域，由继发缺损闭合而产生的皮瓣尾部可以被放置在鼻唇沟的褶皱内，隐蔽效果非常好。

岛状带蒂皮瓣缺点

尽管岛状带蒂皮瓣有诸多优点，但它也有一些缺点（见表 25-1）。虽然皮瓣蒂由皮下组织血管丛提供了良好的血供，但与深层组织的连接常会增加皮瓣移动的阻力。这会增加皮瓣的张力，同时必须更多地依靠继发组织的移动。因此，用于大面积缺损的皮瓣蒂会增加伤口闭合区域的张力。使用较小的皮瓣蒂可以减少张力和改善移动性，但较小的蒂部则潜在血管供应减少。

此外，由于岛状设计，其组织陷入整个皮瓣的边缘。这会增加天窗式隆起的风险，其发生于当皮瓣轻微收缩愈合时，皮瓣的皮肤会较周围皮肤突起。天窗式隆起给许多患者的皮肤纹理带来明显的、具美学困扰的变化。这可以通过磨皮、皮损内注射类固醇或外科手术来改善，同时它也会随时间推移而自发改善。

岛状带蒂皮瓣的切口会产生"V"形，很难将皮瓣的所有切面隐藏在自然的皮肤张力线内。在某些部位，如上唇这个任务可能比较容易，沿着鼻唇沟的线条，沿着上唇唇红的白色边界，或沿着鼻翼折痕分布。在其他地方如面颊，这项任务可能比较困难。皮瓣也需要仔细缝合，因为皮瓣蒂的所有侧面都被分离，而必须重新定位以填补缺损。因此，皮肤外科新手可能需要额外的缝合时间。

设计

选择合适的创面和位置是皮瓣成功的第一步。评估岛状组织周围边缘被切断时所产生的活动度很重要。虽然这种皮瓣可以用于鼻部或上唇等美容敏感部位直径超过 2cm 的缺损，但岛状带蒂皮瓣通常适用于这些部位

的中小型创伤。鼻的皮肤僵硬，缺乏像脸颊等其他部位典型的顺应性和柔性。此外，由于众多鼻美学亚单位多弯曲，继发运动可能导致鼻部不对称的不良美容效果。

合理的设计对岛状带蒂皮瓣的操作和最终结果很重要，同时让外科医师以最小的风险达成最佳及可重复的美学结果。一般情况下，皮瓣被设计为一个等腰三角形，有两个较长的边（侧边）和一个较短的边（底）。皮瓣的长轴理想地置于松弛的皮肤张力线上，并可弯曲来匹配鼻唇沟与上唇边缘。这会使得愈合的切口瘢痕隐藏在自然的皮肤皱褶中以减少美学困扰。

在经典的设计中，皮瓣通常与缺损相邻或处于相同美容亚单位（图 25-3 和图 25-4）。皮瓣切线远离缺损。三角形皮瓣的长度通常是缺损宽度的 3~4 倍，等腰三角形的顶角约为 30°。三角形岛周围的切口要深入皮下脂肪。蒂也要被垂直切至皮下组织，可包含肌肉或浅肌腱膜层（SMAS）。外科医师应该熟知不同解剖结构的差异性，特别是皮下组织各层血管。即使皮瓣覆盖了知名的血管，这个血管也不会随皮瓣切开，因为蒂提供了一个丰富的皮下组织血管丛，将皮瓣的存活机会最大化。

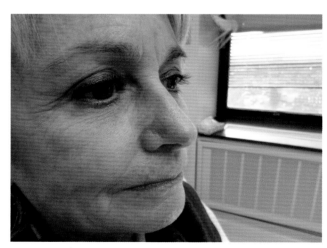

图 25-1　皮瓣可以并入美容亚单位边界

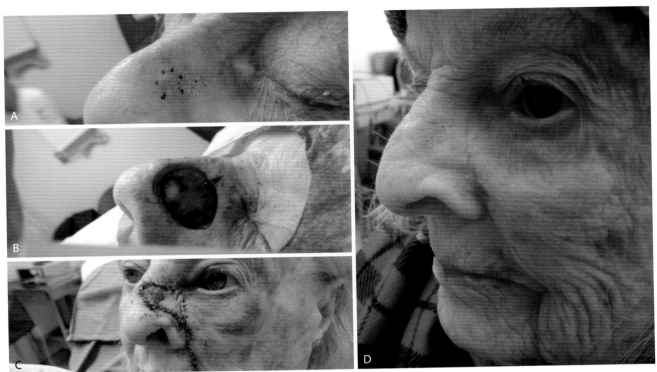

图 25-2　即使是较大的缺损，部分的缝合线也可以设计成沿着美容亚单位边界

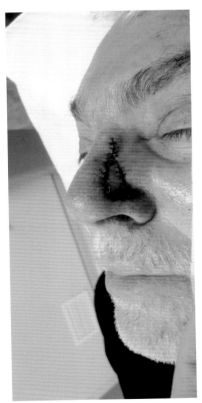

图 25-3　典型皮瓣被设计于同一个美容亚单位

重要的是，皮瓣应该略小于缺损。因此，理想情况下皮瓣的宽度略小于缺损的宽度。这需要缺损周围组织的继发移动，但可以减少皮瓣愈合后凸起的风险。疏松缝合也可用于减少天窗式隆起现象的风险。

皮瓣接下来沿边缘而不是蒂的底部游离。初始手术缺损部位的周围皮肤也需要在同层次进行游离。蒂部组织保持完整，没有被过度游离，以保证皮下血管丛能充分的、随机形式的灌注。如果游离不当，会因为滋养组织的血供受限，而皮瓣有失败风险。蒂本身可以包含表皮、真皮、皮下组织、脂肪、肌肉和部分 SMAS。周围组织的游离是在浅筋膜层上进行的以允许适当的移动。最小化的伤口愈合张力有助于减轻前缘牵拉导致的翻转。在某些部位如眼睑边缘，皮瓣产生的继发移动可导致如外翻等不良的功能或美学效果。

在松解皮瓣岛后，皮瓣应以 V-Y 的方式向前推进至初始缺损处。推进皮瓣时，尤其是蒂体积较大时，组织的继发移动是必要的。这种向前推进皮瓣的动作也可以让外科医师直观地判断皮瓣的哪面需要更多的活动度。如果外科医师在推进过程中将手指放在蒂上，他可确定残留的阻力向量，额外的游离可使此向量的移动顺利。皮瓣的狭窄尾部通常是需要游离的区域以减少对蒂推进的限制。对皮瓣尖端或尾部进行积极的游离可以显著改善皮瓣的移动性。

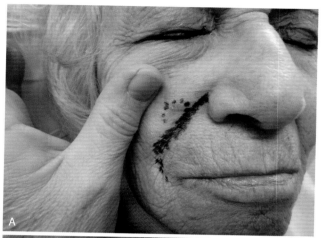

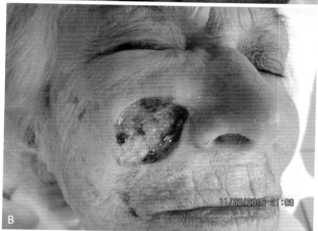

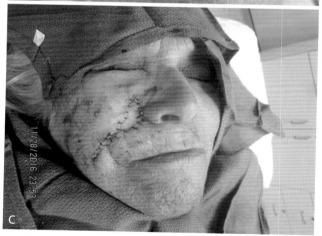

图 25-4 皮瓣的尾部可完美地沿美容亚单位边界隐藏

如果蒂本身需要游离，这需要极度仔细去操作。外科医师应在皮瓣游离后的每一步后检测皮瓣的移动性，以尽量减少蒂的过度游离而损害其血管供应。通常皮瓣的前缘也需要游离，但比尾部的程度低。

皮瓣的关键缝合位于前缘中点和缺损的对应点处的真皮深处。理想的方法是使用隐藏的垂直褥式内缝合或折返缝合方式。皮瓣尖端一般不需要缝针。可使用疏松或者褥式缝合来固定皮瓣的主体，但应小心，避免结扎

皮瓣的血管供应。所有真皮缝合后，蒂的高度应低于周围皮肤的高度，可能低 2～3mm。随着伤口的收缩和愈合，蒂会上升至周围皮肤同等水平。

由于皮瓣设计特点是在蒂的所有侧面都有游离边缘，因此皮瓣特别易受到天窗式隆起现象的影响，从而产生凸起的美学外观（图 25-5）。这种并发症通常发生在术后早期，多发生在脸颊内侧或口唇。小尺寸皮瓣有助于减少天窗式隆起畸形，尽管这要求缺损周围的边缘进行继发移动。外科医师必须负责和预测这一继发移动来合理操作皮瓣。

使用岛状带蒂皮瓣修复的经典部位包括上唇。皮瓣修复还可用于其他部位，包括上额／颞部、侧上唇、内侧面颊（图 25-6）、上鼻背和鼻翼沟。有些位置可能需要使用改进的皮瓣设计。

皮瓣改进

岛状带蒂皮瓣是一种出色的修复方法，可获得持续的可重复结果。针对某些部位的缺损或传统皮瓣设计的其他局限性，需要应用一些设计改良。虽然中央蒂提供了出色的血管供应，但是蒂部的厚大的体积有时会阻碍皮瓣的移动性。因此，使用改良的侧向蒂可以改善皮瓣的运动，保证充分的灌注。也可以使用不同大小蒂的双带蒂岛状皮瓣。

单侧岛状带蒂皮瓣

传统岛状带蒂皮瓣的改良有利于鼻尖及鼻翼缺损的修复。不像传统的皮瓣设计，保持中央的皮下组织蒂，改良后的皮瓣只有一个侧缘保持附着在皮下组织而蒂的其余部分则分离。这种单侧基底的蒂可以由皮下脂肪或肌肉悬韧带组成。这种改进允许更大的皮瓣移动性，因为组织可以更容易地推进或旋转到缺损中。当用于鼻远端缺损时，可以使用基于鼻肌组织的外侧蒂，这允许了更可预测的灌注。在鼻肌不能整合的部位，可用更宽的单侧皮下组织蒂。

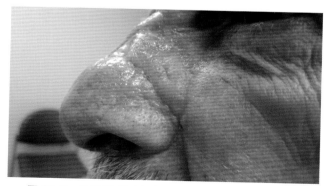

图 25-5 针垫样或天窗式隆起现象常见于此类设计中

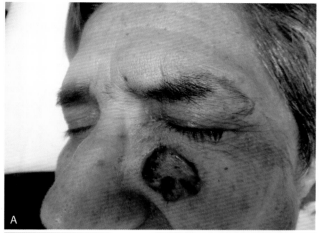

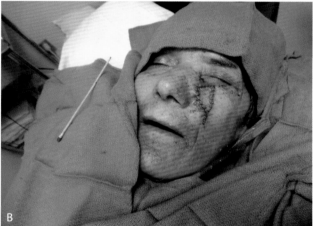

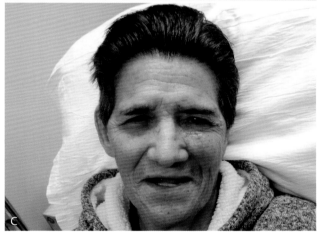

图 25-6　这个皮瓣可以用在口唇和鼻子之外，脸颊的缺损也能可靠有效地修复

双侧岛状带蒂皮瓣

双侧岛状带蒂皮瓣用于单侧岛状蒂不能充分移动以达到缺损远端边缘的情形。这种修复也可用于由不同组织类型组成的缺损，如涉及上唇皮肤和唇黏膜的缺损。双侧岛状带蒂皮瓣可从相反面或相反的方向（水平和垂直）推进。

在一个研究中，Huilgol 等对 10 例缺损累及上皮唇和黏膜唇的患者进行了回顾性分析。分别利用上皮唇皮肤和黏膜唇皮肤设计了 2 个岛状带蒂皮瓣来填补各自的缺损。一旦蒂在适当的位置，修剪推进前缘以模拟上唇的边缘。这种美学效果很好。这种改良也可以用在头皮上。

鲨鱼岛状带蒂皮瓣

鲨鱼岛状带蒂皮瓣是一种能有效结合跨越面颊和鼻面缺损的改良。它的优点是，提供了一个单一步骤的选择，保留了脸颊 - 鼻部交界处复杂的轮廓凹面。其设计的方式类似于传统的岛状带蒂皮瓣，其描述性名称是源于其前缘具有类似鲨鱼的嘴和鼻子的外观。皮瓣上臂旋转 90° 修复鼻翼方面的缺陷，同时推进蒂的剩余部分修复脸颊到鼻面沟。

隧道岛状带蒂皮瓣

当缺损和皮瓣蒂不直接相连时，可采用这种方法。它可以保护皮瓣和缺损之间的正常组织。皮瓣以"隧道"的方式穿过正常皮肤下方填补缺损。

在一个病例中，Wang 等采用耳前皮肤以隧道岛状带蒂皮瓣修复了耳垂，同时保留了耳垂内侧边缘的正常组织。这个组织将缺损与皮瓣分离开来。在内侧边缘下形成了一个"隧道"，允许蒂穿过它到达缺损处。这使得耳垂的纤维脂肪组织得到很好的匹配，从而恢复了该位置组织正常轮廓和纹理。

这种改良皮瓣的优点是可以在单一步骤内修复缺损，并保留正常组织。此种改良皮瓣的缺点是，它增加了天窗式隆起现象的风险，并可能增加中间正常皮肤的膨松度。

易位岛状带蒂皮瓣

此改良岛状带蒂皮瓣，其皮瓣蒂转至 30°～120°，可用于修复内眦或鼻翼外侧。对于内眦的缺损，利用眉间组织制作成岛，然后易位至缺损处。缝合关闭继发缺损有助于蒂的准确定位。对于鼻翼缺损，可用鼻唇沟组织区制作蒂，以易位岛状带蒂皮瓣来修复缺损。

和其他易位皮瓣相比，这种皮瓣有许多优点，包括能够避免易位皮瓣的标准轴相关限制，避免继发缺损直接毗邻原发缺损，皮瓣可以一步完成而不必分作两步，而且有优越的血管供应。外科医师也可利用皮瓣的体积优势来修复鼻侧壁或鼻根的深缺损，或再造鼻翼。然而，皮瓣的体积也可能是一个不利因素，因为它可能导致天窗式隆起，进而导致鼻丰满或突出而限制气流，也可能在易位时拉伸和损伤蒂而可能导致尖端坏死。

多步岛状带蒂皮瓣

两步岛状带蒂皮瓣，即面颊岛状带蒂皮瓣，额旁正中皮瓣的一种有效的替代来修复下鼻部严重的缺损。在这里，组织岛从鼻唇沟获取并被分离。理想情况下，蒂位于皮瓣的上极，皮瓣在中间正常皮肤上旋转以覆盖缺损。首先闭合继发缺损，约在第 3 周将皮瓣取下（表25-2）。

总结

V-Y 岛状带蒂皮瓣，又称 V-Y 推进皮瓣，是一种有用的受益于强健的血管供应的皮瓣。这种任意模式皮瓣可用于各种位置，无论是作为经典还是改良的岛状带蒂皮瓣。极好的血管供应和使用邻近或附近皮肤修复缺损的能力保证了可预期的良好美容效果，且色泽优越、纹理匹配。其主要缺点是存在天窗式隆起现象的风险，而这可以通过精准的分层缝合技术、疏松缝合和缩小皮瓣尺寸来减轻。

表 25-2　岛状带蒂皮瓣设计要点

鼻部选择小或中等大小缺损（图 25-7 和图 25-8）
缩小蒂体积
在推进过程中指触评估蒂的移动性，同时将其推进至缺损处
分离蒂时，每次切割后检测移动性，以减少损伤下层血管供应的可能
确保深度缝合后蒂已嵌入周围皮肤，减少天窗式隆起现象的风险

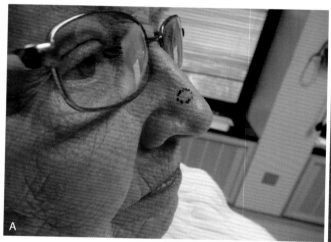
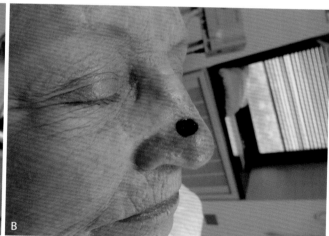
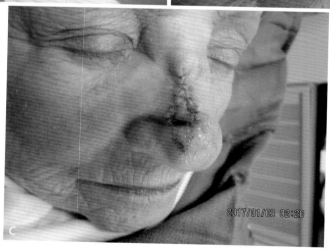

图 25-7　典型鼻缺损较小

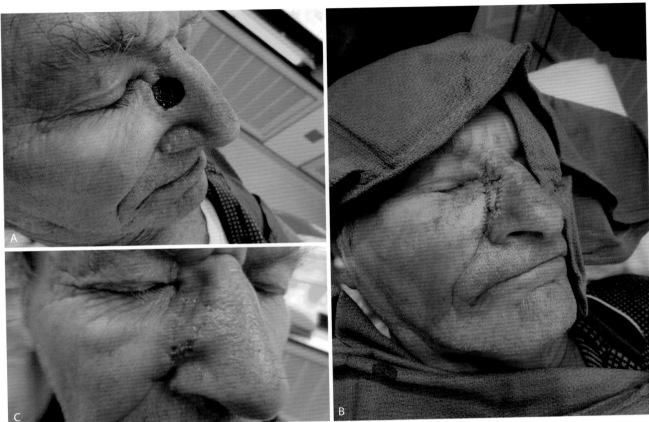

图 25-8　虽然较大的缺损也可以用这种技术关闭，但它们会增加针垫样突起的风险，但如果缝合线隐藏在美容亚单位边界中，这可能是一个有效的权衡

参考文献

1. Lubeek SF, van Vugt LJ, Aben KK, van de Kerkhof PC, Gerritsen MP. The epidemiology and clinicopathological features of basal cell carcinoma in patients 80 years and older: a systematic review. JAMA Dermatol. 2016.
2. Rogers HW, Weinstock MA, Feldman SR, Coldiron BM. Incidence estimate of nonmelanoma skin cancer (keratinocyte carcinomas) in the U.S. population, 2012. JAMA Dermatol. 2015;151(10):1081–1086.
3. Stern RS. Prevalence of a history of skin cancer in 2007: results of an incidence-based model. Arch Dermatol. 2010;146(3):279–282.
4. Asgari MM, Warton EM, Neugebauer R, Chren MM. Predictors of patient satisfaction with Mohs surgery: analysis of preoperative, intraoperative, and postoperative factors in a prospective cohort. Arch Dermatol. 2011;147(12):1387–1394.
5. Salgarelli AC, Cangiano A, Sartorelli F, Bellini P, Collini M. The bilobed flap in skin cancer of the face: our experience on 285 cases. J Craniomaxillofac Surg. 2010;38(6):460–464.
6. Asgari MM, Bertenthal D, Sen S, Sahay A, Chren MM. Patient satisfaction after treatment of nonmelanoma skin cancer. Dermatol Surg. 2009;35(7):1041–1049.
7. Thomas CL, Lam A, Lam J, Paver R, Storey L, Fernandez-Penas P. Factors affecting choice of repair in Mohs micrographic surgery for non-melanoma skin cancer of the head. Australas J Dermatol. 2017;58(3):189–193.
8. Stebbins WG, Gusev J, Higgins HW 2nd, Nelson A, Govindarajulu U, Neel V. Evaluation of patient satisfaction with second intention healing versus primary surgical closure. J Am Acad Dermatol. 2015;73(5): 865 e861–867 e861.
9. Donaldson MR, Coldiron BM. Scars after second intention healing. Facial Plast Surg. 2012;28(5):497–503.
10. Kaufman AJ. Surgical gem: island advancement flaps for lip reconstruction. Australas J Dermatol. 2014;55(3): 201–203.
11. Hata H, Aoyagi S, Homma E, Shimizu H. Lessons from 28 cases of reconstruction by lenticular island pedicle flap at a single institution. J Eur Acad Dermatol Venereol. 2015;29(5):1015–1018.
12. Cecchi R, Fancelli L, Troiano M. Island flaps in the repair of medial canthus: report of 8 cases. Dermatol Online J. 2013;19(6):18576.
13. Bakkour W, Ghura V. Medial eyebrow defects: reconstruction with whole eyebrow subcutaneous island pedicle. Ophthal Plast Reconstr Surg. 2013;29(4):330–332.
14. Li JH, Xing X, Liu HY, Li P, Xu J. Subcutaneous island pedicle flap: variations and versatility for facial reconstruction. Ann Plast Surg. 2006;57(3):255–259.
15. Braun M, Jr., Cook J. The island pedicle flap. Dermatol Surg. 2005;31(8 Pt 2):995–1005.
16. Grevers A. [Resuscitation]. Ned Tijdschr Tandheelkd. 1968; 75(3):202–206.
17. Ercocen AR, Can Z, Emiroglu M, Tekdemir I. The V-Y island dorsal nasal flap for reconstruction of the nasal tip. Ann Plast Surg. 2002;48(1):75–82.
18. Skaria AM. Island pedicle flaps for medial canthus repair. Br J Dermatol. 2012;166(6):1270–1274.
19. Leonhardt JM, Lawrence N. Back to basics: the subcutaneous island pedicle flap. Dermatol Surg. 2004;30 (12 Pt

2):1587–1590.

20. Li JH, Xing X, Ouyang TX, Li P, Xu J. An innovation in the subcutaneous island pedicle flap for cutaneous reconstruction. J Plast Reconstr Aesthet Surg. 2006;59(2): 174–180.

21. Kimyai-Asadi A, Goldberg LH. Island pedicle flap. Dermatol Clin. 2005;23(1):113–127, vi–vii.

22. Hairston BR, Nguyen TH. Innovations in the island pedicle flap for cutaneous facial reconstruction. Dermatol Surg. 2003;29(4):378–385.

23. Huilgol SC, Ma JH, Hills RJ. Double island pedicle or V-Y flap repair for partial-thickness combined defects of the cutaneous and mucosal lip. J Am Acad Dermatol. 2014; 71(6):1198–1203.

24. Hormozi AK, Shafii MR. Bilateral tunneled supraclavicular island flaps for simultaneous reconstruction of massive facial defect and intraoral lining. J Craniofac Surg. 2010;

21(6):1876–1879.

25. Pallua N, Magnus Noah E. The tunneled supraclavicular island flap: an optimized technique for head and neck reconstruction. Plast Reconstr Surg. 2000;105(3): 842–851; discussion 852–844.

26. Wang SQ, Goldberg LH, Kimyai-Asadi A. Tunneled island pedicle flap for an earlobe defect. Dermatol Surg. 2007;33(7):835–837; discussion 838.

27. Campbell LB, Ramsey ML. Transposition island pedicle flaps in the reconstruction of nasal and perinasal defects. J Am Acad Dermatol. 2008;58(3):434–436.

28. Li JH, Xing X, Li P, Xu J. Transposition movement of V-Y flaps for facial reconstruction. J Plast Reconstr Aesthet Surg. 2007;60(11):1244–1247.

29. Fosko SW, Dzubow LM. Nasal reconstruction with the cheek island pedicle flap. J Am Acad Dermatol. 1996;35(4): 580–587.

第 26 章　插入皮瓣

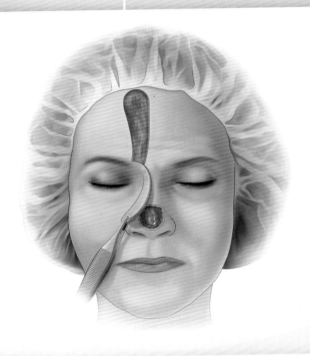

原著者　Rachel Redenius
　　　　Jeremy S. Bordeaux

翻　译　关立昕

审　校　刘　严　徐永豪

概要

- 插入皮瓣强健的血管供应可使远端缺损闭合，因此该皮瓣对较大或较深缺损非常有效。
- 大多数插入皮瓣至少需要经历两个阶段，局部护理程度以及两阶段间皮瓣的功能与外观的协调意味着选择合适的患者至关重要。
- 皮肤外科手术中最常用的插入皮瓣是前额旁正中皮瓣，除此之外还会使用颊鼻、鼻旁、耳后、唇和眼睑插入皮瓣。

初学者贴士

- 皮肤外科医师精确设计皮瓣时，应考虑到鼻部三维形状和轮廓。
- 术区下方轴向血管不需要使用多普勒超声定位。
- 虽然必须保持精妙的平衡，但是首次植入最好尽可能匹配皮瓣的厚度与轮廓，因为第一阶段皮瓣过度变薄可能增加缺血风险。

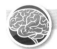

专家贴士

- 皮瓣剥离之前，Abbé 皮瓣可能导致进食或说话困难。
- 插入皮瓣术后 1 年仍可能出现显著水肿，因此 6 个月之内的肿胀无需进行修复。手术过程中感觉和运动功能可能会受损，这需要 1 年或更长时间来恢复神经肌肉功能。
- 虽然前额旁正中皮瓣也许可以产生更好的美容效果，但是仍需要额外的手术。

切记！

- 超大的皮瓣或未适当打薄的皮瓣，可能需要通过另一手术，病灶内类固醇注射，皮肤磨削或激光进行修复。
- 与其他插入皮瓣相比，颊鼻皮瓣因其血管供应不强健更易发生皮瓣坏死。

陷阱和注意事项

- 应告知患者术后可能需要进行其他修复如磨削或外形矫正等。
- 对于 Abbé 皮瓣，在蒂切除术之前，应向患者适当说明有可能会有进食困难和说话困难。
- 眼睑插入皮瓣术后局部淋巴水肿常持续数月。

患者教育要点

- 从患者的角度来看，分阶段插入皮瓣是皮肤外科中最具挑战性的闭合方式之一，因为患者必须在术后数周内护理并忍受难看的蒂。
- 术前应告知患者，继发于上耳蜗神经离断的感觉异常可能是永久性的。

收费建议

- 鼻、眼睑和唇上的插入皮瓣在蒂形成时用 15576 编码，在移除时用 15630 编码。
- 与所有皮瓣编码一样，这些代码与 90 天的总体周期相关联。

引言

大面积的、复杂的面部缺损可能会造成永久性毁容和严重的心理疾病。尽管整容的期望值因人而异，但所有人都希望保持一张正常的面孔。外科医师有许多重构选择，他们的选择是基于缺损的大小、位置和深度。

一个合适操作的局部皮瓣是恢复美容和功能的最可靠选择之一。当局部随机型皮瓣无法修复缺损时，医师可能会考虑插入皮瓣，这是一种适用于较大或较深缺损的有效技术。插入皮瓣可以由命名动脉（轴向型皮瓣）或丰富的血管丛（随机型皮瓣）提供，其强健的血液供应能够修复远端缺损。尽管有文献描述了单个阶段的插入皮瓣，但插入皮瓣通常是需要两个甚至更多个阶段。第一阶段，外科医师将皮瓣转移至缺损处，使血供到达蒂部。第二阶段，3~4周后，分离蒂部，植入皮瓣。考虑到这些修复的复杂性，以及需要护理外观难看的蒂直到其移除，因此选择合适的患者是必要的。

插入皮瓣术前，医师应与患者进行广泛术前讨论，外科医师应该评估需要什么来修复缺损，患者解剖结构的局限性，以及插入皮瓣是否适合这个特定的患者。患者需要有一名司机在场并且有人在家帮忙护理伤口。可以向患者和护理人员展示修复前的照片，从而帮助他们可视化并理解这个过程。有些患者不愿意接受多阶段手术，而外科医师必须始终在手术的复杂性（以及随之而来的术后护理）与完美重建的愿望之间保持平衡。即使替代方案所提供的美容和功能效果较差，医师也应与患者讨论所有可行的替代方案，以便患者做出明智的选择。某些情况可能不适合应用插入皮瓣，应考虑对独居患者或精神状态下降、可能在第二阶段之前操纵修复的患者进行其他重构选择。

额旁正中皮瓣

额旁正中皮瓣（paramedian forehead flap，PFF）是一种有弹性、血供丰富的皮瓣，最适用于修复鼻上的大面积复杂缺损。额部皮脂腺皮肤提供了合适的颜色和质地来匹配该区域，此外皮瓣蒂部丰富的血管可使皮瓣延伸相当远的距离。该血管传统上以滑车上动脉为基础，距眉间中线1.5~2cm。滑车上动脉自滑车上孔穿出，穿过皱眉肌，并穿过眶缘水平正上方的额肌，接着在皮下组织中继续垂直上行。

皮瓣设计

设计皮瓣要着重考虑皮瓣功能、游离缘和皮瓣形状。额旁正中皮瓣不可单独置于没有结构支撑的鼻部远端，以防鼻瓣塌陷。软骨移植可提供结构支撑，防止鼻翼回缩，还有助于恢复鼻部的正常形态和轮廓。为了方便，移植物通常会取自鼻甲或对耳轮处，有时也可以考虑取自鼻中隔和肋骨。如果鼻腔内壁不完整，可采用黏膜瓣、铰链瓣、双蒂中隔瓣或倒全厚皮片。三阶段折叠式额旁正中皮瓣是极佳的修复选择（图26-1）。

对于缺损>50%的外观亚单位，可通过扩大手术伤口覆盖整个亚单位来达到更好的美容效果。在切除剩余的亚单位之前，使用缝合包里的纱布、Telfa敷料、无菌胶带或箔纸制成缺损处的模板（图26-2），然后将模板旋转180°至额头上（图26-3）。通常会使用对侧前额作为皮瓣，以减少旋转中的扭转。如果缺损位于中线，则前额两侧均可使用，并且根据皮肤的肤质和没有任何其他可疑的局部损伤来决定偏向哪侧。皮瓣的长度则由前发际线至眶上缘的距离决定（图26-4）。如果皮瓣长度不足，可延伸至头皮或眶上缘下方。因为向下延长蒂

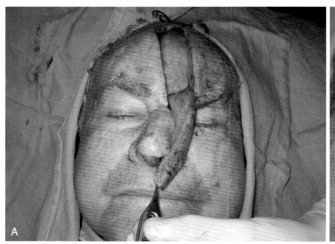
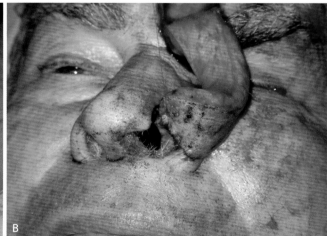

图 26-1 使用三阶段折叠式额旁正中皮瓣重建鼻内壁

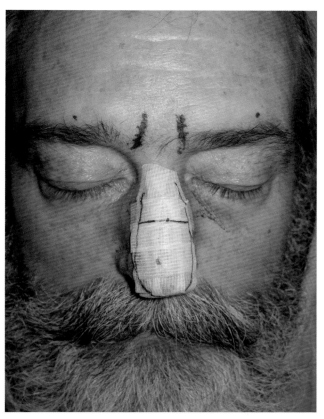

图 26-2　使用无菌胶带创建三维模板

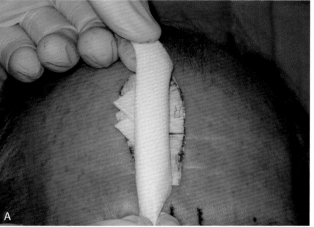

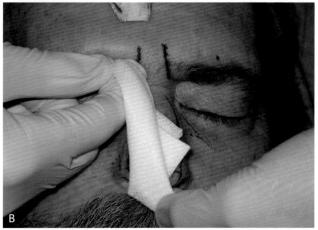

图 26-4　用纱布测量蒂基底部到模板顶部的距离。然后将纱布向鼻头旋转以确认皮瓣可以到达

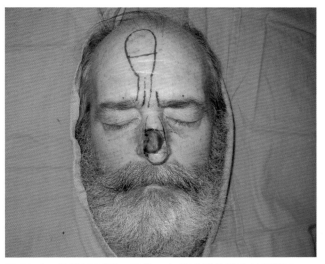

图 26-3　将模板倒置于额头。在最明显的川字纹两侧 6mm 处标记蒂的位置

蒂的血管供应源于滑车上动脉。滑车上动脉可根据解剖标志或使用手持式多普勒超声确定。两种定位方法在皮瓣存活或并发症发生上未见明显差异。最明显的眉间纹与其外侧 6mm 处皮肤准确对应滑车上动脉，可代替多普勒进行定位。蒂的宽度很少大于 1.5cm，因为较宽的蒂会限制皮瓣的活动度，同时较大的扭转和动脉压迫会影响血供。

皮瓣游离

如果缺损延伸到其他外观亚单位（如面颊），最好先单独修复这些亚单位，以保持面部外观的固有边界。修复鼻外缺损后，前额进行无菌准备并麻醉。在前额上部的皮下层做切口，对皮瓣的模板标记部分做较浅表的游离，以减少植入前减积（debulking）的必要。游离皮瓣远端后，游离水平应更加深入，至骨膜上方层面。皮瓣蒂部包括额肌（还有帽状腱膜）可最大限度地降低滑车上动脉横断的风险，确保足够的血管供应。皮瓣游离后，应在没有张力的情况下覆盖缺损（图 26-5）。

部不会影响眉毛，如果需要更长的皮瓣，可使用眉间中线外侧 1.2cm 处的旁正中皮瓣。虽然需要优先考虑鼻部外观正常，而且延长皮瓣至头皮会将终毛转移到鼻部，但也不妨碍使用这种修复方法。皮瓣远端可适当打薄来清除毛囊，或者患者可在术后进行剃毛、脱毛、激光脱毛或电解脱毛。

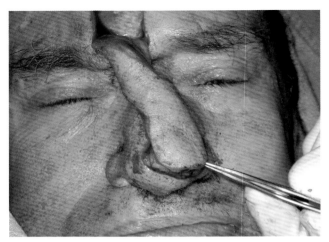

图 26-5 在没有张力的情况下皮瓣覆盖缺损

皮瓣植入

修剪缺损边缘，打薄皮瓣植入缺损。如果需要足够的血供（如吸烟者），可延迟打薄和修剪皮瓣。皮瓣前缘使用表皮或真皮缝合固定于缺损部位。

供皮区闭合

在帽状腱膜下平面剥离组织并仔细闭合前额缺损，防止形成倒置的瘢痕。应避免闭合过紧，如果无法完全闭合，可能需要二期愈合来愈合（图 26-6）。

术后须知

可沿蒂使用针尖电凝止血，但随着肾上腺素作用效果的消失，该区域通常会在术后继续渗血。使用氧化再生纤维纱布（Surgicel，Ethicon，Inc.，Somerville，NJ）包裹蒂有助于减少出血。体积较大的加压敷料会阻挡视线，可能会妨碍患者戴眼镜（图 26-7）。因此，有司机伴行是必要的。1 周后，患者需回来换药。

第二阶段

3 周后，患者返回手术室进行蒂部切除和远端皮瓣打薄。先沿基底部切除蒂的基底部。再切除整个蒂部，并线性闭合切口，也可以使用 V-Y 修复。沿着原始缺损重新构建切口，然后将皮瓣打薄并缝合（图 26-8）。

技术要点

皮肤外科医师精确设计皮瓣时，应考虑到鼻部三维形状和轮廓（图 26-9）。因为第一阶段过度打薄皮瓣可能增加缺血风险，并且需要保持精微平衡，所以首次植入时，最好尽可能使皮瓣厚度和轮廓与缺损匹配。皮瓣过大或皮瓣未适当打薄，可能需要进行另一手术、病灶内类固醇注射、磨削或激光来修复。后期修复通常要在皮瓣切除后 4~6 个月进行。

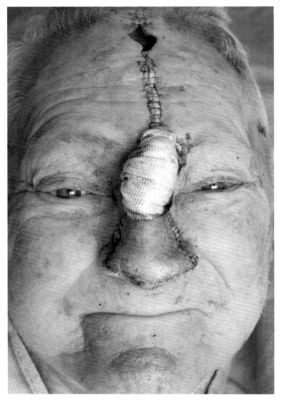

图 26-6 额部缺损一期不能完全闭合，通过二期愈合来愈合

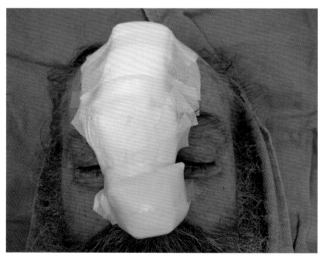

图 26-7 沿着额旁正中皮瓣加压包扎

医师还需花时间修复前额的继发缺损，以防止出现明显的倒置瘢痕。如果继发缺损张力过大，该部位应进行二期愈合来愈合。

术前应告知患者，滑车上神经横断后继发的感觉异常可能是永久性的。

鉴于这种皮瓣的血供充足，因此皮瓣坏死极其少见，但在皮瓣张力极大或患者重度吸烟等情况下也可能出现。浅表坏死可在分离皮瓣时清除，并通过二期愈合来愈合。如果发生皮瓣完全失效的灾难性事件，建议进

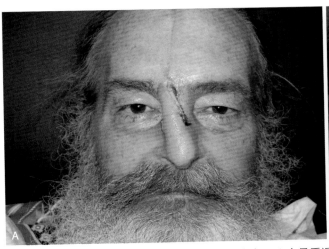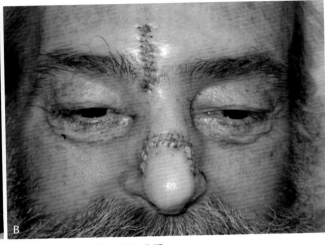

图 26-8　A. 患者于 1 个月后返回取下皮瓣。B. 第二阶段术后

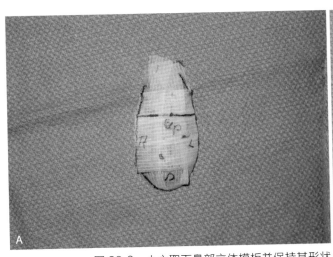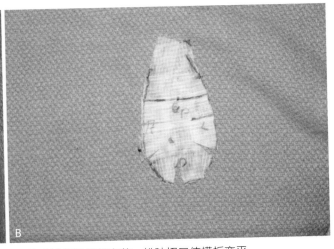

图 26-9　小心取下鼻部立体模板并保持其形状；在转移模板至前额之前，松弛切口使模板变平

行观察。蒂部将会自行离断，必要的话可在日后进行修复。一般来说，这种皮瓣方法是可靠的，并且可形成较好的美学与功能效果（图 26-10）。

颊鼻插入皮瓣

　　颊鼻插入皮瓣（cheek-to-nose interpolation flap，CIF），或称颊唇插入皮瓣，是一种基于内眦动脉分支的随机型皮瓣，最适用于深至鼻腔的缺损。颊鼻插入皮瓣供皮区来自内侧面颊的皮脂腺皮肤，可提供合适的颜色和质地与缺损区匹配，而且供体部位的瘢痕隐藏在颊唇皮瓣中。该皮瓣的缺点是会将男性的胡须转移至缺损处，正如上文 PFF 所述，这可以通过皮瓣打薄或术后脱毛来解决。

皮瓣设计

　　鼻翼肌肉缺失使得鼻部结构失去支撑，通常需要软骨移植以防止鼻瓣塌陷，保持呼吸道通畅，防止鼻翼边缘收缩，提供支撑体以恢复自然的鼻翼凸起。通过推动鼻翼边缘来测试阻力，并观察患者受刺激时鼻翼有无塌陷，从而有效评估是否需要额外的支撑。如果需要鼻腔内壁，可将皮瓣折叠，但较大的全厚缺损使用额旁正中皮瓣更适合。通常以对侧鼻翼作为参照设计缺损模板，然后将模板旋转至颊部，这样可以使其上部边缘重叠于鼻唇沟，而下部侧向外展。在模板上下绘制 Burow 三角成椭圆。用缝合线或纱布确认皮瓣位置，确保两者不会拉得太紧。皮瓣长度则尽量设计长些。

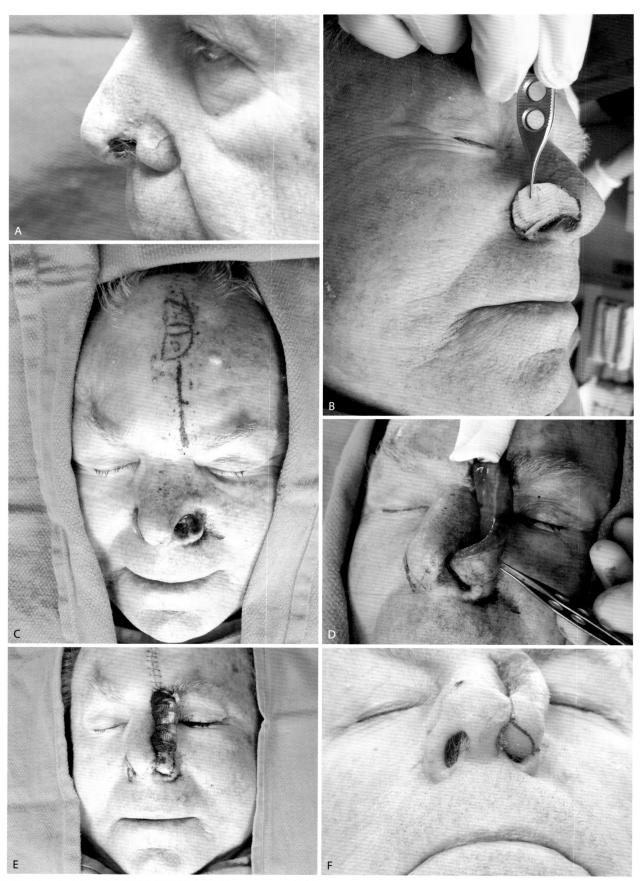

图 26-10 A. Mohs 手术后左侧鼻翼全层缺损；B. 参照对侧鼻翼制成模板；C. 将模板倒置至额头；D. 用于重建鼻内壁的折叠式皮瓣；E. 用止血纱布包裹蒂并缝合皮瓣到位；F. 3 周后返院进行第二阶段手术，计划在鼻翼边缘处分离蒂部

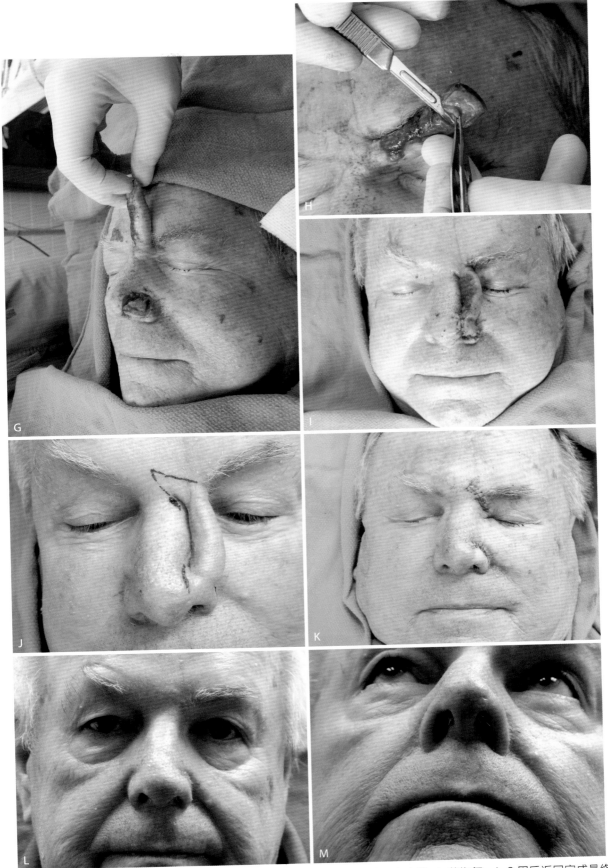

图 26-10（续）　G. 在鼻翼边缘和可见的鼻内壁处分离蒂部；H. 适当打薄蒂和鼻内壁；I. 蒂恢复；J. 3 周后返回完成最终阶段
手术（从第一阶段开始 6 周后）；K. 分离蒂部；L. 术后 1 个月（正面）；M. 术后 1 个月（下面）

皮瓣游离

切开皮瓣并在其远端皮下脂肪水平处游离。部分医师在接近远端蒂时，可能会转移至更深平面，以包括上唇上睑提肌的肌肉纤维，从而增加血管供应。在最靠近蒂部 Burow 三角的上端保留面颊附着点，或者游离皮下蒂。前者增加了血管供应，后者减少了扭转更易于皮瓣分离和植入。缺损在右侧逆时针旋转皮瓣，缺损在左侧则顺时针旋转。皮瓣需在无张力的情况下覆盖缺损。

皮瓣植入

皮瓣近端因为需要被打薄以匹配缺损。缺损边缘对开，准备植入皮瓣。破坏鼻腔皮肤可能有助于防止针垫。皮瓣用皮肤和真皮缝合线固定。鼻翼褶皱可通过二期愈合来愈合，固定，或用反向缝合线缝合以保持凹陷。

术后须知

敷料不如 PFF 那么麻烦，因为患者可以开车和戴眼镜。暴露在外的蒂被轻轻地烧灼，然后用外科手术纱布或干燥纱布包裹。压力敷料放置 24~48 小时。患者 1 周后回来换药。

第二阶段

3 周后，将蒂从基底部切断。如果蒂保留和颊的连接，那么蒂的整个基底部必须用椭圆切除，并且用分层闭合修复。如果基底部是独立的，可以用 V 形切口将其插入脸颊，或者用椭圆切除法将其切除。如果需要的话，皮瓣也可以在这个时候变薄。

技术要点

由于这个皮瓣，鼻唇沟变平，但通常不会很明显，并不会对患者造成困扰。如果需要，对侧鼻唇沟的梭形切除可重构对称性。

与其他插入皮瓣相比，颊鼻插入皮瓣血供较差，更易出现坏死。坏死通常发生在皮瓣的远端边缘，可以通过二期愈合修复。皮瓣的枕形形变更有利于恢复鼻翼的凸度。如果有问题，可在移除 1 个月后病灶内注射曲安奈德。

应告知所有患者，之后有可能需要进行额外修复，如皮肤磨削或轮廓修复（图 26-11）。

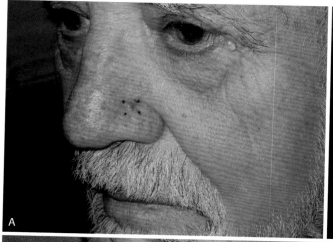
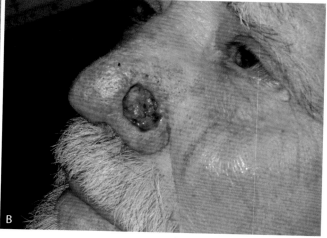
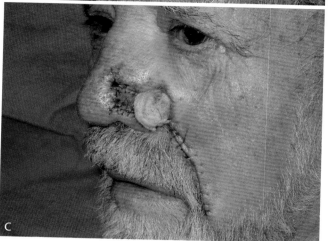

图 26-11　A. 左侧鼻翼的基底细胞癌；B. Mohs 显微手术后缺损；C. 皮瓣缝合到位，并用止血纱布和三溴酚铋纱布包裹蒂部

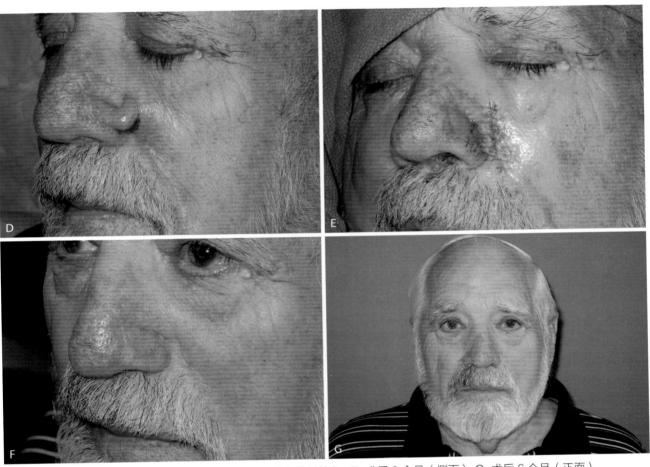

图 26-11（续） D. 3 周后皮瓣成活；E. 分离蒂并植入；F. 术后 6 个月（侧面）；G. 术后 6 个月（正面）

鼻旁插入皮瓣

　　鼻旁插入皮瓣（paranasal interpolation flap, PIF）是颊鼻插入皮瓣的一种变形，是来源于鼻侧壁和鼻面沟的随机型皮瓣。由于这是一个非毛发区域，这个皮瓣可以防止面部毛发转移到鼻翼，就像传统的 CIF 在男性身上发生的那样。鼻旁插入皮瓣的另一个优点是蒂的旋转轴小，扭转张力较少，需要的皮瓣也较短。此外，与传统颊鼻插入皮瓣相比，供体区域也会抑制鼻翼沟变平和不对称。因此，鼻旁插入皮瓣最适用于位于鼻翼的中小型孤立缺损。下睑过度松弛的患者由于有睑外翻的风险，不适合进行这种修复。

皮瓣设计

　　以对侧鼻翼为参照设计缺损模板。皮瓣的宽度应等于缺损的垂直高度，并在模板周围描画一个椭圆。必要时，可在皮瓣游离之前像前面所描述的那样植入软骨移植物。

皮瓣游离

　　在鼻翼外侧做一条沿鼻唇沟和鼻面沟向上的切口作为皮瓣的内侧部分，并做另一条平行于此的切口。皮瓣于真皮下游离。当蒂的基底部靠近以保护血管丛时，就会过渡到更深水平。

皮瓣植入

　　在无张力的情况下将皮瓣旋转至缺损，用埋线和皮肤缝线固定并根据需要修剪。面颊部的供体区域主要是被破坏和闭合。闭合时应仔细评估下眼睑张力，以避免睑外翻。

第二阶段

　　患者在 3 周后返回进行蒂切除和植入。在缺损侧方分离蒂部，并适当打薄皮瓣。修补缺损边缘，皮瓣缝合到位。蒂的基底部主要是用椭圆切除，游离并闭合。

技术要点

　　如前所述，术后可能需要激光，磨削，曲安奈德皮损内注射或其他手术进行修复（图 26-12）。

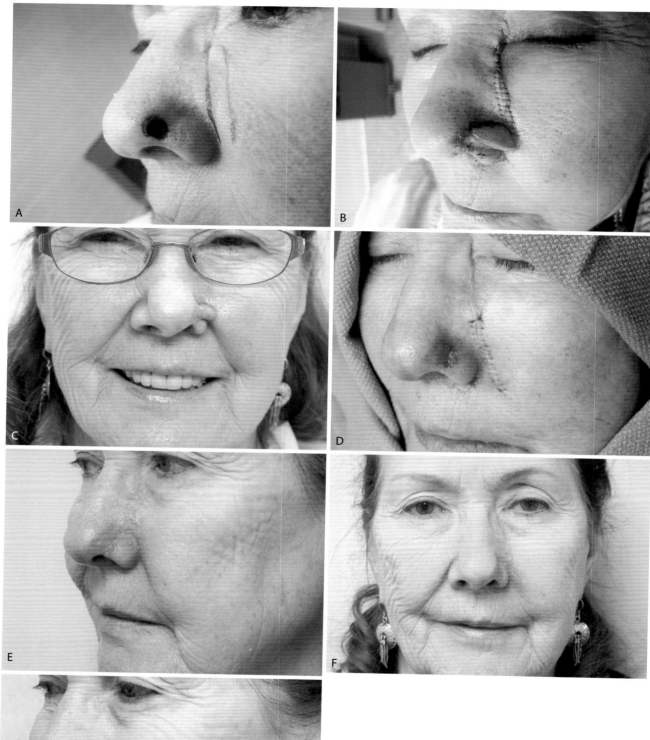

图 26-12 A. Mohs 手术后左侧鼻翼缺损。沿鼻面沟绘制鼻旁皮瓣模板。B. 蒂部植入,闭合供区。C. 4 周后返回,分离蒂。D. 分离和植入完成。E. 术后 1 个月(侧面)。F. 术后 1 个月(正面)。G. 术后 6 个月(侧面)

耳后插入皮瓣

在不改变耳廓外形的情况下修复耳轮伤口非常困难。当软骨膜完整时，全厚皮瓣移植可以有效地恢复耳廓外观。但是只把软骨留在创伤床是不合适的。虽然软骨可逐渐通过二期愈合，但感染、炎症和破坏性软骨炎的风险会增加。后耳随机型带蒂皮瓣可为累及耳轮和前耳的较大缺损提供可靠的替代方案。此皮瓣修复美容效果挺好而且维持了耳廓原有的大小和轮廓。此外，供体部位隐蔽，愈合良好。

皮瓣设计

选择耳后皮肤作为皮瓣，制作缺损模板并将其转移至供体位置。将耳廓折叠到乳突，并测量缺损的垂直高度，以确保皮瓣不会过小。根据伤口的大小，蒂部可以只累及乳突，也可以延伸到耳后沟和后耳。若患者发际线紧靠耳后沟，亦可考虑耳前供体部位或其他重构方案，以防止末端毛发转移到耳上。

皮瓣游离和移动

沿皮瓣的前缘和两侧做切口，在乳突的筋膜上方或耳后沟和后耳的软骨膜上方水平抬起皮瓣。打薄皮瓣的远端时应在皮瓣上保留一层薄薄的脂肪，以确保皮瓣存活。皮瓣植入后视野不佳，因此止血很重要。之后将皮瓣覆盖在缺损上。初级和次级缺损都可以被稍微游离以增加可移动性。

皮瓣植入

用皮肤缝线缝合皮瓣到位并从耳廓前表面延伸至耳轮边缘。可用绷线缝合重建耳轮自然形态。这可以在第一或第二阶段完成，但第一阶段可能更容易，因为伤口收缩会使蒂部变平。如果存在全厚缺损，可将皮瓣自身折叠以重建耳轮。在这种情况下很少需要软骨移植，除非软骨的大部分缺失。皮瓣基底较宽且无扭转，可承受一定的张力且不影响血供；如果皮瓣大小合适，无张力也是有可能的。

术后须知

因为蒂部被隐藏在耳后，患者可以在移除加压包扎后 24~48 小时内佩戴眼镜和助听器，所以患者在这一过程的耐受性非常好。蒂部持续引流对许多患者来说很麻烦，这应在术前就告知患者。耳后填塞或烟卷引流可减轻这种顾虑。1 周后更换敷料。

第二阶段

患者 3 周后返院进行蒂部切除。残端可以完全被切除，乳突或后耳的次级缺损通过二期愈合来愈合。或者，清理伤口边缘，蒂部返回其原来位置。残余皮瓣按需要打薄并缝合到位。在皮瓣穿过耳轮处，垂直褥式缝合有助于防止缺口。

技术要点

与所有插入皮瓣一样，精确测量皮瓣到缺损的距离非常重要。以耳后插入皮瓣为例，缺损可额外覆盖延伸到后耳。

修复过程可能会发生耳轮变钝。但这也不足以困扰一些病人，折叠皮瓣以及使用绷线缝合有助于重构耳轮边缘。由耳轮边缘和对耳轮之间的桥接引起的耳舟变钝，也可以通过绷线缝合防止。

耳轮外翻对于防止缺口极为重要，垂直褥式缝合也对预防缺口有一定的帮助（图 26-13）。

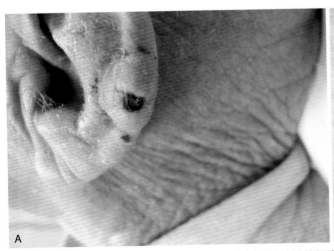
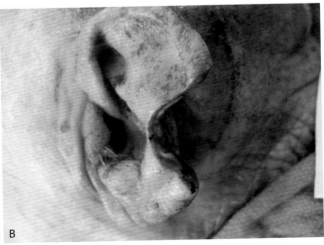

图 26-13　A. 左侧耳轮的鳞状细胞癌。B. Mohs 手术后的全层缺损

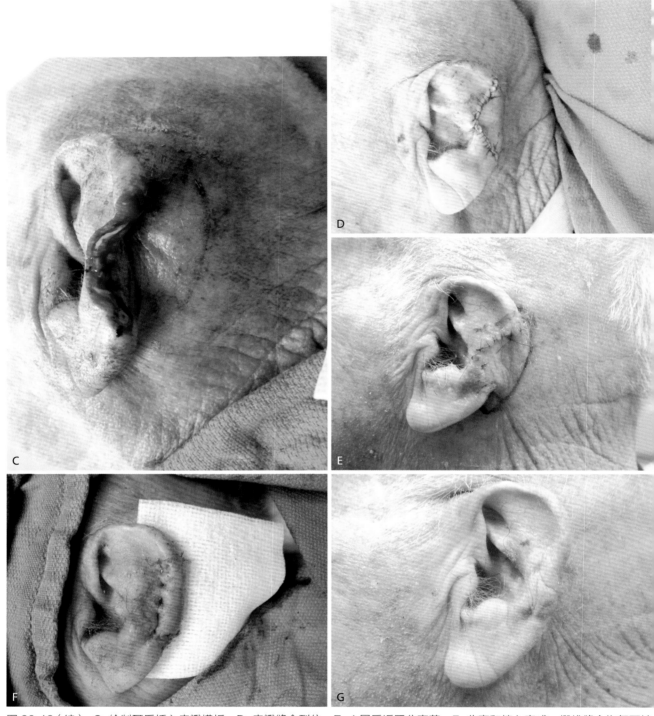

图 26-13（续） C. 绘制耳后插入皮瓣模板。D. 皮瓣缝合到位。E. 4 周后返回分离蒂。F. 分离和植入完成。绷线缝合恢复耳轮轮廓。G. 术后 6 个月

Abbé 皮瓣

Abbé 皮瓣（或交叉唇瓣）是一种基于上唇动脉或下唇动脉的轴向型皮瓣。其可用于修复上唇或下唇 1/3～1/2 的大面积全厚缺陷，包括皮肤、肌肉和黏膜的转移。它也可用于唇裂修复。涉及口角的缺损则不用此方法修复。上下唇动脉均起自口角的面动脉，并与对侧分支吻合包围唇缘。唇动脉通常位于口腔黏膜和口轮匝肌之间，也有极少数分布于眼轮匝肌。虽然唇动脉不位于肌肉表面，但它们的深度不尽相同，并且相对于口角它们更靠近唇缘。

皮瓣设计

因唇缘在手术过程中容易发生变形，医师应在局部浸润麻醉前标记唇缘边界。眶下或颏神经阻滞麻醉也可降低唇缘变形的风险。皮瓣设计应在中线或旁正中的位置，宽度约为缺损宽度的 50%。因为初级和次级缺损的闭合都会引起宽度减小，此设计有助于保持双唇对称。垂直高度应等于缺损的高度。有文献记载，对于大面积缺损，包括皮肤的 Abbé 皮瓣可延至颏褶。扩大上唇缺损可替换整个亚单位，并隐藏鼻根或颊唇沟的缝线。制作缺损模板并将模板移至对侧唇的所需位置。蒂基底可以选取内侧或外侧，但通常选择与缺损同侧以确保术后口腔直径更大。

皮瓣游离

如果皮肤标记变得模糊，可以在皮瓣和缺损的朱红边缘标记切口，重新进行精确对皮。在蒂的对侧进行全厚切口。分离并结扎唇动脉。然后移至皮瓣蒂侧，并在轮匝肌处钝性剥离，以防唇动脉横断。蒂的大小应控制在 1cm 左右，以保持静脉流出，限制充血和水肿。更宽或更厚的蒂会压迫动脉血供和静脉回流。有效止血后，从口腔黏膜开始逐层缝合供体部位。缝合黏膜时，线结应朝向口腔内。在供体区的蒂起始处应保留一个小开口以便于其旋转。皮瓣向缺损区旋转 180°。

皮瓣植入

皮瓣植入，并和供区一样逐层缝合。仔细地重新对合唇缘。还有，精确吻合口轮匝肌对恢复口唇功能很重要。

术后须知

Abbé 皮瓣作为上下唇之间的连接可防止口部完全张开。在分离蒂之前需要流食或软食。因为麻醉药会引起恶心和呕吐，所以应该应用止吐药，或者考虑使用非麻醉性镇痛药。许多医师会在术中或术后使用抗生素。

Abbé 皮瓣修复不需要使用大块敷料，建议使用凡士林软膏进行常规伤口护理。

第二阶段

患者于 3 周后返回，用 V 形切口切除蒂部。先闭合受体唇上的 V 形缺损，再将蒂的残端还原至供体唇或直接切除并线性闭合进行修复。第二阶段疼痛感通常比第一阶段轻，并且患者术后可以开始进食。

技术要点

分离蒂部之前应告知患者会出现饮食和说话困难。许多患者会担心皮瓣的水肿样貌，所以应告知患者水肿 4～6 个月是正常的。6 个月之内的肿胀可不予任何处理。手术有可能影响感觉和运动功能，这需要 1 年或更长时间才能完全恢复神经肌肉功能。尽管很少见，永久性功能障碍也有可能发生，术前也应适当告知患者。唇缘位置偏移会很明显，并且预防它要比修整容易得多。

Cutler-Beard 皮瓣

Cutler-Beard 皮瓣是下睑的皮肤结膜瓣，用于修复上睑的较大的全厚缺损。下睑的供区提供了完美的颜色和肤质匹配，而且下睑皮肤松散更易拉伸。

皮瓣设计

测量缺损宽度并设计模板。将模板转移至睑板下方的下眼睑，并形成一个矩形皮瓣。

皮瓣游离和植入

在下睑板下方 2～3mm 处做水平切口，并穿过下睑延伸全层。在这层薄皮肤上可以使用 Westcott 剪至所需深度。皮瓣由两个平行的竖直切口形成，移至下睑板下方。将下睑结膜仔细与眼轮匝肌分离，并连接到上睑提肌腱膜和上睑结膜边缘。外科医师可能会考虑使用耳廓软骨或结膜顶部的游离睑板移植物来提供支撑。然后将下眼睑皮瓣的皮肤和肌肉向上推进，并逐层缝合至上眼睑。下睑缺损保持开放状态。

术后须知

覆盖敷料 48 小时。患者的眼睑需保持缝合状态，直到数周后进行分离，这对患者，尤其是对侧眼视力差的患者来说非常困难。

第二阶段

患者在 4～8 周后返回并分离蒂部。蒂部向下回缩并缝合到下睑缘。上眼睑结膜推进到睑缘。

治疗要点

局部淋巴水肿是常见问题，可能持续数月。下睑松弛会导致眼睑外翻，可能需要行下睑紧缩术。也可能发生上睑内翻，导致睫毛和皮肤碰触角膜，并对角膜产生刺激。可通过将新的睑前板固定到软骨或游离睑板移植物来避免。鉴于这种修复的发病率和潜在并发症，致使其更适用于其他重建方案不适合时的较大缺损。此外，有文献介绍了一种在早期分离蒂部的改良 Cutler-Beard 皮瓣。在这个过程中，从对侧上睑取一个游离睑板移植片并缝合到后板层和上睑提肌腱膜。在下睑设计了一个纯皮肤的皮瓣，并以类似于传统 Cutler-Beard 皮瓣的方式游离并缝合。2 周后将蒂分离，并返还给下眼睑。作者描述了这项技术，并未发现坏死或内翻的情况，只有 1 名患者出现了睑外翻（图 26-14）。

休斯皮瓣

休斯皮瓣（Hughes flap）通常用于修复 >50% 睑缘，较大的全厚下睑缺损。它是来自上眼睑的睑板结膜瓣，可用于眼睑后板重建。而眼睑前板修复通常使用全厚皮片或推进皮瓣。

皮瓣设计

测量缺损的宽度来确定所需睑板的宽度。若缺损大于 2cm，睑板植片可以扩大至结膜边缘。将上眼睑外翻，在距离上睑缘 3~4mm 做标记，因为这是避免内翻的睑缘数量。

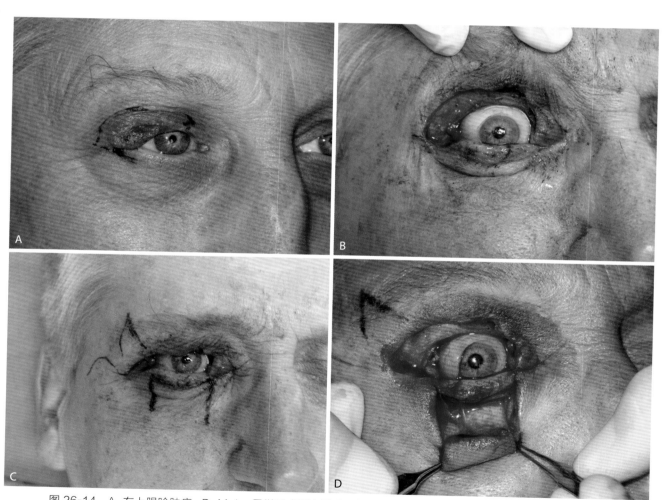

图 26-14　A. 右上眼睑肿瘤；B. Mohs 显微手术后上睑全层缺损；C. 在下眼睑绘制模板；D. 切开和游离皮瓣

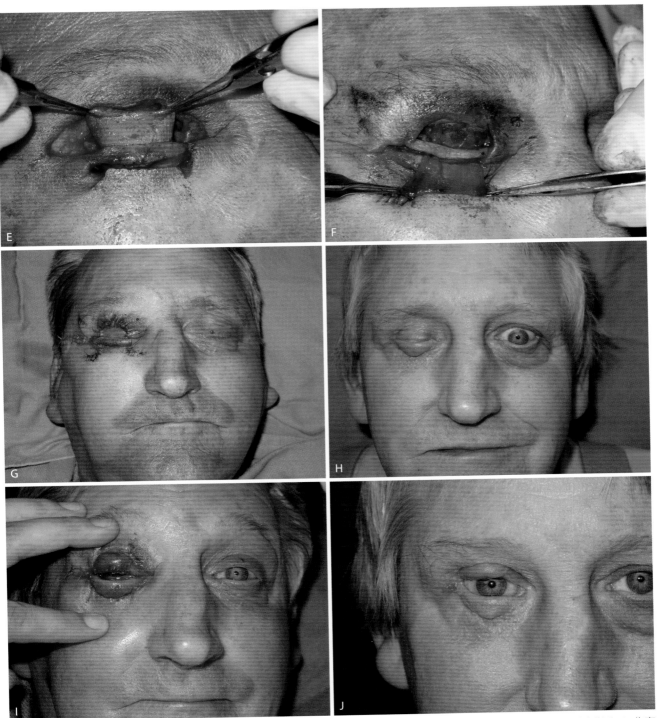

图 26-14（续） E. 皮瓣从睑板下方通过；F. 用于结构支撑的软骨移植物；G. 缝合皮瓣到位；H. 10 周后随访皮瓣成活；I. 分离蒂；J. 术后 1 个月

皮瓣游离

用 Westcott 剪剪开睑板，游离眼轮匝肌至上缘。分离 Muller 肌和结膜间平面至上穹窿，将结膜转移到睑板皮瓣。在睑板内外侧缘做垂直切口便于皮瓣移动。

皮瓣植入

将新形成的皮瓣拉到下眼睑，附在结膜上。可应用全厚皮片或面颊部的推进皮瓣重构上睑。

术后须知

敷料通常覆盖1周，患者的眼保持缝合状态直到手术的第二阶段。

第二阶段

3~4周后分离蒂部，在下睑缘上方做一个切口。有文献记载一种改良休斯皮瓣在1周后进行蒂部分离，没有出现皮瓣坏死或失败的情况。蒂部向上反折，在上睑睑板处去除剩余皮瓣。

治疗要点

如果游离皮瓣过程中没有剥离至上穹窿，亦或 Muller 肌和上睑提肌腱膜转移至皮瓣中，就会有19%~32%的患者出现上睑萎缩。患者会出现下睑睫毛缺失，但这个皮瓣提供的美容和功能效果是可接受的。也有文献记载过双蒂睑板结膜瓣，并可避免手术造成的视觉障碍。

总结

在切除皮肤肿瘤后，医师常常要面对患者巨大且复杂的缺损。眼、耳、鼻部区域三维结构复杂，很难修复，并且在修复重建时必须仔细考虑形状、功能及游离缘。对于这些特定患者的疑难缺损，插入皮瓣是个不错的选择。此外，插入皮瓣可以在门诊手术室局麻下完成，安全可靠。

参考文献

1. Hollmig ST, Leach BC, Cook J. Single-stage interpolation flaps in facial reconstruction. Dermatol Surg. 2014; 40(Suppl 9):S62–S70.
2. Otley CC, Sherris DA. Spectrum of cartilage grafting in cutaneous reconstructive surgery. J Am Acad Dermatol. 1998;39:982–992.
3. Sage RJ, Leach BC, Cook J. Antihelical cartilage grafts for reconstruction of Mohs micrographic surgery defects. Dermatol Surg. 2012;38:1930–1937.
4. Drisco BP, Baker SR. Reconstruction of nasal alar defects. Arch Facial Plast Surg. 2001;3:91–99.
5. Parrett BM, Pribaz JJ. An algorithm for treatment of nasal defects. Clin Plastic Surg. 2009;36:407–420.
6. Jellinek NJ, Nguyen TH, Albertini JG. Paramedian forehead flap: advances, procedural nuances, and variations in technique. Dermatol Surg. 2014;40: S30–S42.
7. Brodland DG. Paramedian forehead flap reconstruction for nasal defects. Dermatol Surg. 2005;31:1046–1052.
8. Stigall LE, Bramlette TB, Zitelli JA, Brodland DG. The paramidline forehead flap: a clinical and microanatomic study. Dermatol Surg. 2016;42:764–771.
9. Vural E, Batay F, Key JM. Glabellar frown lines as a reliable landmark for the supratrochlear artery. Otolaryngol Head Neck Surg. 2000;123:543–546.
10. Menick FJ. A 10-year experience in nasal reconstruction with the three-stage forehead flap. Plast Reconstr Surg. 2001;109:1839–1855.
11. Christenson LJ, Otley CC, Roenigk RK. Oxidized regenerated cellulose gauze for hemostasis of a twostage interpolation flap pedicle. Dermatol Surg. 2004; 30:1593–1594.
12. Mellette JR, Ho DQ. Interpolation flaps. Dermatol Clin. 2005;23:87–112.
13. Jewett BS. Interpolated forehead and melolabial flaps. Facial Plast Surg Clin N Am. 2009;17:361–377.
14. Nguyen TH. Staged cheek-to-nose and auricular interpolation flaps. Dermatol Surg. 2005;31:1034–1045.
15. Fader DJ, Baker SR, Johnson TM. The staged cheek-tonose interpolation flap for reconstruction of the nasal alar rim/lobule. J Am Acad Dermatol. 1997;37(4):614–619.
16. Wentzell JM, Lund JJ. The inverting horizontal mattress suture: applications in dermatologic surgery. Dermatol Surg. 2012;38:1535–1539.
17. Fisher GH, Cook JW. The interpolated paranasal flap: a novel and advantageous option for nasal-alar reconstruction. Dermatol Surg. 2009;35:656–661.
18. Johnson TM, Fader DJ. The staged retroauricular to auricular direct pedicle (interpolation) flap for helical ear reconstruction. J Am Acad Dermatol. 1997;37:975–978.
19. Abbe R. A new plastic operation for the relief of deformity due to double harelip. Plast Reconstr Surg. 1968;42: 481–483.
20. Bagatin M, Most S. The Abbe flap in secondary cleft lip repair. Arch Facial Plast Surg. 2002;4:194–197.
21. Kriet JD, Cupp CL, Sherris DA, Murakami CS. The extended Abbe flap. Laryngoscope. 1995;105(9):988–992.
22. Naficy S, Baker SR. The Extended abbe flap in the reconstruction of complex midfacial defects. Arch Facial Plast Surg. 2000;2:141–144.
23. Nerad JA. Techniques in Ophthalmic Plastic Surgery. Philadelphia, PA: Elsevier; 2010.
24. Hsuan J, Selva D. Early division of a modified Cutler–Beard flap with a free tarsal graft. Eye. 2004;18:714–717.
25. Leibovitch I, Selva D. Modified Hughes flap: division at 7 days. Ophthalmology. 2004;111:2164–2167.
26. McNab A, Martin P, Benger R, O'Donnell B, Kourt G. A prospective randomized study comparing division of the pedicle of modified Hughes flaps at two or four weeks. Ophthal Plast Reconstr Surg. 2001;17(5):317–319.
27. Hargiss J. Bipedicle tarsoconjunctival flap. Ophthal Plast Reconstr Surg. 1989;5(2):99–103.
28. Newlove T, Cook J. Safety of staged interpolation flaps after Mohs micrographic surgery in an outpatient setting: a single-center experience. Dermatol Surg. 2013;39: 1671–1682.

第 27 章　Z 成形术

原著者　Jessica Lori Feig
　　　　　Daniel B. Eisen

翻　译　邱小惠　任　军
审　校　李　琼　姜海燕

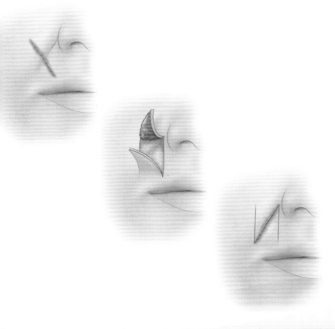

概要

- Z 成形术是一种强大的技术，它利用三角皮瓣的转置来改善与松弛的皮肤张力线（relaxed skin tension lines，RSTLs）平行的瘢痕，减少瘢痕的张力，同时有延长并改变瘢痕方向的作用。
- 综合考虑皮肤松弛度、皮瓣存活所需的大小、血管受损的风险、位置及理论上的局限性等因素，60°Z 成形术被认为是最优的。
- Z 成形术可以单独用于瘢痕的修复或再定位，或作为其他皮瓣修复中的辅助方法，来减轻中轴的张力。

初学者贴士

- Z 成形术具有松解挛缩、蹼状修复、改善游离缘扭曲的作用。
- 两个一样的三角皮瓣同时行互换移植，位置互换的结果是 Z 的公共臂进行了 90°的重新定向。

专家贴士

- Z 成形术的基本目标包括：
  - 改变瘢痕的走行方向，使其在松弛的皮肤张力线内，或与之平行。
  - 延长瘢痕。
  - 通过延长瘢痕松解挛缩。
  - 分散瘢痕以更好地伪装。

切记！

- 在一项研究中，被调查者更喜欢更简单、不那么复杂的线状瘢痕，而不是 Z 形瘢痕。也就是说，需要更多的研究，将长瘢痕分解成较小瘢痕的好处才能被接受。
- 对于这些侧臂的布局，尽管外科医师有两种选择，但是只有一种组合能进行最佳的美容术或使线条朝着或平行于 RSTLs 的方向重新定向。

陷阱和注意事项

- 如果瘢痕已经沿着 RSTL，Z 成形术可能会导致一个不太理想的结果：中央切口重新定位，使其垂直于 RSTL。
- 在 RSTLs 40°范围内的瘢痕单纯切除可能比 Z 成形术更好。
- 坏死更常见于角度<30°，因此，应尽可能避免这样的锐角皮瓣。

患者教育要点

- 虽然 Z 成形术会导致瘢痕线变长，但应使患者放心，这样做的结果是瘢痕看起来不会那么明显。
- 在手术前应告知患者 Z 成形术后可能需要进行其他瘢痕修复程序。

收费建议

- Z 成形术使用相邻的组织转移（皮瓣）代码系列，140XX。
- 这些代码包括一个 90 天的总周期。
- 如果 Z 成形术是一个较大的皮瓣的一部分，应只使用一个皮瓣代码。

引言

Z 成形术是一种标准技术，它利用三角皮瓣的转置来缓解与松弛的皮肤张力线（RSTLs）平行的瘢痕的张力，同时有延长和再定位的作用。这项技术被大家广泛使用的一个多世纪以来，仅做了轻微的修改，依旧主要使用的是外科医师做的 3 个切口。虽然可以使用不同角度的皮瓣，但是考虑到皮肤松弛度、存活所需皮瓣的大小、血管受损的风险、位置及理论上的局限性时，60°Z 成形术被认为是最优的。

历史回顾

Z 成形术可以追溯到几个世纪前。在 19 世纪早期，Fricke 和 Horner 描述了单个易位皮瓣，这是 Z 成形术的基本亚单位。在 1837 年 Dr. William Horner 的临床报告中，说明了其在睑外翻修复中的应用。后来，Serre 和 Denonvilliers 将其应用于面部重建。1904 年，Berger 交换了等大小、等角度的三角皮瓣进行腋窝蹼状挛缩矫治，在命名"Z 成形术"之前 9 年进行了第一次双转位 Z 成形术。1913 年，McCurdy 发表了一篇题为《Z 整形手术：延长颈部、口唇和眼睑及关节间瘢痕挛缩的整形手术》的论文。后来，出现了 Z 成形术的变形包括由 Morestin 于 1914 年提出的多个 Z 成形术，用于治疗手部瘢痕。

Limberg 阐述了这项技术的数学基础，在 1963 年出版的《外科医生手册》中，描述了以前对许多人来说模棱两可的细微差别。这项工作用二维模型解释了皮瓣的运动和邻近组织对皮瓣的运动的反应。在定义基础的 Z 成形术的几何原理时，他写道："几何对称的两个会聚三角形皮瓣，可以缩小宽度，同时延长对角线两端的长度。"McGregor 进一步改进这个生物力学，将余弦定律应用到现在应用的 Z 成形设计的内在基础。

应用

关于 Z 成形术与其他修复方法的比较研究的相关文献很少。一篇回顾性综述，收集了过去 25 年日本整形外科收治的腋下瘢痕挛缩病例，其中 31 例腋下瘢痕挛缩采用 Z 成形术，2 例瘢痕挛缩复发，均无皮瓣坏死。另一项对 82 例手掌腱膜挛缩症行部分选择性筋膜切除术患者的回顾性研究中，将 Z 成形术与两种建立的模型相比，皮瓣坏死的发生率为 7%，在 2007 年，Tatlidede 等研究了小鼠模型中 4-0 丝线对各种闭合切口的抗拉力，得出 Z 成形术优于线性切口的结论。术后 4 周，Z 成形术的拉伸力约为直线切口的 2 倍，作者认为其原因可能是切口接触面积的差异和对移位皮瓣斜切口的拉力降低。Ertas 等用小鼠模型研究 Z 成形术和腹股沟皮下带蒂菱形皮瓣的有效伸长率，发现这两种方法都能有效地缓解腹股沟区的张力和延长张力线，Z 成形术能将张力线长度延长 >200%。

Fader 等的一项回顾性研究，检索了密歇根大学 Mohs 数据库从 1998-2000 年的皮瓣移植的案例。他们的分析表明，在 614 例颊部缺损患者中，有 12 例采用了 Z 成形术，术后所有患者和手术医师对美容和功能效果均评定为好至完美。其中 4 例行双 Z 成形术。所有病例均未发生感染，仅有 1 个部位发生轻微的浅表性坏死。

Z 成形术的好处之一是，它可以将一个线状瘢痕分解成较小的部分，虽然合并长度比原瘢痕长，但在美观上更不显眼。一项前瞻性的全国性调查中对这一说法进行验证，计算机生成 4 个个体 3 个不同部位的面部瘢痕，评估人群对其审美评价。很明显，被调查者更倾向于使用更简单的和不太复杂的线性瘢痕，而不是 Z 形瘢痕。也就是说，需要更多的研究，才能使将长瘢痕分解成较小的瘢痕的好处被大家所接受。因此，虽然 Z 成形术对于改善挛缩、蹼状修复或游离缘扭曲的功能改善以及瘢痕的重新定位有明确作用，但其在这些过程中应用的实用性仍未得到证实。

Z 成形术技术

经典的 Z 成形术是一种修复瘢痕的手术方法，因其切口呈"Z"字形而命名。该方法依赖于 Z 形切口的臂构成的角度所产生的两个三角形皮瓣的转位，换言之就是两个等边三角形皮瓣同时互换位置，替代对方原先所在的空间（图 27-1）。换位的结果是对 Z 成形术的共同臂进行了 90°的重新定位。Z 成形术的基本目标是使瘢痕重新排列在 RSTLs 内或与其平行，同时延长瘢痕；通过瘢痕的延长而松解挛缩；以及通过分解瘢痕以便更好隐藏淡化瘢痕。

Z 成形术最核心的步骤是设计 3 个等长的切口，呈镜像几何分布。首先，做 1 个中央切口（在瘢痕修复中，这个共同臂覆盖原来的瘢痕）和 2 条位于中央切口两端的侧臂切口。需要注意的是，虽然外科医师设计侧臂有两种选择，但只有 1 个组合才能达到最佳的美容效果，使瘢痕线重新定位在或平行于 RSTL 的方向（图 27-2）。因此，在处理瘢痕重新定向时每个切口与 RSTL 的关系至关重要。

Z 成形术成功的另一个重要因素是中央臂和侧臂之间的角度。虽然角度可以为 30°～90°，但是最常见的是 60°。一般原则上，Z 成形术选择 60°可以使中央瘢

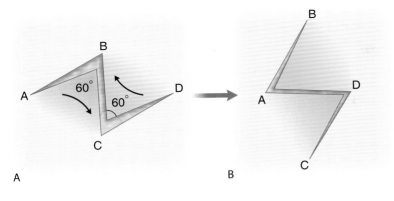

图 27-1 经典 Z 成形术

A. 原 Z 成形术的中央臂覆盖原瘢痕；B. 经
Z 成形术产生的三角皮瓣转位后，中央臂重新定
向，垂直于原来的瘢痕，并与松弛的皮肤张力线
平行。

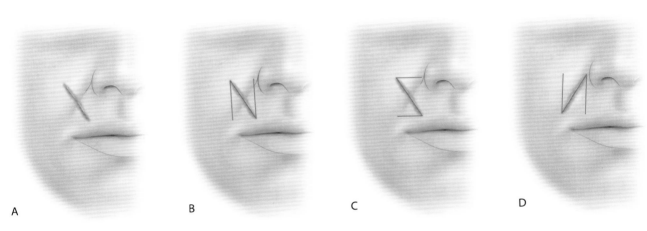

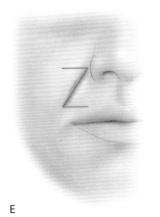

图 27-2 Z 形成形术可以使瘢痕进行 90° 的重新定向

A. 瘢痕与右鼻唇沟垂直。B. Z 成形术的一种选择是与原瘢痕线重叠的切口线和两条相邻的
垂直线，作为完整的 Z 成形术的臂。C. Z 成形术的另一种选择是与原瘢痕线重叠的切口线和两个
水平的切口线。D. 此图显示 B 图中 2 个三角形皮瓣换位后结果。中央臂位于鼻唇沟上，与原来的
位置呈 90°。此外，两条垂直切口线位于松弛的皮肤张力线。这个选择是有利的。E. 此图显示的
是图 C 中 2 个三角形皮瓣换位后结果。这里水平切口不会落在松弛的皮肤张力线内，产生的瘢痕
不会隐藏在面部线条的自然轮廓中。应该注意到这两种设计都能使原来的瘢痕进行 90° 的重新定
位，最终位于鼻唇沟内，但是其中一种方法显然优于另一种。

痕进行 90° 的重新定位，并使长度延长 75%。

经典的 Z 成形术 3 个切口线等长，2 个皮瓣的角度
均为 60°（见图 27-1）。中央切口通常与瘢痕的长轴重叠，
或者如果切除了瘢痕，则缺损部位作为中央切口。分离
周围的皮肤后，三角形皮瓣就从皮下组织中游离出来了。
三角形皮瓣互换后，2 个三角形的共同边就位于侧臂切
口上，由此产生的结果是中央臂以垂直方式进行重新定
向，从而与 RSTLs 平行。

Z 成形术并不适用于所有瘢痕修复。如果瘢痕已经
在 RSTL 上，Z 成形术可能会导致中央切口重新定位到
与 RSTL 垂直的位置，这种结果并不太理想。类似地，

如果瘢痕在 RSTLs 40° 的范围内，单纯切除比 Z 成形
术更容易处理。通常应避免采用大的 Z 成形术，因为
它们的共同臂上的张力矢量可能过大，在这种情况下，
最好采用连续 Z 成形术，详见下文。

Z 成形术变异型

双 Z 成形术包括两个毗邻的镜像 Z 成形术（图 27-
3）。在这些三角形皮瓣发生自然交叉的转位后，血管网
保存完整，形成一个有广泛基础的大皮瓣。这种 Z 成
形术主要在皮肤可用性、松弛度、血管分布等有限的情
况下使用。因此，这项技术在瘢痕挛缩、蹼状修复或烧

伤中最有用。

　　"舞男"是双 Z 成形术的一种改进方式（图 27-4）。在这个方法中，Z 成形术有一个共同臂。该方法由 Mustardé 首次提出，最先应用于内眦赘皮区域，后来才发展到应用于松解皮肤挛缩。

　　不等边三角形 Z 成形术是经典 Z 成形术另一种变型（图 27-5）。Z 形切口的侧臂非平行，与中央切口的角度不等，从而形成不等的皮瓣。半 Z 成形术是这种方法的一个例子，其中一个 Z 成形术的侧臂垂直于中央切口（图 27-5C、D）。当局部皮肤松弛程度不同时，常采用这种不同角度皮瓣的方法，例如在眼睑区或表面覆盖有瘢痕组织的区域。

　　不等边三角形 Z 成形术采用了创新的方式。Mutaf 等设计了一个叫"阅读者"的方法，该方法是不等边三角形 Z 成形术的延伸，用于修复皮肤的圆形缺损（图 27-6）。由此产生的切口形成了一个手持一本书阅读的

男子的轮廓，通过皮瓣转移可修复直径高达 14cm 的缺损。平均随访 15 个月，结果显示所有患者的瘢痕恢复一致良好。

　　四皮瓣 Z 成形术对经典 Z 成形术进行轻微重新调整设计，从中央切口的两端延伸出 2 个额外侧臂，平分原来的角度（图 27-7）。传统上，有 2 种类型的四皮瓣 Z 成形术，包括 120° 和 90°，每个角度分成两半，形成 4 个皮瓣。该技术最大的优点之一是通过 4 个皮瓣的构造和转位使张力大幅度降低和长度增加。它延长的长度为两个 60° Z 成形术之和（总的长度增加 150%，每个 Z 成形术 75%）或两个 45° Z 成形术之和（总的长度增加 100%，每个 Z 成形术 50%）。这项技术经常应用于手部第一个指间蹼状瘢痕，该部位的挛缩通常会影响到正常的屈曲运动。四皮瓣 Z 成形术通过增加长度松解这些严重的瘢痕挛缩。

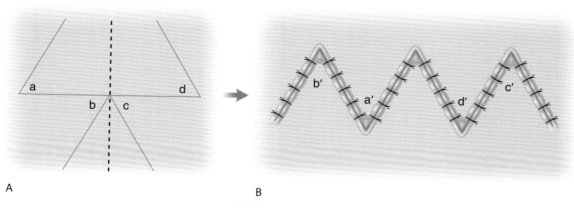

图 27-3　双 Z 成形术
A. 这种方法包括两个毗邻的镜像 Z 成形术。虚线表示反射轴。皮瓣 a 和皮瓣 b 互换位置，皮瓣 c 和 d 进行一样的交换。B. 换位的最终结果。由于这种 Z 成形术主要在皮肤可用性、松弛度、血管分布等有限的情况应用，因此，这项技术在瘢痕挛缩、蹼状修复或烧伤中最有用。

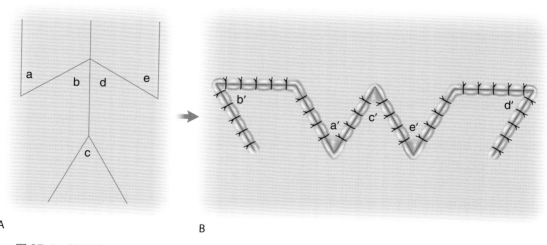

图 27-4　"舞男"。 Mustardé 的设计共享了双 Z 成形术的组分。应注意到这些 Z 成形术有一个共同臂

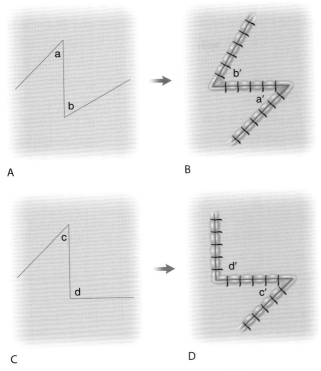

A

B

C

D

图 27-5　不等边三角形 Z 成形术
A. 皮瓣的设计往往要适合重建的区域。在这里皮瓣的角度是不同的。B. 皮瓣交换位置，显示最后的位置。C. 半 Z 成形术是对不等三角形 Z 成形术的一种改进，其中两个皮瓣之一为 90°。D. 半 Z 成形术的皮瓣交换位置。注意：不等边三角形 Z 成形术在只能移动少量组织，在不需要很多变形的区域是有用的，例如靠近眼或唇的区域。这种 Z 成形术特别适用于皮肤弹性正常的区域，如眉毛。

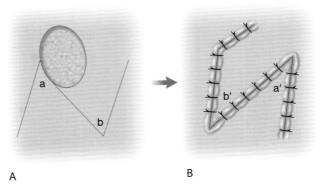

A

B

图 27-6　"阅读者"皮瓣
A. 这是不等边 Z 成形术的一种改进方法，利用皮瓣转位修复圆形缺损。B. 三角皮瓣交换的效果。"阅读者"术式已应用于修复面部和躯干大的圆形缺损（直径 1.5～14cm）。

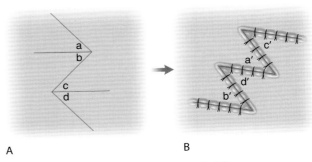

A

B

图 27-7　四皮瓣 Z 成形术
A. 四皮瓣 Z 成形术的图示，90° 的角度平分为 45°。B. 皮瓣换位后，所有皮瓣互相交叉。四皮瓣 Z 成形术通常应用于松解蹼状挛缩。

四皮瓣 Z 成形术揭示了一个重要的关系：增加易位皮瓣的数量，延长的长度更长，这种关系也适用于成排的多个 Z 成形术（图 27-8）。有时在长挛缩的情况下，多个小 Z 成形术比一个大 Z 成形术要好，因为比较两种方法，沿着中央臂的纵轴长度在理论上是相等的，但连续 Z 成形术沿着水平轴侧臂的横向缩短较少，共同臂上的张力较小。因此，对于长的线性瘢痕，建议采用连续 Z 成形术。这个手术的目的是将中心臂分成几个部分，最后将张力分布在各个较小的横向对角线上，这些力的重定向可能会改善瘢痕的外观。

连续 Z 成形术的一些缺点与邻近的换位皮瓣对毗邻皮瓣的张力程度有关。这不仅减少了理论上增加的长度，而且还导致皮瓣变形。当应用在蹼状修复时，连续 Z 成形术可能导致锯齿状结构。

经典 Z 成形术和它的相关变异型皮瓣可以使瘢痕产生立体的延长，也就是一种膨胀效应或"狗耳"（立锥）形成，这种情况在平面区域进行 Z 成形术时尤其明显。虽然正常的张力和皮肤的弹性通常会抵消膨胀效应，但

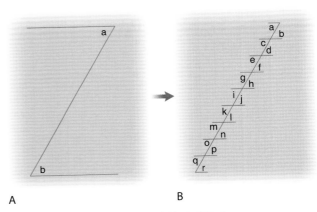

A

B

图 27-8　连续 Z 成形术
A. 较长的线性瘢痕，Z 成形术的对角线和侧臂有明显的张力，降低单个 Z 成形术的价值。B. 在连续 Z 成形术中，一个长的线状瘢痕被分成较小的部分，每个部分进行单独的 Z 成形术，将张力分布在许多较小的横向对角线上。

结果并不总是完美无缺，非弹性皮肤最容易发生膨胀效应。为了避免这些问题，Roggendorf 于 1983 年推出了平面 Z 成形术，它只允许在皮肤平面内伸长。为了达到这一目的，他们创建了一个角度为 75° 的 Z 成形术，侧臂切口长度为中央臂的 2 倍（图 27-9）。这个中

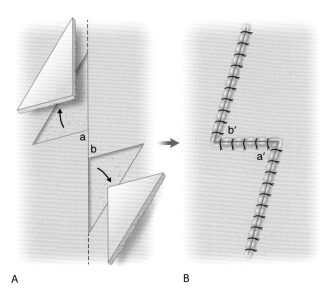

图 27-9　平面 Z 成形术

A. 在这个形式的 Z 成形术中，采用了 75° 的角度，侧臂切口长度是中央切口的 2 倍。中央切口向 2 个方向延伸，形成的 2 个三角形区域被切除。B. 皮瓣转位的效果。这项技术有助于矫正平面瘢痕，并有助于避免类似于其他类型 Z 成形术形成的凸起和凹陷，从而使皮肤沿着瘢痕轴平滑地伸长。

央切口分别向两个方向延伸，在侧臂和中央臂的终点创造一条假想的对角线，长度为侧臂的 2 倍。随后在皮瓣转位前移除创造出来的 2 个三角区。Roggendorf 通过计算皮肤伸长率与瘢痕伸长率的比值计算出平面 Z 成形术的效果，结果显示平面 Z 成形术优于经典 Z 成形术 28%。在实际应用中，由于患者和部位的特点不同，预测拉伸效果具有挑战性，尽管如此，该方法在某些部位的瘢痕去除具有优势，在治疗轻度挛缩的不规则瘢痕方面有一定的作用。

另一种 Z 成形术变异型是蜘蛛形设计。它使皮肤缺损转变为等边三角形，以双反 Z 成形术方式从邻近皮肤截取皮瓣修补缺损（图 27-10）。

Z 成形术的目的是改善瘢痕的外观，缓解伤口愈合过程中的张力，纠正瘢痕挛缩（图 27-11 至图 27-13）。在治疗瘢痕和挛缩时，皮肤外科医师必须从多种选择中选择出最合适的手术方案。有人认为 Z 成形术的最大优点是用一个与 RSTLs 一致的新瘢痕取代不太美观的与 RSTLs 对立的瘢痕，但是并非所有的证据都支持这一观点。

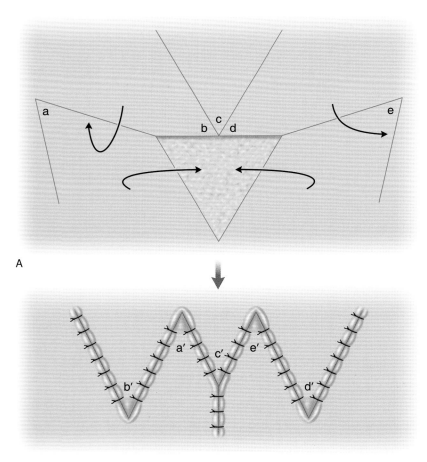

图 27-10　蜘蛛术式

A. 图示一个三角形的缺损和切口，设计 5 个皮瓣。箭头表示修复三角形缺损的皮瓣转换位置的方向。B. 图示蜘蛛术式所有皮瓣换位后的最终结果。在将皮肤缺损转化为等边三角形后，该技术可用于闭合高张力部位的皮肤缺损。

Z 成形术的评估和设计不是简单只受几何学的影响。其结果预测是公式化皮肤生物力学和直觉的结合。虽然皮瓣动力学的原理是皮肤在张力下的移动性和变形性，但不同的皮肤延展性或松弛性会影响最终结果。Gibson 和 Kenedi 的临床研究显示，实际上的延长量比从几何学上计算的预期延长量少 1/3～2/3。如此大程度的可变性说明了一个事实，即不能仅仅依靠几何学作为结果的预测指标。其他研究也发现了类似的结果。

并发症

虽然 Z 成形术是一种有用的工具，但也会出现并发症，术后的皮肤容易发生皮瓣坏死和血肿形成，前者常见于 Z 成形术的角度 <30° 和皮瓣尖需要频繁处理的情况。尽量避免使用这种锐角皮瓣的 Z 成形术，并尽可能减少对三角形皮瓣尖端的直接操作。

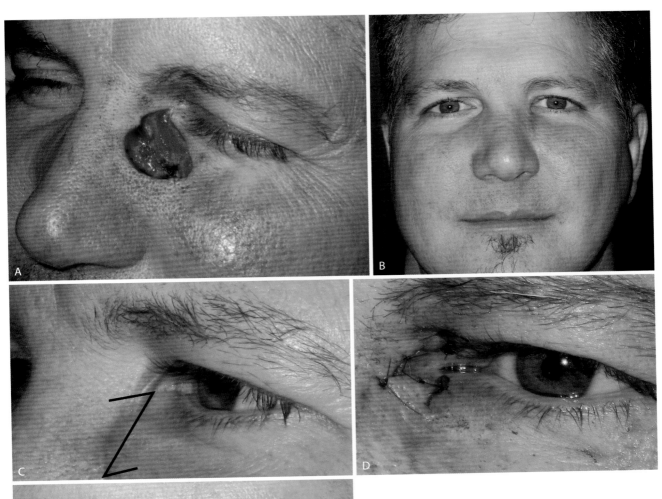

图 27-11　Z 成形术在纠正蹼状瘢痕中的应用

A. 在内眦附近的原发性缺损术后照片。B. 图示近内眦处瘢痕形成的后遗症。内眦处皮损经治疗后常常易发生外科蹼状瘢痕。C. 内眦和外眦的蹼状瘢痕可以用 Z 成形术进行纠正。重叠的"Z"代表外科矫正手术所需的切口。注意：Z 的中心臂覆盖了主要的瘢痕张力带。D. 皮瓣转位后，张力减轻。E. 用 Z 成形术纠正蹼状瘢痕的术后随访照片。

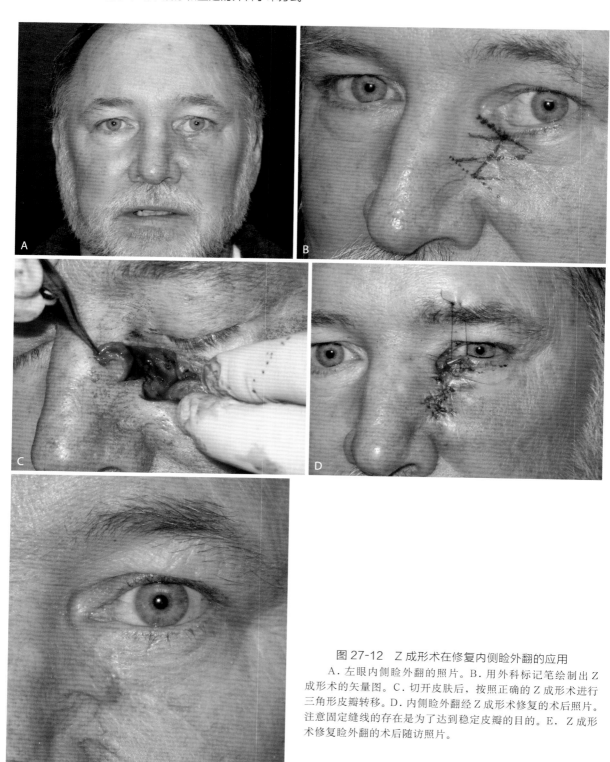

图 27-12 Z 成形术在修复内侧睑外翻的应用

A. 左眼内侧睑外翻的照片。B. 用外科标记笔绘制出 Z 成形术的矢量图。C. 切开皮肤后，按照正确的 Z 成形术进行三角形皮瓣转移。D. 内侧睑外翻经 Z 成形术修复的术后照片。注意固定缝线的存在是为了达到稳定皮瓣的目的。E. Z 成形术修复睑外翻的术后随访照片。

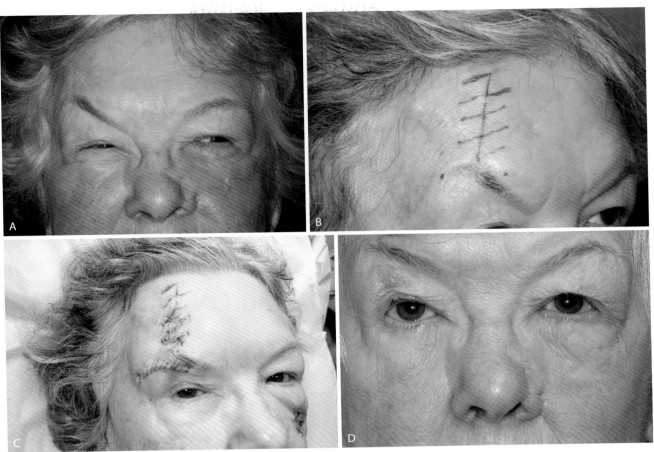

图 27-13 Z 成形术修复瘢痕挛缩和眉毛不对称

A. 一名女性患者左侧颧骨隆起的瘢痕挛缩的照片。同时注意患者的眉毛不对称。B. 在右侧额部标记连续 Z 成形术，以纠正眉不对称。C. 术后即刻照片。D. 术后随访照片。注意 Z 成形术手术部位无瘢痕挛缩，眉不对称得以矫正。

总结

熟练掌握 Z 成形术在松解瘢痕挛缩和不在 RSTLs 内的瘢痕重新定位中，提供了一个有用的工具。尽管认为把一条长瘢痕分解成较小、不那么明显的瘢痕是 Z 成形术的一种好处，但是证据仍不足。Z 成形在皮肤科外科医师纠正蹼状瘢痕和游离缘扭曲时是必不可少的工具。

参考文献

1. Borges AF, Gibson T, The original Z-plasty. Br J Plast Surg. 1973;26(3):237–246.
2. Horner WE. Clinical report on the surgical department of the Philadelphia Hospital, Blockley, for the months of May, June and July 1837. Am J Med Sci. 1837;21: 105–106.
3. Serre M. Traite sus l'art de restaurer led deformites de la face, selon la methode par deplacement, ou methode francaise. Montpelier: L Castel; 1842:23–24.
4. Denonvilliers CP. Blepharoplastie. Bull Soc Chir. 1856;7: 213.
5. Berger P. Autoplastic par dedoublement de la palmure et echange de la lambeaux. In: Berger P, Banzat S, eds. Chivurgie Orthopedique. Paris: G Steinheil; 1904:180–187.
6. McCurdy SL. Z-plastic surgery: plastic operation to elongate cicatricial contraction of the neck, lips and eyelids and across joints Surgery. Gynecol Obstetr. 1913; 16:209–212.
7. Morestin H. De la correction des flexions permanents des doigts consectives aux panaris et aux phlegmons de la paume de la main. Revue de Chir. 1914;50:1–27.
8. Limberg AA. Design of local flaps. Mod Trends Plast Surg. 1966;2:38–61.
9. McGregor IA., The theoretical basis of the Z-plasty. Br J Plast Surg. 1957;9(4):256–259.
10. Ogawa R, Hyakusoku H, Murakami M, Koike S. Reconstruction of axillary scar contractures–retrospective study of 124 cases over 25 years. Br J Plast Surg. 2003; 56(2):100–105.
11. Gelberman RH, Panagis JS, Hergenroeder PT, Zakaib GS. Wound complications in the surgical management of Dupuytren's contracture: a comparison of operative incisions. Hand. 1982;14(3):248–254.
12. Tatlidede, S, Gonen E, Soydan T, Egemen O, Lutfu B. Comparison of breaking forces of the linear, W and Z plasty incisions. J Plast Reconstr Aesthet Surg. 2007; 60(12):1360–1362.
13. Ertas NM, Küçükçelebi A, Erbaş O, Bozdoğan N, Celebioğlu S. Comparison of elongations provided by subcutaneous pedicle rhomboid flap and Z-plasty in rat inguinal skin. Plast Reconstr Surg. 2006;117(2):486–490.
14. Fader DJ, Wang TS, Johnson TM. The Z-plasty transposition flap for reconstruction of the middle cheek. J Am Acad Dermatol. 2002;46(5):738–742.

15. Ratnarathorn M, Petukhova TA, Armstrong AW, Wang AS, King TH, Eisen DB. Perceptions of aesthetic outcome of linear vs. multiple Z-plasty scars in a national survey. JAMA Facial Plast Surg. 2016; 18(4):263–267.

16. Hove CR, Williams EF 3rd, Rodgers BJ. Z-plasty: a concise review. Facial Plast Surg. 2001;17(4):289–294.

17. Aasi SZ. Z-plasty made simple. Dermatol Res Pract. 2010; 2010:982623.

18. Fonseca RJ. Oral and Maxillofacial trauma. 2nd ed. Philadelphia, PA: WB Saunders Co; 1997:864–866.

19. McCarthy, J.G. Introduction to plastic surgery. In: McCarthy JG, ed. Plastic Surgery. Philadelphia, PA: WB Saunders; 1990:55–63.

20. Mustarde JC. Epicanthus and Telecanthus. Br J Plast Surg. 1963;16:346–356.

21. Chapman P, Banerjee A, Campbell RC. Extended use of the Mustarde dancing man procedure. Br J Plast Surg. 1987;40(4):432–435.

22. Mutaf M, Sunay M, Bulut O, The "reading man" procedure: a new technique for the closure of circular skin defects. Ann Plast Surg. 2008;60(4):420–425.

23. Perez-Bustillo A, Gonzalez-Sixto B, Rodriguez- Prieto MA. Surgical principles for achieving a functional and cosmetically acceptable scar. Actas Dermosifiliogr. 2013; 104(1):17–28.

24. Hudson DA. Some thoughts on choosing a Z-plasty: The Z made simple. Plast Reconstr Surg. 2000;106(3): 665–671.

25. Sharma M. Wakure A. Scar revision. Indian J Plast Surg. 2013;46(2):408–418.

26. Roggendorf EU. Unfavorable results in scar revision. In: Goldwyn RM, ed. The Unfavorable Result in Plastic Surgery: Avoidance and Treatment, Boston, MA: Little Brown; 1984.

27. Roggendorf E., Planimetric elongation of skin by Z-plasty. Plast Reconstr Surg. 1982;69(2):306–316.

28. Roggendorf E. The planimetric Z-plasty. Plast Reconstr Surg. 1983;71(6):834–842.

29. Mutaf M, Temel M, Gunal E. The spider procedure: a new Z-plasty-based local flap procedure. Ann Plast Surg. 2012; 69(5):555–559.

30. Watson D, Reuther MS. Scar revision techniques— pearls and pitfalls. Facial Plast Surg. 2012;28(5):487–491.

31. Gibson T, Kenedi RM. Biomechanical properties of skin. Surg Clin North Am. 1967;47(2):279–294.

32. Furnas DW, Fischer GW, The Z-plasty: biomechanics and mathematics. Br J Plast Surg. 1971;24(2):144–160.

33. Kawabata H., Kawai H, Masada K, Ono K. Computeraided analysis of Z-plasties. Plast Reconstr Surg. 1989; 83(2):319–325.

34. Kitta E, Akimoto M, Biomechanics and computer simulation of the Z-plasty. J Nippon Med Sch. 2013;80(3):218–223.

35. Salam GA. Amin JP, The basic Z-plasty. Am Fam Physician. 2003;67(11):2329–2332.

第 28 章　皮肤、软骨和复合移植

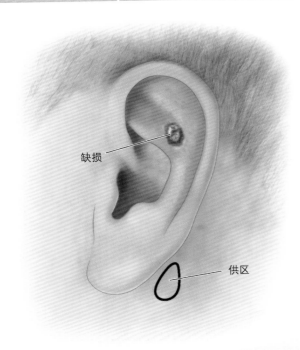

缺损

供区

原著者　Melanie A. Clark
　　　　Christine Poblete-lopez

翻　译　邱小惠　任　军

审　校　李　琼　姜海燕

概要

- 除了耳和下肢部位较大的缺损外，皮肤移植通常是二线或三线手术修复的选择，因为一期创面闭合、皮瓣转移和二期愈合可能会产生更好的美容效果。
- 软骨移植有助于重建鼻翼和防止下陷，并确保充分的鼻瓣膜区功能。
- 皮肤移植可以单独作为关闭创面的方法，也可作为其他修复（如皮瓣）的辅助，以及当线性修复张力过大时作为一种补救方法。

初学者贴士

- 全面修整 FTSG 受皮区，以最大限度减小针垫样变形失真的风险。
- 精细缝合技术，可以最大限度地使皮肤移植物与创面充分接触。
- 对耳轮是一个极好的软骨移植供区，术后对美容效果和功能的影响很小。

专家贴士

- 用于修复 Mohs 缺损的移植物可以修剪为 45°角以便与 Mohs 术中形成的斜面角度相匹配。
- 复合移植是治疗皮肤和软骨缺损的小而深的伤口的理想选择，但不应用于较大的缺损。

切记！

- 在暴露的骨或软骨表面进行延迟皮肤移植可提高移植物存活机会。
- 移植皮片发生表浅坏死，并不代表移植失败，仔细进行伤口护理和密切观察等待，仍能取得令人满意的最终结果。
- 剪切力是移植物成功的主要障碍。

陷阱和注意事项

- 在移植物植入前，创面止血要彻底仔细，以确保血肿不会妨碍移植物与营养丰富的创面床接触。
- 如果没能成功地在 STSG 上开窗，会增加血性浆液淤积和移植物坏死的机会。
- 不推荐使用 FTSG 来治疗直径＞5cm 伤口或血液供应匮乏的伤口，因为这会增加移植物坏死的风险。

患者教育要点

- 无论多么完美的移植物选择和手术技术也不能预防大量吸烟患者的移植失败。
- 在术后 3 个月之内要耐心等待移植物成熟，否则可能会引起不必要的焦虑和采取不必要的改善瘢痕的手术。定期随访和解释是关键。

收费建议

- 皮肤移植根据部位、受累组织、大小进行编码。
- STSGs 用 15100 系列编码；FTSGs 用 15200 系列；耳软骨移植编码为 21235 系列；复合移植编码为 15760 系列。
- 供皮区关闭包括在移植物编码。
- 如果在同一天进行两种不同的移植物类型，或移植和皮瓣，则两者都应编码，尽管它们符合多步骤约简规则。
- 90 天的总体周期与这些代码相关联。

引言

皮肤移植的应用可追溯到 3000 多年前的印度文化，当时印度 Tilemaker caste 报道称成功地使用臀部的皮肤移植物修复因残割（作为对通奸和盗窃等罪行的惩罚）造成的鼻、口唇和耳的缺损。在西方国家，直到 19 世纪才首次在出版物报道成功应用全厚皮肤移植（full-thickness skin graft，FTSG）和断层皮肤移植（split-thickness skin graft，STSG）。

虽然在重建 Mohs 术后缺损时，一期创面关闭和局部皮瓣的使用因其颜色和纹理与周围皮肤更匹配，但是皮肤移植在皮肤科手术中依然起着重要的作用。从事皮肤外科的医师应掌握 FTSGs、STSGs、软骨移植和复合移植的选择、切割和放置。皮肤移植可用于修复整个皮肤表面不同大小、形状和深度的各种外科缺损。

分类

当皮肤移植物包含整个表皮和部分真皮，可以描述为分层厚皮肤，有很少或没有附属器结构。FTSGs 包含整个表皮和真皮，以及附属器结构。软骨移植物，顾名思义包含软骨，在皮肤外科手术典型的获取部位为外耳窝。复合移植物包括整个表皮和真皮，以及附属器结构和软骨。

适应证

当一期创面闭合、皮瓣修复或二期愈合不可行时，皮肤移植可以作为手术患者的第二选择。近 10% 的 Mohs 重建中进行皮肤移植修复，并且切除肿瘤的 Mohs 层次需要比选择线状修复、局部皮瓣修复和肉芽修复更多。当重建的主要目标不是为了最佳的美容效果，或者患者更偏向简单的手术过程而不是多阶段插入皮瓣时，有些患者也可能选择皮肤移植修复而不是局部皮瓣修复。

病理生理学

组织移植的过程是指将皮肤、软骨和复合移植物从其底层的支撑血管结构中完全取出，移植到受区创面床。为了移植物存活，连接受区与移植物之间的血管必须顺利再生。皮肤移植物的代谢需求直接与皮肤的厚度相关，因此 STSGs 代谢需求比 FTSGs 低，FTSGs 代谢需求量低于复合移植物。

皮肤移植物愈合阶段可分为 3 个阶段：吸收期、吻合期和新生血管化期。这些阶段之间可能有很大的重叠。吸收期是移植物存活的第一阶段，发生在移植物植入的前 24~48 小时。在此阶段，移植物是缺血的，移植物的存活依赖于受皮区创面床的局部血浆渗出，通过被动扩散进入移植物，使移植物重量增加 40%。在移植物下方形成纤维，使移植物与创面床保持接触。移植物存活的第二阶段，在移植物移植后 48~72h 开始，以从受区处创面中生长出与供体移植物相吻合的毛细血管为特征。由于在移植物植入前，移植物受皮部位必须有良好的血管化，因此带暴露骨或软骨的移植物受皮区（骨膜或软骨膜被剥离）往往会得益于延迟移植，从而在移植前于创面床上形成肉芽组织。移植物存活的最后阶段，即新生血管化期，在移植物植入后 7~10 天完成，与吻合期结合在一起。新生血管化是指毛细血管生长，并使创面床和移植物之间实现吻合，伴随淋巴管循环的重建。皮肤移植的术后神经重建已经在分子水平得到描述。然而，在临床上移植物的神经重建是有限的，只有不到 1/3 的面部皮肤移植患者在移植术后 2 年能感知到轻微触摸。

术前讨论及注意事项

充分的术前讨论对患者教育和术后满意度至关重要。现实期望值的设定必须考虑到组织颜色和纹理的匹配程度，并告知所有患者，即使是最理想匹配的皮肤移植也会留下瘢痕。还应该告知患者，皮肤移植的外观通常随着时间的推移而改善，移植物和瘢痕可以在术后通过剥脱术、皮肤磨削术、消融或非消融激光治疗来改善，达到更美观的效果。

术前应对影响移植物存活的内在因素和外在因素进行讨论，尤其是那些可通过行为改变的。必须告知患有外周血管病的患者，移植物尤其是移植到远端肢体的存活率可能低于健康患者。吸烟会阻碍伤口愈合，增加皮肤和皮瓣坏死的发生率。研究表明，尼古丁的短期血管紧张效应在戒断烟碱后 48 小时内减弱。虽然没有关于移植物植入后戒烟的一致指南，但吸烟者应被告知戒烟的好处，至少在移植前 1 周和术后 1 周内要戒烟。如果患者能够戒烟，最好是尽可能长时间的戒烟，因为术后数周内，足够的血液流向创面床和移植物的毛细血管网是非常重要的。

术后应停用所有会增加出血风险的非处方药和营养品，推荐如下：

- 麻黄：24 小时。
- 银杏：36 小时。
- 酒精：2 天。
- 布洛芬：2~5 天。
- 人参、大蒜、维生素 E：1 周。

如果是医师之前开的处方，阿司匹林不应停用，如果不是医师开的处方，则应在手术前 1~2 周停止使用。

虽然使用华法林和其他抗凝药物的患者的出血风险高于那些不使用抗凝药物的患者，但风险仍然很低。处方药抗凝药物，包括华法林、抗血小板药、直接凝血酶抑制药和直接 Xa 因子抑制药，不应在手术前停用，以避免极危险的血栓事件发生。

并发症

移植物术后愈合过程中最常见的并发症是血肿、皮下积液、坏死和感染。通过细致的止血和避免使用所有非必需的抗凝药可以避免血肿形成。移植物与创面床应完全接触，应尽量减少剪切力，以提高移植物存活的机会，减少发生血肿和皮下积液的风险。可以通过巧妙地缝合达到以上目的，缝线首先穿过移植物，然后通过一段创面床，穿过皮肤边缘，打结。通常在移植物的中心剪开几个小孔，这样的开窗处理可以促进皮肤与创面床的接触，达到最佳的吸收、吻合和新生血管化。皮肤移植物开窗术可能会被应用，尤其是大的移植物，以使可能影响移植物和创面床接触的血液和血浆排出。可以使用支撑敷料包括普通纱布、凡士林纱布、牙科卷或棉球，与黏合剂材料绑在一起或者保持在一起，以使创面床与移植物最大限度地接触（图 28-1）。虽然临床上经常使用支撑敷料，但没有证据证明它们的使用可以使移植物更好地存活。

如果移植物和创面床之间不能建立足够的血液供应，则可能会发生移植物完全或部分坏死。除了戒烟，还可以通过使用与减少皮下积液和血肿相同的策略降低移植物坏死的风险。黑色焦痂形成是移植物坏死的先兆。如果发生这种情况，应进行温和清创。通常出现坏死的移植物只表现为部分厚度的坏死，一旦消除浅层的痂皮，通过温和清洗、使用凡士林软膏使上皮再生，仍可以恢复，达到较好的美容效果（图 28-2）。考虑到代谢需要，复合移植物和 FTSGs 的坏死风险比 STSGs 更高。

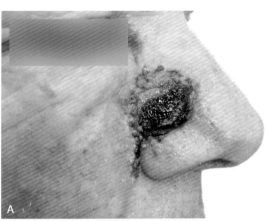
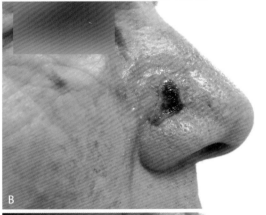
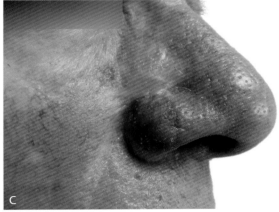

图 28-2 A. FTSG 局部坏死。B. 局部坏死的 FTSG 经过保守的伤口护理后愈合良好。C. 曾经坏死的 FTSG 已经愈合，有一个萎缩的瘢痕。该患者在 Mohs 术后，顺带在鼻翼处做了一个额外的 FTSG，愈合良好

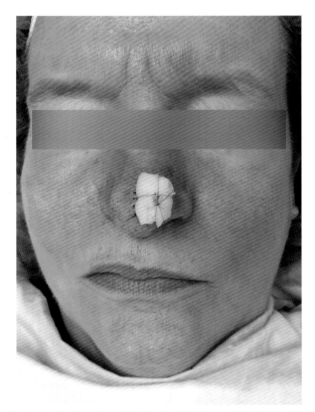

图 28-1 放置一个支撑敷料使 FTSGs 与创面床最大限度接触

伤口感染的迹象包括皮温高、红斑、水肿、脓性渗出和腐烂的气味。伤口感染有可能危害皮肤移植物愈合。如果怀疑伤口感染，应完善细菌培养和开始口服针对致病菌的抗生素。

禁忌证

如果一个创面床没有足够的血液供应，例如在没有骨膜或软骨膜的骨或软骨区，皮肤移植物是不可能存活的。为了提高移植物存活的机会和达到最佳的美容效果，可以考虑延迟移植以使创面床进行血管重建和形成肉芽组织，作为早期移植物的丰富营养床。也可以应用合页皮瓣，是指在缺损区域附近设计的一种肌肉瓣或脂肪瓣，拥有独立的血供，局部转移修复缺损区域，达到即刻修复的效果（关于合页皮瓣的完整讨论见第43章）。

全厚皮片移植

当组织缺损无法通过一期愈合或皮瓣闭合技术修复，或者二期愈合可能导致不良的美容或功能结果时，需要考虑进行FTSGs。FTSGs通常用于修复鼻尖、鼻翼、耳、内眦、眼睑、肢端和头皮上的缺损（图28-3）。虽然FTSGs能够恢复完整的皮肤轮廓并提供比STSGs更好的美容外观，但是FTSGs比STSGs更厚，因此代谢要求也更高。由于FTSGs大量的代谢需求导致移植物的坏死风险变得更高，因此它只能覆盖直径最大达4～5cm的缺损，而STSGs能够覆盖更大的缺损。

移植物选择

供皮部位应仔细选择皮肤颜色、纹理、厚度、光损伤背景、皮脂率和毛发密度等方面与手术缺损周围皮肤相似的区域。供皮区应选择在获得移植物后不会造成严重的功能或美容损害，且供皮部位瘢痕易于隐藏的区域。当供皮区外观与受皮区之间没有达到最佳匹配时，更有可能出现不良的美容效果。

FTSGs通常用于耳廓上2/3的凹槽和凹凸处，它可以达到良好的外形和轮廓修饰。尽管对于相当一部分耳轮软骨缺如时，软骨移植和FTSG的结合可能是必要的，但是当耳轮软骨完整时，常单独使用FTSGs来处理耳廓其余部分的缺陷。耳廓前沟、耳廓后沟和耳廓后颈部与耳的颜色和光损背景相似，是耳轮、耳廓前面和后面缺损的理想供皮部位。

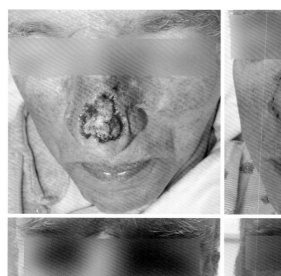
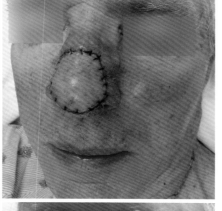
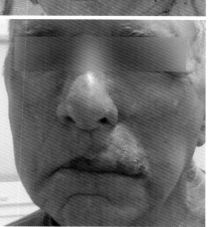
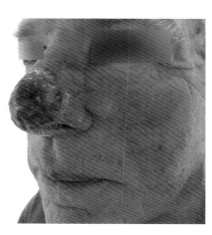

图28-3　A. 一例较大的鼻尖缺损的案例，拒绝前额中线旁的转移皮瓣修复，通过取自颈部的FTSG修复。拆线后可明显看到移植物存活和可接受的美容术。6周随访，以及长期随访

A

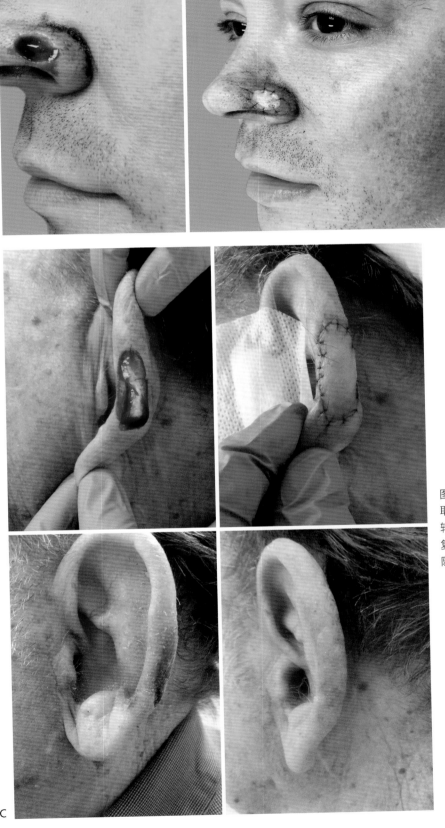

图 28-3（续） B. 一位鼻翼缺损患者，取自耳甲窝的 FTSG 进行修复。C. 耳轮边缘缺损用耳前皮肤的 FTSGs 修复。术后 1 周拆线，移植物成活，长期随访显示完美的美容术

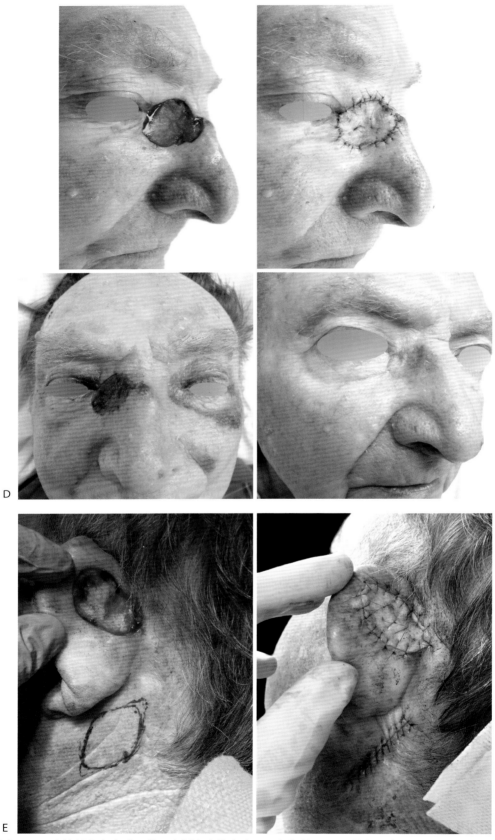

图 28-3（续） D. 一个缺损从右内眦延伸至右侧鼻旁的患者用下颌部的 FTSG 修复。术后拆线后出现皮下血肿。远期美容效果很好。E. 耳后耳廓缺损用耳后颈部的 FTSG 修复。通过开窗使 FTSG 与创面床的接触达到最佳状态

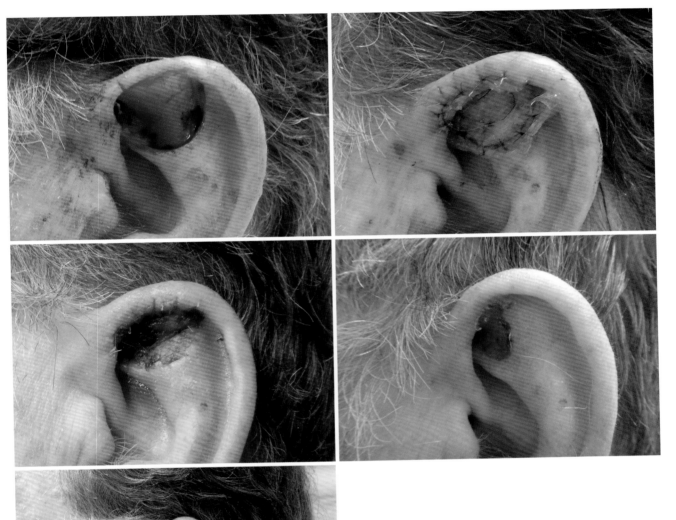

图 28-3（续） F. 耳三角窝的缺损用颈部的 FTSG 修复。术后 1 周拆除缝线时观察到正常的颜色变化。随访 6 周后，基本愈合。经长期随访，移植物愈合有轻度萎缩性瘢痕

F

为了达到最佳的美容效果，在鼻部重建时，局部皮瓣移植经常作为首选方案，但是 FTSGs 为许多患者提供了一个直接简单的修复和关闭创面的方法，美容效果也是可观的。对于鼻尖和鼻翼上的缺陷，耳甲腔是常见的 FTSG 供体部位，因为它们的颜色和皮脂率相似。而且，如果软骨膜完好无损，耳甲腔创面能够长出很好的肉芽组织，通过二期愈合，最大限度减小美容上的影响。

耳前沟或耳后颈部的 FTSGs 通常用于修复鼻部过大无法用耳甲腔移植物修复的缺损，其光损伤程度与鼻部相似，且瘢痕易于隐藏。对于下眼睑缺损，可利用具有最佳组织匹配度的上睑多余皮肤的 FTSGs，采用眼睑成形术的切口进行取皮。用于修复面部、头皮和肢端较大缺损的其他常见的 FTSG 供皮部位是锁骨区域和上臂内侧（表 28-1）。

手术技术

供皮部位先用消毒剂擦洗，然后进行麻醉。测量手术缺损的水平和垂直维度上的尺寸大小，并在供皮部位用手术标记笔绘制一个供皮模板。如果需要同时关闭移植物供区创面，则可同时画出需要切除的狗耳（立锥）。考虑到组织的后期收缩，所以建议将切取的移植物大小扩大 10%～20%，确保最终移植物的大小足以满足修复缺损的需要（图 28-4）。

表 28-1 常见的 FTSG 供皮区和受皮部位

缺损部位	FTSG 供皮区
鼻部	耳甲腔、耳前区、耳后沟、耳后颈部
耳部	耳后沟、耳后颈部、耳前区
下眼睑	上眼睑
内眦	上眼睑、耳后沟、耳前区
头皮	耳后沟、耳后颈部、锁骨上、上臂内侧

用第 15 号 Bard-Parker 手术刀切除供皮移植物组织，伴或不伴同时切除狗耳。如果要修复 Mohs 显微外科手术的缺损，则创面床上通常会出现倾斜的边缘，如果保持这种倾斜的边缘则切取移植物时也应该有一个 45°的角度，以达到最佳的匹配。如果移植物是标准

90°切除的，则应修剪 Mohs 外科手术缺损的伤口边缘成直角，这样移植物才能最佳地进入。

耳甲腔移植物时，需要切除整个真皮直到软骨，保存完整软骨膜，其余供皮部位切除至脂肪组织水平即可。皮片获取后，应立即将移植物放置在一个含无菌生理盐水的小无菌盆中，并对供区进行止血。

将移植物表皮朝下，暴露出皮下脂肪，置于戴着手套的非优势手上或纱布垫上。传统上，用弯曲的虹膜剪剪掉皮片表面的脂肪组织，直到整个移植物暴露出白色发亮的真皮为止。值得注意的是，虽然脱脂是皮肤科手术中的一种标准做法，目的是尽量减少移植物坏死的风险，但在 FTSGs 上保留 1～5mm 的皮下脂肪被认为可具有令人满意的美学效果，特别是用于修复下 1/3 鼻子的深层缺陷时。

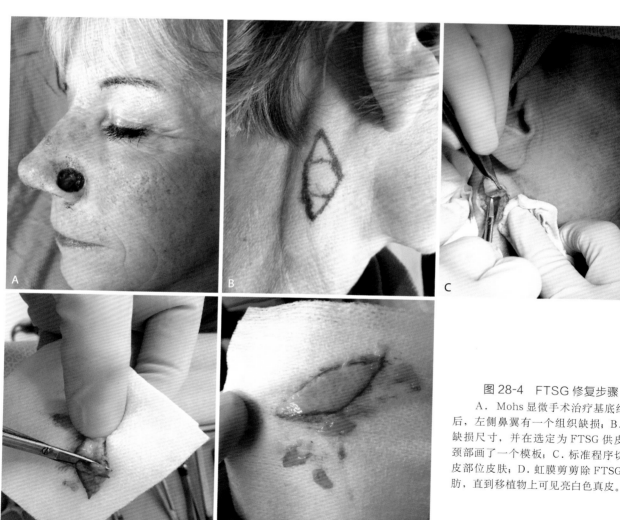

图 28-4 FTSG 修复步骤

A. Mohs 显微手术治疗基底细胞癌后，左侧鼻翼有一个组织缺损；B. 测量缺损尺寸，并在选定为 FTSG 供皮区的颈部画了一个模板；C. 标准程序切除供皮部位皮肤；D. 虹膜剪剪除 FTSG 的脂肪，直到移植物上可见亮白色真皮。

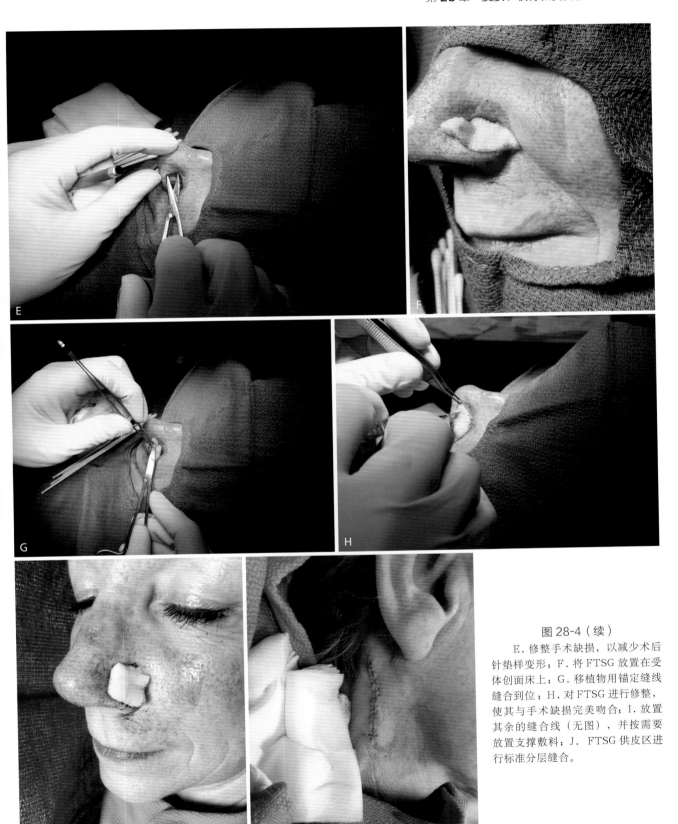

图 28-4（续）

E. 修整手术缺损，以减少术后针垫样变形；F. 将 FTSG 放置在受体创面床上；G. 移植物用锚定缝线缝合到位；H. 对 FTSG 进行修整，使其与手术缺损完美吻合；I. 放置其余的缝合线（无图），并按需要放置支撑敷料；J. FTSG 供皮区进行标准分层缝合。

随后修整受皮创面床的皮肤边缘，以减少术后潜在的针垫样变性。移植物被准确地放置在创面床上，在移植物的两端简单地间断缝合几针，以确保它在合适的位置。在移植物植入前，必须在创面床进行细致的止血，以确保血肿不会影响到移植物接触到营养丰富的创面床。根据移植物的位置，6-0 聚丙烯、5-0 聚丙烯或 5-0 快速吸收肠缝合线是受欢迎的缝线，可以保护移植物安全。

用虹膜剪修剪移植物以适应创面床的大小，进行简单的间断缝合以固定移植物。缝合固定的时候，缝线首先通过移植皮片，然后通过受区（译者注：原文有误，为"供区"，此处应为"受区"）皮肤，以使二者最大限度地精确地接近，减少移植皮片的创伤和移位。缝线应固定在移植物和受区（译者注：原文有误，为"供区"，此处应为"受区"）皮肤的真皮网状水平，将移植物固定在创面床上，以达到最佳的移植物存活，并减少凹陷性瘢痕线的风险。皮片中央开窗术也可用于使移植物与创面最大限度接触。对于大的移植物，一旦在移植物周围做几个均匀的固定缝合后也可以使用连续缝合。

然后使用标准的分层闭合技术修复供皮部位。如果供皮部位是耳甲腔，则留待二期愈合。如果是延迟 FTSG 移植，则在术后 2~4 周将移植物放置在创面床上的肉芽组织。移植物植入前，先将创面床刮至健康的底部，切取创面边缘 1~2mm 以显露出新鲜面。

Burow 皮片

Burow 皮片最常用于伤口不能一期完全闭合，或者当伤口一期闭合时会导致生理结构边缘发生扭曲的情况，如鼻翼缘、唇或眼睑（图 28-5）。Burow 皮片顾及到使用类似纹理和颜色的皮肤。这种移植物也可用于跨越两个美容单位的缺损，允许一个单位一期闭合和另一个单位用最佳视觉匹配的移植物进行移植。

行 Burow 皮片移植时，在一期闭合创面的时候，适当修剪切除狗耳，用于修复残余缺损，而不是丢弃它们。移植物植入技术与常规 FTSG 相同。在毛发区，如胡子、络腮胡和头皮，Burow 皮片对于在手术缺损中恢复正常的头发生长特别有用，这种移植物可以被概念化为一种局部的毛发移植。

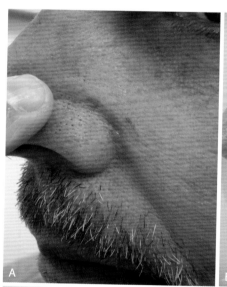
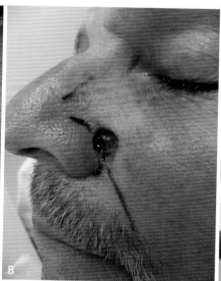
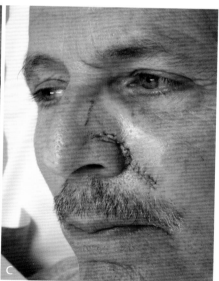
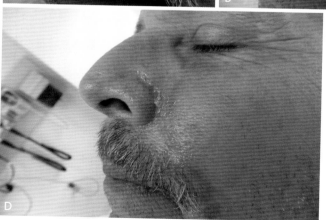

图 28-5　左侧鼻翼皱褶可见一 BCC（A）。Mohs 显微外科手术切除肿瘤后产生一块组织缺损（B）。一个 Burow 皮片用来关闭创面的中心部分，以避免产生鼻翼变形（C）。拆线后美容效果良好（D）

美容注意事项

移植物的收缩很常见，FTSGs 平均收缩率可达 30%。鼻部和眶周区的移植物最容易发生收缩。另外，在移植部位有可能发生针垫样变形和增生性瘢痕。尽管 FTSGs 与其受体部位的颜色匹配通常会随着时间的推移而改善，但是色素沉着或者色素脱失可能会持续存在，特别是如果 FTSG 是从颜色匹配不太理想的部位获得。增生性瘢痕和针垫样变形可以通过注射类固醇来改善，而轮廓不规则和颜色不匹配可以通过皮肤磨削（图 28-6）、剥脱性激光、中深度化学剥脱或这些疗法的结合来改善。

断层皮片移植

STSGs 由表皮和一部分真皮组成，但通常不含有毛发或附属器结构，其厚度一般在 0.125～0.75mm，可根据移植物真皮的厚度分为薄（0.125～0.275mm）、中（0.275～0.4mm）或厚（0.4～0.75mm）。

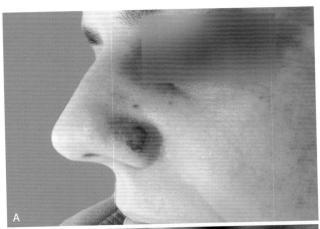

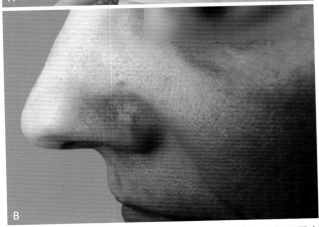

图 28-6 患者在最初的 FTSG 移植术后，轮廓和颜色匹配度欠佳（A）。在皮肤磨削术后得到改善（B）

与 FTSGs 或复合皮肤相比，STSGs 代谢需求较低，可用于修复 >5cm 的缺损。它们更有可能在血流供应不佳的创面中存活，并且通常用于覆盖大型伤口，这些伤口肉芽生长缓慢，不能通过局部皮瓣或 FTSG 闭合修复（图 28-7）。而且，在肿瘤复发高风险部位 STSGs 提供了一个薄的"窗口"覆盖，可以直接监测移植物下的肿瘤复发情况。STSGs 也可以通过手动或通过打网装置进行开窗，以增加其表面积。STSGs 在美观上要劣于 FTSGs 和局部皮瓣，通常与周围皮肤的颜色或纹理差异较大，愈合后通常会出现萎缩的白色或色素减退斑，没有可见的附属器结构。

移植物选择

STSG 的供皮区通过二期愈合，通常表现为色素减退斑，而在较深的皮肤类型中，这些瘢痕会愈合为色素沉着斑。STSG 供皮区瘢痕一般 >5cm，因此，STSGs 应从腹部、腰部、臀部、大腿和前臂等容易被衣服覆盖的部位获取。应该告知患者，供皮区的疼痛通常比受皮区的疼痛更严重。

技术

STSGs 可以用 10 号刀片、Weck 刀片或电动皮刀切割。供皮部位用消毒剂擦洗，然后麻醉。测量缺损，用外科标记笔在供皮部位绘制相应的模板。如果 STSG 用来覆盖一个很大的缺损时，要用打网装置打网，移植物可以缩小 25%～35%。如果 STSGs 不打网，考虑到组织收缩则移植物应该加大 10%～20%，并确保皮片足够大，足以覆盖创面。虽然 STSGs 组织收缩程度比 FTSGs 更大，但是仍然可以与 FTSGs 增大一样的大小。与 FTSGs 相比，STSGs 可能被均匀地开窗，以允许血液流出和浆液引流，从而增加潜在的伤口覆盖面积并抵消相比 FTSGs 所增加的收缩程度。

如果计划徒手取 STSG，则使用 10 号刀片，在皮肤绷紧时，用 10 号刀片表浅地划出要切除的皮肤区域。然后将刀刃与皮肤基本平行，从划痕边缘开始使用手术刀通过真皮形成一个手术平面，而移植物则用有齿镊轻轻地从伤口边缘提起。

如果使用 Weck 刀片，则保持皮肤绷紧，并使刀片几乎平行于皮肤，施加向前和向下的压力锯切，类似于刮削活检。如果使用电动皮刀，首先在电动皮刀上调整所需的皮肤厚度。然后主刀医师对前进的刀片施加向下和向前压力，同时保持皮肤绷紧，切取完成后，用有齿镊从皮刀取下皮肤。矿物油可应用于皮肤的表面以减小摩擦力，提高皮肤刀片平滑地滑行，均匀通过皮肤表面。

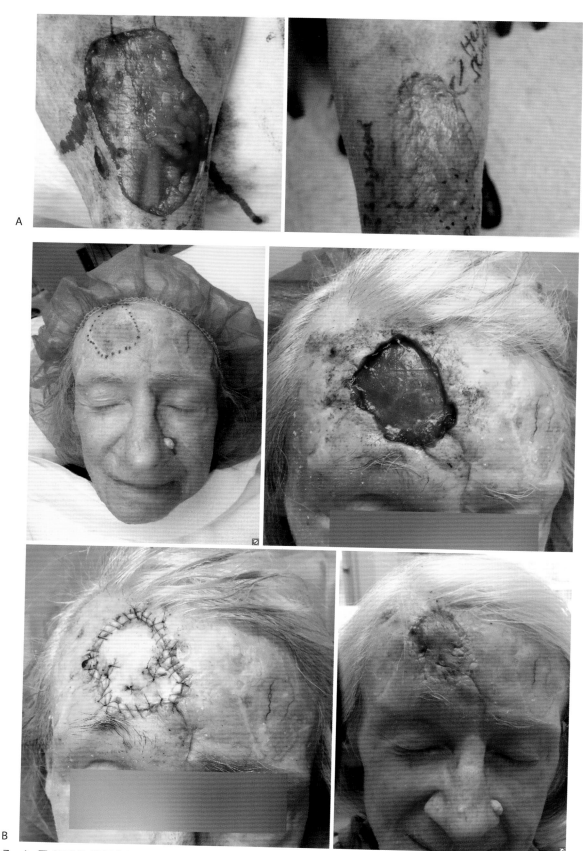

图 28-7 A. 用 STSG 修复小腿巨大的外科缺损。愈合后伤口如图所示。B. 前额基底细胞癌 Mohs 显微手术后的一个大面积组织缺损，用从大腿获取的 STSG 进行修复。这位患者因为青春期痤疮的放射治疗，继发多次非黑色素瘤手术，因此周围皮肤松弛度很小。拆线后可以观察到移植物愈合良好

如果使用打网装置，则选择所需的扩展网格并将其插入到设备中。然后将移植物平放到打网装置中，利用杠杆推进。将获得的移植物转移到含无菌盐水的盆中。对受皮区进行细致止血后，将 STSG 放置在创面上，虹膜剪修剪移植物以适应创面，并以类似于 FTSGs 的方式缝合。STSGs 通常非常大，虽然可以对移植物周边进行简单间断缝合，但是也可以采用先在移植物边缘分布间断锚定缝线然后在整个移植物的周围进行连续缝合的方式提高缝合效率。如果 STSGs 没有进行打网，则可用 10 号或 15 号刀片在 STSG 上制造均匀的线性开窗。这样，创面床上的血性浆液就可以排出到敷料中，不会堆积在皮肤下的池内，以免干扰移植物与创面床接触。供皮区应盖上潮湿的敷料，这种敷料包括凡士林、可吸收膜和外科胶布。供皮区的点状出血单独依靠敷料的压力即可，通常不需要用氯化铝或电凝术止血。

游离软骨移植

软骨移植物被用来维持鼻部和耳凸起的结构。软骨移植物包括软骨与附着的软骨膜，可以单独移植，也可以作为复合移植物连接到皮肤上。单纯的软骨移植可以更灵活地选择供体部位。软骨支撑结构可以从选为覆盖缺损的局部皮瓣或皮肤中分离出来。软骨移植物通常用于鼻部缺损尤其是鼻翼缺损的修复，以防止产生切迹或塌陷。此外，软骨移植物也应用于在切除肿瘤时同时切除耳轮软骨的耳轮边缘，软骨移植物可以保持耳轮的自然曲线，防止耳部产生不美观的凹陷。它们提供了一种宝贵的工具，可以防止由在解剖游离缘伤口愈合过程中产生的收缩力所导致的功能和美容效果不佳（图 28-8）。

移植物选择

对耳轮和耳甲腔软骨常用于皮肤外科手术的修复。当修复鼻翼、鼻小柱、鼻中隔软骨或下鼻部脚的软骨的缺损需要更大的软骨时，常用耳甲腔软骨。虽然对耳轮脚的软骨是软骨和软组织重建的另一种选择，但在外科手术中，对耳轮软骨通常已经足够。

对耳轮软骨比外耳的弹性更大，脆性更小，固有曲线也更大，当沿着耳轮软骨或鼻翼等具有自然曲度的解剖部位需要移植软骨时，这通常使前者成为一种更有利的选择。软骨也很容易获得，一旦软骨条被摘除，无张力的供体部位可以一期关闭，留下的瘢痕几乎不易察觉。虽然通常软骨移植物由局部皮瓣或 FTSG 覆盖，但部分鼻翼重建的患者仅条状鼻翼软骨移植物可能就足够了，就会有可接受的功能和美观效果。

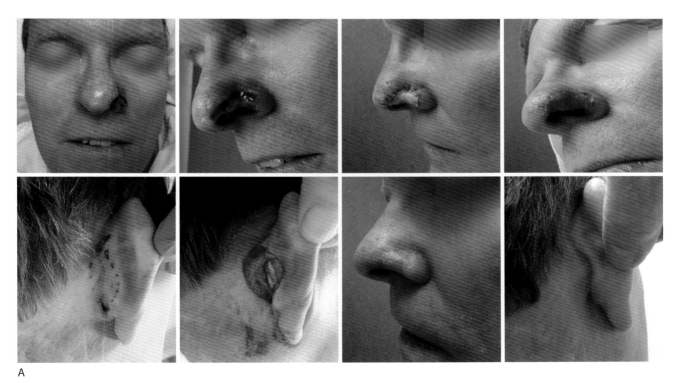

A

图 28-8　A. 鼻部全厚度缺损用取自耳甲腔的游离软骨移植物修复，重建鼻翼的自然弯曲。这个软骨移植物通过耳廓后途径切取。一个 FTSG 取自耳廓后皮肤覆盖外科缺损和软骨移植物。拆线后鼻翼的形状和功能保持不变，在 6 周的随访中达到极好的效果。软骨皮肤供体部位愈合良好，无美学损伤

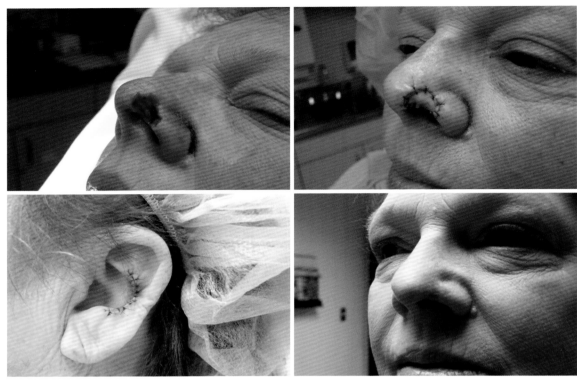

图 28-8（续） B. 一个鼻翼全厚度缺损用从对耳轮获得的游离软骨移植物修复以保持副鼻翼轮廓。覆盖的 FTSG 取自对耳轮的皮肤。经过长期跟踪，获得良好的轮廓和颜色匹配

技术

软骨移植物供体部位先用抗菌剂消毒，然后麻醉。如果只需要小块的软骨，可仅切开而不需要切除皮肤。一个单一线性切口随着创面边缘皮肤的收缩，可以为后续解剖出充足的空间，使待切取的软骨清晰地展现出来。如果计划进行更大的软骨移植，那么软骨移植物上的皮肤要先做一个梭形切除，以便清晰地展示软骨。测量手术缺损，移植软骨物相对于支撑结构所需的软骨大小要增加 10%～15%，以便有足够的长度使移植软骨边缘挤进受体部位。

一般使用 15 号刀片获取软骨移植物，先切开前软骨膜，再切开软骨，最后切开后软骨膜，注意不要切穿耳廓后皮肤。轻柔地将移植物提起，注意不要损害到脆弱的组织。软骨移植物也可用虹膜剪或 Castroviejo 剪将其从周围的软骨组织中分离出来。受区创面进行彻底止血。然后，在受体皮肤的边缘下方，使用外科剪或止血钳钝性分离出足够的腔隙，来容纳移植物，并方便使移植物与创面床互相固定。

将移植物插入到创面床中，用 5-0 可吸收套索缝线缝合软骨移植物并穿过创面床，以将移植物固定在适当的位置。如果不能在受体部位分离出容纳移植物的腔隙，则移植物的边缘和创面床的外周可以用可吸收线缝合。独立的软骨移植物最经常用 FTSG、易位皮瓣或插入皮

瓣进行覆盖。软骨移植物也可留待二期愈合，伴随或者不伴随延迟移植。术前应告知患者，由于供区耳软骨炎，术后软骨皮瓣供区可能比受区的疼痛更重。虽然没有软骨移植后抗生素预防使用的正式指南，但很多人建议使用氟喹诺酮类抗生素以最大限度减小感染和随后移植失败的风险。

复合移植物

复合移植物含有软骨、软骨膜和上覆的皮肤，因此代谢需求最高。其代谢需求限制了它的应用，仅在需要软骨和皮肤替换的小而深的缺损时使用，如鼻翼边缘的组织（图 28-9）。

移植物选择

当鼻翼边缘或软三角区出现部分或全厚缺损，直径 ≤1.5cm，取自耳轮脚的由皮肤和软骨组成的复合移植物是一种可行的修复方案。

技术

受体创面边缘修整成平滑的半圆形。供体区用抗菌剂擦拭消毒，然后麻醉。一种源自缝合材料的金属箔模板，为移植物的获取提供了一个合适的三维材料，可被绘制并修剪成符合表面缺损的准确大小和形状，由于移

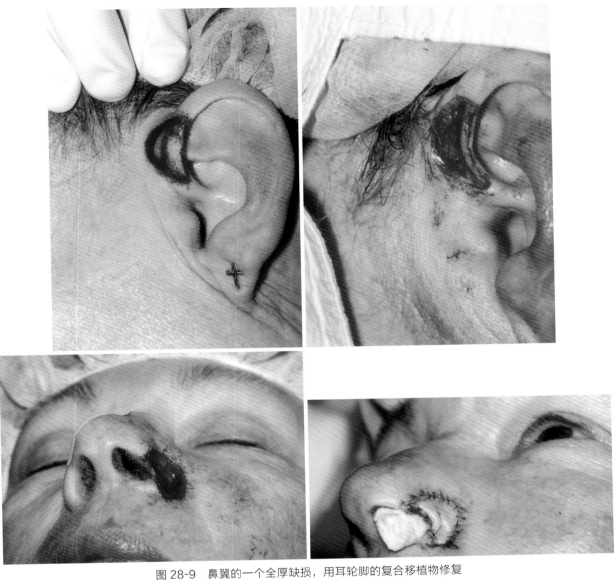

图 28-9　鼻翼的一个全厚缺损，用耳轮脚的复合移植物修复

植物收缩，模板宁大勿小。与游离软骨移植物一样，移植物的软骨部分可以适当加大以适应在创面床周围制造的凹槽。用外科标记笔在耳脚上的供体部位临摹下金属箔模板的形状。用 15 号手术刀切下复合移植物包括皮肤、软骨和软骨膜，移植物暂时放置在无菌盐水盆中，受区充分止血，然后将移植物嵌入组织缺损中。如果软骨过大无法嵌入创面床上，则用钝性分离在受体部位两侧制造出类似于游离软骨移植的腔隙。为了达到完美契合，可以用虹膜剪刀修剪移植物边缘，使其与缺损部位完美对合。如果是鼻翼存在全厚壁缺损，则先在移植物的黏膜侧简单间断缝合，以将其固定在位置。然后在皮肤侧皮肤周围简单间断缝合。移植物供区留待二期愈合或直接用耳廓后移植皮瓣进行修复。就像游离软骨移植一样，患者在复合移植物移植后也可用氟喹诺酮类抗生素治疗。

术后护理

为了保证良好的手术效果，必须跟患者提前沟通，解释术后的愈合过程及必要的术后护理。告知患者在术后即刻及术后短期内移植物正常的颜色变化。移植物最初会轻微变白。术后几天由于吸收期移植物会变得水肿和呈现紫罗兰色。术后 1 周左右，由于吻合和新生血管化的开始和建立，移植物会变成粉红色。在术后几个月内，移植物的水肿将逐渐消失，移植物的颜色将恢复到供体皮肤的最初颜色。

最重要的皮肤移植物术后护理事项是避免任何剪切力，因为这将破坏未成熟移植物的吻合和新生血管化，并显著增加皮片坏死的风险。使用固定敷料来减少剪切力已经被广泛提倡，一些皮肤外科医师偏爱常规使用这些敷料。然而，使用固定敷料并未被明确地证明能增加移植物存活的机会。表 28-2 是有关移植应用的提示，表 28-3 是注意事项列表。

如果未放置固定敷料，则术后放置的加压绷带应保留 24~48 小时。去除敷料后，指导患者每天用温和的肥皂和水轻轻清洗该区域 1~2 次。然后用凡士林软膏和无菌绷带覆盖移植物。重复这些操作直到拆线，面

表 28-2 提示

当从耳前区域获取皮片时，注意不要将末端毛囊移植到非毛发区域
广泛修整 FTSG 受皮区，从而最大限度地降低针垫样变形的风险
对于跨越鼻翼折痕上的皮肤移植，在鼻翼皱褶部位可以做一个固定缝合，改善鼻部轮廓
在暴露的骨或软骨上，延迟移植可以提高移植物存活的机会
设计用来覆盖 Mohs 缺损的移植物，在切取时按 45° 角，以便与 Mohs 手术中使用的斜面角度相匹配
细致缝合，以最大限度地使皮肤移植物与创面床接触
移植物表层出现部分坏死并不代表移植失败；仔细的伤口护理和观察等待仍能取得令人满意的最终结果
对耳轮是极好的软骨移植供区，术后供区依然可以具有良好的美学效果，不影响其功能
复合移植是治疗涉及皮肤和软骨缺损的小而深的伤口的理想选择

表 28-3 注意事项

剪切力是移植成功的主要障碍
STSG 内开窗不充分或失败会增加血性浆液聚集和移植物坏死的机会
不充分的止血可能会导致血肿，并降低移植物存活率
对于 >5cm 的伤口或血液供应不足的伤口，建议不要使用 FTSG，因为有移植物坏死的风险
对于大量吸烟患者，即使是完美的移植物选择和手术技术也不能预防移植失败
如果缺乏对理想皮肤配色的仔细选择，很可能导致不理想的美学效果
为获得理想匹配，移植物尺寸建议稍微偏大一些，尺寸偏小比尺寸偏大更难改变
伤口感染会增加皮片移植失败和增加移植物收缩的可能性。及时评估和适当治疗伤口感染至关重要
在术后 3 个月内缺乏等待移植物成熟的耐心，可能导致不必要的压力和瘢痕改善程序。定期的随访和安慰是关键

部移植物在 5~7 天，头皮移植物在 10~12 天，躯干和四肢移植物在 12~14 天。如果放置干燥绷带支撑敷料，大多数皮肤外科医师建议在手术后 1 周内保持手术部位干燥，直到支撑敷料被取出。如果使用凡士林纱布作为支撑敷料，一般建议患者轻轻地清洗支撑敷料周围，并在敷料上和周围涂抹额外的凡士林软膏，以保持手术部位的潮湿环境。

如果在缝线拆除处出现焦痂，这并不一定表示移植物完全坏死。发生浅表性坏死并不少见，可以轻轻将这些坏死组织清除。移植物较厚或创面床血管化差更容易发生这种结果。坚持每天清洁和凡士林软膏外用，很多有表浅坏死的移植物将重新出现上皮化，最终具有令人满意的美学效果。如果确实发生完全坏死，应轻轻去除坏死的移植物，保持伤口清洁干燥，然后计划进行二期修复。

移植物的外观在术后 3~4 个月内会有明显改善的趋势。大多数患者在术后需要密切的随访和安慰。建议至少等待 3 个月，然后再进行瘢痕修整或优化。

总结

皮肤移植最常用于外科组织缺损的一期闭合修复、皮瓣修复和二期愈合不可行或不适合的情况。虽然皮肤移植的美容效果可能不如一期闭合或皮瓣修复，但对于皮肤松弛程度小的解剖区域，皮肤移植提供了一种简单的一步到位的手术方法。通过适当的移植物选择、细致地手术以及患者的依从性，良好的美学效果和功能改善是非常有可能实现的。对 FTSGs、STSGs、软骨移植物和复合移植物的适应证选择、手术技术、并发症处理和术后护理有全面的了解，对皮肤外科医师的执业是至关重要。

参考文献

1. Hauben DJ, Baruchin A, Mahler A. On the history of the free skin graft. Ann Plast Surg. 1982;9(3):242–245.
2. Davis JS. Address of the president: the story of plastic surgery. Ann Surg. 1941;113(5):641–656.
3. Alam M, Helenowksi IB, Cohen JL, et al. Association between type of reconstruction after Mohs micrographic surgery and surgeon-, patient-, and tumor-specific features: a cross-sectional study. Dermatol Surg. 2013;39(1 Pt 1):51–55.
4. Converse JM, Uhlschmid GK, Ballantyne DL, Jr. "Plasmatic circulation" in skin grafts: the phase of serum imbibition. Plast Reconstr Surg. 1969;43(5):495–499.
5. Smahel J. The healing of skin grafts. Clin Plast Surg. 1977;4(3):409–424.
6. Converse JM, Smahel J, Ballantyne DL, Jr., Harper AD. Inosculation of vessels of skin graft and host bed: a fortuitous encounter. Br J Plast Surg. 1975;28(4):274–282.
7. Robinson JK. Surgery of the Skin: Procedural Dermatology: Philadelphia, PA: Mosby Elsevier; 2010.

8. Zarem HA, Zweifach BW, McGehee JM. Development of microcirculation in full thickness autogenous skin grafts in mice. Am J Physiol. 1967;212(5):1081–1085.

9. Waris T, Rechardt L, Kyosola K. Reinnervation of human skin grafts: a histochemical study. Plast Reconstr Surg. 1983;72(4):439–447.

10. Lutz ME, Otley CC, Roenigk RK, Brodland DG, Li H. Reinnervation of flaps and grafts of the face. Arch Dermatol. 1998;134(10):1271–1274.

11. Kuijpers DI, Smeets NW, Lapiere K, Thissen MR, Krekels GA, Neumann HA. Do systemic antibiotics increase the survival of a full thickness graft on the nose? J Eur Acad Dermatol Venereol. 2006;20(10):1296–1301.

12. Gill JF, Yu SS, Neuhaus IM. Tobacco smoking and dermatologic surgery. J Am Acad Dermatol. 2013;68(1):167–172.

13. Benowitz NL, Lake T, Keller KH, Lee BL. Prolonged absorption with development of tolerance to toxic effects after cutaneous exposure to nicotine. Clin Pharmacol Ther. 1987;42(1):119–120.

14. Jensen JA, Goodson WH, Hopf HW, Hunt TK. Cigarette smoking decreases tissue oxygen. Arch Surg. 1991;126(9):1131–1134.

15. Adams C, Ratner D. Composite and free cartilage grafting. Dermatol Clin. 2005;23(1):129–140, vii.

16. Bordeaux JS, Martires KJ, Goldberg D, Pattee SF, Fu P, Maloney ME. Prospective evaluation of dermatologic surgery complications including patients on multiple antiplatelet and anticoagulant medications. J Am Acad Dermat. 2011;65(3):576–583.

17. Langtry JA, Kirkham P, Martin IC, Fordyce A. Tie-over bolster dressings may not be necessary to secure small full thickness skin grafts. Dermatol Surg. 1998;24(12):1350–1353.

18. Shimizu I, MacFarlane DF. Full-thickness skin grafts may not need tie-over bolster dressings. Dermatol Surg. 2013;39(5):726–728.

19. Lewis R, Lang PG Jr. Delayed full-thickness skin grafts revisited. Dermatol Surg. 2003;29(11):1113–1117.

20. Robinson JK, Dillig G. The advantages of delayed nasal full-thickness skin grafting after Mohs micrographic surgery. Dermatol Surg. 2002;28(9):845–851.

21. Fader DJ, Wang TS, Johnson TM. Nasal reconstruction utilizing a muscle hinge flap with overlying full-thickness skin graft. J Am Acad Dermatol. 2000;43(5 Pt 1):837–840.

22. Johnson TM, Baker S, Brown MD, Nelson BR. Utility of the subcutaneous hinge flap in nasal reconstruction. J Am Acad Dermatol. 1994;30(3):459–466.

23. Johnson TM, Ratner D, Nelson BR. Soft tissue reconstruction with skin grafting. J Am Acad Dermatol. 1992; 27(2 Pt 1):151–165.

24. Trufant JW, Marzolf S, Leach BC, Cook J. The utility of full-thickness skin grafts (FTSGs) for auricular reconstruction. J Am Acad Dermatol. 2016;75(1):169–176.

25. Shook BA, Peterson J, Wells MJ, Butler DF. The beveled edge technique for harvesting of full-thickness skin grafts. Dermatol Surg. 2005;31(9 Pt 1):1128–1130.

26. Hubbard TJ. Leave the fat, skip the bolster: thinking outside the box in lower third nasal reconstruction. Plast Reconstr Surg. 2004;114(6):1427–1435.

27. Zitelli JA. Burow's grafts. J Am Acad Dermatol. 1987; 17(2 Pt 1):271–279.

28. Chester EC Jr. Surgical gem. The use of dog-ears as grafts. J Dermatol Surg Oncol. 1981;7(12):956–959.

29. Stephenson AJ, Griffiths RW, La Hausse-Brown TP. Patterns of contraction in human full thickness skin grafts. Br J Plast Surg. 2000;53(5):397–402.

30. Raghavan U, Jones NS. Use of the auricular composite graft in nasal reconstruction. J Laryngol Otol. 2001;115(11):885–893.

31. Sage RJ, Leach BC, Cook J. Antihelical cartilage grafts for reconstruction of Mohs micrographic surgery defects. Dermatol Surg. 2012;38(12):1930–1937.

32. Ibrahimi OA, Campbell T, Youker S, Eisen DB. Nonanatomic free cartilage batten grafting with second intention healing for defects on the distal nose. J Drugs Dermatol. 2012;11(1):46–50.

33. Ratner D, Skouge JW. Surgical pearl: the use of free cartilage grafts in nasal alar reconstruction. J Am Acad Dermatol. 1997;36(4):622–624.

34. Mc LC. Composite ear grafts and their blood supply. Br J Plast Surg. 1954;7(3):274–278.

35. Menick FJ. Chapter 12—Restoring nasal lining—the composite skin graft for small full-thickness marginal defects. In: Menick FJ, ed. Nasal Reconstruction. Edinburgh: W.B. Saunders; 2009:313–323.

第 29 章　Mohs 显微描记外科

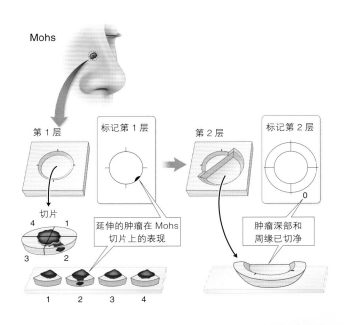

原著者　Ramona Behshad

翻　译　邱小惠　任　军

审　校　黄　永　马立娟

概要

- 利用水平断面可以让 Mohs 外科医师评估整个侧切缘和深切缘。
- Mohs 外科医师既是外科医师又是病理学家。
- Mohs 对非黑色素瘤皮肤癌的治愈率最高，适用于大多数头颈部非黑色素瘤皮肤癌。
- AAD、ACMS、ASDS 和 ASMS 联合制定了适当的使用标准，界定哪些肿瘤适合使用该技术治疗。

初学者贴士

- Mohs 手术的所有步骤的细节都需要细致关注。
- 在准备高质量的用于评估的切片时，经验丰富的技术人员是至关重要的。
- 阶段之间的重叠是成功的关键。
- 影响切片质量的技术错误是 Mohs 术后复发的最常见原因。

专家贴士

- 谨防侵略性刮除。
- 假阳性和假阴性的结果都与过度面向块有关。
- 有 CLL 或器官移植史的患者有明显较高的突出炎症灶发生率，增加了切片解读的难度。

切记！

- 当去除软骨时，包括一侧的一些非软骨组织会防止软骨在手术过程中浮动。
- 请记住伴随暴露颅骨可能引起大脑空气栓塞的风险。
- 阳性区域总是需要重复。

陷阱和注意事项

- 切割组织可能会增加出错的风险；因此，如果合适的话，肿瘤可以作为一个单一的单元包埋。

- 脂肪应冷冻到较低的温度以便适当地切割；这可以通过使用制冷剂来实现。

患者教育要点

- 在所有治疗皮肤癌的技术中，Mohs 的治愈率最高。
- 患者应该做好一整天的准备，如果需要的话应带着一本书、电子设备和零食。
- 对于那些敏感或焦虑的患者，Mohs 可能不是最佳的治疗方案，或者可以考虑围术期使用抗焦虑药物。

收费建议

- Mohs 编码相对简单，17311-2 系列和 17313-4 系列分别用于头部、颈部、手、足、生殖器和所有其他部位的肿瘤。
- 附加代码（17312 或 17314）永远不能单独使用。
- 如果 Mohs 手术在第二天继续进行，则重新开始编码。
- 如果同一名医师不同时担任外科医师和病理学家，则可能永远不会使用 Mohs 手术规范。
- 手术当天进行的活检或冷冻切片应在账单上用适当的修饰语注明。记住要记录活检和冷冻片的必要性解释和概述不同于 Mohs 手术。

引言

Mohs 显微外科（MMS）是一种特殊的外科技术，它在所有皮肤癌治疗中治愈率最高，是大多数头颈部皮肤癌以及复发性或组织学侵袭性病变治疗的选择。它与其他技术的不同之处在于，显微边缘检查采用的是术中逐步进行的方法，因此不需要估计肿瘤的范围。与标准的组织处理不同，Mohs 外科手术使用水平冷冻切片，在一个平面内捕获 100% 的外围和深部外科边缘。如果存在残留的肿瘤，会被映射出来并切除，直到切除整个肿瘤。

在切除过程中合并完成细致入微的肿瘤绘图需要外科医师扮演两种身份：外科医师和病理学家。这进一步降低了在组织定向至关重要的情况下发生人为错误的可能性。尽管它更经常用于罕见的皮肤肿瘤和黑色素细胞恶性肿瘤（见第 31 章），它也非常适合于重叠性肿瘤，最常见的基底细胞癌（BCC）和鳞状细胞癌（SCC）。

许多研究已经证明了 MMS 治疗皮肤癌的有效性。未经过处理的 BCC，MMS 治疗的 5 年治愈率为 98%～99%；MMS 治疗 SCC 的 5 年治愈率为 94%～97%。对于复发性 BCC，MMS 治疗后的 5 年复发率（5.6%）低于手术切除（17.4%）、电切和刮除（40%）或放疗后的 5 年复发率（9.8%）。

由于 Mohs 手术在移除肿瘤时，能够最大限度减少周围正常组织的浪费和损害，因此长期的功能性和美容效果可能会得到优化。不过，在每一个手术步骤中，Mohs 的外科医师和实验室技术人员都有可能犯一些额外的小错误，因此对细节的严格关注是至关重要的。

适应证

并非所有皮肤癌都需要 Mohs 手术。近年来，根据病理肿瘤特征、肿瘤大小、临床肿瘤特征和某些宿主特征，明确了 Mohs 手术适应证。根据表 29-1 中详细列出的因素，对 Mohs 手术的评分分为适当（7～9 分）、不确定（4～6 分）或不适（1～3 分）。

部位

肿瘤部位可细分为高危区、中危区、低危区（图 29-1）。高危区域（H）包括面部的"面罩区"（眼睑、眉、鼻、唇、颏、耳、耳周皮肤和颞部）、生殖器、手、足、甲单位、踝、乳头或乳晕。中危区域（M）包括头颈部（颊、额、头皮、颈部和下颌缘）以及胫前表面。低危区域（L）包括躯干和四肢（不含 H 和 M 区域）。在适当的使用标准下，所有的 SCC 和 BCC（除了原发性日

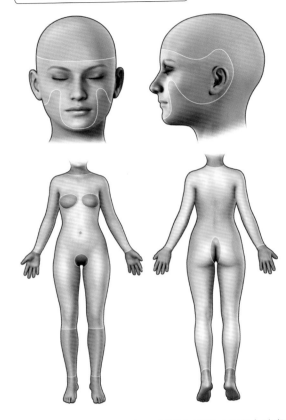

要点　□ 高危区　■ 中危区　□ 低危区

图 29-1　肿瘤位置可细分为 3 个区域：高危（绿色）、中危（紫色）和低危（橙色）区域

高危区域（H）包括面部的"面罩区"（眼睑、眉、鼻、唇、颏、耳、耳周皮肤和颞部）、生殖器、手、足、甲单位、踝、乳头或乳晕。中危区域（M）包括头颈部（颊、额、头皮、颈部和下颌缘）以及胫前表面。低危区域（L）包括躯干和四肢，不含 H 和 M 区域。

光性角化病伴局灶性原位 SSC），如果位于 H 区，均适用于 Mohs 治疗。所有 M 区域的皮肤癌都被认为适用 MMS，除了 ≤5mm 的小而浅表的 BCCs 和原发光化性角化病伴局灶原位 SCC。MMS 尤其适用于较大、复发性或者更具侵袭性的 L 区肿瘤。

患者特征

某些患者患侵袭性和复发性肿瘤的风险更高。免疫缺陷患者（艾滋病、器官移植、血液恶性肿瘤、使用免疫抑制药）的肿瘤发生转移的风险是具有正常免疫功能的患者的 2 倍（13%vs.5%）。与免疫功能正常的对照组相比，慢性淋巴细胞白血病患者的复发率更高，而患有遗传综合征的患者更易患皮肤癌，如着色性干皮病、基底细胞痣综合征和 Lynch 综合征，并且更容易发生侵袭性肿瘤。这些患者都适合 Mohs 手术，即使肿瘤特点提示较低的风险。

表 29-1 Mohs 手术评分

	适当	不确定	不适当
H 区			
BCC	原发或复发：侵袭性、结节性、浅表性		
SCC	原发或复发：侵袭性、非侵袭性、疣状、KA 型 SCC、原位 SCC/Bowen		原发或复发：AK 伴局灶原位 SCC
M 区			
BCC	原发或复发：侵袭性、结节性、浅表（IC） 原发：浅表性 >0.6cm	原发：浅表性 <0.5cm	
SCC	原发或复发：侵袭性、非侵袭性、KA 型 SCC、原位 SCC/Bowen		原发或复发：AK 伴局灶原位 SCC
L 区			
BCC	复发：侵袭性、结节性 原发：侵袭性 >0.6cm、结节性 >2cm（IC>1.1cm）	原发：侵袭性 <0.5cm、结节性 1.1~2.0cm（在 IC 0.6~1cm）、浅表性（IC）>1.1cm	复发：浅表性 原发：结节性 <1cm（在 IC<0.5cm），任何大小的浅表性（在 IC<1cm）
SCC	原发或复发：侵袭性 复发：KA 型 SCC、非侵袭性 原发 >2cm 非侵袭性（IC）、原位 SCC/Bowen 原发 >1.1cm 非侵袭性（IC）、KA 型 SCC、原位 SCC/Bowen（IC）、KA 型 SCC（IC）>0.6cm	复发：原位 SCC/Bowen 原发 1.1~2.0cm 非侵袭性、原位 SCC/Bowen 原发 <1cm 非侵袭性（IC） 原发 0.6~1cm 原位 SCC/Bowen（IC） 原发 <0.5cm KA 型 SCC（IC）	原发或复发：AK 伴局灶原位 SCC 原位 <1cm 非侵袭性、KA 型 SCC、原位 SCC/Bowen 原位 <0.5cm 原位 SCC/Bowen（IC）

　　列出的适应证适用于健康和 IC 患者，以及任何大小的肿瘤，除非另有说明。非侵袭性 SCC 表示没有侵袭性特征的 SCCs，<2cm 深度没有其他定义的特征，Clark 水平 <3。

　　AK. 日光性角化病；BCC. 基底细胞癌；KA. 角化棘皮瘤；IC. 免疫功能不全；SCC. 鳞状细胞癌。

　　H 区：面部面具区（面中部、眼睑、眉毛、鼻、唇、颏部、耳、耳周皮肤、颞部）、生殖器、手、足、甲单位、足踝、乳头／乳晕。

　　M 区：脸颊、前额、头皮、颈部、下颌缘、胫前表面。

　　L 区：躯干和四肢（不包括胫骨前、手、足、甲单位和足踝）。

　　Data from Ad Hoc Task Force1, Connolly SM, Baker DR, et al: AAD/ACMS/ASDSA/ASMS 2012 appropriate use criteria for Mohs micrographic surgery: a report of the American Academy of Dermatology, American College of Mohs Surgery, American Society for Dermatologic Surgery Association, and the American Society for Mohs Surgery, J Am Acad Dermatol. 2012 Oct; 67(4): 531–550.

肿瘤特征

　　应复习术前活检切片，注意其组织学上侵袭性的征象、特征，因为 BCCs 和 SCCs 更容易局部复发和转移。硬斑病样／纤维化／硬化、浸润、非典型／角化性和微结节型 BCCs 含有恶性细胞巢，具有高复发倾向。硬化性、基底样鳞状、低分化或未分化、浸润性、角化棘皮瘤（面中部）、透明细胞、肉瘤样、Breslow 深度 2mm 或以上、Clark 4 级或以上、Paget 样、单细胞、淋巴上皮的和小细胞肿瘤同样具有增加复发和转移的风险。

　　根据适用标准，SCC 具有任何侵袭性组织学特征都适用于 MMS 治疗，而不用考虑所有其他特征。这条准则对于 BCCs 来说是类似的，除外在 L 区具有侵袭性特征、直径 <5mm 的 BCCs。对于所有类型的 BCC 和 SCC，累及血管周围和神经周围是 MMS 的适应证。如果出现明显的疼痛或感觉异常，提示医师注意神经周围侵犯的可能性，由于取样错误，这一发现并不总能在

最初的活检中见到。MMS 也适用于所有发生在放射性皮肤、创伤性瘢痕、骨髓炎区域、遗传综合征患者和慢性炎症区域的肿瘤。以前治疗过的 BCC 或 SCC 复发也是使用 MMS 的有力适应证。

Mohs 显微外科术前评估

最初的讨论是医师和患者未来所有互动的基础。Mohs 手术的适应证和替代方案，包括标准切除或不治疗，必须与患者讨论，以便患者可以作出明智的决定。Mohs 手术作为一种风险相对较低的手术方式，可以安全地应用于伴有稳定并发症的老年患者。

一旦 MMS 被认为适合于特定的肿瘤和患者，应进行病史采集和集中体格检查。在采集患者过去的病史时，要考虑几个医学和心理问题。这些包括过敏、药物（包括抗凝血药和免疫抑制药）、以前的感染和住院治疗、人工植入物和遗传癌症综合征。还应与患者讨论围术期戒烟的问题。应建议吸烟者在术前 1 周和术后 1 周尽可能减少吸烟，以减少伤口愈合不良的风险。

止血

应注意是否有置入心脏起搏器和除颤器，并选择合适的电手术方法（见第 16 章）。对于有起搏器和置入式心律转复除颤器（ICDs）的患者，使用双极钳或手持热烧灼设备电凝可能是最安全的。当使用标准的单极电手术装置时，通常经验性的注意事项包括使用短的能量爆发（<5 秒），使用最小的功率，以及避免在置入装置周围使用电手术。肾上腺素是一种常用的局部麻醉药，对肾上腺素敏感的患者应避免使用。

抗凝药物

患者可以在手术前 1～2 周停止服用预防性抗凝药物和中草药。患者不应在手术前 24 小时或手术后 48 小时饮酒，以减少出血的风险。然而，在服用医学必要抗凝药物的患者中，术后出血的风险明显低于停止抗凝后可能发生血栓栓塞事件的风险。因此，大多数皮肤科医师允许患者在围术期继续使用抗凝血和抗血小板药物。在服用华法林的患者中，可以复查 INR 以确保其在治疗窗（最好是 3 或更少）。

预防性用药

对于有感染性心内膜炎、血源性关节感染和（或）手术部位感染风险的特定患者，应评估和规定抗生素预防性使用的适应证。虽然 Mohs 手术很少引起血源性关节或心脏瓣膜感染，但当手术部位被认为是手术感染的高风险时，建议预防性使用抗生素。手术感染的高危

部位包括下肢、腹股沟、唇或耳楔形切除、鼻部皮肤皮瓣、皮肤移植或大面积炎症性皮肤病。对于大多数手术，第一代头孢菌素或双氯西林足以预防伤口感染（表 29-2）。如果手术部位在以前 HSV 暴发的解剖部位，如皮肤或唇红，也可以考虑使用抗病毒药物。抗焦虑药物可以开给患者，但需在患者同意手术之后服用。

体格检查

体格检查的重点是确定肿瘤的位置，手术前应记录在案并与患者确认。确定活检部位是进行 Mohs 手术的先决条件，尽管这对于有严重光损伤、多发瘢痕、酒渣鼻和许多脂溢性或光化性角化病的患者来说是困难的。由于接受皮肤外科手术的患者在试图确定手术部位时，有 16.6%～31.4% 的时间是不确定的，因此照片、图表、切向照明、伍德灯和放大镜都能起到帮助。如果这些措施不可用或不成功，则应制定包括医师和患者共同参与会诊确定活检部位的公布的方案。如果活检部位无法确定，则与患者的监护人和（或）家属进行进一步协商。如有必要，患者手术当天可用冷冻活检确定患者手术的肿瘤部位。如仍不能确定活检部位，则将冷冻活检标本送至永久性切片室，每隔 3 个月观察一次。在过去 6 年的时间里，7983 个 MMSs 中没有发生手术部位错误的病例；然而，由于无法确定正确的活检部位，手术有时被推迟。

另一方面，患有特大型或深度侵袭性肿瘤的患者，尤其是有运动神经表现或淋巴结病的患者，可能需要多学科治疗和术前影像学检查或会诊。Mohs 外科医师在围术期可随时咨询眼科、耳鼻喉科、放射科、肿瘤科、外科肿瘤科、神经外科、整形外科等科室的意见。

表 29-2　Mohs 手术预防性药物使用

部位	抗生素	剂量
皮肤	头孢氨苄	2g 口服
	双氯西林	2g 口服
	克林霉素 [a]	600mg 口服
	阿奇霉素／克拉霉素 [a]	500mg 口服
口部皮损和黏膜	阿莫西林	2g 口服
	克林霉素 [a]	600mg 口服
	阿奇霉素／克拉霉素 [a]	500mg 口服

尽管可以考虑延长抗生素治疗疗程，所有剂量均在术前 30～60 分钟单一剂量服用。

a. 青霉素过敏患者的替代药物。

Data from Wright TI, Baddour LM, Berbari EF, et al. Antibiotic prophylaxis in dermatologic surgery: advisory statement 2008, J Am Acad Dermatol. 2008 Sep; 59(3): 464–473.

技术

这项基础技术由 Frederic Mohs 在 20 世纪 30 年代首创，他在 1941 年 1 月 23 日发表了一篇关于 440 名接受化疗的患者的划时代文章，当时 Mohs 在术前使用氯化锌膏进行体内固定。Mohs 博士将氯化锌膏涂在癌变的皮肤上，以便在切除前固定组织。第二天，切除组织并在显微镜下检查。每天重复这个过程，直到肿瘤边缘干净为止。

最初的体内化学手术方法从 1953 年开始过渡到新鲜冷冻组织技术，这是由 Mohs 博士开创的一项治疗眼睑癌的创新技术，目的是防止氯化锌膏对眼造成损害。随后，Tromovich 和 Stegman 于 1974 年对该技术进行了推广与详细的描述。新鲜冷冻技术不需要氯化锌糊剂结痂，可以在 1 天内完成肿瘤清除，并立即进行手术重建。

Mohs 程序被认为是一个干净的过程，而不是无菌过程。一旦有信心地确定活检部位，并获得患者同意，该区域通常使用氯己定或必妥碘进行预处理，然后覆盖。首先局部浸润麻醉。最常用 1%~2% 利多卡因、1∶100 000 肾上腺素，尽管布比卡因等神经阻滞和长效麻醉药可能有助于延长麻醉时间（见第 12 章）。

在 Mohs 手术中，肿瘤被切成碟状，并被分割成小块进行处理（图 29-2）。评估所有切除的周边确定存在皮肤癌的边缘。该区域随后被映射到第二层并被切除。

使用 Mohs 方法，没有遗漏任何肿瘤。与此相反，采用面包片方法的组织学检查，由于只检查了边缘的一小部分，可能会错过肿瘤延伸到边缘的情况。

适当的工具、组织和步骤对于优化结果至关重要（图 29-3）。将 MMS 的新鲜组织技术简化为先消融肿瘤，再进行切除和定向；切片和上墨；压扁、包埋、冷冻；切割和染色；并绘制组织图。制作一个可以在实验室完美加工的 Mohs 层需要高超的技术，Mohs 外科医师应意识到标本加工每一步所固有的技术挑战。该过程

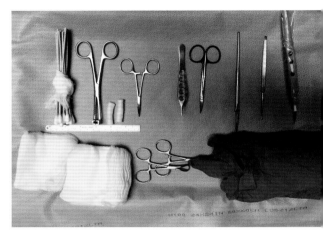

图 29-3　Mohs 手术的标准器械

从左上角顺时针方向：棉签敷料、刀片移除器、牙轮、弯钳、镊子、超切剪刀、15 号刀片手术刀、刮刀、电切器械、覆盖毛巾的手套、巾钳、纱布、尺子。

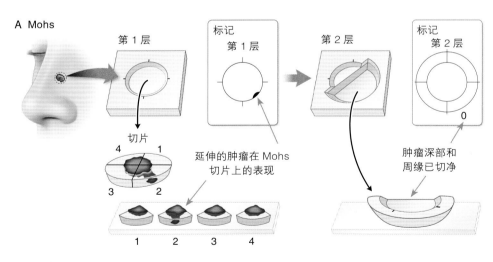

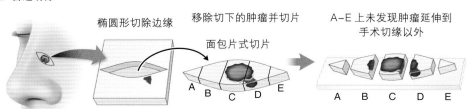

图 29-2　在 Mohs 手术中，肿瘤被切成碟状，并被分割成小块进行处理。评估所有切除的边缘显示皮肤癌存在于一个边缘。该区域随后被映射到第二层并被切除。使用 Mohs 方法，没有遗漏任何肿瘤。与此相反，采用面包片方法的组织学检查，由于只检查了边缘的一小部分，可能会错过肿瘤延伸到边缘的情况

的成功与技术的每一步的精确应用以及执行这些步骤的人员的专业技能密切相关。技术错误影响切片质量，是 MMS 术后局部复发的最常见原因。

刮除

许多外科医师会切除病灶，直到达到视觉正常的皮肤，以帮助识别肿瘤边缘。为完成刮除，用刮匙以中等力度在不同方向刮除肿瘤，产生的脆性肿瘤碎片可以抹去，露出一块清洁伤口基底，或当之前活检不可用或者尚未完成活检时可形成一个垂直方向的肿瘤病理切片（图 29-4）。在 MMS 之前，刮除术有助于缩小易碎肿瘤的体积，但它不能可靠地描述肿瘤的整个范围。感染、结痂、角化过度、背景脂溢性皮炎和日光性角化病可使肿瘤体积增大，导致刮除层过大。

由于大多数 MMS 发生在诊断性活组织检查后，通常会有一个覆盖在癌症部位的痂皮。由于它没有临床价值，而且会影响高质量切片制作，因此在处理组织之前，应由外科医师或技术人员去除痂皮。

不提倡过度地刮除。刮除可能会对残余的相邻表皮产生剪切力，这些表皮将被包含在 Mohs 层中，这可能导致表皮分离，在真皮 - 表皮交界处出现裂隙或表皮丢失。此外，技术人员可能会将撕裂的表皮解释为一个有目的的划痕，导致切片不准确。在严重光损伤的皮肤中，这也可能导致边缘的表皮悬垂，如果游离表皮嵌在边缘附近，则可能导致假阳性（图 29-5）。刮除后的悬浮现象也比较常见，所以在切除组织层之前，必须小心擦拭刮除的组织（图 29-6）。

切除组织以获得最佳的切片和定位

Mohs 切除的步骤如图 29-7 所示。Mohs 外科医师必须在切除的标本上指定 12 点钟的位置。一些练习者总是将组织朝向解剖结构，如头顶或耳垂，而另一些练习者则将 12 点钟方向朝上、朝中和（或）朝后。方法不如一致性重要。因此，Mohs 外科医师总是对组织定位有一个大致的概念，即使在患者的参考划痕不容易识别的情况下也是如此。一旦确定了这一点，肿瘤切除的临床边缘较窄，包括深平面，呈圆盘状（图 29-7）。根据肿瘤的大小、位置和组织学，肿瘤的边缘从 1mm 到数毫米不等。在皮肤完全切除之前，在 Mohs 层和相邻的皮肤上做几个切口（痕迹）用于定位，通常在 12 点钟、3 点钟、6 点钟和 9 点钟位置，尽管个别病例可能需要改变（见图 29-7）。除了眼睑和黏膜等薄组织（几乎不需要斜角），皮肤边缘倾斜 30°～45° 以便同时对深部和侧边缘进行 EN 面切割（见图 29-7）。将组织完全取出后，将其置于一块纱布、滤纸或卡片上（见图 29-7H）。图 29-8 所示标本的图示，显示了定位患者组

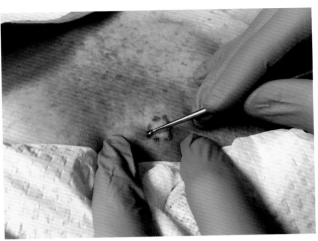

图 29-4　在获得第一个 Mohs 层前刮除，以便刮除肿瘤和评估肿瘤边缘

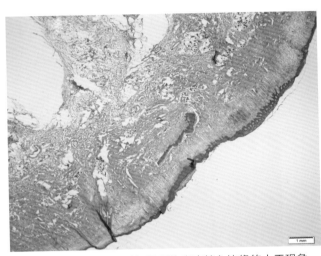

图 29-5　过度刮除引起悬垂的表皮植入边缘的人工现象

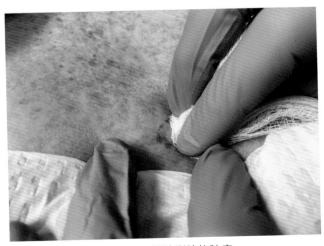

图 29-6　清除刮除的肿瘤

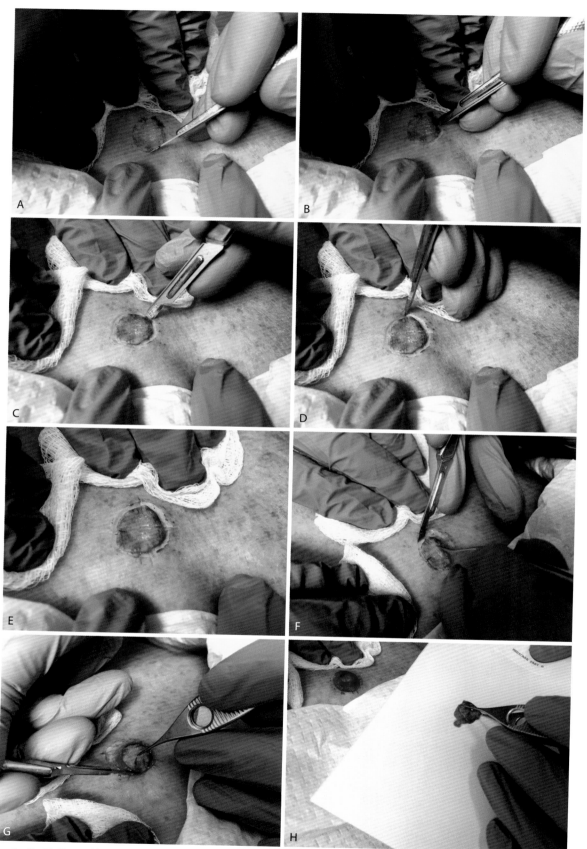

图 29-7 A~C. 手术刀刀片以 45° 扇形切除皮肤癌。D、E. 放置散列标记用于定位组织。标本以 12 点钟方向为上方向切除。组织一整片被移除。标本应从表皮侧边缘向中心切开,不能从一侧连续切到另一侧。H. 将组织置于滤纸上,使其朝向患者和卡片。在这种情况下,患者的标签表示 12 点钟方向

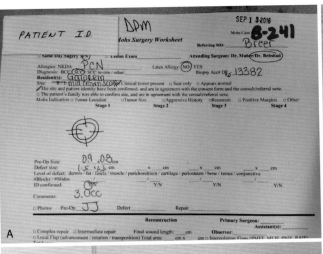

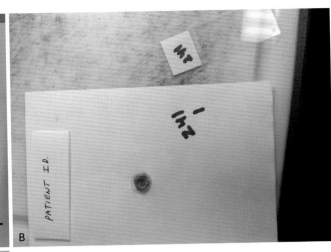

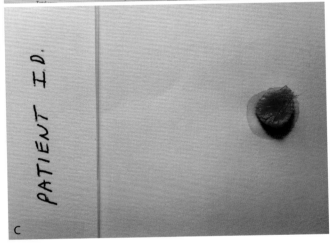

图 29-8　A. 患者申请后组织被送往实验室。制成一个与组织类似的图示，记录了定位患者组织的标记。第一阶段的标本在 12 点钟、3 点钟、6 点钟和 9 点钟有参考痕迹。双圆圈表示表皮包含的区域。在 Mohs 图示上，一个圆圈或一条线代表非上皮的、手术切除的边缘。虽然上皮边缘的标准注释是必要的，但其他的表达可能有所不同。B. 案件编号（在本案件中分配了 B-241）。C. 按照惯例，这里的组织置于滤纸上，因此 12 点钟方向是患者标号

织的痕迹位置。当标本含有软骨、骨或皮下组织而没有皮肤边缘时，应在图上注明。压迫止血和（或）电外科手段止血后，在手术伤口上覆盖敷料。然后患者等待组织被处理，这通常需要 30~60 分钟。

切除的组织标本被小心地转移到实验室，保持正确的解剖方向。在转移介质的指定角落的点或患者标签可用于指定 12 点钟方向。组织被记录下来，通常带有患者的信息，如姓名、位置和 Mohs 病案号。技术人员应注意到所附图示近似的参考标记。任何差异必须在处理组织前与 Mohs 外科医师共同解决。

标本用刀片做单独切口从表皮侧边缘向中心切开，不能从一侧连续切开到另一侧。这确保了一个统一的斜面和一个统一的基础。

在切除复发性皮肤癌时，理想情况下，瘢痕应该被切除到比先前手术更深的平面上，侧切缘应该比瘢痕更宽，尽管局部解剖结构可能会改变所取组织的深度。临床判断将决定是否需要切除整个瘢痕，还是只切除部分瘢痕。

当切除软骨时，同时切除软骨边缘的一些非软骨组织，将有助于技术人员防止软骨在加工过程中从玻片上脱落。

当切除深层脂肪或肌肉时，外科医师最好取 4~5mm 厚的标本，以便有足够的组织进行处理，并防止处理后的组织出现明显的空洞。新手外科医师可能会在进行深度切片之前，先用一种非致命的染料涂布 Mohs 缺损的基底；在去除这一层后确保没有染色的组织残留，确保整个深边缘被去除。

应评估皮肤或感觉神经是否有危险，并采取必要的预防措施。包括在切除前注射以使肿瘤组织膨胀、提供向上的牵引力，当然应解释神经损伤的风险获得适当的知情同意。

切片和墨染

有些肿瘤在加工前可能被切成两块或两块以上；然而，当将显微镜下所见与患者身上的位置相互联系时，对具有 4 个颜色均匀标记的单一标本进行分析，可以提供清晰的方位。Randle 等描述了单剖面法，该方法最大限度地减少了切片准备和解读所需的时间，同时也减少了出错的机会。

决定标本是否需要细分的主要因素是显微镜载玻片

的大小以及技术人员可以使用的冷冻和包埋技术。凹凸标本、厚标本以及含有软骨或骨骼的标本通常需要将切片压扁成一个平面。一旦确定了合适的切片，标记就会被放大，并对组织进行吸湿以去除多余的水分（图29-9）。将染料涂在切除组织上的划痕上，并记录在切除时绘制的图示上（图29-10）。一些Mohs外科医师自己完成涂墨，而另一些Mohs外科医师将这项任务委托给他们的技术人员。当将显微镜下所见与患者缺损的位置相关联时，对带有划痕和颜色的标本进行分析可以提供清晰的方位。在手术切缘的重要位置染墨最有帮助，而不是仅仅在标本极点作为定位点。在这种情况下，缺墨表明切缘没有完全评估。大多数Mohs外科医师使用红色、蓝色、黑色，可能还有一到两种其他颜色。它们在Mohs图示上用符号表示，用于定位。

将组织切成多个切片会导致错误标记的标本发生较大的变化，或导致Mohs外科医师在错误切片上错误地绘制阳性切缘。更多的切片还会增加假阳性和假阴性边缘的风险。

如果使用了太多的墨水，墨水可能会溢出，混淆切缘。如果标本太湿也会发生这种情况，因此强调在标记之前需要吸干组织（图29-11）。劣质墨水可能引起难以解读，在组织处理过程中可能被洗掉。

组织扁平化

由于标本将被水平包埋以进行切片，组织必须被压扁。由于标本有一个<45°的斜度，或来自具有厚真皮的解剖位置，技术员可以在标本上做额外的松弛切口促进切片扁平化，这样标本底面的切片平面就与表皮切缘在同一个平面上。这些切口应该足够浅，以使组织变平，但不应该延伸得太深以切割标本的边缘表面。过度松弛

的切口可能会破坏切缘的方向和连续性，并通过迫使表面组织向下到底部而引起悬浮，产生假阳性切缘。

如果组织松弛不充分，可能无法有效对侧切缘取材，导致载玻片上的表皮缺失。在皮肤较薄的区域，如眼睑，在包埋前皮肤可能很容易折叠，导致切向切片，因此很难解读。

包埋和冷冻

一旦压平，标本在这种水平结构下被冻结，并被支撑在一个介质模块中，如最佳切割温度（OCT）介质或类似的化合物中。包埋介质将组织与卡盘结合，并在冷冻阶段包围和支持组织。这可以防止在加工过程中组织丢失，通俗地说就是脱块。最常用的包埋方法是反向滑动安装法、包埋井和冷冻 - 包埋系统。

反向滑动法的步骤如下：

1. 该组织置于一个玻璃切片上，深切缘向下。组织与载玻片表面之间的完全组织接触是通过轻轻地按压标本的边缘使其与载玻片接触并挤出所有气泡来保证的。这可以与冷冻喷雾相配合，以防止表皮的抬升（见图29-11）。
2. 随后，应用一种包埋介质，如OCT。然后将组织、包埋介质和载玻片冷冻至 −15～−30℃。可以使用液氮、四氟乙基氯或甲氧诺氟丁烷来辅助，直到介质冻结（在视觉上变为不透明），如图29-12所示。
3. 在冷冻卡盘上放置少量包埋介质（图29-13）。
4. 将标本（仍在玻片上）翻转到卡盘上，形成最后一块。可以在玻片上添加额外的包埋介质（图29-14）。这使得标本可以在低温恒温器内冷冻到吸盘上。一个铜配件或散热器可以应用于玻

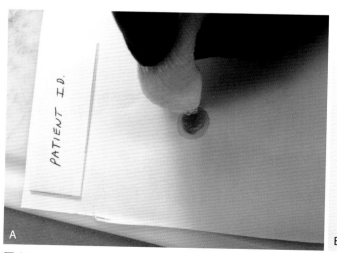
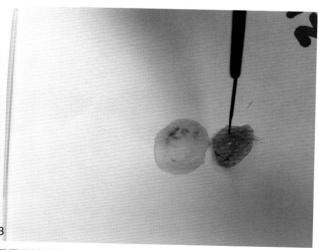

图29-9　A.吸去组织多余的水分。B.切除组织时，Mohs外科医师用散列标记对组织进行标记。这些小的标记是由技术人员加强的，以方便在一个平面扁平化手术切缘。除了加强现有的痕迹，有时组织会要求更松弛地切割，以便能够把整个标本放平。当这一技术无法实现时，组织将被分成多个部分，以确保组织位于一个平面上，虽然是碎片的

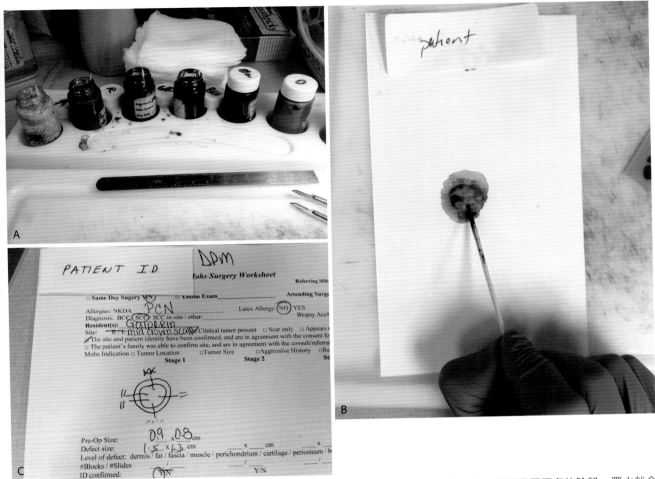

图 29-10　A. 装有涂料的商用染料系统置于一个稳定的支架内。一旦组织被满意地松弛下来，如果需要更多的阶段，墨水就会被应用于散列标记，以帮助 Mohs 外科医师进行定位。B. 棉签将涂料涂在组织上做标记，组织染料通过组织化学染色留在组织上。当把不同颜色的墨水涂在附近的组织边缘时，最好从被标记的一侧边缘接近组织，以防止墨水污染和流到非计划边缘。C. 在图示上描述标本的方向、形状、参考标记的位置和油墨图案。在这个例子中，XX 是黄色的，= 是红色的，… 为绿色，四条垂直线代表蓝色。使用这些符号是为了当黑白拷贝时仍能解释清楚

片。几分钟后，玻片被移除。结果是一个光滑的、水平的块面，允许深边缘和表皮边缘暴露在一个单一的平面，用低温恒温器切割。

5. 将标本块放入低温恒温器中开始切割组织（图 29-15）。

如果组织冷冻太慢，冰晶会在组织上留下空洞。在潮湿条件下积累的冷凝物也会导致冰晶的形成，导致标本出现裂缝和孔洞。如果恒冷箱中的切割刀片不够冷，或者室内湿度过高，可能会发生标本卷曲。

脂肪组织需要强烈的冷冻，这可能导致表皮冷冻人工痕迹、组织断裂和标本碎片的增加。

切片和玻片固定

一旦标本被包埋并冻结在介质中，并安装在台上，切片机将其切片并置于载玻片上（图 29-16）。该夹具通常有一个球窝轴承连接，允许标本相对于刀片的微调，并必须确保在修块前调整到完全合适的角度。当第一次开始旋转切片刀刀片时，OCT 的外层必须被切断，直到到达实际的标本；这一过程通常被称为面向块。到达标本后，可能需要复位以制成统一的切片。如果卡盘上标本的底面在切割初期与刀片不平行，可能会导致截面不完整，从而导致更深的切片要求。一旦包埋介质被充分修切，5～10 μm 厚的切片（切片厚度随个人喜好而变化）被粘贴到载玻片上。厚切片很难解读，因为细胞细节可能会被掩盖，尽管脂肪组织可能需要更厚的切片，而薄切片可能会导致可见的孔或撕裂。第一张切片是最重要的，因为它代表了真正的切缘，组织是随着每次旋转刀片从深层边缘向上切割到皮肤表面的。确保技术员计算转轮的匝数，并知道每圈的微米数，以便正确计算组织的深度。平均来说，制作 2 张玻片，平均一张玻片 2～3 个切片。大多数外科医师喜欢总共看 3～6 个切片。

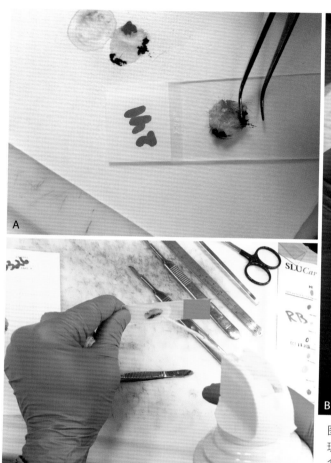

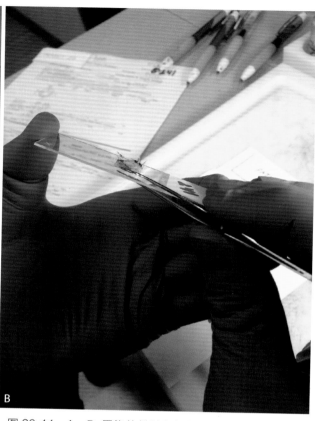

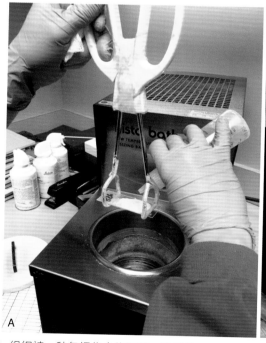

图 29-11 A、B.墨染的松弛组织被放置在一张贴有标签的玻片上,深切缘向下。用镊子把组织的边缘在玻片上弄平。C.很多时候需要冷冻喷雾来帮助将组织以扁平的形状固定在玻片上。变平很重要,这样表皮、真皮层和皮下脂肪就在同一平面上

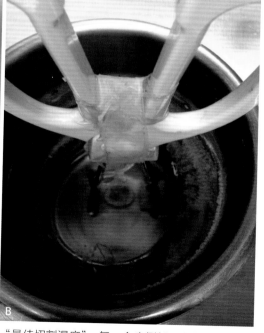

图 29-12 A.组织被一种包埋化合物覆盖,这里是 OCT,代表"最佳切割温度"。每一个病例都可以指定一种不同颜色的包埋介质。这里使用的是黄色包埋介质。这是对来自两个不同部位或两个不同患者识别的一种方法。B.玻片用钳子夹在浴槽里。浴槽的温度保持在 −30℃左右

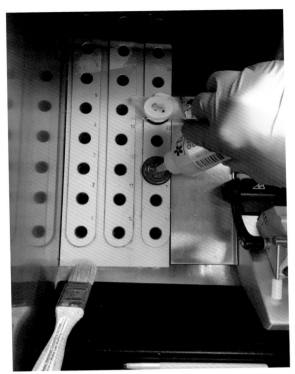

图 29-13　卡盘置于冷冻棒上并使用包埋介质，这是最佳切割温度介质（OCT）

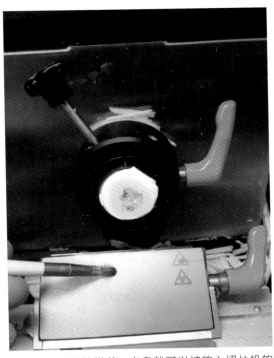

图 29-15　一旦玻片脱落，卡盘就可以被放入切片机的物体支架中。用带黑色 / 银色旋钮的臂拧紧，然后用组织右侧的红色手柄将组织与刀片的角度调整好

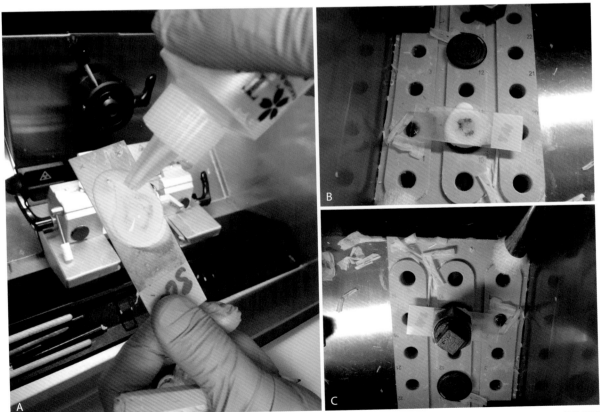

图 29-14　A. 向组织中添加额外的包埋介质。B. 标本倒放于卡盘上，包埋介质较多。进一步冷却。C. 用散热器或抽提器来加速冷冻过程。几分钟后，就可以把玻片从组织上拉下来进行包埋，让组织的手术边缘暴露在外面，并且都在一个平面上。如果玻片不能从包埋介质和组织中弹出，可以用一个温暖的拇指将玻片加热，使其与冰冻块分离。包埋介质膜可用于填充组织块表面的任何缺口，使切片更平滑，防止组织脱块

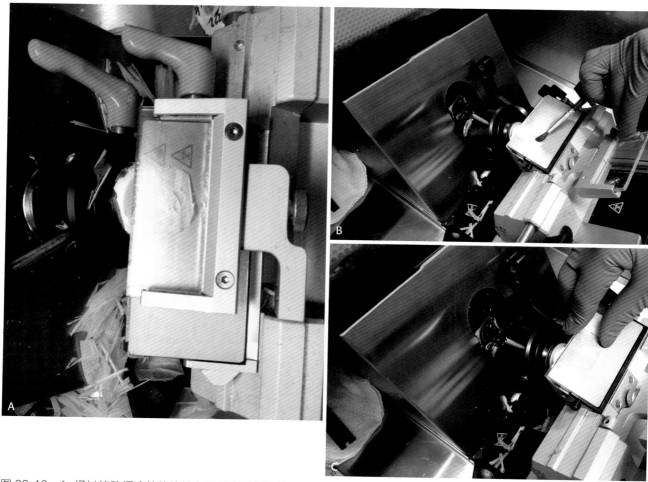

图 29-16　A. 通过转动恒冷箱的滚轮在滚板上获得切片。B. 刷子放在滚板上。水平切片采用自底向上的方法，因此前几个切片代表真实的手术切缘，由皮肤边缘和深层组织组成。C. 然后将组织转移到载玻片上

值得注意的是，脂肪在切割其他组织最适合的温度下，不会凝固到足以切割的程度。因此，技术人员可以在切片前向包埋的含脂肪的标本喷洒低温剂以降低其温度，而不是重新设置恒冷箱温度。

几乎所有关于起皱和折叠的问题都发生在标本被推进刀片和当拿起薄片放置在玻片上的时候；因此，技术人员必须确保切割的薄片被正确回收。冷冻的组织在放置玻片之前有卷曲的趋势。可以使用防卷棒（防止标本卷出截面平面）或板和（或）骆驼毛刷来减轻卷曲，这些都保存在恒冷箱的刷子架上。

钝刀片会导致组织撕裂或卷曲，甚至在切割时导致组织内的震颤线。刀片边缘的微小划痕会在组织中造成很大的撕裂。因此，检查刀片是否有划痕是很重要的，每天都要磨好永久性刀片，一次性刀片要沿着刀架移动。

如果刀片不干净，可能会由刀片引入悬浮物。这些悬浮物可能出现在多个玻片上，因此很难识别为悬浮物。

当切片从刀片转移到玻片时，可能会发生其他的失误。将每一个切片放置在玻片上后，在放置下一个切片前，应将玻片上多余的包埋介质擦拭干净。如果将下一个切片置于前一个切片的包埋介质上，则在固定时可能无法良好附着，染色时可能被冲洗掉。如果下一个切片覆盖上一个切片的包埋介质，可能会影响正常染色。为了防止这种情况发生，当将多个切片置于同一个玻片时，通常从玻片的左上角开始并沿对角线放置切片。

过度面向块会造成假阴性和假阳性。如果标本没有被适当地压平，并且一大块组织被切除，那么真正的切缘就永远失去了。如果真实边缘包含肿瘤，则可能导致假阴性。如果真实的边缘没有肿瘤，可能会导致假阳性。应使用高质量的玻片，如果玻片有缺陷，组织可能无法附着。带电载玻片（所谓的正载玻片）可用于改善组织黏附性。

染色

切片必须染色，由此原本无色的细胞物质可以通过光学显微镜观察。Mohs 切片一般用苏木精-伊红(HE)、甲苯胺蓝染色，偶尔用特殊的免疫组化染色进行常规组织学分析。HE 是 MMS 中最常用的组织染色方法。这包括将组织置于一系列溶液中：乙醇（酒精）、水、二甲苯、苏木精和伊红。在使用大量 HE 的实验室中，它们被放置在自动玻片染色机中，以减少处理时间（图29-17）。甲苯胺蓝通过对 BCC 周围黏多糖染色为醒目的粉色，使其岛状结构更加突出。玻片染色后，盖片。使用类似胶水的介质和薄盖玻片，保护组织不被意外刮掉，并保存玻片多年。

如果玻片从固定剂（通常是乙醇）移得太快，它们就不会得到充分脱水，导致染色效果不佳。

免疫组织化学也被一些外科医师用于诊断更具挑战性的肿瘤。这包括用于诊断 SCC 和 Paget 病的细胞角蛋白，以及诊断隆突性皮肤纤维瘤肉瘤的 CD34。对于黑色素瘤，HMB-45、MART-1、S-100（有助于帮助诊断促结缔组织增生性亚型）、MITF（具有较好的核染色效果）和 mel 5 有助于解读冰冻切片。总的来说，MART-1 是黑色素瘤最有用的染色剂。试剂的成本、自动化染色设备的缺乏、额外的加工时间、额外的技术人员技能和时间，这些因素都减缓了 Mohs 外科医师对免疫组化染色的广泛应用。无论在 Mohs 手术中是否使用免疫组化染色，在更具挑战性的病例中，可以获得永久性切片以进一步确认清晰的切缘。关于 MMS 免疫组化染色的详细讨论见第 30 章。

在染色过程中，可以从染色溶液的污染中引入漂浮物。这个漂浮物将随机出现（不一定与样本相邻）。定期更换染色液可以减少漂浮物的产生。

绘制肿瘤和解读玻片

应检查玻片上的名称和登记号，以确保它们与要输入这些玻片解读结果的 Mohs 图示上的名称和登记号相对应。只有在确保解读的是正确的玻片后，Mohs 外科医师才可以开始解读玻片。

Mohs 切片的解读是 MMS 中最关键的一步；图29-18 展示了一个技术优质切片。应通过检查所有侧切缘和深切缘、系统评估所有组织切片来完成 Mohs 玻片扫描。证实完整的上皮边缘和深缘存在。Mohs 外科医师应善于识别不同的皮肤结构和鉴别各种皮肤肿瘤，这些技能是可培训的，并随着培训和经验不断提高。

可能发生将漂浮物误读为阳性切缘的错误（图 29-19）；误解良性结构，如毛囊、腮腺、淋巴结和其他附件肿瘤为 BCC（图 29-20）；误解日光性角化病或瘢痕为 SCC。将肉芽组织或纤维化误认为梭形细胞肿瘤；误将良性结构，如脂溢性角化病和疣解读为 SCC（图29-21）。某些解剖区域，如眼睑，有独特的组织学特征，尤其是在水平切片时，可被误解读为肿瘤（图 29-22）。

MMS 的成功取决于高质量冷冻组织切片，人工现象可能难以得出可靠的玻片解读结果（图 29-23）。认识到这一人工现象，Mohs 外科医师就可以对其做出解释并做出正确的解读。回顾既往，肿瘤复发与忽略组织切片或评估缺失组织或具有空洞的劣质玻片有关。

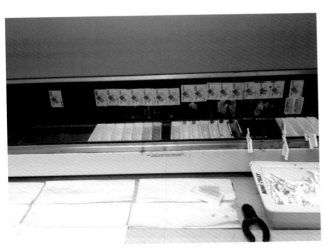

图 29-17　全自动苏木精-伊红染色仪，3 张切片正在染色。一旦将组织切片用一个贴有标签的玻片从滚轮板上按下，玻片就会被染色。染色顺序如上所示。玻片从固定剂，到苏木精，到发蓝剂，到伊红，到乙醇，到二甲苯。最后，将切片盖片，与申请书相匹配，并提交给 Mohs 外科医师进行解读

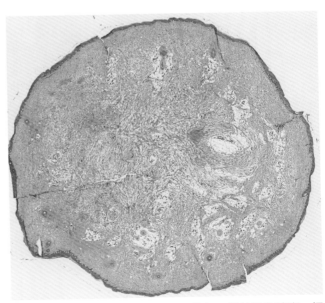

图 29-18　切除的手术切缘的 HE 染色。切片染色清晰，切片中可见表皮、真皮和皮下脂肪并进行评估。本例未见肿瘤

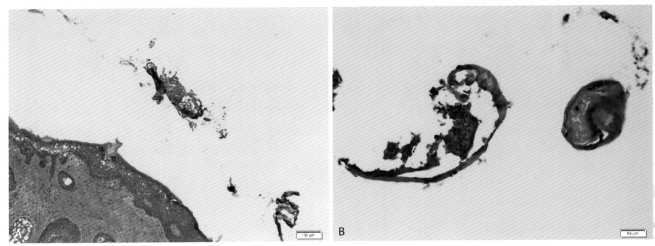

图 29-19 刮除、修块、切片和组织染色时可能引入悬浮物。10×（A）和 20×（B）

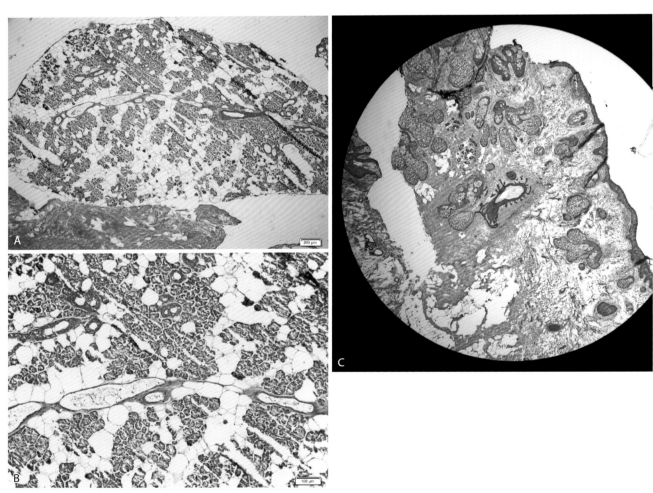

图 29-20 腮腺的深蓝色细胞可能被误认为是肿瘤。4×（A）和 10×（B）腮腺组织图像显示 BCC 中未见的腺体成分。注意缺少栅栏状结构和人工收缩裂隙。C. Mohs 切片显示毛囊基底细胞增生，从毛囊延伸出不规则的基底细胞束。它具有特征性针轮外观。在细胞周围缺乏裂隙、凋亡或有丝分裂象，存在纤维鞘

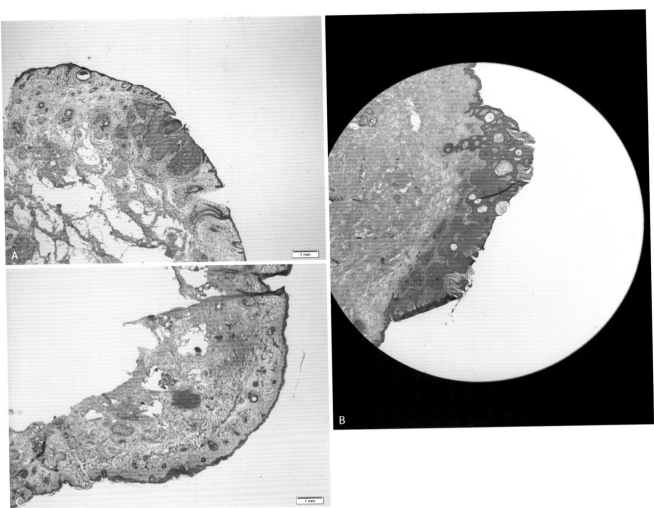

图 29-21　A. 鳞状细胞癌，可与脂溢性角化病（B）混淆。C. 毛囊周围的密集炎症病灶也可被误读为阳性边缘。额外的切片通常显示出良性结构

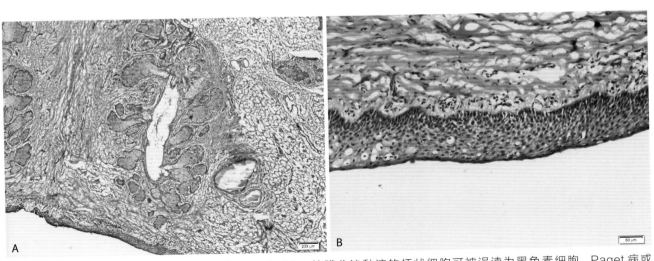

图 29-22　A. 含睑板腺和导管结构的结膜 4×。B. 20× 结膜分泌黏液的杯状细胞可被误读为黑色素细胞、Paget 病或 Bowen 病

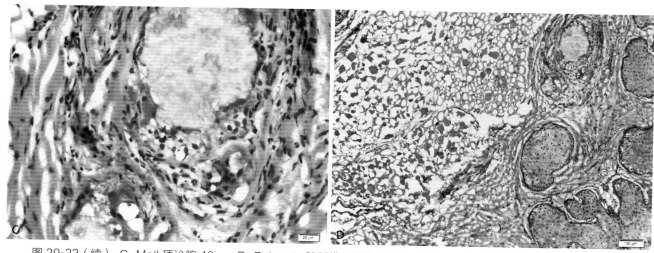

图 29-22（续） C. Moll 顶泌腺 40 × 。D. Pyknotic 肌纤维可模拟 SCC，特别是单独观察时。注意保留的小叶结构

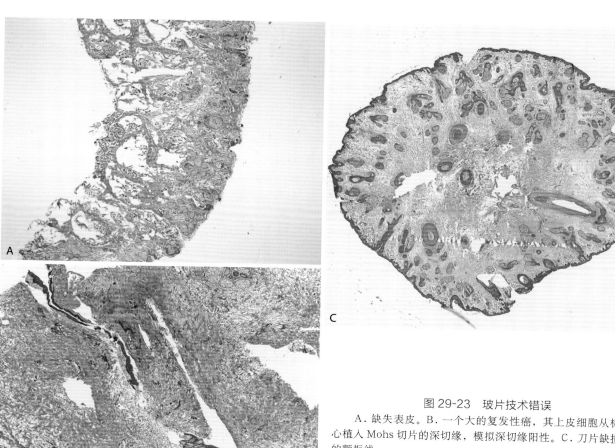

图 29-23 玻片技术错误
A. 缺失表皮。B. 一个大的复发性癌，其上皮细胞从标本中心植入 Mohs 切片的深切缘，模拟深切缘阳性。C. 刀片缺损产生的颤振线。

如果检测到阳性切缘，Mohs 外科医师会在二维图示上标记阳性区域（图 29-24）。在肿瘤被发现的区域额外切除一个皮肤层。这是通过标注在图示上的墨迹和相应的位置来实现的。重复切除、定位和切割额外皮肤层的过程直至没有发现残存的肿瘤。为了最大限度地保留未受累组织，仅在肿瘤累及的重叠宽度为 1~3mm 的区域进行皮肤层切除。一旦获得阴性切缘，就可以考虑进行适当的重建。

炎症可能使微小的癌病灶难以发现。更薄的切片可能会有所帮助，对于侵袭性肿瘤，免疫组织化学（无论是永久性切片还是冷冻的 Mohs 切片）偶尔也会有帮助。

与对照组（1%）相比，有慢性淋巴细胞白血病或实体器官移植病史的患者在 Mohs 切片上出现突出炎症灶的发生率分别为 36% 和 13%，这使得玻片的解读更加困难。

一些 Mohs 外科医师倾向于限制电凝止血的使用，因为过度烧灼可能导致表皮细胞和附属器的细胞核和细胞质延长，以及基底膜收缩的人工现象，在组织学上模拟 BCC。此外，烧灼引起局部炎症，这可能造成难以与肿瘤引起的炎症反应进行区分。

此外，如果肿瘤中央有过多的表皮［如复发性肿瘤和（或）部分治疗的肿瘤］，这些细胞可能被推到表面，并被误解为残余肿瘤。

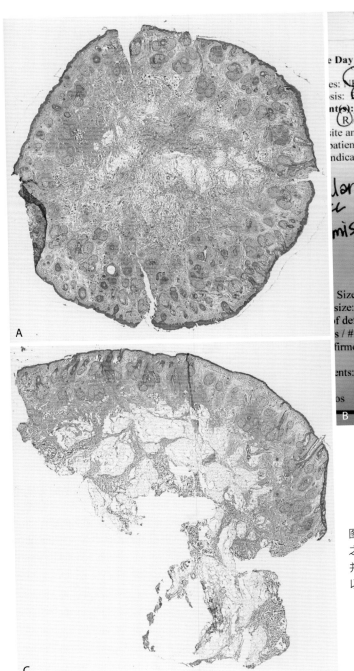

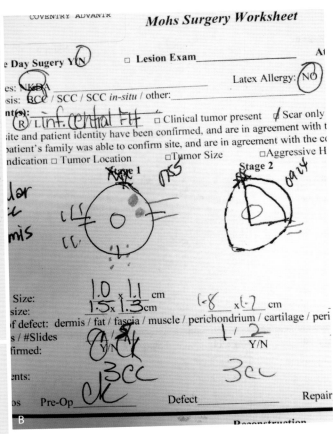

图 29-24　A. 阶段 1 基底细胞癌的病灶位于红色和黄色刻痕之间。B. 图示中用红色铅笔标出。在肿瘤区域获得第二层，并在阶段 1 的右侧图示中单独标出。C. 阶段 2 没有肿瘤，所以在阶段 2 的图示上没有红色的铅笔区域

当难以进行基底滤泡和肿瘤的区别时，对组织标本进行连续切片可以进一步区分正常附属器结构和肿瘤巢。

当由于前一阶段的阳性切缘而需要额外的 Mohs 阶段时，外科医师应重叠阳性切缘的图示范围，以提供切缘误差。请记住，冷冻组织切片处理会导致 10%～20%的组织收缩。

如果发现神经周围侵犯，则后续阶段必须同时包括周围组织和深部组织，直到见到神经组织，才能称切缘干净。这是因为神经可以垂直或水平移动。示例见图 29-25 和图 29-26。

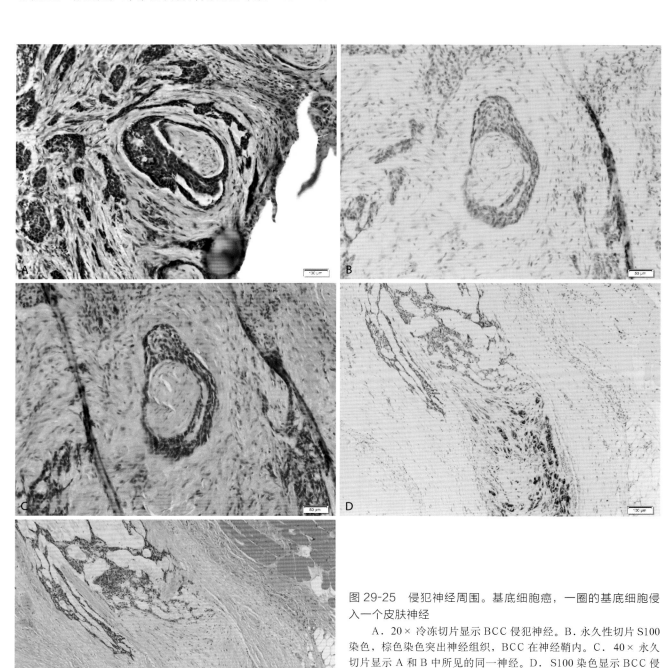

图 29-25　侵犯神经周围。基底细胞癌，一圈的基底细胞侵入一个皮肤神经

A. 20× 冷冻切片显示 BCC 侵犯神经。B. 永久性切片 S100 染色，棕色染色突出神经组织，BCC 在神经鞘内。C. 40× 永久切片显示 A 和 B 中所见的同一神经。D. S100 染色显示 BCC 侵犯一个大的神经。E. 永久切片显示 D 中所见 BCC 侵犯的大神经。

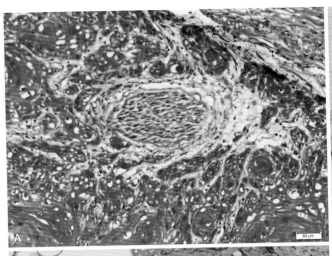
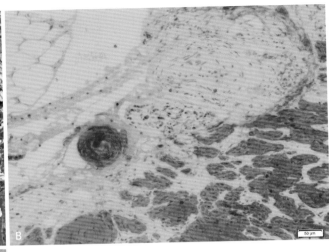
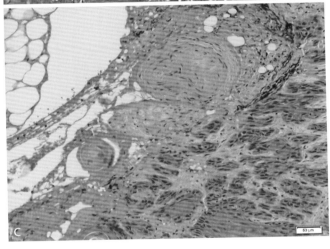

图 29-26　A. 冷冻切片显示 SCC 围绕在神经纤维周围（20×）。B. 免疫组化示神经 S100 染色为棕色，SCC 未累及神经纤维，SCC 染色为细胞角蛋白染色为红色。在冷冻切片这很容易被误解为 SCC 浸润神经。在这个病例，IHC 是诊断所必需的。C. 同一区域的永久切片作为比较

Mohs 手术相较切除的优点

癌症手术的前提是假设肿瘤生长是球形的，这一理论对许多皮肤肿瘤来说并不完全准确。这一模型不考虑胚胎融合因素和其他组织因素，这些组织因素可能构成暂时的屏障对抗肿瘤的扩散。因此，皮肤癌的生长和结构往往是不对称和不规则的。这种不对称的肿瘤用 MMS 切除更好，因为这种手术方法是精细和精确的肿瘤切除。

在传统的外科手术中，组织学切片通常是采用垂直的面包切片技术。这涉及皮肤的取样切片，估计只检查组织学边缘总的 0.1%～1%，因此可能导致假阴性结果。这与 Mohs 手术的水平切面形成对比，后者检查 100% 的边缘。因此，这种方法在降低复发概率方面具有明显的优势。

此外，图示体现 100% 手术边缘，使外科医生精确掌握所有手术切缘，并采用组织保留技术。相比之下，对于直径 <10mm 的基底细胞癌，常规切除需要 4mm 的边缘才能获得 95% 的治愈率，而较大的硬化或复发基底细胞癌则需要 13～15mm 的边缘才能达到 99% 的治愈率。这些边缘可能不必要地累及一些解剖结构，如神经、软骨、肌腱和肌肉。一项研究表明，MMS 治疗结节性 BCCs 产生的手术缺损中位面积明显小于常规手术切除（116.6mm² vs. 187.7mm²，$P<0.001$），有助于更直接地修复缺损。使用 Mohs 手术可能保存这些结构，使外科医师可以在切除后立即进行更精细的，也可能是更美观的成形修复。

并发症

Mohs 手术并发症较少见，主要与术后成形修复有关。这些包括一定程度的淤血、肿胀、瘢痕、感觉异常和术后不适。罕见情况下，水肿和感觉障碍可能会持续，但通常在几个月就会恢复到正常水平。所有潜在的并发症应在手术前与患者讨论。

出血

出血是 Mohs 术后最常见的并发症，服用抗凝药物的患者出血的风险增加。然而，没有证据表明服用阿司匹林或华法林治疗严重疾病的患者发生严重出血或出

血并发症的风险增加。然而，使用噻诺吡啶（如氯吡格雷或噻氯匹定）进行皮肤外科手术的患者出血并发症的风险增加。轻微并发症包括 1.7% 皮瓣闭合局部坏死和 8.6% 移植物闭合部分坏死（没有完全坏死或需要后续翻修的病例）和 0.73% 的裂开率。这种并发症一般在门诊就能直接处理。因此，医学上必要的抗凝药物通常在围术期继续使用，以预防血栓事件的发生。

感染

如果 Mohs 伤口敞开留待二期愈合，感染率是非常低的。例如，Lawrence 等使 67 例相对较大的开放性伤口在皮肤癌切除后留待二期愈合，只有 2 例观察到感染，Mohs 外科医师通常擅长评估一个伤口是否适合二期愈合。然而，大多数针对感染率的研究，包括 Mohs 手术和成形修复。缝合的伤口会造成死腔，并将异物带入伤口，使伤口更容易感染。尽管如此，只有 1%~2% 的病例发生感染，出血过多或血肿形成的病例感染发生率较高。有研究表明，Mohs 术后及术后切口内注射青霉素或克林霉素可降低术后感染风险。除非有感染性心内膜炎、血源性关节感染或手术部位感染的高风险，否则不建议常规使用预防性抗生素。

瘢痕

从患者的角度来看，MMS 留下的瘢痕通常被认为是手术中最重要的后遗症，这取决于肿瘤引起的组织破坏程度和闭合技术。增生性瘢痕、瘢痕疙瘩、增宽的瘢痕和伴有色素的瘢痕都是可能的，在设置适当的患者期望时，术前咨询患者是必要的。

神经损伤

感觉神经的丢失常发生于 Mohs 术，因为小的感觉纤维在肿瘤切除过程中被切断。由于神经纤维可再生，这种损伤通常是短期的。当肿瘤侵入或包围神经时，可能发生运动神经损伤，并且必须牺牲该神经。无论如何，具有详细的解剖学知识对于尽可能避免损伤这些结构是很重要的，并且当神经损伤可能即将发生时，要告知患者。

利多卡因中毒

利多卡因中毒必须在 MMS 期间避免。仔细的记录至关重要，尤其是对于需要几个阶段才能清除的大型肿瘤。利多卡因中毒的临床症状包括多语、口周感觉异常、耳鸣、呕吐、震颤、癫痫发作，最终导致心肺骤停。为预防这一并发症，应观察成人普通利多卡因最大剂量为 5mg/kg，肾上腺素利多卡因为 7mg/kg。

脑栓塞

脑栓塞是罕见的 Mohs 手术致命的并发症，但 2 例头皮肿瘤 MMS 术后脑栓塞已被描述。为了防止这种并发症，暴露颅盖骨的患者（剥离骨膜）需要仔细使患者处在仰卧位或俯卧位，以限制可能发生的负压梯度（通过头部和颈部的非收缩静脉，如网膜静脉和引流至硬膜静脉窦的导静脉）。大多数颈部和头皮的空气栓塞事件通过后静脉复合体发生；因此，对于后头皮骨膜剥脱的 Mohs 缺损应谨慎处理，使患者在手术期间和等待期间保持平躺。

新方向

证据支持使用 MMS 治疗黑色素瘤和较少见的皮肤恶性肿瘤，如隆突性皮肤纤维肉瘤、非典型纤维黄瘤、微附属器癌、恶性纤维组织细胞瘤、腺性囊性癌、顶泌汗腺／小汗腺癌、黏液癌、平滑肌肉瘤和皮脂腺癌。在这些肿瘤中，MMS 正越来越多地作为标准切除某些黑色素瘤的替代方法。黑色素细胞在常规冷冻切片上很难评估，但是随着免疫组织化学技术的发展，Mohs 外科医师通过使用特殊的染色剂来更好地突出这些细胞，从而克服了这一困难。Kelley 等报道了石蜡包埋永久切片与冷冻切片经 MART-1 染色之间 100% 的相关性。随着实验室染色技术的改进，Mohs 手术可能在黑色素瘤的治疗中发挥越来越大的作用。有关 Mohs 治疗黑色素细胞性病变的方法的详细讨论，请参阅第 31 章。

总结

了解 MMS 的基本技术可以让医师了解患者何时可以从该过程中获益最大。MMS 技术自 Frederic Mohs 博士介绍以来一直在不断发展，Mohs 外科医师之间也存在一些差异。这种方法的一个显著好处是，Mohs 外科医师作为病理学家，在组织定位至关重要的情况下，降低了人为错误的可能性。在每个步骤的准确性和技巧的应用使得高治愈率与最大限度的组织保护并举。新的方向，特别是使用免疫组织化学染色，使有效治疗黑色素瘤成为可能，并使这项技术保持在皮肤外科和肿瘤外科的前沿。

致谢

我要感谢圣路易斯大学的组织技术人员，特别是 Tom Scagliarini 和 Julie Schuette，他们为我提供了他们工作的照片和录像。我还要感谢圣路易斯大学皮肤病学系的 Russell Tipton 博士和圣路易斯大学病理学系的

Daniela Hermelin 博士，感谢他们帮助我拍摄本章使用的玻片。

参考文献

1. Leibovitch I, Huilgol SC, Selva D, Richards S, Paver R. Basosquamous carcinoma. Cancer. 2005;104(1):170–175.
2. Rowe DE, Carroll RJ, Day CL. Prognostic factors for local recurrence, metastasis, and survival rates in squamous cell carcinoma of the skin, ear, and lip. J Am Acad Dermatol. 1992;26(6):976–990.
3. Rowe DE, Carroll RJ, Jr, Day CL. Long-term recurrence rates in previously untreated (primary) basal cell carcinoma: implications for patient follow-up. J Dermatol Surg Oncol. 1989;15(3):315–328.
4. Rowe DE, Carroll RJ, Day CL. Mohs surgery is the treatment of choice for recurrent (previously treated) basal cell carcinoma. J Dermatol Surg Oncol. 1989;15(4):424–431.
5. Roenigk RK, Roenigk HH. Current surgical management of skin cancer in dermatology. J Dermatol Surg Oncol. 1990;16(2):136–151.
6. Ad Hoc Task Force, Connolly SM, Baker DR, Coldiron BM, et al. AAD/ACMS/ASDSA/ASMS 2012 appropriate use criteria for Mohs micrographic surgery: a report of the American Academy of Dermatology, American College of Mohs Surgery, American Society for Dermatologic Surgery Association, and the American Society for Mohs Surgery. J Am Acad Dermatol. 2012;67(4):531–550.
7. LeBoeuf NR, Schmults CD. Update on the management of high-risk squamous cell carcinoma. Semin Cutan Med Surg. 2011;30(1):26–34.
8. Mehrany K, Weenig RH, Pittelkow MR, Roenigk RK, Otley CC. High recurrence rates of basal cell carcinoma after Mohs surgery in patients with chronic lymphocytic leukemia. Arch Dermatol. 2004;140(8):985–988.
9. Batra RS. Predictors of extensive subclinical spread in nonmelanoma skin cancer treated with Mohs micrographic surgery. Arch Dermatol. 2002;138(8):1043.
10. Mosterd K, Krekels GA, Nieman FH, et al. Surgical excision versus Mohs' micrographic surgery for primary and recurrent basal-cell carcinoma of the face: a prospective randomised controlled trial with 5-years' follow-up. Lancet Oncol. 2008;9(12):1149–1156.
11. Breuninger H, Schaumburg-Lever G, Holzschuh J, Horny H-P. Desmoplastic squamous cell carcinoma of skin and vermilion surface. Cancer. 1997;79(5):915–919.
12. Feasel AM, Brown TJ, Bogle MA, Tschen JA, Nelson BR. Perineural invasion of cutaneous malignancies. Dermatol Surg. 2001;27(6):531–542.
13. Lang PG, Maize JC. Histologic evolution of recurrent basal cell carcinoma and treatment implications. J Am Acad Dermatol. 1986;14(2):186–196.
14. Rhodes LM, Norman RH, Wrone DA, Alam M. Cutaneous surgery in the elderly: ensuring comfort and safety. Dermatol Ther. 2003;16(3):243–253.
15. Matzke TJ, Christenson LJ, Christenson SD, Atanashova N, Otley CC. Pacemakers and implantable cardiac defibrillators in dermatologic surgery. Dermatol Surg. 2006;32(9):1155–1162; discussion 1162.
16. El-Gamal HM, Dufresne RG, Saddler K. Electrosurgery, pacemakers and ICDs: a survey of precautions and complications experienced by cutaneous surgeons. Dermatol Surg. 2001;27(4):385–390.
17. Weyer C, Siegle RJ, Eng GG. Investigation of hyfrecators and their in vitro interference with implantable cardiac devices. Dermatol Surg. 2012;38(11):1843–1848.
18. Otley CC. Continuation of medically necessary aspirin and warfarin during cutaneous surgery. Mayo Clinic Proc. 2003;78(11):1392–1396.
19. Wright TI, Baddour LM, Berbari EF, et al. Antibiotic prophylaxis in dermatologic surgery: advisory statement 2008. J Am Acad Dermatol. 2008;59(3):464–473.
20. Perlis CS, Campbell RM, Perlis RH, Malik M, Dufresne RG. Incidence of and risk factors for medical malpractice lawsuits among Mohs surgeons. Dermatol Surg. 2008;32(1):79–83.
21. Ke M, Moul D, Camouse M, et al. Where is it? The utility of biopsy-site photography. Dermatol Surg. 2010;36(2):198–202.
22. Starling J, Coldiron BM. Outcome of 6 years of protocol use for preventing wrong site office surgery. J Am Acad Dermatol. 2011;65(4):807–810.
23. Mohs FE. Chemosurgery. Arch Sur. 1941;42(2):279.
24. Tromovitch TA. Microscopically controlled excision of skin tumors. Arch Dermatol. 1974;110(2):231.
25. Hruza GJ. Mohs micrographic surgery local recurrences. J Dermatol Surg Oncol. 1994;20(9):573–577.
26. Ratner D, Bagiella E. The efficacy of curettage in delineating margins of basal cell carcinoma before Mohs micrographic surgery. Dermatol Surg. 2003;29(9):899–903.
27. Jih MH, Friedman PM, Goldberg LH, Kimyai-Asadi A. Curettage prior to Mohs' micrographic surgery for previously biopsied nonmelanoma skin cancers: what are we curetting? Retrospective, prospective, and comparative study. Dermatol Surg. 2006;31(1):10–15.
28. Huang CC, Boyce S, Northington M, Desmond R, Soong S-J. Randomized, controlled surgical trial of preoperative tumor curettage of basal cell carcinoma in Mohs micrographic surgery. J Am Acad Dermatol. 2004;51(4):585–591.
29. Walling HW, Swick BL. Identifying a tissue floater on Mohs frozen sections. Dermatol Surg. 2009;35(6):1009–1010.
30. Randle HW, Zitelli J, Brodland DG, Roenigk RK. Histologic preparation for Mohs micrographic surgery. J Dermatol Surg Oncol. 1993;19(6):522–524.
31. Ellis JI, Khrom T, Wong A, Gentile MO, Siegel DM. Mohs math – where the error hides. BMC Dermatol. 2006;6(1).
32. Silapunt S, Peterson SR, Alcalay J, Goldberg LH. Mohs tissue mapping and processing: a survey study. Dermatol Surg. 2003;29(11):1109–1112.
33. Humphreys TR, Nemeth A, McCrevey S, Baer SC, Goldberg LH. A pilot study comparing toluidine blue and hematoxylin and eosin staining of basal cell and squamous cell carcinoma during Mohs surgery. Dermatol Surg. 1996;22(8):693–697.
34. Zachary CB, Rest EB, Furlong SM, Arcedo PN, McGeorge BC, Kist DA. Rapid cytokeratin stains enhance the sensitivity of Mohs micrographic surgery for squamous cell carcinoma. J Dermatol Surg Oncol. 1994;20(8):530–535.
35. Miller CJ, Sobanko JF, Zhu X, Nunnciato T, Urban CR. Special stains in Mohs surgery. Dermatol Clin. 2011;29(2):273–286.
36. Menaker GM, Chiang JK, Tabilac B, Moy RL. Rapid HMB-45 staining in Mohs micrographic surgery for melanoma in situ and invasive melanoma. J Am Acad Dermatol. 2001;44(5):829–836.
37. Glass LF, Raziano RM, Clark GS, et al. Rapid frozen section immunostaining of melanocytes by microphthalmia-associated transcription factor. Am J Dermatopathol. 2010;32(4):319–325.
38. Albertini JG, Elston DM, Libow LF, Smith SB, Farley MF. Mohs micrographic surgery for melanoma: a case series, a comparative study of immunostains, an informative case report, and a unique mapping technique. Dermatol Surg. 2002;28(8):656–665.
39. Robinson JK. Current histologic preparation methods for Mohs micrographic surgery. Dermatol Surg. 2001;27(6):555–

560.

40. Murphy ME, Brodland DG, Zitelli JA. Errors in the interpretation of Mohs histopathology sections over a 1-year fellowship. Dermatol Surg. 2008;34(12):1637–1641.

41. Mehrany K, Byrd DR, Roenigk RK, et al. Lymphocytic infiltrates and subclinical epithelial tumor extension in patients with chronic leukemia and solid-organ transplantation. Dermatol Surg. 2003;29(2):129–134.

42. Breuninger H, Dietz K. Prediction of Subclinical tumor infiltration in basal cell carcinoma. J Dermatol Surg Oncol. 1991;17(7):574–578.

43. Muller FM, Dawe RS, Moseley H, Fleming CJ. Randomized comparison of Mohs micrographic surgery and surgical excision for small nodular basal cell carcinoma. Dermatol Surg. 2009;35(9):1349–1354.

44. Bordeaux JS, Martires KJ, Goldberg D, Pattee SF, Fu P, Maloney ME. Prospective evaluation of dermatologic surgery complications including patients on multiple antiplatelet and anticoagulant medications. J Am Acad Dermatol. 2011;65(3):576–583.

45. Cook-Norris RH, Michaels JD, Weaver AL, et al. Complications of cutaneous surgery in patients taking clopidogrel-containing anticoagulation. J Am Acad Dermatol. 2011; 65(3):584–591.

46. Lawrence CM, Comaish JS, Dahl MG. Excision of skin tumours without wound closure. Br J Dermatol. 1986; 115(5):563–571.

47. Kantor J. Primary surgical closure versus second intention healing after Mohs micrographic surgery: patient satisfaction and clinical implications. J Am Acad Dermatol. 2016;75(1): e35.

48. Cook JL. A prospective evaluation of the incidence of complications associated with Mohs micrographic surgery. Arch Dermatol. 2003;139(2):143.

49. Rogers HD, Desciak EB, Marcus RP, Wang S, MacKay-Wiggan J, Eliezri YD. Prospective study of wound infections in Mohs micrographic surgery using clean surgical technique in the absence of prophylactic antibiotics. J Am Acad Dermatol. 2010;63(5):842–851.

50. Griego RD, Zitelli JA. Intra-incisional prophylactic antibiotics for dermatologic surgery. Archives of Dermatology. 1998;134(6).

51. Huether MJ, Griego RD, Brodland DG, Zitelli JA. Clindamycin for intraincisional antibiotic prophylaxis in dermatologic surgery. Arch Dermatol. 2002;138(9):1145–1148.

52. Goldman G, Altmayer S, Sambandan P, Cook JL. Development of cerebral air emboli during Mohs micrographic surgery. Dermatol Surg. 2009;35(9):1414–1421.

53. Kantor J. Risk of cerebral air emboli associated with calvarial fenestration. Dermatol Surg. 2016;42(7):907–908.

54. Kelley LC, Starkus L. Immunohistochemical staining of lentigo maligna during Mohs micrographic surgery using MART-1. J Am Acad Dermatol. 2002;46(1):78–84.

第 30 章　Mohs 显微描记外科中的先进技术和特殊染色

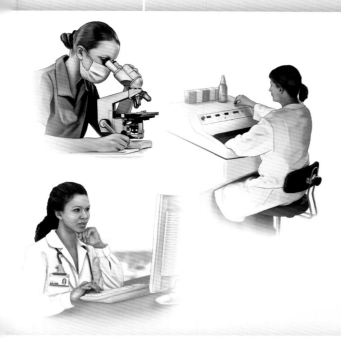

原著者　Jessica M. Donigan
　　　　Benjamin Jones
　　　　Alice Frigerio
　　　　Keith L. Duffy

翻　译　胡信林　任　军
审　校　朱亚丽　姜海燕

概要

- 显微描记手术必须对病理技术领域有很好的涉猎，包括免疫组化染色及新近的成熟及发展完善中的分子诊断技术。
- 从实用的角度来说，对于异常的恶性雀斑样痣（和潜在的浅表侵袭性黑色素瘤），在显微外科手术时加做冷冻切片免疫组化有利于发现这些极少的肿瘤病变。

初学者贴士

- 定期与皮肤病理学的同事保持联系。病理学家和外科医师的观点必须相互沟通。
- 私人拜访优于电话交流，优于发邮件，优于发短信息。

专家贴士

- 低分化肿瘤细胞，密集的炎症，神经浸润，纤维化都是免疫组化可能有用的情况。最广泛被使用的是 AE1/AE3，一种可以标志绝大多数的恶性上皮肿瘤的广谱角蛋白标志物。
- 如果对基底细胞癌（BCC）特别担心，可以进行 Ber-EP4 染色。
- 对 EMPD（乳房外湿疹样癌）进行 CK7 染色在 Mohs 冰冻切片中可能有帮助。使用这种染色剂的主要告知是在 EMPD 中检查的组织块通常很大。

切记！

- 临床医师和病理学家都在试图在文献中引入新的术语以便更好地定义病理实质和分层风险。近年来，一些文章非典型性皮内平滑肌肿瘤（代替皮肤平滑肌肉瘤）和多形性真皮肉瘤/未分化多形性肉瘤的概念已被引入。多形性真皮肉瘤/未分化多形性肉瘤与 AFX（非典型纤维黄瘤）不同，预后较差。

陷阱和注意事项

- 在 MMS 治疗 DFSP（隆突性皮肤纤维肉瘤）时 CD34 不被推荐用于冷冻切片免疫组化染色。由于同样可以标记内皮细胞，非特异性背景染色使得解读冷冻切片病理极其困难。
- 一些辅助治疗如术后放疗对于一些肿瘤来说是有益的。

患者教育要点

- 应该向患者解释，在许多罕见或更具侵袭性的肿瘤有一个较高的切除缺损与病变比，因此表面上小的肿瘤最终可能导致非常大的切除缺损。
- Mohs 手术的高治愈率一般适用于原发性低危肿瘤，与之相比，预后不良的肿瘤（浸润性或神经周围型）或不常见的肿瘤类型（Merkel 细胞癌,DFSP）可能与明显较高的复发率有关。

收费建议

- 免疫组化染色是在标准 Mohs 分层计费基础上进行收费，通常是基于按每个标本计费，第一个抗体的代码为 88342，然后每个增加的抗体的代码为 88341。如果将多个可单独识别的抗体应用于载玻片，则使用一个代码 88344。

引言

即使在最繁忙的 Mohs 显微外科（MMS）诊所或三级／四级转诊中心，也不经常使用特殊染色剂。治疗这类案例不仅需要技术娴熟的显微外科医师和实验室，还需要知晓最新的病理技术和可用于永久切片及冷冻切片病理的免疫组织化学染色知识。虽然使用 MMS 技术能够看到 100% 的外科切缘是一个优势，但在某些情况下这种技术和运用冷冻切片病理均有局限性。对于本章中所述的特定肿瘤，需要同时有良好的判断能力和与皮肤病理方面的同事保持良好的工作关系。

常规染色

苏木精－伊红染色（HE）是 MMS 中最基本的染色，甲苯胺蓝被广泛用于 MMS 共同体的某些情况。使用这两种染色时对染色的熟悉很可能导致在肿瘤检测和治愈率方面有一个高信心。

甲苯胺蓝和苏木精－伊红都是从 19 世纪开始使用的，在永久切片病理和冷冻切片病理中仍广泛应用至今。苏木精是从洋苏木树（*Haematoxylum campechianum*，墨水树）中提取的，原产于中美洲和西印度群岛。它最初被用作染料，在 1865 年首次被报道在组织染色中应用。甲苯胺蓝（亦称甲苯氯化铵）在 1856 年被发现，也是作为染料使用。伊红，四溴荧光素钾盐，在 1871 年被合成，在 1876 年首次报道了 HE 双重染色。

一项调查研究报道 17% 的 Mohs 外科医师使用甲苯胺蓝检测 MMS 中的基底细胞癌（BCC）。甲苯胺蓝对基底细胞癌基质中的黏液多糖产生特征性的异染，变为洋红色（图 30-1）。突出显示的基质和基底细胞癌吸引了 Mohs 外科医师注意。基底细胞癌基质的异染性使基底细胞滤泡上皮容易与基底细胞癌区分。使用甲苯胺蓝染色的另一个优势是比 HE 更为快速。多种快速染色的方案已经在文献中发表。

一些人也认为在检测鳞状细胞癌（SCC）中甲苯胺蓝染色的作用并不逊于 HE 染色，同时进行甲苯胺蓝和 HE 染色可提高 MMS 的诊断准确度。最终，熟悉染色似乎成为了肿瘤检测的最重要的驱动因素。

免疫组化染色

尽管在冷冻切片中借助 HE 染色或甲苯胺蓝染色识别 SCC（鳞状细胞癌）和 BCC（基底细胞癌）是很明确的，但也有一些可能难以明确区分残存肿瘤细胞的特殊情况，可能导致不必要的额外层次切除，或者肿瘤复发。这样的情况包括低分化肿瘤细胞，密集的炎症，神经周围侵犯，纤维化。这些情况在治疗罕见的肿瘤，如隆突性皮肤纤维肉瘤(DFSP)、乳房外 Paget 病(EMPD)

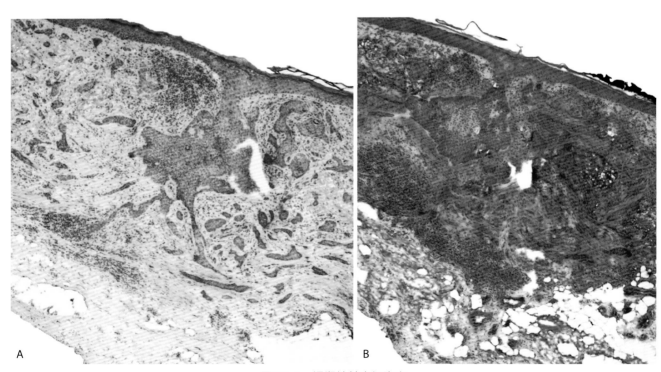

图 30-1　浸润性基底细胞癌

A．苏木精－伊红染色（40×）；B．同一肿瘤的甲苯胺蓝染色；注意，相关基质的异染（洋红色）（40×）（Used with permission from David Zloty，MD）。

时可以遇到。在高危或是困难的肿瘤中免疫染色可对常规染色进行补充，以便协助外科医师分辨残余肿瘤。

在 MMS 中使用免疫染色于 1984 年被首次报道，同时从那时起愈加可靠、经济、高效，使得它的使用率在过去的 12 年里几乎翻倍。免疫组化使得组织中的特定抗原在光学显微镜下具象化。其可通过一步直接法或两步间接法完成。在直接法和间接法中，一种酶分别与一抗或二抗结合，催化了一种色原体，而这种色原体反过来又作为一种染色可见。免疫染色需要熟练的组织技术人员，因为切片需要制成 4 μm 的厚度甚至更薄，因为较厚的切片可能保持染色，增加非特异性染色。更多的快速免疫染色技术也可能增加背景染色和非特异性染色，因此有必要采取阴性对照。当多种抗原可能在皮肤肿瘤中显示阳性时（表 30-1），特定免疫标记在鉴别特定肿瘤细胞中比其他染色更有用。

细胞角蛋白

细胞角蛋白，或单纯角蛋白，可以维持表皮结构完整性和韧性。它们存在于几乎所有的上皮细胞中，但不存在于非上皮细胞中，如成纤维细胞、肌细胞、神经元，因此鉴别来源于表皮的肿瘤细胞时很有用。细胞角蛋白根据它们的分子量或 pH 进行分类。低分子角蛋白包括 CK7、8、18、19 和 20，而 CK1、2、5、9、10 和 14~17 都属于高分子角蛋白。Ⅰ类（酸性）角蛋白包括 CK9~19，而Ⅱ类角蛋白（碱性）则是由 CK1~8 构成。腺上皮是由低至中分子量角蛋白构成，而鳞状上皮以高分子量角蛋白为主。

AE1/AE3 是一种蛋白染色剂，可以识别分子量介于 40~67kDa 的细胞角蛋白。AE1 抗体可与 CK10、14~16 和 19 结合，而 AE3 与 CK1~8 结合。SCC 表达 CK5、6、8、14、17 和 18，而 BCC 表达 CK5、14、15 和 17。AE1/AE3 混合物将染色绝大多数的 SCC 和 BCC，对于严重炎症（图 30-2），沿神经周扩散（图 30-3），或是累及筋膜的区域有残余肿瘤的病例十分有用。同时 AE1/AE3 对微囊肿附属器癌（MAC）、皮脂腺癌也是一种有效的染色。

MNF116 是一种可以同时检测低分子量、高分子量的细胞角蛋白（CK5、6、8、17 和 19）的单克隆抗体。它表现为细胞质染色，在所有的包括 SCC，BCC，附属器肿瘤，Merkel 细胞癌在内的上皮分化的皮肤病变中均表现阳性。MNF116，特别是与 p63 进行联合染色，可能是低分化 SCC 的一种敏感染色。

CK7 是一种低分子角蛋白，在 Paget 细胞中是一种特异性强阳性表达的染色，在 EMPD 中同样也是免疫染色的选择。皮脂腺癌可能也表达 CK7。

Cam 5.2 染色可用于标记低分子角蛋白 CK8，较小程度上标记 CK7。其对于识别皮脂腺癌十分有用，将其与良性皮脂腺肿瘤、SCC、BCC 区分开来。Cam 5.2 同时在原发性皮肤黏液癌中也呈阳性表达。

CK20 是一种低分子角蛋白，常用于诊断 MCC。

表 30-1　Mohs 显微描记手术治疗肿瘤时使用的免疫染色

肿瘤	免疫标志	
	阳性	阴性
鳞状细胞癌	角蛋白（AE1/AE3、MNF116、CK5/6），p63	S100，HMB-45，Melan-A，SMA，desmin，CD10，CD31，CD34
基底细胞癌	角蛋白，Ber-EP4	EMA
隆突性皮肤纤维肉瘤	CD34	角蛋白，ⅩⅢa 因子，S100，desmin，SMA
乳房外 Paget 病	CK7，CEA，EMA，GCDFP	S-100，Melan-A
微囊肿附属器癌	AE1/AE3，EMA，CEA	CK20，Ber-EP4
皮脂腺癌	AE1/AE3，CK7，Cam5.2，EMA，BER-EP4，亲脂素，雄激素受体	CEA
非典型纤维黄瘤	CD10，CD68，原骨胶原 -1，α-1- 抗胰蛋白酶	角蛋白，p63，CD34，S-100，HMB-45，Melan-A，desmin
Merkel 细胞癌	CK20，MNF116，突触素	TTF-1
非典型皮内平滑肌瘤（皮肤平滑肌肉瘤）	SMA，desmin	角蛋白，CD34，S-100，HMB-45，Melan-A
小汗腺汗孔癌	CEA，EMA，亲脂素，CD117	S-100

SMA. 平滑肌肌动蛋白；CEA. 癌胚抗原；EMA. 上皮细胞膜抗体；GCDFP. 巨囊性病的液状蛋白。

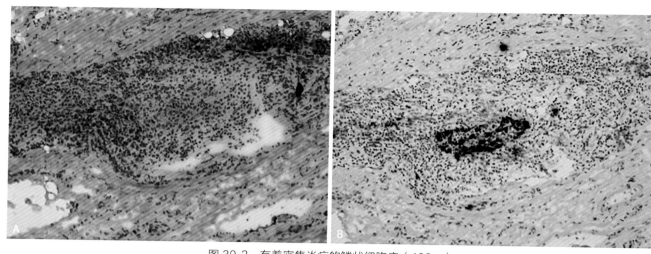

图 30-2 有着密集炎症的鳞状细胞癌（400×）

A．苏木精 - 伊红染色；B．AE1／AE3 染色显示了炎症内的癌细胞（Used with permission from Thuzar M.Shin, MD, PhD）。

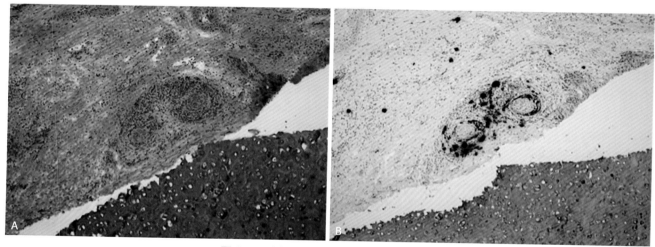

图 30-3 鳞状细胞癌并神经浸润（100×）

A．苏木精 - 伊红染色；B．AE1／AE3 染色使得神经周围肿瘤细胞更加易于辨别（Used with permission from Thuzar M.Shin, MD, PhD）。

Ber-EP4

Ber-EP4 是一种针对人类上皮细胞抗原的单克隆抗体，与上皮细胞表面和细胞质内的糖蛋白结合。Ber-EP4 在区分 BCC 与 SCC 中有重要作用，尽管其在附属器如顶泌汗腺、小汗腺中也有发现，但除了毛球基底部外，其在毛囊中的表达是缺失的，使得 Ber-EP4 从毛囊中区分 BCC 十分有用。Ber-EP4 在例如有致密炎症、神经病变（perineural disease）或是有浸润性成分的疑难病例中分辨 BCC 肿瘤细胞是十分有帮助的。

CD10

CD10，也作为一个常见的人类急性淋巴细胞抗原（CALLA），是一种存在于造血祖细胞和非造血祖细胞表面的糖蛋白。非典型纤维黄瘤（AFX），包括累及毛囊滤泡周围，在 CD10 染色下呈现强而弥漫的染色。然

而梭形细胞样 SCCs 也可以出现 CD10 的强阳性表达。这些肿瘤在追加的免疫标志下可以被分辨出来，就像 SCC 在角蛋白染色和 p63 下表现为阳性。

CD34

CD34 是一种在真皮树突细胞上的跨膜糖蛋白，同样也在内皮细胞和造血祖细胞上被发现。它通常用于区分 DFSP 与其他纤维肿瘤，尤其是皮肤纤维瘤、AFX、纤维肉瘤和结节性筋膜炎。在 MMS 治疗 DFSP 中该染色十分有用，是由于肿瘤梭形细胞难以从正常成纤维细胞中区分出来。

癌胚抗原

癌胚抗原（CEA）包括了一组与细胞黏附有关的糖蛋白。CEA 水平在各种恶性肿瘤中均有升高，使

得它成为筛选皮肤恶性肿瘤的一种有用的肿瘤标志物。CEA 可以识别 MAC 中的导管结构。使用 CEA 时 Paget 细胞拥有不同染色，它可以用于区分 EMPD 与相邻的表皮内发育不良。CEA 可以标记小汗腺和顶泌汗腺细胞，将其作为内部对照。

上皮膜抗原

上皮膜抗原（EMA）是一种表达于分泌上皮的糖蛋白。在 MAC 中 EMA 可标记上皮细胞和导管结构。EMA 在皮脂腺癌、SCC 中呈阳性表达，因此对于皮脂腺癌来说染色效果不如 Cam 5.2。EMA 也可使 Paget 细胞染色。

亲脂素

亲脂素，作为脂肪相关分化蛋白或包被蛋白 2，是形成和维持脂肪滴所需的蛋白质。尽管它的表达几乎无处不在，它已经作为皮脂腺癌的敏感标志被报道。亲脂素的表达也可在包括透明细胞样改变的 SCC，小汗腺 - 顶泌汗腺癌，恶性黑色素瘤在内的多种其他肿瘤见到，这表明脂质是细胞增殖所必需的，亲脂素的表达与癌细胞增殖潜能可能存在相关性。尽管其他皮肤恶性肿瘤可能表达亲脂素，但一种特有的球状染色模式在皮脂腺分化细胞中表达，可能对皮脂腺癌更为特异。SCC，汗腺（小汗腺和顶泌汗腺）癌，恶性黑色素瘤倾向有更多颗粒状染色。

p63

p63 是 p53 基因家族的成员，可能在调节表皮的发育和分化中起着至关重要的作用。它是一种细胞核标志物，在表皮、小汗腺导管、皮脂腺、小汗腺和顶泌汗腺的肌上皮细胞中被表达。在 SCC 中 p63 呈过度表达，因此被认为是一个致癌基因。p63 染色在区分梭形细胞样 SCC 和其他梭形细胞样肿瘤如 AFX 和黑色素瘤中有帮助。

使用 Mohs 显微描记手术治疗罕见肿瘤

SCC 和 BCC 作为最常见的皮肤恶性肿瘤，而 MMS 则是最常应用的治疗。然而，也有其他一些肿瘤适用于 MMS 治疗。一个多学科的方法治疗罕见的皮肤肿瘤可能会给患者带来最好的结果。

隆突性皮肤纤维肉瘤

DFSP 是一种生长缓慢，具有局部侵袭性的软组织肿瘤，其发生率约 0.042‰（占所有癌症的 0.1%）。而在非裔美国人中有着更高的发病率。DFSP 最常发生于躯干，其次是四肢近端，然后是头颈部。组织病理学上，DFSP 表现为真皮中梭形细胞的增生，其插入邻近的胶原纤维束、皮下脂肪，也可累及肌肉和筋膜（图 30-4）。这些累及病变使得完全切除变得十分困难，有报道称在广泛局部切除术（WLE）后其复发率仍高达 60%。尽管在 WLE 后总体的复发率可能接近 7.3%，但目前对于最合适的外科切缘尚无共识，扩大切除 5cm 在 5.2% 的病例中仍可能留下残余肿瘤。不确定是否有足够的切缘和高复发率，特别对于头颈部的肿瘤而言，促进了 MMS 在 DFSP 治疗的应用，而其报道的复发率为 0~6.6%。在近期的一项研究中，使用 MMS 治疗 DFSP 其复发的可能性约低于应用 WLE 的 9 倍。外科医师和患者应该意识到切除的缺损面积常远大于原有皮损的面积，在一篇报道中切除缺损与皮损的比值约为 7.7（图 30-5）。

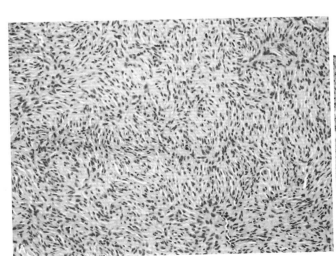
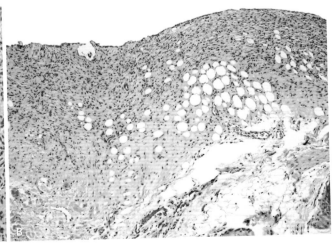

图 30-4　隆突性皮肤纤维肉瘤，行苏木精 - 伊红染色

A. 真皮中的梭形细胞（200×）；B. 肿瘤向下方脂肪穿插生长呈蜂窝样浸润（100×）。

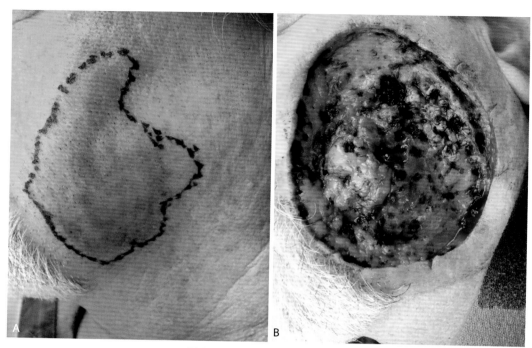

图 30-5　隆突性皮肤纤维肉瘤

A．接受 Mohs 显微描述手术前的面颊部 DFSP；B．Mohs 手术切除后缺损；注意与临床皮损相比增加的切除区域大小。

CD34 免疫染色可以用于鉴别 DFSP 与其他纤维性肿瘤（图 30-6）。在 MMS 治疗 DFSP 时，应用 CD34 确定明确的切缘也可能很有用处，特别是对于位于那些存在瘢痕的部位的病例。虽然 CD34 在 DFSP 中是一个有价值的染色，但在这些肿瘤其也能表现为不同染色，如结节性 DFSP 中有时可以表达阴性结果。虽是如此，但 CD34 在 MMS 治疗 DFSP 中仍是最实用的免疫标志。

乳房外 Paget 病

EMPD 是一种少见的、缓慢增长的皮肤腺癌，最常累及女性生殖器，特别是外阴。在男性中，EMPD 倾向累及阴囊，而阴茎和耻骨较少受累。其他的受累部位还包括会阴、腋窝、脐部。临床上，EMPD 表现为性质不明的红色斑块（图 30-7）。组织病理上，EMPD 的特点是细胞大，胞质丰富，淡染（Paget 样细胞），在靠近基底层处成簇分布，也可向上散布于整个表皮（Paget 样扩散）（图 30-8）。界限不明的临床边界，以及肿瘤细胞微观上的扩散，使得 EMPD 的完全切除变得困难，临床上没有就最合适的外科切缘达成共识。据报道在 WLE 术后的复发率为 20%～60%。而 MMS 治疗 EMPD 中有着更低的复发率，据报道复发率为 0～27%。一项系统回顾和 meta 分析表明 MMS 术后 EMPD 总体的复发率为 12.2%。而据报道切除缺损与皮损的比值约为 3.2。

免疫标志在永久切片诊断 EMPD 中十分重要，也可用于 MMS 中的冷冻切片。Paget 样细胞可能被

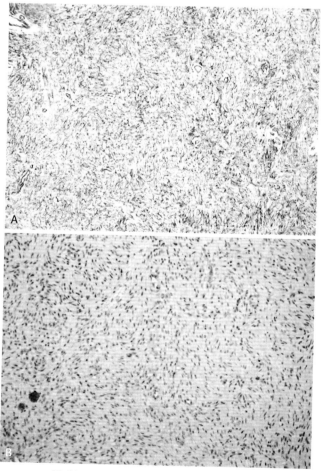

图 30-6　隆突性皮肤纤维肉瘤（200×）

A．CD34 染色阳性有助于鉴别该病与其他梭形细胞肿瘤；
B．ⅩⅢa 因子染色阴性有助于鉴别 DFSP 和皮肤纤维瘤。

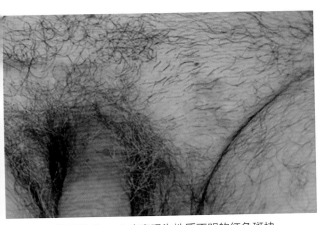

图 30-7　乳房外 Paget 病表现为性质不明的红色斑块
Used with permission from Ali Hendi, MD.

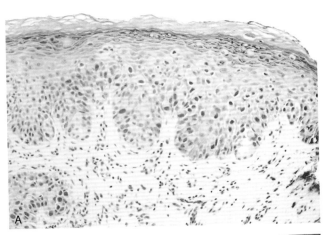

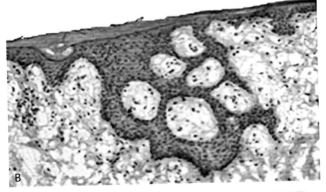

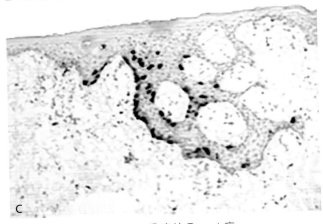

图 30-8　乳房外 Paget 病
A. 苏木精 - 伊红染色展示了恶性的 Paget 细胞（200×）；B. 苏木精 - 伊红染色（100×）；C. CK7 免疫组化染色（B、C used with permission from Ali Hendi, MD）。

CK7、CEA、EMA 和巨囊性病液体蛋白（GCDFP）标记。在这些染色中，CK7 是最敏感的和深染的，因而其是诊断 EMPD 的免疫染色的选择（图 30-8）。CK7 已经应用于 MMS 治疗 EMPD，但是其对复发率作用还未被发表。

微囊肿附属器癌

微囊肿附属器癌（MAC），又称为恶性汗管瘤或汗管样癌，是另一种少见的皮肤肿瘤。MAC 好发于 40-60 岁的白种人的面中部。尽管 MAC 多数是无症状，惰性生长，罕见转移，拥有高生存率的肿瘤，但是也可以呈局部浸润性生长，导致严重的病情。组织病理上，MAC 可表现为多个嗜碱性上皮细胞组成的团块，内有导管样结构、角质囊肿，通过胶原纤维束浸润真皮的浅深层（图 30-9）。有丝分裂和细胞异型性不是主要特征。事实证明 MMS 治疗 MAC 优于 WLE。WLE 术后的复发率介于 17%~60%，而 MMS 术后的复发率为 0~12%。在 DFSP 患者中，切除缺损通常明显大于临床皮损表现，据报道两者比值约为 6.2。

免疫组化在鉴别 MAC 和其他肿瘤中至关重要。CEA、EMA 和 AE1/AE3 对鉴别累及小汗腺和毛发的 MAC 有着重大帮助。

皮脂腺癌

皮脂腺癌是一种少见的，有时具有侵袭性的皮肤肿瘤，好发于眼周（图 30-10），占所有眼睑恶性肿瘤的 1%~6.4%。在 Muir-Torre 综合征（MTS），一种罕见的常染色显性遗传性皮肤病中，皮脂腺癌有着更高的发病率。组织病理上，皮脂腺癌表现为具有皮脂腺分化特征的泡沫细胞（图 30-11）。常见细胞异型性和有丝分裂象，Pagetoid 样扩散或可见。肿瘤生长多以直接扩散和组织侵犯为主，但是可能存在跳跃性多灶生长，导致切缘受累，据报道 5~6mm 切缘的 WLE 术后局部复发率高达 36%。MMS 治疗皮脂腺癌有着更好的预后，有 12% 或更低的复发率。据报道 MMS 术后切除缺损与皮损比值为 4.7。

免疫组化在皮脂腺癌的诊治中扮演了多种角色。由于其与 MTS 有关，针对种系突变的免疫染色 MLH1（图 30-12）、MSH2、MSH6 和 PMS2（见图 30-12）可能在某些方面有一定用处，失配修复基因染色缺失对 MTS 具有较高的阳性预测价值。AE1/AE3，EMA，

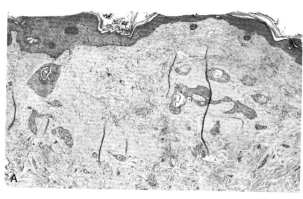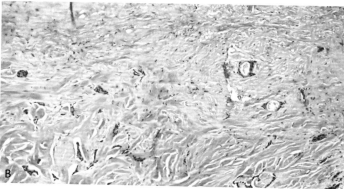

图 30-9 微囊肿附属器癌

A. 低倍镜下显示肿瘤具有浸润性，具有汗管瘤样结构和角质囊肿（HE，40×）；B. 肿瘤较深处呈小的条带状浸润的上皮样结构（HE，100×）。

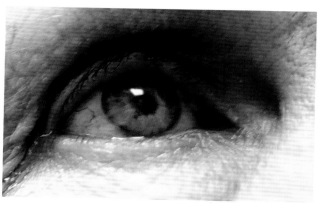

图 30-10 表现为上眼睑的黄红色斑块的皮脂腺癌

Used with permission from Eva Hurst, MD.

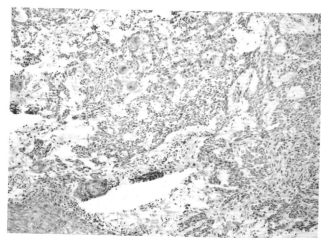

图 30-11 皮脂腺癌表现为皮脂腺分化特征的泡沫细胞（HE 200X）

Used with permission from Eva Hurst, MD.

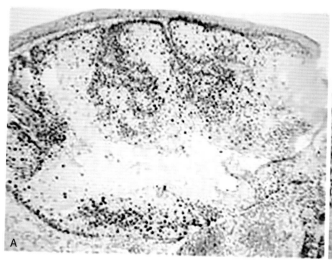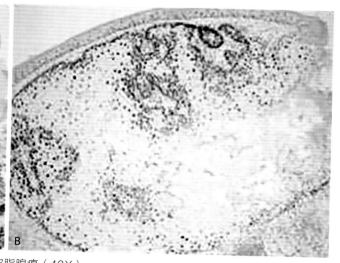

图 30-12 皮脂腺癌（40X）

A. MLH1；B. PMS2

Used with permission from Eva Hurst, MD.

CK7，Cam 5.2 和亲脂素在皮脂腺癌中表达阳性，可用于检测上皮内播散，包括巢状和单个细胞播散。在这些染色中，Cam 5.2 对皮脂腺癌的特异性最高，可用于区分其和良性皮脂腺肿瘤，同样也可以与 SCC、BCC 鉴别。EMA 和亲脂素可能对皮脂腺癌有着高敏感性，SCC 也可能表达这些蛋白，因此其检测的特异性降低。

非典型纤维黄瘤

非典型纤维黄瘤（AFX）是一种不常见的浅表纤维组织细胞肿瘤，其确切发生率未知，但在一项研究中表明其占 MMS 手术治疗的皮肤肿瘤的 0.24%。该病好发于白种人中老年男性的头皮（图 30-13）、颜面、颈部。其危险因素包括 UV 暴露、放射治疗和免疫失调。组织病理上，AFX 通常表现为多形性梭形、上皮样和多核巨细胞，可见大量有丝分裂象和核多形性（图 30-14）。

尽管有这些恶性特征，它被认为是多形性真皮肿瘤，AFX 的特点为惰性的临床行为，罕见转移。其与未分化多形性肉瘤（UPS）形成对比，后者有着更高的转移率和更差的预后。AFX 仍然是一种排除性诊断，不幸的是，没有任何具体的组织学或免疫组化特征可以明确区别其与 UPS。典型的特点包括更大的肿瘤（>2cm），肿瘤坏死，肿瘤深度增加，累及皮下组织和筋膜，血管或神经也可受累，这些可能更能够提示 UPS。鉴于两者的异同，有些人认为 AFX 是一种浅表型的 UPS。更让人困惑的是文献中多形性真皮肉瘤一词的使用，以及用 UPS 替换旧词恶性纤维组织细胞瘤（MFH）。应该注意的是，UPS、PDS 和 MFH 是同义词，现在更倾向于使用 UPS 这个术语。

为了清除 96.6% 的肿瘤，WLE 中 2cm 切缘是必要的，这导致了 MMS 治疗 AFX 的应用增加。而据报

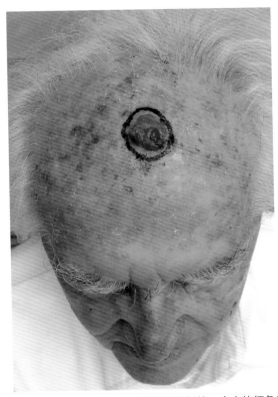

图 30-13　非典型纤维黄瘤表现为额顶部的一个大的红色结节
Used with permission from S. Tyler Hollmig, MD.

道 WLE 术后的复发率波动于 2%～21%，而 MMS 为 0～6.9%。在一项有 2960 例患者的研究中，比较 WLE 和 MMS 术后的复发率、生存率并没有明显的统计学差异。

鉴别 AFX 和其他包括梭形细胞 SCC 和黑色素瘤在内的梭形细胞肿瘤是十分困难的，因此为确诊免疫标记是十分有帮助的。在对 AFX 病例的广泛回顾中，90% 的病例其细胞角蛋白、S100、desmin 和 HMB-

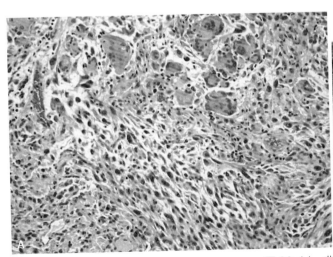

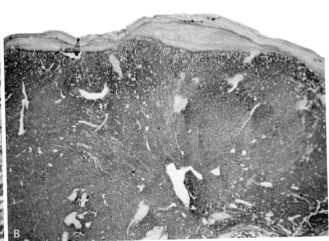

图 30-14　非典型纤维黄瘤
A. 苏木精 - 伊红染色下多形性梭形上皮样细胞及巨细胞（200×）；B. CD10 染色强而弥漫（40×）（Used with permission from S. Tyler Holling, MD）。

45 染色阴性。CD10 被描述为 AFX 的特异性染色（图 30-14）。然而，一些 SCCs 也表现 CD10 染色强阳性。AFX 可以与梭形细胞 SCC 相鉴别，因为后者角蛋白和 p63 染色阳性。在 AFX 中 CD34 和 S100 阴性可以分别帮助其与 DFSP、黑色素瘤鉴别。

Merkel 细胞癌

MCC 是一种罕见的侵袭性皮肤肿瘤，最常发生于老年白种人的头部和颈部（图 30-15）。在组织病理上，MCC 由片状、巢状或小梁状排列的蓝色小细胞组成（图 30-16）。MCC 可广泛垂直生长累及肌肉或筋膜，使 WLE 完全切除困难，据报道复发率为 32%～50%。和其他罕见肿瘤一样，MMS 术后的复发率更低，据报道在 0～5%。考虑到其对放射的敏感，在 MMS 术后进行辅助放射治疗值得考虑。此外，由于其高转移率，前哨淋巴结活检可用于在没有临床或放射学证据的淋巴结疾病患者。据报道切除缺损与病变大小比值为 4.5。

CK20 染色常被用于确诊 MCC。CK20 有着典型的"点状"核周染色模式（图 30-16）。一个相似的染色模式可以 MNF116 染色见到。突触素可以用于确认没有这种特征性染色模式的病例。因为 MCC 通常很容易在冷冻切片上显示出来，因此在 MMS 中免疫组化染色多认为是不必要的。

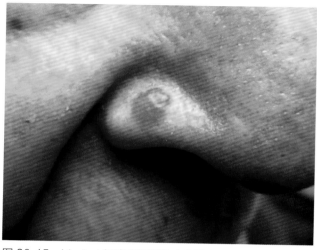

图 30-15　Merkel 细胞癌表现为右鼻翼上的一个红色结节

非典型皮内平滑肌瘤（皮肤平滑肌肉瘤）

非典型皮内平滑肌瘤（AISMNs），也称为皮肤平滑肌肉瘤（LMS），是少见的软组织恶性肿瘤，文献报道约 400 例。AISMN 起源于立毛肌，而皮下 LMS 起源于皮下组织血管平滑肌。两者最常见于四肢，但也见于包括面部在内的其他部位（图 30-17）。在组织病理学上，AISMN 和皮下 LMS 的特点是细胞密度高，可见肌束交织伴不同程度的有丝分裂象（图 30-18）。

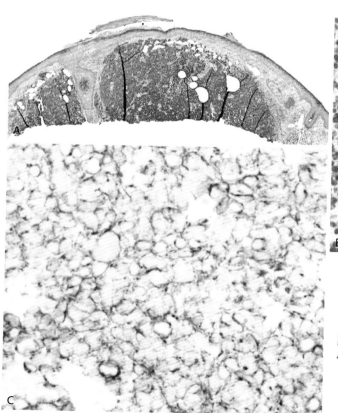

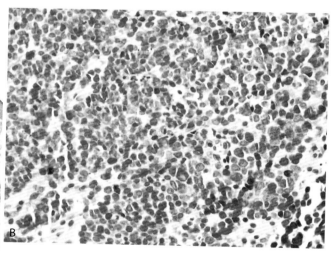

图 30-16　Merkel 细胞癌

A. 苏木精 - 伊红染色下主要呈巢状分布的非典型性蓝色小细胞（40×）；B."胡椒盐"样胞质与非典型细胞（苏木精 - 伊红 400×）；C. CK20 标志癌细胞表现为典型的核周点状染色模式（400×）。

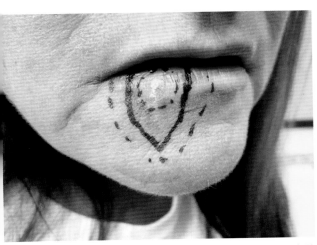

图 30-17　非典型皮内平滑肌瘤表现为位于右下红唇及皮肤的红斑角化性丘疹

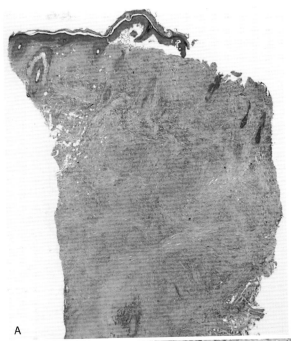

AISMN 具有侵袭性，但是较皮下 LMS 转移率较低。对于一些人来说，在命名上术语 AISMN 已经取代了皮肤 LMS，因为局限于真皮的肿瘤转移率非常低，因此不应被称为肉瘤。另一些人认为，尽管 AISMN 的复发和转移率确实低于累及程度更深的同类肿瘤，但它仍能造成死亡，因此两者都应被称为 LMS。

　　AISMN 的治疗标准是 WLE，尽管在最合适的外科切缘还没有达成共识。在切缘＜1cm 的病例的复发率是最高的，据报道高达 67%。切缘的染色阳性可能是复发的强有力的预测指标。MMS 在 LMS 的治疗中更常被应用，而复发率约为 5%。

　　AISMN 和皮下 LMS 与其他梭形细胞肿瘤有相似的病理学表现，而免疫染色在确诊中常常十分有必要。这些肿瘤平滑肌肌动蛋白染色阳性（图 30-19），而约 60% 的肿瘤 desmin 染色也呈阳性。CD34，S100 和 CK5/6 在 AISMN 和皮下 LMS 中为阴性，有助于其与其他梭形细胞肿瘤鉴别。一系列案例中大多数接受检查的病例里同源性磷酸酶 - 张力蛋白（PTEN）染色缺失，可能提示 AISMN 的发展过程中 PTEN 表达缺失。

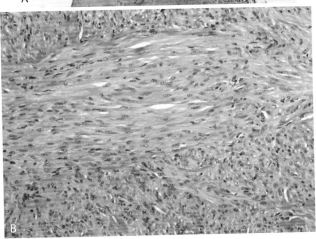

图 30-18　非典型皮内平滑肌瘤。苏木精 - 伊红染色下表现为非典型梭形细胞增殖

A. 20×；B. 200×。

小汗腺汗孔癌

　　小汗腺汗孔癌（EPC）又称恶性汗腺汗孔瘤，是一种罕见的皮肤肿瘤，起源于顶端汗管，即小汗腺导管表皮内部分。EPC 占所有恶性上皮肿瘤的 0.005%。最初，EPC 是一种生长缓慢的病变，但随后进入增殖，垂直生长期有转移到区域淋巴结的倾向。组织病理上，EPC 的特点是表皮内簇状小的基底样恶性细胞（图 30-20）。真皮浸润发生时，肿瘤细胞广泛交织浸润真皮的不同层次。鳞状分化灶和黑色素病灶可能存在，但导管结构的存在有助于诊断。Paget 样扩散并不是 EPC 的特征。细胞内糖原丰富，因此表现为透亮的细胞，PAS 染色

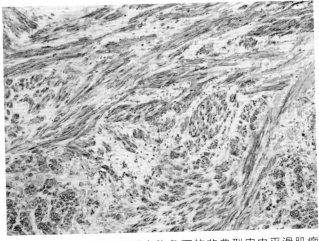

图 30-19　平滑肌肌动蛋白染色下的非典型皮内平滑肌瘤（200×）

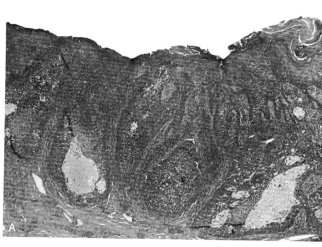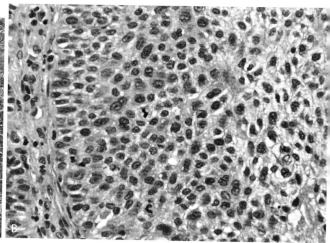

图 30-20 小汗腺汗孔癌

A. 表皮明显增生，表皮内可见多形性细胞成簇聚集和大导管（HE，40×）。B. 可见明显的有丝分裂象的小圆细胞和凋亡的小导管（HE，400×）。

阳性，淀粉酶可分解。WLE 术后有 20% 的复发率，而远处转移和病死率约 11%。MMS 术后表现出更低的复发率，因而与 WLE 比较可能有更好的预后。

将 EPC 与其他具有类似组织病理学改变的肿瘤，如 Bowen 病、EMPD 和原位黑色素瘤等，区分开来是困难的，而免疫染色可能是必要的。CEA 和 EMA 在 EPC 中为阳性。CD117（c-kit）在 EPC 可能也是阳性，有助于与 SCC 鉴别，而绝大多数的 SCC 中 CD117 染色为阴性。EPC 也可能被亲脂素染色。

隆突性皮肤纤维肉瘤

39 岁男性，因头皮肿块 1 个月前往门诊皮肤科就诊（图 30-21）。临床鉴别诊断包括表皮囊肿、脂肪瘤。进行穿刺活检，显示病灶见波状和梭形细胞增生，这些细胞呈小束状排列，局部呈席纹状。这些细胞浸润脂肪，形成平行的条带，有时呈"蜂巢"状浸润。病变细胞表现为 CD34 阳性，因子ⅩⅢa 或 S-100 阴性。这一发现与 DFSP 一致。

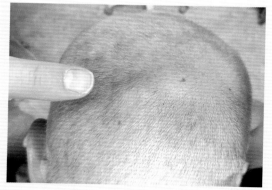

图 30-21 隆突性皮肤纤维肉瘤表现为后脑部的皮下结节

患者被转到皮肤外科，建议行 MMS 治疗。最初临床皮损范围为 3.0cm×2.2cm。在经历了 5 期 MMS 治疗后，侧缘及底部仍阳性，这时切除缺损已达 8.0cm×6.5cm。由于接近利多卡因的最大剂量，患者感到疲劳和焦虑，于是决定于次日恢复手术，再追加扩大 2cm 的切缘，同时切除深层帽状腱膜瓣和骨膜组织，并提交永久切片（图 30-22）。处理后永久切片未显示切缘存在肿瘤。该缺损在手术室中通过多个旋转皮瓣进行了缺损修复。患者在初次出现肿瘤 3.5 年后仍然无肿瘤复发。

这是一个运用多学科方法和工具来清除肿瘤病灶的例子。MMS 是一种保留组织的手术，即使需要考虑到切缘阳性和后期切除，在这种情况下仍是合适的选择。即便初次范围已扩大 2~3cm 的切缘，但切缘呈阳性，仍需要进一步切除。最终需要 >7cm 的切缘以清除肿瘤（图 30-23）。

在冷冻切片中进行 CD34 染色充满困难。在最好的条件下，CD34 在石蜡包埋组织中也是难以呈现的染色。CD34 标记内皮细胞，并对软组织有非特异性染色倾向。不建议作为冷冻切片病理诊断染色。DFSP 细胞通常很

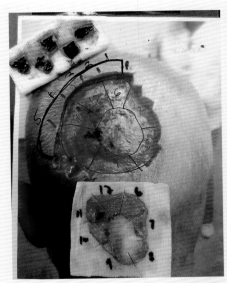

图 30-22　Mohs 标记图和头皮上一个大的隆突性皮肤纤维瘤最终切除 2cm 切缘。切下的切缘组织、帽状腱膜瓣、骨膜送检永久切片检查

容易在组织中识别，不需要免疫组织化学染色。免疫组织化学染色在诊断或是 Mohs 外科医师对切缘不确定时，需要提交石蜡包埋组织进行确诊的情况下是最有价值的。

第一次进行正确的手术是至关重要的。这些病例非常具有挑战性，因为部分切除或缝合切缘为阳性的患者可能很难治疗。在这些病例中，快速读片解读十分困难，而在炎症环境和组织中存在许多其他炎症细胞，CD34 免疫组织化学染色非常具有挑战性。

如果骨膜周围切缘明显阳性，可以连同覆盖的组织一起切除，也可以仅切除骨膜。从修复的角度来看，不切除骨膜更好，如果可能的话应该保留骨膜。将切除的骨膜组织送至病理实验室可能是比较理想的。制成详细的描记图，被固定后骨膜用面包片法制片。其他一些 Mohs 外科医师更喜欢用冷冻切片来处理这些组织。这是一种脆弱的组织，在每一个环节下都需要合适的处理。

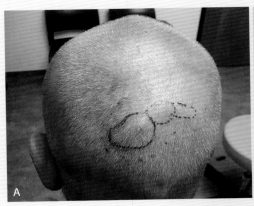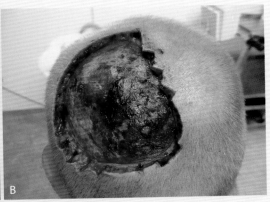

图 30-23　隆突性皮肤纤维肉瘤
A．Mohs 术前的定位；B．术后缺损。

鳞状细胞癌伴神经侵犯

一名 86 岁男性患者，表现为一个耳部瘙痒性无痛性的病变，与其他每例患者类似，均有数月时间（图 30-24）。专科检查中，可见右侧耳甲腔一处 2cm 溃疡性红斑。进行了 MMS，表现为低分化 SCC，伴有明显神经侵犯。对离体组织的检查显示，神经周围 SCC 累及了一根直径为 0.04mm 的小神经。AE1／AE3 染色用于在前 2 个阶段标记肿瘤组织（图 30-25）。第四阶段需要清除肿瘤组织细胞，导致了横跨耳蜗部的缺损（图 30-26）。

这个病例证明了细胞角蛋白染色在高度炎症的组织中

检测隐匿的鳞状细胞癌的有效性。严重的炎症，特别是在神经周围的严重炎症，在大和（或）低分化的鳞状细胞癌患者中非常令人担忧。这个病例表明了通过应用冷冻切片的免疫组织化学来检测这些隐匿性侵袭性癌的能力。对于术中缺乏这种染色能力的外科医师，可将其用福尔马林固定石蜡包埋组织。这种特殊的肿瘤可以通过多种不同的方式成功治疗，无论是否进行冷冻切片免疫组织化学，但如果外科医师选择将这种组织进行永久切片病理，则需要与病理实验室和皮肤病理学家建立工作关系。

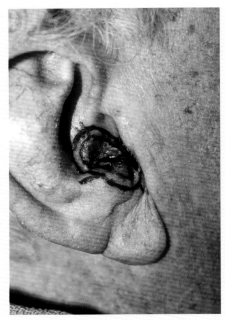

图 30-24　右侧耳蜗侵袭性鳞状细胞癌

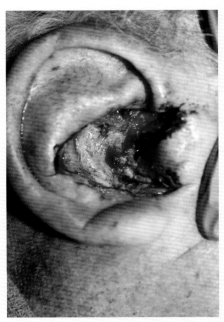

图 30-26　对一个侵袭性鳞状细胞癌在四阶段 Mohs 显微描记手术后的切除缺损

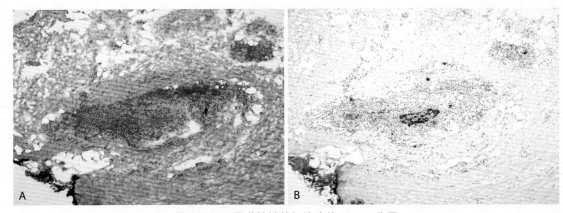

图 30-25　侵袭性鳞状细胞癌的 Mohs 分层
A. 苏木精 - 伊红染色下肿瘤细胞与炎症细胞混杂（100×）；B. AE1/AE3 帮助标记肿瘤细胞（100×）。

Case 2 courtesy of Rosalie Elenitsas. MD, Jeremy Etzkorn, MD, Christopher J. Milier, MD, John Seykora, MD, PhD, Thuzar M. Shin MD, PhD, and Joseph F. Dobanko. MD.

总结

　　尽管只在挑选的病例中进行，免疫组织化学已经成为皮肤外科医师的装备的一个重要部分。在考虑用 MMS 治疗罕见肿瘤时，深入了解各种可用的染色剂及其潜在应用是至关重要的。将精细的薄冷冻切片与一系列免疫染色相结合，可显著降低难治性肿瘤的复发率，对患者具有重要的临床意义。

参考文献

1. Bohmer F. Zur pathologischen anatomie der meningiti cerebromeduliaris epidemica. Aerztl Intelligenzb Munchen 1865;12:539–550.
2. Sridharan G, Shankar AA. Toluidine blue: a review of it chemistry and clinical utility. J Oral Maxillofac Pathol 2012;16(2):251–255.
3. von Baeyer A. Zur geschichte des eosins. Ber Dtsch Chen Ges. 1875;8:62–66.
4. Busch H. Ueber die Doppelfarbung des ossificationsrande mit eosin and haematoxylin. Arch Physiol. 1875:594–595.

5. Humphreys TR, Nemeth A, McCrevey S, Baer SC, Goldberg LH. A pilot study comparing toluidine blue and hematoxylin and eosin staining of basal cell and squamous cell carcinoma during Mohs surgery. Dermatol Surg. 1996;22(8):693–697.

6. Todd MM, Lee JW, Marks VJ. Rapid toluidine blue stain for Mohs' micrographic surgery. Dermatol Surg. 2005;31(2): 244–245.

7. Styperek AR, Goldberg LH, Goldschmidt LE, Kimyai-Asadi A. Toluidine blue and hematoxylin and eosin stains are comparable in evaluating squamous cell carcinoma during Mohs. Dermatol Surg. 2016;42(11):1279–1284.

8. Tehrani H, May K, Morris A, Motley R. Does the dual use of toluidine blue and hematoxylin and eosin staining improve basal cell carcinoma detection by Mohs surgery trainees? Dermatol Surg. 2013;39(7): 995–1000.

9. Mondragon RM, Barrett T. Current concepts: the use of immunoperoxidase techniques in Mohs micrographic surgery. J Am Acad Dermatol. 2000;43(1 Pt 1):66–71.

10. Stranahan D, Cherpelis BS, Glass LF, Ladd S, Fenske NA. Immunohistochemical stains in Mohs surgery: a review. Dermatol Surg. 2009;35(7):1023–1034.

11. Robinson JK, Gottschalk R. Immunofluorescent and immunoperoxidase staining of antibodies to fibrous keratin. Improved sensitivity for detecting epidermal cancer cells. Arch Dermatol. 1984;120(2):199–203.

12. Trimble JS, Cherpelis BS. Rapid immunostaining in Mohs: current applications and attitudes. Dermatol Surg. 2013;39(1 Pt 1):56–63.

13. El Tal AK, Abrou AE, Stiff MA, Mehregan DA. Immunostaining in Mohs micrographic surgery: a review. Dermatol Surg. 2010;36(3):275–290.

14. Thosani MK, Marghoob A, Chen CS. Current progress of immunostains in Mohs micrographic surgery: a review. Dermatol Surg. 2008;34(12):1621–1636.

15. O'Connor WJ, Lim KK, Zalla MJ, Gagnot M, Otley CC, Nguyen TH, Roenigk RK. Comparison of Mohs micrographic surgery and wide excision for extramammary Paget's disease. Dermatol Surg. 2003;29(7):723–727.

16. Wieland CN, Dyck R, Weenig RH, Comfere NI. The role of CD10 in distinguishing atypical fibroxanthoma from sarcomatoid (spindle cell) squamous cell carcinoma. J Cutan Pathol. 2011;38(11):884–888.

17. Hollmig ST, Sachdev R, Cockerell CJ, Posten W, Chiang M, Kim J. Spindle cell neoplasms encountered in dermatologic surgery: a review. Dermatol Surg. 2012;38(6): 825–850.

18. Sun TT, Eichner R, Nelson WG, et al. Keratin classes: molecular markers for different types of epithelial differentiation. J Invest Dermatol. 1983;81(1 Suppl): 109s–115s.

19. Cherpelis BS, Turner L, Ladd S, Glass LF, Fenske NA. Innovative 19-minute rapid cytokeratin immunostaining of nonmelanoma skin cancer in Mohs micrographic surgery. Dermatol Surg. 2009;35(7):1050–1056.

20. Jimenez FJ, Grichnik JM, Buchanan MD, Clark RE. Immunohistochemical techniques in Mohs micrographic surgery: their potential use in the detection of neoplastic cells masked by inflammation. J Am Acad Dermatol. 1995; 32(1):89–94.

21. Preito VG, Lugo J, McNutt NS. Intermediate- and low-molecular-weight keratin detection with the monoclonal antibody MNF116: an immunohistochemical study on 232 paraffin-embedded cutaneous lesions. J Cutan Pathol. 1996;23(3):234–241.

22. Ko CJ, McNiff JM, Glusac EJ. Squamous cell carcinomas with single cell infiltration: a potential diagnostic pitfall and the utility of MNF116 and p63. J Cutan Pathol. 2008;35(4): 353–357.

23. Smith KJ, Tuur S, Corvette D, Lupton GP, Skelton HG. Cytokeratin 7 staining in mammary and extramammary Paget's disease. Mod Pathol. 1997;10(11):1069–1074.

24. Plaza JA, Mackinnon A, Carrillo L, Prieto VG, Sangueza M, Suster S. Role of immunohistochemistry in the diagnosis of sebaceous carcinoma: a clinicopathologic and immunohistochemical study. Am J Dermatopathol. 2015; 37(11):809–821.

25. Hsu JD, Yao CC, Han LW, Han CP. Cam5.2 is not identical to cytokeratins 8 and 18. Am J Clin Pathol. 2010; 133(3): 514.

26. Sinard JH. Immunohistochemical distinction of ocular sebaceous carcinoma from basal cell and squamous cell carcinoma. Arch Ophthalmol. 1999;117(6):776–783.

27. Tellechea O, Reis JP, Domingues JC, Baptista AP. Monoclonal antibody Ber EP4 distinguishes basal-cell carcinoma from squamous-cell carcinoma of the skin. Am J Dermatopathol. 1993;15(5):452–455.

28. Kist D, Perkins W, Christ S, Zachary CB. Anti-human epithelial antigen (Ber-EP4) helps define basal cell carcinoma masked by inflammation.. Dermatol Surg. 1997; 23(11):1067–1070.

29. Dudelzak J, Sheehan DJ, Mullins SC, Peterson CM. Malignant perifollicular atypical fibroxanthoma treated with Mohs surgery. Dermatol Surg. 2007;33(3):364–368.

30. Garcia C, Viehman G, Hitchcock M, Clark RE. Dermatofibrosarcoma protuberans treated with Mohs surgery. A case with CD34 immunostaining variability. Dermatol Surg. 1996;22(2):177–179.

31. Jimenez FJ, Grichnik JM, Buchanan MD, Clark RE. Immunohistochemical margin control applied to Mohs micrographic surgical excision of dermatofibrosarcoma protuberans. J Dermatol Surg Oncol. 1994;20(10):687–689.

32. Bogucki B, Neuhaus I, Hurst EA. Dermatofibrosarcoma protuberans: a review of the literature. Dermatol Surg. 2012;38(4):537–551.

33. Nagatsuka H, Riera RS, Gunduz M, et al. Microcystic adnexal carcinoma with mandibular bone marrow involvement: a case report with immunohistochemistry. Am J Dermatopathol. 2006;28(6):518–522.

34. Harris DW, Kist DA, Bloom K, Zachary CB. Rapid staining with carcinoembryonic antigen aids limited excision of extramammary Paget's disease treated by Mohs surgery J Dermatol Surg Oncol. 1994;20(4):260–264.

35. Boussahmain C, Mochel MC, Hoang MP. Perilipin and adipophilin expression in sebaceous carcinoma and mimics. Hum Pathol. 2013;44(9):1811–1816.

36. Fujimoto M, Matsuzaki I, Yamamoto Y, et al. Adipophilin expression in cutaneous malignant melanoma. J Cutan Pathol. 2017;44(3):228–236.

37. Dotto JE, Glusac EJ. p63 is a useful marker for cutaneous spindle cell squamous cell carcinoma. J Cutan Pathol. 2006;33(6):413–417.

38. Criscione VD, Weinstock MA. Descriptive epidemiology of dermatofibrosarcoma protuberans in the United States, 1973 to 2002. J Am Acad Dermatol. 2007;56(6): 968–973.

39. Ratner D, Thomas CO, Johnson TM, et al. Mohs micrographic surgery for the treatment of dermatofibrosarcoma protuberans: results of a multi-institutional series with an analysis of the extent of microscopic spread. J Am Acad Dermatol. 1997;37(4):600–613.

40. Thomas CJ, Wood GC, Marks VJ. Mohs micrographic surgery in the treatment of rare aggressive cutaneous tumors: the Geisinger experience. Dermatol Surg. 2007;33(3):333–339.

41. Lowe GC, Onajin O, Baum CL, et al. A comparison of Mohs micrographic surgery and wide local excision for treatment of dermatofibrosarcoma protuberans with long-term follow-up: the mayo clinic experience. Dermatol Surg. 2017;43(1):98–106.

42. Bae JM, Choi YY, Kim H, et al. Mohs micrographic surgery for extramammary Paget disease: a pooled analysis of individual patient data. J Am Acad Dermatol. 2013;68(4):632–637.

43. Yu JB, Blitzblau RC, Patel SC, Decker RH, Wilson LD. Serveillance, Epidemiology, and End Results (SEER) database analysis of microcystic adnexal carcinoma (sclerosing sweat duct carcinoma) of the skin. Am J Clin Oncol. 2010;2010(33):2.

44. Diamantis SA, Marks VJ. Mohs micrographic surgery in the treatment of microcystic adnexal carcinoma. Dermatol Clin. 2011;29(2):185–190, viii.

45. Goldstein DJ, Barr RJ, Santa Cruz DJ. Microcystic adnexal carcinoma: a distinct clinicopathologic entity. Cancer. 1982;50(3):566–572.

46. Yu Y, Finn DT, Rogers GS. Microcystic adnexal carcinoma: a rare, locally aggressive cutaneous tumor. Am J Clin Oncol. 2010;33(2):196–197.

47. Spencer JM, Nossa R, Tse DT, Segueira M. Sebaceous carcinoma of the eyelid treated with Mohs micrographic surgery. J Am Acad Dermatol. 2001;44(6):1004–1009.

48. Abbas O, Mahalingam M. Cutaneous sebaceous neoplasms as markers of Muir–Torre syndrome: a diagnostic algorithm. J Cutan Pathol. 2009;36(6):613–619.

49. Anderson HL, Joseph AK. A pilot feasibility study of a rare skin tumor database. Dermatol Surg. 2007;33(6):693–696.

50. Luzar B, Calonje E. Morphological and immunohistochemical characteristics of atypical fibroxanthoma with a special emphasis on potential diagnostic pitfalls: a review. J Cutan Pathol. 2010;37(3):301–309.

51. Iorizzo LJ 3rd, Brown MD. Atypical fibroxanthoma: a review of the literature. Dermatol Surg. 2011;37(2):146–157.

52. Tardio JC, Pindeo F, Aramburu JA, et al. Pleomorphic dermal sarcoma: a more aggressive neoplasm than previously estimated. J Cutan Pathol. 2016;43(2):101–112.

53. Brenn T. Pleomorphic dermal neoplasms: a review. Adv Anat Pathol. 2014;21(2):108–130.

54. Weiss SW, Goldblum JR. Enzinger and Weiss's Soft Tissue Tumors. 5th ed. Philadelphia, PA: Elsevier; 2008.

55. Miller K, Goodlad JR, Brenn T. Pleomorphic dermal sarcoma: adverse histologic features predict aggressive behavior and allow distinction from atypical fibroxanthoma. Am J Surg Pathol. 2012;36(9):1317–1326.

56. McCalmont T. Correction and clarification regarding AFX and pleomorphic dermal sarcoma. J Cutan Pathol. 2012;39(1):8.

57. Ang GC, Roenigk RK, Otley CC, Kim Phillips P, Weaver AL. More than 2 decades of treating atypical fibroxanthoma at Mayo clinic: what have we learned from 91 patients? Dermatol Surg. 2009;35(5):765–772.

58. Huether MJ, Zitelli JA, Brodland DG. Mohs micrographic surgery for the treatment of spindle cell tumors of the skin. J Am Acad Dermatol. 2001;44(4):656–659.

59. Koch M, Freundi AJ, Agaimy A, et al. Atypical fibroxathoma—histological diagnosis, immunohistochemical markers and concepts of therapy. Anticancer Res. 2015;35(11):5717–5735.

60. Kline L, Coldiron B. Mohs micrographic surgery for the treatment of Merkel cell carcinoma. Dermatol Surg. 2016;42(8):945–951.

61. Schwartz JL, Griffith KA, Lowe L, et al. Features predicting sentinel lymph node positivity in Merkel cell carcinoma. J Clin Oncol. 2011;29(8):1036–1041.

62. Wallace ML, Smoller BR. Immunohistochemistry in diagnostic dermatopathology. J Am Acad Dermatol. 1996;34(2 Pt 1):163–183; quiz 184–166.

63. Svarvar C, Bohling T, Belin O, et al. Clinical course of nonvisceral soft tissue leiomyosarcoma in 225 patients from the Scandinavian Sarcoma Group. Cancer. 2007;109(2):282–291.

64. Winchester DS, Hocker TL, Brewer JD, et al. Leiomyosarcoma of the skin: clinical, histopathologic, and prognostic factors that influence outcomes. J Am Acad Dermatol. 2014;71(5):919–925.

65. Kraft S, Fletcher CD. Atypical intradermal smooth muscle neoplasms: clinicopathologic analysis of 84 cases and a reappraisal of cutaneous "leiomyosarcoma". Am J Surg Pathol. 2011;35(4):599–607.

66. Hall BJ, Grossmann AH, Webber NP, et al. Atypical intradermal smooth muscle neoplasms (formerly cutaneous leiomyosarcomas): case series, immunohistochemical profile and review of the literature. Appl Immunohistochem Mol Morphol. 2013;21(2):132–138.

67. Aneiros-Fernandez J, Antonio Retamero J, Husein- Elahmed H, Ovalle F, Aneiros-Cachaza J. Primary cutaneous and subcutaneous leiomyosarcomas: evolution and prognostic factors. Eur J Dermatol. 2016;26(1):9–12.

68. Humphreys TR, Finkelstein DH, Lee JB. Superficial leiomyosarcoma treated with Mohs micrographic surgery. Dermatol Surg. 2004;30(1):108–112.

69. Kaddu S, Beham A, Cerroni L, et al. Cutaneous leiomyosarcoma. Am J Surg Pathol. 1997;21(9):979–987.

70. Riera-Leal L, Guevara-Gutierrez E, Barrientos-Garcia JG, Madrigal-Kasem R, Briseno-Rodriguez G, Tlacuilo- Parra A. Eccrine porocarcinoma: epidemiologic and histopathologic characteristics. Int J Dermatol. 2015; 54(5):580–586.

71. Oriba HA, Snow SN. Selected sweat gland carcinomas. In: Nouri K, eds. Mohs Micrographic Surgery. London; Springer; 2012.

72. Robson A, Greene J, Ansari N, et al. Eccrine porocarcinoma (malignant eccrine poroma): a clinicopathologic study of 69 cases. Am J Surg Pathol. 2001;25(6):710–720.

73. Song SS, Wu Lee W, Hamman MS, Jiang SI. Mohs micrographic surgery for eccrine porocarcinoma: an update and review of the literature. Dermatol Surg. 2015;41(3):301–306.

74. Tolkachjov SN, Hocker TL, Camilleri MJ, Baum CL. Treatment of porocarcinoma with Mohs micrographic surgery: the Mayo clinic experience. Dermatol Surg. 2016;42(6):745–750.

75. Goto K, Takai T, Fukumoto T, et al. CK117 (KIT) is a useful immunohistochemical marker for differentiating porocarcinoma from squamous cell carcinoma. J Cutan Pathol. 2016;43(3):219–226.

第 31 章 恶性雀斑样痣的 Mohs 和分期几何切除

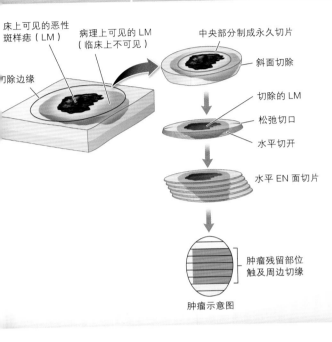

床上可见的恶性斑样痣（LM）

病理上可见的 LM（临床上不可见）

除边缘

中央部分制成永久切片

斜面切除

切除的 LM

松弛切口

水平切开

水平 EN 面切片

肿瘤残留部位触及周边切缘

肿瘤示意图

原著者 Glen M. Bowen

翻 译 胡信林 任 军

审 校 张荷叶 姜海燕 马立娟

概要

- 恶性雀斑样痣和恶性雀斑样黑色素瘤在老年人中十分常见。
- 外科手术方法包括 Mohs 外科手术（主要依靠免疫组织化学染色）和分期切除。
- 放射治疗在美国以外的国家特别流行，而除了特定的患者，咪喹莫特可能更适合作为一种新的辅助治疗方法，而不仅仅是单药治疗。
- 大的切缘通常意味着手术可能会有严重的并发症。

初学者贴士

- 用单层或双层荷包缝合活检切除部位，将缺损缩小到最小的表面积。
- 在进行一阶段的 LM 手术后，处理组织时，可以将筋膜皱褶缝合线和（或）皮内牵引缝合线留在原位。这样可以使皮肤沿着 RSTLs 放松，并在确认切缘组织学阴性时易于闭合。

专家贴士

- 核染色 MiTF 和 SOX10 的敏感性较 MART-1/Melan-A 低，但是由于它们不染色树状突或角质形成细胞使得其特异性更高，并使黑色素细胞密度能更精确地被统计。

切记！

- 局部外用 5% 咪喹莫特每周 5 天，持续 2~3 个月进行辅助治疗，可使 LM 患者在切除 90% 以上病变的情况下仅保守切除 2mm 切缘，与之相比，未经咪喹莫特局部外用治疗的 LM 患者，则需要切除 7.1mm 切缘。
- 阴性对照可减少来自 LM 手术标本慢性暴露于阳光下导致的皮肤常见的非典型交界性黑色素细胞增生的影响，提高皮肤病理学家对 LM 标本切缘评估的一致性率的准确性。

陷阱和注意事项

- SOX10 常染色小汗腺细胞和瘢痕组织中再生的施万细胞，所以在这些病例中必须细心，不要错误标注为真皮侵犯。

患者教育要点

- RT 提供了一种更温和的方法，具有更好的美容效果，但可能具有更高的局部复发率和发病率。
- 由于经过治疗的 LM 的低病死率及其在老年人群中的流行，该病的治疗应始终针对个体患者量身定制，并应始终就风险、益处和替代方案进行广泛讨论。

收费建议

- 真正应用 Mohs 治疗的 LM 使用的编码是 17311-2 系列和 17313-4 系列，分别用于头部、颈部、双足、生殖器的肿瘤以及其他所有区域的肿瘤。
- 免疫组织化学染色是在标准 Mohs 分层计费基础上进行收费，通常是基于按每个标本计费，第一个抗体的代码为 88342，然后每个增加的抗体的代码为 88341。如果将多个可单独识别的抗体应用于载玻片，则使用集合代码 88344。

引言

黑色素瘤根据其临床和病理学特点被分为几类，包括表浅播散型、结节型、恶性雀斑样痣型（LMM）和肢端雀斑样黑色素瘤。眼黑色素瘤是一种有其独特临床和遗传特征的独立分型。

恶性雀斑样痣（LM）是一种原位肿瘤，而 LMM，由 LM 侵袭性生长而来，与其他黑色素瘤亚型有一些共同的特征，但其表现出的独特特点也影响了诊断标准和治疗计划。与其他黑色素瘤亚型比较，LM/LMM 有最高的原位复发率，好发于长期曝光部位，最常见的部位是头部和颈部，而且往往发生在年龄较大的患者中，发病年龄高峰介于 70—80 岁。相比之下，表浅播散型和结节型发病年龄较早，更少分布于长期曝光部位。肢端雀斑样或黏膜黑色素瘤被细分为 3 型，包括发生在掌、跖（构成甲的部分）和黏膜部位。

由于其位于头颈部这些美容敏感部位，LM 有着独特的诊断和治疗挑战。关于诊断方面的挑战，白种人皮肤常表现为长期曝光部位真表皮交界处黑色素细胞增生（常伴有不同程度的细胞异型性），而 LM 产生于这样的背景中。区分 LM 的组织学边界和非典型交界性黑色素细胞开始增生的光损伤背景是一个挑战，特别是明确的分界线常并不存在，并且目前还没有可用的遗传标志来区分恶性黑色素细胞和非恶性黑色素细胞。因此，我们需要相当大的外科切缘才能确保组织学切缘阴性。关于治疗方面的挑战，是否进行外科手术治疗 LM 需要权衡其进展为 LMM 的风险，而非手术治疗必须小心权衡比较其与手术治疗的有效性。

关于未经治疗 LM 的自然转归，大量的统计已经被发表，即 LM 发展为 LMM 的百分比，有些低至 5%，有些高至 50%。LM 导致的隐匿性侵袭性黑色素瘤的发生率相对较高，使得风险评估更加复杂。两个不同的文献调查了 LM 的分期切除结果，并在 16% 的切除 LM 标本发现了明确的侵犯。其他一些研究已经报道，在进行最终手术时 LM 进展为 LMM 的比率，为 5%~29%，根据迄今发表的研究计算，其平均发生率约为 19%。

根据 Breslow 深度法评估，LMM 与其他黑色素瘤亚型同样具有侵袭性，在治疗前，正确的对肿瘤进行分期是至关重要的。

在为 LM 患者选择治疗方法时，风险 - 收益率是必须要考虑的。需要将患者的年龄、表现状况和外观预期作为考虑在内的重要因素。

临床表现

在美国，很难准确地指出 LM 的确切发病率，因为 LM 往往不能作为一种肿瘤进行独立的诊断。据一项统计表明在每 10 万人中有 13.7 位患者，但这显然是被低估了。预期寿命随着时间的推移增长，大多数发达国家的 LM 发病率预计会随之增加。LM 最常发生在相对长期日光照射地区的较年长白种人。

在临床上良性色斑（日光性黑子或单纯雀斑）和 LM 的区别，一般来说，LM 的范围是更大的，常有色素不均，在光谱中棕色区域有不同的色素强度（图 31-1）。因此，LM 一般表现出"丑小鸭"征。我们可以想象一下，在一例特定患者色素性皮损上的高斯钟形曲线，向共同特征的平均值上聚集，LM 是除了其格式塔外观

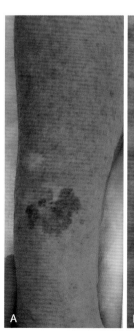
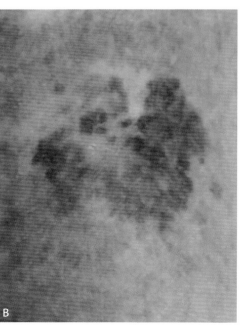

图 31-1 A. 右前臂上的 LM；B. 特写镜头。注意同周围的色斑比较不同的色调

以外的标准差。

活检技术

　　LM 的诊断不能单单靠临床表现来进行。由于 LM 相对于其他亚型黑色素瘤的表面积更大，当切片活检仅是更大肿瘤的一小部分时，取样错误可能是一个问题。可以进行多次穿刺或刮除法活检，取材最可疑的区域，即与病灶整体色调相比颜色变化最大的区域。选择进行

切口活检时所选区域，可能是色素最暗的区域，当怀疑有消退时也可能是色素较浅或红斑区域，那些部位可能表现为蓝灰色或色素减退。作为多处切开活检的替代方案，一种细长的梭形活检，在大多数情况下都可以很容易地进行，并且缝合时可以用可吸收线达到最小损伤的美容效果（图 31-2）。对于很大的肿瘤，可以进行 90° 的两个梭形活检，产生一个十字形的模式，有助于减少取样错误的风险（图 31-3）。

　　确定一个假定的 LM 标本是否具有侵袭性的最佳证

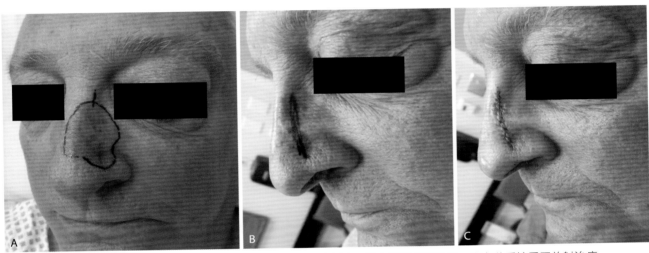

图 31-2　对 LM 进行梭形活检以排除浸润。在这个病例中，没有发现任何侵犯，患者随后接受了放射治疗

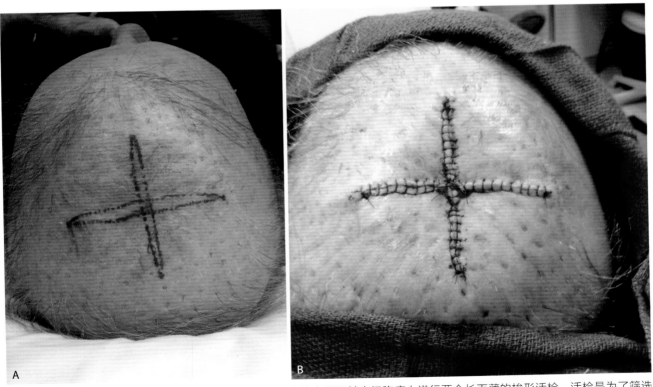

图 31-3　在一个使用口服维莫德吉（vismodegib）治疗的大面积基底细胞癌上进行两个长而薄的梭形活检。活检是为了筛选任何区域内残留肿瘤。该技术也可应用于怀疑有侵犯的临床上大面积 LM 病例

据是对整个标本进行组织学检查，也就是说，对所有可见肿瘤进行切除活检。

LM 转外科治疗的多数患者经切口活检确诊，体格检查发现临床肿瘤大量残留。在这种情况下，切除活检可能会在 19% 的病例中发现侵袭性黑色素瘤，即使临床对侵袭性黑色素瘤的怀疑程度很低。根据病变的大小和形状，切除活检通常可以用单层或双层的皮内荷包缝合（图 31-4）。当荷包缝合切口愈合，最终的手术就可以在活检缝合切口瘢痕切缘进行，可以减低总体的外科并发症。

组织病理学

LM 的基本组织学特征是在长期日光暴露的皮肤背景上（例如日光性弹力纤维变性和表皮萎缩）连接部黑色素细胞增多，细胞异型性不同。许多 LM 相关的组织学特点被描述为慢性日晒皮肤损伤的局灶表现，与 LM

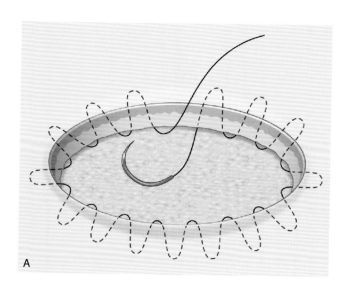

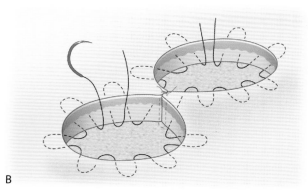

图 31-4　单层和双层的皮内荷包缝合

A. 单层荷包缝合：在缺损周围 360°用可吸收线的皮内缝合并拉紧。B. 双层荷包缝合：缺损中央用真皮内缝合线缝合使得缺损一分为二。形成的两个较小的圆形缺损则行单独的荷包缝合。

无关。目前尚不清楚如何将日晒伤皮肤上的交界性黑色素细胞的增生与 LM 前体或 LM 区分开来，这就导致了皮肤病理学家在诊断上的高度分歧。一些皮肤病理学家将交界性黑色素细胞异型性按照从轻度、中度到重度分级，后者开始与 LM 交叉。其他用于表达 LM 前体概念的术语包括"原位黑色素瘤进展"和"非典型交界性黑色素细胞增生"，但这些术语的定义并不明确，皮肤病理学家也没有统一使用。

由于缺乏可以在恶性黑色素细胞上识别的特定肿瘤抗原，因此必须提出一个问题，即如何最准确和可重复地对 LM 进行组织学诊断。Higgens 等描述了 MIS 的以下组织学标准：①界限不清；②不对称性；③单个黑色素细胞数量上较黑色素细胞巢占优势（沿真表皮交界融合性生长，表皮突消失和 Paget 样播散）；④巢状不典型黑色素细胞（含有以下特征，融合，形态不规则、大小不一，表皮消耗）；⑤无规律分布；⑥累及附属器上皮。作者指出 MIS 可被分为 LM，表浅播散型，肢端雀斑样型，黏膜亚型，在这些分型中，LM 典型表现为表皮突起消失，单个细胞在数量上较细胞巢占优势，并呈不同程度的 Paget 样播散。

不幸的是，LM 的许多组织学特征可以在阴性对照标本的日晒伤皮肤的黑色素细胞增生中看到（样本为远离 LM 手术部位但在类似光损伤区域的皮肤）。据报道大约有 30% 的阴性对照标本表现 LM 常见的组织学特点。在 A.R.Bowen 等的一项研究中，唯一的组织学特征可以在统计上显著地区分 LM 和阴性对照组的是黑色素细胞密度的相对差异 [在放大 400 倍情况下 LM 每个视野有（82.9±23）个细胞，而阴性对照组有（32±9）个]。一项对外用咪喹莫特治疗 LM 患者的研究表明在复发的 LM 皮损活检组织中黑色素细胞密度大于未复发的 LM 患者（分别为表皮中每毫米有 57.17 个黑色素细胞 vs 每毫米 34.12 个黑色素细胞）。而来自 Scotland 的一项对比 LM 经手术后复发的与未进行手术治疗，也发现黑色素细胞密度对复发风险有很强的预测作用（$P=0.0001$），并将复发风险分为 3 个等级：低风险，每 400 倍镜下视野下 0~20 个黑色素细胞；中等风险，每 400 倍镜下视野下 21~30 个黑色素细胞；高风险，每 400 倍镜下视野下 >31 个黑色素细胞。在 LM 中进行黑色素细胞计数在病理学家之间的可重复性比其他组织学标志物（如 Paget 样播散、附属器受累和黑色素细胞异型性）的程度评估要高得多。

LM 基础诊断的不确定性程度反映在切除 LM 时对外科切缘的后期评估中。因此，在白种人中确定 LM 外科切缘和常见于长期日光暴露皮肤中的周围黑色素细胞增生之间的界限是一个挑战。关于 LM 的诊断，两项相关研究已经非常清楚地表明，皮肤病理专家对所有类型黑色素瘤的诊断符合率最多是中等水平。针对 LM 型黑色素瘤分期切除的外科切缘，Florell 等将在 LM 的 EN 面切缘的石蜡包埋的永久切片提供给 5 名皮肤病理学家，询问他们这些切缘是否为阳性，是否需要进一步手术，以及是否为阴性，不需要手术，再次证实诊断符合率是中等的。同样令人不安的是，当皮科病理医师在两种不同的场合检查同一张幻灯片时，观察者自身结果一致性率不显著。在同一研究中，虽然建立 LM 外科切缘诊断一致性是复杂的，但提交阴性对照提高了皮肤病理学家诊断之间的一致性，具有统计学意义。

据报道在 400 倍镜下，LM/LMM 的黑色素细胞密度为 37.8~112 个，而相比之下阴性对照组的密度在 3.99~34.9 个。但是问题是 LM/LMM 的下限（每 400 倍镜下 37.8 个细胞）非常接近阴性对照组上限（每 400 倍镜下 34.9 个细胞）。正因为如此，为每例患者设置阴性对照，可以最大限度地提高比较黑色素细胞密度计数的准确性，但不能消除误差。将 LM 的外科切缘和长期暴露的皮肤上的基础黑色素细胞密度做对比，在提高对 LM 外科切缘判断的准确性上至关重要。

遗传学

黑色素瘤中观察到有各种各样的基因畸变，并倾向按照发病部位聚集。这些一般的分组包括慢性日光照射区（LM/LMM），间歇性曝光区，如躯干和近端肢体（表浅播散型和结节亚型），以及发生在相对非曝光区域，包括肢端和黏膜黑色素瘤变体。LM/LMM 的分布与非黑色素瘤皮肤癌相似，尤其是基底细胞癌（BCC）和鳞状细胞癌（SCC）。LM/LMM 有非常多的体细胞变异，范围在 10 万。与间歇性曝光部位的黑色素瘤相比，LM/LMM 的 BRAF 突变较少，当其存在时，BRAF V600K 变异较 BRAF V600E 突变更常见，而后者在表浅扩散型和结节型黑色素瘤亚型中更常见。LM/LMM 中 NF1（30%）有失活突变，增加了 CCND1（20%）拷贝数，KIT（10%）则为激活突变。在基因组杂交对比研究中，将 LM/LMM 与其他黑色素瘤亚型进行比较时，染色体异常的模式也有所不同。LM 发生在一个基因畸变的区域，是由紫外线对 DNA 的直接作用和单线态氧造成的 DNA 继发损伤共同作用的结果。这一"区域"的许多不同的突变发生贯穿整个生命周期，这或许可以解释为什么相较于其他黑色素瘤亚型，LM 发生在一个相对年龄大的人群中，以及有较高的局部复发率和更广泛的外科切除，确保切缘组织学阴性。在肢端和黏膜黑色素瘤的细胞中"场域细胞"现象已经被证明，即在肿瘤周围临床正常的皮肤中，细胞原位杂交显示了组织学上的正常黑色素细胞，却发现其具有与黑色素瘤细胞相同的基因扩增。目前尚不清楚 LM/LMM 是否存在这种场效应，但 Bastain 和他的同事认为在长期日晒部位这种场效应可能存在，LM/LMM 亚型与肢端和黏膜黑色素瘤都存在雀斑样生长模式，并有局部持续性的趋势。

治疗

LM 的治疗根据医疗机构和国家的不同而各不相同。

手术

虽然手术治疗通常被认为是 LM/LMM 最有效的治疗方法，但任何 LM/LMM 治疗的长期随访数据有限。此外，外科手术通常与发病率有关，考虑到需要大的切除范围来确认完全切除 LM，特别是 LM 临床范围越大，需要切除的范围也越大，以便确认切缘阴性。

根据报道观察到 LM 平均原位复发时间为 5.9 年。至今，有两项来自一个私人诊所的跟踪研究表明当 LM/LMM 分期切除超过 5 年，复发率分别为 7.3%（平均随访 95 个月）和 5.9%（平均随访时间 138 个月）。由于所有其他研究报道的随访时间均 <5.9 年，对于其报道的复发率在 0~10% 的数据，结论无效。在美国更偏向于 LM 的外科治疗，而不是非手术治疗。对于 LM/LMM 的外科切缘的特定要求没有严格定义。从已发表的文献中可以非常清楚地看到，在 1992 年由美国国立卫生研究院主办的一次共识会议上提出的原位黑色素瘤 5mm 外科切缘的标准建议，对于 MIS 中 LM 亚型常常是不够的。LM 的特征是组织学边界远超过在伍德灯检查下临床可见的肿瘤边缘。平均来看，要得到组织学切缘阴性，LM 的切除范围需 7.1mm，而 LMM 需要 10.3mm。当广泛局部切除术代替了 LM 分期切除，建议切缘至少需要扩大切除 9mm 或是 10mm 以上，同时建议在修复前确认切缘组织学阴性。在任何类型的 MIS 中均建议切缘扩大切除 9mm，尽管一些人对此提出异议，认为间歇性暴露部位的 MIS（SSMIS）或长期暴露部位的 MIS 的切缘切除要求存在差异。

国家综合癌症网络是一个由美国各地的学术癌症中心组成的联盟，每年发布一份关于黑色素瘤和其他癌症治疗方案的报道。LM 推荐的治疗方法是手术切除 0.5~1.0cm 的边缘，并在脚注注释中注明："对于大的原位黑色素瘤（MIS）恶性雀斑样型，可能需要手术切除 >0.5cm 的边缘才能实现组织学上的阴性边缘，应该考虑对切缘进行更详尽的组织学评估。对于经过挑选实施最佳手术后切缘呈阳性的患者，考虑局部应用咪喹莫特（MIS 患者）或放疗（RT）（2B 类）"。2B 类是指各成员机构的多数意见，但未达成一致意见。

多年来，已经有许多令人眼花缭乱的论文发表，提倡各种各样的外科和组织学处理技术。Higgins 等一项对所有类型 MIS 的综述中将外科技术分为 3 类：WLEs，分期切除（定义为使用石蜡包埋的永久切片），和定义为使用冷冻切片（通常通过免疫组织化学染色辅助）的 Mohs 显微外科手术（MMS）。

广泛局部切除术

对于 LM/LMM 来说，WLE 的主要问题是选择一个切缘来平衡 LM 实际被切除的概率与在美容敏感部位切除比所需更多组织的发生率。仅有 42% 的 LM 在使用 WLE 方法切除 5mm 边缘时病灶被清除干净。其次，为达到组织学边缘阴性，LM 的切缘平均需 7.1mm（LMM 需要 10.3mm）。因此，使用 WLE 治疗时 9~10mm 的切缘是值得考虑的，也就是在不包括原发肿瘤大小的情况下，肿瘤切除的直径为 2cm。正因如此，WLE 有着最高的外科并发症发病率，与分期切除术相比，后者能更精确地将外科切缘限制于肿瘤的实际二维形状。

分期切除

分期切除有多种方式，可被定义为一种通过切除 LM 对其切片和处理并进行组织学评估的方式。利用 EN 面垂直截面的分类有面包片法，相框切除法，轮廓切除法，放射状切除法。而 MMS 采取 EN 面水平切片法。

垂直切除技术

面包片切除法

这项技术使用垂直切片法顺着被切除标本切制平行的条状组织标本，而被称为"面包片"法。所谓的面包片法的优势是可以让病理学家看到肿瘤从中心边缘向外扩散到外围的过程。因此，煎蛋的蛋黄代表了残留的黑色素瘤，而蛋白代表了周围的无瘤区（图 31-5）。面包片法的局限性在于只有相对小部分的肿瘤三维形态在显微镜下可见。Kimyadi-Asadi 等的一项研究回顾了按照面包片法切制间隔分别为 1mm、2mm、4mm、10mm 的冷冻切片的 MIS 病例，发现其切缘阳性率分别为 58%、37%、19%、7%。作者的结论是，为了看到接近 100% 的手术切缘，面包片法必须按照每隔 0.1mm 切开一次。

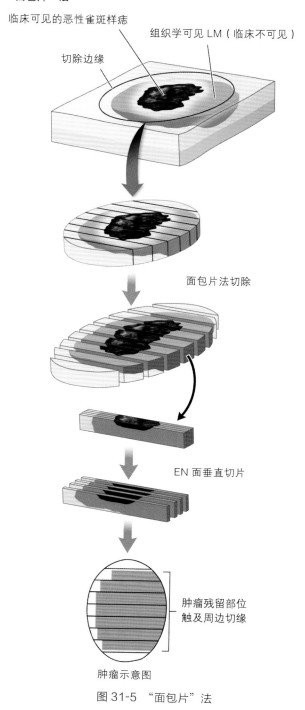

"面包片"法

临床可见的恶性雀斑样痣

组织学可见 LM（临床不可见）

切除边缘

面包片法切除

EN 面垂直切片

肿瘤残留部位触及周边切缘

肿瘤示意图

图 31-5 "面包片"法

EN 面垂直切片法

相框切除法

"EN 面"意味着标本是在外围边缘沿着各面切开的。Johnson 等描述了一种移除可见 LM 周围方形或矩形的条状组织的方法，这与围绕相片周围的框架非常相似（图 31-6）。取下组织的四个侧面进行永久切片，从外切缘向标本中心 EN 面垂直切片（与 MMS 中使用的

"相框"切除法

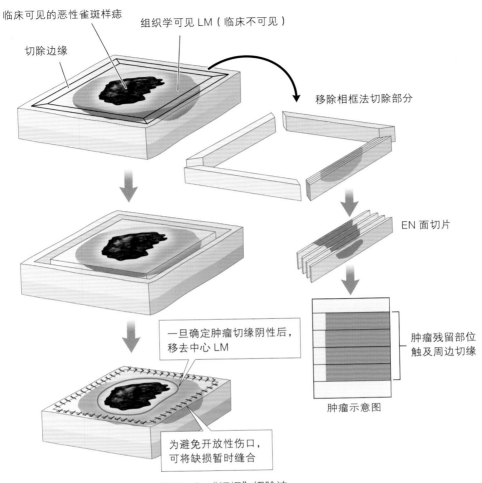

临床可见的恶性雀斑样痣

组织学可见 LM（临床不可见）

切除边缘

移除相框法切除部分

EN 面切片

一旦确定肿瘤切缘阴性后，移去中心 LM

肿瘤残留部位触及周边切缘

肿瘤示意图

为避免开放性伤口，可将缺损暂时缝合

图 31-6 "相框"切除法

水平切片相反）并进行常规 HE 染色。患者在随后的随访中会根据需要追加其他阶段治疗，最终在确认阴性切缘后进行修复。将标本作为冷冻切片处理是可能的，但 Johnson 和他的同事更喜欢福尔马林固定石蜡包埋切片，这是许多皮肤病理学家的首选。

相对于面包片法，EN 面垂直切片技术的直接优势是更接近于 100% 评估 360° 切除外科切缘。一项对比面包片法（156 名患者，中位随访 81 个月）和 EN 面垂直切片（136 名患者，中位随访 44 个月）的研究报道，复发率分别为 6.4% 和 0.7%。另一项研究则是比较了面包片法和 EN 面垂直切片法在肢端黑色素瘤切除术中的应用。该研究纳入 241 例患者，中位随访 41 个月，比较 EN 面垂直切片组与横截面组的生存率分别为 81% 和 63%。作者将 EN 面垂直切片称为 "3D"，并注意到其与面包片法肿瘤切缘相比，切除边缘减少了 2/3，局部复发率降低，生存时间延长。

正方形或相框切片法的局限性是：①患者必须在随后几天返回诊所进行重建或另一阶段的手术，如果需要多个阶段手术治疗，这将变得越来越麻烦。②肿瘤的中心部位直到切缘评估为阴性后才会被切除。这就有可能导致有大约 19% 的患者在知道是否存在侵犯之前进行修复。这对于需要考虑进行前哨淋巴结活检的 T_{1b} 期或更晚期的肿瘤（>1.0cm，或有丝分裂象 >1/mm，或溃疡）来说是有问题的。此外，侵袭性黑色素瘤的切除切缘要求其深度须包括脂肪层到筋膜的组织。一些外科医师反对前哨淋巴结活检在黑色素瘤中的应用。然而，对于淋巴结阳性的患者，目前有两种经批准的辅助药物 [1995 年批准的干扰素 - α2b 和 2015 年批准的伊匹木单抗（ipilimumab）]，除此之外也有一些临床试验用于前哨淋巴结阳性患者。如果没有前哨淋巴结的检查，这些患者就可能没有接受辅助临床治疗，否则他们可能会急于尝试。③皮肤病理学家和外科医师就残留肿瘤的具体位置可能存在理解错误。当外科医师也是皮肤病理学家时，这种潜在的错误将降到最低。

轮廓切除法

一种类似的方法也被称为"意大利面技术",它将正方形或矩形的形状转换成更接近可见 LM 的轮廓。切除的组织条带不必切成像相框法那样的直线,但可以平放和 EN 面垂直切割。这种方法是用预期切缘将可见的肿瘤围起来,分割成 360°环绕的窄组织带,将 LM 留在中心,然后暂时缝合缺损(图 31-7)。与相框法一样,一旦明确了组织切缘为阴性,随后将残余的 LM 从中心移除。将残余 LM 留在中心是为了避免在等待福尔马林固定石蜡包埋切片的结果时出现开放性创面。无论是用相框法还是轮廓法,外科医师都可以选择缝合 360°的周边缺损,以避免患者在等待病理报告时出现开放性伤口。

这个方法较相框法的优势在于切除的标本与原发肿瘤的轮廓更接近,切除的组织更少。它的缺点是 LM 的中心部分直到确认组织切缘阴性后才被移除。这就带来了以下风险:如果存在侵犯,则在缝合完成后才会检测到。此外,一些相框法的支持者可能会争辩说,通过提交形状不同的多边形,皮肤病理学家和外科医师之间就残留肿瘤的确切位置进行理解错误的风险更小。这种交流的准确性取决于由外科医师提交的肿瘤标本质量和皮肤病理学家由此标本出具的正确的肿瘤累及部位。

放射状切除法

LM 的另一种组织学观点是一些病理学家和 Mohs 外科医师推崇的,涉及"放射状"切除。在这项技术中,标本被移除,并通过将肿瘤分割成类似于扇形获得放射状切片。每一个扇形面都是用垂直截面切割而成的,这些垂直截面既可制成冷冻切片,也可以制成福尔马林固定石蜡切片(图 31-8)。该技术的优点是允许查看 LM 的中心部分,从而:①可以明确或排除侵袭;②可以评估从中心到切除的切缘黑色素细胞密度的减少,在这个意义上,提供了一个来自残余肿瘤的中心内部的"阳性对照"。能够观察从 LM 的中心到外周外科切缘的黑色素细胞密度下降是放射状切除法受吹捧的热点。

放射状切除法的批评家指出,与 MMS、相框法、或轮廓法呈现的相反,每一块楔形部分外侧弓形的宽度无法看到一个真正的 360°周长的肿瘤边缘(图 31-8)。放射状切除法的支持者认为,如果切除部分足够

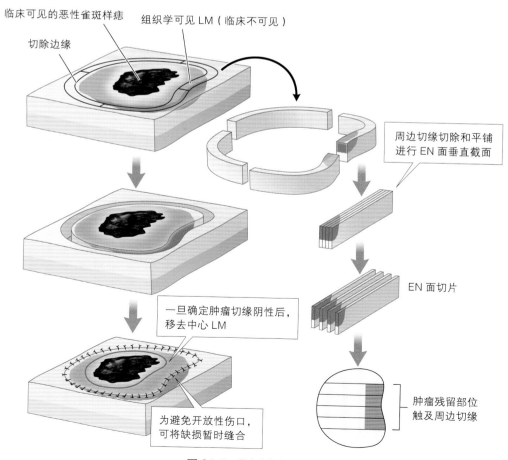

"轮廓"切除法

临床可见的恶性雀斑样痣　　组织学可见 LM(临床不可见)

切除边缘

周边切缘切除和平铺进行 EN 面垂直截面

EN 面切片

一旦确定肿瘤切缘阴性后,移去中心 LM

为避免开放性伤口,可将缺损暂时缝合

肿瘤残留部位触及周边切缘

图 31-7 "轮廓"切除法

"放射状"切除法

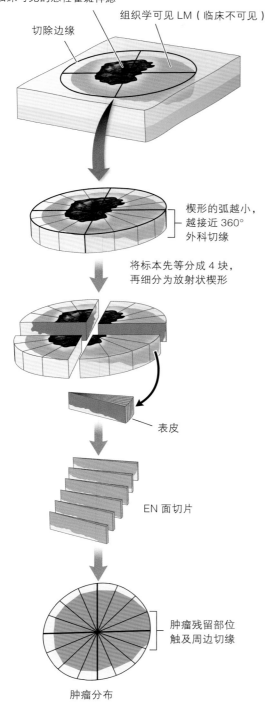

图 31-8　"放射状"切除法

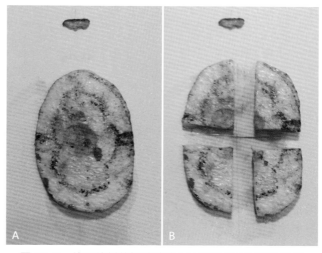

图 31-9　使用放射状切除法的 LM 整体标本和阴性对照
A. 阴性对照组与从右侧螺旋切除的 LM；B. 标本被等分为 4 份。

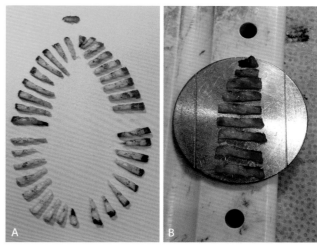

图 31-10　将放射状切除的标本放在切削卡盘上
A. 每个象限被分割成六个薄片（放射状扇形切片的数量随肿瘤的大小而变化）；B. 每个象限的楔形切片放在卡盘上，在低温恒温器中进行 EN 面切片。

窄，可以接近 360° 周围切缘，曲线下的面积近似是精确的，而这个结果的复发率和那些描述的分期 EN 面法或 MMS 的复发率是相似的。另一个对放射切除法的批评是在检测总过程的时间要求，通常包括脱脂、四等分肿瘤、标记象限，以及将每个象限细分成楔形薄片（图 31-9 和图 31-10）。支持者认为，附加的总时间是有限的，

可以委托给合格的技术人员，额外好处是同时能够观察到黑色素细胞密度从中心到周边的减少，值得在标本中花费额外的劳动和时间摸索。当使用冷冻切片免疫染色来增强 HE 染色时，这项技术可以在 1 天内完成。

EN 面水平切除法

Mohs 显微描记手术

MMS 包括使用 EN 面水平切除法切除冷冻组织。最常见的是，肿瘤的中心部分包含可见的 LM 标志，作为减瘤层（a debulking layer）被切除，并用福尔马林将其制作石蜡包埋的永久切片,EN 面垂直切片技术（相框法和轮廓法）也是如此。取出的周围组织通常在低温

恒温器中切成厚度为 4 μm 的切片，并用 HE 染色，常同时进行免疫组化强化染色。如果判定切缘为阳性，再进行追加层次切除，直到确定切缘组织学阴性（图 31-11）。关于 LM/LMM 的 MMS 治疗有许多已发表的研究，证明了其在保留组织方面的有效性，虽然随访时间不足以充分评估复发率。

MMS 中在冷冻组织上进行 EN 面水平切片的 MMS 的优点是手术通常可以在 1 天内完成，总体来说相当迅速。与相框和轮廓技术一样，其缺点是在 LM 进行适当的分期之前，中央 LM 标本被制成永久切片（并进行重建）。这种方法有可能使外科医师处于一个尴尬的境地，在平均已经修复的病例有 19% 被发现为侵袭

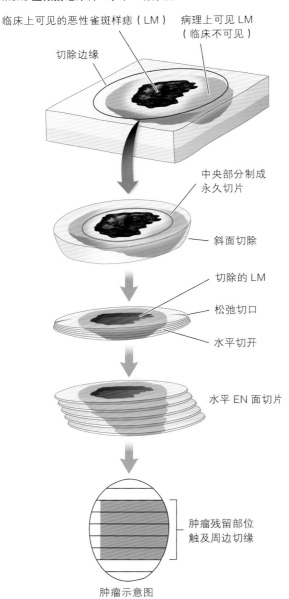

Mohs 显微描记外科"水平"切除法

临床上可见的恶性雀斑样痣（LM） 病理上可见 LM（临床不可见）

切除边缘

中央部分制成永久切片

斜面切除

切除的 LM

松弛切口

水平切开

水平 EN 面切片

肿瘤残留部位触及周边切缘

肿瘤示意图

图 31-11 Mohs 显微描记外科"水平"切除法

性黑色素瘤，但因为筋膜切除深度不足，他们不得不向患者解释肿瘤的升级。该方法的争议是在癌症的准确分期之前就实施决定性手术切除治疗。

MMS 和利用冷冻组织的放射状切除的另一个非常重要的缺点是无法准确评估冷冻切片的细胞异型性。在这种情况下，在慢性日光损伤皮肤中很难区分交界处黑色素细胞异型性的边界，病理学家检查冷冻切片依赖于识别模式和黑色素细胞密度计数。

组织处理：石蜡包埋永久切片与冷冻切片

石蜡包埋永久切片是皮肤病理学家优先使用的方法，因为其分辨率能够更准确地评估黑色素细胞／细胞异型性从而阐明 LM 切缘。永久切片的缺点是处理时间。由于细胞主要由水组成，而且水在冷冻时会膨胀，因此 LM/LMM 的冷冻切片受到若干人为因素干扰。此外，黑色素细胞在冷冻时容易膨胀，使其在 HE 染色时更难与周围的基底细胞／角质形成细胞区分开来，单一细胞异型性的评估近乎不可能。黑色素细胞和角质形成细胞之间的模糊区别很大程度上妨碍了皮肤病理学家评估细胞异型性以及黑色素细胞数量和分布。在一篇题为"EN 面冷冻切片是否可以在黑色素细胞病变中准确诊断切缘状态？"中，15 名皮肤病理学家对黑色素瘤和非黑色素瘤手术切除的切缘状态进行了研究，他们将 EN 面冷冻切片与石蜡包埋的永久切片进行了比较，发现有 40% 的病例的切缘状态存在差异，作者得出结论，EN 面冷冻切片不适合评估黑色素瘤的切缘状态。此外，冷冻切片比石蜡包埋切片更厚，因而导致拥挤，可以模拟 MIS 中看到的融合模式。

Stonecipher 等也提倡在 MMS 治疗 LM/LMM 时应用快速永久切片优先于冷冻切片，以提高解读黑色素细胞异型性的准确性。其他人则争辩说 MMS 治疗 LM/LMM 单独运用 HE 染色的冷冻切片与永久切片之间存在很好的相关性，虽然 Zitelli 等报道了单独使用 HE 染色与永久切片相比，冷冻切片的特异性为 90% 和敏感性为 100%，但他们随后提倡对冷冻切片进行 LM/LMM 免疫组化染色，以提高准确性。由于皮肤病理学家对分期切除 LM 的石蜡包埋永久切片解释符合率充其量只能是中等水平，因此 Mohs 外科医师在依靠冷冻切片评估 LM 切缘时应非常谨慎。

慢 Mohs（使用永久切片分期切除）

慢 Mohs 是一种针对 LM/LMM 外科切缘冷冻切片分析技术的缺点，涉及对外科切缘的快速永久切片分析的技术。这是一种利用 EN 面垂直切片的相框法和轮廓法，并同时被一些放射法的倡导者使用的技术。慢 Mohs 是用词不当，有两个原因：① Mohs 的外科医师

通常也不是解读这些病理切片的人，通常由皮肤病理学家解读；②很多时候，标本不像在 MMS 中那样用来做 EN 面水平切面，而是采用 EN 面垂直截面（相框法、轮廓法或放射法）。在这方面，采用福尔马林固定石蜡包埋切片的技术应更准确地称为"应用快速永久切片的分期切除"。这项技术的支持者提出，与 MMS 中使用冷冻切片相反，在评估切缘时准确性更高。

冷冻切片与术中免疫组化之争

考虑到冷冻伪影的固有困难，已经有许多文献报道了在 LM/LMM 的冷冻切片中加入免疫组化（IHC）来避免与永久切片比较细胞细节和清晰度下降的问题。由于细胞细节大多被冷冻切片模糊，免疫染色可能有助于区分黑色素细胞和基底细胞／角质形成细胞，尽管它不能区分恶性和良性黑色素细胞。在判断免疫染色的黑色素细胞是良性还是恶性时，必须依靠黑色素细胞的密度和聚集模式来判断。免疫染色已被应用于许多用永久性切片评估有潜在不确定性的黑色素细胞病变，如长期暴露在阳光下的皮肤黑色素细胞增生、结缔组织增生性黑色素瘤和色素性光化角化病。

MART-1/Melan-A

文献中出现了大量手稿，提出使用各种免疫染色用于 LM 外科切缘的冷冻切片分析。最常用的抗体是 MART-1（黑色素瘤抗原被 T 细胞识别），或 Melan-A（和 MART-1 识别同样的黑色素细胞跨膜糖蛋白上的表位）。它们被证明在检测黑色素细胞时比 HMB-45 更敏感。

许多临床医师报道了在 MMS 冷冻切片上成功地对 LM/LMM 进行 MART-1/Melan-A 免疫染色。图 31-12 显示了 LM 径向切片上的 MART-1 免疫染色。虽然添加 MART-1/Melan-A 免疫染色可以减少冷冻伪影的歧义事件，但仍有一些额外的注意事项需要考虑。MART-1/Melan-A 抗体会与含有黑色素体的细胞（包括黑色素细胞）结合，也会与其他细胞（如角质形成细胞和黑色素吞噬细胞）结合，还会对黑色素细胞的树突过程进行充分染色，这使得黑色素细胞密度的计算在很多情况下非常困难。有几例报告显示，在 MART-1/Melan-A 对相关苔藓样浸润的色素性病变染色时，被错误地解释为在模拟 MIS 的混杂免疫染色后具有阳性的手术切缘。这些报告令人担忧，因为大约 6.7% 的黑色素瘤病例可能伴有苔藓样炎症模式。此外，在长期暴露于阳光下的皮肤中常见的色素性光化性角化病，也可能有 MART-1/Melan-A 染色强阳性，并模拟阳性的手术切缘。固定型药疹在进行 MART-1/Melan-A 染色时也提出了类似的诊断困境。

由于黑色素体位于细胞质，不进入细胞核，针对黑色素细胞核的特异性免疫染色有助于克服基于黑色素体的免疫染色固有的特异性不足。两种这样的抗体是 MiTF 和 SOX10。最近观察到，在扁平苔藓界面上可以看到真正的黑色素细胞巢，并模拟原位黑色素瘤，因此，即使增加特异性的核染色，也必须在容易误读为原位黑色素瘤的情况下进行观察。

细胞核免疫染色（MiTF 和 SOX10）

MiTF（小眼相关转录因子）

两种可与黑色素细胞核结合的商用抗体是 MiTF（一种核转录因子）和 SOX10（也是一种黑色素细胞核中表达的转录因子）。因为角质形成细胞、噬黑细胞、树突状过程等，核染色有更大的特异性。不能用这些抗体染色，以降低手术边缘过度解释黑色素细胞密度的风险。据报道，细胞结构受核染色的干扰较小，尽管见到的细胞细节仍差于石蜡包埋的永久切片。一项比较 Melan-A 和 MiTF 的研究发现，与 MiTF 相比，Melan-A 染色的周围长期暴露在阳光下的无肿瘤皮肤的黑色素细胞密度更高，MiTF 染色后黑色素细胞核的轮廓更清晰。核染色的缺点是尽管特异性增加，但伴随了敏感性的丢失（图 31-13 为 LM 上双重 MART-1 免疫染色与 SOX10 免疫染色的比较）。

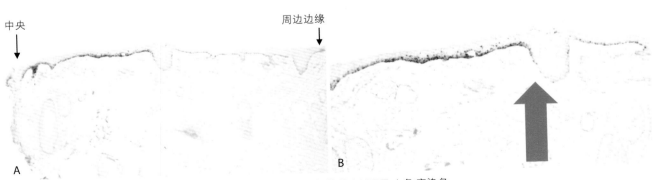

图 31-12 LM 径向切片的 MART-1 免疫染色
A. 低倍镜下 MART-1 免疫染色显示的 LM 终止；B. 如红色箭头所示，LM 的假定边界的高倍镜下视图。

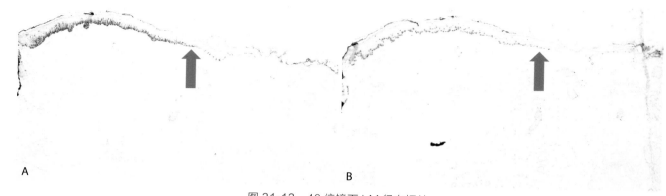

图 31-13 40 倍镜下 LM 径向切片

A.MART-1 染色；B.SOX10 染色。箭头表示 LM 的近似远端边界，因为它从径向切片的中心延伸到手术切缘。

区分 LM/LMM 的手术边界与长期暴露在阳光下的皮肤常见的黑色素细胞增生是非常困难的；因此，准确计算黑色素细胞密度非常有用，特别是当包含阴性对照时，比较 LM/LMM 和周围皮肤的黑色素细胞密度可以帮助明确手术边界。与 MiTF 相比，MART-1/Melan-A 染色增加了黑色素细胞密度，证明了细胞核染色相较于细胞质染色的优势，其原因可能是角质形成细胞、树突状突起和噬黑色素细胞中的黑素体染色混杂造成的。与细胞质染色相比，细胞核染色可以更容易也更准确地计算黑色素细胞密度。现已有许多关于比较 LM/LMM 与长期暴露在阳光下的皮肤的黑色素细胞相对密度的报道。图 31-14 中将放大 400 倍的 MART-1 免疫染色与同样放大倍数的 SOX10 免疫染色进行比较；在进行特定密度评估时，核染色提供了更清晰的清晰度。

尽管 MiTF 与 MART-1/Melan-A 相比增加了特异性，但它绝不是完美的选择，它还可以与真皮树突状细胞（抗原呈递细胞）、一些成纤维细胞、施万细胞、平滑肌细胞和肥大细胞中的表位结合，并能导致对侵袭性黑色素瘤病灶的错误报告。基于这些原因，任何人都不能过分自信地依赖 MiTF 和黑色素细胞密度计数作为边缘评估的唯一标准。

SOX10

SOX10（Syr-related HMG-box 基因 10）是一种局限于细胞核的神经嵴转录因子，位于 MiTF 的上游，调控 MiTF 的表达。SOX10 的表达仅限于黑色素细胞、小汗腺和施万细胞，与 MiTF 不同的是，SOX10 不太容易对成纤维细胞和组织细胞进行染色（但与 MiTF 相比，更有可能染色促结缔组织增生性黑色素瘤）。另一方面，另一项研究得出结论，MiTF 在标记黑色素细胞核方面比 SOX10 稍敏感。为了评价 MART-1、SOX10 和 HE 的相对染色特征，图 31-13 至图 31-16 给出了一些比较的例子。

SOX10 的一个潜在缺陷是在最近的一份切除促纤维增生性黑色素瘤的报告中被发现的，在确定不属于促纤维增生性黑色素瘤周围的瘢痕组织中有高比例的切除标本 SOX10 染色阳性。据推测，瘢痕中被染色的是再生的施万细胞而非黑色素细胞。作者引用了之前的两篇报道，其中 SOX10 要么是在瘢痕组织中染色弱阳性（而非恶性黑色素瘤的充分染色），要么瘢痕组织根本没有染色。这些研究之间的差异可能是由于使用不同的 SOX10 克隆抗体、实验室技术的差异或对不同成熟阶段的瘢痕组织进行染色造成的。然而，据报道对于瘢痕组织，SOX10 比 S100 或 MiTF 更不容易对成纤维细胞和组织细胞进行染色，同时保持更高的特异性。

结论

无论哪种手术技术与哪种处理技术结合，手术的准确性都取决于进行切除、处理和组织学阅片人员的素质。如果这个过程是通过技巧和对细节的关注来完成的，那么具体的技术和过程并不重要，重要的是最终的成功，以达到最终的目标：在进行重建之前确认组织学的阴性边缘。

放射治疗（RT）

与美国不同，欧洲、澳大利亚和新西兰对 LM 联合 RT 的治疗存在偏爱。RT 的优点是提高了美观度，除原来的活检部位之外没有手术瘢痕，降低了患者接受手术切除和重建的发生率。浅表 RT 可穿透到真表皮交界处的深度，然后呈指数级下降。因为 LM 追踪毛囊附着物，所以建议将 RT 剂量调整到 5mm，因为毛囊深度在 0.5～4.5mm。

RT 在皮肤恶性肿瘤的治疗中被超分割；每部分（RT 治疗疗程）被给予较低的剂量，但进行的总疗程

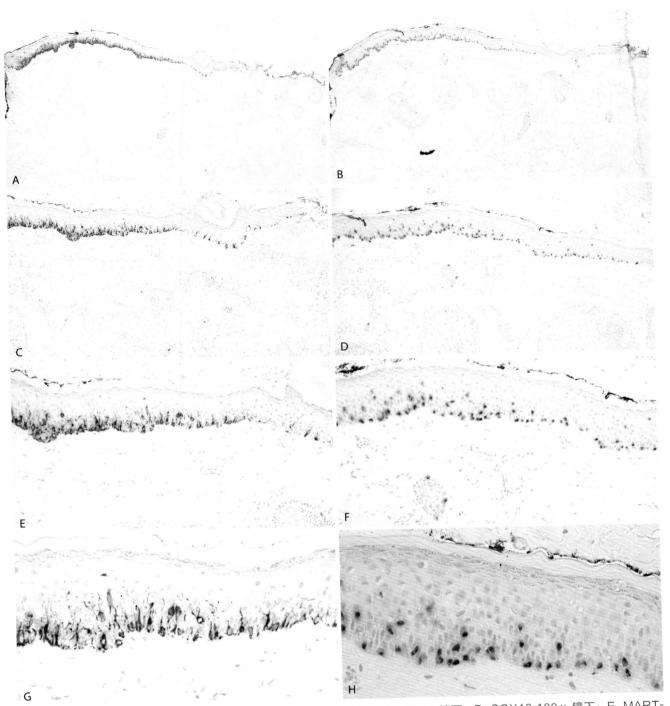

图 31-14 A. MART-1 40 × 镜下；B. SOX10 40 × 镜下；C. MART-1 100 × 镜下；D. SOX10 100 × 镜下；E. MART-1 200 × 镜下；F. SOX10 200 × 镜下；G. MART-1 400 × 镜下；H. SOX10 400 × 镜下

数较多。超分割治疗的优点是毒性更小，因此更少出现纤维化。低分割则相反，在较少的治疗中给予较高的剂量，这对患者更方便，但会导致更高的发病率。RT 也可以通过近距离放射治疗的方式传递到皮肤上，方法是使用模板，在模板上 RT 以局部方式扩散到皮肤上。据报道，在治疗前使用伍德灯和活体共聚焦显微镜评估肿瘤边缘，然后治疗范围在其基础上增加 1cm，从而确定治疗范围的大小。

RT 作为 LM 的单一疗法存在两种批评观点：①它被过度细分；②随着时间的推移，美容效果往往会下降。在大多数 RT 诊所，按照每部分 2Gy 的剂量，LM 的治疗需要 4~6 周的日常治疗（周一至周五），以达到治疗剂量 54Gy 的目的。在美国，许多患者由于时间紧迫而不愿采用这种方法。虽然 RT 初期的美容效果很好，但随着时间的推移，治疗部位可能会开始出现萎缩、色素减退、毛细血管扩张和皮肤弹性下降，使 RT 对相对年

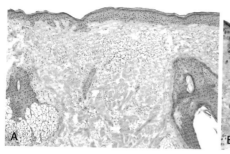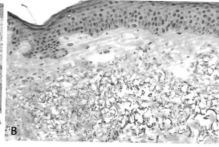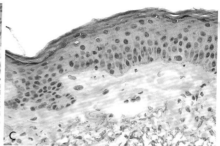

图 31-15　LM 径向切片 HE 染色

分别为 $100\times$（A）、$200\times$（B）、$400\times$（C）。

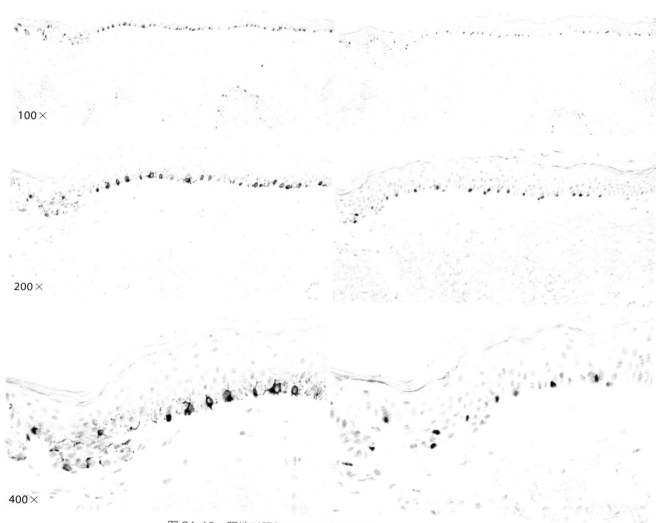

图 31-16　阴性对照与 MART-1（左）和 SOX10（右）比较

轻的患者吸引力降低。这些后果可以通过超分割方法部分减轻但不能完全克服。

在游离边缘，尤其是眼睑 RT 必须非常谨慎地使用。治疗后纤维化可导致睑外翻的形成与随后的干眼症。越来越多的皮肤科医师正在使用电子表面近距离治疗（ESB）作为非黑色素瘤皮肤癌的诊所内非手术治疗，尽管尚未获得美国食品和药物管理局（Food and Drug

Administration，FDA）的批准，但可能存在将 ESB 应用于 LM 的前景。最近的一份报道引用了一名 60 多岁男性患者的例子，他患有眶下脸颊基底细胞癌，使用 20mm 锥形的 Xoft 设备（Xoft Inc）以 42Gy（12 个分量）的剂量对其进行 ESB 治疗。我们注意到 1 例基底细胞癌的局部复发出现在 10 个月内，并伴有先前摘除眼球的眼窝结膜挛缩、下眼睑外翻以及随后的眼球假体移位和丢失。目前还没有发表关于 ESB 治疗 LM 安全性和有效性的公开数据，关于非黑色素瘤皮肤癌的数据也很少。

尽管在某些解剖部位存在风险，但在专家的指导下，RT 是治疗 LM 的一种非常有效的方法。Fogarty 等对 9 项单用 RT 治疗 LM 的研究进行 meta 分析，其中 349 例 LM 病灶采用 RT 治疗，局部复发率为 5%，中位随访时间为 3 年。由于 LM 的中位复发时间为 5.9 年，随着随访时间接近 6 年或更长，3 年的局部复发率可能会增加 5%。RT 是一种合理的手术替代方案，特别是在非常大的肿瘤和（或）老年患者中，手术的痛苦超过了超分割 RT 带来的不便。

外用 5% 咪喹莫特乳膏

单药治疗

咪喹莫特乳膏利用 Toll 样受体刺激炎症反应，当炎症反应被触发时，可治疗生殖器疣，并随后被 FDA 批准用于治疗光化性角化病和躯干表面基底细胞癌。咪喹莫特对 LM 患者是一个诱人的选择，因为它避免了手术和 RT 的痛苦和并发症。它没有被 FDA 批准应用于 LM，但已被广泛超说明应用，如作为单药治疗或术前新辅助治疗，以减少手术边缘的大小需求，或作为 LM 手术边缘接近或呈阳性时的辅助治疗。

接受局部咪喹莫特治疗的患者有广泛的生物反应，一些患者出现剧烈炎症的迹象，而另一些患者则没有任何炎症症状。虽然炎症反应的程度与 LM 的完全清除之间的确切关系尚未建立，但当使用咪喹莫特作为新辅助治疗，然后进行完全切除时，随着炎症程度的增加，疗效有提高的趋势。45 项局部外用咪喹莫特研究的汇总数据显示，完全缓解率低于 RT 和分期手术切除，临床完全缓解 78.3%（95% CI，73.6%~82.9%），组织学完全缓解率为 76.2%（95% CI，71.4%~81.0%）。

分期切除后咪喹莫特新辅助治疗

迄今为止最大的前瞻性对照研究统计了在新辅助疗法中使用咪喹莫特的 91 名患者，随机接受以下两种方法中之一，并进行比较：局部单独使用咪喹莫特每周 5 天，为期 3 个月，或咪喹莫特联合 0.1% 他扎罗汀凝胶每周 2 次，以增加药物渗透和增强炎症反应。在接受分期切除后，78% 接受咪喹莫特和他扎罗汀联合治疗的患者没有发现残留肿瘤的证据，而单独接受咪喹莫特治疗的患者只有 64%。虽然数据显示出更高的完全反应和更大的炎症趋势，但差异不符合统计学意义。值得注意的是，72% 的患者没有残留肿瘤，肿瘤边缘清晰，为 2mm，28% 的患者需要第二期手术，需要额外的 3.5mm 边缘（共 5.5mm 边缘），比平均需要的边缘略少 3mm。这与未使用局部咪喹莫特预处理的 LM 的平均 7.1mm 边缘要求相比非常具有优势。图 31-17 说明了新辅助局部咪喹莫特治疗临床边界 10mm 的假定 LM 的所谓优势，其中第一个场景（A）计算了手术缺损大小，比较了平均 7.1mm 的切除要求与术前接受新辅助局部咪喹莫特治疗患者平均 3mm 的切除要求。图 31-18 在有 10mm LM 的蒙娜丽莎上将 7.1mm 手术切口、3mm 手术切口要求范围进行投影。

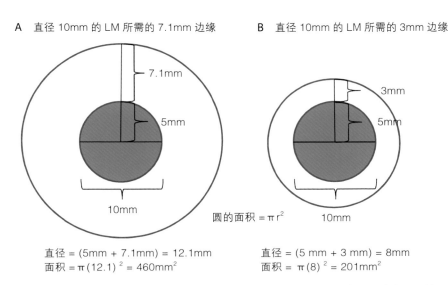

A　直径 10mm 的 LM 所需的 7.1mm 边缘

7.1mm
5mm
10mm

直径 = (5mm + 7.1mm) = 12.1mm
面积 = π(12.1)² = 460mm²

B　直径 10mm 的 LM 所需的 3mm 边缘

3mm
5mm
10mm

圆的面积 = πr²

直径 = (5 mm + 3 mm) = 8mm
面积 = π(8)² = 201mm²

图 31-17　A. 直径 10mm 的 LM 治疗所需的 7.1mm 边缘；B. 直径 10mm 的 LM 治疗所需的 3mm 边缘

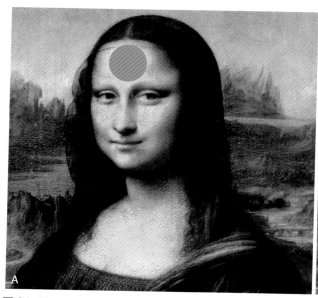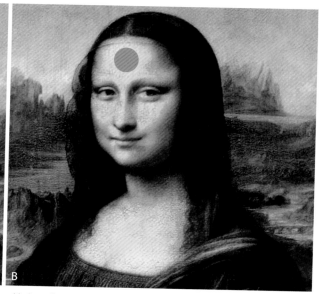

图 31-18　A. 一个 10mm 的 LM，切除边缘 7.1mm 的缺损，缩小了蒙娜丽莎的尺寸；B. 10mm 的 LM，切除边缘 3mm

其他非手术选项

目前还没有对 LM 的其他非手术治疗方法进行测试。一种待测验的方法是局部注射病毒解毒剂。Talimogene laherparepvec（T-VEC）是一种被基因修饰的疱疹病毒，已切除与疾病相关的基因片段，并插入了粒细胞巨噬细胞集落刺激因子（GM-CSF）的基因编码。它已经被美国 FDA 批准用于治疗转移性黑色素瘤。病毒解毒剂被注射到可触及的黑色素瘤肿瘤或转移的淋巴结中。这些病毒表现出对黑色素瘤细胞的偏爱，一旦被内化，就会复制、破坏细胞，并释放吸引炎症细胞的病毒颗粒和 GM-CSF。接受 T-VEC 治疗的患者表现出了远位反应（在远离注射部位的转移病灶的影响），这表明可能刺激了全身免疫反应。从理论上讲，这种方法可能对 LM 有治疗作用，可以避免手术。

风险 - 利益评估

也许 LM 治疗方案中最大的挑战是在帮助患者选择治疗计划时尽可能准确地进行风险收益评估。手术切除在彻底治疗方面是非常有效的，但往往会导致较大的手术缺损，从而需要复杂的重建手术。RT 提供了一种更温和的方法，具有更好的美容效果，但可能有较高的局部复发率和痛苦。根据定义，LM 是一种原位肿瘤，如果诊断准确，它没有相关的死亡风险。LM 对患者的实际风险，是指其最终进展为侵袭性黑色素瘤的统计风险，并伴有转移的相关风险，直接与侵袭深度相关。

一项研究表明，45 岁和 65 岁人群中 LM 最终转化为 LMM 的终身风险分别为 4.7% 和 2.2%，而另一项研究估计风险接近 50%。因此，看来只有少数 LM 病例最终是侵袭性的。

Debloom 等报道，在原位黑色素瘤切除局部复发中，22.6% 的复发是侵袭性的，意思是 Breslow 深度为 0.94mm。在亨茨曼癌症研究所数据库中检查了 2000 多例 LM 患者，尽管所有复发的 Breslow 深度均 <1.0mm，分期为 T_{1a}（ⅠA 期）LMMs，但大约 20% 的复发 LM 病例是侵袭性的。T_{1a} 期黑色素瘤的 5 年病死率约为 5%。

假设局部复发率为 5.9%，其中 20% 为浸润性，且大多数为 <1.0mm 深度（T_{1a} 肿瘤），预计病死率为 0.06%（即每 10 000 例患者中有 6 例死亡）。

老年 LM 患者的低死亡率风险在选择治疗干预时增加了复杂性。对于年轻或健康的患者，20% 的侵袭性风险是一个值得关注的问题。在这些患者中，以彻底清除为目标的更积极的方法是合理的。RT 在相对年轻的人群中应该谨慎使用，因为随着时间的推移，在经过治疗的部位，随着癌变风险的增加，美观改善有下降的趋势，尽管这个数字可能是几十年而不是近几年来测量的。在老年患者中，对放疗部位发生皮肤癌的担忧变得不那么重要，同样，对 RT 治疗部位美观下降的担忧也不那么重要。在 80 岁以上的患者中，平均预期寿命要低得多，并可能受到其他并发症（糖尿病、慢性肾衰竭、充血性心力衰竭等）的严重影响。在这种情况下，采取一种不那么积极的方法，甚至保守观察可能是一种合理的行动。原则上，医师应与患者合作确定治疗目标：通过尽一切努力将毁容风险和发病率降到最低，降低患者最终死于转移性黑色素瘤的风险。

案例 1

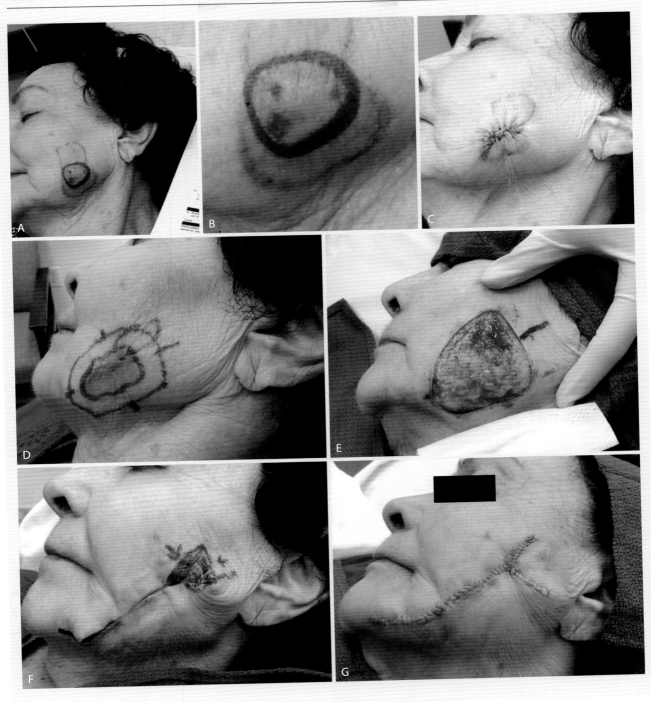

案例 1（续）

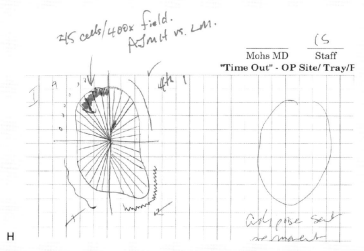

　　一位 88 岁女性左面颊皮疹进行切口活检后被诊断为 LM 而被转诊。转诊时色素残留明显，临床边界非常模糊。进行了切除活组织检查，并用双荷包缝合。病理发现浸润深度为 0.36mm，无其他不良特征（ⅠA 期，T_{1a}）。手术分期进行，第二期后确定边缘阴性，并通过单侧 M 成形术进行复杂的一期修复来闭合缺损。我们可以看到怀疑残留肿瘤的区域在 10 点钟到 12 点钟的位置，回想起来，这应该是在一期手术中已经被切除了。

案例 2

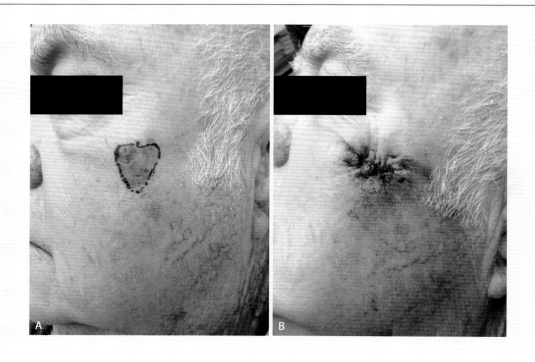

案例 2（续）

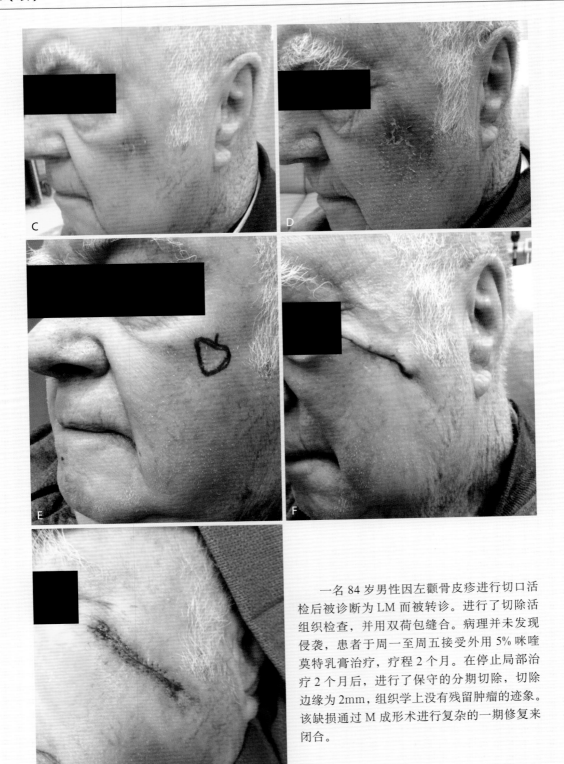

一名 84 岁男性因左颧骨皮疹进行切口活检后被诊断为 LM 而被转诊。进行了切除活组织检查，并用双荷包缝合。病理并未发现侵袭，患者于周一至周五接受外用 5% 咪喹莫特乳膏治疗，疗程 2 个月。在停止局部治疗 2 个月后，进行了保守的分期切除，切除边缘为 2mm，组织学上没有残留肿瘤的迹象。该缺损通过 M 成形术进行复杂的一期修复来闭合。

案例 3

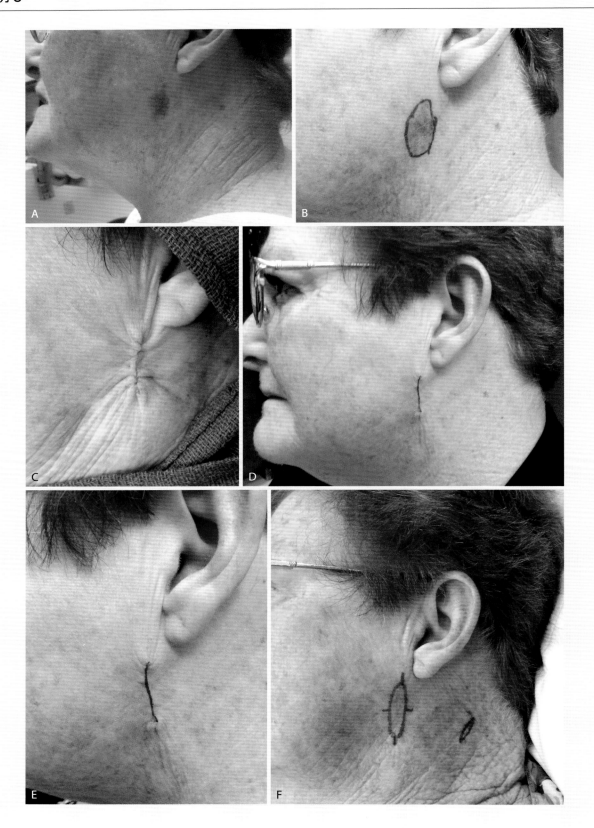

案例 3（续）

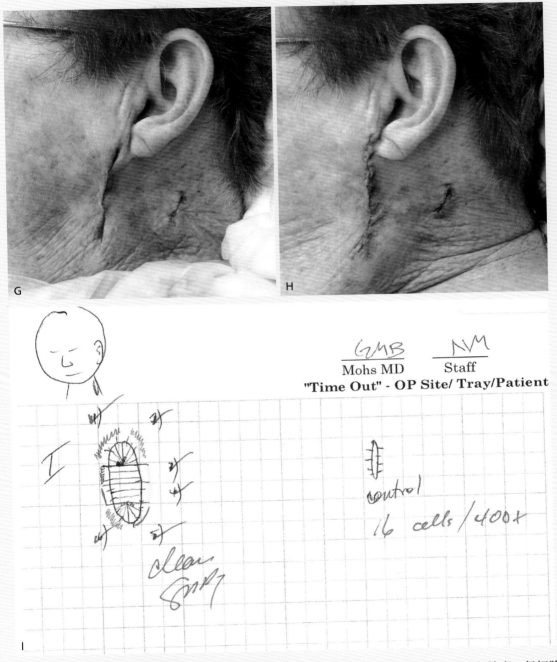

一位 68 岁女性因左面颊皮疹进行切口活检后被诊断为 LM 而被转诊。会诊时临床上见残留肿瘤，行切除活检，并用双荷包闭合。病理并未发现侵袭，患者于周一至周五接受新辅助外用 5% 咪喹莫特乳膏治疗，疗程 2 个月。在局部治疗结束 2 个月后，行保守分期切除，切除范围为 2mm，肿瘤位于中心，但距肿瘤阴性边缘为 >2mm。该缺损进行复杂的一期修复。

案例 4

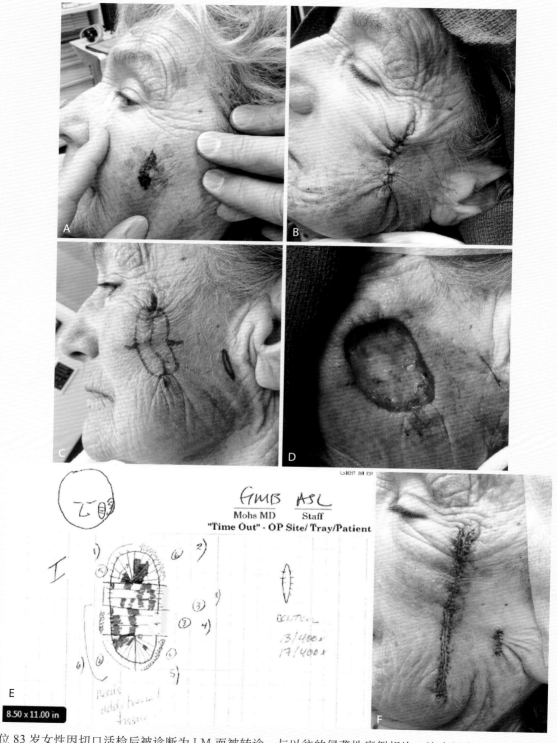

一位 83 岁女性因切口活检后被诊断为 LM 而被转诊。与以往的侵袭性病例相比，该病例在临床上对侵袭性非常怀疑，显示了本病例切口活检法的不足。行切除活组织检查，并在上、下两端用线形闭合和荷包缝合。组织学检查显示浸润深度为 0.65mm，无其他不良组织学特征（ⅠA 期，T_{1a}）。分期切除边缘 1.0cm 至筋膜层。内侧下缘（7~9 点钟方向）见残留的原位肿瘤，行第二期手术，证实边缘为阴性。该缺损进行复杂的一期修复。

案例 5

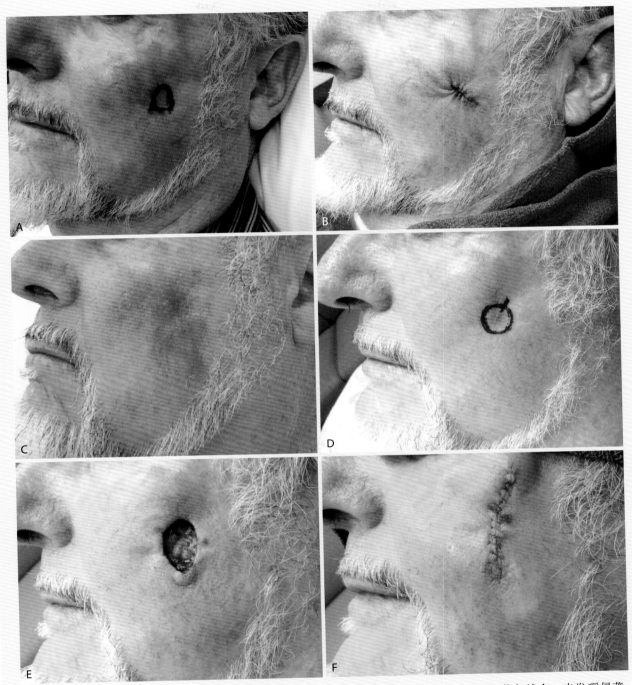

　　一位 74 岁男性因切口活检后被诊断为 LM 而被转诊。进行了切除活组织检查，并用双荷包缝合。未发现侵袭，周一至周五使用新辅助外用 5% 咪喹莫特乳膏治疗，疗程 2 个月。局部治疗结束后 2 个月，行 2mm 边界的保守分期切除。未发现残留肿瘤，缺损经复杂的一期修复闭合。

案例 6

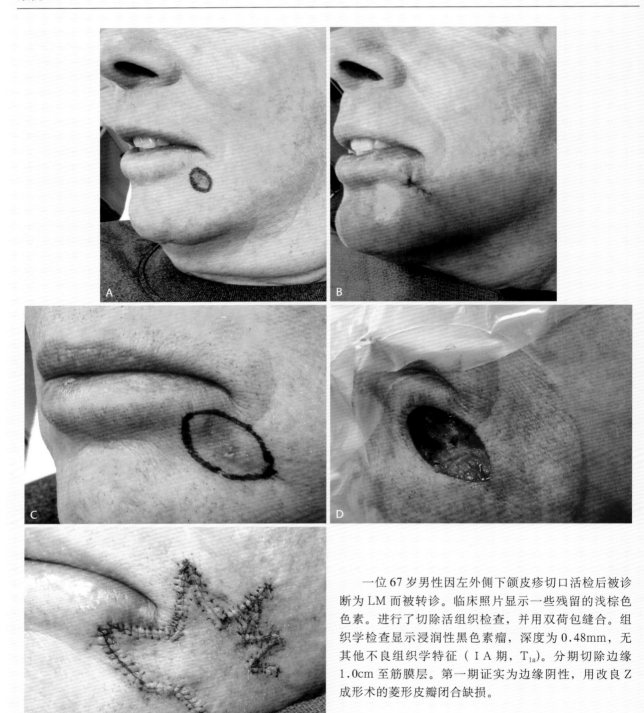

　　一位 67 岁男性因左外侧下颌皮疹切口活检后被诊断为 LM 而被转诊。临床照片显示一些残留的浅棕色色素。进行了切除活组织检查，并用双荷包缝合。组织学检查显示浸润性黑色素瘤，深度为 0.48mm，无其他不良组织学特征（ⅠA 期，T_{1a}）。分期切除边缘 1.0cm 至筋膜层。第一期证实为边缘阴性，用改良 Z 成形术的菱形皮瓣闭合缺损。

案例 7

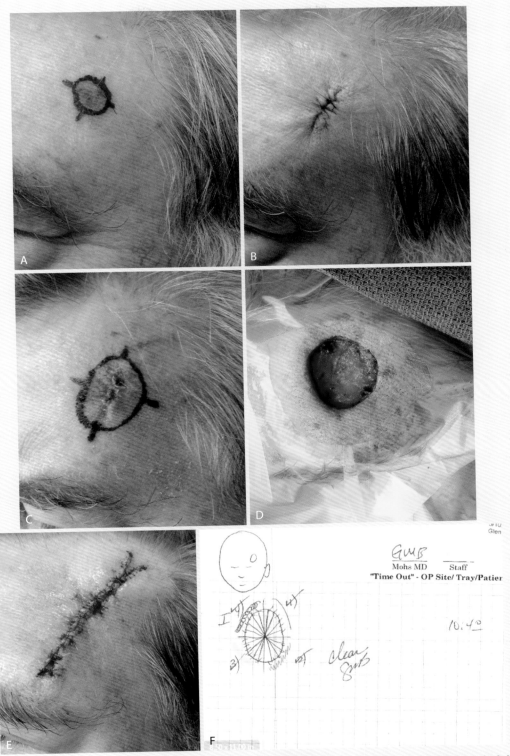

　　一名 71 岁男性因左前额皮疹的 LM 切口活检后被诊断为 LM 而被转诊。经检查，有少量褐色色素残留。进行了切除活组织检查，并用双荷包缝合。组织学检查显示浸润深度为 0.27mm，无其他不良组织学特征（ⅠA 期，T_{1a}）。分期切除边缘 1.0cm 至筋膜层，无黑色素瘤残留迹象。该缺损进行一期闭合。

案例 8

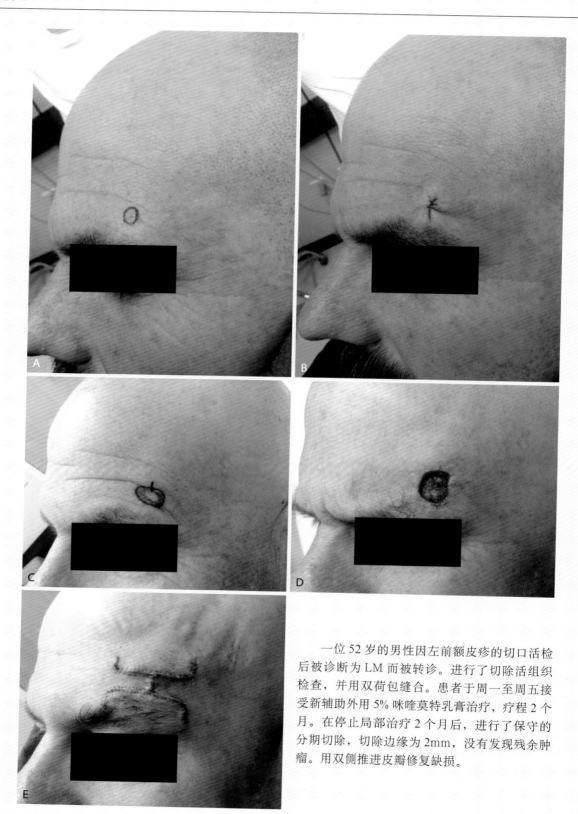

一位 52 岁的男性因左前额皮疹的切口活检后被诊断为 LM 而被转诊。进行了切除活组织检查，并用双荷包缝合。患者于周一至周五接受新辅助外用 5% 咪喹莫特乳膏治疗，疗程 2 个月。在停止局部治疗 2 个月后，进行了保守的分期切除，切除边缘为 2mm，没有发现残余肿瘤。用双侧推进皮瓣修复缺损。

案例 9：复发 LM

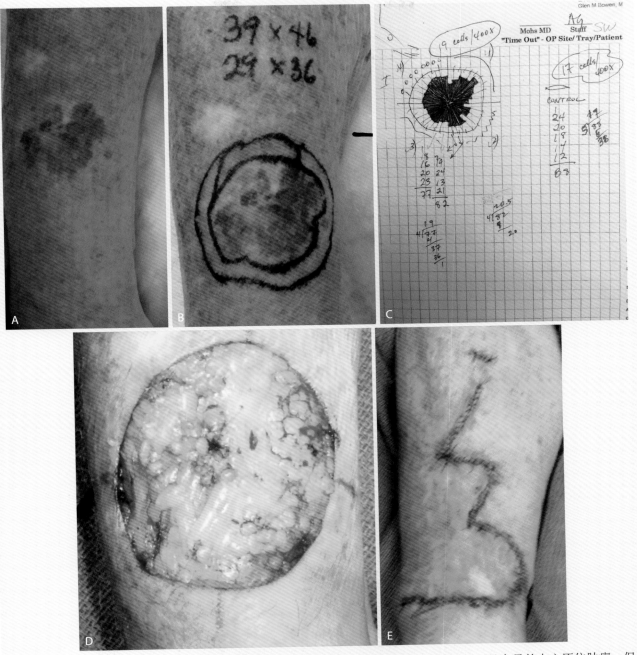

一位 79 岁的女性右前臂皮疹切口活检后被诊断为 LM 而被转诊。进行分期切除，可见大量的中心原位肿瘤，但第一期切除证实阴性周边界 >2mm。用双侧移位皮瓣修复缺损。LM 组黑色素细胞密度为 19 个 /400×，阴性对照组黑色素细胞密度为 17 个 /400×。

案例9：复发LM（续）

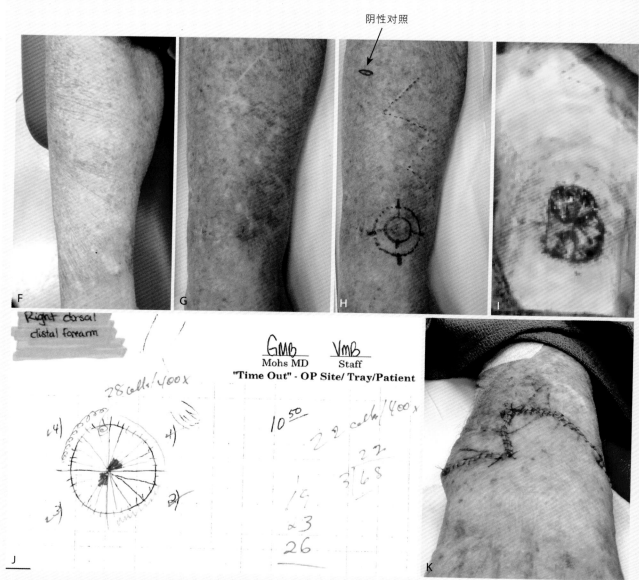

3年后，转诊的皮肤科医师记录了局部复发，并再次转诊治疗。在局部复发部位进行分期切除，以8mm的边缘开始。中央可见残留的黑色素细胞增多，但边缘广泛呈阴性。再次切除 LM 的黑色素细胞密度为 28 个 /400×，阴性对照为 22 个 /400×。用菱形移位皮瓣修复缺损。

案例 10

一位 86 岁男性病患因其右侧颧骨颞区发生 LM 而转诊。患处使用新辅助外用 5% 咪喹莫特乳膏治疗，每周一至周五，疗程 2 个月。停止局部治疗 3 个月后，提出了一个保守的 2mm 边缘的分期切除。

A. 在局部外用咪喹莫特治疗开始时，在 LM 周围创建了一个透明的模板。将模板反转，使用标记笔描绘形状在模板的底面（F 表示"模板的前面"，箭头表示 12 点钟的位置）。

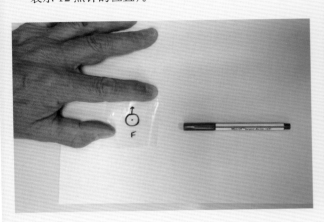

B. 模板被转移到患者的皮肤上，中心是在最初转诊时放置的一个印度墨水文身。

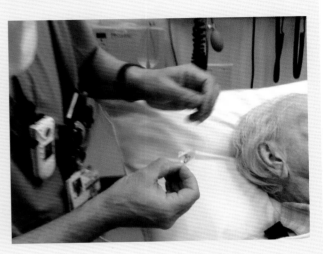

C. 在肿瘤轮廓周围 360° 记录下大约 2mm 的边缘。

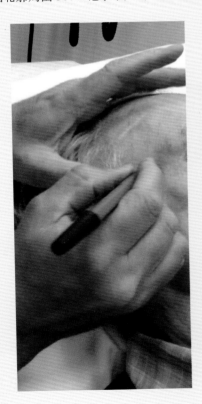

D. 从右耳前颊部取薄梭状皮肤作为阴性对照。

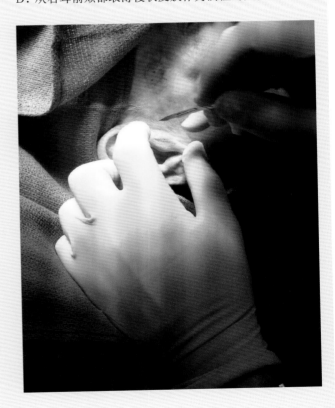

案例 10（续）

E. 阴性对照部位用皮内 5-0 单乔缝线和 5-0 快速吸收肠线进行缝合。

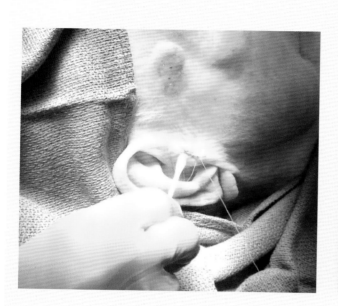

F. 用 15-C 手术刀将 LM 切除至脂肪层水平。

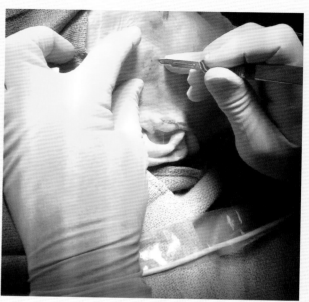

G. 在 LM 手术缺损周围 360° 进行破坏，使用电烙止血。

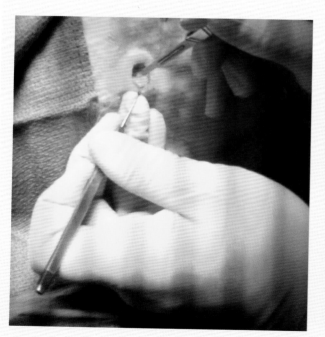

H. 为了减少皮内缝线的张力，在真皮深处放置了一根牵引式的折叠缝合线。然后进行皮内缝线，以便在实验室处理冷冻切片和免疫染色的过程中进行皮肤拉伸。

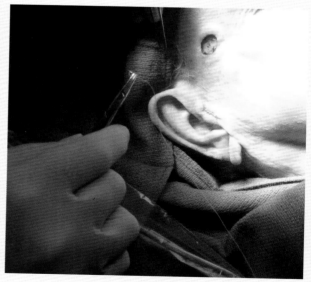

案例 10（续）

I. 标本被送往实验室，用剪刀将其脱脂、变薄，以便对 EN 面进行垂直切片。

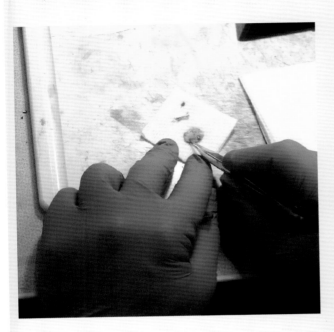

K. 每个象限的周边用各自颜色墨水染色，然后按照径向饼样楔形切成约 3mm 宽。每个象限的第一个饼样楔形的尖端用黑色墨水标记，因此，当在显微镜下顺时针方向观察标本时，其作为第一个饼样楔形被识别。

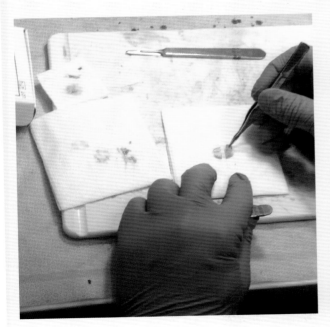

J. 用解剖刀将标本切成四等分。

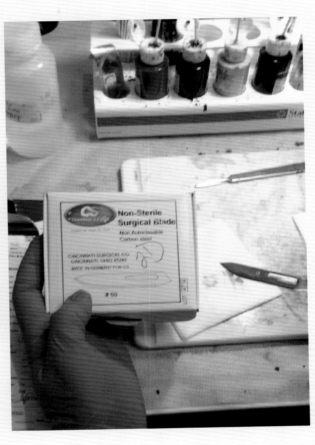

L. 饼样楔形按顺时针方向放置在切盘两侧，以便在低温恒温器中进行垂直面切片。

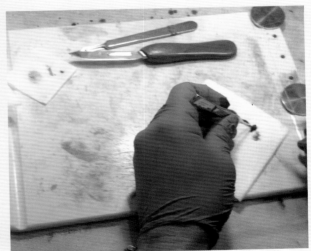

案例 10（续）

M. 饼样楔形 EN 面垂直切片，并用 HE、MART-1 和 SOX10 染色。

O. 一旦组织学证实边缘阴性，缺损就进行一期闭合。

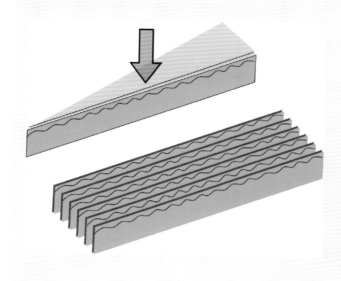

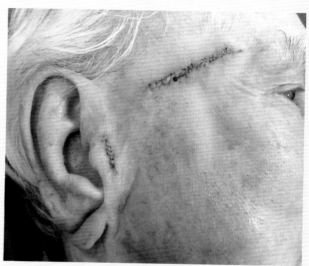

N. 显微镜下观察黑色素细胞密度，并与阴性对照进行比较。本例第一象限中央可见黑色素细胞增多，密度为 12 个黑色素细胞/400×，阴性对照为 10 个黑色素细胞/400×，差异并不大，不能判定为"残留 LM"。

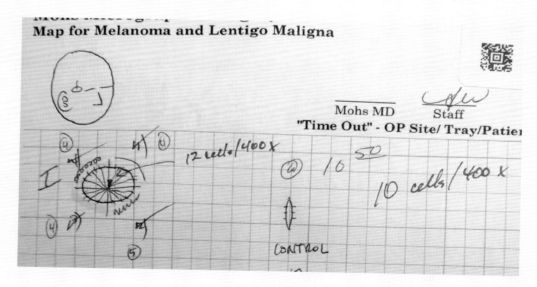

总结

在现阶段，LM/LMM 诊断和治疗的现状还远不够理想。科学家们一直未能找到一种分子标志物来区分恶性黑色素细胞和良性黑色素细胞。随着黑色素瘤中发生的无数基因变化，目前还无法预测哪些 LM 患者注定会发展为侵袭性和潜在的转移性疾病，尤其是在 LM 未经治疗的情况下，大多数患者可能会活过自然预期寿命。

参考文献

1. Finan MC, Perry HO. Lentigo maligna: a form of malignant melanoma in situ. Geriatrics. 1982;37(12):113–115.
2. Star P, Guitera P. Lentigo maligna, macules of the face, and lesions on sun-damaged skin: confocal makes the difference. Dermatol Clin. 2016;34(4):421–429.
3. MacKenzie Ross AD, Haydu LE, Quinn MJ, et al. The association between excision margins and local recurrence in 11,290 thin (T1) primary cutaneous melanomas: a case-control study. Ann Surg Oncol. 2016;23(4):1082–1089.

4. Clark WH, Mihm, MC Jr. Lentigo maligna and lentigo maligna melanoma. Am J Pathol. 1969;55:39.

5. Cox NH, Aitchison TC, Sirel JM, MacKie RM. Comparison between lentigo maligna melanoma and other histogenetic types of malignant melanoma of the head and neck. Scottish Melanoma Group. Br J Cancer. 1996;73(7):940–944.

6. Cox NH, Aitchison TC, MacKie RM. Extrafacial lentigo maligna melanoma: analysis of 71 cases and comparison with lentigo maligna melanoma of the head and neck. Br J Dermatol. 1998;139(3):439–443.

7. Crowson AN, Magro CM, Barnhill RL, Mihm MC Jr. Pathology. In: Balch CM, Houghton AN, Sober AJ, Seng-jaw S, eds. Cutaneous Melanoma. 4th ed. St. Louis, MO: Quality Medical Publishing, Inc.; 2003:171–206.

8. Tsao H, Sober, A.J. Acquired precursor lesions and markers of increased risk for cutaneous melanoma. In: Balch C, Houghton AN, Sober AJ, Soon S, eds. Cutaneous Melanoma. 4th ed. St. Louis, MO: Quality Medical Publishing, Inc.; 2003:121–133.

9. Lachiewicz AM, Berwick M, Wiggins CL, Thomas NE. Epidemiologic support for melanoma heterogeneity using the Surveillance, Epidemiology, and End Results Program. J Invest Dermatol. 2008;128(1):243–245.

10. Halpern AC, Marghoob AA., Sober AJ. Clinical characteristics. In: Balch CM, Houghton AN, Sober AJ, Seng-Jaw S, eds. Cutaneous Melanoma. 4th ed. St. Louis, MO: Quality Medical Publishing, Inc.; 2003:135–162.

11. Krementz ET, Feed RJ, Coleman WP, 3rd, Sutherland CM, Carter RD, Campbell M. Acral lentiginous melanoma. A clinicopathologic entity. Ann Surg. 1982;195(5):632–645.

12. Coleman WP, 3rd, Loria PR, Reed RJ, Krementz ET. Acral lentiginous melanoma. Arch Dermatol. 1980;116(7):773–776.

13. Feibleman CE, Stoll H, Maize JC. Melanomas of the palm, sole, and nailbed: a clinicopathologic study. Cancer. 1980;46(11):2492–2504.

14. Higgins HW 2nd, Lee KC, Galan A, Leffell DJ. Melanoma in situ: Part II. Histopathology, treatment, and clinical management. J Am Acad Dermatol. 2015;73(2):193–203; quiz 203–194.

15. Madden K, Forman SB, Elston D. Quantification of melanocytes in sun-damaged skin. J Am Acad Dermatol. 2011;64(3):548–552.

16. Barlow JO, Maize J, Sr., Lang PG. The density and distribution of melanocytes adjacent to melanoma and nonmelanoma skin cancers. Dermatol Surg. 2007;33(2):199–207.

17. Weyers W, Bonczkowitz M, Weyers I, Bittinger A, Schill WB. Melanoma in situ versus melanocytic hyperplasia in sun-damaged skin. Assessment of the significance of histopathologic criteria for differential diagnosis. Am J Dermatopathol. 1996;18(6):560–566.

18. Zalaudek I, Cota C, Ferrara G, et al. Flat pigmented macules on sun-damaged skin of the head/neck: junctional nevus, atypical lentiginous nevus, or melanoma in situ? Clin Dermatol. 2014;32(1):88–93.

19. Hazan C, Dusza SW, Delgado R, Busam KJ, Halpern AC, Nehal KS. Staged excision for lentigo maligna and lentigo maligna melanoma: a retrospective analysis of 117 cases. J Am Acad Dermatol. 2008;58(1):142–148.

20. Weinstock MA, Sober AJ. The risk of progression of lentigo maligna to lentigo maligna melanoma. Br J Dermatol. 1987;116(3):303–310.

21. Stevenson O, Ahmed I. Lentigo maligna: prognosis and treatment options. Am J Clin Dermatol. 2005;6(3):151–164.

22. Agarwal-Antal N, Bowen GM, Gerwels JW. Histologic evaluation of lentigo maligna with permanent sections: implications regarding current guidelines. J Am Acad Dermatol. 2002;47(5):743–748.

23. Zalla MJ, Lim KK, Dicaudo DJ, Gagnot MM. Mohs micrographic excision of melanoma using immunostains. Dermatol Surg. 2000;26(8):771–784.

24. Somach SC, Taira JW, Pitha JV, Everett MA. Pigmented lesions in actinically damaged skin. Histopathologic comparison of biopsy and excisional specimens. Arch Dermatol. 1996;132(11):1297–1302.

25. Weedon D. A reappraisal of melanoma in situ. J Dermatol Surg Oncol. 1982;8(9):774–775.

26. Bub JL, Berg D, Slee A, Odland PB. Management of lentigo maligna and lentigo maligna melanoma with staged excision: a 5-year follow-up. Arch Dermatol. 2004;140(5):552–558.

27. Cohen LM, McCall MW, Zax RH. Mohs micrographic surgery for lentigo maligna and lentigo maligna melanoma: a follow-up study. Dermatol Surg. 1998;24(6):673–677.

28. Bax MJ, Johnson TM, Harms PW, et al. Detection of occult invasion in melanoma in situ. JAMA Dermatol. 2016;152(11):1201–1208.

29. Florell SR, Boucher KM, Leachman SA, et al. Histopathologic recognition of involved margins of lentigo maligna excised by staged excision: an interobserver comparison study. Arch Dermatol. 2003;139(5):595–604.

30. Mirzoyev SA, Knudson RM, Reed KB, et al. Incidence of lentigo maligna in Olmsted County, Minnesota, 1970 to 2007. J Am Acad Dermatol. 2014;70(3):443–448.

31. Mocellin S, Nitti D. Cutaneous melanoma in situ: translational evidence from a large population-based study. Oncologist. 2011;16(6):896–903.

32. Higgins HW, 2nd, Lee KC, Galan A, Leffell DJ. Melanoma in situ: Part I. Epidemiology, screening, and clinical features. J Am Acad Dermatol. 2015;73(2):181–190, quiz 191–182.

33. Grob JJ, Bonerandi JJ. The 'ugly duckling' sign: identification of the common characteristics of nevi in an individual as a basis for melanoma screening. Arch Dermatol. 1998;134(1):103–104.

34. Scolyer RA, Thompson JF, McCarthy SW, Strutton GM, Elder DE. Incomplete biopsy of melanocytic lesions can impair the accuracy of pathological diagnosis. Australas J Dermatol. 2006;47(1):71–73; author reply 74–75.

35. Brady JG, Grande DJ, Katz AE. The purse-string suture in facial reconstruction. J Dermatol Surg Oncol. 1992;18(9):812–816.

36. Ciatti S, Greenbaum SS. Modified purse-string closure for reconstruction of moderate/large surgical defects of the face. Dermatol Surg. 1999;25(3):215–219; discussion 219–220.

37. Lin H, Li W. Complete closure using a double purse-string closure for skin defects. Dermatol Surg. 2009;35(9):1406–1409.

38. Lin H. The "8"shape double purse string closure for the skin defects. Eur J Dermatol. 2010;20(5):653.

39. Bowen AR, Thacker BN, Goldgar DE, Bowen GM. Immunohistochemical staining with Melan-A of uninvolved sun-damaged skin shows features characteristic of lentigo maligna. Dermatol Surg. 2011;37(5):657–663.

40. Gautschi M, Oberholzer PA, Baumgartner M, Gadaldi K, Yawalkar N, Hunger RE. Prognostic markers in lentigo maligna patients treated with imiquimod cream: a long-term follow-up study. J Am Acad Dermatol. 2016;74(1):81–87, e81.

41. Gorman M, Khan MA, Johnson PC, Hart A, Mathew B. A model for lentigo maligna recurrence using melanocyte count as a predictive marker based upon logistic regression

analysis of a blinded retrospective review. J Plast Reconstr Aesthet Surg. 2014;67(10):1322–1332.

42. Farmer ER, Gonin R, Hanna MP. Discordance in the histopathologic diagnosis of melanoma and melanocytic nevi between expert pathologists. Hum Pathol. 1996;27(6): 528–531.

43. Lodha S, Saggar S, Celebi JT, Silvers DN. Discordance in the histopathologic diagnosis of difficult melanocytic neoplasms in the clinical setting. J Cutan Pathol. 2008; 35(4):349–352.

44. Hendi A, Brodland DG, Zitelli JA. Melanocytes in long-standing sun-exposed skin: quantitative analysis using the MART-1 immunostain. Arch Dermatol. 2006;142(7):871–876.

45. Acker SM, Nicholson JH, Rust PF, Maize JC. Morphometric discrimination of melanoma in situ of sun-damaged skin from chronically sun-damaged skin. J Am Acad Dermatol. 1998;39(2 Pt 1):239–245.

46. Helm K, Findeis-Hosey J. Immunohistochemistry of pigmented actinic keratoses, actinic keratoses, melanomas in situ and solar lentigines with Melan-A. J Cutan Pathol. 2008;35(10):931–934.

47. Donaldson MR, Deeths MJ, Weber LA. Rapid SOX10 immunostain on fresh frozen tissue. Dermatol Surg. 2016; 42(2):269–271.

48. Toyoda M, Morohashi M. Morphological alterations of epidermal melanocytes in photoageing: an ultrastructural and cytomorphometric study. Br J Dermatol. 1998;139(3): 444–452.

49. Glass LF, Raziano RM, Clark GS, et al. Rapid frozen section immunostaining of melanocytes by microphthalmia-associated transcription factor. Am J Dermatopathol. 2010;32(4):319–325.

50. Hodis E, Watson IR, Kryukov GV, et al. A landscape of driver mutations in melanoma. Cell. 2012;150(2):251–263.

51. Maldonado JL, Fridlyand J, Patel H, et al. Determinants of BRAF mutations in primary melanomas. J Natl Cancer Inst. 2003;95(24):1878–1890.

52. Krauthammer M, Kong Y, Ha BH, et al. Exome sequencing identifies recurrent somatic RAC1 mutations in melanoma. Nat Genet. 2012;44(9):1006–1014.

53. Menzies AM, Haydu LE, Visintin L, et al. Distinguishing clinicopathologic features of patients with V600E and V600K BRAF-mutant metastatic melanoma. Clin Cancer Res. 2012;18(12):3242–3249.

54. Curtin JA, Fridlyand J, Kageshita T, et al. Distinct sets of genetic alterations in melanoma. N Engl J Med. 2005; 353(20):2135–2147.

55. Glatz-Krieger K, Pache M, Tapia C, et al. Anatomic site-specific patterns of gene copy number gains in skin, mucosal, and uveal melanomas detected by fluorescence in situ hybridization. Virchows Arch. 2006;449(3):328–333.

56. Curtin JA, Busam K, Pinkel D, Bastian BC. Somatic activation of KIT in distinct subtypes of melanoma. J Clin Oncol. 2006;24(26):4340–4346.

57. Bastian BC. The molecular pathology of melanoma: an integrated taxonomy of melanocytic neoplasia. Annu Rev Pathol. 2014;9:239–271.

58. Bastian BC, Kashani-Sabet M, Hamm H, et al. Gene amplifications characterize acral melanoma and permit the detection of occult tumor cells in the surrounding skin. Cancer Res. 2000;60(7):1968–1973.

59. North JP, Kageshita T, Pinkel D, LeBoit PE, Bastian BC. Distribution and significance of occult intraepidermal tumor cells surrounding primary melanoma. J Invest Dermatol. 2008;128(8):2024–2030.

60. Akhtar S, Bhat W, Magdum A, Stanley PR. Surgical excision margins for melanoma in situ. J Plast Reconstr

Aesthet Surg. 2014;67(3):320–323.

61. Robinson JK. Margin control for lentigo maligna. J Am Acad Dermatol. 1994;31(1):79–85.

62. Connolly KL, Nijhawan RI, Dusza SW, Busam KJ, Nehal KS. Time to local recurrence of lentigo maligna: Implications for future studies. J Am Acad Dermatol. 2016; 74(6):1247–1248.

63. Walling HW, Scupham RK, Bean AK, Ceilley RI. Staged excision versus Mohs micrographic surgery for lentigo maligna and lentigo maligna melanoma. J Am Acad Dermatol. 2007;57(4):659–664.

64. Wilson JB, Walling HW, Scupham RK, Bean AK, Ceilley RI, Goetz KE. Staged excision for lentigo maligna and lentigo maligna melanoma: analysis of surgical margins and long-term recurrence in 68 cases from a single practice. J Clin Aesthet Dermatol. 2016;9(6):25–30.

65. Bosbous MW, Dzwierzynski WW, Neuburg M. Staged excision of lentigo maligna and lentigo maligna melanoma: a 10-year experience. Plast Reconstr Surg. 2009;124(6): 1947–1955.

66. Johnson TM, Headington JT, Baker SR, Lowe L. Usefulness of the staged excision for lentigo maligna and lentigo maligna melanoma: the "square" procedure. J Am Acad Dermatol. 1997;37(5 Pt 1):758–764.

67. Hill DC, Gramp AA. Surgical treatment of lentigo maligna and lentigo maligna melanoma. Australas J Dermatol. 1999;40(1):25–30.

68. Zitelli JA, Brown C, Hanusa BH. Mohs micrographic surgery for the treatment of primary cutaneous melanoma. J Am Acad Dermatol. 1997;37 (2 pt 1):236–245.

69. Bhardwaj SS, Tope WD, Lee PK. Mohs micrographic surgery for lentigo maligna and lentigo maligna melanoma using Mel-5 immunostaining: University of Minnesota experience. Dermatol Surg. 2006;32(5):690–696; discussion 696–697.

70. Bene NI, Healy C, Coldiron BM. Mohs micrographic surgery is accurate 95.1% of the time for melanoma in situ: a prospective study of 167 cases. Dermatol Surg. 2008; 34(5):660–664.

71. Temple CL, Arlette JP. Mohs micrographic surgery in the treatment of lentigo maligna and melanoma. J Surg Oncol. 2006;94(4):287–292.

72. Bricca GM, Brodland DG, Ren D, Zitelli JA. Cutaneous head and neck melanoma treated with Mohs micrographic surgery. J Am Acad Dermatol. 2005;52(1):92–100.

73 Malhotra R, Chen C, Huilgol SC, Hill DC, Selva D. Mapped serial excision for periocular lentigo maligna and lentigo maligna melanoma. Ophthalmology. 2003;110(10): 2011–2018.

74. Abdelmalek M, Loosemore MP, Hurt MA, Hruza G. Geometric staged excision for the treatment of lentigo maligna and lentigo maligna melanoma: a long-term experience with literature review. Arch Dermatol. 2012; 148(5):599–604.

75. Huilgol SC, Selva D, Chen C, et al. Surgical margins for lentigo maligna and lentigo maligna melanoma: the technique of mapped serial excision. Arch Dermatol. 2004; 140(9):1087–1092.

76. Moller MG, Pappas-Politis E, Zager JS, et al. Surgical management of melanoma-in-situ using a staged marginal and central excision technique. Ann Surg Oncol. 2009; 16(6):1526–1536.

77. Gaudy-Marqueste C, Perchenet AS, Tasei AM, et al. The "spaghetti technique": an alternative to Mohs surgery or staged surgery for problematic lentiginous melanoma (lentigo maligna and acral lentiginous melanoma). J Am Acad Dermatol. 2011;64(1):113–118.

78. Grossman D, Duffy KL, Bowen GM. Surgical margins for

melanoma in situ. J Am Acad Dermatol. 2012;67(5):1068–1069; author reply 1069–1071.

79. Conference NC. Diagnosis and treatment of early melanoma. JAMA. 1992;268:1314–1319.

80. Kunishige JH, Brodland DG, Zitelli JA. Surgical margins for melanoma in situ. J Am Acad Dermatol. 2012;66(3):438–444.

81. Erickson C, Miller SJ. Treatment options in melanoma in situ: topical and radiation therapy, excision and Mohs surgery. Int J Dermatol. 2010;49(5):482–491.

82. Kwon SY, Miller SJ. Mohs surgery for melanoma in situ. Dermatol Clin. 2011;29(2):175–183, vii-viii.

83. Zitelli JA, Brown CD, Hanusa BH. Surgical margins for excision of primary cutaneous melanoma. J Am Acad Dermatol. 1997;37(3 Pt 1):422–429.

84. Felton S, Taylor RS, Srivastava D. Excision margins for melanoma in situ on the head and neck. Dermatol Surg. 2016;42(3):327–334.

85. Duffy KL, Truong A, Bowen GM, et al. Adequacy of 5-mm surgical excision margins for non-lentiginous melanoma in situ. J Am Acad Dermatol. 2014;71(4):835–838.

86. Network NCC. NCCN Clinical Practice Guidelines in Oncology, Melanoma, Version 3. 2016, 2014; https://www.nccn.org/professionals/physician_gls/pdf/melanoma.pdf. Accessed 16 October, 2016.

87. Danialan R, Gopinath A, Phelps A, Murphy M, Grant-Kels JM. Accurate identification of melanoma tumor margins: a review of the literature. Expert Rev Dermatol. 2012;7(4):343–358. http://www.medscape.com/viewarticle/77208_5. Accessed October 16, 2016.

88. Kimyai-Asadi A, Katz T, Goldberg LH, et al. Margin involvement after the excision of melanoma in situ: the need for complete en face examination of the surgical margins. Dermatol Surg. 2007;33(12):1434–1439; discussion 1439–1441.

89. Moehrle M, Dietz K, Garbe C, Breuninger H. Conventional histology vs. three-dimensional histology in lentigo maligna melanoma. Br J Dermatol. 2006;154(3):453–459.

90. Lichte V, Breuninger H, Metzler G, Haefner HM, Moehrle M. Acral lentiginous melanoma: conventional histology vs. three-dimensional histology. Br J Dermatol. 2009;160(3):591–599.

91. Zitelli JA. Sentinel lymph node biopsy: an alternate view. Dermatol Surg. 2008;34(4):544–549; discussion 549.

92. Freeman SR, Gibbs BB, Brodland DG, Zitelli JA. Prognostic value of sentinel lymph node biopsy compared with that of Breslow thickness: implications for informed consent in patients with invasive melanoma. Dermatol Surg. 2013;39(12):1800–1812.

93. Thomas JM. Caution with sentinel node biopsy in cutaneous melanoma. Br J Surg. 2006;93(2):129–130.

94. Institute NC. Melanoma treatment (PDQ)–health professional version. 2016. https://www.cancer.gov/types/skin/hp/melanoma-treatment-pdq-link/_900_toc. Accessed January 5, 2017.

95. Release FN. FDA approves Yervoy to reduce the risk of melanoma returning after surgery. 2016. http://www.fda.gov/NewsEvents/Newsroom/PressAnnouncements/ucm469944.htm. Accessed 30 October 2016, 2016.

96. Eggermont AM, Chiarion-Sileni V, Grob JJ, et al. Prolonged survival in stage III melanoma with ipilimumab adjuvant therapy. N Engl J Med. 2016.

97. Etzkorn JR, Cherpelis BS, Glass FL. Mohs surgery for melanoma: rationale, advances and possibilities. Expert Rev Anticancer Ther. 11;2011:1041–1052.

98. Zitelli JA, Brown C, Hanusa BH. Mohs micrographic surgery for the treatment of primary cutaneous melanoma. J Am Acad Dermatol. 1997;37(2 Pt 1):236–245.

99. Clayton BD, Leshin B, Hitchcock MG, Marks M, White WL. Utility of rush paraffin-embedded tangential sections in the management of cutaneous neoplasms. Dermatol Surg. 2000;26(7):671–678.

100. Bienert TN, Trotter MJ, Arlette JP. Treatment of cutaneous melanoma of the face by Mohs micrographic surgery. J Cutan Med Surg. 2003;7(1):25–30.

101. Prieto VG, Argenyi ZB, Barnhill RL, et al. Are en face frozen sections accurate for diagnosing margin status in melanocytic lesions? Am J Clin Pathol. 2003;120(2):203–208.

102. Bricca GM, Brodland DG, Zitelli JA. Immunostaining melanoma frozen sections: the 1-hour protocol. Dermatol Surg. 2004;30(3):403–408.

103. Chang KH, Finn DT, Lee D, Bhawan J, Dallal GE, Rogers GS. Novel 16-minute technique for evaluating melanoma resection margins during Mohs surgery. J Am Acad Dermatol. 2011;64(1):107–112.

104. Stonecipher MR, Leshin B, Patrick J, White WL. Management of lentigo maligna and lentigo maligna melanoma with paraffin-embedded tangential sections: utility of immunoperoxidase staining and supplemental vertical sections. J Am Acad Dermatol. 1993;29(4):589–594.

105. Ohsie SJ, Sarantopoulos GP, Cochran AJ, Binder SW. Immunohistochemical characteristics of melanoma. J Cutan Pathol. 2008;35(5):433–444.

106. Silva CY, Goldberg LJ, Mahalingam M, Bhawan J, Wolpowitz D. Nests with numerous SOX10 and MiTF-positive cells in lichenoid inflammation: pseudomelanocytic nests or authentic melanocytic proliferation? J Cutan Pathol. 2011;38(10):797–800.

107. Dalton SR, Fillman EP, Altman CE, et al. Atypical junctional melanocytic proliferations in benign lichenoid keratosis. Hum Pathol. 2003;34(7):706–709.

108. Nicholson KM, Gerami P. An immunohistochemical analysis of pseudomelanocytic nests mimicking melanoma in situ: report of 2 cases. Am J Dermatopathol. 2010;32(6):633–637.

109. Cherpelis BS, Turner L, Ladd S, Glass LF, Fenske NA. Innovative 19-minute rapid cytokeratin immunostaining of nonmelanoma skin cancer in Mohs micrographic surgery. Dermatol Surg. 2009;35(7):1050–1056.

110. Kimyai-Asadi A, Ayala GB, Goldberg LH, Vujevich J, Jih MH. The 20-minute rapid MART-1 immunostain for malignant melanoma frozen sections. Dermatol Surg. 2008;34(4):498–500.

111. Kawakami Y, Eliyahu S, Delgado CH, et al. Cloning of the gene coding for a shared human melanoma antigen recognized by autologous T cells infiltrating into tumor. Proc Natl Acad Sci U S A. 1994;91(9):3515–3519.

112. Fetsch PA, Marincola FM, Filie A, Hijazi YM, Kleiner DE, Abati A. Melanoma-associated antigen recognized by T cells (MART-1): the advent of a preferred immunocyto-chemical antibody for the diagnosis of metastatic malignant melanoma with fine-needle aspiration. Cancer. 1999;87(1):37–42.

113. Coulie PG, Brichard V, Van Pel A, et al. A new gene coding for a differentiation antigen recognized by autologous cytolytic T lymphocytes on HLA-A2 melanomas. J Exp Med. 1994;180(1):35–42.

114. Busam KJ, Jungbluth AA. Melan-A: a new melanocytic differentiation marker. Adv Anat Pathol. 1999;6(1):12–18.

115. Kelley LC, Starkus L. Immunohistochemical staining of lentigo maligna during Mohs micrographic surgery using MART-1. J Am Acad Dermatol. 2002;46(1):78–84.

116. Beltraminelli H, Shabrawi-Caelen LE, Kerl H, Cerroni L. Melan-a-positive "pseudomelanocytic nests": a pitfall in the histopathologic and immunohistochemical

diagnosis of pigmented lesions on sun-damaged skin. Am J Dermatopathol. 2009;31(3):305–308.

117. El Shabrawi-Caelen L, Kerl H, Cerroni L. Melan-A: not a helpful marker in distinction between melanoma in situ on sun-damaged skin and pigmented actinic keratosis. Am J Dermatopathol. 2004;26(5):364–366.

118. Dalton SR, Baptista MA, Libow LF, Elston DM. Lichenoid tissue reaction in malignant melanoma: a potential diagnostic pitfall. Am J Clin Pathol. 2002;117(5):766–770.

119. Chung HJ, Simkin AD, Bhawan J, Wolpowitz D. "Melanocytic nests arising in lichenoid inflammation": reappraisal of the terminology "melanocytic pseudonests". Am J Dermatopathol. 2015;37(12):940–943.

120. Kim J, Taube JM, McCalmont TH, Glusac EJ. Quantitative comparison of MiTF, Melan-A, HMB-45 and Mel-5 in solar lentigines and melanoma in situ. J Cutan Pathol. 2011;38(10):775–779.

121. Kuhlbrodt K, Herbarth B, Sock E, Hermans-Borgmeyer I, Wegner M. Sox10, a novel transcriptional modulator in glial cells. J Neurosci. 1998;18(1):237–250.

122. Buonaccorsi JN, Prieto VG, Torres-Cabala C, Suster S, Plaza JA. Diagnostic utility and comparative immunohisto-chemical analysis of MITF-1 and SOX10 to distinguish melanoma in situ and actinic keratosis: a clinicopatholo-gical and immunohistochemical study of 70 cases. Am J Dermatopathol. 2014;36(2):124–130.

123. King R, Weilbaecher KN, McGill G, Cooley E, Mihm M, Fisher DE. Microphthalmia transcription factor: a sensitive and specific melanocyte marker for melanoma diagnosis. Am J Pathol. 1999;155(3):731–738.

124. Christensen KN, Hochwalt PC, Hocker TL, et al. Comparison of MITF and Melan-A immunohistochemistry during Mohs surgery for lentigo maligna-type melanoma in situ and lentigo maligna melanoma. Dermatol Surg. 2016;42(2):167–175.

125. Guo R, Franco-Palacios M, Russell M, et al. Micropthalmia transcription factor (MITF) as a diagnostic marker for metastatic melanomas negative for other melanoma markers. Int J Clin Exp Pathol. 2013;6(8):1658–1664.

126. Miettinen M, Fernandez M, Franssila K, Gatalica Z, Lasota J, Sarlomo-Rikala M. Microphthalmia transcription factor in the immunohistochemical diagnosis of metastatic melanoma: comparison with four other melanoma markers. Am J Surg Pathol. 2001;25(2):205–211.

127. Granter SR, Weilbaecher KN, Quigley C, Fisher DE. Role for microphthalmia transcription factor in the diagnosis of metastatic malignant melanoma. Appl Immunohistochem Mol Morphol. 2002;10(1):47–51.

128. Makhlouf HR, Ishak KG, Shekar R, Sesterhenn IA, Young DY, Fanburg-Smith JC. Melanoma markers in angiomyolipoma of the liver and kidney: a comparative study. Arch Pathol Lab Med. 2002;126(1):49–55.

129. Busam KJ, Iversen K, Coplan KC, Jungbluth AA. Analysis of microphthalmia transcription factor expression in normal tissues and tumors, and comparison of its expression with S-100 protein, gp100, and tyrosinase in desmoplastic malignant melanoma. Am J Surg Pathol. 2001;25(2):197–204.

130. Ramos-Herberth FI, Karamchandani J, Kim J, Dadras SS. SOX10 immunostaining distinguishes desmoplastic melanoma from excision scar. J Cutan Pathol. 2010;37(9):944–952.

131. Jackett LA, McCarthy SW, Scolyer RA. SOX10 expression in cutaneous scars: a potential diagnostic pitfall in the evaluation of melanoma re-excision specimens. Pathology. 2016;48(6):626–628.

132. Plaza JA, Bonneau P, Prieto V, et al. Desmoplastic melanoma: an updated immunohistochemical analysis of 40 cases with a proposal for an additional panel of stains for diagnosis. J Cutan Pathol. 2016;43(4):313–323.

133. Fogarty GB, Hong A, Scolyer RA, et al. Radiotherapy for lentigo maligna: a literature review and recommendations for treatment. Br J Dermatol. 2014;170(1):52–58.

134. Rupprecht R, Lippold A, Auras C, et al. Late side-effects with cosmetic relevance following soft X-ray therapy of cutaneous neoplasias. J Eur Acad Dermatol Venereol. 2007;21(2):178–185.

135. Sachse MM, Wagner G, Aydin H, Pohlmann S, Heinicke F, Liebmann A. Treatment of extensive lentigo maligna melanoma of the scalp by brachytherapy Moulage technique. Br J Dermatol. 2011;164(1):219–221.

136. Guitera P, Pellacani G, Crotty KA, et al. The impact of in vivo reflectance confocal microscopy on the diagnostic accuracy of lentigo maligna and equivocal pigmented and nonpigmented macules of the face. J Invest Dermatol. 2010;130(8):2080–2091.

137. Guitera P, Moloney FJ, Menzies SW, et al. Improving mana-gement and patient care in lentigo maligna by mapping with in vivo confocal microscopy. JAMA Dermatol. 2013;149(6):692–698.

138. Turesson I, Notter G. The influence of the overall treatment time in radiotherapy on the acute reaction: comparison of the effects of daily and twice-a-week fractionation on human skin. Int J Radiat Oncol Biol Phys. 1984;10(5):607–618.

139. Kopf AW, Bart RS, Gladstein AH. Treatment of melanotic freckle with x-rays. Arch Dermatol. 1976;112(6):801–807.

140. Eftekhari K, Anderson RL, Suneja G, Bowen A, Oberg TJ, Bowen GM. Local recurrence and ocular adnexal complications following electronic surface brachytherapy for basal cell carcinoma of the lower eyelid. JAMA Dermatol. 2015;151(9):1002–1004.

141. Bhatnagar A, Loper A. The initial experience of electronic brachytherapy for the treatment of non-melanoma skin cancer. Radiat Oncol. 2010;5:87.

142. Centerwatch. Aldara (imiquimod). [Internet]. 1997. Avai-lable at http://www.centerwatch.com/drug-information/fda-approved-drugs/drug/238/aldara-imiquimod. Accessed 20 November, 2016.

143. Miller RL, Gerster JF, Owens ML, Slade HB, Tomai MA. Imiquimod applied topically: a novel immune response modifier and new class of drug. Int J Immunopharmacol 1999;21(1):1–14.

144. Institute NC. FDA Approval for Imiquimod. 2004. Announcement of FDA approval for superficial basal cell carcinoma. https://www.cancer.gov/about-cancer/treat-ment/drugs/fda-imiquimod. Accessed 30 November, 2016.

145. Tyring S. Imiquimod applied topically: A novel immune response modifier. Skin Therapy Lett. 2001;6(6):1–4.

146. Naylor MF, Crowson N, Kuwahara R, et al. Treatment of lentigo maligna with topical imiquimod. Br J Dermatol 2003;149(Suppl 66):66–70.

147. Fleming CJ, Bryden AM, Evans A, Dawe RS, Ibbotson SH. A pilot study of treatment of lentigo maligna with 5% imiquimod cream. Br J Dermatol. 2004;151(2):485–488.

148. Ahmed I, Berth-Jones J. Imiquimod: a novel treatment for lentigo maligna. Br J Dermatol. 2000;143(4):843–845.

149. Buettiker UV, Yawalkar NY, Braathen LR, Hunger RE. Imiquimod treatment of lentigo maligna: an openlabel study of 34 primary lesions in 32 patients. Arch Dermatol 2008;144(7):943–945.

150. Borucki U, Metze D. Topical treatment of lentigo maligna melanoma with imiquimod 5% cream. Dermatology. 2003;207(3):326–328.

151. Chapman MS, Spencer SK, Brennick JB. Histologic resolution of melanoma in situ (lentigo maligna) with 5%

imiquimod cream. Arch Dermatol. 2003;139(7):943–944.

152. Epstein E. Extensive lentigo maligna clearing with topical imiquimod. Arch Dermatol. 2003;139(7):944–945.

153. Rajpar SF, Marsden JR. Imiquimod in the treatment of lentigo maligna. Br J Dermatol. 2006;155(4):653–656.

154. Kupfer-Bessaguet I, Guillet G, Misery L, Carre JL, Leroy JP, Sassolas B. Topical imiquimod treatment of lentigo maligna: clinical and histologic evaluation. J Am Acad Dermatol. 2004;51(4):635–639.

155. Michalopoulos P, Yawalkar N, Bronnimann M, Kappeler A, Braathen LR. Characterization of the cellular infiltrate during successful topical treatment of lentigo maligna with imiquimod. Br J Dermatol. 2004;151(4):903–906.

156. Munoz CM, Sanchez JL, Martin-Garcia RF. Successful treatment of persistent melanoma in situ with 5% imiquimod cream. Dermatol Surg. 2004;30(12 Pt 2):1543–1545.

157. Powell AM, Russell-Jones R, Barlow RJ. Topical imiquimod immunotherapy in the management of lentigo maligna. Clin Exp Dermatol. 2004;29(1):15–21.

158. Ray CM, Kluk M, Grin CM, Grant-Kels JM. Successful treatment of malignant melanoma in situ with topical 5% imiquimod cream. Int J Dermatol. 2005;44(5):428–434.

159. Wolf IH, Cerroni L, Kodama K, Kerl H. Treatment of lentigo maligna (melanoma in situ) with the immune response modifier imiquimod. Arch Dermatol. 2005;141(4):510–514.

160. du Plessis PJ. Lentigo maligna successfully treated with imiquimod. S Afr J Surg. 2007;45(2):72.

161. Lonsdale-Eccles AA, Morgan JM, Nagarajan S, Cruickshank DJ. Successful treatment of vulval melanoma in situ with topical 5% imiquimod cream. Br J Dermatol. 2006;155(1):215–217.

162. Spieth K, Kovacs A, Wolter M, Bug R, Kaufmann R, Gille J. Topical imiquimod: effectiveness in intraepithelial melanoma of oral mucosa. Lancet Oncol. 2006;7(12):1036–1037.

163. Hopson B, Richey D, Sajben FP. Treatment of lentigo maligna with imiquimod 5% cream. J Drugs Dermatol. 2007;6(10):1037–1040.

164. Spenny ML, Walford J, Werchniak AE, et al. Lentigo maligna (melanoma in situ) treated with imiquimod cream 5%: 12 case reports. Cutis. 2007;79(2):149–152.

165. Mahoney MH, Joseph MG, Temple C. Topical imiquimod therapy for lentigo maligna. Ann Plast Surg. 2008;61(4):419–424.

166. Van Meurs T, Van Doorn R, Kirtschig G. Treatment of lentigo maligna with imiquimod cream: a long-term follow-up study of 10 patients. Dermatol Surg. 2010;36(6):853–858.

167. Kirtschig G, van Meurs T, van Doorn R. Twelve-week treatment of lentigo maligna with imiquimod results in a high and sustained clearance rate. Acta Derm Venereol. 2015;95(1):83–85.

168. Cotter MA, McKenna JK, Bowen GM. Treatment of lentigo maligna with imiquimod before staged excision. Dermatol Surg. 2008;34(2):147–151.

169. Hyde MA, Hadley ML, Tristani-Firouzi P, Goldgar D, Bowen GM. A randomized trial of the off-label use of imiquimod, 5%, cream with vs without tazarotene, 0.1%, gel for the treatment of lentigo maligna, followed by conservative staged excisions. Arch Dermatol. 2012;148(5):592–596.

170. Swetter SM, Chen FW, Kim DD, Egbert BM. Imiquimod 5% cream as primary or adjuvant therapy for melanoma in situ, lentigo maligna type. J Am Acad Dermatol. 2015;72(6):1047–1053.

171. Mora AN, Karia PS, Nguyen BM. A quantitative systematic review of the efficacy of imiquimod monotherapy for lentigo maligna and an analysis of factors that affect tumor clearance. J Am Acad Dermatol. 2015;73(2):205–212.

172. Foundation MR. FDA approves talimogene laherparepvec (T-VEC) for advanced melanoma. [Website]. 2015. Available at https://www.melanoma.org/about-us/news-press-room/press-releases/fda-approves-talimogene-laherparepvec-t-vec-advanced. Accessed 20 November, 2016.

173. Rehman H, Silk AW, Kane MP, Kaufman HL. Into the clinic: talimogene laherparepvec (T-VEC), a first-in-class intratumoral oncolytic viral therapy. J Immunother Cancer. 2016;4:53.

174. Andtbacka RH, Ross M, Puzanov I, et al. Patterns of clinical response with talimogene laherparepvec (T-VEC) in patients with melanoma treated in the OPTiM Phase III clinical trial. Ann Surg Oncol. 2016;23(13):4169–4177.

175. DeBloom JR, 2nd, Zitelli JA, Brodland DG. The invasive growth potential of residual melanoma and melanoma in situ. Dermatol Surg. 2010;36(8):1251–1257.

176. Balch CM, Gershenwald JE, Soong SJ, et al. Final version of 2009 AJCC melanoma staging and classification. J Clin Oncol. 2009;27(36):6199–6206.

第 32 章 　Mohs 显微描记外科组织病理学

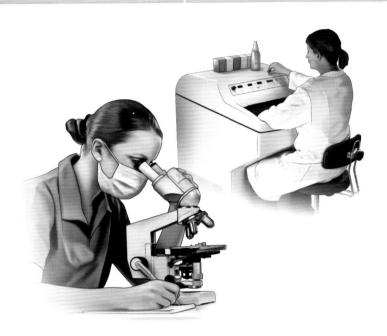

原著者　Teo Soleymani
　　　　　Sumaira Z. Aasi

翻　译　任　军
审　校　黄　永　马立娟

概要

- Mohs 外科医师必须成为解释切向切面和从肿瘤中区分正常结构的专家。
- 在某些情况下可能具有挑战性，取决于切片质量、切面质量和肿瘤亚型。

初学者贴士

- 在准备高质量评估用切片时，经验丰富的技术人员至关重要。
- 基底细胞癌团块可以通过周围栅栏样和人工收缩与附件结构区分。
- 检查多步切面可能会有帮助。
- 仔细观察淋巴细胞团块，因为它们常围绕肿瘤细胞巢。

专家贴士

- 某些肿瘤亚型，比如浸润性 BCC 的组织病理学解释可能具有挑战性。
- 这些肿瘤需要与汗管瘤、促结缔组织增生性毛发上皮瘤和微囊肿附属器癌相鉴别。

切记！

- SCCIS（和偶尔 SCC）的鉴别诊断包括日光性角化病、乳房外 Paget 病、炎症性脂溢性角化病、疣、假上皮瘤样增生和正常表皮切向切面。
- 对于中到低分化的 SCCs，神经周围浸润值得关注。

陷阱和注意事项

- SCC 可能表现为单一细胞浸润，不借助免疫组化染色，在冷冻切片上很难区分。
- 恶性细胞周围可能有局部坏死，且常有明显炎性淋巴细胞（或淋巴组织细胞）浸润。

患者教育要点

- Mohs 手术独特之处在于一位医师同时兼任外科医师和病理学专家。
- 对患者进行相关教育，了解手术过程的复杂性和组织处理后期工作，可能会减轻各阶段之间等待时间的压力。

收费建议

- 如果在 Mohs 手术当天首次对皮损活检，并对组织进行冷冻切片解释，应以编辑器使用 CPT88331 编码 59。
- 免疫组化染色的计费是在标准 Mohs 层次基础上增加的，一般以每一个样本为基础计费，第一个抗体以 88342 编码，每个增加的抗体以 88341 编码。如果将多个单独可识别的抗体应用于切片，则用一个单位 88344。

引言

术中组织病理学是 Mohs 显微描记外科的基础。对于 Mohs 外科医师，最基本的挑战是准确的组织学鉴定和良恶性病变的鉴别，因为 Mohs 外科的目的是根除肿瘤的同时最大限度保护周围的健康组织。

通常情况下，诸如密集炎症、伴有日光性弹力纤维变性的慢性光化性损伤、瘢痕组织、横切毛囊和其他正常或良性皮肤结构等特征使区分良恶性结构具有挑战性。

正常解剖

皮肤由 3 层组成：表皮层、真皮层和皮下脂肪层，真皮层又分为浅表乳头层和深部网状层。

表皮一般由 4 层组成，肢端皮肤多 1 层。接近真皮层的这层称为基底层，它由一层轻度嗜碱性立方细胞组成，核浆比较高。基底层通过基底膜带与真皮层分开，基底膜带是一个重要且高特征化界面，它允许皮肤内不同细胞类型的联系和锚定。基底层上是棘层，由细胞间联系紧密的细胞组成，形成"棘刺"状。棘层上为颗粒细胞层或颗粒层，由扁平的充满点状粗嗜碱性颗粒的细胞组成。最后一层由角化或角质层组成，称为角质层。这层最表浅，由典型的"网篮"模式的无核细胞组成。除了上述 4 层外，肢端皮肤存在额外的第 5 层，称为透明层。这层位于角质层下方，由苍白的无定型细胞组成。

真皮层由浅表的真皮乳头层和深部的真皮网状层组成。真皮乳头层由附着于基底膜带下方的胶原和弹力纤维组成。真皮网状层含有更致密的胶原束、中小血管和神经，并延伸至皮下脂肪层。皮下或皮下脂肪层由纤维分隔的脂肪细胞小叶组成。皮下组织存在大量的血管、神经和淋巴管。

身体不同部位的皮肤厚度不同。此外，皮肤包含很多附属器结构，包括毛囊、皮脂腺、外泌汗腺和顶泌汗腺，以及神经血管束，它们的数量和外观根据解剖位置有所不同（图 32-1）。这些附属器结构可以提供有关身体解剖位置的重要线索：例如，真皮浅层大量小毳毛毛囊提示面部皮肤，或顶泌汗腺的存在提示腋窝或生殖器部位皮肤。此外，某些真皮和皮下组织特征，比如横纹肌的存在，或日光弹力纤维变性形式存在的慢性光化性损伤（见碎片状无定型嗜碱性弹力纤维团块），也可为解剖位置提供线索。

常见肿瘤 Mohs 显微描记手术

基底细胞癌

基底细胞癌（basal cell carcinoma，BCC）是 Mohs 显微描记手术中最常见的恶性皮肤肿瘤。这种皮肤癌为嗜碱性细胞团块，因组织学亚型形成各种形状。一般来说，肿瘤细胞有大的、长的、椭圆形的细胞核，并具有嗜碱性，细胞质少。值得注意的是，肿瘤细胞缺乏明显的异型性或有丝分裂。在细胞团块中，可见特征性的外周嗜碱性细胞细胞核栅栏状排列（本质上是细胞核相互平行排列）。

嗜碱性肿瘤团块之间和周围存在明显的纤维黏液样或黏液样基质。人工收缩是 BCCs 的另外一个重要特征，是在组织处理过程中形成的裂隙或清晰的间隙。这些裂隙将肿瘤团块从周围的基质中分离出来。外周栅栏样和人工收缩是 BCC 两种常见的组织学特征，有助于鉴别肿瘤团块。这也有助于区分 BCC 与相似表现的附属器结构或肿瘤。大的肿瘤团块中心可见坏死，有时可见单一坏死肿瘤细胞。肿瘤团块周围常有炎性淋巴细胞浸润，且通常在真皮周围有日光弹力纤维变性的背景。

除了上述绝大多数 BCCs 的组织学特征外，如下所述，每种组织学亚型 BCC 都有其独有的特征。

在浅表性 BCCs 中，基底样细胞小的出芽从表皮下层和毛囊上皮向下延伸至真皮浅层（图 32-2）。在结节性 BCCs 中，真皮中存在不同大小和形状的基底样团块（图 32-3 和图 32-4）。在微结节性 BCC 中，基底样肿瘤团块更小，且随着它们往真皮深处越来越小（图 32-5）。浸润性 BCC 通常浸润较深，边界不清（图 32-6）。在真皮的正常结构之间散在分布尖的、角状基底样肿瘤团块，肿瘤与周围基质之间常没有明显的界限。通常不存在纤维黏液样基质（甚至可能出现过度纤维化），且肿瘤团块缺乏特征性的外周栅栏样表现。通常至少在某些标本的组织学切片中发现结节性和微结节性 BCC 与表皮相连，浸润性 BCC 常缺乏这种表皮相连。不同的是，可以看到密集的淋巴细胞浸润，以及神经周围浸润。

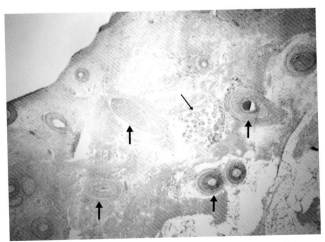

图 32-1　正常皮肤的 Mohs 切片显示毛囊横切和纵切

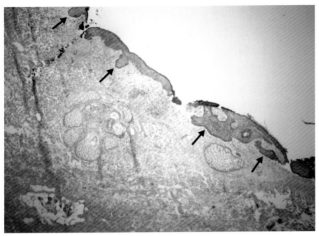

图 32-2 浅表性 BCC。肿瘤团块在表皮基底层"出芽"（黑色箭头），比相邻表皮略显蓝/基底色。注意人工收缩和黏液基质

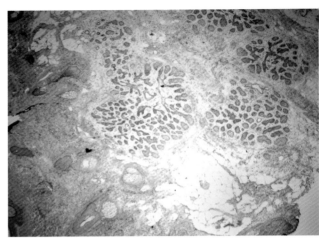

图 32-5 微结节性 BCC

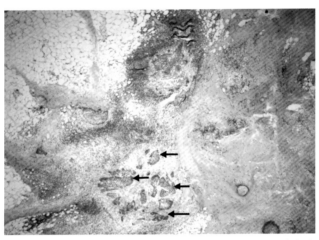

图 32-3 结节性 BCC 和角化性 BCC。低倍镜下，注意大小不一结节性肿瘤团块，由栅栏状核的基底样细胞组成（黑色箭头）。肿瘤周围有炎性淋巴细胞浸润

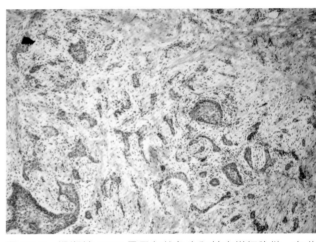

图 32-6 浸润性 BCC 显示角状条索和基底样细胞链。在此 BCC 中，周围栅栏状和肿瘤团块周围黏液基质仍能被识别

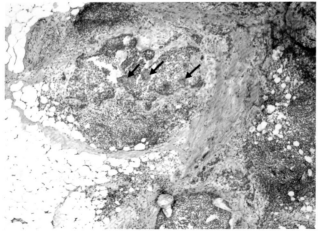

图 32-4 结节性和角化性 BCC。高倍镜下，注意肿瘤团块内角化（黑色箭头）。这种 BCC 亚型也称为基底鳞癌

　　重要的是，大多数 BCCs 中，在临床孤立性肿瘤中可以看到多个组织学亚型（图 32-7）。

　　对于浅表性、结节性和微结节性 BCCs，Mohs 外科医师的挑战通常是从肿瘤团块中区分正常的附属器结构，尤其是不同水平和角度被横切的毛囊（图 32-8 和图 32-9）。

　　对于浸润性 BCCs，挑战同样存在，同时存在另外的可能性，在汗管瘤、促结缔组织增生性毛发上皮瘤和微囊肿附属器癌（MACs）中都可见到尖的角状"佩斯利领带"或"蝌蚪"样基底样团块。

　　组织学上，汗管瘤由小的、卵圆形、"蝌蚪"样团块组成，界限清楚，局限于真皮上部，具有导管样结构，其腔内单形态嗜酸性分泌物。此外，汗管瘤团块中无裂隙或人工收缩。

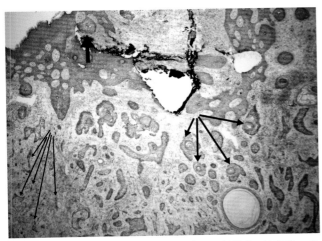

图 32-7　混合型 BCC 具有浅表性（粗黑箭头）、结节、角化性（中黑箭头）和浸润性（细黑箭头）特征

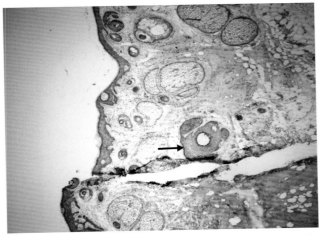

图 32-8　BCC 的鉴别诊断包括正常或异常毛囊的切向切片，如图所示（黑色箭头）

由于 BBCs 被认为起源于原始毛囊的生发基质细胞，因此在肿瘤团块和正常毛囊中都存在栅栏状基底样细胞等组织学特征。缺乏人工收缩、细胞异型性、核多形性和有丝分裂有助于鉴别。

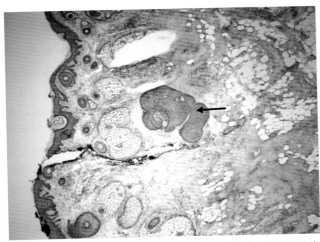

图 32-9　另一个例子是切向的可能异常的毛囊，可被误认为结节性 BCC（黑色箭头）

促结缔组织增生性毛发上皮瘤是一种毛源性肿瘤。组织学上，肿瘤小、边界清楚、常对称、盘状、局限于乳头层或浅表真皮网状层。特征性的是基底样团块显示毛囊分化的证据，且可能存在钙化的囊性结构。肿瘤团块周围致密的胶原基质，肿瘤团块和周围基质间没有裂隙或收缩间隙。缺乏神经周围浸润和有丝分裂相。

微囊肿附属器癌（microcystic adnexal carcinoma, MAC）组织学上由基底样肿瘤细胞角状团块、条索和链组成。通常边界不清、不对称、浸润深，常累及皮下脂肪和骨骼肌。此外神经周围浸润是常见和明显的。MACs 表现为外泌汗腺分化，导管结构的存在有助于与浸润性 BCCs 的鉴别。

色素性 BCCs 与结节性 BCCs 相似，具有明显的黑色素沉积。也可能存在局灶性色素失禁，真皮内见嗜黑色素细胞。值得注意的是，真皮浅层没有黑色素细胞的增殖或成巢。

在角化性 BCCs 中，肿瘤团块呈不规则形，有鳞化和角珠形成。鳞化细胞可增大和嗜酸性。

其他少见亚型 BCC 包括漏斗状囊性和 Pinkus 纤维上皮瘤，以及腺样型。漏斗状囊性 BBCs 向毛囊漏斗部分化。它们通常界限清楚，嗜酸性鳞状上皮链点缀基底样出芽，形成分支样和吻合的团块。常出现角囊肿。漏斗状囊性 BBCs 在组织病理学上可能与基底样毛囊错构瘤相似。

在 Pinkus 纤维上皮瘤中，可见到薄的吻合的基底样细胞链附着于表皮，并嵌入大量纤维黏液样或黏液基质背景中。导管形成常见于细胞链内。

在腺样 BCCs 中，基底样肿瘤细胞团块形成小岛或花边链样模式。在小岛中央有清晰的顶泌汗腺样间隙（因此称"腺样"模式）。纤维黏液样基质常有裂隙或人工收缩。

原位鳞状细胞癌

根据定义，原位鳞状细胞癌（squamous cell carcinoma in situ, SCCIS）局限于表皮，未见通过基底膜浸润（图 32-10 至图 32-13）。异型性角质形成细胞累及表皮全层，将 SCCIS 与日光性角化病区别开，后者异型性局限于表皮的下方。基底层角质形成细胞密集，排列紊乱、多形性细胞常呈不规则或"风吹"样外观。这些基底层密集的角质形成细胞比周围正常细胞颜色更深和更嗜碱性，核质比更高，使病损呈"眼线征"。体积大、多形的肿瘤细胞具有深染不规则的细胞核和丰富的嗜酸性玻璃样胞质。角质形成细胞常呈空泡状，也可见多核细胞。也可能有个别坏死的角质形成细胞。常见有丝分裂相，其中一些为异型性。这是另外一个区别于日光性角化病的特点，后者很少出现有丝分裂相。细胞

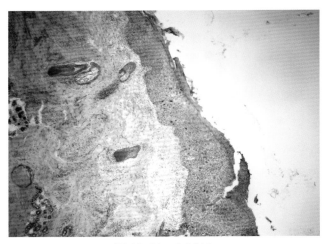

图 32-10 SCCIS
表皮内全层异型性角质形成细胞，呈"风吹"外观。异型局限于表皮层，不侵犯真皮。即使在低倍镜下也能看到染色深和多形性核。

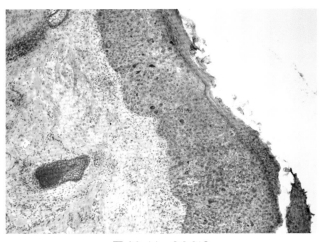

图 32-11 SCCIS
体积大、多形性、深染的细胞核存在于表皮全层。局灶粉红色角化与角化不全共存。注意减少的颗粒层。真皮浅表乳头层炎性淋巴细胞浸润包绕肿瘤病变。

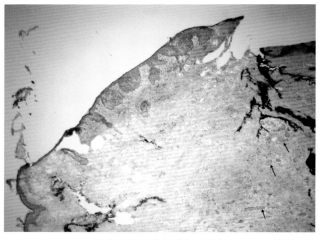

图 32-12 SCCIS，眼睑
全层异型角质形成细胞局限于表皮，尤其是棘层增厚处。真皮网状层下可见骨骼肌纤维（黑色箭头）。

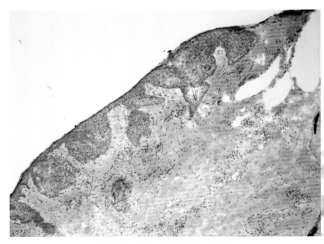

图 32-13 SCCIS，眼睑
高倍镜下显示多形性和深染的细胞核和异型角质形成细胞。

异型性程度可从轻微到严重。此外，随着表皮层上升，角质形成细胞缺乏正常的成熟现象，也缺乏正常的角化；角质层常呈角化不全，而不是正常的网篮状无细胞角蛋白层。此外，由于缺乏成熟现象，颗粒层常减少或缺失。在真皮浅表乳头层内，沿真表皮交界处常有苔藓样或带状淋巴细胞包绕肿瘤浸润。

SCCIS 的鉴别诊断（和偶尔 SCC）包括日光性角化病、乳房外 Paget 病、炎症性脂溢性角化病、疣、假上皮瘤样增生和正常表皮切向切面。

在日光性角化病中，缺乏表皮全层异型性，这是区别于 SCCIS 的关键。异型局限于表皮的下部。很少有丝分裂相，且异型角质形成细胞不累及毛囊结构。

对于炎症性脂溢性角化病，表皮常有角囊肿和假性角囊肿，伴有角化不全和轻度反应性异型性。通常在真皮浅表乳头层由炎性淋巴细胞浸润。重要的是，没有累及真皮层，且如有异型也不存在于表皮全层；有丝分裂相罕见。

对于疣，表皮棘层增厚，并颗粒层增厚。挖空细胞常存在于表皮层上部。此外，真皮乳头可见扩张的毛细血管。不存在真正的异型角质形成细胞。然而在疣状癌中，一种低级别 HPV 诱发皮肤癌，它的组织学表现更接近于 SCC。

乳房外 Paget 病是一种表皮内腺癌，被认为起源于顶泌汗腺。上皮样肿瘤细胞体积大，空泡状，以 Paget 样或"散弹枪"样模式散在分布于整个表皮层，向上呈扇形扩散。肿瘤细胞核质比低，囊泡状细胞核，嗜碱性核仁，丰富淡染的胞质。肿瘤细胞也可存在于真表皮交界处，但通常不侵犯真皮。

假上皮瘤样增生通常是多种病变的反应性结果；可愈活检伤口是 Mohs 外科医师最常遇到的情况。上皮细胞增生可类似于 SCC，但细胞团块常由体积大、均一的具有丰富嗜酸性胞质的角质形成细胞组成。如果存在异型性，通常是温和的和反应性的，有丝分裂罕见。重要的是，角质形成细胞分化良好，没有异型核、深染或多形性。角囊肿和角珠可能存在。表皮和再生上皮细胞团块常呈角状、锯齿状、不均匀，甚至于尖点状。组织块的深切可能有助于这种反应性现象与 SCC 的区分。

偶尔，对于初学 Mohs 外科医师来说，在尝试 en-face Mohs 切片时，对正常表皮的切向切片可能会产生误导。缺乏真正的异型、深染、多形性或有丝分裂相，有助于这种人工现象与 SCC 或 SCCIS 的区分。此外，通过表皮的真皮乳头状突起包含正常成熟的角质形成细胞是确认切向切片人工现象的另外一个有用的线索（图 32-14 和图 32-15）。

鳞状细胞癌

鳞状细胞癌（squamous cell carcinoma, SCC）是 Mohs 显微描记手术中第二常见的恶性皮肤肿瘤。在 SCCs 中，来自于表皮的不规则的异型肿瘤角质形成细胞团块侵犯真皮层（图 32-16 至图 32-19）。

肿瘤细胞团块通常界限不清，大小和形状明显不同。肿瘤角质形成细胞具有囊泡状细胞核，明显深染的核仁和丰富的嗜酸性胞质。核多形性常见，异型深染的细胞核和体积大的核仁。角化不良细胞的核固缩，嗜酸性胞质呈均质化、透亮、玻璃样。肿瘤团块中有丝分裂相数目增加，其中很多通常是异型的。

根据肿瘤分化程度，肿瘤团块可能含有与角质形成细胞非常相似的细胞，并显示角化现象，如出现角珠（嗜酸性角化不全细胞同心旋涡状）。相反，低分化肿瘤细胞形态缺乏上皮样、嗜酸性，且缺乏角珠（图 32-20 至图 32-23）。

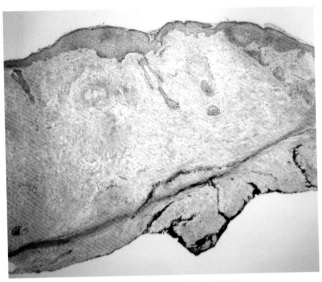

图 32-14　正常表皮切向切面
低倍镜下，此正常表皮处理过程中被切向切片，快速阅片时很容易被误认为 SCCIS。

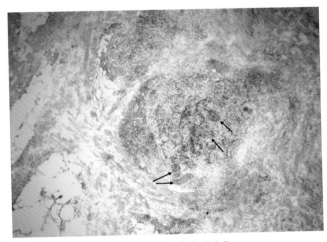

图 32-16　高分化 SCC
注意肿瘤团块（细黑箭头）周围密集淋巴细胞浸润。

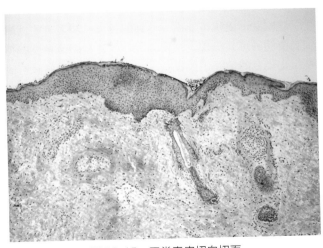

图 32-15　正常表皮切向切面
进一步检查显示缺乏细胞异型、核多形性和有丝分裂。正常角质形成细胞成熟过程有助于此人工现象与恶性病变的鉴别。

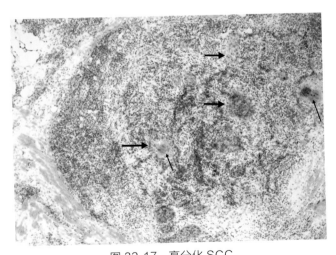

图 32-17　高分化 SCC
高倍镜下，中度分化的肿瘤显示肿瘤团块（粗黑箭头）附近角化或"角珠"形成（细黑箭头）。

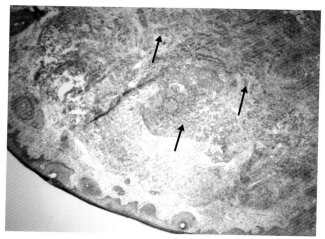

图 32-18 中分化 SCC
低倍镜下，真皮中可见大小不一嗜酸性肿瘤团块（黑色箭头）。

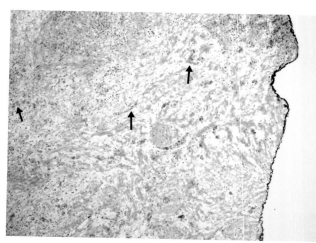

图 32-21 低分化 SCC
高倍镜显示单细胞肿瘤细胞链和条索内的多形核（黑色箭头）。

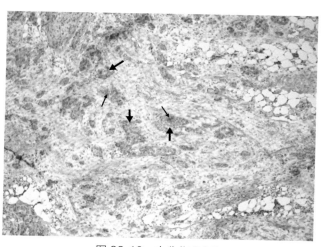

图 32-19 中分化 SCC
高倍镜下，注意中度分化的肿瘤团块（粗黑箭头），伴角化或"角珠"形成（细黑箭头）。

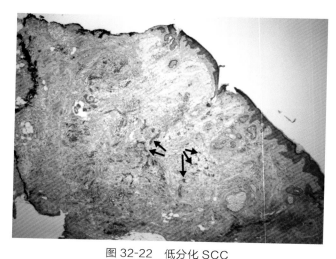

图 32-22 低分化 SCC
低倍镜下，不规则的角状肿瘤团块（箭头）可能类似于浸润性 BCC。注意背景日光弹力纤维变性和炎性淋巴细胞浸润混杂于肿瘤内。

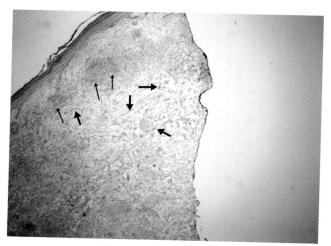

图 32-20 低分化 SCC
注意真皮层内微小的肿瘤团块，其中很多一至两层细胞（粗黑箭头）。这些很容易被忽视，特别是常伴随 SCCs 的炎性淋巴细胞浸润（细黑箭头）的情况下。

这些肿瘤团块可能由一些细胞组成，甚至可能以单细胞浸润的形式出现，这使得 Mohs 外科医师在没有免疫组化染色的情况下很难在冷冻切片上区分它们。可能出现局部坏死，且恶性肿瘤细胞周围常可见炎性淋巴细胞（或淋巴组织细胞）浸润。

对于中至低分化 SCCs，神经周围浸润值得关注。恶性角质形成细胞可能包围和环绕神经或浸润周围神经束膜或神经内膜（图 32-24 和图 32-25），并且在任何肿瘤中显示神经周围炎细胞都应怀疑神经周围浸润。此外，淋巴管血管浸润，虽然罕见，是一个预后不良的因素，且在组织切片中难以辨认。

除了 SCCs 中所见的这些一般组织学特征外，有几个组织学亚型表现额外的特征。

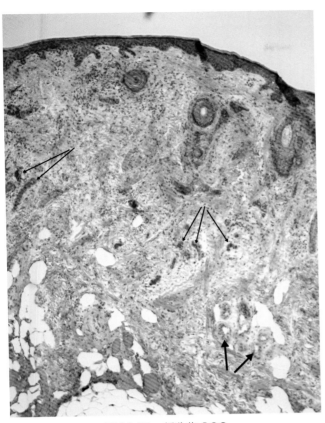

图 32-23　低分化 SCC

高倍镜下，细胞（细黑箭头）分化差，细胞核深染多形性，与浸润性基底细胞癌相反，无人工收缩、栅栏状或周围纤维黏液样基质。注意正常小汗腺（粗黑箭头）和肿瘤团块之间的差异。

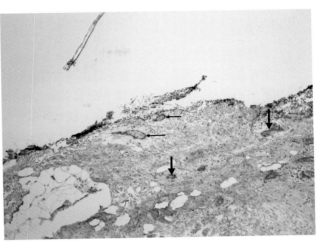

图 32-24　神经周围 SCC

低度分化 SCC（粗黑箭头）显示神经周围浸润（细黑箭头）。

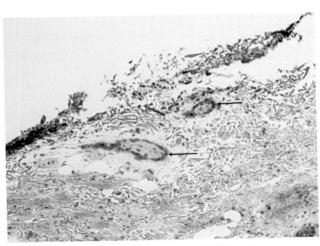

图 32-25　高倍镜显示神经周围 SCC

在侵袭性 SCCs 中，恶性肿瘤细胞排列成细长链、条索或单个细胞，在真皮乳头层和网状层向深处不规则浸润（图 32-26）。缺乏角化，与表皮的连接较少。肿瘤细胞团块周围常有散在的炎性淋巴细胞浸润。

在梭形细胞 SCC 中，肿瘤上皮细胞呈特有的梭形；这些细胞以席纹或鱼骨模式成片或束状浸润真皮层。肿瘤细胞具有细长的梭形核，可见奇异的、多形巨细胞。肿瘤常浸润至真皮层；然而，与真皮的连接仍可能存在，这为诊断提供了线索且有助于将梭形细胞 SCC 与其他梭形细胞肿瘤区别开。

在棘刺松解 SCC 中，恶性肿瘤细胞中发生棘刺松解，形成假腺岛。肿瘤上皮细胞常在一个类似腺腔的空间周围排列，腔内含有棘刺松解性异型角质形成细胞。值得注意的是，棘刺松解细胞和肿瘤细胞岛只能在肿瘤的一部分中看到。可有局灶角化，且在肿瘤附近可以直接看到棘刺松解型日光性角化病。

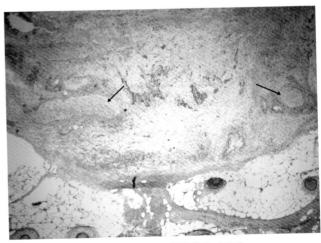

图 32-26　另一例低分化 SCC

无神经周围浸润，表现为未受累神经的纵切和横切面（细黑箭头）。

黑色素瘤

对于侵袭性恶性黑色素瘤常规应用 Mohs 显微描记手术仍然存在争议，且通常只在特定情况下应用，如肢端和面部黑色素瘤，其组织保留对功能预后至关重要。然而，在原位黑色素瘤的情况下，借助于改进的黑色素细胞免疫组化染色，Mohs 显微描记手术对于肿瘤根除越来越被接受和应用。冷冻切片必须切得更薄(2~4 μm)以便更精练地解释原位黑色素瘤。

常规的苏木精和伊红染色显示原位黑色素瘤成巢和融合的异型黑色素细胞沿真皮交界处聚集。在日光弹力纤维变性的背景下，尤其是恶性雀斑样痣，其皮损通常较大。表皮内可有 Paget 样或"霰弹枪"样异型黑色素细胞扩散。表皮突常消失，且非成巢黑色素细胞常超过成巢的黑色素细胞。细胞巢，如果有的话，大小和形态不同，且常常呈奇异、拉长或融合的。有明显的不对称性，且横向边界不清。沿皮损的真皮边缘有密集、苔藓样淋巴炎性细胞浸润。可见有丝分裂，且常有细胞异型性。

在侵袭性恶性黑色素瘤中，异型黑色素细胞较少成巢团块，沿真表皮交界处至真皮层。肿瘤边界不清，横向不对称，且异型黑色素细胞缺乏正常成熟现象或分散侵入真皮层。表皮内可有 Paget 样或"霰弹枪"样细胞扩散。表皮突常消失，且非成巢黑色素细胞常超过成巢的黑色素细胞。黑色素细胞巢中可见深染色素。细胞巢，如果有的话，大小和形态不同，且常常呈奇异、拉长或融合的。皮损的基底常有淋巴炎性细胞浸润，且常可见浆细胞。可见有丝分裂，包括深部有丝分裂，且常有细胞异型性。

从历史上看，由于冷冻切片异型黑色素细胞诊断识别力较差，Mohs 显微描记手术对于异型黑色素细胞增生，包括原位黑色素瘤的应用受到限制。然而，随着免疫组化染色技术的进展和大量对于冷冻切片组织的染色技术的进步，对于异型黑色素细胞增生的分辨率和诊断准确性都有了很大的提高。

目前，Mohs 显微描记手术中，最常用于术中评估黑色素瘤边缘的免疫组化染色是 MART1（Melan-A）染色。免疫组化 MART1 有助于检测良性和恶性黑色素细胞增生，且成为 Mohs 显微描记手术检测原位恶性黑色素瘤的首选免疫组化染色方法。然而，值得注意的是 MART1 抗体染色是一种高敏感胞质染色；在慢性光损伤皮肤中黑色素细胞的背景染色很明显，因此使用 MART1 区别良性和恶性黑色素细胞增生的肿瘤边缘评估可能具有挑战性。此外，MART1 不能染色结缔组织增生性黑色素瘤。关于原位黑色素瘤 Mohs 手术的详细讨论，请参阅第 31 章。

微囊肿附属器癌

微囊肿附属器癌（MAC）是一种恶性附属器肿瘤，表现为小汗腺分化。临床表现为质硬结节或生长缓慢的斑块，最常发生于面部，女性比男性更多见。肿瘤细胞嗜碱性且形态一致，单一核，核质比高，胞质很少。基底样肿瘤团块呈不规则、尖的、角状条索和链，分布于胶原束间。通常，肿瘤团块浅层较大，越往深层越小。值得注意的是，基底样细胞条索和链可能很细薄，且有时仅由一层细胞组成，对于冷冻 Mohs 切片的解释具有挑战性。基质致密透明，由厚的胶原束组成，包围肿瘤基底样细胞团块。常存在导管结构，且肿瘤团块和周围基质间缺乏裂隙或人工收缩。

这些组织学特征与浸润性或硬斑病样 BCC 相似，然而 MAC 肿瘤通常更大，边界不清，不对称，且浸润较深，常累及皮下脂肪层和下方的骨骼肌。此外，MAC 被认为是一种嗜神经肿瘤，且神经周围浸润很常见。缺乏裂隙(尽管在浸润性 BCC 中也有类似的情况)，可能有助于 MAC 鉴别。邻近附属器结构消失和破坏，这在角质形成细胞肿瘤中很少发生。肿瘤团块周围基质通常是硬化的，不是 BCCs 具有的纤维黏液样。

隆突性皮肤纤维肉瘤

隆突性皮肤纤维肉瘤（dermatofibrosarcoma protuberans，DFSP）是一种纤维组织细胞间叶软组织肿瘤，具有中等恶性潜能，有明显复发的趋势，但罕见转移。肿瘤细胞的起源被认为是一种未分化的真皮间叶细胞，具有成纤维细胞的、肌肉的和神经的特征。DFSPs组织学形态差，具有浸润生长模式。肿瘤由温和的、单一形态、梭形肿瘤细胞组成，细胞核细长，以席纹或鱼骨模式束状浸润（图 32-27 和图 32-28）。有丝分裂相罕见，肿瘤内坏死也罕见。肿瘤常累及真皮全层，延伸至皮下脂肪层，且偶尔累及骨骼肌。梭形肿瘤细胞延伸和浸润至皮下脂肪层，形成蜂窝状或花边状模式累及脂肪小叶，且常见间隔纤维化。肿瘤与其上表皮间常见 Grenz 带。肿瘤累及区域附属器结构常消失。重要的是，与细胞型皮肤纤维瘤的区别之处在于 DFSPs 对 CD34 阳性且 13A 因子阴性。

非典型纤维黄瘤

非典型纤维黄瘤（atypical fibroxanthoma，AFX），也称为未分化多形性肉瘤，包含 AFX 和恶性纤维组织细胞瘤，是另外一种恶性纤维组织细胞间叶软组织肿瘤，偶可误认为梭形细胞 SCC。肿瘤细胞密集且由体积大、多形性、异型外观的梭形细胞层状以席纹模式不规则排列（图 32-29 和图 32-30）。

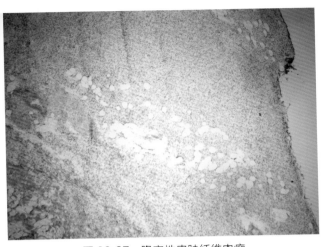

图 32-27　隆突性皮肤纤维肉瘤

肿瘤边界不清，浸润性，且正常附属器结构消失。肿瘤细胞浸润至皮下脂肪层，呈蜂窝状，累及脂肪小叶，常伴间隔纤维化。

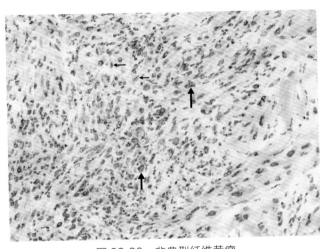

图 32-30　非典型纤维黄瘤

高倍镜显示肿瘤细胞核深染、不规则，丰富不等的温和嗜酸性胞质。常见奇异的多核巨细胞（粗黑箭头），以及有丝分裂相（细黑箭头），包括异型有丝分裂。

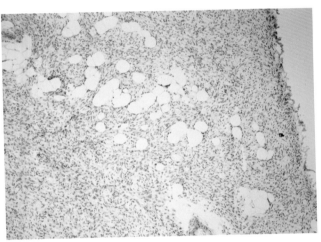

图 32-28　隆突性皮肤纤维肉瘤

在高倍镜下，肿瘤由温和的、单一形态梭形细胞以席纹模式排列。有丝分裂相罕见。

肿瘤细胞核深染、不规则，丰富不等的温和嗜酸性胞质。常见奇异的多核巨细胞，以及有丝分裂相，包括异型有丝分裂。肿瘤无包膜，自表皮下延伸至真皮网状层，有时累及皮下脂肪层，边界模糊，呈浸润性。常见 Grenz 带，且表皮下常萎缩或溃疡。值得注意的是，邻近肿瘤的真皮层总是可见日光弹力纤维变性。AFX 对 CD10（有助于与 DFSP 的鉴别）、波形蛋白（vimentin）和前胶原蛋白（procollagen）染色阳性，且也可能对 CD34 阳性。

皮脂腺癌

皮脂腺癌是皮脂腺恶性肿瘤。肿瘤细胞表现为不同程度的皮脂腺细胞分化，常呈明显的多形性，核深染且不规则（图 32-31 和图 32-32）。肿瘤团块常由未成熟的非空泡化和成熟的空泡化肿瘤皮脂腺细胞随机混合组成。肿瘤团块大小和形态不同，且肿瘤细胞中可见大量异常的有丝分裂。肿瘤皮脂腺细胞可见单个和大量坏死。肿瘤不对称、边界不清，且浸润性边界可能位于浅层或延伸至皮下脂肪层。此外，肿瘤团块可能是不连续且多中心的。重要的是，皮脂腺癌的诊断，无论单发还是多发，都应引起对 Muir-Torre 综合征的关注，随后应对包括 MSH2、MLH1 和 MSH6 在内的错配修复基因的胚系突变进行适当检查。

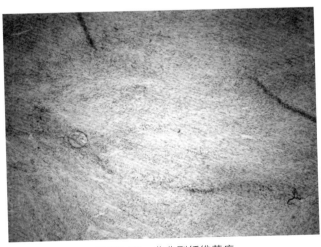

图 32-29　非典型纤维黄瘤

在低倍镜下，肿瘤无包膜，细胞密度大，且由体积大、多形性、异型外观的梭形细胞层状以席纹或任意模式排列。

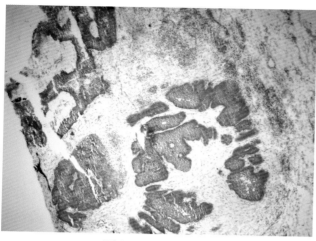

图 32-31　皮脂腺癌

在低倍镜下，肿瘤团块呈多中心、不对称、且边界不清，延伸至皮下脂肪层，可见坏死区域。

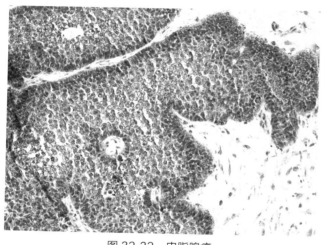

图 32-32　皮脂腺癌

在高倍镜下，肿瘤细胞的皮脂腺细胞分化程度较低，常呈明显的多形性，核深染且不规则。恶性细胞团块由未成熟的非空泡化和成熟的空泡化肿瘤皮脂腺细胞随机混合组成。

总结

　　对组织病理学的全面了解是施行 Mohs 手术的先决条件。虽然 Mohs 外科医师通常会查看患者已有的病理记录，考虑到碰撞肿瘤的可能性，微小刮除活检标本相关的小样本，以及错误部位手术的可能性，即使表面已知诊断，重新考虑和评估还是至关重要的。利用高质量病理切片加上经验丰富和观察入微的眼睛，Mohs 手术有能力为非黑色素瘤皮肤癌患者提供最高的治愈率，同时最大程度地保留健康组织。

参考文献

1. Aasi SZ, Leffell DJ, Lazova RZ. Atlas of Practical Mohs Histopathology. New York: Springer; 2013.
2. Busam KJ, Chen YT, Old LJ, et al. Expression of melan-A (MART1) in benign melanocytic nevi and primary cutaneous malignant melanoma. Am J Surg Pathol. 1998;22(8):976–982.
3. Calonje E, Thomas B, Alexander L, Phillip H. McKee. McKee's Pathology of the Skin. 4th ed. Edinburgh: Elsevier/Saunders; 2012.
4. Coulie PG, Brichard V, Van Pel A, et al. A new gene coding for a differentiation antigen recognized by autologous cytolytic T lymphocytes on HLA-A2 melanomas. J Exp Med. 1994;180(1):35–42.
5. El Shabrawi-Caelen L1, Kerl H, Cerroni L. Melan-A: not a helpful marker in distinction between melanoma in situ on sun-damaged skin and pigmented actinic keratosis. Am J Dermatopathol. 2004;26(5):364–366.
6. Elston DM. Dermatopathology. 2nd ed. Philadelphia: Elsevier; 2014.
7. Kawakami Y, Eliyahu S, Delgado CH, et al. Cloning of the gene coding for a shared human melanoma antigen recognized by autologous T cells infiltrating into tumor. Proc Natl Acad Sci U S A. 1994;91(9):3515–3519.
8. Prieto VG, Shea CR. Immunohistochemistry of melanocytic proliferations. Arch Pathol Lab Med. 2011;135:853–859.

第 33 章　Mohs 显微描记外科实验室技术

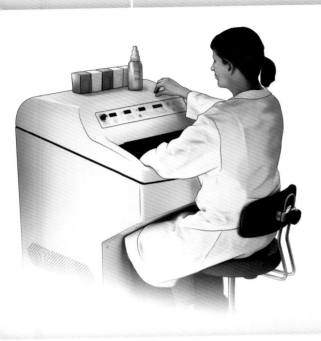

原著者　Jonathan Kantor

翻　译　任　军

审　校　朱亚丽　姜海燕

概要

- 在 MMS 过程中，实验室技术决定了可供解析的切片质量，因此是确保高质量病患照护的关键一步。
- 然而技术专家负责制作由 Mohs 外科医师阅读的切片，考虑到高风险，确保高质量可解析切片的最终责任在于 Mohs 外科医师自己。

 初学者贴士

- 理想情况下，MMS 实验室应该有两套冷冻切片机，以便在失败时患者不会过于不便。
- 有几种方法可供包埋组织，包括热沉法、玻片法和冰冻盒技术。

 专家贴士

- 组织冷冻介质贴附在真皮上比表皮上好，这样深的痕迹或孵化标记不仅有助于定位，而且有助于组织对切片的贴附。
- 薄切片可能比较难处理，因为它们容易破碎或容易从包埋介质中脱落或在展开前快速瞬间冻结。有几种方法可能有帮助，包括用温热手术刀片刻痕，使用氰基丙烯酸酯胶水。

 切记!

- 从松弛的切口中间到表皮边缘定向 20°～45° 的角度容易让组织逐渐变平。
- 带电的，或所谓的增加切片，可能有助于组织贴附于切片上。

 陷阱和注意事项

- 切片应小心擦拭；受过永久制片训练的技术人员可能不熟悉 Mohs 外科医师开始阅读切片的速度。
- 切片上不透明薄膜的形成可能是由于使用不相容的清洁剂或覆盖介质造成的。
- 大多数染色问题可以通过使用相容的化学品和在使用试剂后充分吸干切片和机架来解决，以避免稀释和中和。

 患者教育要点

- 向患者解释所有的 MMS 实验室都受到联邦监管可以增强他们对诊所实验室质量的信心。
- 实验室区域应位于中心位置以便于进入，并清楚标明以免患者无意中闯入。

 收费建议

- 当为 MMS 支付医疗保险时，实验室的 CLIA 号码必须附在所有的报销发票上。

引言

高质量的组织学切片是建立 Mohs 显微描记外科（Mohs micrographic surgery，MMS）的基础。事实上，如果 Mohs 外科医师通过检查洁净、清晰和完整的组织学切片不能有效地评估完整的边缘，就不能实现完整边缘控制的目标。

尽管对于 MMS 切片的解析，尤其是 MMS 后重建历来备受关注，但 MMS 制片的实验室技术至关重要。通常，技术人员负责制作由 Mohs 外科医师阅读的切片，考虑到高风险，确保高质量可解析切片的最终责任在于 Mohs 外科医师。因此，了解基本的实验室技术，以及掌握一些最常见的故障排除方案是非常必要的。

认证

美国的实验室认证需要一个 CLIA 合格证。MMS 实验室被认为是高度复杂的实验室；因此，实验室主任（通常是 Mohs 外科医师）必须是一名医师，并且满足经验、专业和培训方面的一些要求。以皮肤病理学为重点的皮肤科住院医师培训，是成为实验室主任的必要条件。解剖病理学专家也同样可能成为高度复杂测试的实验室主任。

关于实验室许可的各州法律差异非常大，但最低限度联邦 CLIA 要求是必须满足的。即使处理大体组织的 MMS 技术人员也必须有最低级别的培训，包括科学学士学位或同等课程和培训。依赖于 Mohs 外科医师来完成所有任务的 MMS 实验室不需要其技术人员满足这些标准，因为他们的工作属于实验室助理类别，尽管经验丰富的经过 Mohs 培训的血液化验员或血液化验设备操作员是理想的。尽管如此，实验室人员在培训和背景方面存在很大差异。

当为 MMS 支付医疗时，实验室的 CLIA 号码必须附在所有的报销发票上。因此，Mohs 外科医师在进行 MMS 时应在自己的实验室结账。

还有其他几种可供认证的方案，包括美国病理学家学会（CAP），该学会除了 CLIA 之外还有额外的要求（和费用）。考虑到与额外认证相关增加的费用，单纯 MMS 实验室很少采用。美国以外的地方，实验室认证方式也有很大不同。

设备

MMS 实验室拥有一些重要设备，其中首要的就是冷冻（冰冻）切片机。本质上是安装在冰箱内的显微镜用薄片切片机，现代的冷冻切片机允许技术人员冷冻组织和适当地切片，以便贴附于切片上。很多制造商可以提供各种系列的冷冻切片机；考虑到维修成本，调查购买或租赁选择以及包括维修或保修计划是非常可取的。理想情况下，MMS 实验室应该有两套冷冻切片机，以便在失败时患者不会过于不便。如果不可行，那么安排附近的另一家实验室是非常必要的，在某些地区可能需要认证。这类精密设备需要定期维修，大多数冷冻切片机至少每年维修一次。

很多特定的 MMS 实验室依赖于手工染色，尽管自动的线状染色器同样可以使用。提高自动染色器的效率应与其成本和潜在故障进行权衡。手工染色设备应该始终作为备用设备。

染色通常在通风罩内进行。两大类的通风罩可供选择，一种是向外排气的，另一种则不是（没有管道）。当现有的空间增加一个 MMS 实验室时，没有管道的通风罩可能更方便，尽管应该与频繁的维护、更换和处置过滤器相关的长期成本的增加进行权衡。考虑到暴露在包括甲醛和挥发性有机化合物等有毒化学物质中的风险，使用通风罩是非常可取的。

实验室环境对于优化切片质量很重要。维持低湿度和温度可以使冷冻切片机高效运行，并尽量减少频繁解冻的需要。在容易高湿度的地理位置，这是一个特殊的挑战。

实验室的安全设备包括洗眼台、手套和长袍。应急泄漏方案也应该到位；猫砂是一种专门的化学泄漏反应工具包的廉价替代物。

贴附和包埋准备

在贴附和包埋标本之前，有些重要步骤可帮助确保制作出高质量切片。最重要的是，组织定位必须始终保持。一些 Mohs 外科医师喜欢与患者在病房时标记、刻痕和定位标本；这种方法可以将错误标本定位风险最小化，且大多数情况下有经验的 Mohs 外科医师仅需要几秒时间。或者，技术人员可以被委派负责组织分割、刻痕、放松和标记的任务。在这种情况下，因为另外一个人的参与会带来差错的可能性，应特别注意标本定位。各种刻痕和标记方案都是可行的，并取决于个别外科医师的偏好。

传统的 MMS 切片以斜面进行以使其平整且保证边缘解析。一些作者建议只需要一个最小的斜面。然而，Mohs 外科医师还有其他选择，有些人主张用垂直切口切除组织，并依靠全厚松弛切口使组织平滑。这种方法的一个优点是，它可能会形成较小的最终缺陷，可是它应该谨慎使用，即使有明显的放射状松弛切口，切除的较厚部分可能不易平滑。另一个优点是，这种方法不易横断肿瘤的深层边缘。某些解剖位置，比如眼睑，可以垂直于皮肤切除并不影响评估边缘的能力。

标本脱水减少冰晶形成而最终制作出高质量切片。虽然有人担心压缩标本会人为移动肿瘤位置，通过吸去或在纱布中轻轻挤压使组织脱水的最终结果是高质量切片，关于肿瘤移位的理论问题尚未得到证实。

有几种标本处理的方法。直到几十年前，MMS 标本通常是被切分，尽管最近处理 MMS 阶段作为单一标本成为流行。这种方法的优点既减少了定位差错的风险，对于技术人员又可以更快更有效率。此外，实验室差错很大程度上来自于标本切分，因此对于整体标本切片过程提供了一个额外的重要的质量优势。

必要时，MMS 标本也可以被切成两半。松弛切口有利于处理较厚的标本。有时需要多重松弛切口，不过增加松弛口的深度可能比增加一个额外的较浅切口更有用。有几种方法获得松弛切口；其目的是使组织足够扁平，从而避免评估深部边缘时全厚切割导致假阳性或假阴性结果。松弛切口与表皮内缘成 20°～45° 的角度时容易让组织逐渐变平。

一些 Mohs 外科医师和技术人员更喜欢适当地挤压和冷冻标本，认为这样会避免松弛切口扩张过深的风险。真实情况是，处于严重紧张状态的组织在切割时更可能卷曲回去，而且更有可能整体从冷冻介质中被挤压出来（大块脱落）。相反地，一些外科医师在组织深层多重标记以使其扁平（盛开的洋葱法）。这也可能导致深部边缘解析的问题。

当处理标本时，关注组织冷冻介质（tissue freezing medium，TFM）对于真皮的贴附要好于表皮。因此，使用深部刻痕或舱口标记不仅有助于定位，而且有助于组织贴附于切片。当切割组织时，定位标本使最深刻痕（通常是 12 点钟）边缘最先被刀切。

考虑到冷冻介质对真皮比表皮的贴附性好，薄切片可能比较难处理，因为它们容易破碎或从包埋介质中脱落，且如果边缘卷曲易在展开前快速瞬间冻结。有几种方法可能对这些情况有帮助，包括用温热手术刀片刻痕和使用氰基丙烯酸酯胶水。

脂肪和软骨需要特别考虑。脂肪冷冻温度比皮肤低，因此，如果以传统方式处理富含脂肪的标本，通常没有足够的时间在切片前冷冻完全。在异戊烷组织浴中瞬间冻结或在液氮浴中使用 Miami Special 设备可能对这些案例有所帮助。或者，使用液氮喷洒、倾倒或涂擦于切片可能有助于降低富含脂肪部分的温度，尽管后面的方法可能和脂肪冷冻相矛盾，可能导致做不出最理想的切片。另外一个方法是延迟切片以使整个标本下降到较低的温度，尽管这通常不被选择。最终，当脂肪切片

依旧是一个挑战时，切厚切片是另外一个选择，尽管这种方法制作的切片更难解析。

软骨在过低的温度下切片可能会碎裂，且它固有的非弹性使它在手术重建中非常重要，意味着想要平滑地制作理想切片很困难。将中心深在松弛切口和周围略高的切片温度相结合可能产生最好的结果。软骨在染色时也容易洗脱于切片，因此轻柔地接触非常重要。

最后，考虑到需要检查的边缘的三维特性，楔形切除在这个过程中尤其重要。传统上，通常侧面边缘是伸展的，被分离和处理，或者楔形被平分和像蝴蝶样舒展开。以连续的方式在每一个平面处理楔形也曾被描述。

包埋

有几种方法可供包埋组织，常用方法包括热沉法、玻片法和冷冻盒技术。很多其他专业的方法包括 Cryoembedder，Miami Special，Cryocup 和 CryoHist 等，尽管以前还有很多其他的方法一样被提倡。

热沉法

热沉法是包埋方法里最简单的一种。墨水涂染后、刻痕和松弛的标本放置在手持散热片上，表皮的边缘可以用镊子适当铺平（图 33-1）。这种方法可以直接与冷冻切片机中的冷冻棒一起使用，尽管使用手持散热片

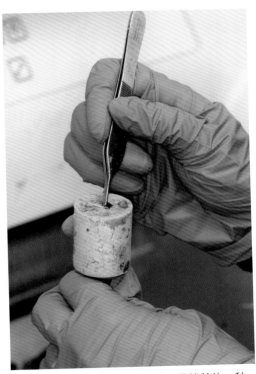

图 33-1　热沉法是包埋方法里最简单的一种
墨水涂染后、刻痕和松弛的标本放置在手持散热片上，表皮的边缘可以用镊子适当铺平

可更直接发挥最大效能。铺平是有时效性的，因为新鲜组织贴附在散热片上会立即冷冻，但冷冻组织贴附性很小。如果有必要，最佳切片温度（optimal cutting temperature，OCT）复合物抢救可以用来帮助贴附边缘。OCT涂于室温卡盘上，随后被放进冷冻切片机中冷冻（图33-2）。

OCT也被涂于散热片上贴附标本表面（图33-3），然后标本朝上放置冷冻切片机的冷冻棒上。

一旦OCT开始凝固（图33-4），卡盘和散热片OCT轻轻压在一起，将其适当冷冻（图33-5）。一旦完全凝固，把散热片从卡盘上拧下来（图33-6），再额外涂OCT，准备将标本切片（图33-7）。从室温卡盘开始的优势是，它可以使OCT渗透进裂隙且更有效地贴附。

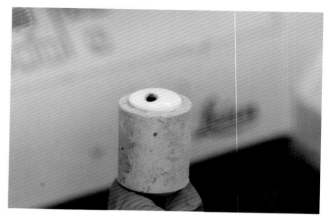

图33-4 OCT开始不透明和凝固

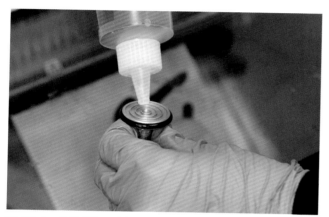

图33-2 OCT涂于室温卡盘上，随后被放进冷冻切片机中冷冻

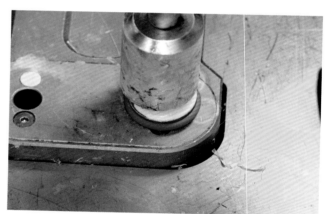

图33-5 卡盘和散热片OCT轻轻压在一起，将其适当冷冻

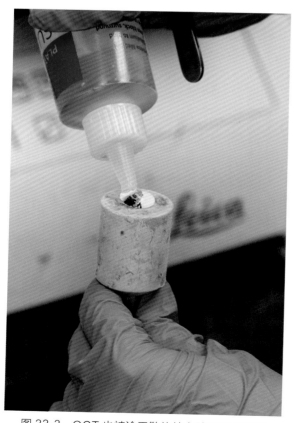

图33-3 OCT也被涂于散热片上贴附标本表面

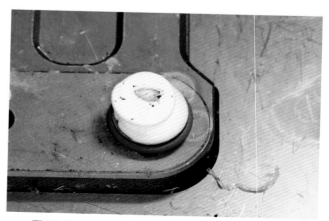

图33-6 一旦完全凝固，把散热片从卡盘上拧下来

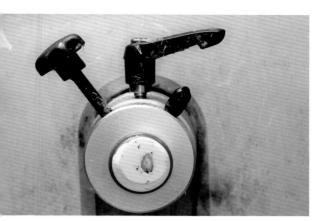

图 33-7　标本准备切片，注意深部 12 点钟方向刻痕是朝下的

玻片法

玻片法也是相似的，除了用一个玻璃切片代替散热片（图 33-8 至图 33-13）。当切片与卡盘分离时，将温热的手指放置于切片背面便于分离（图 33-14 和图 33-15）。这种方法虽然有效，但是比热沉法耗时更多。改良方法为用一个玻璃切片放置于黄铜板可能加速进程且维持切片于较低温度。或者，玻璃切片可以简单地放置于冷冻棒上。玻片法能够让标本的底面完全可视化，从而进一步变平可以减轻气泡。

冷冻盒法

冷冻盒技术依赖于一次性冷冻小盒替代切片或冷冻棒。虽然该技术具有均匀的矩形组织块的优点，但它不易于整个标本的深部和侧边贴附于冷冻盒底部，导致所谓的尖端提升误差。

混合玻片冷冻盒法

还有一种混合玻片冷冻盒技术，旨在同时具有每种方法的优点。在此，贴附标本于玻璃切片后，在涂OCT 前将基底带孔的冷冻小盒放置于标本周围。

这种方法可能结合了玻片法和冷冻盒法的优点，因此尖端提升误差最小化且产生均衡组织块。

OCT 对比 TFM

虽然很多实验室使用 OCT，但也可以使用其他复合物，如 TFM。彩色 OCT（通过添加几滴食用色素到OTC 复合物）可用于添加 OCT 的附加层，以帮助快速判断面向块的位置是否完整。

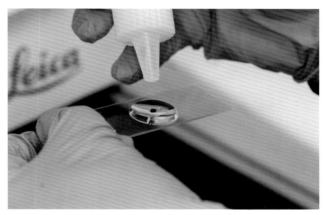

图 33-9　OCT 涂于静置在玻璃切片的标本上

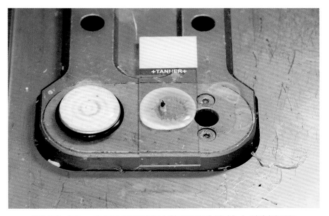

图 33-10　OCT 玻璃切片放置于冷冻棒上使其凝固

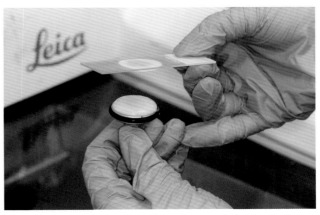

图 33-11　一旦切片和卡盘上的 OCT 开始凝固，它们就会夹在一起

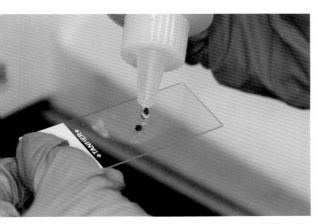

图 33-8　玻片法与此相似，除了用一个玻璃切片代替散热片

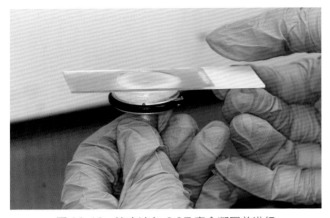

图 33-12 这应该在 OCT 完全凝固前进行

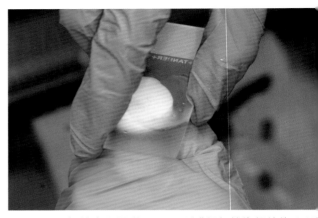

图 33-15 切片容易滑脱 OCT，形成组织块为额外的 OCT 和切片做准备

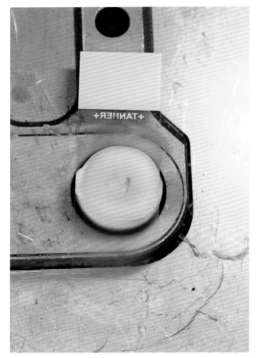

图 33-13 切片和卡盘能够被放置于冷冻棒上完全凝固

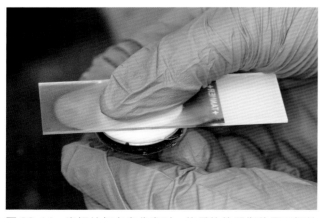

图 33-14 当切片与卡盘分离时，将受热的手指放置于切片背面便于分离

切片

组织厚度通常设定为 4~10μm。大多数外科医师喜欢 5~8μm，但根据个人偏好、训练和被切割组织类型有很大差异。

带电的，或所谓的正切片，可能有助于使组织在切片上贴附好。要小心避免潮湿或切片上的其他残留物，这可能增加标本在染色过程中被洗脱的风险。

卡盘上的组织块必须与切割刀片成适当的角度。组织块应平行于刀片，且整个组织块的表面应该在一个动作下切割。刀片角度也决定了是否容易将新鲜切片漂浮于刀片上以便于捡取；有关刀片角度调整的进一步讨论参阅后面的故障排除章节。

刷子技术和使用防卷板都是显微切片机刀片将新鲜切片取下来的方法。旧的防卷板越来越低效且导致切片粘连，而新的模式制作优质切片是高效的。然而经验丰富的技术人员可能更喜欢使用刷子帮助切片就位。

如果使用刷子技术是将标本固定在切片上，则应注意只将毛刷接触周围的 OCT，而不是接触标本本身（图 33-16）。刷子应引导组织，当它接触到刀片，然后向上漂浮。在最后的边缘从组织块中释放之前，它也可能有助于将薄片贴附在切片上；这同时防止薄片的顶部和底部卷曲（图 33-17）。然后切片可以从底部的边缘开始接触薄片，如果需要的话它本身也可以被按住并与刷子放置在适当的位置。薄片然后直接融化在切片上（图 33-18）。在这一步中，薄片应该保持稳定，且手可以放在冷冻切片机的边缘以至于更加稳定。切片应从底部边缘开始以包裹动作贴附薄片。以滚动和拉伸切片的方式，组织任何折叠都会被拉伸和变平。

HE 染色。甲苯胺（译者注：原文可能有误，应为甲苯胺蓝）作为一种异染性染料在间质变化染色有效，但是 HE 染色可以更好地展示细胞细节。因此，有人建议甲苯胺蓝更适合 BBC 染色，而 HE 更适合 SCC 染色。甲苯胺蓝也是一种快速染色，在时间是关键的 Mohs 病例中有重要优势。尽管如此，绝大多数 Mohs 外科医师使用 HE 染色，仅一小部分依赖于甲苯胺蓝染色。具有两种染色对于挑选病例有帮助，尽管这不是医护标准。免疫组织化学染色应用见第 30 章。表 33-1 包含了一个样本染色方案。

通常，染色的第一步是固定，尽管被很多外科医师和技术人员常概念化为染色过程的一部分。组织固定可以用 10% 中性缓冲福尔马林仅仅 10 秒完成，尽管其他固定剂也使用得很成功。

常见的染色问题包括切片过度嗜酸性，过度嗜苏木精或简单地被洗脱。通常，通过适当滴定个别染色剂，经常更换染色剂，染色剂之间充分冲洗，以及使用相容的染色剂染色，这些问题是可以避免的。

应始终使用定时器进行准确染色和一致性切片准备。表 33-2 列出了在制片过程的常见问题及其原因和可能的补救办法。

大多数染色问题可以通过使用相容的化学品和在使用试剂后充分吸干切片和机架来解决，以避免稀释和中和。例如，苏木精的效果取决于它的酸度，可以渗透胞

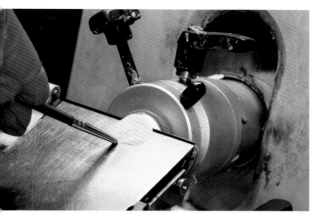

图 33-16　刷子技术有效地使显微切片机刀片将新鲜切片取下来

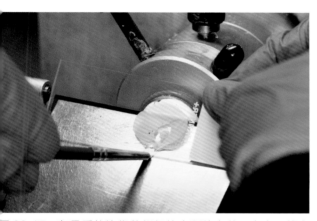

图 33-17　在最后的边缘从组织块中释放之前，它也可能有助于将薄片贴附在切片上；这同时防止薄片的顶部和底部卷曲

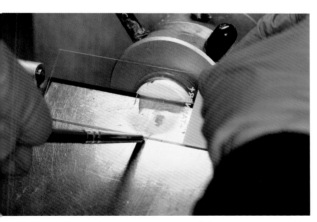

图 33-18　薄片直接融化在切片上

染色和封片

自动化线性染色设备可以改善染色的一致性，同时减少技术人员的时间，而且这样的设备在 MMS 实验室很常见。自动染色设备的采用一定程度上取决于实验室容量，以及技术人员的适应性。虽然甲苯胺蓝有时用于 MMS 切片，大多数 Mohs 外科医师依赖于大多数切片

表 33-1　样本染色方案

步骤	时间（秒）	试剂
1	30	福尔马林
2	20	水
3	2	苏木精
4	15	水
5	90	染蓝剂
6	20	水
7	20	水
8	60	伊红
9	20	95% 乙醇
10	20	95% 乙醇
11	20	100% 乙醇
12	20	100% 乙醇
13	20	100% 乙醇
14	30	二甲苯
15	30	二甲苯
16	完成	二甲苯

表 33-2 制片过程中常见问题的处理方法

问题	原因
OCT 内破裂	尝试加入已经凝固（冻结）的 OCT
组织块从卡盘扭脱	使用非室温卡盘，不允许 OCT 时间在冷冻前进入沟槽
标本皱褶	捡取过程手不稳定；未用包裹动作将标本悬垂于切片上
苏木精太淡	分解
伊红太明显	来自伊红蒸发的乙醇
切块不规律	刀片角度太浅
薄片上翻	刀片角度太陡
切片皱褶	刀片不锋利或刀片、标本固定器变松
破碎切片	未完全冻结，太松
不一致的切片厚度	温度过冷，一致的手轮速度，检查角度，紧度，锐度
染色变化	更换试剂和调整定时
气泡	封片技术，核实介质兼容性
模糊斑点	水污染 - 改变试剂
模糊切片	染色问题，切片过厚
撕裂切片	温度调整，刀片锐度

核。反复从前面冲洗中加水会中和这种酸度，导致无效吸收。同样，伊红在 70% 醇基中，稀释会导致明显的染色受损。

染色后应使用清洗剂；应提醒技术人员染色就像烘焙，是一门精确的科学，而且捷径总是会导致切片质量下降。一些现代的封片媒介包括清洗剂，允许跳过这个步骤。

封片需要技术人员仔细执行；倾斜和弯曲盖玻片可能有助于减少气泡形成。使用适当数量的媒介也至关重要。如果气泡形成，轻轻抬起盖玻片一侧边缘可能帮助解决这个问题。切片应小心擦拭；受过永久制片培训的技术人员可能不熟悉 Mohs 外科医师开始阅读切片的速度。因为当读片时媒介仍然潮湿，所以在将切片交给 Mohs 外科医师之前把所有残留物去除是特别重要的。

切片上不透明薄膜的形成可能是由于使用不相容的清洁剂或覆盖介质造成的。

总结

在 MMS 过程中，实验室技术决定了可供解析的切片质量，因此是确保高质量病患照护的关键一步。虽然 MMS 技术人员通常被委派负责实验室的维护，但 Mohs 外科医师对切片的质量负最终责任，因为这直接影响解析和临床结果。因此，全面了解实验室技术和有序解决 MMS 切片质量故障的方法是非常必要的。

参考文献

1. Thornton SL, Beck B. Setting up the Mohs surgery laboratory. Dermatol Clin. 2011;29(2):331–340, xi.
2. Chen TM, Wanitphakdeedecha R, Whittemore DE, Nguyen TH. Laboratory assistive personnel in Mohs micrographic surgery: a survey of training and laboratory practice. Dermatol Surg. 2009;35(11):1746–1756.
3. Wong K, Forsyth A, McPherson S, Fleming C, Affleck A, Evans A. Mohs micrographic surgery: examination audit of processing techniques. Clin Exp Dermatol. 2012;37(5):567.
4. Shareef MS, Hussain W. The Mohs histotechnician: a review of training and practice within 29 centres in the UK. Clin Exp Dermatol. 2013;38(6):589–593.
5. Gunson TH, Smith HR, Vinciullo C. Assessment and management of chemical exposure in the Mohs laboratory. Dermatol Surg. 2011;37(1):1–9.
6. Sanchez FH, Filho JR, Nouri K, Rizzo LA. Description of a simple method to optimize the process of freezing and embedding tissue in Mohs surgery. Dermatol Surg. 2014; 40(4):472–474.
7. Silapunt S, Peterson SR, Alcalay J, Goldberg LH. Mohs tissue mapping and processing: a survey study. Dermatol Surg. 2003;29(11):1109–1112.
8. Bagheri S, King T, Justiniano H, Eisen DB. Maintaining tissue orientation during Mohs micrographic surgery: scalpel versus marker. Dermatol Surg. 2011;37(10):1412–1416.
9. Tilleman TR, Tilleman MM, Neumann MH. Minimal bevelling angle in Mohs micrographic surgery cut: a 10 degrees angle is sufficient. Br J Dermatol. 2005;152(5): 1081–1083.
10. Hanke CW, Leonard AL, Reed AJ. Rapid preparation of high-quality frozen sections using a membrane and vacuum system embedding machine. Dermatol Surg. 2008;34(1):20–25.
11. Davis DA, Pellowski DM, William Hanke C. Preparation of frozen sections. Dermatol Surg. 2004;30(12 Pt 1): 1479–

1485.

12. Godsey T, Jacobson R, Gloster H Jr. A novel method of processing single sections too large to fit on one glass slide in Mohs micrographic surgery. Dermatol Surg. 2016;43(7): 987-989.

13. Gloster HM Jr. Surgical pearl: large single sections in Mohs micrographic surgery. J Am Acad Dermatol. 2003; 49(3):506–508.

14. Randle HW, Zitelli J, Brodland DG, Roenigk RK. Histologic preparation for Mohs micrographic surgery: the single section method. J Dermatol Surg Oncol. 1993; 19(6):522–524.

15. Ellis JI, Khrom T, Wong A, Gentile MO, Siegel DM. Mohs math—where the error hides. BMC Dermatol. 2006;6(1).

16. Weber PJ, Moody BR, Dryden RM, Foster JA. Mohs surgery and processing: novel optimizations and enhancements. Dermatol Surg. 2000;26(10):909–914.

17. Rapini RP. Comparison of methods for checking surgical margins. J Am Acad Dermatol. 1990;23(2, Part 1):288–294.

18. Ladd S, Cherpelis BS. Scoring of Mohs tissue in onepiece processing to prevent tissue crumbling or detachment from the embedding medium while sectioning. Dermatol Surg. 2009;35(10):1555–1556.

19. Zeikus P, Dufresne R. Novel technique for use of cyanoacrylate in Mohs surgery. Dermatol Surg. 2006;32(7): 943–944.

20. Ingraffea AA, Neal KW, Godsey T, Gloster HM, Jr. Time-saving tips for processing large, fatty Mohs specimens. Dermatol Surg. 2012;38(9):1540–1541.

21. Erickson QL, Clark T, Larson K, Minsue Chen T. Flash freezing of Mohs micrographic surgery tissue can minimize freeze artifact and speed slide preparation. Dermatol Surg. 2011;37(4):503–509.

22. Karen JK, Hazan CE, Tudisco M, Strippoli Htascp B, Nehal KS. A modified technique for processing Mohs wedge excisions. Dermatol Surg. 2009;35(4):664–666.

23. Miller LJ, Argenyi ZB, Whitaker DC. The preparation of frozen sections for micrographic surgery. A review of current methodology. J Dermatol Surg Oncol. 1993;19(11):1023–1029.

24. Hanke CW, Menn H, O'Brian JJ. Chemosurgical reports: frozen-section processing with the Miami special. J Dermatol Surg Oncol. 1983;9(4):260–262.

25. Nouri K, O'Connell C, Alonso J, Rivas MP, Alonso Y. The Miami Special: a simple tool for quality section mounting in Mohs surgery. J Drugs Dermatol. 2004; 3(2):175–177.

26. Hanke CW, Lee MW. Cryostat use and tissue processing in Mohs micrographic surgery. J Dermatol Surg Oncol. 1989;15(1):29–32.

27. Shoimer I, Warman L, Kurwa HA. Preparation of Mohs micrographic surgery frozen sections: three new pearls leading to a simplified, more-effective process. Dermatol Surg. 2013;39(8):1279–1282.

28. Gross KS, HK. Mohs Surgery and Histopathology. Cambridge: Cambridge University Press; 2009.

29. Robinson JK. Current histologic preparation methods for Mohs micrographic surgery. Dermatol Surg. 2001;27(6):555–560.

30. Levy RM, Hanke CW. Mohs micrographic surgery: facts and controversies. Clin Dermatol. 2010;28(3):269–274.

31. Todd MM, Lee JW, Marks VJ. Rapid toluidine blue stain for Mohs' micrographic surgery. Dermatol Surg. 2005;31(2): 244–245.

32. Humphreys TR, Nemeth A, McCrevey S, Baer SC, Goldberg LH. A pilot study comparing toluidine blue and hematoxylin and eosin staining of basal cell and squamous cell carcinoma during Mohs surgery. Dermatol Surg. 1996;22(8):693–697.

第 34 章 甲外科

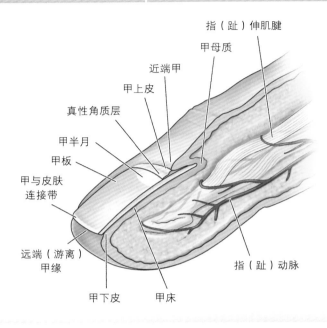

指（趾）伸肌腱
甲母质
近端甲
甲上皮
真性角质层
甲半月
甲板
甲与皮肤连接带
远端（游离）甲缘
甲下皮
甲床
指（趾）动脉

原著者　Molly Hinshaw
　　　　Katherine Garrity
　　　　Bertrand Richert

翻　译　任　军
审　校　李　琼　姜海燕

概要

- 甲外科手术是非常常见的以诊断及重建为目的的手术项目。
- 详细了解指（趾）甲的解剖和其生理解剖中特定区域损伤的后果是施行甲外科的先决条件。
- 甲单元的清晰可视化是外科治疗所必须的；因此，止血带应用于很多指（趾）甲手术中。

初学者贴士

- 保证皮肤病理实验室具有处理甲标本的经验。
- 对甲游离缘的检查可以让临床医师确定疾病来源于近端甲母质（如果病理位于甲板的外表面）还是远端甲母质（如果病理位于甲板的内表面）。
- 15 分钟的稀释氯己定浸泡可能有助于减少感染的风险。

专家贴士

- 远端指（翼状）阻滞比近端阻滞更快、更安全。
- 甲母质活检的主要指征是纵向甲黑线。
- 因为近端甲母质产生甲板的上面部分，这个区域活检更容易引起表面营养不良或甲瘢痕形成。
- 切面刮除活检对于宽的甲母质色素病损更有效。

切记！

- 在可能的情况下，对于部分甲撕脱和全部甲撕脱，应先处理前者。
- 甲母质去除术采用化学方法比手术更快、更容易、更舒适。
- 甲床活检应该纵向切取组织；甲母质活检应该横向切取组织。

陷阱和注意事项

- 一个罕见的经鞘阻滞的并发症是屈肌腱损伤，可能导致瘢痕或弹响指。
- 对于中度出血，氧化纤维素或海藻酸钙敷料效果良好；对于严重术后出血，以翼状阻滞方式注射一些麻醉药（0.5ml）将起到体积止血带作用（甲单元的麻醉填塞），直到出现凝血。
- 甲术后的术后感觉障碍是常见的。

患者教育要点

- 描述甲单元的解剖，正常的甲生长速度和患者特殊手术，为符合患者预期的手术疗程做术后准备。术前讨论还应包括对疼痛、感染、出血、瘢痕、神经损伤、非诊断性活检和永久性甲营养不良风险的讨论。
- 如果是足（脚）趾甲的手术，应该建议患者携带足够空间的鞋子以便容纳术后敷料，并由司机护送他们安全回家。为了减少术后疼痛和水肿，手术操作中必须要抬高肢体。

收费建议

- 甲活检用 1175 编码。
- 撕脱伤用 11730 编码。
- 移植修复用 11762 编码。
- 侧面楔形切除用 11765 编码。
- 嵌甲或厚甲切除用 11750 编码。

引言

甲单位是一个复杂的解剖结构,对形态和功能都很重要。甲板对指(趾)的末端有保护作用。它还提供对甲单位软组织的反压力,从而在运动过程中提供感觉反馈。此外,修甲和美甲的普及凸显了甲单位的美学价值。

甲单位出现病变时,需要进行诊断性活检和治疗性手术。当施行甲手术时,最重要的是重建甲单位,使其尽可能接近它的自然形态。要做到这些需要详细了解甲的解剖知识,同时熟悉各种可用的手术方法。

为了保证正确的诊断,手术标本最好由皮肤病理学医师评估,他熟悉正常和异常的甲部位的组织病理,并有甲单位疾病的经验。这在评估黑色素细胞肿瘤时特别重要,其组织学和免疫组织化学细微差别对于此解剖位置具有独特特征。

解剖

甲单位由甲板、甲母质、甲床、甲下皮、甲皱襞、神经和血管组成(图 34-1 和图 34-2)。后者来源于指(趾)掌总动脉的分支,这些动脉在远端指(趾)骨的背侧面有动脉弓吻合(图 34-3)。甲单元的神经支配由感觉神经提供,这些神经沿着指(趾)侧面靠近上述动脉移行。甲周皮(甲板周围组织)由指(趾)掌总神经支配,这些神经的分支自背侧远端至远端指间关节。甲周皮静脉回流于侧面和背面吻合,在指(趾)背面方式随机回流,向远端指间关节水平汇合。甲单位淋巴管与静脉回流平行,且最密集于甲下皮。

全面的体格检查是定位甲单位病理来源的关键。近端甲母质产生甲板的外表面,而远端甲母质形成甲板的内表面。

对甲游离缘的检查可以让临床医师确定疾病来源于近端甲母质(图 34-4)还是远端甲母质(图 34-5)。

在检查指(趾)和确定了甲病理来源后,外科医师可以与患者讨论与病理相关的各种手术方法。

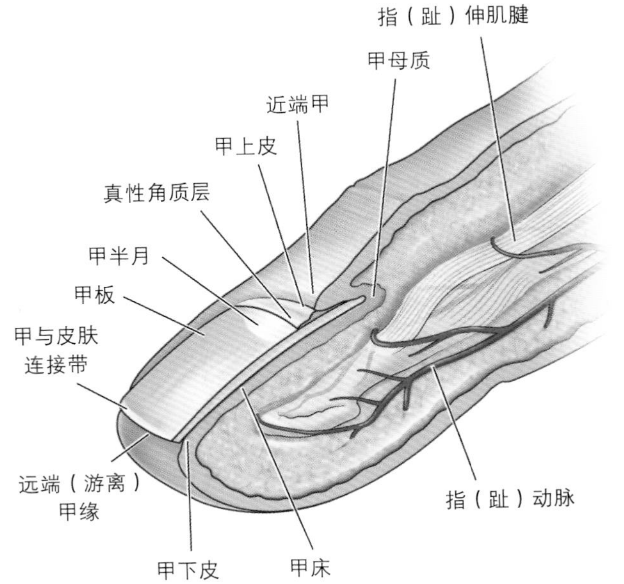

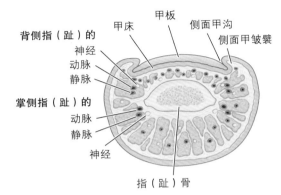

图 34-2 远端指(趾)横截面解剖

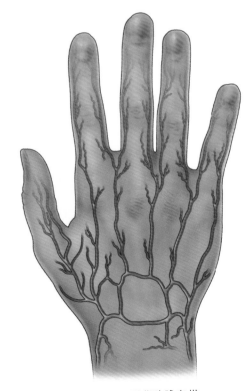

图 34-3 手背动脉血供

图 34-1 远端指(趾)解剖

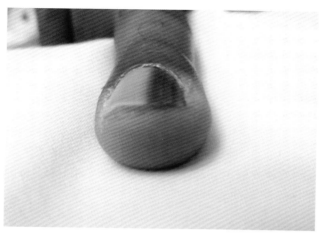

图 34-4 游离缘检查。色素见于甲板表面,提示有意义的病损位于近端甲母质

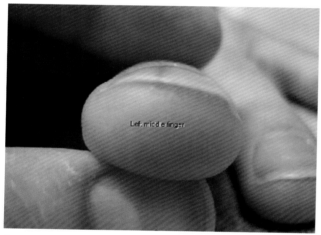

图 34-5 游离缘检查。色素见于甲板内表面,提示有意义的病损位于远端甲母质

术前评估

与患者彻底的术前讨论是成功的甲外科手术最重要的因素之一。讨论应该包括术前准备和期望的术后护理。描述甲单元的解剖,正常的甲生长速度和患者特殊手术,为患者预期的术后疗程做准备。术前讨论还应包括对疼痛、感染、出血、瘢痕、神经损伤、非诊断性活检和永久性甲营养不良风险的讨论。这些并发症的实际发生率因手术方法和外科医师的专业技术而不同。

术前计划应考虑到所有可能遇到的外周血管损害,比如雷诺现象、外周血管病和糖尿病。众所周知,戒烟可以改善微血管减少缺血性损伤,且促进伤口愈合。任何医疗必要的抗凝药继续使用,因为停止抗凝药的风险大于手术的益处。

就像所有的手术一样,应该询问患者是否对麻醉药、伤口护理材料和(或)镇痛药有任何过敏或不良反应。很少情况下,患者可能受益于口服镇静药物。如果

是趾甲的手术,应该建议患者携带足够空间的鞋子以便容纳术后敷料,并由司机护送他们安全回家。为了减少术后疼痛和水肿,手术操作肢体的抬高是强制性的。

麻醉

充分的麻醉是手术的第一步。尽管利多卡因和肾上腺素一起使用是安全的,但对于甲手术通常是不必要的,因为甲手术中常使用止血带。

注射部位要清洗和准备好。常用的术前准备是用稀释氯己定浸泡甲组织 5~15 分钟,来减少细菌负荷,同时软化甲板。在注射麻醉药物的过程中要注意分散患者注意力,如同时振动可减少注射疼痛。在麻醉后,常规佩戴无菌手套并铺无菌手术洞巾,然后进行甲外科手术。

如果在手指上施行手术,手臂托板可以增加患者的舒适度,也为外科医师提供一个稳定的工作平台。

远端指(趾)阻滞

甲外科最常用的指(趾)麻醉方法是远端("翼状")阻滞。它的优点是麻醉起效快,麻醉药用量小以及肿胀麻醉的同时可以止血。可以配制 1%~2% 利多卡因,缓冲液或 0.25% 罗哌卡因来进行麻醉。在每一侧指(趾)近端和侧面甲皱襞连接点向近端和侧面延伸各 5mm 处,分别注射 0.5ml 麻醉药物,麻醉药物使用总量大约 1ml。如果外科医师选择在麻醉药物中同时使用肾上腺素,动脉内注射的风险最小,因为这个部位的动脉管径很小。如果使用利多卡因,加入 0.25%~0.5% 的布比卡因则可以延长麻醉时间达 8~12 小时。

近端指(趾)阻滞

在疼痛性远端甲施行手术时进行近端指(趾)阻滞是最佳麻醉方法,因为注射部位离甲单元较远,患者痛感较低,比如在急性甲沟炎的情况下。因为起效慢,远端指(趾)尖完全麻木可能需要 20 分钟。与远端指(趾)阻滞不同的是,这种方法具有神经血管束损伤的潜在风险。

在掌指或掌指关节的水平侧面的指(趾)的桡侧和尺侧(胫侧和腓侧),分别注射大约 1ml 的麻醉药物。注射前注意回抽,以免注射到指(趾)总动脉的小动脉里(见图 34-3)。

经鞘阻滞

这种麻醉方法对于第 2、3、4 手指手术非常有效。由于解剖异常,这个方法不适合用于其他指(趾)手术。

它的优点是起效快(2~5 分钟)且没有神经血管束的风险,因为针头插入指(趾)掌侧(图 34-6)。罕见并发症是屈肌腱损伤,可能导致瘢痕或弹响指。

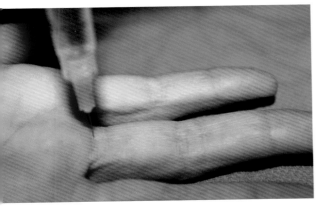

图 34-6　神经鞘阻滞

这种近端阻滞只能用于第 2、3、4 手指。它的优点是相对于侧面施行的近端阻滞见效快。

外科器械

甲外科需要一些特殊器械，包括游离子和甲分离器（英式铁砧甲分离器）（图 34-7）。

为了手术过程中充分可视化和甲母质苯酚处理，手术视野保持全程无血是非常必要的。要做到这点，通常需要止血带。止血带可以是用止血钳牢固固定 Penrose 引流管，患手佩戴无菌手套，在施行手术的指套尖处剪一个小孔，将其卷回指（趾）根部，将指（趾）血液充分挤回（图 34-8）。T-RING™（精密医疗器械）可以提供足够的压力（图 34-9）。关于止血带安全持续时间存在争议，其目的始终是在最短的时间内满足术野无血，充分可视化。使用 2.5~4.2 倍的放大镜也可以帮助手术过程的可视化操作。

外科手术标本必须送交皮肤病理科检查，同时应给予适当的病史介绍。提交标本的一个有用的方法是将样本放在滤纸上，然后放在填充有海绵的盒子里（理想的标本带着甲板），包括切面切除中获得的标本，然后放置于福尔马林容器。

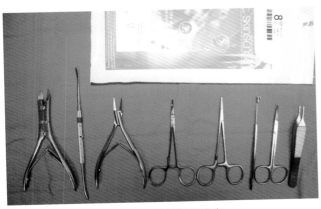

图 34-7　甲外科手术盘

从左到右：双功能指甲钳、游离子、英式铁砧甲分离器、弯血管钳、蚊式钳、皮钩、虹膜剪、镊子。

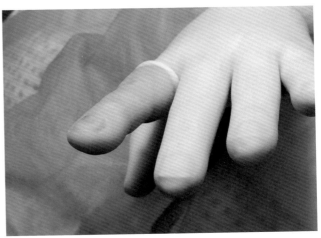

图 34-8　手套止血带

无菌手套可以作为止血带，将手术手指的指套卷回。

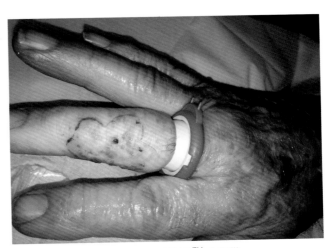

图 34-9　T-RING™ 止血带

甲手术

撕脱

根据甲病理来源的不同，有时为了充分可视化，可能需要进行甲板撕脱。如果可能的话，部分甲撕脱比全部甲撕脱更合适。例如，部分指甲撕脱可以是远端、近端、侧面或"天窗"式撕脱（图 34-10）。

最常见的方法是远端撕脱：将游离子在近端皱襞下前-后轻轻滑动，直到它从甲板完全游离。然后，游离子在甲板下向前推进直到阻力消失，这意味着已经到达甲母质与甲板松散的连接处。这种前后运动从甲板的一侧到另一侧重复多次，以避免损伤脆弱的纵向甲床嵴。必须小心地从后侧面的角度，通过稳定地推进剥离来分离甲板的外侧角。然后，用止血器夹住甲板一边的侧面部分，用向上旋转的动作将甲板撕脱，就像用来打开沙丁鱼罐头那样。甲板对侧缘是相连的。这个过程暴露了整个甲床以及远端甲母质。撕脱近端 1/3 甲板，打开其联合于近端被襞的下缘，完全暴露甲母质区（34-10B）。另一个方法是"天窗撕脱术"，这个部位的甲板一旦从甲床完全分离，就会像汽车的引擎盖一样被提起（34-10D）。

术后将部分撕脱的甲板恢复原位可以减轻术后疼痛。甲板作为一种生物学敷料，可以促进创面愈合，同时保护更微妙的下层结构。应该用 5-0 不可吸收的尼龙线将甲固定于甲单位。要做到这点，首先，用 11 号刀片在甲

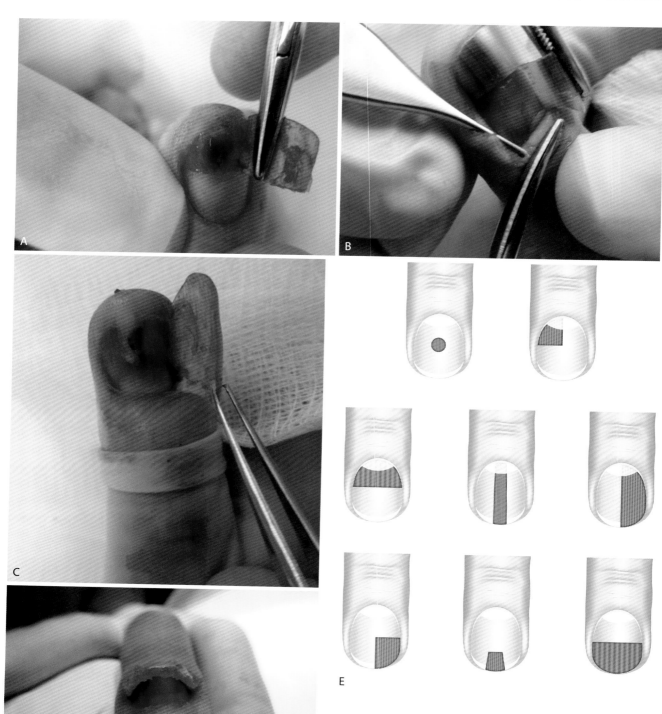

图 34-10　A. 远端部分撕脱；B. 近端部分撕脱；C. 侧面纵向部分撕脱；D. 天窗撕脱。每个实例中，用游离子游离甲板，用英式铁砧甲分离器横切，向侧面卷曲，然后获取标本后恢复原位；E. 可能存在的多种多样的部分撕脱模式

板上钻一个 1mm 的孔。其次，用缝线针穿过软组织，然后用针头穿过预先钻好的孔。当然，在一些情况下，甲板不能恢复，因为它的营养不良比较严重，或者必须将其送交给病理科，进行显微镜和（或）微生物学评估。

甲母质去除术

部分甲母质去除术是治疗严重或复发性嵌甲的有效方法。由于甲板、指（趾）软组织和甲板的保护功能之间的相互作用，当计划永久性去除甲组织时，完全性甲母质去除术是最后的方法（如一些嵌甲病例）。

甲母质去除术可以通过手术或化学方法施行。从技术上讲，甲母质去除术，手术比化学破坏更有挑战性、更痛苦、更耗时。如果在甲母质去除术中，任何残留的甲母质，都会形成新的甲板，然后发展为甲刺。

用 88% 苯酚、10% 氢氧化钠或 100% 三氯乙酸（trichloroacetic acid，TCA）对甲母质进行化学破坏是一种简单、有效和可靠的方法，且复发率比手术要低。将指（趾）麻醉后用止血带充分止血，将一层厚厚的凡士林涂在甲周。将甲板侧缘进行条状撕脱，然后将腐蚀剂涂在甲母质上 1 分钟（氢氧化钠和 TCA）或 4 分钟（苯酚）（图 34-11）。此时应使用生理盐水稀释腐蚀剂，而不是用乙醇（酒精）中和。结束之后，包上油性的厚敷料。这种方法术后疼痛程度最小（尤其是苯酚和 TCA 破坏终末髓鞘化神经末梢），可以用对乙酰氨基酚或非甾体抗炎药对其疼痛进行良好控制。术后护理包括每天在温水中浸泡 5~10 分钟。患者应接受术前教育，清楚知道术后渗出将持续 6 周，随时轻轻去除结痂组织。

手术方法

甲床

当检查时发现病变来源于甲床时，提示需要甲床活检。如果需要切口，则沿指（趾）纵轴对齐，以减少瘢痕形成和术后甲畸形的风险，包括裂纹甲。

使用甲床环钻进行活检　直径 3~4mm 的甲床环钻活检后，通过二期愈合形成瘢痕的风险很小（图 34-12）。

活检的共同指征是对甲银屑病或扁平苔藓可能导致的甲下角化过度进行鉴别诊断。甲床鳞状细胞癌也是一个常见指征。环钻工具通过扭转运动插入到骨头上。用

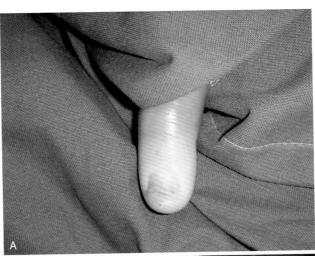

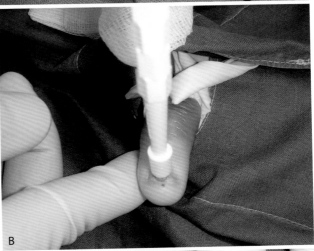

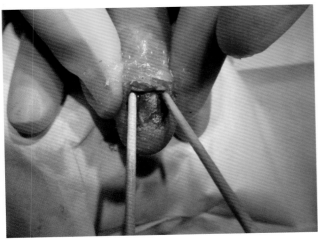

图 34-11　化学甲母质去除术

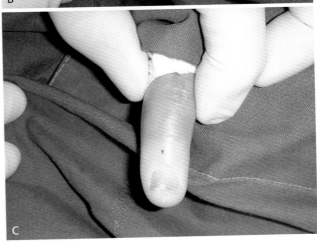

图 34-12　甲床环钻活检

尖头剪刀如虹膜剪，将标本从底部的骨膜上剪下来。最好的方法是通过剪刀尖垂直插入甲床表面至骨膜，曲面朝上，然后打开剪刀尖沿着活检标本底部旋转，最终将标本从骨膜上分离剪断。如果可能的话，用剪刀来获取标本，因为使用钳子可能会夹碎易碎的标本。在丢弃之前，一定要检查确认环钻工具上没有组织。

甲床切开 切开甲床可以去除甲床肿瘤（如鳞状细胞癌、甲乳头状瘤）或到达深层肿瘤部位（例如甲床血管球瘤或甲下外生骨疣）。部分或侧面甲板撕脱后，所受累甲床区域完全暴露。甲床任何切口均应沿指（趾）纵轴对齐，以减少瘢痕形成和术后甲畸形的风险。

用 15 号刀片进行椭圆切除甲床，切开不应宽于 4mm，以减少甲剥离的风险（图 34-13）。甲床牢固地附着在骨性指（趾）骨上，因此是相对固定的。用手术刀潜行分离，扩大创面直至接近缺损的边缘，这种潜行分离应在骨膜水平进行，越过骨面。对于较大的缺损，通常需要与椭圆外侧边缘平行的纵向释放切口，同时进行侧缘潜行游离。

由于甲床较脆可能会撕裂，所以不推荐高张力处缝线。部分缺损可留待二期愈合。缝合采用 5-0 可吸收缝线。尽量将甲板复位（尽管一些侧面修剪可能是必要

的），并固定在侧面甲皱襞。

甲母质

当病理来源于甲母质时，则需要进行甲母质活检。甲母质活检的主要指征是纵向甲黑线。这时应该施行切除活检，以确保病理学家对色素性病变进行全面检查。甲母质区域的完全可视化是必须的。近端部分甲撕脱伴近端皱襞下垂，可以更有助于实现可视化操作。

在一些情况下，将甲母质切开以到达甲母质下肿瘤。甲母质切开更需要沿着指（趾）横轴进行，以减少术后甲畸形，尤其是裂纹甲。

甲板游离缘的皮肤镜检查可以定位引起纵向甲黑线的色素条纹的起源（图 34-14）。由于远端甲母质形成甲板的内表面，在这个区域进行活检，形成瘢痕的风险很低。因为近端甲母质产生甲板的上部，这个区域活检更可能导致表面营养不良或甲瘢痕形成。

环钻活检 对于直径 <3mm 的远端甲母质色素性病变，此术式是一种非常简便的选择。近端甲撕脱暴露整个甲母质后，用环钻技术将色素斑去除深至骨膜，并以与甲床环钻活检描述的相同方式获取（图 34-15A～D）。甲板复位且缝合于侧面甲皱襞（图 34-15E）。

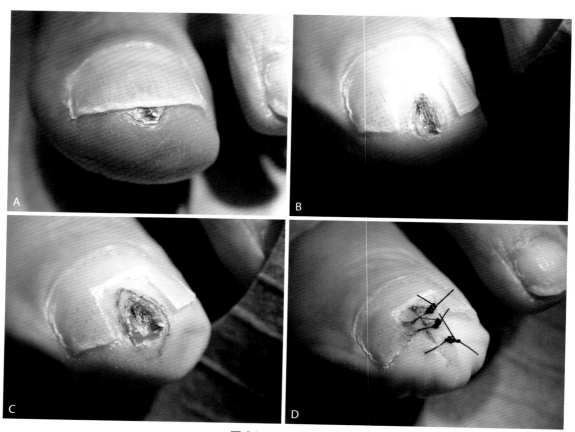

图 34-13 甲床切除
A. 远端甲床的甲下鸡眼；B. 去除甲板暴露甲下鸡眼；C. 切除甲下鸡眼后甲床的外观；D. 切除甲下鸡眼后缝合缺损。

甲板
纵向截面

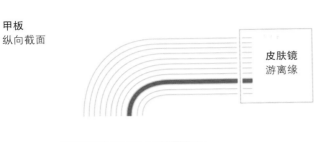

皮肤镜
游离缘

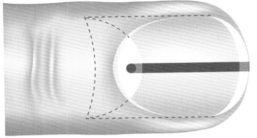

图 34-14　色素来源图解。甲黑线来源可以通过甲板游离缘的皮肤镜检查定位

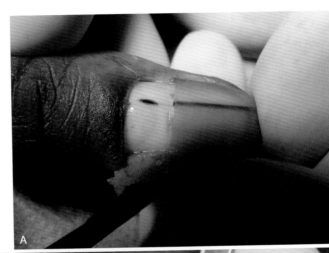

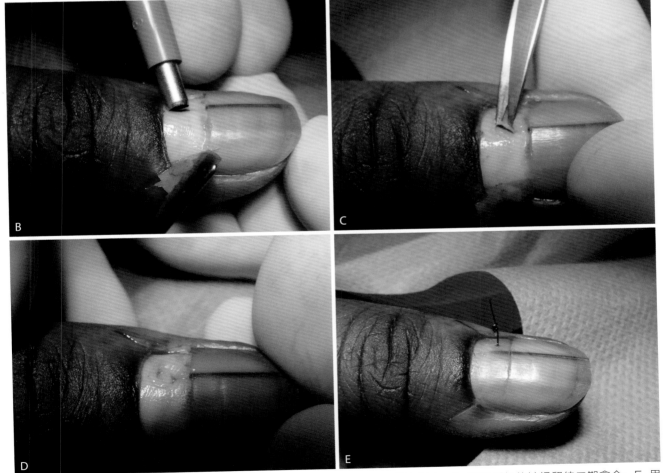

图 34-15　A. 近端撕脱暴露甲母质和色素斑；B. 斑疹处环钻；C. 用剪刀获取标本；D. 甲母质处的缺损留待二期愈合；E. 甲板复位且缝合于侧面甲皱襞

切面刮除活检　甲母质切面刮除活检是一种非常有用的技术，被许多甲外科医师广泛认为是检测并治疗包括近端甲母质在内的甲母质中宽（>4mm）色素斑病变的首选方法。这种方法虽然技术要求很高，但是操作熟练后，效果非常显著，并允许对所有病例进行充分诊断。它的主要缺点是在 75% 的病例中色素沉着的复发。去除一薄层甲母质可能会导致薄甲，而且罕见情况下会导致甲营养不良。

部分甲撕脱暴露甲母质后，在色素区域周围进行浅表切除，包括额外的病变边缘。水平持手术刀，然后用平缓的锯切动作将病损从深部真皮切除。标本不超过 0.5mm。将标本按照原有的方向放置在甲模板上，为病理学家提供正确的信息（图 34-16）。将撕脱的甲进行复位并缝合在外侧皱襞上。

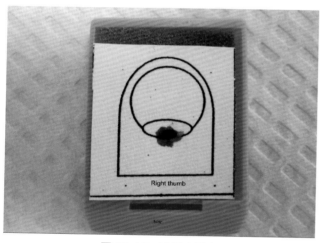

图 34-16　甲标本提交

在固定过程中，滤纸保持标本扁平并浸泡在福尔马林中。这个来自于甲母质色素性病变，由切面刮除活检得到的标本，被证实为良性交界痣。

侧面纵向切除（En Bloc 切除）　对位于侧面纵向甲黑线或其他肿瘤（如原位鳞状细胞癌），侧面纵向切除是指征。术前告知患者，这种类型的活检会部分切除甲母质外侧角，最终使甲组织永久性变窄。

切除组织标本宽度不应超过 3mm，以避免术后的侧面偏离。手术开始于真性角质层和远端指间关节的折痕之间，并向远端逐渐切除，通过近端甲皱襞，甲板／甲床，直至达到甲下皮。第二次进刀位置位于侧面甲褶皱，平行于第一次，并于指尖处汇合。近端切口朝侧面弯曲，向侧面延伸约 5mm 以便切除甲母质外侧角（图 34-17A）。这在活检蹬趾甲时特别重要。然后，用精细的剪刀小心地将标本从骨头分离下来。在活检组织的近端，必须保留甲母质，并应特别注意避免过快提高剪刀和缩短标本。组织缺损可以通过水平褥式缝合法闭合，以重建一个侧面甲皱襞（图 34-17B）。这样切除的组织，可以用来研究整个甲组织：近端甲皱襞、甲母质、甲床、甲板和甲下皮。实验室和皮肤病理学家应熟练地处理这些标本和纵向切片，以便更清晰地研究色素性病损的结构变化。

甲母质切除　有时，色素斑可能表现为狭窄纵向斑片。它可以使用纵向椭圆形的方法进行切除。切除组织后形成的组织缺损，可以用 5-0 或 6-0 可吸收缝线重新闭合。甲板被放置原处且缝合于侧面甲皱襞上。如果近端甲母质未受累，就不太可能出现营养不良后遗症。另一种切除方法是切面切除。

甲母质切除的其他适应证是甲母质下肿瘤，如血管球瘤、浅表肢端纤维黏液瘤或假性黏液样囊肿。远端甲母质切口可以以横向或曲线的方式施行，用 15 号刀片，在甲母质和甲床交界后数毫米处进行切除。用 5-0 或 6-0 可吸收缝线在最小张力下精致地进行缝合（图 34-18）。

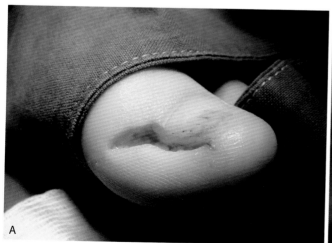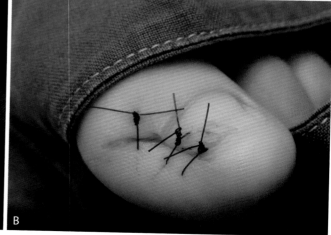

图 34-17　A. 侧面纵向活检：用于诊断儿童扁平苔藓。注意 Lazy S 切口的近端弯曲以确保切除甲母质外侧角。B. 侧面纵向活检：完全缝合以闭合切除的边缘

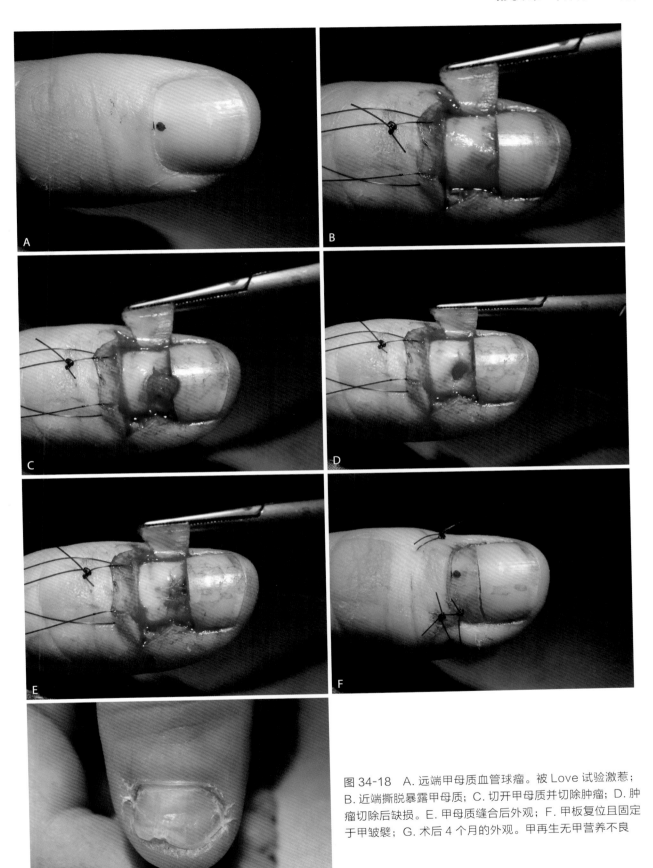

图 34-18 A. 远端甲母质血管球瘤。被 Love 试验激惹；B. 近端撕脱暴露甲母质；C. 切开甲母质并切除肿瘤；D. 肿瘤切除后缺损。E. 甲母质缝合后外观；F. 甲板复位且固定于甲皱襞；G. 术后 4 个月的外观。甲再生无甲营养不良

皮瓣

在甲手术中经常使用两种中央皮瓣。第一种是两个小的纵向桥式皮瓣组合，用于关闭甲床上 >5mm 的缺损（图 34-19）。这种方法减少了残留甲剥离的可能性。两条纵向条状甲床，每条约 4mm 宽，轻柔地将其从骨性指（趾）骨中游离出来，使它们的近端和远端附着在

原位。这两个桥式皮瓣朝中央移动，用 5-0 可吸收缝线在中线重新闭合。由甲板覆盖并固定于侧面皱襞上。

第二种最常用的皮瓣是用一个桥式皮瓣闭合甲床上较宽的侧面缺损（通常 1/3~1/2 的侧面甲单位）（图 34-20）。这种情况最常发生在鳞状细胞癌行 Mohs 手术后形成的组织缺损。这种桥式皮瓣来自外侧皱襞最下部和腹侧。它被缝合到甲板的外侧，用以完全闭合甲床上的缺损。腹侧缺损允许通过二期愈合恢复。

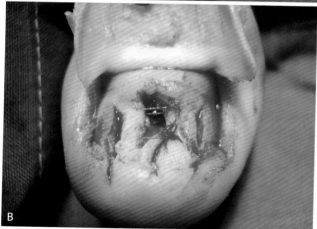

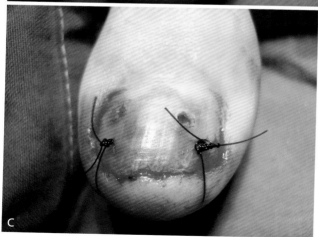

图 34-19　A. 甲床切除后以皮瓣修复缺损。外生骨疣术后缺损。B. 皮瓣修复。以两个小的侧面桥式皮瓣缩小缺损面积。C. 术后即刻外观。甲板复位且固定于远端皱襞。甲板两个孔可以使渗出引流

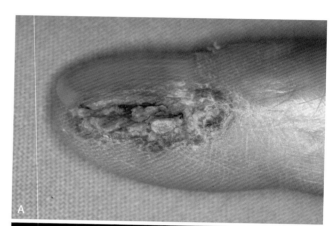

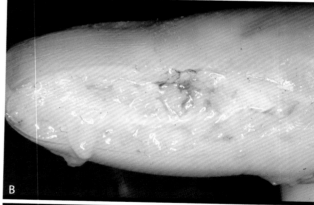

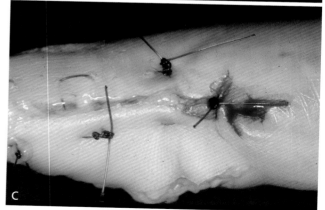

图 34-20　A. 桥式皮瓣方法用于闭合宽的侧面缺损（在这里由于侧面甲单位的原位鳞状细胞癌产生组织缺损）；B. 应用 Mohs 显微描记手术后获得清晰边缘外观；C. 以指腹侧一个桥式皮瓣进行创面闭合

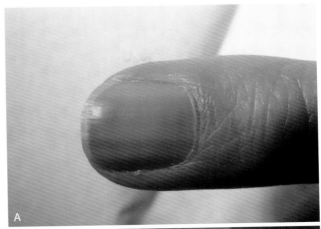

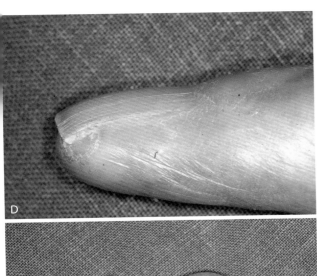

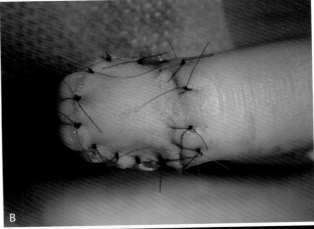

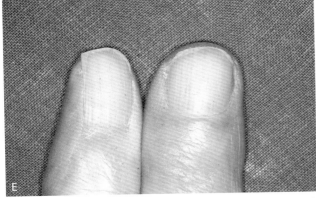

图 34-20（续） D. 术后 8 个月外观；E. 显示永久的甲单位变窄

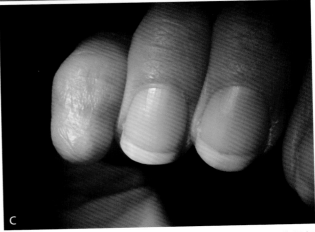

图 34-21 A. 全厚皮片移植修复原位黑色素瘤切除后的组织缺损，第二指原位黑色素瘤；B. 全厚皮片移植术后即刻外观；C. 第二指全厚皮片移植术后随访 1 年临床外观

组织移植

对于鳞状细胞癌或者原位黑色素瘤，进行甲单位侧面纵向切除术后形成的组织缺损需要进行移植，在这些情况下截肢并不是强制性的（图 34-21）。

组织移植一般仅考虑用于手指。移植物中保留一些下方的软组织是必须的，因为附着在骨性指（趾）骨上的瘢痕组织在使用手指做手工操作时可能会很不舒服。移植物通常取自同侧手臂，在一个无毛发生长区，如上臂的内侧面。不要过多地剪除脂肪组织，适当保留一部分脂肪用作填充。在足趾上，二期愈合是最好的，因为创面的水肿，以及来自鞋和可能形成的血肿造成的直接压力，会造成移植组织的坏死，足趾的美观一般不太受关注。

甲床重建

甲床后期重建常常用于治疗瘢痕的形成和甲营养不良。虽然最宽处<5mm 的伤口可留待二期愈合，但仍可导致瘢痕形成和甲畸形。3~5mm 的缺损可用侧面推进皮瓣闭合，利用外侧甲沟皱襞的松弛切口向中心移动的方法来闭合创面（见上文）。

>5mm 的缺损可以用刃厚甲板移植治疗，供区可选择不太明显的指（趾）。即使直接放置于骨性指（趾）骨上，直径达 10mm 的刃厚或全厚甲床移植也通常能存活下来。这种技术的主要缺点是常在另一个甲上产生新的缺损。为了克服这一问题，一些外科医师从硬腭获取黏膜并将其移植到甲床上，取得了很好的效果。

术后注意事项

手术计划包括对术后注意事项的预期和准备。患者离开诊所时应用固定绷带进行包扎（图 34-22）。术后48 小时到医院进行创面换药，虽然一些患者对此重视，但大多数患者更希望在家更换敷料。此时需要为患者提供书面指导。

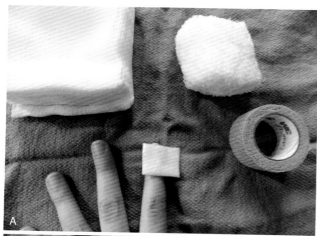

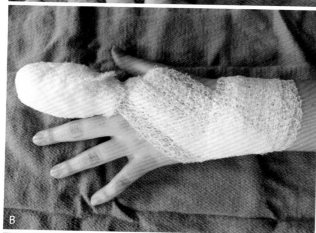

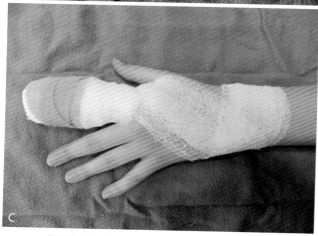

图 34-22　积极的绷带包扎有助于维持固定

术后疼痛管理是一个重点。重要的是要对患者强调，抬高手术部位和术后活动限制都是预防疼痛的重要方法。对于环钻和切面活检以及苯酚处理，乙酰氨基酚应用于最初 48 小时就足够了。全部甲撕脱是非常疼痛的，在最初 48 小时可以给予麻醉镇痛药。对于侧面纵向切除、皮瓣和移植，也都需要给予麻醉药进行镇痛。范围较小的甲手术患者，通常只需要在最初 24 小时给予镇痛药便可。

并发症

所有外科手术都存在风险。它们包括疼痛、出血、感染、瘢痕形成、感觉障碍、植入性囊肿、坏死、复发和非诊断性活检。精心的手术计划和全面的患者教育可以有效减少甲外科手术并发症的发生率。应告知患者，甲外科手术之后会存在神经损伤和永久性甲营养不良的风险。但是，这些并发症对于有经验的外科医师而言，发生率是非常低的。

术后甲板复位可以有效减少术后疼痛，指导患者在术后 48 小时内保持指（趾）抬高，同时限制患者的活动，以及服用足量的镇痛药来预防疼痛。

出血是最常见的甲外科手术并发症之一，在去除止血带时更容易发生。抗凝药和抗血小板药物在甲外科手术前不应中断，因为停用这些药物的风险大于潜在的益处。

对于术后中度出血，可以给予氧化纤维素或海藻酸钙敷料，效果很好；对于严重出血，可以进行翼状阻滞的方式注射一些麻醉药（0.5ml），起到肿胀止血带作用（甲单元的麻醉填塞），观察出血情况，直到出现凝血。不应使用电凝。甲下血肿是一种罕见的甲外科手术并发症。应将甲板回置于甲床／甲母质上，而不是紧紧地固定在那里。

因为手术是在无菌环境中进行的，而且指（趾）血管化良好，所以甲外科手术后发生感染的情况较少。每天都进行伤口护理，也可以进一步减少术后感染的发生。大多数感染是由于家庭护理不够和（或）缺乏卫生而引起的。

坏死是一个不可预测的并发症。发生的可能因素有意外延长使用止血带，在已经有血供受损的患肢使用利多卡因和肾上腺素，缝线过于紧张，或者局部麻醉药物使用过量。

甲外科手术术后感觉障碍是常见的。在一项研究中，大约有一半的患者出现了感觉障碍，与施行手术的程度无关。对此现象还没有明确的解释。

植入性囊肿是报道过的完全甲单位切除术后全厚移植的最常见并发症。

复合区域疼痛综合征是一个难以理解的、特殊的、令人恐惧的并发症,庆幸的是这种并发症的发生率很低。疼痛的严重程度,远远超出了手术区域,并可能蔓延至肢体。相关的症状包括皮肤组织的变化(萎缩)、附属器改变(受累区域汗腺分泌改变,脱发)、附近关节僵硬和运动范围的减小。术后康复可能是部分或完全的,咨询神经科医师,进行早期干预有助于康复。

总结

甲外科手术通常是甲组织病变诊断和治疗的一部分。掌握甲组织的解剖和生理是甲外科手术成功的前提。外科医师通过最小的侵入性手术方法来定位病理来源,获得皮肤病理的诊断资料,同时减少术后并发症的风险。

参考文献

1. Zook EG, Van Beek AL, Russell RC, Beatty ME. Anatomy and physiology of the perionychium: a review of the literature and anatomic study. J Hand Surg Am. 1980;5(6): 528–536.
2. Haneke E. Nail surgery. Clin Dermatol. 2013;31(5):516–525.
3. Haneke E. Nail surgery. J Cutan Aesthet Surg. 2011;4(3): 163–164.
4. Wolfe SW, Pederson WC, Hotchkiss RN, Kozin SH, Cohen MS. Green's Operative Hand Surgery. Philadelphia, PA: Elsevier; 2017.
5. Alcalay J, Alcalay R. Controversies in perioperative management of blood thinners in dermatologic surgery: continue or discontinue? Dermatol Surg. 2004;30(8):1091–1094.
6. Richert B. Basic nail surgery. Dermatol Clin. 2006;24(3): 313–322.
7. Jellinek NJ. Nail surgery: practical tips and treatment options. Dermatol Ther. 2007;20(1):68–74.
8. Flarity-Reed K. Methods of digital block. J Emerg Nurs. 2002;28:351–354.
9. Kim JE, Ahn HS, Cheon MS, Lee KJ, Cho BK, Park HJ. Proximal nail fold-lunula double punch technique: a less invasive method for sampling nail matrix without nail avulsion. Indian J Dermatol Venereol Leprol. 2011; 77(3): 346–348.
10. Abimelec P, Dumontier C, Nail B. Nail Surgery. In: Scher RK, Daniel CR III, eds. Nails: Therapy, Diagnosis, Surgery. 3rd ed. New York: Elsevier; 2005:276–291.
11. Reinig E, Rich P, Thompson CT. How to submit a nail specimen. Dermatol Clin. 2015;33(2):303–307.
12. Collins SC, Cordova K, Jellinek NJ. Alternatives to complete nail plate avulsion. J Am Acad Dermatol. 2008;59(4): 619–626.
13. Abimelec P. Tips and tricks in nail surgery. Semin Cutan Med Surg. 2009;28(1):55–60.
14. Richert B. Surgical management of ingrown toenails – an update overdue. Dermatol Ther. 2012;25(6):498–509.
15. Zaraa I, Dorbani I, Hawilo A, Mokni M, Ben Osman A. Segmental phenolization for the treatment of ingrown toenails: technique report, follow up of 146 patients, and review of the literature. Dermatol Online J. 2013;19(6):18560.
16. Rounding C, Bloomfield S. Surgical treatments for ingrowing toenails. Cochrane Database of Systematic Reviews. 2003;(1):CD001541.
17. Braun RP, Baran R, La Gal FA, et al. Diagnosis and management of nail pigmentations. J Am Acad Derm. 2007: 56(5):835–847.
18. Jellinek N. Nail matrix biopsy of longitudinal melanonychia: diagnostic algorithm including the matrix shave biopsy. J Am Acad Dermatol. 2007;56(5):803–810.
19. Richert B, Theunis A, Norrenberg S, André J. Tangential excision of pigmented nail matrix lesions responsible for longitudinal melanonychia: evaluation of the technique on a series of 30 patients. J Am Acad Dermatol. 2013;69(1):96–104.
20. De Berker DA, Baran R. Acquired malalignment: a complication of lateral longitudinal biopsy. ActaDerm-Venereol. 1998;78(6):468–470.
21. Nakamura Y, Ohara K, Kishi A, et al. Effects of non-amputative wide local excision on the local control and prognosis of in situ and invasive subungual melanoma. J Dermatol. 2015;42(9):861–866.
22. Lecerf P, Richert B, Theunis A, André J. A retrospective study of squamous cell carcinoma of the nail unit diagnosed in a Belgian general hospital over a 15-year period. J Am Acad Dermatol. 2013;69(2):253–61.
23. Zook EG. The perionychium: anatomy, physiology and care of injuries. Clin Plast Surg. 1981;8(1):21–31.
24. Flint MH. Some observations in the vascular supply of the nail bed and terminal segments of the finger. Br J Plast Surg. 1955;8(3):186–195.
25. Fernández-Mejía S, Domínguez-Cherit J, Pichardo-Velázquez P, González-Olveran S. Treatment of nail bed defects with hard palate mucosal grafts. J Cutan Med Surg. 2006;10(2):69–72.
26. Moossavi M, Scher RK. Complications of nail surgery: a review of the literature. Dermatol Surg. 2001;27(3):225–228.
27. Walsh ML, Shipley DV, de Berker DA. Survey of patients' experiences after nail surgery. Clin Exp Dermatol. 2009; 34(5):e154–e156.
28. Lazar A, Abimelec P, Dumontier C. Full thickness skin graft for nail unit reconstruction. J Hand Surg. 2005;30: 194–198.

第 35 章 外科瘢痕修复

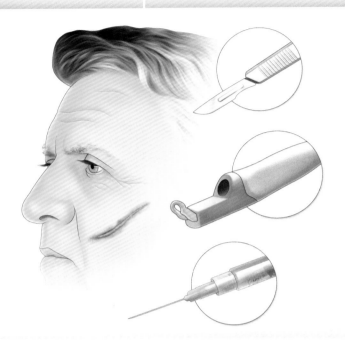

原著者　Mary L. Stevenson
　　　　John A. Carucci

翻　译　许炎竹　任　军
审　校　党宁宁　马立娟

概要

- 皮肤瘢痕对于皮肤外科医师来说是一个关键的考虑因素，因为患者经常根据手术瘢痕的最终外观来判断手术是否真的成功。
- 从局部治疗到激光治疗再到手术干预，有许多技术可用于手术瘢痕修复。
- 瘢痕修复的时机通常是在术后几个月，以允许瘢痕自然改善，但在某些情况下，如增生性瘢痕和瘢痕疙瘩形成时，可能需要更快的干预。
- 局部治疗和激光治疗等微创治疗可能会被更早考虑。

初学者贴士

- 大多数恢复良好的瘢痕是在皮肤张力松弛线（relaxed skin tension lines，RSTLs）中产生的。
- 瘢痕会持续成熟和重塑长达 12 个月，甚至超过 1 年，瘢痕的外观也会继续改善。
- 病灶内注射类固醇皮质激素是治疗增生性瘢痕和瘢痕疙瘩的主要治疗手段。

专家贴士

- 585nm 脉冲染料激光（pulsed dye laser，PDL）是第一个被广泛应用于术后瘢痕治疗的激光，同时 532nm 磷酸钛氧钾激光（potassium titanyl phosphate laser，KTP 激光）或强脉冲光（intense pulsed light，IPL）也可以用于治疗手术瘢痕中的红斑。
- 梭形切除术、Z 成形术、V-Y 推进皮瓣和皮下分离术均可用于改善瘢痕的美容外观。

切记！

- 孕妇或免疫抑制患者禁止注射氟尿嘧啶（5-fluorouracil，5-FU）。
- 剥脱性点阵激光和非剥脱性激光换肤亦被用于瘢痕修复。
- 磨削术通常在术后 4~8 周组织重塑时进行，但也可能在后期广泛使用。

陷阱和注意事项

- 归根结底，张力是外科医师最大的敌人，张力过大会导致许多与瘢痕相关的并发症。
- 因此，严谨的外科设计加上精湛的缝合技术可以减轻许多与瘢痕相关的并发症。

患者教育要点

- 在任何手术前都向患者解释，每个手术都会产生瘢痕。
- 每一次手术过程最终都可能受益于分期治疗，理想情况下，术前向患者解释这一点可以帮助患者理解额外的治疗可能是有益的，并帮助他们预测这种可能，而不是将其视为并发症。

收费建议

- Z 成形术可以使用 140XX 系列的代码计费，并且通常可以从保险中获得补偿。
- 大多数激光和光疗不包括在保险范围之内。

引言

皮肤瘢痕对于皮肤外科医师来说是一个关键的考虑因素，因为患者经常根据手术瘢痕的最终外观来判断手术是否真的成功。手术瘢痕的修复有时出于功能原因、美学原因，或二者兼有。从局部治疗到激光治疗再到外科干预，许多技术可用于手术瘢痕修复。对瘢痕质地、轮廓、红斑、色素沉着或色素减退，以及瘢痕性质的考虑，会影响修复技术的选择。掌握这些技术可以使外科医师帮助患者达到最佳效果。了解皮肤张力松弛线（relaxed skin tension lines，RSTLs）对理解瘢痕和瘢痕修复至关重要，因为大多数恢复良好的瘢痕都是在RSTLs 中产生的。瘢痕会持续成熟和重塑长达 12 个月，甚至超过 1 年，瘢痕的外观也会继续改善。瘢痕修复的时机通常是在术后几个月，以允许瘢痕自然改善，但在某些情况下，如增生性瘢痕和瘢痕疙瘩形成时，可能需要更快的干预。局部治疗和激光治疗等微创治疗可能会被更早考虑。

为规范瘢痕治疗，国际瘢痕管理咨询小组（International Advisory Panel on Scar Management）综合了循证医学和专家意见，于 2002 年发布了一份关于瘢痕管理的共识声明。2014 年发布了更新后的建议，此后又发布了进一步的技术和数据。这些建议包括局部治疗、病灶内用药、激光治疗和放射治疗，亦可采用手术方式修复瘢痕。

病灶内治疗

病灶内注射类固醇皮质激素是治疗增生性瘢痕和瘢痕疙瘩的主要方式。自 1966 年首次关于曲安奈德使用的对照研究被报道以来，曲安奈德注射便成为一种被证实的循证治疗方法。其使用浓度为 10~40mg/ml，亦可在治疗期间联合病灶内氟尿嘧啶（5-fluorouracil，5-FU）注射、激光治疗或手术干预方式预防瘢痕疙瘩的形成（表 35-1）。类固醇皮质激素局部注射的副作用包括萎缩、毛细血管扩张和色素减退。

1999 年，Fitzpatrick 报道了使用 5-FU 注射治疗增生性瘢痕和瘢痕疙瘩 9 年的临床经验。治疗这些患者的 5-FU 浓度为 50mg/ml，每次治疗剂量为 2~50mg，每周注射最多 3 次，并随着瘢痕的改善频率降至每 4~6 周一次。他还将 0.9ml 5-FU（50mg/ml）和 0.1ml 曲安奈德（10mg/ml）联合使用，发现注射时疼痛减轻了。对于再次切除的瘢痕疙瘩，术中使用 5-FU 和（或）曲安奈德也是非常有效的（图 35-1）。孕妇及免疫抑制患者禁止注射 5-FU。

表 35-1　病灶内治疗

曲安奈德
氟尿嘧啶
联合治疗

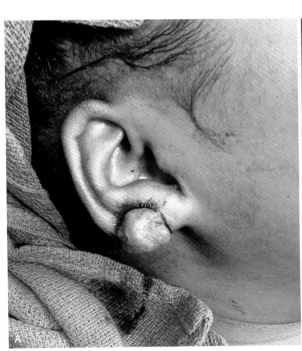
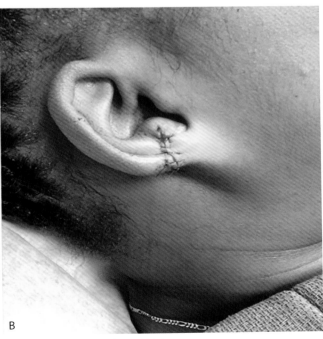

图 35-1　瘢痕疙瘩切除术后曲安奈德加氟尿嘧啶局部注射
A. 治疗前；B. 治疗后。患者连续 4 个月每月接受曲安奈德和氟尿嘧啶治疗。

激光与光子治疗

最初的 2002 瘢痕管理共识指导方针涉及 CO_2 激光、氩激光和脉冲染料激光（pulsed-dye laser，PDL）治疗。从那时起，出现了包括剥脱性点阵激光和非剥脱性点阵激光在内的许多其他的治疗方法。表 35-2 总结了瘢痕修复的微创方法。

585nm PDL 是第一个被广泛应用于术后瘢痕治疗的激光。PDL 以氧合血红蛋白为靶色基，能有效作用于瘢痕组织内的小血管，改善红斑。这种方法也可用于浅表皮瓣坏死后（图 35-2）。此外，PDLs 已被用于治疗增生性瘢痕和瘢痕疙瘩，可能有助于软化瘢痕。尽管确切的作用机制仍有待阐明，但可以推测，微血管破坏和组织缺血可能导致胶原重塑，而 PDL 治疗可能降低瘢痕疙瘩组织中转化生长因子 - β 的高表达。长脉冲间隔和低能量密度的亚紫癜量设置在手术瘢痕的治疗中可能显示出优于紫癜量设置的效果，尽管两者都是有效的。其不良反应包括红斑、肿胀、瘀斑及色素减退。另外，532nm 磷酸钛氧钾激光（KTP 激光）或强脉冲光（IPL）亦可被用于改善手术瘢痕中的红斑。

1953 年引进的皮肤磨削术是治疗手术瘢痕的另一种有效方法。磨削术通常在术后 4~8 周组织重塑时进行，但也可能在后期广泛使用。最常见的不良反应包括色素沉着、色素减退、持续性红斑、感染、病毒再激活，以及罕见瘢痕疙瘩形成。皮肤磨削术后，高能量剥脱激光，短脉冲 CO_2 激光或低能量连续波 CO_2 激光作为皮肤重建的有效手段亦被广泛应用，虽然他们需要充足的愈合时间及术后创面护理。相比皮肤磨削术，剥脱性 CO_2 激光具有出血少的优点，且组织选择性更高，精准度更高。但是，患者 1 周左右可出现结痂、渗出，以及持续性红斑并伴再上皮化，红斑可持续 4~8 周。不良反应包括色素减退和色素沉着、粟丘疹形成、感染、病毒再激活和瘢痕形成。

表 35-2　瘢痕修复的微创治疗

CO_2 激光
脉冲染料激光
强脉冲光（IPL）
皮肤磨削术
非剥脱性点阵激光换肤
剥脱性点阵激光换肤
微针

近年来，剥脱性点阵激光和非剥脱性点阵激光换肤在瘢痕修复中应用得越来越频繁。在点阵换肤中，激光在皮肤表面以下形成柱状微热区（microthermal zones，MTZs），并伴有选择性坏死和胶原沉淀。这项技术保护了每一个微创伤口周围的正常组织，从而促进愈合，减少停工时间。1550nm 掺铒光纤激光采用非剥脱点阵激光换肤术，在手术瘢痕中的效果显著。在一项 Mohs 显微外科手术后瘢痕去除的对照研究中，相比染料激光，非剥脱性点阵激光换肤在整体美观、色素沉着、色素减退及瘢痕的厚度和质地方面均有明显改善。最常见的治疗后不良反应包括皮肤干燥脱屑、红斑、水肿、痤疮样发疹和病毒再激活，通常可在 1 周内消退。剥脱性点阵激光换肤同样适用。由于在激光孔间留有正常的皮肤组织，剥脱性点阵激光换肤可在 7 天内完成表皮再生及红斑改善，且组织剥脱的深度更深。剥脱性点阵激光换肤较非剥脱性点阵激光换肤疗效更显著，且对增生性和萎缩性瘢痕均有效。一项萎缩性瘢痕的小型病例研究显示，每 1~4 个月进行一次剥脱性点阵换肤术，3 次治疗后瘢痕体积平均减少 38%，瘢痕的最大深度平均减少 35.6%。相比能有效改善瘢痕内血供的 PDL，剥脱性点阵激光换肤在改善瘢痕轮廓方面，包括瘢痕厚度和柔软性，显示出更好的疗效。在一项甲状腺切除术后瘢痕研究中，非剥脱性点阵激光换肤在改善瘢痕颜色方面，包括红斑及色素沉着，显示出明显优势，而剥脱性点阵激光更倾向于改善瘢痕厚度。但在临床疗效受益的同时，剥脱性治疗伴随的停工期延长也需要被权衡考虑。

最后，微针和微针点阵射频也被用于改善手术瘢痕的功能和外观。用针刺入皮肤进行皮下分离治疗凹陷性瘢痕的报道首见于 1995 年。一项小型随机临床试验比较了非剥脱性点阵激光和微针治疗萎缩性痤疮瘢痕的疗效，发现二者均有效，但微针治疗包括色素沉着在内的不良反应更少。在动物模型中，微针同样显示可以提高皮瓣的生存率，但尚无其在手术瘢痕治疗中有效性的研究报道。目前，射频微针也被证明可以通过破坏网状真皮，进而导致组织重塑和增加弹性蛋白及胶原蛋白的形成来改善痤疮瘢痕。

手术治疗

梭形切除是手术瘢痕修复最基本的方法。切除整个瘢痕，边界尽可能窄，从而形成一个更长的，且理想情况下更窄的瘢痕（图 35-3）。这种改进的梭形切除通常长宽比超过 3：1，顶端呈 30° 角。除了完全切除瘢痕以外，还可选择进行部分切除，就像狗耳修复的情况一样（图 35-4）。表 35-3 总结了瘢痕修复的手术方法。

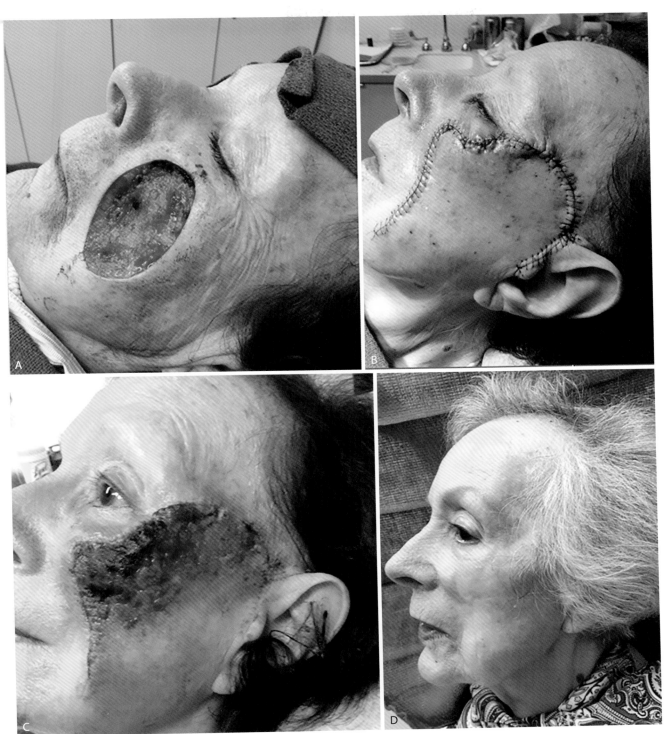

图 35-2　PDL 用于治疗皮瓣坏死后毛细血管扩张和红斑
A. 癌灶切除后的缺损；B. 旋转皮瓣修复；C. 拆线时远端坏死；D. 保守治疗及 3 次 PDL 治疗之后。

Z 成形术是另一种常用的技术，它可以调整瘢痕的方向和张力矢量，使其与 RSTLs 对齐（图 35-5）。适用于蹼状瘢痕、挛缩性瘢痕，以及与 RSTLs 夹角 > 30° 的瘢痕。在该技术中，原始瘢痕形成共同的对角线，与原始瘢痕长度相等的两条切线以给定的角度向任意方向伸展。然后沿 Z 形切口切除原始瘢痕，随后将两个三角形皮瓣进行游离和移位，形成一个与原始瘢痕垂直的新瘢痕。这个角度的大小和原始瘢痕的长度决定了张力重新定向时瘢痕延长的程度，角度越大，瘢痕的长度越长，瘢痕方向的改变也会越大。传统的 60° 角可使瘢痕延长 75%，对于较长的瘢痕也可采用多个 Z 成形。有关 Z 成形术的详细讨论，请参见第 27 章。

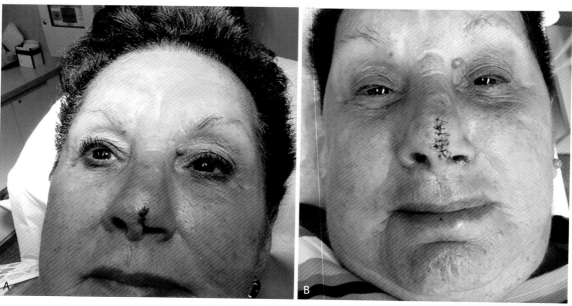

图 35-3 鼻尖分裂的手术修复
A. 移植失败后鼻尖出现分裂的术前观；B. 瘢痕切除及一期闭合术后。

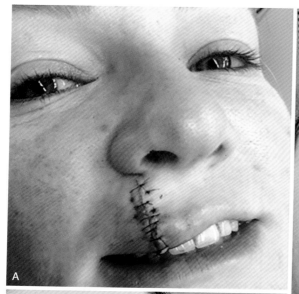

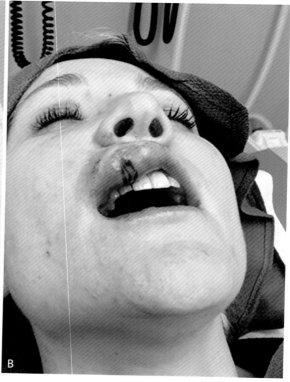

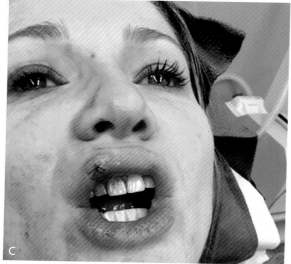

图 35-4 狗耳手术修复
A. 唇部不完全切除的基底细胞癌的 Mohs 术后缺损闭合情况；B. 张嘴微笑时，下唇（译者注：原文有误，应为上唇）内侧覆盖着牙齿的狗耳；C. 狗耳切除术后即刻观。

成形前

成形后

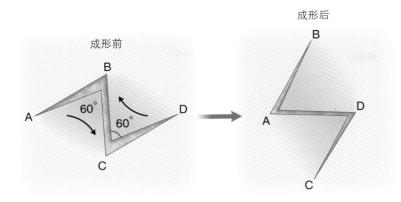

图 35-5　在 Z 成形术中，与原始瘢痕长度相等的两条切线以给定的角度向任意方向伸展。沿切线切除原来的瘢痕，然后将这两个三角形皮瓣移位，形成一个垂直于原始瘢痕的新瘢痕。这可导致瘢痕延长，从而有助于纠正蹼形和手术游离缘的畸变

表 35-3　瘢痕修复的手术治疗

梭形切除术
Z 成形术
W 成形术
V-Y 推进皮瓣
皮下分离术

　　相比之下，W 成形术并不会导致原始瘢痕的延长，而是会沿着原始瘢痕的长度形成多个短而连续的三角形推进皮瓣（图 35-6）。这种技术通常用于前额或脸颊上较短的瘢痕，在切口末端进行 M 成形以防止瘢痕扩展。此外，与 Z 成形术沿切口切除瘢痕相比，W 成形术切除瘢痕和少量周围正常皮肤。W 成形术的一个更复杂的变体是几何折线闭合，这种方式将插入随机模式的几何图案，以形成一个随机的不规则瘢痕。

　　V-Y 推进皮瓣可用于口唇或眼睑等游离缘，以纠正组织挛缩后可能产生的组织凸起或凹陷。这项技术可用于矫正上下眼睑外翻。在挛缩的瘢痕周围做 V 形切口，在周围进行广泛的游离。然后，通过对现有皮瓣蒂后端 Y 轴尾部进行侧面闭合，将 V 形的皮瓣蒂向前推进，改变了挛缩瘢痕的张力，进而改善美容效果（图35-7）。

　　在活板门样畸形（trapdoor deformity）的情况下，可以通过皮下分离术来达到理想的外形。在凸起的皮瓣远端边缘做一个切口（图 35-8）进行皮下减积，然后重新对合皮瓣。虽然游离软骨移植可用于垫高鼻尖，以改善全厚皮瓣移植失败后的外观，但凹陷性瘢痕的修复可能更具挑战性（图 35-9）。

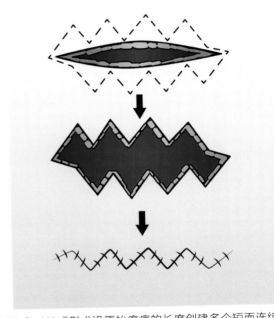

图 35-6　W 成形术沿原始瘢痕的长度创建多个短而连续的三角形推进皮瓣。这不会像 Z 成形术那样导致瘢痕延长

总结

　　瘢痕是皮肤手术不可避免的结果。手术瘢痕修复的目的在于修复功能和改善外观。为了制定一个理想的修复方案，瘢痕的类型、位置、皮肤的特征和质地、RSTLs 等都是必要的考虑因素。值得注意的是，关注愈合伤口的张力是至关重要的。非手术和手术技术手段的联合使用往往可带来最理想的修复效果。严谨的计划，包括对各种瘢痕修复技术治疗时机的评估，也是必不可少的。我们相信，只有掌握了瘢痕修复技术不断发展的技术手段，外科医师才能够更好地为患者服务，并实现最佳的治疗效果。

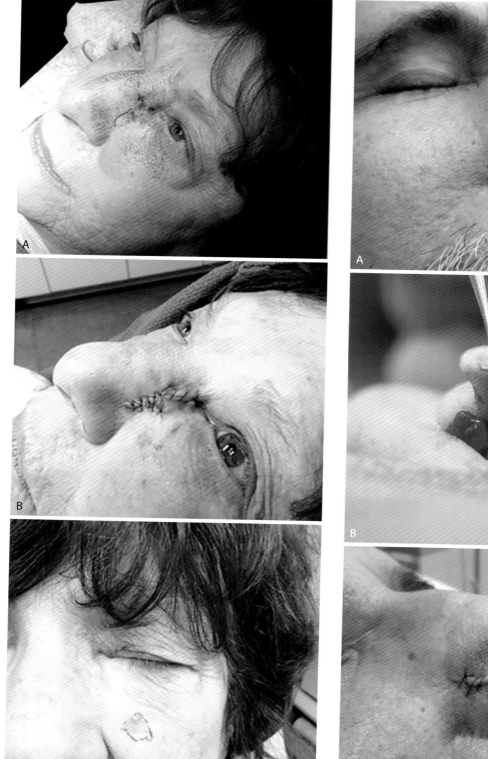

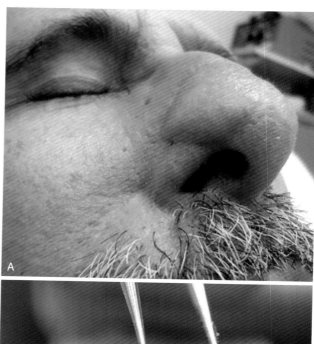

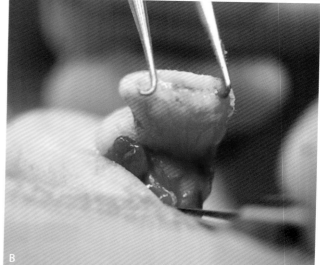

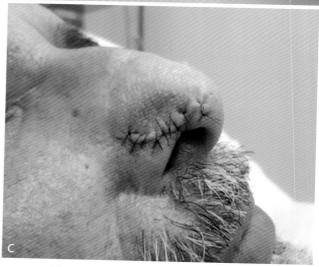

图 35-7 反向旋转皮瓣加骨膜锚定缝合用以矫正内侧下眼睑外翻

A. 术前见外翻导致眼睑开裂；B. 术后即刻；C. 患者闭眼正常，已无开裂。

图 35-8 矫正活板门样畸形的皮下分离术

A. 前额旁正中皮瓣远端形成活板门样畸形；B. 切开并掀开凸起的皮肤，将增厚区域的深部修薄；C. 皮瓣在埋置可吸收缝线后重新闭合以重建鼻翼折痕。

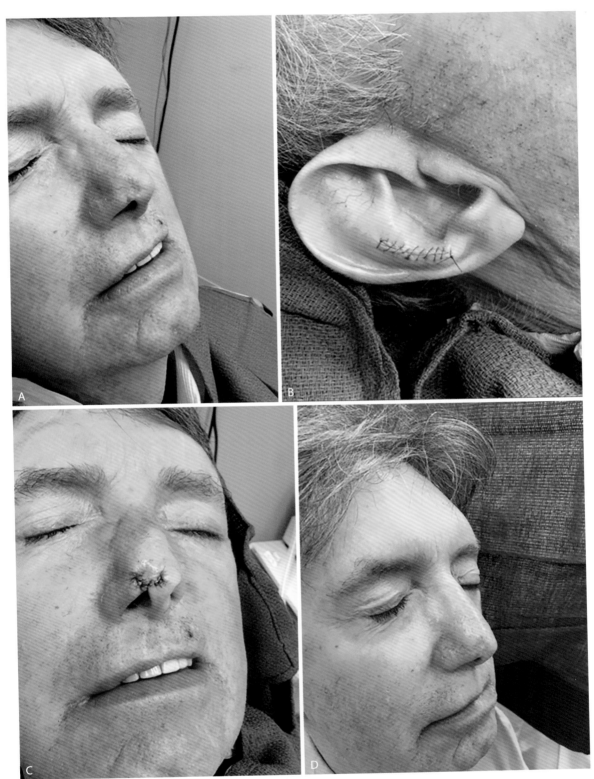

图 35-9 游离软骨移植术用以重建轮廓

A. 皮瓣移植失败后转诊行修复术的术前观；B. 对耳轮提取游离软骨移植物；C. 切口切开并掀起，置入移植物；D. 术后 2 个月轮廓改善效果。

参考文献

1. Eilers RE, Ross EV, Cohen JL, Ortiz AE. A combination approach to surgical scars. Dermatol Surg. 2016;42(suppl 2): S150–S156.

2. Mustoe TA, Cooter RD, Gold MH, et al. International clinical recommendations on scar management. Plast Reconstr Surg. 2002;110(2):560–571.

3. Gold MH, McGuire M, Mustoe TA, et al. Updated international clinical recommendations on scar management: part

2—algorithms for scar prevention and treatment. Dermatol Surg. 2014;40(8):825–831.

4. Gold MH, Berman B, Clementoni MT, Gauglitz GG, Nahai F, Murcia C. Updated international clinical recommendations on scar management: part 1—evaluating the evidence. Dermatol Surg. 2014;40(8):817–824.

5. Leventhal D, Furr M, Reiter D. Treatment of keloids and hypertrophic scars: a meta-analysis and review of the literature. Arch Facial Plast Surg. 2006;8(6):362–368.

6. Ketchum LD, Smith J, Robinson DW, Masters FW. The treatment of hypertrophic scar, keloid and scar contracture by triamcinolone acetonide. Plast Reconstr Surg. 1966;38(3): 209–218.

7. Fitzpatrick RE. Treatment of inflamed hypertrophic scars using intralesional 5-FU. Dermatol Surg. 1999;25(3):224–232.

8. Davison SP, Dayan JH, Clemens MW, Sonni S, Wang A, Crane A. Efficacy of intralesional 5-fluorouracil and triamcinolone in the treatment of keloids. Aesthet Surg J. 2009;29(1):40–46.

9. Alster TS. Improvement of erythematous and hypertrophic scars by the 585-nm flashlamp-pumped PDL. Ann Plast Surg. 1994;32(2):186–190.

10. Nouri K, Elsaie ML, Vejjabhinanta V, et al. Comparison of the effects of short- and long-pulse durations when using a 585-nm PDL in the treatment of new surgical scars. Lasers Med Sci. 2010;25(1):121–126.

11. Gladsjo JA, Jiang SI. Treatment of surgical scars using a 595-nm PDL using purpuric and nonpurpuric parameters: a comparative study. Dermatol Surg. 2014;40(2):118–126.

12. Kurtin A. Corrective surgical planning of skin. Arch Dermatol. 1953;68:389–397.

13. Collins PS, Farber GA. Postsurgical dermabrasion of the nose. J Dermatol Surg Oncol. 1984;10(6):476–477.

14. Roenigk HH. Dermabrasion: state of the art. J Dermatol Surg Oncol. 1985;11(3):306–314.

15. Yarborough JM. Ablation of facial scars by programmed dermabrasion. J Dermatol Surg Oncol. 1988;14(3):292–294.

16. Bernstein LJ, Kauvar AN, Grossman MC, Geronemus RG. Scar resurfacing with high-energy, short-pulsed and flash scanning carbon dioxide lasers. Dermatol Surg. 1998;24(1): 101–107.

17. Lowe NJ, Lask G, Griffin ME. Laser skin resurfacing: pre- and posttreatment guidelines. Dermatol Surg. 1995;21(12): 1017–1019.

18. Lowe NJ, Lask G, Griffin ME, Maxwell A, Lowe P, Quilada F. Skin resurfacing with the ultrapulse carbon dioxide laser: observations on 100 patients. Dermatol Surg. 1995;21(12): 1025–1029.

19. Nehal KS, Levine VJ, Ross B, Ashinoff R. Comparison of high-energy pulsed carbon dioxide laser resurfacing and dermabrasion in the revision of surgical scars. Dermatol Surg. 1998;24(6):647–650.

20. Manstein D, Herron GS, Sink RK, Tanner H, Anderson RR. Fractional photothermolysis: a new concept for cutaneous remodeling using microscopic patterns of thermal injury. Lasers Surg Med. 2004;34(5):426–438.

21. Pham AM, Greene RM, Woolery-Lloyd H, Kaufman J, Grunebaum LD. 1550-nm nonablative laser resurfacing for facial surgical scars. Arch Facial Plast Surg. 2011;13(3):203–210.

22. Tierney E, Mahmoud BH, Srivastava D, Ozog D, Kouba DJ. Treatment of surgical scars with nonablative fractional laser versus PDL: a randomized controlled trial. Dermatol Surg. 2009;35(8):1172–1180.

23. Fisher GH, Geronemus RG. Short-term side effects of fractional photothermolysis. Dermatol Surg. 2005;31(9 Pt 2): 1245–1249; discussion 1249.

24. Graber EM, Tanzi EL, Alster TS. Side effects and complications of fractional laser photothermolysis: experience with 961 treatments. Dermatol Surg. 2008;34(3): 301–305; discussion 305.

25. Hantash BM, Bedi VP, Chan KF, Zachary CB. Ex vivo histological characterization of a novel ablative fractional resurfacing device. Lasers Surg Med. 2007;39(2):87–95.

26. Hantash BM, Bedi VP, Kapadia B, et al. In vivo histological evaluation of a novel ablative fractional resurfacing device. Lasers Surg Med. 2007;39(2):96–107.

27. Weiss ET, Chapas A, Brightman L, et al. Successful treatment of atrophic postoperative and traumatic scarring with carbon dioxide ablative fractional resurfacing: quantitative volumetric scar improvement. Arch Dermatol. 2010;146(2): 133–140.

28. Carniol PJ, Hamilton MM, Carniol ET. Current status of fractional laser resurfacing. JAMA Facial Plast Surg. 2015; 17(5):360–366.

29. Kim DH, Ryu HJ, Choi JE, Ahn HH, Kye YC, Seo SH. A comparison of the scar prevention effect between carbon dioxide fractional laser and PDL in surgical scars. Dermatol Surg. 2014;40(9):973–978.

30. Balaraman B, Geddes ER, Friedman PM. Best reconstructive techniques: improving the final scar. Dermatol Surg. 2015;41 Suppl 10:S265–S275.

31. Shin JU, Gantsetseg D, Jung JY, Jung I, Shin S, Lee JH. Comparison of non-ablative and ablative fractional laser treatments in a postoperative scar study. Lasers Surg Med. 2014;46(10):741–749.

32. Orentreich DS, Orentreich N. Subcutaneous incisionless (subcision) surgery for the correction of depressed scars and wrinkles. Dermatol Surg. 1995;21(6):543–549.

33. Cachafeiro T, Escobar G, Maldonado G, Cestari T, Corleta O. Comparison of nonablative fractional erbium laser 1,340 nm and microneedling for the treatment of atrophic acne scars: a randomized clinical trial. Dermatol Surg. 2016;42(2):232–241.

34. Baris R, Kankaya Y, Ozer K, et al. The effect of microneedling with a roller device on the viability of random skin flaps in rats. Plast Reconstr Surg. 2013;131(5):1024–1034.

35. Cho SI, Chung BY, Choi MG, et al. Evaluation of the clinical efficacy of fractional radiofrequency microneedle treatment in acne scars and large facial pores. Dermatol Surg. 2012;38(7 Pt 1):1017–1024.

36. Hantash BM, Ubeid AA, Chang H, Kafi R, Renton B. Bipolar fractional radiofrequency treatment induces neoelastogenesis and neocollagenesis. Lasers Surg Med. 2009;41(1):1–9.

37. Berube D, Renton B, Hantash BM. A predictive model of minimally invasive bipolar fractional radiofrequency skin treatment. Lasers Surg Med. 2009;41(7):473–478.

38. Hove CR, Williams EF, Rodgers BJ. Z-plasty: a concise review. Facial Plast Surg. 2001;17(4):289–294.

39. Shockley WW. Scar revision techniques: Z-plasty, W-plasty, and geometric broken line closure. Facial Plast Surg Clin North Am. 2011;19(3):455–463.

40. Garg S, Dahiya N, Gupta S. Surgical scar revision: an overview. J Cutan Aesthet Surg. 2014;7(1):3–13.

41. Rodgers BJ, Williams EF, Hove CR. W-plasty and geometric broken line closure. Facial Plast Surg. 2001;17(4):239–244.

42. Yeşiloğlu N, Şirinoğlu H, Sarıcı M, Temiz G, Güvercin E. A simple method for the treatment of cicatricial ectropion and eyelid contraction in patients with periocular burn: vertical V-Y advancement of the eyelid. Burns. 2014;40(8):1820–1821.

第 36 章　外科并发症管理

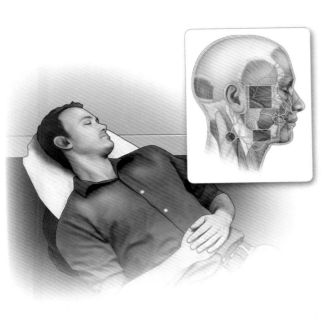

原著者　Eileen Axibal
　　　　Ramin Fathi
　　　　Mariah Ruth Brown

翻　译　许炎竹　任　军
审　校　周　珺　姜海燕

概要

- 仅在美国，皮肤科医师每年要做大约 950 万次手术。
- 并发症的发生率维持在 1% 以下，严重并发症的发生率几乎为零。
- 术后第一个 24 小时出血的风险最大，且常发生于术后头 6 小时。
- 预防性抗生素仅在特殊情况下使用（黏膜或感染部位皮肤），以预防关节感染、心内膜炎和手术部位感染。

初学者贴士

- 能够识别血管迷走神经反应、肾上腺素反应、麻醉过量和变态反应(过敏反应)的体征和症状。
- 为避免延迟缝线反应或"吐出的缝线"，应将可吸收缝线置于真皮深处，在打结处剪线，以最小张力闭合伤口。

专家贴士

- 使用含有肾上腺素的利多卡因的指（趾）麻醉被认为是安全的，但外科医师应避免每个手指（足趾）使用超过 2~4ml 的麻醉药，因为增加麻醉体积的质量效应会导致神经和动脉受压。

切记!

- 颜面神经颞下颌缘分支及脊柱副神经是面部手术中最容易受伤的神经。我们需要了解这些神经的解剖危险区，但也要认识到，由于个体差异大，神经定位无法通过解剖位置准确识别。

陷阱和注意事项

- 不良的缝合方案会导致在解剖游离边缘形成张力，进而造成外观和功能损伤。外科医师应设计使张力垂直于游离边缘的缝合方式。

患者教育要点

- 虽然在皮肤科手术中并发症并不常见，但考虑到许多皮肤科医师所进行的手术的总量庞大，即使发生率仅有 1% 的并发症也可能每周都出现。
- 花时间积极地征得患者的同意，并告知他们可能出现的并发症，可以显著提高患者的满意度。

收费建议

- 皮肤外科医师应熟悉整个周期；根据定义，在某一特定手术的整个周期内治疗的大多数并发症不能单独收费。
- 出于善意，建议患者进行修复手术时应权衡手术所需的费用。

引言

皮肤科医师每年进行大约 1050 万次手术。其中 68% 左右为美容手术，其余为 Mohs 显微外科（MMS）、外科切除手术。大部分的皮肤外科手术都是为门诊患者在诊室进行的门诊手术。

皮肤外科手术的安全性和有效性得到了多项临床研究的支持。一项前瞻性研究对 2370 例皮肤外科手术，其中包括 934 例 MMS 病例，进行了超过 1 年的随访，共发现 51 例患者中有 56 种手术并发症。伤口细菌感染 13 例（0.5%），出血 5 例（0.2%）。一项多中心前瞻性研究对开展 MMS 的 23 个中心进行了术中和术后不良事件的调查统计。20 821 例 MMS 中，共有不良事件 149 例（0.72%），包括 4 例严重不良事件（0.02%），没有死亡报道。其中感染占 61.1%，伤口裂开及部分或全层坏死占 20.1%，出血或血肿占 15.4%。即使是最具侵入性的皮肤外科手术中的分阶段的邻位皮瓣，其并发症发生率也相当低。在一项针对 653 个分阶段的邻位皮瓣的单中心研究中，没有发现严重并发症。轻微并发症包括活动性出血（8.4%）、血肿（0.4%）、初次手术后感染（1.7%）、断蒂后感染（3.4%）、伤口裂开（0.5%）、部分（2.3%）或全层（0.6%）皮瓣坏死。非侵入性及微创性的美容皮肤手术也有较低的不良事件发生率。一项多中心、前瞻性队列研究发现，使用激光和能源设备、可注射性神经毒素和软组织填充材料进行治疗的共 20 399 个病例中，不良事件的报道仅有 48 例（0.24%），无严重不良事件。

总的来说，皮肤外科手术发生轻微不良事件的风险较低，严重的并发症，如住院和死亡几乎从未发生。然而，皮肤外科手术中仍然会出现并发症，手术医师必须能够成功地预防、诊断和管理这些并发症。本章将介绍在皮肤外科手术中减少不良事件的术前技术，以及术中和术后并发症的识别与处理。

术前注意事项

手术并发症的术前风险是根据患者因素决定的，包括医学共存病、药物、患者行为和手术的过程。术前评估的程度应部分由手术的程度决定。皮肤科手术，如冷冻疗法和削切法活检术的风险较低，而皮瓣、皮肤移植、MMS（Mohs 显微描记手术）和大的切除手术被认为风险较高。患者的危险因素可能影响外科医师对手术方式或手术重建类型的选择。在手术之前，应该详细告知患者预期的术后过程，包括活动限制、伤口护理、疼痛控制和药物治疗。

完整的术前评估包括内科病史和体格检查。糖尿病、高血压、肝衰竭、肾衰竭、免疫抑制、遗传性出血疾病、皮肤炎症和既往放疗等都是可使皮肤科手术复杂化的疾病，应收集完整的药物和补充剂清单；许多药物可能影响术中和术后出血。外科医师还应该评估和量化患者的吸烟及饮酒情况。饮酒和吸烟会增加并发症的风险，即使将摄入量减少一点点也能改善术后的效果。确认患者是否存在置入心脏电装置或其他置入性电子装置，可指导电外科的安全实施。应该获取患者过敏史，特别是药物反应和对乳胶或其他医用材料的变态反应。生命体征信息可在手术当天作为体检的一部分获得。虽然皮肤外科医师想要放心手术需要血压控制在一定的范围，但一份综合性调研表明，对于收缩压 <180mmHg、舒张压 <100mmHg 且无其他医学禁忌的患者，都可以进行皮肤外科手术。血压升高往往需要手术延期。许多外科医师依赖患者提供的病史来确定是否存在未控制的高血压。应避免在活动性感染或炎症区域进行手术。

术中并发症

焦虑

皮肤科手术的焦虑是由多种潜在因素引起的，包括对手术风险的担忧、与亲人的分离、对环境的陌生、控制能力的丧失、对陌生人的依赖、针头恐惧症、对美容的担忧及对术中和术后疼痛的预感。焦虑程度的增加对患者的手术过程有负面影响。肾上腺素释放到血液中会引起血管收缩、心率加快、血压升高和体温升高、脸红、出汗，这些生理变化可能会导致术中及术后出血增加。焦虑也被证明会增加皮肤外科手术后的疼痛；Chen 等证实，在两份有效问卷，疼痛灾难化量表（pain catastrophizing scale, PCS）和疼痛焦虑症状量表（pain anxiety symptoms scale, PASS）上，术前得分越高，MMS 术后疼痛程度越明显。焦虑亦会降低患者的满意度。使患者的焦虑最小化的关键在于把握患者的期望，并在术前、术中、术后提供明确的解释。

手术前，通过打电话讨论诊断结果和手术当天的安排，以及阅读书面材料或上网搜索有关手术过程的信息，可以减少患者的焦虑。来自医生的电话，而不是护士或其他团队成员的电话，在减轻患者的焦虑方面也被证明是有效的。听音乐已被证明可以减轻做皮肤外科手术的患者的焦虑，尤其是那些第一次做手术的患者。研究还表明，吃饭、看电视、会客，以及在手术过程中与外科医师和工作人员闲聊，都会在主观上降低患者焦虑。其他潜在的放松方法包括缓慢呼吸、生物反馈、渐进式肌肉放松、引导想象、催眠和冥想。

一些患者可能需要术前口服抗焦虑药物，如地西泮、阿普唑仑或咪达唑仑。在 MMS 期间，咪达唑仑已被证明具有健忘、降低警觉性和血压的作用，且无明显的临床不良反应。对于需要进行抗焦虑治疗的患者，应在用药前获得知情同意。医生应陪同患者到达预约手术的地点，并应告知患者在手术当天不要驾驶任何交通工具。苯二氮䓬类药物最显著的不良反应包括嗜睡和呼吸抑制，这需要对患者在术中和术后进行监测。值得注意的是，服用苯二氮䓬类药物的患者中，不到 1% 的人可能会出现躁动、不安、多动和好斗的矛盾症状，并且可能需要服用氟马西尼来逆转用药。

麻醉反应

疼痛

由于大部分皮肤外科手术都是在患者清醒状态下进行，术中疼痛管理是需要考虑的关键问题。比如，在典型的耐受性较好的 MMS 手术中，术中疼痛使病例流产的危害远比取得明确的手术边缘重要。注射性局部麻醉（local anesthesia，LA），最常见的是利多卡因，用于皮肤外科手术中疼痛的处理。有关 LA 的详细讨论，请参阅第 12 章。

由于针头刺入，组织膨胀，还有和烧伤相关的麻醉，LA 的注射过程可能是痛苦的。一些技术可以帮助实施 LA 引起的不适。首先，以 10：1 的比例用碳酸氢钠缓冲利多卡因可以通过将溶液碱化到更大的生理范围来减轻注射部位的疼痛。通过 pH 的增加，氢离子浓度降低了 10 倍，从而减少了局部刺激，使麻醉药的释放速度大大加快，几乎即刻便可达到神经阻滞的目的。其次，各种注射技术可用于疼痛最小化。包括使用小针孔的针头（最常见的 30G），缓慢注射，注射前局部皮肤冷却，使用温热后的麻醉药，通过挤压或振动皮肤的方式分散患者对刺激的注意力，进针时垂直皮肤注射，尽可能减少进针的次数，确保足够的麻醉深度和范围。

在 LA 注射前使用表面麻醉药可以减少患者的焦虑和疼痛。表面麻醉药可以减轻针位的疼痛，但不影响麻醉浸润引起的疼痛。应指导患者安全用药，并在术前使用表面麻醉药封包 30~60 分钟。

表面麻醉药存在许多不同的制备方式和运载载体。亦有许多商品化的产品可以选择，FDA 批准用于皮肤病的表面麻醉药包括：

1. 恩纳（Eutectic mixture of local anesthetics，EMLA；阿斯利康制药，韦斯特伯鲁，马萨诸塞州）：这是一种包含 2.5% 利多卡因和 2.5% 丙胺卡因的油／水乳化剂。
2. 利多卡因外用产品，如托比卡因（ESBA Laboratories，Jupiter，FL）、利多卡因（Endo Pharmaceuticals，Chadds Ford，PA）和 LMX（Ferndale Laboratories，Ferndale，MI）。
3. 外用 S-Caine 麻醉霜商品名为 Pliaglis（得克萨斯州沃思堡高德美实验室），是 7% 利多卡因和 7% 丁卡因在乳膏基质中的共晶混合物，外用 S-Caine 贴片商品名为 Synera（犹他州盐湖城 Zars 公司），是 70mg 利多卡因与 70mg 丁卡因的共晶混合物，覆盖专利加热元件，增强麻醉药的输送。所有表面麻醉药都有心血管毒性和中枢神经系统（central nervous system，CNS）毒性的相关风险，这些风险随着使用时间的延长、不合理的浓度过高以及大面积使用而增加。EMLA 的丙胺卡因部分可以通过将红细胞中的铁从亚铁氧化到铁的状态而导致高铁血红蛋白血症，危害血红蛋白运输氧气。非常年轻的患者或葡萄糖 -6- 磷酸脱氢酶缺陷患者更容易发生高铁血红蛋白血症。

使用非 FDA 批准的复方表面麻醉药时应谨慎。相比 FDA 允许的同类产品，这些产品通常含有更高的合成表面麻醉药配比，并且缺乏适当地使用警告或指导。这些因素同时增加了不良事件的发生风险和药物提供者的责任。从业人员可能希望将表面麻醉药的使用限制在 FDA 获批的范围内，或者至少应使用那些信誉度高的复合制剂。

局部反应

压痛、淤青和水肿在 LA 浸润后很常见。眼眶周围较薄的皮肤、口腔黏膜和唇红处水肿更为明显（图 36-1）。如果麻醉累及大的有髓神经纤维，可出现短暂性运动神经麻痹。在感觉神经恢复正常后，这种瘫痪仍可能会持续数小时，患者在手术前应被告知可能会出现这种情况。

过敏／变态反应

局部麻醉药物一个罕见但重要的不良反应是变态反应。这些反应包括 I 型（即刻）或 IV 型（迟发型）超敏反应。大多数对局部麻醉药的真正变态反应是 IV 型反应，也称为接触性过敏。一项对 1819 名患者的回顾性病案总结发现，局麻药物引起的 IV 型变态反应的数量一直在增加，其中苯佐卡因（45%）、利多卡因（32%）和地布卡因（23%）是最常见的过敏原。这种现象被认为是由于越来越多的非处方产品含有利多卡因，导致不必要的暴露和致敏。IV 型超敏反应导致局部湿疹性皮炎，表现为红色丘疹或水疱，可发展为斑块和大疱；这种变态反应并不危险。IV 型变态反应通常在暴露 48 小时后发生。

相反，I 型反应是 IgE 介导的，在接触抗原几分钟

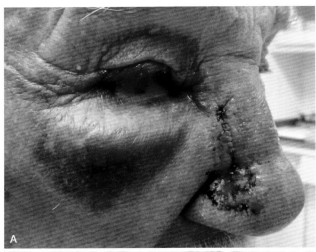

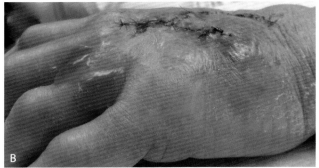

图 36-1 A. Burow 皮瓣转移缝合后眶周淤血和水肿。B. 旋转皮瓣缝合后手部水肿大疱。手部重建常导致大面积肿胀；用黏性绷带将手（包括手指和拇指）包裹至前臂中部的 DIP 关节可以最大程度缓解肿胀

到几小时后发生。Ⅰ型过敏症的局部表现为轻度荨麻疹或血管水肿，未累及喉部。全身表现或变态反应，包括支气管痉挛和周围血管扩张，表现为心动过速和低血压（表 36-1）。总的来说，在既往报告对 LAs 过敏的高危人群中，真正由 IgE 介导的过敏比例仅约为 1%。因此，推测在一般人群中 IgE 介导的局麻药物过敏的患病率明显会更低。外科手套中的乳胶，为以前最常见的致敏医学耗材（medical setting）之一。由于近年来广泛致力于减少乳胶暴露和致敏，乳胶变态反应的数量显著减少。抗生素、染料和氯己定引起的变态反应的报道越来越多。商业上可用的局部麻醉药物有两类：酰胺类和酯类。对酰胺类麻醉药，包括利多卡因和布比卡因，真正的Ⅰ型过敏是非常罕见的。据报道，大多数局麻药物过敏是由

酯类麻醉药引起的，包括普鲁卡因、丁卡因和苯佐卡因。酯类麻醉药更容易引起变态反应，因为它们是对氨基苯甲酸（PABA）的衍生物。酰胺类和酯类麻醉药之间不存在交叉反应，但为保持多剂量瓶装的利多卡因的药物稳定性，常使用在结构上与 PABA 有关的防腐剂对羟基苯甲酸甲酯，因此，PABA 和其他防腐剂，包括亚硫酸钠，可能是既往报道过的酰胺类局部麻醉药过敏的最常见原因。单剂量瓶装利多卡因不含防腐剂。

如果有对 LA 发生Ⅰ型变态反应的病史，患者可以转诊至过敏专家那里进行评估。如果存在 LA 过敏的记录，但根据患者病史认为风险较低，可在诊室进行皮内或皮下试验。该试验将不含肾上腺素的不同种类的局部麻醉药作为可疑过敏原，稀释至 1∶1000，注入皮肤形成 2~3mm 的浅表皮丘。另外，设置阳性对照（0.10mg/ml 组胺碱）和阴性对照（生理盐水）注射进行比较。风团和潮红反应应在 15~20 分钟进行评估，如果风团最长直径大于阴性对照组 3mm 以上，则认为测试为阳性。如果 1∶1000 稀释的结果为阴性，在判定为阴性之前，还应将浓度增加至 1∶100 重新检测。如果阴性，则可以用未稀释的局部麻醉原药进行皮下刺激。

区分 LA 变态反应和更常见的血管迷走神经和肾上腺素反应是很重要的，后者常常被患者理解为对局部麻醉药物"过敏"。当患者在使用局部麻醉药后出现全身症状时，应监测生命体征，并进行彻底的系统检查。

在真正的变态反应中，会出现心动过速伴有血压下降。患者可能有支气管痉挛、荨麻疹、血管性水肿，或其他全身症状如恶心、呕吐和腹泻。对于此类变态反应立即肌内注射肾上腺素，且从低剂量开始。对于怀疑变态反应的患者，使用抗组胺药或类固醇治疗并不是很恰当。成人的推荐剂量为 0.3~0.5mg 1∶1000 的肾上腺素溶液（这通常等同于 0.3~0.5ml 的 1mg/ml 溶液）肌内注射。如有需要，可每 5 分钟重复注射一次。对于儿童，推荐剂量为 0.01mg/kg，最高不超过成人剂量 0.5mg。市面上出售的自动注射器提供预设剂量的肾上腺素。皮肤科医师应备有肾上腺素溶液或肾上腺素自动注射器，以便随时治疗可疑的变态反应。

如果患者对肾上腺素有良性反应，那么可预期会有心动过速伴血压升高。皮肤外科常用的肾上腺素浓度，局部麻醉为 1∶100 000 至 1∶200 000，膨胀麻醉为

表 36-1 皮肤外科局部麻醉的鉴别反应

	变态反应	肾上腺素的敏感性	血管迷走神经性反应
体征	心动过速 + 低血压	心动过速 + 高血压	心动过缓 + 低血压
处理	肾上腺素 0.3~0.5mg 每 5 分钟肌内注射	无需治疗。如需治疗可用非选择性受体阻滞药	平卧，如果需要，阿托品 0.4mg 皮下注射

1：1 000 000 至 1.5：1 000 000。即使这些配比中肾上腺素的浓度很低，也会引起全身反应，如心悸、脸红和恐慌。肾上腺素效应通常会自行消失，一般不需要治疗。如果需要，推荐的治疗方法是非选择性 β 受体阻滞药。患者可将肾上腺素反应误认为焦虑或心脏并发症，因此，告知患者这种反应是良性的和临时的，从而使他们安心是很重要的。有甲亢病史或嗜铬细胞瘤病史者应避免使用肾上腺素。对于病情稳定的心血管疾病患者，如高血压、缺血性心脏病、心律失常、冠状动脉疾病、心脏移植等，肾上腺素局部浸润用于皮肤科手术是安全的。如果担心患者因心血管疾病不能安全接受手术，应咨询患者的心脏病医师。

在血管迷走神经性反应中，通常可见心动过缓和低血压。这将是临床实践中最常见的情况。血管迷走神经反应是由于迷走神经在对焦虑、针头的恐惧或注射疼痛的反应中被激活，导致副交感神经张力增强。患者可能会出现出汗、恶心和过度通气的症状。患者可能感觉自己即将失去意识（晕厥前期）或失去意识（晕厥）。晕厥患者可能会丧失排尿意识，出现类似于癫痫大发作节律性运动。一项研究表明，相比年龄较大患者，年轻患者更容易发生晕厥前症状，而年轻男性更容易发生真正的晕厥。如果患者有血管迷走神经性反应，安慰患者，在额头上敷一条凉毛巾，把患者放置于头高足低位（Trendelenburg 卧位）可以缓解症状。对于这些措施无效的血管迷走神经反应，可以考虑皮下注射阿托品 0.4mg。考虑到血管迷走神经性反应的危险，患者接受局部麻醉药浸润时保持仰卧位是很有帮助的。

药物过量

当局部麻醉药超过其最大剂量或排泄功能受损时，可能发生危及生命的全身毒性。利多卡因最大重量剂量为 4.5mg/kg 不含肾上腺素，7.0mg/kg 包含肾上腺素。利多卡因中毒在皮肤科手术中很罕见；2010 年的一项研究证实，即使使用相对高的利多卡因总剂量（最高可达 50ml），MMS 围术期血清中的利多卡因的峰值水平也不会接近中毒限度。

尽管有这一发现，局部麻醉药毒性仍曾被报道为皮

肤科手术的并发症，对皮肤外科医师来说，了解局部麻醉药中毒的体征、症状和处理方法是很重要的。相比浸润麻醉时过量使用局麻药，不慎将局部麻醉药注入血管内更容易引起全身毒性反应。

过量使用利多卡因会导致中枢神经系统毒性反应，亦会使心肌收缩力下降引起心血管毒性反应（表 36-2）。患者可能会变得越来越健谈，口中有金属味。利多卡因血浓度达到 6~9μg/ml 时，患者可能会出现恶心、呕吐、抽搐、震颤、视物模糊、耳鸣和神志不清。尽管患者可能仍有正常的脉搏和血压，考虑使用苯二氮䓬类或巴比妥类药物治疗，并确保气道畅通。在血中浓度为 9~12μg/ml 时，可出现癫痫发作。在这种情况下可以预防性使用抗惊厥药。此外，可能会出现心血管损害的初期表现，患者脉搏和血压低于正常水平。当药物血液浓度 >12μg/ml 时，患者有昏迷和心肺衰竭的危险。

布比卡因的最大重量剂量为不含肾上腺素 2.5mg/kg 和含肾上腺素 3.0mg/kg。在非利多卡因局部麻醉药中，布比卡因的治疗范围最小。急性升高的血浆水平可导致室性快速心律失常和心脏停搏，其发生甚至早于中枢神经系统中毒症状。若有任何局部麻醉药剂量过大者，应停止麻醉并监测生命体征。考虑到麻醉毒性的潜在发病率和死亡率，皮肤科医师在转诊这些患者去更高级别护理时应设置较低的门槛。

指（趾）麻醉

长久以来人们有个根深蒂固的印象，即在指（趾）部位，肾上腺素可作用于 α 受体引起动脉血管收缩导致组织缺血和坏死。近年来的研究推翻了这一学说，目前的证据表明，使用肾上腺素的局部麻醉安全适用于所有临床部位，也包括指（趾）部位。一项研究显示，在使用 0.5% 利多卡因加肾上腺素 1：200 000 用于指（趾）麻醉的 63 例患者中，包括周围血管疾病、高血压和糖尿病患者，并无指（趾）坏死的发生。另一项研究调查了因为变态反应的意外接受肾上腺素自动注射器注射的患者，并无手指坏疽的病例，且肾上腺素自动注射器中使用的肾上腺素浓度远高于皮肤外科局部麻醉使用的肾上腺素浓度。酚妥拉明是一种可逆的非选择性肾上腺素能拮抗药，推荐用于治疗由肾上腺素诱导的指血管痉挛，但其在皮肤外科手术后的应用尚未见报道。

临床可安全使用添加肾上腺素的局部麻醉药用于指神经阻滞。应避免每指使用超过 2~4ml 的麻醉药，因为局部麻醉药物容积的占位效应可能会导致神经和动脉受压。环形麻醉阻滞时同理。值得注意的是，由于止血带效应，环形敷料包扎，而不是肾上腺素或大体积的局部麻醉药注射，是医源性指（趾）缺血和坏死的最常见原因。

表 36-2　利多卡因中毒征象

血药浓度（μg/ml）	临床症状
1~6	口周/指端感觉异常，躁动，头晕
6~9	恶心，呕吐，抽搐，震颤，视物模糊，耳鸣，神志不清
9~12	癫痫
>12	昏迷，心搏、呼吸骤停

术中出血

皮肤外科医师必须考虑治疗性抗血栓药物，辅助性草药方剂、遗传性出血性疾病和其他并发症可能导致患者术中或术后出血等高危因素（表 36-3）。许多患者，特别是那些接受皮肤癌治疗的患者，常存在需要使用抗凝和抗血小板药物治疗的系统疾病。抗凝血药抑制凝血酶生成和纤维蛋白形成，包括维生素 K 拮抗药（华法林）、间接凝血酶抑制药（普通肝素和低分子肝素）、直接凝血酶抑制药（达比加群酯、阿加曲班、比伐卢定、重组水蛭素）和 Xa 因子抑制药（利伐沙班、阿哌沙班、依度沙班、磺达肝癸钠）。抗血小板药物阻断血小板活化和聚集，包括阿司匹林和氯吡格雷。这两种药物都可能增加患者术中和术后出血的风险，在手术前应予以注意。

接受双重抗血栓治疗的患者发生手术相关出血的风险最高。2011 年一项针对 1911 名患者的前瞻性研究表明，同时服用华法林和氯吡格雷的患者发生出血并发症的风险是其他受试者的 40 倍。一项对 760 名接受皮肤手术的患者的回顾性研究中，在接受手术时服用两种或两种以上抗血栓药物的患者，其出血并发症的发生率要高得多。

除了处方药，辅助性草药方剂，包括人参、银杏、维生素 E、鱼油、大蒜、冬葵等，可能会增加出血的风险。遗传性出血性疾病，包括 Willedrand 病、血友病

和凝血因子缺乏，也应在皮肤科检查前确定。考虑到术前服药或输液的可能性，这些遗传疾病应与患者的血液病医师共同管理。其他患者的并发症，如尿毒症、肝病、酗酒、维生素 K 缺乏、免疫性血小板减少症、骨髓衰竭等，可进一步影响血栓形成。

对于出血风险增加的患者，可以回顾相关的术前实验室检查数据，如凝血酶原时间（PT）／国际标准化比值（INR）和血小板计数。研究表明，如果 INR 在手术的 1 周内不超过 3.5，进行皮肤科手术是安全的。现在普遍认为，血小板计数低于 50 000 为侵入性操作的禁忌证。手术前 7～10 天，建议终止非必需的阿司匹林和（或）非甾体抗炎药的使用。2012 年，美国胸科医师学会（American College of Chest Physicians）建议围术期继续使用华法林或阿司匹林进行治疗，并在较小的皮肤手术过程中实施局部止血。目前的共识是，外科医师不应在皮肤科手术前擅自停止任何必要的抗凝血药物或抗血小板药物治疗，因为灾难性血栓并发症的风险超过了出血的风险。可能在某些情况下需要减少或停止抗凝治疗。在这种情况下，最好在处方提供者的积极参与下做出个体化的医疗决策。2015 年的一项随机、双盲、安慰剂对照研究表明，当房颤患者在择期手术前停止华法林治疗时，在预防动脉血栓栓塞方面，不用低分子肝素进行抗凝治疗的过渡，对于预防动脉血栓栓塞并不比应用肝素过渡差。此项研究表明，在某些情况下，停止抗凝药物可能不会增加患者的风险。

表 36-3　增加术中出血风险的危险因素

药物	补充剂	遗传疾病	其他患者因素
阿司匹林	高丽参	Willedrand 病	尿毒症
氯吡格雷	银杏	血友病 A／B（凝血因子Ⅷ、	肝病
非甾体类抗炎药	维生素 E	Ⅸ缺乏）	肝脾增大
华法林	鱼油	其他凝血因子缺乏疾病	酒精摄入过多
肝素	大蒜		骨髓及外骨髓增生性疾病／
达比加群酯，阿加曲班，	当归		骨髓衰竭
比伐卢定	野甘菊		维生素 K 缺乏
来匹卢定	欧亚甘草		免疫性血小板减少
利伐沙班，阿哌沙班	覆盆子		
依度沙班，磺达肝癸钠	德国甘菊		
	红三叶草		
	白杨		
	绣线菊		
	柳皮		
	罗望子（酸角）		
	丹参		
	苜蓿		
	白毛茛		
	绿茶		

在对出血风险较高的患者进行手术时，还应考虑切口闭合类型。在所有闭合类型中，皮瓣、皮肤移植和部分修复出血的风险最高。剥离在外科重建中很重要，但应仅在确保有足够组织充分运作的必要程度下进行。宽而深的破坏会对大血管造成损伤，造成闭合下大面积的死腔，增加出血和血肿形成的危险。对于术后伤口较大和（或）有线状出血倾向的患者，放置引流可能是合适的。引流可以是被动的，也可以是主动的；被动引流依靠重力作用排出液体，而主动引流则连接到真空装置上。在皮肤科手术中，最常用的引流是被动 Penrose 引流（Penrose drain）。Penrose 引流可通过缝合线的下侧或切口附近的小开口排出引流液。像 Jackson-Pratt（JP）或 Hemovacs 这样的主动引流是一种连接到引流袋（瓶）的封闭系统，通过负压消除出血。为减少感染风险，应在 24～48 小时内清除引流管（图 36-2）。

术中出血失控的处理

在出血血管上施加 15～20 分钟的直接压力可以填塞活动性出血，从而形成生理学上的止血。这种方法简单有效，但延长了手术时间，因而很少使用。术后在手术部位放置压力敷料 48 小时，可降低术后出血的风险。

肾上腺素常加在局部麻醉药中。除了提高麻醉药的作用时间，肾上腺素还提供短暂的血管收缩。最近的一项三盲随机对照试验发现，使用含有 1 : 1000 肾上腺素的利多卡因进行皮肤最大血管收缩的时间为 25.9 分钟。一个警告是，有些患者可能对肾上腺素的血管收缩效应过于敏感，导致术中出现假止血现象，表现为术后出血或血肿形成风险增加。如果怀疑这一点，所有可见的出血点都应该仔细止血。

缝合技术也有助于止血。偶尔，大血管（直径 >2mm）的横切会导致不适合电外科手术的快速出血。缝合结扎为这些血管提供了一种安全、持久的止血方法。识别出血血管后，用弯止血钳夹住横切血管的两端，直接结扎血管的两端。或者，在不能直接缝合血管的情况下，可以在出血区域周围进行 8 字形缝合或水平褥式缝合，即可达到压迫和止血目的。

局部止血剂也常用于控制术中出血。这些可分为物理止血剂、化学止血剂、生物支架止血剂和生物活性止血剂。物理止血剂的作用是填塞血管。化学止血剂具有腐蚀性，可导致局部组织损伤和血栓形成。生物支架止血剂为血小板聚集提供网状结构。生物活性止血剂是凝血途径中的纯化蛋白。这些材料列于表 36-4。由于术中出血可不仅仅应用电外科应对处理，最常用的局部制剂为可吸收明胶（明胶海绵®）、氧化纤维素（Surgicel®）、牛凝血酶（Thrombin-JMI®）和重组凝血酶（Recothrom®）。

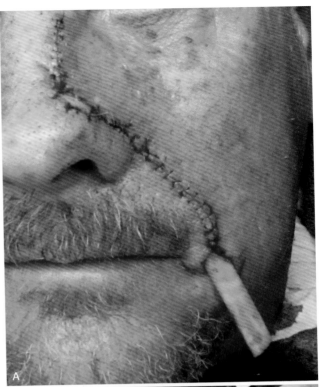

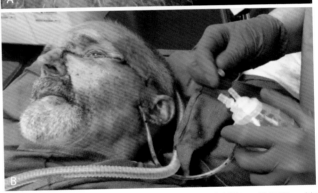

图 36-2　A. 将 Penrose 引流管置于大皮瓣切口关闭处。这种被动引流需要放在伤口最下方；B. Jackson-Pratt 引流管置于皮瓣切口关闭处

电外科是皮肤外科最常用的止血方法（详见第 16 章）。这会导致热损伤、蛋白凝固，出血血管随之封堵。电外科包括电干燥法、电灼、电切和电凝。另一种止血方法是电灼术（电烙术），它不用电，而是直接加热使出血血管凝固。电外科和电灼术是皮肤科手术的重要组成部分，但如果过度使用，由于热组织损伤和周围淋巴血管损伤，会导致伤口愈合延迟和不良的美容外观。

电外科并发症

心脏置入性电子设备

仅在北美，新的心脏电子设备置入每年就超过 25 万个。由于年龄较大患者患皮肤癌和需要置入式电子设备（implantable electronic devices，IEDs）的心脏疾

表 36-4　局部止血剂

药物	作用机制	优点	缺点	剂型	说明
物理止血剂					
骨蜡（蜂蜡）	机械填塞止血	使用简单	不可吸收 外源性 肉芽肿形成	糊剂	最常用于颅骨止血
丙烯酸酯类	快速聚合止血	无相互作用	费用较高 可黏附在黏膜上	溶液	如使用过量可用丙酮溶解，常用于小型皮肤外科伤口的缝合
化学止血剂					
氧化铝	蛋白沉淀，血栓形成	无文身风险，成本低	组织刺激	溶液	即使没有乙醇（酒精）基质也具有易燃性
Monsel 溶液（次硫酸铁）	蛋白沉淀，血栓形成	适用于皮肤或黏膜，使用方便	会致永久性，组织反应	溶液	在 Mohs 手术中可能会干扰组织染色
氧化锌	腐蚀剂，血栓形成	理论上具有破坏肿瘤效应	使用过程痛苦，组织破坏过多	糊剂	用于早期 Mohs 手术组织体内固定
硝酸银	结合银离子并沉淀组织蛋白	成本低，使用方便	文身反应，大面积使用理论上存在银中毒风险	溶液	常用于治疗肉芽肿组织
生物支架止血剂					
明胶	网状结构促进血栓形成	无相互作用，可吸收，成本低	感染风险，肿胀可导致神经或血管受压	泡沫，粉剂	能与凝血酶结合
纤维素	网状结构促进血栓形成	低感染风险，可吸收	不适合植骨床或软骨膜附近	网、纱布、海绵	
微纤丝胶原	网状结构促进血栓形成	止血完成后可以移除	易附着湿润表面，变态反应	原纤维	牛源性
生物活性止血剂					
凝血酶	将纤维蛋白原转化为纤维蛋白	无相互作用	大口径血管发生弥漫性血管内凝血的风险；费用昂贵	溶液，粉剂	使用生物支架止血剂效果最佳
纤维蛋白胶	直接凝固	无相互作用	费用昂贵	溶液	由从患者同源供体获得的冷沉淀或合成制备

病的风险都较高，因此对于皮肤科医师来说，需要谨慎地了解电外科手术的潜在影响。电外科设备的电磁干扰（electro-magnetic interference，EMI）相对较少，因为在办公环境中，电外科产生的电磁场相对较低。2000年，一项对 166 名 Mohs 外科医师的调查显示，电外科手术的并发症发生率较低（100 例的手术实践中有 0.8例），没有明显致病或者致死。并发症包括跳搏（8 例）、起搏器重新编程（6 例）、ICD 激发（4 例）、心脏停搏（3 例）、心动过缓（2 例）、起搏器电池耗尽（1 例）和

未明确的快速心律失常（1 例）。双极钳没有任何并发症。

心脏起搏器是一种由脉冲发生器和导线组成的电子设备，当心脏固有节律缺失或减慢时，导线提供电刺激，引起心脏收缩。一般情况下，起搏器患者分为依赖型和独立型。起搏器依赖的患者有不充分的甚或没有内在节律，因此可能在起搏停止后出现明显症状，甚至出现心搏骤停。导致的结果是，心脏起搏器依赖患者在电外科手术中发生 EMI 并发症的风险更高。置入式心律转复除颤器（implanted cardioverter-defibrillators，

CDs）可通过高能冲击检测并终止危及生命的快速和慢速心律失常。如果 EMI 被错误地认为是一种危及生命的心律失常，可能会发生休克，那么 ICD 可能会通过抑制心动过速或诱发起搏来做出反应。相比起搏器而言 ICD 对 EMI 更敏感。此外，在接地不良或非隔离的电外科手术中，置入式心脏装置可以作为一个惰性的金属板，由于所输送的能量局限于一小块区域，因此会导致心肌烧伤或心律失常。抗电磁干扰的防护措施正在不断发展中，包括研究限制电流流经距离的绝缘涂层，以及限制非生理干扰的保护算法和过滤器。由于现代起搏器的保护电路，电磁干扰的并发症目前相当少见。

由于诊室单极电外科设备（如 hyfrecator，透热治疗仪）与医院手术室的同类设备相比，动力较低，因此并不总是需要一个接地垫。如果没有接地垫，电流就会分散到全身，从而在大多数患者中形成相对安全的止血方法。然而，由于电流传播到远处，电磁干扰对心脏置入式电子设备存在潜在风险的可能。在双极电外科手术中，电流通过双电极仪器，从一个电极穿过组织，到达另一个相邻电极，完成电路。这种方式不需要接地垫，且能将干扰 IED 的电能最小化。最近的一项体外研究发现，单极电外科设备不干扰除颤器，只有在靠近除颤器使用时才会影响心脏起搏器。结论是，双极方式在任何置入除颤器设备患者和距离置入起搏器 2in 内的距离中使用都是安全的。然而，目前的指南仍保守地建议，在没有咨询电生理学家的情况下，应避免在心脏装置 15cm 内进行电外科手术。在心脏 IED 患者中，最安全的烧灼方式是电灼（热烧灼）和双极钳电手术（图 36-3）。

放置在起搏器上的磁体会将大多数需要的起搏器切换到异步模式。在这种模式下，心脏以固定的速度跳动，而不考虑患者潜在的节律。本方法已用于保护患者免受 EMI 对起搏器的抑制。当磁体被移除时，设备应恢复到先前设定的速度。很少有心脏起搏器故障的报道与磁体使用有关。对于 ICDs 设备置入患者，磁性材料在不影响速度模式或速率的情况下禁用心动过速检测。大多数 ICDs 在磁性材料移除后将恢复到先前的心律失常检测。ICDs 的一个重要特点是与磁性材料相互作用同时不会影响 ICD 的抗心动过缓起搏功能。与起搏器不同，ICD 的起搏器功能不是异步的。因此，如果患者依赖于其 ICD 固有的抗心动过缓起搏，他们可能会因为电外科诱导的 EMI 抑制起搏功能而出现心动过缓。在使用磁性材料之前，外科医师应得到心脏病专家或患者起搏器 /ICD 诊所的指导。

非心源性置入电子设备

非心源性置入电子设备包括脑深部刺激器、脊髓刺激器、迷走神经和膈神经刺激器、胃刺激器和耳蜗植入

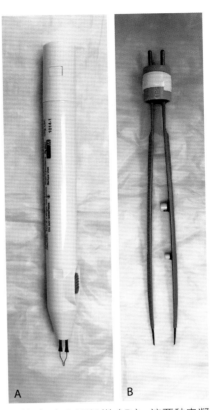

图 36-3 电灼（A）和双极钳（B）。这两种电凝方法在置入心脏瓣膜的患者中是最安全的

物。这些设备也会产生与 IEDs 有关的并发症。为了限制电磁干扰的风险，许多此类装置可以通过外部遥控来关闭。然而，有些设备由于功能或医疗原因无法关闭。即使此类设备被停用，电外科手术可以导致电极加热和刺激器周围的组织损伤，以及感觉异常和电击。与心脏装置一样，单极电装置的风险最大。如果非心源性 IED 不能被停用，或者外科医师需要在电极附近进行操作，应该咨询管理该设备的医师。

烧伤和火灾

美国每年发生 50~100 起外科火灾，其中大多数涉及电外科或激光设备。在这些病例中，每年有 1~2 例死亡。特别是在皮肤科，电外科用于凝血的笔尖是一种常见的火源。皮肤科医师也经常使用易燃和可燃化学品，如外科敷料、窗帘和某些清洁剂（如异丙醇）。凡士林并没有发现具有可燃性，可安全用于手术操作台。在 74% 的外科手术中，辅助供氧被发现是导致火灾的一个因素。由于 90% 的外科火灾是由单极电外科设备和激光设备引起的，为防止外科火灾，在需要补充氧气的情况下，双极电外科是急救研究协会推荐的首选凝血方法。在大多数皮肤外科手术过程中，电外科实施时，患者的氧气可以被关闭，没有副作用。所有外科手术人员都应接受消防安全规范的培训，包括知道如何启动"红色代

码"以及灭火器和火警的位置。

　　烧伤也是仅次于电外科手术的主要并发症。耳鼻喉科专家在一项调查中发现，1 年内在 99 664 例接受电外科设备治疗的病例中出现 324 例并发症的报道。这些并发症包括 219 例未预料到的直接烧伤、48 例继发于金属牵引器或仪器的电流烧伤、13 例接地垫烧伤和 11 例火灾。接地垫烧伤通常是由于接地垫与干凝胶接触，垫大小不当、垫下潮湿或垫定位不当造成的。应选择解剖位置上灌注良好的大块肌肉，将一次性接地垫放置于其干净、干燥的皮肤上。

术后并发症

疼痛

　　大多数接受 MMS 治疗的健康患者术后会有轻微至中度疼痛。一项对 433 例 MMS 患者的研究表明，术后疼痛在手术当天最为严重，其疼痛程度与皮瓣修复、年龄 <66 岁、治疗的病灶较多以及使用麻醉药缓解疼痛的关系最为密切。持续时间较长的局部麻醉药，特别是 0.5% 的布比卡因，可以注射到手术部位，以达到延长术后麻醉的目的。布比卡因的麻醉起效时间 >5 分钟，持续时间为 4~6 小时，而利多卡因起效不到 2 分钟，麻醉持续时间为 1~2 小时。值得注意的是，麻醉前没有使用利多卡因直接注射布比卡因可能会疼痛。神经阻滞可作为一种替代方法，或作为浸润麻醉的补充方式用于面部、手、足和手指的手术。神经阻滞具有减少组织肿胀／变形，延长麻醉时间，减少患者术后不适等优点。有关神经阻滞选择的详细讨论，详见第 12 章。

　　术后镇痛药物管理是皮肤外科考虑的一个重要内容。研究表明，术后立即服用一剂预防性的、单剂量的对乙酰氨基酚 ≤1g、布洛芬 400mg、双氯芬酸 50mg 或依托瑞昔布 120mg 可减少术后疼痛和阿片类药物的使用。术后疼痛控制的选择包括手术部位冰镇或凝胶冻包冷镇痛、对乙酰氨基酚、非甾体、抗炎药（NSAIDs）、阿片类药物或联合治疗。对乙酰氨基酚仍然是小型皮肤科手术镇痛的主要药物。500mg 至 1g 的剂量可显著改善 4~6 小时的轻至中度疼痛，最高每日剂量为 3g。高剂量的对乙酰氨基酚罕见的不良反应包括肝衰竭和 Stevens-Johnson 综合征。晚期肝病患者可首选对乙酰氨基酚镇痛，由于有出血和肝肾综合征的危险，每日最大剂量为 2g。非甾体抗炎药，如布洛芬、酮咯酸、萘普生、塞来昔布和依托利昔布，也常用于治疗术后轻度疼痛。其风险包括肾灌注损伤，既往肾功能不全加重，胃黏膜功能减弱导致出血或穿孔，使潜在疾病，如高血压恶化，甚至在肝硬化患者诱发危及生命的肝肾综合征。

　　非甾体抗炎药对围术期止血的影响是皮肤科手术中普遍关注的问题。虽然非甾体抗炎药确实增加了出血时间，但大多在正常范围内，仅持续数小时。一项病例回顾研究发现，在皮肤手术后服用阿司匹林或非甾体抗炎药的人，术后出血不能归因于这两种药物。耳鼻喉科领域的研究表明，与对乙酰氨基酚相比，术后使用布洛芬不会引起更大的出血并发症。因此，在皮肤科手术后使用非甾体抗炎药可能会降低出血并发症的风险。2011 年的一项随机对照试验显示，术后立即给予对乙酰氨基酚 1000mg 和布洛芬 400mg 的联合用药比单独给予乙酰氨基酚以及术后每 4 小时给予少于 4 次的对乙酰氨基酚更能控制疼痛。

　　尽管有这些有利的结论，一些患者可能仍然需要阿片类镇痛药来控制术后疼痛。阿片类药物被认为是二线治疗，因为它们的不良反应包括恶心、便秘和呼吸困难。使用阿片类药物治疗急性疼痛存在另一个潜在风险，即仅仅常规使用 1 周就会导致依赖和戒断。无论是人工或 a-la-carte 联合方案，包括阿片类镇痛药（可待因、氢可酮或氧可酮）和非阿片类镇痛药（对乙酰氨基酚、布洛芬或阿司匹林）都是常用的镇痛药。

血肿

　　血肿是闭合性伤口出血持续发生的术后出血并发症。血肿是有问题的，因为它们为细菌的生长提供基质，导致感染，防止伤口愈合，并增加伤口张力，导致可能的开裂。尽管患者围术期管理良好，手术技术细致，止血细心，但皮肤科手术后仍可能出现出血并发症。出血的危险在头 24 小时内最大，在头 6 小时内最频繁。如果怀疑有血肿，患处应立即用冰块压紧。任何不能在 1 小时内用压力解决的出血，或任何迅速扩张的、疼痛的皮下肿块，都应该在更紧急的基础上进行评估。

　　迅速扩大的血肿表明有活动性出血。典型表现为肿大、瘀斑、波动、肿块变硬，伴有剧烈的搏动性疼痛（图 36-4）。对于快速扩张的血肿，手术闭合必须部分或全部打开，确定出血源并予以止血。一旦止血，伤口就可以缝合。术后出血得到控制后，应将加压敷料放置 48 小时，并考虑放置引流管。

　　非膨胀性血肿，或稳定血肿，也通常发生在最初 48 小时内。这些血肿往往很小，不会损害组织成活。没有必要立即进行手术干预。2~10 天内，血肿形成纤维化凝块，14 天后，血肿软化波动，最终再吸收。有组织血肿可以用 11 号刀片沿缝合线或距离缝合线 1cm 处切开，然后排出内容物。波动血肿可用大口径针吸出。对于小血肿，可能不需要任何干预，尽管即使是小血肿也会导致伤口延迟愈合和组织纤维化。

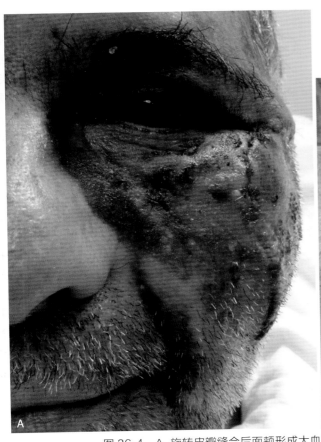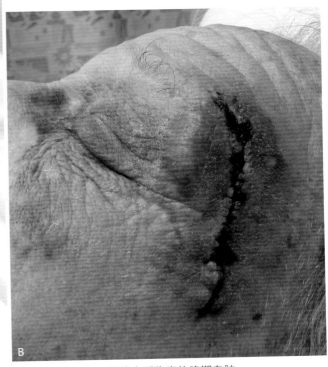

图 36-4　A. 旋转皮瓣缝合后面颊形成大血肿；B. 太阳穴处一期缝合后稳定的晚期血肿

伤口裂开

伤口裂开定义为伤口处表皮和（或）真皮边缘的分离（图 36-5）。最易裂开的时期是在缝合线拆除后不久，尽管只有不到 1% 的外科病例出现伤口裂开。解剖位置（而非缝合方式）与伤口裂开显著相关（图 36-6）。特别是胸部手术，与其他解剖部位相比，有明显增加的裂开风险。伤口裂开的原因包括伤口张力高、感染、坏死、残余肿瘤、缝合反应、伤口创伤、贫血、低蛋白血症、糖尿病、肾衰竭和类固醇使用等继发的伤口愈合不良。

在可能的情况下，应采取适当的手术技术和详细的患者教育来防止伤口裂开。通过适当的缝合技术、缝合设计和足够的潜行剥离来消除伤口张力是关键。应预防和治疗感染，并尽一切努力清除残留的肿瘤。患者应该被告知，术后 2 周手术切口的拉伸强度只有正常皮肤的 10%。应向患者提供适当的伤口护理指导，包括湿润封包、温和的伤口清洗和使用适当的敷料。还应建议患者限制某些活动或锻炼，避免使伤口过度牵拉。

由于过早拆线或无感染的创伤而导致早期伤口裂开的病例，可将伤口重新缝合。外科医师应该切除所有坏死的组织。如怀疑有血肿，应拆除缝合线，并检查伤口。如果伤口感染或被感染的风险很高，最好选择二期愈合。

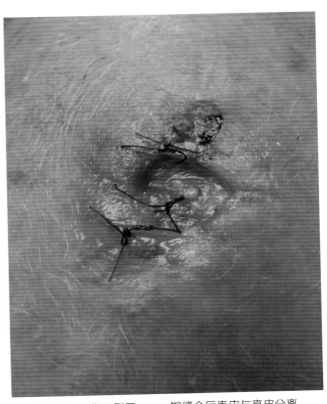

图 36-5　伤口裂开——一期缝合后表皮与真皮分离

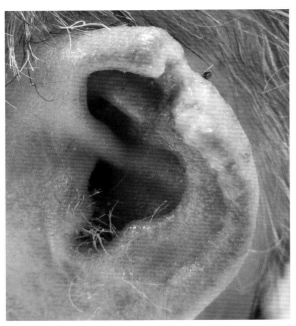

图 36-6 耳部楔形切除重建后伤口裂开

皮肤坏死

组织缺血是由于血管灌注减少，导致没有足够的组织灌注。缺血最终会导致组织坏死或死亡。黑色，密集粘连的痂提示组织坏死（图 36-7）。皮肤坏死是皮肤手术中罕见的并发症。坏死通常是由患者的危险因素、解剖危险因素、缝合设计不良（如张力过大）、术后出血和伤口感染引起的。患者的危险因素包括抗凝血剂的使用、肝肾功能不全、过度饮酒和吸烟（重度吸烟者发生坏死的概率是从不吸烟者的 3 倍）。吸烟通过尼古丁（造成血管收缩）和一氧化碳（损害皮肤的氧化）作用使皮肤血流量减少。建议患者术前 2 天及术后 1 周将吸烟量控制在每天 1 包以内，以减少并发症的发生。

适当的手术技术在预防缺血坏死方面也起着重要作用。精细的组织处理非常重要。外科医师应避免浸渍组织边缘；这可以通过使用皮钩或有齿镊而不是锯齿镊来实现。当潜行剥离至一定深度时，外科医师应避免破坏

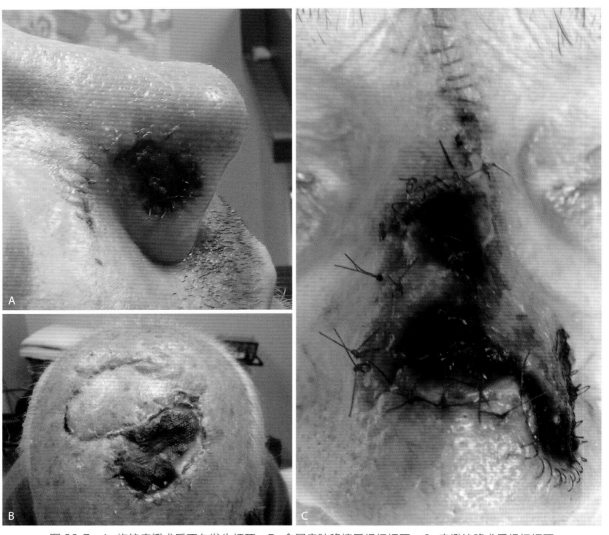

图 36-7 A.旋转皮瓣术后不久发生坏死；B.全层皮肤移植后组织坏死；C.皮瓣转移术后组织坏死

真皮神经丛。缝合线勒紧组织也会导致组织缺血。由于弹性缝线在组织水肿时可延展，故可能有较低的坏死风险。尖端缝合，或半埋入褥式缝合，能尽可能减少皮下血管受压，从而使脆弱的皮瓣尖端缺血性坏死风险降低。相比之下，褥式缝合可能会增加坏死的风险。最后，预防血肿，如上所述，也可以预防组织缺血和坏死。

从缝合设计的角度来看，应避免高张力缝合，以减少组织缺血的风险。减少缝合张力的技术包括适当的潜行破坏，使用折叠缝合和（或）真皮和皮下缝线来减少皮肤边缘的张力，使用减张切口或 Z 成形术。皮瓣和皮肤移植的组织缺血风险比直接缝合高。在皮瓣中，供应组织的血管仅存在蒂上。蒂的长度与皮瓣坏死的风险有关。一项对皮肤外科并发症的前瞻性研究发现 241 例皮瓣修复患者中有 4 例（1.7%）皮瓣部分坏死；无皮瓣完全坏死。作者也发现解剖部位和皮瓣坏死之间没有明显的联系。皮肤移植坏死往往发生得更频繁。在同一研究中，152 例患者中有 13 例（8.6%）发生了部分皮肤移植坏死。平均移植坏死面积为总移植面积的 50%。

术中可发现缺血和坏死的早期征象。在动脉功能不全的情况下，组织往往是暗的或苍白的，摸起来发凉。如果出现静脉充血，组织通常是深紫色的，刺破后很容易出血。在这两种情况下，外科医师都应该重新设计或修改缝合方式以使血流量最大化。组织可存活 13 小时，术后早期介入可逆转动脉缺血。在静脉充血中，组织发展为坏死要快得多。术后可连续针刺以减轻静脉充血。术后，组织坏死表现为灰黑色痂，组织脱落。不可再生组织不应进行清创，因为可能会损害潜在的可再生组织。伤口应保持湿润和封闭，并告知患者预期的临床病程，包括组织脱落和异味。一旦坏死组织完全脱落，可以考虑二次治疗或手术干预。对于伤口上仍然存在的坏死组织，不应尝试手术缝合。

感染

根据术前伤口的位置和状态，可将伤口分为 I～IV 类（表 36-5）。虽然对局部外科皮肤感染有不同的定义，疾病控制和预防中心指出，术后 30 天内发生的累及皮肤、皮下组织或肌肉筋膜层之上的切口感染，至少具备以下情况之一者，可诊断为浅表手术部位感染（superficial surgical site infection，SSI）：

- 切口出现脓性分泌物。
- 无菌取得切口处组织或分泌物培养出病原体。
- 具有下列症状之一：疼痛或压痛，肿胀，局部肿胀，发红，或发热。
- 外科医师主动开放切口（除非伤口培养为阴性）。
- 外科医师诊断为切口浅表手术感染。

皮肤科手术的总体感染率很低，为 0.7%～3.5%。当足够的病原菌污染伤口，突破了局部组织防御和宿主反应，伤口感染就会发生。术后手术伤口感染可能对皮肤外科手术的结果有显著影响，包括伤口的最终美容外观。风险较高的手术包括膝盖以下或腹股沟区域的手术，口唇和耳朵的楔形切除，鼻上的皮瓣，以及所有的皮肤移植手术。

使患者处于较高感染风险的内在因素包括同时发生的远端感染或细菌定植、吸烟、糖尿病、全身免疫抑制、肥胖、年龄过大或过小和营养不良。伤口感染最常见的细菌为金黄色葡萄球菌、表皮葡萄球菌、肠球菌、大肠埃希菌和铜绿假单胞菌（按感染频率递减）。一般认为铜绿假单胞菌是皮肤科手术后耳部感染的主要病原菌；有研究表明，金黄色葡萄球菌实际上是最常见的耳部 SSIs 的培养细菌。肠球菌和大肠埃希菌以及其他革兰阴性菌是腹股沟和下肢感染的常见细菌。大多数细菌性 SSIs 是由于患者皮肤或黏膜上存在细菌所致。其他可能的细菌污染来源包括来自手术人员的定植细菌、手术间污染物、黏性敷料和受污染的消毒剂溶液。

伤口感染的体征和症状通常在术后 4～8 天出现，以疼痛、红斑、压痛和脓性分泌物为特征（图 36-8）。蜂窝织炎是指感染扩散到切口外的周围皮肤和软组织，表现为肿胀、发热、发红和疼痛。感染是根据患者的体征和症状进行的临床诊断。伤口培养可指导治疗，但阳性培养不一定表明存在活动性感染，也可能是正常的皮肤菌群，超过 6 周的慢性伤口几乎普遍存在污染菌。

重症感染

在治疗耐甲氧西林金黄色葡萄球菌（methicillin-resistant S. aureus，MRSA）时，必须特别注意。医院相关菌株往往表现出多重抗生素耐药性，而社区相关

表 36-5　基于 1985 家疾病控制中心的伤口分类

等级	皮肤状况	部位 / 外科技术	抗生素试用推荐
I	清洁伤口	无菌手术	无需预防用药
II	清洁污染伤口	口腔，鼻黏膜，会阴，腋下；无菌手术	仅在免疫受损患者预防性用药
III	污染伤口	外伤性伤口，非化脓性炎症；非无菌手术	使用抗生素治疗
IV	感染伤口	严重污染，失活组织，异物污染	使用抗生素治疗

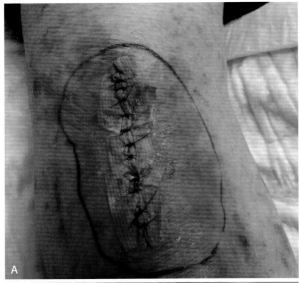

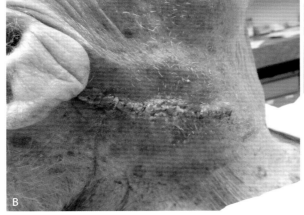

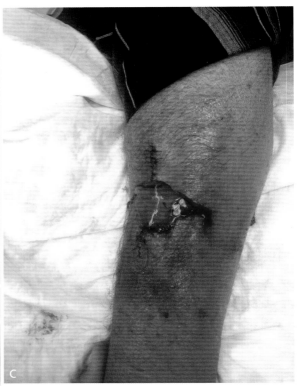

图 36-8 A. 手臂一期缝合后浅表手术部位感染；B. 腮部手术部位感染，一期缝合后出现下方脓肿；C. 手臂脓肿处渗出的脓液

菌株往往只对甲氧西林耐药。诊断 MRSA 时，应获得包含抗生素敏感度测定的细菌培养。如果 SSI 在经抗生素治疗后仍持续存在，应怀疑是 MRSA。治疗包括脓肿时的手术引流和适当的抗生素方案，包括：甲氧苄啶／双效复方新诺明，每日 2 次，持续 7~10 天；克林霉素 300mg 口服，每日 4 次，持续 7~10 天；多西环素（强力霉素）100mg，每日 2 次，持续 7~10 天。根据培养药敏和临床反应将决定是否需要其他或额外的抗生素。MRSA 的发生率和抗生素敏感性因地区而异。

坏死性筋膜炎发生时，病原体蔓延到皮肤和皮下，并涉及浅筋膜。虽然许多病例都涉及化脓性链球菌，但坏死性筋膜炎的感染通常是多菌性的。虽然早期坏死性筋膜炎很难与蜂窝织炎区分开来，其危险信号包括剧痛、紫罗兰色大疱、焦痂、坏死和感觉减退。皮肤外科手术后发生坏死性筋膜炎极为罕见，但仍有黑色素瘤切除术后发病的报道。住院患者的治疗需要外科清创、广谱抗生素和血流动力学支持。

非常罕见的葡萄球菌中毒性休克综合征，在手术后会引起早期发热和全身体征。在这些病例中，伤口通常呈良性外观。术后皮肤剥脱提示红皮病早期，早期系统症状表现为发热、低血压、肝肾功能及血常规异常和腹泻。此时应打开切口并做细菌培养，患者应开始抗葡萄球菌治疗。

预防感染 在皮肤科手术中，有许多方法可以用于预防感染。应鼓励患者注意卫生。尽管缺乏明确数据论证，但根据普外科文献的数据显示，建议患者在术前淋浴对皮肤手术有明显的益处。最近的一项大的系统审查显示没有证据表明术前用氯己定淋浴或沐浴比其他洗涤产品更有益。如果可能，应避免在活动性感染或炎性皮肤病的区域进行手术。当需要去除毛发时，现有的证据表明相比使用剃刀，用剪刀除毛与较少的 SSI 发病相关。

杀菌剂是预防 SSI 的一道防线，目前被广泛接受的皮肤清洁技术为术前用消毒液在需要消毒的皮肤部位以同心圆方式由内向外扩张擦洗，直到手术部位周围大片区域被清洗干净。这项技术最大限度地减少了病原体从外部传播到手术部位的机会，并在手术部位及周围提供了一个无菌区，在这个区域内手术器械可以放置而不会受到污染。

常用的外科消毒药物有 70% 异丙醇、聚维酮碘和葡萄糖酸氯己定（含或不含乙醇）。异丙醇的作用是使微生物蛋白质变性，且起效迅速。然而，异丙醇是易燃的，会刺激皮肤。碘通过氧化和游离碘置换发挥作用。它有广泛的抗菌活性且起效迅速，通常在几分钟内，但必须留在皮肤上保持活性。聚维酮碘可被血液和痰灭活，亦可引起接触性过敏，已知在母亲长期使用时可引起新生儿甲状腺功能减退。葡萄糖酸氯己定破坏细胞膜，革兰阳性菌覆盖率强，革兰阴性覆盖物和病毒覆盖率广，但分枝杆菌和真菌覆盖率差。氯己定附着于角质层，即使擦去也能保持 6 小时以上的抗菌活性。在鼓膜破裂的情况下，氯己定可引起角膜炎和耳蜗损伤，所以在眼周和耳周需谨慎使用。

一些研究表明，与安慰剂相比，伤口局部使用抗生素（莫夫西林或克林霉素）可以预防术后伤口感染。伤口局部使用抗生素预防的好处包括手术部位即刻直接用药，使用方便，依从性增强，与其他用药方式相比成本较低。这项技术的局限性包括患者过敏的风险，理论上增加了细菌的耐药性。术后局部使用抗生素制剂与使用凡士林软膏在伤口愈合时间和感染率上无明显差异。过敏性接触性皮炎（allergic contact dermatitis，ACD）是一种有文献记载的局部抗菌药物的不良反应。因此，局部抗菌制剂通常不建议在皮肤外科手术后常规使用。

皮肤科手术感染预防技术存在一些争议。首先，虽然许多外科医师在进行皮肤切除和 MMS 等皮肤科手术时都戴着无菌手套，但 2010 年的一项研究表明，清洁、非无菌的技术足以实现极低的 SSI 发生率。最近的研究也表明，在 MMS 切除和重建过程中，无菌手套与非无菌手套在感染率上没有差异，使用非无菌手套可显著节省成本。

其次，在 MMS 手术中，常见的做法是使用一套无菌设备进行肿瘤切除，另一套无菌设备进行皮损修复。最近的一项研究表明，在 MMS 切除和修复的过程中，使用一套无菌手术器械可以将 SSI 的发生率维持在可接受的范围内，从而节约成本。然而，在广泛采用这项技术之前，还需要进行进一步的研究，因为在 MMS 期间使用一套仪器可能会引起 SSI 和肿瘤扩散的潜在问题。此外，许多临床医师使用最简单的器械（刀片和镊子）来完成 MMS 的工作，而重建手术通常涉及更多器械。因此，在实践中，使用同一套器械是否会明显节省成本或时间尚不明确。

抗生素预防

考虑到可能产生不良反应的风险、抗生素的成本以及潜在的引起耐药细菌增加，皮肤手术不提倡不分情况即口服抗生素预防感染。抗生素与许多不良反应相关，

从轻微的胃肠道不适到严重的皮肤反应，如中毒性表皮坏死溶解、急性肝炎、肾毒性和艰难梭菌性结肠炎。不仅社区获得性 MRSA 的发病率在上升，而且作为感染性心内膜炎（infective endocarditis，IE）的主要原因之一，草绿色链球菌的耐药性在文献中也有越来越多的报道。

2008 年发表的一份建议声明更新了预防 SSI、IE 和血源性全关节感染（hematogenous total joint infection，HTJI）的外科手术中抗生素预防的适应证。本声明包含了 2007 年美国心脏协会（American Heart Association，AHA）关于预防心内膜炎指南的建议，以及 1997 年和 2003 年美国牙科协会（American Dental Association，ADA）和美国骨科医师学会（American Academy of Orthopaedic Surgeons，AAOS）关于在牙科手术后预防 HTJI 的预防性应用抗生素的建议声明。

如果皮肤科手术涉及口腔黏膜或感染皮肤（Ⅱ类），患有某些心脏疾病（表 36-6）或关节疾病的患者应分别服用预防性抗生素，以预防 IE 和 HTJI。HTJI 的高危适应证包括术前 2 年内的全关节置换术史、既往假体关节感染史，以及关节置换术史的任何时间点的某些共病。高危共病包括胰岛素依赖型（1 型）糖尿病、恶性肿瘤、免疫抑制、艾滋病、营养不良和血友病。最后，对于高危心脏病和全关节假体患者，在与较高感染率（膝盖以下、腹股沟区域、耳鼻皮瓣、楔形切除或皮肤移植）相关的部位进行皮肤外科手术，可能需要进行抗菌预防。这些高危的皮肤外科患者也可在术前接受抗生素预防 SSI，但没有指南说明这种预防是否有必要以及预防用药的时机问题。

表 36-7 为口腔黏膜部位或涉及高危患者感染部位皮肤外科手术的推荐抗生素预防方案。2008 年同一份

表 36-6　在涉及口腔黏膜或受感染皮肤的外科手术中，为预防感染性心内膜炎而建议预防性应用抗生素预防的心脏疾病

置入人工瓣膜或用人工材料修补心脏瓣膜的患者

既往感染性心内膜炎

先天性心脏病（congenital heart disease，CHD），且存在下列情况：

- 未修复的发绀型 CHD，包括姑息性分流术后和管道手术后
- 完全修复的先天性心脏病患者，无论是经外科手术或经皮介入技术行假体置入，术后前 6 个月内
- 修复的先天性心脏病患者，在修复部位或者人工瓣膜或人工修补材料附近存在残余漏（影响置入材料内皮化）

心脏移植术后出现心脏瓣膜病

表 36-7 对于有感染性心内膜炎或全血源性关节感染风险的患者，进行口腔黏膜部位或涉及感染皮肤在皮肤外科手术中抗生素预防方案建议

手术部位	用药限制	抗生素	成人剂量
非口腔部位	无 PCN 过敏	头孢氨苄 或者 双氯西林	2g PO 2g PO
非口腔部位	PCN 过敏	克林霉素 或者 阿奇霉素 / 克拉霉素	600mg PO 500mg PO
非口腔部位	无法口服药物	头孢唑林 / 头孢曲松钠	1g IM/IV
非口腔部位	无法口服药物且 PCN 过敏	克林霉素	600mg IM/IV
非口腔部位（皮肤感染和病原体已知）	无 PCN 过敏	根据病原体选择特定抗生素	
口腔部位（口腔黏膜破裂）	无 PCN 过敏	阿莫西林	2g PO
口腔部位	PCN 过敏	克林霉素 或者 阿奇霉素 / 克拉霉素	600mg PO 500mg PO
口腔部位	无法口服药物	头孢唑林 / 头孢曲松钠 或者 氨苄西林	1g IM/IV 2g IM/IV
口腔部位	无法口服药物且 PCN 过敏	克林霉素	600mg IM/IV

IM. 肌内注射；IV. 静脉注射；PO. 口服；PCN. 青霉素。

建议声明建议对 SSIs 风险较高的患者实施抗生素预防方案（表 36-8）。最后，在预防心内膜炎的情况下，美国心脏协会建议在手术前 60 分钟使用抗生素，但如果在手术前没有使用抗生素，则可在手术后 2 小时内使用。ADA 和 AAOS 建议在手术前 60 分钟使用抗生素。

治疗

一旦诊断出 SSI，应进行伤口细菌培养，并根据最有可能的致病微生物开始经验性抗生素治疗。7 天的口服抗生素疗程对大多数 SSI 来说已经足够了。在大多数情况下，使用对金黄色葡萄球菌敏感的抗生素进行经验性治疗是有效的。这种治疗包括第一代头孢菌素，如头孢氨苄 250~500mg，每日 3~4 次，或耐青霉素酶青霉素，如双氯西林 250~500mg，每日 2~4 次。如有必要，应根据培养和药敏结果改进抗生素治疗。如果有脓肿，应在无菌环境下引流。如有需要可拆除部分或所有缝合线，以充分引流，然后可以用无菌纱布包扎伤口，也可以让伤口保持开放状态用以引流。患者应接受密切随访。

神经损伤

感觉神经

皮肤神经在皮肤外科手术中经常被切断。因此，患者经常在手术部位出现感觉异常。由于皮肤上的大部分区域都有弥漫性感觉神经支配，而且感觉神经经常再生，因此皮肤手术很少出现明显的永久性损伤。术前应告知患者手术部位感觉异常的风险，正常感觉通常在 18 个月内恢复。偶尔会出现永久性完全感觉丧失。最容易发生感觉神经损伤和感觉障碍的部位是手指、前额和头皮。尤其是需要进行深层组织切除或解剖的手术，可能会对面部三叉神经的分支造成永久性损伤，进而导致感觉丧失。

运动神经

运动神经损伤的后果比感觉神经损伤更为严重。运动神经的损伤虽然罕见，但可引起明显的功能损害。虽然头部和颈部的许多肌肉在神经支配方面有明显的冗余，但在皮肤外科手术中，有一些特定的运动神经"危险区域"损伤风险很高。总的来说，在皮肤外科手术中运动神经损伤的风险是非常低的，但是患者在高危部位手术时需要得到术前咨询。外科医师还需要意识到神经解剖过程中存在着显著的个体差异。此外，组织萎缩的患者，如正常衰老或 HIV 脂肪萎缩的患者，运动神经会在更浅的平面上走行。如果运动神经损伤发生，它可能是暂时的（神经失用）或永久性的。谨慎的做法是尽

表 36-8　对于手术部位感染风险增加的患者，抗生素预防方案建议

手术部位	用药限制	抗生素	成人剂量
唇部或耳部楔形切除；鼻部皮瓣；所有皮肤移植	无 PCN 过敏	头孢氨苄 或者 双氯西林	2g PO 2g PO
腹股沟及下肢皮损	无 PCN 过敏	头孢氨苄 或者 TMP-SMX-DS 或者 左氧氟沙星	2g PO 1 片 PO 500mg PO
唇部或耳部楔形切除；鼻部皮瓣；所有皮肤移植	PCN 过敏	克林霉素 或者 阿奇霉素 / 克拉霉素	600mg PO 500mg PO
腹股沟及下肢皮损	PCN 过敏	TMP-SMX-DS 或者 左氧氟沙星	1 片 PO 500mg PO
唇部或耳部楔形切除；鼻部皮瓣；所有皮肤移植	无法口服药物	头孢唑林 / 头孢曲松钠	1g IM/IV
腹股沟及下肢皮损	无法口服药物	头孢曲松钠	1~2g IV
唇部或耳部楔形切除；鼻部皮瓣；所有皮肤移植	无法口服药物且 PCN 过敏	克林霉素	600mg IM/IV
腹股沟及下肢皮损	无法口服药物且 PCN 过敏	克林霉素和庆大霉素	600mg 和 2mg/kg IV

IM. 肌内注射；IV. 静脉注射；PO. 口服；PCN. 青霉素；TMP-SMX-DS. 双效复方新诺明。

早咨询合适的专科（一般是神经内科或耳鼻喉科），以优化运动神经损伤后的管理。在皮肤外科手术中受伤风险最大的神经是面神经的颞下颌缘分支和脊柱副神经。

面神经颞支是面部外科手术中最容易受损的神经。该神经受损时，会导致额肌麻痹继发的同侧眉下垂（图 36-9）。腮腺内面神经干的神经分支，在无名筋膜(SMAS 和颞浅筋膜的深层平面）内浅层穿过颧弓，然后穿过太阳穴，其上几乎没有皮下脂肪覆盖。如果神经损伤是永久性的，这种并发症可以通过直接或间接提眉术来解决。随着时间的推移，患者可能会在受伤的对侧出现代偿性的抬眉。

面神经的下颌缘支在面动脉和静脉附近穿过下颌骨，仅被皮肤和薄颈阔肌覆盖。虽然神经通常位于下颌骨下 1~2cm 处，但对于组织松弛或萎缩的个体（如随年龄增长所见），下颌骨下缘分支可低至 3~4cm。该神经支配着降唇肌，损伤后临床表现为面部表情不对称和口腔功能损害。这种不对称和口唇的不平衡在张口时很容易被注意到（图 36-10）。下颌缘神经在下颌抽脂术和颈部剥离术中，以及在注射脱氧胆酸治疗颏下脂肪时损伤风险较高。颊侧和颧侧神经分支较深，侧支神经支配较多，与面神经的其他分支相比，损伤的风险较小。

最后，脊柱副神经损伤由于斜方肌麻痹导致翼状肩胛骨。这种麻痹导致肩带向下和向外侧下垂，肩胛骨的翅膀张开，手臂失去外展。脊柱副神经在胸锁乳突肌(sternocleidomastoid，SCM) 后方，位于 SCM 的中上 1/3 处，然后穿过颈部的后三角。它主要支配斜方肌，部分支配胸锁乳突肌。在颈部后三角的手术中，可能会出现无意的神经横切，包括颈部根治性切除、淋巴结清扫、广泛的囊肿或肿瘤切除。

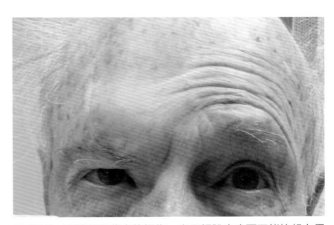

图 36-9　面神经颞分支的损伤，由于额肌麻痹而不能抬起右眉

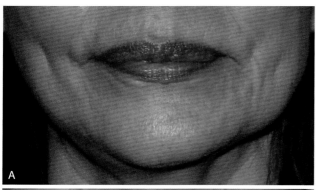

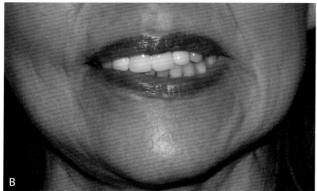

图 36-10 颈部淋巴结清扫术后导致右侧下颌骨边缘神经损伤麻痹

A. 静息；B. 微笑，左侧出现代偿。

缝合线反应

所有的缝合线在嵌入组织时都会引起一定程度的炎症反应，但这种反应是可变的。影响组织反应性的因素包括缝合线材料、结构、口径和可吸收性。

与人工合成缝合线（如尼龙或聚丙烯）相比，普通生物缝合线（如快速缝合线、铬质缝合线、普通羊肠线或丝绸缝合线）引起的炎症反应程度要高得多。此外，与多丝结构相比，单丝结构的缝合被认为导致反应性更低。术后即刻缝合线反应的特点是红斑和皮肤压痛。当缝合线反应在术后较晚出现时，通常表现为"吐出的缝合线"，即皮肤内有残留的缝合材料和（或）炎症性异物反应（图 36-11）。该反应于术后 1~4 个月出现，表现为缝合线处形成的局灶性无菌脓疱。一项研究调查了 140 名患者，发现在出现缝线反应的病例中，使用 Poliglecaprone 25 缝合线（3.1%）的比例要远小于使用 Polyglactin 910（11.4%）。有利于预防出现这种缝合线反应的外科技术包括将可吸收缝合线深埋于真皮，利用折返缝合技术，拆线时在打结处剪线，以最小的张力闭合伤口。对于"吐出的缝合线"，可以用 11 号刀片在切口处划一道切口，排出脓性分泌物，去除残余缝合线。

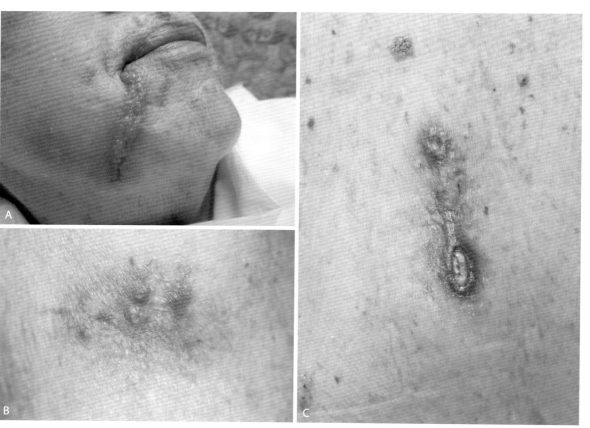

图 36-11 A. 术后 1 周即刻缝合线反应，表现为红斑、水肿；B. 术后 6 周对深部缝合线出现的延迟缝合线反应，表现为沿闭合缝合线出现无菌脓疱；C. 延迟缝合线反应，表现为沿缝合线形成的小溃疡

接触性皮炎

ACD 为Ⅳ型超敏反应，临床可表现为从轻度瘙痒性红斑到剧烈瘙痒性水疱、大疱或硬化斑块。术后手术部位周围出现红斑和硬结可能最初会引起对 SSI 的警觉，但接触性皮炎的临床表现与感染不同。接触性皮炎常发生在离伤口边缘较远的地方，外观呈多角形，缺乏脓性和压痛，常发痒（图 36-12）。ACD 可由皮肤科手术中的任何材料引起，包括外科消毒剂和伤口敷料。用于准备手术部位的防腐剂是接触性皮炎的常见原因。最常见的是聚维酮碘，但氯己定也有类似反应的报道。术后固定剂（如安息香、乳香）、敷料（如松香）、抗生素（如杆菌素、新霉素）是 ACD 的潜在致敏原。如果患者有 ACD 病史，建议使用白色凡士林油代替任何潜在的致敏产品。一旦接触性皮炎的致病原从皮肤上清除，它通常会自行消失。然而，在出现严重反应的水疱或严重瘙痒的情况下，局部甚至系统使用类固醇可能是有益的。

非正常伤口愈合和瘢痕

过度的肉芽组织

肉芽组织过多被认为是一种不正常的伤口愈合类型，常见于二期愈合的伤口。其形成相关因素包括伤口部位、炎症迁延、基质金属蛋白酶失衡和过度的血管生成。虽然适量的肉芽组织在二期愈合中被认为有利于伤口愈合，但过多的肉芽组织则通过阻止成纤维细胞增殖抑制伤口愈合。肉芽组织呈肉质红且易碎，可延伸至正常皮肤上。过度肉芽组织的处理包括硝酸银破坏、激光消融、烧灼或刮除组织。中效到高效的局部皮质激素也可有效应用。

瘢痕

皮肤癌术后瘢痕形成会严重影响患者的心理社会功能，尤其是头颈部瘢痕。对许多患者来说，手术的成功往往与最后瘢痕的美观程度有关。

手术瘢痕的表现往往是多样的，可能有多种特征，必须加以解决，以最佳地减少瘢痕。瘢痕可表现出异常的红斑或色素沉着、发硬、明显可见、轮廓不规则等缺点。此外，患者的发病部位、解剖位置、年龄和皮肤类型也是我们需要考虑的问题。随着时间的推移，很多手术瘢痕可自然淡化。多种不同能量模式的激光治疗已被证明可以改善瘢痕特征。磨削术是另一种治疗手术瘢痕的方法，尤其适用于皮脂腺较多的鼻部皮肤。如果瘢痕长期无法改善，可以尝试手术瘢痕修复。许多技术手段可以应用，包括瘢痕切除与线性缝合，Z 成形术，W 成形术，几何性破裂线缝合。外科手术瘢痕修复技术在第 35 章中有详细说明。

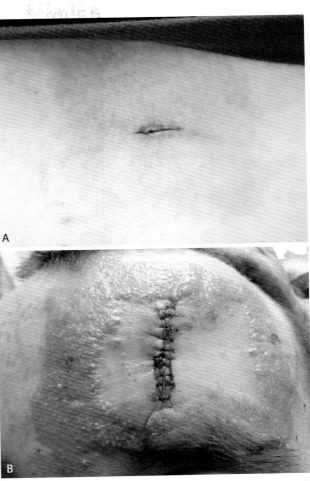

图 36-12　接触性皮炎，表现为与黏性敷料位置相对应的红斑
A. 轻微红斑及瘙痒；B. 严重的水疱反应和水肿。

肥厚性瘢痕 / 瘢痕疙瘩　肥厚性瘢痕和瘢痕疙瘩是皮肤损伤后伤口愈合异常的两种表现形式，其特点是局部成纤维细胞增生和胶原生成过多。肥厚性瘢痕往往局限于瘢痕边界线内，而瘢痕疙瘩则超出瘢痕边缘。肥厚性瘢痕通常比瘢痕疙瘩出现得早，通常在术后 4 周内。瘢痕疙瘩可能在创伤或手术后数月至 1 年形成。肥厚性瘢痕可以不经干预而消退，而瘢痕疙瘩则不会，而且手术切除后经常复发。瘢痕疙瘩常见于皮肤较暗的患者的胸部和背部，也常见于二期愈合的伤口。相比之下，弥散的瘢痕中央变薄而脆弱，更容易萎缩，常发生在高张力、高使用率（肩部、胸部、背部）和感染或开裂的情况下。

肥厚性瘢痕和瘢痕疙瘩的一线治疗方法是皮损内注射类固醇。虽然这种方法被认为是非常有效的，但它可能与皮肤萎缩、色素改变和毛细血管扩张有关。手术切除后联合加压治疗、术后放疗、皮损内注射类固醇治疗被认为是治疗瘢痕疙瘩的有效临床手段，其中一项研究表明对瘢痕行手术再切除后采用折返式缝合方式，联合术后放疗是一种有效的方法。最后，硅凝胶片、585nm

或 595nm 脉冲染料激光器、冷冻疗法、局部氟尿嘧啶（5-FU）、干扰素 α-2b 注射、部分非剥脱性激光和剥脱性激光治疗也可能对瘢痕疙瘩有益。

缝合线痕迹 当表皮缝合线放置超过所需时间太长或放置太紧时，常常会出现痕迹（图 36-13）。术后水肿会增加伤口处张力，导致缝合线痕迹加重。为防止出现痕迹，应尽早拆除缝合线，充分潜行剥离，最大限度地降低伤口张力，采用埋入皮内或皮下缝合线减压，在给定解剖位置采用合适大小的缝合线。最近的一项随机对照试验发现，在术后瘢痕愈合方面，反折缝合优于埋入垂直褥式缝合。也可以用组织胶粘剂或胶条代替表皮缝合线，以便在皮内缝合线被放置通过减少张力来防止痕迹产生。

活板门现象

活板门现象，或针垫样变性，是一种由于瘢痕高于周围皮肤表面导致的外观异常，最常见于鼻和上唇部皮瓣（图 36-14）。皮瓣外形不规则可能是多种因素造成的，包括淋巴或静脉阻塞、术后缺血、血肿消退、瘢痕肥大、皮下脂肪或皮瓣组织过多、瘢痕挛缩等。手术后 3 周至 6 个月内出现典型的畸形，可通过完善皮瓣设计、手术部位的广泛修复、修剪角的方形（相对于圆形修剪）、适当减薄皮瓣以及有技巧的皮内缝合来重新组合肌肉和真皮来预防。潜在的治疗方法包括皮瓣的提升和变薄、体内注射类固醇和磨皮。随着时间的推移，某些情况在不干预的情况下可能会有所改善。

手术游离边缘回缩

游离边缘是指皮肤表面未与周围组织连接的解剖区域。面部常见的游离边缘有眼睑、耳廓螺旋边缘、鼻翼边缘和唇红。由于它们对外科重建或瘢痕挛缩造成的张力几乎没有抵抗阻力，游离边缘容易变形（图 36-15）。

破坏这些自然轮廓在美学上和功能上都是令人不快的。外翻可能导致闭眼困难，随后出现眼干和角膜刺激，鼻翼缘回缩可导致鼻瓣膜区阻塞，当阻塞形成严密的口腔密封，导致唇外翻时，治疗相对棘手。

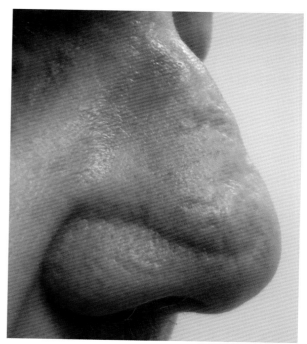

图 36-14 鼻易位皮瓣的针垫或活板门变形

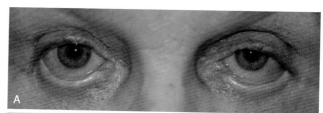

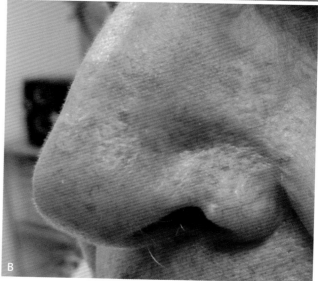

图 36-15 游离边缘挛缩导致（A）下睑成形术后外翻和（B）内插皮瓣坏死后瓣体回缩

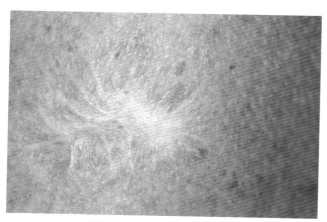

图 36-13 扩张的手术瘢痕

为了防止这些并发症，必须设计能尽量减少游离边缘的张力的手术缝合方式；这通常是通过使缝合张力垂直于游离边缘来实现的，以避免将游离边缘"拉出"原有位置。软骨移植可用于防止鼻翼缘缩窄，Frost 缝合法（Frost 缝线牵引固定法）可用于防止术后即刻外翻，但不能弥补缝合设计不当的缺陷。在游离边缘附近时应谨慎使用二期愈合或行皮肤移植，因为临床上可能发生明显的收缩。游离边缘回缩的治疗包括皮损内注射类固醇和瘢痕修复手术。

严重的皮肤外科术后风险

在皮肤外科手术中，灾难性并发症的发生率极低，但手术者应了解潜在的紧急情况，以便及早发现并减少不良后果的发生。这些紧急情况包括 I 型免疫超敏反应引起的过敏、电手术引起的心律失常和局部麻醉药／利多卡因中毒。

皮肤外科相关文献中已经报道了因切除大型头皮肿瘤而导致的危及生命的空气栓塞。术中将患者平放以尽量减小压力梯度，MMS 分期间使用密封敷料有助于预防该并发症。如果面临潜在的空气栓塞，皮肤科医师应立即将患者转到更高的护理平台，防止永久性神经损伤发生的风险。

静脉血栓栓塞，包括深静脉血栓和肺栓塞，是MMS 术后报道的另一并发症。大多数皮肤科手术后DVT 和 FE 的患者为围术期停用抗凝药物的高凝状态患者。治疗方法包括抗凝、下腔静脉过滤器置入、溶栓和使用弹力袜。

皮肤外科医师和其他卫生保健人员的风险

手术烟雾

对于皮肤科医师和其他医疗保健人员来说，当需要破坏病灶组织而采用电外科手术或其他产烟性装置时，便产生了手术烟雾。据估计，每年进行 1000 例手术的 Mohs 外科医师每年大约有 50 小时持续暴露在烟雾中。经证实，除了危险的化学物质外，电外科手术和激光产生的外科烟雾中还含有活病毒和细菌。因此，手术烟雾暴露存在潜在的致感染、致癌和肺损伤风险。外科医师暴露在烟雾中的时间比其他围术期人员更集中，因为他们最接近产生烟雾的组织。使用标准的外科口罩对吸入外科烟雾几乎没有保护作用。对外科人员最好的保护是在电外科手术中使用排烟装置。一体化的烧灼和排烟装置使用方便，减少了对额外工作人员的需求，通过帮助去除手术烟雾的难闻气味，也提高了患者的舒适度。

锐器伤

美国疾病控制和预防中心估计，每年共有超过 38 万多例锐器暴露发生。由于皮肤外科医师要进行大量的手术，锐器伤对他们构成了职业危害。2013 年，一项针对执业皮肤科医师和实习生的横断面调查显示，在 336 名受访者中，有 85.1% 的人在职业生涯中经历过针扎伤，重要的是，64% 的受访者并没有上报过受伤的事实。最常见的不报告受伤的原因是他们相信患者患血液传播的传染病的风险很低。2016 年对皮肤科住院医师的一项类似调查显示，在 351 名参与者中，76% 的人在临床训练中有锐器伤，34% 的人没有报告。鉴于乙型肝炎病毒（HBV）、丙型肝炎病毒（HCV）和人类免疫缺陷病毒（HIV）等传染病的风险，重要的是要及时报告职业卫生服务人员受伤情况，以便知晓基线数据和后续检测信息，并实施预防性药物治疗。改进及简化报告系统、确保匿名性和鼓励正在进行的锐器使用安全培训可能会增加报告的普及程度。此外，必须努力摒弃医疗失误是不可避免的这种错误想法。

术前、术中及术后均有技巧可以防止皮肤外科医师和其他团队成员的锐器伤。术前应穿戴防护设备(手套，口罩，防护眼镜，防护鞋)。在手术中，重要的是要练习安全操作和传递锋利的器械，尽量减少使用锐器的频率，并防止使用后飞溅损伤。在治疗已知的传染性肝炎或艾滋病患者时，问卷调查了 188 名 Mohs 外科医师，他们使用的钝性皮钩、安全手术刀、安全注射器、排烟机、MMS 术间提供的独立的标记墨水及 24 小时福尔马林固定液，均未（与患者）发生接触。术后应正确处理使用过的锐器。

总结

皮肤科医师每年要做近 1000 万次手术；即使在这种情况下，手术并发症的发生率也很低，严重的手术并发症的发生率微乎其微。坚持按照标准的安全建议操作可能会提高皮肤外科医师及其患者的安全水平，制定手术并发症管理方案亦可能有助于减轻这些问题出现时的严重程度。关键的是，患者必须在术前按照既定流程接受风险教育，因为管理患者对不良结果基线风险的期望可能有助于团队工作的发展和管理。

参考文献

1. American Society for Dermatologic Survey. ASDS survey on dermatologic procedures. 2016. Available at https://www.asds.net/survey-results/
2. Elliott TG, Thom GA, Litterick KA. Office based dermatological surgery and Mohs surgery: a prospective audit of surgical procedures and complications in a

procedural dermatology practice. Australas J Dermatol. 2012;53(4):264–271.

3. Alam M, Ibrahim O, Nodzenski M, et al. Adverse events associated with Mohs micrographic surgery: multicenter prospective cohort study of 20,821 cases at 23 centers. JAMA Dermatol. 2013;149(12): 1378–1385.

4. Newlove T, Cook J. Safety of staged interpolation flaps after Mohs micrographic surgery in an outpatient setting: a single-center experience. Dermatol Surg. 2013;39(11): 1671–1682.

5. Alam M, Kakar R, Nodzenski M, et al. Multicenter prospective cohort study of the incidence of adverse events associated with cosmetic dermatologic procedures: lasers, energy devices, and injectable neurotoxins and fillers. JAMA Dermatol. 2015;151(3):271–277.

6. Delaney A, Diamantis S, Marks VJ. Complications of tissue ischemia in dermatologic surgery. Dermatol Ther. 2011;24(6):551–557.

7. Chen DL, Carlson EO, Fathi R, Brown MR. Undermining and hemostasis. Dermatol Surg. 2015;41(suppl 10): S201–S215.

8. Bunick CG, Aasi SZ. Hemorrhagic complications in dermatologic surgery. Dermatol Ther. 2011;24(6): 537–550.

9. Gillen E, Biley F, Allen D. Effects of music listening on adult patients' pre-procedural state anxiety in hospital. Int J Evid Based Healthc. 2008;6(1):24–49.

10. Mitchell M. Patient anxiety and modern elective surgery: a literature review. J Clin Nurs. 2003;12(6): 806–815.

11. Vaughn F, Wichowski H, Bosworth G. Does preoperative anxiety level predict postoperative pain? AORN J. 2007; 85(3):589–604.

12. Chen AF, Landy DC, Kumetz E, Smith G, Weiss E, Saleeby ER. Prediction of postoperative pain after Mohs micrographic surgery with 2 validated pain anxiety scales. Dermatol Surg. 2015;41(1):40–47.

13. Locke MC, Wilkerson EC, Mistur RL, Nisar M, Love WE. 2015 arte poster competition first place winner: assessing the correlation between patient anxiety and satisfaction for Mohs surgery. J Drugs Dermatol. 2015;14(9):1070–1072.

14. Vachiramon V, Sobanko JF, Rattanaumpawan P, Miller CJ. Music reduces patient anxiety during Mohs surgery: an open-label randomized controlled trial. Dermatol Surg. 2013;39(2):298–305.

15. Shenefelt PD. Relaxation strategies for patients during dermatologic surgery. J Drugs Dermatol. 2010;9(7): 795–799.

16. Ravitskiy L, Phillips PK, Roenigk RK, et al. The use of oral midazolam for perioperative anxiolysis of healthy patients undergoing Mohs surgery: conclusions from randomized controlled and prospective studies. J Am Acad Dermatol. 2011;64(2):310–322.

17. Robinson JK. Surgery of the Skin: Procedural Dermatology. Philadelphia, PA: Elsevier Mosby; 2014.

18. Heller M, Hayes CM, Krejci NC. Paradoxical reaction to midazolam reversed with flumazenil in a patient undergoing tumescent liposuction. Dermatol Surg. 2009; 35(7):1144–1146.

19. Zbar RI. Identifying and managing those patients at risk for aborted Mohs micrographic surgery. Ann Plast Surg. 2012;68(1):67–71.

20. Nimigan AS, Gan BS. Pain and efficacy rating of a microprocessor-controlled metered injection system for local anaesthesia in minor hand surgery. Pain Res Treat. 2011;2011:362396.

21. Matsumoto AH, Reifsnyder AC, Hartwell GD, Angle JF, Selby JB, Tegtmeyer CJ. Reducing the discomfort of lidocaine administration through pH buffering. J Vasc Interv Radiol. 1994;5(1):171–175.

22. Bancroft JW, Benenati JF, Becker GJ, Katzen BT, Zemel G. Neutralized lidocaine: use in pain reduction in local anesthesia. J Vasc Interv Radiol. 1992;3(1): 107–109.

23. Christoph RA, Buchanan L, Begalla K, Schwartz S. Pain reduction in local anesthetic administration through pH buffering. Ann Emerg Med. 1988;17(2):117–120.

24. Hogan ME, Vander Vaart S, Perampaladas K, Machado M, Einarson TR, Taddio A. Systematic review and meta-analysis of the effect of warming local anesthetics on injection pain. Ann Emerg Med. 2011;58(1):86.e81–98. e81.

25. Zilinsky I, Bar-Meir E, Zaslansky R, Mendes D, Winkler E, Orenstein A. Ten commandments for minimal pain during administration of local anesthetics. J Drugs Dermatol. 2005;4(2):212–216.

26. Fosko SW, Gibney MD, Harrison B. Repetitive pinching of the skin during lidocaine infiltration reduces patient discomfort. J Am Acad Dermatol. 1998;39(1): 74–78.

27. Al-Qarqaz F, Al-Aboosi M, Al-shiyab D, Al Dabbagh Z. Using cold air for reducing needle-injection pain. Int J Dermatol. 2012;51(7):848–852.

28. Scarfone RJ, Jasani M, Gracely EJ. Pain of local anesthetics: rate of administration and buffering. Ann Emerg Med. 1998;31(1):36–40.

29. Sobanko JF, Miller CJ, Alster TS. Topical anesthetics for dermatologic procedures: a review. Dermatol Surg. 2012;38(5):709–721.

30. Hruza GJ. Anesthesia. Dermatology. 3rd ed. Philadelphia, PA: Elsevier Saunders; 2012.

31. To D, Kossintseva I, de Gannes G. Lidocaine contact allergy is becoming more prevalent. Dermatol Surg. 2014; 40(12):1367–1372.

32. Fathi R, Serota M, Brown M. Identifying and managing local anesthetic allergy in dermatologic surgery. Dermatol Surg. 2016;42(2):147–156.

33. Mertes PM, Volcheck GW, Garvey LH, et al. Epidemiology of perioperative anaphylaxis. Presse Med. 2016;45(9):758–767.

34. Nagel JE, Fuscaldo JT, Fireman P. Paraben allergy. JAMA. 1977;237(15):1594–1595.

35. Fader DJ, Johnson TM. Medical issues and emergencies in the dermatology office. J Am Acad Dermatol. 1997;36(1):1–16; quiz 16–18.

36. Dooms-Goossens A, de Alam AG, Degreef H, Kochuyt A. Local anesthetic intolerance due to metabisulfite. Contact Dermatitis. 1989;20(2):124–126.

37. Kouba DJ, LoPiccolo MC, Alam M, et al. Guidelines for the use of local anesthesia in office-based dermatologic surgery. J Am Acad Dermatol. 2016;74(6):1201–1219.

38. Tetzlaff JE. The pharmacology of local anesthetics. Anesthesiol Clin North Am. 2000;18(2):217–233, v.

39. Asadi-Pooya AA, Nikseresht A, Yaghoubi E. Vasovagal syncope treated as epilepsy for 16 years. Iran J Med Sci. 2011;36(1):60–62.

40. Shalom A, Westreich M, Hadad E, Friedman T. Complications of minor skin surgery performed under local anesthesia. Dermatol Surg. 2008;34(8):1077–1079.

41. Alam M, Ricci D, Havey J, Rademaker A, Witherspoon J, West DP. Safety of peak serum lidocaine concentration after Mohs micrographic surgery: a prospective cohort study. J Am Acad Dermatol. 2010;63(1):87–92.

42. Auroy Y, Narchi P, Messiah A, Litt L, Rouvier B, Samii K. Serious complications related to regional anesthesia: results of a prospective survey in France. Anesthesiology. 1997;87(3):479–486.

43. Minkis K, Whittington A, Alam M. Dermatologic surgery emergencies: complications caused by occlusion and blood pressure. J Am Acad Dermatol. 2016;75(2): 243–262.

44. Minkis K, Whittington A, Alam M. Dermatologic surgery emergencies: complications caused by systemic reactions, high-energy systems, and trauma. J Am Acad Dermatol. 2016;75(2):265–284.

45. Denkler K. A comprehensive review of epinephrine in the finger: to do or not to do. Plast Reconstr Surg. 2001; 108(1):114–124.

46. Firoz B, Davis N, Goldberg LH. Local anesthesia using buffered 0.5% lidocaine with 1:200,000 epinephrine for tumors of the digits treated with Mohs micrographic surgery. J Am Acad Dermatol. 2009;61(4): 639–643.

47. Fitzcharles-Bowe C, Denkler K, Lalonde D. Finger injection with high-dose (1:1,000) epinephrine: does it cause finger necrosis and should it be treated? Hand (N Y). 2007;2(1):5–11.

48. Markovchick V, Burkhart KK. The reversal of the ischemic effects of epinephrine on a finger with local injections of phentolamine. J Emerg Med. 1991;9(5):323–324.

49. Khairalla E. Epinephrine-induced digital ischemia relieved by phentolamine. Plast Reconstr Surg. 2001; 108(6):1831–1832.

50. Hardy SJ, Agostini DE. Accidental epinephrine auto-injector-induced digital ischemia reversed by phentolamine digital block. J Am Osteopath Assoc. 1995;95(6):377–378.

51. Bodkin RP, Acquisto NM, Gunyan H, Wiegand TJ. Two cases of accidental injection of epinephrine into a digit treated with subcutaneous phentolamine injections. Case Rep Emerg Med. 2013;2013:586207.

52. Krunic AL, Wang LC, Soltani K, Weitzul S, Taylor RS. Digital anesthesia with epinephrine: an old myth revisited. J Am Acad Dermatol. 2004;51(5):755–759.

53. Giandoni MB, Vinson RP, Grabski WJ. Ischemic complications of tubular gauze dressings. Dermatol Surg. 1995; 21(8):716–718.

54. Corre KA, Arnold A. Iatrogenic digital compromise with tubular dressings. West J Emerg Med. 2009;10(3): 190–192.

55. Spruiell MD, Messina MJ, Mitchell JJ, Scott FA. A deadly digital dressing: a case of surgical decompression for finger ischemia due to circumferential finger dressing. J Emerg Med. 2014;46(5):655–658.

56. Norris RL, Gilbert GH. Digital necrosis necessitating amputation after tube gauze dressing application in the ED. Am J Emerg Med. 2006;24(5):618–621.

57. Stewart LC, Langtry JA. Clopidogrel: mechanisms of action and review of the evidence relating to use during skin surgery procedures. Clin Exp Dermatol. 2010;35(4): 341–345.

58. Callahan S, Goldsberry A, Kim G, Yoo S. The management of antithrombotic medication in skin surgery. Dermatol Surg. 2012;38(9):1417–1426.

59. Bordeaux JS, Martires KJ, Goldberg D, Pattee SF, Fu P, Maloney ME. Prospective evaluation of dermatologic surgery complications including patients on multiple antiplatelet and anticoagulant medications. J Am Acad Dermatol. 2011;65(3):576–583.

60. Shimizu I, Jellinek NJ, Dufresne RG, Li T, Devarajan K, Perlis C. Multiple antithrombotic agents increase the risk of postoperative hemorrhage in dermatologic surgery. J Am Acad Dermatol. 2008;58(5):810–816.

61. Dinehart SM, Henry L. Dietary supplements: altered coagulation and effects on bruising. Dermatol Surg. 2005;31(7 Pt 2):819–826; discussion 826.

62. Cupp MJ. Herbal remedies: adverse effects and drug interactions. Am Fam Physician. 1999;59(5):1239–1245.

63. Chang LK, Whitaker DC. The impact of herbal medicines on dermatologic surgery. Dermatol Surg. 2001;27(8):759–763.

64. Collins SC, Dufresne RG. Dietary supplements in the setting of Mohs surgery. Dermatol Surg. 2002;28(6): 447–452.

65. Ah-Weng A, Natarajan S, Velangi S, Langtry JA. Preoperative monitoring of warfarin in cutaneous surgery. Br J Dermatol. 2003;149(2):386–389.

66. Henley J, Brewer JD. Newer hemostatic agents used in the practice of dermatologic surgery. Dermatol Res Pract. 2013;2013:279289.

67. Douketis JD, Spyropoulos AC, Spencer FA, et al. Perioperative management of antithrombotic therapy: Antithrombotic Therapy and Prevention of Thrombosis, 9th ed: American College of Chest Physicians Evidence-Based Clinical Practice Guidelines. Chest. 2012;141(2 suppl): e326S–e350S.

68. O'Neill JL, Taheri A, Solomon JA, Pearce DJ. Postoperative hemorrhage risk after outpatient dermatologic surgery procedures. Dermatol Surg. 2014;40(1): 74–76.

69. Douketis JD, Spyropoulos AC, Kaatz S, et al. Perioperative bridging anticoagulation in patients with atrial fibrillation. N Engl J Med. 2015;373(9): 823–833.

70. McKee DE, Lalonde DH, Thoma A, Glennie DL, Hayward JE. Optimal time delay between epinephrine injection and incision to minimize bleeding. Plast Reconstr Surg. 2013; 131(4):811–814.

71. Palm MD, Altman JS. Topical hemostatic agents: a review. Dermatol Surg. 2008;34(4):431–445.

72. Howe N, Cherpelis B. Obtaining rapid and effective hemostasis: Part II. Electrosurgery in patients with implantable cardiac devices. J Am Acad Dermatol. 2013; 69(5): 677.e1–e9.

73. Matzke TJ, Christensen LJ, Christenson SD, Atanashova N, Otley CC. Pacemakers and implantable cardiac defibrillators in dermatologic surgery. Dermatol Surg. 2006; 32(9):1155–1162; discussion 1162.

74. El-Gamal HM, Dufresne RG, Saddler K. Electrosurgery, pacemakers and ICDs: a survey of precautions and complications experienced by cutaneous surgeons. Dermatol Surg. 2001;27(4):385–390.

75. Chapas AM, Lee D, Rogers GS. Excision of malignant melanoma overlying a pacemaker. Dermatol Surg. 2005; 31(1):112–114.

76. Crawford MH. Cardiology. 3rd ed. Philadelphia, PA: Mosby/Elsevier; 2010.

77. Dawes JC, Mahabir RC, Hillier K, Cassidy M, de Haas W, Gillis AM. Electrosurgery in patients with pacemakers/ implanted cardioverter defibrillators. Ann Plast Surg. 2006; 57(1):33–36.

78. Voutsalath MA, Bichakjian CK, Pelosi F, Blum D, Johnson TM, Farrehi PM. Electrosurgery and implantable electronic devices: review and implications for office-based procedures. Dermatol Surg. 2011;37(7):889–899.

79. Weyer C, Siegle RJ, Eng GG. Investigation of hyfrecators and their in vitro interference with implantable cardiac devices. Dermatol Surg. 2012;38(11):1843–1848.

80. Crossley GH, Poole JE, Rozner MA, et al. The Heart Rhythm Society (HRS)/American Society of Anesthesiologists (ASA) Expert Consensus Statement on the perioperative management of patients with implantable defibrillators, pacemakers and arrhythmia monitors: facilities and patient management this document was developed as a joint project with the American Society of Anesthesiologists (ASA), and in collaboration with the American Heart Association (AHA), and the Society of Thoracic Surgeons (STS). Heart Rhythm. 2011;8(7):1114–1154.

81. Arefiev K, Warycha M, Whiting D, Alam M. Flammability of topical preparations and surgical dressings in cutaneous and laser surgery: a controlled simulation study. J Am Acad

Dermatol. 2012;67(4):700–705.

82. Poore SO, Sillah NM, Mahajan AY, Gutowski KA. Patient safety in the operating room: Ⅱ. Intraoperative and postoperative. Plast Reconstr Surg. 2012;130(5): 1048–1058.

83. Kaye AD, Kolinsky D, Urman RD. Management of a fire in the operating room. J Anesth. 2014;28(2):279–287.

84. Winslow E, Jacobson A. Dispelling the Petroleum Jelly Myth. Am J Nursing. 1998;98(11):16.

85. Smith TL, Smith JM. Electrosurgery in otolaryngology-head and neck surgery: principles, advances, and complications. Laryngoscope. 2001;111(5):769–780.

86. Limthongkul B, Samie F, Humphreys TR. Assessment of postoperative pain after Mohs micrographic surgery. Dermatol Surg. 2013;39(6):857–863.

87. Firoz BF, Goldberg LH, Arnon O, Mamelak AJ. An analysis of pain and analgesia after Mohs micrographic surgery. J Am Acad Dermatol. 2010;63(1):79–86.

88. Morris R, McKay W, Mushlin P. Comparison of pain associated with intradermal and subcutaneous infiltration with various local anesthetic solutions. Anesth Analg. 1987;66(11):1180–1182.

89. De Oliveira GS, Castro-Alves LJ, McCarthy RJ. Single-dose systemic acetaminophen to prevent postoperative pain: a meta-analysis of randomized controlled trials. Clin J Pain. 2015;31(1):86–93.

90. Moore RA, Derry S, McQuay HJ, Wiffen PJ. Single dose oral analgesics for acute postoperative pain in adults. Cochrane Database Syst Rev. 2011;(9):CD008659.

91. Glass JS, Hardy CL, Meeks NM, Carroll BT. Acute pain management in dermatology: risk assessment and treatment. J Am Acad Dermatol. 2015;73(4):543– 560; quiz 561–542.

92. Toms L, McQuay HJ, Derry S, Moore RA. Single dose oral paracetamol (acetaminophen) for postoperative pain in adults. Cochrane Database Syst Rev. 2008;(4):CD004602.

93. Imani F, Motavaf M, Safari S, Alavian SM. The therapeutic use of analgesics in patients with liver cirrhosis: a literature review and evidence-based recommendations. Hepat Mon. 2014;14(10):e23539.

94. McIntyre BA, Philp RB, Inwood MJ. Effect of ibuprofen on platelet function in normal subjects and hemophiliac patients. Clin Pharmacol Ther. 1978;24(5): 616–621.

95. Lawrence C, Sakuntabhai A, Tiling-Grosse S. Effect of aspirin and nonsteroidal antiinflammatory drug therapy on bleeding complications in dermatologic surgical patients. J Am Acad Dermatol. 1994;31(6):988–992.

96. Chen T, Adamson PA. Comparison of ibuprofen and acetaminophen with codeine following cosmetic facial surgery. J Otolaryngol Head Neck Surg. 2009;38(5): 580–586.

97. Sniezek PJ, Brodland DG, Zitelli JA. A randomized controlled trial comparing acetaminophen, acetaminophen and ibuprofen, and acetaminophen and codeine for postoperative pain relief after Mohs surgery and cutaneous reconstruction. Dermatol Surg. 2011;37(7):1007–1013.

98. Hurst EA, Yu SS, Grekin RC, Neuhaus IM. Bleeding complications in dermatologic surgery. Semin Cutan Med Surg. 2007;26(1):40–46.

99. Salasche SJ. Acute surgical complications: cause, prevention, and treatment. J Am Acad Dermatol. 1986;15(6): 1163–1185.

100. Tønnesen H, Nielsen PR, Lauritzen JB, Møller AM. Smoking and alcohol intervention before surgery: evidence for best practice. Br J Anaesth. 2009;102(3):297–306.

101. Goldminz D, Bennett RG. Cigarette smoking and flap and full-thickness graft necrosis. Arch Dermatol. 1991;127(7): 1012–1015.

102. Boyer JD, Zitelli JA, Brodland DG. Undermining in cutaneous surgery. Dermatol Surg. 2001;27(1):75–78.

103. Bennett RG. Selection of wound closure materials. J Am Acad Dermatol. 1988;18(4 Pt 1):619–637.

104. Moy RL, Waldman B, Hein DW. A review of sutures and suturing techniques. J Dermatol Surg Oncol. 1992;18(9): 785–795.

105. Salasche SJ, Grabski WJ. Complications of flaps. J Dermatol Surg Oncol. 1991;17(2):132–140.

106. Kantor J. The fascial plication suture: an adjunct to layered wound closure. Arch Dermatol. 2009;145(12): 1454–1456.

107. Rosengren H, Dixon A. Antibacterial prophylaxis in dermatologic surgery: an evidence-based review. Am J Clin Dermatol. 2010;11(1):35–44.

108. Rossi AM, Mariwalla K. Prophylactic and empiric use of antibiotics in dermatologic surgery: a review of the literature and practical considerations. Dermatol Surg. 2012;38(12):1898–1921.

109. Shurman DL, Benedetto AV. Antimicrobials in dermatologic surgery: facts and controversies. Clin Dermatol. 2010;28(5):505–510.

110. Chan BC, Patel DC. Perioperative management and the associated rate of adverse events in dermatological procedures performed by dermatologists in New Zealand. Australas J Dermatol. 2009;50(1):23–28.

111. Maragh SL, Brown MD. Prospective evaluation of surgical site infection rate among patients with Mohs micrographic surgery without the use of prophylactic antibiotics. J Am Acad Dermatol. 2008;59(2):275–278.

112. Futoryan T, Grande D. Postoperative wound infection rates in dermatologic surgery. Dermatol Surg. 1995;21(6):509–514.

113. Huether MJ, Griego RD, Brodland DG, Zitelli JA. Clindamycin for intraincisional antibiotic prophylaxis in dermatologic surgery. Arch Dermatol. 2002;138(9): 1145–1148.

114. Wright TI, Baddour LM, Berbari EF, et al. Antibiotic prophylaxis in dermatologic surgery: advisory statement 2008. J Am Acad Dermatol. 2008;59(3):464–473.

115. Mailler-Savage EA, Neal KW, Jr., Godsey T, Adams BB, Gloster HM, Jr. Is levofloxacin necessary to prevent postoperative infections of auricular second-intention wounds? Dermatol Surg. 2008;34(1):26–30; discussion 30–21.

116. Altemeier WA, Culbertson WR, Hummel RP. Surgical considerations of endogenous infections— sources, types, and methods of control. Surg Clin North Am. 1968;48(1) 227–240.

117. Wood LD, Warner NM, Billingsley EM. Infectious complications of dermatologic procedures. Dermatol Ther. 2011;24(6):558–570.

118. Baba T, Takeuchi F, Kuroda M, et al. Genome and virulence determinants of high virulence community acquired MRSA. Lancet. 2002;359(9320):1819–1827.

119. García-Casares E, Mateo Soria L, García-Melchor E, et al. Necrotizing fasciitis and myositis caused by streptococcal flesh-eating bacteria. J Clin Rheumatol. 2010;16(8):382–384.

120. Abolnik IZ, Sexton DJ. Necrotizing fasciitis and myositis caused by group A streptococci. Epidemiology, diagnosis, and treatment of "flesh-eating bacteria". N C Med J. 1994 55(10):464–466.

121. Bisno AL, Stevens DL. Streptococcal infections of skin and soft tissues. N Engl J Med. 1996;334(4): 240–245.

122. Gibbon KL, Bewley AP. Acquired streptococcal necrotizing fasciitis following excision of malignant melanoma. Br J Dermatol. 1999;141(3):717–719.

123. Huntley AC, Tanabe JL. Toxic shock syndrome as a complication of dermatologic surgery. J Am Acad

Dermatol. 1987;16(1 Pt 2):227–229.

124. Bosley AR, Bluett NH, Sowden G. Toxic shock syndrome after elective minor dermatological surgery. BMJ. 1993; 306(6874):386–387.

125. Stevens DL, Bisno AL, Chambers HF, et al. Practice guidelines for the diagnosis and management of skin and soft tissue infections: 2014 update by the infectious diseases society of America. Clin Infect Dis. 2014;59(2): 147–159.

126. Dizer B, Hatipoglu S, Kaymakcioglu N, et al. The effect of nurse-performed preoperative skin preparation on postoperative surgical site infections in abdominal surgery. J Clin Nurs. 2009;18(23):3325–3332.

127. Webster J, Osborne S. Preoperative bathing or showering with skin antiseptics to prevent surgical site infection. Cochrane Database Syst Rev. 2015;(2):CD004985.

128. Tanner J, Norrie P, Melen K. Preoperative hair removal to reduce surgical site infection. Cochrane Database Syst Rev. 2011;(11):CD004122.

129. Moro ML, Carrieri MP, Tozzi AE, Lana S, Greco D. Risk factors for surgical wound infections in clean surgery: a multicenter study. Italian PRINOS Study Group. Ann Ital Chir. 1996;67(1):13–19.

130. Smack DP, Harrington AC, Dunn C, et al. Infection and allergy incidence in ambulatory surgery patients using white petrolatum vs bacitracin ointment: a randomized controlled trial. JAMA. 1996;276(12): 972–977.

131. Rogers HD, Desciak EB, Marcus RP, Wang S, MacKay-Wiggan J, Eliezri YD. Prospective study of wound infections in Mohs micrographic surgery using clean surgical technique in the absence of prophylactic antibiotics. J Am Acad Dermatol. 2010;63(5): 842–851.

132. Mehta D, Chambers N, Adams B, Gloster H. Comparison of the prevalence of surgical site infection with use of sterile versus nonsterile gloves for resection and reconstruction during Mohs surgery. Dermatol Surg. 2014; 40(3):234–239.

133. Xia Y, Cho S, Greenway HT, Zelac DE, Kelley B. Infection rates of wound repairs during Mohs micrographic surgery using sterile versus nonsterile gloves: a prospective randomized pilot study. Dermatol Surg. 2011;37(5):651–656.

134. Nasseri E. Prospective study of wound infections in Mohs micrographic surgery using a single set of instruments. Dermatol Surg. 2015;41(9):1008–1012.

135. Moorhead C, Torres A. I PREVENT bacterial resistance: an update on the use of antibiotics in dermatologic surgery. Dermatol Surg. 2009;35(10):1532–1538.

136. Advisory Statement. Antibiotic prophylaxis for dental patients with total joint replacements. American Dental Association; American Academy of Orthopaedic Surgeons. J Am Dent Assoc. 1997;128(7):1004–1008.

137. Association AD, Surgeons AAoO. Antibiotic prophylaxis for dental patients with total joint replacements. J Am Dent Assoc. 2003;134(7):895–899.

138. Wilson W, Taubert KA, Gewitz M, et al. Prevention of infective endocarditis: guidelines from the American Heart Association: a guideline from the American Heart Association Rheumatic Fever, Endocarditis, and Kawasaki Disease Committee, Council on Cardiovascular Disease in the Young, and the Council on Clinical Cardiology, Council on Cardiovascular Surgery and Anesthesia, and the Quality of Care and Outcomes Research Interdisciplinary Working Group. Circulation. 2007;116(15):1736–1754.

139. Hendi A. Temporal nerve neuropraxia and contralateral compensatory brow elevation. Dermatol Surg. 2007;33(1): 114–116.

140. Agarwal CA, Mendenhall SD, Foreman KB, Owsley JQ.

The course of the frontal branch of the facial nerve in relation to fascial planes: an anatomic study. Plast Reconstr Surg. 2010;125(2):532–537.

141. Baker DC, Conley J. Avoiding facial nerve injuries in rhytidectomy: anatomical variations and pitfalls. Plast Reconstr Surg. 1979;64(6):781–795.

142. Arden RL, Sinha PK. Vertical suture plication of the orbicularis oris muscle: a simple procedure for the correction of unilateral marginal mandibular nerve paralysis. Facial Plast Surg. 1998;14(2):173–177.

143. Ramírez OM. Advanced considerations determining procedure selection in cervicoplasty. Part one: anatomy and aesthetics. Clin Plast Surg. 2008;35(4): 679–690, viii.

144. Humphrey S, Sykes J, Kantor J, et al. ATX-101 for reduction of submental fat: a phase III randomized controlled trial. J Am Acad Dermatol. 2016;75(4):788–797.e7.

145. Regula CG, Yag-Howard C. suture products and techniques: what to use, where, and why. Dermatol Surg. 2015;41(suppl 10):S187–200.

146. Regan T, Lawrence N. Comparison of poliglecaprone- 25 and polyglactin-910 in cutaneous surgery. Dermatol Surg. 2013;39(9):1340–1344.

147. Kantor J. The set-back buried dermal suture: an alternative to the buried vertical mattress for layered wound closure. J Am Acad Dermatol. 2010;62(2):351–353.

148. Wang AS, Kleinerman R, Armstrong AW, et al. Setback versus buried vertical mattress suturing: results of a randomized blinded trial. J Am Acad Dermatol. 2015;72(4): 674–680.

149. Butler L, Mowad C. Allergic contact dermatitis in dermatologic surgery: review of common allergens. Dermatitis. 2013;24(5):215–221.

150. McShane DB, Bellet JS. Treatment of hypergranulation tissue with high potency topical corticosteroids in children. Pediatr Dermatol. 2012;29(5):675–678.

151. Mandrea E. Topical diflorasone ointment for treatment of recalcitrant, excessive granulation tissue. Dermatol Surg. 1998;24(12):1409–1410.

152. Sobanko JF, Sarwer DB, Zvargulis Z, Miller CJ. Importance of physical appearance in patients with skin cancer. Dermatol Surg. 2015;41(2):183–188.

153. Alster TS. Improvement of erythematous and hypertrophic scars by the 585-nm flashlamp-pumped pulsed dye laser. Ann Plast Surg. 1994;32(2):186–190.

154. Dierickx C, Goldman MP, Fitzpatrick RE. Laser treatment of erythematous/hypertrophic and pigmented scars in 26 patients. Plast Reconstr Surg. 1995;95(1):84– 90; discussion 91–82.

155. Thomas JR, Somenek M. Scar revision review. Arch Facial Plast Surg. 2012;14(3):162–174.

156. Murray JC. Keloids and hypertrophic scars. Clin Dermatol. 1994;12(1):27–37.

157. Sidgwick GP, McGeorge D, Bayat A. A comprehensive evidence-based review on the role of topicals and dressings in the management of skin scarring. Arch Dermatol Res. 2015;307(6):461–477.

158. Hayashi T, Furukawa H, Oyama A, et al. A new uniform protocol of combined corticosteroid injections and ointment application reduces recurrence rates after surgical keloid/hypertrophic scar excision. Dermatol Surg. 2012; 38(6):893–897.

159. Balaraman B, Geddes ER, Friedman PM. Best reconstructive techniques: improving the final scar. Dermatol Surg. 2015;41(suppl 10):S265–S275.

160. Park TH, Seo SW, Kim JK, Chang CH. Outcomes of surgical excision with pressure therapy using magnets and identification of risk factors for recurrent keloids. Plast Reconstr Surg. 2011;128(2):431–439.

161. Yamawaki S, Naitoh M, Ishiko T, Muneuchi G, Suzuki S. Keloids can be forced into remission with surgical excision and radiation, followed by adjuvant therapy. Ann Plast Surg. 2011;67(4):402–406.

162. Wang LZ, Ding JP, Yang MY, Chen B. Forty-five cases of chest keloids treated with subcutaneous super-tension-reduction suture combined with postoperative electron-beam irradiation. Dermatol Surg. 2014;40(12):1378–1384.

163. Gladsjo JA, Jiang SI. Treatment of surgical scars using a 595-nm pulsed dye laser using purpuric and nonpurpuric parameters: a comparative study. Dermatol Surg. 2014;40(2):118–126.

164. Ren Y, Zhou X, Wei Z, Lin W, Fan B, Feng S. Efficacy and safety of triamcinolone acetonide alone and in combination with 5-fluorouracil for treating hypertrophic scars and keloids: a systematic review and meta-analysis. Int Wound J. 2016.

165. van Drooge AM, Vrijman C, van der Veen W, Wolkerstorfer A. A randomized controlled pilot study on ablative fractional CO_2 laser for consecutive patients presenting with various scar types. Dermatol Surg. 2015;41(3):371–377.

166. Berman B, Flores F. Comparison of a silicone gel-filled cushion and silicone gel sheeting for the treatment of hypertrophic or keloid scars. Dermatol Surg. 1999;25(6):484–486.

167. Berman B, Flores F. Recurrence rates of excised keloids treated with postoperative triamcinolone acetonide injections or interferon alfa-2b injections. J Am Acad Dermatol. 1997;37(5 Pt 1):755–757.

168. Rusciani L, Paradisi A, Alfano C, Chiummariello S, Rusciani A. Cryotherapy in the treatment of keloids. J Drugs Dermatol. 2006;5(7):591–595.

169. Yang S, Ozog D. Comparison of traditional superficial cutaneous sutures versus adhesive strips in layered dermatologic closures on the back-a prospective, randomized, split-scar study. Dermatol Surg. 2015;41(11): 1257–1263.

170. Kaufman AJ, Kiene KL, Moy RL. Role of tissue undermining in the trapdoor effect of transposition flaps. J Dermatol Surg Oncol. 1993;19(2):128–132.

171. Koranda FC, Webster RC. Trapdoor effect in nasolabial flaps: causes and corrections. Arch Otolaryngol. 1985; 111(7):421–424.

172. Etzkorn JR, Sobanko JF, Miller CJ. Free margin distortion with fusiform closures: the apical angle relationship. Dermatol Surg. 2014;40(12):1428–1432.

173. Guyuron B. Alar rim deformities. Plast Reconstr Surg. 2001;107(3):856–863.

174. Goldman G, Altmayer S, Sambandan P, Cook JL. Development of cerebral air emboli during Mohs micrographic surgery. Dermatol Surg. 2009;35(9):1414–1421.

175. Kantor J. Risk of cerebral air emboli associated with calvarial fenestration. Dermatol Surg. 2016;42(7):907–908.

176. Sukal SA, Geronemus RG. Deep venous thrombosis following Mohs micrographic surgery: case report. Dermatol Surg. 2008;34(3):414–417.

177. Alam M, Goldberg LH. Serious adverse vascular events associated with perioperative interruption of antiplatelet and anticoagulant therapy. Dermatol Surg. 2002;28(11): 992–998; discussion 998.

178. Bigony L. Risks associated with exposure to surgical smoke plume: a review of the literature. AORN J. 2007; 86(6):1013–1020; quiz 1021–1014.

179. Oganesyan G, Eimpunth S, Kim SS, Jiang SI. Surgical smoke in dermatologic surgery. Dermatol Surg. 2014; 40(12):1373–1377.

180. Bell ML, Zanobetti A, Dominici F. Evidence on vulnerability and susceptibility to health risks associated with short-term exposure to particulate matter: a systematic review and meta-analysis. Am J Epidemiol. 2013;178(6): 865–876.

181. Phillips EK, Conaway MR, Jagger JC. Percutaneous injuries before and after the needlestick safety and prevention act. N Engl J Med. 2012;366(7):670–671.

182. Donnelly AF, Chang YH, Nemeth-Ochoa SA. Sharps injuries and reporting practices of U.S. dermatologists. Dermatol Surg. 2013;39(12):1813–1821.

183. Nambudiri VE, Qureshi AA, Vleugels RA. Sharps injuries among US dermatology trainees: a cross-sectional study. J Am Acad Dermatol. 2016;74(4):756–758.

184. Alghamdi KM, Alkhodair RA. Practical techniques to enhance the safety of health care workers in officebased surgery. J Cutan Med Surg. 2011;15(1):48–54.

185. LoPiccolo MC, Balle MR, Kouba DJ. Safety precautions in Mohs micrographic surgery for patients with known blood-borne infections: a survey-based study. Dermatol Surg. 2012;38(7 Pt 1):1059–1065.

第 37 章　浅表放射治疗和电子束近距离放射治疗

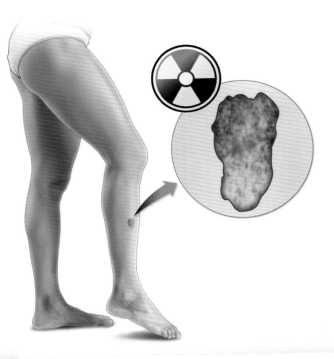

原著者　Mark S. Nestor
　　　　Jonathan Chan

翻　译　许炎竹　任　军
审　校　党宁宁

概要

- 浅表放射治疗（superficial radiation therapy，SRT）依赖于低能量光子辐射。
- 对于拒绝或不适合手术治疗的非侵袭性原发性基底细胞癌和鳞状细胞癌患者，SRT 是一种可行的非手术治疗选择。
- 理解放射生物学基础是使用任何形式的放射治疗的先决条件。

初学者贴士

- 时间 - 剂量分割（time-dose-fractionation，TDF）表根据总放射剂量、分割次数和治疗时间提供了 SRT 过程中方案的选择。
- 超分割剂量方案可能会改善治疗结果。
- 理想情况下，瘢痕疙瘩的放射治疗应在手术切除后 2 天内进行。

专家贴士

- 根据肿瘤的大小和位置、组织血管分布和肿瘤对放射的敏感性，可以针对患者需求使用个体化的分割方案。
- 方案的调整可能包括减少分割剂量，增加分割次数和总放射剂量，以及改变从第一次到最后一次分割所需的总治疗时间。
- 调整分割剂量、次数和总辐射剂量在优化治愈率的同时，可以预防或减少急性和潜伏放射反应的发生。

切记!

- 虽然 SRT 不会立即留下瘢痕，但明显的长期的瘢痕（尤其是随着时间的推移）是有可能的。
- 重点是，最近的 SRT 研究中没有一项平均随访时间超过 5 年;因此，应谨慎看待长期结果。

陷阱和注意事项

- 急性反应被定义为第一次剂量分割后 90 天内发生的不良事件。
- 潜伏反应是指超过第一次剂量分割 90 天以上发生的反应。
- 色素沉着和毛细血管扩张是常见的不良事件，不同于手术瘢痕，后者往往会随着时间的推移而改善，SRT 的长期后遗症往往会在数年或数十年持续恶化。

患者教育要点

- 虽然 SRT 后没有手术瘢痕，但它并不是一种无痕治疗，色素沉着、组织结构改变和毛细血管扩张往往会随着时间的推移而进展。
- 因此,这种方法在年轻患者中应该特别谨慎使用。

收费建议

- 每次 SRT 治疗都应使用 CPT 代码 77401 进行计费。这个代码应该只作为独立整体使用，而不考虑每天接受治疗部位的数量。

引言

浅表放射治疗（SRT）使用低能量光子辐射，最大限度地减少穿透皮肤厚度。一半的能量被皮肤表层吸收。在电磁波谱上，SRT 波刚好高于跨界射线（Grenz rays，Grenz 射线），这是一种由 10kV 到 30kV X 光机产生的低能或"超软"X 光。Grenz 射线的半值深度为 0.5mm，在皮肤组织的前 2mm 内被吸收。从历史上看，SRT 有许多用途，尽管该技术主要用于治疗非黑色素性皮肤肿瘤（nonmelanoma skin cancer，NMSC）和预防瘢痕疙瘩的复发。

在众多治疗 NMSC 的方法中，SRT 是门诊皮肤科医师使用的选择方案之一。与穿透性的放射治疗相比，如电子束放射治疗，SRT 将所有的能量集中在皮肤表层。通过适当的剂量测定和分割，它避免了深层组织损伤，最大限度减少瘢痕形成。SRT 治疗原发性非侵袭性基底细胞癌（basal cell carcinoma，BCC）和鳞状细胞癌（squamous cell carcinoma，SCC）的治愈率在可接受范围内，并发症发生率相对较低。它并不要求患者停止服用抗凝药物，可安全用于循环不良及手术禁忌证患者。虽然 SRT 的使用在过去几十年里稳步下降，但最近新设备和治疗策略的出现使得 SRT 治疗 NMSC 再度兴起。

SRT 在许多解剖区域都非常适用。大多数皮肤癌发生在头皮、前额、眼睑、耳、鼻、唇、脸颊和颏部（下巴），在这些地方，切除大型肿瘤可能需要重建手术。SRT 对下肢 NMSC，特别是有瘀积性皮炎、慢性水肿或循环系统损害背景的老年患者，可能是有益的。

SRT 的使用没有任何与治疗相关的不适，这使得它对于害怕手术或对手术干预有禁忌的患者来说是理想的。在 BCC 患者中，SRT 改善了生活质量，尽管偶尔会出现皮肤萎缩、色素沉着、脱发和毛细血管扩张。

非黑色素瘤性皮肤癌

2012 年，美国国家癌症研究所（National Cancer Institute）估计，有 81 240 人（46 890 名男性和 34 350 名女性）患有 BCC 和 SCC，有 12 190 人死于 NMSC。

根据 2005－2009 年确诊的病例数量，经年龄调整的皮肤癌年发病率为每 10 万人中有 23.0 人。白种人的发病率更高，男性为 34.5/10 万，女性为 21.3/10 万；然而，皮肤癌的实际发病率要高得多，因为 NMSC 在大多数癌症登记处被排除在外。根据一个大型的美国商业保险索赔数据库，实际发病率已确定为每 10 万人中有 693 人，或在美国约有 2 139 535 例（占人口的0.7%）。南佛罗里达的一项研究估计，65 岁以下人群中 NMSC 的年发病率为 466.5/10 万人，65 岁及以上人

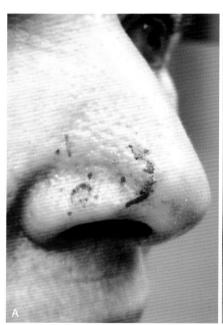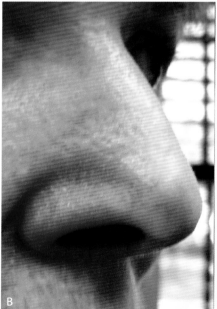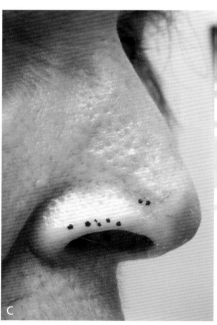

图 37-1　鼻部结节性基底细胞癌的浅表放射治疗
患者为 73 岁女性，既往有皮肤癌病史，活检证实右侧鼻翼结节性基底细胞癌。在讨论了可用的治疗方案后，她选择接受 SRT 治疗。5mm×6mm 的病灶边界外扩 5mm，用 0.762mm 厚的铅制成 1.7cm 的屏障，放置于除鼻腔和甲状腺屏障外的部位。患者在 50kV 电压、10mA 电流下接受 500cGy，治疗时间 0.64 分钟，TSD 为 15cm，无滤过。患者在接下来的 3 周内又接受了 6 次治疗，共接受 3500cGy。患者 14 天后复诊，对结果很满意。术后 4 年无复发。A. 鼻部结节性基底细胞癌。治疗前，5mm×6mm 的病灶，边界外扩 5mm。7 次 500cGy 的分割在 50kV 和 10mA 下输送，$D_{1/2}$ 为 5.8mm。B. 治疗后第 14 天。C. 4 年后无复发。

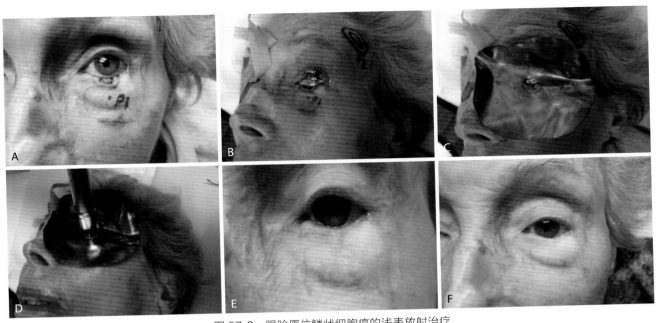

图 37-2　眼睑原位鳞状细胞癌的浅表放射治疗

患者是一名 93 岁的女性，她有数量较多的面部难治性皮肤癌病史，为此她接受了多次 Mohs 手术、植皮和皮瓣。她的左下眼睑有一处结痂。患者 2 年前因原位鳞状细胞癌行 Mosh 手术及全厚皮瓣移植修复，该病变靠近原手术部位（内侧）。该皮损经活检证实为日光性角化病 / 原位鳞状细胞癌。由于患者 2 年前接受了左下眼睑 Mohs 手术，并进行了全厚皮瓣移植，因此该病灶的 Mohs 手术可能会加重其现有的轻微外翻。在讨论 Mohs 手术或 SRT 治疗这一病变后，患者选择了 SRT。临床病灶被识别出来并圈起来，并在皮损周围 5mm 处画定边界。将一个 0.762mm 厚的定制铅盾放置在病变和外扩区域，中央包括一个 1.3cm 的照射野。患者平躺在 X 线台上。患者左眼滴入一滴盐酸丁卡因溶液，2 分钟后，在左眼眼睑内放置一个润滑的镀金铅罩。该铅罩被定制的铅盾所覆盖，而右眼则覆盖一个标准的铅盾，甲状腺也覆盖了铅盾。使用 1.5cm 锥束，在 3 周的时间内进行了 7 次剂量为 498.6cGy 的分割治疗（总剂量为 3490.2cGy），其 TDF 值为 92，电压 50kV，电流 10mA，$D_{1/2}$ 为 5.8mm。患者对 SRT 耐受良好，在治疗过程中无诉不适。她没有干眼的症状，也没有比平时更易流泪。A. 病变被识别出来并圈起来，并在皮损外扩 5mm 处画上边界；B. 将丁卡因溶液注入左眼 2 分钟后，在左眼眼睑内放置一个镀金铅罩屏蔽；C. 将 0.762mm 厚的定制铅盾放置在病变和外扩的区域上，中央包括 1.3cm 的照射野；D. 使用 1.5cm 锥束，在 3 周的时间内进行了 7 次剂量为 498.6cGy 的分割治疗（总剂量为 3490.2cGy），其 TDF 值为 92，电压 50kV，电流 10mA，$D_{1/2}$ 为 5.8mm；E. 术后 72 天眼睑外观；F. 15 个月后无复发。

群中 NMSC 的年发病率为 10 690/10 万人。

目前的证据表明，从 1996—2008 年，皮肤癌的发病率持续上升，皮肤癌总体治疗数量增加了 53%，从 1 480 645 例上升至 2 152 615 例。

图 37-1 至图 37-4 显示了 SRT 在不同患者中治疗 BCCs 和 SCCs 的应用。图 37-5 显示使用 SRT 治疗耳部瘢痕疙瘩。

放射物理学

放射可以通过电子方式产生，如 X 射线或电子管，也可以通过不稳定同位素的衰变产生，如 α 射线、β 射线和 γ 射线。同位素治疗，如近距离放射治疗或介入技术，可能导致放射剂量不均匀。在皮肤病学中，当用放射治疗时，大多数的病变是通过远距离放射疗法——电子产生辐射并传输至远离放射源的地方。光子远距离放射治疗即为 SRT 的放射源。

当量剂量

生物效应当量很实用，因为放射的总剂量取决于它的实施方式。这种生物剂量等效数可以比较不同的分割模式。它是在皮肤暴露于不同的辐射过程中形成的，治疗后产生的短期（急性）损伤程度被用来确定等效剂量。从这些实验中我们认识到，随着治疗方案时间的延长，需要的总剂量越大，才能产生相同的反应。

如下面的公式所示，名义标准剂量（nominal standard dose，NSD）与总剂量（D）、分割次数（N）和总治疗时间（T）有关：

$$D = \mathrm{NSD} \times N^{24} \times T^{11}$$

其中 D 为总剂量，N 为分割次数，T 为放疗的总治疗时间（以天为单位）。

为了简化计算，Orton 和 Ellis 发表了一组以时间 - 剂量 - 分割（time-dose-fractionation，TDF）为单位的导数表。这些表格使医生能够根据每天的剂量、每周分割次数和总分割次数来正确选择等效的急性反应。

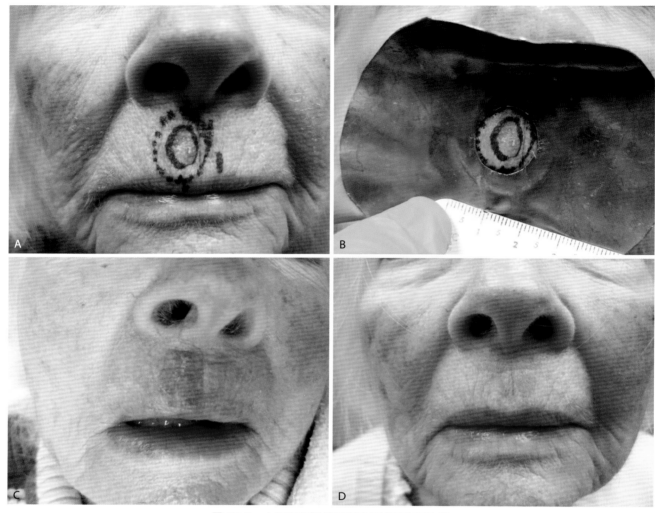

图 37-3 上唇原位鳞状细胞癌的浅表放射治疗

这位 83 岁有皮肤癌病史的女性被转诊治疗上唇光化性角化病／原位鳞状细胞癌。由于患者体内置入起搏器，正在接受华法林治疗，希望可以避免手术。癌症病变被识别出来并圈出来，并在皮损周围外扩 5～7mm 画上边界。将 0.762mm 厚的特制铅盾放置在病变和外扩的治疗区域，其中包括一个 1.5cm×1.7cm 的照射野。屏蔽眼和甲状腺。使用 2.5cm 锥束，患者在 3 周内接受了 9 个剂量为 460cGy 的分割治疗（总量为 4140cGy），电压 50kV，电流 10mA，$D_{1/2}$ 为 5.8mm。患者对治疗耐受性良好，只有轻微红斑。患者在 2 个月时取得了良好的美容效果。A. 癌灶被确诊并圈起来，皮损周围外扩 5～7mm 画定边界；B. 制作了一个 0.762mm 厚的铅屏蔽，包括一个 1.5cm×1.7cm 的照射野，并将其置于病变和扩大治疗范围。屏蔽眼和甲状腺。使用 2.5cm 锥束，患者在 3 周内接受了 9 个剂量为 460cGy 的分割治疗（总量为 4140cGy），电压 50kV，电流 10mA，$D_{1/2}$ 为 5.8mm；C. 在治疗的最后一天的皮损外观；D. 患者在 2 个月时取得良好的美容效果。

虽然从放射生物学来讲损伤产生的机制并不清晰，产生损伤至少需要两个条件：阿尔法（α）和贝塔（β）。一些细胞在单次作用后即被杀死（α 杀伤）。被 α 杀伤的细胞数量与每次分割剂量成正比。在有些细胞被单次放射杀伤的同时，还有一些细胞仅仅是受到损害，这些细胞要被放射治疗完全杀死显然存在多个作用靶点（β 杀伤）。这些被 β 杀伤的细胞数量与每次分割剂量的平方成正比。

临床上，α 杀伤和 β 杀伤均有广泛应用。组织个体 α 与 β 杀伤的比例为其固有属性。肿瘤及快速分裂组织的 α／β 比例大约在 10。对于生长较缓慢的组织（如正常的结缔组织），α／β 比例大约在 3。晚期并发症被认为发生在缓慢增殖的正常组织。因此，每次较大的分割剂量可使得晚期并发症恶化。一种常见的描述阿尔法 - 贝塔模型指出，对于等量的短期伤害，日分割剂量越大，其导致长期伤害则越大。

$$E = n\ (\alpha d + \beta d^2)$$

其中 E 为细胞杀伤（以对数形式测量），n 为分割次数，d 为单次分割的辐射剂量（单位：Gy）。

这是因为参与长期损伤的细胞优先受到 β 杀伤的影响。实际上，这表明尽管不同的放疗方案控制皮肤癌疗效是相等的，但使用较高的单次分割剂量（尽管总剂量相同）的方案最终将导致长期美容效果不尽如人意。

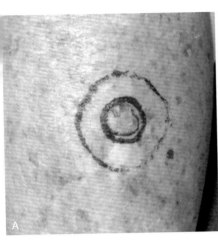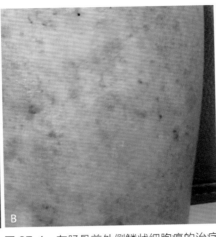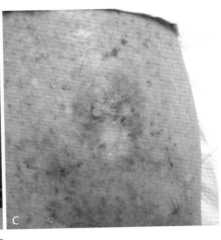

图 37-4　左胫骨前外侧鳞状细胞癌的治疗

　　该 1.8cm×1.6cm 的病灶用 SRT 治疗，皮损边缘外扩 1.0cm。将 0.763mm 厚的铅盾按 3.2cm×3.2cm 尺寸定制。治疗开始选择了 4.0cm 的锥束，每周进行 3 次分割治疗，总剂量为 327.8cGy，电压 50kV，每次分割时间为 0.44 分钟，TDF 为 99。在第 7 次治疗后，为了更换更大的 5.0cm 的放射锥束，我们调整了放疗方案（累积总剂量为 2294.6cGy）。因此，需要按照总分割剂量重新估值——每周 3 次 338.4cGy 的分割治疗，电压为 50kV，每次分割时间 0.45 分钟，TDF 为 99，共 8 次分割（总剂量为 2707.2cGy）。该患者位于左胫骨前外侧的这处鳞状细胞癌皮损，在超过 23 次分割后总剂量达到 5001.8cGy。A. 治疗前；B. 放射治疗后 1 个月；C. 放射治疗 1 年后。

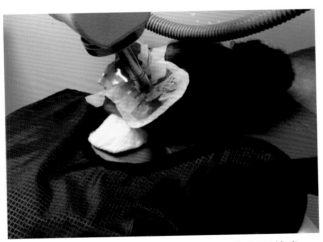

图 37-5　耳瘢痕疙瘩术后第 1~3 天用 6Gy 的 SRT 治疗

放射量测定——$D_{1/2}$ 的概念

　　X 射线在被吸收之前能穿透组织的深度与它们的能量成正比。半量深度（$D_{1/2}$）被定义为 X 线束剂量被组织吸收或衰减至表皮剂量 50% 的组织深度。通过我们需要的 $D_{1/2}$，我们就可以选择合适的 X 射线能量，在达到预期的临床效果的同时尽量减少下方正常组织的放射暴露。对于皮肤肿瘤而言，$D_{1/2}$ 的选择应优于肿瘤最大深度的测量。

　　使用铝等过滤材料也可以改善辐射的疗效。当放置在 X 射线束中时，过滤器吸收低能量的射线，增加到达肿瘤的 X 射线的均匀性和平均能量，同时也增加了组织的穿透。然而，由于过滤降低了总辐射强度，整体治疗时间将会增加。

分割理论

　　电离放射损伤癌细胞和正常细胞；然而，在亚致死剂量的辐射暴露下，健康细胞比癌细胞更能自我修复和存活。因此，在较长时间内，总放射剂量不变的情况下，通过降低每次分割剂量，增加治疗时间的方式在最大限度杀伤癌细胞的同时，对健康细胞的影响最小。因此，分割提高了放疗的治疗指数。

　　根据肿瘤的大小和位置、组织血管分布和肿瘤对放射的敏感性，可以针对患者需求使用个体化的分割方案。方案的调整可能包括减少分割剂量，增加分割次数和总放射剂量，以及改变从第一次到最后一次分割所需的总治疗时间。调整分割剂量、次数和总辐射剂量在优化治愈率的同时，可以预防或减少急性和潜伏放射反应的发生。

　　急性反应被定义为第一次分割治疗后 90 天内发生的不良事件。这些反应通常发生在治疗区内快速分裂的正常细胞，此时由于过于频繁的剂量辐射，健康细胞没有足够的时间自我修复。常见的急性反应包括疼痛、红斑和湿性脱屑。在低血管密度区域，每次分割剂量超过 500cGy 可能导致细胞死亡和溃疡。

　　潜伏反应是指超过第一次分割治疗 90 天以上发生的反应。这些反应可以通过记录每次分割剂量和总辐射剂量来把控，常见的潜伏反应包括皮肤萎缩、毛细血管扩张和色素沉着或减退。分割方式在改善美容外观效果和最大程度减少急性和潜伏反应中具有重要作用，随着对这一点的深入理解，分割治疗成为最重要的放疗改良方式之一。

分割表

TDF 表根据总放射剂量、分割次数和治疗时间提供了 SRT 的方案选择（表 37-1）。该表是基于早期研究人员的工作，他们研究了放射剂量和癌症治疗的分级与副作用之间的临床关系。TDF 表提供了 x 轴上的治疗次数和 y 轴上每次分割的辐射剂量。一般认为，每周需治疗 3~5 次；因此，24 次分割治疗需要 5~8 周的时间。

因为最适合皮肤癌的 TDF 数值被认为在 90~110，临床医师从表中选取 TDF 值 100，并选择适当的放射剂量和分割次数，从而有效消除肿瘤，减少不必要的反应。将总治疗时间控制在 2 周内可能导致急性皮肤反应发生率增高，但该方案可成功地用于头颈部。增加 SRT 治疗的次数和间隔时间，将会在最小血管区域（如下肢）获得更好的结果。常见的用于皮肤肿瘤治疗的分割表见表 37-2。

治疗中断

一个完整的 SRT 疗程通常需要几周，在完成之前，治疗可能会因为各种原因而中断。在这种情况下，当治疗恢复时，应参照衰变表（表 37-3）。y 轴表示完成治疗的天数，x 轴表示剩余或中断治疗的天数。这些值与调整后的 TDF 数值相对应，应该用于剩余的治疗期间。

放射野范围

由于无法在组织学上检查受辐照肿瘤的边缘，接受治疗的组织边缘应略大于手术切除所需的组织边缘。对于典型的边界清楚的病灶，1cm 的边界即足够。大型肿瘤和边界不那么清楚的肿瘤可能需要达到 2cm 的边界。使用特制的铅盾，可限制放射仅局限于癌性病变和周围的健康组织（图 37-6）。

NMSC 的替代放射治疗方式

电子束治疗

SRT 的另一种替代方法是电子束治疗（electron beam therapy，EBT），其能量来源（电子）是带电粒子；因此，EBT 需要一个线性加速器。EBT 是放射肿瘤学家治疗 NMSC 的首选治疗方法。在复杂的解剖学治疗部位，EBT 可用于治疗更宽的区域和较深的肿瘤。在 EBT 治疗皮肤恶性肿瘤的过程中，放射肿瘤学家在皮肤上涂抹一种组织等效材质的物质，以便将电子束的有效部分转移到皮肤表面。

表面放射疗法与电子束疗法

在圣路易斯马林克罗特放射研究所（Mallinckrodt Institute of Radiology）对 339 名患者进行的病例回顾中，SRT 治疗头颈部 NMSC 的治愈率略高于 EBT。这被认为是由于 EBT 剂量不足的概率比 SRT 高。对于 <1cm 的基底细胞癌，SRT 治愈率为 97%（69/71），EBT 治愈率为 92%（11/12）。对于 <1cm 的 SCC，SRT 和 EBT 治愈率分别为 100%（12/12）和 75%（3/4）。在 1~1.5cm 的基底细胞癌中，SRT 治愈率为 93%（84/90），EBT 治愈率为 73%（16/22）。在 1~ 1.5cm 的 SCC 中，SRT 和 EBT 治愈率分别为 91%（10/11）和 70%（7/10）。对于 >5cm 较大的基底细胞癌，SRT 治愈率为 100%（4/4），EBT 治愈率为 92%（11/12）。在 >5cm 的鳞状细胞癌中，SRT 和 EBT 治愈率分别为 100%（1/1）和 75%（3/4）。尽管如此，EBT 在嗜神经浸润性肿瘤、皮肤 T 细胞淋巴瘤（cutaneous T-cell lymphoma，CTCL）、Merkel 细胞瘤（Merkel cell carcinoma）、隆突性皮肤纤维肉瘤（dermatofibrosarcoma protuberans，DFSP）、头皮肿瘤和头颈部黑色素瘤的治疗中仍有重要的地位。

高剂量率近距离放射治疗

高剂量率（high-dose rate，HDR）近距离放射治疗是一种同位素治疗，包括将放射源直接放置在靶组织上或进入靶组织。有几个缺点限制了 HDR 近距离治疗的使用，包括在深度 >2mm 和直径 > 2cm 的 NMSC 中治愈率较低。即使在理想的适应证下，复发率亦为 0 ~10%。由于需要昂贵的硬件，包括敷贴器和复杂的 HDR 后加载设备，HDR 近距离治疗也带来了后勤方面的挑战。此外，该方法还使得医务人员的潜在放射暴露增加。

电子近距离放射治疗

电子近距离治疗（electronic brachytherapy，E-近距离治疗）不同于 HDR 近距离治疗，不通过放射性同位素或线性加速器发射表面近距离射线。它本质上是 SRT，辐射源离皮肤更近。因此，不需要 HDR 近距离治疗那样大面积的防护屏障。它还将敷贴器的尺寸限制在 50mm 左右，而 SRT 为 180mm。在一项针对 122 例患者的 171 个 NMSC 病变的临床研究中，电子近距离放射治疗将 40Gy 能量 8 次分割进行，每周 2 次。这些患者 1 年后随访仍有不错的美容外观——无明显的萎缩、毛细血管扩张、严重的硬化，无皮下组织容量丧失，无溃疡及坏死。

表 37-1　时间 - 剂量分割系数 [a]

剂量/分割（cGy）	分割次数																					
	4	5	6	8	10	12	14	15	16	18	20	22	24	25	26	28	30	32	34	35	36	40
20	0	0	1	1	1	1	1	1	1	2	2	2	2	2	2	2	3	3	3	3	3	4
40	1	1	2	2	3	3	4	4	4	5	5	6	6	6	7	7	8	8	9	9	9	10
60	2	2	3	4	5	6	7	7	8	9	10	10	11	12	12	13	14	15	16	17	17	19
80	3	4	4	6	7	9	10	11	12	13	15	16	18	19	19	21	22	24	25	26	27	30
100	4	5	6	8	10	13	15	16	17	19	21	23	25	26	27	29	31	33	36	37	38	42
110	5	6	7	10	12	15	17	18	19	22	24	27	29	30	32	34	36	39	41	42	44	48
120	6	7	8	11	14	17	19	21	22	25	28	30	33	35	36	39	42	44	47	48	50	55
130	6	8	9	13	16	19	22	24	25	28	31	34	38	39	41	44	47	50	53	55	56	63
140	7	9	11	14	18	21	25	26	28	32	35	39	42	44	46	49	53	56	60	61	63	70
150	8	10	12	16	20	23	27	29	31	35	39	43	47	49	51	55	59	62	66	68	70	78
160	9	11	13	17	22	26	30	32	35	39	43	47	52	54	56	60	65	69	73	75	78	86
170	9	12	14	19	24	28	33	36	38	43	47	52	57	59	62	66	71	76	80	83	85	96
180	10	13	16	21	26	31	36	39	41	47	52	57	62	65	67	72	78	83	88	90	93	103
190	11	14	17	22	28	34	39	42	45	51	56	62	67	70	73	79	84	90	96	98	101	112
200	12	15	18	24	30	36	43	46	49	55	61	67	73	76	79	85	91	97	103	106	109	121
210	13	16	20	26	33	39	46	49	52	59	66	72	79	82	85	92	98	106	111	115	118	131
220	14	18	21	28	35	42	49	53	56	63	70	77	84	88	92	99	106	113	120	123	127	141
230	15	19	23	30	38	45	53	57	60	68	75	83	90	94	98	106	113	121	128	132	136	151
240	16	20	24	32	40	48	56	60	64	72	80	89	97	101	106	113	121	129	137	141	145	161
250	17	21	25	34	43	51	60	64	69	77	86	94	103	107	111	120	129	137	146	150	154	
260	18	23	27	36	46	55	64	68	73	82	91	100	109	114	118	127	137	146	155			
270	19	24	29	39	48	58	68	72	77	87	96	106	116	121	125	135	145	154				
280	20	25	31	41	51	61	71	76	82	92	102	112	122	127	133	143	153					
290	22	27	32	43	54	65	75	81	86	97	108	118	129	135	140	151						
300	23	28	34	45	57	68	79	85	91	102	113	125	136	142	147	159						
320	25	31	38	50	63	75	88	94	100	113	125	138	150	157	162							
340	27	34	41	55	69	82	96	103	110	124	137	151										
360	30	38	45	60	75	90	106	113	120	135	150	165										
380	33	41	49	65	82	98	114	122	131	147	163											
400	35	44	53	71	88	106	124	132	141	159												
420	38	48	57	76	96	114	133	143	152													
440	41	51	61	82	102	123	143	153														
460	44	55	66	88	109	131	153															
480	47	58	70	93	117	140	164															
500	50	62	75	100	124	149	174															
520	53	66	79	106	132	159																
540	56	70	84	112	140	168																
560	59	74	89	118	148	178																
580	63	78	94	125	156																	
600	66	82	99	132	165																	
700	83	104	125	176																		
800	103	128	154																			
900	123	154																				
1000	145	181																				

a. 基于每周 3 次的分割治疗。非黑色素瘤皮肤癌应选择 90~110 之间的 TDF 值。

表 37-2　用于治疗皮肤癌的常见分割方案

TDF 值	放射剂量/分割 (cGy)	分割次数/每周	总分割数	总分割剂量（cGy）
98	380	3	12	4560
100	380	2	13	4940
100	320	3	16	5120

表 37-3　放射治疗中断或分段过程的衰变因素

治疗天数（T）	中断时间（R）											
	5	10	15	20	25	30	35	40	50	60	80	100
5	0.93	0.89	0.86	0.84	0.82	0.81	0.80	0.79	0.77	0.75	0.73	0.72
10	0.96	0.93	0.90	0.89	0.87	0.86	0.85	0.84	0.82	0.81	0.79	0.77
15	0.97	0.95	0.93	0.91	0.90	0.89	0.88	0.87	0.85	0.84	0.82	0.80
20	0.98	0.96	0.94	0.93	0.91	0.90	0.89	0.89	0.87	0.86	0.84	0.82
25	0.98	0.96	0.95	0.94	0.93	0.92	0.91	0.90	0.89	0.87	0.85	0.84
30	0.98	0.97	0.96	0.95	0.94	0.93	0.92	0.91	0.90	0.89	0.87	0.85
35	0.99	0.97	0.96	0.95	0.94	0.93	0.93	0.92	0.91	0.90	0.88	0.86
40	0.99	0.98	0.97	0.96	0.95	0.94	0.93	0.92	0.91	0.90	0.89	0.87
45	0.99	0.98	0.97	0.96	0.95	0.95	0.94	0.93	0.92	0.91	0.89	0.88
50	0.99	0.98	0.97	0.96	0.96	0.95	0.94	0.94	0.93	0.92	0.90	0.89

注释：治疗天数为中断治疗前完成治疗的天数。中断时间（天数）为治疗中断的持续时间。相对应的数字是衰减因子，或者在恢复治疗时调整的 TDF 值。

两项前瞻性、单中心、非随机的试点机构用电子近距离疗法治疗了 40 例浅表和结节性基底细胞癌（每项研究 20 例）。第 1 组患者在总剂量 36.6Gy 的 6 次分割中每次接受 6.1Gy，第 1 年有效率为 90%；第 2 组患者在总剂量 42Gy 的 6 次分割中每次接受 7Gy，第 1 年有效率为 95%；两组治疗后美容外观均在可接受范围内。

在国家级会议上以摘要格式呈现的汇总数据显示，使用电子近距离治疗的复发率低于 1%。大部分病变为 <2cm（97%）的基底细胞癌（57%）或鳞状细胞癌（38%）。这些 NMSC 病变用 40~45Gy 治疗，大部分采用 8 次分割。良好的美容效果伴随不到 1% 的复发率，但这些结果受到中位随访仅 4~16 个月的限制。因此，需要进一步的研究来更好地量化治疗反应和复发率。

SRT 治疗非黑色素瘤性皮肤癌的临床疗效

几项回顾性研究评估了 SRT 治疗 3000 多例基底细胞癌和鳞状细胞癌的安全性与有效性。一项回顾性研究对 2000—2010 年间同一部位接受浅表 X 线治疗的 1715 例原发性 BCC 和 SCC 进行了分析，所有病变均经过组织学证实。其中包括 712 例组织学证实的基底细胞癌（631 例结节性基底细胞癌，81 例浅表性基底细胞癌），994 例原位鳞状细胞癌（861 例原位，133 例侵袭性），以及 9 例同时具有基底细胞癌和鳞状细胞癌特征的活检标本。Kaplan-Meier 估计，2 年和 5 年的累积肿瘤复发率（95% CI）分别为 1.9%（1%~2.7%）和 5.0%（3.2%~6.7%）。基底细胞癌 2 年和 5 年的复发率为 2%（0.8%~3.3%）和 4.2%（1.9%~6.4%），鳞状细胞癌则分别为 1.8%（0.8%~2.8%）和 5.8%（2.9%~8.7%）。男性患者的肿瘤直径超过 2cm 时，复发的可能性显著增加。这项迄今为止规模最大的研究代表了某独立皮肤学科机构的经验。其他报道显示，BCC 和 SCC 的 5 年治愈率分别为 94.4% 和 92.7%，SRT 和 15 年治愈率分别为 84.8% 和 78.6%。<1cm 皮损的肿瘤控制率为 98%，1~5cm 的肿瘤控制率为 93%，>5cm 的肿瘤控制率为 100%。

一项回顾性研究分析了 233 例接受不同分割方案和等级的放射治疗基底细胞癌（部分为复发性）。这些基底细胞癌主要发生在面部和头皮，少数位于躯干和四肢。治疗使用多种分割方案（平均 10 次），根据损伤的大小，放射剂量从 <40Gy 到 >60Gy 不等。中位随访时间 5.8 年，以前未治疗的病灶治愈率为 94%，复发性病灶治愈

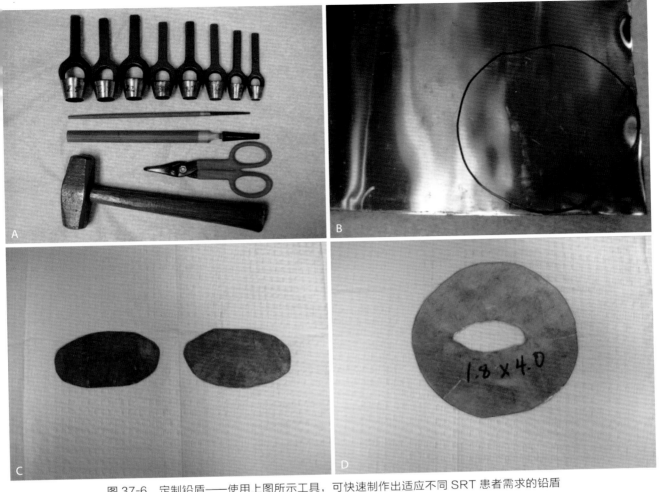

图 37-6　定制铅盾——使用上图所示工具，可快速制作出适应不同 SRT 患者需求的铅盾

率为 90%。92% 的病灶获得了良好或优秀的外观评分。2% 的患者出现软组织坏死的长期不良反应，1 例出现软骨坏死，2 例发生骨坏死。局部肿瘤的控制、美容效果及并发症与肿瘤的最大直径及病理类型有关。未发现治疗方式、患者年龄、治疗时间与疗效相关。

另 一 项 对 1267 个 NMSC 病 变（1019 例 BCC、245 例 SCC 和 3 例混合型）的回顾性研究发现，将45~60Gy 的剂量以 8~10 次分割对这些病变进行辐照。基底细胞癌和鳞状细胞癌的 5 年治愈率分别为 94.8% 和 90.4%。2.4% 的肿瘤在放射边界复发，复发与肿瘤大小、厚度、TDF 值有关。不良反应包括色素减退（72.7%）、毛细血管扩张（51.5%）、红斑（44.5%）和色素沉着（23.4%）。

对 14 项回顾性研究的荟萃分析汇总了 1018 例原发性鳞状细胞癌病变，这些病变接受不同能量和分割方案的放射治疗。平均随访时间 2~5 年，平均局部治愈率为 93.6%，年龄、肿瘤大小与局部复发风险相关（6.4%）。重要的是，没有一项研究的平均随访时间超过 5 年。

放射治疗不良反应

伴发红斑、水疱、溃疡的放射性皮炎，是 SRT 的一种已知不良反应。急性反应的出现是可预计的，如红斑和轻度不适，可使用温和的润肤剂治疗。急性反应的恢复时间估计在放疗停止后 4 周。迟发反应发生在数月或数年后，包括色素沉着、色素减退、毛细血管扩张和皮肤萎缩。这些迟发反应可以是不可逆的，也可能需要更全面的治疗；例如，放射引起的溃疡可能通过清创、皮肤移植、抗感染治疗和其他干预措施获益。色素沉着和毛细血管扩张是常见的不良事件，不同于手术瘢痕，后者往往会随着时间的推移而改善，SRT 的长期后遗症往往会在数年或数十年持续恶化。因此，这种方法在年轻患者中应特别谨慎使用。

放射治疗注意事项

合理而恰当地使用浅表电子 RT 是至关重要的；虽然皮肤科医师使用放射疗法的传统由来已久，但它应该始终在适当的环境中使用，并为适当的患者所使用。放射治疗失败是有可能发生的，也确实会发生，尽管通过仔细选择病灶和对肿瘤亚型、深度和临床扩大范围的充分了解可以将其最小化。基于这些因素，适当的深度剂量、照射野、放射方案和剂量测定将有助于确保良好的治愈机会；然而，还需要其他因素来确保在分割过程中以最小或无偏差的方式提供规定的剂量。为了准确地将剂量传递到肿瘤床上，在模拟过程中可反复测试和微调合适的患者定位、固定和遮挡。屏障位置或 RT 锥接触的任何变化都可能导致肿瘤治疗的不充分。

新旧放射装置的比较

较新的机器具有内置的安全功能，如自动过滤装置、每日内部拉德检查（rad check）、校准，以及治疗期间所需的和累积剂量显示。许多较老的机器可加装额外的过滤，在治疗更深的肿瘤时稳固放射束；由于不放置过滤器将导致过度治疗，而放置其他校准深度剂量的过滤器将导致治疗不足，因此需要额外的防范措施。

老机组的其他问题包括在处理前需要预热，缺乏固态设计，需要仔细监测和调整治疗过程中的电压和电流。较老的机器允许使用具有不同目标距离的各种锥筒，这需要严格注意校准表，以避免剂量不足或过量。这是因为电子 RT 的输出与到能量源距离的平方成反比。无论是老式机器还是新式机器，针对不同电压设置、锥体大小和目标皮肤距离下的机器，都需要用特定校准额外进行手工计算剂量。因此，只要适当注意细节和安全检查，无论选择旧设备还是新设备进行 SRT 都是合理的。

复发性瘢痕疙瘩的放射治疗

除了用于治疗 NMSC，SRT 还可用于治疗复发性瘢痕疙瘩。常见的增生性瘢痕和瘢痕疙瘩，除了带来美观方面的困扰，也可能出现症状。传统的治疗方法包括病灶内注射氟尿嘧啶（5-FU）和类固醇。手术切除也在临床中所使用，但同样与不显著的复发率有关。一项研究对 1942—2004 年间采用手术刀或激光切除治疗瘢痕疙瘩的文献进行了复习，加权平均复发率为 71.2%。

术后 SRT 可明显减少瘢痕疙瘩复发。在一项回顾性研究中，80 例瘢痕切除术患者在术后接受单次剂量为 10Gy 的放疗，1 年复发率为 9%，5 年复发率为 16%。

另对 76 例耳部瘢痕疙瘩的回顾性研究发现，5 年无复发率为 79.8%。这些病损在术后 1～3 天接受每周 5Gy（总剂量 25～45Gy）的接触或表面放射治疗。平均随访 47.85 个月，无色素沉着、毛细血管扩张等不良事件发生。

理想情况下，瘢痕疙瘩的放射治疗应在手术切除后 2 天内进行。生物有效剂量（biologically effective dose，BED）值 30Gy 可通过多种方法获得：单次急性剂量 13Gy、8Gy 剂量分割治疗 2 次、6Gy 剂量分割治疗 3 次或低剂量率单次 27Gy。该推荐放疗方案可将瘢痕疙瘩复发率控制在 10% 以内。

大多数瘢痕疙瘩切除术后实施 SRT 的方案都能达到愈合的主要目的，但是一项小型研究探讨了削除术后预防瘢痕疙瘩的放射治疗，在 5 个月的随访中没有复发。用削除术的方法，伤口可以在 69 天内达到二次愈合。术后进行了 3 次放射治疗。

瘢痕疙瘩切除术后也可选择 EBT 治疗。一项研究探讨了 91 例瘢痕疙瘩的手术切除联合术后电子束放射治疗。20Gy 分 5 次分割治疗，耳部瘢痕疙瘩治疗方案调整为 16Gy 分 4 次分割。在有症状亦被认为是复发的情况下，这项研究显示复发率为 44%。

总结

近年来，SRT 治疗非侵袭性基底细胞癌和鳞状细胞癌的应用有所增加。这种复兴一定程度上是由于新设备的应用，尽管医疗报销趋势可能也是对其兴趣增加的部分原因。

对于拒绝或不适合手术治疗的非侵袭性原发性基底细胞癌和鳞状细胞癌患者，SRT 是一种可行的非手术治疗选择。虽然 SRT 不是大多数 NMSC 的一线治疗方法，但它非常适合在皮肤科医师的办公环境中使用。

参考文献

1. Goldschmidt H, Breneman JC, Breneman DL. Ionizing radiation therapy in dermatology. J Am Acad Dermatol. 1994;30:157–182.
2. Kal HB, Veen RE. Biologically effective doses of postoperative radiotherapy in the prevention of keloids. Dose-effect relationship. Strahlenther Onkol 2005;181:717–723.
3. Cognetta AB, Howard BM, Heaton HP, Stoddard ER, Hong HG, Green WH. Superficial x-ray in the treatment of basal and squamous cell carcinomas: a viable option in select patients. J Am Acad Dermatol. 2012;67:1235–1241.
4. Wilder RB, Kittelson JM, Shimm DS. Basal cell carcinoma treated with radiation therapy. Cancer. 1991;68:2134–2137.
5. Lovett RD, Perez CA, Shapiro SJ, Garcia DM. External irradiation of epithelial skin cancer. Int J Radiat Oncol Biol Phys. 1990;19:235–242.
6. Rodriguez JM, Deutsch GP. The treatment of periocular basal cell carcinomas by radiotherapy. Br J Ophthalmol. 1992;76:195–197.
7. Abbatucci JS, Boulier N, Laforge T, Lozier JC. Radiation therapy of skin carcinomas: results of a hypofractionated irradiation schedule in 675 cases followed more than 2 years. Radiother Oncol. 1989;14:113–119.
8. Chan S, Dhadda AS, Swindell R. Single fraction radiotherapy for small superficial carcinoma of the skin. Clin Oncol (R Coll Radiol). 2007;19:256–259.
9. Mazeron JJ, Chassagne D, Crook J, et al. Radiation therapy of carcinomas of the skin of nose and nasal vestibule: a

report of 1676 cases by the Groupe Europeen de Curie-thérapie. Radiother Oncol. 1988;13:165–173.

10. Bowen GM, White GL Jr, Gerwels JW. Mohs micrographic surgery. Am Fam Physician. 2005;72:845–848.

11. Mitsuhashi N, Hayakawa K, Yamakawa M, et al. Cancer in patients aged 90 years or older: radiation therapy. Radiology. 1999;211:829–833.

12. Skiveren J, Mikkelsen MR, Daugbjerg H, Wulf HC. Skin reactions and quality of life after x-ray therapy of basal cell carcinoma. J Skin Cancer. 2012;2012:825095.

13. Surveillance Epidemiology and End Results (SEER). National Cancer Institute, U.S. Institutes of Health. http://seer.cancer.gov/statfacts/html/skin.html. Accessed April 19, 2013.

14. Dacosta Byfield S, Chen D, Yim YM, Reyes C. Age distribution of patients with advanced non-melanoma skin cancer in the United States. Arch Dermatol Res. 2013; 305(9):845–850. [Epub ahead of print].

15. Nestor MS, Zarraga MB. The incidence of nonmelanoma skin cancers and actinic keratoses in South Florida. J Clin Aesthet Dermatol 2012;5:20–24.

16. Rogers HW, Coldiron BM. Analysis of skin cancer treatment and costs in the United States Medicare population, 1996–2008. Dermatol Surg. 2013;39:35–42.

17. Cooper, J. Radiation therapy in the treatment of skin cancers. In: Rigel DS, eds., et al. Cancer of the Skin. 2nd ed. Philadelphia, PA: Elsevier; 2011: 576–588.

18. Strandquist M. Studien tiber die kumulative wirkung der rontgenstrahlen bei fraktionierung. Acta Radiol (Stockh). 1944;55:1–300.

19. Ellis F. Dose, time and fractionation: a clinical hypothesis. Clin Radiol. 1969;20:1–7.

20. Cognetta, AB, Howard BM, Heaton HP, Stoddard ER, Hong HG, Green WH. Superficial X-ray in the treatment of basal and squamous cell carcinomas: a viable option in select patients. J Am Acad Dermatol. 2012;67(6):1235–1241.

21. Wolfe, CM, Green WH, Hatfield HK, Shakar TJ, Baniahmad O, Cognetta AB Jr. Multiple secondary cutaneous tumours following electron beam radiotherapy for cutaneous malignancies of the scalp. Australas J Dermatol. 2012;53(3): 233–238.

22. Mendenhall WM, Amdur RJ, Hinerman RW, Cognetta AB, Mendenhall NP. Radiotherapy for cutaneous squamous and basal cell carcinomas of the head and neck. Laryngoscope. 2009;119:1994–1999.

23. Alam, M, Nanda S, Mittal BB, Kim NA, Yoo S. The use of brachytherapy in the treatment of nonmelanoma skin cancer: a review. J Am Acad Dermatol. 2011;65(2):377–388.

24. Linos, E, VanBeek M, Resneck J Jr. A sudden and concerning increase in the use of electronic brachytherapy for skin cancer. JAMA Dermatology. 2015;151(7):699–700.

25. Bhatnagar, A. Nonmelanoma skin cancer treated with electronic brachytherapy: results at 1 year. Brachytherapy. 2013;12(2):134–140.

26. Ballester-Sánchez, R, Pons-Llanas O, Candela-Juan C, et al. Electronic brachytherapy for superficial and nodular basal cell carcinoma: a report of two prospective pilot trials using different doses. J Contemp Brachytherapy. 2016;8(1):48–55.

27. Bhatnagar, A, Patel R, Werschler WP, Ceilley R, Strimling R. High-dose rate electronic brachytherapy: a nonsurgical treatment alternative for nonmelanoma skin cancer. J Clin Aesthet Dermatol. 2016;9(11):16–22.

28. Hernández-Machin B, Borrego L, Gil-García M, Hernández BH. Office-based radiation therapy for cutaneous carcinoma: evaluation of 710 treatments. Int J Dermatol. 2007;46:453–459.

29. Caccialanza M, Piccinno R, Percivalle S, Rozza M. Radio-therapy of carcinomas of the skin overlying the cartilage of the nose: our experience in 671 lesions. J Eur Acad Dermatol Venereol. 2009;23:1044–1049.

30. Locke, J, Karimpour S, Young G, Lockett MA, Perez CA. Radiotherapy for epithelial skin cancer. Int J Radiat Oncol Biol Phys. 20011;51(3):748–755.

31. Schulte, KW, Lippold A, Auras C, et al. Soft X-ray therapy for cutaneous basal cell and squamous cell carcinomas. J Am Acad Dermatol. 2005;53:993–1001.

32. Lansbury, L, Bath-Hextall F, Perkins W, Stanton W, Leonardi-Bee J. Interventions for non-metastatic squamous cell carcinoma of the skin: systematic review and pooled analysis of observational studies. BMJ. 2013;347:F6153.

33. Contact dermatitis and drug eruptions. In: James WD, Berger TG, Elston DM, eds., et al. Andrews' Diseases of the Skin. 12th ed. Philadelphia, PA: Elsevier; 2016: 90–135.

34. McGregor, S, Minni J, Herold D. Therapy for the treatment of nonmelanoma skin cancers. J Clin Aesthet Dermatol. 2015;8(12):12–14.

35. Thames HD, Hendry JH. In Hindsight. Fractionation in Radiotherapy. London–New York–Philadelphia, PA: Taylor and Francis; 1987.

36. Long JM. Radiation protection. In: Mendenhall, WM, Cognetta AB, ed. Radiation Therapy for Skin Cancer. New York: Springer Science+Business Media; 2013.

37. Lawrence WT. In search of the optimal treatment of keloids: report of a series and review of the literature. Ann Plast Surg. 1991;27:164–178.

38. Shafer JJ, Taylor SC, Cook-Bolden F. Keloidal scars: a review with a critical look at therapeutic options. J Am Acad Dermatol. 2002;46:S63–S97.

39. Ragoowansi, R, Cornes PG, Moss AL, Glees JP. Treatment of keloids by surgical excision and immediate postoperative single-fraction radiotherapy. Plast Reconstruct Surg. 2003; 111:1853–1859.

40. Recalcati, S, Caccialanza M, Piccinno R. Postoperative radiotherapy of auricular keloids: a 26-year experience. J Dermatol Treatment. 2011;22:38–42.

41. Keeling, BH, Whitsitt J, Liu A, Dunnick CA. Keloid removal with shave excision followed by external beam radiation. Dermatol Surg. 2015;41(8):989–992.

42. Yamawaki, S, Naitoh M, Ishiko T, Muneuchi G, Suzuki S. Keloids can be forced into remission with surgical excision and radiation, followed by adjuvant therapy. Ann Plast Surg. 2011;67(4):402–406.

第三部分

局部成形修复方法

第 38 章　眼睑的成形修复

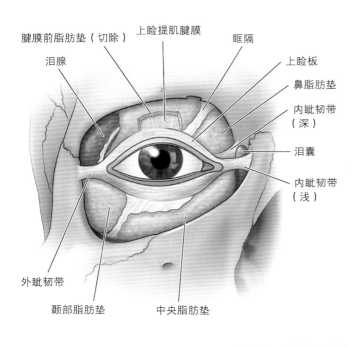

腺膜前脂肪垫（切除）
上睑提肌腱膜
眶隔
泪腺
上睑板
鼻脂肪垫
内眦韧带（深）
泪囊
内眦韧带（浅）
外眦韧带
颞部脂肪垫
中央脂肪垫

原著者　Andrea Willey
　　　　Richard Caesar

翻　译　赵玉凤　马立娟
审　校　周　勇　米　霞

概要

- 眼睑的成形修复处于多个外科专业交叉点，对眼周夕科医师提出了独特的挑战。
- 眼睑具有独特的多层结构，可自由移动，但也被限制在内外眦两端固定的范围内，易受张力的影响，需要精细操作，以保留其独特的解剖结构和功能关系。

初学者贴士

- 想要达到最佳手术效果，术前评估及与眼科和眼整形专家的合作缺一不可。
- 对于眼周手术来说，熟悉有关张力的知识和掌握张力处理方法至关重要。
- 术前、术后和术中应评估睑缘的张力，以确保眼睑与眼球处于最佳的张力位置。

专家贴士

- 保持眼周张力方向与睑缘平行是眼周修复的关键，或沿着皮肤张力松弛线设计切口，有时需要在这两种选择之间权衡利弊。
- 转移皮瓣和旋转皮瓣可以有效修复许多眼周部位的缺损。
- 对眼睑全层缺损的一期修复，是其他更复杂成形修复方法的技术基础。

切记！

- 成形修复眼睑较大的全层缺损涉及一个渐进过程，综合了前、后层的修复技术。
- 应常规使用悬吊缝合进行眼周修复，以避免睑外翻，即使肿瘤切除过程中未破坏内外眦支撑。

陷阱和注意事项

- 全厚皮片在充分展开时必须与缺损的大小相当，以避免伤口过度收缩和睑外翻。
- 并发症包括出血、感染、血肿、结膜水肿、溢泪、干眼、缝线肉芽肿、倒睫、睑缘凹痕、巩膜暴露、不对称、睑外翻、蹼化。
- 即使是轻微的睑外翻也会引起明显的溢泪和不适，可能需要裂隙灯检查来评估角膜磨损。

患者教育要点

- 选择接受眼周大规模手术的患者，如有必要可在术前进行眼部检查，并与眼整形外科医师充分沟通，以确保治疗的顺利进行。
- 睑外翻和蹼化均发生于术后 2~4 周伤口收缩最明显时，通常利用皮瓣修复和内外眦固定术进行矫正。

收费建议

- 眼睑的切除和修复参照标准代码系列；需记住，在线性修复中采用悬吊缝合已经大大增加了分层闭合的复杂程度。

引言

眼睑的成形修复处于多个外科专业交叉点，对眼周外科医师提出了独特的挑战。眼睑具有独特的多层结构，可自由移动，但也被限制在内外眦两端固定的范围内，易受张力的影响，需要精细操作，以保留其独特的解剖结构和功能关系。眼睑不仅能保护眼球，提供视觉感知所必需的泪膜，而且具有重要的美学意义。只有掌握了眼周手术的解剖学知识、原理和基本技术，我们才能在处理眼睑张力时做出正确的抉择。

术前评估和管理

手术前应详细了解患者眼部病史及视力、眼压、泪膜／眼干情况。对那些可能需要多专业协作的患者或者有严重眼疾的患者来说，术前必须与眼整形外科医师进行充分沟通。此外，眼干或干眼症应在围术期积极处理。复发性肿瘤和疑似侵及眼眶或内眦结构的肿瘤术前常规行 CT 或 MRI 成像。谨慎起见，手术前、后应拍摄临床照片。

眼周手术时，并发症的防治中最重要的一环是评估和处理潜在出血。对于破坏了眶隔的较大肿瘤的切除或修复手术，建议管控或停用抗凝药物以减少球后出血的风险。控制高血压患者的血压对减少出血风险也很重要。术中严格出血及术后密切观察和随访同样必不可少。此外，眼周手术时，抗焦虑药物也应适当管控。

眼周皮肤的消毒可使用聚维酮碘或次氯酸消毒剂。禁用氯己定溶液作为眼消毒剂，因为可导致包括角膜炎、角膜混浊和溃疡在内的并发症。混有肾上腺素的局部麻醉药经结膜路径皮下浸润麻醉，可在涉及眼睑本身的修复手术中减轻患者的痛苦。必须留有足够的时间以便使肾上腺素的血管收缩作用生效。局麻滴眼液应在放置角膜护罩之前使用。

眼周手术时，塑料或金属角膜护罩可有效保护眼球免受外伤和光线的伤害，但如果术中足够谨慎的话可不强制要求使用。角膜护罩必须表面光滑，并与眼球适当贴合。注意不要让腐蚀性物质进入护罩，以免损伤角膜。

解剖

对眼睑解剖特点的全面了解是修复眼睑及眼周皮肤缺损的必要条件。眼睑是由结膜、睑板、肌肉和皮肤组成的多层结构，包括各种腺体和附属器。眼睑被内、外眦肌腱和松散围绕的软组织层牢牢地悬吊在骨性眼眶里。眼睑保护着眼球和眼睑内的腺体，眼睑内的腺体可分泌形成清晰视觉所必需的泪膜外层的脂质层。眼睑与包绕软组织的关系及附属结构是眼睑活动和面部表情及美学的基础。

上睑板依照眼球的曲度弯曲，并平滑地贴附于眼球表面，眨眼时内侧的泪点暴露于泪湖。眼睑的皮肤很薄，附着在睑板上。睑缘的后面部分比较锋利，有睫毛生长的前面部分则相对较为圆滑。这一解剖特点对眼睑一期闭合意义重大。睑板上分布有睑板腺，可分泌泪膜中的油性部分以防止眼泪蒸发。

从概念上讲，眼睑分为前层和后层，界定了外科手术分区的平面，可以分别独立进行修复。眼睑的结构中，结膜、睑板及内层黏膜组成后层，皮肤和眼轮匝肌组成前层。眼轮匝肌分为两部分，其中眼眶部分像括约肌一样在眼眶内形成一个椭圆形并会聚在眦中缝处，睑板及眶隔部分的眼轮匝肌则分别完全覆盖上、下睑板。

睑轮匝肌附着于 Whitnall 结节之前与外眦肌腱相连。Whitnall 结节为眼眶内的骨性隆起，位于眶缘后 4mm，略高于外眦尖。Whitnall 韧带和 Lockwood 韧带在 Whitnall 结节处汇合。Whitnall 结节也是眼睑运动的滑轮系统和外侧韧带的支撑结构。内侧的眼轮匝肌构成了泪泵的复杂结构，在附着于上颌骨的骨性眼眶和容纳泪囊的前、后泪嵴之前，在泪小管周围分为浅头和深头。

上、下眼睑由颈内动脉和颈外动脉提供血供，因其

仪器和准备

- 医用镊
- Wescott 弹簧剪
- Stevens 腱刀
- Castroviejo 剪刀
- Desmarres 持针器
- Jaeger 睑板拉钩
- Bowman 探针
- Cox Ⅱ型金属探针
- 精细组织保护罩
- 钩状卡钳
- 双极设备或电烧灼环
- 5-0，6-0，7-0 聚乳酸羟基乙酸铲针针缝合线
- 6-0 聚丙烯缝合线
- 盐酸丙帕卡因滴眼液
- 2% 盐酸利多卡因（含肾上腺素）
- 红霉素眼膏
- 不粘眼垫
- 金属或塑料角膜护罩

血液来源广泛而丰富，故手术伤口多愈合迅速（图 38-1）。下方的面动脉在内眦肌腱附着处内侧的内眦处加入鼻背动脉，为上、下眼睑提供血供。颞浅动脉、泪腺动脉和面横动脉吻合形成上下眼睑动脉弓。

眼轮匝肌的神经支配由面神经的多个分支完成，它们既负责构成张力，也负责眼轮匝肌的主动括约肌样运动。当肌肉神经支配受损时，骨皮悬吊缝合有助于维持眼睛的位置和防止睑外翻。眼轮匝肌的感觉神经由三叉神经的多个分支支配。眼球的感觉神经和交感运动神经起源于睫状神经节。

眼周张力的处理

准确评估眼睑相对于周围结构张力的可承受性以及随着年龄增长而出现的皮肤松弛程度，对避免睑外翻和蹼化至关重要。被固定在两侧的骨性眼眶上并被缚于下方韧带的较厚皮肤包绕着的眼睑薄而可移动的皮肤和软组织共同作用产生张力，眼睑对这些张力高度敏感。

以上这些独特关系使眼能自由活动，也是眼睑闭合及眼轮匝肌同心运动的必要条件。然而，皮肤和软组织的可移动性也容易受到外力的影响，包括重力和伤口收缩。因为眼眶的骨性结构随着年龄的变化而变化，软组织和肌腱附着结构也会松弛，可下调眼睑被拽离眼球的张力阈值，破坏眼睑和泪点的功能。同样地，内眦皮肤薄而可移动性好，但被可协助面部表情垂直运动的周围皮肤紧密包绕，容易形成蹼。对这些张力的正确认知和熟练把握对于维持眼睛的功能和避免睑外翻和蹼化等并发症是非常有用的。

术前对下眼睑松弛程度的评估，通常可以通过轻轻拉下眼睑时下眼睑向下拉长的距离，或者拉离眼球时上眼睑反弹的速度来进行。很容易被牵张或缓慢回弹表明

在眼睑修复和伤口收缩时垂直张力的阈值较低。正常的张力标准可通过临床经验获得。让患者向上凝视的同时张大口能够评估术中和术后眼睑张力的程度。如果眼睑在最大垂直张力下能被拽离眼球，可通过皮瓣修复、悬吊缝合和（或）眦固定术的方式来获得额外的支撑。

眦固定术和悬吊缝合术

眼周手术经常利用眦固定术使睑缘和内、外眦获得有效支撑。可沿眶骨或穿过韧带和筋膜层在骨膜上进行悬吊缝合，支撑皮瓣和移植物，并明显降低睑缘的张力。单纯的外眦固定术可在已有缺损处进行，也可在外眦外侧几毫米处做一个线性切口，之后对眶缘进行钝性剥离。接着，用 5-0 聚乳酸羟基乙酸铲针缝合线穿过睑板并在眶缘里的 Whitnall 结节处浅角度地（从内到外）穿过骨膜。注意，这一过程需使用金属护罩来保护眼球。最后，小心收紧缝合线并打结，如此，睑板即可被巧妙又不紧绷地固定在眶缘。在内眦，皮瓣可以悬吊在骨膜上内眦肌腱附着点的内侧，也可以悬吊在肌腱本身。注意不要将缝合线穿入下面的泪腺结构。

前层缺损的成形修复

累及眼周皮肤和眼睑的缺损，根据其位置、大小和深度、周围皮肤储备以及眼睑的松弛程度，可选择多种修复方法。眼周的成形修复旨在修复缺损的同时保持眼睑、泪点、泪小管的正常位置，避免手术对眼睑产生垂直张力，同时积极预防围术期因伤口收缩引起的张力失衡。

线性修复

眼周创面的线性修复需要在保持切口垂直于睑缘和将切口隐藏在皮肤张力松弛线（relaxed skin tension lines，RSTL）之间进行利弊权衡。睑缘下的垂直切口可在下眼睑周围逐渐倾斜，但内眦除外，那里应严格避免水平切口以防止蹼化（图 38-2）。深部组织缝合可让张力向水平方向转移，以便加大切口倾斜的角度。M成形修复术或单纯去除多余狗耳对于接近睑缘的缺损很有用。上眼睑的小缺损通常可利用切口沿眼睑自然褶皱设计的经典新月形眼睑成形术进行修复。注意，切口要保持在泪阜外侧以免蹼化，出现松垂时切口向外延伸要超过外眦。由于骨性眼眶内皮肤的可移动性与周围较厚眶周皮肤有关，即使切口垂直睑缘修复眶外缺损，哪怕眼睑足够松弛，在伤口收缩过程中也可能出现睑外翻。术中评估眼睑的张力有助于识别张力过大。手术期间眼睑如需支撑，可在眼周进行骨膜悬吊缝合。

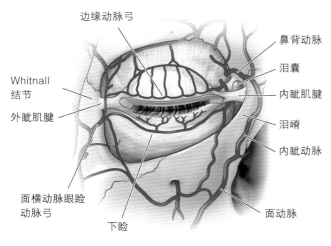

图 38-1 眼周的血管解剖

边缘动脉弓

鼻背动脉

泪囊

内眦肌腱

泪嵴

内眦动脉

Whitnall 结节

外眦肌腱

面横动脉眼睑动脉弓

下睑

面动脉

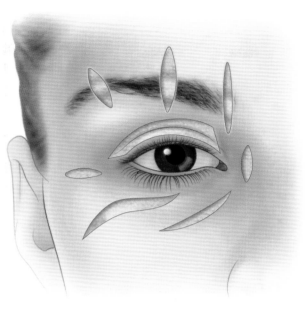

图 38-2　线性修复在切口垂直于睑缘和隐藏在皮肤张力松弛线之间权衡。垂直切口可以在下眼睑周围逐渐倾斜，但内眦除外，那里应严格避免水平切口以防止蹼化。上眼睑的切口可以隐藏在眼睑的自然褶皱里

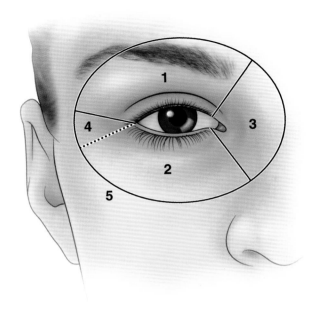

图 38-3　眼周成形修复改良后的分区
　　眼周的成形修复可根据手术区域进行分区。1. 上眼睑；2. 下眼睑；3. 内眦；4. 外眦；5. 眶周的面颊。其中第 2 区和第 4 区类似。

皮肤移植

　　全层皮肤移植通常应用于上、下眼睑前层和内眦韧带的缺损不能直接闭合时。移植皮片大小要适当，以免伤口收缩后出现睑外翻。一般情况下，放置在骨性眼眶内的移植皮片要比原发缺损大 25%～30%。对于睑缘下的缺损，可用镊子或一根缝线将下眼睑向上完全拉伸以最大限度扩展缺损来确定移植皮片的精确尺寸。可用无菌纱布垫裁剪出一个与眼睑完全拉伸时缺损形状大小相当的样板。同侧和对侧上眼睑褶皱的组织匹配度好，血供丰富，愈合迅速。其他供区包括耳前和耳后皮肤、锁骨上皮肤和手臂内侧皮肤。来自这些部位的移植皮片应修剪得尽量薄一些，以提高组织匹配度和减少体积。如有必要，可将移植皮片钻孔并锚定在创面。牙科蜡或凡士林纱布垫可用于术后轻微加压。可行眦固定术以支撑下眼睑，避免因伤口收缩而导致睑外翻。当组织肿胀导致睑缘张力增加时，术后即刻可行改良 Frost 缝合来加强眼睑的支撑。应该避免在这个区域进行有引起伤口过度收缩可能的刃厚皮片移植。

皮瓣

　　许多皮瓣已被成功地用于眼周缺损的成形修复。虽然选择哪种修复方式主要取决于缺损和周围组织的特点，但根据手术区域进行眼周修复的分区处理模式也是有用的（图 38-3 和图 38-4）。无论修复方式如何选择，围术期内设计和支撑皮瓣及移植皮片都很有必要，可以

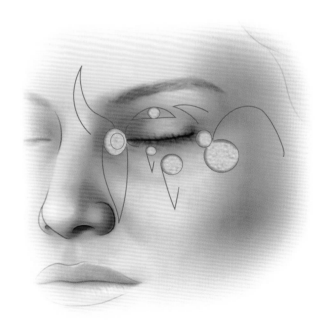

图 38-4　眼周皮瓣修复的分区处理模式

最大限度地减轻重力作用、水肿和伤口收缩的影响，因为这些不良事件会把眼睑拽离眼球，导致眼睑错位、角膜暴露、泪腺功能障碍或美容效果欠佳等并发症的出现。辅助悬吊缝合，包括内眦固定术和外眦固定术，通常在眼周修复时使用以防止睑外翻，特别是对于那些眼睑严重松弛的老年患者，即使眼睑或内外眦支撑结构没有在肿瘤切除过程中被破坏。以下是可有效修复眼睑前层和

全层眼睑缺损的眼周成形修复和重塑内外眦支撑的分区处理模式。

下睑和外眦

设计张力方向与睑缘平行的皮瓣是眼周成形修复的基础，尤其是在眼睑最容易受到牵拉的睑缘下方和外眦。菱形转移皮瓣最常用于睑缘下和外眦中小缺损的修复，可将组织"推"向睑缘，重新定向垂直张力，从而在有效修复创面的同时保持对皮瓣外的破坏最小（图 38-5）。尽管跨越了美学单位的边界，皮片形状大小适当则张力最小，修复好的伤口也最不明显。考虑受到创面边缘枢轴限制和二次运动、伤口收缩、向上凝视及最大张力的影响，同时为了避免睑外翻的并发症，菱形皮瓣必须足够大。以眶下颊部皮肤为蒂的转移皮瓣能对眼睑下中间位置的缺损进行修复，包括那些非常接近睑缘的缺损，因为它们可将张力完全向上引导（图 38-6）。以上眼睑褶皱多余皮肤为蒂的转移皮瓣能够修复很多睑缘下外侧的缺损（图 38-7）。内外眦悬吊缝合可在必要时提供额外的支撑。外侧蒂旋转皮瓣适用于超过上眼睑皮肤储备极限的缺损（图 38-8）。

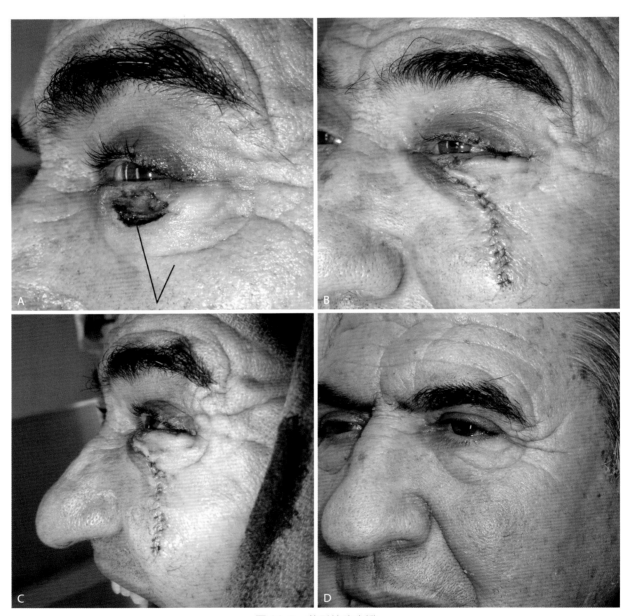

图 38-5 菱形转移皮瓣

A. 睑缘下方的缺损；B. 超大尺寸的皮瓣，减少垂直张力和防止外翻；C. 术后张力最大时眼睑紧贴眼球；D. 术后 3 个月，皮瓣无张力。

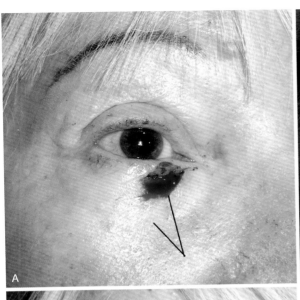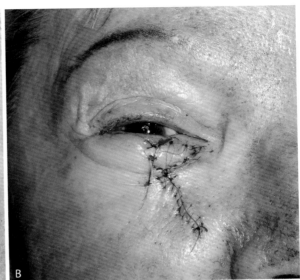

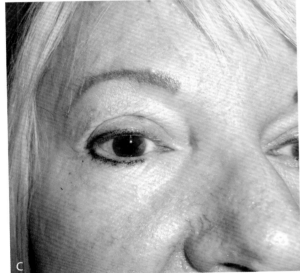

图 38-6 菱形转移皮瓣

　A. 缺损扩大到睑缘上；B. 术中皮瓣到位，眼睑紧贴眼球；C. 术后 3 个月，皮瓣无张力。

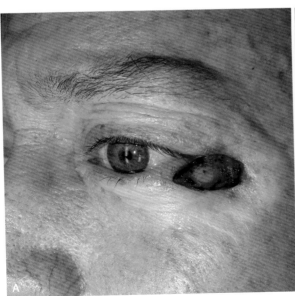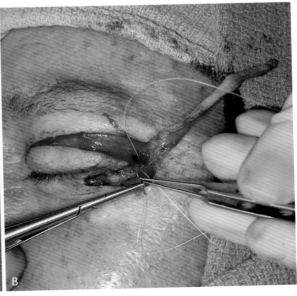

图 38-7 上睑双蒂皮瓣

A. 沿着眼轮匝肌扩大的近外眦处缺损；B. 利用骨膜悬吊缝合支撑皮瓣下的脸颊，减轻睑缘的张力。

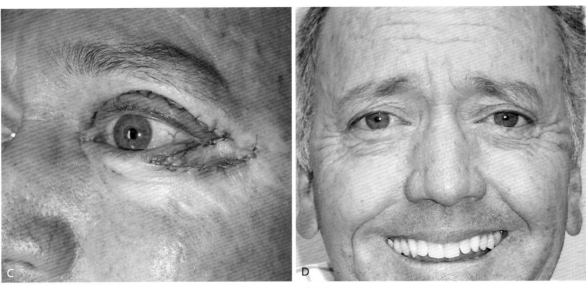

图 38-7（续）
C. 术后睑缘紧贴眼球，张力最大；D. 术后 6 个月，皮瓣无张力。

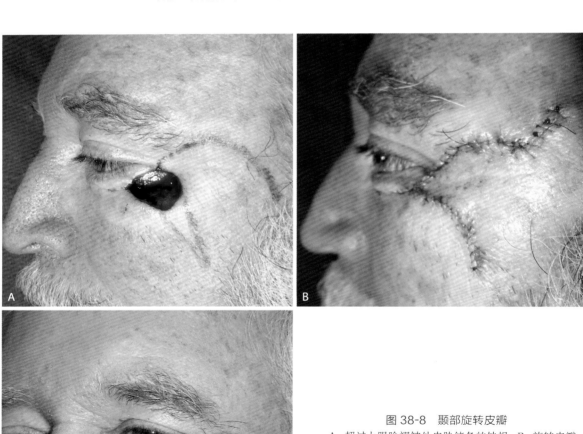

图 38-8 颞部旋转皮瓣
A. 超过上眼睑褶皱处皮肤储备的缺损；B. 旋转皮瓣，弧线延长至外眦上方，切口在皮肤张力松弛线内；C. 术后 2 个月皮瓣无张力，切口线隐藏在皱褶里。

睑缘下的较大缺损多数可通过旋转皮瓣闭合，旋转皮瓣利用了脸颊丰富的组织储备并可将部分切口隐藏在睫下和发际线（图 38-9）。旋转皮瓣可以延长皮瓣的周长，并在外眦外侧重新分配垂直方向的张力，通常要比能用最小张力修复垂直方向小缺损的直接推进皮瓣应用更为广泛。理想情况下，切口沿着睫下皮肤向外眦的上方和外侧延伸，并沿着发际线向下弯曲。这样，垂直方向的张力仅始于睑缘外侧，切口可被部分隐藏在 RSTL 中。可通过在发际线或耳后做一个反向切口来减轻枢轴限制，但这通常不是必需的。

水平方向推移组织的推进皮瓣可以修复各种眼睑下缺损。当去除外眦外侧的狗耳时，将部分切口隐藏在睫下缘是有利的，但较大的缺损必须充分游离，并且在眶隔内需要更加小心，那里的韧带和脂肪组织最少。尽管推进皮瓣的张力没有重新定向，伤口收缩仍然可能出现在垂直方向，狗耳可以重新定位。狗耳过大的垂直方向小缺损可用单纯水平方向的推进皮瓣轻松闭合。

下蒂型推进皮瓣能够轻松推移颞部皮肤，被用来修复眼睑下内侧的缺损（图 38-10）。可利用骨膜缝合将皮瓣牢固地锚定在鼻面部沟，从而缓解来自垂直方向的张力。

睑缘下中等大小的缺损，若游离范围有限，可利用岛状蒂 V-Y 推进皮瓣进行修复，但必须将皮瓣牢固地悬吊在骨膜上以抵消垂直张力。应在远离皮瓣游离缘的

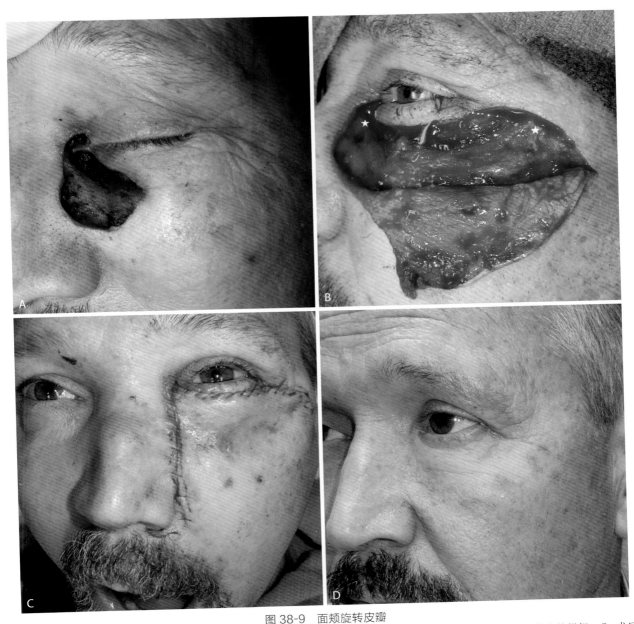

图 38-9　面颊旋转皮瓣

A. 累及睑缘上、下方的较大内侧缺损；B. 皮瓣沿着旋转的弧线被游离至外眦，切口在 RSTL，内眦有充裕的软组织；C. 术后眼睑紧贴眼球，张力最大；D. 术后 5 个月，皮瓣无张力。

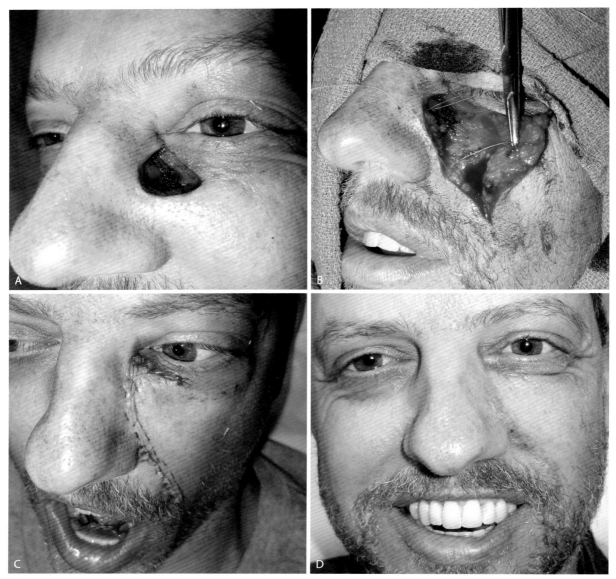

图 38-10 颊部成形修复

A. 睑缘下的内侧缺损；B. 鼻骨骨膜悬吊缝合使皮瓣稳固，减少眼睑的张力；C. 术后张力最大，眼睑紧贴眼球；D. 术后 2 周，皮瓣无张力，切口不明显。

位置进行悬吊缝合，使皮瓣在眼向上凝视处于最大张力时能够支撑眼睑。岛状皮瓣的设计要谨慎，宽度要略小于缺损，这样组织就可通过侧向张力被推向眼睑，并且边线最小。

局限于外眦的缺损最好用下蒂型或上蒂型的推进和旋转皮瓣进行修复，这些皮瓣利用了上眼睑褶皱、颞部和外侧颊部区域的皮肤储备。可在眼眶骨膜上进行悬吊缝合以支撑外眦结构和防止睑外翻。双侧旋转皮瓣可用于外眦顶点上方和下方缺损的修复，皮瓣可悬吊在外眦肌腱以重塑外眦角。全厚皮片移植，包括邻近组织 Burow 皮肤移植，均可在有需要时被使用，只要它们大小合适，并通过固定缝合来支撑以防眼睑被拽离眼球。

上眼睑

涉及上眼睑皮肤和肌肉的缺损，通常用邻近或对侧眼睑的皮瓣和移植皮片进行修复（图 38-11）。这些皮瓣和移植皮片能够提供组织和丰富的血供，伤口迅速愈合，并且切口往往可以隐藏在自然褶皱里。以眼睑褶皱为蒂的推进皮瓣，类似眼睑成形术，是上眼睑浅表缺损的理想选择，切口线沿着眼睑的自然褶皱展开，褶皱处多余的皮肤和肌肉可被轻松游离并推移至缺损区（图 38-12）。同理一个单纯的眼睑成形术，成形修复的切口应保持在泪阜的外侧，甚至可能延伸到外眦以外。上眼睑的全层缺损通常需要眼整形外科医师充分运用自身的专业知识和精准操作以保留其结构和功能。

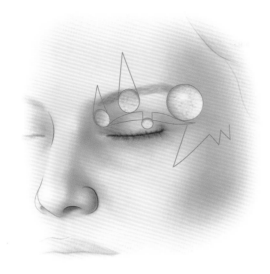

图 38-11　上眼睑的缺损通常可以用传统的或切口隐藏在眼睑褶皱的眼睑成形术类型的推进皮瓣修复。转移皮瓣可用于较大的缺损

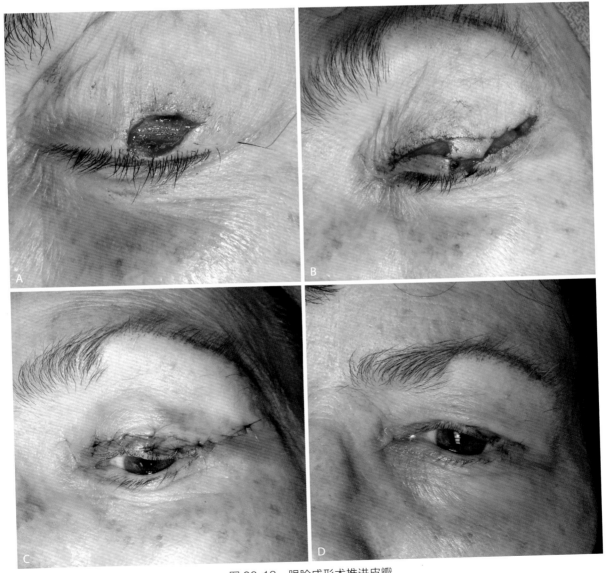

图 38-12　眼睑成形术推进皮瓣

A. 上睑缺损累及边缘。B. 从上眼睑褶皱上切下多余的狗耳。C. 术后皮瓣到位。眼睑边缘不缝合，避免刺激和角膜磨损。D. 术后1 周，皮瓣无张力。

内眦

内眦复杂的解剖结构给眼周外科医师带来了独特的挑战。内眦皮肤一直存在着蹼化的倾向，且随着年龄的增长这种倾向越来越明显。因为内眦的凹面轮廓、眉毛垂直运动的需要，以及睑缘内可移动的较薄皮肤与面颊和鼻部移动性差的较厚皮肤的相邻关系，如果不积极预防，内眦很容易发生蹼化。内眦成形修复的基本原则是将蹼化的风险降到最低，包括在内眦亚单位内设计皮瓣，确定皮瓣的形状和大小，皮片与内眦的凹面轮廓紧密贴合并适应面部表情肌的垂直运动，以及将皮瓣悬吊到骨膜和内眦支撑结构以引导张力。从概念上讲，内眦亚单位是由睑缘的附着结构来定义的，将眼眶内可移动的较薄皮肤与面颊和鼻部移动性差的较厚皮肤以及内眦的水平顶点分开（图38-13）。联合内眦亚单位内的皮瓣并悬吊于内眦支撑结构，是内眦缺损修复的基础，可更好地避免蹼化。

由于其固有的凹面轮廓和复杂的解剖结构，内眦缺损常采用二期愈合和皮肤移植修复。二期愈合是内眦顶点附近小而浅的缺损的理想修复方法。全厚皮片移植也常被用于修复内眦缺损，甚至是较深的缺损，尤其是在肿瘤监测作为高度优先考虑的事项时。

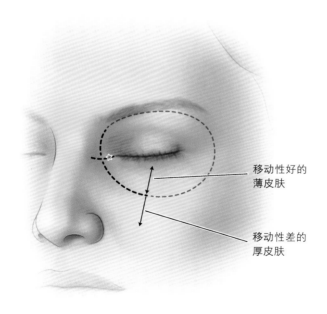

图38-13　内眦亚单位：联合内眦亚单位里的皮瓣并悬吊于内眦支撑结构（★），是内眦缺损修复的基础，可更好地避免蹼化。睑内皮肤较周围皮肤薄，易移动，容易因张力而收缩

移动性好的薄皮肤

移动性差的厚皮肤

虽然如此，但内眦的皮瓣修复往往能取得更好的效果，并有助于避免皮肤移植和二期愈合的缺点与限制。以眉间皮肤为蒂的斧形旋转皮瓣是位于或高于内眦顶点缺损的理想修复方法（图38-14）。切口可以隐藏在自然褶皱，同时周围皮肤储备充足，皮瓣可轻松旋入内眦。缺损较深时皮瓣基底可以为其提供体积，缺损较浅时，皮瓣可以削薄与之适应，并且皮瓣可以轻松悬吊到内眦肌腱以保持内眦自然的凹面轮廓。灵活性强和瘢痕最不明显使得这种皮瓣成为该部位修复的主力。较大的缺损，包括内眦上方，可将眉间旋转皮瓣与很多下蒂型皮瓣联合应用。泪小管务必小心探查和插管，不能损伤它们，以确保在需要时通畅。泪道引流系统的损伤可能需要成形修复；不过许多患者，特别是老年干眼症患者，可从这种破坏中受益，则不需要修复。

悬吊于骨膜或内眦肌腱上的岛状蒂（V-Y型）推进皮瓣，对位于或低于内眦顶点的浅表和深部缺损，包括破坏眶隔的更深缺损都是理想的选择（图38-15）。切口线部分隐藏在鼻面沟的阴影下，面颊内侧皮肤可以毫无障碍地推移到颧脂肪垫上方。岛状蒂皮瓣可悬吊于骨膜或内眦肌腱上，以保持内眦的轮廓。岛状蒂皮瓣在这一区域的优势在于它们移动性好，游离最少，不需要去除多余的狗耳，而且设计和执行起来简单又高效。这些皮瓣设计时最好要有足够的长度以避免蹼化，但略小的宽度以避免"针垫"样外观。与眼睑成形术一样，若眶隔被破坏，可不缝合眶隔而直接将皮瓣推移并悬吊到位。要让眶隔自然愈合，以避免伤口收缩所致粘连和睑退缩。

较大缺损可通过联合旋转、转移或推进皮瓣的方式进行修复，以避免蹼化。将多余的狗耳朝向内眦以避免蹼化的双侧菱形转移皮瓣即可修复这种较大的内眦缺损（图38-16）。更大的内眦缺损可能需从远处移植全层皮片，或采用二期前额内插皮瓣，以提供足够的组织覆盖。

以眼睑松弛皮肤为蒂的眼睑推进皮瓣适用于接近睑缘的较小缺损（图38-17）。切口应靠近眼线并水平推进，以减少蹼化的风险。悬吊缝合可在伤口收缩时支撑皮瓣，即使缺损很小。

可于骨膜或内眦肌腱进行悬吊缝合。精通内眦血管解剖知识和触觉灵敏性良好是精确定位的关键。在内眦用针穿过骨膜或内眦肌腱进行悬吊缝合，要以较浅的角度进入和退出，避免通过下面泪囊时过深穿透。皮瓣被固定在内眦里的凹面。

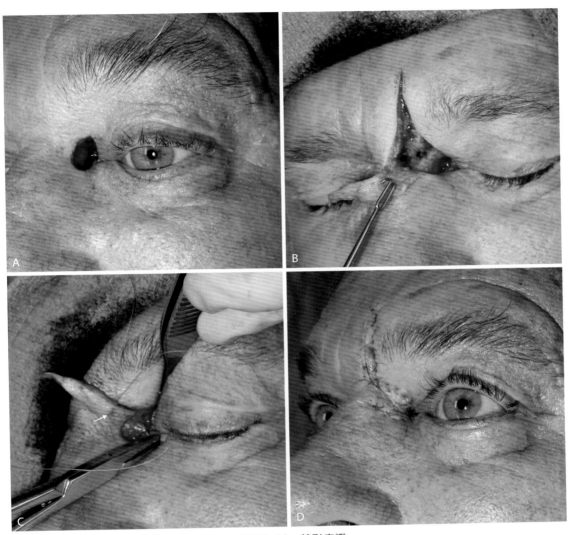

图 38-14　斧形皮瓣

A. 内眦顶端和上方的缺损（箭头表示内眦肌腱及眶内脂肪垫）；B. 皮瓣设计是基于充足的眉间皮肤储备，在脂肪中层游离皮瓣，切口位于已有的褶皱里；C. 悬吊缝线置于距皮瓣边缘 1cm 的内眦肌腱上；D. 术后最大张力下保留的内眦凹面轮廓。

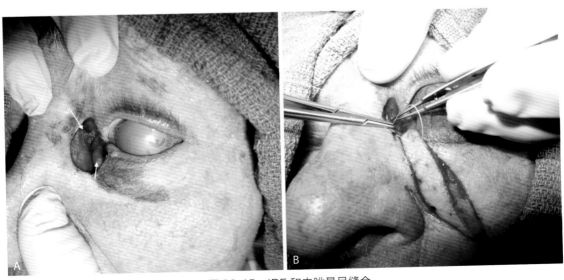

图 38-15　IPF 和内眦悬吊缝合

A. 内眦尖上及下方缺损（箭头表示内眦肌腱及眶内脂肪垫）。B. 以颧脂肪垫为蒂的皮瓣，于距皮瓣边缘 1cm 的内眦肌腱悬吊缝合。眶隔不需要缝合以防止粘连。

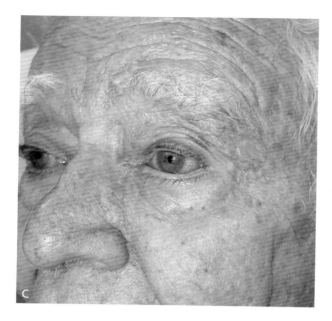

图 38-15（续）
C. 术后 2 周，皮瓣无张力，保留了凹面轮廓及泪池内小孔。

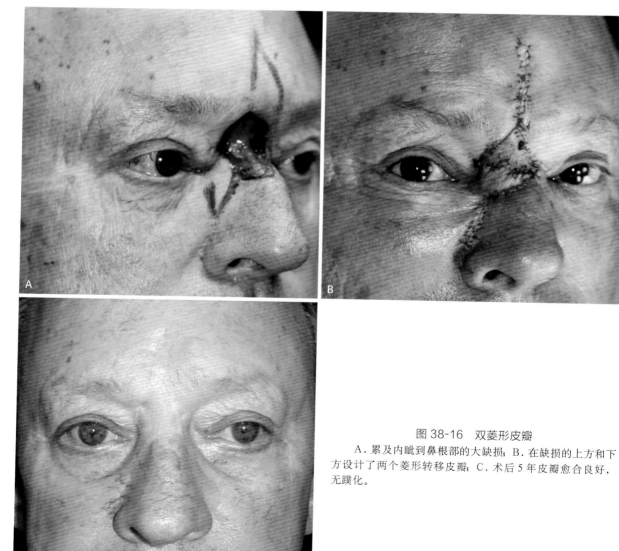

图 38-16 双菱形皮瓣
A. 累及内眦到鼻根部的大缺损；B. 在缺损的上方和下方设计了两个菱形转移皮瓣；C. 术后 5 年皮瓣愈合良好，无蹼化。

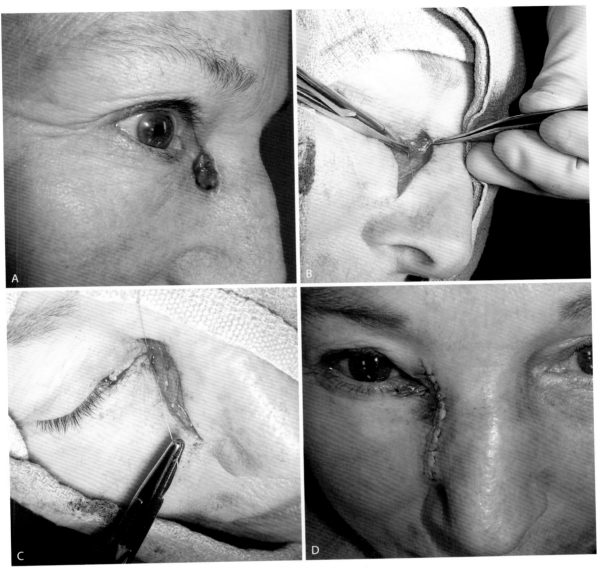

图 38-17　眼睑推进皮瓣
　　A.内眦顶点下方垂直方向的缺损；B.做睑下切口，游离皮瓣，在内眦肌腱做悬吊缝合；C.内眦悬吊缝合随着张力增加而缓慢拉紧；D.术后保持凹面轮廓，无垂直张力。

全层眼睑修复

　　一旦涉及眼睑的全层厚度，成形修复技术必须提供一个合适的黏膜表面，以取代缺失的后层和前层。结膜穹窿的内侧和外侧都很宽大，允许较大楔形的显著中心移位，当外眦和眶隔附着物被打开时，可以重新调整。对于更大的缺损，睑板和黏膜表面则通过超级万能的Hughes 皮瓣由上睑内侧上半部的松解与推进提供。内眦韧带和泪小管的缺失可导致溢泪，需要眼整形和泪腺外科医师做一个复杂的分期成形修复。一期修复的目标是重新连接上、下眼睑的内侧边缘，并将修复后的内眦推移到泪嵴后方。前层可以用上述任何一种技术修复。

　　在决定修复肿瘤切除后缺损的最佳方法时，传统的做法是将所涉及的眼周区域划分为亚单位，然后再在亚单位区域内按照从小到大的顺序选择修复方法。

一期眼睑修复：对角缝合技术

　　一期眼睑修复术适用于睑缘的全层大缺损，可以单独使用，或者在更大缺损修复时与其他修复手段相结合（图 38-18）。为预防凹痕、保留最佳功能和美学效果，必须沿 x 轴、y 轴和 z 轴对睑缘进行牢固又细致的对合。既往经常会应用多个水平方向的睑板缝合联合多个边缘缝合的方式。但边缘缝合对患者来说很麻烦，并且有可能擦伤角膜。因此，无边缘缝合的睑板对角缝合应运而生，这种缝合技术不需要边缘缝合即可牢固又精准地对齐睑缘。

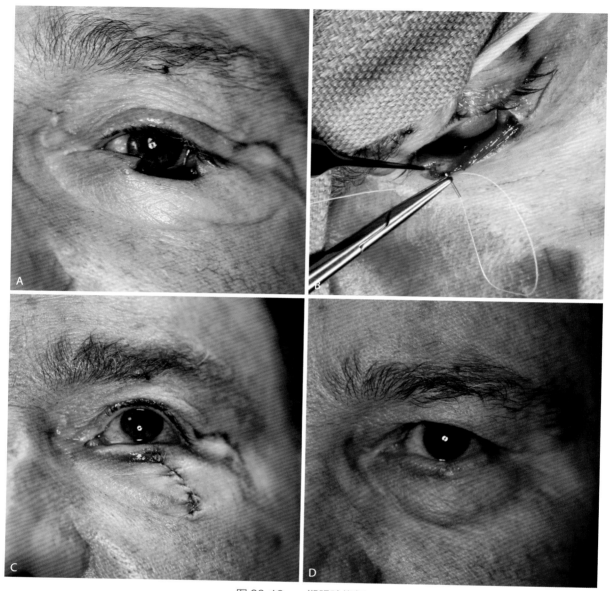

图 38-18 一期眼睑修复

A、B. 无边缘缝合的睑板对角缝合累及眼睑内缘的全层缺损；C. 一期眼睑愈合术后，对合牢固，无需边缘缝合即可精准对齐；D. 术后 3 个月眼睑紧贴眼睑球，无凹痕。

为了明确睑板游离缘能否直接缝合，可用精细的镊子夹住创面内、外侧末端然后评估将它们闭合在一起所需的张力。为了能够更轻松地闭合缺损，可在适当的张力下重叠 2~3mm 的皮肤。如果张力太大，可行外眦切开术和外眦松解术来提高眼睑的可移动性以实现无张力闭合。对于较大的缺损，可将外眦切开术延伸至 Tenzel 半圆形旋转皮瓣。

技巧

在结膜穹隆滴入局麻眼药水，然后于结膜睑缘处注射含有肾上腺素的局麻药，应避免局麻药误入边缘动脉弓。

在睑缘闭合之前，确保相对的睑板已垂直于睑缘切开。这点很关键，可以避免睑缘扭曲、变形和出现凹痕。

必要时睑板要重切。

下睑板的对合采用上方的对角垂直缝合和下方水平缝合两种缝合方式（见图 38-18）。每条缝线必须与睑板牢固咬合。上方的对角缝合首先在距睑缘下 2mm，切缘内 2mm 处进入右侧睑板，并在睑板最上方的结膜出针。这一针对角缝合在睑板水平方向的中央部分穿过。第二针对角缝合通过反向缝合垂直睑板方向穿入左睑板，在睑板最上方的结膜进针，并在睑板前面切缘下 2mm、内 2mm 处穿出。剪短上方的缝线，既不打结也不切断，以便下方的缝合更容易进行。第二个水平缝合在睑板的下缘水平穿过睑板，与两侧睑板都要充分咬合，保持深至结膜。这一针可以打结并剪掉多余的缝线。松开上方对角缝合的缝线，打结并剪断多余的缝线。如此并列的睑缘两侧即可完美对合。通过以上步骤，眼睑后层的闭合应该已经完成。接着，眼睑前层分层进行闭合，深部缝合闭合眼轮匝肌，皮肤缝合则从下睑缘开始。每天将外用抗生素软膏涂在眼部缝线处，直到皮肤缝线在 6 天内拆除。可使用冰袋为患者带来舒适感和减少切口处肿胀。

外眦切开术和外眦松解术

睑缘无张力的完美对合对睑缘的修复很重要。当睑缘的张力超过一期眼睑闭合的极限时，可行外眦切开术和外眦松解术，释放睑缘，实现无张力关闭，防止眼睑出现凹痕、扭转或裂开（图 38-19）。一期闭合的极限可通过用镊子对合缺损的边缘来评估。一旦外眦松解术释放的眼睑可以无张力地对合睑缘上相对的两个边缘，

就可以按通常的方式进行一期眼睑闭合。

技巧

从外眦角开口，沿下眼睑曲线向外侧和垂直方向延伸（上眼睑缺损沿上眼睑曲线反向延伸）。用 15 号手术刀片从外眦角处按标记线切开一个 8mm 的小切口。经外眦肌腱下脚使用 Westcott 剪刀行外眦切开术，释放下眼睑坚实的外眦附着结构。用剪刀游离眶隔的两边及在内侧张力下由眼睑一起形成一个腔隙。剪刀的尖端可在游离的过程中感知致密间隔纤维的存在。通过剪刀的不断游离，外眦逐渐被松解，直至创面能够轻松闭合。2mm 的皮肤重叠说明张力适中。接着，利用标准的对角缝合技术一期闭合睑板，并分层缝合原发缺损的皮肤和肌肉。由于外侧切口是向内拉的，它通常可以自动愈合，通常不需要缝合。

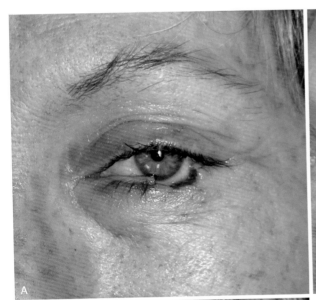
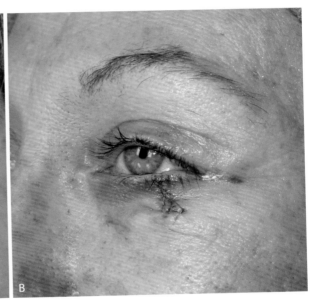
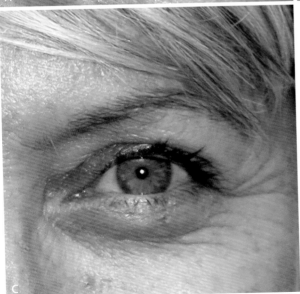

图 38-19　联合外眦松解术的一期眼睑修复

A. 超过一期眼睑闭合极限的全层缺损；B. 一期眼睑闭合，松解外眦下肌腱，以降低伤口边缘的张力（注意，睑缘已牢固而精确对齐，不需要边缘缝合）；C. 术后 2 周睑缘精准对齐，无凹痕。

Tenzel 半圆形旋转皮瓣

利用 Richard Tenzel 描述的半圆形皮瓣可成形修复睑缘大到无法用外眦松解术一期修复的全层缺损（图 38-20）。Tenzel 皮瓣联合改良的外侧推进 - 旋转皮瓣，利用外眦切开术和外眦松解术，修复上、下眼睑大到 75% 以上的缺损。当睑板剩余至少 2mm 时，理论上可使用 Tenzel 半圆形旋转皮瓣成形修复，但少数情况下剩余更少时也能完成。外侧可出现局部灶性睫毛缺失，但这不是一个功能性问题，也很少困扰患者。做 Tenzel 皮瓣的外科医师应该熟悉外眦的解剖，并在更先进的眼周手术中练习手术技巧和培养经验。如果缺损太大以至于 Tenzel 半圆形旋转皮瓣也无法修复时，最好考虑以上眼睑为蒂的二期 Hughes 睑板结膜瓣。

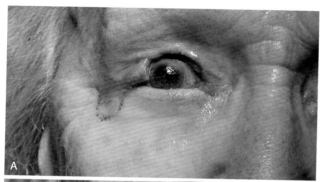
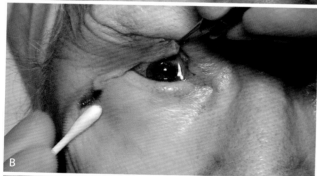
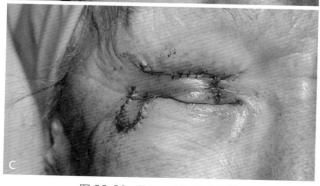

图 38-20 Tenzel 半圆形皮瓣
A. 累及上眼睑的全层大缺损，下方画出半圆形旋转皮瓣；B. 切开并旋转半圆形皮瓣，以闭合上眼睑缺损；C. 术后已缝合的半圆形皮瓣和一期眼睑闭合。

技巧

切口从外眦角标记，沿眼睑曲线向外侧和垂直方向延伸。在外眦尖，标记线开始向下弯曲形成半圆形。半圆的平均直径是 1～2cm，实际上可能不是一个真正的半圆。皮肤切口用 15 号手术刀片，切口方向最初只沿着 Tenzel 皮瓣的横向和纵向曲线。如有需要，皮瓣可稍向后延伸。使用 Westcott 剪刀经外眦肌腱下脚进行外眦切开术以释放下眼睑上的牢固附着结构。用剪刀游离眶隔的两边及在内侧张力下由眼睑一起形成一个腔隙。剪刀的尖端可在游离的过程中感知致密间隔纤维的存在。外眦逐渐被松解，直至创面能够轻松闭合。注意不要破坏外眦肌腱的上支。将皮瓣旋转缝合到位，用标准的睑板对角缝合技术缝合原发缺损。有时会在外眦处行外眦悬吊缝合以提供额外的支撑。当外侧的 Tenzel 皮瓣向内牵拉时，外侧部分通常能够自动闭合，只需要少量的间断缝合即可闭合皮肤。

术后注意事项

眼周术后立即将红霉素眼药膏涂于眼和缝线上，然后轻压敷料和冰敷 24 小时，以减少水肿。加压敷料要小心置于伤口，这样就不会给眼球带来过大的压力。接近或累及睑缘的缺损，通常将眼垫置于闭合的眼睑上并覆有眼护罩，以保护眼免受创伤。术后抗张力敷料可帮助抵消因肿胀和局麻所致的张力。患者术后通常需观察一段时间再出院，以保证止血完全和增加舒适感。

术后密切观察是早期发现潜在并发症并确保手术成功的关键。手术后如有出血或急性疼痛，应立即与外科医师取得联系。早期发现和处理严重出血，对鉴别和防治潜在的球后出血至关重要。球后出血需要进行紧急眦切开术，以防止出现不可逆的失明。对于复杂的眼睑修复手术，一般建议术后 24 小时随访。即将转诊给眼整形外科医师的眼睑全层缺失的复杂伤口有可能需要进行暂时性睑缘缝合术，以便在伤口最终修复之前能够保护角膜不受损伤（图 38-21）。

暂时性睑缘缝合术

许多暂时性睑缘缝合术能够在术后短时间内有效保护角膜。简单的睑缘缝合通常使用 4-0 聚丙烯缝合线，穿过塑料或油纱垫板，距上眼睑睑缘 4mm 处进针，自睑板腺孔口出针。缝线随后穿过相对的下眼睑，自睑板腺孔口进针，距睑缘 4mm 左右的皮肤出针。接着，缝针穿过导管或垫板时横向侧移 1cm。缝针以同样的方式穿过皮肤，再以同样的方式穿过下眼睑的睑板腺，穿过上眼睑和上面的垫板。然后轻轻结扎缝线，使眼睑舒适闭合。

改良 Frost 缝合

Frost 缝合能够对抗向下的张力，保持或恢复下眼睑的位置，是一种有用的修复技术（见图 38-21）。4-0 单丝缝合线穿过下睑板，顺着缝针的曲度通过睑板腺孔口进入和穿出睑缘，用胶带将缝合线固定在前额。修复睑外翻时，缝合线可保留在原位 1 周或稍长。如有可能，应在瞳孔中线的内侧或外侧进行 Frost 缝合，以免缝合线在自然前视时可见。

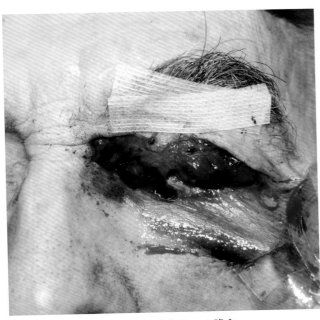

图 38-21　改良 Frost 缝合
将缝线穿入下睑缘的睑板腺孔口，顺着缝针的曲线，并从相邻睑缘的睑板腺孔穿出，然后用胶条将缝合线固定在前额。

并发症

所有的成形技术都旨在不引起睑缘变形或外翻的情况下修复眼睑。即使在最乐观的情况下也有可能出现并发症。常见的并发症包括出血、感染、血肿、球结膜水肿、溢泪、干眼症、缝合肉芽肿、倒睫、眼睑凹痕、巩膜暴露、不对称、睑外翻和蹼化。哪怕是轻微的睑外翻也会引起明显的溢泪和不适感，可能需要裂隙灯检查来评估是否存在角膜磨损。如果这种情况出现在围术期，有时可临时放置一个绷带式角膜接触镜来保护角膜，直至不当缝合被拆除或者诱发因素被纠正。若是伤口完全收缩后发生的并发症，如睑外翻或蹼化，可能需要通过手术来纠正。掌握基本的手术技巧和张力处理方法，包括适时恰当的皮瓣设计、悬吊缝合和 Frost 缝合，能够更好地防止睑外翻和蹼化。术后 2~4 周创面收缩最明显时容易出现睑外翻和蹼化，矫正通常需要皮瓣修复和内外眦固定术。选择接受眼周大规模手术的患者尽可能在术前进行眼部检查，并与眼整形外科医师充分沟通，以确保治疗的顺利进行。

睑外翻的修复

单纯瘢痕性睑外翻在既往无眼睑错位的情况下，可通过皮瓣或植皮延长前层并联合眦悬吊术来纠正（图 38-22）。在伤口收缩严重之前，早期干预是最好的。修复开始于切除瘢痕和下眼睑完全向上拉伸以估计缺损大小。缺损大小可利用无菌非粘纱布垫比照该区域裁剪来估计。皮瓣或移植物的大小和形状要合适，能够完全覆盖并与完全拉伸状态下的缺损区充分贴合。转移皮瓣，如下蒂型菱形旋转皮瓣或上蒂型三叶旋转皮瓣，联合外眦固定术，通常可以取得直接和令人满意的效果。全层皮片移植，皮片大小与眼睑完全拉伸时的缺损相当，紧

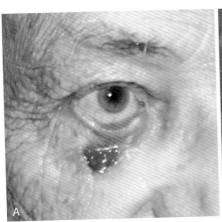
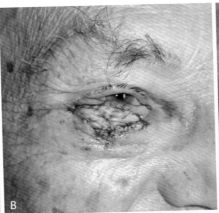
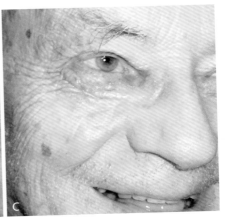

图 38-22　外翻修复
A.Mohs 手术后 3 周，修复延迟，下眼睑外翻；B. 眼睑最大限度拉伸下，较大尺寸的全厚皮片移植；C. 外翻修复术后 2 周。

密贴合固定，并联合眦固定术或外侧睑板完全剥离，甚至对一些严重的睑外翻，效果也相对不错。改良 Frost 缝合一般可以帮助抵消向下的牵引力，需要原位保留 7～10 天。

蹼的修复

内眦蹼化通常可通过简单的 Z 成形术进行修复，该手术沿着内眦凹面轮廓向收缩的皮肤提供垂直方向的长度（图 38-23）。Z 成形术使用 15 号手术刀片沿着蹼收缩的长度切割完成。然后，在切口两端相对的两侧创建一个 60°的皮瓣。皮瓣被游离并交换位置以增加长度，抵消了形成蹼的张力。

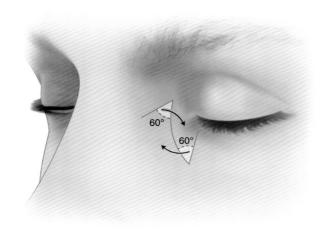

图 38-23　内眦蹼的 Z 成形术修复

Z 成形术是用 15 号手术刀沿着蹼收缩的长度进行切割。然后，在切口两端相对的两侧创建一个 60°的皮瓣。皮瓣被游离并交换位置以增加长度，抵消了形成蹼的张力。

总结

眼睑修复是皮肤外科手术和成形修复的基础。我们必须掌握有关张力的知识和精通张力处理方法，始终保持张力平行于睑缘为重中之重。悬吊缝合是眼睑成形修复的常用方法，基于个体解剖学特点进行个性化手术的综合治疗方案，可获得突出的临床效果。

参考文献

1. Beisman B. Commentary on chlorhexidine keratitis. J Dermatol Surg. 2017;43:7–8.
2. Murthy S, Hawksworth NR, Cree I. Progressive ulcerative keratitis related to the use of topical chlorhexidine gluconate (0.02%). Cornea. 2002;21:237–239.
3. Bergin DJ. Chapter 2: Anatomy of the eyelids, lacrimal system, and orbit. In: McCord CD, Tanenbaum M, Nunery W, eds. Oculoplastic surgery. 2nd ed. New York: Raven Press, 1987:41–72.
4. Georgescu D. Surgical preferences for lateral canthoplasty and canthopexy. Curr Opin Ophthalmol. 2014;25(5):449–454.
5. Georgescu D, Anderson RL, McCann JD. Lateral canthal resuspension sine canthotomy. Ophthal Plast Reconstr Surg. 2011;27(5):371–375.
6. Fagien S. Algorithm for canthoplasty: the lateral retinacular suspension: a simplified suture canthopexy. Plast Reconstr Surg. 1999;103(7):2042–2053; discussion 2054–2058.
7. Phillips JH, Gruss JS, Wells MD, Chollet A. Periosteal suspension of the lower eyelid and cheek following subciliary exposure of facial fractures. Plast Reconstr Surg. 1991;88(1):145–148.
8. Robinson JK. Suspension sutures in facial reconstruction. Dermatol Surg. 2003;29(4):386–393.
9. Robinson JK. Suspension sutures aid facial reconstruction. Dermatol Surg. 1999;25(3):189–193; discussion 193–194.
10. Samarasinghe V, Mallipeddi R. Primary horizontal closure with suspension sutures for infraorbital defects to achieve aesthetically superior closure and prevent ectropion. Dermatol Surg. 2016;42(6):787–788.
11. Mendelson BC. SMAS fixation to the facial skeleton: rationale and results. Plast Reconstr Surg. 1997;100(7):1834–1842; discussion 1843–1845.
12. Harris GJ, Perez N. Anchored flaps in post-Mohs reconstruction of the lower eyelid, cheek, and lateral canthus: avoiding eyelid distortion. Ophthal Plast Reconstr Surg. 2003;19:5–13.
13. Harris GJ, Logani SC. Multiple aesthetic unit flaps for medial canthal reconstruction. Ophthal Plast Reconstr Surg. 1998;14(5):352–359.
14. Harris, GJ (Eds.). Chapter 4: Non-marginal defects of the medial canthal region. In: Atlas of Oculofacial Reconstruction: Principles and Techniques for the Repair of Periocular Defects. Philadelphia, PA: Wolters Kluwer Health/Lippincott Williams & Wilkins; 2009:103–130.
15. Morley AM, deSousa JL, Selva D, Malhotra R. Techniques of upper eyelid reconstruction. Surv Ophthalmol. 2010;55:256–271.
16. Putterman AM. Blotter technique to determine the size of skin grafts. Plast Reconstr Surg. 2003;112(1):335–336.
17. Zlatarova ZI, Nenkova BN, Softova EB. Eyelid reconstruction with full thickness skin grafts after carcinoma excision. Folia Med (Plovdiv). 2016;58(1):42–47.
18. Connolly KL, Albertini JG, Miller CJ, Ozog M. The suspension (frost) suture: experience and applications. Dermatol Surg. 2015;41:406–410.
19. Lee WW, Erickson BP, Ko MJ, Liao SD, Neff A. Advanced single-stage eyelid reconstruction: anatomy and techniques. Dermatol Surg. 2014;40(suppl 9):S103–S112.
20. Harvey DT, Taylor RS, Itani KM, Loewinger RJ. Mohs micrographic surgery of the eyelid: an overview of anatomy, pathophysiology, and reconstruction options. Dermatol Surg. 2013;39(5):673–697.
21. Spinelli HM, Jelks GW. Periocular reconstruction: a systematic approach. Plast Reconstr Surg. 1993;91(6):1017–1024; discussion 1025–1026.
22. Sherris DA, Heffernan JT. Techniques in periocular reconstruction. Facial Plast Surg. 1994;10(2):202–213.
23. Özkaya Mutlu Ö, Egemen O, Dilber A, Üsçetin I. Aesthetic unit-based reconstruction of periorbital defects. J Craniofac Surg. 2016;27(2):429–432.
24. Bickle K, Bennett RG. Tripier flap for medial lower eyelid reconstruction. Dermatol Surg. 2008;34(11):1545–1548.
25. Elliot D, Britto JA. Tripier's innervated myocutaneous flap 1889. Br J Plast Surg. 2004;57(6):543–549.
26. Mustardé JC. The use of flaps in the orbital region. Plast

Reconstr Surg. 1970;45(2):146–150.

27. Tenzel RR, Stewart WB. Eyelid reconstruction by the semicircle flap technique. Ophthalmology. 1978;85(11): 1164–1169.

28. Spinelli HM, Shapiro MD, Wei LL, Elahi E, Hirmand H. The role of lacrimal intubation in the management of facial trauma and tumor resection. Plast Reconstr Surg. 2005;115(7):1871–1876.

29. Becker FF. Reconstructive surgery of the mental canthal region. Ann Plast Surg. 1981;7(4):259–268.

30. Humphreys TR. Repair of the medial canthus following Mohs micrographic surgery. Dermatol Surg. 2014;40(Suppl 9):S96–S102.

31. Lowry JC, Bartley GB, Garrity JA. The role of second-intention healing in periocular reconstruction. Ophthal Plast Reconstr Surg. 1997;13(3):174–188.

32. Morton J. Secondary intention healing in lower eyelid reconstruction—a valuable treatment option. J Plast Reconstr Aesthet Surg. 2010;63(11):1921–1925.

33. DaCosta J, Oworu O, Jones CA. Laissez-faire: how far can you go? Orbit. 2009;28(1):12–15.

34. Ng SGJ, Inkster CF, Leatherbarrow B. The rhomboid flap in medial canthal reconstruction. B J Ophthalmol. 2001;85:556–559.

35. Bertelmann E, Rieck P, Guthoff R. Medial canthal reconstruction by a modified glabellar flap. Ophthalmologica. 2006;220(6):368–371.

36. Cecchi R, Fancelli L, Troiano M. Island flaps in the repair of medial canthus: report of 8 cases. Dermatol Online J. 2013; 19(6):18576.

37. Hussain W. Acknowledging island pedicle flaps for the repair of defects of the medial canthus. Br J Dermatol. 2012; 167(6):1397.

38. Skaria AM. Island pedicle flaps for medial canthus repair. Br J Dermatol. 2012;166(6):1270–1274.

39. Lee BJ, Elner SG, Douglas RS, Elner VM. Island pedicle and horizontal advancement cheek flaps for medial canthal reconstruction. Ophthal Plast Reconstr Surg. 2011;27(5): 376–379.

40. Cvancara JL, Jones MS, Wentzell JM. Lenticular island pedicle flap. Dermatol Surg. 2005;31(2):195–200.

41. Skaria AM. Refinement of the island pedicle flap: parallel placed release incisions to increase translation movement. Dermatol Surg. 2004;30(12 Pt 2):1595–1598.

42. Divine RD, Anderson RL. Techniques in eyelid wound closure. Ophthalmic Surg. 1982;13(4):283–287.

43. Willey A, Caesar RH. Diagonal tarsal suture technique sine marginal sutures for closure of full-thickness eyelid defects. Ophthal Plast Reconstr Surg. 2013;29(2):137–138.

44. Hughes WL. Total lower lid reconstruction: technical details. Trans Am Ophthalmol Soc. 1976;74:321–329.

45. Anderson RL, Gordy DD. The tarsal strip procedure. Arch Ophthalmol. 1979;97(11):2192–2196.

46. Choi CJ, Bauza A, Yoon MK, Sobel RK, Freitag SK. Full-thickness skin graft as an independent or adjunctive technique for repair of cicatricial lower eyelid ectropion secondary to actinic skin changes. Ophthal Plast Reconstr Surg. 2015;31(6):474–477.

47. Manku K, Leong JK, Ghabrial R. Cicatricial ectropion: repair with myocutaneous flaps and canthopexy. Clin Exp Ophthalmol. 2006;34(7):677–681.

48. Lemke BN, Cook BE Jr, Lucarelli MJ. Canthus-sparing ectropion repair. Ophthal Plast Reconstr Surg. 2001;17(3): 161–168.

49. Kim HJ, Hayek B, Nasser Q, Esmaeli B. Viability of full-thickness skin grafts used for correction of cicatricial ectropion of lower eyelid in previously irradiated field in the periocular region. Head Neck. 2013;35(1):103–108.

50. Bretteville-Jensen G. Marking the 60 degree Z-plasty to achieve accurate lengthening. Br J Plast Surg. 1977;30(1): 72–73.

51. Borges AF, Gibson T. The original Z-plasty. Br J Plast Surg. 1973;26(3):237–246.

52. McGregor IA. The theoretical basis of the Z-plasty. Br J Plast Surg. 1957;9(4):256–259.

第 39 章 鼻的成形修复

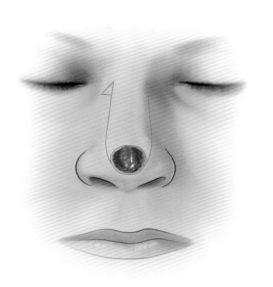

原著者 Christopher J. Miller
Thuzar M. Shin
Joseph F. Sobanko
Eduardo K. Moioli
Jeremy R. Etzkorn

翻 译 黄 永 孙 楠 马立娟
审 校 李泽晶 徐永豪

概要

- 鼻是面中部的焦点，形状和轮廓的细微变化很容易改变患者的容貌。
- 外科医师的任务是通过恢复鼻部复杂的外形和保持鼻气道通畅来重塑正常的鼻部解剖结构。

初学者贴士

- 在成形修复过程中，如果张力作用于鼻近端和外侧的固定不动的骨头上，鼻的形状通常保持不变，但如果张力作用于鼻尖的弹性软骨或作用于缺少软骨的鼻翼小叶软组织，鼻可能会变形。
- 鼻部皮肤不同的质地和厚度会影响用于成形修复的供区的选择。

专家贴士

- 鼻根、鼻背和侧壁的皮肤最易活动，因为那里有一层皮下脂肪将皮肤与下方的面部表情肌分离开来。
- 由于动脉走行于鼻部肌肉表面，因而在软骨膜和骨膜水平游离深达肌肉的皮瓣可以保留血供。

切记！

- 把瘢痕置于美容亚单位结合线上可能有助于掩饰瘢痕，但鼻成形修复应该优先保护和恢复游离缘和轮廓。
- 对于鼻背皮瓣，在皮下脂肪层游离颊部皮肤有助于其推进。

陷阱和注意事项

- 鼻部的复杂外形意味着，在鼻面沟和鼻翼沟等有自然褶皱的部位，应多加小心不要过度外翻。
- 内翻缝合或在允许选定的区域通过二期愈合可能有助于鼻翼沟的成形修复。

患者教育要点

- 术前应仔细考虑闭合的复杂性和术后护理的预计强度，特别是对有多种伴随疾病的患者来说。
- 外科干预前应告知患者外科成形修复的选择范围。

收费建议

- 鼻部的线性闭合使用标准修复系列作为收费编码。
- 一期任意模式的鼻部皮瓣，根据皮瓣的大小使用收费编码 14060 或 14061。
- 使用悬吊缝合线时可能要把线性闭合的收费编码调整为复杂闭合。

引言

　　鼻是面中部的焦点，形状和轮廓的细微变化很容易改变患者的容貌。外科医师的任务是通过恢复鼻部的复杂外形和保持鼻气道通畅来重塑正常的鼻部解剖结构。鼻的成形修复有几个关键原则。

解剖学原则

鼻远端易受压

　　鼻骨架能抵抗压力，而软骨骨架和鼻翼则不能。因此在成形修复过程中，如果有压力作用于鼻近端和外侧的固定骨头上，鼻的形状通常保持不变，但如果压力作用于鼻尖的弹性软骨或作用于缺少软骨的鼻翼小叶软组织，鼻可能会变形（图 39-1，图 39-2）。

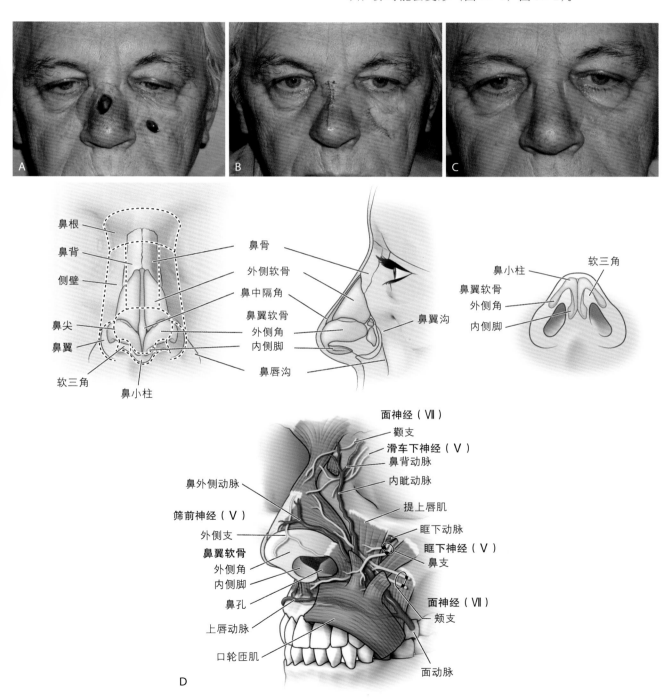

图 39-1　鼻骨能抵抗近端张力造成的压迫，但鼻远端活动软骨则不能。鼻近端缺损可用带张力的线性闭合成形修复，因鼻骨能抵抗压力，鼻的形状不会改变

A. Mohs 缺损；B. 线性闭合；C. 保持鼻形的术后外观；D. 鼻成形修复的关键解剖。

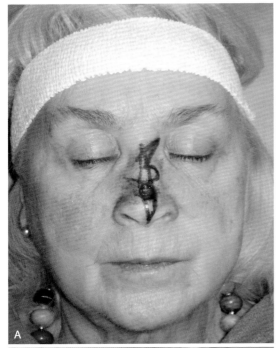

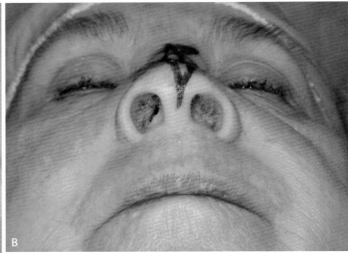

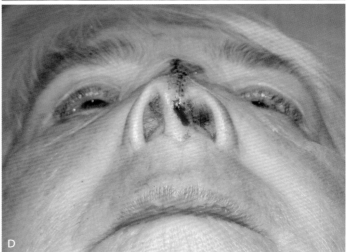

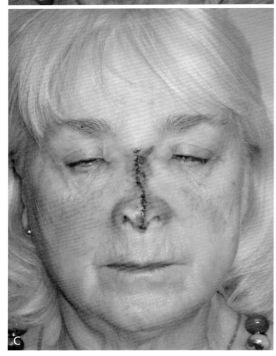

图 39-2　鼻远端的张力会压迫和扭曲鼻部

从左上角顺时针方向依次是：Mohs 缺损；成形修复前的鼻小柱和鼻孔外观；左下软骨外侧脚受压和鼻中隔右偏；鼻部伤口的一期闭合。

成对的鼻骨支撑着近端鼻背和鼻根，上颌骨包绕着鼻侧壁和鼻槛。这些骨结构聚合形成梨状孔，它为弹性软骨提供了稳定的框架，锚定了大部分参与面部表情的鼻肌。外鼻骨架由三个主要软骨结构组成：①鼻中隔软骨；②成对的上外侧软骨；③成对的下外侧软骨。

鼻中隔软骨决定鼻形的凸起程度和旋转偏移，分隔左右鼻腔，形成内外鼻瓣之间的分界。手术切除鼻中隔远端软骨或在成形修复时的压迫会降低鼻部的凸出程度，在手术成形修复中，因不良张力向量引起鼻中隔侧偏，会缩窄鼻瓣区，影响呼吸。

成对的上外侧软骨支撑外侧的鼻侧壁。它们的尾部边缘形成内鼻瓣的外侧边界，因此在切除或压迫上外侧软骨时可能发生气道损害。鼻中隔软骨和成对的上外侧软骨固定在骨上，因此能够相对抵抗压迫。

相比之下，下外侧软骨不直接与骨骼连接，容易受到压迫的影响。下外侧软骨为鼻尖提供结构和凸出的外形，并支持外鼻瓣，压迫下外侧软骨会影响鼻尖的形状并影响呼吸。

鼻外形产生阴影和反光，勾勒出美容亚单位

鼻表面反映出下面骨软骨骨架和软组织的形状，产生阴影和反光，将鼻分为以下美容亚单位：鼻尖、鼻背、鼻根、侧壁、鼻翼和软三角。在这些美容亚单位结合线处瘢痕往往不太明显（图 39-3）。鼻部的自然凹陷有：鼻尖上部的轻微凹陷（对应于下外侧软骨与上外侧软骨连接处）；鼻翼沟（对应于下外侧软骨外侧脚下缘及其下方的鼻部肌肉）；软三角处的暗影（对应于鼻翼软骨穹顶尾缘的远端软组织）；还有不常见的鼻尖轻微二分裂（对应于下外侧软骨穹顶之间的空间）。鼻部自然凸的表面是鼻翼小叶、鼻尖和鼻梁。鼻背和侧壁有大量平坦的表面。

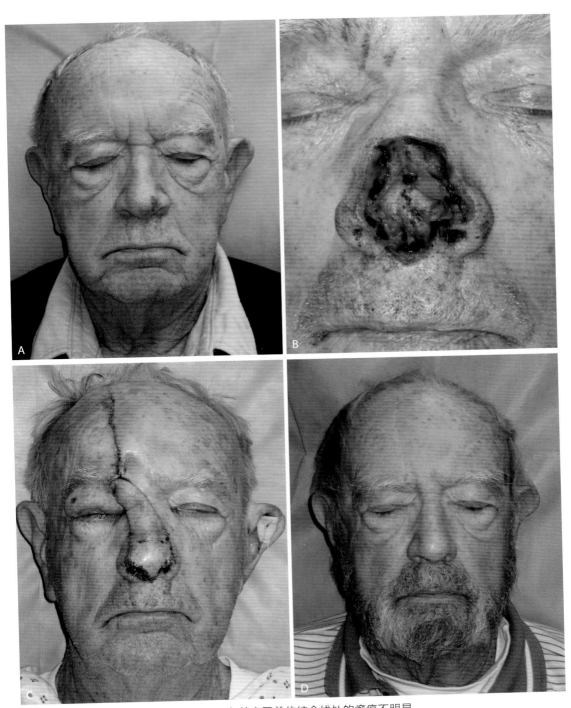

图 39-3　在美容亚单位结合线处的瘢痕不明显

A. 左侧鼻尖处的原位黑色素瘤；B. 缺损已扩大到整个鼻尖亚单位；C. 前额旁正中皮瓣的成形修复；D. 美容亚单位结合线处的术后瘢痕不明显。

鼻部皮肤有不同的厚度、质地和活动度

鼻部皮肤不同的质地和厚度可影响用于成形修复的供区选择。鼻背、侧壁、鼻小柱和软三角的真皮薄，皮脂腺密度相对较低。通常，这些位置的移植皮片愈合时组织匹配合理。相比之下，皮肤厚、皮脂腺多的鼻尖、鼻翼和鼻根缺损如果无法用邻近皮肤修复的话，则最好选择皮脂腺更密集的前额和鼻唇沟皮肤来替代。鼻根、鼻背和侧壁的皮肤活动度最大，因为那里有一层皮下脂肪把皮肤与下方的面部表情肌分离开。

内、外鼻瓣调控气流，必须被保留或修复

85%的成年人更喜欢用鼻呼吸，除非在运动或说话的时候。内、外鼻瓣调节气流和阻力，在鼻的成形修复过程中过度的张力或压迫，或在肿瘤切除过程中内、外瓣完整性的丧失，都容易使其发生塌陷。

外鼻瓣通过远端鼻孔调控气道。外鼻瓣的解剖边界：上外侧是上外侧软骨的尾（边）缘，外侧是鼻翼及外侧角的附着处，内侧是鼻中隔尾端和鼻小柱，下方是鼻槛。鼻尖高度柔韧，用力吸气时鼻翼塌陷的患者，或者向两旁推动鼻翼能够改善呼吸（卡托测试）的患者，外鼻瓣塌陷的风险特别高。

内鼻瓣紧邻外鼻瓣上方，是人气道中阻力最大的地方。内鼻瓣是鼻气道的气流限制段，约占上下气道总气流阻力的50%。内鼻瓣是以软骨中隔、上外侧软骨尾缘、下鼻甲前部为界的截面区域。高加索人鼻中隔软骨与上外侧软骨尾缘的瓣膜角在10°~15°，但非裔美国人和亚洲人的这个角度更钝，更能抵抗塌陷。鼻成形修复过程中，因鼻中隔偏曲或上外侧软骨尾缘的压迫或削弱，内鼻瓣有塌陷的风险。

鼻部皮肤有来自于颈内外动脉系统丰富的吻合的动脉血供

面动脉起源于颈外动脉系统，沿鼻槛分出鼻翼下动脉，在鼻翼沟上方2~3mm分出鼻外侧动脉，以及沿着鼻面沟分出内眦动脉。鼻小柱的血供来自上唇动脉的成对分支动脉。颈内动脉系统通过眼动脉的终末支——鼻背动脉（dorsal nasal artery，DNA）供应鼻部皮肤。颈内外动脉系统通过内眦动脉与鼻背动脉在内眦处的吻合和鼻外侧动脉与鼻背动脉在鼻尖处的吻合而相互沟通。动脉走行于鼻部肌肉表面，因而在软骨膜和骨膜水平游离深达肌肉的皮瓣可以保留血供。

鼻成形修复的设计的原则

按重要性降序排列，美学手术设计的原则包括：游离缘和外形的保护与修复、瘢痕放在美容亚单位结合线上、瘢痕沿着松弛的皮肤张力线。鼻尖和鼻翼的游离缘远端缺乏支撑，因此特别容易受到因上拉、下推或压缩的张力矢量所产生的位移的影响（图39-4）。张力矢量平行于游离缘可以让向上或向下的位移最小化，鼻部远端的低张力闭合可以防止内缩。为维持或修复复杂的鼻部外形，应避免鼻部远端张力过大，用相似体积的皮肤填补缺损，通过锚定缝合使跨越鼻部凹陷处的皮肤表出相应的曲度（图39-5）。把切口设计在美容亚单位结合线可能有助于掩饰瘢痕，但鼻成形修复应该优先保护和修复游离缘与外形。双叶和三叶皮瓣的运用体现了这种优先次序。三叶草样的刀口，虽然没有顺应美容亚单位结合线，但如果它维持了游离缘的位置和鼻形，术后瘢痕也不明显。除了鼻侧壁上部的"兔纹"和鼻根部降眉间肌收缩形成的横向褶皱，鼻部没有别的松弛的皮肤张力线。

二期愈合

二期愈合有两个可以预见的后果：瘢痕表面光亮和瘢痕收缩。因此适合二期愈合的理想伤口最好位于皮肤表面本就光亮并且瘢痕收缩不会引起解剖畸形的区域。二期愈合形成的发亮的瘢痕在鼻背、近段侧壁、内眦和鼻小柱等处的比较光滑的皮肤上不明显。相反，在鼻尖、鼻翼、鼻根这些皮脂溢出较多的区域，则对比明显（图39-6）。

二期愈合的瘢痕也可以隐藏在凹陷部位，或重塑凹陷，如鼻翼沟、鼻面沟、内眦（图39-7）。然而，这种方法必须谨慎使用，因为瘢痕收缩可以引起组织结构变形，或者导致先前明显的凹陷变平。例如，在鼻翼沟处的伤口收缩可以拉高鼻翼的游离缘，或者导致蹼状瘢痕；鼻侧壁和内眦二期愈合后的挛缩，可牵拉睑缘，或者由作用于邻近松弛的眼睑皮肤的张力形成蹼化。

横跨美容亚单位之间连接的凹陷处的较深缺损，解剖变形和蹼化的可能性更大。能减轻二期愈合变形的理想缺损应该是表浅的，缺损周围皮肤坚韧且有强有力的鼻骨支撑。患者应该可以预见瘢痕颜色和体积的演变过程。瘢痕最初是粉红色和肥厚的，成熟时则为伴有色素减退或色素沉着的更加扁平的外观。

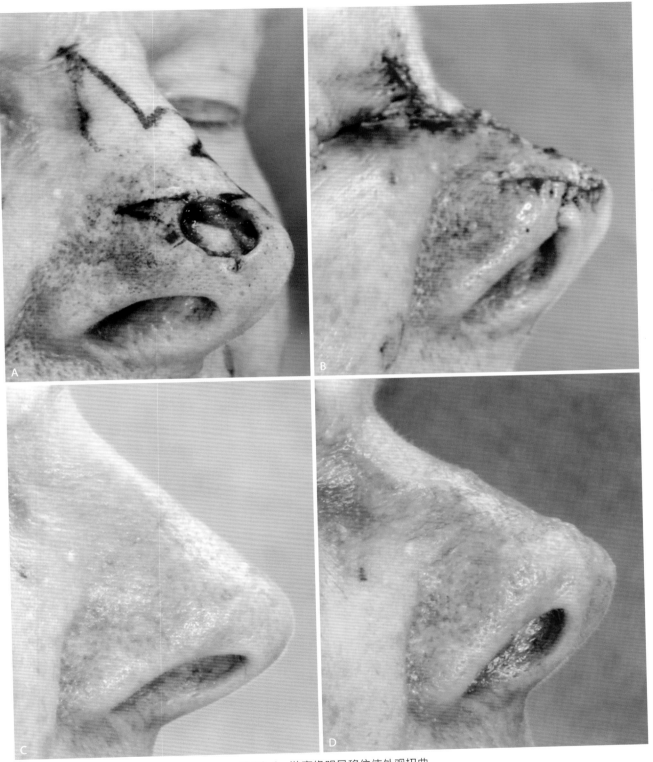

图 39-4　游离缘明显移位使外观扭曲

A.Mohs 缺损；B. 用失败的三叶皮瓣进行成形修复抬高了鼻尖；C、D. 术前鼻尖的位置（C），对比术后鼻尖的位置（D），明显抬高。

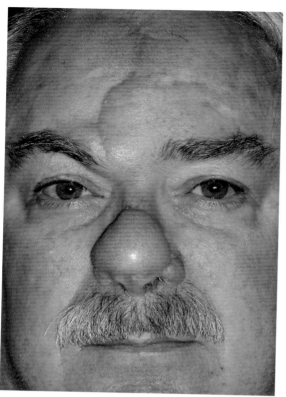

图 39-5 明显的鼻部轮廓畸形
成形修复中时皮瓣体积过大导致畸形外观的病例。

一期闭合

一期闭合是伤口边缘边对边的近似对合。张力矢量垂直于伤口长轴，中央张力最大，向两端逐渐减小。为使狗耳最小并保留正常鼻形，梭形切口尖端的理想角度应 <30°，这样就需要长宽比 3∶1，或者更大。鼻远端皮肤紧张，活动度相对较差，此处需要 4∶1 或者 5∶1 的长宽比（图 39-8）。如果设计合理，鼻部梭形切口的方向、位置和张力是美容效果的主要影响因素。梭形切口的方向决定了张力矢量的方向。水平方向的梭形切口（例如在鼻翼沟）容易牵拉鼻翼游离缘，可能会导致鼻尖上抬或鼻翼上翻。为避免游离缘移位，鼻部梭形切口方向最好竖直或者斜行，这样张力矢量方向与游离缘平行，从而避免向上牵拉。即便如此，变形仍然可能会发生，特别是在鼻翼，伤口闭合后中轴的延长有可能导致下压游离缘。

梭形切口的张力可以压迫鼻部远端并使其变形。如果梭形切口的中央（亦即张力最高的区域）处于鼻部近端外侧，下面的骨骼能够抵抗压力。但当最大的张力位于鼻尖和鼻翼时，预计会出现压迫。在鼻远端中线垂直方向上的梭形切口张力闭合（特别是如果张力达到前鼻中隔角时）可以使鼻尖变平和鼻孔变大。在旁正中远端和鼻翼的张力性伤口可能压迫鼻孔，可影响呼吸。

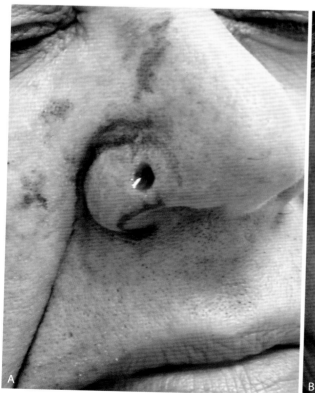

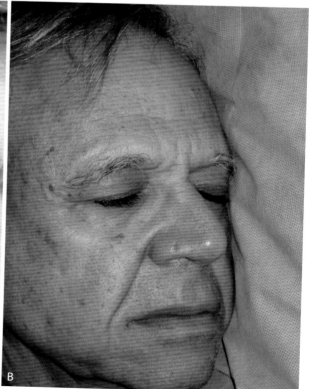

图 39-6 在皮脂溢出部位二期愈合的瘢痕可能会明显
A. 鼻翼凸出部中央的小缺损留待二期愈合；B. 发亮的凹陷性瘢痕明显可见。

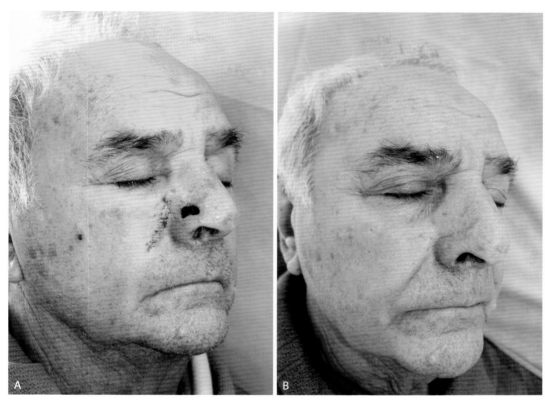

图 39-7　凹陷处二期愈合的伤口往往不明显

A. 在鼻翼沟处二期愈合的浅表伤口；B. 瘢痕隐藏在自然凹陷的鼻翼沟内。

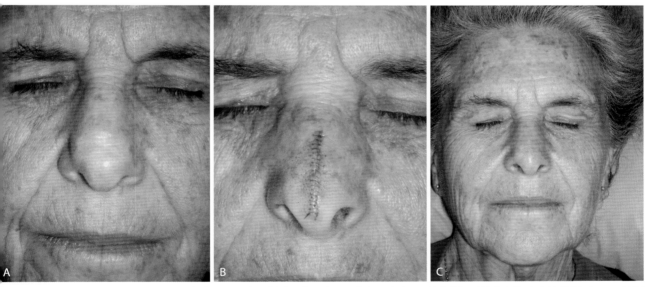

图 39-8　鼻部的一期闭合经常需要长宽比 >4∶1 来保持鼻形[译者注：此处原文有误，为"避免保持鼻形"，应去掉"避免（ avoid ）"]

A. 因为长宽比不足导致鼻尖凹陷性瘢痕和两端狗耳；B. 瘢痕被切除，并以大于 4∶1 的长宽比修复；C. 鼻形恢复，瘢痕不明显。

　　一期闭合的位置决定了它对鼻的对称性、游离缘位置和外形的影响。鼻尖和鼻背中线上垂直方向的闭合常引起鼻两侧的对称变化。相反，旁正中线上垂直方向的高张力闭合可导致同侧鼻翼游离缘下移和对侧鼻翼游离缘上拉的不对称性。位于近端鼻背、侧壁和鼻根的水平方向的梭形小切口，一般不会抬高鼻尖和鼻翼。横跨鼻翼沟或鼻根凹陷处的一期闭合可以形成蹼状瘢痕，造成外形扭曲。

皮片移植

移植的皮片没有自己的血供，所以它们的存活依赖于与创面血管的贴合。越厚的皮片移植，代谢需求越大，失败的风险越高。为提高存活率，大多数移植皮片包含表皮和真皮，但皮下脂肪应尽可能少或没有。因此，鼻部皮片移植的厚度只够应对软骨膜或骨膜上带有软组织的表浅伤口的外形修复。对更深创面进行皮片移植将导致鼻外形塌陷或皮包骨样的外观（图 39-9）。

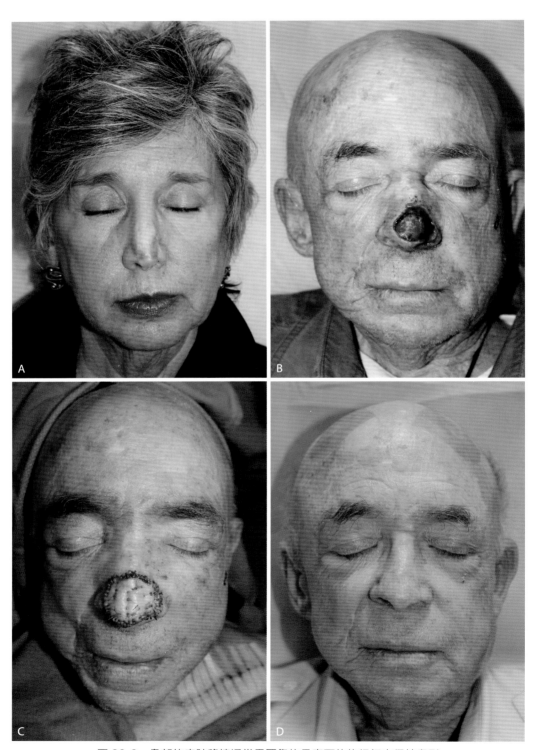

图 39-9 鼻部的皮肤移植通常需要靠软骨表面的软组织来保持鼻形

A．因皮片移植处创面底部没有足够软组织导致的软骨支撑外观的病例；B-D．下外侧软骨上有足够软组织的皮片移植使鼻形得以保全的病例。

供区皮肤的颜色和质地应尽可能与鼻部皮肤匹配。额头和鼻唇沟皮脂腺丰富，但很少使用这些部位作为供区，因为会导致明显的供区瘢痕。供区部位最好将瘢痕留在隐蔽位置。适用于鼻部较小面积皮肤移植的、不显眼的供区部位包括：耳屏和鬓角之间的耳廓皮肤，有细毛，与鼻远端皮肤非常相似；眉间的皮肤，其垂直方向的闭合可以很容易隐藏；耳后皮肤，其有一层菲薄真皮与鼻背和近端鼻的皮肤相匹配；耳甲窝，其皮肤硬度和皮脂分泌与鼻尖和鼻翼的皮肤相似。鼻部较大创面则需要更宽裕的供区部位，如锁骨上皮肤，其往往有与鼻部相似的光化性损害。

因个体鼻部皮肤的自然质地不同，移植皮片术后的显著程度是不同的。取代鼻背部、侧壁和鼻小柱那些薄的、无皮脂分泌的皮肤时，皮片移植通常不太显眼（图39-10）。相比之下，在那些厚的、皮脂腺密度高的鼻尖和鼻翼部位，皮片移植通常会很明显（图39-11）。皮脂的密度也因人而异，所以皮脂腺少的患者移植皮片会匹配得更好。

鼻翼游离缘、软三角和鼻小柱的全层缺损可能需要移植复合皮片，它同时包含皮肤和软骨。由于复合皮片移植有较高的代谢需求，失败的风险特别高。因此，复合皮片移植通常局限于直径<1cm 的缺损。耳轮脚是复合皮片移植的一个常用供区部位。

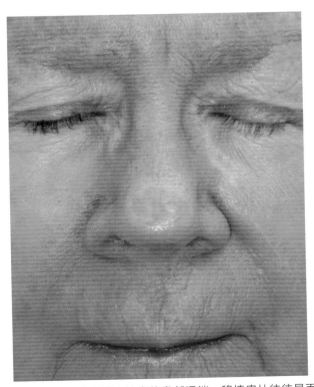

图 39-11　在皮脂溢出较多的鼻部远端，移植皮片往往显而易见

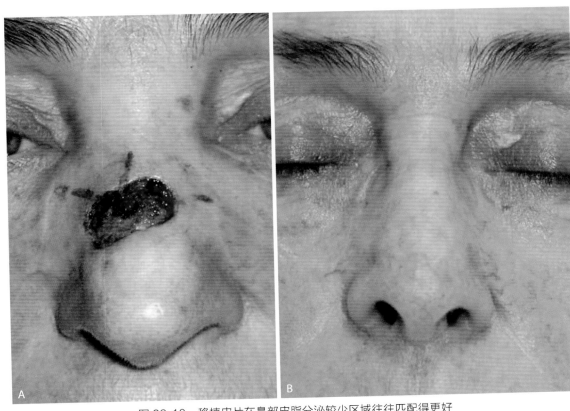

图 39-10　移植皮片在鼻部皮脂分泌较少区域往往匹配得更好
A. 发生在皮脂分泌较少的鼻背部的浅表缺损，用全厚皮片修复；B. 移植物瘢痕相对不太明显的术后外观。

皮瓣

推进皮瓣

推进皮瓣是随机模式的血液供应，对那些用梭形切除可以闭合但会在不适当的位置形成狗耳的缺损很有用。如一期闭合部分所述，鼻部梭状切除的长轴通常为垂直方向，以防止拉高游离缘。上方狗耳通常可以直接切除，但下方狗耳的处置可能累及鼻翼边缘和鼻尖。在这些病例中，推进皮瓣可像一期闭合那样将张力维持在与原来相同的单一方向，但下方狗耳可移位到面颊或鼻小柱这些更易接受的部位。

对于鼻外侧的缺损，推进皮瓣（Burow皮瓣）可以将下方狗耳从鼻翼移至鼻唇沟。单侧推进皮瓣非常适合完全位于鼻翼沟上方的缺损，因为外侧瘢痕可以被鼻唇沟完美隐藏，皮肤可以向内上方推进（图39-12）。如果缺损累及鼻翼沟，则更适合易位皮瓣，因为若将颊部皮肤向内下方推进，通常会抬高鼻翼。对于中线旁的缺损，推进皮瓣可能向内侧延长瘢痕，把下方的狗耳从软三角移至鼻小柱（图39-13）。

单侧推进皮瓣仅限于小缺损，因为从狭窄的鼻小柱切除太多的皮肤会让鼻看起来有被挤压的感觉。

旋转皮瓣

旋转皮瓣将张力分散于多个方向，能够避免推进皮瓣单方向张力所导致的变形。旋转皮瓣的特征是一个弧形切口，用于调动周围皮肤。将皮瓣旋转进入原发缺损，沿着弧形切口形成第二缺损。张力沿着第一和第二缺损成多方向分散。鼻部有3种常用旋转皮瓣：鼻背旋转皮瓣、螺旋皮瓣和Peng皮瓣。

鼻背旋转皮瓣

鼻背旋转皮瓣（dorsal nasal flap，DNF）是以鼻背动脉为轴向旋转的皮瓣（图39-14）。DNF可以修复全厚缺损和鼻翼缺损，但最常被应用于鼻尖和鼻背非全厚缺损的成形修复。皮瓣来自鼻部近端和外侧的较松弛部位，能够修复鼻部远端中等大小的缺损，并保持鼻部不变形。DNF适合修复较长的垂直方向缺损，因为皮瓣多余的狗耳也出现在这个方向。外侧双叶皮瓣更适合修复远端鼻中线及中线旁较长的水平方向缺损。

皮瓣的弧形切口起自缺损的远端。若起自缺损近端则需要过多地推动皮瓣，这样会导致张力过大或鼻尖变形。弧形切口从远端开始，穿过鼻尖下部或者软三角边和鼻翼褶皱，到达鼻面沟，然后继续向头侧走行至内眦和横向眉间褶皱。沿着对侧的横向眉间褶皱做反转切口能提高皮瓣的可移动性，但靠近对侧内眦肌腱的皮肤应该保留至少7mm，以保护鼻背动脉。如果皮瓣能无张力地到达缺损处，切口就没必要延伸至眉间。

皮瓣从尾侧向头侧方向掀起。跨过鼻尖、侧壁和鼻背的远端皮瓣在软骨膜平面被游离，深达鼻肌。到达鼻根部后，游离层面应随即上升到更浅的降眉间肌上平面。为提高皮瓣的可移动性，游离范围可扩大至对侧内眦，注意游离层面要刚好保持在骨膜上方，并保护好鼻背动脉。

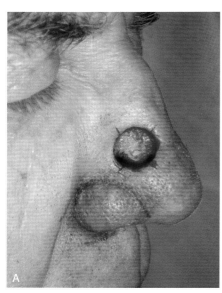
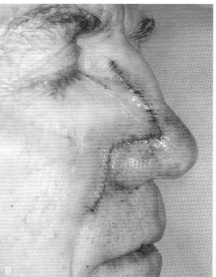
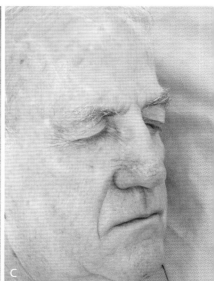

图 39-12 单侧推进皮瓣对于修复鼻侧壁缺损很有帮助

A．右侧鼻侧壁的Mohs缺损，垂直方向的梭形修复可能破坏鼻翼轮廓；B．单侧推进皮瓣术后即刻表现，皮瓣将横向切口隐藏在鼻翼沟里，下方的狗耳被转移至鼻唇沟；C．除毛细血管扩张外，瘢痕几不可见。

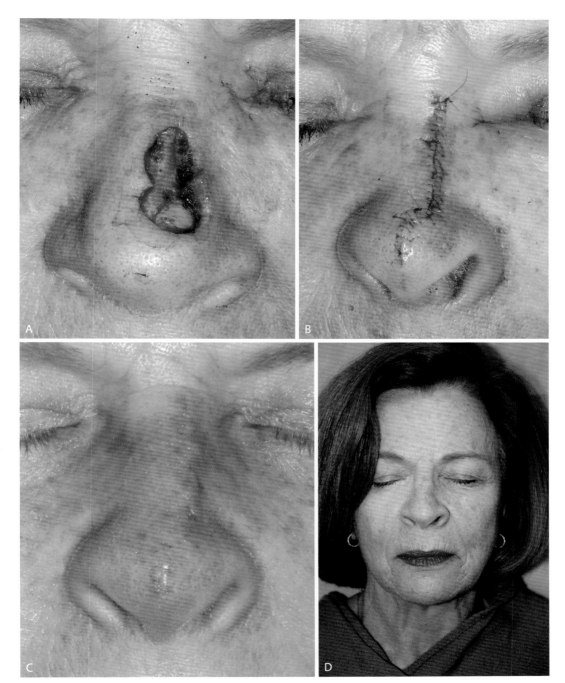

图 39-13　A. 对于这种鼻中线旁较高缺损的成形修复，"东-西"推进皮瓣的设计可以将下方狗耳转移至鼻中线；B. 术后即刻表现，伤口张力引起暂时的鼻翼外翻，但鼻骨和鼻中隔软骨抵抗了压力；C. 术后 1 周外观；D. 长期随访

　　当游离皮瓣在以最小的张力或鼻部最小变形的情况下转向缺损时，需要去除多余的狗耳。垂直方向的狗耳虽然可令皮瓣的蒂变小，但也使鼻尖和鼻翼的上抬减到最小。更倾向水平方向的狗耳可以让蒂变大，但却导致鼻尖鼻翼的抬高。在软骨膜平面去除狗耳经常会横断鼻外侧动脉。如果术者担心鼻背动脉可能对远端皮瓣供血不足，去除狗耳时可以只游离至真皮下，鼻外侧动脉就可以得以保留。不过，过多的软组织可能外形肥厚。

　　DNF 的关键缝合是将皮瓣前端边缘与缺损的最远端或尾部相对合。缝合后鼻应尽量不变形。第二个关键缝合是将二期缺损尽可能沿鼻面沟重新闭合。在鼻翼上唇提肌表面的皮下脂肪层游离颊部皮肤，有助于颊部皮肤的推进。对皮瓣余下部分继续缝合时，应小心地外翻皮缘，但鼻面沟处应避免过度外翻。如果做眉间切口，将眉间皮肤脂肪和真皮审慎修薄使之接近更薄嫩的眼角皮肤厚度，以改善在内眦处的外形匹配。如果不做眉间切口，术者可能会发现一小块冗余组织，需在眼角区域做一个 Burow 三角来去除。

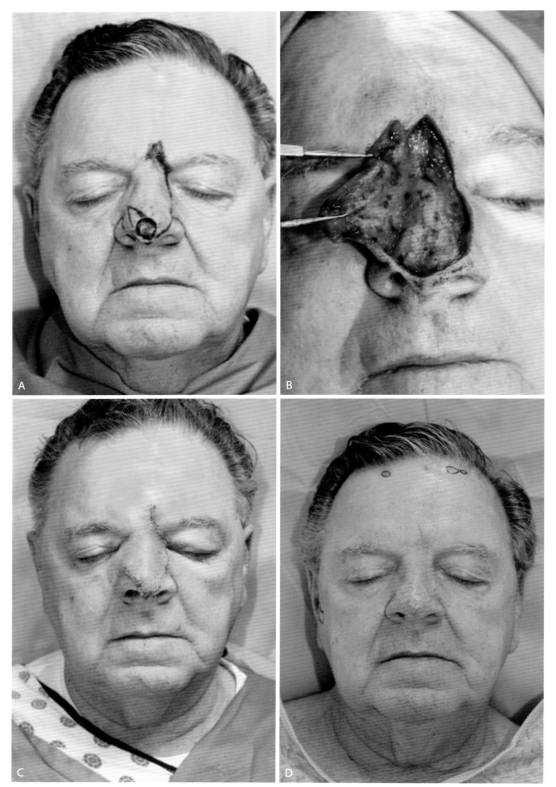

图 39-14　鼻背旋转皮瓣

　　A. 对于修复鼻远端的这种高的缺损，可以设计鼻背皮瓣；B. 术中照片展示了剥离层面，鼻背和鼻尖皮肤在软骨膜上层面被剥离提起，鼻根和眉间皮肤在肌上层面被剥离；C. 术后即刻外观，注意鼻形的相对保持；D. 瘢痕非常不明显。

螺旋皮瓣

　　螺旋皮瓣是一种弧度在 180°∼270° 的旋转皮瓣。这种皮瓣适用于鼻翼沟和外侧鼻尖缺损的修复（图 39-15）。尽管皮瓣蒂窄和远端细小，但附近鼻外侧动脉的丰富血供可以使皮瓣存活。

　　弧形切口的起点在鼻缺损的远端内侧部分。弧线以 3/4 圆延伸至鼻面沟。皮瓣被游离，可带或不带横向鼻肌，像螺旋一样朝向缺损旋转。皮瓣尖细的远端像钩子一样弯曲用以修复鼻翼沟。尖细的远端可能发生部分坏死，但沿着鼻翼沟的二期愈合仍可获得理想的美学效果。鼻尖和侧壁的继发缺损采用分层闭合。

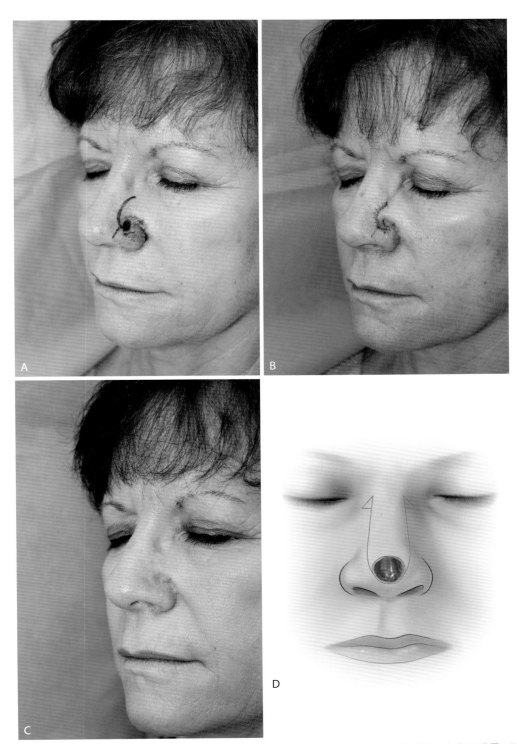

图 39-15　A. 设计螺旋皮瓣用于修复鼻翼沟前这种小而深的缺损；B. 术后即刻外观；C. 长期随访，瘢痕不明显；D. Peng 皮瓣，一种双侧旋转皮瓣，用于修复鼻尖和远端鼻背的缺损

Peng 皮瓣

Peng 皮瓣是一种双侧旋转皮瓣，适用于鼻尖和远端鼻背缺损的修复（图 39-15D）。它可以被定义为双侧鼻背旋转皮瓣。旋转皮瓣的起点影响生物力学：虽然从缺损远端开始的弧形切口使皮瓣尖部更窄、更易于坏死，但皮瓣仅需稍向远端推移即可到达远端缺损。在皮瓣旋转时，枢轴约束使其缩短，所以需要鼻尖某种向上的继发移动。从近端开始的弧形切口可以创造更宽的皮瓣尖，但皮瓣需要更远的推移才能覆盖缺损。明显的继发移动会抬高鼻尖。

不管在哪里作为起点，皮瓣绕中心旋转，在鼻中线处缝合。需要切除在缺损的上方形成的狗耳以恢复鼻形。沿着弧形切口的外侧可以形成继发缺损。闭合继发缺损可能导致鼻翼扩张或者下外侧软骨外侧脚受压，特别是在皮瓣用于修复鼻部远端缺损时。

V-Y 岛状蒂皮瓣

V-Y 岛状蒂推进皮瓣不同于其他滑动的皮瓣，因为它们的全部血供都来自皮瓣下方（图 39-16）。皮瓣被设计成三角形，三角形的底边位于鼻部缺损的边缘。沿着其余的两条边切透真皮，形成"岛"，这就是此种皮瓣名称的由来。因为鼻部皮肤相对附着在底层的软骨和面部表情肌上，所以皮瓣游离至真皮后往往无法推进。大多数情况下，皮瓣其中一边必须切至肌肉，将皮瓣游离深达肌肉层。在对侧边上，从肌肉的表面游离皮肤，这样皮瓣通常可以获得足够的活动度来推向缺损。如果皮瓣推动仍有阻力，可能需要部分切除肌肉蒂。虽然切开皮瓣两侧肌肉可以增加活动度，但这可能影响皮瓣的存活。

一旦皮瓣被充分游离，关键缝合可将皮瓣前端向缺损处推进。有时候可能需要二次运动，特别是皮瓣的可移动性仍受限时。皮瓣尾部边缘的继发缺损可以一期闭合，形成一个"Y"缝合线。

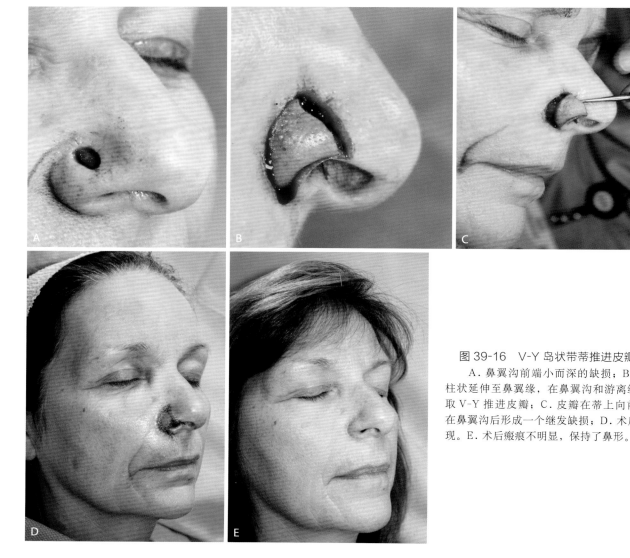

图 39-16　V-Y 岛状带蒂推进皮瓣实例

A. 鼻翼沟前端小而深的缺损；B. 伤口呈柱状延伸至鼻翼缘，在鼻翼沟和游离缘之间切取 V-Y 推进皮瓣；C. 皮瓣在蒂上向前推进，在鼻翼沟后形成一个继发缺损；D. 术后即刻表现。E. 术后瘢痕不明显，保持了鼻形。

为了避免鼻尖和鼻翼抬高，皮瓣通常被设计成沿着水平方向从鼻侧壁或鼻翼外侧朝向中线推进。V-Y 也可以设计成自上向下推进，尽管这样更有可能导致鼻尖和鼻翼的抬高。

易位皮瓣

通过把张力转移到鼻近端和外侧的组织池和使张力矢量平行于鼻尖和鼻翼的边缘，易位皮瓣避免了远端鼻部变形和受压（图 39-17）。这种皮瓣特别适用于原发缺损因为张力过大不能一期闭合或不能使用滑行皮瓣时。

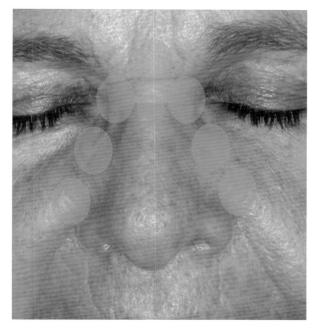

图 39-17　鼻部和鼻周的组织池，绿圈标记了用于鼻部缺损易位皮瓣的组织池区域

三种常见的易位皮瓣为菱形（单叶）、双叶和三叶皮瓣（图 39-18）。后两种皮瓣还有明显的旋转成分。在皮瓣上增加叶片，可以从离原发缺损更远的组织池动员组织，并使张力分散到更合适的方向上。鼻近端和侧壁的缺损，因为邻近组织池，所以单叶的菱形皮瓣即可（图 39-18A）。鼻尖上部和鼻尖近端的缺损可以用双叶皮瓣（图 39-18B），而更远的缺损需要三叶皮瓣（图 39-18C）。通常，缺损、第一叶和第二叶之间的夹角决定是否需要第三叶，因为保持锐角（最好 ≤ 45°），皮瓣才能无张力移动。

滑行皮瓣在原发缺损处张力最大，与之相反，易位皮瓣把张力转移至最终的供区部位（即菱形皮瓣的第二缺损、双叶皮瓣的第三缺损和三叶皮瓣的第四缺损）。通过把张力转移至鼻近端和外侧的供区部位，易位皮瓣可以在最低张力下转移至原发缺损。

菱形易位皮瓣

菱形皮瓣适用于鼻近端和侧壁的小缺损，可用鼻根、侧壁和面颊的组织来成形修复（图 39-19）。皮瓣从缺损的中线延伸向所需的组织池。对于鼻部缺损，皮瓣的开放边通常指向外侧（即皮瓣有一个外向的蒂），使供区部位易于闭合，也有助于皮瓣向缺损处推进。经典的菱形皮瓣顶点为 60°角，但可以通过延长皮瓣来创造一个更尖锐的顶角帮助闭合和避免供区部位产生狗耳。

为了避免原发缺损处的二次移动，皮瓣应该与缺损区域有大致相同的表面积，并垂直延伸到缺损处。第一个关键缝合闭合第二缺损并承受最大张力。第二个关键缝合将皮瓣转移至原发缺损，确定其旋转弧度以及狗耳

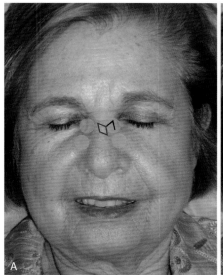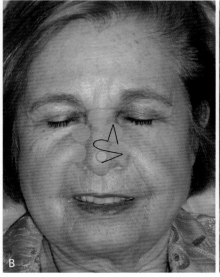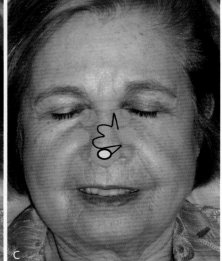

图 39-18　用于鼻成形修复的易位皮瓣
A. 菱形皮瓣；B. 双叶皮瓣；C. 三叶皮瓣。

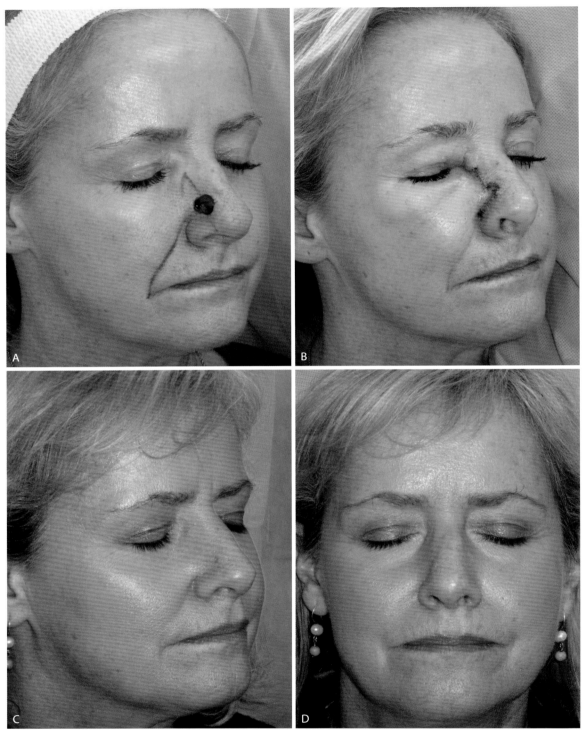

图 39-19　菱形（单叶）易位皮瓣

A. 菱形皮瓣适用于与组织池紧邻的小缺损，注意皮瓣的开放边指向外侧。组织被由外向内推动，将皮瓣推向原发缺损。B. 皮瓣被转移到原发皮损处，沿着鼻翼沟去除狗耳。C、D. 短期随访，侧视和前视瘢痕不明显。

位置。随着旋转弧度增加，枢轴约束会明显缩短皮瓣，增加了其远端边缘到达缺损的难度，且皮瓣蒂处可形成狗耳。应该把皮瓣摆好，去除狗耳时皮瓣蒂才不会变窄。除非皮瓣被放在理想位置，否则都会遗留处置狗耳的问题。

远端皮瓣的三角形状与经典的圆形缺损不相符。术者可通过修剪皮瓣来匹配缺损，或者将缺损三角化以适应皮瓣。因为远端皮瓣血液供应最脆弱，通常修剪多余的组织来匹配缺损的方法会更可取。

双叶皮瓣

如果菱形皮瓣因为与原发缺损相邻的皮肤张力过大或者导致组织结构变形而不适合用来成形修复，双叶皮瓣则可以选择与缺损距离更远的供区部位。这种皮瓣最适合修复鼻尖和鼻尖上方的缺损（见图 39-18B）。与菱形皮瓣比较，双叶皮瓣的几何结构和实际操作更复杂。

与菱形皮瓣相同，双叶皮瓣也旋转近 90°（图 39-20）。然而，双叶皮瓣把旋转分散在两个叶上，每个叶旋转 45°。第二叶增加了一个 Z 成形术，有助于将皮瓣推向原发缺损。闭合第二叶供区部位（即第三缺损）的张力方向常常沿着水平方向（平行于鼻翼边缘），以防止游离缘移位。

第一个关键缝合是闭合第三缺损。在鼻部，最终开放边在外侧（即外侧蒂双叶皮瓣）与在内侧相比（即内侧蒂双叶皮瓣）能更有效地使第一个关键缝合把皮瓣推向原发缺损。第二个关键缝合把第一叶移入缺损处。这个缝合点的精确位置可能变动很大或者需要调整，进而改变张力方向避免组织结构变形、调整狗耳和修正第一叶的大小。在修剪多余组织进行精细对合之前，更需要确保狗耳畸形的闭合能够保持鼻形。第二叶通常过长，需要修剪以匹配第二缺损。

三叶皮瓣

三叶皮瓣与双叶皮瓣的组织结构相似，并有一些明显的优点（图 39-21）。首先，它的第三叶允许从离原发缺损更远的组织池取得皮瓣，特别适用于成形修复鼻远端的缺损。其次，第三叶将旋转弧度增加至 120°～150°，可以提供更合适的张力方向来闭合第四缺损。再次，多加的一叶带来了一个新的"Z"形成补益，降低皮瓣转移时的张力，这是一个重要优点，因为鼻远端即使很轻微的张力都可导致游离缘的变形。最后，第三叶增加了皮瓣蒂的宽度。如果双叶皮瓣的狗耳方向可能切入皮瓣蒂，那么三叶皮瓣通过增宽皮瓣蒂可改善血供。

鼻唇沟易位皮瓣

鼻唇沟易位皮瓣是一种改良的菱形易位皮瓣，适用于鼻翼沟和鼻翼缺损的修复（图 39-22）。皮瓣从鼻唇沟充裕的组织池中取得。因为鼻翼沟和鼻翼缺乏脂肪，且此处皮肤与真皮里面皮下肌肉插入的地方黏着紧密，成形修复鼻翼沟时如果没有精细的修剪和固定缝合，皮瓣会显得很厚和有"针垫"样变形。

皮瓣的内侧边沿着鼻唇沟从鼻部缺损外侧向下延伸。皮瓣（译者注：原著为"缺损"现改为"皮瓣"）的外侧边沿着颊部平行并逐渐变细融入下方的鼻唇沟。皮瓣近端和缺损的水平宽度应该相同。皮瓣颊侧一边的上部应位于内侧边起点下方几毫米。这个微小差异很重要，可以把主要的张力调整到上内侧方向，从可移动的颊部调动皮肤。

皮瓣仅游离至皮下脂肪。如果包含鼻唇沟脂肪垫，皮瓣体积就会太大。鼻翼沟和颊部应修剪到相同的组织平面。

关键缝合在皮瓣起点关闭供区缺损。如果伤口处于高张力，就有必要将颊部沿着梨状孔固定到鼻横肌的起始点，以避免鼻部的外侧牵拉。皮瓣的远端需要修剪以

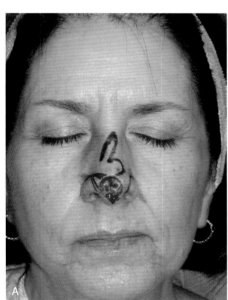
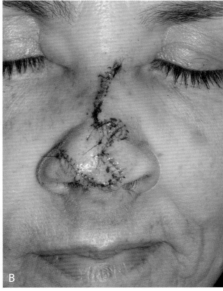
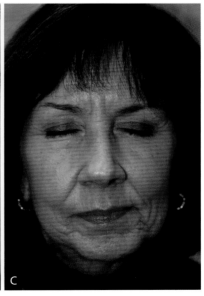

图 39-20　双叶皮瓣

A．蒂在外侧的双叶皮瓣适用于鼻尖中等尺寸的缺损。注意鼻背部近似垂直的第二叶。B．术后即刻外观说明维持了鼻尖和鼻翼游离缘原来的位置。C．长期随访，鼻形良好，瘢痕不明显。

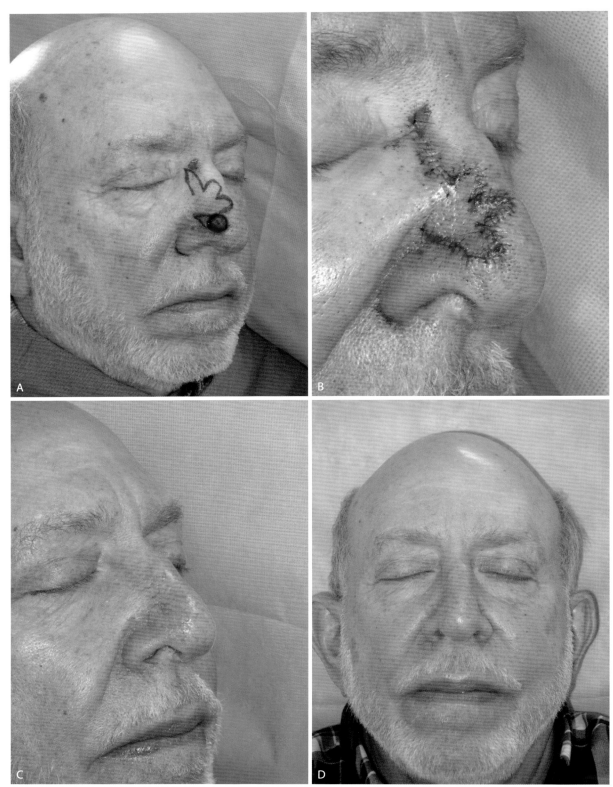

图 39-21 三叶皮瓣

A. 外侧蒂三叶皮瓣适用于修复鼻尖外侧的 Mohs 缺损。第三叶对确保第四缺损处的张力在水平方向上（即平行于鼻翼边缘）是必要的。B. 术后即刻表现，鼻翼边缘位置正常。C、D. 短期随访，鼻形正常，瘢痕不明显。

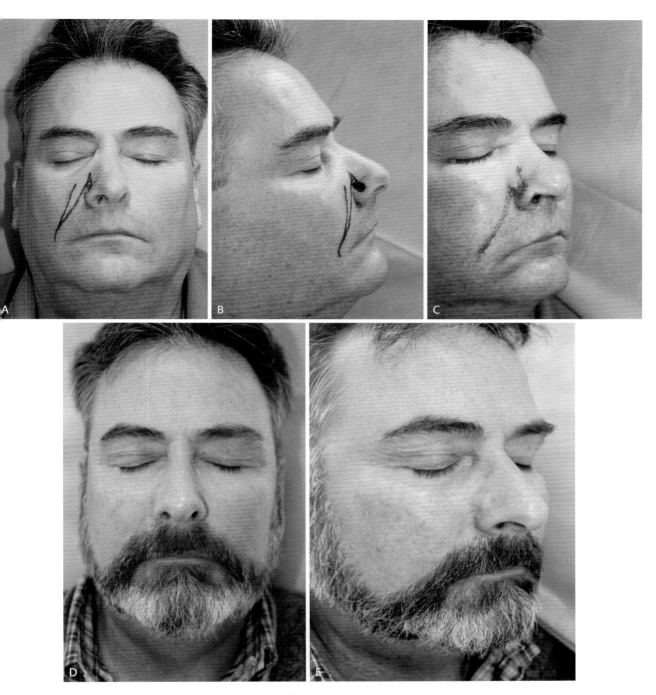

图 39-22 鼻唇沟易位皮瓣

A、B. 鼻唇沟易位皮瓣适用于修复横跨鼻翼外侧沟的较深缺损；C. 术后即刻表现，皮肤被固定在梨状孔以重建鼻翼沟；D、E. 在随访中鼻形恢复正常，瘢痕几不可见。

匹配缺损的大小，并缝合到原发缺损处。鼻翼沟有一个较深的凹面，如果死腔没有闭合，皮瓣会形成"针垫"样变形。为关闭死腔和重塑鼻翼沟的凹面轮廓，应将皮瓣的基底与横向鼻肌的尾缘固定。皮瓣转移过程中会在鼻侧壁形成狗耳，需要小心去除以保留皮瓣蒂。

插入皮瓣

插入皮瓣是从远处的组织池带蒂转移皮肤，在原发缺损和供区之间形成一个皮肤"桥"。皮瓣蒂保持完整，直到受区部位的血管生长到转移的皮肤里，并能够提供足够的营养。新血管向皮肤内生长需要大约 3 周，皮瓣蒂在二期手术时被离断。尽管有不止一个手术阶段的缺点，但对于鼻部大型缺损的修复，以及超过局部皮瓣或皮肤移植极限的情况时，插入皮瓣是必不可少的。

有两种常用的插入皮瓣用于鼻成形修复。鼻唇插入皮瓣（melolabial interpolation flap，MIF）（颊鼻插入皮瓣），从鼻唇沟动员皮肤，从内眦动脉肌肉穿支获得血液供应。这种皮瓣最适用于鼻翼、鼻尖外侧和鼻小柱的缺损。前额旁正中皮瓣，从前额动员皮肤，从滑车上动脉获得轴向的血液供应。因为有更大的组织池和更丰富的血供，前额旁正中皮瓣是一种有更多用途的皮瓣，可以用于修复鼻部所有的缺损。对于插入皮瓣的详细讨论见第 26 章。

鼻唇插入皮瓣

鼻唇插入皮瓣，也称为颊鼻插入皮瓣，是一种随机模式的皮瓣，血供可来源于面动脉、上唇动脉和内眦动脉在鼻唇沟区域的肌肉穿支（图 39-23）。这种分两期手术的皮瓣最主要的优点就是它可以保留鼻颊沟的深凹面、上唇皮肤无毛的顶端三角以及鼻唇沟和鼻翼小叶之间的狭窄峡部。作者已经描述了多种类型的鼻唇插入皮瓣，例如：旗型瓣、来自无毛鼻面沟的鼻旁插入皮瓣。这种皮瓣适用于修复鼻翼、鼻尖和鼻小柱的缺损。本章将着重讲述鼻翼缺损的传统设计（图 39-24）。

首先评估缺损。鼻翼小叶不含软骨，因此大或深的鼻翼缺损将影响鼻翼游离缘的位置。远端鼻翼小叶缺损超过 50% 通常需要软骨移植来支撑鼻翼以防止瘢痕收缩和支持气道（见图 39-24B）。耳甲腔和对耳轮可作为理想的软骨供区。这些软骨移植物能够稳定和保持鼻翼凸起的外形，在美学和功能上进行调整。如果缺损超过鼻翼表面的 50%，范围需要扩展至整个鼻翼亚单位。鼻翼外侧深深的鼻面沟的修复特别困难，因此在这个区域应尽可能将原鼻翼保留 1～2mm。

需要做一个与最终缺损尺寸精确匹配的模板。鼻唇沟用外科标记笔仔细标记（见图 39-24A）。模板从鼻部移开，向中线旋转 110°～120°，移动至鼻唇沟。通常，供区位于鼻槛和唇联合画向外侧的假想水平线之间鼻唇沟的中点。即使在男性，这个区域通常也不含明显的终毛，可以移植到鼻翼。可以使用卷好的纱布来模拟皮瓣的旋转，并确定足够的长度。

模板上缘直接抵在鼻唇沟处，模板的前缘位于面颊下部。确定准确的方位后，用外科标记笔标记好模板的边缘。随着画好下方沿鼻唇沟、上方指向鼻面沟的两个预料中的 Burow 三角，MIF 的梭形设计就完成了。为避免狗耳畸形，三角应该被画得足够长，使梭形设计的顶角为 30° 或更小。

皮瓣上被模板描记的部分，被从皮下脂肪和鼻唇脂肪垫交界处掀起。被模板描记部分的皮瓣如果把鼻唇脂肪垫也包含在内，则可导致皮瓣过厚和外观肥大。一旦被模板描记部分的皮瓣远端 80%～90% 在这个浅表平面被游离，游离层就将过渡到更深的脂肪平面，要非常小心地保护穿支血管。近端皮瓣的基底部宽度应至少为

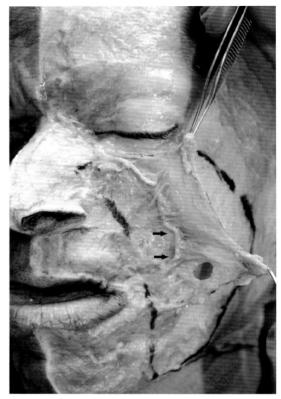

图 39-23　面动脉及其穿支的分布

平均有 6 条穿支血管从面动脉穿过上覆的表浅肌肉腱膜系统（superficial muscular aponeurotic system，SMAS）（被镊子牵开处）。黑色箭头指示的是其中两条穿支血管的位置。

一指宽，直接位于鼻翼外侧的鼻旁穿支血管上方。用钝性剪刀尖平行于皮瓣的长轴游离皮瓣的最近端，张开 3～4mm，以轻柔向前的按压动作弹开或"抓挠"。可以感觉到这个平面被充分游离。这个游离技术能非常有效地分离纤维中隔，松弛皮瓣，同时保留血管。尽管在鼻翼褶皱交界处和峡部因有较多附着纤维连接而经常需要直接在肌肉上方的皮下平面进行一些锐性分离，相同的游离技术被用来分离皮瓣的上缘和外缘，一直分离到皮瓣可以无张力无扭矩地自由旋转至缺损。供区部分以分层的方式闭合，模拟鼻唇沟。切除下方的狗耳。

鼻部缺损的边缘游离至下外侧软骨上或者鼻翼小叶前庭黏膜表面即可。如有必要，可以将游离耳软骨缝合内衬到鼻前庭，并插入游离区域。皮瓣转移至鼻部，在最小的张力下分层闭合，但鼻翼边缘那里只需要单层皮肤缝合就行了（见图 39-24C）。应该注意避免沿鼻翼游离缘的皮肤外转。

在 3～4 周后，离断蒂。沿着鼻唇沟上部至鼻面沟将皮瓣蒂的基底部做长椭圆形切除。供区部位用标准的分层闭合修复。

皮瓣的近端部分必须插入鼻翼基底和鼻翼沟外侧。从前庭内层或游离软骨处掀起近端皮瓣，将鼻缺损的边

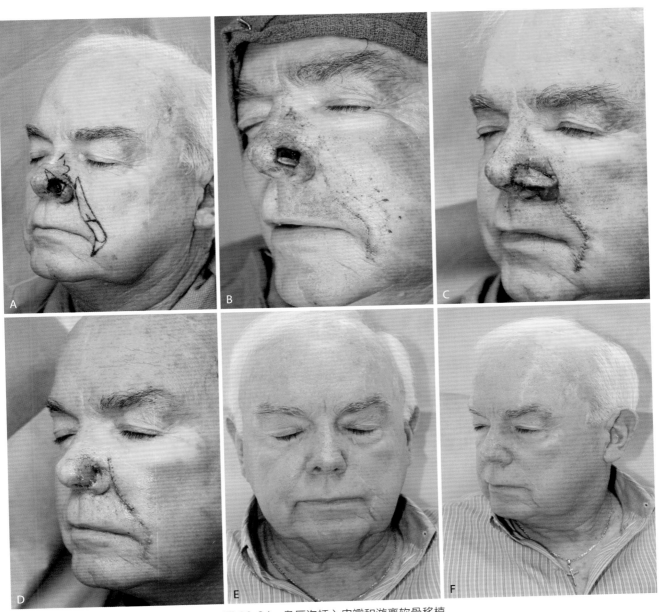

图 39-24　鼻唇沟插入皮瓣和游离软骨移植
A. 设计鼻唇沟插入皮瓣用于鼻翼前部缺损。内侧蒂三叶皮瓣也被考虑在内。B. 术中照片显示一个游离的耳软骨移植物支撑鼻翼边缘。C. 插入皮瓣后的即刻表现。D. 3 周后皮瓣蒂离断并插入后的表现。E、F. 随访照片显示瘢痕相对不明显和鼻翼沟得以保留。

端边缘做出新鲜切面，切除所有纤维化和肉芽组织。削薄皮瓣基底的皮下脂肪和纤维组织，使之符合鼻翼的厚度。皮瓣在鼻翼皱褶处单层或分层闭合，注意避免鼻翼沟处的皮肤外翻，重塑鼻翼沟的自然凹陷（见图 39-24D）。

前额旁正中皮瓣

前额旁正中皮瓣有基于滑车上动脉（supra trochlear artery，STA）的轴向血供，但前额皮瓣并不需要包含 STA 来存活（图 39-25）。首先仔细评估缺损。改造缺损的深度和宽度有助于改善外形或者把瘢痕隐藏于美容亚单位结合线处。术者必须权衡扩大缺损的好处和气道受压及增加供区问题的风险。扩大缺损的尺寸可能会让

供区的闭合更困难，也可能增加蒂的长度和供区部位包含有毛发的头皮的可能性。如果缺损缺乏软骨，就必须用游离软骨移植来重塑鼻外形、维持凸起和稳定气道。鼻的全层缺损挑战性最大，因为需要修复黏膜、软骨和皮肤。这种缺损最常见于鼻翼和软三角，可能需要三期的前额皮瓣，而不是二期。

最终鼻缺损一旦形成，术者必须做一个模板来确定皮瓣尺寸。模板太大，会导致皮瓣过大；模板太小，原发缺损的张力就会增加，有导致游离缘变形和远端软骨受压的潜在风险。为了使模板的尺寸精确，可塑的柔性材料，如不粘纱布或缝合包上的铝箔，有助于确定缺损的精确轮廓。

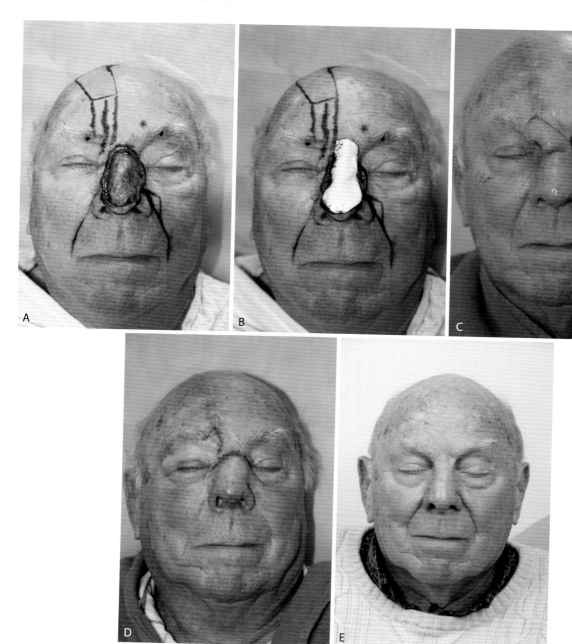

图 39-25 二期前额旁正中皮瓣

A. 为这一大型鼻缺损设计了前额旁正中皮瓣。皮瓣蒂位于滑车上动脉的多普勒识别路径周围。B. 皮瓣模板在鼻近端缩小尺寸，以避免外形臃肿。C. 皮瓣植入后 3 周外观。患者已准备好切断并插入皮瓣蒂。D. 在二期切断和插入之后即时外观。注意皮瓣有符合预期的外形。E. 随访时鼻瘢痕不明显，外形恢复。患者拒绝后续切除前额紧绷处的凹陷性瘢痕。

　　然后模板转移至前额。使用哪侧皮瓣主要取决于缺损的位置。对于鼻翼、远端侧壁和半侧鼻尖的外侧伤，同侧前额通常是理想的果。同侧皮瓣到达缺损的距离短，因此很少需扩展至头皮毛发部位。对于内眦和近端鼻侧壁的外侧伤，对侧皮瓣不易扭曲，可轻易到达缺损。鼻中线的伤口可以任何一侧作为供区。

　　确定使用哪侧皮瓣后，外科医师画出 STA 的路径，皮瓣蒂以此为中心。眉间皱眉最明显的线对应于内侧皱眉肌和降眉肌的交界处，可以通过向中间内下方向推

动内侧眉毛来使之突出。STA 位于这条眉间皱眉线至其外侧 6mm 之间。对于罕见的解剖异常的 STA 路径，描画不出来，可以通过多普勒探头来追踪。

　　STA 被描画出来后，术者把模板转移至前额。为确定合适的方向，模板放在鼻部缺损上，然后向皮瓣取材一侧旋转 180°。模板是沿 STA 走行路径放置的，与远端缺损相对应的部分略低于发际线。如果需要更多的长度，同时术者又希望避免将头皮头发转移到鼻，可以把皮瓣蒂转移到对侧前额。即使没有一个轴向血液供应，

远端皮瓣通过真皮下血管丛仍能有足够的灌注。

为确保皮瓣可达到鼻部缺损，纱布垫可以从皮瓣蒂近端拉到发际线附近的模板远端，模拟皮瓣旋转。保证足够的长度后，术者可以确定设计方案。模板精确定位于前额，画出轮廓，近端皮瓣蒂以STA为中心。1.1~1.4cm的皮瓣蒂基底宽度可以安全地将STA包含在内，并尽可能减少蒂宽增加的扭转力。皮瓣模板部分通常比其基底更宽。为改善其血供，狭窄的部分应该逐步扩大到模板部分。

皮瓣被掀起。对于二期皮瓣，皮瓣的厚度应理想地匹配缺损的深度，因为皮瓣蒂离断和插入时过度削薄会影响血液供应。如果切口在到达皮瓣模板部分近端10%~20%之前穿过额部或帽状腱膜，皮瓣通常会体积过大。

皮瓣模板部分一旦掀起，沿额部切开，并继续在疏松结缔组织平面内扩展。用手术刀或钝头剪刀轻轻地把组织从肌肉中剥离出来。当解剖接近眉毛时，术者会看到深至皱眉肌的黄色脂肪。棉签可用于推开皱眉肌纤维而不引起眶上丛出血。无损深至皱眉肌的血管，减少静脉充血，但如果必要可以给予精确电灼。皮瓣长度是通过将皮瓣向中线旋转来评估的，当皮瓣无张力到达鼻创面时，解剖就停止了。

如果模板尺寸精确，并且皮瓣和缺损厚度匹配，植入应该很简单。对于二期皮瓣，应在植入前放置软骨移植物。皮瓣植入时的主要目标是使模板部分与相应的鼻缺损部位对齐。在植入前游离缺损边缘可能有助于防止针垫样变形。皮瓣远端锚定在鼻伤口处，沿着两侧向近端进行缝合。

前额供区在疏松结缔组织层被游离，分3层封闭，在额肌和真皮层面埋线缝合，必要时进行浅表皮肤缝合。太紧而无法一期闭合的区域可以留下待其形成肉芽组织二期愈合。皮瓣模板部分下无损的额肌和疏松的结缔组织可加速愈合。伤口二期愈合留下的闪亮瘢痕在美学上通常是可以接受的。用旋转皮瓣或植皮闭合前额部位的努力延长了手术时间，增加了不适感，而所带来的长期美容效果有限。如果前额瘢痕不令人满意，通常需要间隔几个月进行后续切除才直接闭合。

植入皮瓣并闭合前额供区后，检查皮瓣蒂有无出血。间接止血封闭较大血管，精确的直接止血控制皮下及真皮丛较小血管的出血。不能控制皮瓣蒂出血，会分流远端皮瓣的血供。仔细止血后，用止血绷带（例如Surgicel®，Puracol®）轻轻环绕皮瓣蒂控制细微渗出。可以开镇痛药和止吐药，这对于前额供区紧张的患者尤为重要。术后不适通常在24小时后减轻。

在3~4周后，皮瓣与鼻的血供完全融合，其存活不再需要STA。患者复诊进行二期手术，离断皮瓣蒂和植入皮瓣。切开皮瓣蒂。把鼻近端缺损的边缘切出新鲜创面，从伤口底部去除所有的纤维化和肉芽组织。同样的，从近端皮瓣的下表面去除纤维化和肉芽组织，对皮瓣进行修剪，使之符合鼻部缺损的精确尺寸。分层缝合近端皮瓣。

然后注意将蒂插入眉毛内侧。如果此前皮瓣蒂的基部跨过眉毛来增加皮瓣的伸展，眉毛可能被拉向下和中间。为了保持对称性，术者可能需要通过将皮瓣蒂修剪成倒置的"V"形来调整。如果不需要植入眉毛，可以切除蒂的底部并线性闭合伤口。仔细安置真皮缝合线，形成外翻缝合并减少针垫变形。

总结

解剖学的关键原则指导评估鼻缺损和设计成形修复。只要可能，鼻缺损可以通过线性修复来闭合，但是由于鼻的复杂形状和多个容易变形的游离边缘，即使是相对较小的缺损也可以通过皮瓣闭合来获益。闭合性手术的复杂性和术后护理的预期强度，都应该得到仔细考虑，特别是在有多种并发症的患者中。成形修复的各种术式选择应在手术干预前与患者讨论。

参考文献

1. Burget GC, Menick FJ. The subunit principle in nasal reconstruction. Plast Reconstr Surg. 1985;76(2):239–247.
2. Lane AP. Nasal anatomy and physiology. Facial Plast Surg Clin North Am. 2004;12(4):387–395.
3. Bruintjes TD, van Olphen AF, Hillen B, Huizing EH. A functional anatomic study of the relationship of the nasal cartilages and muscles to the nasal valve area. Laryngoscope. 1998;108(7):1025–1032.
4. Lee J, White WM, Constantinides M. Surgical and nonsurgical treatments of the nasal valves. Otolaryngol Clin North Am. 2009;42(3):495–511.
5. Rohrich RJ, Gunter JP, Friedman RM. Nasal tip blood supply: an anatomic study validating the safety of the transcolumellar incision in rhinoplasty. Plast Reconstr Surg. 1995;95(5):795–799; discussion 800–801.
6. Toriumi DM, Mueller RA, Grosch T, Bhattacharyya TK, Larrabee WF, Jr. Vascular anatomy of the nose and the external rhinoplasty approach. Arch Otolaryngol Head Neck Surg. 1996;122(1):24–34.
7. Zitelli JA. Secondary intention healing: an alternative to surgical repair. Clin Dermatol. 1984;2(3):92–106.
8. Zitelli JA. Wound healing by secondary intention: a cosmetic appraisal. J Am Acad Dermatol. 1983;9(3):407–415.
9. Cook J, Zitelli JA. Primary closure for midline defects of the nose: a simple approach for reconstruction. J Am Acad Dermatol. 2000;43(3):508–510.
10. Etzkorn JR, Sobanko JF, Miller CJ. Free margin distortion with fusiform closures: the apical angle relationship. Dermatol Surg. 2014;40(12):1428–1432.
11. Geist DE, Maloney ME. The "east-west" advancement flap for nasal defects: reexamined and extended. Dermatol Surg. 2012;38(9):1529–1534.
12. Moscatiello F, Carrera A, Tirone L, Piombino P, Herrero

J, Califano L. Distally based dorsal nasal flap in nasal ala reconstruction: anatomic study and clinical experience. Dermatol Surg. 2011;37(6):825–834.

13. Wentzell JM. Dorsal nasal flap for reconstruction of full-thickness defects of the nose. Dermatol Surg. 2010;36(7):1171–1178.

14. Hardin JC, Jr. Alar rim reconstruction by a dorsal nasal flap. Plast Reconstr Surg. 1980;66(2):293–295.

15. Mahlberg MJ, Leach BC, Cook J. The spiral flap for nasal alar reconstruction: our experience with 63 patients. Dermatol Surg. 2012;38(3):373–380.

16. Ahern RW, Lawrence N. The Peng flap: reviewed and refined. Dermatol Surg. 2008;34(2):232–237.

17. Willey A, Papadopoulos DJ, Swanson NA, Lee KK. Modified single-sling myocutaneous island pedicle flap: series of 61 reconstructions. Dermatol Surg. 2008;34(11):1527–1535.

18. Miller CJ. Design principles for transposition flaps: the rhombic (single-lobed), bilobed, and trilobed flaps. Dermatol Surg. 2014;40(Suppl 9):S43–S52.

19. Zitelli JA. The bilobed flap for nasal reconstruction. Arch Dermatol. 1989;125(7):957–959.

20. Cook JL. Reconstructive utility of the bilobed flap: lessons from flap successes and failures. Dermatol Surg. 2005;31(8 Pt 2):1024–1033.

21. Cook JL. A review of the bilobed flap's design with particular emphasis on the minimization of alar displacement. Dermatol Surg. 2000;26(4):354–362.

22. Albertini JG, Hansen JP. Trilobed flap reconstruction for distal nasal skin defects. Dermatol Surg. 2010;36(11):1726–1735.

23. Zitelli JA. The nasolabial flap as a single-stage procedure. Arch Dermatol. 1990;126(11):1445–1448.

24. Herbert DC. A subcutaneous pedicled cheek flap for reconstruction of alar defects. Br J Plast Surg. 1978;31(2):79–92.

25. Pharis DB, Papadopoulos DJ. Superiorly based nasolabial interpolation flap for repair of complex nasal tip defects. Dermatol Surg. 2000;26(1):19–24.

26. Fisher GH, Cook JW. The interpolated paranasal flap: a novel and advantageous option for nasal-alar reconstruction. Dermatol Surg. 2009;35(4):656–661.

27. Fosko SW, Dzubow LM. Nasal reconstruction with the cheek island pedicle flap. J Am Acad Dermatol. 1996;35(4):580–587.

28. Fader DJ, Baker SR, Johnson TM. The staged cheek-to-nose interpolation flap for reconstruction of the nasal alar rim/lobule. J Am Acad Dermatol. 1997;37(4):614–619.

29. Menick FJ. A 10-year experience in nasal reconstruction with the three-stage forehead flap. Plast Reconstr Surg. 2002;109(6):1839–1855; discussion 56–61.

30. Burget GC, Menick FJ. Nasal support and lining: the marriage of beauty and blood supply. Plast Reconstr Surg. 1989;84(2):189–202.

31. Vural E, Batay F, Key JM. Glabellar frown lines as a reliable landmark for the supratrochlear artery. Otolaryngol Head Neck Surg. 2000;123(5):543–546.

32. Reece EM, Schaverien M, Rohrich RJ. The paramedian forehead flap: a dynamic anatomical vascular study verifying safety and clinical implications. Plast Reconstr Surg. 2008;121(6):1956–1963.

第 40 章 唇的成形修复

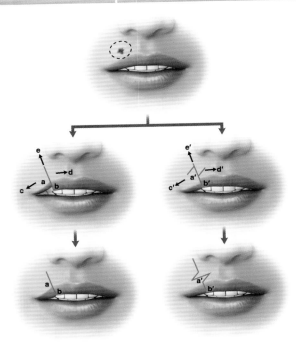

原著者 J. Michael Wentzell
Glenn D. Goldman

翻 译 孙 楠 马兰兰 马立娟
审 校 党宁宁 邢晓婧 杨 洁 李 峰
　　　　林碧雯 赵梓纲 米 霞 徐永豪

概要

- 唇的成形修复具有重要的美学和功能意义。
- 注重美容亚单位、白线等重要解剖标志,是至关重要的。
- 线性和楔形修复通常最直接,虽然较大的缺损受益于各种皮瓣方法。

白线优先
(伴厚唇和三角区畸形)

湿线优先
(滑动 Z 成形术)

初学者贴士

- 上、下唇皮肤部的小缺损可以用线性方式修复,如果可能的话,沿着已有的皱褶定向闭合。
- 对于上白唇上的中等大小缺损,常采用推进皮瓣;距红唇缘 1mm 平行切开,可以理想地隐藏切口线。

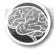

专家贴士

- 尽管岛状蒂皮瓣有不受欢迎的瘢痕的名声,但这在很大程度上可以通过谨慎的切开和细致的缝合来避免。
- 如果鼻唇沟变钝,术后约 6 个月可考虑行 Z 成形术。
- 部分缝合可能对某些患者有用,尤其是那些不愿意接受更大手术的人。

切记!

- Z 成形术可用于三角肌畸形的治疗。
- 黏膜推进瓣应减少埋线缝合。

陷阱和注意事项

- 年轻患者的白线非常明显,偏差<1mm 仍然可能产生明显的外观不匹配。
- 更大的唇瓣重建,如 Karapandzic 皮瓣,必须精确地进行,以避免灾难性的后果。

患者教育要点

- 在大范围手术开始前,一定要评估患者手术意愿和恢复期望。
- 有些患者可能更喜欢小的局部闭合,而不是更复杂、更大的皮瓣。
- 应提醒患者在术后不要立即张大口部,不要吃苹果等水果,也不要做其他牵拉口轮匝肌的活动。

收费建议

- 口唇上的大部分皮瓣编码为 14060 或 14061,这些编码包括切除部分;除 Mohs 切除码外,切除码和皮瓣修复码不能同时收费。
- 当对皮瓣、移植物或线性修复进行编码时,医疗需要是判断是否合适的最终决定因素。

引言

　　唇及其周围区域在美学和功能上都是一个重要的区域。它们是面部表情的中心，是食物和个人接触的感觉器官，在休息和咀嚼时提供口唇功能。唇也有丰富的血管和感觉神经支配。

　　口周区域由上、外侧的鼻唇沟和下方的颏纹所界定。唇仅由每个口连合处的口角轴的肌肉和纤维组织悬吊。因此，唇和口连合部代表可移动的自由边缘。重建口周区域需要周密的计划，以使张力在适当的方向上。上唇边缘的收缩形成毛唇的外观。中线回缩可以模拟唇裂修复。扭曲的口外侧连合会导致流口水或永久性的冷笑。下唇下垂和（或）外翻可能会导致口腔能力的丧失。表40-1回顾了唇部重建特有的许多并发症（图40-1至图40-20）。

表40-1　唇成形修复常见并发症：原因及预防

并发症	常见原因	预防
不对称的"微笑"	重建过程中的顶端三角区变窄或消失	通过皮瓣或植皮维持顶端三角形的宽度（图40-1）
厚唇畸形（图40-2）	对齐唇红缘关闭唇上的伤口，唇红内侧比外侧更宽（图40-3）	首先对齐湿线，并使用滑动Z成形术对齐任何明显不匹配的唇红缘（图40-4）
三角畸形（图40-5）	因伤口闭合过程中平衡张力矢量而产生（图40-6）	利用Z成形术降低径向张力（图40-7）
辐射状瘢痕扩大加深（图40-8）	口轮匝肌的反复收缩	在线性闭合或皮瓣的垂直（辐射状）闭合线上实施一个小的Z成形术（图40-9）
持续的"狗耳"	在凸表面上的垂直（径向）线性闭合	a. 将唇皮肤部伤口闭合延长至标准的3∶1以上 b. 完全通过湿线延长伤口的闭合，形成一个小楔 c. 使用部分闭合的方法（图40-10，图40-11，图40-12）
V-Y岛状闭合面上明显的水平瘢痕线（图40-13）	水平线与径向表情线相反	在较低的水平闭合线上设计一个或多个Z成形术（图40-14）
鱼口畸形（图40-15）	是三角畸形合并瘢痕挛缩的中线表现	将Z成形术应用于垂直修复（图40-16）
小口畸形	大的唇部损伤主要的类似表现	Abbe皮瓣，易位皮瓣，移植。注重闭合方法的联合应用（图40-17和图40-18）
下唇红的缩短（缩小）	黏膜推进皮瓣	二期愈合（图40-19）
唇裂样修复外观	人中缺失。人中缺损的线性修复减少了人中嵴线之间的距离	利用皮瓣或植皮来保持人中嵴之间的距离
湿线闭合失败	湿线凹陷或错位。通常由黏膜推进瓣或三角区收缩力引起	利用二期愈合。优先考虑湿线大体对齐，而不是唇红缘大体对齐。利用传统的或滑动的Z形成形术
非角化红唇	将湿黏膜移至湿线前的修复	在实际操作中，不要将湿黏膜移至湿线前。使用二期愈合和一期缝合维持嘴唇干黏膜
口唇连合处"帽兜"样畸形	上唇旋转或推进皮瓣影响连合处	充分修剪皮瓣。在可能的情况下，不要在连合内侧的唇红缘做切口。必要时去除唇红上的楔形三角（图40-20）

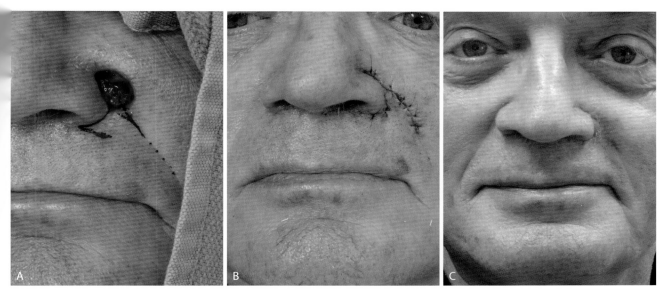

图 40-1 A. 涉及整个顶端三角的伤口。鼻翼下上唇皮肤部是重建顶端三角最有效的供区。B. 皮瓣到位。C. 拆除缝线时的外观。维持了顶端三角

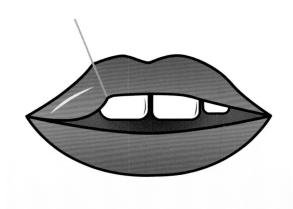

图 40-2 对齐白线（唇红缘）后再对齐湿线会导致厚唇畸形

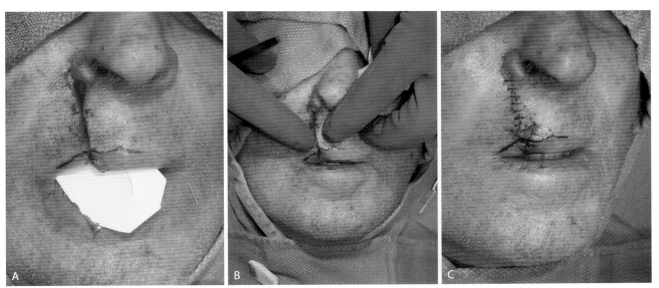

图 40-3 A. 重建时仅对齐唇红缘导致湿线错位。B. 将湿线（而不是唇红缘）对齐，会导致唇红缘错位。C. 滑动 Z 成形术可恢复唇红缘线形，而湿线优先闭合可避免厚唇畸形

Reproduced with permission from Wentzell JM1, Lund JJ: Z-plasty innovations in vertical lip reconstructions, Dermatol Surg. 2011 Nov; 37(11): 1646-1662.

A

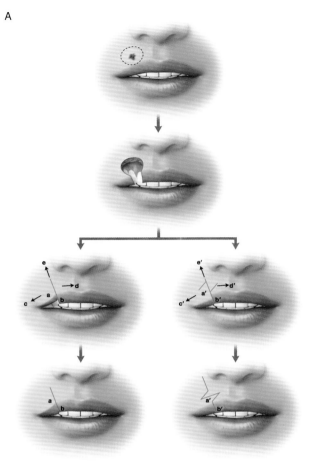

白线优先
（伴厚唇畸形和三角畸形）

湿线优先
（滑动 Z 成形术）

B

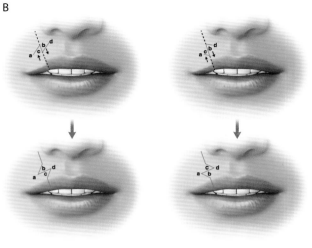

短臂滑动 Z 成形术
（Ⅰ型）

长臂滑动 Z 成形术
（Ⅱ型）

图 40-4　A. 通常情况下，如果白线优先对齐，会出现湿线错位和三角区畸形。矫正湿线错位时会导致厚唇畸形。如果优先对齐湿线，滑动 Z 成形术可以纠正白线错位。另外，相对于张力向量 c、d、e，张力向量 c′、d′、e′ 减小，从而减少了三角畸形的诱因。B. Z 成形术中，如果中臂与侧臂不等长，可使一侧相对于另一侧"滑动"。在实践中，外科医师可以选短中臂或长中臂，但 Z 成形术的布局必须调整，以达到同等矫正效果，这取决于中臂长还是短。

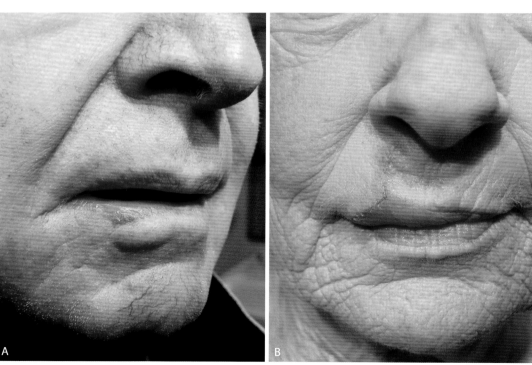

图 40-5　A. 旋转皮瓣造成唇红缘三角畸形；B. 三角畸形和厚唇畸形在拆线时很明显，并不随时间而改善
Reproduced with permission from Wentzell JM1, Lund JJ: Z-plasty innovations in vertical lip reconstructions, Dermatol Surg. 2011 Nov; 37(11): 1646-1662.

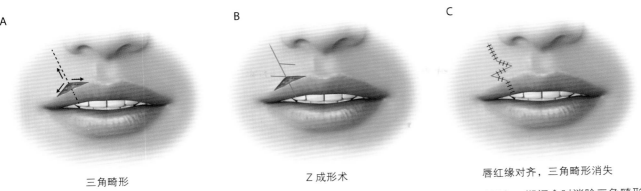

三角畸形　　　　　　　　　　　　　　　Z 成形术　　　　　　　　　　　唇红缘对齐，三角畸形消失

图 40-6　A. 伤口缝合时，张力向量产生的牵拉导致唇红缘形成三角畸形。B. 设计 Z 成形术以便在一期闭合时消除三角畸形。C. 通过 Z 成形术，唇红缘恢复成一条平滑的连续曲线。

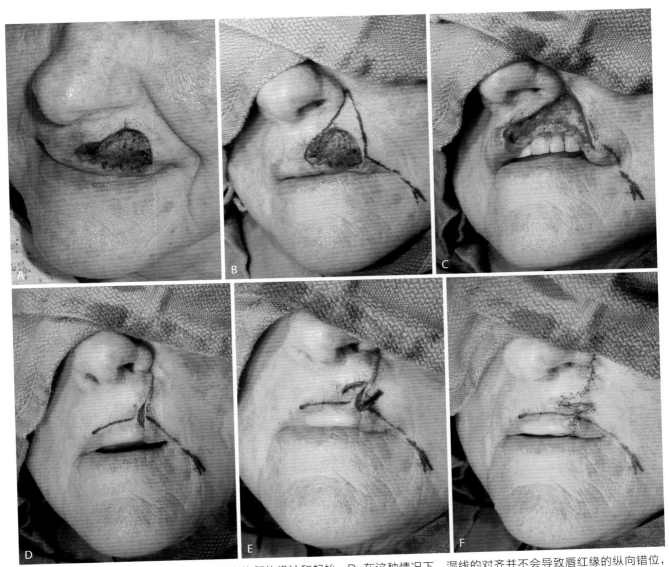

图 40-7　A. 上唇大面积缺损。B、C. 纵向修复的设计和起始。D. 在这种情况下，湿线的对齐并不会导致唇红缘的纵向错位，因为唇的横截面曲率在内侧和外侧是相同的。滑动 Z 成形术不是必要的。然而，此处伤口闭合完成会导致唇红缘出现"角"或三角畸形。E、F. 传统的 Z 成形术使唇红缘恢复成一条平滑连续的线

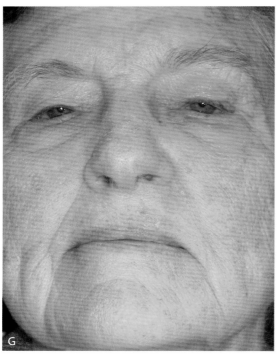

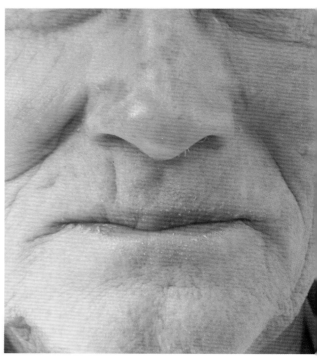

图 40-7（续） G. 无三角畸形的远期效果

Reproduced with permission from Wentzell JM1, Lund JJ: Z-plasty innovations in vertical lip reconstructions, Dermatol Surg. 2011 Nov; 37(11): 1646-1662.

图 40-8 右上唇瘢痕因肌肉反复收缩而出现夸张皱褶

Reproduced with permission from Wentzell JM1, Lund JJ: Z-plasty innovations in vertical lip reconstructions, Dermatol Surg. 2011 Nov; 37(11): 1646-1662.

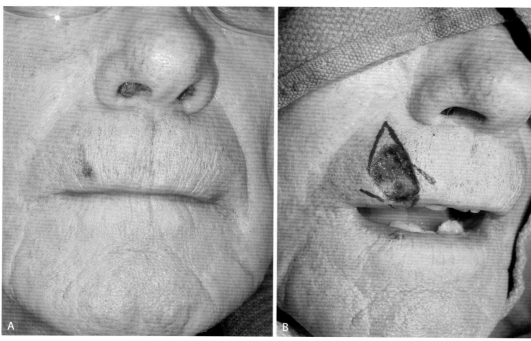

图 40-9 A. 模糊的唇红缘区域。B. 设计 Z 成形术修复缺损

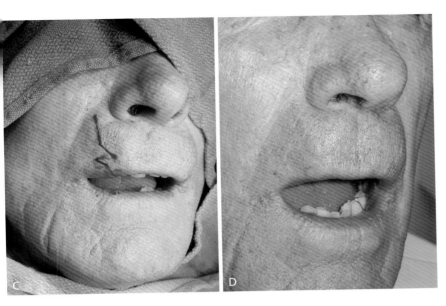

图 40-9（续） C. Z 成形术完成。箭头显示朱红色边框错位。D. 最后的效果。边界不齐微不可察。Z 成形术的水平臂起着加强支撑的作用，以对抗收缩力引起的过度皱褶

Reproduced with permission from Wentzell JM1, Lund JJ: Z-plasty innovations in vertical lip reconstructions, Dermatol Surg. 2011 Nov; 37(11): 1646-1662.

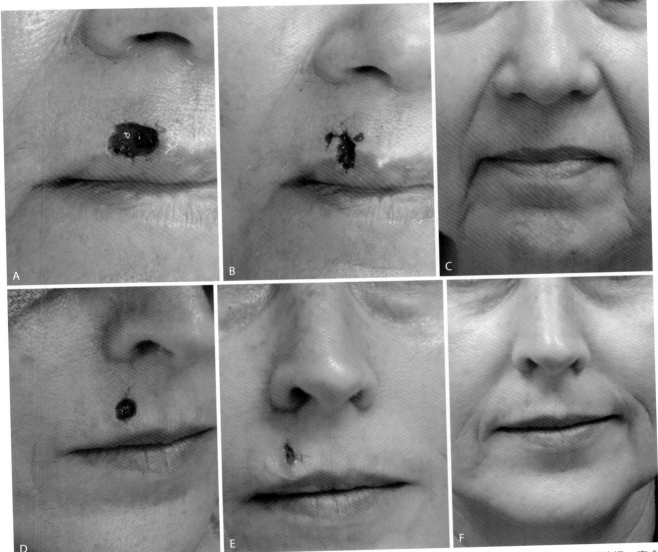

图 40-10 A. 唇红缘缺损。B. 部分闭合只是使创面上缘和下缘偏转，以抵消创面收缩力。C. 远期效果。D. 白唇缺损。完全 3 : 1 闭合会导致下方狗耳, 需要通过湿线延长伤口。E. 伤口闭合到上缘和下缘偏转的地方, 将抵消伤口愈合过程中相反的收缩力。F. 短期效果

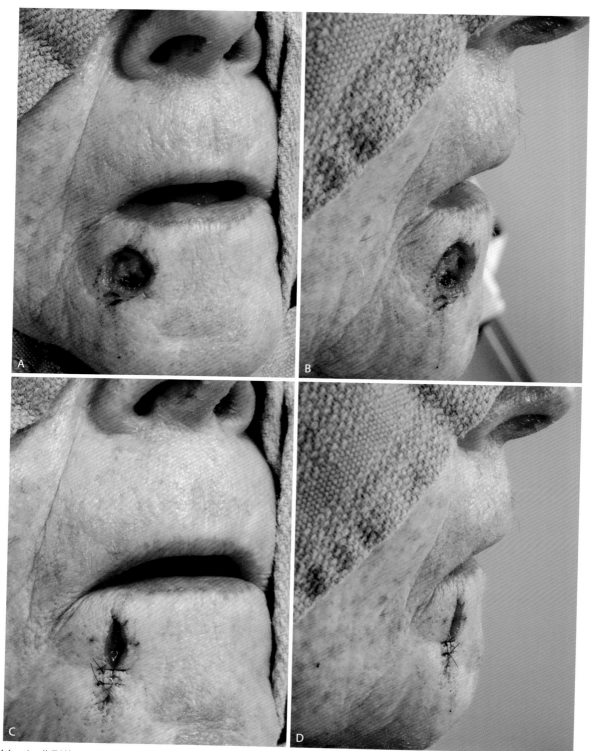

图 40-11 A. 典型的下唇缺损。B. 缺损的上面正好接近凸面的顶点。传统的 3：1 线性闭合会造成唇红的狗耳畸形或需要做一个唇楔。C. 在其自身长度范围内闭合伤口，仅用深缝合线边对边拉紧上侧。D. 上侧闭合到狗耳形成点，刚好可以对抗伤口愈合的收缩力，以防止唇红缘被向下拉。

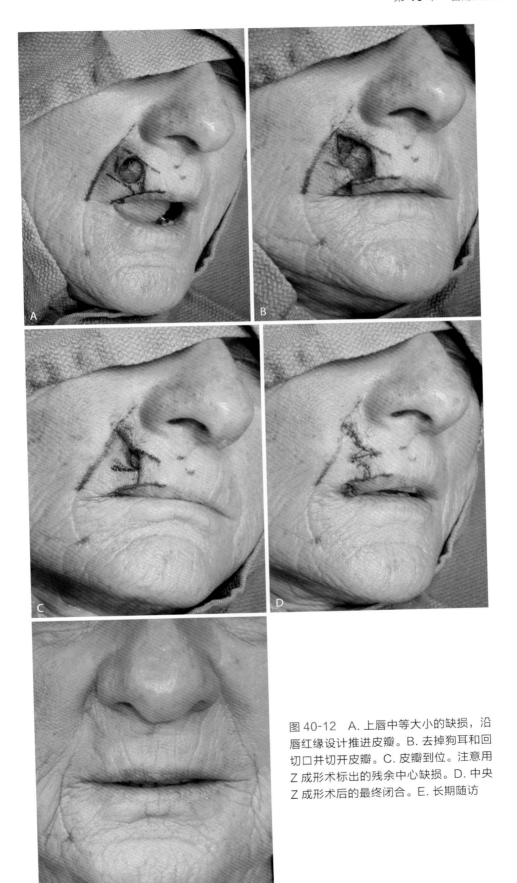

图 40-12　A. 上唇中等大小的缺损，沿唇红缘设计推进皮瓣。B. 去掉狗耳和回切口并切开皮瓣。C. 皮瓣到位。注意用 Z 成形术标出的残余中心缺损。D. 中央 Z 成形术后的最终闭合。E. 长期随访

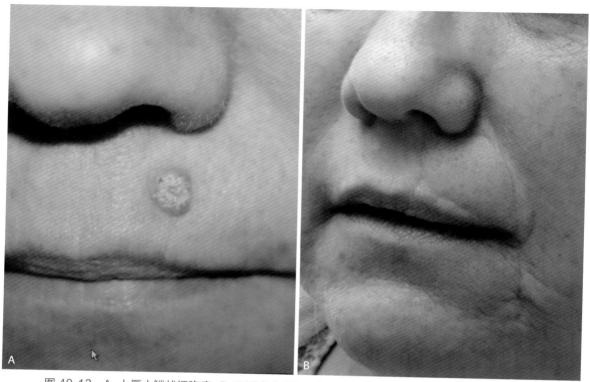

图 40-13　A.上唇小鳞状细胞癌；B.不适当的大面积修复，V-Y 岛状蒂推进皮瓣水平臂过于明显

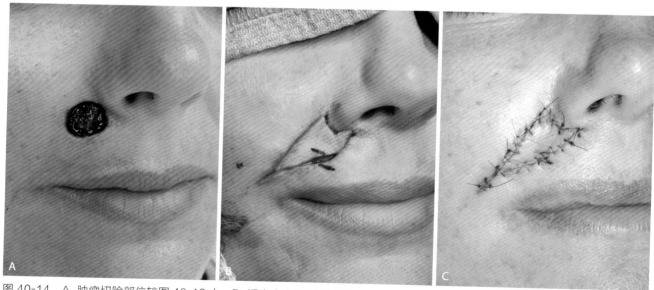

图 40-14　A.肿瘤切除部位较图 40-13 大；B.适当大小的 V-Y 岛状蒂做上 Z 成形术标记；C.在较低水平线上进行 Z 成形术，可掩饰瘢痕。必要时可以用两个或多个 Z 成形术

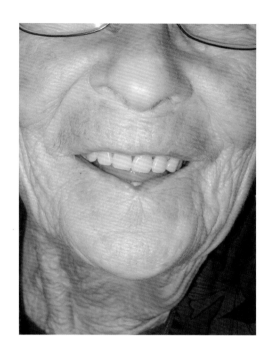

图 40-15　鱼口畸形和三角区畸形是由相同的
张力矢量引起的。瘢痕挛缩往往是原因之一

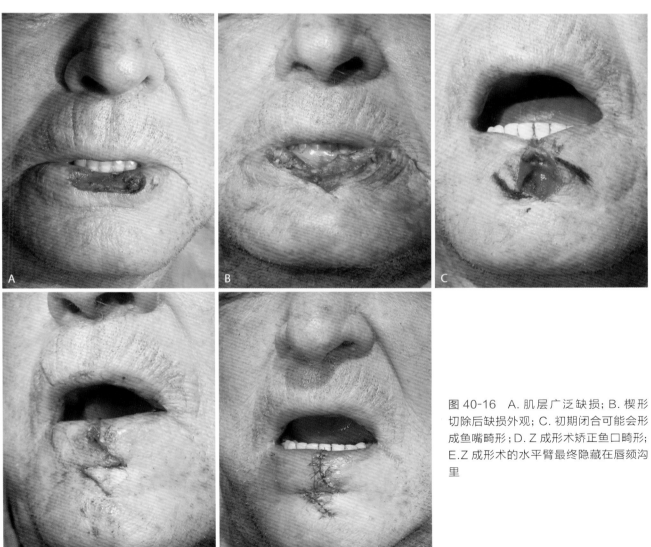

图 40-16　A. 肌层广泛缺损；B. 楔形
切除后缺损外观；C. 初期闭合可能会形
成鱼嘴畸形；D. Z 成形术矫正鱼口畸形；
E.Z 成形术的水平臂最终隐藏在唇颏沟
里

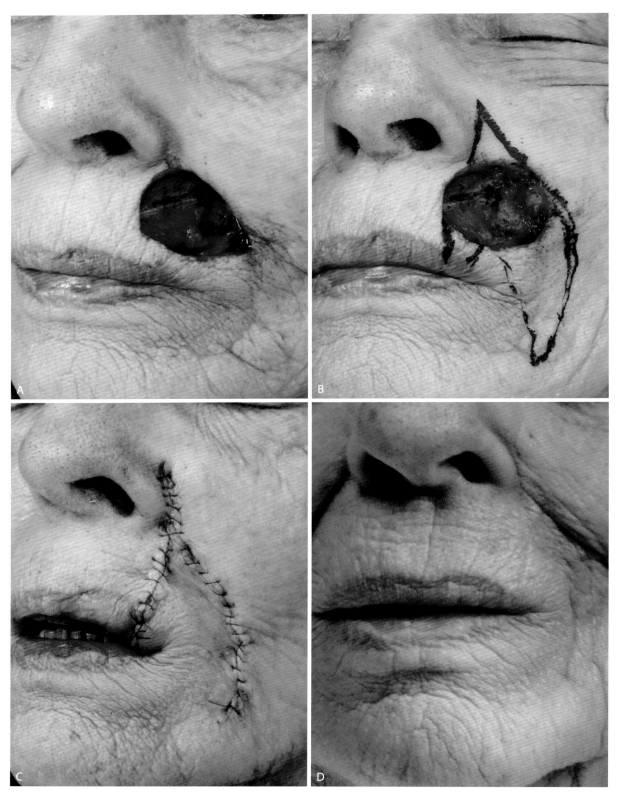

图 40-17 A. 上唇大而深的缺损。B. 旋转皮瓣与唇楔组合设计。任何一种闭合方法单独应用都将导致显著扭曲或可能的小口畸形。C. 最终闭合。D. 远期效果

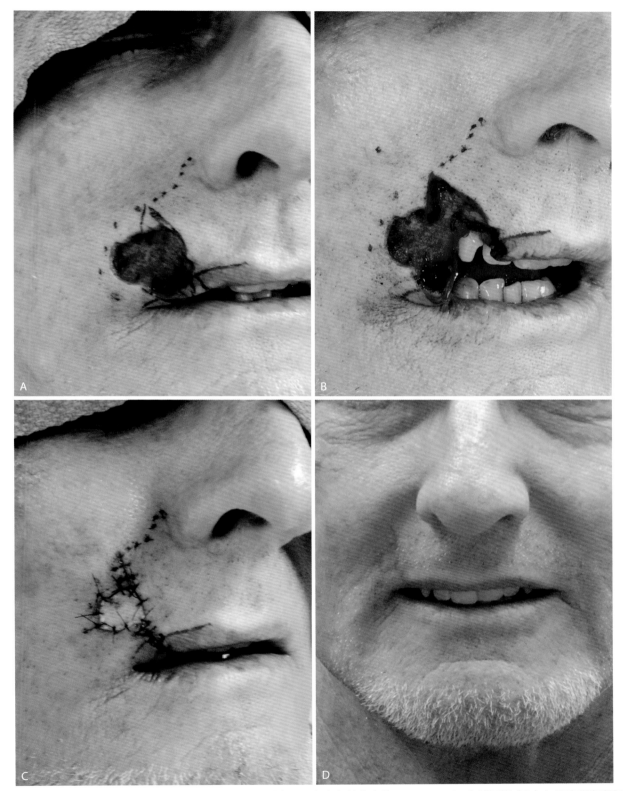

图 40-18　A. 年轻面部外侧唇的宽大缺损，从口连合到中上唇宽度占总宽度的 60%；B、C. 内侧唇楔（B）与取自颈部颏下毛发区的移植在外侧的小块皮片（C）；D. 近期效果，可以用皮肤磨削的方法再处理一下。单用皮瓣、移植物或唇楔会造成更大的变形和可能的小口畸形

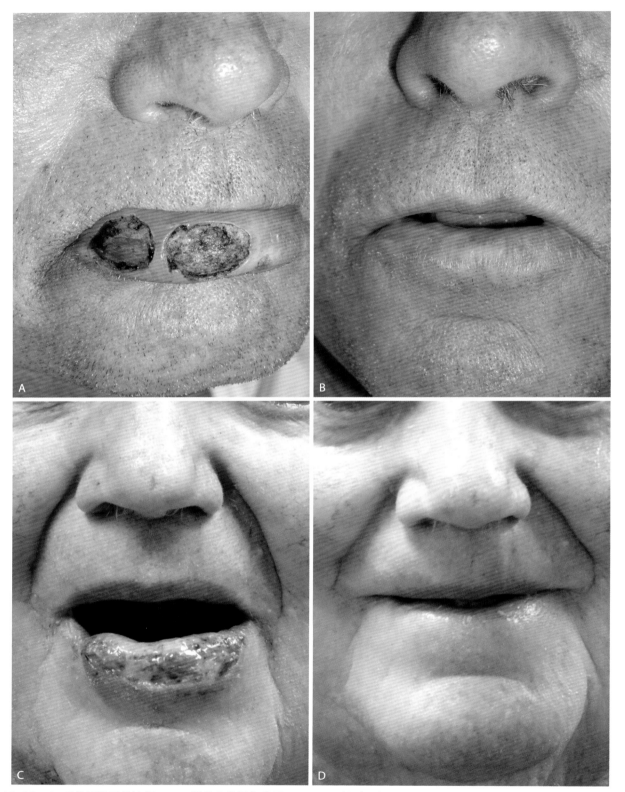

图 40-19　A. 延伸至肌层的缺损；B. 二期愈合的最终效果 ；C. 肌层广泛切除后 2 周；D. 二期愈合的最终效果。很多病例，即使是整个下唇的切除，甚至累及肌层或白唇的切除，二期愈合也能产生很好的效果

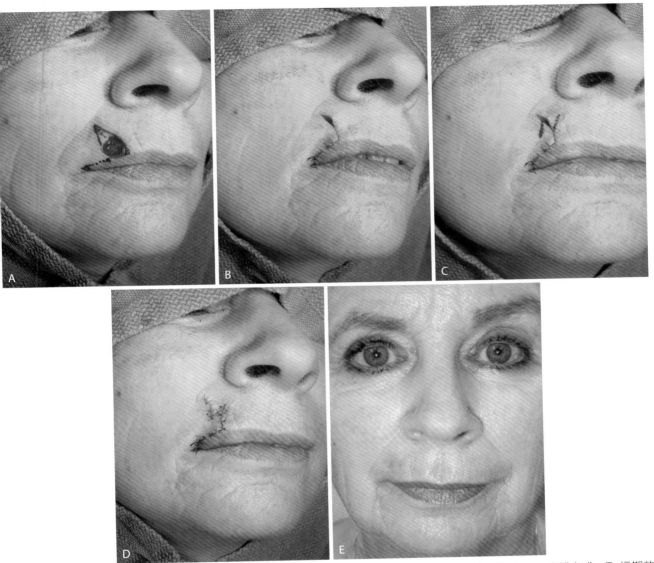

图 40-20　A. 设计旋转皮瓣和外侧的唇红楔，以防止"帽兜"样畸形；B. 皮瓣到位；C. Z 成形设计；D. 皮瓣完成；E. 远期效果，侧面未出现"帽兜"样畸形

生物解剖学和生物力学

从视觉上看，上唇由多个美学亚单位组成（图 40-21）。中央的人中亚单位的边界是两侧的人中嵴，也是外侧亚单位的内缘。上唇外侧亚单位的下缘为红唇，内缘为人中嵴，上缘为鼻翼和鼻小柱的基底，外缘为鼻唇沟。顶端三角形，有时被称为峡部，是唇小三角的延伸，位于鼻翼与鼻唇沟之间。虽然面积小，但它是唇、鼻与脸颊之间一个可以识别的轮廓。可能的情况下，它应该被视为一种美学标志加以维护。

唇的内表面是口腔黏膜。湿黏膜在离开口腔后变成朱红色，形成红唇。湿线外侧的朱红色黏膜为"干黏膜"。角化的干黏膜与非角化的湿黏膜结构不同。因此，将湿黏膜移植到干黏膜上不能演变为干黏膜。所以利用湿黏膜修复湿线外的红唇往往效果不佳。

黏膜下是富含小唾液腺的黏膜下层。红唇本身直接位于口轮匝肌的环带上，其下的肌肉组织有丰富的血供。这是唇为红色的原因。唇的主体结构由口轮匝肌组成，口轮匝肌形成环形圈，才有了唇的形状、界限和功能。

面神经通过颞支、颊支、下颌缘支、颈支为口周的肌肉组织提供运动神经支配。这些神经高度吻合并深植面部。因此，导致口周功能损害的神经损伤是罕见的，唯一的例外是下颌缘支，因为经过下颌骨容易受到损伤。眶下神经为上唇提供感觉功能，颏神经支配下唇（图 40-22）。

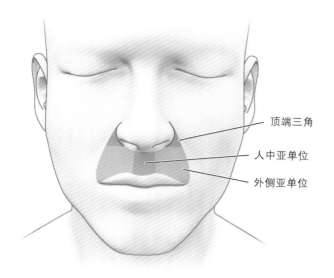

图 40-21　唇亚单位：上唇分为一个人中亚单位和两个外侧亚单位。每个外侧亚单位包含鼻翼外侧的一个顶端或"神圣"三角。上唇重建的目标是保持中、顶端三角和鼻唇沟的完整性

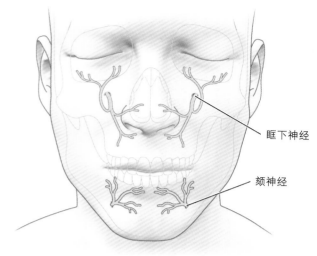

图 40-22　口周的感觉神经支配。上唇由眶下神经支配，下唇由颏神经支配。外侧口连合接受来自颏神经的感觉输入，需要单独的局部麻醉

　　唇的麻醉很容易通过神经阻滞来实现（见第 12 章）。当面动脉向鼻翼沟上行时，上唇和下唇分别从面动脉接受一个大的分支（图 40-23）。动脉走行在黏膜下层，随着年龄的增长而变得纡曲。它们分出很多穿支和分支，在中线互相吻合。

　　在年轻人中，红唇和白唇的交界处是一条明亮、清晰的线。一条细细的、隆起的、界限分明的苍白无毛皮肤带（白线）标记着白唇的界限。随着年龄的增长，这一界限逐渐消失，直到唇红缘不再是一条线，而是一个界限模糊的 4mm 宽的区域，在这里红唇与白唇融合成一体。重建外科医师必须对红白唇过渡的宽度保持敏锐的意识。如果患者有白线，修复时必须小心翼翼，要对合伤口两侧的白线。如果红白唇交界处是一条较宽的过渡"区域"，那么红唇对齐就没那么关键了。只要刀口两侧的唇红缘落在界限模糊的区域内，其他人的目光就注意不到瘢痕。

　　年轻的唇往往有突出的人中，而且上红唇的边界宽而清晰。年轻时鼻唇沟并不明显。相反，它们是柔和的、倾角非常小。随着年龄的增长，上唇变平，人中变得不那么突出，唇红缘也变得不明显。鼻唇沟变得僵化而深陷，可以清晰地界定上唇的外侧缘（图 40-24）。

　　口周区域的形状个体差异很大，这对重建影响较大（图 40-25）。有些人的口唇很小，而有些人的口唇很大。上唇可以是高而拱起的，也可以是低而扁平的。从鼻小柱到红唇的距离也因人而异，口角之间的距离也是如此。虽然大多数年轻人都有突出的人中，但也有些年轻人的人中扁平。在一些年龄较大的个体中，甚至完全没有人

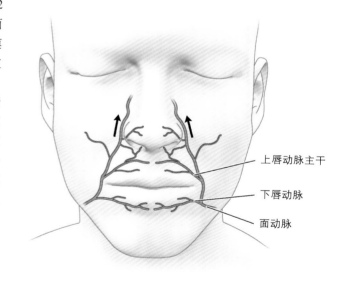

图 40-23　口周血管系统。上唇和下唇由面部动脉的大的唇部分支供应。唇部分支随年龄的增长而迂曲，分布于口轮匝肌黏膜下侧

中。这种变异会影响手术重建，在某些个体中可能是简单的修复，而在另一些个体中可能是挑战。

　　这一章的重点是上下唇不太大的伤口的美学和功能修复。唇较大伤口的重建的历史可以追溯到 16 世纪晚期，出现了一些伟大的重建外科医师。近几十年来，皮肤外科医师已经大大扩展了复杂重建的可用范围。虽然一般超出了本文的范围，但历史上广泛唇损伤成形修复所涉及的艺术性和几何学是很值得研究的。

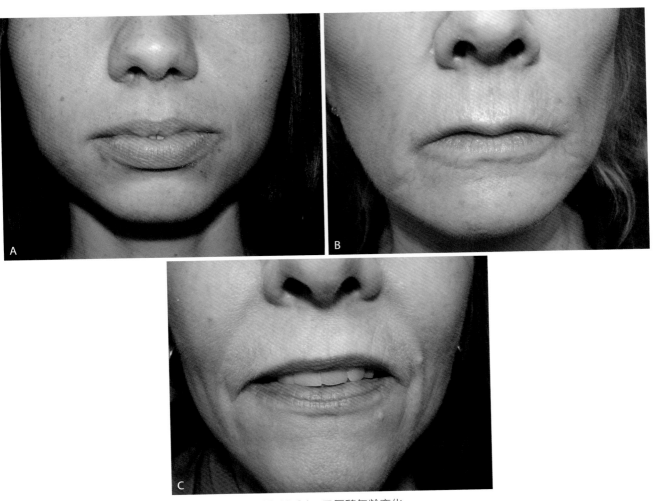

图 40-24　口唇随年龄变化

A．25 岁女性的口唇。唇红饱满，轮廓分明。人中隆起而明显。即使瘢痕线细微而整齐，修复痕迹也可以被注意到。B．45 岁妇女的口唇。唇红体积缩小，人中变低，不那么明显了。形成了几条纵向纹。C．65 岁女性的口唇。唇红体积损失和人中损失更严重，纵向纹更明显。修复痕迹往往不那么明显。

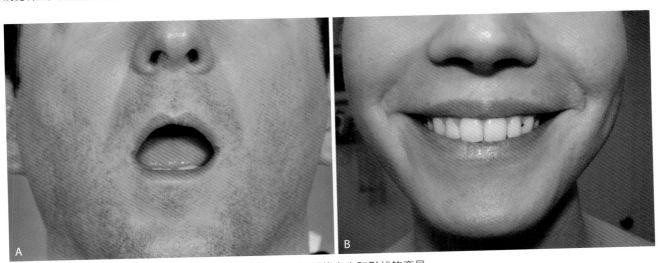

图 40-25　口唇的大小和形状的变异

A．口孔小。任何实质性的口腔直径的损失可能导致相对的小口。B．上唇和下唇较宽，在出现较大缺损时较容易重建。

修复相关的畸形

唇的任何外科伤口都可以通过多种方法成功修复。总的来说，重建手术的艺术就是尽量减少畸形的艺术。在成形修复的设计和实施过程中，外科医师首先要考虑的问题必须是："我怎样才能最好地为患者的目标服务？"如果这些目标可以通过重建努力来实现，那么接下来最重要的问题就是问自己，"我怎样才能将明显的畸形做到最小化？"而不是"我如何用 XYZ 方法来闭合伤口？"

为了培养"避免畸形"的思维，重建外科医师必须充分了解畸形是如何在成形修复过程中和之后产生的。对于重建外科医师来说，脑海中可能的畸形及其原因的目录比外科医师工具箱中修复方法的目录更重要。表 40-1 回顾了重建外科医师应尽量减少或完全避免的一些较为突出的畸形。

图 40-6 显示了三角畸形形成的原因。例如，在上唇伤口中，内侧唇红缘是水平方向的，而外侧是斜的，当外科医师对合伤口边缘时，唇上原有的力会发生变化。一种新的向上的力和向内的力（为一种单一复合张力矢量）作用于伤口的外侧唇红缘。同时有两部分力量（向外／向下）形成复合力作用于内侧唇红缘。

当两个力作用于一个点时，这个点将沿着净矢量运动。物理学指出，运动一直持续到（a）原始张力矢量以 180°对齐（如唇红缘的斜率完全变平）或（b）点沿其移动的净张力矢量最终被同等大小但方向相反的张力矢量所抵消。

在实践中，如果缝合伤口时，伤口内侧和外侧唇红缘不在一条水平线上，则"b"是唯一的情况。在这种情况下，在三个张力矢量相平衡的物理点上，唇红缘会形成一个"角"。如果"角"的角度很宽，其影响是最小的。然而，随着力的增加，角度变得比较尖锐，在唇红缘则会逐渐形成更加明显的"角"。

这就是所谓的"三角畸形"。缝合薄而扁平的唇上的伤口不会发生这种情况，因为在唇红缘重新缝合处没有向上或向下的力。

在唇红缘倾斜度有变化的唇上，三角畸形是唇部组织物理运动的必然结果。可以伴随发生厚唇畸形，虽然不是经常发生。三角畸形与唇红缘倾斜度的变化有关，而厚唇畸形与唇横截面弧形的曲率变化有关。

上唇

外侧亚单位

上唇的外侧亚单位由鼻唇沟、鼻翼沟、人中和唇红缘所界定。上唇非黑素瘤性皮肤癌非常常见。因此，上唇外侧亚单位的修复也很常见。

部分修复

表 40-1 相关的图和讨论表明，唇的部分修复的效果可以接受，尽可能地减轻了畸形，花费也少（图 40-10）。即使缺损跨越唇红缘，部分修复也行之有效。当然，患者的选择是至关重要的。部分修复通常不需要将刀口显著延长或转变为梭形，也不需要尝试早期切除凸起的狗耳。局部修复可以显著缩短修复的时间，避免在口周凸起处形成狗耳。

局部修复的关键是将缝线［埋线和（或）外缝，由外科医师决定］缝至狗耳刚开始出现的位置。有了经验，外科医师就能确切地知道在伤口收缩愈合过程中狗耳会在多大程度上被抵消掉。最后会留下一个极短的平坦瘢痕。在大多数情况下，外科医师应该用粗一点的缝线，并将缝线多保留大约 1 周的时间，以防止在拆除缝线后伤口裂开。换句话说，作为一个粗略的估计，如果一个部位的线性闭合通常需要 6-0 缝线，10 天拆线，那么部分修复使用 5-0 缝线，2.5 周拆线。随着伤口的收缩，缝合线通常会变得松弛，脱离伤口。当然，也可以不做外缝，只用深层缝合来拉紧伤口。

线性修复

外侧亚单位中上部位的小到中等大小的创面可线性修复（图 40-26）。随着年龄的增长，唇上竖纹变得常见。操作得当的话，线性修复具有很高的美观性，并且很少或不会影响功能。对于线性修复来说，最合适的伤口是那些位于唇红缘以上且垂直轴比水平轴长的伤口。唇的线性修复不需要完全垂直。一般来说，应与人中嵴平行，而与唇红缘保持垂直，因为唇红缘横行略带弧形。唇的线性修复一定很长，而且应该穿过唇红缘。在大多数情况下，最外侧的轮匝肌带应被离断并切除一个"小楔形"，如果不切除这个楔形，通常会出现一个凸起的唇褶（图 40-27 和图 40-28）。唇上的狗耳不会逐渐消退，因此修复必须足够长、足够深（正好在轮匝肌上），以确保伤口在闭合时是平的。此外，红唇与白唇的界线清晰，创面边缘的对齐必须越细致。对于白线清晰的患者，即使垂直高度只有 1mm 甚至更少的错位，也会造成明显可见的畸形，破坏原本几乎看不到异常的修复效果。唇红缘为一模糊区域的患者则不需要那么细致地对齐唇红缘。

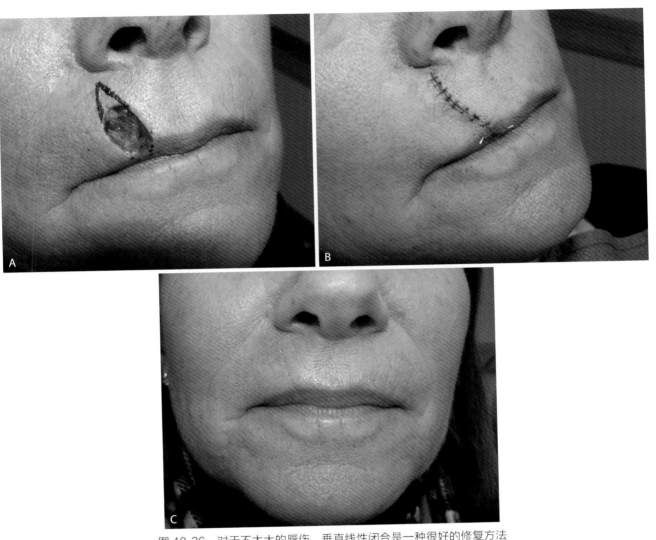

图 40-26　对于不太大的唇伤，垂直线性闭合是一种很好的修复方法

A. 唇部垂直方向的伤口和闭合的线性修复设计；B. 闭合线很长，直接穿过唇红缘，以避免下缘出现鼓包；C. 经美学修复后 1 年的最终效果。

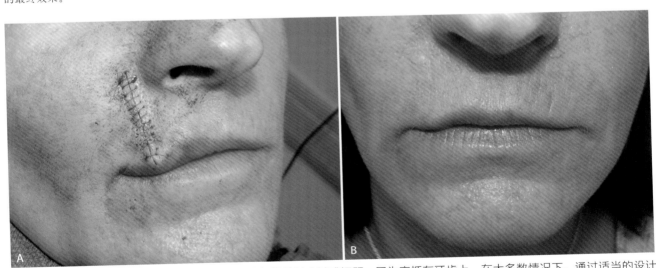

图 40-27　垂直线性修复后唇红增厚和皱褶。这在微笑时尤其成问题，因为它抵在牙齿上。在大多数情况下，通过适当的设计和技术可以避免这种情况

A. 唇的直接线性修复，导致厚唇和上唇红"推土"样外观。这可以通过切除远端口轮匝肌带来避免。B. 术后 6 个月时的照片，显示大部分皱褶已消化掉，但仍有一些口唇增厚。

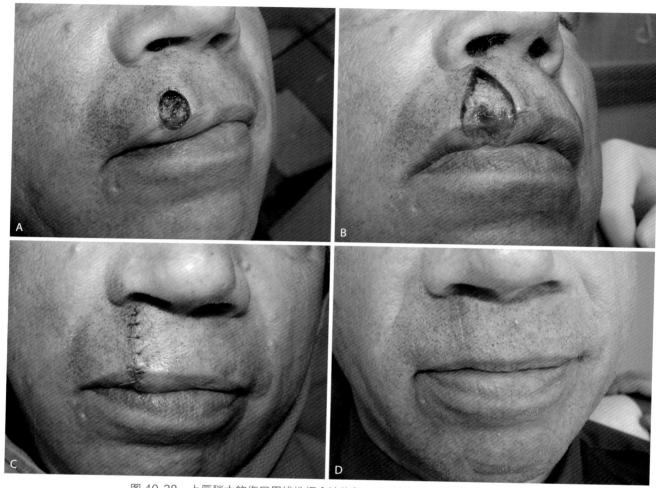

图40-28　上唇稍大的伤口用线性闭合法修复，去除口轮匝肌的远端／表面带
A. 手术伤口。B. 修复在轮匝肌组织上方的潜在间隙内进行，并延伸穿过唇红缘。口轮匝肌的远端／表面带被切除并修剪成"小楔形"。
C. 闭合即刻，没形成狗耳。D.3 个月后，愈合效果美观。

唇楔

上唇外侧的伤口经常波及唇红缘。许多这样的缺损可以用全厚楔形或改良的全厚楔形重建来修复（图40-29）。按照最初的定义，楔形是一种全厚的 V 形透壁修复。手术伤口的边缘被做成方形，一个全厚的 V 形组织被切除，直到齿龈沟。结扎或电凝唇动脉，然后分层闭合创面。首先用可吸收缝线如普通肠线闭合黏膜。然后用可吸收的埋线缝合肌肉，单独缝合真皮，然后缝合表皮和红唇黏膜。

与简单的部分厚度闭合一样，对于白线界限分明的患者，必须仔细对合唇红缘。如果缺损宽而唇窄，楔形会导致较小的外侧白唇和红唇与更高更大的内侧残端之间出现错位。结果虽然不影响口唇功能，但明显错位。这种畸形可能可以接受，但如果患者有较高的美容期望则应予以考虑。滑动 Z 成形术可以有效地解决这种错位。

任何包含上唇 1/4 以上的缺损的楔形重建都有可能导致小口畸形；对于较大的伤口，联合修复、旋转皮瓣以及交叉唇瓣手术是优先选择。唇楔的优点是，它是

一个与疾病相对无关的修复，出现并发症的风险较低。对于部分厚度的修复，楔形不需要完全垂直，但应与纵向松弛的垂直于唇红缘的皮肤张力线（RSTLs）一致。

由于口轮匝肌的反复收缩，上唇或下唇上的任何垂直的线性瘢痕都可能随着时间的推移而呈现出明显的折痕。在线性修复、楔形修复或皮瓣的垂直切口线上引入 Z 成形术（传统的或滑动的），可以作为支撑，抵抗这种折痕。实施 Z 成形术时，臂的切口深度通常需要深达肌层。在实践中，Z 成形术最终的水平的中心臂一般不明显。

唇楔形修复的改良避免了切口一直延伸到齿龈沟，并保留了一部分肌肉（图40-30）。在改良的技术中，外修复延长到了唇的全部垂直高度，但内修复范围仅为唇高度的 50% 左右。口轮匝肌的远端与唇动脉被完全切断，但较大较深的口轮匝肌主环带仍得以保留。这种修复比全厚楔形修复小，术后可以保持正常的口周肌肉张力。从美学的角度来看，与标准的唇楔修复基本没有差别。

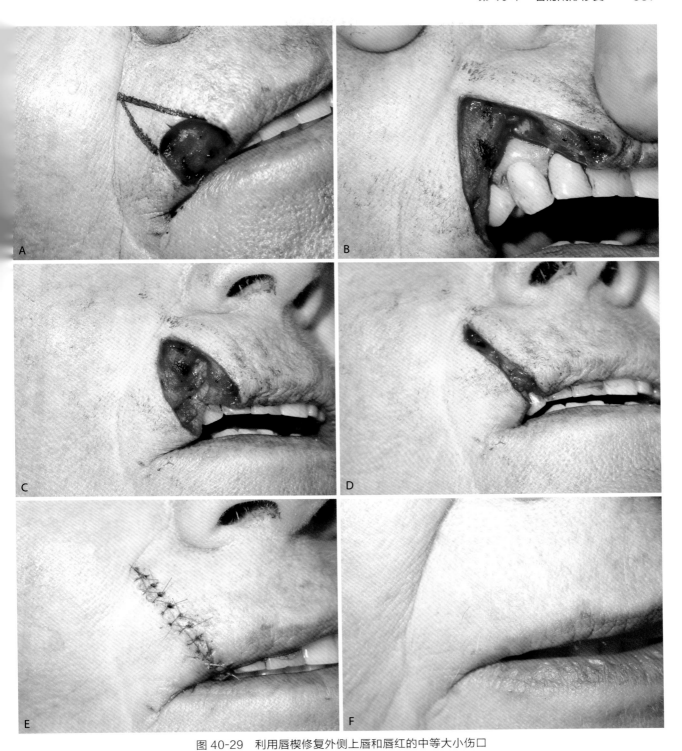

图 40-29　利用唇楔修复外侧上唇和唇红的中等大小伤口

A. 手术伤口和设计好的楔形切除；B. 已完成全层切除；C. 黏膜已修复；D. 口轮匝肌再吻合；E. 唇红缘严密对合后，修复完成；F. 术后 6 个月。

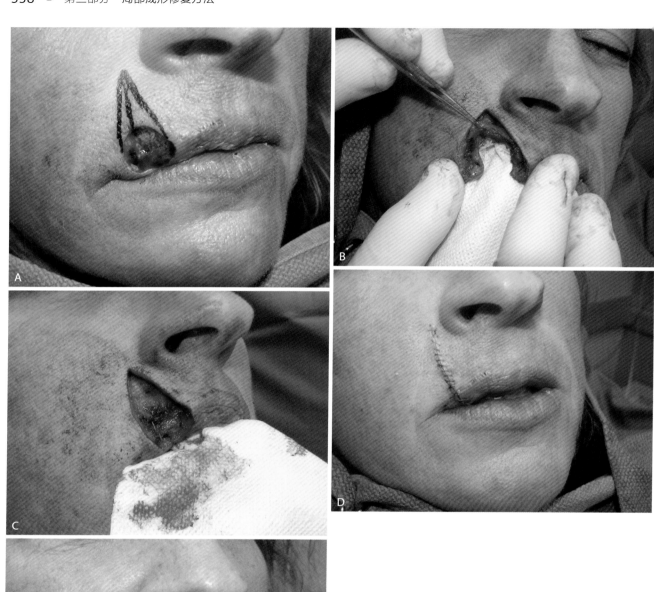

图 40-30 利用改良的唇楔闭合未延伸至齿龈沟的非全层缺损
A. 手术伤口和设计好的修复方案。B. 通过切除整个红唇和口轮匝肌远端带完成唇楔修复。唇动脉已结扎并离断。口轮匝肌上部被保留，伤口边缘已无肌肉组织。C. 通过黏膜修复和口轮匝肌远端带再吻合完成修复。D. 术后即刻，唇部无畸形，E. 术后6个月的美容效果。

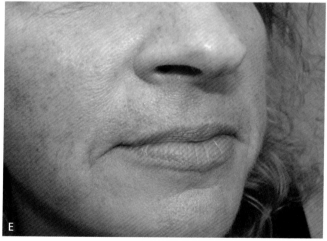

推进皮瓣

　　上唇外侧亚单位的许多中等至较大的皮肤伤口可以用单侧推进皮瓣进行适当的修复（图 40-31 至图 40-33）。这些大的修复利用内侧面颊的松弛性达到基本无张力的闭合，从而避免了人中和红唇的扭曲。

　　对于靠近红唇的缺损，上部切除一个凸起的组织

角，并从外侧唇和面颊中部形成一个宽皮瓣向前推进。该设计包括一个下方的底，距离红唇缘 1mm 并与之平行，向外延伸到口角联合，皮瓣推进过程中在这里要切掉一个凸起的组织角。皮瓣在口轮匝肌上方的平面上被游离。当到达鼻唇沟时，外侧的皮肤组织就可以自由移动了。皮瓣此时基本上摆脱了所有的重要束缚。皮瓣不

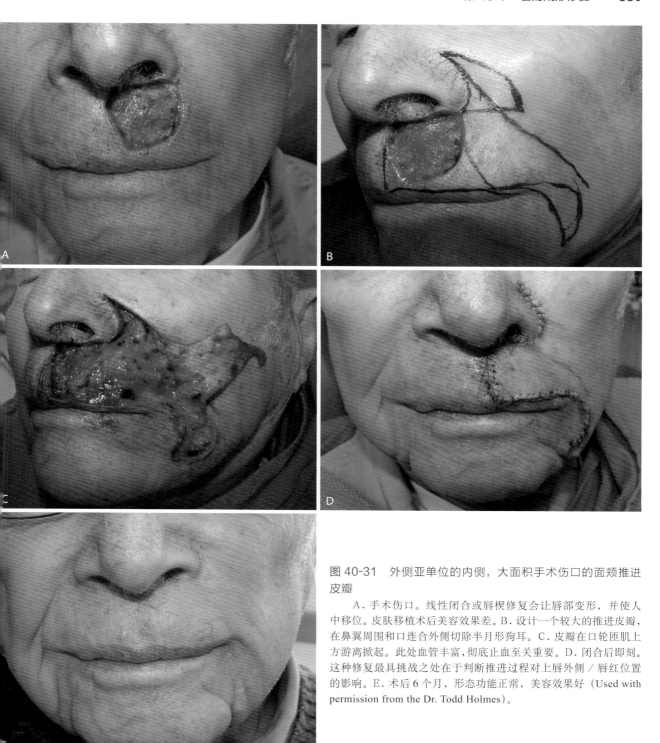

图 40-31　外侧亚单位的内侧，大面积手术伤口的面颊推进皮瓣

A. 手术伤口。线性闭合或唇楔修复会让唇部变形，并使人中移位。皮肤移植术后美容效果差。B. 设计一个较大的推进皮瓣，在鼻翼周围和口连合外侧切除半月形狗耳。C. 皮瓣在口轮匝肌上方游离掀起。此处血管丰富，彻底止血至关重要。D. 闭合后即刻。这种修复最具挑战之处在于判断推进过程对上唇外侧／唇红位置的影响。E. 术后 6 个月，形态功能正常，美容效果好（Used with permission from the Dr. Todd Holmes）。

太厚，一般不含任何肌纤维。蒂位于皮瓣的上外侧。摆脱了唇的所有束缚，皮瓣可以在外侧唇不扭曲的情况下向前推进。所有的张力都在同一水平面上是很重要的。需要注意很多细节，以确保外侧唇到达适当的位置，并避免红唇有任何张力或凹陷。如果有疑问，最好是轻微地降低而不是提高口角连合，因为轻微的下降在随访中更容易纠正。在大多数情况下，口周区域强大的肌肉系

统会在几个月内重建口唇的位置，因此长期的位置扭曲的情况很少见，不过我们仍然应该尽一切努力来实现无张力闭合。

对于靠近鼻的缺损，或上唇非常大的缺损，改良的推进皮瓣会形成一个拱形凸起的角，向上累及鼻翼和鼻翼沟周围。通过向上及鼻翼周围扩大修复面，可以调动整个内侧面颊。即使是大面积的唇部创面也可以用这种

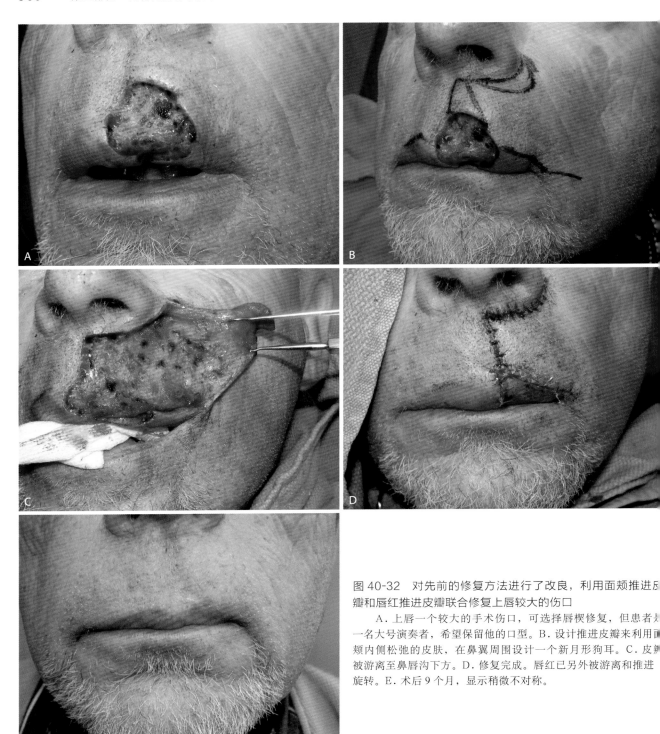

图 40-32　对先前的修复方法进行了改良，利用面颊推进皮
瓣和唇红推进皮瓣联合修复上唇较大的伤口

　　A. 上唇一个较大的手术伤口，可选择唇楔修复，但患者是
一名大号演奏者，希望保留他的口型。B. 设计推进皮瓣来利用面
颊内侧松弛的皮肤，在鼻翼周围设计一个新月形狗耳。C. 皮瓣
被游离至鼻唇沟下方。D. 修复完成。唇红已另外被游离和推进
旋转。E. 术后 9 个月，显示稍微不对称。

方法进行适当的修复。当外科医师做这样的皮瓣时，重要的是要避免将一个深而厚的皮瓣转移到上唇。皮瓣底部较宽，血供可靠。因此，可以有信心地推进一个相对较薄的皮瓣。即使相当薄的上唇推进皮瓣也可能会有持续几个月时间的"针垫"样外观，不过一般来说，它们最终都会取得满意的修复效果。未被适当修剪的较厚皮瓣，以及那些尺寸不合适的皮瓣，则会看起来像一个指状物放在口唇上一样厚重难看。此种情况下，往往需要再次修复。

　　所有上唇的推进皮瓣都会对鼻唇沟产生影响，不对称就是其中之一。鼻唇沟消失所造成的美感下降通常可通过修复更重要的部位（即上唇）来抵消。但在修复前必须与患者充分讨论这一预期。如有必要，鼻唇沟可在日后重建。

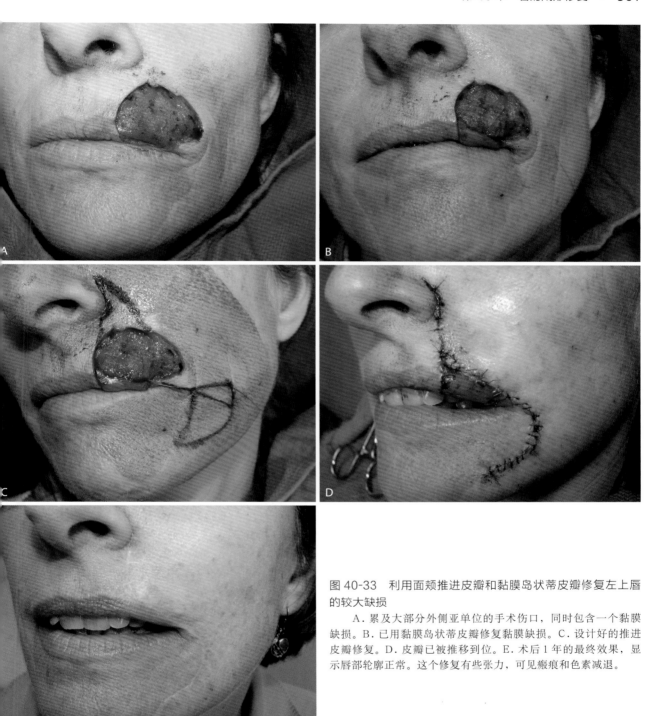

图 40-33　利用面颊推进皮瓣和黏膜岛状蒂皮瓣修复左上唇的较大缺损

　　A. 累及大部分外侧亚单位的手术伤口，同时包含一个黏膜缺损。B. 已用黏膜岛状蒂皮瓣修复黏膜缺损。C. 设计好的推进皮瓣修复。D. 皮瓣已被推移到位。E. 术后 1 年的最终效果，显示唇部轮廓正常。这个修复有些张力，可见瘢痕和色素减退。

旋转皮瓣

　　旋转皮瓣是修复上唇的小众皮瓣，但在适当情况下可以证明其极有价值（图 40-34）。可用旋转皮瓣成形修复的缺损为鼻翼旁外侧亚单位小到中等大小的伤口。这样的伤口通常也可用岛状蒂皮瓣修复（见下文）。如果使用线性修复，去除上面的狗耳则会破坏唇的顶端三角区。旋转皮瓣的理想候选是一个上唇相对高又宽和鼻唇沟为深拱形的患者。方案设计为首先去除一个自缺损向下延伸到唇红缘的狗耳。旋转皮瓣的弧形切口线沿着鼻唇沟延伸。皮瓣在肌肉层上方被游离至唇红缘。这个旋转皮瓣的大部分张力沿着主张力矢量定向，旋转可消除组织冗余。旋转的弧形切口线一般可沿鼻唇沟直接缝合，而不需要去除狗耳。需要注意的是，只有伤口与外侧亚单位相比相对较小时才能够使用这种修复。如果皮瓣上的旋转力矩过大，外侧唇红会被抬高，导致冷笑面容。

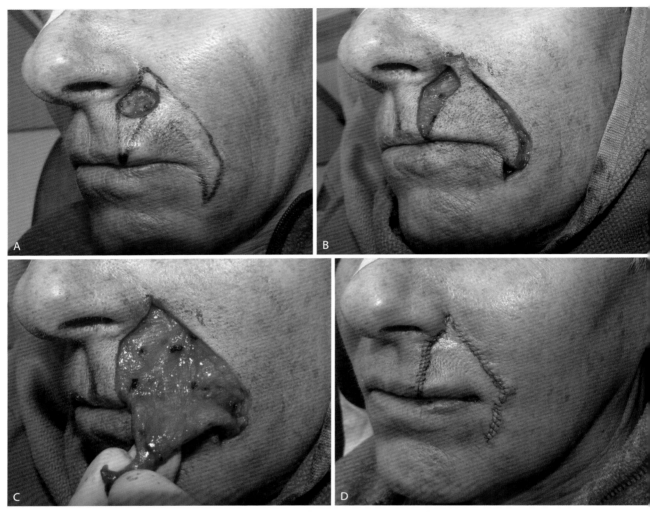

图 40-34 顶端三角区伤口的旋转皮瓣

A. 手术伤口和设计好的修复方案。修复的新月形切口线沿鼻唇沟向下延伸。B. 皮瓣切开。C. 皮瓣在口轮匝肌的上方被游离。D. 缝合中的皮瓣，保留了顶端三角，并最低限度地复建鼻唇沟 (Used with permission from Dr. Todd Holmes)。

岛状蒂皮瓣

岛状蒂皮瓣是修复上唇外侧和顶端三角区缺损的理想方法（图 40-35）。即使是较大的手术伤口，也可通过基于口轮匝肌穿支血管及周围口周血管丛的岛状皮瓣可靠地闭合。当皮瓣的一条或多条切口线能隐藏在预先存在的自然褶皱中时，岛状蒂皮瓣才是最有价值的。如果皮瓣的三条切口线都可见的"浮动"在外侧上唇，术后效果就不会美观。顶端三角区中等大小的伤口特别适合用岛状蒂皮瓣来修复，因为皮瓣的外侧切口线可以隐藏在鼻唇沟内。在某些情况下，扩大手术伤口至整个顶端三角区很有用。这种修复的设计应有足够的宽度闭合手术伤口，且在另一个方向上不产生张力。皮瓣的长度应根据闭合手术伤口所需的推动力来调整。一

般情况下，较长的皮瓣更容易被游离、推进和缝合。下方水平切口线的 Z 成形术可以改善手术效果（见图 40-14A－C）。

唇的岛状蒂皮瓣仅切至下面的口轮匝肌。周围组织应在肌肉层上方被游离。皮瓣的前缘必须被游离，以避免"推土"现象，并且必须小心解除皮瓣后面、侧面和下方的组织约束。为了达到美观修复的目的，皮瓣应在较小的张力下推进。一个小而灵活的皮瓣蒂优于一个庞大但活动度差的皮瓣蒂。插入轻薄岛瓣并广泛游离唇上其余部分能够尽量避免"针垫"样改变。即使操作巧妙，一定程度的陷阱门效应在这些修复中也是常见的，但可随着时间推移而逐渐减轻。当手术伤口的游离范围包括鼻部时，蒂的前缘可能需要去除表皮并沿着剩余的鼻翼基底进一步推进（图 40-36）。

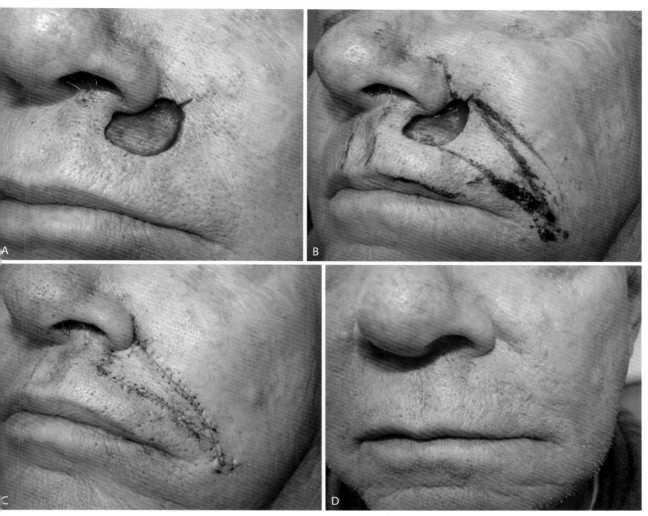

图 40-35　经典岛状蒂皮瓣修复上唇伤口

A. 左上唇靠近顶端三角区的伤口。B. 岛状皮瓣设计。皮瓣的上外侧切口线接近鼻唇沟。C. 皮瓣被推移到位。皮瓣蒂可以是深肌蒂或上外侧脂肪蒂。D. 术后 6 个月的最终效果。

　　上唇较大甚至广泛的手术伤口可以用横跨鼻唇沟并延伸到面颊、侧面和下方口角联合的岛状蒂皮瓣修复(图40-37)。这种岛状皮瓣以颊部内侧血管丰富的脂肪组织为蒂，而不是口轮匝肌。长达 3cm 的伤口可用宽而大的岛状皮瓣轻松闭合。在这种情况下，皮瓣被从口轮匝肌上完全游离。蒂的侧面被保留，完全切断尾部的牵拉。在面颊皮肤的较浅平面上切开皮瓣蒂。这是一个有活力的蒂，当伤口修复时，它会将面动脉一并拉向内侧。如上所述，在缝合时，周围组织的充分游离和插入轻薄皮瓣可使术后"针垫"减轻。

鼻唇瓣

　　下蒂型鼻唇瓣可用来修复上唇外侧亚单位的大面积手术伤口。尤其适合那些水平面很长但不累及唇红缘的缺损。皮瓣被设计为沿鼻面沟上方朝向内眦方向。当面

颊闭合时，皮瓣移位到唇部伤口进行修复（图 40-38）。皮瓣血供稳定且移动性好，所以易于成活。这种修复有两个潜在的问题。它破坏了鼻唇沟，另外皮瓣容易肥厚形成"针垫"样改变。通过充分游离受区唇部和在插入前使皮瓣显著变薄，可将皮瓣体积和"针垫"减到最小。鼻唇瓣的蒂血管丰富，因此可被放心地修剪至脂肪浅层。鼻唇沟可在 6 个月后用标准的 Z 成形术重建（图40-39）。

　　有时，鼻唇内插带蒂皮瓣可用于修复上唇大面积但不累及鼻唇沟的伤口（图 40-40）。皮瓣被游离并掀起，就像在一期手术中那样，但随后跨过已重建的鼻唇沟。一个薄而移动性好的蒂通常血供丰富。2~3 周内断蒂后，皮瓣可明显变薄。"针垫"样外观可能会在术后持续一段时间，并可能需要再次修复。

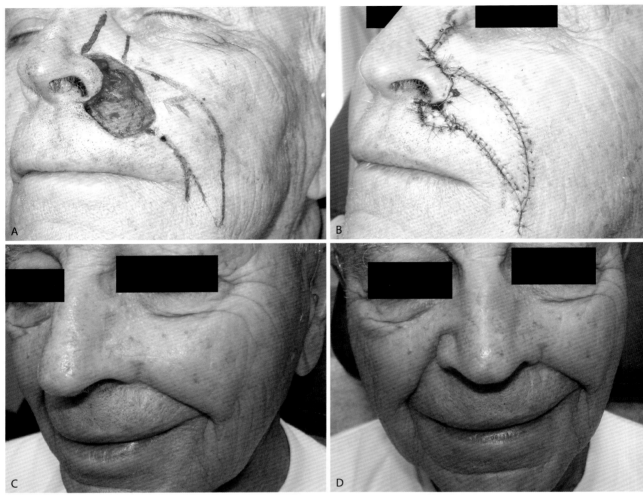

图 40-36 岛状皮瓣可用来修复鼻翼缺损的基底

A. 涉及顶端三角区、大部分上唇外侧亚单位和小部分面颊的大面积缺损，面颊向内侧推进以闭合鼻面沟缺损，设计一个岛状皮瓣修复唇上伤口并稳定鼻翼。B. 面颊已向内侧推进，岛状瓣已向鼻翼下推进以起支撑作用。该蒂的前缘已去除表皮。C. 修复后1年。D. 由于顶端三角区被切除，鼻唇沟已发生内移，有些许不对称。如果患者愿意，可用Z成形术进行进一步的修复。

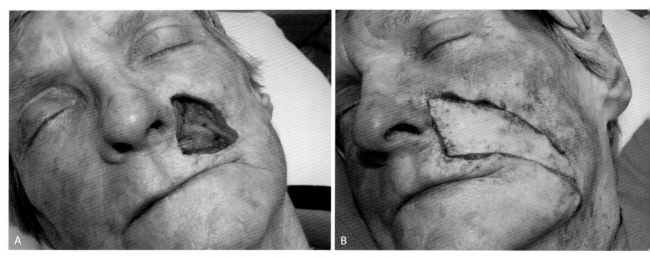

图 40-37 上唇巨大伤口，可用岛状皮瓣修复

A. 上唇外侧的巨大伤口；B. 利用一个大的颊部脂肪蒂岛状皮瓣进行修复。

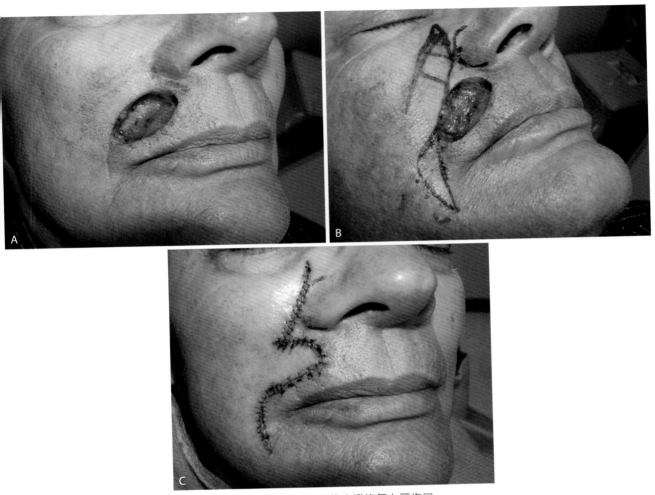

图 40-38　鼻唇易位皮瓣修复上唇伤口

A.水平方向的椭圆形伤口对成形修复提出了挑战；B.设计了一个下蒂型鼻唇瓣；C.该皮瓣已被游离并缝合到位。这种修复愈合后鼻唇沟会消失。

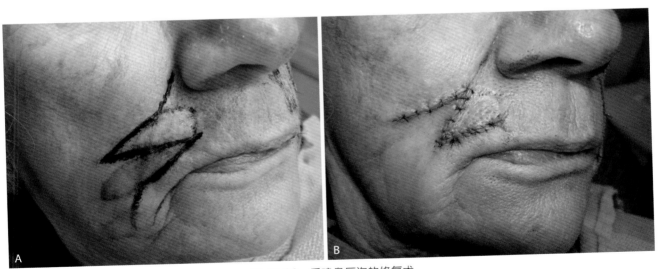

图 40-39　重建鼻唇沟的修复术

A.皮瓣修复后鼻唇沟已消失。Z 成形术是为重建鼻唇沟而设计的。B.Z 成形术将皮瓣转移并缝合到位。

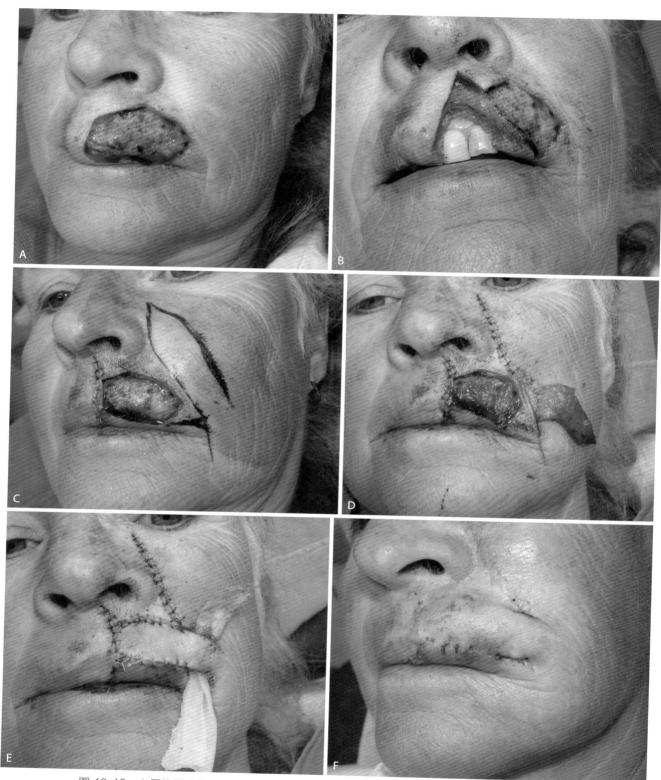

图 40-40 上唇的巨大伤口通过部分唇楔、黏膜岛状皮瓣和面颊到唇部的内插带蒂皮瓣联合修复

A．上唇的巨大伤口需要一个创造性的修复方法。B．大约 1/3 的修复是按照全层唇楔设计和实施的。C．楔形已闭合，使伤口易于管理，并再设计了一种下蒂型鼻唇内插皮瓣。唇黏膜已被推进。D．鼻唇瓣已被游离和掀起，颊部伤口已修复。E．鼻唇瓣已被明显修薄，并作为内插皮瓣缝合到位。F．皮瓣断蒂前。

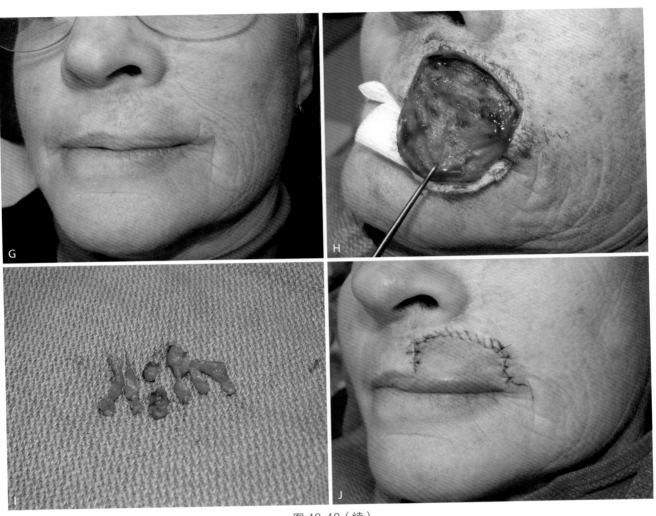

图 40-40（续）

G. 9 个月时皮瓣略显肥厚。H. 皮瓣被游离和掀开，以便修薄。I. 从皮瓣基底修剪掉的冗余组织，可使皮瓣显著变薄。J. 修复后即刻。

全厚皮肤移植

一个经常听到但没有根据的原则是："不要给上唇移植皮肤。"其实，皮肤移植非常有用，并且术后效果在美学上也是可以接受的，特别是对于上唇大面积非全层缺损的修复。它们效果可靠，并能保持功能，也没有唇部变厚重的风险。皮肤移植修复的适应证广，机动性好。进行皮肤移植很少出毛病，这对老年患者明显有利。如果外科医师在手术中谨慎操作，手术效果可以很好甚至完美。随着时间的推移，上唇皮肤移植皮片可能会变得松弛，但这可能也有好处。这种松弛改变提供了一个进行可耐受的分期切除的好机会，将大的移植皮片转变为小的不显眼的移植皮片。这种上唇移植皮片的分期切除技术也能够重建先前受损的唇红缘。外科医师不应忽视全厚皮肤移植的实用性，尤其是对那些上唇非全层大缺损的修复。

唇红附近水平方向的缺损

鸥翼皮瓣

唇部横长竖短的椭圆形缺损的修复是一个特殊的挑战，通常可以用一种被称为鸥翼皮瓣的成形修复方法进行修复（图 40-41）。对于唇的高度合适的患者，这个缺损可并入海鸥翅膀的弧线上，海鸥的中心位于人中的唇红缘。外科医师在唇的另一侧设计了一个类似的切除部分和推进弧线的图案。切除和小范围游离后，皮瓣向上推进，重建上唇唇红的自然轮廓。对于上唇较薄的患者，这不是一种明智的修复方法，因为它可能会降低唇的垂直高度。与上唇黏膜推进皮瓣一样，鸥翼皮瓣会暴露出更多粉红色的唇红，并导致一段时间的脱屑。

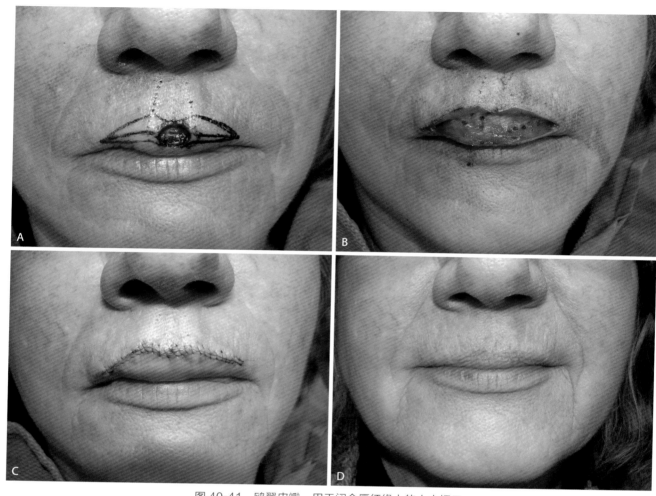

图 40-41 鸥翼皮瓣，用于闭合唇红缘上的人中切口

A. 设计一个鸥翼皮瓣以修复丘比特弓上的伤口；B. 皮瓣被切开并游离；C. 闭合后即刻，恢复了丘比特弓的形状；D.1 年后的最终效果（Used with permission from Dr. Todd Holmes）。

双向岛状蒂皮瓣

相对的双侧岛状蒂推进皮瓣可修复无显著肌肉缺失的白唇和唇红缘处中等大小的伤口。首先，黏膜岛状蒂被游离并推进，与两侧唇红缘严密对合。然后皮肤岛状蒂向下推进，与黏膜岛状蒂对位并缝合在一起。虽然这种修复技术比唇楔更具挑战性，但它保留了口周肌肉带，降低了小口畸形的可能性，并很好地重建了唇红缘。由于两个皮瓣上的限制性张力及其术后收缩力处在对称的相反方向，所以唇红缘仍可保留在术中原来的位置。总体效果往往令人满意（图 40-42）。

人中和上唇中央

从美学的角度出发，上唇中央和人中是最具挑战性的修复领域。至少在年轻的患者中，人中以两个立柱和丘比特弓为边界。丘比特弓本身有一个"M"形，两个突出的垂直尖端被一个凹状的弓隔开。丘比特弓的形状很像一座悬索桥。这一部位的重建受到多种因素的限制，包括上唇的大小和手术伤口的长度与不对称性。

被认为有修复价值的小到中等大小的人中伤口的重建需要创造性，也有挑战性。跨过其中一个人中嵴的伤口最好用一个相当大的推进皮瓣重建，该皮瓣呈新月形向鼻翼延伸。唇红附近且对称位于丘比特之弓上方的伤口可用上蒂型岛状蒂推进皮瓣修复。这种类型的修复首先假定上唇有相对充足的垂直长度，因为较短的上唇不能提供足够的组织储备来完成重建。同时延伸到唇红和白唇的中央伤口适合皮肤和黏膜相对岛状皮瓣修复（图 40-43）。当手术伤口包括了大部分人中时，最合适的修复方法可能是将伤口扩大到整个亚单位，并进行全厚皮肤移植。

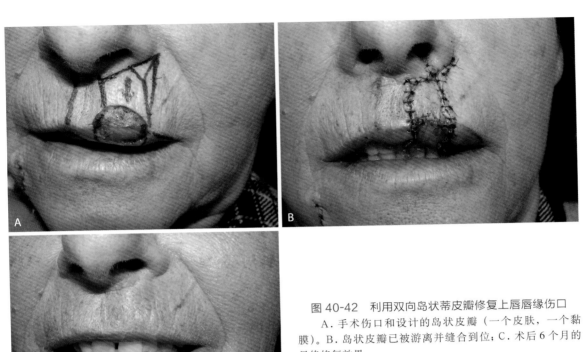

图 40-42　利用双向岛状蒂皮瓣修复上唇唇缘伤口

A．手术伤口和设计的岛状皮瓣（一个皮肤，一个黏膜）。B．岛状皮瓣已被游离并缝合到位；C．术后 6 个月的最终修复效果。

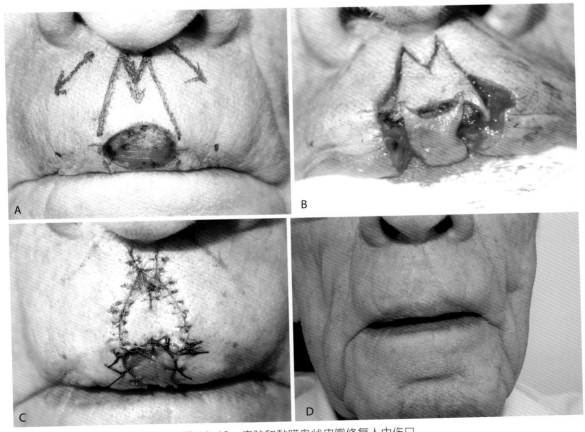

图 40-43　皮肤和黏膜岛状皮瓣修复人中伤口

A．人中的伤口利用以人中皮肤和黏膜为蒂的岛状皮瓣；B．两个皮瓣被游离并在唇红缘处对合；C．修复后即刻；D．闭合 1 年后的最终效果。

上唇大伤口

修复上唇中央的全层大缺损是一个巨大的挑战。如果不能小心地闭合这些伤口，比如仅做一个大的唇楔，就会导致小口畸形和鱼口畸形。在过去，这种伤口可用类似于 Karapandzic 皮瓣的唇周大皮瓣或双侧鼻唇瓣重建。通常比这种修复更有优势的是改良的单侧或双侧新月形推进皮瓣或 Abbe-Estlander 变异型。如果人中缺失，且伤口约占上唇的 25%，可用下唇的 Abbe 皮瓣修复。这种 Abbe 变异型必须在外侧面取皮，确实可导致下唇些许不对称。另一种替代性的修复方法是对称性的双侧新月形推进皮瓣。

Abbe-Estlander 皮瓣

伴有唇红缘大面积缺失的上唇大缺损的成形修复特别有挑战性。虽然可用大的双侧皮瓣来完成这些伤口的闭合，但交叉唇瓣通常也是合适的。适合 Abbe 皮瓣修复的伤口比适合唇楔修复的伤口更宽，通常对应着上唇的 1/3 以上，但不超过上唇的 1/2～2/3。因为交叉唇瓣营养较差，所以应该首先考虑其他选择。应该评估下唇是否合适。理想情况下，患者的口唇孔应该比较宽，而不是比较窄。

为了完成 Abbe 皮瓣，这个手术伤口被修剪成三角形类似唇楔，并且边缘修平以接收这个皮瓣。如果可行，Abbe 皮瓣被设计在手术伤口的内侧，并与上唇伤口相匹配，在许多情况下，缩小尺寸也是合理的。然后皮瓣被完全切成楔形，留下表面的口轮匝肌带和唇动脉作为蒂。如果没有一个合适的肌肉蒂可能引起静脉充血并导致皮瓣坏死。下唇作为唇楔关闭，上唇从黏膜开始逐层关闭。精确对合唇红缘至关重要。口轮匝肌肌层闭合时应小心吻合。

皮瓣的蒂应保留在原位至少 1 周，通常在 2～3 周后离断。在断蒂时，唇动脉往往已萎缩，通常情况下只会有少量出血。随着皮瓣的成活，即使设计和操作得当，也往往会形成 "针垫" 样外观，并可能会显得肥厚。在 6 个月到 1 年的时间里，皮瓣的神经功能通常会恢复，首先是感觉功能，然后是运动功能。在 1 年内，成形修复好的唇部通常会完全恢复功能。

全厚新月形推进皮瓣

上唇中央或稍偏位置的大面积伤口可通过改良的新月形推进皮瓣修复。如果伤口大小适中且稍偏，单侧新月形推进皮瓣就足够了。伤口被修剪成方形并全层切除至齿龈沟，之后在鼻翼外侧部分厚度切除以完整保留神经血管。黏膜也被切开以增加皮瓣的可移动性。伤口的

下半部楔形修复，重新缝合所有的组织层；上半部分新月形推进闭合。如果伤口较大且位于正中，则可在两个鼻翼旁均做新月形的双侧旋转皮瓣修复。上唇中部的大伤口可用这种方式修复，能保留神经血管的解剖结构和恢复口腔括约肌的功能。

下唇成形修复

唇红缺损和表浅伤口

黏膜推进皮瓣

小到中等大小的下唇唇红缺损可通过二期愈合恢复。较大的伤口很常见，并可能伴有广泛的光化性唇炎。在这种情况下，去除整个剩余的下唇唇红可能是合适的。即使如此，二期愈合也能获得很好的效果，尽管这个过程长得可能让患者难以承受。在这种情况下，或者出于其他原因，可以使用黏膜推进皮瓣。黏膜推进皮瓣利用了下唇黏膜和黏膜下层松散又有弹性的特性（图 40-44 和图 40-45）。皮瓣在黏膜下层面向下游离至齿龈沟。游离层面位于肌肉层和黏膜下腺体之间。唇下动脉的较大分支通过钝性分离剥离。如果血管离断，可能需要结扎。口轮匝肌穿支血管处的出血可通过电凝止血。任何损伤的黏膜下腺体都应被切除。

即使是充分游离的黏膜推进皮瓣通常也会有一定张力。一旦皮瓣可以轻松闭合，游离即可停止。在许多情况下，皮瓣不需要向下游离到齿龈沟，老年患者游离相对不充分也能顺利闭合。在推进皮瓣游离缘与下唇皮肤部边缘之间深部缝合或内缝合是一项挑战，在许多情况下，以柔软编织线单纯间断表面缝合就足以缝合伤口。深部缝合可能引起缝线反应，带来的麻烦可能多于好处。拆线时，罕见推进皮瓣迅速缩回到下面的口轮匝肌和伤口裂开。

黏膜的推进会导致湿黏膜外置，该组织可能比患者预期得更红，并且通常会在很长一段时间内脱屑。一些患者抱怨感觉推进的湿黏膜长期 "粘" 在上唇。由于反向拉力，下唇推进的黏膜几乎很难完全恢复原有下唇的丰满和凸起。唇红的缩短几乎总是或多或少地发生。在男性，会导致胡须垂直前突，刺激上唇。整个下唇的修复使用二期愈合时则不会发生这种情况。这些预期的效果应该在术前与患者讨论。

鼻唇瓣

无肌肉缺失的下唇中外侧宽而中等深度的伤口可以用一期（图 40-46）或二期（图 40-47）鼻唇瓣修复。皮瓣为下蒂型，并向下外侧游离至口连合外侧。它们可在皮下中层游离，并适当修薄以保证存活。既往这种修复经常形成管状的像橡胶一样的下唇，但修复中注意细

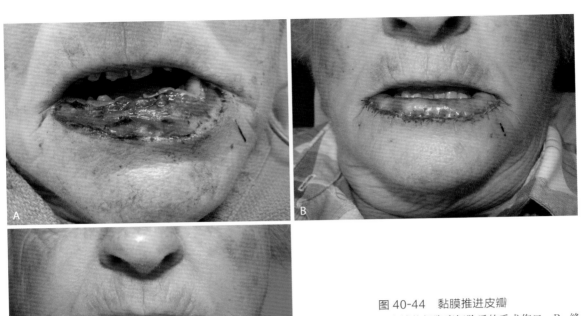

图 40-44　黏膜推进皮瓣

A. 大面积浅表鳞状细胞癌切除后的手术伤口；B. 缝合中的黏膜推进皮瓣；C. 术后 6 个月，形态和功能正常。

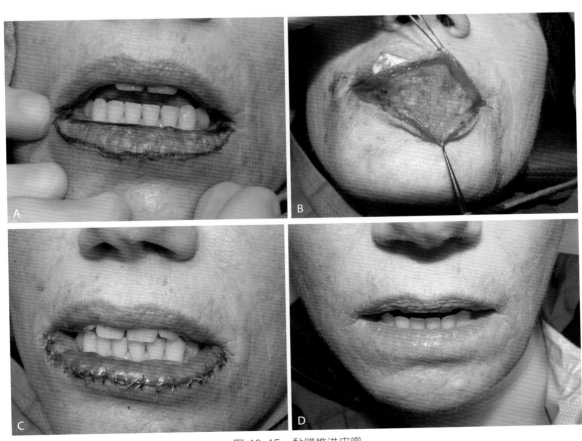

图 40-45　黏膜推进皮瓣

　　A. 广泛的光化性唇炎。B. 在肌肉层的上方仔细游离黏膜推进皮瓣，并根据需要向齿龈沟延伸，以便在较小的张力下推进；C. 闭合后即刻；D. 术后 2 个月。注意，唇色比原本的唇红更加粉红。

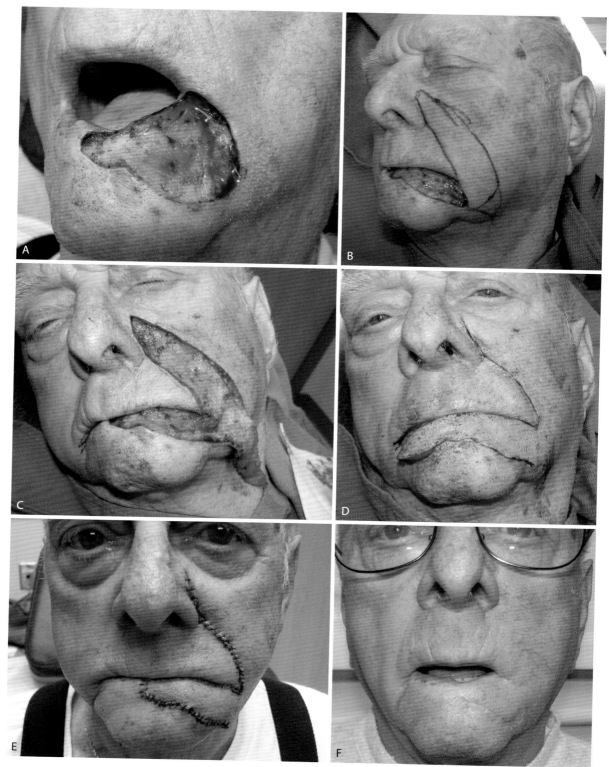

图 40-46 一期鼻唇瓣成形修复下唇的大缺损

A. 下唇外侧的大伤口；B. 设计好的鼻唇瓣成形修复；C. 皮瓣在皮下层面被游离；D. 沿着鼻唇沟闭合面颊伤口，大旗瓣在无张力的情况下转移到位；E. 皮瓣已缝合到位并固定在手术伤口的基底；F. 术后 6 个月的最终效果。

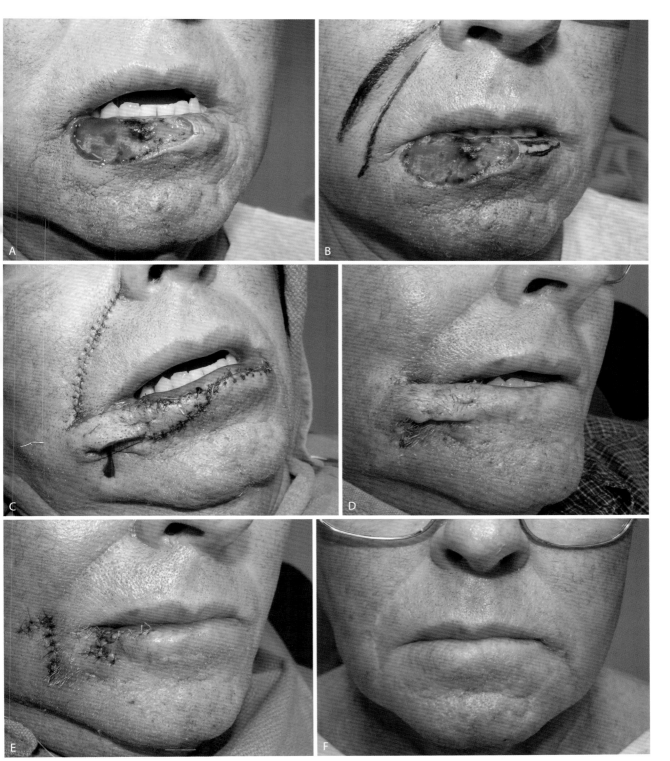

图 40-47　二期鼻唇易位皮瓣修复下唇伤口

　　A. 手术伤口；B. 设计好的鼻唇内插皮瓣；C. 缝合中的皮瓣；D. 3 周后成活的皮瓣；E. 术后即刻效果；F. 术后 6 个月的皮瓣。有少量的新生血管形成，但皮瓣美观、功能良好，口孔径未发生改变或缩短（Used with permission from Dr. Todd Holmes）。

节术后也可以比较美观和具有一定的功能性。需要特别说明，皮瓣必须充分修薄，并且受区伤口边缘应适当地被修整。将皮瓣固定在手术伤口的基底可能会有好处。如果伤口是部分黏膜和部分皮肤，尽管随着时间的推移，皮肤作为唇红的替代物被置于口中会出现黏膜化并形成近似唇红的外观，黏膜性唇部还是需要向外推进。考虑到这些伤口往往很宽，小小的美容变化就不那么明显了。

二期鼻唇瓣在几乎没有张力的情况下旋转和移位，从而能够允许皮瓣被裁剪得更薄一些。这种修复类似于上唇二期转移旗瓣。适合的伤口是一个未累及肌肉的大面积缺损，对于这种伤口，植皮是不美观的，下面描述的诸多方法也是不合适的。

口腔功能不全的深部伤口

唇楔

累及接近 25% 下唇的伴有肌肉缺失的中等大小伤口适合利用全厚唇楔修复。唇楔的修复方法类似于上唇唇楔，但与上唇唇楔不同的是，下唇应始终全层切除，并进行单纯的分层修复（图 40-48）。下唇唇楔能否成功取决于特定个体的口孔径的先天特性。对于有相对小小畸形和活动性差的患者，其他的修复方法可能更合适。下唇楔形成的瘢痕往往比上唇楔形成的瘢痕更明显。但 Z 成形术联合楔形修复会极为有用，因为它很好地掩饰了修复痕迹（图 40-49）。

推进皮瓣

下唇较大的伤口可采用单侧或双侧推进皮瓣修复，较大的推进皮瓣则设计为沿着颏纹的曲线延伸。梯形的设计一直被提倡，但更简单的弧形切口线通常足以满足需要，只要根据需要将狗耳从侧面切除即可。这种推进方式的一个好处是当皮瓣被向内侧牵拉时，它会骑跨在颏纹上，支撑着重建后的新下唇。虽然缺损通常较大，但常向下延伸至颏纹和齿龈沟形成一个方形缺损（图 40-50 和图 40-51）。这使得皮瓣更容易推动。或者，如果伤口较宽且中等深度，可将部分厚度的双侧推进皮瓣与黏膜推进皮瓣联合应用（图 40-52）。整形外科文献中经常讨论的修复方法是 Webster-Fries 法，其中较大的伤口用双侧推进皮瓣修复，将皮瓣上方切口线通过口连合向外延伸到面颊上，垂直的狗耳在鼻唇沟下方的外侧被去除。这种类型的修复可以适当恢复功能，但会导致口联合处变形，有形成"小丑"外观的可能。多数情况下，这种较大的伤口可以用 Gilles 扇形皮瓣或 Karapandzic 皮瓣修复。

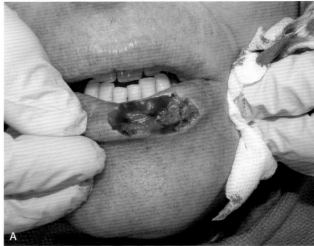

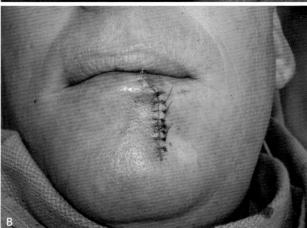

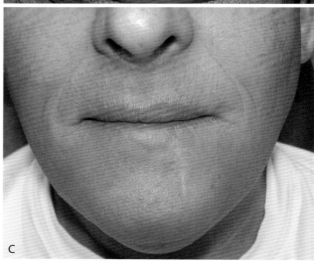

图 40-48　下唇楔形修复

A. 累及黏膜、皮肤和肌肉的下唇伤口；B. 伤口被全厚楔形修复；C. 修复后 6 个月。下唇楔形修复后瘢痕往往比上唇更明显。

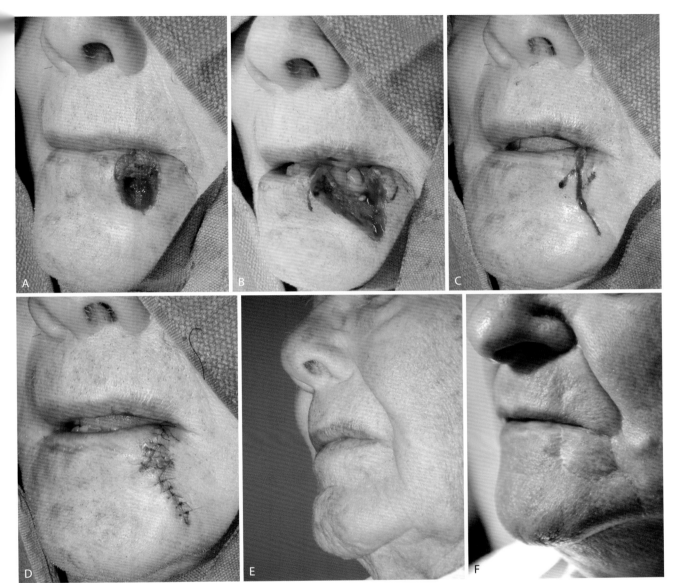

图 40-49 A. 下唇大而深的手术缺损。B. 伤口修整成楔形三角。注意，黏膜切除不延伸到唇龈沟。C. 楔体再对合和设计好的 Z 成形术。注意再对合是如何导致的唇红缘三角畸形。D. 已完成的 Z 成形术纠正了三角畸形。E. 最终效果显示 Z 成形术消除了三角畸形，并掩盖了唇红缘下方凸起处的瘢痕。F. 与一个非常相似但没用 Z 成形术的成形修复的最终效果比较异同。这里的三角畸形稍显白，可见唇红缘偏斜。

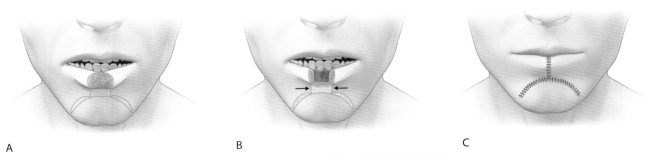

图 40-50 双侧推进 / 新月形旋转皮瓣修复下唇

A. 双侧新月形推进皮瓣修复中下唇伤口的示意图；B. 设计好的双侧新月形旋转皮瓣，修整成全层缺损以便缝合；C. 随着皮瓣的推进和旋转到位，颏纹提供垂直支撑。

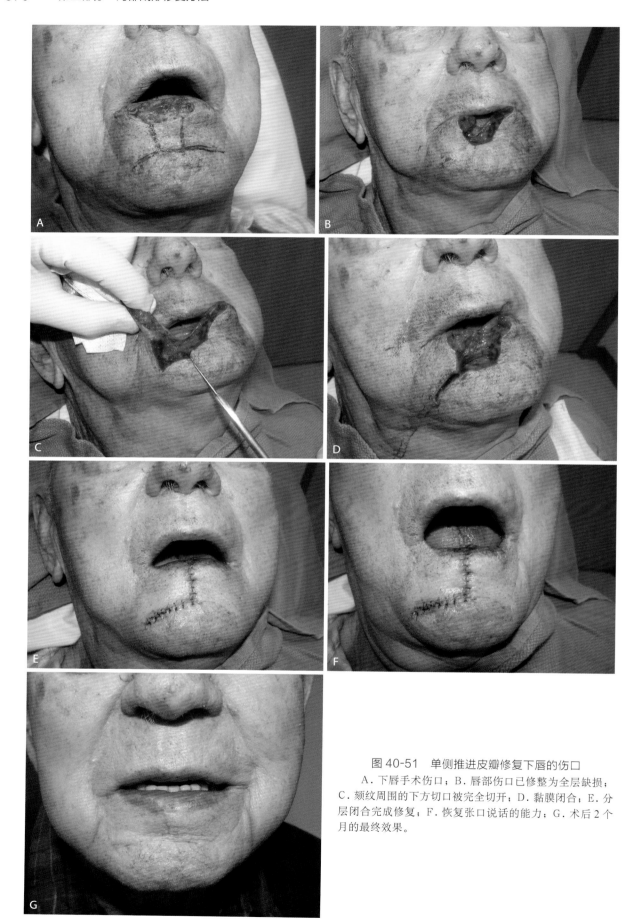

图 40-51　单侧推进皮瓣修复下唇的伤口

A. 下唇手术伤口；B. 唇部伤口已修整为全层缺损；C. 颏纹周围的下方切口被完全切开；D. 黏膜闭合；E. 分层闭合完成修复；F. 恢复张口说话的能力；G. 术后 2 个月的最终效果。

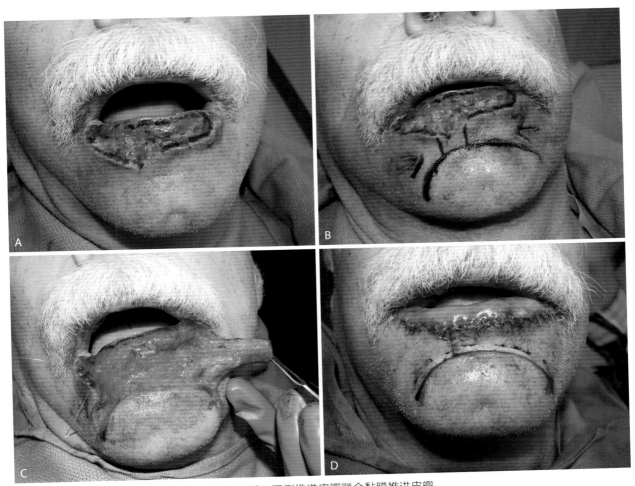

图 40-52 双侧推进皮瓣联合黏膜推进皮瓣

A. 下唇宽而中等深度的伤口；B. 设计双侧新月形推进皮瓣；C. 在肌肉层上游离皮瓣；D. 术后即刻效果。这些推进皮瓣已被用来修复白唇，黏膜已被推进重建唇红。

Gilles 皮瓣

Gilles 扇形皮瓣是一种单侧全厚旋转皮瓣，用于修复下唇较大的伤口。合适的伤口是深的、全层的，伴有口腔功能不全的缺损，缺损约占下唇的 1/3，不适合用唇楔修复。在过去，这样的伤口经常用上下唇的 Abbe 皮瓣来缝合，但大多数外科医师不再牺牲上唇来修复下唇的伤口。相反，可以在口连合周围设计一个大的全厚旋转和易位组合皮瓣。皮瓣的游离和移位的技术与以下所述的 Karapandzic 皮瓣相似，但不完全相同。

Karapandzic 皮瓣

较大的下唇伤口可能需要广泛的环口成形修复，这被称为 Karapandzic 皮瓣。合适的伤口是伴口腔功能不全的大而深的缺损，约占下唇水平尺寸的一半或更多。Karapandzic 皮瓣包括两个皮瓣的旋转，可缩小口孔，平担上下唇水平尺寸的减小，并复位外侧的口连合。

皮瓣的设计和执行是至关重要的，因为一个失败的 Karapandzic 皮瓣可能会产生严重的后果。首先，将缺损被全层修剪成方形向下延伸至齿龈沟和颏纹。然后，双侧皮瓣在外侧被设计成围绕在口连合周围的大弧形。皮瓣的设计完全忽略了鼻唇沟。皮瓣的宽度在所有的点上都是相等的，应该近似于下唇到齿龈沟 / 下颌纹的垂直高度。

完全麻醉应通过双侧颏神经阻滞和双侧眶下阻滞以及外侧组织的局部麻醉来实现。首先切开深层脂肪，然后止血。上、外侧切口向下延伸至肌肉组织，朝向口角轴，而不是通过这些深层组织，从而保护口腔的神经支配和血管供应。在合理的张力下，根据需要尽可能横向进行全层修复，使伤口边缘推进到一起。可以在口腔内部切开一定距离的黏膜，以调动组织，而不必从嘴角的深层组织切开。之前，血管、神经和肌肉都是经过仔细剥离和保留的。实际上，只需避免向外侧延伸切开深层部分就比较安全了。

Karapandzic 皮瓣是一个难度较大的成形修复，如果没有丰富的手术经验和对文献的仔细回顾，就不应进行。一个失败的巨大口唇修复具有毁灭性的美学和功能影响，可能需要多次再修复。

口连合的伤口

口连合的大缺损可以直接闭合，但造成的不对称也很严重，延伸到面颊上的瘢痕也会引人注意，用这种修复方法重建正常的口角是很有挑战性的。另一种有效的替代修复方法是将 Abbe 皮瓣改良成一期修复，使用上唇或下唇重建口连合。这种微型 Abbe 皮瓣是一种可以实现良好功能性关闭的简捷方法（图 40-53）。

总结

唇部是一个具有挑战性的成形修复位置，修复不佳可能会造成美学和功能上的欠缺。在这个复杂区域进行任何成形修复之前，彻底了解唇部解剖是一个至关重要的先决条件。虽然唇部的瘢痕可被掩藏或修复，但错误的修复选择可对功能造成不良的影响，再加上重建白线的重要性，尤其在年轻患者中，意味着这个解剖位置应该被重视和严谨对待。也就是说，对于经验丰富的皮肤外科医师来说，能够显著改善唇部缺损患者的生活质量也是一个重要的机会和挑战。

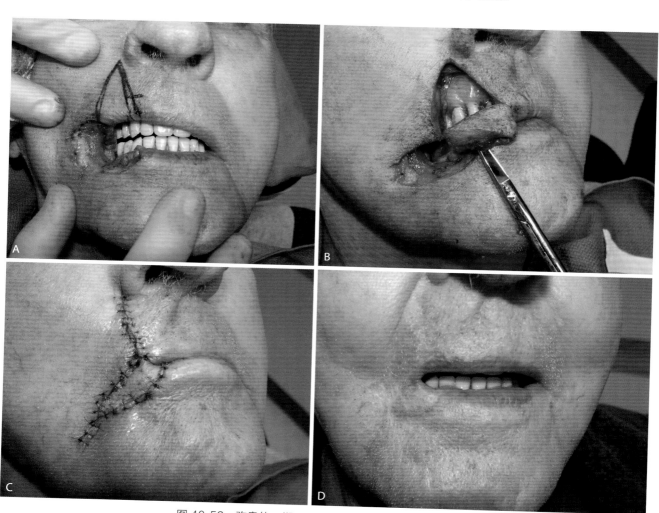

图 40-53　改良的一期 Abbe 皮瓣重建外侧口连合的伤口
　A. 口连合的较深伤口计划用 Abbe 皮瓣修复。B. 皮瓣被游离，靠一个内侧小蒂存活。C. 缺损已闭合。因为皮瓣游离挨着其插入点，所以闭合是一个一期过程。D. 术后 6 个月效果。如果需要，可以进行右侧口连合成形术以获得更大的对称性。

参考文献

1. Burget GC, Menick FJ. Aesthetic restoration of one-half the upper lip. Plast Reconstr Surg. 1986;78:583–593.
2. Mazzola RF, Lupo G. Evolving concepts in lip reconstruction. Clin Plast Surg. 1984;11:583–617.
3. Zitelli JA, Brodland DG. A regional approach to reconstruction of the upper lip. J Dermatol Surg Oncol. 1991;17:143–148.
4. Godek CP, Weinzweig J, Bartlett SP. Lip reconstruction following Mohs' surgery: The role for composite resection and primary closure. Plast Reconstr Surg. 2000;106:798–804.
5. Wentzell JM, Lund JJ. Z-plasty innovations in vertical lip reconstructions. Dermatol Surg. 2011;37:1646–1662.
6. Spinowitz AL, Stegman SJ. Partial-thickness wedge and advancement flap for upper lip repair. J Dermatol Surg Oncol. 1991;17:581–586.
7. Webster JP. Crescentic peri-alar cheek excision for upper lip flap advancement with a short history of upper lip repair. Plast Reconstr Surg. 1955;16:434–464.
8. Mellette JR Jr, Harrington AC. Applications of the crescentic advancement flap. J Dermatol Surg Oncol. 1991;17:447–454.
9. Morand B. Réparation de la lèvre blanche supérieure. Ann Chir Plast Esthet. 2002;47:423–431.
10. Dzubow LM. Facial Flaps: Biomechanics and Regional Application. Norwalk, CT: Appleton and Lange; 1990.
11. Braun M Jr, Cook J. The island pedicle flap. Dermatol Surg. 2005;31:995–1005.
12. Wlodarkiewicz A, Wojszwillo-Geppert E, Placek W, Roszkiewicz J. Upper lip reconstruction with local island flap after neoplasm excision. Dermatol Surg. 1997;23:1075–1079.
13. Rustad TJ, Hartshorn DO, Clevens RA, Johnson TM, Baker SR. The subcutaneous pedicle flap in melolabial reconstruction. Arch Otolaryngol Head Neck Surg. 1998;124:1163–1166.
14. Skouge JW. Subcutaneous island pedicle flap with Z-plasty: A cosmetic enhancement. Dermatol Surg. 2007;33:1529–1532.
15. Baker SR, Krause CJ. Pedicle flaps in reconstruction of the lip. Facial Plast Surg. 1984;1:61–68.
16. Paniker PU, Mellette JR. A simple technique for repair of Cupid's bow. Dermatol Surg. 2003;29:636–640.
17. Kaufman AJ, Grekin RC. Repair of central upper lip (philtral) surgical defects with island pedicle flaps. Dermatol Surg. 1996;22:1003–1007.
18. Abbe RA. New plastic operation for relief of deformity due to double harelip. Med Rec. 1898;53:477.
19. Gibson CL. Robert Abbe 1851-1928. Ann Surg. 1928;88:794–797.
20. Al-Benna S, Steinstraesser L, Steinau HU. The cross-lip flap from 1756 to 1898. Reply to "The Sabattini-Abbé flap: A historical note." Plast Reconstr Surg. 2009;124:666–667.
21. Culliford A 4th, Zide B. Technical tips in reconstruction of the upper lip with the Abbé flap. Plast Reconstr Surg. 2008;122:240–243.
22. Spinelli HM, Tabatabai N, Muzaffar AR, Isenberg JS. Upper lip reconstruction with the alar crescent flap: A new approach. J Oral Maxillofac Surg. 2006;64:1566–1570.
23. Yarington CT Jr, Larrabee WF Jr. Reconstruction following lip resection. Otolaryngol Clin North Am. 1983;16:407–421.
24. Kolhe PS, Leonard AG. Reconstruction of the vermilion after "lip-shave." Br J Plast Surg. 1988;41:68–73.
25. Sand M, Altmeyer P, Bechara FG. Mucosal advancement flap versus primary closure after vermilionectomy of the lower lip. Dermatol Surg. 2010;36:1987–1992.
26. Knowles WR. Wedge resection of the lower lip. J Dermatol Surg. 1976;2:141–144.
27. Pelly AD, Tan EP. Lower lip reconstruction. Br J Plast Surg. 1981;34:83–86.
28. Roldán JC, Teschke M, Fritzer E, et al. Reconstruction of the lower lip: Rationale to preserve the aesthetic units of the face. Plast Reconstr Surg. 2007;120:1231–1239.
29. McGregor IA. Reconstruction of the lower lip. Br J Plast Surg. 1983;36:40–47.
30. Gillies HD, Millard DR. The Principles and Art of Plastic Surgery. London: Butterworth; 1957.
31. Ethunandan M, Macpherson DW, Santhanam V. Karapandzic flap for reconstruction of lip defects. J Oral Maxillofac Surg. 2007;65:2512–2517.
32. Karapandzic M. Reconstruction of lip defects by local arterial flaps. Br J Plast Surg. 1974;27:93–97.

第 41 章　耳的成形修复

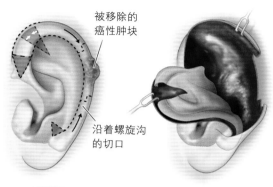

被移除的癌性肿块

沿着螺旋沟的切口

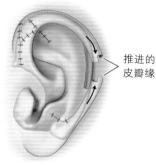
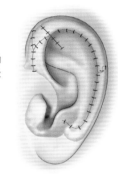

推进的皮瓣缘

原著者　Joseph F. Sobanko
　　　　Jeremy Etzkorn
　　　　Thuzar M. Shin
　　　　Christopher J. Miller

翻　译　马立娟
审　校　刘　严　马小洁　徐永豪

概要

- 耳廓重构的目标包括保持外耳道的通畅和恢复外耳的凸出和复杂轮廓。
- 耳的外形多变，但轮廓和位置始终一致。

初学者贴士

- 管状软骨形成外侧的外耳道（external auditory canal，EAC），并且必须保持通畅。
- EAC 的直径只有 7mm，故任何瘢痕造成的周长减小都会降低听力。
- 因为前耳的薄皮肤附着在软骨上，故可利用皮瓣来移动耳轮和后耳较厚及宽松的皮肤。

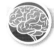

专家贴士

- 与前耳的复杂轮廓相比，耳轮和耳垂游离缘的椭圆形轮廓更容易影响耳的正常感知。
- 耳高或轮廓的微小变化几乎不影响美观。
- 全层，短耳轮缺损主要通过耳轮推进皮瓣进行修复。

切记！

- 耳甲和对耳屏的深层缺损可用岛状蒂修复，岛状蒂可将皮肤从耳后沟和乳突区拉入缺损区。
- 利用来自耳后皮肤的宽蒂，软骨皮肤推进皮瓣甚至能够修复耳的较大缺损。

陷阱和注意事项

- 一定要事先评估患者是否经常戴眼镜，因为重构方便舒适的眼镜腿置放处对患者的舒适和便利非常重要。
- 精细缝合有助于避免伤口边缘沿着耳轮翻转，否则会导致临床上明显的切口。

患者教育要点

- 手术开始之前，一定要充分评估患者接受广泛手术并从中恢复的意愿。
- 相对于更复杂更大的皮瓣，部分患者可能更喜欢小的局部闭合。
- 警告患者不要在术后不久反复用眼镜摩擦新生的手术部位。

收费建议

- 耳部任意模式的一期皮瓣使用编码 14060 或 14061，这些编码包括切除的部分；除了 Mohs 切除编码外，不应同时对切除和皮瓣修复编码进行收费。
- 在编码皮瓣、移植或线性修复时，医疗需要是判断是否合适的最终决定因素。

引言

高度波状外形的外耳廓和外耳道(external auditory canal，EAC)收集声波并将其传导至鼓膜（tympanic membrane，TM）。耳朵明显畸形或错位会对心理健康产生负面影响。耳廓重构目标包括保持 EAC 的通畅和恢复外耳的凸出与复杂轮廓。几个关键的原则有助于在重构阶段的每一步保持并恢复外观和功能。

耳重构的关键解剖原则

本节将集中讨论每个耳重构中都需要考虑的关键解剖原则。

耳的外形多变，但轮廓和位置始终一致

外耳起源于第一和第二鳃弓，一直长到 6 岁。成年耳高约 6cm，通过肌肉和韧带与乳突相连，并向后垂直倾斜 15°～20°。耳腔把外耳支撑在乳突骨上。三块耳肌（上、前、后）及其相应的韧带进一步支持耳与颅骨的连接。将耳向前拉，可以清晰地看到耳后肌束横跨耳后沟。椭圆形的外侧耳轮从颞部头皮凸出通常不超过 2cm。耳廓上面的软骨部分通常比自由悬挂的由纤维脂肪组成的耳垂更凸出。

耳的弹性纤维软骨亚结构形成了一个高度不规则的轮廓，将声波输送到 TM。外耳的软骨 1～3mm 厚，通过薄而紧密附着的皮肤呈现出多样轮廓的鹦鹉螺形状。覆盖在前耳软骨的致密皮肤约 1mm 厚，皮下脂肪较少，而较松、较厚的耳后皮肤在真皮和软骨膜之间有皮下脂肪缓冲。因此，耳后皮肤更容易被利用和拉伸。

管状软骨形成外侧的 EAC，并且必须保持通畅

EAC 位于耳屏软骨下后方的外耳窝内，连接外耳和中耳。外耳道起于下颌骨髁突和腮腺的后方，从耳甲腔延伸约 2.5cm 至 TM。它的外侧 1/3 是外耳的软骨延伸，内侧 2/3 由颞骨组成。EAC 的皮肤很薄，紧紧附着在软骨膜上，分泌耳垢以防止外耳道管道浸渍。由于 EAC 的直径只有 7mm，故任何瘢痕造成的周长减小都会降低听力。

耳屏软骨和鼓乳缝为面神经提供了明确的解剖标志

面神经从颅底穿过茎乳孔进入腮腺，在那里它分成颞面和颈面分支配面部表情肌。深耳周或管状肿瘤切除可损伤面神经，并可能导致同侧面瘫。手术中常用的 4 个识别和保护面神经的解剖标志包括二腹肌后腹（posterior belly of the digastric muscle，PBDM）、耳屏软骨指针、骨和软骨 EAC 连接处、鼓乳缝（tympanomastoid suture，TMS）。

在这些解剖标志中，TMS 距离面神经最近，在主干外侧大约 2.5mm。虽然耳屏软骨柔韧易回缩，但它仍然是识别面神经主干最可靠和最常用的标志之一。耳屏位于外耳前耳轮脚的下方，其前缘内侧呈钝尖状。面神经在距耳屏指针 1.0～1.5cm 深、略靠前的位置，在 PBDM 上 5～8mm，在骨和软骨 EAC 连接下约 1cm 处。

耳的血供丰富且稳定

颈外动脉的 2 个分支，耳后动脉（posterior auricular artery，PAA）和颞浅动脉（superficial temporal artery，STA），分别为耳廓的后表面和前表面供血。耳静脉与耳动脉相伴行。

PAA 是 ECA 发出的一个小分支，位于枕动脉之上。它在腮腺和茎突之间以及耳软骨和乳突之间的沟槽向后上行。PAA 的走向是可以预测的，它位于乳突前 0.3cm，深至耳后沟里的耳垂。当它继续在沟中上行时，位于 EAC 后 1.2cm，接着位于上耳轮连接头皮处的后 2.4cm 的位置。在乳突上方，PAA 分出枕叶支和耳支。这些血管为耳后和耳上的随机和轴向皮瓣提供了强大的血供。

STA 是 ECA 的一个终末分支，起始于下颌骨后面的腮腺。该血管直径约 2.5mm，位于耳屏前 1.5cm，此处皮肤表面可触诊其搏动。它穿过颧突后，在上耳廓水平分成额支和顶支。分支前，STA 发出耳支供应耳轮、耳屏、对耳轮和舟状窝。STA 和它的分支为耳重构的诸多皮瓣提供了可靠的血供。

重构设计的原则

保持 EAC 的通畅对听力至关重要。虽然因为侧向位置的缘故，我们很难同时观察到两个耳，但耳的变化包括耳轮凹陷、耳廓前倾或耳从颞部头皮凸出超过 2cm 是很明显的。下列的重构原则将有助于保留耳的功能和形态。

1. 保持 EAC 通畅。耳屏、耳甲或 EAC 缺损形成的瘢痕可能会阻塞外耳道管道。当软骨管道移除后，收缩和狭窄的风险增加。EAC 半径的略微减小就会极大地限制声音的传播（图 41-1），因此重构的目标应该是保持外耳道的完全通畅。
2. 保留耳轮和耳垂轮廓。与前耳的复杂轮廓相比，耳轮和耳垂游离缘的椭圆形轮廓对耳的听觉影响更大。为了避免形成明显的凹陷，恢复和保持游离缘的体积与轮廓很重要（图 41-2）。

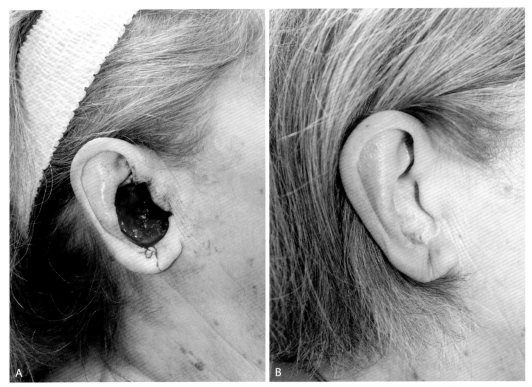

图 41-1　A. 累及 EAC、耳甲和对耳屏的复合缺损。B. FTSG 修复术后 3 个月。枕形移植会缩短 EAC 周长并损伤患者的听力

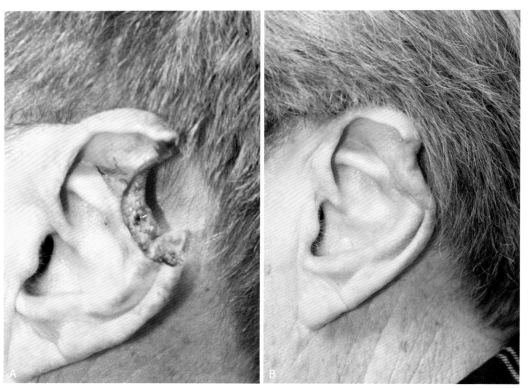

图 41-2　A. 伴有耳轮软骨明显缺失的缺损；B. 凹口修复未能恢复耳轮的正常凸度

3. 恢复耳廓的凸出。同时观察两只耳是困难的，所以耳高或轮廓的微小变化几乎不影响美观。然而，耳相对于头皮凸出的变化是明显的（图41-3）。耳高的显著降低或形状改变可能不能支持佩戴眼镜或助听器。理想的重构要保持耳廓的正常凸出和高度，并留下充足的眼镜腿置放空间。

重构方法

二期愈合

二期愈合可预见结果是会产生类似于耳廓上紧绷皮肤的光亮瘢痕。耳廓下软骨可以抵抗表层皮肤缺损所引起的收缩，但耳垂和耳轮深而广的创面可能会收缩和破坏游离缘的轮廓。累及皮肤和软骨的复合创面更容易改变耳的形状，尤其是当创面靠近耳轮时（图41-4）。EAC 广泛或复合缺损的二期愈合引起的收缩可能导致外耳道狭窄。

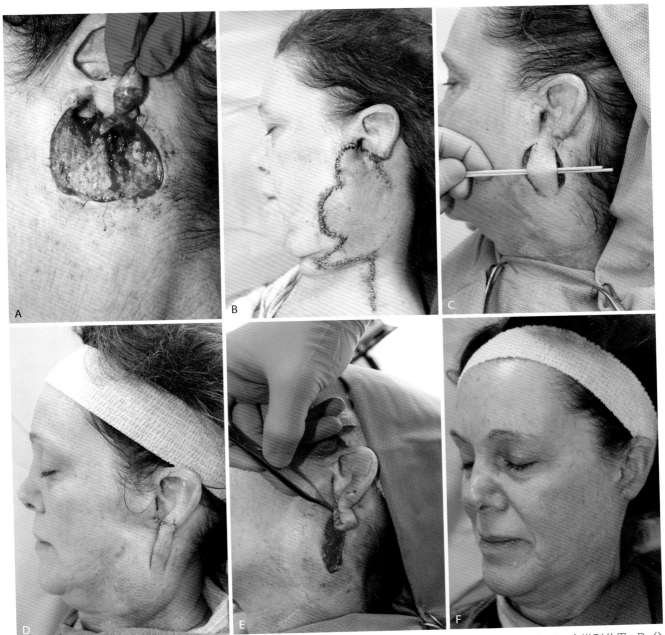

图 41-3　A. 包括许多亚单位的下耳缺损。这种缺损重构失败改变了耳在头皮和颈部的凸出并在游离缘留下一个锐利分界。B. 分期三叶皮瓣为耳垂创建平台。C. 2 个月后，分期管状皮瓣。D. 2 个月后，将管状皮瓣头侧缝合至耳轮下缘。E. 2 个月后，断开管状皮瓣尾侧边缘并翻转以重建耳垂。F. 术后最后外观

软骨膜完整的创面愈合更快，患软骨炎的风险更低。暴露的无软骨膜的软骨易干燥、感染和坏死。暴露软骨的全层环钻术可通过从耳另一侧完整皮肤中吸收肉芽组织来减少这些并发症。封闭性敷料、凡士林保湿、醋浸泡或口服抗生素可减少软骨炎。

线性修复

由于薄而粘连的皮肤缺乏弹性以及耳廓下软骨的阻力，线性闭合在耳重构中的作用有限。疏松的耳后皮肤和耳垂的小缺损也许可以采用梭形闭合。然而，闭合张力可能会引起耳下软骨弯曲或耳垂游离缘变形。对于皮肤松弛或较厚的患者，平行于游离缘的梭形闭合也许可用于小的耳轮缺损（图41-5）。将梭状闭合的长宽比增大到5：1通常有助于减少狗耳，保持正常的耳轮轮廓（图41-6）。

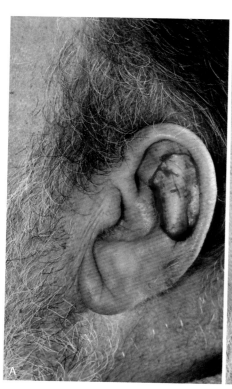
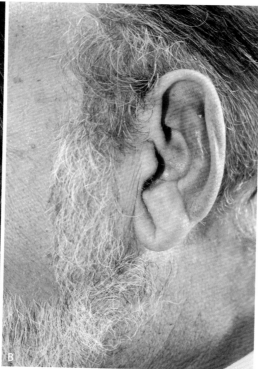

图 41-4　A. 广泛的对耳轮缺损可通过二期愈合；B. 术后 2 个月，因为创面收缩而移位的耳轮外观

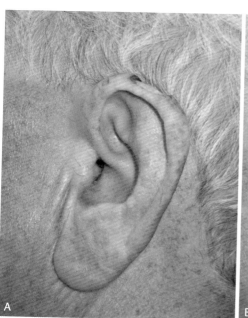
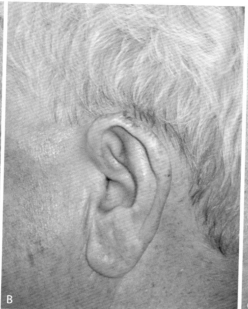
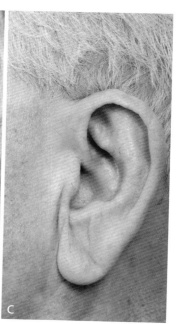

图 41-5　A. 耳轮缺损；B. 线性修复；C. 术后外观

皮肤移植

皮肤移植在耳的重构中起着重要而广泛的作用。几乎所有保留软骨膜的不同厚度的耳部缺损都适合皮肤移植(图 41-7 至图 41-9)。全厚皮肤移植术(full-thickness skin grafts，FTSGs)增加了代谢需求，但提供了更大的体积，这可能是恢复耳轮缺损轮廓的理想方法。因为相似的日晒、皮脂腺密度和真皮厚度，耳前和耳后的皮肤褶皱是小 FTSGs 的理想供体部位（图 41-10）。因为耳后供区不需要一期愈合，所以可缩短手术时间。如果广泛创面基底部的血供较差，采用中厚皮片移植术要更好（图 41-11）。

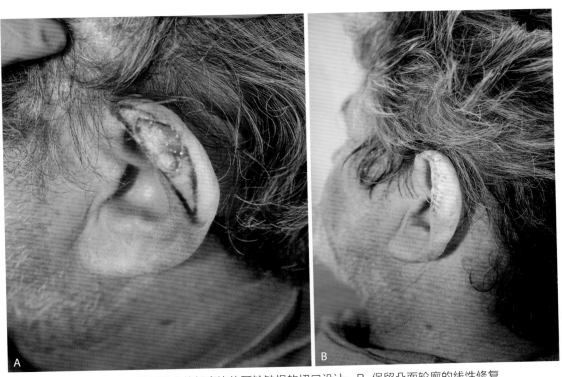

图 41-6　A. 显示增大的长宽比的耳轮缺损的切口设计；B. 保留凸面轮廓的线性修复

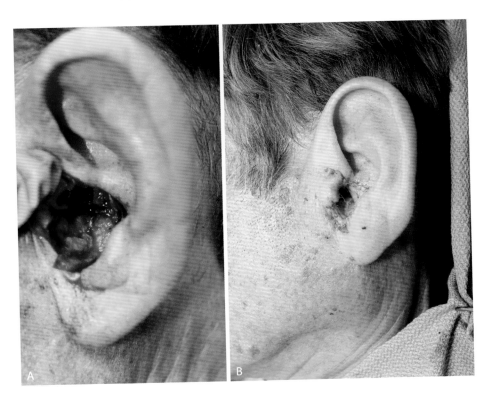

图 41-7　A. EAC 缺损；
B. 术后即刻外观

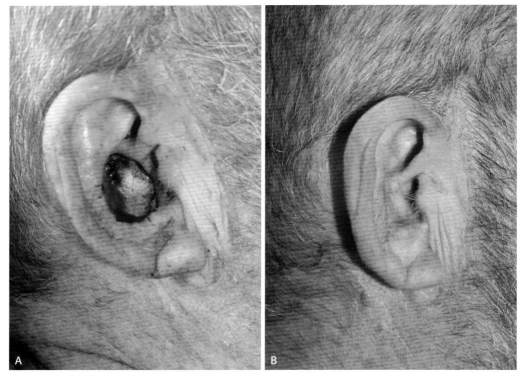

图 41-8 A. 耳甲缺损；B. 术后 2 个月

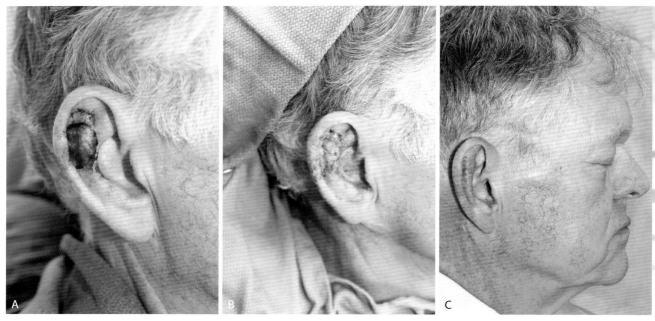

图 41-9 A. 对耳轮缺损；B. 通过绗缝缝合进行 FTSG 重塑舟状窝；C. 术后 2 个月

皮片如果移植到血供不足的创面或与耳的复杂外形不匹配，会增加坏死的风险。剥离软骨膜的软骨不能充分滋养皮片。提供富血供的创伤床的一种策略是切开剥离软骨的窗口，以便将移植皮片缝合到耳另一侧血供丰富的皮肤上（图 41-11A）。如果耳轮外缘至少有

1~1.5cm 的软骨完好无损，那么切除耳甲和对耳轮的软骨几乎不会改变耳的形状。移植皮片与创面基底之间的空腔会引起坏死或感染。绗缝和（或）成形枕垫敷料可消除这种死腔，并使移植皮片与耳的凹凸外形贴合（图 41-12）。

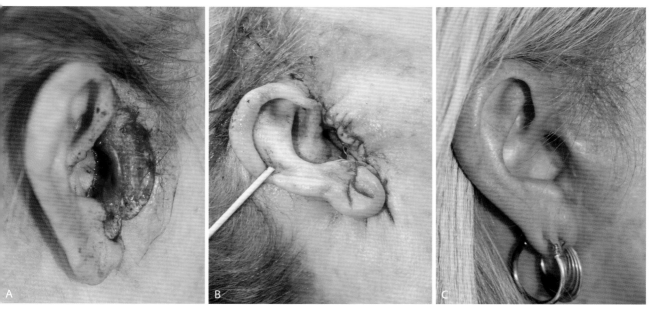

图 41-10　A. 耳屏前和 EAC 缺损；B. 耳前皮肤推进，多余的狗耳用作 EAC 移植皮片；C. 术后 4 个月

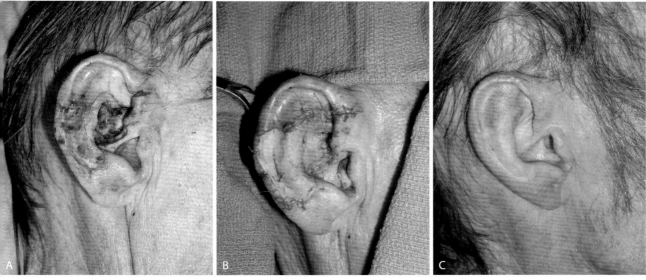

图 41-11　A. 横跨对耳轮和耳甲的缺损。值得注意的是，切除了一块缺少软骨膜的耳甲艇软骨以促进移植皮片的存活。B. 将中厚皮片缝合到创面上。C. 术后 8 个月，移植皮片可见预期的色素减退

楔形修复

　　理论上楔形修复对高度小于 1~1.5cm 的全层耳轮缺损恢复轮廓很有用，但更高的耳轮缺损的楔形修复可能会显著降低耳高。楔形修复类似于线性闭合的一半。三角形狗耳的两个切口线从耳轮缺损的边缘向耳的中心延伸，在那里它们以 30° 或更小的角度相交。三角形或"楔形"全层被切除。在耳廓上，楔形包括软骨和皮肤（图 41-13）。在耳垂上，楔形包括皮肤和皮下脂肪（图 41-14）。首缝合，或关键缝合是沿耳轮把楔形的游离缘与翻转的边缘对齐缝合，以避免凹陷。耳后侧带结的埋线要靠近软骨的切缘。为了避免软骨撕裂，应使其与一侧或双侧真皮广泛咬合。耳朵可能会发生前倾或前弯，这可通过切除星形复合段而不是简单的三角楔形来最小化（图 41-15）。重新对合软骨边缘后，可用一层简单的连续缝合闭合皮肤。

皮瓣

　　因为耳前的薄皮附着在软骨上，故可利用耳轮和耳后较厚、较松的皮肤作为皮瓣修复。常见的包括耳轮推进皮瓣和 V-Y 岛状蒂推进皮瓣。旋转皮瓣很少在耳部使用。

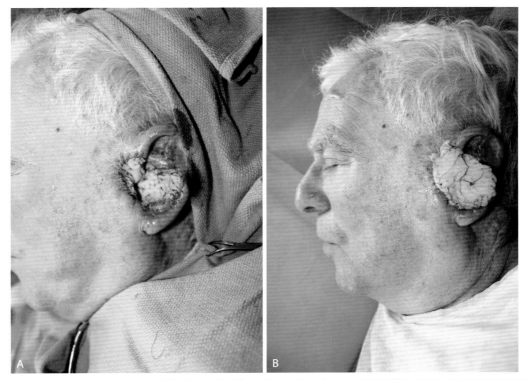

图 41-12　A. 在全厚皮片的中央位置大量衍缝缝合，使创伤床的死腔最小化；B. 用贯穿缝合将干仿枕垫固定在创面上，使皮片与创伤床之间紧密贴合

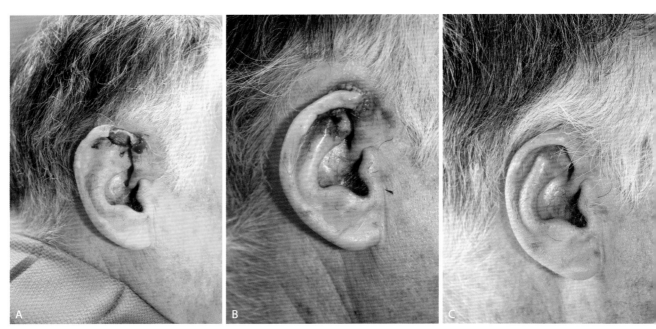

图 41-13　A. 耳轮缺损；B. 楔形修复；C. 术后 2 个月

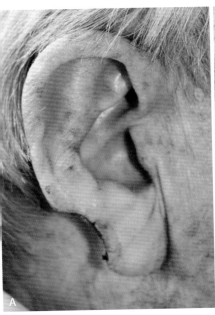
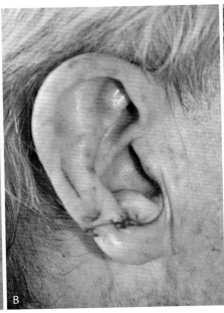
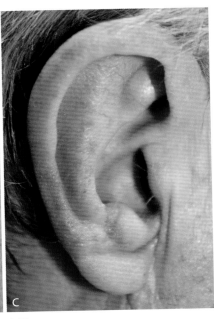

图 41-14　A. 耳垂缺损；B. 楔形修复；C. 术后 2 个月

耳轮推进皮瓣

耳轮推进皮瓣是耳轮较短的全层缺损（通常<1.5 cm）常用的成形修复方法。这些皮瓣从松散、活动的耳垂借用皮肤。以耳垂为基础的推进皮瓣（earlobe-based advancement flap，ELBAF）沿舟状窝从缺损的下缘至耳垂切开一条全层的管状皮肤和软骨（见图41-15）。皮瓣可以在耳垂处加宽以增加血供。这个管状皮瓣包含途经耳垂的 STA 分支，优势支沿耳轮走行。沿管状皮瓣前缘内缝合，使皮瓣上移，闭合耳轮缺损。皮瓣的垂直切口线以分层的方式闭合。推进皮瓣可导致垂直切口线内侧边缘组织冗余，耳垂处可切除狗耳。ELBAF 的设计可以通过沿着耳轮边缘缺损上、下方的双侧管状推进皮瓣进行改进。这种双侧皮瓣设计提供的力学优势有限，因为耳轮上部的皮肤无弹性，活动性有限，可导致软骨屈曲。

传统耳轮推进皮瓣的另一种改良是软骨皮肤推进皮瓣（图 41-16）。软骨皮肤推进皮瓣同样从松垂的耳垂借用皮肤，但可从耳后皮肤获得更宽的蒂。在耳轮缺损的下方做一个切口，沿着舟状窝切开至耳垂，游离耳前皮肤和软骨。耳后皮肤被保留并迅速剥离至耳后软骨的表面。沿皮瓣前缘内缝合，皮瓣向上推进，闭合耳轮缺损。舟状窝皮瓣的垂直切口线以分层方式闭合。推进皮瓣导致舟状窝内侧边缘组织冗余，耳垂处可切除一个狗耳。为了避免在闭合较高的耳轮缺损时发生屈曲，可能需要去除索条状的舟状软骨。较大的缺损修复必然会缩短耳垂的高度（图 41-17）。

V-Y 岛状蒂推进皮瓣

位于耳轮根（图 41-18）和耳甲窝（图 41-19）的深创面，V-Y 推进皮瓣修复效果良好。不同于其他推进皮瓣，V-Y 皮瓣的蒂是由中心位置的筋膜段进行血流灌注的。这种增强的血供使得皮瓣能够将较厚的组织推进到缺损处。V-Y 皮瓣被设计为在缺损下方创建一个朝向待推进供皮区的三角形皮瓣，切口是通过皮肤并深至筋膜层，形成一个岛状结构。皮瓣周边被充分游离，因此皮瓣 30%～50% 的中心部分与下层组织相连。皮瓣向缺损处缓慢前移，并在最小张力下缝合。

穿通皮瓣

耳甲和对耳屏的深层缺损可通过岛状蒂将耳后沟和乳突区的全层皮肤牵拉至缺损处进行重构（图 41-20）。为了充分利用组织和尽量减少游离缘变形，皮瓣的尺寸要精确到缺损的大小。皮瓣的内侧位于耳后沟，为皮瓣提供血供和枢轴点。皮瓣切至皮下深层，并在这个层面上向耳后沟方向游离，确保下层软组织与这个枢轴点相连。接下来，测量皮瓣的垂直高度，在外耳道的外侧贯穿皮肤全层（还有软骨，如果它是完整的）形成一条狭缝。仔细止血后，乳突皮肤的外缘侧抬高，拉过全层的开口，置于缺损的顶部。如果缺损累及耳轮附近，可采取皮瓣下软骨移植来支撑耳廓框架。缝合继发性缺损以重构耳后沟，并用缝线将皮瓣固定于缺损处。如果皮瓣覆盖的水平间距较宽，患者可能会有耳部的牵拉感。

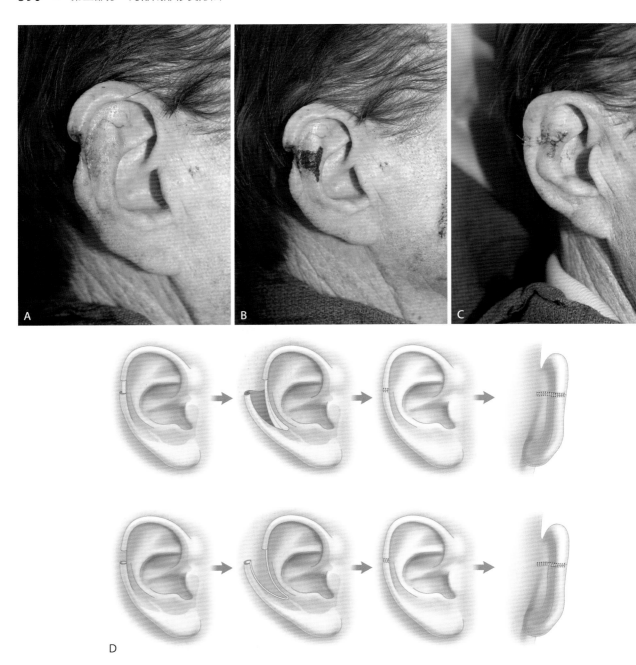

图 41-15 A. 耳轮缺损；B. 星状楔形设计；C. 楔形修复；D. 耳轮推进皮瓣的演示
译者注：原著可能有误，D 之倒数第三图应有背侧游离皮肤的展示，或末图缝合刀口应在耳轮后内侧折向下方。

易位皮瓣

当原发缺损的张力过大不能进行线性闭合或推进皮瓣时，可以考虑易位皮瓣。它们将张力从原发缺损转移到邻近的组织储层。因为我们无法游离和调动耳部紧致的皮肤，所以易位皮瓣必须取自耳周储层的皮肤。乳突上的头皮相对无弹性，并且只在耳后有一小片无毛区，因此，耳部大多数的易位皮瓣都来源于疏松和可移动的耳前皮肤储层。不管耳周的供皮位置，易位皮瓣必须穿过较深的耳后沟或不太明显的耳前沟，这会导致皮瓣延伸至原发缺损时出现张力或轮廓畸形。

旗瓣

长菱形皮瓣，又称旗瓣，是修复耳轮根和耳轮上部缺损的常用方法。这种随机模式的皮瓣将颜色和纹理相似的皮肤从耳前或耳后皮肤转移到耳（图 41-21）。来自 STA 或 PAA 的穿支血管供应这些皮瓣。缺损处可沿着耳屏前或耳后褶皱设计类似于 Dufourmental 菱形皮瓣的皮瓣。皮瓣的宽度和缺损部位应该匹配。与其他耳周皮瓣一样，旗瓣在 SMAS 上方被掀起和游离。因为皮瓣蒂较窄，所以长宽比越大，缺血风险越大。承受最大张力的关键缝合沿着耳廓前后的褶皱闭合供区后

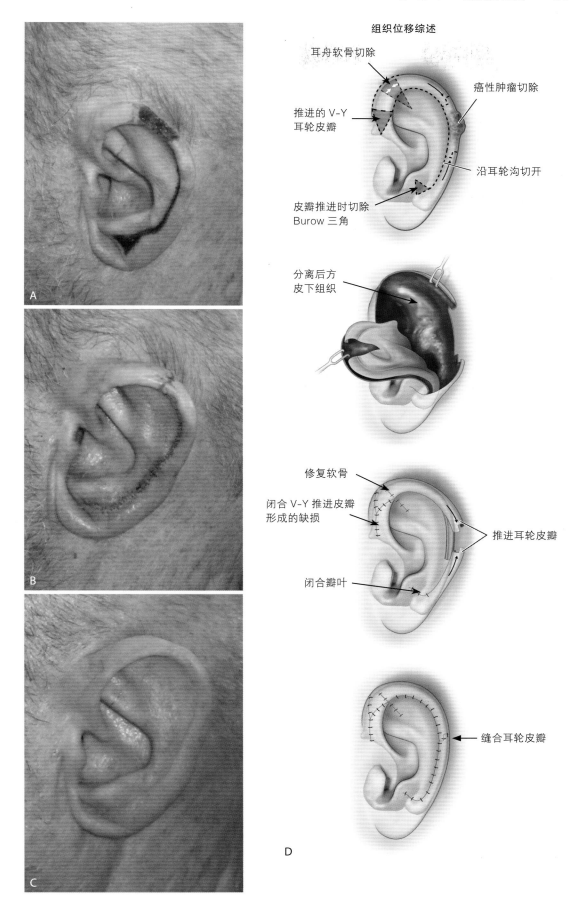

组织位移综述

耳舟软骨切除

推进的 V-Y 耳轮皮瓣

癌性肿瘤切除

沿耳轮沟切开

皮瓣推进时切除 Burow 三角

分离后方 皮下组织

修复软骨

闭合 V-Y 推进皮瓣 形成的缺损

推进耳轮皮瓣

闭合瓣叶

缝合耳轮皮瓣

D

图 41-16 A. 耳轮缺损; B. 将切口隐藏在舟状窝内的软骨皮肤推进皮瓣; C. 术后外观; D. 软骨皮肤推进皮瓣图形演示

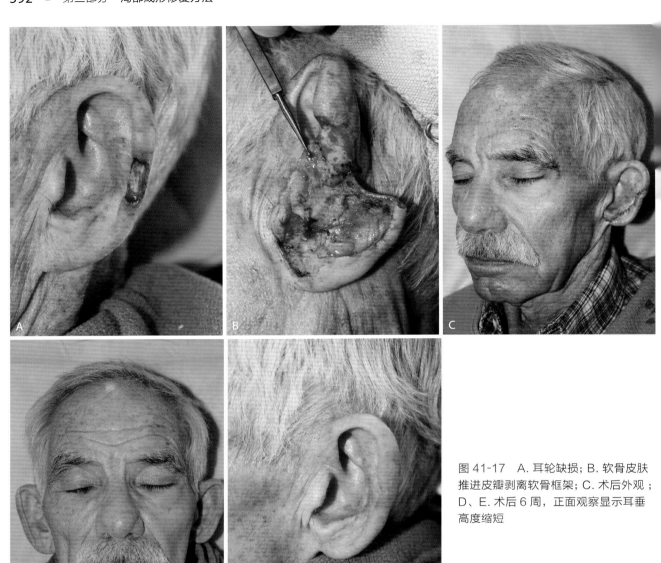

图 41-17 A. 耳轮缺损；B. 软骨皮肤推进皮瓣剥离软骨框架；C. 术后外观；D、E. 术后 6 周，正面观察显示耳垂高度缩短

皮瓣随即以相对较小的张力向原发缺损处转移。闭合供区会使胡须或枕部头发靠近耳廓，可能会妨碍患者刮除或修剪毛发。

软骨皮肤易位皮瓣

可采用一期耳甲窝易位皮瓣来修复耳廓上部大面积全层缺损（图 41-22）。STA 的一个分支，沿着耳轮脚表面皮肤走行至软骨，被包含在狭窄、可移动、强健的皮瓣蒂中。从耳甲艇沿对耳轮将前皮肤和软骨切开近 300° 至耳轮脚的下部。切口避开 EAC，保留整个耳轮脚以形成皮瓣蒂。切口外曲将成为新的上耳轮。从耳后皮肤提起前皮肤和软骨皮瓣，并将其向上旋转以填补

耳廓上部的缺损。皮瓣沿软骨膜与耳后皮肤之间的自然平面很容易被掀起。耳甲窝供区缺损可用皮肤移植修复。如果耳后皮肤完整，也可以考虑用耳后岛状蒂皮瓣修复耳甲窝供区缺损。如果在耳轮和舟状窝有额外暴露的软骨，剩余的缺损可用耳后插入皮瓣（postauricular interpolation flap, PIF）修复（图 41-23）。

双叶皮瓣

双叶皮瓣可用来进行耳后和耳轮的重构。它们被认为是具有很大旋转分量的易位皮瓣，可以利用耳后沟皮肤修复耳轮缺损。

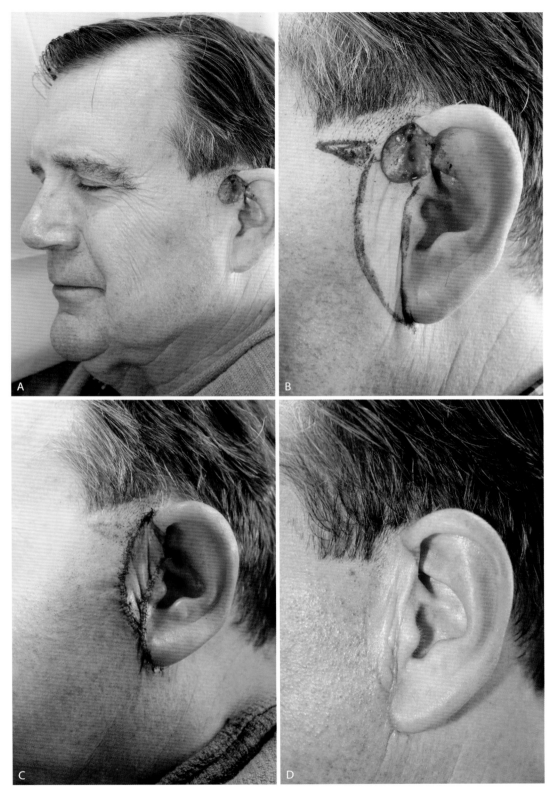

图 41-18　A. 耳前颊缺损；B. 基于下位的 V-Y 推进皮瓣设计；C. 术后外观；D. 术后 3 个月

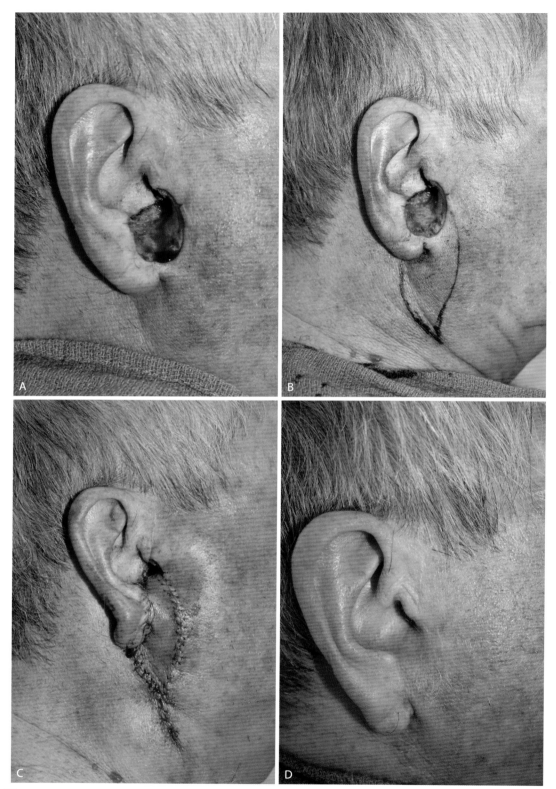

图 41-19　A. 耳前面颊和耳甲腔复合缺损；B. 基于下位的 V-Y 推进皮瓣设计；C. 术后外观；D. 术后 2 个月

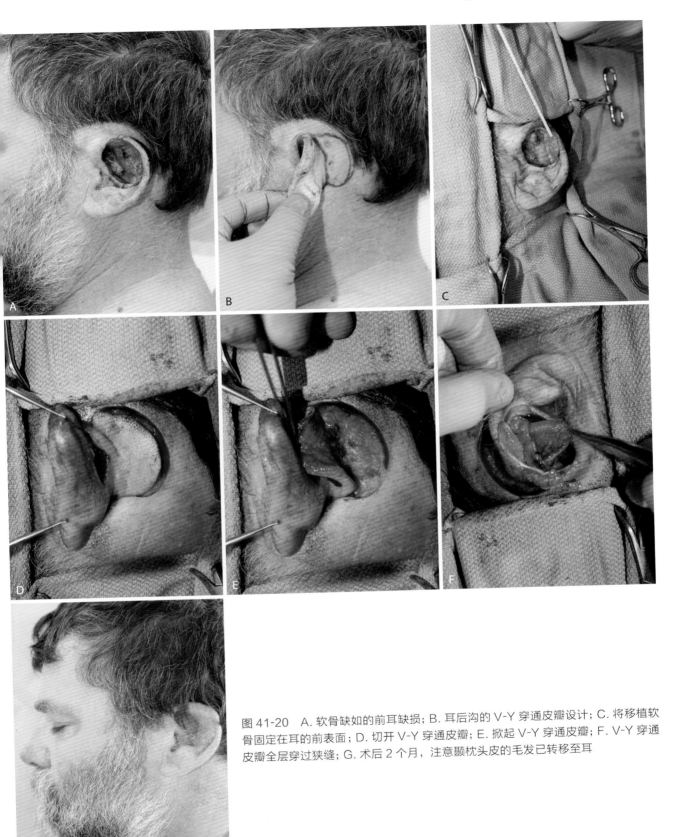

图 41-20 A. 软骨缺如的前耳缺损；B. 耳后沟的 V-Y 穿通皮瓣设计；C. 将移植软骨固定在耳的前表面；D. 切开 V-Y 穿通皮瓣；E. 掀起 V-Y 穿通皮瓣；F. V-Y 穿通皮瓣全层穿过狭缝；G. 术后 2 个月，注意颞枕头皮的毛发已转移至耳

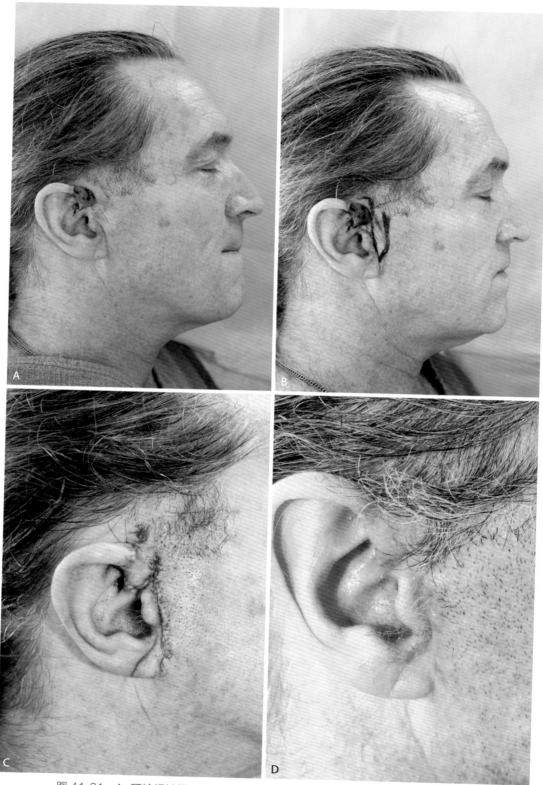

图 41-21　A. 耳轮根缺损；B. 基于下位的旗瓣设计；C. 术后外观；D. 术后 2 个月

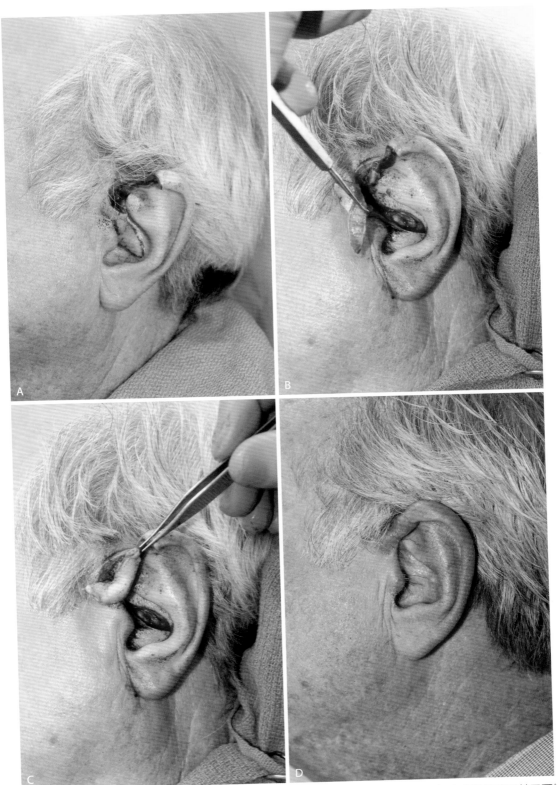

图 41-22　A. 基于耳轮根的复合皮瓣设计的耳轮全层缺损；B. 皮肤和软骨易位皮瓣抬高；C. 复合皮瓣转移至基于耳轮蒂有完整皮肤蒂的上耳轮处；D. 术后 3 个月

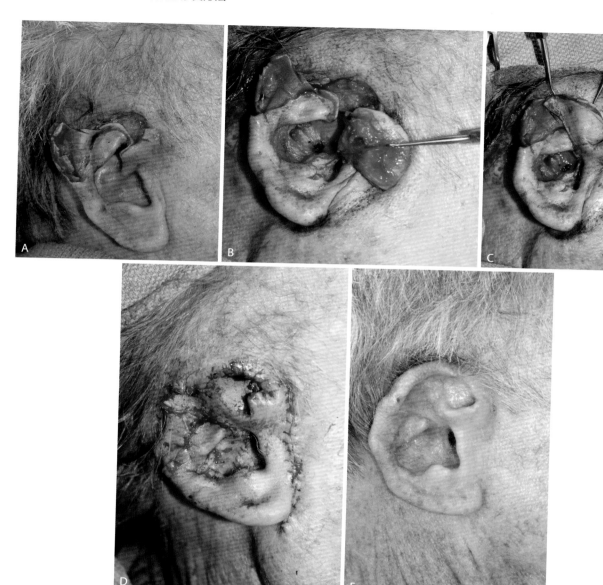

图 41-23 A. 全层耳轮缺损，暴露对耳轮软骨；B. 以耳轮根为蒂的皮肤和软骨易位皮瓣提起；C. 皮肤和软骨易位皮瓣移植；D. 耳后皮瓣覆盖对耳轮缺损的术后外观；E. 术后 2 个月，耳后插入皮瓣断蒂后

插入皮瓣

为了在耳部大面积缺损时招募到足够的组织，分期带蒂皮瓣有时也是不可或缺的。

耳后插入皮瓣

对于局部皮瓣太大，或需要更多结构支持或体积比皮肤移植物大的耳部缺损来说，PIF 是一种理想的重构选择。PIF 适用于耳廓游离缘附近的高位缺损或复合缺损。PIF 可与游离软骨移植结合，以改善轮廓和加强支撑。

缺损的耳后沟和乳突的皮肤。根据原发缺损的大小和特征确定供区的位置。对于耳轮上孤立的缺损，可以

直接在耳后沟内勾勒出皮瓣的前缘。当拟定的供区向乳突皮肤方向移位时，横向的间距会稍微加宽，可能会添加 Burow 推进三角以帮助皮瓣移动。对累及对耳轮的缺损，PIF 将皮瓣前缘定位于耳后皮肤上来获取多余的长度（图 41-24）。在皮瓣前缘和近端缺损之间留有耳后皮肤峡部，以防止耳后软骨和乳突的原始表面之间形成瘢痕。理想情况下，PIF 的基底不包括可以转移到耳的毛发。

如果耳的结构完整性或耳轮的凸面轮廓受到破坏，应考虑软骨移植。对于较大的全层耳轮缺损，可以使用对侧耳的耳甲窝软骨作为 PIF 下的 C 形支撑（图 41-25）。应在 PIF 操作之前将移植物缝合到缺损的边缘。

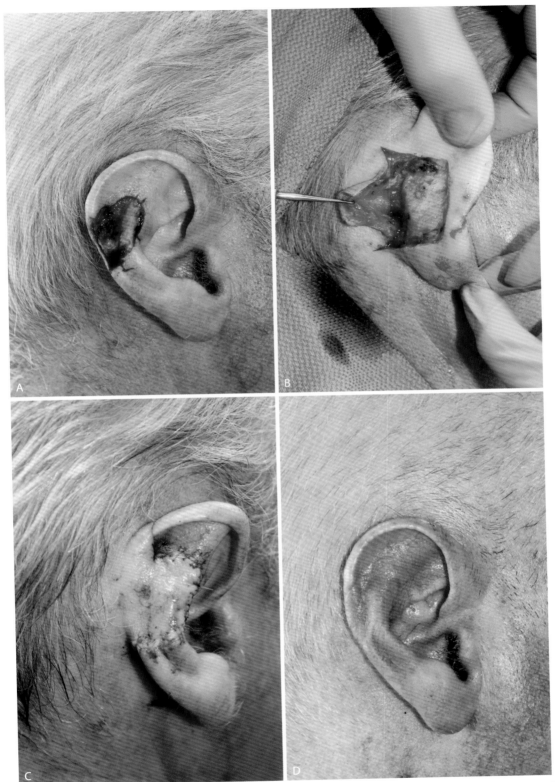

图 41-24　A. 耳前的大面积缺损；B. 软骨膜上切开并剥离耳后插入皮瓣；C. 耳后插入皮瓣嵌入；D. 术后 2 个月耳后插入皮瓣断蒂后

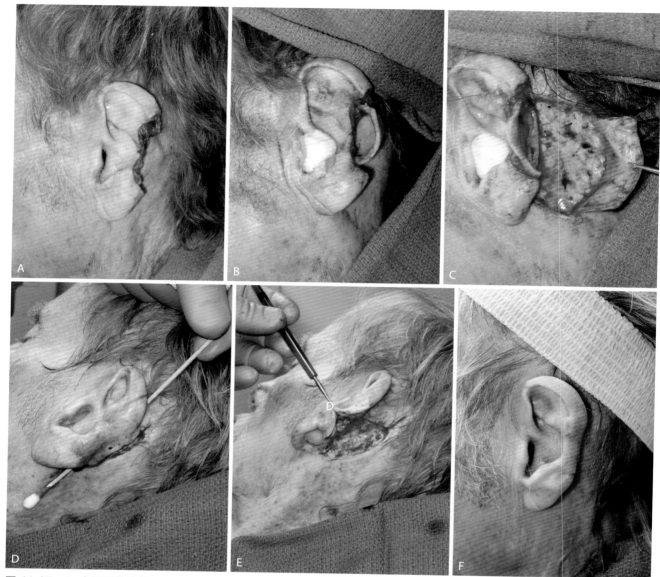

图 41-25　A. 全层耳轮缺损；B. 软骨移植物植入以增加体积和加强支撑；C. 耳后插入皮瓣剥离至乳突筋膜上方；D、E. 耳后插入皮瓣分离中；F. 耳后插入皮瓣断蒂后 3 个月

　　PIF 的前缘和侧缘切开至软骨膜（如果皮瓣的前缘设计在耳后皮肤表面）和乳突筋膜。皮瓣在软骨膜层面剥离至耳后沟，在那里它过渡到乳突筋膜。尽可能剥离得远一些，以使皮瓣能顺利到达手术缺损的最远端。如有必要，可在 PIF 近端基底部切除上、下 Burow 三角，帮助皮瓣向缺损远端移动。

　　当皮瓣移位至耳，供体部位将无法接近，所以必须小心止血。如果张力过大，可以用缝线将耳廓固定在乳突上，以帮助皮瓣更容易到达缺损处。PIF 关键缝合将皮瓣前缘固定于受皮区。在耳轮附着外翻组织处垂直褥式内缝，以保持耳轮的自然凸面。如果 PIF 延伸到舟状窝，可利用纡缝缝合将皮瓣固定在这个区域，并尝试重塑自然凹面。

　　首次手术后 2~4 周，皮瓣蒂在靠近乳突发际线的近端断开。皮瓣新鲜的近端边缘被削薄并成形，然后分层缝合到受皮区。供皮区可被游离并向耳后沟推进，或二期愈合。如果耳后和乳突都已严重去表皮，缝合供区或用皮肤移植覆盖表面都可以防止耳到头皮的瘢痕。

　　PIF 的并发症很少见，一般可以通过适当的皮瓣设计、精心止血和术后伤口护理来避免。术后出血可通过术中小心止血或用止血敷料（如外科手术）轻轻包裹皮瓣蒂来预防。为预防感染和软骨炎，患者可预防性使用抗生素。非甾体抗炎药物可以帮助患者减少疼痛和炎症反应。

颞顶筋膜皮瓣

　　颞顶筋膜皮瓣（temporoparietal fascial flap, TFF）是一种薄的带蒂皮瓣，可用于耳部大缺损的修复。TFF

常用于外伤性耳撕脱伤，在软骨血管覆盖和软骨移植中用于耳的分期重构。皮瓣超过 85% 的血供来自 STA，其余的由 PAA 和枕动脉提供。

在设计皮瓣之前，应排除手术史、外伤史和头皮／颞部放射史。多普勒可用于追踪 STA 的路径，STA 在耳屏前 1cm 最容易被识别。这条血管向头侧走行，并在耳廓最上方（通常在颧弓上方 3cm 处）分支为额支和顶叶支。颞浅静脉和耳颞神经遵循类似的行程。

沿着动脉的走行做一个切口，从表皮切开至皮下脂肪层基底部。切口不能再深了，因为动脉走行在颞浅筋膜的表面。这个切口的上半部可以设计成 Y 形以增加筋膜暴露。秃顶的患者和短发的人可能会发现这些切口很难掩盖。然后小心地剥离皮瓣，使颞顶筋膜保持完整。

当颞顶筋膜暴露足够的表面积时，需确定面神经颞支的走行。如果颞顶筋膜沿着神经走行，在剥离颞顶筋膜的过程中会引起同侧眉麻痹。从耳屏到眉外侧的 Pitanguay 线可以作为一个避免神经损伤的表面标志。面神经的额支也可在耳屏与眶上缘上 3cm、外 2cm 处的某点之间被追踪到。皮瓣在颞深筋膜上方疏松的网状层游离。当皮瓣接近耳轮根时，皮瓣的蒂逐渐缩小至 <2cm，这样更容易动员和转移到耳部。将皮瓣缝合在暴露的软骨上，然后在其外表面进行皮肤移植。供区以分层方式修复。由于 TFF 是一个容易弯曲的皮瓣，蒂可能不明显。尽管如此，这个巨大的蒂在最初植入后 3~4 周还是可能会断开。

总结

成功的耳重构开始于通过保持 EAC 通畅来保留患者的听力。恢复椭圆形耳部轮廓及其相对于颞部头皮的位置利于患者最佳的美观化。因为对耳周解剖的深入了解，我们可以定位面神经的主干，并能够充分利用邻近组织对那些具有挑战性的缺损进行重构。

参考文献

1. Soderbergh S, Hardy J, Shafransky R, et al. Gray's anatomy [videorecording]. United States: The Criterion Collection; 2012.
2. Du JM, Zhuang HX, Chai JK, Liu GF, Wang Y, Guo WH. [Psychological status of congenital microtia patients and relative influential factors: analysis of 410 cases]. Zhonghua yi xue za zhi. 2007;87:383–387.
3. Horlock N, Vogelin E, Bradbury ET, Grobbelaar AO, Gault DT. Psychosocial outcome of patients after ear reconstruction: a retrospective study of 62 patients. Ann Plast Surg. 2005;54:517–524.
4. Soukup B, Mashhadi SA, Bulstrode NW. Health-related quality-of-life assessment and surgical outcomes for auricular reconstruction using autologous costal cartilage. Plast Reconstr Surg. 2012;129:632–640.
5. Siegert R, Magritz R. Reconstruction of the auricle. GMS Curr Top Otorhinolaryngol Head Neck Surg. 2007;6:Doc02.
6. Glasscock ME SG, Johnson GD. Surgery of the Ear. 4th ed. Philadelphia, PA: Saunders; 1990.
7. Posnick JC, Al-Qattan MM, Whitaker LA. Assessment of the preferred vertical position of the ear. Plast Reconstr Surg. 1993;91:1198–1203; discussion 204–207.
8. Allison GR. Anatomy of the auricle. Clin Plast Surg. 1990; 17:209–212.
9. Adamson JE, Horton CE, Crawford HH. The growth pattern of the external ear. Plast Reconstr Surg. 1965;36:466–470.
10. Brodland DG. Auricular reconstruction. Dermatolo Clin. 2005;23:23–41, v.
11. Ballenger JJ. Anatomy of the ear. In: Ballenger JJ, ed. Diseases of the Nose, Throat, Ear, Head, and Neck. 14th ed. Philadelphia, PA; Lea & Febiger; 1991:922–947.
12. Rea PM, McGarry G, Shaw-Dunn J. The precision of four commonly used surgical landmarks for locating the facial nerve in anterograde parotidectomy in humans. Ann Anat. 2010;192:27–32.
13. Muhleman MA, Wartmann CT, Hage R, et al. A review of the tragal pointer: anatomy and its importance as a landmark in surgical procedures. Folia Morphol (Warsz). 2012;71:59–64.
14. Wang SJ ED. Superficial parotidectomy. In: Myers EN FR, ed. Salivary Gland Disorders. Berlin: Springer; 2007:247–256.
15. Zilinsky I, Cotofana S, Hammer N, et al. The arterial blood supply of the helical rim and the earlobe-based advancement flap (ELBAF): a new strategy for reconstructions of helical rim defects. J Plast Reconstr Aesthet Surg. 2015;68:56–62.
16. McKinnon BJ, Wall MP, Karakla DW. The vascular anatomy and angiosome of the posterior auricular artery. A cadaver study. Arch Facial Plast Surg. 1999;1:101–104.
17. Pinar YA, Govsa F. Anatomy of the superficial temporal artery and its branches: its importance for surgery. Surg Radiol Anat. 2006;28:248–253.
18. Brent B. Technical advances in ear reconstruction with autogenous rib cartilage grafts: personal experience with 1200 cases. Plast Reconstr Surg. 1999;104:319–334; discussion 35–38.
19. Farkas LG. Vertical location of the ear, assessed by the Leiber test, in healthy North American Caucasians 6–19 years of age. Arch Otorhinolaryngol. 1978;220:9–13.
20. Levin BC, Adams LA, Becker GD. Healing by secondary intention of auricular defects after Mohs surgery. Arch Otolaryngol Head Neck Surg. 1996;122:59–66; discussion 7.
21. Cotlar SW. Reconstruction of the burned ear using a temporalis fascial flap. Plast Reconstr Surg. 1983;71:45–49.
22. Sobanko JF. Optimizing design and execution of linear reconstructions on the face. Dermatol Surg. 2015;41 Suppl 10:S216–S228.
23. Trufant JW, Marzolf S, Leach BC, Cook J. The utility of full-thickness skin grafts (FTSGs) for auricular reconstruction. J Am Acad Dermatol. 2016;75:169–176.
24. Lear W, Odland P. Combination full- and split-thickness skin grafts for superficial auricular wounds. Dermatol Surg. 2010;36:1453–1456.
25. Antia NH, Buch VI. Chondrocutaneous advancement flap for the marginal defect of the ear. Plast Reconstr Surg. 1967;39:472–477.
26. Joshi R, Sclafani AP. The Antia-Buch chondrocutaneous advancement flap for auricular reconstruction. Ear, nose, & throat journal. 2016;95:216–217.
27. Talmi YP, Horowitz Z, Bedrin L, Kronenberg J. Auricular reconstruction with a postauricular myocutaneous island flap: flip-flop flap. Plast Reconstr Surg. 1996;98:1191–1199.
28. Cook JL. Optimal repair of the composite graft donor wound

at the root of the helix. Dermatol Surg. 2010;36:1588–1591.

29. Miller CJ. Design principles for transposition flaps: the rhombic (single-lobed), bilobed, and trilobed flaps. Dermatol Surg. 2014;40 Suppl 9:S43–S52.

30. Perry AG, Miller CJ, Etzkorn J, Shin T, Sobanko JF. Repair of full-thickness loss of the upper ear. Dermatol Surg. 2017; 43 Suppl 1:S103–S106.

31. Scaglioni MF, Suami H, Brandozzi G, Dusi D, Chang EI. Cadaveric dissection and clinical experience with 20 consecutive tunneled pedicled superficial temporal artery perforator (STAP) flaps for ear reconstruction. Microsurgery. 2015;35:190–195.

32. Vergilis-Kalner IJ, Goldberg LH. Bilobed flap for reconstruction of defects of the helical rim and posterior ear. Dermatology Online J. 2010;16:9.

33. Fidalgo Rodriguez F, Navarro Cecilia J, Rioja Torrejon L. Earlobe reconstruction with a modified bilobed flap. Plast Reconstr Surg. 2010;126:23e–24e.

34. Johnson TM, Fader DJ. The staged retroauricular to auricular direct pedicle (interpolation) flap for helical ear reconstruction. J Am Acad Dermatol. 1997;37:975–978.

35. Mavropoulos JC, Bordeaux JS. The temporoparietal fascia flap: a versatile tool for the dermatologic surgeon. Dermatol Surg. 2014;40 Suppl 9:S113–S119.

36. Park C, Lew DH, Yoo WM. An analysis of 123 temporoparietal fascial flaps: anatomic and clinical considerations in total auricular reconstruction. Plast Reconstr Surg. 1999; 104:1295–1306.

37. Lam D, Carlson ER. The temporalis muscle flap and temporoparietal fascial flap. Oral Maxillofac Surg Clin North Am 2014;26:359–369.

第 42 章　面颊的成形修复

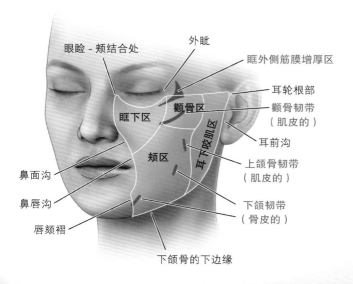

眼睑 - 颊结合处
外眦
眶外侧筋膜增厚区
耳轮根部
颧骨区
颧骨韧带（肌皮的）
眶下区
耳前沟
耳下咬肌区
颊区
上颌骨韧带（肌皮的）
鼻面沟
下颌韧带（骨皮的）
鼻唇沟
唇颏褶
下颌骨的下边缘

原著者　Christopher J. Miller
Thuzar M. Shin
Jeremy R. Etzkorn
Eduardo K. Moioli
Joseph F. Sobanko

翻　译　黄　永　马立娟
审　校　任　军

概要

- 颊部是面部最大的亚单位，修复的目标是恢复它柔软的轮廓，避免邻近的眼睑、鼻和口的畸形，保护下方重要的解剖结构。
- 虽然颊部重建得益于强健的血液供应和充足的组织储备，但其边界处的游离缘以及腮腺、导管和深层面神经分支的存在，使人们认识到其下方至关重要的解剖结构。

初学者贴士

- 颊部轮廓反映了皮下脂肪垫的形状。这些轮廓随年龄而变化。
- 颊部皮肤由骨皮韧带固定，而骨皮韧带影响皮瓣的轮廓和活动。
- 颊部缺损最常用的重建方式是梭形切口边缘对合良好的一期闭合。

专家贴士

- 旋转和推进皮瓣适用于较大的颊部缺损或那些邻近美容亚单位边界的缺损。
- SMAS 折叠术有助于闭合较大的缺损，因为它既能将张力转移至深处，又能显著减小缺损的尺寸。

切记！

- 皮肤移植在颊部很少使用。
- 腮腺外观可能与脂肪相似。
- 较大的缺损和接近下眼睑的缺损可以通过相邻的两个皮瓣或皮瓣联合移植物修复，而不是单一的重建方式。

陷阱和注意事项

- 应始终注意，闭合颊部伤口可能导致游离缘（如下眼睑）移位。
- V-Y 岛状带蒂皮瓣经常用于颊部时，细致的缝合是至关重要的，以尽量减少不符合美容亚单位边界的难看的三角形瘢痕。

患者教育要点

- 在手术开始前，一定要评估患者接受大范围手术并从手术中恢复的意愿。
- 有些患者可能更喜欢小的局部闭合或二期愈合，而不是更复杂、更大的皮瓣。

收费建议

- 颊部的随机单期皮瓣编码为 14040 或 14041，这些编码包括切除部分；除 Mohs 切除编码外，不适合同时开切除代码和皮瓣修复编码的账单。
- 当对皮瓣、移植物或线性修复进行编码时，医疗需要是判断是否合适的最终决定因素。

引言

颊部是面部最大的亚单位，修复的目标是恢复它柔软的轮廓，避免邻近的眼睑、鼻和口的畸形，保护下方重要的解剖结构。

虽然颊部重建得益于强健的血液供应和充足的组织储备，但其边界处的游离缘，以及腮腺、导管和深层面神经分支的存在，使人们认识到其下方至关重要的解剖结构。

解剖

在内侧，颊与鼻在鼻面沟处连接，与唇在鼻唇沟处连接，与颏部在木偶纹处连接。在下方，颊延伸到下颌骨。在外侧，它延伸到耳部。在上方，眼眶边缘和颧弓勾勒出颊部与眼睑和颞部的分界。本节将重点介绍用于颊部重建的关键解剖学原则。

颊部覆盖、保护面神经分支和腮腺导管

颊部皮肤覆盖并保护面神经的分支和腮腺导管。腮腺位于咬肌上方，它的实质为颊后 1/3 的面神经提供额外的保护。面神经的分支和腮腺导管从腮腺出来，经过颊前部时是最脆弱的。浅表肌肉筋膜系统(superficial musculoaponeurotic system，SMAS) 与下方的颈阔肌和上方的颞浅筋膜相连，保护面神经的所有分支和腮腺导管。

解剖标记有助于绘制颊部面神经分支的路径。额支从耳屏下方 0.5cm 到眉外侧上方 1.5cm 呈一条线（图 42-1）。它的分支穿过颧弓骨膜，然后穿过颞部，支配

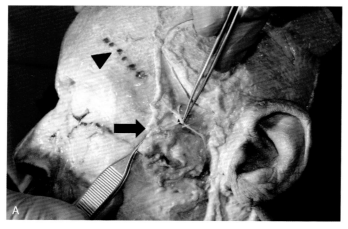

图 42-1 颞神经解剖

A. 耳屏下方 0.5cm 到眉外侧上方 1.5cm 绘制颞支的走行图（箭头表示神经的预期路径）。切开收缩的表面肌肉筋膜系统（黑色箭），可显示面神经颞支的主要分支。B. 面神经的不同深度。

额肌、眼轮匝肌、上纤毛波状肌以及耳前肌和耳上肌。颧支和颊支在穿过颊前 2/3 的时候有许多的交通，支配唇部提升肌肉和鼻肌。从耳轮的根部到口接合线的中间点表示支配颧大肌神经分支的路径。下颌缘支沿着下颌骨的下边缘行进，在支配唇压肌之前，直接在咬肌的前边缘浅表穿过面动脉（图 42-2）。

腮腺导管从腮腺的前缘伸出，大约在颧弓下方 1cm。它沿咬肌表面向前走行，并深于面神经颊支（图 42-3）。面部横动脉与腮腺导管并行。在咬肌的前缘，腮腺导管向内侧俯冲，穿过颊肌，并将唾液排入口腔内第二上白齿对面腮腺乳头处。

颊部的轮廓反映了下方脂肪垫的形态。这些轮廓随年龄增长而变化

一层组织严密的薄脂肪牢牢地附着于颊部皮肤的真皮层下。对于大多数局部的颊部重建，分离平面就位于真皮下脂肪层的下方和浅表脂肪室的上方。与致密的真皮下脂肪相比，下方的浅表脂肪室有更大、更疏松的脂肪小叶（图 42-4）。纤维分隔将浅表的脂肪分为不同的解剖区，包括鼻唇、内侧、中部、外侧和颌部。这些纤维间隔对应于部分面部保留韧带的定位（图 42-4C）。深层脂肪室，包括内侧、外侧和颊部脂肪，由第三层构成，支撑着浅表脂肪，并增加颊部的凸出。

在衰老过程中，这些浅层和深层的脂肪室会改变颊部的体积和凸出度。年轻面孔的棱角或倒三角形的外观是由于颊部凹陷以及颧骨和侧颊脂肪填充凸起的结果。颊部浅表脂肪垫的下降会导致形成老年人的方形脸。脂肪垫在重建过程中也很重要。更深脂肪层的分离可能会造成一个肿大的外观，另外当皮瓣蒂位于相对柔软的脂肪室中心时，移动性可能会改善。

颊部皮肤由骨皮韧带固定，骨皮韧带影响皮瓣的轮廓和活动

颊部皮肤的真皮层通过韧带固定在下方的骨骼、肌肉或腮腺筋膜上，支撑面部软组织正常位置。这些韧带就是经常遇到的阻力区域，需要锐性分离，以抬高皮瓣和提高皮瓣的移动性，其中一些对应分离浅表脂肪室的纤维间隔。这些韧带也可作为缝合点，使皮瓣具有良好的轮廓，并将皮瓣边缘的真皮缝合张力降到最低。

这些韧带的名称和描述可能令人困惑。有两根韧带连接着颊部和骨骼。颧骨韧带将颊部的皮肤固定在颧小肌插入后方颧弓的前下边缘。感觉神经、颧神经的运动分支和面部横动脉的分支靠近颧骨韧带。该韧带常作为颈面部推进皮瓣运动的主要限制，是重建手术中减少下眼睑张力的一个有用的缝合点（图 42-5）。第二个骨皮

韧带是下颌韧带，它将颊部皮肤与下颌体前 1/3 相连，距离下颌边界大约 1cm。下颌松弛的皮肤固定在这个牢固的附着物上，这是一个有用的缝合点，可以减少下唇的张力。面神经下颌缘支靠近下颌韧带。

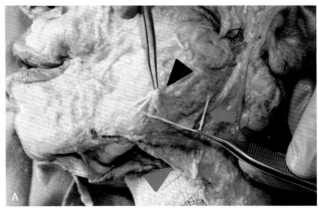
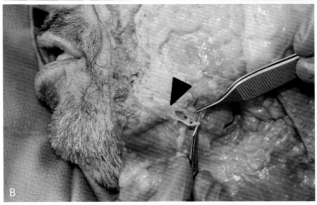

图 42-2　面神经下颌缘支

A. SMAS 已被缩回（红色箭头），解剖显示下颌缘支（红色箭）从腮腺尾部沿下颌骨向唇压肌走行。注意，神经通过面动脉表面（黑色箭头）。B. 另一尸体解剖显示下颌缘支（黑色箭头）支配着降口角肌。

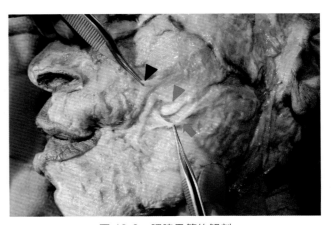

图 42-3　腮腺导管的解剖

SMAS 被切开并抬高（黑色箭头）。面神经颊支（红色箭）与腮腺导管（红色箭头）平行且浅于腮腺导管，如图所示，它在咬肌的前缘向内侧穿过颊肌进入口腔。

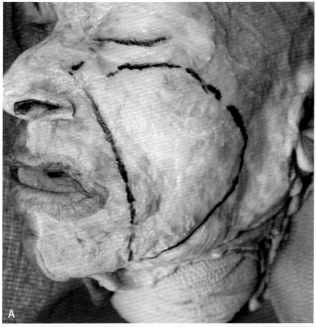

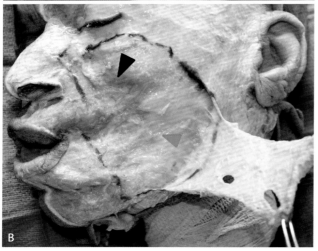

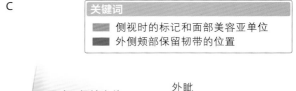

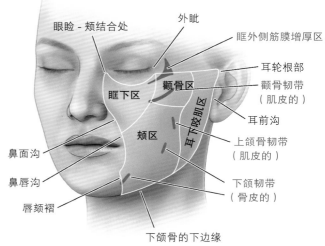

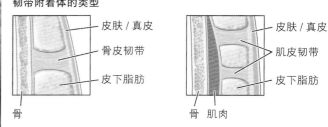

图 42-4 颊部脂肪垫的解剖

A. 皮肤和真皮下脂肪层已被去除，露出下方浅表脂肪垫（紫色墨水描出）。相比较，真皮下脂肪的脂肪小叶较小、组织紧密，而这些脂肪小叶较大且无组织。B. 揭开浅表脂肪垫，露出深层内侧脂肪垫（黑色箭头）和颊部脂肪垫（红色箭头）。注意，揭开的浅脂肪垫与颈阔肌和颞浅筋膜的 SMAS 相邻。C. 颊部的保留韧带。

其他韧带将颊部皮肤与下方的肌肉或筋膜紧密相连。颈阔肌后缘和腮腺筋膜通过致密结缔组织与耳前下区皮肤真皮连接。耳大神经分支与此韧带紧密相连，常被称为扁圆形 - 耳廓韧带或耳前腮腺皮韧带。这个区域的真皮下脂肪很稀少，要把耳下的皮肤抬高，必须进行锐性分离。腮腺咬肌皮肤韧带连接皮肤和腮腺咬肌，是面神经颧支的走行标记。前颈阔肌 - 皮肤韧带由紧密的结缔组织组成，连接着颈阔肌或腮腺筋膜和颊中部的真皮。

颊部有丰富的血液供应

颈外动脉的两条分支，颞浅动脉和面部动脉，为颊部提供了主要的血液供应。颊部的重建计划中需要了解这些动脉的走行及其穿通点（图 42-5C）。

颞浅动脉是颈外动脉的终末支，是颊后部的主要供

血动脉。它开始于腮腺的实质，然后穿过颞下颌关节和耳屏之间的 SMAS。然后向上延伸至颧弓，并分为额支和顶支，支配颞部、前额和头皮。颞浅动脉发出面横动脉，它最初穿过腮腺，在腮腺导管附近的咬肌筋膜上向前运动，并与面动脉吻合。在更远的地方，颧上动脉或它的额支形成颧骨 - 眼窝动脉，与颧弓平行，向面部延伸。颞浅动脉至少有两根穿支，一根在耳屏水平，另一根在头皮方向 1cm 内，它在修复颊部缺损的皮瓣上可用来形成一个薄蒂。

面部动脉从颈外动脉分支出去，是颊前部的主要血液供应。它穿过下颌三角的咬合肌前缘到达颈阔肌。它的方向是口连合，深至笑肌，浅至颊肌。面动脉在鼻唇褶下的肌肉组织中，在口连合的外侧平均走行约 15mm（范围：9~20mm）。面动脉有几个命名的分支，包括咬肌前动脉、颏唇动脉、下唇动脉、上唇动脉、鼻翼下动脉、

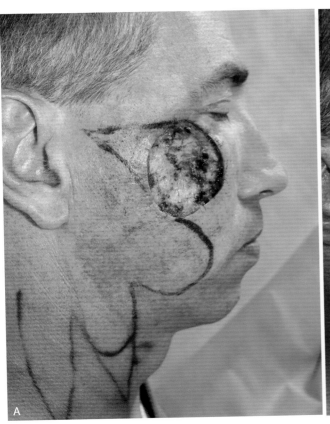

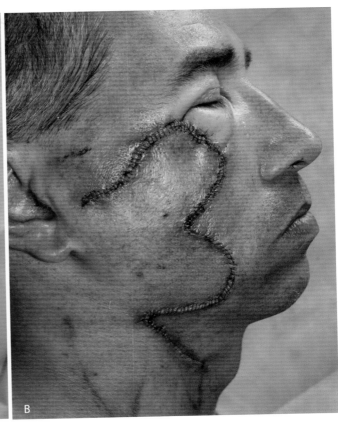

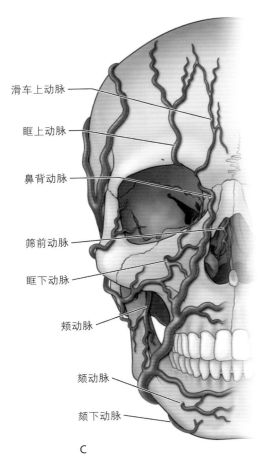

滑车上动脉

眶上动脉

鼻背动脉

筛前动脉

眶下动脉

颊动脉

颏动脉

颏下动脉

C

图 42-5　颊部保留韧带是重建手术中缝合的良好目标

A. 设计双叶皮瓣修复颧骨上的 Mohs 缺损；B. 已将初叶真皮下固定在颧骨韧带，以消除眼睑附近皮瓣远端皮肤缝合张力；C. 颊部血管解剖。

鼻外侧动脉和内眦动脉。虽然内眦动脉的解剖在不同个体之间差异较大，它通常来源于面动脉的分支点——鼻外侧动脉，毗邻鼻翼，在鼻面沟内走行，直到与来自颈内动脉的鼻背动脉在内眦处吻合。平均有 6 条来自面动脉的穿孔血管，穿透上覆的 SMAS 供应皮肤（图 42-6）。这些穿孔血管大部分位于鼻唇沟，因此，鼻唇沟是口腔周围和鼻周重建的良好供体。

重建设计原则

按重要性降序排列，外科设计的美学原则包括保留和恢复游离缘和轮廓，在美容亚单位结合线上放置瘢痕，在皮肤张力松弛线上放置瘢痕。颊部靠近面中部的游离缘，所以张力和瘢痕收缩会影响眼睑、鼻翼和唇的位置。下面的脂肪垫使颊部柔软、轮廓精细。体积过大和缺损可明显影响颊部轮廓。颊与口、鼻、眼睑和耳等美容亚单位的交界处是掩饰瘢痕的有效部位。皮肤张力松弛线在颊部亚单位的中部突出，位于这些皱纹部位的瘢痕更容易掩饰，承受的张力也更小（图 42-7）。

为了简单起见，颊部可以分为 3 个区域。第 1 区是指颊的前上部，位于下眼睑下方的前上颌骨区域。第 2 区指颊的后外侧，位于耳前和颊区。第 3 区是指颊的前下部，位于鼻唇沟和下颌。

二期愈合

二期愈合不常用来处理颊部伤口，因为重建通常可使用线性闭合、皮瓣或皮肤移植，并能提供优秀的美学效果和功能结果。二期愈合的瘢痕可以预见地收缩，并具有光泽的纹理，这通常与颊部皮肤形成鲜明的对比，特别是在胡须区域。游离缘附近的瘢痕挛缩会扭曲下眼睑和唇的位置。颊部的二期愈合最可能发生在耳前的第 2 区，在该区域，从正面看瘢痕不可见，瘢痕收缩也不中断面中部轮廓或相邻游离缘的位置（图 42-8）。

二期愈合后的收缩瘢痕通常沿着颊部皮肤张力松弛线形成一条长轴。患者应预知瘢痕颜色和体积的变化。最初是粉红色和增生性的，通常成熟后为色素减退或色素沉着的瘢痕，轮廓较平。

一期闭合

以梭形伤口边缘边与边近似对合的一期闭合，是颊部缺损最常见的重建方法。张力沿着一个垂直于梭形长轴的方向分布，在中心处最大，向两端减小。线性闭合通常与皮肤张力松弛线平行，患者用一个有力的微笑即可凸显出来。为了避免狗耳，保持正常轮廓，梭形切除顶端的理想角度应小于 30°，要求长度与宽度比至少为 3：1。梭形闭合的理想位置取决于伤口的位置。

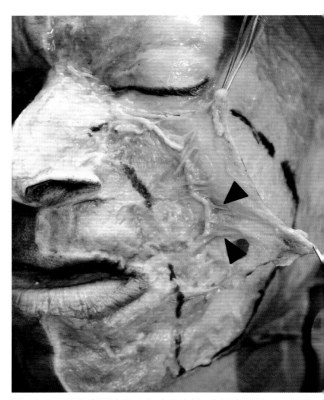

图 42-6 面动脉平均有 6 条穿孔血管,穿透上覆的 SMAS(用镊子缩回)。黑色箭头所指表示两个穿孔血管

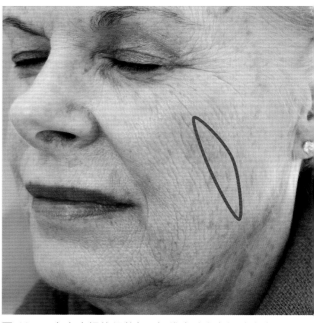

图 42-7 在有光损的颊前部，切线皮肤张力松弛线比较明显。梭形切除方向与皮肤张力松弛线平行，张力小，瘢痕不明显

1 区伤口的梭形闭合方向通常是长轴垂直于下眼睑（图 42-9）。这种设计的水平张力可以防止下眼睑外翻。伤口闭合后中轴的延伸可能会暂时推高下眼睑，下眼睑通常在几周内恢复正常位置。可采用 M 成形术以防止上

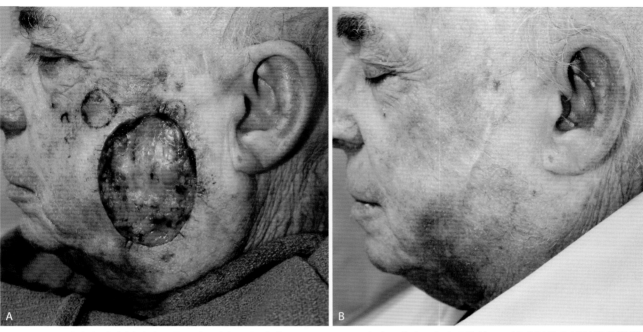

图 42-8　A. 患者拒绝皮瓣或移植物重建，选择二期愈合；B. 可以预见，瘢痕已愈合，有光泽的纹理和沿皮肤张力松弛线的纵嵴。伤口离面部中央足够远，瘢痕收缩不会改变游离缘的位置

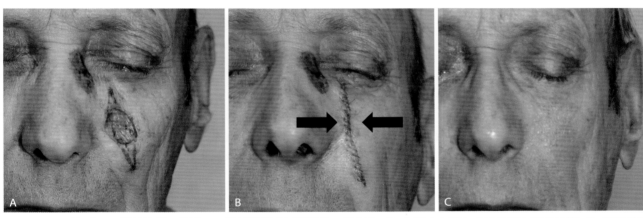

图 42-9　A. 针对 1 区颊部缺损，设计了一种长轴垂直于眼睑的一期闭合；B. 水平方向张力（黑色箭）避免外翻；C. 眼睑位置预先确定，随访时瘢痕不明显

方狗耳侵犯下睑缘。对于水平直径较长的眶下颊部缺损，可采用 S 成形术使张力平行于眼睑游离缘（图 42-10）。

　　3 区伤口的线性闭合一般设计为长轴平行于鼻唇沟，平行于皮肤张力松弛线（图 42-11）。梭形闭合可使鼻唇沟变平，并可牵拉唇和口连合的游离缘。创面可中央凹陷，两端相对隆起。如果鼻唇沟扁平不对称或弓形瘢痕较明显，或者游离缘变形比预期的要大，随着时间的推移，局部转移皮瓣可能是首选（图 42-12）。具有较长后曲线的新月形设计是梭形切除的一种变体，可用于创建一个曲线状瘢痕，模仿皮肤张力松弛线（图 42-13）。

　　在 2 区的上、下区域，线性闭合的方向各不相同。

颧骨弓附近的梭形闭合通常与鱼尾纹切线方向一致（图 42-14）。靠近下颌骨的伤口通常用垂直方向的轴修复。靠近耳前沟的伤口张力增加，因为耳软骨限制了伤口后缘的推进。为避免过度紧张，较大的耳前伤口可首选推进或者转移皮瓣。有关线性闭合的详细讨论，请参见第 18 章。

皮肤移植

　　皮肤移植通常是为颊部的大而浅的伤口准备的。较小的伤口通常可以用一期闭合或局部皮瓣修复。较深的伤口最好用皮瓣修复，易恢复体积，修复效果比皮肤移植好。

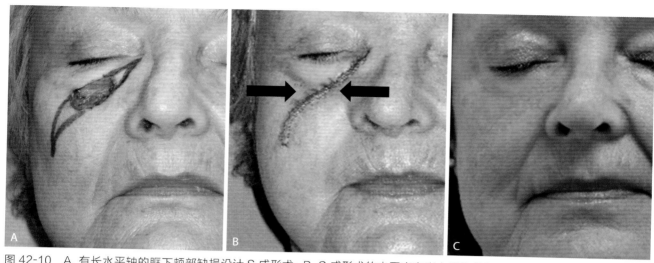

图 42-10　A. 有长水平轴的眶下颊部缺损设计 S 成形术；B. S 成形术的水平方向张力避免外翻；C. 保留眼睑位置，随访时瘢痕不明显

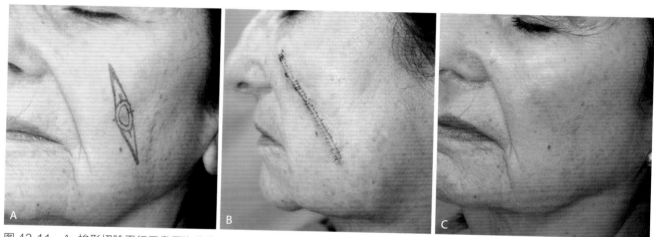

图 42-11　A. 梭形切除平行于鼻唇沟是为 3 区颊部病变设计的；B. 缝合伤口位于皮肤张力松弛线内；C. 随访时瘢痕不明显，鼻唇沟正常

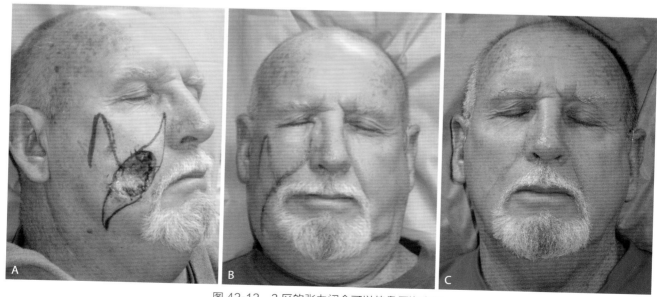

图 42-12　3 区的张力闭合可以使鼻唇沟变平
A. 该 3 区缺损考虑菱形皮瓣和一期闭合；B. 伤口使用一期闭合；C. 随访时可见伤口张力引起鼻唇沟变平，使面部中央不对称。

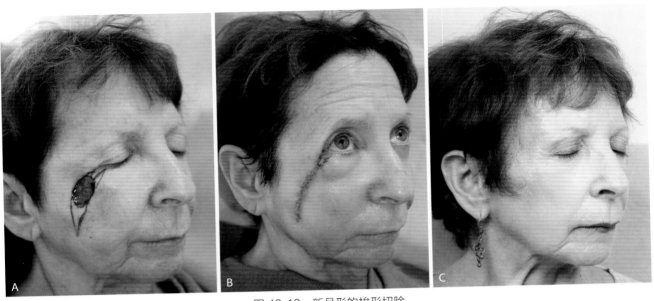

图 42-13　新月形的梭形切除

A. 采用新月形设计，模拟皮肤张力松弛线，创造出曲线状瘢痕；B. 缝合伤口后即刻表现；C. 随访时沿着皮肤张力松弛线有不易察觉的瘢痕。

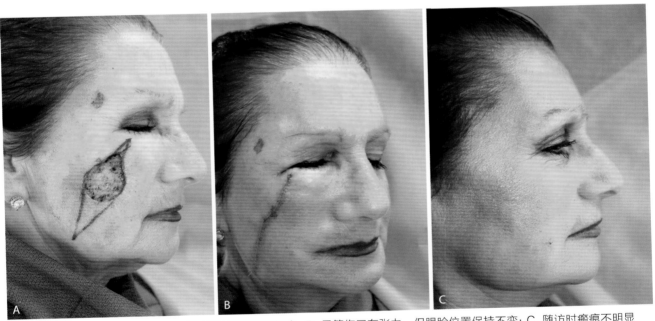

图 42-14　A. 设计一个与鱼尾纹平行的切线梭形闭合；B. 尽管伤口有张力，但眼睑位置保持不变；C. 随访时瘢痕不明显

大的伤口需要从大量的组织储存池中获取移植物，而这些组织储存池的颜色和质地很少与颊部皮肤相匹配。常见的组织储存池，在获取大片全厚皮片移植后允许直接关闭供体位置，包括锁骨周围、下腹部和上臂内侧。在这些选项中，锁骨周围，被日晒伤的皮肤最有可能与颊部皮肤相似。与相对晒伤的颊部相比，下腹和上臂内侧几乎总是苍白的。通常从大腿上部或臀部获得的断层皮片，很少有理想的颜色和纹理匹配（图 42-15）。

Burow 移植是大面积颊缺损的最佳选择之一，皮肤移植体的颜色和纹理匹配较好。从颊部伤口的下方切除狗耳。直接闭合狗耳可将第一缺损的尺寸缩小到泪滴形状。修剪从狗耳切除的全厚移植皮片以匹配被缩小的缺损大小。因为供体位置紧邻原发创面，所以颜色和质地匹配得较好（图 42-16）。关于皮肤移植的详细讨论，请参阅第 28 章。

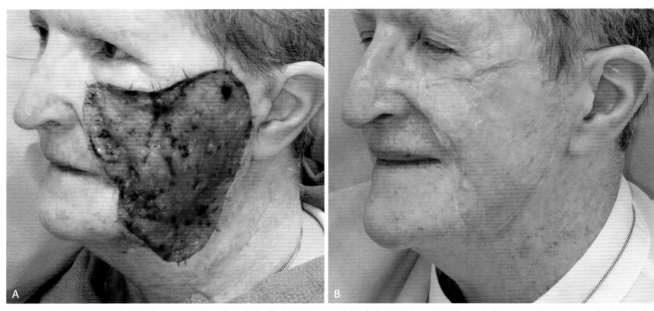

图 42-15　A. 用断层皮片修复了几乎累及整个颊部的大缺损；B. 移植愈合后颜色匹配较好。瘢痕可能不太明显，因为移植体边缘与颊部的美容亚单位结合线一致

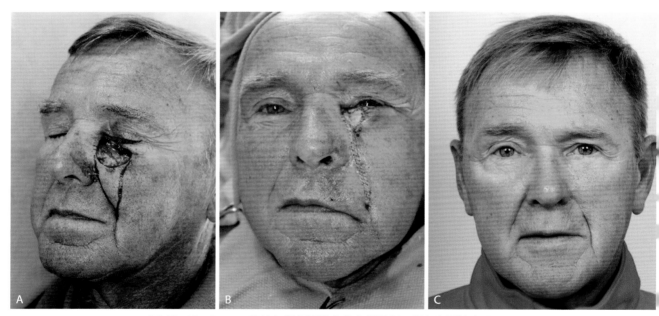

图 42-16　Burow 移植在颊部通常会愈合得更好，颜色和质地也更匹配
A. 设计 Burow 皮片修复缺损；B. 下方狗耳来的皮肤用于覆盖伤口的上表面；C. 瘢痕愈合后颜色和质地比较好。

皮瓣

推进皮瓣

推进皮瓣依靠随机模式的血液供应，适用于其中一个狗耳处于不受欢迎位置的梭形闭合伤口。推进皮瓣与梭形闭合保持相同的张力方向，但它把不受欢迎的狗耳置于一个更有利的位置。与旋转皮瓣相比，推进皮瓣不会产生继发缺损。眶下 1 区伤口和耳前 2 区大面积伤口是最常见的颊部推进皮瓣适应指征。

眶下颊内侧和鼻面沟的 1 区伤口常常需要推进皮瓣

使上方的狗耳偏离下眼睑边缘（图 42-17）。伤口下方的狗耳切除。水平切口从伤口的上方向外侧颞部切开，上方狗耳向外侧鱼尾纹移位或用对半法则缝合。理想情况下，水平切口隐藏在颊部和下眼睑之间的美容亚单位结合线。如果伤口的上方不靠近这个边界，原发缺损可以向上延伸，以避免在颊部亚单位中部造成明显的水平瘢痕。皮瓣从外侧向内侧分离推进。颧骨韧带可能会限制向内侧推进，如果皮瓣被过度拉伸，可能会导致沿眶缘出现意想不到的继发缺损。由于这个原因，一个单纯的推进皮瓣只适于小缺损。为了避免眶周继发缺损导致眼睑外翻，可能需要将外侧切口呈弧形延伸至颞部和耳前区，从而形成旋转皮瓣。

在耳前 3 区，垂直方向梭形闭合一个较大的伤口，往往会由于张力过大无法缝合。如果可以进行水平方向的梭形切除，但耳软骨阻挡后侧狗耳，那么可以设计一个从下颊部和颈部向上推动皮肤的推进皮瓣（图 42-18）。从初始缺损的前部切除水平或切线方向的狗耳。从伤口外侧向颈部做一垂直切开，后方的狗耳向下移位隐藏至耳垂下。理想情况下，垂直切口隐藏在耳前皱褶。如果伤口的后方不靠近这个边界，初始缺损可以向后延伸，以避免在颊部亚单位中部形成明显的垂直瘢痕。皮瓣从下向上分离推进。关于推进皮瓣的详细讨论，请参阅第 21 章。

旋转皮瓣

旋转皮瓣具有随机模式的血液供应，其张力分散于多个方向以尽量减少在初始缺损处的变形。旋转皮瓣的特点是弧形切口，以调动周围的皮肤。将皮瓣旋转至第一缺损，沿弧形切口形成继发缺损。较大的皮瓣旋转弧增加了继发缺损的大小。张力在初始缺损和继发缺损处沿多方向分布。

颈面部旋转皮瓣用于修复前颊部 1 区较大的缺损（图 42-19）。沿缺损的下缘切除狗耳。从缺损外侧向颞部做弧形切口。重要的是将切口扩大到高于外眦角的位置，因为皮瓣高度的增加将有助于防止下睑缘的继发缺损。根据创面大小或皮瓣张力的不同，弧形切口可沿鬓角、耳前皱褶及颈部向后延伸。较小，张力较低的伤口通常不需要如此大的弧形皮瓣。

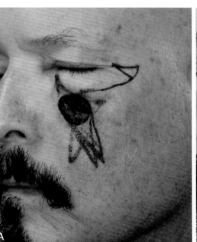
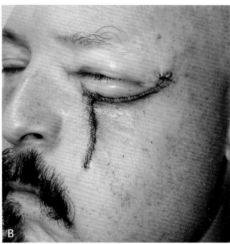
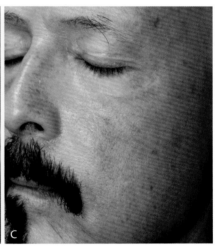

图 42-17　A. 针对这个眶下颊部缺损，一期闭合和推进皮瓣两者都考虑了；B. 为避免上方狗耳侵犯下睑，采用了推进皮瓣；C. 随访时，患者瘢痕不明显和眼睑位置正常

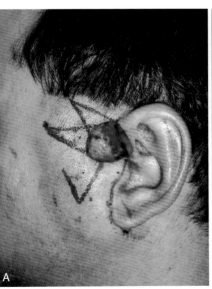
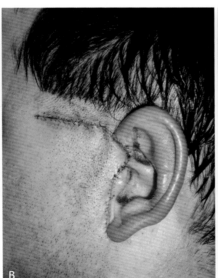
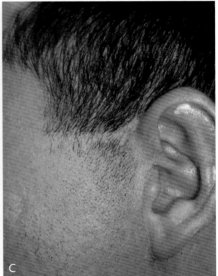

图 42-18　A. 考虑用菱形和推进皮瓣治疗耳前颊部缺损。B. 采用推进皮瓣。沿耳前皱褶切开，后方的狗耳置耳垂后。C. 随访时瘢痕不明显

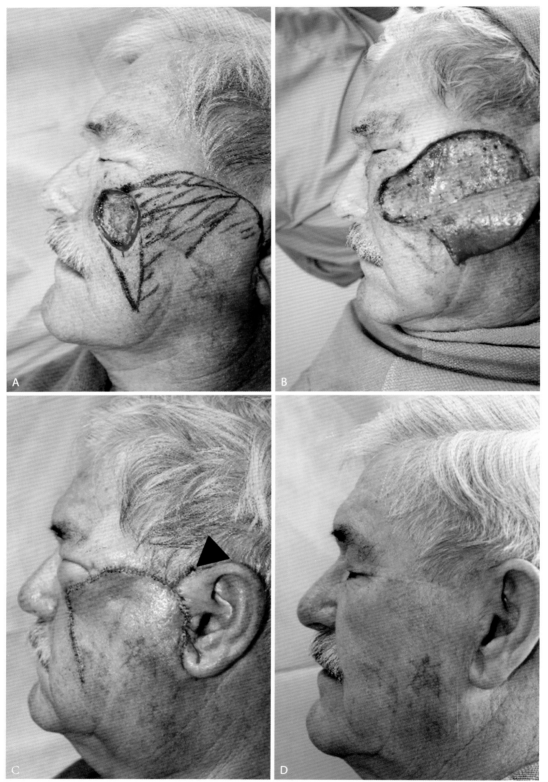

图 42-19 A. 针对这个颧骨内侧缺损设计了旋转皮瓣。注意，切口线被延长到外眦角上方，以防止下睑缘的继发缺损。B. 术中弧形切口及分离程度的照片。C. 术后即刻外观。注意沿圆弧外缘（黑色箭头）切除狗耳。D. 随访时瘢痕不明显

抬起皮瓣。为了松解颧骨韧带和增加皮瓣移动性，有必要进行锐性分离。皮瓣向缺损内侧旋转。注意保持主要张力方向与下眼睑边缘平行。尽管进行了广泛的分离，但对于一期闭合来说张力可能仍然太大。带或不带Z成形术的皮瓣背切可促进闭合（图42-20）。

即使经过正确的设计，眶下颊部的继发缺损仍可能产生外翻。为了填补这一缺口，皮瓣可以联合旋转和内上方推进方法向缺损滑动。如果外科医师预料到内上方推进的可能性，最好不要切除下方狗耳，直到皮瓣安置好，否则狗耳将处于明显位置。将皮瓣的基底面固定于眶下缘，有助于将张力转移至不动骨，降低皮瓣边缘真皮缝合线的张力。让患者睁开眼和张开口向上看是评估下眼睑位置最有效的方法。

将皮瓣置于初始缺损处，沿弧形切口闭合继发缺损。一般来说，皮瓣的边缘向上翘起朝向颞部，或者向外上翘起朝向耳部。将皮瓣的基底面固定于颧骨韧带或眶外侧缘，这可能是转移眼睑张力的必要方法。皮瓣沿弧形向初始缺损旋转，也许不能直接闭合继发缺损。当无法闭合继发缺损时，二期愈合或植皮是必要的。

对于鼻唇沟或下颌有大量皮肤储备的患者，有时倾向于设计一种下方旋转皮瓣（图42-21）。这种设计最适合在水平方向上直径最大的1区缺损。向外侧颞部方向切除狗耳。弧形切口从初始缺损内侧沿鼻面沟和鼻唇沟向下延伸。抬起皮瓣并从下往上旋转。继发缺损沿鼻面沟和鼻唇沟闭合。这种皮瓣设计必须谨慎使用，因为在初始缺损处垂直方向的张力有很高的外翻风险，而沿着弧形切口直接闭合一个大的继发缺损可将鼻拉向外侧。为了减少眼睑的张力，几乎总是需要将皮瓣的前缘固定在眶下缘的骨骼上。有关旋转皮瓣的详细讨论，请参阅第22章。

V-Y 岛状带蒂皮瓣

V-Y皮瓣是一种常见的选择，适用于中到大的颊部缺损重建。它们有两个方面不同于其他滑动皮瓣（例如，推进和旋转皮瓣）。首先，它们的全部血液供应来自皮瓣的基底，因为整个周边的真皮是切开的。其次，它们不是简单地向缺损拉伸，而是通过关闭继发缺损把皮瓣推向初始缺损。1区和3区是颊部使用V-Y皮瓣最常见的位置。这些部位皮下的浅表脂肪垫具有高度可移动性，通常允许皮瓣向前移动的距离比2区更远。

传统的V-Y岛状带蒂皮瓣设计为倒三角形（图42-22）。皮瓣缘起源于缺损的内侧和外侧尾缘，向下延伸至下颌骨。当切口穿过下颌骨进入下颌和颈部时，2区的V-Y皮瓣具有最佳移动性。应在皮瓣缘交汇处形成小于或等于30°的夹角。根据缺损的大小和位置，皮瓣的一缘或两缘可隐藏在美容亚单位结合处，如鼻唇

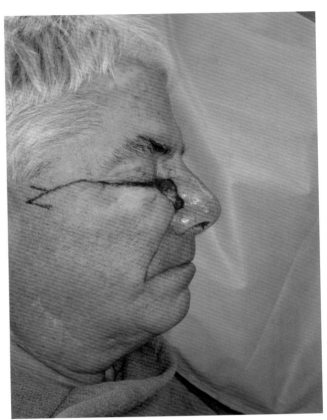

图42-20　一个旋转皮瓣的示例，采用了皮瓣背切和Z成形术，以提高移动性

沟或耳前皱褶。

V-Y皮瓣环绕地切向SMAS的水平，皮瓣边缘在这个平面进行分离。中心部位30%~50%的皮下组织被保存，正是这个蒂使皮瓣向内上方"摇摆"。一旦仔细止血，皮瓣将被缝合到位。将皮瓣前缘固定于眶下缘，可降低1区缺损外翻的风险。

传统的V-Y推进皮瓣设计存在一些局限性。首先，筋膜附着物限制皮瓣的推进，并可能导致不受欢迎的针垫样形成。其次，皮瓣前缘的水平瘢痕往往较为明显。最后，传统的V-Y皮瓣可能无法延伸覆盖高处的缺损。

周围皮肤的广泛分离可能有助于最小化三角皮瓣的天窗效应。在1区和3区内侧部分的缺损采用新月形设计可解决水平瘢痕。皮瓣的前缘设计在缺损头尾侧边缘，而不是在缺损内外侧边缘处切割。然后，这些缘沿着颊部皮肤张力松弛线切割。皮瓣向内上方移动，缝合前缘，使其与美容亚单位结合处对齐（图42-23）。改进的"pac-man"设计是通过将皮瓣的前缘旋转到缺损远端，从而获得更长的长度（图42-24）。最终皮瓣瘢痕是棱形的，同时瘢痕中心（两条臂交汇处）有一条线穿过。如果有血管损害的顾虑，皮瓣中点的狗耳可以后期切除。通常，轻微的组织突出在这个位置可自行消退。有关V-Y岛状带蒂皮瓣的详细讨论，请参阅第25章。

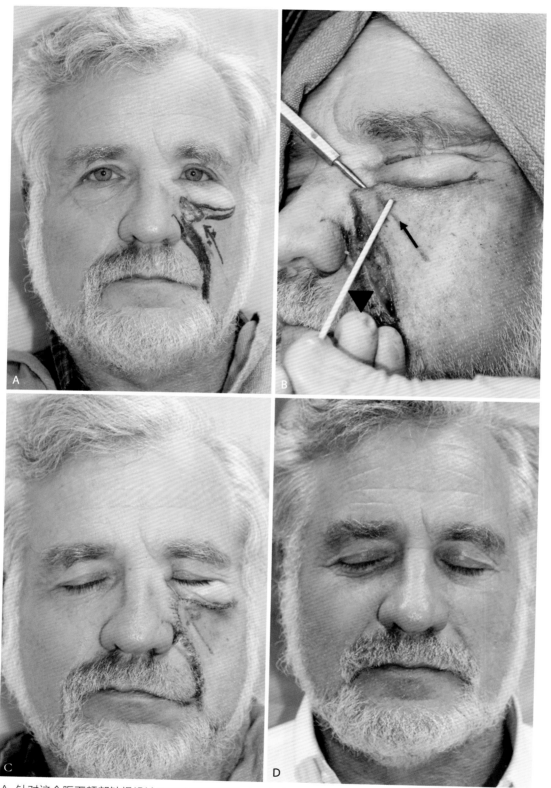

图 42-21　A. 针对这个眶下颊部缺损设计了下方旋转皮瓣。B. 术中显示初始缺损垂直方向张力的照片（黑色箭）。将皮瓣的前缘固定在眶下缘的骨骼上，可以降低下眼睑的张力。注意鼻唇沟的继发缺损（黑色箭头）。C. 术后即刻，眼睑位置不受影响。D. 随访时瘢痕不明显，眼睑位置正常

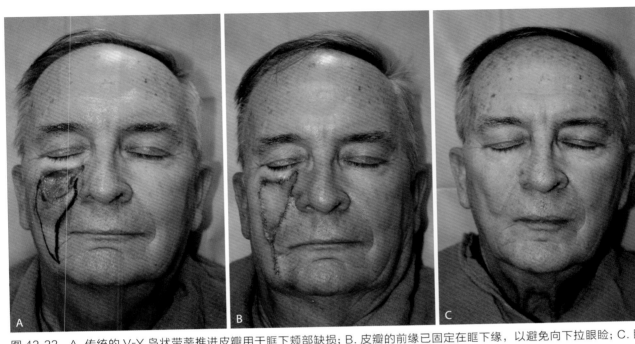

图 42-22　A. 传统的 V-Y 岛状带蒂推进皮瓣用于眶下颊部缺损；B. 皮瓣的前缘已固定在眶下缘，以避免向下拉眼睑；C. 眼睑位置正常，大部分瘢痕隐藏在美容亚单位结合处

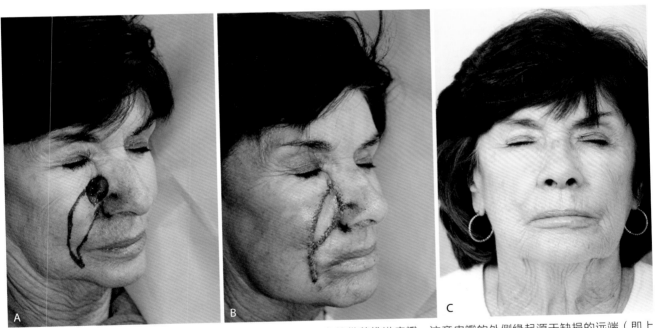

图 42-23　A. 针对这个内侧颊部缺损设计了一种新月形 V-Y 岛状带蒂推进皮瓣。注意皮瓣的外侧缘起源于缺损的远端（即上方的）。B. 术后即刻表现。C. 短期随访时的瘢痕

易位皮瓣

易位皮瓣通过将关键张力置换到邻近的组织储存池，并将张力重新分布到更有利的方向，从而避免了初始缺损处的变形。在颊部，转移皮瓣特别适用于 1 区和 3 区较大的缺损，因为当线性闭合或推进皮瓣修复这类初始缺损时，张力会扭曲口、鼻或眼睑的位置。

相对于在初始缺损处有最大张力的滑动皮瓣，易位

皮瓣将最大张力置换到最终供体位置（即菱形皮瓣的第二缺损；双叶皮瓣的第三缺损；三叶皮瓣的第四缺损）。通过向供区缺损转移张力，可将转移皮瓣以最小张力旋转至初始缺损。用于上颊部缺损的转移皮瓣从颊下半部较松的皮肤获取；而下颊部的缺损则是由颈部松弛的皮肤获取。

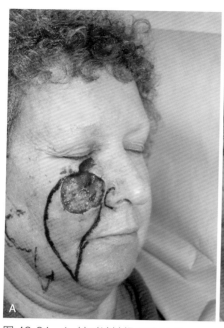
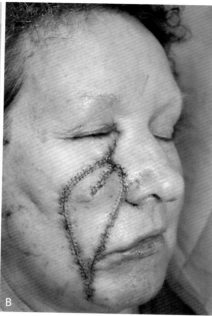
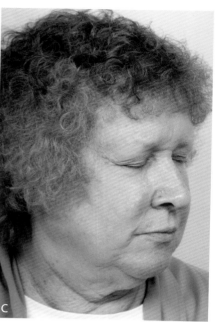

图 42-24　A. 针对该缺损设计了"pac-man" V-Y 岛状带蒂推进皮瓣。注意皮瓣缘起源于缺损的远端，以利于达到缺损。B. 术后即刻表现。为了保持血液供应，中央狗耳的切除被推迟了数周。C. 随访时瘢痕不明显

　　菱形易位皮瓣　菱形皮瓣是治疗许多颊部缺损的常用皮瓣。皮瓣从缺损的中线向所需的组织储存池延伸。对于颊部缺损，皮瓣开放缘通常指向下颌或颈部。经典的菱形皮瓣顶角呈 60°，但延长皮瓣长度以形成更尖锐的顶角有利于伤口闭合，避免供体部位狗耳畸形（图 42-25）。

　　为了避免在初始缺损处发生继发移动，皮瓣的面积应与初始缺损面积大致相同，并与初始缺损垂直。第一个关键缝合是闭合继发缺损，承受最大张力。第二个关键缝合将皮瓣固定在初始缺损处，确定皮瓣的旋转弧度

和狗耳位置。随着旋转弧度的增大，最主要的限制是皮瓣缩短，使皮瓣远端边缘更难以到达缺损处，而且在皮瓣蒂处可能形成狗耳畸形。最好是将皮瓣处置好，这样狗耳畸形就不会使皮瓣蒂变窄。在皮瓣固定到理想位置之前，通常要保留狗耳畸形。

　　远端皮瓣的三角形与大多数圆形缺损不一致。外科医师既可以切除皮瓣以匹配缺损，也可以扩大缺损以适应皮瓣。由于远端皮瓣的血供最稀薄，因此通常最好切除皮瓣的多余组织以匹配缺损。有关易位皮瓣的详细讨论，请参阅第 23 章。

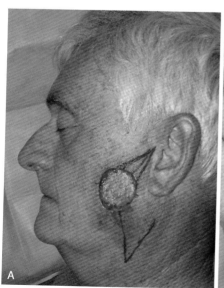
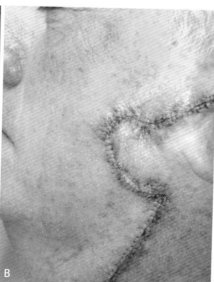
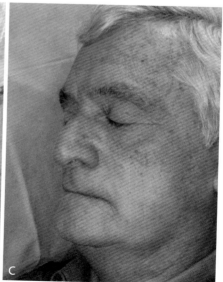

图 42-25　A. 设计菱形皮瓣重建下颊部缺损。注意皮瓣开放缘指向颈部的组织储存池。B. 术后即刻表现。C. 随访

双叶皮瓣　如果由于紧邻初始缺损的皮肤张力过大或会导致解剖畸形，无法使用菱形皮瓣，则双叶皮瓣可以到达离缺损更远的合适供区（图 42-26）。与菱形皮瓣相比，双叶皮瓣的几何形状和手术实施更为复杂。

与菱形皮瓣一样，双叶皮瓣也可旋转约 90°。然而，双叶瓣分散了两个叶瓣之间的旋转，每个叶瓣旋转45°。第二个叶瓣增加了 Z 成形术，帮助将皮瓣推向初始缺损。关闭第二个叶瓣供体位置（即第三缺损）的张力不应影响附近的游离缘。

第一个关键缝合是闭合第三缺损，并将皮瓣推向初始缺损。第二个关键缝合将第一叶瓣置入缺损内。缝合的确切位置可能会发生变化或者需要调整，从而调整张力方向避免解剖畸形、对齐狗耳以及调整第一叶瓣的大小。通常更可取的做法是，在对多余的组织进行精确的修整之前，要关闭狗耳畸形保留轮廓。第二叶瓣通常有多余的长度，需要修剪以匹配第二缺损。有关双叶皮瓣的详细讨论，请参阅第 24 章。

三叶皮瓣　三叶皮瓣的组织力学与双叶皮瓣相似，但有一些明显的优势（图 42-27）。第一，它的第三叶瓣使皮瓣能够到达离初始缺损更远的组织储存池，这对于重建较大的颊部缺损尤其有用。第二，第三叶瓣将旋转弧扩展到 120°~150°，可能提供一个更有利的张力方向来闭合第四缺损。第三，增加的叶瓣增加了另一个Z 成形术，它降低了皮瓣易位时的张力，这是一个重要的优点，因为即使是远端皮瓣的轻微张力也会扭曲游离缘。最后，第三叶瓣增大皮瓣蒂的宽度。如果狗耳的方向会切入双叶皮瓣的蒂，那么增加三叶皮瓣的蒂的大小可以改善血供。

联合重建

颊部缺损的皮瓣重建从下方和（或）侧面的储存池借用组织，可能产生运动受限的重瓣，牵拉下眼睑。这些因素使眼睑皮肤易变形并增加外翻风险，或限制缺损充分闭合。过度地增加皮肤移动性也会导致远端边缘坏死，或者使胡须移位到没有毛发的部位。在许多情况下，正确的皮瓣设计、较多的颊韧带组织松解和固定缝合可以帮助缓解这些问题。然而，大的缺损（直径 >3cm）和接近下眼睑的缺损，通常可以通过相邻的两个皮瓣或皮瓣联合移植来修复，而不是单一的重建方式。

多个皮瓣

当联合修复时，两种或两种以上的皮瓣可能比用皮瓣联合移植闭合更好。因为增加了血管密度以及与受体区域的颜色更匹配，所以更能改善美观。当一个缺损跨越两个美容亚单位时，如颊部和鼻部、或颊部和眼睑，联合皮瓣是最常用的（图 42-28）。这种组合允许将瘢痕放置在中间的美容亚单位结合处，如鼻面沟，因为那里通常会有阴影。

联合皮瓣从两个或两个以上的组织储存池取得皮肤，以填补一个皮瓣不能充分覆盖的缺损。颈面部旋转推进皮瓣可能是治疗大面积颊部缺损的主要方法，但是在年轻患者和没有大量组织储存池患者，由于皮肤的不动性和关约束，限制了这种皮瓣的移动。在这种情况下，可以使用下方 V-Y 推进皮瓣来弥补侧位颈面部

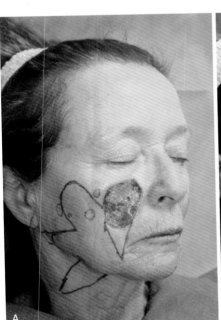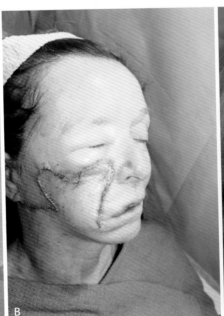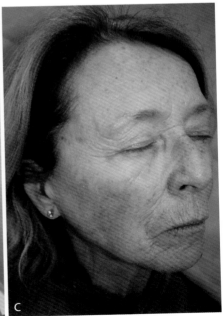

图 42-26　A. 考虑并设计了双叶和三叶皮瓣来治疗这一较大的颊部内侧缺损。三叶皮瓣设计是不必要的。B. 术后即刻表现。C. 随访时瘢痕不明显

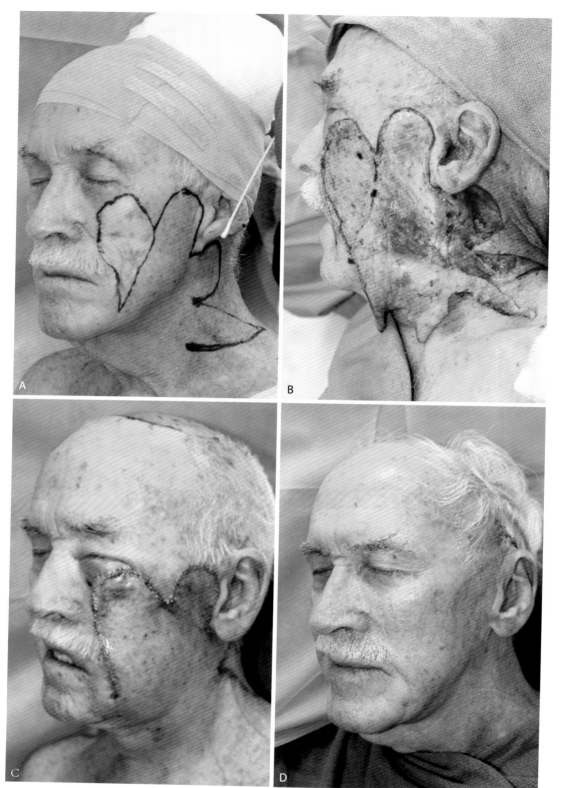

图 42-27　A. 设计了一个三叶皮瓣代替这个大的皮肤移植；B. 术中照片显示皮瓣抬高高度；C. 术后即刻表现；D. 随访表现

皮瓣不能闭合的距离。颈面部皮瓣多余的狗耳皮肤转化为 V-Y 皮瓣，而不是丢弃。其他联合方式，如相邻的菱形皮瓣和双 V-Y 皮瓣，有助于颊部大缺损的分块修复。

皮瓣联合植皮

跨越眼睑皮肤的颊部 1 区缺损是造成瘢痕性外翻的最大风险。这个位置的皮肤薄，从眼睑边缘松弛地下垂，很容易受到向下的张力，尤其是沉重的皮瓣。1 区大缺

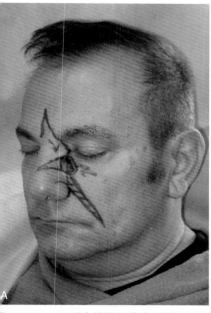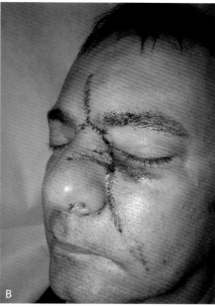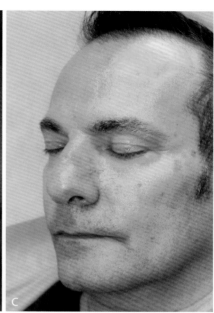

图 42-28　A. 联合旋转和推进皮瓣用于颊部内侧缺损。B. 术后即刻表现。C. 随访。联合皮瓣保留了鼻面沟，避免了眼部下方巨大的瘢痕

损的术后眼睑下垂可通过皮瓣与植皮相结合来减轻。在眼睑边缘和下方皮瓣（如 V-Y 推进皮瓣）之间插入皮肤移植物，可尽可能减少重力影响及眼睑牵拉（图 42-29）。实际上，全厚皮片移植物就像一个间隔物，保护和支撑眼睑。皮瓣联合植皮也适用于 2 区和 3 区缺损，但这通常是为那些无法采用重建方法情况保留的。在植皮重建过程中，因缺乏内在的血液供应和使用来自远处的皮肤，会降低结果的重复性，并可能导致较差的美学效果。

总结

关键的解剖原则指导着颊部缺损的评估和重建计划。虽然大面积的颊部缺损可能适用于皮瓣闭合，但线性闭合具有一致的重复性结果、最小的致畸性和易于执行，通常是首选。特别注意颊部边缘的游离缘，如唇部和眼睑，由于它们的功能和美学价值，所以特别重要。

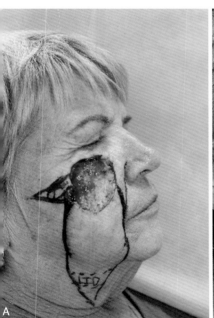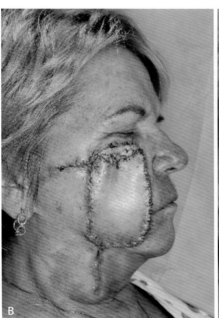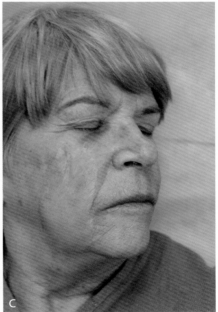

图 42-29　A. 计划在颊部的缺损设计 V-Y 岛状带蒂推进皮瓣，并计划在眼睑部的缺损植入全厚皮片移植物。该缺损太高，推进皮瓣无法覆盖。全厚皮片移植物作为一个间隔，以保护和支撑眼睑。B. 术后即刻表现。C. 随访

参考文献

1. Ghassemi A, Prescher A, Riediger D, Axer H. Anatomy of the SMAS revisited. Aesthetic Plast Surg. 2003;27(4): 258–264.
2. Kochhar A, Larian B, Azizzadeh B. Facial Nerve and Parotid Gland Anatomy. Otolaryngol Clin North Am. 2016; 49(2):273–284.
3. Dorafshar AH, Borsuk DE, Bojovic B, Brown EN, Manktelow RT, Zuker RM, et al. Surface anatomy of the middle division of the facial nerve: Zuker's point. Plast Reconstr Surg. 2013;131(2):253–257.
4. Richards AT, Digges N, Norton NS, et al. Surgical anatomy of the parotid duct with emphasis on the major tributaries forming the duct and the relationship of the facial nerve to the duct. Clin Anat. 2004;17(6):463–467.
5. Rohrich RJ, Pessa JE, Ristow B. The youthful cheek and the deep medial fat compartment. Plast Reconstr Surg. 2008; 121(6):2107–2112.
6. Rohrich RJ, Pessa JE. The retaining system of the face: histologic evaluation of the septal boundaries of the subcutaneous fat compartments. Plast Reconstr Surg. 2008; 121(5):1804–1809.
7. Alghoul M, Codner MA. Retaining ligaments of the face: review of anatomy and clinical applications. Aesthet Surg J. 2013;33(6):769–782.
8. Stuzin JM, Wagstrom L, Kawamoto HK, Baker TJ, Wolfe SA. The anatomy and clinical applications of the buccal fat pad. Plast Reconstr Surg. 1990;85(1): 29–37.
9. Ozdemir R, Kilinc H, Unlu RE, Uysal AC, Sensoz O, Baran CN. Anatomicohistologic study of the retaining ligaments of the face and use in face lift: retaining ligament correction and SMAS plication. Plast Reconstr Surg. 2002;110(4): 1134–1147; discussion 48–49.
10. Furnas DW. The retaining ligaments of the cheek. Plast Reconstr Surg. 1989;83(1):11–16.
11. Rossell-Perry P, Paredes-Leandro P. Anatomic study of the retaining ligaments of the face and applications for facial rejuvenation. Aesthetic Plast Surg. 2013;37(3): 504–512.
12. Kang MS, Kang HG, Nam YS, Kim IB. Detailed anatomy of the retaining ligaments of the mandible for facial rejuvenation. J Craniomaxillofac Surg. 2016;44(9):1126–1130.
13. Pinar YA, Govsa F. Anatomy of the superficial temporal artery and its branches: its importance for surgery. Surg Radiol Anat. 2006;28(3):248–253.
14. Scaglioni MF, Suami H, Brandozzi G, Dusi D, Chang EI. Cadaveric dissection and clinical experience with 20 consecutive tunneled pedicled superficial temporal artery perforator (STAP) flaps for ear reconstruction. Microsurgery. 2015;35(3):190–195.
15. Xu M, Yang C, Li JH, Lu WL, Xing X. Reconstruction of th zygomatic cheek defects using a flap based on the pretraga perforator of the superficial temporal artery. J Plast Reconst Aesthet Surg. 2014;67(11):1508–1514.
16. Pilsl U, Anderhuber F, Neugebauer S. The facial artery The main blood vessel for the anterior face? Dermatol Surg 2016;42(2):203–208.
17. Pinar YA, Bilge O, Govsa F. Anatomic study of the bloo supply of perioral region. Clin Anat. 2005;18(5):330–339.
18. Schulte DL, Sherris DA, Kasperbauer JL. The anatomica basis of the Abbe flap. Laryngoscope. 2001;111(3):382–386
19. Yang HM, Lee JG, Hu KS, et al. New anatomical insight on the course and branching patterns of the facial artery clinical implications of injectable treatments to the naso labial fold and nasojugal groove. Plast Reconstr Surg. 2014 133(5):1077–1082.
20. Kwak HH, Hu KS, Youn KH, et al. Topographic relationshi between the muscle bands of the zygomaticus major muscl and the facial artery. Surg Radiol Anat. 2006;28(5):477–480
21. Hwang K, Lee GI, Park HJ. Branches of the Facial Artery. Craniofac Surg. 2015;26(4):1399–1402.
22. Kim YS, Choi DY, Gil YC, Hu KS, Tansatit T, Kim HJ. Th anatomical origin and course of the angular artery regardin its clinical implications. Dermatol Surg. 2014;40(10):1070 1076.
23. Camuzard O, Foissac R, Georgiou C, et al. Facial arter perforator flap for reconstruction of perinasal defects: A anatomical study and clinical application. J Craniomaxillofa Surg. 2015;43(10):2057–2065.
24. Rapstine ED, Knaus WJ, 2nd, Thornton JF. Simplifyin cheek reconstruction: a review of over 400 cases. Plas Reconstr Surg. 2012;129(6):1291–1299.
25. Sugg KB, Cederna PS, Brown DL. The V-Y advancemen flap is equivalent to the Mustarde flap for ectropio prevention in the reconstruction of moderate- size lid-chee junction defects. Plast Reconstr Surg. 2013; 131(1):28e–36e
26. Zitelli JA. The bilobed flap for nasal reconstruction. Arc Dermatol. 1989;125(7):957–959.
27. Cook JL. Reconstructive utility of the bilobed flap: lesson from flap successes and failures. Dermatol Surg. 2005;31(Pt 2):1024–1033.
28. Cook JL. A review of the bilobed flap's design with parti cular emphasis on the minimization of alar displacemen Dermatol Surg. 2000;26(4):354–362.
29. Miller CJ. Design principles for transposition flaps: th rhombic (single-lobed), bilobed, and trilobed flaps. Dermato Surg. 2014;40 Suppl 9:S43–S52.
30. Albertini JG, Hansen JP. Trilobed flap reconstruction fo distal nasal skin defects. Dermatol Surg. 2010;36(11): 1726 1735.

第43章　前额的成形修复

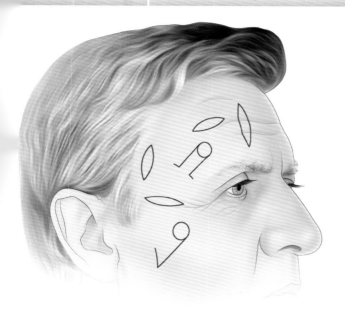

原著者　S.Tyler Hollmig
　　　　Brian C.Leach

翻　译　孙　楠　马立娟
审　校　赵　烨　孙　燚　姜海燕

概要

- 前额、颞部和眉毛是非黑色素瘤性皮肤癌和恶性雀斑样痣的常见部位。
- 一系列闭合技术，从线性修复到复杂的皮瓣和皮肤移植，可用于闭合这些部位的缺损。
- 眉毛应该被认为是一个游离缘，并相应地设计修复。

初学者贴士

- 如果可行，应始终优先考虑线性修复。但要注意，在可能导致游离缘变形时，不要尝试强行线性修复。
- 位于颞部内侧的缺损，沿眼周皱纹的方向进行线性修复；颞部外侧的缺损则以接近发际线的弧形切口进行线性修复。
- 应将沿额纹水平方向修复的好处与潜在的不对称性眉毛抬高和神经损伤的风险进行权衡。

专家贴士

- 多处缺损可用 Burow 推进皮瓣进行修复，其中继发缺损合并到移位的狗耳内。
- 对于较大的前额缺损，A-T 设计可能优于 H 成形术。
- 累及骨膜的缺损应首选合页皮瓣修复。

切记!

- 通过出色的缝合和手术技术，前额垂直方向的修复术后瘢痕几乎不可见。
- V-Y（岛状蒂）皮瓣提供了一个强健的蒂，可用于眉毛和颞部的修复重建。

陷阱和注意事项

- 手术涉及颞部深处时，有面神经损伤的风险；因此，这类修复需要对解剖学有一个全面的了解。
- 当侵袭性肿瘤出现在这些部位时，应警告患者术后可能出现永久性的面神经损伤。

患者教育要点

- 系列手术开始之前，一定要评估患者的耐受性和术后预期。
- 前额血管丰富，术后可能出现瘀斑。
- 提醒患者，即使修复的高度在前额，也可能由于解剖结构和重力的综合作用而导致黑眼圈。

收费建议

- 前额的大多数皮瓣用 14040 或 14041 编码，这些编码包括切除部分；除 Mohs 切除编码外，切除部分和皮瓣修复部分不应同时收费。
- 不要将 CPT 编码 15740 用于 V-Y（岛状蒂）皮瓣，因为该编码仅适用于那些以游离和有知名动脉的轴型血管命名的皮瓣。

引言

前额、颞部和眉毛构成了面部的上 1/3。这一解剖区域由发际线的上部、外侧以及鼻根、眶缘和下方的颧弓界定。这是一个经常发生皮肤肿瘤的区域，功能和美学意义重大。因此，皮肤外科医师经常会遇到该区域的修复重建。充分了解局部解剖特征、周密的修复设计和精细的术中操作是决定手术效果的关键因素。

修复重建的方法

除了有一些注意事项不同以外，前额成功修复的关键原则与其他面部解剖区域大致相同。前额由 5 个美容亚单位组成，包括前额中部、左右外侧（颞部）和左右眉毛。尽管将修复重建局限在面部其他区域的美容亚单位边界内可能是有利的，甚至是关键的，但大家通常较少关注与前额美容亚单位相连部位的修复。相反，修复重建成功与否更多取决于前额亚单位彼此之间的关系以及与面部结构其余部分的关系。因此，修复重建的设计应保持自然发际线和眉毛的位置，因为这些解剖标志在很大程度上决定了该部位的视觉形态。

此外，自然发际线下方和内侧无毛皮肤的数量存在相当大的个体差异，限制了前额中部和外侧亚单位的大小。适当考虑这一变量是至关重要的，因为发际线的位置决定了可用于皮瓣修复的潜在供区组织储备的大小，并代表了隐藏切口线的理想位置。与一般的头部和颈部修复重建一样，利用邻近组织，而不是远处的皮肤移植物，有重要的价值，因为即使是相当大的皮瓣修复，只要设计合理和操作恰当，术后瘢痕几乎不可见。

虽然保留独立缘的原则在面部修复重建中不可违背，但真正的独立缘 - 眼睑在前额缺损中只是偶尔被考虑到。也就是说，在修复重建设计中经常会遇到导致永久性眉毛不对称的可能性。眉毛在美学上意义重大，容易受到外部张力的影响。因此，无论出于什么意图和目的，眉毛都应被视为独立缘，尽管它通常有一个较宽的边距。对一个中等大小的一期闭合，更有利的做法是垂直方向闭合而不是有抬高眉毛风险的水平方向闭合。此外，垂直方向闭合时感觉神经切断的风险更低，而且使用精细的缝合技术，这些瘢痕通常会与周围皮肤很好地融合。

理想情况下，所有的修复都应沿着皮肤张力松弛线（RSTLs）设计，这一原则同样适用于前额区域的修复重建。RSTLs 以水平弧线（垂直于额肌纤维）走行于前额，通常在中线处有一个轻微的下倾，在那里，眉间肌肉通过真皮附着下拉表面皮肤（图 43-1 和图 43-2）。

当前额中部的伤口因为位置或方向不能一期水平闭

合时，眉间纹是一个可以隐藏垂直方向曲线伤口的重要部位。在颞线附近，RSTLs 开始向下弯曲，并且大多数患者伴有眼周皱纹，从而允许切口线被合理定位在多个方向上。对于颞前中等大小的缺损，眼周皱纹内的水平修复通常是有效的，而位于外侧的类似缺损通常最好使用平行于自然发际线的切口线进行修复（图 43-3）。

解剖学

局部解剖学知识的良好应用有助于有效地修复前额。这一区域的血管供应来自强健的颈内、外动脉系统。从内侧到外侧，主要血管包括鼻背动脉、滑车上动脉、眶上动脉和颞浅动脉。滑车上动脉和眶上动脉来自颈内动脉的眼动脉分支，分别经滑车上孔和眶上孔出颅。这些动脉大约在眉毛的高度上行，穿过眼轮匝肌和额肌，并在浅层皮下组织中继续向上延伸。血管间的广泛吻合确保了前额强健的血管供应，哪怕滑车上动脉和眶上动脉其中一个或两个分支受损。在外侧，颞浅动脉——颈外动脉的终末分支，供应颞部、前额外侧和眉毛，还有头皮。此血管起自腮腺组织内，并向上跨过耳屏前的颧骨。颞浅动脉进入颧弓上方的颞浅筋膜，随后发出顶支和额（前）支（图 43-4）。颞浅动脉的额支在浅筋膜的皮下走行，术中容易观察到。它位于面神经颞支的表面并与其伴行，因此可作为一个粗略的解剖标志，划定该区域可安全分离的深度。

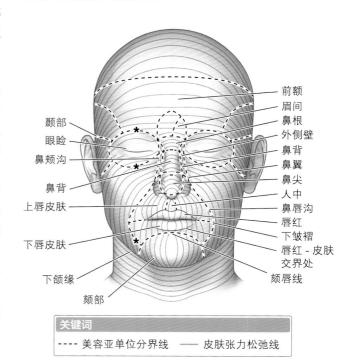

前额
眉间
鼻根
外侧壁
鼻背
鼻翼
鼻尖
人中
鼻唇沟
唇红
下皱褶
唇红 - 皮肤交界处
颏唇线

颞部
眼睑
鼻颊沟
鼻背
上唇皮肤
下唇皮肤
下颌缘
颏部

关键词
---- 美容亚单位分界线 —— 皮肤张力松弛线

图 43-1 面部皮肤张力松弛线倾向垂直于表情肌，并在重力矢量的作用下有轻微的下拉力

译者注："下唇皮肤"原文有误，所指应为"唇红"。

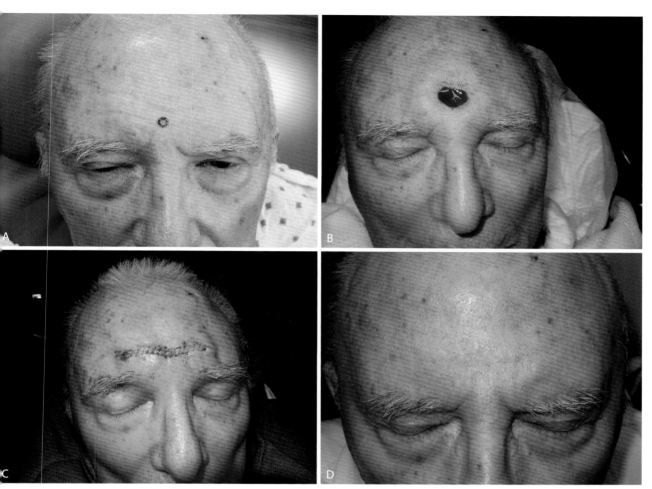

图 43-2　A. 术前照片显示，当水平方向的 RSTLs 走行于前额中部时，中线处经常会出现轻微下倾的弧线；B. 肿瘤切除后缺损长轴沿水平方向；C. 一期闭合沿患者的 RSTLs 轻微弯曲；D. 随访时，眉毛位置正常，切口线被很好地隐藏

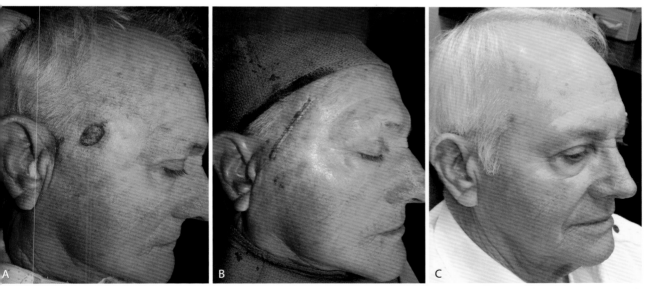

图 43-3　A. 虽然水平方向修复的切口线前端可被患者眼周皱纹隐藏，但更好的设计选择是将切口线定位在下行的发际线；B. 修复后即刻，外眦没有拉力；C. 术后 3 个月随访，切口线几乎不可见

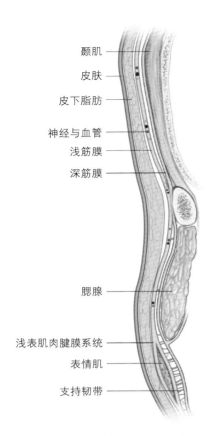

图 43-4 额层，冠状面

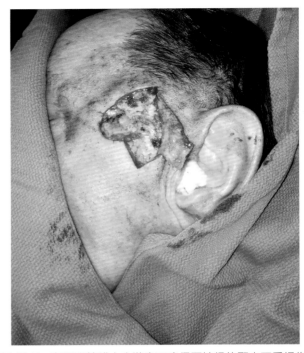

图 43-5 在颞顶筋膜上方游离可确保面神经的颞支不受损伤

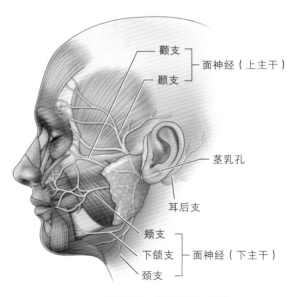

图 43-6 面神经的走行

前额区域的感觉神经来自三叉神经的 3 个主要分支。在上方，眶上神经和滑车上神经来自眼支（V_1）。这些神经自颅骨穿出后迅速穿透肌肉组织，在额肌上方走行，直到到达前额中部，在那里它们上行到更浅表的表皮下。手术中离断主要神经分支可能导致短暂或永久性麻木，伴或不伴明显的术后疼痛以及持续性神经痛。因此，如果可以的话，水平方向的闭合应在额肌上方游离，特别是在前额下部。从外侧看，颧颞神经起自颧神经的上颌支（V_2），自孔中穿出后，穿透颧弓上方约 2.5cm 处的颞筋膜。此神经辅助支配前额外侧和颞部，并在此与下颌神经（V_3）的耳颞支相通。后者支配耳上部分和颞部外侧，在耳廓前上行。耳颞神经的意外离断可导致持续性的麻木或神经痛。

额肌的运动神经支配由面神经的颞支完成。该神经容易在累及颞部和眉毛外侧的手术中被损伤，因此术中需要特别注意。尸体解剖已经证实颞神经在颧骨上方 SMAS 深处的无名筋膜内上行，然后继续走行于颞浅筋膜的浅层。到达额肌后，它沿着肌肉组织的下表面走行，较小的分支穿透表面。从颧弓到眉毛外侧的切开和游离必须保持在筋膜表面，以确保神经不受损伤（图 43-5 和图 43-6）。

前额的表情肌包括额肌、降眉间肌、皱眉肌和眼轮匝肌的上部。这些肌肉通过横跨皮下组织的纤维隔膜固着于上覆的皮肤，从而使面部产生表情。额肌是横贯整个前额的大而扁平的肌肉。它起自头皮上部，垂直方向的纤维直接固着于帽状腱膜，向下延伸并与降眉间肌、眼轮匝肌和皱眉肌交织。收缩额肌可使眉毛抬高并产生在这个区域中被定义为 RSTLs 的皮肤水平褶皱。双头皱眉肌起自鼻上方的眶内侧缘，并与上覆眉毛的皮肤一起固着于额肌。与降眉间肌一起收缩会将眉毛向内下拉动。眼轮匝肌位于眉毛下方，深至皱眉肌，辅助眼闭合。

前额有两个潜在的游离平面，这是由它们与表情肌的关系决定的。一个相对无血管的平面存在于额肌深面，颅骨膜的上方。虽然容易进入且出血少，但帽状腱膜下的这个平面即使广泛游离松弛程度也很有限。此外，这个深度的水平方向切口可能会损伤神经血管结构。相比之下，在额肌表面的平面上游离能够避免离断较大的血管和感觉神经束，同时允许更大的皮瓣运动。不过，这个平面上的手术技术必须非常细致，以维持上方相对脆弱的脉管系统。综上，如何选择最合适的游离平面，取决于伤口的大小、位置，以及与神经血管结构和组织自身松弛能力之间的关系。

颞部的解剖结构独特，在修复重建手术中具有重要意义。皮下组织薄层下面是颞顶筋膜，2～4mm 厚的高度柔韧又血管丰富的结缔组织围绕并保护颞动脉分支和面神经的颞支。一般而言，应在这个筋膜层的表面进行游离，以保护相关的神经血管结构。颞顶筋膜深处是一个脂肪垫，伴有疏松结缔组织，为更深地切开和掀起颞顶筋膜瓣提供一个相对无血管的平面（图 43-7）。

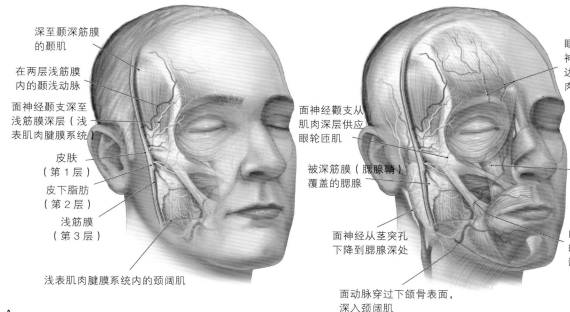

深至颞深筋膜的颞肌

在两层浅筋膜内的颞浅动脉

面神经颞支深至浅筋膜深层（浅表肌肉腱膜系统）

皮肤（第 1 层）

皮下脂肪（第 2 层）

浅筋膜（第 3 层）

浅表肌肉腱膜系统内的颈阔肌

面神经颧支从肌肉深层供应眼轮匝肌

被深筋膜（腮腺鞘）覆盖的腮腺

面神经从茎突孔下降到腮腺深处

面动脉穿过下颌骨表面，深入颈阔肌

眶上神经和滑车上神经穿过额肌，到达皮下组织层的肌肉表面

眶下神经穿透面部表情肌供应上覆皮肤

内眦动脉沿着它的走行深入到面部表情肌

A

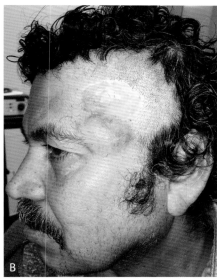

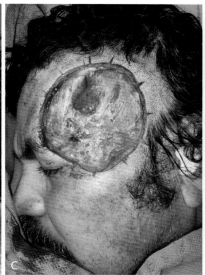

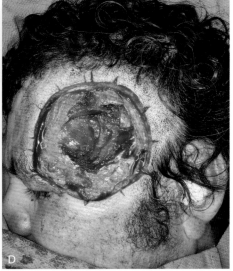

图 43-7 A. 概念图解，显示面部各层，从表层到深层，结构之间的关系。B. 复发性隆突性皮肤纤维肉瘤患者的 Mohs 切除，需要切除肿瘤块以及邻近的刃厚皮肤移植物。C. 术前 MRI 显示肿瘤未侵及颞肌，因此一期手术位于颞深筋膜水平，但之前的移植瘢痕黏附在肌肉上。D. 冷冻切片显示微侵袭性疾病已穿透颞深筋膜。需要包括颞肌的浅表部分的更深层以清除肿瘤，暴露出颞肌前部的颅骨起点、中间的肌肉及颞下深层脂肪垫

更深的是颞肌筋膜，覆盖颞肌的坚韧纤维层。在上方，颞肌筋膜由单层组成，与上颞线相连。下面，它分为两层插入颧弓的内侧和外侧。颞肌筋膜相对较强且不能移动，因此可用于固定悬吊缝线，以支撑一个自下向上推进的皮瓣。最后，颞肌位于颞肌筋膜下方。颞肌是一个宽的扇形咀嚼肌，起自颞窝，深入颧弓，并在颧弓深面经过，插入下颌冠状突。

修复重建技术

前额中部修复重建

大多数前额中部（内侧）的伤口可以线性闭合。方向选择的前提是保持眉毛的对称性，同时尽量避免损伤感觉神经。前额的修复可能会在两个基本组织平面之一进行游离：仅在额肌表面或帽状腱膜下。如果前额和相关深筋膜被分离，应在手术中将它们重新吻合，以减轻潜在的瘢痕内翻和（或）由于单纯覆盖式分层皮肤修复而可能出现的令人沮丧的类硬皮病样外观。如果可以，一期闭合应该水平设计（虽然有轻微的曲率），以模仿自然的 RSTLs（图 43-8）。对于较大的缺损，特别是位于中线附近的缺损（眉毛的对称性抬高通常是可以容忍的，甚至可能是可取的），优先考虑水平方向的闭合（图 43-9）。垂直闭合则不太容易对感觉神经造成损伤，即使额肌被破坏时也是如此。

推进皮瓣通常用于相邻组织松弛度不足、无法一期闭合的发际线附近缺损和前额中部的较大伤口。与前额内侧的皮肤相比，前额外侧和颞部受到深面肌肉组织的束缚较少，因此许多皮瓣起自外侧的组织储备。不过，起自眉间的内侧蒂 Burow 楔形推进皮瓣是一个重要的例外，通常用于眉毛上内侧中等大小的缺损（图 43-10）。

单侧推进皮瓣提供了一种简单的方法来解决许多中等大小的前额上部缺损，切口线可以沿着自然发际线下降（图 43-11）。然而，这种技术在男性患者中可能不太有利，因为随着时间的推移，发际线的逐渐后退可能导致瘢痕线暴露得更多。单侧推进皮瓣也有助于修复较大的垂直方向的前额伤口，其中水平切口线可以沿着眶缘弯曲。有时，将多个前额缺损合并成一个垂直方向的大伤口可能更有利于单次推进修复（图 43-12）。

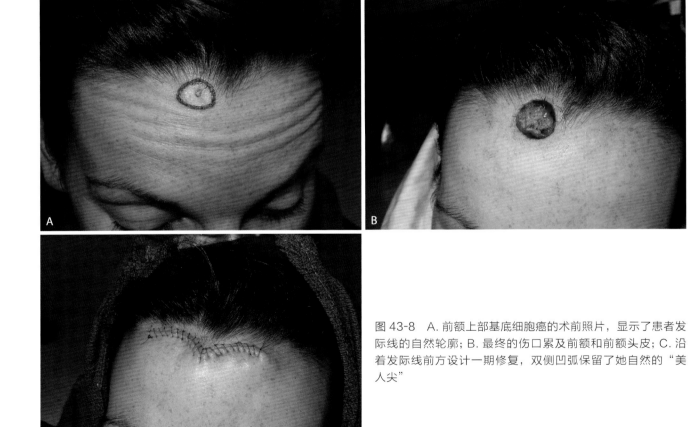

图 43-8　A. 前额上部基底细胞癌的术前照片，显示了患者发际线的自然轮廓；B. 最终的伤口累及前额和前额头皮；C. 沿着发际线前方设计一期修复，双侧凹弧保留了她自然的"美人尖"

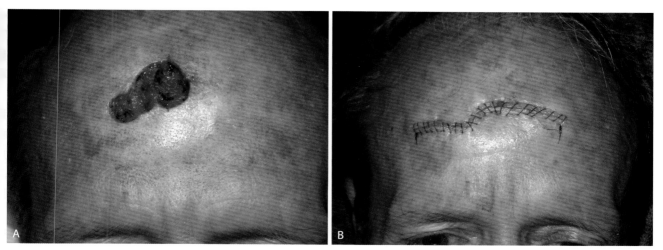

图 43-9　A. 前额正中 3.0cm×1.9cm 的 Mohs 术后不对称的缺损，但主要以水平方向为主；B. 在这种情况下，具有两个平行切口线的一期闭合将大部分修复隐藏在额纹里，同时导致对称性的眉毛抬高，虽然只是暂时的，但在美学上令人愉悦

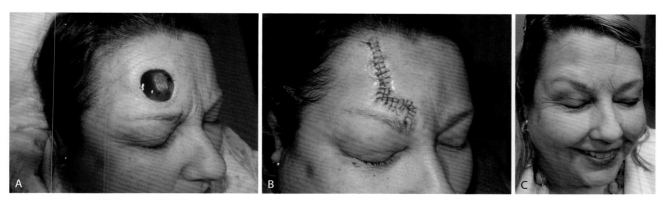

图 43-10　A. 右侧眉毛上内侧 2.7cm×2.8cm 缺损；B. 内侧蒂 Burow 推进皮瓣，沿着突出的眉骨设计并去除自眉间纹的狗耳；C. 术后 3 个月随访，注意眉毛内侧的位置和对称性

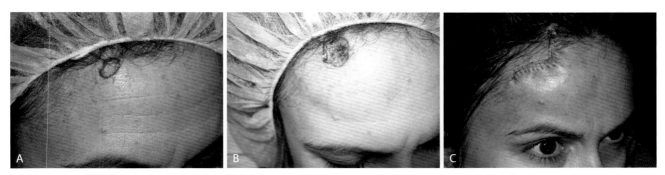

图 43-11　A. 沿前额发际线生长的基底细胞癌患者；B. 缺损太大无法一期闭合，但它是垂直方向的，因此可用单侧推进皮瓣修复；C. 皮瓣设计的目的在于保留患者发际线的轮廓，同时隐藏前额和头皮交界处的切口线

　　当手术缺损的外侧松弛度不足时，双侧推进皮瓣可让手术医师充分利用缺损两侧的相邻组织储备（图 43-13）。在这些情况下，A-T 设计可能优于 H 成形术，因为后者有时不够牢固并且可能留下复杂的几何瘢痕。虽然双侧推进皮瓣对于前额内侧的大多数伤口来说不太美

观，也只是偶尔才会用到，但是非常适合太大而无法线性修复的眉间缺损。在这些病例中，下 Burow 三角可被设计落在眉间沟内，其余两个水平切口线略呈拱形，作为双侧新月形推进皮瓣，沿额纹重新分配所有的组织冗余（图 43-14）。必须注意避免修复后形成一字眉。

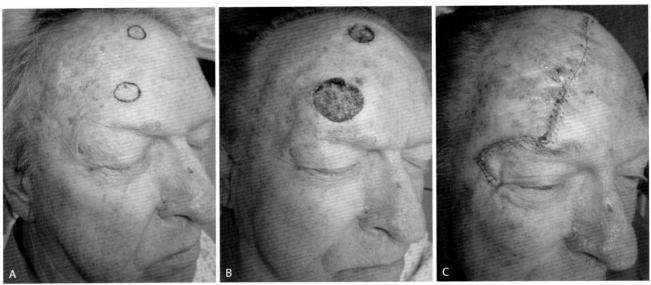

图 43-12　A. 术前照片显示右侧前额的两个肿瘤；B. 将肿瘤切除后形成的两个中等大小的前额缺损合并成一个垂直方向的缺损，以便于单次推进皮瓣修复；C. 外侧蒂推进皮瓣修复可让两个伤口在最小张力下闭合，同时保持眉毛的位置

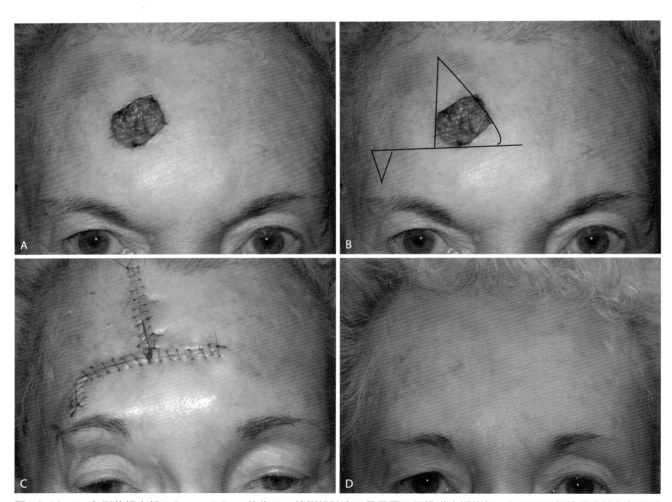

图 43-13　A. 右侧前额中部 2.2cm × 1.6cm 的伤口。外侧松弛度不足需要双侧推进皮瓣修复。B. A-T 双侧推进皮瓣修复重建设计。下方只需要一个 Burow 三角，并放在外侧远离面中部。C. 双侧推进皮瓣缝合到位。D. 在随访中，眉毛的对称性得以保留，切口线很好地沿着皱纹轮廓

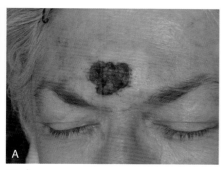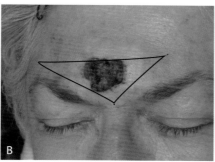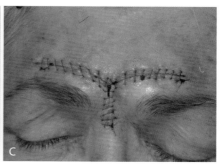

图 43-14　A. 该患者前额中部的 BCC 不对称性生长，形成 2.3cm×1.8cm 的眉上 / 眉间缺损。B. 推进旋转皮瓣的设计。不成比例的上、下弧线使得水平切口线不需要去除狗耳即可闭合。C. 选择双侧新月形推进修复以保持双眉毛对称，同时切口线沿着额纹及隐藏在眉间纹。新月形设计将冗余组织沿着修复的水平部分均匀分布，从而保持缝合在合适的方向进行

真正的旋转皮瓣在前额中部并不常用。它们在前额发际线处的中等大小至较大缺损中更有用，在那里，必要的长弧形切口线被设计在更上方，可将瘢痕留在头皮上而不是前额中部（图 43-15）。这些皮瓣在相对无弹性的帽状腱膜下平面被掀起，因此必须适当调整大小以实现无张力闭合。对于前额中部垂直方向的大伤口，双侧旋转皮瓣，设计有下 Burow 三角向下延伸到眉间，水平弧线沿着前额发际线，可能是唯一的局部皮瓣选择。这些皮瓣也在帽状腱膜下从发际线一直掀起至眉毛的水平。如果有需要，帽状腱膜可被轻轻划开以提供更远的组织运动，但必须注意避免损害皮瓣的皮下脉管系统和（或）促进血肿的发展。

前额内侧水平方向的伤口可能具有挑战性，因为该部位简单闭合即可使眉毛抬高。当位于前额上部时，这些缺损可考虑利用双蒂推进皮瓣进行修复（图 43-16）。该皮瓣设计为原发缺损水平方向的线性修复，与原发缺损上方沿发际线或发际线后面的继发平行曲线切口。继发切口通过帽状腱膜释放垂直张力。可以在双平面进行游离以进一步提高皮瓣的移动性。上部（继发）缺损容易进入帽状腱膜下平面，在那里继续向下方原发缺损游

离。然后在肌肉上层对原发缺损进行游离，进而使得皮瓣下方的肌皮复合组织更容易向前推进，而不会在眉毛上施加张力。在双蒂皮瓣下固定骨膜缝线，可进一步减少对眉毛的牵拉。然后以标准的分层方式修复原发缺损，同样修复继发缺损，尽管未缝合帽状腱膜。设计合理并操作得当时，双蒂皮瓣对于那些相对具有挑战性的伤口具有良好的修复效果（图 43-17A 和 B）。

在前额内侧修复重建时，应尽量避免皮肤移植，因为其他部位已经充分展示了不完美的颜色和纹理匹配。不幸的是，某些较大的缺损不适合局部皮瓣修复，而需要植皮。在这些情况下，如果可能，全厚移植优于部分厚度移植，以便更适当地复制前额自然皮肤的特征。将皮肤移植限制在单个美容亚单位和（或）利用全厚而不是刃厚移植可能有助于部分闭合大面积伤口（图 43-17C～F）。前额中部适用 Burow 移植，在眉间移植可以保持眉毛分离，从而促进该区域较大伤口的简单垂直线性闭合（图 43-18）。最后，当伤口太大而无法用局部皮瓣修复时，以及全厚皮片移植不可行时，可能会使用断层皮片移植（图 43-19）。

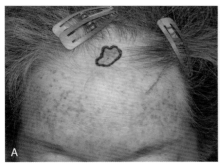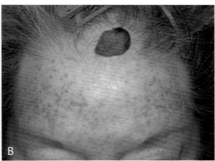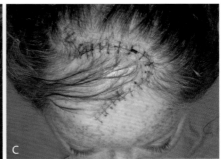

图 43-15　A. 这张术前照片显示一名 43 岁女性前额发际线上的基底细胞癌。B. 2.8cm×2.0cm 中等大小的伤口，包括头皮和前额上部。需要修复以防止前发际线明显的脱发。C. 单侧旋转皮瓣使切口线主要局限于头皮。这些皮瓣通常在帽状腱膜平面上掀起，并且必须大小适当以保证低张力修复

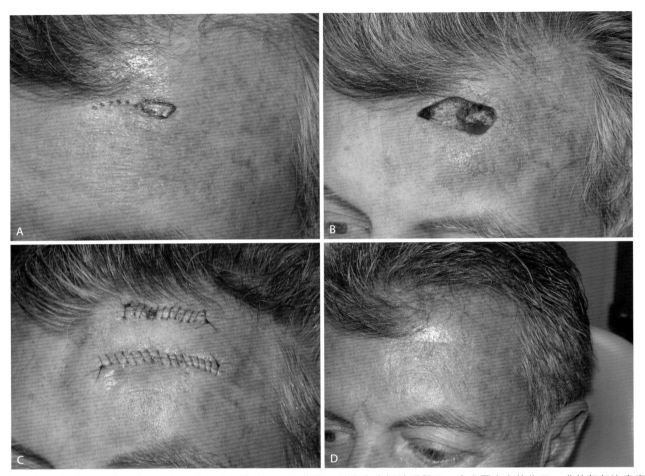

图 43-16 A. 沿前额上部生长的复发性基底细胞癌。B. 如预期，肿瘤完全切除后留下一个水平方向的伤口。术前存在的瘢痕组织导致术中操作时垂直闭合活动受限，眉毛过高。C. 在这种情况下选择了双蒂修复重建，将上切口线设计在自然发际线上方，并且两者都被切开至帽状腱膜并被游离。D. 随访中，保留了自然发际线，下方的瘢痕类似于前额的自然皱纹，眉毛位置居中

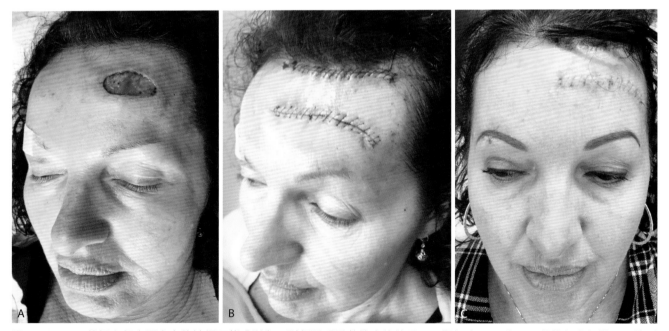

图 43-17 A. 前额上部水平方向的缺损可能难以在不引起眉毛显著抬高的情况下一期闭合。B. 使用双蒂修复来保持眉毛的对称性，同时将切口线置于发际线和沿着前额的皱纹。C. 术后 1 周，眉毛对称。请注意右侧眉毛下方的活检部位，位于"卷发器烫伤瘢痕"的位置

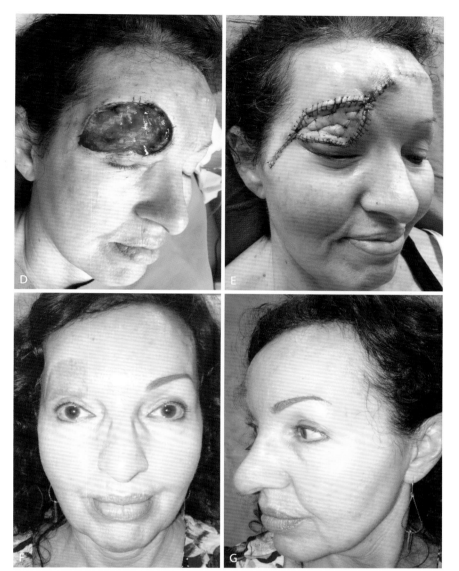

图 43-17（续）　D. Mohs 手术切除形成的前额伤口，不适合局部皮瓣修复重建。E. 通过部分一期闭合缩小缺损的大小，并使用锁骨上全厚皮片来覆盖其余组织。F、G. 随访时，使用皮瓣修复的优势显而易见

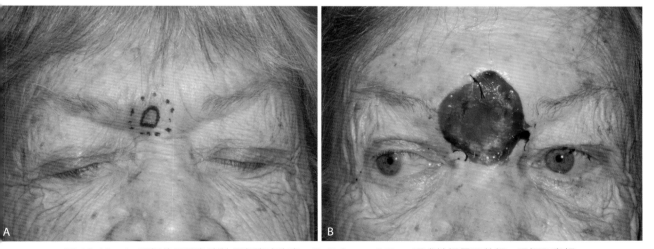

图 43-18　A. 眉间的无黑色素性黑色素瘤患者。B. 3.6cm×3.7cm 手术缺损累及前额、眉间和鼻根

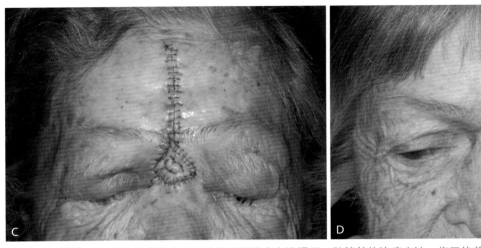

图 43-18（续） C.为这位高龄且有多种合并症的患者选择了一种简单的治疗方法。伤口的前额部分一期闭合，Burow 皮片用于修复鼻根。D.随访期间，患者的眉毛略微向内侧移位，但功能和美学效果相当不错

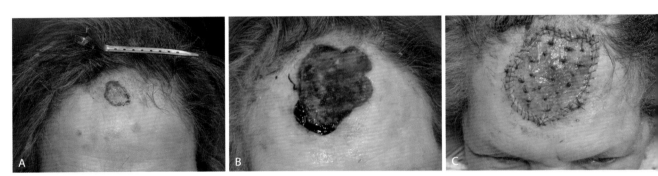

图 43-19 A.术前照片，肿瘤位于前额发际处；B.最终切除后的伤口很浅，但面积太大，无法局部皮瓣修复重建；C.断层皮片提供了足够的组织覆盖，并加速愈合

外侧 / 颞部额修复重建

成功修复重建前额外侧和颞部美容亚单位手术缺损的选择有很多。该部分包括从瞳孔中线到颧骨颧骨突的区域，上以前额发际线为界，下至眉毛。

二期愈合可成功用于前额外侧上部的浅层缺损，或局限于颞部相当凹陷的较小缺损。该方法通过避免进一步的切口或组织移动将对面神经颞支损伤的可能性降至最低。然而，这些部位的收缩愈合可能会形成扁平或凹陷的色素减退性瘢痕，并可在前额凸起光反射的作用下感觉更明显。

一期伤口闭合是前额外侧和颞部修复的主要方法，可常规用于直径小于 1.0cm 的缺损。梭形切除应优先沿 RSTLs 定向，不能导致眉毛的抬高（图 43-20）。内侧的一期闭合应沿着额纹设计，而外侧的闭合应在颞部附近成类弧形，外眦 / 颧骨处则为水平方向。颧骨的水平修复也可通过 M 成形术来缩短外眦前端的闭合长度（图 43-21）。

眉毛上的较小缺损可通过前额上部（充分地）和眉毛上（最低限度地）的不均匀游离来促进闭合（图 43-

22）。前额缺损的位置越靠上，眉毛抬高或变形的可能性就越小。梭形切除的长宽比越高，闭合沿眉毛分布越均匀，导致眉毛局部变形的可能性越小。

前额外侧和颞部的较大缺损使用皮瓣修复更可靠，通常优于皮肤移植或二期愈合。可采用各种邻位组织转移技术，包括推进、双侧推进、旋转和转移皮瓣。

前额外侧和颞部中等大小缺损主要通过推进和旋转皮瓣进行修复。单侧推进 / 旋转比双侧组织运动更有利于减少切口线轮廓，并可将需要双侧组织运动的皮瓣出现凹陷性瘢痕的风险降至最低。单侧推进皮瓣的设计应在水平方向上沿着 RSTLs，并隐藏在发际线（图 43-23）。

虽然在设计上图案是随机的，但这种单侧推进皮瓣具有强健的血管供应，更容易在具有其他共患因素（例如吸烟）的个体中存活，否则这些共患因素可能会导致皮瓣坏死。前额外侧和颞部的皮瓣设计应发生在浅表伤口的 SMAS 浅层和较深缺损的额肌下方。可沿组织运动长度的任何位置放置 Burow 三角。皮瓣在颧骨区域浅层皮下组织切开和游离时必须注意，避免损伤面神经的颞支（图 43-24）。

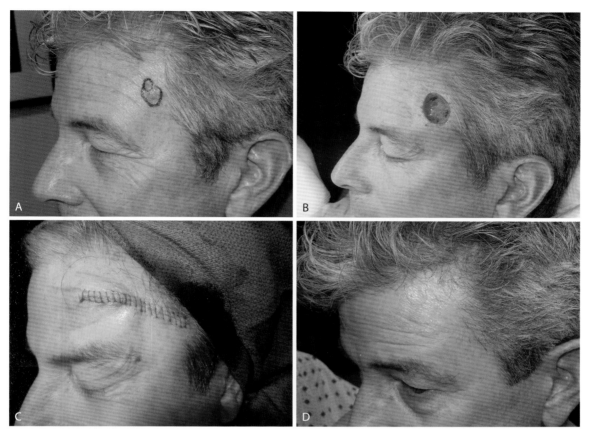

图 43-20　A. 左上颞部的 BCC。严重日晒的皮肤显露出明显的水平额纹。B. 左上颞部 2.6cm×2.0cm 的缺损。C. 水平定向的一期闭合，设计使切口长度的最大部分隐藏在发际线内。D. 术后 3 个月的随访。注意眉毛未抬高

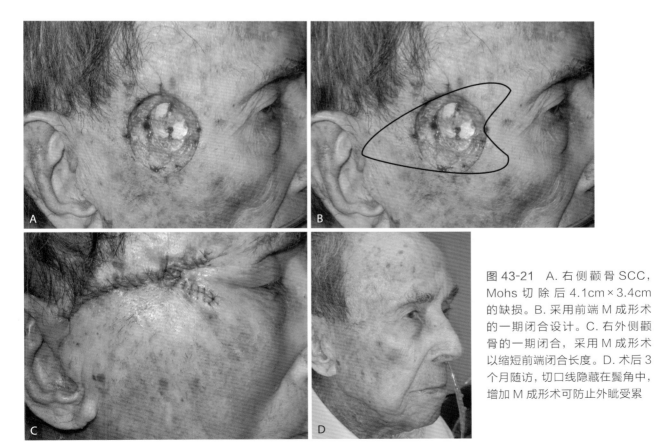

图 43-21　A. 右侧颧骨 SCC，Mohs 切除后 4.1cm×3.4cm 的缺损。B. 采用前端 M 成形术的一期闭合设计。C. 右外侧颧骨的一期闭合，采用 M 成形术以缩短前端闭合长度。D. 术后 3 个月随访，切口线隐藏在鬓角中，增加 M 成形术可防止外眦受累

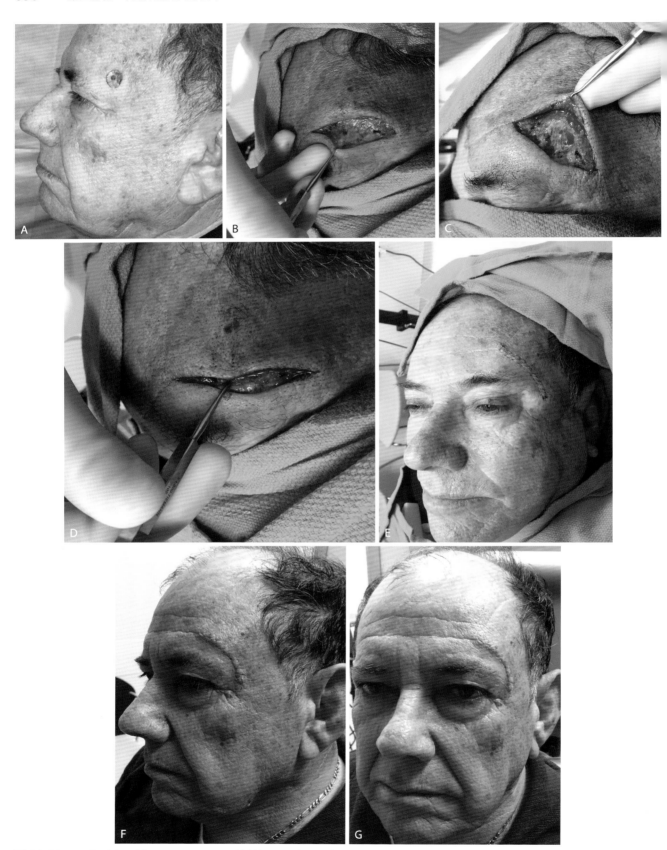

图 43-22　A. 眉毛上区域 1.2cm×1.0cm 的缺损；B. 类弧形切除，皮下最低限度地游离，以使边缘外翻；C. 不成比例的游离表现优越；D. 缝合前用皮肤钩测试上半部分有更大的可移动性；E. 缝合到位，无明显的变形或眉毛抬高；F、G. 拆除缝线后 1周随访，显示眉毛的位置保持不变

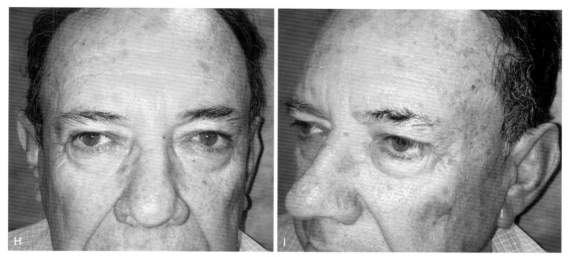

图 43-22（续） H、I. 后续随访

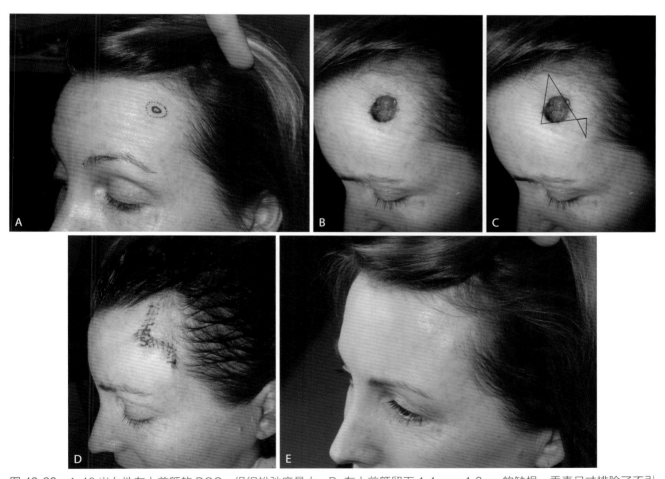

图 43-23 A.46 岁女性左上前额的 BCC，组织松弛度最小。B. 左上前额留下 1.4cm×1.3cm 的缺损。垂直尺寸排除了不引起眉毛抬高的水平方向修复。C. 单侧推进皮瓣设计。D. 推进皮瓣，沿着额纹和发际线设计。E. 随访 3 个月，结果显示无眉毛变形或抬高

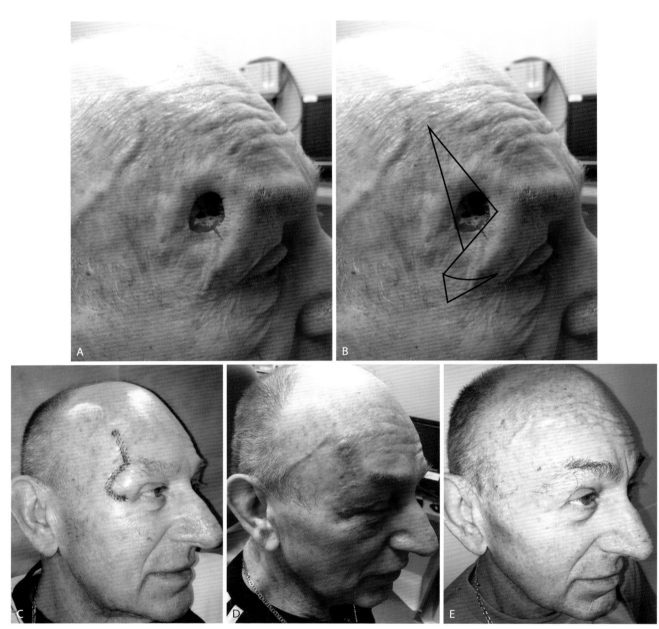

图 43-24 　A. 眉毛上外侧 1.5cm×1.2cm 的缺损。B. 推进皮瓣设计。C.Burow 推进皮瓣缝合到位。沿额肌外侧缘设计的皮瓣和位于"鱼尾纹"外侧的 Burow 三角。必须注意仅在浅层皮下组织小心切开和游离这一区域，以避免损伤面神经的颞支。D. 拆除缝线后 1 周。E. 术后 3 个月。同侧眉毛和额肌无变形，运动正常

　　可使用 Burow 楔形皮瓣进行多个缺损的同时修复，其中第二个缺损包括在移位的狗耳中（图 43-25 和图 43-26）。O-T 双侧推进皮瓣沿着发际线或外侧鬓角 / 耳前区域具有良好的效用，因为大多数切口线轮廓可沿着发际线 / 耳前颊部被隐藏（图 43-27）。

　　在 V-Y（岛状蒂）皮瓣中，更大的组织量被推进至颧骨面颊和颞部。V-Y 推进皮瓣在其周边充分游离，并可在供区部位闭合时产生净推动作用。强健的深层蒂支持皮瓣在较深的缺损中存活，这对于合并症可能导致皮瓣失败的患者尤其有用（图 43-28）。茭状岛状蒂皮瓣（lenticular island pedicle flaps）也可用于修复重

建颞部和颧骨颊部的亚单位体积（图 43-29）。

　　转移皮瓣在颞部的修复重建中特别有用，因为它们的设计能够充分利用颧骨颊部组织储备或更松弛的颞部皮肤。可以针对任何给定缺损设计多个转移皮瓣。然而，最合适的皮瓣设计应该是在没有美容或功能损失的情况下动员可用皮肤，并将切口线置于最有利的位置（图43-30）。根据定义，转移皮瓣包含一个固有的 Z 成形术，这也提供了闭合张力矢量的重定向（图 43-31）。颞部缺损较大时，可能需要的转移皮瓣的大小无法一期闭合供区部位。在这种情况下，可以利用双叶或三叶皮瓣来动员组织，同时调整和减少闭合张力（图 43-32）。

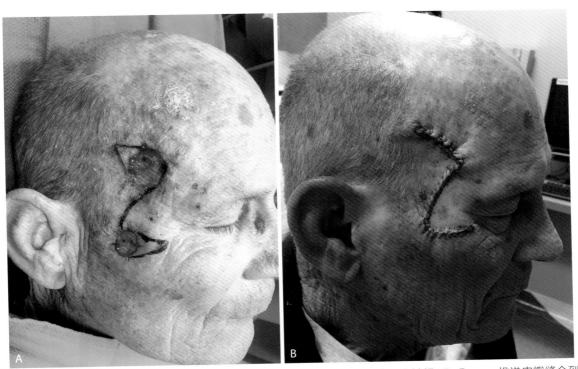

图 43-25 A. 设计一个 Burow 楔形推进皮瓣,用于修复颞部和颧骨上相邻的两个缺损;B. Burow 推进皮瓣缝合到位

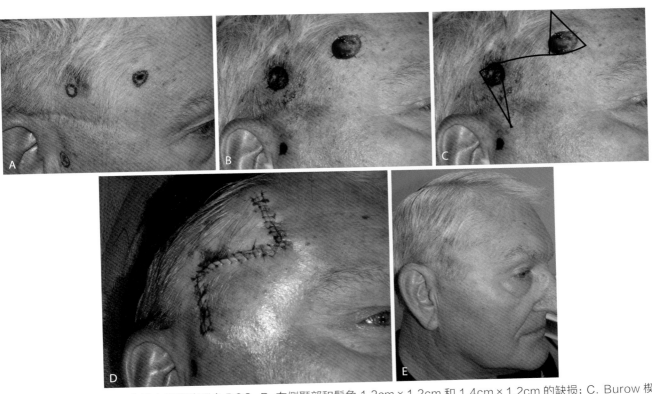

图 43-26 A. 右颞部和颧骨上相邻的两个 BCC;B. 右侧颞部和鬓角 1.2cm × 1.2cm 和 1.4cm × 1.2cm 的缺损;C. Burow 楔形推进皮瓣,第二个缺损被设计包含在移位的狗耳内;D. Burow 推进皮瓣的设计将大多数切口线保持在发际线内;E. 术后 3 个月随访

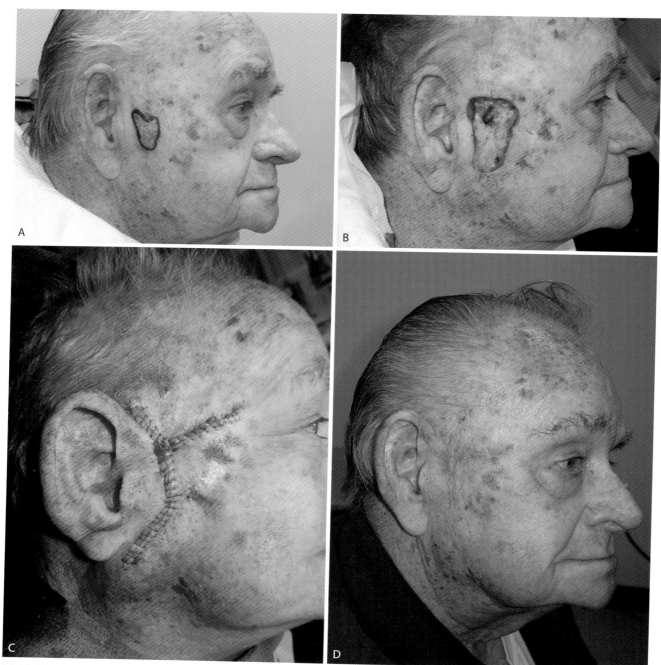

图 43-27 A. SCC 的术前外观。B. SCC Mohs 切除后右侧颧骨、鬓角、耳前颊部 5.1cm × 3.3cm 的缺损。C. 双侧推进（O-T）皮瓣缝合到位。D. 术后 3 个月随访。大多数缝线轮廓向外侧移位并远离面中部，患者拒绝在手术部位进一步修复

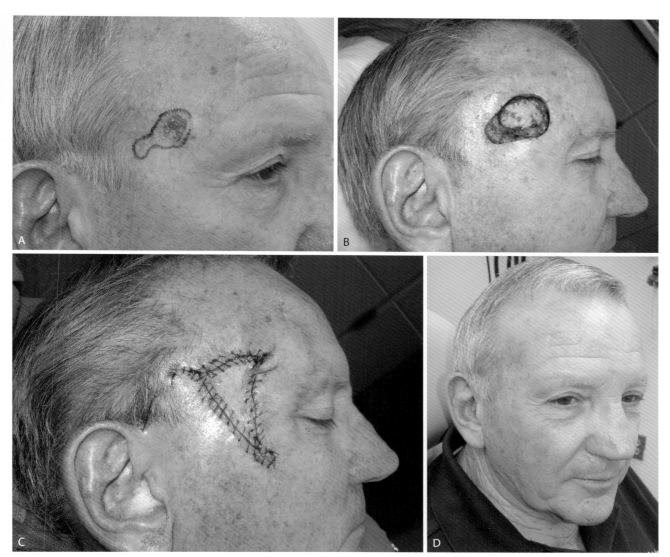

图 43-28　A. 右颞部侵及周围神经的 BCC。B. 右颞部 4.5cm×3.3cm 深达颞肌和骨膜的缺损。C. V-Y 推进皮瓣缝合到位。D. 术后 3 个月随访。切口线保持在眶周美容亚单位以外，因此在视觉上是可以接受的

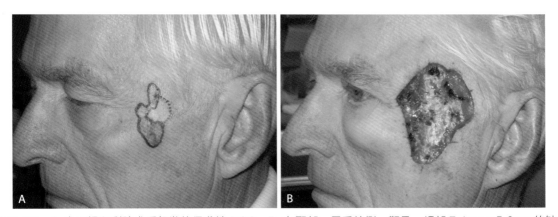

图 43-29　A. 电干燥和刮除术后复发的侵袭性 BCC。B. 左颞部、眉毛外侧、颧骨、颊部 7.1cm×5.0cm 的缺损

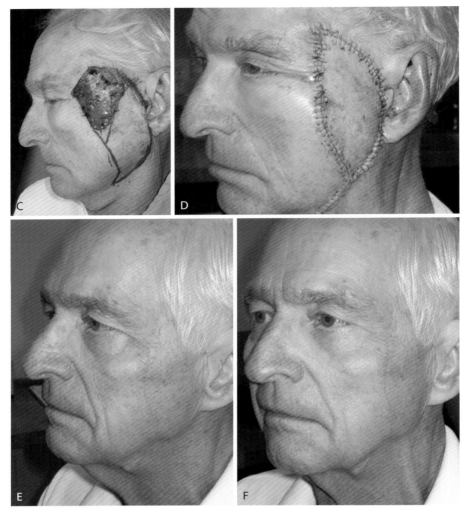

图 43-29（续） C. V-Y 推进皮瓣的设计。皮瓣设计颞部和颧骨颊部的体积修复，同时在耳前颊部和下颌支的后方及下方闭合供区部位的切口。D. V-Y 推进皮瓣缝合到位。E、F. 术后 3 个月随访。完美的颊部体积修复，良好的切口位置在美容亚单位的交界处

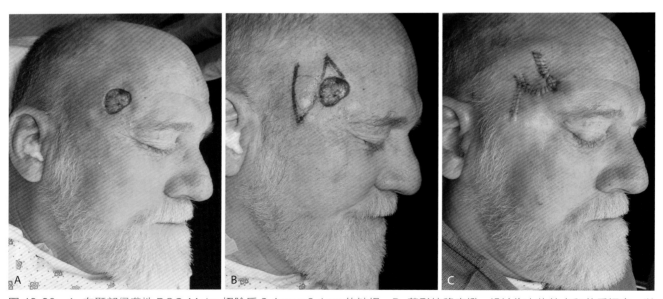

图 43-30　A. 右颞部侵袭性 BCC Mohs 切除后 2.4cm×2.1cm 的缺损。B. 菱形转移皮瓣，设计为上旋转点和前后闭合，以减少对外眦的牵拉，避免眉毛移位。与缺损相比，皮瓣的尺寸偏小，以容纳继发性组织运动，避免由于皮瓣过度丰满而形成"针垫"样臃肿。C. 菱形转移皮瓣缝合到位。注意眉毛的位置居中，外眦无牵拉

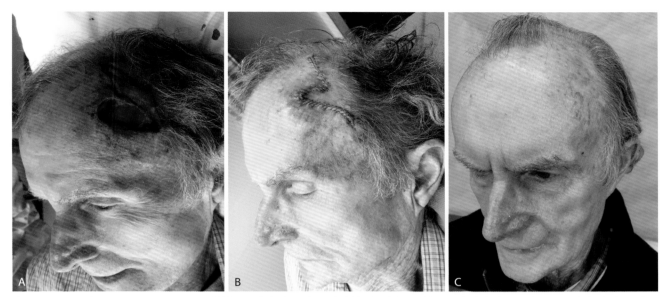

图 43-31　A. 左上额 3.1cm×2.0cm 的缺损，在前发际线设计的转移旗瓣。尽管缺损的轮廓水平走向，但一期闭合会导致眉毛抬高。转移皮瓣在垂直方向重新定向闭合张力，不产生眉毛部运动。B. 转移旗瓣缝合到位。C. 术后 3 个月随访。皮瓣的轮廓很巧妙地跨越了前额上部的突起处，未引起眉毛移位

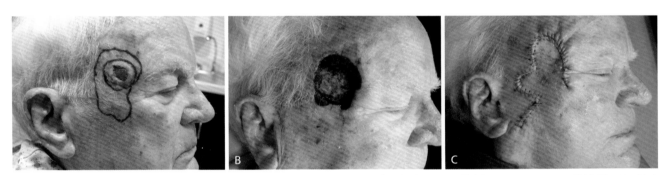

图 43-32　A. 右侧颞部的 SCC，基底为边界不清的光化受损皮肤。B. 右侧颞部和眉毛外侧 4.7cm×4.0cm 的缺损。C. 双叶转移皮瓣缝合到位。通过在皮瓣设计中引入第 2 个皮瓣小叶尽量减少组织动员，从而降低外侧颞部一期闭合的张力

　　前额外侧和颞部的皮肤移植物通常比皮肤皮瓣的美容效果更难以预测，但当没有合适的组织储备时，或在拒绝皮瓣闭合的患者中，仍被用于大面积的缺损。全厚皮片（FTSGs）在前额修复中往往能够提供更好的质地、颜色和厚度匹配，通常是首选。除非缺损的尺寸过大，断层皮片较少的代谢需求会更有利。前额外侧和颞部 FTSG 的典型供区部位包括锁骨／锁骨上区、颈部和耳后区。邻位 FTSGs（又称 Burow 移植物）提供了最佳的修复重建"匹配"，可与相邻的一期闭合或相关皮瓣设计联合使用（图 43-33）。

　　前额外侧缺损既大又骨膜缺如时，是修复重建的一个独特的挑战。骨外露的复杂区域首先需要筋膜／肌肉合页皮瓣移位，以便为上覆的移植物修复提供一个支撑和有活力的基底。肌肉合页皮瓣可利用颞肌或额肌在前额外侧区域进行（图 43-34）。STSG 和 FTSG 都可被支撑并在转移到基底的肌肉吊索上保持良好的灌注（图 43-35）。

　　前额外侧和颞部的巨大缺损可能需要控制组织扩张和随后一系列的修复。这样的手术在全身麻醉下进行可能是最合适的。

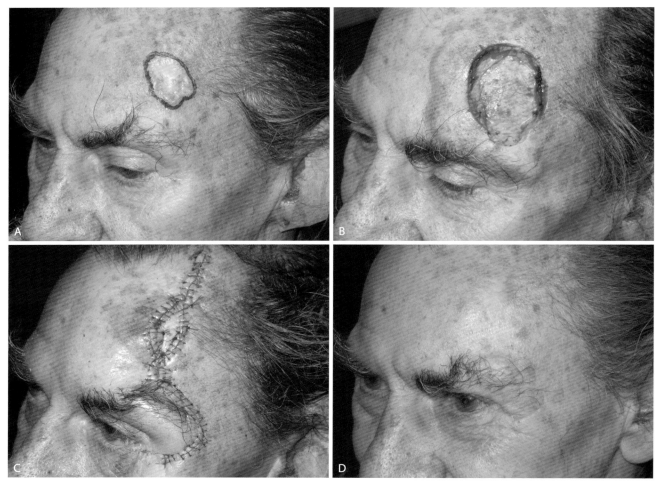

图 43-33 A. 左侧颞部侵及周围神经的 BCC。B. 左侧颞部 5.3cm×4.0cm 的缺损，额肌缺如但骨膜完整。C. 自外侧颞部推进的 Burow 推进皮瓣。从皮瓣上部闭合处切除的狗耳作为 Burow FTSG 用于皮瓣修复最紧密的中间部分。D. 术后 3 个月随访。患者拒绝在手术部位进一步修复

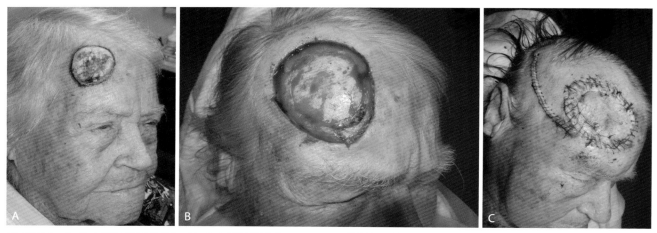

图 43-34 A. 右上额外侧的 SCC。B. 右上额外侧 8.2cm×7.0cm 的缺损，额肌缺如但骨膜完整。C. 顶叶弓形切除以掀起皮肤并使得肌肉复合组织颞顶筋膜瓣能够移位至缺损基底部。头皮随后闭合，将断层皮片缝合到下面的合页筋膜瓣和缺损处

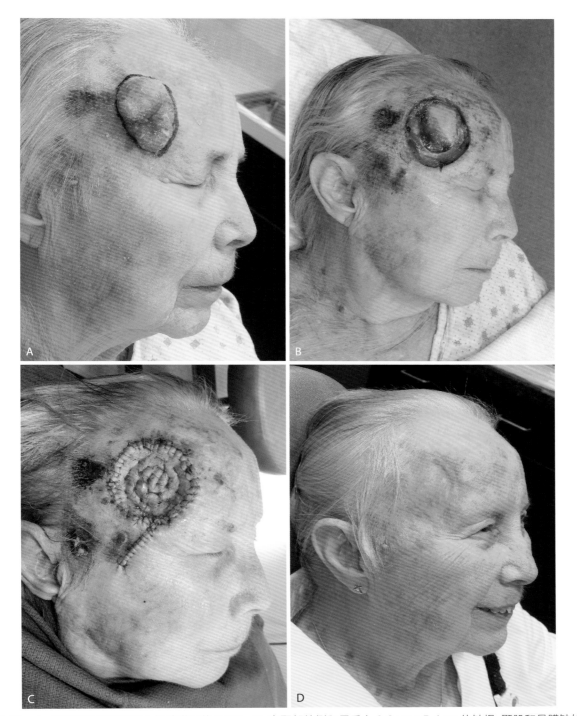

图 43-35　A. 右颞部外侧和眉毛上快速进展的 SCC。B. 右颞部外侧和眉毛上 6.3cm×5.4cm 的缺损，颞肌和骨膜缺如。C. 颞顶肌筋膜合页皮瓣。切口从后下方进入颞肌，颞肌切开并向前穿过骨膜缺损后缝合到位。在颞肌的肌肉合页皮瓣制备和移位后，将全厚皮肤移植物缝合到缺损周围，并深缝于下面的颞肌合页皮瓣。D. 术后 3 个月随访。FTSG 显示下面的肌肉合页皮瓣生长良好，患者拒绝在手术部位进一步修复

眉毛修复重建

　　正如前额和颞部缺损修复的设计围绕着维持眉毛的位置和对称性一样，眉毛亚单位本身的修复重建同样需要密切关注眉毛的连续性、形状和定位。

　　对于那些小且仅累及真皮浅层的缺损，应该考虑二期愈合，以便维持从毛球长出头发的可能。全层缺损需要分层闭合，一期闭合仍是小到中等大小缺损修复的主要方法。位于眉毛上或眉毛下附近的缺损可用水平弧形一期闭合，并沿眉毛缘隐藏良好（图 43-36）。仔细设计以确保在切除狗耳进行一期闭合之前，眉毛闭合不会对上眼睑过度垂直牵引，并保持足够的眉毛高度以免造

成眉毛的不对称（图 43-37）。

水平尺寸较宽的缺损也可主要以垂直方式闭合，并在局部麻醉药浸润之前使用手术标志物标记剩余的眉毛，以促进理想的对齐并尽量减少眉毛的变形。由于眉毛是一个独立缘，垂直方向的一期闭合在关闭时有将眉毛和上眼睑下推的趋势。因此，当它通过眶缘和上睑时，在曲率弧上去除下方狗耳畸形可能是有帮助的。当组织冗余以新月形推进皮瓣的方式消散于上眼睑的凸起时，能够减少组织被向下推的程度（图 43-38）。眉毛内侧缺损可通过垂直方向的闭合修复，因为眉间纹可以隐藏由此产生的瘢痕（图 43-39）。

眉毛内或邻近眉毛的较大缺损通常需要转移邻近组织以进行修复重建或尽量减少残留眉毛的畸形。推进皮瓣，无论是单侧还是双侧，都是眉毛修复重建的主要方法，因为大多数切口轮廓可沿着眉毛的边缘隐藏。同样，推进皮瓣可以最大限度地减少眉毛稀疏个体后续的眉毛去除或移位（图 43-40）。沿眉毛亚单位的皮瓣设计几乎总是涉及推进和旋转的元素，这些元素需要沿着每个独立个体眉毛的独特弧线隐藏切口（图 43-41）。与所有面部修复重建一样，瘢痕轮廓或外形的外侧移位可引起视觉减损和更美观的修复（图 43-42）。A-T 和 H-成形术的变异都是有用的眉毛内推进皮瓣。V-Y 皮瓣的额外优势在于可移动灌注良好的深部血管蒂上残留的毛发岛并与剩余的内侧眉毛对齐（图 43-43）。

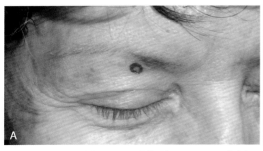
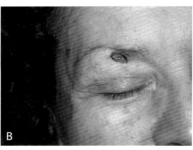
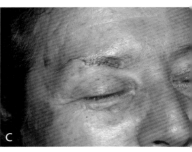

图 43-36 A. 右侧眉毛下中间的 BCC；B. 右侧眉毛下中间 1.1cm×0.7cm 的全层缺损；C. 沿下眉毛缘隐藏的一期水平闭合

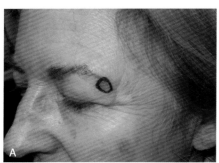
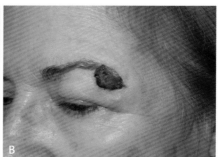
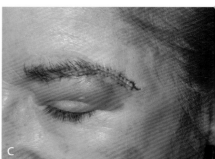

图 43-37 A. 左眉毛外侧的 BCC。B. 左眉毛外侧骨和上眼睑 2.1cm×1.4cm 的缺损。注意上眼睑松弛的程度代表可用的组织储备。C. 弧形线性一期闭合，表现出适当的松弛性，用于闭合和保持眉毛形状

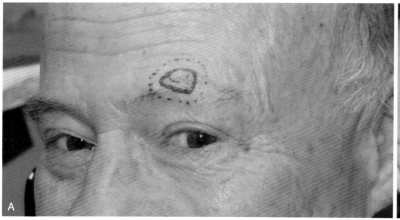
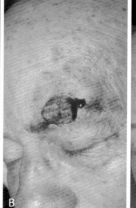
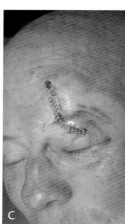

图 43-38 A. 左侧眉毛中部的 MIS。B. 左侧眉毛中部 2.0cm×1.6cm 的缺损。C. 垂直方向闭合眉毛中缺损。注意眉毛标记对齐和沿眶缘设计的弧形曲率，将垂直闭合对独立缘的净"推动"效应最小化

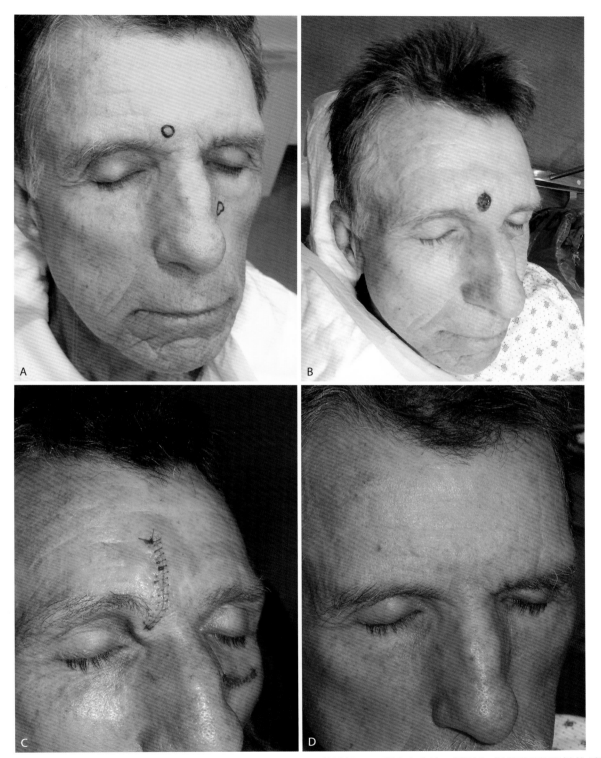

图 43-39　A. 右眉毛内侧的 BCC。B. 右眉毛内侧 1.1cm×0.9cm 的缺损。C. 垂直方向的一期闭合，类似降眉间肌皱纹 / 褶皱。注意下切口边缘的"推动"效应。D. 术后 3 个月的结果。切口隐藏在降眉间肌褶皱，下方组织丰满 / 冗余已消散

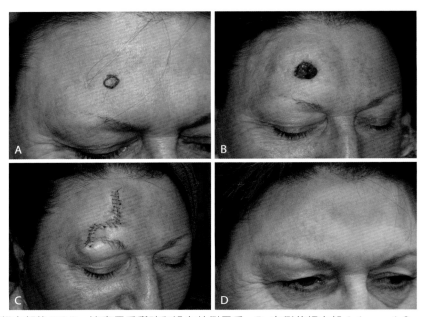

图 43-40 A. 右侧前额中部的 BCC。注意眉毛稀疏和没有外侧眉毛。B. 右侧前额中部 1.4cm×1.2cm 的缺损。水平闭合会导致眉毛抬高，垂直闭合会导致稀疏的眉毛脱落。C. 推进皮瓣缝合到位，沿前额凸起的嵴部隐藏切口并将直立的狗耳在眉毛上向外侧移位以避免眉毛的进一步脱落。D. 术后 3 个月随访。注意眉毛的对称性和内侧眉毛得以保留

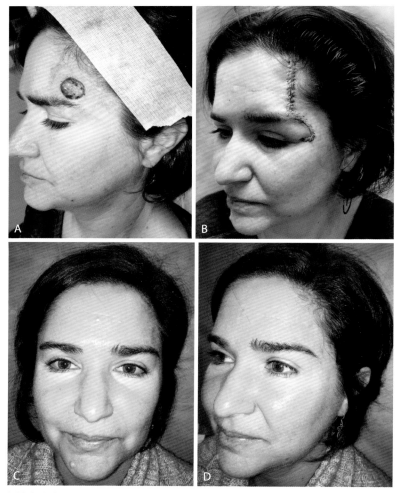

图 43-41 A. 一名 46 岁女性患者左侧眉毛上 2.5cm×2.1cm 的缺损，最小的组织松弛度 / 皱纹。B. Burow 推进皮瓣缝合到位。皮瓣设计时必须注意眉毛的位置。C、D. 术后 3 个月的效果。眉毛的位置和对称性保留良好

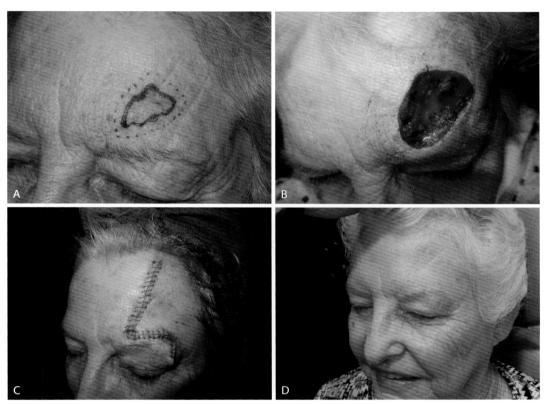

图 43-42　A. 眉毛上左内侧的 MIS。B. 眉毛上左内侧、正中 4.2cm×3.4cm 的缺损。C. 推进皮瓣与外侧移位的 Burow 三角缝合在一起。D. 术后 3 个月的效果。由于狗耳畸形向外侧移位至"鱼尾纹",眉毛的位置和对称性保留良好

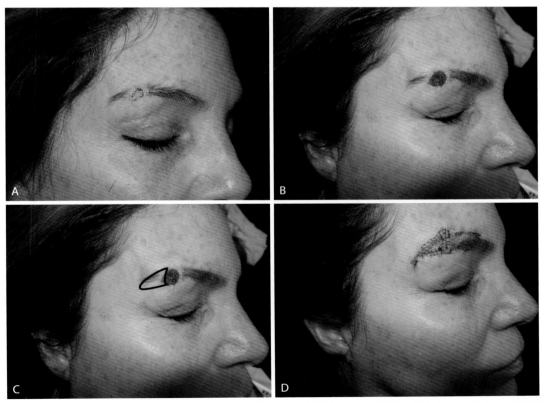

图 43-43　A. 一名 52 岁女性右眉毛外侧的 BCC,最小的皱纹 / 皮肤松弛度。B. 眉毛外侧 1.1cm×1.0cm 的缺损。C. V-Y 推进皮瓣的设计。D. V-Y 推进皮瓣缝合到位。通过在组织推进之前预先标记眉毛缘来确保仔细对齐

眉毛外侧的较宽缺损可能需要转移皮瓣来动员组织以填充缺损。在这种情况下，修复可能不会重新引入眉毛，而是尽量减少术后眼睑收缩，减少形成睑外翻的风险(图43-44)。在不保留或修复重建眉毛的手术修复中，可在术后进行移植。枕颈和鬓角都是潜在的供区部位，可作为残留眉毛的良好匹配。

总结

前额和眉毛的修复重建通常由皮肤外科医师进行。与所有修复重建方法一样，线性修复可能是最直接的，但为了恢复正常的解剖结构和功能，皮瓣有时也是必要的。合适的定向线性闭合以及明智的皮瓣修复选择可能有助于理想闭合，并将患者功能或外观受损的风险降至最低。

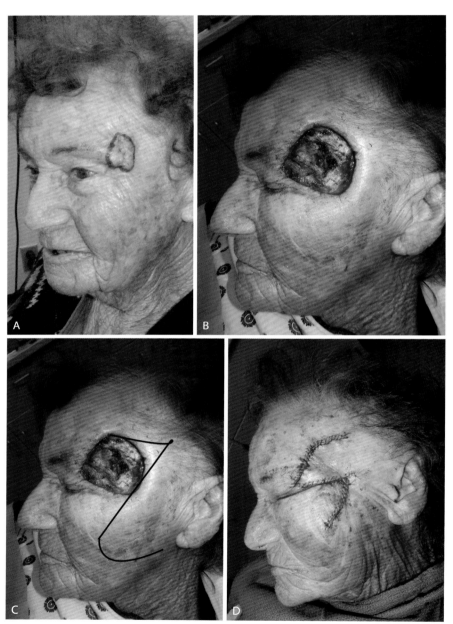

图 43-44　A. 左眉毛外侧和颞部累及周围神经的 SCC；B. 眉毛外侧、颞部和上眼睑 6.3cm×6.0cm 深达颞肌的缺损；C. 设计利用外侧颊部和耳前松弛皮肤的菱形转移皮瓣；D. 将来自外侧颊部／颧骨的转移皮瓣缝合到位

参考文献

1. Rohrer TE, Cook JL, Nguyen TH, et al. Flaps and Grafts in Dermatologic Surgery. Philadelphia, PA: Elsevier Saunders; 2008.
2. Goldman GD, Dzubow LM, Yelverton CB. Facial Flap Surgery. New York: McGraw Hill Medical; 2013.
3. Zitelli JA, Moy RL. Buried vertical mattress suture. J Dermatol Surg Oncol. 1989;15(1):17–19.
4. Shumrick KA, Smith TL. The anatomic basis for the design of forehead flaps in nasal reconstruction. Arch Otolaryngol Head Neck Surg. 1990;118:373–379.
5. McCarthy JG, Lorenc ZP, Cuting C, Rachesky M. The median forehead flap revisited: The blood supply. Plast Reconstr Surg. 1985;76:866–869.
6. Agarwall CA, Mendenhall SD, Foreman KB, Owsley JQ. The course of the frontal branch of the facial nerve in relation to fascial planes: an anatomic study. Plast Reconstr Surg. 2010;125:532–537.
7. Mavropoulos JC, Bordeaux JS. The temporoparietal fascia flap: a versatile tool for the dermatologic surgeon. Dermatol Surg. 2014;40:S113–S119.
8. Stoner JG, Swanson NA. Use of the bipedicled scalp flap for forehead reconstruction. J Dermatol Surg Oncol. 1984;10: 213–215.
9. Zitelli JA. Wound healing by secondary intention, a cosmetic appraisal. J Am Acad Dermatol. 1983;9:407–415.
10. Cvancara JL, Jones MS, Wentzell JM. Lenticular island pedicle flap. Dermatol Surg. 2005;31(2):195–200.
11. Salmon PJ, Mortimer NJ, Hill SE. Muscular hinge flaps: utility and technique in facial reconstructive surgery. Dermatol Surg. 2010;36(2):227–234.
12. Gho C, Neumann M. Restoration of the eyebrows by hair transplantation. Facial Plast Surg. 2014;30(2):214–218.
13. Matsuda K, Shibata M, Kanazawa S, Kubo T, Hosokawa K. Eyebrow reconstruction using a composite skin graft from the sideburns. Plast Reconstr Surg Glob Open. 2015;3(1): e290.

第 44 章　头皮的成形修复

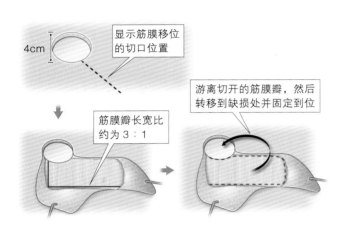

- 4cm
- 显示筋膜移位的切口位置
- 游离切开的筋膜瓣，然后转移到缺损处并固定到位
- 筋膜瓣长宽比约为 3 : 1

原著者　David G. Brodland

翻　译　马兰兰　马立娟

审　校　王新宇　姜海燕　徐永豪

概要

- 头皮上的修复可能会因为皮肤相对弹性差和真皮薄而变得复杂，这些都会使闭合变得困难。
- 二期和三期愈合是头皮的常见选择，但首选一期线性闭合。

初学者贴士

- 局部麻醉浸润前评估组织运动程度。
- 尽量减少局部麻醉药的剂量，并考虑注入后直接对该部位的压力，以避免高估组织的弹性程度。

专家贴士

- 毛囊平面上方的切口可通过二期愈合获得良好的效果。
- 当骨膜被移除时，筋膜易位瓣可作为合页瓣的替代品以提供血管床。

切记！

- 神经阻滞可能有助于减少局部麻醉药的用量。
- 如果伤口修复在两周内没有任何进展，评估导致这种停滞的原因，并做出相应的改变。

陷阱和注意事项

- 虽然头皮上的狗耳会自动消退，但凹陷性瘢痕不会。因此，当使用刃厚皮片移植时，应考虑三期愈合，增加肉芽组织生长时间，从而重建成形厚度。

患者教育要点

- 患者对头皮美学的关注程度各不相同；手术前一定要解决这一问题。
- 头皮愈合过程可能非常耗时。患者和他们的护理人员应提前被告知这一情况，并必须确定他们是否愿意接受这种长期的伤口护理方案。

收费建议

- 用于断层和全厚皮片的头皮移植物可分别用 15120 和 15220 编码。异种移植物可用 15275 编码。
- 当用皮瓣和移植物联合修复头皮缺损时，可使用这两种编码。然而，皮瓣编码不能与线性修复编码同时使用。

引言

头皮成形修复手术常常由皮肤外科医师操作。头皮上的恶性肿瘤经常会很大，因为它们位于患者不经常看到的表面，并且可能被头发覆盖，通常会延迟识别和诊断。此外，头皮皮肤和软组织的独特特征在设计闭合时应予以考虑（表 44-1）。

一般注意事项

头皮有其独特的特点，这些特点可能决定了伤口的最佳处理方法。首先，患者之间存在着不同程度的审美要求：大量的患者对头皮外观的关注程度较低，特别是与外露的面部区域（如鼻、脸颊或口唇）相比。因此，伤口处理常常受到患者审美期望的深刻影响（表 44-2）。此外，头皮的功能很少受到关注，因此相当一部分患者只愿意简单地用周围头发来掩盖明显的瘢痕。

头皮的另一个独特特征是如果伤口能够安全地处于使毛囊得以保留并再生的足够的皮肤表面，那么带头发的皮肤在没有任何成形修复的情况下就可以很好地愈合。随着头发的重新生长，它可能会完全掩盖一个在没有毛发的皮肤上很明显的瘢痕（图 44-1）。

头皮皮肤是身体最厚的部位之一；在成形修复过程中，头皮没有弹性，不能移动，很难操作。它通常会限制作为供体皮肤的相邻松弛皮肤的储备。自相矛盾的是，尽管头皮很厚，但它的一个独特特征是真皮层通常相对较薄，缺乏承受缝合伤口边缘所需的极高张力所需的拉伸强度。秃头的头皮真皮层通常比预期的要薄，而生长毛发的皮肤缺乏强度，并且由于毛囊密度高，有毛的皮肤在大尺寸缝合的高压下可能会撕裂。这些特征因人而异，在规划成形修复之前必须仔细评估。

彻底切除头皮皮肤癌的重要性再怎么强调都不过分。侵袭性和转移性头皮肿瘤可能是头皮大量血液供应或误诊所导致。在进行标准切除时，更倾向于比边缘更窄的方式切除肿瘤，这可能是由于固定和非弹性头皮伤口引起的闭合挑战。因此 Mohs 显微照相手术的组织保留质量可能对头皮特别有用，而且，通过 Mohs 手术可以安全地切除具有相对特殊深度的肿瘤，如果这个伤口可以二期愈合，则完全不需要成形修复。

术前评估

头皮伤口的术前评估有几个重要原因。首先，患者的不同审美目标至关重要；由于头皮伤口处的功能很少是首要的问题，因此美学是术前的关键考虑因素。在讨论、比较和对比可能的闭合选择时，许多患者赞成不太复杂的选择。如果正在进行 Mohs 手术，这些信息可以

表 44-1 头皮成形修复的主要考虑因素

特征	意义
审美关注	指导成形修复工作的重点和范围
伤口深度	二期愈合可能是治疗表浅创伤的理想方法
相邻有毛发的皮肤	代表掩盖瘢痕的潜在来源 可能表明一个更脆弱的真皮无法承受紧密闭合
头皮活动度	指导可行的皮瓣类型
固有弹性	指导皮瓣选择
真皮拉伸强度	确定可承受的伤口张力

表 44-2 基于审美期望的伤口处理

审美关注	伤口管理			
	二期愈合	移植	一期愈合	三期愈合
低	+++ 如果伤口护理时间较长，可能会超出审美预期	++ STSG 和颗粒状移植虽然提供较低的美学效果，但从操作和术后护理方面来看是理想的	++ 总是一个合理的选择，除非患者更喜欢二期愈合	+++ 可能超出审美预期并且缩短术后护理时间
高	+ ▪ 如果是表浅伤口，可以满足高期望 ▪ 保存毛囊	++ ▪ 当初始关闭不可能时，这可提供令人满意的效果 ▪ 如果可能的话，FTSG 可提供优越的美容效果	+++ ▪ 如果可以实现，这是第一选择 ▪ 直径不超过 2.5cm，松弛度正常	+ ▪ 延迟关闭加上"较小"的美学效果限制

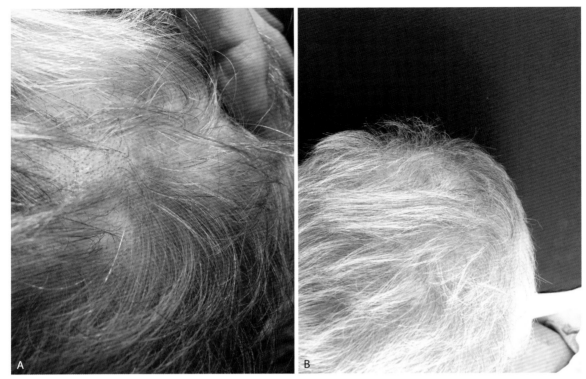

图 44-1 A.皮脂腺囊肿切除术后 1 年二期愈合创面瘢痕;B.瘢痕上再生的毛发提供了极好的美容效果

指导外科医师切除的深度。对于喜欢不太复杂闭合方式的患者来说,一旦癌症被切除,尝试更为浅表的切除可能会增加选择的余地。另一方面,如果患者希望立即闭合,保留皮下组织可能没有什么好处,并且切除筋膜是合理的。

手术前第二个重要的评估是皮肤的内在弹性和活动度。头皮皮肤通常是难以处理和缺乏弹性的。然而,一些皮肤确实有很大的弹性和活动度,这为闭合提供了更多的选择,比如邻近组织的转移。在门诊设置术前评估是关键,因为一旦皮肤被局部麻醉,组织的真实弹性就变得更难评估。

手术方法

头皮闭合可以分为几大类:二期愈合闭合及其变化,移植闭合,一期闭合和皮瓣闭合。然而,二期愈合的伤口处理并不意味着伤口不会以某种方式进行手术处理。除了简单地用绷带包扎皮损外,其他技术可以提高伤口愈合率以及它的最终外观。头皮移植闭合的选择不仅包括手术时全厚皮肤移植(FTSGs)或断层皮肤移植(STSGs),还包括延迟移植(一种三期愈合闭合方式)。因此,二期愈合闭合可以选择配合移植术一起使用。虽然可以在头皮上进行皮瓣闭合,但是头皮独特的组成及其可操作性可能限制了所选择皮瓣的效果。

二期愈合

头皮伤口处理的最简单方法就是通过二期愈合闭合。因此,了解选择此操作的相对适应证和偶尔绝对适应证和禁忌证是很重要的(表 44-3)。

选择二期伤口管理的第一步就是患者教育(图 44-2)。如果患者表示希望通过二期愈合使伤口闭合并且没有禁忌证,那么这是一个很好的选择。如果头皮因先前的手术或损伤而伤痕累累,或者如果它是完全无弹性的,二期伤口愈合也应该考虑。当用于一期闭合的相邻组织由于严重的光化损伤,其他皮肤癌或炎性疾病如糜烂性、脓疱性皮肤病而受到不可接受的损害时,则二期伤口愈合会是一个更具吸引力的选择。

还有一些其他情况,当环境不利于手术时,例如预期或已知患有痴呆症的好斗患者会去除绷带、伤害或毁坏伤口。如果出于任何原因延迟一期缝合对患者最有利,或者如果在手术时无法决定可以一期缝合,则首选二期伤口愈合。

二期伤口愈合的相对禁忌证包括在技术上简单易行并且缩短愈合时间的一期缝合病例。已知血栓性患者或使用抗凝血药患者的闭合伤口最好是减少术后出血的机会。一些已知有头皮伤口愈合时间延长趋势的患者也应考虑进行一期伤口闭合。对于患者而言,二期伤口愈合通常会为患者增加劳累强度,并且如果他们的社会支持情况不利于在长期的时间段内进行充分的伤口护理,则

表 44-3　二期愈合伤口的选择算法

否	是
▪ 一次闭合容易进行	▪ 不喜欢多余的手术
▪ 患者倾向于关闭	▪ 瘢痕头皮
▪ 患者表达了不首选二次伤口愈合治疗的特殊偏好	▪ 辐射史
▪ 出血问题	▪ 供体部位可用性差，存在不利于原发性闭合性的疾病，
▪ 有不良愈合史	如光化性角化病（AKs）、邻近恶性肿瘤和 EPD
▪ 预先存在糜烂性脓疱性皮肤病（EPD）	▪ 好斗型痴呆，可能会去掉绷带
▪ 即将出现的与愈合不佳有关的情况——化疗	
▪ 缺乏社会支持，无法进行伤口护理	

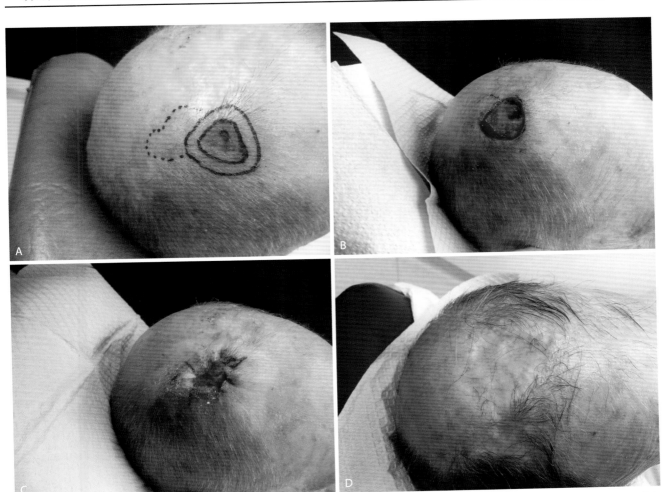

图 44-2　A. 头皮黑色素瘤术前。B. Mohs 术后缺损。患者强烈要求，允许伤口通过二期愈合闭合。C. 部分闭合面积减少 >50%。伤口充满了凝胶泡沫。D. 长期随访，结果可接受

二期伤口愈合可能是不切实际的。同样，当患者正在接受化疗、中性粒细胞减少或伤口愈合受损时，这种方法是不可取的。因此，充分考虑患者的健康、社会状况和其他独特的细微差别可能有助于决定二期伤口愈合的处理。

二期愈合和辅助增强技术

一旦做出允许伤口通过二期愈合的决定，优化伤口护理至关重要。常规伤口的护理可能需要根据患者的健康状况和伤口的性质来调整，尽管经典的伤口护理包括每日更换绷带和非常小心的清洁伤口（表 44-4）。如果可能的话，以药膏覆盖伤口基底，使用不粘的敷料包扎后胶带粘贴固定。

每天小心地更换绷带，以避免伤害从边缘生长的新形成的上皮细胞。同样，用自来水轻轻地清洁伤口本身。如果患者每天淋浴，可以在淋浴时方便地进行清洁。

表 44-4　三步标准闭合伤口护理

1. 用自来水清洗伤口
   - 可以在淋浴时完成
   - 滚动湿润的棉签涂抹
   - 轻拍伤口和周围皮肤使其干燥
2. 在伤口或绷带上涂抹软膏基质
   - 凡士林软膏
   - 伤口用抗生素软膏 >1 个月
   - 当抗生素软膏使用 >1 个月时，每周两次克霉唑软膏或等效物
3. 用不粘纱布覆盖伤口并用纸带粘贴
   - 每天重复一次
   - 可以在 2~4 周时减少至隔日一次
   - 考虑在化脓期后转换为水胶体绷带

几周后，在正常愈合的伤口中，每隔 1 天更换绷带可能是可行的，甚至可以通过减少再生上皮的偶然创伤而变得有益。同样的，通常在 2~3 周后，一旦伤口不再化脓，水胶体敷料可以替代日常更换敷料。这些绷带最多可保留 7 天，最适用于秃头头皮。只有在伤口上能连续保留 3 天以上时才能使用。

头皮伤口有时用局部抗生素软膏治疗，例如莫匹罗星。对于长期持续的伤口（持续时间超过 1 个月），可以添加预防性抗念珠菌软膏以减轻酵母菌过度生长的风险。

辅助技术可用于增强和缩短二期愈合。这些措施包括通过部分闭合减小伤口的大小，用可能增强和刺激愈合的皮肤替代物覆盖或填充伤口。

最简单的伤口增强技术是用缝线减小缺损的大小（图 44-3）。如果伤口的直径不能减少 50% 或更多，则部分闭合的益处程度会降低。

部分闭合可以通过几种方式实现。首先是将埋入的水平褥式缝合线穿过伤口（图 44-4）。头皮真皮的拉伸强度是可变的，偶尔会萎缩。密集的头发覆盖的真皮通常也不能承受高张力的缝线缝合。缝合顺序可能会影响缝合成功率（图 44-5）。使用类似拉链样的效果将第一条缝合线放置在伤口的一端，沿伤口到另一端，这将使伤口更接近。

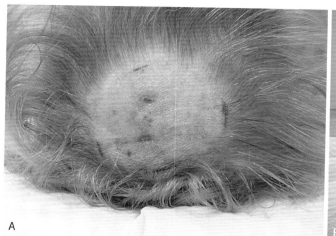
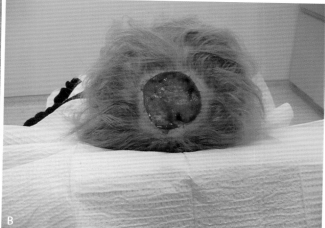
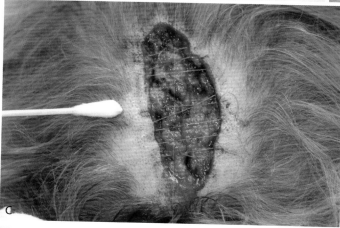
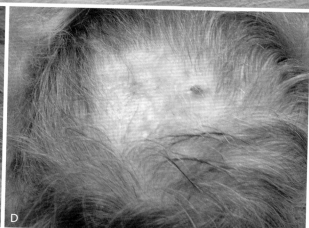

图 44-3　A. 头皮顶部大的黑色素瘤；B. Mohs 术后 7.5cm 缺损；C. 通过结合机械优势缝合技术和真皮水平褥式缝合使伤口减少大于 50%；D. 术后 2 个月愈合伤口

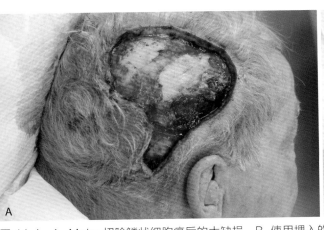
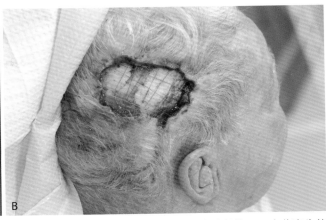

图 44-4　A. Mohs 切除鳞状细胞癌后的大缺损。B. 使用埋入的水平褥式缝合部分闭合缺损并大幅减少残留伤口。由此产生的伤口通过二期愈合闭合。伤口充满了凝胶泡沫

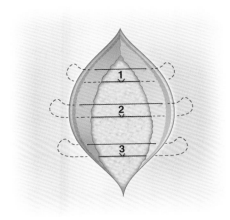

图 44-5　顺序缝合，便于操作

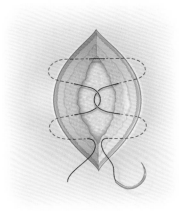

图 44-6　机械优势缝合技术图

包括 4 个埋入式水平褥式缝合口和一个中央联锁缝合口，形成动态滑轮系统。滑轮系统提供 2∶1 的机械优势。

另一种拉近伤口的技术涉及使用滑轮或双缝合线技术。这种方法有几种可能的变化，包括缝合材料在中心形成环形的一系列 4 个水平褥式缝合的机械优势缝合技术（图 44-6），但这些都具有滑轮的机械优势以允许组织更好的运动。

另一种有助于减少头皮伤口整体尺寸的技术是荷包缝合（图 44-7）。一旦放置了所有缝合线，尽管没有机械上的优势，伤口边缘将被向心性拉到一起。各种其他技术，比如吉他弦缝合技术也可以使用。

另一种增强二期愈合伤口护理的方法是使用表皮或真皮替代物。它们可以用于使用上述缝合技术之一的部分伤口闭合，或独立于任何之前的伤口闭合。这些皮肤替代物有效地为伤口基部提供覆盖物并且可以更快地诱导肉芽组织形成和愈合。这些产品的第二个好处包括改善术后止血和控制术后渗出，减轻患者伤口护理的负担，以及保护伤口基底免受外部因素的影响。

表皮替代物，最典型的是猪异种移植物或培养的上皮自体移植物，具有诱导和增强肉芽组织的形成的功能

（图 44-8）。异种移植物的放置在技术上很简单，只需将其简单地修剪至缺损的大小，或者在较大的伤口中，以补丁的方式将多个异种移植物放置在伤口的底部。在部分闭合的伤口中，异种移植物可以插入缝合线下方。之后，将不粘纱布置于软膏上，并施加枕垫敷料。1 周后去除支撑，每隔 1 天，使用标准的闭塞性伤口护理开始更换绷带。可以在 3 ～ 4 周内清除异种移植物，并且继续以标准的闭塞性伤口护理直至愈合，或者可以考虑延迟的 FTSG。

也可以将皮肤替代物置于伤口中，并且可以用缝合线或辅料固定在适当位置长达 1 周。此后，可以启动标准的闭合伤口护理。与异种移植物不同，皮肤替代物将被置入伤口，因此不需要清创。

皮肤替代物也许对很深的伤口有益。这些产品通常用于代替全厚层皮肤，并且一旦愈合可以改善瘢痕的质量。这些产品留在伤口中，并融入愈合的过程中。一些产品是双层的，具有深层的牛胶原蛋白和氨基多糖的皮

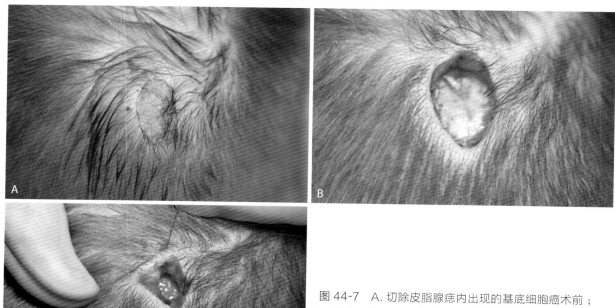

图 44-7 A. 切除皮脂腺痣内出现的基底细胞癌术前；B. 肿瘤切除后；C. 使用荷包缝合技术显著减少缺损

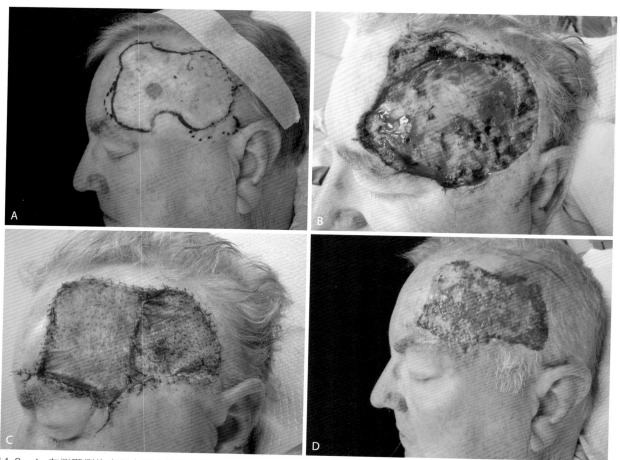

图 44-8 A. 左侧颞侧头皮和太阳穴的巨大基底细胞癌术前。B. 莫氏手术后缺损。一些毛囊保留在颞后部头皮伤口。C. 在整个伤口上用异种移植物初步覆盖以诱导伤口更快速的肉芽形成。D. 术后 3 周异种移植清创暴露出优良的肉芽组织

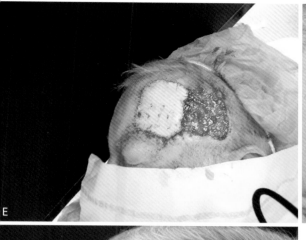

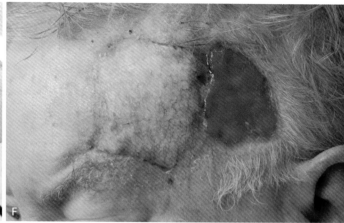

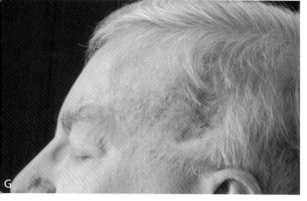

图 44-8（续）　E. 前额和颞部缺损用全厚皮层移植术部分闭合。二期愈合是修复颞部头皮，希望头发再生。F. 术后一个月，二期愈合外周再上皮化显著。G. 术后 6 个月，移植物和二期愈合伤口良好，伤口后部有部分毛发再生

扶层和覆盖的硅片层，必须在大约 3 周内去除。这可能是一种显著加速愈合的有效方法。然而，这些产品可能是昂贵的，并且依赖于适当的血管基础。

延伸到骨骼的缺损（其中缺乏骨膜）可能不容易形成肉芽组织。当确认不能形成肉芽组织时，使用骨凿子和木槌小心地凿除骨的外表，可有效地暴露来源于骨的血管供应并促进肉芽组织的形成。在部分移除骨外板后，观察针尖出血意味着目标完成。通常会移除小于 1mm 的骨外板（图 44-9）。然后立即用药膏覆盖在凿开的区域并使用标准的闭塞性伤口封闭处理。这些伤口的标准闭塞性伤口护理的替代方案是每 7 天更换 1 次水胶体敷料。在缓慢愈合的干燥伤口中，这些敷料的肉芽组织形成倾向于更快和更有效。预计肉芽组织将在几周后继续增殖，最终形成血管基底，然后可以通过延迟移植成形修复或通过边缘再上皮化来自然成形修复。

最近有报道称，在凿除骨外板后出现空气栓塞，强调了这一手术所必需的谨慎态度。如果认为外板的凿削是必要的，则应该在患者处于平坦或反向 Trendelenburg 位置时进行，并且应该用药膏和绷带立即完全闭塞伤口。反向 Trendelenburg 位置减少了在凿除的表面上形成负压的可能性，这种负压可以将空气吸入血管系统并产生空气栓塞。同样，立即闭塞可封闭血管通道，减少并发症的产生。尽管如此，如果没有适

当考虑这些潜在的严重并发症，就不应该使用这种技术。

全厚皮肤移植

FTSG 通常对头皮重建非常有效（图 44-10）。虽然它们不能替代头发，但它们对于重建秃头或秃顶头皮可能具有很高的美学价值。全厚层移植手术的结果可能是持久的，并且相对容易完成（表 44-5）。

行 FTSG 手术首先应确定最合适的供体部位，供体部位可能是任何具有足够松弛度的区域，以便在获得移植物后关闭。考虑头皮的厚度、质量和质地匹配非常重要。具有优质组织匹配并且最容易获得的供体部位是锁骨上窝。此区域供体皮肤充足，相对厚实、耐用、有弹性，特别是在秃头头皮中，很容易与头皮皮肤相匹配。用模板对供体皮肤表面进行精确测量。通常，沿着分界线对脂肪进行 90° 切口。移除后，用剪刀从移植物的下表面修剪脂肪。然后将移植物置于伤口中，固定到位，环缝到伤口上。

有几个简单的原则可以优化移植物存活率和美观。第一个是获得大小合适的移植物。不建议移植过大的移植物，因为移植组织的质地和肿胀会显得不正常。同样，尺寸过小的移植物可能太薄或因张力过大而导致移植物边缘坏死。因此，在供体部位用一个由伤口制成的模板精确切割一个大小合适的移植体。

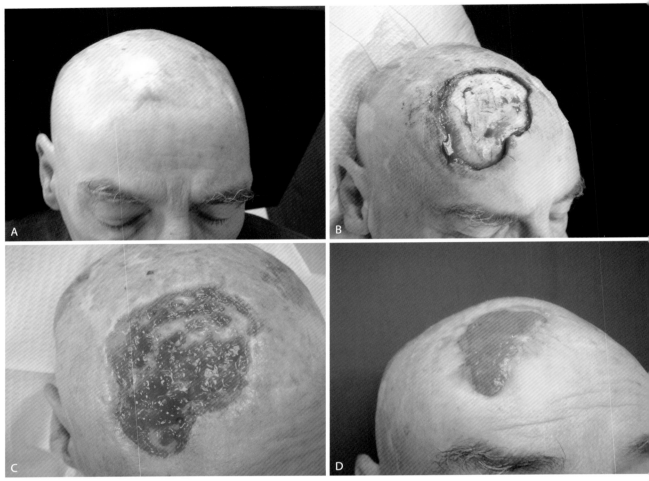

图 44-9 A. 多发性复发性基底细胞癌术前。B. Mohs 切除术后需要使用显微脱钙技术切除骨膜以及骨层。骨的裸露部分已被凿开以精确定位出血。C. 术后 6 周，暴露于外的骨形成良好的早期肉芽。D. 术后 3 个月，暴露于外的骨完全被肉芽组织覆盖。通过二期愈合继续达到伤口痊愈。

表 44-5 头皮皮肤移植的方法

	全厚皮肤移植	断层皮肤移植	颗粒状移植
临床特点	包含具有正常皮肤纹理的附件 通常可能是正常颜色 提供更大的厚度 耐用	附件缺失导致光滑、光泽的纹理 经常色素减退 部分厚度替换皮肤 不太耐用	包含一些附件和真皮的皮岛 鹅卵石花纹 局灶性表皮置换术 中等耐久性
供体部位	颈上窝 耳后 上内臂 相邻头皮	耳后 乳突 锁骨 大腿 头皮	锁骨 大腿 头皮
技术	全厚度切除至 SQ 从底部修剪脂肪 环缝 长针脚缝合 系紧枕垫敷料	徒手 Weck 刀 机械取皮机	徒手 5~10mm 圆形到椭圆形部分厚度 表皮岛和上半层真皮

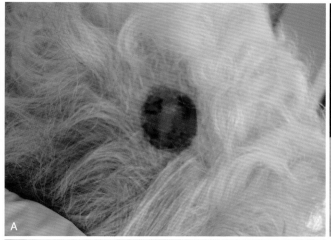

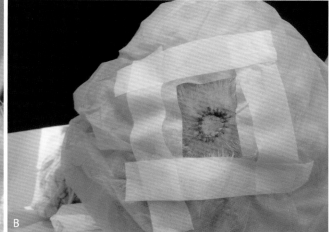

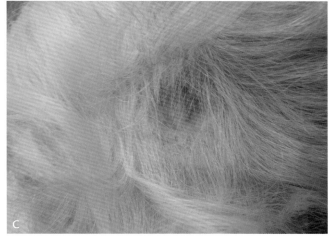

图 44-10　A. 左顶部基底细胞癌 Mohs 切除术后；B. 进行全厚皮肤移植；C. 术后 2 个月，移植物愈合良好，瘢痕因邻近头发再生不明显

第二个关键原则是在第 1 周内，在优化移植物吻合阶段，确保移植物固定并与伤口基底部保持接触。这可以通过填充缝线或支撑敷料来完成。将可吸收缝合线穿过移植物的下表面，然后缝合到伤口基底的相应区域，从而将移植物缝合到伤口基底上。另外，在缝合移植物后，这些缝合线可以通过移植物的表面置于伤口基底。两种技术都用于将移植物固定到伤口基底部。或者，支撑敷料可能是保持移植物与伤口基底部完全接触的最简单方法。可以通过在移植体上覆盖不粘纱布，然后再覆盖弹性纱布来实现。然后将缝合线从伤口的一侧穿过支撑敷料放置到另一侧。较大的伤口可能需要使用一些交叉缝合线，以确保移植体足以均匀地压迫在伤口基底部。无论采用哪种方法，这些技术的基本原理都是确保在植入早期，伤口基底和移植物保持固定并与伤口接触，而不会发生剪切运动。移植物中任何不直接与基底部血管系统接触的部分都不会存活。

断层皮肤移植

STSG 具有可能有利于头皮伤口修复的特殊属性。它们的优点包括植入物的低代谢需求，从而提高移植物存活率。可以覆盖大的伤口，因为获得大型移植物相对简单（图 44-11）。供体部位伤口护理很简单，因为它是由标准的闭塞伤口护理技术处理。与二期愈合伤口相比，STSG 可降低术后即刻出血风险和延迟伤口愈合更大的长期风险。对于患者来说，移植物本身的伤口护理相对简单，因为支撑敷料保持在适当位置 7 天，之后在第 2 周施加第 2 次绷带。此后，通过每日使用软膏或保湿剂使良好愈合的移植物保持湿润。

STSG 也存在固有的缺点。首先，根据定义，它们是用于全层皮肤损失的部分厚度皮肤替代物。因此，修复的美感和愈合皮肤的持久性可能都不是最理想的（图 44-12）。通常，愈合的 STSG 与周围头皮相比仍然凹陷，并且移植物通常变得色素减退并且没有明显的纹理或附件。STSG 制造的二次伤口需要数周的伤口护理。供体伤口部位通常最初是疼痛的，有时会因术后出血而复杂化。伤口通常也会愈合，形成色素减退的瘢痕。因为它们的表浅性质，它们很少增生。STSG 的另一个潜在缺点是需要用一种收获供体的机械设备，需要设置和技术培训。

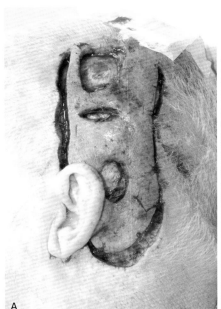
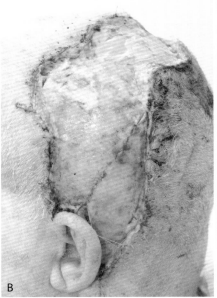
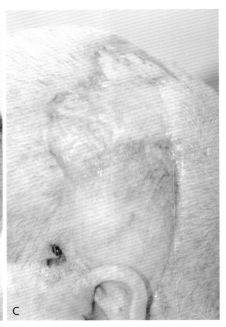
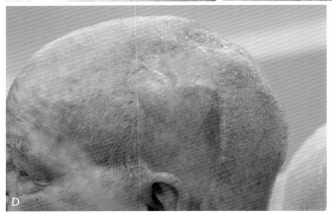

图 44-11 A. 切除大的浸润性鳞状细胞癌术前；B. 放置从大腿前部获取的断层皮肤移植物 2 周后；C. 术后 6 周；D. 术后 3 个月

将 STSG 归纳为 3 种基本方法。第一种是外科医师使用的手术刀或刀片徒手获取。这种技术对于较小的移植物是有效的，但是，与使用设备获取的移植物相比，它们通常更厚并且厚度变化更大。另外两种技术涉及使用单独的设备，包括非机械设备（如 Weck 刀片），或电动取皮机（如 Paget 或 Brown 取皮机）。

Weck 刀片技术

Weck 刀片包括一个带有单刃刀片的手柄和一个刀片防护罩，用于产生不同厚度的移植物。厚度通常在 0.08～0.18in。刀片防护罩的宽度约为 4cm，因此，可以容易地获取高达约 3cm 的移植物。

潜在的 Weck 刀片供体部位包括覆盖乳突的皮肤，枕骨头皮，锁骨以及大腿中部或上部的前部或外侧。由于毛囊密度比较高，头皮供体部位迅速再上皮化，并且经常作为烧伤患者的供体部位重复使用。乳突和锁骨皮肤是极好的皮肤来源，底部骨性结构使得较小的移植物更容易获得。这些区域的凸面也使得移植物的尺寸更精

确、移植更容易。在诸如大腿等较不坚硬的表面上，这有助于外科医师和助手沿着将要获取移植物的方向向相反方向上拉回，通过深度挤压来压缩软组织以增加移植物获得过程中供体皮肤的凸度。这使得外科医师很容易改变移植物的宽度。向 Weck 刀片施加更大的向下压力将获得更宽的移植物，更小的向下压力将获得更窄的移植物。培训和经验非常有益，并且可以使移植物的形状和尺寸更精确。

用 Weck 刀片获取移植物的技术从备皮和局部皮肤浸润麻醉开始。可以对要获取移植物的区域进行标记或模板化，通过使用模板用手术刀进行预先标记。准备好供体部位后，用矿物油、无毒肥皂或软膏润滑皮肤。将该装置放置在供体部位的一端并与皮肤成 30°角。在整个移植物获取期间向叶片施加恒定的向下压力。将外科医师的非优势手放置在供体部位的另一侧，并且在 Weck 刀片装置的远端施加牵引力。当供体部位是柔软的区域（例如大腿）时，让助手在外科医师手的相反方向上提供反牵引力。然后使用装置的来回锯切运动获得

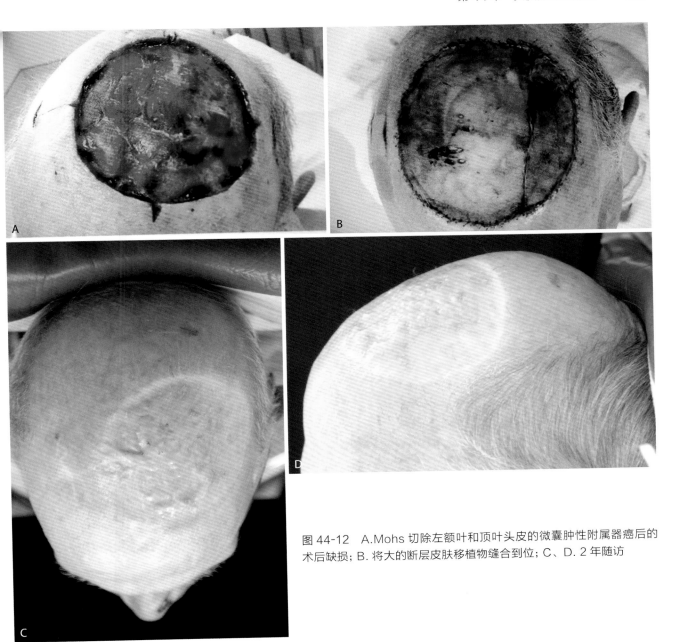

图 44-12　A.Mohs 切除左额叶和顶叶头皮的微囊肿性附属器癌后的术后缺损；B. 将大的断层皮肤移植物缝合到位；C、D. 2 年随访

移植物，该装置在整个过程中与皮肤保持 30°角。一旦开始切取移植物，该装置必须继续直到完全获得移植物，因为一旦刀片从皮肤上抬起就不可能重新定位并且恢复切取移植物。完成移植物的分离后，将 Weck 刀片向相反方向拉回，并通过手术刀或剪刀在供体部位的终端切断移植物。然后清洁移植物以除去润滑剂并将其转移到伤口处。

转移后，应注意确保移植物的下表面与伤口基底部接触，将移植物轻轻展开并分布在伤口上。然后，将其固定到位，并修剪移植物以适应伤口大小。

一旦环形缝合，移植物可以通过缝合线或支撑敷料进一步固定到伤口基底部。凡士林浸渍的纱布也很有用，既可以作为不粘表面，也可以作为包扎的散装材料。

机械取皮机

Paget 或 Brown 取皮机等电动设备也可用于采集精确厚度的 STSG。刀片护罩的宽度和厚度通常可以调节以使这些设备可自定义。移植物的最大宽度因机器而异，但通常比 Weck 刀片大。因此，通常供体部位是大腿中部或上部的前部或外侧。再次，一旦开始获取移植物，它就不能被暂停和重新开始。在移植物分离后，取出皮片并用剪刀或手术刀将移植物分离。移植物和敷料的应用如上所述。

颗粒状移植

颗粒状移植是一种简单的移植变体，其结果是具有 STSGs 和 FTSGs 特征的杂交移植。这项技术简单但仅对某些临床情况有效。虽然这通常不是一线方法，但对于不可行或者有禁忌证的更为复杂程序的情况来说，是一个很好的选择。此外，在供体部位造成的伤口对于患者或其护理者来说很少是一个问题。

颗粒状移植对于大面积的伤口是有用的并且有助于二期愈合，但是在没有成形修复辅助的情况下伤口需要愈合的时间会延长。有过头皮或小腿二期创面愈合缓慢史的患者可能会受益于移植。不愿意或不能忍受更广泛或更长时间手术的患者同样可以从获取夹持移植物所需的非常短的时间段中受益。

如果对患者的伤口护理能力有顾虑，颗粒状移植供体部位的伤口术后并发症的风险很低，并且非常容易护理。从长远来看，包括厚度、耐久性和色素沉着在内的皮肤质量比 STSG 更接近 FTSG。最初，移植区域通常表现出鹅卵石样的石砌效果，随着时间的推移而改善。

该技术使用的器械涉及手术刀或刀片和镊子，并且移植物的尺寸通常为 4～10mm。最常见的供体部位是大腿前侧或外侧，尽管覆盖在锁骨或乳突上的皮肤，或者即使通过 Mohs 手术明确切除了缺损周围的组织，也是合适的供体部位。

在准备好供体部位（圆形或椭圆形）后，进行部分厚度刮削切除术（图 44-13）。移植物的厚度可以是可变的，因为较薄的移植物供体部位愈合得更快并且移植物本身的代谢需求较低。考虑到这些特征，切削术可以获得 1～2mm 厚度的移植物。在获取之前立即对供体部位皮肤进行局部麻醉浸润，这会导致膨胀增加，允许在肿胀消退前立即切向、切除移植物。将移植物转移到伤口或保存在盐水浸湿的纱布上，同时采集随后的移植物。所需的移植物数量根据伤口大小和成形修复目标而有所不同。然而，对于小到中等大小的伤口，将移植物放置在头皮伤口边缘 1cm 内，然后将它们间隔 5～10mm 是常见的移植模式。一旦放好所有的移植物，还应非常小心地用凡士林纱布覆盖接受者的伤口。在包扎过程中注意不要移动移植物，因为它们没有缝合到位。其目的是固定伤口，几小时后移植物就会附着在伤口上。一旦用纱布覆盖，就在顶部施加大块敷料，并通过胶带正常固定和处理。如果对胶带固定的支撑垫的安全性有顾虑，则系在支撑垫上的敷料是合理的并且能确保固定移植物。不需要额外的伤口护理，并且通过标准的闭塞性伤口护理对捐献者的供体部位进行护理。患者 1 周后返回并小心取出敷料。用水轻轻地清洁伤口床和边缘，并用清洁的大块敷料重新涂抹凡士林纱布并再放置 1 周。此后，开始标准的每日闭塞性伤口护理直至愈合完成。在接下来的几周内，表皮和真皮岛迅速开始扩张和融合，直到再上皮化完成。对于大伤口，第 2 次移植偶尔有助于进一步加速愈合。

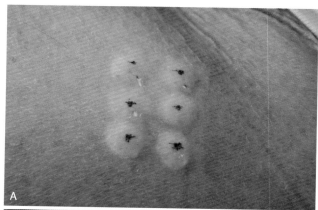
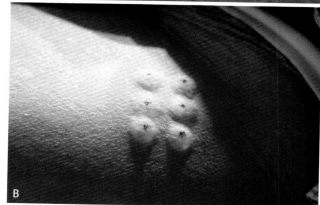

图 44-13　A. 局部麻醉浅表浸润后颗粒状移植物供体部位；B. 侧光下显示局部麻醉引起的肿胀，这使得夹取移植物变得简单

三期愈合闭合（延迟一期愈合闭合）

三期愈合闭合被定义为缺损产生后的一期延迟闭合。可以考虑采用这种方法，以便在大或深的伤口中形成肉芽组织，监测伤口的感染情况，或为不能在切除当天接受闭合手术的患者提供额外的恢复时间。进行三期愈合治疗的其他情况是当患者证明无法充分照顾二期愈合伤口时，改变他们对计划的二期愈合的想法，或经历诸如感染或出血的并发症。

虽然线性闭合和皮瓣可以通过三期愈合来执行，但是头皮伤口的延迟闭合通常通过某种形式的移植来完成。随着代谢需求的增加，FTSG 可能更适合放置在肉芽生长期的创面上。延迟的 STSG 可能更适合于肉芽形成后的创面，因此与周围凹陷皮肤相比，最终结果没有明显的凹陷。即使是代谢需求较低的 STSGs，如果伤口基底部没有大量骨膜，也可能无法存活。同样的，颗粒状移植延迟到肉芽组织形成后可能更容易存活并提供更加持久、愈合的伤口。

三期愈合的闭合移植仅在伤口准备方面不同，随着肉芽组织的形成，可能会发生肉芽组织周围的再上皮化，并且由于伤口表面可能有残留的软膏和纤维蛋白，因此适当地准备好用于移植物放置的伤口床是很重要的。当计划使用 FTSG 或 STSG 完全闭合时，应从伤口边缘切除一个新表皮的薄边缘，这种技术称为"清洁伤口边缘"。此外，为了确保移植物基底部与血管组织的接触，应轻轻破坏肉芽组织的表面。通常，通过非常温和地刮除肉芽组织表面来去除残留的软膏和纤维蛋白。这会产生一些极小的出血，可以通过直接压力控制。移植物可以以标准方式进行放置。

线性闭合

在可能的情况下，线性闭合是头皮伤口的首选方法，因为这种修复技术简单、愈合快速、对患者造成的创伤最小。头皮有时非常僵硬，活动度差，即使伤口相对较小，也可能无法进行线性闭合。在一些患者中，亚厘米级的缺损可能难以对合，而另一些患者的头皮则极为松弛，大得多的缺损也可以一期闭合。颞部头皮、侧顶部头皮和枕部头皮相对松弛，可能有助于闭合伤口，去除 Burow 三角也有帮助，因为三角的刚性和体积可能会阻碍伤口对合。

在正常情况下，帽状腱膜比真皮更不容易被缝线撕裂，缝合时挂一点帽状腱膜即可解决伤口更大的张力。一般来说，这需要将缺损的深度通过帽状腱膜延伸到骨膜，并且在无血管的帽状腱膜下平面进行切开。不幸的是，就其本质而言，帽状腱膜活动度差。有学者建议在帽状腱膜下平面评估，通常是在帽状腱膜下切开（帽状腱膜切开术）处的最外侧进行，或每 1 ~ 1.5cm 进行一次。帽状腱膜的这种松解有时有用以对合除此以外无法闭合的伤口。然而，这项技术通常没有大用，多项研究表明帽状腱膜切开术的益处微乎其微。

表皮闭合可以通过分层缝合技术完成，滑轮缝合技术可能有助于在显著张力下闭合缺损。特别是在头皮上，一些外科医师喜欢使用外科手术钉，这些手术钉在正确使用时仅会引起极小的组织切割（图 44-14）。

皮瓣

尽管从冠状面看，覆盖在肌肉（额上肌、颞肌和枕肌）上的皮肤可能活动度较好。但头皮的皮肤很大程度上没有弹性，特别是头顶上的皮肤。因此，在考虑用皮瓣进行修复时，有两个必要条件。首先，外科医师必须能够估计头皮的内在弹性，以便计划成功地获取皮瓣。其次，外科医师必须了解每种皮瓣类型的组织运动机制。例如，推进皮瓣和旋转皮瓣在很大程度上取决于内在组织弹性，而 V-Y（岛状蒂）皮瓣是取决于构成蒂的底层组织的弹性。相反，易位皮瓣更多地取决于供区的弹性而非本身的弹性（图 44-15）。尽管在毛发修复中已经描述了插入皮瓣，但它们很少用于成形修复。游离皮瓣是有用的并且经常用于成形修复头皮上的大缺损，但

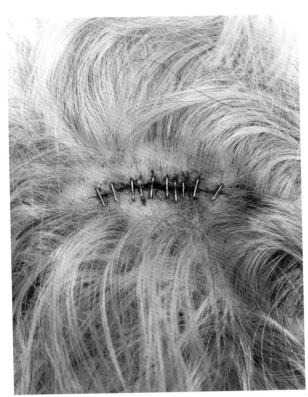

图 44-14　用手术缝合钉闭合皮肤

超出本章的范围。

用皮瓣成形修复头皮可能会使有毛发的皮肤从供体部位转移到先前有毛发的缺损处（图 44-16）。与头皮皮肤相关的厚度、不灵活和无弹性的特征使得皮瓣的操作在这个解剖位置更具挑战性，因为皮瓣本质上需要附近的供体部位，其特征是可以容纳组织损失的冗余或松弛。

因此，与其他区域相比，头皮上的毛发可能更大或更复杂（结合多种皮瓣类型）。在规划皮瓣时，有毛发的皮肤必须额外考虑的细节是皮瓣中毛发的数量和方向，以及皮瓣完成后毛发的方向。例如，当缺损位于秃顶头皮的侧髌骨上并且与颞骨或枕部头皮相邻时，颞部或枕部皮肤可以作为充足的供体部位。然而，从毛发供体部位将毛发皮肤移植到秃头皮上可能导致高度明显的成形修复。此外，毛干的方向可能与伤口附近的毛发不协调。

方头肌有时会被包含在皮瓣内，但是包含非弹性方头肌可能会比不包含方头肌更束缚皮瓣并且限制运动。如仍然包含了方头肌并提供了一种坚固的基底，则缝合线可放置在该基底中。

有时，头皮上的皮瓣闭合用于将缺损移位到更方便或更不明显的位置，使新生的供体部位保持开放状态。然后可以使用标准闭合性伤口护理使供体部位通过二期愈合，或者用皮肤移植物缝合。当存在以美学为主的需

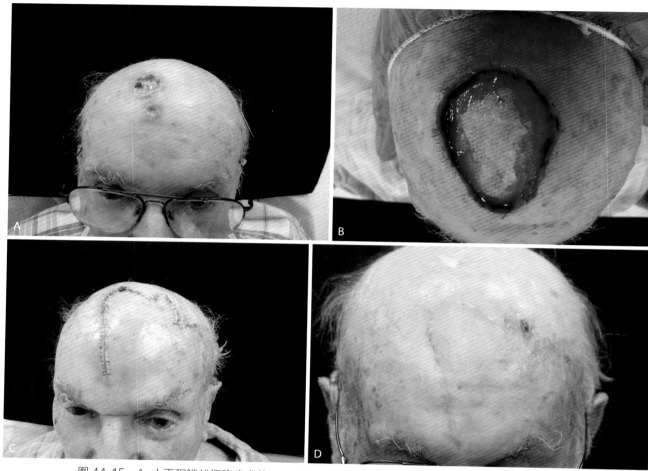

图 44-15　A. 大面积鳞状细胞癌术前；B. Mohs 术后；C. 将大双叶皮瓣缝合到位；D. 术后 1 个月

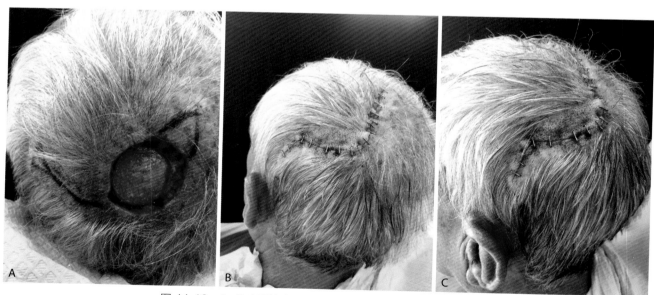

图 44-16　A. 头皮顶端大的 Mohs 缺损；B、C. 用旋转皮瓣闭合

求时，例如头皮前部的缺损，可以向后或横向移动到更不显眼的位置，这个选项特别有用。

筋膜瓣

没有骨膜且太大而不能用皮瓣一期闭合的伤口，用血管覆盖物进行表面修复，至少部分带有血管覆盖物。如前所述，凿开骨外板可以诱导肉芽组织形成，尽管与该技术相关的空气栓塞的报道令人关注，但是这成为了寻求替代方法的动机。皮肤外科医师经常使用的选项包括合页瓣（图 44-17）和筋膜易位瓣（图 44-18）。相邻筋膜在伤口上的运动至少部分覆盖了裸露的骨骼，为肉芽组织提供了血管来源并最终允许移植，这通常会因为新放置的筋膜瓣的血管分布不足以支持移植物而延迟。

筋膜易位瓣基本上是一个矩形瓣在血管化基部抬高，然后转移到伤口基部的横幅皮瓣（图 44-19）。这种瓣可以通过从帽状腱膜下进入的方式切开和移动来获取；然而，通常情况下，通过切开覆盖在瓣上的皮肤，使其与伤口大致垂直，这样更容易接近筋膜。该切口两侧的皮肤反射性地暴露出下面的筋膜。通过这样做，可以直接进入、切割和移动筋膜。筋膜不是非常柔软或有弹性，并且瓣的尺寸必须适应这些限制。瓣基底越宽，其移动性就越受限。因此，优选长而窄的瓣，部分原因是当瓣转移到缺损中时，瓣的伸展距离和关键约束减小。然后用可吸收的缝合线将瓣缝合到适当的位置，并进行标准的闭合性包扎并保持原位长达 1 周。肉芽组织将很快在瓣上形成并最终提供适合于延迟移植或二期伤口愈合的令人满意的血管基底。

头皮伤口护理

二期愈合伤口管理是头皮伤口的常见且重要的选择。过度的伤口护理可能会导致对自然愈合过程的干扰，或者可能对患者或其家人造成过度负担。闭合性伤口护理可促进伤口快速愈合，尤其是在立即开始并在最初的 24～48 小时持续的情况下，并且闭合性伤口护理可增强伤口愈合的炎症反应，同时加速转变至愈合的增殖期。最好使用含软膏基质的湿润闭合，覆盖不粘性纱布促进伤口边缘表皮细胞再生。如果预计伤口需要超过 1 个月才能愈合，考虑使用抗生素软膏，虽然这可能会导致酵母菌定植，但这可以通过每周 2 次的抗真菌外用药物轻松治疗。在 2 周或更长时间之后，诸如多爱肤之类的水胶体敷料可有助于优化卫生条件，同时减少更换敷料的频率和减少新的再上皮化伤口去除敷料后相关的创伤。水胶体敷料最长可保留 1 周。用温热的自来水流过伤口是一种温和的清洁伤口床的方式。

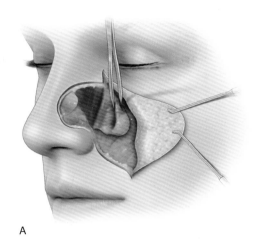

A

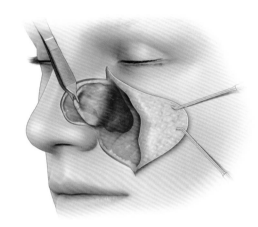

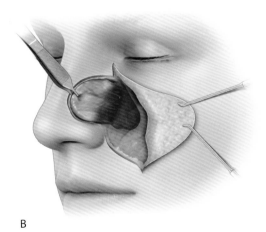

B

图 44-17　合页瓣

头皮伤口愈合延迟

正常的伤口愈合以不同的速度进行，这取决于伤口和宿主的性质，并且通常每周都有显著的进展。当伤口愈合的进展无法在 2 周内测量时，应提醒医师可能有需要担心的原因。如果可以在 1 个月的时间内记录这种失败的进展，则表明需主动干预（表 44-6）。

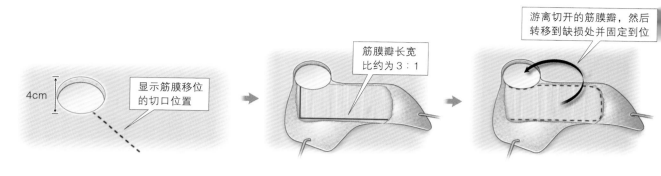

图 44-18　筋膜易位瓣

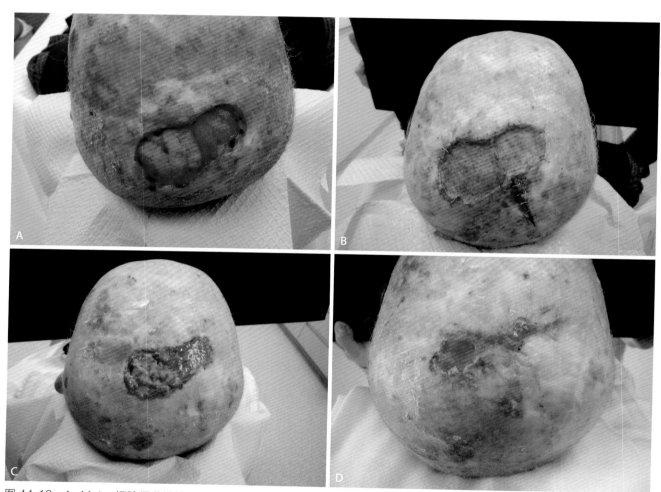

图 44-19　A. Mohs 切除侵袭性鳞状细胞癌后的缺损。缺损扩展到并包括缺损左半部分的骨膜。B. 筋膜转瓣术后视图。与伤口垂直的切口和皮肤的反射有助于接近位于伤口左后部的筋膜瓣。没有延伸至骨膜的皮瓣和缺损的右侧部分被异种移植物覆盖。C. 二期愈合术后 1 个月愈合。D. 术后 4 个月

不遵照伤口护理说明、误解说明或偏离推荐的伤口护理是延迟愈合的常见原因。如果怀疑这种情况，仔细重复适当的伤口护理可以纠正这个问题。如果可行的话，改用水胶体伤口敷料可能会有所帮助，因为这样可以减轻患者及其家人在护理伤口和每周更换绷带方面的责任。

当排除伤口无法愈合的全部感染性原因和伤口护理问题时，可能需要对伤口进行再次活检，以排除残留肿瘤的可能性。特别是残留的基底细胞癌可能导致愈合失败而没有明显的肿瘤本身的证据。可能需要多次活检以确定是否存在残留肿瘤。

表 44-6　无法愈合的原因

问题	解决方案
过度的伤口护理	↓伤口护理；清洗后水胶体／三期缝合
宿主因素	解决医疗因素
肿瘤持续性	活检排除恶性肿瘤
细菌 　　定植	局部抗生素 伤口时间 >1 个月 培养和处方抗生素
念珠菌感染	局部抗酵母（克霉唑）考虑预防伤口外用抗生素治疗 1 个月以上
肉芽增生过度	暂停闭合性伤口护理 局部使用 I 类类固醇
不稳定皮肤， 　　未能取得进展	为期 2 周的 I 类类固醇疗程 局部使用类固醇

表 44-7　加强糜烂性脓疱性皮肤病的卫生

医师指导
- 每日局部应用 I 类类固醇（最多 2 周）
- 逐步降低 IV ～ V 类类固醇（根据需要）

患者指导
- 每日 2 次保暖 H_2O_2 敷料（毛巾）×15 分钟
- 在湿敷结束时，30 秒轻轻地、循环转动毛巾
- 局部用药（每日或按说明）
- 每日或经常使用无毒洗发水洗发
  - 洗发时指尖按摩头皮

保养
- 以上所有药物除外
- 每周 2～7 次湿敷
- 继续经常洗发和指尖按摩
- 继续保湿

当排除所有其他不愈合的原因，并且当形成了大量肉芽组织时，应该考虑一系列局部使用高效类固醇。这种临床情况通常表现为超过 2 个月伤口未能愈合并且愈合未有进展甚至可能伤口愈合退化。当这种方法有效时，它将在 2 周内起效，因此治疗过程是有限的。当有阳性反应时，随后恢复闭合性伤口护理。可能需要局部类固醇的额外疗程来完全愈合伤口并维持它。虽然有时愈合的速度非常快，在 2 周的时间内出现大面积的上皮化，但这种皮肤可能仍然很脆弱，因此需要仔细说明并继续进行闭合性伤口护理直至完全愈合。甚至在完全愈合后，持续使用几个月的软膏可能有助于保护新愈合的皮肤并且保护其免受机械伤害。

该过程应排除糜烂性脓疱性皮肤病，后者有时会使头皮伤口愈合复杂化。这种情况往往使伤口愈合更为缓慢，患者可能受益于温和的浸泡和清洗，然后使用高效局部类固醇（表 44-7）。

在毛囊平面以上完全切除肿瘤的好处

皮肤恶性肿瘤倾向于沿着毛囊的根鞘延伸，因此标准的头皮切除术要延伸到毛囊深处。相反，使用 Mohs 显微外科手术，可以在毛囊平面的深处切除浅表恶性肿瘤。在可能的情况下，保持头皮切除在相对浅表的平面上有几个好处。首先，浅表伤口往往通过二期愈合闭合良好。其次，由于仍然存在的毛囊上皮的再上皮化，因此伤口愈合可以相对较快，这可以显著提高健康头皮皮肤的愈合速度。最后，当从有毛发的皮肤上切除肿瘤时，可存活的毛囊可以再生毛发并完全覆盖瘢痕。当复发风险的基线升高或肿瘤切除的复杂性使得毛囊保存不合理

时，禁止用于黑色素瘤或皮肤来源的肿瘤，不建议进行毛囊上肿瘤切除。

解决头皮不活动的建议

当进行 Mohs 手术时，在切除和闭合之间存在一段时间，计划成形修复时，在局部麻醉浸润之前评估伤口是非常有帮助的。术前计划并不能减轻注射麻醉后头皮可能变得肿胀的事实。关闭时有几种策略可以通过改善组织活动性来促进术中组织操作（表 44-8）。首先，麻醉后延迟成形修复 15～30 分钟可能会有所帮助，并且压迫手术部位皮肤可以将一些麻醉药排出组织，同时不会明显影响麻醉本身的效果。甚至外科医师或护士在手术开始前用手按压几分钟，也可能会有所不同。

另一种有用的方法是进行环状阻滞，而不是直接浸润皮瓣本身。在这里，浸润必须在所有水平进行，包括真皮和深部皮下组织，以便有效地阻断整个区域。同样地，当伤口位于皮肤内，仅由眶上或滑车上神经支配时，从眉毛到发际的任何地方的前额神经阻滞都可以实现麻醉，而不会降低头皮皮肤的活动性。

表 44-8　管理头皮的不活动性

术前及麻醉前评估
麻醉后延迟关闭 20～30 分钟
应用外部设备对皮肤施压或手动施压
张力下的预缝合
环形阻滞局部麻醉
- 使用长效产品（如布比卡因）进行局部麻醉

一些轻微的组织蠕变可以通过对该区域进行预缝合而被观察到（在 Mohs 的情况下，可以在不同阶段之间进行），尽管该方法的临床影响尚未明确，尸体研究表明头皮伤口处会发生很小的急性扩张。

另一个有用的策略是使用长效局部麻醉药，如布比卡因，可在初次注射后诱导麻醉数小时。如果是在莫氏手术进行时，则在成形修复前可能不需要大量麻醉。

美学思考

如上所述，许多患者对其头皮外观没有很高的美学期望，尽管这种变化很大并且应该在术前咨询期间进行讨论。在头皮上，狗耳经常自发消失。相反，凹陷可能无法消退，尽管它们可能不会太明显，但应尽可能避免。这是三期愈合的好处之一，因为肉芽组织可能有助于为计划的移植部位提供大量营养。

如果存在发际线，重建发际线可能是头皮成形修复中最重要的美学考虑因素。因此，当可以重新建立发际线时，应该更加积极地考虑皮瓣修复（图 44-20）。沿前发际线切开的旋转皮瓣可以重新建立发际线的连续性，即使需要非常大的皮瓣，这是一个值得考虑的很好的策略。通常，这种皮瓣可使毛囊朝向良好和发际线自然。

总结

头皮成形修复涉及几个独特的考虑因素，因为在该位置缺乏组织弹性，这可以使重建甚至中等大小的缺损具有挑战性。虽然皮肤外科医师经常避免使用移植物代替局部皮瓣，但头皮是这一普遍规律的重要例外。同样地，虽然在皮肤外科手术中具有选择性，二期愈合和三期愈合治愈更多用于头皮缺损。尽管如此，在可行的情况下，线性闭合可能仍然是头皮缺损的一线方法。

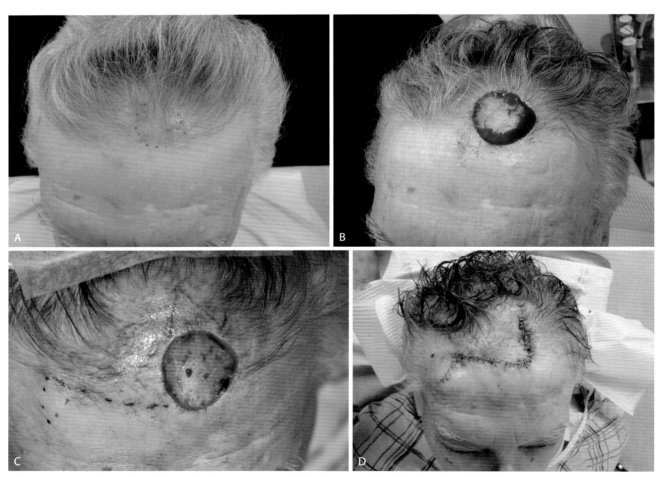

图 44-20　A. 前额皮肤上的基底细胞癌；B.Mohs 术后的缺损；C. 为保护前额发际线而计划的旋转皮瓣；D. 执行旋转皮瓣后

参考文献

1. Cherpelis BS, Huang C. Scalp Reconstruction Procedures. Medscape, Updated August 16, 2016.
2. Prystowsky JH, Siegel DM, Ascherman JA. Artificial skin for closure and healing of wounds created by skin cancer excisions. Dermatol Surg. 2001;27:644–655.
3. Ameer F, Singh AK, Kumar S. Evolution of instruments for harvest of the skin grafts. Indian J Plast Surg. 2013;46(1):28–35.
4. Gerrie JW. The choice of skin grafts in plastic surgery. Can Med Assoc J. 1941;44(1):9–13.
5. Raposio E, Santi P, Nordstrom RE. Effects of galeotomies on scalp flaps. Ann Plast Surg. 1998;41(1):17–21.
6. Desai SC, Sand JP, Sharon JD, Branham G, Nussenbaum B. Scalp reconstruction: An algorithmic approach and systemic review. JAMA Facial Plast Surg. 2015;17:56–66.
7. Brodland DG, Pharis DB. Chapter 147: Flaps. In: Bolognia JL, Jorizzo JL, Schaffer JV, eds. Dermatology. 3rd ed. Philadelphia, PA: Elsevier Saunders; 2012:2399–2420.
8. Leedy JE, Janis JE, Rohrich RJ. Reconstruction of acquired scalp defects: an algorithmic approach. Plast Reconstr Surg. 2005;116(4):54e–72e.
9. Cherubino M, Taibi D, Scamoni S, et al. A new algorithm for the surgical management of defects of the scalp. ISRN Plastic Surgery. 2013;2013(2013), Article ID 916071. dx.doi.org/10.5402/2013/916071.
10. Zitelli JA. Chapter 9: Wound dressings and wound healing. In: Roenigk and Roegnik, eds. Dermatologic Surgery: Principles and Practice. New York, NY: Marcel Dekker Inc.; 1988:97–135.
11. Baker SR. Local cutaneous flaps. Otolaryngol Clin North Am. 1994;27:139–159.
12. Lesavoy MA, Dubrow TJ, Schwarz RJ, Wackym PA, Eisenhauer DM, McGuire M. Management of large scalp defects with local pedicle flaps. Plast Reconstr Surg. 1993;91:783–790.
13. Byrd HS. The use of subcutaneous axial fascial flaps in reconstruction of the head. Ann Plast Surg. 1980;4:191–198.

第 45 章　手足的成形修复

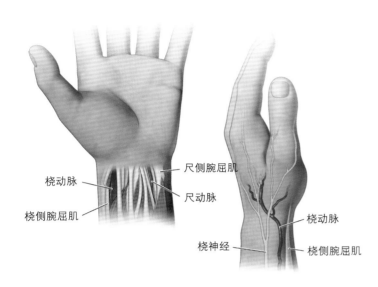

桡动脉
桡侧腕屈肌
尺侧腕屈肌
尺动脉
桡动脉
桡神经
桡侧腕屈肌

原著者　Anna A. Bar
　　　　Omar Nazir
　　　　Justin J. Leitenberger

翻　译　马立娟
审　校　党宁宁

概要

- 在进行任何手足外科手术之前，对解剖学的全面了解是一个先决条件。
- 在闭合设计中要充分考虑对手足功能的影响。
- 闭合方案的选择有很多，从二期愈合到交指皮瓣。

初学者贴士

- 通过让患者握紧拳头、做一系列动作来评估手术部位的松弛度和张力。
- 手背的萎缩皮肤适合经皮缝合技术。
- 术后可能会遗留水肿，尤其是如果淋巴管被切断的话。

专家贴士

- 近端手和手指最常采用随机皮瓣进行修复。
- 筋膜皮瓣，如拱顶石皮瓣，可能有助于维持血管供应，但需要知识储备充分和熟悉局部解剖结构才能更好地游离与切除。

切记！

- 神经阻滞特别适用于手足，因为尽量减少局部麻醉药的浸润可以减轻局部水肿和解剖结构变形。
- 不要过多游离筋膜皮瓣，因为可能会影响血液供应。

陷阱和注意事项

- 运动神经和感觉神经的损伤都可能发生在手足大型修复时。
- 移植物应被牢固固定，使其尽可能成活。

患者教育要点

- 减少手术愈合部位的张力至关重要；夹板不仅可以固定相关的解剖结构，还可以提醒患者尽量减少活动。在采用二期皮瓣之前充分评估患者的依从性和主动性。
- 对于足部成形修复手术，术后应尽量抬高患肢。

收费建议

- 筋膜皮瓣可使用邻近组织转移编码（14040—14041）。
- 交指皮瓣的编码为 15574，断蒂时的编码为 15620。
- 当采用交指皮瓣修复指尖缺损时，可同时使用皮瓣和移植物 CPT 编码。

引言

手对任何外科医师来说都是一个独特的挑战，因为许多重要的血管、神经和皮肤结构都与它紧密相关。该部位的成形修复需要对局部解剖结构的全面了解，以及娴熟的局部麻醉和神经阻滞技术。

手的解剖学

使用适当的命名法有助于临床医师之间的沟通。前表面和后表面分别被描述为手掌侧和手背侧。对于两侧，桡侧和尺侧优于内侧和外侧。手指从桡侧到尺侧都有编号，但常用的名字更受欢迎。每个指骨按数字顺序从远端到近端编号。手的骨质结构由 8 块腕骨、5 块掌骨和 14 块指骨组成。

血管解剖学

手的血管供应来自桡动脉和尺动脉。桡动脉在手腕掌侧的肱桡肌和桡侧腕屈肌之间走行并进入手。接着桡动脉穿过解剖学鼻烟窝，在那里发出掌浅支，与其他血管吻合构成掌浅弓。然后桡动脉穿过第一骨间背侧肌，并在那里形成掌深弓。

尺动脉为手的另一个主要的血管供应。尺动脉在尺侧腕屈肌腱下走行，通过 Guyon 管道与尺神经一起进入手，在那里它成为浅弓。外展拇指并朝着尺侧边界绘制一条线即 Kaplan 基线，浅弓可通过识别该基线来大致辨认。深弓位于浅弓近端 1cm 处（图 45-1）。

大多数手指和拇指的血管都来自深弓。一条总指动脉延伸到每个手指，分出桡骨支和尺骨支。一个例外是，小指尺侧缘的血管供应是由浅弓发出的。

手指的指动脉和神经之间的关系也会发生变化（图 45-2）。在手上，指动脉位于手掌和神经之间，这种关系在手指上有所不同，动脉位于指神经的背侧。

肌肉和肌腱

手和腕的肌肉分为两大类：外在肌和内在肌。外在肌包括肌腱和位于手外侧的肌腹。

外在肌

手的外在伸肌系统由 9 块肌肉组成，它们被分成 6 个隔室。这些肌肉都由桡神经本身或其分支、骨间后神经支配（表 45-1）。

外在屈肌系统由 6 块肌肉组成。手腕屈肌包括桡侧腕屈肌、掌长肌和尺侧腕屈肌。外在手指屈肌包括指深屈肌、指浅屈肌和拇长屈肌。除了尺侧腕屈肌和小指、环指的指深屈肌由尺神经支配以外，其余屈侧肌肉均由正中神经支配。

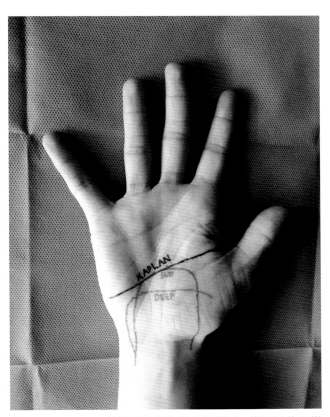

图 45-1　Kaplan 基线可以帮助定位掌浅弓。掌深弓位于掌浅弓的近端 1cm

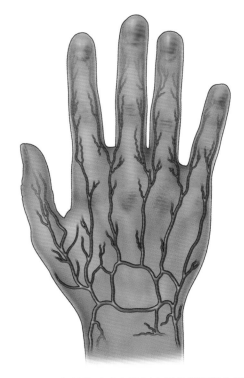

图 45-2　手指的指动脉和神经之间的关系发生了变化

表 45-1　手的肌肉

隔室	肌肉	功能
第 1 隔室	■ 拇短伸肌	■ 拇指伸展
	■ 拇长展肌	■ 拇指外展
第 2 隔室	■ 桡侧腕长伸肌	■ 手腕伸展和手桡侧倾
	■ 桡侧腕短伸肌	■ 手腕伸展和手桡侧倾
第 3 隔室	■ 拇长伸肌	■ 拇指扩展
第 4 隔室	■ 示指固有伸肌	■ 示指伸展
	■ 指总伸肌	■ 手、手腕和手指的伸展
第 5 隔室	■ 小指固有伸肌	■ 小指伸展
第 6 隔室	■ 尺侧腕伸肌	■ 手腕伸展和手尺侧倾

内在肌

手的内在肌被定义为肌腹起于手内的肌肉。这些肌肉可分为三大类：鱼际、小鱼际和骨间。

鱼际肌包括拇短展肌、拇短屈肌和拇对掌肌。这些肌肉都由正中神经支配，外展肌的深部受尺神经支配。拇内收肌位于鱼际肌深处，由尺神经支配。

小鱼际肌包括由尺神经运动支支配的小指展肌、小指短屈肌和小指对掌肌。

手的骨间肌群由 3 块肌肉组成。背侧骨间肌可以使手指外展，远离长指。掌侧骨间肌引起手指内收。蚓状肌起自指深屈肌腱的桡侧。它们的作用是在掌指关节弯曲手指，并伸展指间关节。骨间肌除了蚓状肌，由尺神经的运动支支配。蚓状肌的神经支配与它们相应的手指屈肌的神经支配相对应，其中桡侧两个蚓状肌受正中神经支配，尺侧蚓状肌受尺神经支配。

手的神经支配

正中神经、尺神经和桡神经为手提供感觉与神经功能。

桡神经在前臂分为两个主要分支，即骨间后神经和桡神经感觉支。桡神经感觉支在肱桡肌下方走行，最终在桡茎突的近端 8cm 处穿透前臂筋膜。它从那里经过鼻烟窝，然后分成内侧支和外侧支。桡神经非常表浅，如果切至皮肤深层就有被损伤的可能。它为拇指背部、示指背侧至中节指骨水平以及中指尺侧半边至中节指骨水平提供感觉。

正中神经为手提供主要的感觉和次要的运动神经支配。它在前臂发出手掌皮肤分支，为手掌外侧提供感觉。正中神经穿过腕横韧带后进入手部。此时神经分成几个不同的分支。运动神经的返支为鱼际肌和部分拇短屈肌提供运动神经支配。掌侧总神经和指掌固有神经为手掌桡侧三个半手指和示指、中指、拇指的背侧提供感觉。

尺神经在手腕尺侧腕横韧带的表面进入手。它在 Guyon 管道中分成感觉支和深部运动支两个分支。运动支为骨间肌、小鱼际肌以及第三和第四蚓状肌提供神经支配。感觉支分为手背和手掌两部分，为小指和一半的环指提供感觉。

麻醉

麻醉药

局部麻醉的药物有很多选择。局部麻醉药联合肾上腺素的使用已被证明是安全有效的，止血效果更好，麻醉持续时间更长。在过去，经典的外科教学规定肾上腺素应避免应用于手指，因为有手指坏死的风险。这些病例多以个例报告的形式出现，并且使用的是非标准麻醉药配方。大量大型研究证实了在手和手指中使用肾上腺素是安全的。尽管如此，仍然存在由麻醉浸润引起机械性止血的风险。

使用局部麻醉药和阻滞剂几乎没有绝对的禁忌证。麻醉药在酸性环境中不能很好地发挥作用，在感染的情况下它们的功效会降低。另外，这些阻滞剂在操作时患者可能会有不适感，在年轻和不合作的患者中依从性差。在循环不良的情况下也应谨慎使用。

由于手部痛觉纤维的密度高，通常使用较小型号的针（30 号针）。当使用小口径针头注射时，使用较小容量的注射器（3ml）可以减少注射所需的推动力。

局部阻滞

最简单的麻醉方法是皮下组织局部麻醉。这种方法安全、有效和快速。局限性包括不能大面积麻醉和麻醉不充分。另外，浸润麻醉可能影响组织处理特性，改变正常组织平面。使用 30 号针头将麻醉药注入皮下组织层。适当的注射技术可明显增加皮肤充盈。

腕部阻滞

腕部阻滞为整只手提供麻醉。腕部阻滞的优点在于操作简单，同时保留了手的外部功能。通过熟练的技术，只需几次注射就能迅速麻醉较大面积。可根据需要进行部分阻滞。

为手提供感觉的 3 个神经被分别阻滞。表面解剖标志能够定位神经，指导注射位置。正中神经在掌长肌和桡侧腕屈肌腱之间穿行时被阻滞。为了找到这个间隔，指导患者触摸拇指和环指（译者注：原著有误，应为小指）并弯曲手腕（图 45-3）。这种运动使掌长肌和桡侧腕屈肌腱紧绷在皮肤上。对于没有掌长肌的患者，可在桡侧腕屈肌的尺侧立即进行注射。使用 25 号 1.5in 针头在腕部近端皱褶水平注入 3～6ml 麻醉药。通常可以

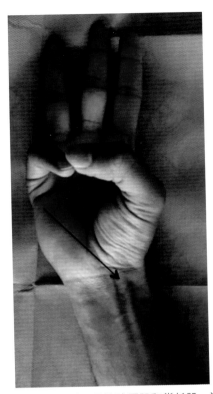

图 45-3 腕关节屈曲时可见桡腕屈肌和掌长肌。注射部位用箭表示

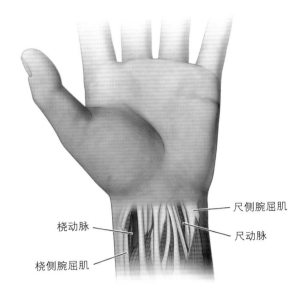

图 45-4 尺神经与尺侧腕屈肌和桡侧腕屈肌腱的关系。将局部麻醉药注射于尺侧腕屈肌腱的尺侧

感觉到穿过腕横韧带，表明定位准确。在针抽回的过程中尽力注射 1～2ml 麻醉药以麻醉手掌皮神经。

尺神经在腕关节水平靠近尺侧腕屈肌腱处被阻滞。这个肌腱可以通过让患者弯曲手腕并向尺侧倾来识别。将局部麻醉药注射于尺侧腕屈肌腱的尺侧（图 45-4）。在肌腱的尺侧注射可将尺动脉血管内注射的风险降至最低，因为尺动脉位于尺神经的桡侧。由于阻滞靠近尺神经的运动支，手的内在肌将会受到影响。

桡神经麻醉通过在桡骨茎突区域进行局部浸润麻醉来完成。由于桡神经浅支的分支众多，需要覆盖更大的区域。局部麻醉药在茎突周围皮下注射（图 45-5）。通常使用 8～10ml 的局部麻醉药（图 45-6）。

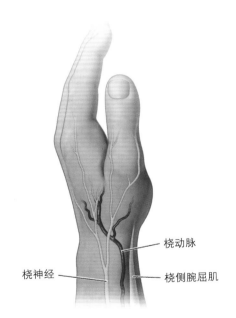

图 45-5 桡神经、桡动脉和桡侧腕屈肌腱的关系。桡神经麻醉通过在桡骨茎突区域进行局部浸润麻醉来获得

手指阻滞

有许多技术可以为手指提供麻醉。经鞘注射能够快速麻醉。屈肌腱可在手指掌远纹周围被识别。将 25 号针穿过屈肌腱到达骨水平。然后稍微回抽针头以利于麻醉药的渗透。注入约 2ml，整个手指的麻醉完成。

经掌骨注射是另一种常用的做法。麻醉药在掌骨两侧掌远纹水平注射。可以采用掌侧或背侧入路，但背侧注射的耐受性较好，在掌骨颈的两侧各注射 2ml 的麻醉药。或者，可用 1/2in 的针在手指之间的虎口进行注射。针头完全插入，然后注射 2ml 的麻醉药。整个手指的麻醉完成。

也可通过一系列的背部注射来完成手指的皮下阻滞。注射点位于手指的指蹼水平。将针从皮肤穿入到手指的掌侧。在手指的掌侧注射 1ml 麻醉药，针头撤回时，另外注入 1ml 麻醉药以麻醉手指的背部感觉分支。在手指的另一侧重复该过程。

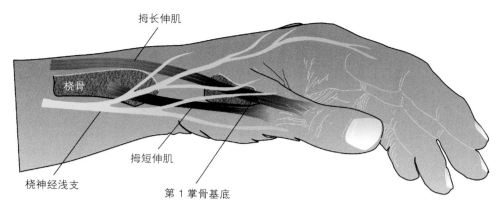

图 45-6　桡神经浅支的固有分支

足的解剖学

　　足包含 20 块不同形状和功能的骨头。从近端开始，后足由跟骨和距骨组成，接着是包含舟状、长方体和楔形的中足，最后是由距骨和趾骨组成的前足。

　　使用足部准确的术语对于正确的记录和交流至关重要。足的顶部和底部分别被称为足背和足底。足的近端到远端部分根据下面的骨骼解剖结构分别命名为后足、中足和前足。

足的脉管系统

　　足的血管供应由 3 条动脉提供（图 45-7）。腓动脉为胫后动脉产生的分支。在它到达足的过程中要穿过骨间膜，并沿足外侧走行，分支形成外踝后动脉和它的交通支，最后终止于外侧跟骨支。

　　胫后动脉起源于腘动脉。它在小腿后走行，并经过内踝。在距小腿关节（踝关节）处，胫后动脉有 3 个分支，即内踝后动脉、交通支和跗骨管动脉。一旦进入足部，它终止于足底外侧动脉和足底内侧动脉 2 个分支，为足底提供血液供应。

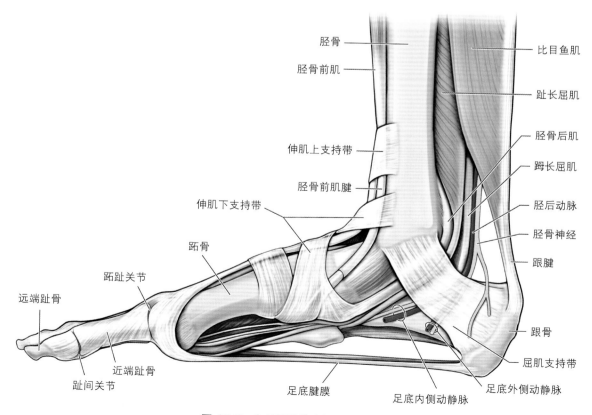

图 45-7　右足筋膜的内侧视图

胫前动脉是腘动脉的另 1 个终末支。从腘动脉分支后，它穿过肌间隔并在距小腿关节处变浅，成为足背动脉。在足踝远端的足背动脉发出 3 个分支：弓形动脉、跗外侧和跗内侧动脉。这些分支负责足背的血液供应。

足趾和足的远端通过足底动脉弓的分支获得它们的血液供应。足底动脉弓由足底外侧动脉和足背动脉吻合形成。

足的肌肉和肌腱

与手一样，足的肌肉可大致分为两组，即外在肌和内在肌。

足的外在肌可进一步分为 3 组：前侧、后侧和外侧。前侧包括负责距小腿关节背屈的胫前肌、负责踇趾伸展的踇长伸肌，以及负责小趾伸展的趾长伸肌。这些肌肉由腓深神经支配。

后侧由浅层和深层组成。浅层包括跖肌、比目鱼肌和腓肠肌。这些肌肉组合形成跟腱，提供足底弯曲。深层肌肉为胫骨后肌和踇长屈肌。胫骨后肌提供足底屈曲和反转。踇长屈肌提供踇趾屈曲。该组的神经支配由胫神经提供。

最后的外在肌是腓骨组。腓骨长肌和短肌都位于足外侧，提供足内旋和跖屈。

足的内在肌通常被分层描述。第一层，或浅层，包括踇展肌、趾短屈肌和小趾展肌。第二层由蚓状肌和跖方肌组成。第三层包括踇收肌、踇短屈肌和小趾屈肌。最后，第四层由足底和足背骨间肌组成。这些肌肉控制足前运动。

足的神经支配

有 5 条神经为足提供感觉。腓总神经在腓骨头附近分为 2 支，即腓深神经和腓浅神经。除了作为肌肉的支配神经以外，腓深神经还为足第一趾蹼提供感觉，腓浅神经为足背的剩余部分提供感觉。足底内侧和外侧神经是胫神经的分支，为足底提供感觉。足底内侧神经支配第一、第二和大部分第三趾，足底外侧神经支配足趾的其余部分。最后，腓肠神经为足外侧提供皮肤感觉。

足的麻醉

手麻醉的一般原则大多数也同样适用于足。大型研究已经证实了肾上腺素在足和足趾中的安全性，不会增加坏疽或缺血性损伤的风险。

局部阻滞

局部阻滞是区域局部麻醉的最简单方法。将局部麻醉药注射到皮肤和皮下组织，以提供快速、安全的麻醉。

通常使用 27~30 号的小针。

足踝阻滞

足踝阻滞需要对 5 条不同的神经进行麻醉，并对整个足踝和足提供麻醉（图 45-8）。可根据计划手术的区域不同进行选择性神经阻滞。

在两个踝骨之间画一条线可以识别腓深神经。踇长伸肌和趾长伸肌的肌腱可在患者伸展足趾时被识别。通过触诊这些肌腱可以识别胫前动脉。皮肤浅表注射形成小皮丘。然后通过伸肌支持带更深入地推进，并注射 3~5ml 麻醉药。腓浅神经在同一入口点被阻滞，但针头应指向外踝。注射 3~5ml 麻醉药。这两条神经的阻滞可为足背提供麻醉。

足底部位可通过胫后神经阻滞来解决。首先在内踝后识别胫后动脉。在动脉的后外侧注射并缓慢推进。如果出现感觉异常，针稍微回抽。拔出针头的同时，注射 7~10ml 局部麻醉药。

需要识别腓肠神经以麻醉足的外侧。可通过定位外踝和跟腱之间的区域来确定。将针在肌腱外侧表面插入，并指向外踝。注射 5~10ml 局部麻醉药。

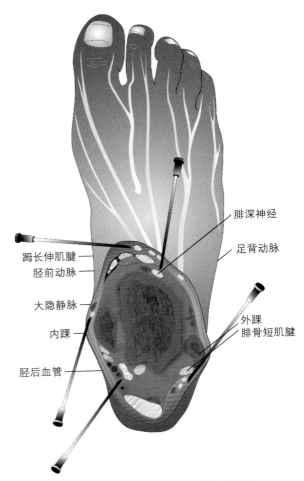

腓深神经
足背动脉
踇长伸肌腱
胫前动脉
大隐静脉
内踝
外踝
腓骨短肌腱
胫后血管

图 45-8　距小腿关节和足部的神经支配

足趾阻滞

足趾阻滞可通过阻滞走行在跖骨头之间的足趾神经来完成。在足背的跖骨头之间进行注射形成小皮丘。针平行于跖骨向前推进，并注射麻醉药。应小心谨慎，避免穿透足底。神经位于跖骨头深处，相对于足背更靠近足底。注射 3～5ml 麻醉药，在受累足趾的另一侧重复这个过程。

手足软组织肿瘤的特别注意事项

手足的软组织肿瘤可来自皮肤和皮下组织结构，包括肌腱、神经和血管。虽然相同的肿瘤经常发生在身体的其他部位，但手术切除和成形修复时，手的解剖结构和功能特点应作为单独的考虑因素。

手足恶性肿瘤

鳞状细胞癌

鳞状细胞癌（squamous cell carcinoma，SCC）是手部最常见的恶性肿瘤。据报道，此种肿瘤类型占该部位所有恶性肿瘤的 58%～90%。这与历史上所有皮肤癌中基底细胞癌（basal cell carcinoma，BCC）多于SCC 不同。大约 15% 的皮肤 SCC 发生在手部，这些肿瘤中约 3% 的病例发生转移。恶性征象通常包括大小、形状或颜色的快速变化，疼痛加重或出现新的疼痛，以及手足功能障碍。SCC 通常发生在明显光暴露的手和手指背侧。

原位 SCC 常见于手足背部，较少发生在掌跖，表现为无症状的红斑、结痂，或鳞屑性斑片或斑块。原位SCC 常见于长期阳光暴露的区域，大约 10% 的 SCC 病灶表现为侵袭性发展。

发生在手足的高危皮肤 SCC 与发生在身体其他部位的类似肿瘤具有相似的特征。高危 SCC 的特征包括直径大于 2cm、组织学分化差或未分化、嗜神经侵袭、或侵袭范围超过网状真皮。高危 SCC 局部复发、转移和疾病相关性死亡的可能性更大，手足功能障碍出现的概率也更大。

疣状癌是鳞状癌的一种罕见变异，表现为组织学分化良好、转移倾向低、局部侵袭性生长和治疗后局部复发风险高。它与合并 HPV 感染有关，当发生于手足掌跖表面时，通常生长缓慢，并可能与其他疣状病变共存。

基底细胞癌

BCC 约占手部恶性肿瘤的 10%。在大多数病例中以男性为主，通常有多种皮肤恶性肿瘤病史。BCC 很少转移，但接受标准切除或冷冻外科治疗后局部复发率

为 3%～10%。

手足 SCC 和 BCC 最佳治疗方法是手术切除。多数情况下，较小的肿瘤可通过扩大边缘成功切除。高危SCC、边界不清和复发的肿瘤最好采用 Mohs 显微手术。不建议采用冷冻疗法、电干燥、刮除等有创治疗。

黑色素瘤

手足黑色素瘤是皮肤黑色素瘤的一个分支，包括甲黑色素瘤和肢端雀斑样黑色素瘤。与其他部位的皮肤黑色素瘤相比，是一个描述较差的临床实体，预后数据相互矛盾。由于它在非白种人中发病率高，并且常见无色素的亚临床表现，误诊误治的情况很常见。紫外线辐射诱导的癌变可能在手足掌跖非暴露部位的发病中起着微不足道的作用。这些肿瘤的分子遗传学研究表明，与其他类型的皮肤黑色素瘤相比，BRAF 突变率较低，c-kit畸变率较高。

当临床上怀疑手或足黑色素瘤的诊断时，建议进行切除或切取活检。黑色素瘤的厚度将影响治疗计划和预后。考虑到角质层的厚度，肢端位置应谨慎使用刮取活检。手足黑色素瘤的治疗应遵循基于大小、Breslow 厚度和甲下侵袭的指南。指或趾截肢或前哨淋巴结活检分期可能需要多学科的配合。边界清晰的手术切除是手足黑色素瘤治疗的金标准。Mohs 手术，特别是利用MART-1 免疫组化染色，可以提高治愈率，同时避免指或趾截肢（见第 31 章）。

上皮样肉瘤

上皮样肉瘤为手部最常见的软组织肉瘤，是一种罕见的侵袭性肿瘤，局部复发率和转移率都很高。它最初表现为深部软组织、真皮或皮下组织中缓慢生长、可触及的结节。多见于年轻男性的手指、手和前臂。因为生长早期无特征性表现，并且显微镜下与炎性肉芽肿相似，所以临床和病理上的误诊很常见。诊断明确时，可能已经有多个结节以及出现疼痛、渗出、挛缩或神经症状。

上皮样肉瘤的解剖位置可能影响预后，因为近端型（发生于肘关节或膝关节附近）与更远端相比，总生存率和无转移生存率更低。治疗包括扩大局部切除、前哨淋巴结评估和辅助放疗。

Merkel 细胞癌

皮肤神经内分泌癌，即 Merkel 细胞癌（Merkel cell carcinoma，MCC），是一种罕见的侵袭性恶性肿瘤，好发于阳光暴露部位。虽然通常在老年人或免疫抑制患者的头部和颈部发现 MCC，但也可见于手背和手指。MCC 中 10%～15% 的患者会出现淋巴结转移。自然病程中，大多数患者会发生转移。需要多学科联合治

疗，包括扩大局部切除或 Mohs 显微手术、前哨淋巴结评估和辅助放疗。

手足的其他罕见恶性肿瘤包括小汗腺癌、滑膜肉瘤、恶性纤维组织细胞瘤、Kaposi 肉瘤、血管内皮瘤、血管外皮细胞瘤、血管肉瘤、隆突性皮肤纤维肉瘤和恶性神经鞘瘤。

手足的良性肿瘤

手足最常见的 3 种良性增生是腱鞘囊肿（包括指或趾黏液囊肿），腱鞘巨细胞瘤（giant cell tumors, GCTs）和表皮包涵囊肿。其他良性手部肿瘤包括常见的表皮病变，如光化性角化病、脂溢性角化病、寻常疣和指节垫。起源于血管结构和皮下的肿瘤包括化脓性肉芽肿、血管球瘤、血管畸形、血管瘤、脂肪瘤和纤维瘤。肢端部位也可发生神经性肿瘤，如创伤性神经瘤、神经鞘瘤和神经纤维瘤等。

腱鞘 / 黏液囊肿

腱鞘囊肿是手部最常见的软组织肿瘤。它们是黏蛋白填充的假性囊肿，没有真正的上皮内膜。腱鞘囊肿占所有手部肿瘤的 60%～70%，常与关节囊或腱鞘相连。

指或趾黏液性囊肿可见于远端指或趾骨的背侧。这些病变主要见于女性，通常发生在 40～70 岁的人群中，更常见于骨关节炎患者。

这些病变可能会自行消退，可以随访观察。如果皮肤表面出现渗出、神经受压、活动受限或者美容问题，一些腱鞘囊肿可能需要进行治疗。超过半数穿刺和抽吸的病例会复发。当囊肿柄和关节间隙被找到时，手术切除是一种有效的治疗选择。据报道，病灶内皮质类固醇和苯酚注射为有效的非手术治疗选择。

腱鞘巨细胞瘤

腱鞘 GCTs 是手部第二常见的肿瘤。其他名称包括局限性结节性腱鞘炎、纤维性黄瘤、滑膜黄瘤、良性滑膜瘤和硬化性血管瘤。患者通常主诉为在关节、囊韧带和腱鞘的滑膜部位缓慢生长的小叶状结节，常见于手掌表面，也可沿着示指和中指生长。结节不透光，牢固地附着在下面的滑膜上。切除后局部复发率高。治疗方法是局部切除，对关节内组织精细解剖，并彻底切除。

表皮包涵囊肿

表皮包涵囊肿为常见的无痛性皮下圆顶状结节，通常发生在手掌表面。中央孔有助于诊断。这些囊肿经常发生在体力劳动者的外伤部位，如果囊肿发炎或感染可能会引起抓握时的不适。最佳治疗方法为包括上皮囊性内膜的一并切除。如果继发感染，可以切开囊肿并排出内容物，待炎症消退后再行完整切除。

成形修复方法

手足的成形修复旨在降低对患者的功能影响并加快术后愈合，以便迅速恢复手足的正常使用。成形修复的考虑因素包括缺损的大小、位置、可用的组织储备，以及术后伤口收缩导致患肢功能障碍的可能性。

为了准确评估最终的伤口张力，应要求患者在闭合设计前握紧拳头。此操作可帮助确定某个拟定闭合方法将承受的横向应力程度，并可用来适当调整闭合皮瓣的大小。

肉芽增生

对手足的许多位置来说，允许缺损二期愈合是一个明智的选择。由于手部软组织血管丰富，二期愈合可能非常有效。事实上，手足任何位置的小缺损都可以通过肉芽增生很好地愈合。即使在某些位置的大伤口，也可以愈合得很好，没有明显的瘢痕或收缩（图 45-9）。偶尔，因患者的因素，如糖尿病和动脉或静脉循环不良，可导致肉芽性伤口延迟愈合，特别是膝盖以下。对足肢端雀斑样黑色素瘤切除后二期愈合的回顾性研究显示，与全层皮肤移植相比，肉芽性伤口愈合较慢，但美容和功能结果均有改善。

线性闭合

对于手背和足背，线性闭合是皮肤可移动性好的患者的一线选择（图 45-10）。手部相对萎缩的皮肤可能需要特别注意缝合技术；折返式真皮缝合，而不是埋藏式垂直褥式缝合，可实现更安全的真皮对合，也可使用经皮入路。使用较小直径的缝线可能也有帮助，这会有个额外的好处，就是在一个真皮已经很薄的区域尽量少地插入异物。偶尔可以在缺损张力较大时使用上述技术的滑轮式变体来避免缝线切断组织或帮助闭合缺损，但如果张力过大，则应考虑其他闭合方法。或者，可以使用经皮缝合的方法在张力下闭合伤口，因为手足上较厚的角质层被发现可以支撑缝合材料而不会撕裂。使用聚乙烯薄膜、手术胶或胶条缝合人工增厚萎缩的手背皮肤也被描述过，但一般仅在由于极度萎缩而无法进行皮肤缝合时才使用这种方法。

或者，无论中央部位二期愈合与否，荷包闭合可以缩小手术缺损，并缩短患者的整体愈合时间，不过，最近的一项随机对照试验表明这种方法的益处微乎其微。

全厚皮肤移植

对于手足上许多不能简单闭合的伤口，全厚皮肤移

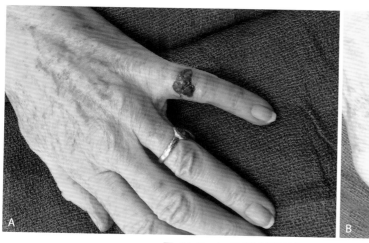
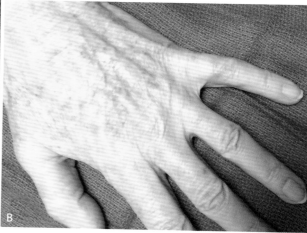

图 45-9　A. 手指缺损通过肉芽增生愈合；B. 术后 6 个月的结果

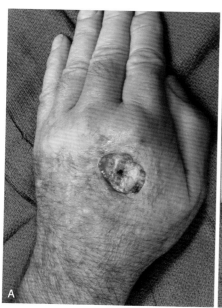
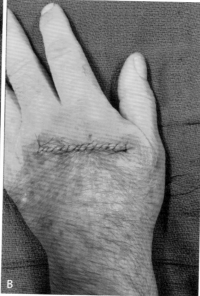
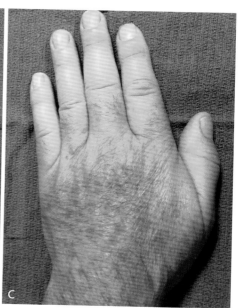

图 45-10　A.Mohs 手术切除肿瘤后的缺损；B. 线性闭合；C. 愈合后的结果

植是一种很好的选择。研究表明，绝大多数移植到下肢的 FTSG 成活率很高。手足的皮肤移植技术与身体其他部位相似；可在任何组织松弛度好的位置获得全厚皮片作为供体。实际上，Burow 移植物、腹部、锁骨上区域和上臂都是常用的部位。修剪供体组织使其变薄至真皮，然后缝合到缺损处。多数情况下，只使用表面缝合即可。用缝线或垫料固定移植物，并用凡士林、凡士林浸渍的纱布、非黏性敷料和轻微加压的敷料覆盖。将敷料原位保持 1 周，叮嘱患者保持绷带干燥并尽可能抬高下肢伤口（图 45-11 至图 45-14）。

断层皮肤移植

断层皮肤移植物通常容易获取并且可以打孔来为较大的伤口提供覆盖。应将它们较低的代谢需求与其收缩倾向进行权衡。与手背断层皮肤移植相比，手掌断层皮肤移植的挛缩风险增加，哪怕移植范围延伸到手指，虽然挛缩的发生率在只有手指的断层皮肤移植中最低。

在特定的不存在挛缩风险的手术缺损中，可以放心使用这种移植方法，不会产生功能障碍。移植的过程和身体的其他部位一样。首选的供体部位是大腿，使用电动取皮刀或 Weck 刀片来获取 0.10～0.20cm 厚的移植物。然后可以在有或没有网状化的情况下将移植物覆于伤口上。可通过手或网状器械进行网状化，这种网状化器械能够将移植物表面积扩大 9 倍。

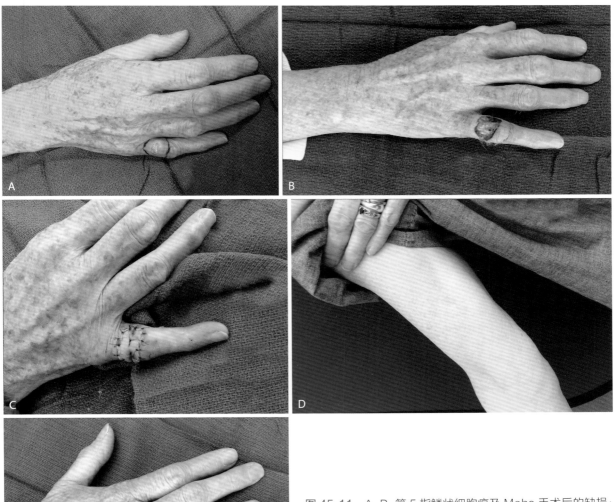

图 45-11 A、B. 第 5 指鳞状细胞癌及 Mohs 手术后的缺损；C. 自上臂供体部位植入全厚皮肤移植；D. 上臂供体部位愈合结果；E. 第 5 指治愈结果

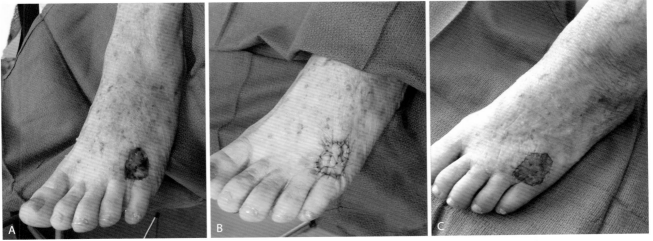

图 45-12 A. 切除肿瘤后的足背部缺损；B. 植入全层皮肤移植；C. 拆除缝线（2 周）

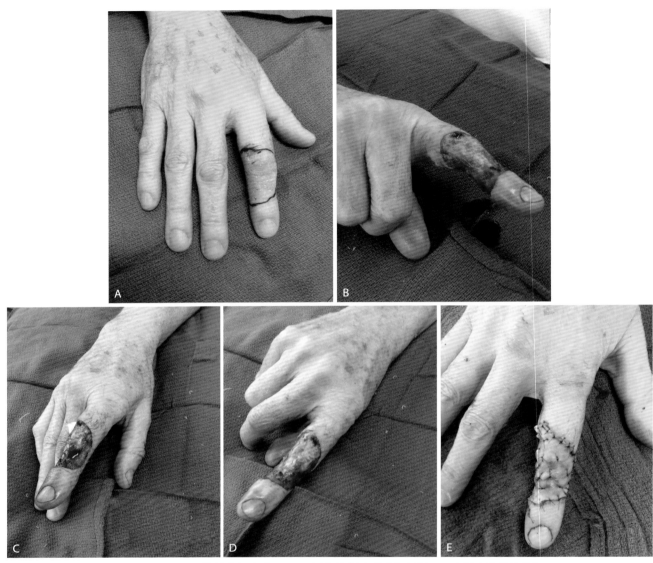

图 45-13　A. 原位鳞状细胞癌；B~D. 最终缺损几乎环绕示指；E. 全厚皮肤移植修复

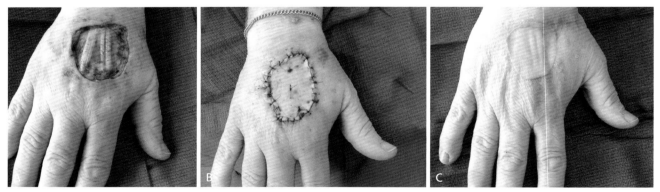

图 45-14　A. 手背 BCC Mohs 手术切除后的缺损；B. 将全厚皮肤移植缝合到位；C. 术后 1 年的愈合效果

局部皮瓣

易位皮瓣

易位皮瓣（图 45-15）最常用于修复手背部不适合一期修复的中等大小缺损。皮瓣的设计原理在于充分利用缺损附近松弛的皮肤，如果缺损周围有足够的可动员皮肤来闭合该区域，则皮瓣的尺寸可能较一般为小。这些皮瓣通常用于手的中近端和手指。

旋转皮瓣

旋转皮瓣可用来闭合张力明显的缺损。弧形切口被设计在皮肤最松弛的部位，形成单侧或双侧旋转皮瓣。必须特别注意枢轴限制的影响。狗耳可沿着皮瓣的长轴被去除或缝合（图 45-16）。

筋膜皮瓣

手足的局部筋膜皮瓣可用于从小到大各种面积缺损的成形修复，也可作为皮肤移植的替代选择。拱顶石皮瓣可用于此目的，因为它的血液供应基于随机血管穿支。可选择背浅筋膜、背深筋膜或两者联合进行游离，以形成单侧或双侧悬吊皮瓣（图 45-17）。在较深平面中游离的优点是为皮瓣提供更大的可移动性，虽然这也可能切断更多的穿支血管。在较浅的筋膜平面游离可以保留更多的血管，但也限制了皮瓣的运动。联合游离的方法可在保留皮瓣血供的同时获得足够的可移动性。需要注意不能过度游离筋膜皮瓣，因为这可能会切断穿支血管导致血管损伤。

采用传统的拱顶石皮瓣设计，皮瓣所有切口线的切口向下延伸至深筋膜（图 45-17），并在缺损处和供体

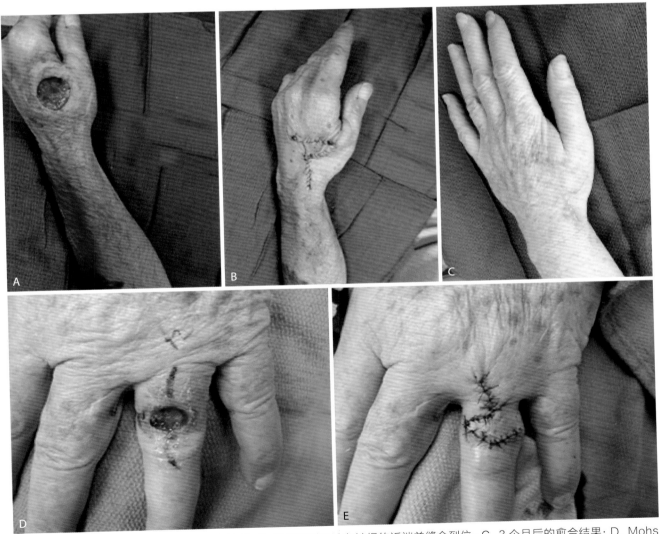

图 45-15　A. 手背 SCC Mohs 手术后的缺损；B. 易位皮瓣设计在缺损的近端并缝合到位；C. 3 个月后的愈合结果；D. Mohs 手术后的手指缺损；E. 从手背到手指的易位皮瓣

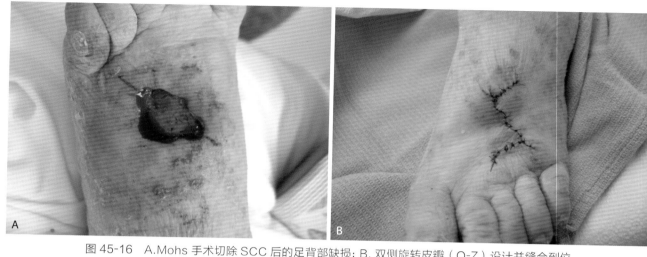

图 45-16　A.Mohs 手术切除 SCC 后的足背部缺损；B. 双侧旋转皮瓣（O-Z）设计并缝合到位

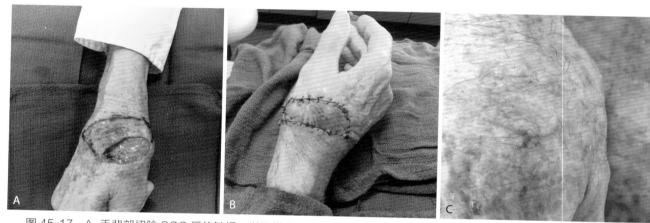

图 45-17　A. 手背部切除 SCC 后的缺损，以及拱顶石皮瓣设计；B. 缝合手背的拱顶石皮瓣；C. 术后 1 个月的愈合结果

之间分担张力。在改进的拱顶石皮瓣设计中，通过切开和游离皮瓣的一侧或两侧背浅筋膜以及另一侧背深筋膜来形成悬吊皮瓣。螺旋桨皮瓣是岛状蒂皮瓣的一种变体，皮瓣蒂可旋转 90°～180° 以覆盖缺损，有时也可用于手的成形修复（图 45-18）。

交指皮瓣

交指皮瓣是一种用于覆盖手指掌侧缺损的轴向皮瓣。这种皮瓣的优点包括能产生感觉和血管化表面。皮瓣从桡侧手指的背侧游离，涉及示指时，通常使用中指。皮瓣依靠对侧指动脉的侧支血流，皮瓣蒂里包含指动脉、伴行静脉和指神经。

皮瓣设计时，皮瓣的枢轴基于手指靠近缺损的一侧（图 45-19）。测量所需的组织量，并设计适当大小的皮瓣。皮肤和皮下组织在腱鞘上方的平面被游离。皮瓣像书皮一样打开，翻转 180°，嵌入缺损处（图 45-20）。手指间缝合线或别针有助于防止皮瓣裂开。将全厚皮肤移植物覆于供体部位并用垫料固定。皮瓣通常在 3 周后断离（图 45-21），并立即开始手指活动范围的练习。

长期随访如图 45-22 所示。这种方法的缺点包括需要二次手术，在皮瓣插入和断离之间限制活动范围，以及僵硬。

反向交指皮瓣

手指和中节指骨背侧伤口的成形修复是一项临床挑战，可考虑应用反向交指皮瓣（图 45-23）。皮瓣从相邻的手指上游离，枢轴的基底远离需要覆盖的手指中心。测量待处理缺损的尺寸，并设计适当大小的切口以覆盖供体手指。皮瓣的枢轴位于指骨中外侧的中心。皮肤被迅速游离。必须注意仅游离皮肤，尽可能保留底层组织的完整性。在皮肤被游离后，皮下组织随着组织枢轴一并向缺损区域推移（图 45-24）。直接覆盖指伸肌腱的腱鞘要保持完整。然后将皮下组织掀起并置于缺损上。可以将全厚皮肤移植物置于受体部位，即覆盖在移植的皮下组织上。在受累手指上放置夹板以保护皮瓣，并每周评估伤口愈合情况。术后第一次复诊时取下垫料，3 周后离断皮瓣（图 45-25）。可以立即开始康复治疗以促进活动并恢复正常功能（图 45-26）。

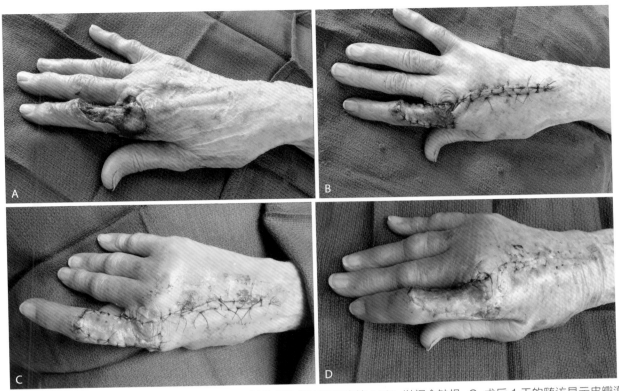

图 45-18 　A. 示指深达骨骼的缺损；B. 在手背上设计的螺旋桨皮瓣并旋转 180°以闭合缺损；C. 术后 1 天的随访显示皮瓣灌注良好；D. 术后 2 周缝线拆除，皮瓣成活良好

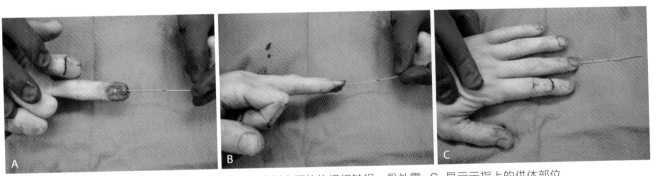

图 45-19 　A、B. 中指远端指骨掌侧表面的软组织缺损，骨外露；C. 显示示指上的供体部位

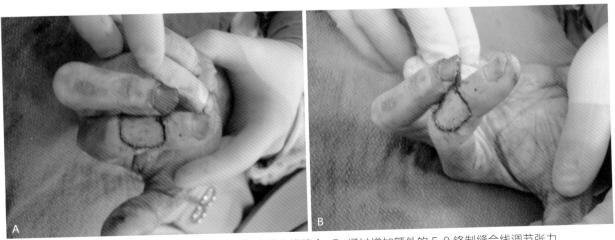

图 45-20 　A. 皮瓣嵌入并使用 5-0 尼龙缝合线缝合；B. 通过增加额外的 5-0 铬制缝合线调节张力

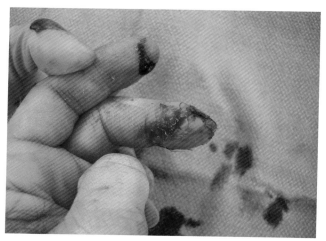

图 45-21 术后 3 周离断皮瓣

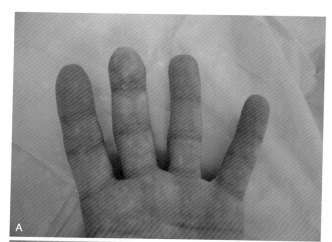

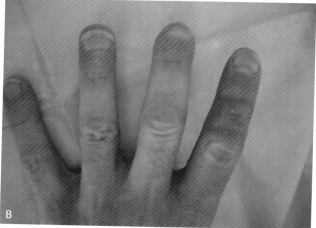

图 45-22 A、B. 随访 3 个月，伤口愈合，功能恢复正常

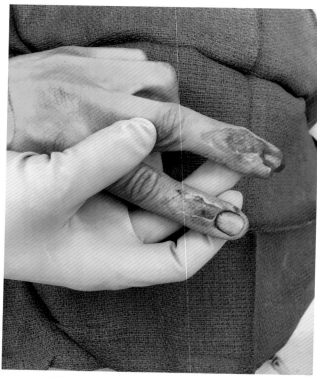

图 45-23 指端背侧缺损，肌腱和骨外露

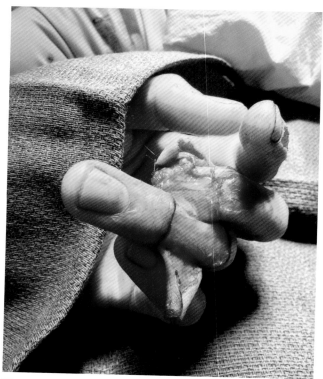

图 45-24 反向交指皮瓣已经插入。供体部位皮瓣一期关闭，并在受体部位上放置全厚皮肤移植

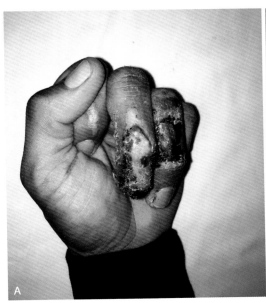 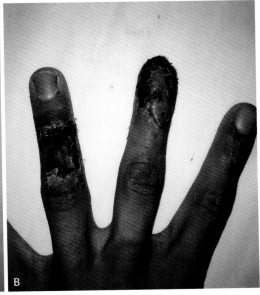

图 45-25　A、B. 术后 3 周离断皮瓣

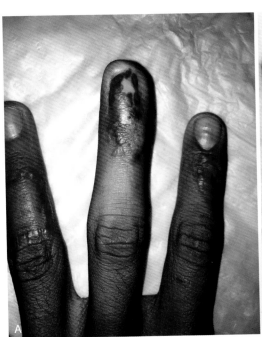 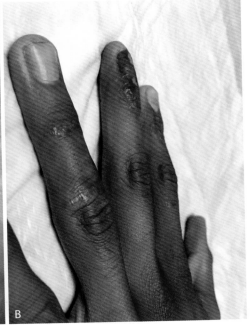

图 45-26　A、B. 术后 3 个月随访照片显示愈合的移植物保留了手指轮廓

手成形修复的其他皮瓣方法

　　各种复杂程度不一的皮瓣已被描述用于手的成形修复，包括 V-Y 皮瓣、鱼际皮瓣、Moberg 皮瓣、轴向旗瓣和风筝皮瓣。应用所有这些方法的一个绝对先决条件是对手部解剖结构的全面理解以及手术技术的扎实基础。

皮肤支架和皮肤替代品

同种异体移植物

　　皮肤支架提供了一种促进皮肤闭合的独特方法。它们的作用是通过提供皮肤替代品来促进伤口愈合或创造一个适合皮肤移植的环境。存在许多选择，包括 Dermagraft（Organogenesis，Canton，MA）、Integra（Intergra Lifescience，Plainsboro，NJ）和 Apligraf（Organogenesis，Canton，MA）等。

虽然每个制造商都提供有关产品使用的单独建议，但皮肤支架的使用存在共同的主题和原则。使用前，准备好的伤口基底必须清洁，并充分止血。该支架可与上覆的垫料或下置的真空辅助闭合一起使用，以防液体积聚并促进一体化。每周进行一次随访。通常，伤口在3周时用全厚或断层皮肤移植物覆盖。

已有直接置于骨和肌腱上的成功案例报道。较大缺损时，可使用多层皮肤支架来恢复软组织轮廓。

异种移植物

牛和猪异种移植物已被报道用于人体伤口的愈合。修复Mohs缺损最常见的异种移植物类型是猪。猪异种移植物具有修复迅速、技术简单的优点；然而，"移植"并不意味着在人体上"成活"。相反，异种移植物可作为伤口基质起到覆盖伤口基底并促进肉芽形成和血管生成的作用。使用可吸收缝合线将猪异种移植物固定到位，并作为全层皮肤移植物或水胶体敷料包扎（图45-27和图45-28）。

术后护理

手部夹板是术后护理的重要组成部分，对术后恢复和预后有显著影响。一段时间的固定可改善患者的舒适度并促进组织愈合。

应最小范围制动，这有助于促进快速恢复和防止未受累关节的僵硬。标准术后敷料可以放在伤口上，只需在敷料上使用夹板。夹板应保持清洁和干燥，以防止水分积聚，这可能导致皮肤破损和感染。

对于手腕附近的修复，可用简单的掌侧固定夹板固定。如果需要，可以使用一层弹力袜。垫料围绕手腕周向放置，并延伸到前臂。最后一层为弹性绷带。手腕的理想位置是中立或10°～15°的延伸，不过夹板可根据需要进行修改（图45-29）。

手指固定可在软组织术后提高患者的舒适度。固定最少的关节，在保护手术部位的同时允许未累及区域保持活动。可以从一块铝箔上剪下定制夹板，并用自粘性敷料固定在手指上（图45-30）。压舌板也可用作临时的手指夹板（图45-31）。

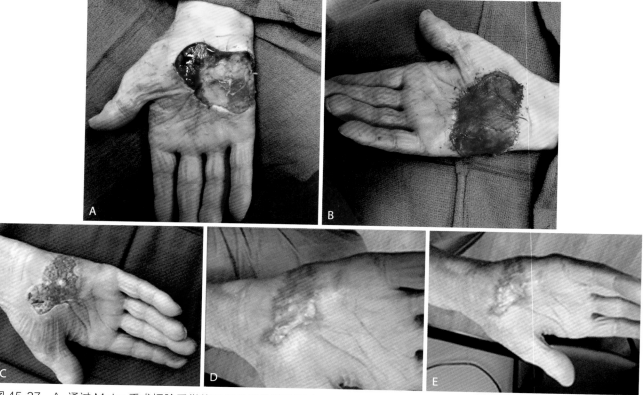

图45-27　A. 通过Mohs手术切除手掌的无黑色素性黑色素瘤；B. 猪异种移植物成形修复；C. 早期肉芽形成；D、E. 术后4个月愈合，无明显挛缩

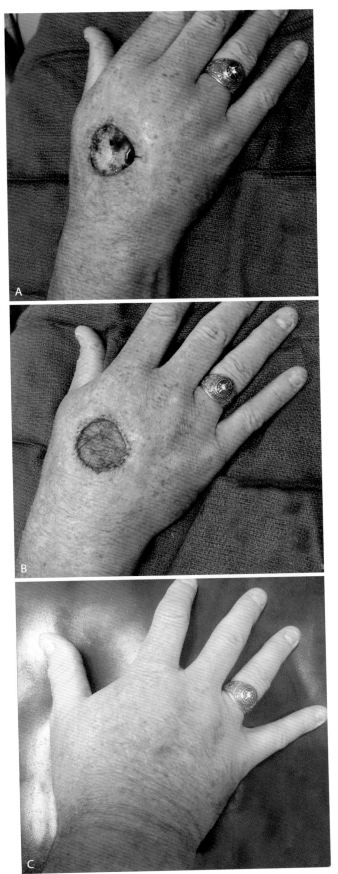

图 45-28 A. Mohs 手术后的缺损；B. 猪异种移植物缝合到位；C. 最后愈合情况

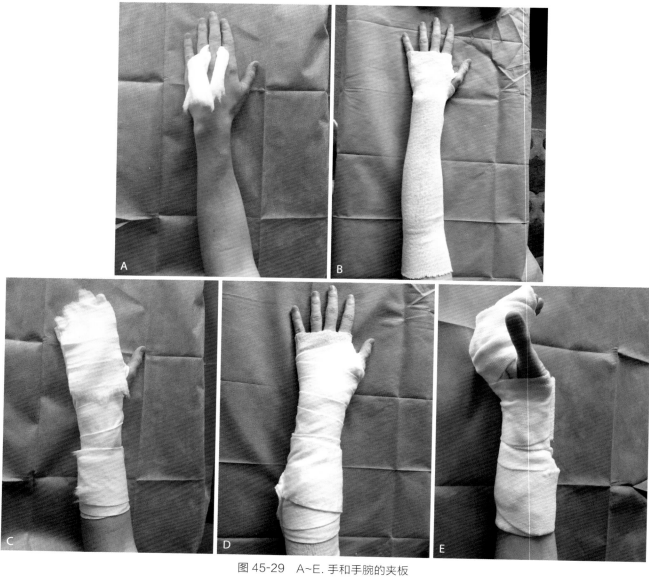

图 45-29 A~E. 手和手腕的夹板

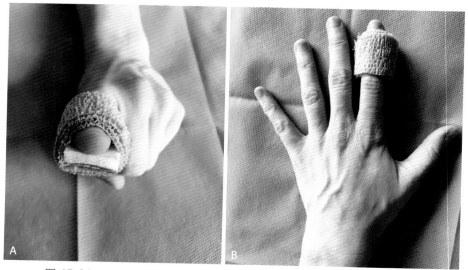

图 45-30 A、B. 铝泡沫夹板可应用于手指的背侧、掌侧或同时两个表面

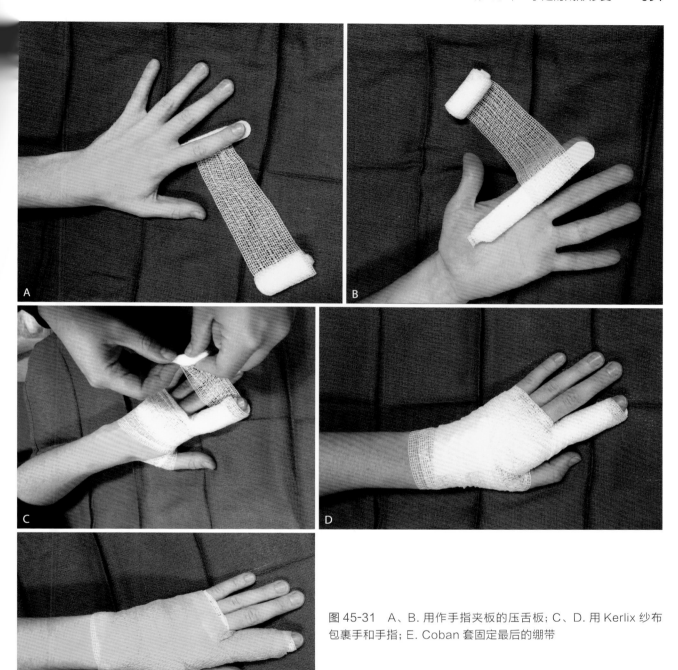

图 45-31　A、B. 用作手指夹板的压舌板；C、D. 用 Kerlix 纱布包裹手和手指；E. Coban 套固定最后的绷带

总结

　　手足的手术成形修复包括一系列的修复选择，从小或浅表伤口的二期愈合到分期皮瓣。正确选择患者至关重要，因为如果计划复杂的皮瓣手术，患者应有高度的积极性并能遵守固定和伤口护理的要求。考虑到手足在美学和功能上的重要性，这种修复只能由经验丰富的手术医师进行，他们熟悉手外科手术中固有的复杂的解剖和功能考虑。

参考文献

1. Denkler KA. Comprehensive review of epinephrine in the finger: To do or not to do. Plast Reconstr Surg. 2001;108(1): 114–124.

2. Krunic AL, Wang LC, Soltani K, Weitzul S, Taylor RS. Digital anesthesia with epinephrine: An old myth revisited. J Am Acad Dermatol. 2004;51(5):755–759.

3. Thomson CJ, Lalonde DH, Denkler KA, Feicht AJ. A critical look at the evidence for and against elective epinephrine use in the finger. Plast Reconstr Surg. 2007;119(1):260–266.

4. Crystal CS, Blankenship RB. Local anesthetics and peripheral nerve blocks in the emergency department. Emerg Med Clin North Am. 2005;23(2):477–502.

5. Salam GA. Regional anesthesia for office procedures: Part II. Extremity and inguinal area surgeries. Am Fam Physician. 2004;69(4):896–900.

6. Hill RG, Patterson JW, Parker JC, Bauer J, Wright E, Heller MB. Comparison of transthecal digital block and traditional digital block for anesthesia of the finger. Ann Emerg Med. 1995;25(5):604–607.

7. Scarff CE, Scarff CW. Digital nerve blocks: More gain with less pain. Australas J Dermatol. 2007;48(1):60–61.

8. Ilicki J. Safety of epinephrine in digital nerve blocks: A literature review. J Emerg Med. 2015;49(5):799–809.

9. Morgan GE, Mikhail MS, Murray MJ. Regional anesthesia. In: Morgan GE, Mikhail, eds. Clinical Anesthesiology. 4th ed. New York, NY: Lange Medical Books/McGraw Hill Medical Pub. Division; 2006.

10. Burkard J, Olson RL, Vacchiano CA. Regional anesthesia. In: Nagelhout JJ, Zaglaniczny KL, eds. Nurse Anesthesia. 3rd ed. St Louis, MO: Elsevier Saunders; 2005.

11. Morgan GE, Mikhail MS, Murray MJ. Peripheral nerve blocks. In: Morgan GE, Mikhail MS, eds. Clinical Anesthesiology. 4th ed. New York, NY: Lange Medical Books/McGraw Hill Medical Pub. Division; 2006.

12. Wedel DJ, Horlocker TT. Nerve blocks. In: Miller RD, ed. Miller's Anesthesia. 6th ed. Philadelphia, PA: Elsevier; 2005.

13. Wedel DJ, Horlocker TT. Peripheral nerve blocks. In: Longnecker DE, et al., eds. Anesthesiology. New York, NY: McGraw-Hill Medical; 2008.

14. Kendall TE, Robinson DW, Masters FW. Primary malignant tumors of the hand. Plast Reconstr Surg. 1969;44(1):37–40.

15. Butler ED, Hamill JP, Seipel RS, De Lorimier AA. Tumors of the hand. A ten-year survey and report of 437 cases. Am J Surg. 1960;100:293–302.

16. Lawrence EA, Dickey JW, Vellios F. Malignant tumors of the soft tissues of the extremities. AMA Arch Surg. 1953; 67(3):392–401.

17. Bean DJ, Rees RS, O'Leary JP, Lynch JB. Carcinoma of the hand: A 20-year experience. South Med J. 1984;77(8):998–1000.

18. Rogers HW, Weinstock MA, Feldman SR, Coldiron BM. Incidence estimate of nonmelanoma skin cancer (keratinocyte carcinomas) in the U.S. population, 2012. JAMA Dermatol. 2015;151(10):1081–1086.

19. Schiavon M, Mazzoleni F, Chiarelli A, Matano P. Squamous cell carcinoma of the hand: fifty-five case reports. J Hand Surg Am. 1988;13(3):401–404.

20. Moller R, Reymann F, Hou-Jensen K. Metastases in dermatological patients with squamous cell carcinoma. Arch Dermatol. 1979;115(6):703–705.

21. Sarveswari KN. Bowen's disease of the palm. Int J Dermatol. 1998;37(2):157–158.

22. Sobanko JF, Dagum AB, Davis IC, Kriegel DA. Soft tissue tumors of the hand. 2. Malignant. Dermatol Surg. 2007; 33(7):771–785.

23. Jambusaria-Pahlajani A, Kanetsky PA, Karia PS, et al. Evaluation of AJCC tumor staging for cutaneous squamous cell carcinoma and a proposed alternative tumor staging system. JAMA Dermatol. 2013;149(4):402–410.

24. Costache M, Desa LT, Mitrache LE, et al. Cutaneous verrucous carcinoma - report of three cases with review of literature. Rom J Morphol Embryol. 2014;55(2):383–388.

25. Johnson J, Kilgore E, Newmeyer W. Tumorous lesions of the hand. J Hand Surg Am. 1985;10(2):284–286.

26. Motley R, Kersey P, Lawrence C; British Association of Dermatologists; British Association of Plastic Surgeons; Royal College of Radiologists, Faculty of Clinical Oncology. Multiprofessional guidelines for the management of the patient with primary cutaneous squamous cell carcinoma. Br J Dermatol. 2002;146(1):18–25.

27. Rowe DE, Carroll RJ, Day CL Jr. Prognostic factors for local recurrence, metastasis, and survival rates in squamous cell carcinoma of the skin, ear, and lip. Implications for treatment modality selection. J Am Acad Dermatol. 1992; 26(6):976–990.

28. Durbec F, Martin L, Derancourt C, Grange F. Melanoma of the hand and foot: epidemiological, prognostic and genetic features. A systematic review. Br J Dermatol. 2012;166(4): 727–739.

29. Albreski D, Sloan SB. Melanoma of the feet: misdiagnosed and misunderstood. Clin Dermatol. 2009;27(6):556–563.

30. Phan A, Touzet S, Dalle S, Ronger-Savlé S, Balme B, Thomas L. Acral lentiginous melanoma: A clinicoprognostic study of 126 cases. Br J Dermatol. 2006;155(3):561–569.

31. Balch CM, Gershenwald JE, Soong SJ, et al. Final version of the American Joint Committee on Cancer staging system for cutaneous melanoma. J Clin Oncol. 2001;19(16):3635–3648.

32. Tseng JF, Tanabe KK, Gadd MA, et al. Surgical management of primary cutaneous melanomas of the hands and feet. Ann Surg. 1997;225(5):544–550; discussion 550–553.

33. Rajan S, Skau T. Epithelioid sarcoma in the hand. Hand. 1983;15(2):228–230.

34. Hollowood K, Fletcher CD. Soft tissue sarcomas that mimic benign lesions. Semin Diagn Pathol. 1995;12(1):87–97.

35. Sobanko JF, Dagum AB, Davis IC, Kriegel DA. Soft tissue tumors of the hand. 1. Benign. Dermatol Surg. 2007;33(6): 651–667.

36. Leung PC. Tumours of hand. Hand. 1981;13(2):169–172.

37. Thornburg LE. Ganglions of the hand and wrist. J Am Acad Orthop Surg. 1999;7(4):231–238.

38. Moore JR, Weiland AJ, Curtis RM. Localized nodular tenosynovitis: experience with 115 cases. J Hand Surg Am. 1984;9(3):412–417.

39. Habif TP. Clinical Dermatology: A Color Guide to Diagnosis and Therapy. 4th ed. Edinburgh; New York, NY: Mosby; 2004: xv, 1004 p.

40. Lateo SA, Langtry JA. A prospective case series of secondary intention healing for surgical wounds on the dorsum of the hand. Clin Exp Dermatol. 2013;38(6):606–611.

41. Matsui J, Piper S, Boyer MI. Nonmicrosurgical options for soft tissue reconstruction of the hand. Curr Rev Musculoskelet Med. 2014;7(1):68–75.

42. Jung JY, Roh HJ, Lee SH, Nam K, Chung KY. Comparison of secondary intention healing and full-thickness skin graft after excision of acral lentiginous melanoma on foot. Dermatol Surg. 2011;37(9):1245–1251.

43. Lipnik MJ. A novel method of skin closure for aging or fragile skin. Cutis. 2015;96(4):260–262.

44. Foster RS, Chan J. The Fixomull skin support method for wound closure in patients with fragile skin. Australas J Dermatol. 2011;52(3):209–211.

45. Oganesyan G, Jarell A, Srivastava M, Jiang S. Efficacy and complication rates of full-thickness skin graft repair of

lower extremity wounds after Mohs micrographic surgery. Dermatol Surg. 2013;39(9):1334–1339.

46. Chandrasegaram M, Harvey J. Full-thickness vs split-skin grafting in pediatric hand burns- A 10-year review of 174 cases. J Burn Care Res. 2009;30(5):867–871.

47. Wax MK. Split-thickness skin grafts. http://emedicine. medscape.com/article/876290-overview#a5. Accessed August 11, 2017.

48. Behan FC. The keystone design perforator island flap in reconstructive surgery. ANZ J Surg. 2003;73(3):112–120.

49. Sobanko JF, Fischer J, Etzkorn JR, Miller CJ. Local fasciocutaneous sliding flaps for soft-tissue defects of the dorsum of the hand. JAMA Dermatol. 2014;150(11):1187–1191.

50. D'Arpa S, Toia F, Pirrello R, Moschella F, Cordova A. Propeller flaps: A review of indications, technique, and results. Biomed Res Int. 2014;2014:986829.

51. Dantzer E, Braye FM. Reconstructive surgery using an artificial dermis (Integra): Results with 39 grafts. Br J Plast Surg. 2001;54(8):659–664.

52. Jeng JC, Fidler PE, Sokolich JC, et al. Seven years' experience with Integra as a reconstructive tool. J Burn Care Res. 2007;28(1):120–126.

53. Eisenbud D, Huang N, Luke S, Silberklang M. Skin Substitutes and Wound Healing: Current Status and Challenges. Medscape.

第四部分

按疾病状态进行的外科治疗方法

第 46 章　黑色素瘤

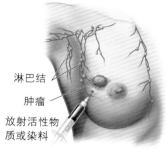
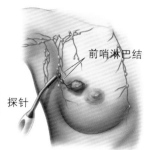
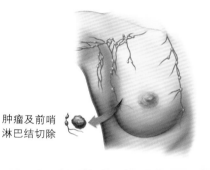

淋巴结
肿瘤
放射活性物质或染料

前哨淋巴结
探针

肿瘤及前哨淋巴结切除

原著者　Derek J. Erstad
　　　　Kenneth K. Tanabe

翻　译　李晓康　党宁宁
审　校　马立娟

概要

- 黑色素瘤是致死率最高的皮肤肿瘤，在美国，每年估计有 76 380 人发病，10 130 人死亡。
- 虽然近年来黑色素瘤的药物治疗效果有了显著改善，手术治疗仍然是早期黑色素瘤治疗的主要手段。

初学者贴士

- 在诊断和术前评估时需行全面体格检查，任何临床上明显的淋巴结转移都需通过 FNA 确诊。
- 淋巴结转移确诊之后需行完整的分期检查。
- 通常，所有黑色素瘤病灶的切除深度需达到筋膜层。

专家贴士

- 对于深度超过 1mm 的黑色素瘤应考虑行 SLNB。
- 联合蓝色染料和 ^{99m}Tc，SLN 检测准确率可高达 98%，尽管头颈部的 SLN 检测仍极具挑战性。
- 泛发性或复发性肢端黑色素瘤可采用辅助肢体隔离热灌注化疗，但此方法也有很高的复发率。

切记！

- 躯干黑色素瘤可能转移到对侧或多发转移。
- 有效的 SLNB 取决于手术医师、核医学专家以及病理学家之间的密切配合。
- SLNB 淋巴显像对已有镜下淋巴结转移的患者效果最好。

陷阱和注意事项

- 淋巴结清扫并发症的发生率为 50%～90%。
- 前哨淋巴结活检的操作经验对减少淋巴结复发有重要影响。目前尚不清楚 SLNB 阳性患者能否从根治性 LND 中获益。

患者教育要点

- 术前谈话应不仅包括关于疾病性质的一般教育，还应包括与各种治疗方法相关的复发率。
- 鉴于手术并发症发生率极高，术前一定要告知患者相关风险并鼓励患者积极面对。
- 一般来说，一旦患者了解了该病极高的病死率，SLNB 和 CLND 并发症的发生率就更容易接受了。

收费建议

- 椭圆形黑色素瘤切除通常采用恶性肿物切除编码系列（11600 系列）和中间型（12030 系列）或复杂修复（13101 系列）编码，这取决于闭合的复杂性。
- 在美国，SLNB 通常不由皮肤外科医师实施。

引言

　　黑色素瘤是致死率最高的皮肤肿瘤。在美国，2016年估计有 76 380 人发病（21.8/100 000），10 130 人因此病死亡（2.7/100 000）。由于检测和报告水平的发展、人口老龄化以及持续的高风险行为等因素，到 2030 年，预计年发病人数可达 230 000 人。靶向分子和免疫疗法的创新提高了我们治疗播散性疾病的能力，但手术仍然是早期黑色素瘤患者最有效的治疗方法。过去的几十年里，黑色素瘤手术治疗的有效性和安全性不断得到评价与优化，治疗的大部分方面都已经做到标准化。本章节内容主要集中在当前黑色素瘤手术的外科治疗原则，包括术前评估和检测、活检技术、原发皮肤病灶的扩大局部切除（wide local excision，WLE）、前哨淋巴结取样、通过淋巴结清扫和肢体隔离灌注或输注治疗区域性病灶，以及远处转移情况下手术治疗的作用。

术前评估

　　术前评估首先是病史和体格检查。在大多数病例中，在手术医师评估之前诊断已经明确。患者应筛查有无远处转移的症状（原发部位、淋巴结、肝、肺、胃肠、皮肤、肌肉与骨骼、神经系统）。体格检查包括原发病灶检查以及整体皮肤（包括头皮、口腔和生殖器黏膜）的全面检查，以评估有无卫星病灶或同期病灶。要仔细触诊所有的淋巴结群，包括触诊转移中的淋巴结。对于无症状且无淋巴结转移证据的原发性黑色素瘤患者，不支持对远处转移进行常规的实验室或影像学筛查。这些检查有很高的假阳性率，会导致更多不必要的检查和焦虑。远处转移的重点筛查应基于客观的体征和症状。

　　只有一小部分患者会在明确诊断时发现临床可触及的淋巴结转移。淋巴结扩散应经组织学证实，最好采用细针抽吸（fine needle aspiration，FNA），FNA 可在门诊通过触诊或在超声（ultrasound, US）引导下完成。

　　其他活检方法包括钻取活检、切取活检和切除活检，这些方法更具侵入性，且几乎无必要。在某些病例中，可触及的淋巴结表现为原发性活检部位局部炎症引起的反应性淋巴结增大。虽然目前没有证据表明在临床淋巴结检查结果阴性的患者中可使用超声检查代替前哨淋巴结活检（sentinel lymph node biopsy，SLNB），但对于可疑的淋巴结检查结果，可以考虑行淋巴结群 US 检查。淋巴结转移确诊后，需要进行完整的分期检查。这包括头部的磁共振成像（MRI），以及胸部、腹部和骨盆的计算机断层扫描（CT），正电子发射断层扫描（PET），或两者兼具。对于四肢和头颈部黑色素瘤，受累淋巴结群的轴向 CT 成像有助于判断手术风险。推荐的术前临床评估内容小结见表 46-1。

黑色素瘤皮肤活检技术

　　对于出现色素异常的皮肤病变但尚未确诊的患者，有多种活检技术可用。Breslow 深度是黑色素瘤最重要的组织病理学预后决定因素，用于指导切除边缘宽度和 SLNB 的适应证。活检技术的选择受医师专业、资源和效率等因素的影响。对于临床上高度可疑的色素异常性病变，2mm 边界的切除活检是最理想的，尽管这比刮取活检更耗时，并且对于大多数病灶而言，深（勺）刮取活检通常就足够了。Bolshinsky 等评估了 807 例经完整切除活检的 WLE 标本，发现 4.2% 存在残留病灶，以恶性雀斑样痣黑色素瘤亚型为主。由于在所有色素病变中黑色素瘤的发生率较低，以及对前哨淋巴结定位的潜在影响，初始治疗不推荐使用 WLE。冷冻切片不适用于黑色素瘤的活检。

　　特别是对于黑色素瘤，包括刮取和钻取在内的局部活检技术可能会出错，但其错误程度是否在可接受的范围内仍存在争议。不准确的活检取样可能导致错误的分期，后续的扩大切除边缘也可能不充分，并可能错过 SLNB 的适应证。多个研究评估了皮肤黑色素瘤的局部活检技术，发现它对预后没有影响。Molenkamp 等回

表 46-1　黑色素瘤患者术前评估要点

病史	▪ 评估远处转移的症状和体征（原发部位、淋巴结、肝、肺、胃肠、皮肤、肌肉与骨骼、神经系统）
临床检查	▪ 全身皮肤、黏膜检查 ▪ 增大及转移中的淋巴结触诊
增大淋巴结活检	▪ 在门诊通过触诊或经超声引导行 FNA
实验室检查	▪ 无临床淋巴结受累的无症状患者不适用
影像学检查	▪ 无临床淋巴结受累的无症状患者筛查可能存在的远处转移病灶 ▪ 临床淋巴结病灶完整分期评估：头部的 MRI，以及胸部、腹部和骨盆 CT 或者 PET ▪ 对受累淋巴结群行轴向成像检查以完善术前准备

　　CT. 计算机断层扫描；FNA. 细针抽吸；MRI. 磁共振成像；PET. 正电子发射断层扫描。

顾分析了 471 例黑色素瘤患者，并得出结论，活检和切除过程中深部缘癌细胞的残留都不会对生存率产生不利影响。最近，Mills 等对 709 名黑色素瘤患者进行了评估，其中 23% 的患者接受了钻取活检，34% 的患者接受了刮取活检。局部活检技术在 WLE 中获得了更多的阳性边缘，但对疾病相关性生存率没有影响。类似地，Mir 等回顾分析了 479 例患者，发现采用局部活检技术的原发病灶横断率明显增高，但对总体生存率没有影响。Egnatios 等回顾分析了 609 例黑色素瘤患者，其中 70% 的患者接受刮取或钻取活检，39% 的患者活检后边缘呈阳性，10% 的患者 WLE 后肿瘤分期上升，但在多变量分析中，这些因素均不影响总体生存率。此外，没有证据表明局部活检会导致前哨淋巴结微转移增加或局部、远处复发。

刮取活检有潜在的横断病灶基底的风险，约 20% 的病灶在手术时深部缘呈阳性。Kaiser 等回顾分析了 853 例接受刮取活检的皮肤黑色素瘤患者，发现这种技术在 12.5% 的患者中将病变深度低估了 1mm 以上，其中 4.7% 的患者在首次 WLE 后需要进一步手术。在 Zager 等对 600 例患者的另一项研究中，误差范围更低，只有 3% 的病灶在 WLE 时分期升高，2% 需要再次进行 WLE，1% 需要行 SLNB。Mir 等回顾分析了 240 例黑色素瘤患者，其中 128 例进行了刮取活检。在这 128 例患者中，22% 患者的深部缘为阳性，这一比例明显高于钻取活检或切除活检。Stell 等对 240 例患者的回顾性研究也证实了这点，该研究中刮取活检的深部缘阳性率也为 22%。因此，大多数对黑色素瘤进行刮取活检的皮肤科医师倾向于刮取又深又宽的样本（勺状刮取），这可能解释了不同研究之间深部缘阳性率有广泛差异的原因。美国皮肤病学会的专家共识建议黑色素瘤行切除活检，但也将深部勺状刮取作为一种切除技术。因此，如果进行刮取活检，应该有足够的宽度和深度以获取完整的肿瘤。

在恰当的情况下，钻取活检是一种非常有用的活检技术，虽然这种方法往往会留下阳性边缘，但它可以有效地测量病灶侵袭深度。活检应该在隆起最高处或者色沉最深的部位进行，这一般是病灶最深的部位，但也有可能出错。如果病灶存在明显的临床异质性，可以钻取多个样本，重点在进展中的区域。Hieken 等回顾了 332 例皮肤黑色素瘤患者，发现有 8% 的患者 T 期发生了改变，其中 59% 的患者行钻取活检，18% 的钻取活检患者治疗方案发生了改变。Ng 等回顾了 2470 例黑色素瘤活检患者，包括切除、刮取和钻取样本。他们发现了假阴性误诊率为 3.4%，大部分源于局部活检技术（钻取 OR 16.6，$P<0.001$；刮取 OR 2.6，$P=0.02$；相对于切除活检）。局部活检也与微分期错误增加有关（钻取 34%，OR5.1，$P<0.001$；刮取 19%，OR 2.3，$P<0.001$；相对于切除活检）。误诊和不准确的微分期导致 37 例（1.5%）不良结果，均与原发性疾病的持续或进展有关。全科医师使用局部活检技术的误诊率是皮肤科医师的 6 倍。肢端雀斑样黑色素瘤、结缔组织增生黑色素瘤和痣样黑色素瘤的诊断和分期往往易于出错。钻取活检后进行广泛切除时，应考虑患者周围边缘的高阳性率和最终病理上 10%～20% 的肿瘤分期升高的可能性。黑色素瘤活检技术总结见表 46-2。

黑色素瘤手术麻醉

手术切除是早期黑色素瘤治疗的主要手段，可对原发病灶进行局部控制。初始治疗包括 WLE，可能伴有 SLNB 或淋巴结清扫。麻醉的选择取决于计划切除的大小和位置，以及是否需要进行淋巴结取样。一般来说，单纯 WLE 可以通过局部麻醉完成，或者，对于更复杂的切除，在麻醉性监护（MAC）下进行意识清醒的镇静。颈部、腋窝、腹股沟或髂淋巴结群清扫需要做更广泛的切口和组织操作，应在全麻下进行。需要全身麻醉的患者，术前应根据美国心脏病学会和美国心脏协会的共识指南进行术前准备。

局部麻醉有多种选择，短效和长效麻醉药（1% 利多卡因按 50：50 比例与 0.5% 布比卡因和肾上腺素）的混合使用可使起效更快，作用时间更长。环形阻滞也可能有效。一旦皮肤浅层被浸润，皮下组织也可能被浸润。

表 46-2　黑色素瘤活检技术

活检技术	优点	缺点	边缘
切除活检	完整样本评估	耗时长，需要手术技巧，需要缝合，存在伤口并发症风险	全部 1～2mm；4% 阳性边缘
钻取活检	准确测量侵袭深度，适用于较大病灶或美学敏感区域，易于操作，高效	阳性周围边缘，最深样本缺失，缝合闭合（根据伤口大小）	阳性周围边缘（大多数病例）；10%～20% 阳性深部缘
刮取活检	完整周围评估，易于操作，高效，无需缝合	常有阳性深部缘，3%～5% 的分期升高风险	如果没有采取勺状刮取，会有 20+% 阳性深部缘

黑色素瘤扩大切除的外科原则

多种因素影响原发性皮肤黑色素瘤切除的手术方案，包括组织学亚型、大小和位置、侵袭深度、是否需要进行淋巴结取样或清扫、美学和成形修复的需要（表46-3）。肿瘤彻底切除的最终目标必须与积极干预下的发病率、功能和美学考虑相权衡。

大部分原发性皮肤黑色素瘤的切除都采用椭圆形切口，以保证一期闭合。通常设计为长而窄的椭圆（长宽比至少3：1），其顶角为30°或更低（图46-1）。切口也可以呈锥形往顶角处逐渐变窄，以使顶角更加尖锐。

由于电刀作用可能影响组织病理学的评估，黑色素瘤的切除最好使用手术刀（图46-2）。当用手术刀切开真皮时，应一刀连续性切开整个真皮。这避免了多次切削导致皮肤边缘脆弱不整齐及真皮突出的风险。

在标本的一个顶端利用缝合线做好标记以便于病理评估（图46-3）。观察伤口止血情况。可以将电凝直接作用于出血血管以止血，也可以通过镊子传输电流来止血。很少有较大的血管被切断，这些大血管则需要缝合结扎。还应注意保持切口边缘下至切口基底部时仍然垂直于皮肤表面。

成功止血后，评估伤口是否能够闭合。大多数伤口需要充分游离（图46-4）。缝合应分层进行。筋膜折叠可用2-0 polyglactin 910（Vicryl）进行缝合。缝合深度应与切口全长保持一致，防止组织聚束及表面轮廓异常。在皮下层可用锥形针头，因为它们不会穿透脆弱的脂肪组织。下一层的缝合涉及深部真皮，可用3-0 polyglactin 910通过锥形针或反三角缝合针缝合。同样，要遵循对称原则。缝合线被埋置，这样结就在缝合线的底部，可以防止暴露在表面，也减少皮肤表面轮廓的异常。沿切口长轴间断缝合，间距大约0.5cm。关于缝合技术详见第13章。

表46-3 黑色素瘤扩大切除的影响因素

影响因素	注意事项
病变类型	■ 恶性雀斑样痣，常见于老年人光暴露部位，面积可达数平方厘米，造成较大的切除缺损 ■ 结节型黑色素瘤、真皮型黑色素瘤及无黑色素的黑色素瘤往往比肉眼看到的要大
部位	■ 术前应充分掌握有关表面解剖和解剖危险区区的知识 ■ 位于较薄的软组织表面（面部、手、足）的病变，可能需要切开包括肌腱或韧带在内的皮下结构 ■ 头/颈及远端肢体的可闭合组织较少，可能需要皮瓣、植皮或复杂的组织修复 ■ 伸肌表面伤口裂开的风险最大，可能需要分层缝合，并游离皮下皮瓣，以提供最佳的强度和最小的张力 ■ 为减小伤口张力，防止裂开，可以考虑临时关节固定 ■ 肢端黑色素瘤可能需要截肢以获得足够的软组织
侵袭深度	■ 根据侵袭深度决定切除边缘宽度，范围为5mm至2cm ■ 由于需要扩大切除，切口要明显大于原发病灶，所以需要合理的术前设计
淋巴结定位	■ 四肢的椭圆切口应沿肢体轴线纵向切除，以减轻淋巴破坏的程度
美学敏感性	■ 美学敏感部位包括耳、面部、头部和颈部 ■ 如果可能，将切除范围控制在肤色、质地、毛发含量及皮脂腺分泌相同区域 ■ S成术可减少沿纵向、凸起表面瘢痕的形成 ■ 皮肤张力线垂直于肌肉收缩方向，沿张力线的切口承受的压力较小，随着时间的推移，瘢痕和牵拉减少，而且易于隐藏
皮瓣	■ 在软组织不足区域皮下游离皮瓣可以减少伤口闭合的张力 ■ 用Metzenbaum或Mayo剪刀、手术刀或电刀游离皮下皮瓣很容易，方法是沿切口长轴与表面平行地剥离Scarpa筋膜以上的皮下组织。皮下皮瓣通常在切口边缘向外延伸几厘米，以产生足够的松弛度来闭合切口 ■ 复杂的皮瓣成形修复，如筋膜瓣、穿支瓣和肌肉瓣，几乎无必要，但仍可用于组织缺损较大、可利用组织结构有限且皮下组织（包括骨骼、神经和血管）较脆弱的情况
皮肤移植	■ 部分厚皮片移植优势：移植成功率高，覆盖表面积大，供区风险低（10~14mm表皮刮削） ■ 部分厚皮片移植缺点：美容效果差，切口边缘组织脱落，网状瘢痕，供区皮肤颜色改变，供区疼痛 ■ 全厚皮片移植优点：美容效果更佳，更耐用 ■ 全厚皮片移植缺点：移植成功率低，供区需手术切除，覆盖表面积有限

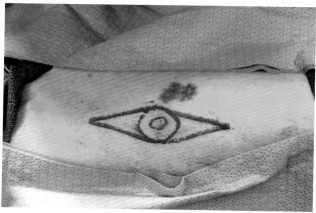

图 46-1　扩大局部切除术的备皮和铺巾

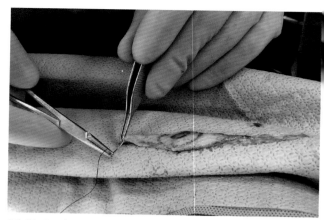

图 46-3　在黑色素瘤标本上放置定向缝合线以进行病理评估

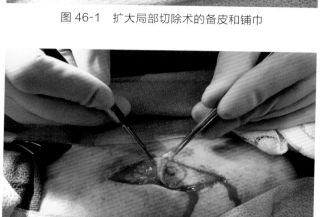

图 46-2　用手术刀扩大切除局部黑色素瘤

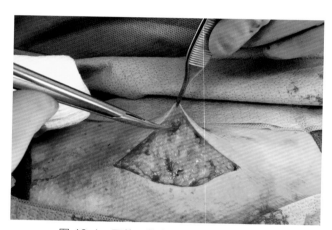

图 46-4　用剪刀游离皮瓣以减小闭合张力

缝合的最后一层包括真皮浅层和表皮，可用 4-0 polyglactin 910 通过三角针或反三角缝合针在表皮下缝合。当缝合线穿过皮肤表面时，皮肤应与针的方向保持一致，以防止划伤或形成"纽扣孔"。随后清洁并包扎伤口（图 46-5）。患者可以带着敷料淋浴，但不要将伤口浸入水中。应为患者提供详细的术后指导。

黑色素瘤扩大切除的宽度和深度建议

原发性黑色素瘤的侵袭深度决定了 WLE 的边缘。以前认为，为了减少局部复发和提高生存率，黑色素瘤的切除边缘必须达到 3～5cm。然而，在过去 30 年里，一些关于更小边缘的报告得出类似结果，这推动了一系列评估扩切宽度的前瞻性随机对照试验。多个国家研究小组独立进行了试验，这些试验在黑色素瘤的深度评估、切除边缘大小、手术技术和结果测量等方面存在差异。目前 NCCN 指南上推荐的黑色素瘤手术切除范围是从这些研究结果中推测出来的（表 46-4）。

三项重要试验研究了侵袭深度小于 2mm 黑色素瘤的手术切除边缘。瑞典黑色素瘤研究小组评估了 989 例原发性躯干或近端肢体皮肤黑色素瘤患者，这些患者的

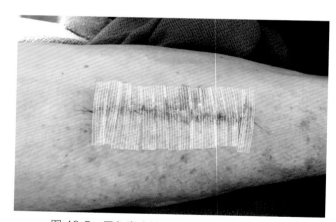

图 46-5　黑色素瘤扩大局部切除术后完成闭合

表 46-4　NCCN 指南推荐原发性黑色素瘤扩大切除的范围

Breslow 深度（mm）	临床推荐切除边缘（cm）
原位	0.5～1.0
≤1.0	1.0
1.01～2.0	1.0～2.0
2.01～4.0	2.0
≥4.0	2.0

侵袭深度在 0.8~2mm，手术切除边缘为 2~5cm。观察终点包括总生存期和无复发生存期，组间无显著差异，因此建议侵袭深度 0.8~2mm 的病灶手术切除边缘为 2cm。同样，法国恶性黑色素瘤研究小组评估了 337 例原发性躯干或近端肢体皮肤黑色素瘤患者，侵袭深度小于 2mm，手术切除边缘为 2cm 或 5cm。观察终点包括无病生存率和总生存率。组间未发现明显差异，作者同样建议侵袭深度小于 2mm 的黑色素瘤扩大切除边缘为 2cm。由 Veronesi 等进行的第三项试验研究了 612 名原发性躯干或四肢皮肤黑色素瘤患者，侵袭深度小于 2mm，手术切除边缘为 1cm 或 3cm。观察终点包括发生转移、疾病相关性生存率和总生存率。组间在这些观察终点上均没有显著差异。然而，对于直径 1~2mm 的病灶，1cm 边缘组的局部复发率略高。从这些研究结果可以得出结论，对于侵袭深度小于 1mm 的黑色素瘤，1cm 的扩切边缘就足够了；而对于侵袭深度小于 2mm 的病变，更大的切除边缘对生存率并无益处。

根据上述试验结果，我们确定侵袭深度小于 2mm 的病灶，2cm 的扩切边缘已经足够；侵袭深度小于 1mm 的病灶，1cm 的扩切边缘已经足够。然而，对于原位和侵袭深度 1~2mm 黑色素瘤的合适边缘宽度仍存在争议。对于原位黑色素瘤，1992 年的 NIH 共识指南建议 5mm 的边缘，但最近的多个研究认为 5mm 对半数以上的原位病灶可能是不够的。5mm 边缘的病灶清除率为 0~86%，而约 9mm 边缘的病灶清除率可达 97%。

对于深度为 1~2mm 的病灶，Hudson 等回顾了 1225 例接受 1cm 和 2cm 边缘扩切的黑色素瘤患者，发现 1cm 扩切边缘的局部复发率显著增加，但对总生存率没有影响。这些发现与 Veronesi 等的试验结果是一致的。澳大利亚和新西兰黑色素瘤试验小组目前正在对侵袭深度大于 1mm 的黑色素瘤患者进行 3 期临床试验，比较 1cm 和 2cm 宽的切除范围。包括溃疡和有丝分裂在内的其他高危预后标志物，可对最佳边缘宽度提供进一步的见解。

对于较厚的黑色素瘤，合适的手术边缘可以更好地确定。三项重要的试验评估了深度大于 2mm 的黑色素瘤。组间黑色素瘤外科试验研究了 740 例原发性皮肤黑色素瘤患者，这些患者的四肢近端和远端、躯干、头部和颈部皮肤黑色素瘤的深度为 1~4mm，手术扩切边缘为 2cm 或 4cm。他们发现两组之间的局部复发率和生存率没有显著差异，并得出结论，对于深度小于 4mm 的黑色素瘤，2cm 的扩切边缘是安全的。他们还观察到溃疡是局部复发的最大决定因素。最近，瑞典和丹麦黑色素瘤研究小组联合开展了一项大型多中心试验，对 936 名躯干或四肢黑色素瘤患者进行了评估，这些患者的黑色素瘤深度大于 2mm，扩切边缘为 2cm 或 4cm。主要观察终点为总生存率，两组间无显著差异，故建议侵袭深度大于 2mm 的病灶扩切边缘为 2cm。最后，英国黑色素瘤研究小组进行了一项包括 900 例原发性躯干或肢体近端皮肤黑色素瘤患者的试验，肿瘤深度大于 2mm，切除边缘 1cm 或 3cm。主要观察终点是疾病相关性生存率，虽然两组之间没有显著差异，但 1cm 组的生存率有下降趋势，故得出结论，对于深度大于 2mm 的病灶，1cm 的扩切边缘是不够的。

从这些试验中可以确定，对于所有深度大于 2mm 的黑色素瘤，2cm 的手术扩切边缘就足够了。这些试验的总结包括黑色素瘤的深度、边缘宽度和关键结果如表 46-5 所示。

表 46-5 评估黑色素瘤手术边缘的随机对照试验

试验	黑色素瘤浸润深度（mm）	扩切边缘（cm）	结果	建议
Veronesi 等	≤ 2	1 vs. 3	局部复发率或生存率无差异	深度 ≤ 1mm 的病灶扩切边缘 1cm
Khayat 等	<2.1	2 vs. 5	局部复发率或生存率无差异	深度 < 2.1mm 的病灶扩切边缘 2cm
Cohn-Cedermark 等	0.8~2	2 vs. 5	局部复发率或生存率无差异	深度 0.8~2mm 的病灶扩切边缘 2cm
Balch 等	1~4	2 vs. 4	局部复发率或生存率无差异	深度 1~4mm 的病灶扩切边缘 2cm
Gillgren 等	> 2	2 vs. 4	局部复发率或生存率无差异	深度 > 2mm 的病灶扩切边缘 2cm
Hayes 等	> 2	1 vs. 3	1cm 扩切边缘组倾向于更低的生存率（HR 1.24）	深度 > 2mm 的病灶扩切边缘 1cm 是不够的

与手术切除黑色素瘤的周围边缘宽度不同，尚缺乏评估最佳切除深度的研究，这一点目前尚不清楚。目前还没有关于黑色素瘤切除深度的共识指南，尤其是与肌肉筋膜相关的，也没有随机对照试验数据来指导治疗。对于大多数四肢和躯干的黑色素瘤，都有足够的浅表软组织以达到数厘米的切除深度。然而，在四肢远端、头部、颈部和面部可能遇到肌筋膜，并可能连同筋膜一起切除，这更为重要。Hunger 等对 213 例厚度大于 2mm 的黑色素瘤患者进行了评估，发现切除深筋膜对患者无生存益处。Grotz 等对 278 例厚度大于 1mm 的黑色素瘤患者进行了评估，同样发现与剥离筋膜相比，切除肌肉筋膜对生存没有任何好处。在美国，手术类型是可变的。梅奥诊所对他们的手术医师进行了调查，发现大约 2/3 的人游离到了肌肉筋膜，但没有把它切除。常见的做法就是游离到肌肉筋膜但并不切除。

前哨淋巴结活检指征

Morton 等在 1992 年发表了 SLNB 在治疗黑色素瘤中的开创性成果，为区域淋巴结正常的患者提供了一种侵入性较小的方法来评估微转移。这项技术提供了准确的分期以及预后和治疗相关的信息，并使没有淋巴结受累的患者免受不必要的淋巴结切除。SLNB 技术的基础是发现可以识别和定位引流到特定淋巴结的淋巴通道，黑色素瘤的主要引流淋巴结最有可能隐藏转移细胞（图 46-6）。当前哨淋巴结转移阴性时，其他淋巴结发生转移的概率小于 1%。总的来说，SLNB 的假阴性率为 2%～4%，这可能是由于手术医师没有识别出真正的前哨淋巴结、累及非前哨淋巴结或病理上病灶被忽略。一项关于该技术学习曲线的研究表明，操作者需要至少执行 55 次或更多 SLNB 操作才能熟练掌握该技术以减少淋巴结复发。SLNB 测定的淋巴结状态是预测皮肤黑色素瘤生存率最重要的预后因素。

一项多中心选择性淋巴结切除试验（multicenter selective lymphadenectomy trial，MSLT）前瞻性评估了 SLNB 微转移阳性并立即淋巴结清扫的活检组与中等厚度黑色素瘤（定义为 1.2～3.5mm 厚）的观察组之间的对比。所有患者的总生存率和疾病相关性生存率组间比较无差异，但是对于淋巴结受累的患者，淋巴结定位及立即淋巴结切除对预后及生存率都有益处。活检组微转移发生率为 21.9%，观察组淋巴结复发发生率为 19.5%。观察组最终淋巴结手术时阳性淋巴结增加近 3 倍，提示观察期间疾病进展，延迟淋巴结切除患者的 5 年生存率明显下降（$P=0.004$）。MSLT 的 10 年随访证实了这些发现。有趣的是，MSLT 发现淋巴结清扫对较厚黑色素瘤（大于 3.5 mm）患者没有任何益处，这表明立即淋巴结切除对这一亚组并不重要，这一点在之前的一项评估选择性淋巴结清扫（elective lymph node dissection，ELND）与观察组的对比研究中也有证明。

基于这些和其他试验结果，美国临床肿瘤学会（American Society of Clinical Oncology，ASCO）及肿瘤外科学会（Society for Surgical Oncology，SSO）2012 年发布了应用 SLNB 为新发黑色素瘤患者进行分期的指南，建议所有中厚黑色素瘤（Breslow 法则，1～4mm）患者使用 SLNB，微转移阳性患者立即行淋巴结切除术。对于厚度小于 1mm 的病灶，没有足够的证据支持常规 SLNB。

前哨淋巴结活检技术

术中淋巴结定位采用蓝色染料和放射性药物结合伽马探针检测。最常用的染料是亚甲蓝和异硫蓝，这两种染料的前哨淋巴结检出率为 82%～95%。对比研究表明，染料之间没有差异。异硫蓝成本更高，1%～3% 的患者出现荨麻疹或皮疹，并有 0.1%～0.5% 的变态反应的风

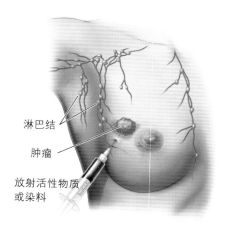
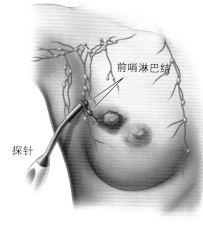
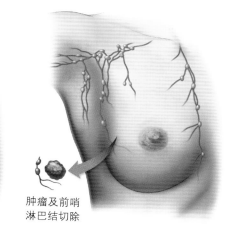

淋巴结
肿瘤
放射活性物质或染料

前哨淋巴结
探针

肿瘤及前哨淋巴结切除

图 46-6 前哨淋巴结活检图解

险。亚甲基蓝皮内注射后罕见局部皮肤坏死。染料被皮内注射在病灶或活检部位周围。染料向前哨淋巴结的迁移速度多变，在大多数情况下需要 15～30 分钟，这取决于淋巴结群的位置和距离（例如肢体与躯干，远端与近端）。软组织淋巴管集中在真皮，因此，理论上皮内注射吸收最好。一般情况下，染料于术前在手术室进行注射，为淋巴结吸收提供足够的时间。

蓝色染料和放射性同位素（核素）结合淋巴结显像，特别是 ^{99m} 锝（^{99m}Tc），将前哨淋巴结检出率从 98% 提高到 99%。放射性同位素淋巴结显像技术于 20 世纪 70 年代率先出现，而术中伽马探针检测则出现于 20 世纪 90 年代（图 46-7）。由于其光子通量的增加及无辐射的优点，与胶体结合的 ^{99m}Tc 被认为是一种有效的介质。人们研究了不同大小和不同淋巴通道传输率的胶体制剂，包括白蛋白和硫胶体。硫化锑是另一种有效的淋巴结定位化合物，但在美国还无法应用。最近，放射性标记分子靶向标记淋巴结组织的新技术已经在临床试验中进行了研究；这些制剂可以提供更快的注射点清除，缩短注射和手术之间的延迟时间，并可能更准确地标记前哨淋巴结。放射性同位素比染料分子大，因此需要几个小时才能在淋巴结群聚集。因此，患者必须在术前一晚接受注射，或者在当天提前数小时到达。Uren 等评估了 198 例黑色素瘤患者应用 ^{99m}Tc 的淋巴流变率，发现平均流量（cm/min）在头部或颈部（1.5）最低，在下肢远端和足部最高（10.2）。切除活检术后残余炎症反应的发生率也较高。与染料一样，皮内注射似乎比皮下渗透更有效。重要的是，^{99m}Tc 在注射后可以在前哨淋巴结聚集长达 24 小时，尽管它的伽马辐射半衰期只有 6 小时。

上肢和下肢黑色素瘤分别向同侧腋窝和腹股沟淋巴结群转移，而躯干黑色素瘤则更多地向同侧多处或对侧淋巴结群转移，这使得这些患者的淋巴结分期和治疗更具有挑战性。Gordon 等评估了 859 例皮肤黑色素瘤患者，465 例位于躯干，394 例位于四肢。躯干黑色素瘤多发前哨淋巴结（31% vs.7%）和对侧前哨淋巴结（25% vs.1%）的发生率明显高于其他部位。少见淋巴结（定义为不在腹股沟或腋窝的淋巴结）的发生率各组间无差异（7% vs.8%）。躯干黑色素瘤的预后明显较差，这与先前的多项研究结果一致。同样的，对于头颈部黑色素瘤（head and neck melanoma，HNM），SLNB 在技术上更具挑战性，部分原因是在一个有限的区域内存在超过 300 个淋巴结，而且该部位的黑色素瘤往往转移到多处、对侧和不常见的部位。在一项对 3400 多例 HNMs 的回顾分析中，标准技术的 SLNB 敏感性为 80%～100%，假阴性率高达 20%。单光子发射计算机断层扫描（SPECT）和 CT 可以为 HNMs 前哨淋巴结的检测提供额外帮助。归根结底，SLNB 是一个依赖于多种因素的复杂过程。一些患者会有意料之外的或无法切

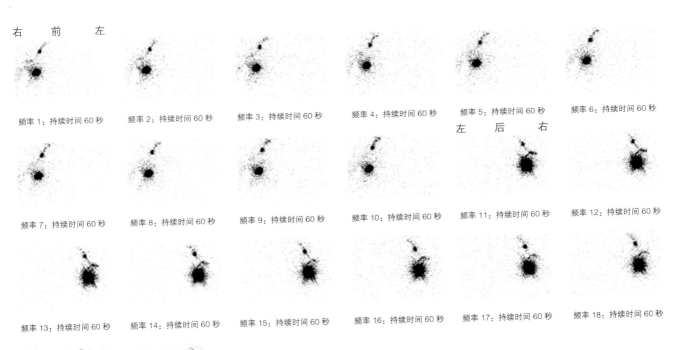

图 46-7 淋巴闪烁图

取的淋巴结。有效的技术依赖于核医学专家、手术医师和病理学家的能力及他们之间的良好沟通。

Morton 等第一次对 SLNB 进行了技术描述，使用 0.5~1ml 的亚甲蓝或异硫蓝染料在病灶或活检部位周围皮内注射。虽然原则大体保持不变，但是放射胶体的出现使经皮定位成为可能，可以将直接置于热信号上的切口变小。包括示踪剂类型、体积、注射部位、等待时间和手术医师的经验等变量都已经得到了广泛的研究。

手术流程如下：术前放射科技师在皮内注射 ^{99m}Tc，通常是在活检瘢痕周围立即注射，经过适当的延迟时间转移到前哨淋巴结。对于清晨进行的手术，可能需要在手术前天晚上注射同位素。在手术室麻醉诱导后，在备皮和铺巾之前，用伽马探针对目标淋巴结群进行热信号测试。在信号最强点做切口标记。接下来，皮内注射蓝色染料，按摩组织。WLE 位点和 SLNB 位点在同一无菌区域内准备好。

在进行前哨淋巴结活检之前，再次使用伽马探头确认信号最强的位置。接受腋窝淋巴结活检或清扫的患者术前应告知有无关节活动度或不稳定性问题。将局麻药注射到真皮中，以减轻术后疼痛。理想的切口应沿着皮肤张力松弛线。电灼或锐切术用于皮下组织切割，凝固小血管以确保止血。一旦进入皮下层，继续向淋巴结群方向游离（图 46-8）。使用伽马探针对手术基底进行持续检测，有助于将游离控制在前哨淋巴结的适当方向，减少不必要的组织损伤和淋巴破坏。追踪蓝色染料的迁移有助于手术的顺利进行。小切口的优点包括美容效果好，减轻疼痛，减少伤口并发症的风险。但是，这必须与游离到一个深的脂肪腔的难度相权衡，特别是腋窝。助手手持理查森牵引器有助于暴露，并使用扁桃体夹持器抓住深层脂肪组织可以改善手术区域的视野。金属夹可用于横切可能含有淋巴管或血管的组织，以防止淋巴

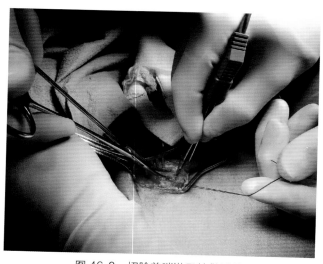

图 46-8　切除前哨淋巴结做活检

囊肿和术后出血。

每个淋巴结都有一个典型的血管蒂，血管蒂会随着横断而出血，当淋巴结包膜脱离周围组织时，应对血管蒂予以识别并剪断或烧灼。一定注意不要横断淋巴结以避免潜在的肿瘤危害。

切除淋巴结后，用探针量化检测淋巴结的放射活性。再次确认手术区域止血良好，然后重新插入探针检测是否有任何残留的放射性淋巴结。信号占前哨淋巴结信号强度 10% 以上的淋巴结均应被切除。需要注意的是，如果探针的尖端指向原发病灶，注射部位的大量放射性胶体将产生假阳性信号。如果预测原发肿瘤的位置会产生"透光"的问题，则应将原发肿瘤切除作为手术的第一步，以消除放射源。

理想的情况下，应在术中进行准确的组织病理学淋巴结分析，防止需要淋巴结切除的阳性淋巴结患者再次手术。然而，术中印迹细胞学和冷冻切片结果对黑色素瘤的敏感性仍然相对较低，在 50%~75%。基于上述考虑，再加上淋巴结转移的患病率较低，通常不建议常规术中病理分析。

淋巴结切除术适应证

区域转移患者的预后受多种因素的影响，包括受累淋巴结的数量、受累是显微镜下还是肉眼可见，以及有无原发性肿瘤溃疡。在临床可触及的淋巴结转移患者中，70%~90% 的患者已经发生远处转移，发表的文献中 5 年生存率为 6%~40%。对于局部淋巴结切除术被用于分期资料、局部疾病控制和部分患者的抢救，几乎没有争议。虽然没有前瞻性的临床试验数据来评估针对可触及的淋巴结病灶进行治疗性淋巴结清扫（therapeutic lymph node dissection，TLND）后的生存率，但大约 1/5 的患者可获 10 年生存期，证明并非所有患者都有隐匿性的远处转移，因此局部根除应是治疗目标。鉴于近年来肿瘤治疗方法的最新进展，这一点尤为重要，手术摘除淋巴结可能为减瘤带来更多益处。

对于显微镜下淋巴结受累的黑色素瘤患者，淋巴结显像和 SLNB 的应用带来了治疗模式的转变。在这项技术出现之前，患者要么立即接受 ELND，要么观察淋巴结病灶的发展。几项随机对照试验评估了区域淋巴结正常的患者进行立即和延迟淋巴结清扫的对比。在区域淋巴结正常的患者中，仅有 20% 的患者在免疫组化分析中出现微转移阳性。MSLT-I 显示，对于存在区域淋巴结转移的患者，与观察组相比，立即完成淋巴结清扫（CLND）具有无病生存和疾病相关性生存优势，但仅比较淋巴结阳性患者的双臂临床试验结论是否有效仍是一个持续的问题。

此外，SLNB 阳性的患者是否能从 CLND 中获益仍是个问题。根据对 CLND 标本的常规病理分析，约 80% 的 SLNB 阳性患者不会有其他的淋巴结转移。DeCOGSLT 3 期试验试图通过将 SLNB 阳性患者随机分为立即 CLND 组和观察组来进一步回答这个问题。虽然发现在无远处转移生存率方面两组没有显著差异，但试验很早就停止了，没有权威性。MSLT-Ⅱ正在进行中，同样将 SLNB 阳性的患者随机分为观察组和 CLND 组。这项试验预计将于 2022 年结束，有望获得足够的证据来解决这个问题。因此，虽然 CLND 有助于分期，但它对局部病灶的控制和总生存率的影响尚未确定。

为了确定哪些 SLNB 阳性的患者可能受益于 CLND，人们试图根据临床病理特征预测非前哨淋巴结阳性率。预测非前哨淋巴结受累的因素包括前哨淋巴结肿瘤负担、阳性淋巴结数量、原发病灶厚度和溃疡。在这种情况下，NCCN 建议 SLNB 阳性的患者考虑 CLND。

腋窝淋巴结清扫技术

腋窝淋巴结清扫是在全身麻醉下进行的。安全的清扫需要了解腋窝相关解剖边界（表 46-6）和腋窝内的重要结构，包括腋静脉、胸背神经血管束和胸长神经（图 46-9）。腋窝淋巴结分为三组：Ⅰ 组淋巴结包括胸小肌下缘外侧的所有腋窝淋巴结组织，Ⅱ 组淋巴结位于胸小肌后方，Ⅲ 组淋巴结位于胸小肌内侧。NCCN 建议取 15 个淋巴结以进行充分的腋窝清扫。

通常在腋窝做横向切口。手术的第一步是确定腋窝的边界，包括胸大肌、背阔肌和腋窝静脉。然后定位重要神经血管结构并绘出梗概，随后向胸小肌方向清扫 Ⅰ 组淋巴结，紧接着是 Ⅰ 组淋巴结站（图 46-10）。对于Ⅲ组淋巴结，通常需要横断胸小肌以充分暴露，这对功能的影响有限。清扫完成并分层缝合之前放置一个引流管。术后一般不需要手臂加压或悬吊固定，患者应保持一定的活动度，防止肩关节挛缩。

腋窝清扫的并发症包括伤口感染和破裂、血肿、血清肿、淋巴水肿和神经麻痹；总的并发症发生率约为 50%。血清肿和伤口感染是术后最常见的短期并发症，约有多达 20% 的患者发生。由于定义不同，淋巴水肿

表 46-6 腋窝解剖边界

外科边界	▪ 上：腋静脉
	▪ 内：前锯肌和胸壁
	▪ 外：腋窝皮肤
	▪ 前：胸大肌
	▪ 后：背阔肌

的发生率报道不一，大多数的文献报道为 10%～20%。最近的一项研究发现，使用超声手术刀进行腋窝清扫与淋巴水肿的风险显著增加有关。如果发现淋巴水肿，应嘱患者开始抬高手臂，适当运动并加压治疗。

决定腹股沟清扫程度的影响因素：浅表与完全

下肢黑色素瘤患者腹股沟清扫的最佳范围尚未完全确定，特别是那些临床淋巴结受累的患者（Ⅲb 期）。浅表腹股沟清扫术（superficial groin dissection，SGD）包括腹股沟淋巴结的清扫，而完全腹股沟清扫术（complete groin dissection，CGD）范围更广泛，包括闭孔和髂淋巴结群。CGD 适用于盆腔淋巴结受累患者的病灶清除。研究者们在预测哪些患者会有盆腔淋巴结转移方面已经做出了相当大的努力。

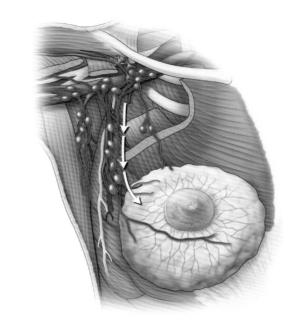

图 46-9 腋窝解剖

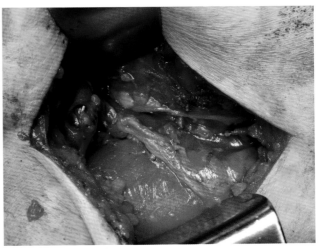

图 46-10 清除腋窝淋巴结后的神经血管结构梗概

盆腔淋巴结受累病灶的相关因素包括囊外扩展（extracapsular extension，ECE）、Cloquet 淋巴结阳性以及 SGD 的肿瘤负担。Oude Ophuis 等对 209 例接受 CGD 的患者进行了一系列的研究，结果发现，综合轴位影像学阴性、淋巴结比率低（lymph node ratio，LNR）、腹股沟淋巴结阳性率低、无 ECE 证据等因素，显示盆腔淋巴结累及的阴性预测值（negative predictive value，NPV）为 84%。仅 CT 和 MR 轴向成像模式在预测盆腔淋巴结受累方面的结果存在差异，NPVs 在 40%～86%。阳性 Cloquet 淋巴结预测盆腔淋巴结受累的敏感性约为 50%。

在临床可触及腹股沟淋巴结的患者中，25%～35% 的患者会有盆腔深淋巴结受累。盆腔淋巴结受累的预后明显较差。van der Ploeg 等回顾了 169 例腹股沟可触及淋巴结转移的患者，发现盆腔淋巴结受累患者的 5 年总生存率显著降低，为 12%，而无盆腔淋巴结转移患者为 40%。类似的，Bastiaannet 等研究发现，27% 临床淋巴结受累的患者可通过 CT 或 PET 发现远处转移灶，因而这些患者的局部手术本质上是姑息性手术。有趣的是，多达 17% 的显微镜下病变患者也会累及盆腔淋巴结。在这类患者中，LNR 小于 0.1 和 Cloquet 淋巴结阴性状态的 NPV 都是 95%，错误率分别为 1.7% 和 3%。

重要的是，对于腹股沟显微镜下或肉眼可见受累但无盆腔淋巴结受累的临床或影像学证据的患者，与 SGD 相比，CGD 没有任何生存优势，无论是无病生存率还是总生存率。因此对此类患者在轴位成像后进行 SGD 是合理的。根据 SGD 结果发现盆腔淋巴结转移风险较高的患者，应随后进行闭孔和髂淋巴结清扫。虽然对这些患者来说，做两次手术并不是最好的选择，但是这种方法可以避免大部分不必要的 CGDs。

根据以上研究结果，对于 CT 或 MR 证据显示盆腔深淋巴结受累或 Cloquet 阳性的患者，NCCN 指南推荐 CGD 作为标准治疗方法。对于临床可触及淋巴结转移或者 SGD 中发现 3 个以上受累淋巴结的患者，NCCN 推荐考虑行 CGD。

浅表和完全腹股沟清扫技术

腹股沟淋巴结清扫术患者需要全身麻醉，仰卧于手术台上。股三角的解剖边界包括上侧腹股沟韧带，外侧缝匠肌，内侧耻骨结节和长内收肌。缝匠肌和长内收肌的汇合处为下缘（图 46-11）。浅表淋巴结群位于阔筋膜上方，阔筋膜覆盖着该区域的肌肉组织。根据腹股沟的位置对淋巴结进行分类，包括上外侧、上内侧和下侧。SGD 可通过横切口或垂直切口进行（图 46-12）。随着淋巴结组织的切除，股三角的清扫延伸到解剖边界（图 46-13，图 46-14）。若可见浅表淋巴结受累，或累及 Cloquet 淋巴结，推荐采用 CGD。同时作为 SGD 的一部分，切除腹股沟韧带上的带有下腹壁脂肪的淋巴结（图 46-15）。

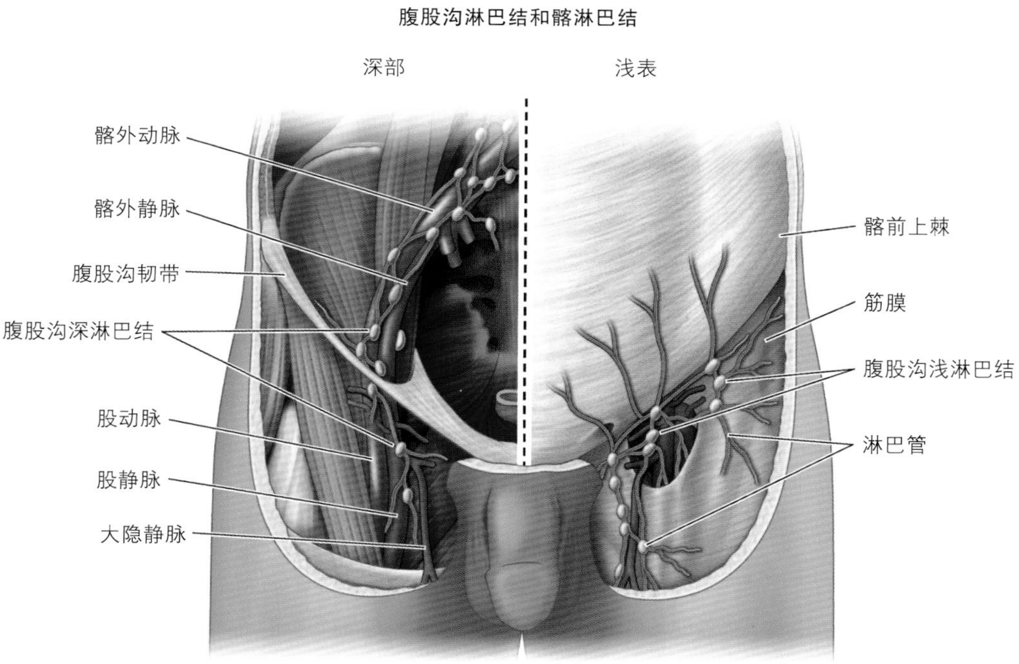

腹股沟淋巴结和髂淋巴结

深部　　　　　　　浅表

图 46-11　腹股沟解剖

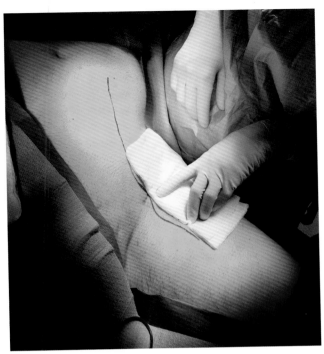

图 46-12 腹股沟清扫术区备皮、铺巾及切口标记

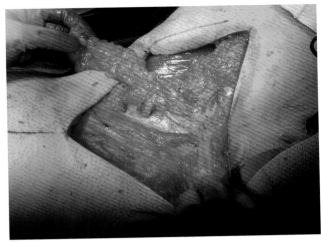

图 46-14 完全根除之前的腹股沟浅表淋巴结组清扫

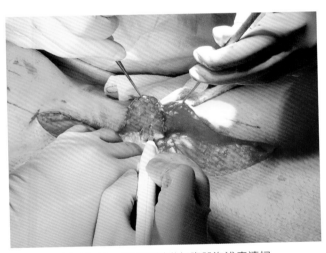

图 46-13 游离皮瓣进行腹股沟浅表清扫

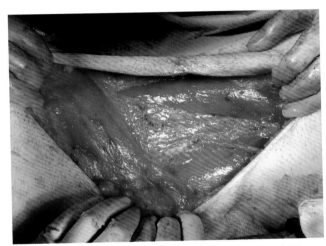

图 46-15 腹股沟浅表淋巴结切除后的腹股沟解剖图

CGD 可以通过在腹股沟韧带上方延长一个垂直切口进行，也可以通过单独的横向切口进行。为进入腹膜后间隙，先经腹壁前外侧肌肉组织做曲线切口，并直接游离髂血管。为了更好地显露，可以结扎腹壁下血管。向下或向上游离髂淋巴结至髂总动脉分叉处（图46-16）。然而，如果病灶沿着髂总血管分布，游离可以延伸到主动脉分叉。闭孔淋巴结群可能分布在中下部。CGD 的完成应包括三组淋巴结用于病理评估：腹股沟淋巴结、髂淋巴结和闭孔淋巴结。NCCN 推荐取 10 个或以上淋巴结进行腹股沟清扫。在闭合前可设计缝匠肌易位皮瓣以保护股神经血管束。SGD 和 CGD 在关闭前都要放置引流管（图 46-17）。

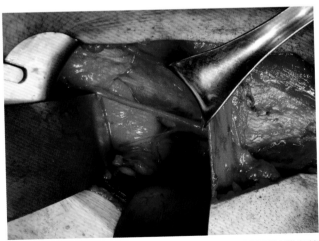

图 46-16 完全腹股沟淋巴结清扫术的腹膜后显露和髂血管游离

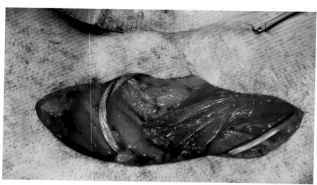

图 46-17 关闭前行缝匠肌皮瓣转移以保护股血管并放置引流

腹股沟清扫术是一种并发症发生率较高的病变部位手术，文献报道的并发症发生率为 20%～90%，大多数研究发现其发生率约为 50%。并发症包括伤口延迟愈合和感染、血清肿、淋巴水肿和神经损伤。约 25% 的患者术后会出现同侧肢体淋巴水肿，其中 10% 会导致功能障碍。微创 SGD 和 CGD 技术的发展可以减少副作用和并发症。

颈部淋巴结清扫技术

HNM 占所有皮肤黑色素瘤的 25%。HNM 常见于老年患者，病变多发生在面部，而不是头皮、耳部或颈部。有限的组织单位、重要神经血管结构的致密排列以及头颈部区域的美容考虑，对头颈部原发性黑色素瘤切除和淋巴结切除术提出了独特的挑战。

头颈部淋巴管引流有几种与临床相关的模式。面部和前颈部的病灶常转移到面部、下颌下和颈前淋巴结。头皮后部和颈部的病灶常转移到耳周、枕后、颈后淋巴结，而头皮前部包括前额的病灶常转移到腮腺和颈上淋巴结。约 25% 的 HNM 淋巴结转移发生在腮腺，而 27% 的腮腺受累的患者颈部存在阳性淋巴结，因此应考虑行腮腺淋巴结清扫术和颈部淋巴结清扫术。耳部的淋巴引流多变，但通常包括耳周、耳后和颈上部淋巴结群。

De Rosa 等对 3442 例 HNM 患者的 SLNB 进行了系统性回顾，发现 15% 的患者 SLNs 呈阳性。在淋巴结清扫时，13.7% 的患者发现有其他的阳性淋巴结转移。对于已知有腮腺或淋巴结受累的患者，目前推荐行颈部清扫术，清扫程度取决于疾病的严重程度。Martin 等对 716 例颈部淋巴结转移患者的治疗进行了评估，发现根治术、改良根治术和选择性颈部清扫术在复发方面无差异。一般来说，应考虑去除所有含有前哨淋巴结的淋巴结组，以及有可能有隐匿性病灶的二级淋巴结。保留胸锁乳突肌、颈内神经和副神经几乎总是可行的。

肢体隔离热灌注疗法治疗肢体黑色素瘤

肢体隔离热灌注（hyperthermic isolated limb perfusion，HILP）是一种可将高浓度化疗药物（可达全身治疗的 20 倍）局部输送至肢体的外科技术，可以避免全身毒性。高温（40～43℃）对癌细胞有独立的细胞毒性，并已被证实可以减轻黑色素瘤的肿瘤负担。两者的结合被认为具有协同细胞杀伤作用。HILP 可考虑用于无法手术的肢体黑色素瘤患者，包括原发性、复发性或卫星病灶，但更常用于转移中的病灶，这些病灶对于 WLE 来说转移范围过于广泛，或者在本质上是复发性的病灶。HILP 没有预防作用，仅推荐用于已知疾病的治疗。

HILP 通过体外氧合和灌注对受累肢体进行循环隔离，这需要在直视下通过大口径插管建立动静脉通路。放置近端止血带以限制静脉系统的渗漏。对于下肢来说，最常用的是髂外动静脉插管，而上肢则是腋窝动静脉插管。肢体血管的完全隔离是预防全身毒性的关键。因此，必须结扎和切断动脉与静脉的大分支血管，或用血管环或血管夹暂时夹闭。一旦血管被手术医师插入导管，它们就被连接到体外充氧灌注机，该灌注机由容积蓄能器、充氧器、热交换器和泵组成。使用经皮热敏电阻监测肢体温度，监测全身化疗渗漏有多种方法，包括使用放射性标记 ^{99m}Tc、^{131}I 和染料稀释技术。当泄漏率大于 10% 时，应考虑停止灌注。

热美法仑（L- 苯丙氨酸氮芥）在临床试验中已被证明是有效的，文献报道的治疗反应率是可变的。有 25%～50% 的患者出现完全反应，而大约 2/3 的患者出现部分反应。其他多种药物也被研究过，一些是联合用药，包括 TNF-α、IFN-γ、放线菌素、长春新碱、顺铂、福莫司汀和白介素 -2。然而，这些药物并没有显示出更好的治疗效果，目前在美国只有美法仑用于 HILP。

HILP 的局部毒性可能包括肢体水肿、红斑和水疱。患者偶尔会出现神经病变、关节僵硬和不能活动，血管并发症和间室综合征很少见。多达 2% 的患者在动脉切开部位发生动脉血栓。重要的是，更严重的局部毒性与改善预后无关。全身毒性症状包括胃肠不适，如恶心、呕吐和腹泻。术后应密切监测患者肢体肿胀的征象，并进行一系列神经血管检查和全身毒性症状的评估。

肢体隔离输注治疗肢体黑色素瘤

肢体隔离输注（isolated limb infusion，ILI）是一种侵入性较低的替代 HILP 的方法，局部病灶治疗原则与 HILP 相似。ILI 中，在缺氧、酸中毒和高热条件下，将化疗药物慢速注入受累的肢体。在未受累的肢体通过经皮小导管建立通路。在荧光透视镜引导下，导管穿过中线到达患肢。在止血带隔离下人工输注美法仑 30 分钟，同时用经皮热敏电阻监测肢体。ILI 的适应证类似于 HILP。

与 HILP 相比，ILI 的全身毒性风险较低，但局部毒性的风险类似，包括下肢水肿、红斑或水疱、神经病变和罕见的间室综合征。由于其缩短了手术时间和经皮入路（而不是手术腹股沟切开），因此，与 HILP 相比，ILI 为伴有其他疾病的患者提供了一种侵入性较低的选择。此外，ILI 是一个可重复的过程，可作为治疗失败或复发性疾病的补救治疗。

ILI 的主要缺点是治疗有效率低于 HILP。Raymond 等回顾了 188 例行 ILI 和 HILP 的患者（126 例为 ILI，62 例为 HILP）。HILP 的总有效率为 81%，完全有效率为 55%，而 ILI 的总有效率和完全有效率分别为 43% 和 30%。与 HILP 相比，ILI 的复发率更高，复发时间更短。不过，两种治疗方法的总生存率没有显著差异。目前，一种新的化疗药物替莫唑胺（temozolomide，TMZ）正在临床试验中，可用于 ILI 以治疗黑色素瘤。TMZ 的毒性可能更低，这是重复治疗的优势，但对人类治疗的有效率仍在研究中。

转移性黑色素瘤的外科治疗

远处转移性黑色素瘤（IV 期）提示血源性扩散，10 年生存率低于 10%。转移性疾病的手术是为了减轻危及生命的并发症，或为了治疗的目的。常见的姑息性指征包括切除脑转移病灶、切除肠转移病灶以减轻胃肠道阻塞，以及治疗可能引起慢性疼痛或开放性伤口的局部病灶。转移性黑色素瘤的表现多种多样，从一些患者的快速、广泛的播散到另一些患者局限于特定区域的惰性低速转移。这些不同表现背后的遗传和免疫学机制尚不清楚。然而，在一些进展缓慢的低速转移患者中，根除转移病灶可能会有生存益处。手术切除让部分 IV 期患者获得长期生存，5 年生存率为 15%～30%。恶性黑色素瘤主动免疫治疗试验（malignant melanoma active immunotherapy trial，MMAIT）常被引用来支持转移病灶切除术。在本试验中，IV 期患者接受了完整的转移性病灶手术切除，然后随机分组进行疫苗接种治疗。两组患者的 5 年生存率均至少为 40%，显著高于任何其他 IV 期黑色素瘤的 III 期临床试验，被归因于外科手术根除了远处转移病灶。其他试验也为具有根除希望的特定患者治疗转移性病灶提供了证据支持。在西南肿瘤学组试验（Southwest Oncology Group trial，SWOG S9430）中，接受完全切除的患者中位生存期明显增加到了 21 个月。

为了便于分期，转移性黑色素瘤根据位置分为 M1a、M1b 和 M1c 三类。M1a 为软组织转移和远处淋巴结转移，M1b 为肺转移，M1c 为内脏转移或伴随乳酸脱氢酶（LDH）升高的远处转移。皮肤和皮下组织转移预后最好，其次是远处淋巴结转移。根据对 MSLT-1 数据的回顾性分析，M1a 病灶的手术根除可使中位生存期延长至 60 个月。皮肤、皮下组织和淋巴结转移由于位置关系通常较早发现，所以这类患者的生存率更高。转移到肺部通常无症状，多在 CT 检查中偶然发现。M1b 患者的 1 年生存率为 57%。同样，内脏转移通常也无症状，但也可能表现为胃肠不适、梗阻或肝血清标志物升高。M1c 患者 1 年生存率最差，为 45%。不同位置转移灶的特征见表 46-7。

表 46-7　转移性黑色素瘤的常见位置与特征

位置	特征
皮肤和软组织	■ 建议切除至大概阴性边缘 ■ 肢体隔离热灌注或肢体隔离输注有助于治疗转移中的病灶和弥漫性局部复发病灶 ■ 在所有转移性病灶中长期生存率最高 ■ 早期通过肉眼检查或触诊发现
淋巴结	■ 建议对含有转移淋巴结的淋巴结群进行完整的清扫 ■ 清扫后的生存率高于肺或内脏转移 ■ 早期通过肉眼检查或触诊发现
肺	■ 黑色素瘤最常见的转移部位（40%） ■ 通常无症状，通常由胸部 CT 检查发现 ■ 肿瘤倍增时间（连续 X 线胸片监测）大于 60 天，手术根除后预后改善 ■ 结节少及无病间隔长提示预后较好
肠	■ 通常表现为具有多个病灶的播散性转移 ■ 可能有出血、腹痛或梗阻的症状 ■ 小肠是胃肠道最常见的转移部位（70%） ■ 黑色素瘤侵及肠浆膜，可引起肠套叠 ■ 完全切除受累肠段可提高部分患者的生存率

表 46-7（续）

位置	特征
肝	■ 预后非常差 ■ 被膜牵拉可表现为腹痛 ■ 经常根据 CT 检查异常或肝酶异常发现 ■ 除少数病例外，一般不建议行肝切除术 ■ 对于不可切除的病灶，可选择射频消融和冷冻消融 ■ 被膜破裂是一种罕见但潜在的灾难性并发症
脑	■ 典型表现为多灶性转移 ■ 手术可以帮助治疗较大肿块 ■ 全脑放疗可提高手术切除后的生存率 ■ 立体定向放射治疗是多发性转移患者的另一种选择 ■ 病灶少和无病间隔期延长与改善预后相关

对于IV期患者，合适的手术患者选择仍然是一个持续的挑战。Martinez 等提出了一套选择标准：功能状态良好，存活预期大于 3 个月，独立内脏病灶小于 2 处，总转移灶小于 8 个。多个其他团队也提出了类似的标准。一个重要的区别是，与减瘤术相比，转移病灶完全切除术生存率更高。做出姑息性手术的决定可能更具挑战性。疼痛、出血或胃肠道梗阻等其他症状的患者通常可以得到有效的治疗，但首先需要仔细考虑多种因素，包括预期生存率、功能状态、护理目标和愈合能力。

总结

在过去的四十年中，黑色素瘤的手术治疗取得了巨大的进展，局部和区域性黑色素瘤患者的生存率有了显著的提高。手术技术，包括活检、扩大切除、前哨淋巴结活检、淋巴结切除术和肢体隔离灌注，在操作上已经得到了大幅度优化，但这些技术的合理应用仍在继续研究。目前仍存在一些未解决的基本问题，包括较薄黑色素瘤进行淋巴结取样的患者选择、CLND 在临床淋巴结阴性而前哨淋巴结阳性患者中的价值，以及适合切除远处转移病灶的患者选择。展望未来，我们对黑色素瘤生物学特性的理解将有可能为类似分期病变的个性化手术治疗提供帮助。系统治疗的改进可能会减少对包括淋巴结切除术和转移病灶切除术在内的病变部位手术的需要。最后，随着更多关于黑色素瘤分子学、遗传学和组织病理学特征的信息被应用于黑色素瘤的治疗和预测，手术和药物治疗的合作对于有效地将这些信息应用于个性化治疗至关重要。

参考文献

1. SEER Cancer Statistics Factsheets: Melanoma of the Skin. National Cancer Institute. Available at http://seer.cancer.gov/statfacts/html/melan.html. Accessed November 14, 2017.
2. Guy GP Jr, Thomas CC, Thompson T, Watson M, Massetti GM, Richardson LC; Centers for Disease Control and Prevention (CDC). Vital signs: melanoma incidence and mortality trends and projections-United States, 1982–2030. MMWR Morb Mortal Wkly Rep. 2015;64:591–596.
3. Coit DG, Thompson JA, Algazi A, et al. Melanoma, Version 2.2016, NCCN Clinical Practice Guidelines in Oncology. J Natl Compr Canc Netw. 2016;14:450–473.
4. Chai CY, Zager JS, Szabunio MM, et al. Preoperative ultrasound is not useful for identifying nodal metastasis in melanoma patients undergoing sentinel node biopsy: preoperative ultrasound in clinically nodenegative melanoma. Ann Surg Oncol. 2012;19:1100–1106.
5. Bichakjian CK, Halpern AC, Johnson TM, et al. Guidelines of care for the management of primary cutaneous melanoma. American Academy of Dermatology. J Am Acad Dermatol. 2011;65:1032–1047.
6. Stell VH, Norton HJ, Smith KS, Salo JC, White RL Jr. Method of biopsy and incidence of positive margins in primary melanoma. Ann Surg Oncol. 2007;14:893–898.
7. Bolshinsky V, Lin MJ, Serpell J, et al. Frequency of residual melanoma in wide local excision (WLE) specimens after complete excisional biopsy. J Am Acad Dermatol. 2016;74: 102–107.
8. Zager JS, Hochwald SN, Marzban SS, et al. Shave biopsy is a safe and accurate method for the initial evaluation of melanoma. J Am Coll Surg. 2011;212:454–460; discussion 60–62.
9. Molenkamp BG, Sluijter BJ, Oosterhof B, Meijer S, van Leeuwen PA. Non-radical diagnostic biopsies do not negatively influence melanoma patient survival. Ann Surg Oncol. 2007;14:1424–1430.
10. Mills JK, White I, Diggs B, Fortino J, Vetto JT. Effect of biopsy type on outcomes in the treatment of primary cutaneous melanoma. Am J Surg. 2013;205:585–590; discussion 90.

11. Mir M, Chan CS, Khan F, Krishnan B, Orengo I, Rosen T. The rate of melanoma transection with various biopsy techniques and the influence of tumor transection on patient survival. J Am Acad Dermatol. 2013;68:452–458.

12. Egnatios GL, Dueck AC, Macdonald JB, et al. The impact of biopsy technique on upstaging, residual disease, and outcome in cutaneous melanoma. Am J Surg. 2011;202: 771–777; discussion 7–8.

13. Martin RC 2nd, Scoggins CR, Ross MI, et al. Is incisional biopsy of melanoma harmful? Am J Surg 2005;190:913–917.

14. Kaiser S, Vassell R, Pinckney RG, Holmes TE, James TA. Clinical impact of biopsy method on the quality of surgical management in melanoma. J Surg Oncol. 2014;109(8):775–779.

15. Hieken TJ, Hernandez-Irizarry R, Boll JM, Jones Coleman JE. Accuracy of diagnostic biopsy for cutaneous melanoma: implications for surgical oncologists. Int J Surg Oncol. 2013;2013:196493.

16. Ng JC, Swain S, Dowling JP, Wolfe R, Simpson P, Kelly JW. The impact of partial biopsy on histopathologic diagnosis of cutaneous melanoma: experience of an Australian tertiary referral service. Arch Dermatol. 2010;146:234–239.

17. Eagle KA, Berger PB, Calkins H, et al. ACC/AHA guideline update for perioperative cardiovascular evaluation for noncardiac surgery–executive summary: a report of the American College of Cardiology/American Heart Association Task Force on Practice Guidelines (Committee to Update the 1996 Guidelines on Perioperative Cardiovascular Evaluation for Noncardiac Surgery). J Am Coll Cardiol. 2002;39:542–553.

18. NCCN Guidelines Version 2.2016 Panel Members Melanoma NCCN Evidence Blocks. Available at https://www.nccn.org/professionals/physician_gls/pdf/melanoma_blocks.pdf. Accessed November 14, 2017.

19. Cohn-Cedermark G, Rutqvist LE, Andersson R, et al. Long term results of a randomized study by the Swedish Melanoma Study Group on 2-cm versus 5-cm resection margins for patients with cutaneous melanoma with a tumor thickness of 0.8-2.0 mm. Cancer. 2000;89:1495–1501.

20. Khayat D, Rixe O, Martin G, et al. Surgical margins in cutaneous melanoma (2 cm versus 5 cm for lesions measuring less than 2.1-mm thick). Cancer. 2003;97:1941–1946.

21. Veronesi U, Cascinelli N, Adamus J, et al. Thin stage I primary cutaneous malignant melanoma. Comparison of excision with margins of 1 or 3 cm. N Engl J Med. 1988; 318:1159–1162.

22. NIH Consensus conference. Diagnosis and treatment of early melanoma. JAMA. 1992;268:1314–1319.

23. Hudson LE, Maithel SK, Carlson GW, et al. 1 or 2 cm margins of excision for T2 melanomas: do they impact recurrence or survival? Ann Surg Oncol. 2013;20:346–351.

24. Melmar T Melanoma Margins Trial Investigating 1 cm v 2 cm Wide Excision Margins for Primary Cutaneous Melanoma (MelmarT). Available at https://clinicaltrials.gov/sho/NCT02385214. Accessed November 14,2017.

25. Balch CM, Soong S, Ross MI, et al. Long-term results of a multi-institutional randomized trial comparing prognostic factors and surgical results for intermediate thickness melanomas (1.0 to 4.0 mm). Intergroup Melanoma Surgical Trial. Ann Surg Oncol. 2000;7:87–97.

26. Balch CM, Soong SJ, Smith T, et al. Long-term results of a prospective surgical trial comparing 2 cm vs. 4 cm excision margins for 740 patients with 1-4 mm melanomas. Ann Surg Oncol. 2001;8:101–108.

27. Gillgren P, Drzewiecki KT, Niin M, et al. 2-cm versus 4-cm surgical excision margins for primary cutaneous melanoma thicker than 2 mm: a randomised, multicentre trial. Lancet. 2011;378:1635–1642.

28. Hayes AJ, Maynard L, Coombes G, et al. Wide versus narrow excision margins for high-risk, primary cutaneous melanomas: long-term follow-up of survival in a randomised trial. Lancet Oncol. 2016;17:184–192.

29. Hunger RE, Seyed Jafari SM, Angermeier S, Shafighi M. Excision of fascia in melanoma thicker than 2 mm: no evidence for improved clinical outcome. Br J Dermatol. 2014;171:1391–1396.

30. Grotz TE, Glorioso JM, Pockaj BA, Harmsen WS, Jakub JW. Preservation of the deep muscular fascia and locoregional control in melanoma. Surgery. 2013; 153:535–541.

31. DeFazio JL, Marghoob AA, Pan Y, Dusza SW, Khokhar A, Halpern A. Variation in the depth of excision of melanoma: A survey of US physicians. Arch Dermatol. 2010;146:995–999.

32. Grotz TE, Markovic SN, Erickson LA, et al. Mayo Clinic consensus recommendations for the depth of excision in primary cutaneous melanoma. Mayo Clin Proc. 2011;86: 522–528.

33. Morton DL, Wen DR, Wong JH, et al. Technical details of intraoperative lymphatic mapping for early stage melanoma. Arch Surg. 1992;127:392–399.

34. Morton DL, Thompson JF, Essner R, et al. Validation of the accuracy of intraoperative lymphatic mapping and sentinel lymphadenectomy for early-stage melanoma: a multicenter trial. Multicenter Selective Lymphadenectomy Trial Group. Ann Surg. 1999;230:453–463; discussion 63–65.

35. Gershenwald JE, Colome MI, Lee JE, et al. Patterns of recurrence following a negative sentinel lymph node biopsy in 243 patients with stage I or II melanoma. J Clin Oncol. 1998;16:2253–2260.

36. Morton DL, Cochran AJ, Thompson JF, et al. Sentinel node biopsy for early-stage melanoma: accuracy and morbidity in MSLT-I, an international multicenter trial. Ann Surg. 2005;242:302–311; discussion 11–13.

37. Balch CM, Gershenwald JE, Soong SJ, et al. Final version of 2009 AJCC melanoma staging and classification. J Clin Oncol. 2009;27:6199–6206.

38. Morton DL, Thompson JF, Cochran AJ, et al. Final trial report of sentinel-node biopsy versus nodal observation in melanoma. N Engl J Med. 2014;370:599–609.

39. Morton DL, Thompson JF, Cochran AJ, et al. Sentinel-node biopsy or nodal observation in melanoma. N Engl J Med. 2006;355:1307–1317.

40. Balch CM, Murad TM, Soong SJ, Ingalls AL, Richards PC, Maddox WA. Tumor thickness as a guide to surgical management of clinical stage I melanoma patients. Cancer. 1979;43:883–888.

41. Wong SL, Balch CM, Hurley P, et al. Sentinel lymph node biopsy for melanoma: American Society of Clinical Oncology and Society of Surgical Oncology joint clinical practice guideline. J Clin Oncol. 2012;30:2912–2918.

42. Morton DL, Foshag LJ, Hoon DS, et al. Prolongation of survival in metastatic melanoma after active specific immunotherapy with a new polyvalent melanoma vaccine. Ann Surg. 1992;216:463–482.

43. Thompson JF, McCarthy WH, Bosch CM, et al. Sentinel lymph node status as an indicator of the presence of metastatic melanoma in regional lymph nodes. Melanoma Res. 1995;5:255–260.

44. Simmons R, Thevarajah S, Brennan MB, Christos P, Osborne M. Methylene blue dye as an alternative to isosulfan blue dye for sentinel lymph node localization. Ann Surg Oncol. 2003;10:242–247.

45. Liu Y, Truini C, Ariyan S. A randomized study comparing the effectiveness of methylene blue dye with lymphazurin blue dye in sentinel lymph node biopsy for the treatment of cutaneous melanoma. Ann Surg Oncol. 2008;15:2412–2417.

46. Thevarajah S, Huston TL, Simmons RM. A comparison of the adverse reactions associated with isosulfan blue versus methylene blue dye in sentinel lymph node biopsy for breast cancer. Am J Surg. 2005;189:236–239.

47. Stradling B, Aranha G, Gabram S. Adverse skin lesions after methylene blue injections for sentinel lymph node localization. Am J Surg. 2002;184:350–352.

48. Bostick P, Essner R, Glass E, et al. Comparison of blue dye and probe-assisted intraoperative lymphatic mapping in melanoma to identify sentinel nodes in 100 lymphatic basins. Arch Surg. 1999;134:43–49.

49. Gershenwald JE, Tseng CH, Thompson W, et al. Improved sentinel lymph node localization in patients with primary melanoma with the use of radiolabeled colloid. Surgery. 1998;124:203–210.

50. Alex JC, Weaver DL, Fairbank JT, Rankin BS, Krag DN. Gamma-probe-guided lymph node localization in malignant melanoma. Surg Oncol. 1993;2:303–308.

51. Glass EC, Essner R, Morton DL. Kinetics of three lymphoscintigraphic agents in patients with cutaneous melanoma. J Nucl Med. 1998;39:1185–1190.

52. Leong SP, Kim J, Ross M, et al. A phase 2 study of (99m)Tc-tilmanocept in the detection of sentinel lymph nodes in melanoma and breast cancer. Ann Surg Oncol. 2011;18:961–969.

53. Uren RF, Howman-Giles RB, Thompson JF, Roberts J, Bernard E. Variability of cutaneous lymphatic flow rates in melanoma patients. Melanoma Res. 1998;8:279–282.

54. Lin KM, Patel TH, Ray A, et al. Intradermal radioisotope is superior to peritumoral blue dye or radioisotope in identifying breast cancer sentinel nodes. J Am Coll Surg. 2004;199:561–566.

55. Gordon D, Smedby KE, Schultz I, et al. Sentinel node location in trunk and extremity melanomas: uncommon or multiple lymph drainage does not affect survival. Ann Surg Oncol. 2014;21:3386–3394.

56. Porter GA, Ross MI, Berman RS, Lee JE, Mansfield PF, Gershenwald JE. Significance of multiple nodal basin drainage in truncal melanoma patients undergoing sentinel lymph node biopsy. Ann Surg Oncol. 2000;7:256–261.

57. Fincher TR, O'Brien JC, McCarty TM, et al. Patterns of drainage and recurrence following sentinel lymph node biopsy for cutaneous melanoma of the head and neck. Arch Otolaryngol Head Neck Surg. 2004;130:844–848.

58. de Rosa N, Lyman GH, Silbermins D, et al. Sentinel node biopsy for head and neck melanoma: a systematic review. Otolaryngol Head Neck Surg. 2011;145:375–382.

59. Chapman BC, Gleisner A, Kwak JJ, et al. SPECT/CT improves detection of metastatic sentinel lymph nodes in patients with head and neck melanoma. Ann Surg Oncol. 2016;23(8):2652–2657.

60. Badgwell BD, Pierce C, Broadwater JR, et al. Intraoperative sentinel lymph node analysis in melanoma. J Surg Oncol. 2011;103:1–5.

61. Stojadinovic A, Allen PJ, Clary BM, Busam KJ, Coit DG. Value of frozen-section analysis of sentinel lymph nodes for primary cutaneous malignant melanoma. Ann Surg. 2002;235:92–98.

62. Balch CM, Soong SJ, Gershenwald JE, et al. Prognostic factors analysis of 17,600 melanoma patients: validation of the American Joint Committee on Cancer melanoma staging system. J Clin Oncol. 2001;19:3622–3634.

63. Balch CM, Soong SJ, Murad TM, Ingalls AL, Maddox WA. A multifactorial analysis of melanoma: III. Prognostic factors in melanoma patients with lymph node metastases (stage II). Ann Surg. 1981;193:377–388.

64. Hughes TM, A'Hern RP, Thomas JM. Prognosis and surgical management of patients with palpable inguinal lymph node metastases from melanoma. Br J Surg. 2000; 87:892–901.

65. Coit DG, Brennan MF. Extent of lymph node dissection in melanoma of the trunk or lower extremity. Arch Surg. 1989;124:162–166.

66. Karakousis CP, Driscoll DL, Rose B, Walsh DL. Groin dissection in malignant melanoma. Ann Surg Oncol. 1994;1:271–277.

67. Veronesi U, Adamus J, Bandiera DC, et al. Inefficacy of immediate node dissection in stage 1 melanoma of the limbs. N Engl J Med. 1977;297:627–630.

68. Cascinelli N, Morabito A, Santinami M, MacKie RM, Belli F. Immediate or delayed dissection of regional nodes in patients with melanoma of the trunk: a randomised trial. WHO Melanoma Programme. Lancet. 1998;351:793–796.

69. Morton DL, Wanek L, Nizze JA, Elashoff RM, Wong JH. Improved long-term survival after lymphadenectomy of melanoma metastatic to regional nodes. Analysis of prognostic factors in 1134 patients from the John Wayne Cancer Clinic. Ann Surg. 1991;214:491–499; discussion 499–501.

70. Murali R, Desilva C, Thompson JF, Scolyer RA. Non-Sentinel Node Risk Score (N-SNORE): a scoring system for accurately stratifying risk of non-sentinel node positivity in patients with cutaneous melanoma with positive sentinel lymph nodes. J Clin Oncol. 2010;28:4441–4449.

71. Leiter U, Stadler R, Mauch C, et al. Complete lymph node dissection versus no dissection in patients with sentinel lymph node biopsy positive melanoma (DeCOG-SLT): a multicentre, randomised, phase 3 trial. Lancet Oncol. 2016; 17(6):757–767.

72. Reeves ME, Delgado R, Busam KJ, Brady MS, Coit DG. Prediction of nonsentinel lymph node status in melanoma. Ann Surg Oncol. 2003;10:27–31.

73. Serpell JW, Carne PW, Bailey M. Radical lymph node dissection for melanoma. ANZ J Surg. 2003;73:294–299.

74. van Akkooi AC, Bouwhuis MG, van Geel AN, et al. Morbidity and prognosis after therapeutic lymph node dissections for malignant melanoma. Eur J Surg Oncol. 2007;33:102–108.

75. Urist MM, Maddox WA, Kennedy JE, Balch CM. Patient risk factors and surgical morbidity after regional lymphadenectomy in 204 melanoma patients. Cancer. 1983;51:2152–2156.

76. Davis PG, Serpell JW, Kelly JW, Paul E. Axillary lymph node dissection for malignant melanoma. ANZ J Surg. 2011;81:462–466.

77. Theodore JE, Frankel AJ, Thomas JM, et al. Assessment of morbidity following regional nodal dissection in the axilla and groin for metastatic melanoma. ANZ J Surg. 2017;87(1–2):44–48.

78. Friedman JF, Sunkara B, Jehnsen JS, Durham A, Johnson T, Cohen MS. Risk factors associated with lymphedema after lymph node dissection in melanoma patients. Am J Surg. 2015;210:1178–1184; discussion 84.

79. Matthey-Gie ML, Gie O, Deretti S, Demartines N, Matter M. Prospective randomized study to compare lymphocele and lymphorrhea control following inguinal and axillary therapeutic lymph node dissection with or without the use of an ultrasonic scalpel. Ann Surg Oncol. 2016;23:1716–1720.

80. Oude Ophuis CM, van Akkooi AC, Hoekstra HJ, et al. Risk factors for positive deep pelvic nodal involvement in

patients with palpable groin melanoma metastases: Can the extent of surgery be safely minimized?: A retrospective, multicenter cohort study. Ann Surg Oncol. 2015;22(Suppl 3): S1172–S11780.

81. Mozzillo N, Pasquali S, Santinami M, et al. Factors predictive of pelvic lymph node involvement and outcomes in melanoma patients with metastatic sentinel lymph node of the groin: A multicentre study. Eur J Surg Oncol. 2015; 41:823–829.

82. Pasquali S, Mocellin S, Bigolin F, et al. Pelvic lymph node status prediction in melanoma patients with inguinal lymph node metastasis. Melanoma Res. 2014;24:462–467.

83. Badgwell B, Xing Y, Gershenwald JE, et al. Pelvic lymph node dissection is beneficial in subsets of patients with node-positive melanoma. Ann Surg Oncol. 2007;14:2867–2875.

84. Koh YX, Chok AY, Zheng H, Xu S, Teo MC. Cloquet's node trumps imaging modalities in the prediction of pelvic nodal involvement in patients with lower limb melanomas in Asian patients with palpable groin nodes. Eur J Surg Oncol. 2014;40:1263–1270.

85. Strobbe LJ, Jonk A, Hart AA, et al. The value of Cloquet's node in predicting melanoma nodal metastases in the pelvic lymph node basin. Ann Surg Oncol. 2001;8:209–214.

86. van der Ploeg AP, van Akkooi AC, Schmitz PI, et al. Therapeutic surgical management of palpable melanoma groin metastases: superficial or combined superficial and deep groin lymph node dissection. Ann Surg Oncol. 2011;18:3300–3308.

87. Bastiaannet E, Wobbes T, Hoekstra OS, et al. Prospective comparison of [18F]fluorodeoxyglucose positron emission tomography and computed tomography in patients with melanoma with palpable lymph node metastases: diagnostic accuracy and impact on treatment. J Clin Oncol. 2009;27: 4774–4780.

88. Egger ME, Brown RE, Roach BA, et al. Addition of an iliac/obturator lymph node dissection does not improve nodal recurrence or survival in melanoma. J Am Coll Surg. 2014;219:101–108.

89. Karakousis CP. Ilioinguinal lymph node dissection. Am J Surg. 1981;141:299–303.

90. Guggenheim MM, Hug U, Jung FJ, et al. Morbidity and recurrence after completion lymph node dissection following sentinel lymph node biopsy in cutaneous malignant melanoma. Ann Surg. 2008;247:687–693.

91. Komisarovas L, Jayasinghe C, Seah TE, Ilankovan V. Retrospective study on the cutaneous head and neck melanoma in Dorset (UK). Br J Oral Maxillofac Surg. 2011;49:359–363.

92. de Wilt JH, Thompson JF, Uren RF, et al. Correlation between preoperative lymphoscintigraphy and metastatic nodal disease sites in 362 patients with cutaneous melanomas of the head and neck. Ann Surg. 2004;239:544–552.

93. Vidal M, Vidal-Sicart S, Torres F, Ruiz DM, Paredes P, Pons F. Correlation between theoretical anatomical patterns of lymphatic drainage and lymphoscintigraphy findings during sentinel node detection in head and neck melanomas. Eur J Nucl Med Mol Imaging. 2016;43:626–634.

94. O'Brien CJ, McNeil EB, McMahon JD, Pathak I, Lauer CS. Incidence of cervical node involvement in metastatic cutaneous malignancy involving the parotid gland. Head Neck. 2001;23:744–748.

95. Martin RC, Shannon KF, Quinn MJ, et al. The management of cervical lymph nodes in patients with cutaneous melanoma. Ann Surg Oncol. 2012;19:3926–3932.

96. Creech O Jr, Krementz ET, Ryan RF, Winblad JN.

Chemotherapy of cancer: regional perfusion utilizing an extracorporeal circuit. Ann Surg. 1958;148:616–632.

97. Kroon BB. Regional isolation perfusion in melanoma of the limbs; accomplishments, unsolved problems, future. Eur J Surg Oncol. 1988;14:101–110.

98. Hildebrandt B, Wust P, Ahlers O, et al. The cellular and molecular basis of hyperthermia. Crit Rev Oncol Hematol. 2002;43:33–56.

99. Abdel-Wahab OI, Grubbs E, Viglianti BL, et al. The role of hyperthermia in regional alkylating agent chemotherapy. Clin Cancer Res. 2004;10:5919–5929.

100. Lienard D, Eggermont AM, Kroon BB, Schraffordt Koops H, Lejeune FJ. Isolated limb perfusion in primary and recurrent melanoma: indications and results. Semin Surg Oncol. 1998;14:202–209.

101. Ghussen F, Nagel K, Sturz I, Isselhard W. [A modified dye dilution method to estimate leakage during regional isolated perfusion of the extremity (author's transl)]. Res Exp Med (Berl). 1982;180:179–187.

102. Sardi A, Minton JP, Mojzisik C, et al. The use of a hand-held gamma detector improves the safety of isolated limb perfusion. J Surg Oncol. 1989;41:172–176.

103. Thom AK, Alexander HR, Andrich MP, Barker WC, Rosenberg SA, Fraker DL. Cytokine levels and systemic toxicity in patients undergoing isolated limb perfusion with high-dose tumor necrosis factor, interferon gamma, and melphalan. J Clin Oncol. 1995;13:264–273.

104. Stam TC, Swaak AJ, de Vries MR, ten Hagen TL, Eggermont AM. Systemic toxicity and cytokine/acute phase protein levels in patients after isolated limb perfusion with tumor necrosis factor-alpha complicated by high leakage. Ann Surg Oncol. 2000;7:268–275.

105. Ghussen F, Kruger I, Smalley RV, Groth W. Hyperthermic perfusion with chemotherapy for melanoma of the extremities. World J Surg. 1989;13:598–602.

106. Williamson IJ, Reid A, Monie RD, Fennerty AG, Rimmer EM. Generic inhaled salbutamol versus branded salbutamol. A randomised double-blind study. Postgrad Med J. 1997;73:156–158.

107. Klaase JM, Kroon BB, van Geel AN, Eggermont AM, Franklin HR, Hart AA. Prognostic factors for tumor response and limb recurrence-free interval in patients with advanced melanoma of the limbs treated with regional isolated perfusion with melphalan. Surgery. 1994;115:39–45.

108. Rosin RD, Westbury G. Isolated limb perfusion for malignant melanoma. Practitioner. 1980;224:1031–1036.

109. Abdelsattar ZM, Mathis KL, Colibaseanu DT, et al. Surgery for locally advanced recurrent colorectal cancer involving the aortoiliac axis: can we achieve R0 resection and long-term survival? Dis Colon Rectum. 2013;56:711–716.

110. Raymond AK, Beasley GM, Broadwater G, et al. Current trends in regional therapy for melanoma: lessons learned from 225 regional chemotherapy treatments between 1995 and 2010 at a single institution. J Am Coll Surg. 2011;213: 306–316.

111. Vrouenraets BC, Nieweg OE, Kroon BB. Thirty-five years of isolated limb perfusion for melanoma: indications and results. Br J Surg. 1996;83:1319–1328.

112. Eggermont AM, Schraffordt Koops H, Klausner JM, et al. Isolated limb perfusion with tumor necrosis factor and melphalan for limb salvage in 186 patients with locally advanced soft tissue extremity sarcomas. The cumulative multicenter European experience. Ann Surg 1996;224:756–764; discussion 64–65.

113. Lejeune FJ, Lienard D, el Douaihy M, Seyedi JV, Ewalenko P. Results of 206 isolated limb perfusions for malignant

melanoma. Eur J Surg Oncol. 1989;15:510–519.

114. Klicks RJ, Vrouenraets BC, Nieweg OE, Kroon BB. Vascular complications of isolated limb perfusion. Eur J Surg Oncol. 1998;24:288–291.

115. Vrouenraets BC, Hart GA, Eggermont AM, et al. Relation between limb toxicity and treatment outcomes after isolated limb perfusion for recurrent melanoma. J Am Coll Surg. 1999;188:522–530.

116. Thompson JF, Kam PC, Waugh RC, Harman CR. Isolated limb infusion with cytotoxic agents: a simple alternative to isolated limb perfusion. Semin Surg Oncol. 1998;14:238–247.

117. May J, Thompson J, Rickard K, White G, Harris JP. Isolated limb perfusion with urokinase for acute ischemia. J Vasc Surg. 1993;17:408–413.

118. Beasley GM, Caudle A, Petersen RP, et al. A multi-institutional experience of isolated limb infusion: defining response and toxicity in the US. J Am Coll Surg. 2009;208:706-15;discussion 15–17.

119. Balch CM, Soong SJ, Atkins MB, et al. An evidence-based staging system for cutaneous melanoma. CA Cancer J Clin. 2004;54:131–149;quiz 82–84.

120. Ollila DW, Hsueh EC, Stern SL, Morton DL. Metastasectomy for recurrent stage IV melanoma. J Surg Oncol. 1999; 71:209–213.

121. Morton DL, Ollila DW, Hsueh EC, Essner R, Gupta RK. Cytoreductive surgery and adjuvant immunotherapy: a new management paradigm for metastatic melanoma. CA Cancer J Clin. 1999;49:101–116, 65.

122. Hoshimoto S, Faries MB, Morton DL, et al. Assessment of prognostic circulating tumor cells in a phase III trial of adjuvant immunotherapy after complete resection of stage IV melanoma. Ann Surg. 2012;255:357–362.

123. Sosman JA, Moon J, Tuthill RJ, et al. A phase 2 trial of complete resection for stage IV melanoma: results of Southwest Oncology Group Clinical Trial S9430. Cancer. 2011;117:4740–4706.

124. Howard JH, Thompson JF, Mozzillo N, et al. Metastasectomy for distant metastatic melanoma: analysis of data from the first Multicenter Selective Lymphadenectomy Trial (MSLT-I). Ann Surg Oncol. 2012;19:2547–2555.

125. Ollila DW, Morton DL. Tumor doubling time and survival. J Surg Oncol. 1999;71:249.

126. Martinez SR, Young SE. A rational surgical approach to the treatment of distant melanoma metastases. Cancer Treat Rev. 2008;34:614–620.

127. Meyer T, Merkel S, Goehl J, Hohenberger W. Surgical therapy for distant metastases of malignant melanoma. Cancer. 2000;89:1983–1991.

第 47 章 发育不良痣

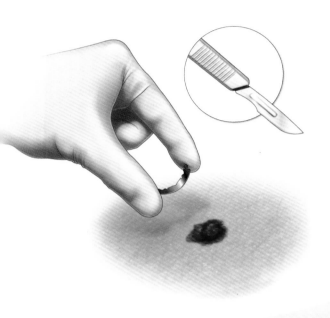

原著者 Lauren C. Strazzulla
Caroline C. Kim

翻 译 李晓康 党宁宁
审 校 马兰兰 马立娟

概要

- 临床非典型痣（CAN）和发育不良痣（DN）是黑色素瘤高风险患者的临床病理标志物。患者应该定期检查 CAN/DN 监测黑色素瘤。
- CAN 并不是黑色素瘤的专性前体，不需要切除，可以临床监测其变化。
- 人们相信大多数黑色素瘤是自发出现，与前体痣无关。

初学者贴士

- 如果高度怀疑黑色素瘤，则对色素性病变进行活检。活检的其他原因包括刺激、美学或难以自我监测的非典型病灶。
- 切除活检是去除黑色素瘤相关病变的首选方法，可以提供最准确的诊断和最小的复发风险。

专家贴士

- 在最初的活检中，轻度和中度 DN 且边缘清晰的情况下不需要进行再切除。
- 组织学边缘阳性并且无临床色素沉着残留的轻度 DN，可安全观察。

切记！

- 对组织学边缘阳性并且无临床残留的中度 DN 进行观察可能是合理的，但这需要更多的数据支持。
- 组织学边缘阳性的严重 DN 应进行再次切除。

陷阱和注意事项

- 虽然应该考虑活检的发病率，当的确考虑存在黑色素瘤病变的情况下，活检尚不可替代。
- 除非临床医师对任何 CAN 病变都倾向于活检，连续皮肤镜检查对黑色素瘤的进展是没有影响的。

患者教育要点

- 应该告知患者，不是所有的 CAN 都会发展成黑素瘤，它们是黑色素瘤风险的标志物，而不是癌前病变。
- 因此，只要没有发展并且与患者的其他 CAN 相似，大多数 CAN 都可以临床观察。

收费建议

- 将刮削作为活检还是作为刮除的决定基于外科医师的意图，即使是又深又宽的勺状刮削，如果目的是对问题病变进行检查，那也应该将其视为活检。

引言

　　临床非典型痣（clinically atypical nevi, CAN）/发育不良痣（dysplastic nevi, DN）是黑色素细胞痣的一个亚类，临床表现为不规则、边界不明确、形状不对称、不规则色素沉着且一般大于 5mm。当活检时，这些病变有特定的组织学表现，包括黑色素细胞增殖紊乱和相关的非典型性细胞。虽然 CAN/DN 本身不是黑色素瘤的专性前体，但它们是患者黑色素瘤风险增加的临床病理标志。一些有数个 CAN/DN 的患者在临床上难以随访，可能需要对可疑的黑色素瘤病灶进行外科手术。

背景

　　苏格兰外科医师 William Norris 在 1820 年报道了第 1 例皮肤黑色素瘤。他还观察到患者身上有着大量的痣，并提出这两种情况可能具有相关性。在 20 世纪 70 年代，CAN/DN 在黑色素瘤易发家庭中的个体中被描述。1978 年，Clark 及其同事将 CAN/DN 描述为家族性恶性黑色素瘤（familial malignant melanoma, FMM），家族中患者的"B-K 痣综合征"（以研究中的 2 名患者命名）的一部分。与此同时，Lynchs 小组报道了黑色素瘤易发家庭中的 4 人，发现其中 3 人有大量的 CAN（>200）。1980 年，Elder 等提出了"发育不良痣"一词，指的是与常见痣或普通痣（common nevi, CN）相比，这些痣的外形不规则，色素沉着，在防晒区内更常见，组织学上有发育不良的证据。美国国立卫生研究院（National Institutes of Health, NIH）于 1992 年召开了一次共识会议，进一步确定 DN 的组织学标准，并推荐临床术语"非典型痣"对比病理学术语"伴有结构紊乱的痣"。

病理生理学

　　在 DN 的发展过程中涉及几种基因改变。例如，细胞周期调节因子 p16INK4a 的突变似乎与肿瘤以及 DN 发生有关。Bishop 等对 5 个发生 p16 突变的家庭进行的研究表明，p16 突变基因的携带者更有可能有超过 100 个痣。其他如 BRAF、NRAS 和错配修复酶的突变也存在于 DN 中，但这些突变也可以在黑色素瘤和 CN 中发现。Scatolini 等检查了 CN、DN 和黑色素瘤的基因表达模式，指出 DN 和 CN 之间有很多相似的基因表达，包括参与有丝分裂，细胞凋亡，以及转录调控的基因表达。然而，与 CN 相比，DN 显示了较高的 Ki-67（增殖标志）阳性。表明细胞分裂的细胞周期蛋白 D1

和 D3 是 DN 的中间产物，其表达水平介于 CN 和黑色素瘤观察值之间。因此，DN 可能比 CN 增殖更活跃，但又不如黑色素瘤那样显著。黑色素瘤易发家族痣表型的常染色体显性遗传模式已被假定，其中许多家族在 CDKN2A 位点有突变。

　　紫外线（UV）照射也被认为是导致 DN 发展的原因。然而，这是有争议的，因为一些研究没有发现阳光暴露和 DN 之间的关系，而另一些研究发现，间歇性阳光照射的皮肤上 CAN 的密度最大，所谓的创伤暴露—超过皮肤自然抵抗力的强烈暴露。最后，宿主免疫系统的改变可能与多发 DN（"暴发性 DN"）的发展有关。这可能发生在器官移植的免疫抑制、化疗、HIV 的全身免疫抑制和某些血液恶性肿瘤的背景下。

CAN 的临床特征

　　CAN 的诊断是临床上作出的，有不同的标准来识别这些痣（表 47-1）。与 CN 相比，CAN 直径更大，并可能具有黑色素瘤 ABCDs 的某些特征（不对称、边界不规则、颜色不均、直径变大），这可能使得患有多发 CAN 患者的黑色素瘤筛查更具有挑战性。

　　Tucker 等所制定的标准被认为是最具临床相关性的，因为它们曾被作为关于黑色素瘤风险和痣的最大研究之一。标准包括直径 ≥ 5mm，存在污斑和至少 2 条以下标准：①不规则色素沉着；②不规则和不对称的轮廓；③模糊的边界。荷兰研究组也提出了另一套标准，见表 47-1。CAN 临床病例如图 47-1 所示。

DN 的组织学特征及病理报告

　　组织学上，DN 被描述为具有不同于 CN 的特征。Clark 等最初描述 DN 为具有非典型性细胞学和结构特征。这些特征包括非典型黑色素细胞形态、非典型黑色素细胞增生、乳头状真皮纤维增生和淋巴细胞浸润。DN 被描述过的其他特征还包括具有不同形状和大小的椭圆巢桥接表皮突。上皮样细胞增生是 DN 的另一种生

表 47-1　非典型痣的临床诊断标准

Tucker 等	直径≥5mm，并具有以下 3 点中至少 2 点：
	1. 不规则色素沉着
	2. 轮廓不规则和不对称
	3. 边界模糊
Dutch Working Group	1. 直径 ≥ 5mm
	2. 边界模糊
	3. 形状不对称
	4. 不规则色素沉着
	5. 红色

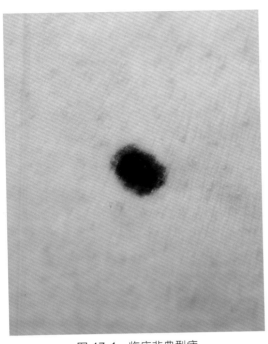

图 47-1　临床非典型痣

长模式，其特征是细胞核大而圆，胞质丰富而苍白。真皮乳头层也可见明显的血管化。世界卫生组织制定了组织学诊断的主要和次要标准，发现 141 个标本（包括 CN、DN 和黑色素瘤）的诊断总体一致性为 92%（表 47-2）。其他组织，如宾夕法尼亚大学、欧洲癌症研究和治疗组织以及杜克大学（表 47-3）也报道了针对 DN 报告和评分的指南。

　　DN 的病理报告在不同机构和实践中是不一样的，一些病理学家用轻度、中度、重度发育不良来分级，而其他人喜欢用低度或高度发育不良来报道。因为低水平和高水平发育不良的区别是基于皮肤病理专家解释的组织学异型性，值得注意的是，观察者之间不一致性已被证实，皮肤病理专家的经验和水平潜在地影响一致性。一项研究确实显示，在一套严格的评分系统下，皮肤病理学家之间的差异很大程度上保持在一个等级的平均水平（55% 的病例），而只有 3% 的病例存在两个或两个以上的等级差异。DN 具有异质性，这意味着不同病变不一定都有非典型性特征，这进一步影响了 DN 的分级，导致部分切取活检可能出现潜在取样错误。病变的组织学特征尚未被证明与病变的生物学行为有关。

CAN/DN 的临床意义及转化为黑色素瘤的风险

　　CAN/DN 能同时具有散发性和家族性起源，与患黑色素瘤的风险增加有关。CAN/DN 曾经在家族性非典型性痣和黑色素瘤综合征（familial atypical mole and melanoma syndrome，FAM-M）中描述过，患者

表 47-2　世界卫生组织黑色素瘤项目组对非典型性黑色素细胞痣的组织学诊断标准

主要标准
1. 基底层非典型痣细胞的增生（超过任何真皮痣细胞成分至少 3 个表皮突或"钉突"）
2. 这种增生通常呈雀斑样或上皮样

次要标准
1. 薄层状纤维化或同心嗜酸性纤维化
2. 新血管形成
3. 炎症反应
4. 表皮突的融合

诊断需要 2 个主要标准和 2 个次要标准。

表 47-3　杜克大学发育不良性痣分级标准

结构紊乱	1. 两侧巢状连接（0：是，1：不是） 2. 整体对称性好（0：是，1：不是） 3. 巢状聚集大于 5%（0：是，1：不是） 4. 明显的基底上扩散或出现在边缘（0：不是，1：是） 5. 增殖聚集 50% 以上（0：不是，1：是） 6. 单细胞增殖缺失或局灶性（0：是，1：不是） 评分：轻度，0～1；中度，2～3；重度，4～6
细胞学异型性	1. 细胞核圆形或卵圆形，染色质浓染（0：是，1：否） 2. 细胞核大于基底层角质形成细胞核（0：否，1：是） 3. 核仁明显（0：否，1：是） 4. 细胞直径为角质形成细胞的 2 倍以上（0：否，1：是） 评分：轻度，0～1；中度，2；重度，3～4

结构紊乱和细胞学异型性分别评分，每一条为"0"或"1"，最后相加。

有黑色素瘤家族史并有 50 个以上的痣，这些痣至少有一个具有非典型组织学特征。这些人患黑色素瘤的风险明显增加。

　　非家族性 CAN/DN 作为一种独立发现使患黑色素瘤的相对风险增加了 2～8 倍。一项病例对照研究显示，15% 的黑色素瘤患者被诊断为 CAN/DN，相比之下，对照组只有 2%。另一项病例对照研究发现，在英国和澳大利亚患者中，CAN 的存在［定义为不规则的色素沉着和（或）不规则边界，直径至少 5mm］与黑色素瘤的风险显著相关。CAN 数量越多，患黑色素瘤的风险就越大。此外，更高程度的非典型性似乎与黑色素瘤风险的增加有关：根据一项对 4481 名患者的研究，轻

度、中度或重度非典型性导致黑色素瘤的诊断比例分别为 5.7%、8.1% 和 19.7%。

虽然 CAN/DN 患者患黑色素瘤的风险增加，并且需要定期筛查，但 CAN 不是黑色素瘤的专性前体。不像宫颈癌或结肠癌中其他类型的发育不良，CAN 不被认为是癌前病变或向恶性进展。

因此，CAN 可临床随访评估稳定性，活检可用于可疑黑色素瘤病变的病灶，也可用于比较麻烦或难以自我监测的病灶。黑色素瘤可由 CN 或 CAN/DN 发展而来。虽然已经计算评估过痣向黑色素瘤的转化率，CAN/DN 转化为黑色素瘤的真正生物学转化率尚不清楚。有几项研究表明，DN 和 CN 发展成黑色素瘤的风险相当，这表明 DN 可能不会增加恶性转化的风险，因此不需要多加积极地处理。有趣的是，在一项组织学研究中证实 DN 被移植到无胸腺裸鼠，即使在紫外线照射下，也没有发现 DN 会转化为黑色素瘤。Tucker 等指出，在随访 25 年的 844 例患者中，DN 大部分退却或保持稳定。大多数黑色素瘤是原发性的，只有 20%～40% 的黑色素瘤是由前体痣发展而来的。

CAN/DN 患者的临床评价与管理

由于 CAN/DN 患者患黑色素瘤的风险增加，因此需要定期对其进行黑色素瘤筛查。鉴于 CAN 的临床特征有时可能与黑色素瘤重叠，而一些患者可能有大量 CAN，故临床检查比较有挑战性。不同的临床线索已被识别，以帮助发现与恶性肿瘤有关的病变。这些包括 ABCDEs（不对称、边界、颜色、直径和扩展）和"丑小鸭征"，它使用的假设是，在同一个体大多数痣往往具有相似的表型模式，而黑色素瘤通常会在外观上有所不同。临床鉴别黑色素瘤与 CAN 的总体准确性估计在 65%～80%。

皮肤镜（epiluminescence microscopy）可提高临床黑色素瘤诊断的准确性，是 CAN/DN 患者的重要诊断工具。皮肤镜利用手持放大镜发出的偏振光来观察更深层次的色素沉着模式以及皮肤内部的基质和血管结构。研究表明，使用皮肤镜能提高黑色素瘤的诊断准确率，但需要培训。皮肤镜下大部分 DN 可被分为 6 种类型：①网状；②球状；③均质状；④网球状；⑤网状均质；⑥球状均质。或者 DN 也可以根据色素分布分为以下亚型：均匀的、多灶的高／低色素沉着和中央或偏心的高／低色素沉着。各种皮肤镜模式分析算法可用来帮助区分黑色素瘤和痣。

全身摄影（total body photography，TBP）是另一种帮助管理 CAN/DN 患者的工具，它通过监测痣随着时间的推移相对于一组基线图像的变化来帮助管理。对于痣较多或痣的颜色、形状、大小较复杂的人

群，TBP 尤其有用。TBP 用于全国许多色素病变专科诊所，它包含一系列以标准化位置拍摄的照片，以优化痣和皮肤镜下单个痣图像的观察，以供临床医师随着时间的推移对患者进行随访时使用。通过全身基线图像对比，更容易发现色素病变的新变化。这种方法已经被证明可以让临床医师在早期准确地发现黑色素瘤，同时减少不必要的活检和患者的焦虑。一项关于 TBP 的研究中，色素性病变在诊所接受 TBP 前的活检率与接受 TBP 后的活检率相比，从每年 1.56 次活检率显著下降到低于每年 0.2 次（译者注：原文数据引用有误，详参文献 Truong A. Reduction in nevus biopsies in patients monitored by total body photography. JAAD，2016.）；TBP 后减少了 3.8 倍。当没有专业的摄影服务时，自我拍摄也是一种合理的监测方法。

外科手术方法

决定何时及如何活检

对色素性病变进行活检的决定基于临床对黑色素瘤的怀疑程度，其目标是在最早、可治愈的阶段发现黑色素瘤，同时避免对稳定和普通的 CN 和 CAN 进行不必要的活检。临床医师考虑活检的其他情况包括受刺激的痣、有美容考虑的痣或难以自我监测区域的痣。重要的是，尤其是对于多发 CAN 的患者，要告知患者 CAN 不是黑色素瘤的专性前体，而且大多数 CAN 一生都保持稳定。建议临床医师对可疑变化进行谨慎的自我监测和临床监测，可预防多次活检和切除所产生的发病率、停工和焦虑。预防性切除所有患者的痣既没必要又会引起过度的病态。这种策略在预防黑色素瘤方面也没有效果，因为尽管患者有痣但黑色素瘤可能更容易原发产生。

活检前，应检查色素病变以确定最佳的活检方法。切除活检是评估可疑黑色素瘤病变的首选方法。国家综合癌症网络（National Comprehensive Cancer Network，NCCN）和美国皮肤学会（American Academy of Dermatology，AAD）指南建议，活检应在临床色素沉着区域以外的正常皮肤 1～3mm 范围内进行。根据病变的大小和位置，可以通过刮削／勺状刮削、钻取打孔或梭形切除活检来完成（表 47-4）。

切除活检的好处是它可以提供最完整的组织检查标本。这增加了对色素性病变正确诊断的可能性，其中组织学诊断取决于病变的完整结构以及细胞异型性的范围。尽管临床医师可以选择刮削／勺状刮削和钻取／梭形切除，最近的一项研究表明，临床怀疑程度影响活检方式的选择，调查的多数临床医师选择全厚钻取或梭形切除高度怀疑为黑色素瘤的病变，而刮削技术更多地用于怀疑程度较低的病灶。完全切除色素性病变也可减少

表 47-4 色素性病变活检技术

	技术	益处/其他需要考虑的问题	临床应用
切除活检	刮削/勺状刮削	1. 假设临床医师没有横断外周边缘或深缘，可以完整的评估，以获得准确的病理诊断 2. 侵入性较小，由于不需要缝合，故对患者的活动限制较小 3. 伤口可能需要更长的时间二期愈合	1. 高度怀疑是黑色素瘤病变 2. 张力较大部位或难以一期闭合部位的病变（如中背部）
	全厚（钻取或梭形切除）	1. 最完整的外周及深缘控制，病理诊断准确 2. 降低临床复发风险 3. 患者将有暂时的活动受限和缝合线	1. 高度怀疑是黑色素瘤病变 2. 一期闭合是可行的
部分切取活检	刮削/勺状刮削活检	1. 由于没有缝合，对患者的活动限制较少 2. 可能会有取样错误	1. 怀疑黑色素瘤的较小病变，由于刺激或美容考虑而切除 2. 面积很大的可疑污斑病变，切除活检较为复杂
	全厚（钻取或椭圆形切取）活检	1. 患者可能有暂时的活动受限和缝合线 2. 能否评估病变的深层成分 3. 可能会有取样错误	1. 怀疑黑色素瘤的较小病变，由于刺激或美容考虑而切除 2. 面积大、可疑的、丘疹状或硬化的病灶，切除活检较为复杂

阳性边缘和复发的可能性。复发性痣在临床上可表现为非典型性，并表现为非恶性的组织学异型性（假性黑色素瘤），组织学上类似于浅表播散性黑色素瘤，导致误诊。

在某些临床情况下，也可以考虑对色素性病变进行部分切取活检（表 47-4）。AAD 和 NCCN 指南支持对某些特定解剖区域（肢端，包括面部在内的美容敏感区域）或难以完全切除的较大病变使用部分切取活检方法。在这些病例中，应选择临床上不典型性最明显的区域进行活检。然而，在某些情况下，部分切取活检可能无法诊断黑色素瘤，因为仅对黑色素细胞病变的一部分进行取样可能不能准确反映整个病变的生物学特性，而且研究表明，临床异型性不一定与组织学异型性相关。当使用部分切取活检并有明显色素残留时，应告知患者监测异常再生，临床医师也应继续监测其余色素性病变是否有转变为黑色素瘤的可能性。

钻取/切除活检

在进行活检之前，通常用 70% 异丙醇消毒，并使用利多卡因和肾上腺素进行麻醉。

钻取活检依靠一个有锋利圆形切边的金属圆筒取出直径通常在 2~8mm 的全厚皮肤样本。对于色素性病灶，理想的钻取直径应该超过色素部位至少 1mm，以达到完全切除病灶的目的。临床医师可以对色素病变周围的皮肤进行轻压评分，以评估正确尺寸的打孔器冲头，并绘制钻取的最佳位置图以形成清晰的临床边缘。用手指以圆周运动旋转孔器，直到钻孔器穿过真皮到达阻力较小的皮下脂肪层（图 47-2），然后用镊子夹起皮片，并将其从皮下组织切下。

止血通常是通过 1~3 次间断缝合来实现；胶带或埋藏的真皮缝合线可用于较大的缺损。根据解剖部位的不同，一般在术后 5~14 天内拆除不可吸收缝合线。或者，如果钻孔很小，或者由于张力或其他原因导致伤口难以一期愈合，那么允许伤口进行二期愈合可能是比较合适的，如果需要可以使用吸收性明胶海绵止血。电灼、氯化铝或其他止血剂不太适合，因为这些方法可能会影响伤口愈合。二期愈合的钻取活检部位可能适用于较年轻的患者，他们易于护理钻孔部位，其效果可能与躯干或四肢钻取活检的 4mm 伤口经过缝合的效果相当。年龄较大的患者和那些需要较大钻取活检的患者可能不适合二期愈合，由于术后疼痛、愈合时间和瘢痕形成导致愈合结果并不理想。黏合剂不足以闭合钻孔，因为它们不能承受足够的张力。根据定义，切口穿刺活检取样于较大病变的一部分。对于色素性病变，可以考虑在特定的情况下应用（表 47-4）。一般来说，虽然切除活组织检查是去除黑色素瘤可疑病变的首选方法，一些色素性病变由于大小或位于敏感的解剖区（如面部或足部）可能难以全部去除，故临床医师可能会选择先取病变的一部分进行活检。虽然不能对病变进行完整的横向结构评估，但通过钻取活检可以准确评估病变的深度，因此对于可触及的或硬化的可疑病变是可取的。

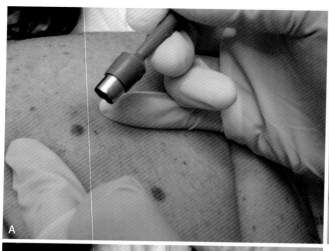
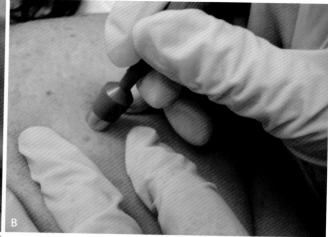
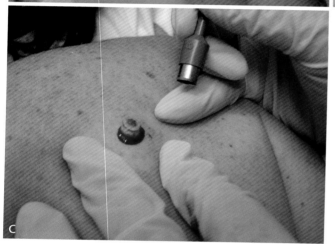

图 47-2 A. 钻取活检技术（8mm 钻孔）：用手将皮肤拉紧，穿刺位置大约允许遗留皮损周围正常皮肤边缘。B. 钻孔装置放置在病变周围，用手指边旋转边施加压力，向下穿过真皮到达皮下脂肪层感到阻力锐减。C. 通过钻取非典型性色素病变周围 2mm 正常皮肤，临床医师切断基底之后缝合

刮削 / 碟形活检和切除

刮削活检和色素性病变切除是快速、常用的手术，在某些临床情况下可能会达到与钻取活检或全厚皮肤切除类似的效果。一般来说，这一手术可以用无菌、灵活的剃刀片进行刮削或碟状刮削。临床医师可以选择使用带柄的 15 号分开的无菌柔韧刀片，或者使用 DermaBlade®。首先皮内注射麻醉以使病变轻微升高和肿胀，以便活检更容易进行。在活检过程中，非惯用手用于稳定和拉紧皮肤。浅表活检可残留色素病变，呈中央斑点状或外周边缘状，可以通过增加刀片向下的角度和侧向压力来避免。另一种增加刮削深度的方法是捏住痣下面的组织，使要去除的部位凸起。较深的刮削会导致更大的伤口，这可能与凹陷瘢痕产生有关。带柄的 15 号刀片可以用于中背部等高张力区域可疑色素性病变的碟形活检。

在碟形活检中，对病变周围 1 ~ 2mm 的正常皮肤边缘可以通过沿标记对刀片轻微施加压力进行标记和评分。这样就可以控制活检的边缘。沿标记施加轻微连续的切向压力划过真皮释放皮肤标本。取出的样本在下表面呈凸形（图 47-3）。

与用缝合线修复的切口相比，较大的刮削切除和碟形活检可能需要更长的愈合时间，要告知患者继续伤口护理，直到皮肤完全愈合。愈合后有增生性瘢痕或瘢痕疙瘩的患者可能更喜欢钻取或椭圆形切除。然而，大多数患者认为刮削活检后的瘢痕是可以接受的，与其他方法相比更易于接受，如更深入到真皮或皮下浅层的侵袭性切除（图 47-3）。刮削活检技术与色素性病变较高的复发风险有关。一般来说，刮削活检比钻取或椭圆形切除更浅表，而且更可能留下阳性深缘，但是临床医师的经验可能在如何准确切除色素性病变方面发挥作用，许多色素性病变都可以通过这种方式进行有效的活检。

虽然对可疑的色素性病变进行切除活检是可取的，但某些情况下，临床医师可能会倾向于对色素性病变进行刮削活检。这些情况包括直径较大的难以全部清除的病灶；特定解剖区域（肢端和面部）的病变；临床怀疑度较低的病灶，如因刺激或美学考虑而去除的病灶（表 47-4）。在进行刮削活检时，应考虑取样误差和无法评估深层组织等局限性。对于任何局部切取活检，活检后残留的任何临床色素性病变都应予以监测黑色素瘤转变的可能性。

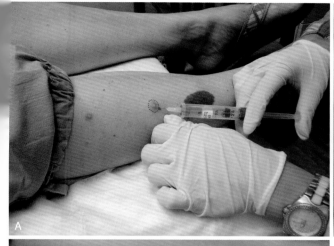

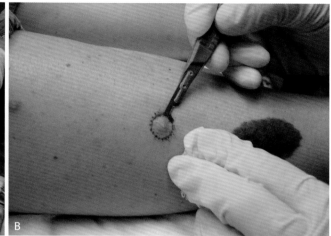

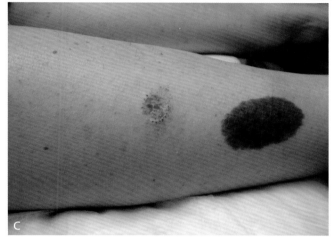

图 47-3　A. 碟状切除活检技术：病灶用手术笔在周围正常皮肤 2~3mm 边缘标记，清洁并麻醉。B. 标记的病灶沿边缘划开，刀片沿切线持续地划过真皮。C. 病变切除后创面外观

梭形切除

　　梭形或椭圆形切除既是皮肤外科的基石，也是彻底清除不典型色素的病变的一种实用的技术。理想情况下，切除应该包括色素性病变周围至少 2mm 的正常皮肤边缘，梭形切除会形成一个比计划切除的宽度长 3~4 倍的缺损（图 47-4）。切口延伸至皮下组织，最好使瘢痕与松弛的皮肤张力线平行。在确定手术方案和方位后，用手术标记笔标记皮肤，以无菌方式清洁和准备。然后进行局部麻醉。一旦切口线到达皮下，均匀厚度的组织通过皮下脂肪层梭形切除。适当的清理和止血后，可通过多种方法缝合，目的是使创面尽量复原，最大程度外翻并减少创面张力。通常分层缝合。有关线性切除和修复的完整讨论，请参见第 18 章。

　　2~3mm 边缘的梭形切除活检是对可疑色素性病变进行切除活检的理想方式，这样外周和深缘都可以被临床医师精确地掌握。切除活检的目的是切除完整的病灶进行精确地诊断，初次切除时，2~3mm 以上的边缘一般是不需要的。如果可疑的色素性病变被认为是黑色素瘤，必须考虑后续广泛性局部切除和前哨淋巴结活检的可能性，临床医师应该注意初次切除的方向和大小。这

对于第二次更广泛的切除和准确定位前哨淋巴结是很重要的。DN 的再次切除也通常以梭形的方式进行，以确保完全切除所有残余病灶，一些临床医师倾向于通过再次梭形切除 5mm 来治疗严重 DN。

决定何时切除 DN

　　尽管对色素性病灶切除活检的目的是完全切除，但组织学阳性边缘还是有可能被遗留。根据定义，组织学阳性边缘预期是在局部切除活检后有残留。从 1992 年开始，NIH 关于 DN 的共识文件没有关于 DN 二次切除的指导方案，临床医师一直面临的挑战是在初次活检后确定何时建议患者对 DN 进行二次切除。DN 二次切除在地域上有所不同，因为缺乏数据来帮助了解 DN 转化为黑色素瘤的实际风险。2002 年，一项对 AAD 成员的调查显示 67% 的调查对象倾向于二次切除组织学边缘呈阳性的 DN。然而，最近发表的几项研究探讨了对组织学边缘阳性 DN 进行观察的作用。此外，Goodson 和 Hocker 等的研究还观察到总计 184 例组织学边缘阳性的 DN，活检部位未发生黑色素瘤，随访时间分别为超过 2 年和平均 17.4 年。另外两项研究共检查了 219

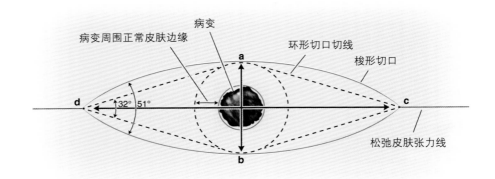

图 47-4 梭形切除

例组织学边缘阳性 DN 的二次切除标本，以评估二次切除标本中是否存在黑色素瘤。Abello-Poblete 的研究发现组织学边缘阳性 DN 的二次切除标本内未发现黑色素瘤，而 Reddy 等的研究发现 127 例二次切除标本中有 2 例（1.6%）原位黑色素瘤，起源于初次活检的部位，诊断为中度至重度 DN，该作者建议切除组织学边缘阳性的高分级 DN。最近，一项对 498 名活检时边缘呈阳性的轻度或中度 DN 患者进行的研究显示，转化为黑色素瘤的概率非常低，观察的 DN 中有 2% 的患者转化为黑色素瘤。相比之下，二次切除的 DN 有 0.06% 转化为黑色素瘤。虽然这种差异没有统计学意义，研究人员可能没有动力去检测这么小的一个效果差异，因此应继续仔细考虑二次切除的必要性。

最近的研究表明，随着时间的推移，越来越多的临床医师选择对组织学边缘阳性的低分级 DN 进行临床观察。2009 年对芝加哥皮肤科医师的一项调查显示，79% 的受访者观察到轻度 DN 伴有阳性边缘，81% 的受访者二次切除的中度 DN 伴有阳性边缘，95% 的受访者二次切除的重度 DN 伴有阳性边缘。2014 年对新英格兰地区皮肤科医师关于无临床色素残留但有阳性组织学边缘 DN 的管理调查显示，95% 的被调查者观察到轻度 DN 伴组织学边缘阳性，39% 的被调查者观察到中度 DN 伴组织学边缘阳性，100% 的严重 DN 二次切除伴组织学边缘阳性（表 47-5）。大多数皮肤科医师认为，边缘呈阳性的严重 DN 应再次切除，因为这些病变在组织学上可能与早期黑色素瘤重叠。

为了强调对活检后组织学边缘阳性 DN 的管理建议中的临床差异，黑色素瘤预防工作组色素性病变小组委员会 2015 年发表了共识声明，通过建立共识的德尔菲技术，作者们提出了组织学边缘阳性 DN 的管理建议。建议中一致认为，组织学边缘清晰的轻度或中度非典型性 DN 不需要再次切除。对于组织学边缘阳性且无临

表 47-5　2014 年新英格兰地区皮肤科医师对组织边缘阳性、无临床色素残留的发育不良性痣的处理情况调查结果

	观察（%）	二次切除（%）
轻度	95	5
中度	39	61
中 - 重度	5	95
重度	0	100

床色素残留的轻度 DN 可通过观察处理。对组织学边缘阳性且无临床色素残留的中度 DN，共识声明建议临床观察可能是合适的，但需要更多的数据支持。所有组织学边缘阳性的严重 DN 均应再次切除，以达到 2~5mm 的临床阴性边缘。

对 CAN/DN 患者其他临床建议

CAN/DN 患者有发生黑色素瘤的风险，要告知患者这些痣作为黑色素瘤风险标志的重要性（虽然不是专性前体），并告知活检的原因，自我皮肤检查以及防晒的重要性。建议每月进行一次自我皮肤检查，并告知患者相关的变化可以促进临床评估。"丑小鸭"征可以非常有用，尤其是对那些多发 CAN 的患者。这有助于患者简化检查流程，识别痣的常见模式，并寻找因任何原因而分离的皮损。建议患者穿防晒服，尽量减少日晒，并在暴露的皮肤上涂 SPF30 或更高倍数的防晒霜。关于其他筛查建议，皮肤科医师的一项调查发现，很少有临床医师建议患者接受眼科医师的检查，以检查眼部黑色素细胞瘤（2.9%），11.5% 的报告通常是转诊患者，45.5% 的医师说他们会建议转诊，但并不是经常。尽管许多研究已经证实了非典型性痣综合征和眼部恶性黑色素瘤之间的联系，但是一篇关于这种联系的综述文章也指出，

有几项研究没有发现这种联系，所以这种联系还很不明确。

随访时间可根据痣的数量、检查的复杂性、临床和组织学异型性程度、黑色素瘤的个人或家族史而定。在一项研究中，对于没有个人或家族黑色素瘤病史的 DN 患者，58.8% 的皮肤科医师建议每 12 个月随访一次，而 32.8% 的医师更喜欢每 6 个月随访一次。所有以前的活检部位都应监测有无变化，如果有明显变化应重新活检。虽然在活检后的最初几个月内，瘢痕内偶尔会出现复发性色素沉着，但如果新的色素沉着超出了瘢痕，或在活检后较长一段时间后出现，则这可能与黑色素瘤有关，残留色素病变需再次活检（图 47-5 至图 47-7）。

总结

从外科角度看，大多数 DN 易于线性切除。活检的目的应该是获得具有代表性的、理想的完整病变样本。术语"切除活检"包括许多方法，包括深刮活检或勺状活检、碟状活检、钻取活检和梭形切除活检。最终，任何外科手术干预都应该在针对单个患者的整体管理方法的背景下进行。

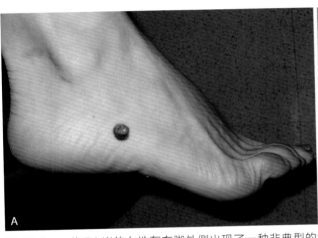
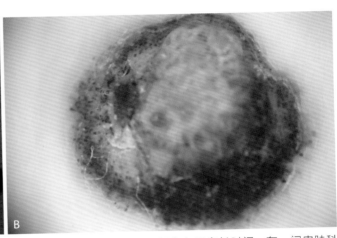

图 47-5　一位 54 岁的女性在右脚外侧出现了一种非典型的色素斑块，她不知道此斑块已经存在了多长时间。在一间皮肤科诊所做切口浅表刮除活检，结果显示表皮黑色素细胞有严重的非典型性增生。随后对其余色素性病变进行了小钻孔活检，发现 3.3mm Clark IV 期非溃疡性侵袭性黑色素瘤。患者被转到肿瘤外科进行局部广泛切除及前哨淋巴结活检，结果是阳性的。这个病例突出了切口刮除活检的一个缺陷，它会出现取样错误，不能显示色素性病变最不典型的部分。如果可能，对于皮肤上可疑的色素性病变，切除活检是首选的活检方法
　　A. 右足外侧非典型色素病变的临床照片；B. 近距离皮肤镜照片（10×）。

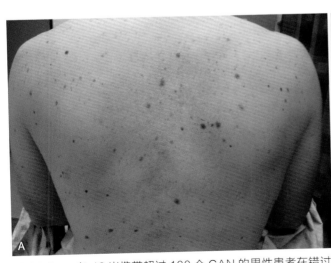
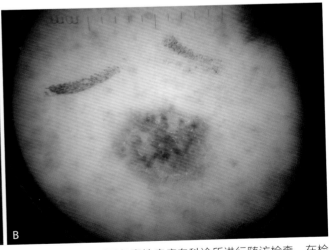

图 47-6　一名 46 岁携带超过 100 个 CAN 的男性患者在错过了几次预约检查后返回色素性疾病专科诊所进行随访检查。在检查过程中，利用全身数字摩尔标测基线比较和皮肤镜检查，发现了一个值得关注的病灶。此色素性病变在颜色上与患者的其他类型痣有所不同，此外，它的皮肤镜模式混乱、不对称，有色素条纹和退行性变化。切除活检显示 0.56mm，Clark III 期无溃疡浸润性黑色素瘤
　　A. 多发临床不典型痣患者的临床照片；B. 经检查发现一处病变有不典型色素条纹及退行性变化的皮肤镜照片（10×）。

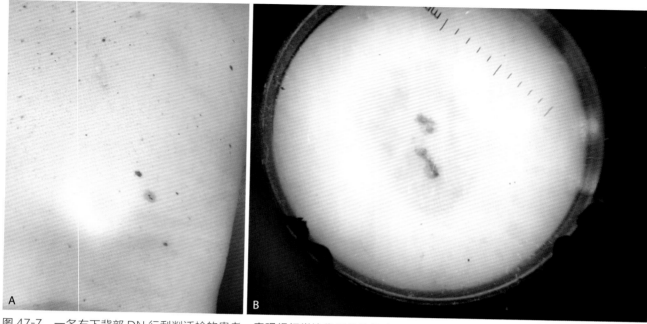

图 47-7 一名右下背部 DN 行刮削活检的患者，表现组织学边缘阳性的轻度 DN，几个月后回访。临床检查发现瘢痕中心内有少量色素沉着。由于原活检显示为轻度发育不良，术后前几个月出现色素沉着，且色素沉着在瘢痕内，故认为色素沉着为复发性痣，临床随访未见进一步改变

A. 背部色素性病变刮削活检后临床不典型痣患者的临床照片；B. 瘢痕近距离皮肤镜照片（10×）。

参考文献

1. Salopek TG. The dilemma of the dysplastic nevus. Dermatol Clin. 2002;20(4):617–628.
2. Kim CC, Swetter SM, Curiel-Lewandrowski C, et al. Addressing the knowledge gap in clinical recommendations for management and complete excision of clinically atypical nevi/dysplastic nevi: Pigmented Lesion Subcommittee consensus statement. JAMA Dermatol. 2015;151(2):212–218.
3. Piepkorn MW, Barnhill RL, Cannon-Albright LA, et al. A multiobserver, population-based analysis of histologic dysplasia in melanocytic nevi. J Am Acad Dermatol. 1994;30(5):707–714.
4. Steijlen PM, Bergman W, Hermans J, Scheffer E, Van Vloten WA, Ruiter DJ. The efficacy of histopathological criteria required for diagnosing dysplastic naevi. Histopathology. 1988;12(3):289–300.
5. Norris W. A case of fungoid disease. Edinb Med Surg J. 1820;16:562–565.
6. Clark WH Jr., Reimer RR, Greene M, Ainsworth AM, Mastrangelo MJ. Origin of familial malignant melanomas from heritable melanocytic lesions: 'The B-K mole syndrome'. Arch Dermatol. 1978;114(5):732–738.
7. Lynch HT, Frichot BC 3rd, Lynch JF. Familial atypical multiple mole-melanoma syndrome. J Med Genet. 1978;15(5):352–356.
8. Elder DE, Goldman LI, Goldman SC, Greene MH, Clark WH Jr. Dysplastic nevus syndrome: a phenotypic association of sporadic cutaneous melanoma. Cancer. 1980;46(8):1787–1794.
9. Goldsmith LA, Askin FB, Chang AE, et al. Diagnosis and treatment of early melanoma: NIH consensus development panel on early melanoma. JAMA. 1992;268(10):1314–1319.
10. Lee JY, Dong SM, Shin MS, et al. Genetic alterations of p16INK4a and p53 genes in sporadic dysplastic nevus.

Biochem Biophys Res Commun. 1997;237(3):667–672.
11. Bishop JA, Wachsmuth RC, Harland M, et al. Genotype/phenotype and penetrance studies in melanoma families with germline CDKN2A mutations. J Invest Dermatol. 2000;114(1):28–33.
12. Hussein MR, Roggero E, Sudilovsky EC, Tuthill RJ, Wood GS, Sudilovsky O. Alterations of mismatch repair protein expression in benign melanocytic nevi, melanocytic dysplastic nevi, and cutaneous malignant melanomas. Am J Dermatopathol. 2001;23(4):308–314.
13. Pollock PM, Harper UL, Hansen KS, et al. High frequency of BRAF mutations in nevi. Nat Genet. 2003;33(1):19–20.
14. Shpitz B, Klein E, Malinger P, et al. Altered expression of the DNA mismatch repair proteins hMLH1 and hMSH2 in cutaneous dysplastic nevi and malignant melanoma. Int J Biol Markers. 2005;20(1):65–68.
15. Uribe P, Wistuba II, Gonzalez S. Allelotyping, microsatellite instability, and BRAF mutation analyses in common and atypical melanocytic nevi and primary cutaneous melanomas. Am J Dermatopathol. 2009;31(4):354–363.
16. Scatolini M, Grand MM, Grosso E, et al. Altered molecular pathways in melanocytic lesions. Int J Cancer. 2010;126(8):1869–1881.
17. Alekseenko A, Wojas-Pelc A, Lis GJ, Furgał-Borzych A, Surówka G, Litwin JA. Cyclin D1 and D3 expression in melanocytic skin lesions. Arch Dermatol Res. 2010;302(7):545–550.
18. Lebe B, Pabucçuoglu U, Özer E. The significance of Ki-67 proliferation index and cyclin D1 expression of dysplastic nevi in the biologic spectrum of melanocytic lesions. Appl Immunohistochem Mol Morphol. 2007;15(2):160–164.
19. Duffy KL, Mann DJ, Petronic-Rosic V, Shea CR. Clinical decision making based on histopathologic grading and margin status of dysplastic nevi. Arch Dermatol. 2012;148(2):259–260.
20. Chin L. The genetics of malignant melanoma: lessons from

mouse and man. Nat Rev Cancer. 2003;3(8):559–570.

21. Crijns MB, Vink J, Van Hees CL, Bergman W, Vermeer BJ. Dysplastic nevi: Occurrence in first- and second-degree relatives of patients with 'sporadic' dysplastic nevus syndrome. Arch Dermatol. 1991;127(9):1346–1351.

22. Rampen FH, Fleuren BA, de Boo TM, Lemmens WA. Prevalence of common "acquired" nevocytic nevi and dysplastic nevi is not related to ultraviolet exposure. J Am Acad Dermatol. 1988;18(4):679–683.

23. Richard MA, Grob JJ, Gouvernet J, et al. Role of sun exposure on nevus: first study in age-sex phenotype-controlled populations. Arch Dermatol. 1993;129(10):1280–1285.

24. Reutter JC, Long EM, Morrell DS, Thomas NE, Groben PA. Eruptive post-chemotherapy in situ melanomas and dysplastic nevi. Pediatr Dermatol. 2007;24(2):135–137.

25. Richert S, Bloom EJ, Flynn K, Seraly MP. Widespread eruptive dermal and atypical melanocytic nevi in association with chronic myelocytic leukemia: case report and review of the literature. J Am Acad Dermatol. 1996;35(2):326–329.

26. Ulrich C, Christophers E, Sterry W, Meyer T, Stockfleth E. [Skin diseases in organ transplant patients]. Hautarzt. 2002;53(8):524–533.

27. Duvic M, Lowe L, Rapini RP, Rodriguez S, Levy ML. Eruptive dysplastic nevi associated with human immunodeficiency virus infection. Arch Dermatol. 1989;125(3): 397–401.

28. Tucker MA, Halpern A, Holly EA, et al. Clinically recognized dysplastic nevi: A central risk factor for cutaneous melanoma. JAMA. 1997;277(18):1439–1444.

29. Bergman W, van Voorst Vader PC, Ruiter DJ. [Dysplastic nevi and the risk of melanoma: a guideline for patient care. Nederlandse Melanoom Werkgroep van de Vereniging voor Integrale Kankercentra]. Ned Tijdschr Geneeskd. 1997;141(42):2010–2014.

30. Elder DE. The dysplastic nevus. Pathology. 1985;17(2):291–297.

31. Clemente C, Cochran AJ, Elder DE, et al. Histopathologic diagnosis of dysplastic nevi: concordance among pathologists convened by the World Health Organization Melanoma Programme. Hum Pathol. 1991;22(4):313–319.

32. de Wit PE, Van't Hof-Grootenboer B, Ruiter DJ, et al. Validity of the histopathological criteria used for diagnosing dysplastic naevi. An interobserver study by the pathology subgroup of the EORTC Malignant Melanoma Cooperative Group. Eur J Cancer. 1993;29A(6):831–839.

33. Elder DE, Murphy GF. Melanocytic Tumors of the Skin. Vol 2. Washington, DC: Armed Forces Institute of Pathology; 1991.

34. Shea CR, Vollmer RT, Prieto VG. Correlating architectural disorder and cytologic atypia in Clark (dysplastic) melanocytic nevi. Hum Pathol. 1999;30(5):500–505.

35. Duncan LM, Berwick M, Bruijn JA, Byers HR, Mihm MC, Barnhill RL. Histopathologic recognition and grading of dysplastic melanocytic nevi: an interobserver agreement study. J Invest Dermatol. 1993;100(3):S318–S321.

36. Weinstock MA, Barnhill RL, Rhodes AR, Brodsky GL. Reliability of the histopathologic diagnosis of melanocytic dysplasia. Arch Dermatol. 1997;133(8):953–958.

37. Barr RJ, Linden KG, Rubinstein G, Cantos KA. Analysis of heterogeneity of atypia within melanocytic nevi. Arch Dermatol. 2003;139(3):289–292.

38. Duffy K, Grossman D. The dysplastic nevus: from historical perspective to management in the modern era: part I. Historical, histologic, and clinical aspects. J Am Acad Dermatol. 2012;67(1):1. e1–e16.

39. Eckerle Mize D, Bishop M, Resse E, Sluzevich J. Familial atypical multiple mole melanoma syndrome. In: Riegert-Johnson DL, Boardman LA, Hefferon T, Roberts M, et al., eds. Cancer Syndromes. Bethesda, MD: National Center for Biotechnology Information (US); 2009.

40. Newton JA, Bataille V, Griffiths K, et al. How common is the atypical mole syndrome phenotype in apparently sporadic melanoma? J Am Acad Dermatol. 1993;29(6):989–996.

41. Bataille V, Grulich A, Sasieni P, et al. The association between naevi and melanoma in populations with different levels of sun exposure: a joint case-control study of melanoma in the UK and Australia. Br J Cancer. 1998;77(3):505–510.

42. Arumi-Uria M, McNutt NS, Finnerty B. Grading of atypia in nevi: correlation with melanoma risk. Mod Pathol. 2003;16(8):764–771.

43. Goodson AG, Florell SR, Boucher KM, Grossman D. A decade of melanomas: identification of factors associated with delayed detection in an academic group practice. Dermatol Surg. 2011;37(11):1620–1630.

44. Lucas CR, Sanders LL, Murray JC, Myers SA, Hall RP, Grichnik JM. Early melanoma detection: nonuniform dermoscopic features and growth. J Am Acad Dermatol. 2003;48(5):663–671.

45. Sagebiel RW. Melanocytic nevi in histologic association with primary cutaneous melanoma of superficial spreading and nodular types: effect of tumor thickness. J Invest Dermatol. 1993;100(3):322–325.

46. Skender-Kalnenas TM, English DR, Heenan PJ. Benign melanocytic lesions: risk markers or precursors of cutaneous melanoma? J Am Acad Dermatol. 1995;33(6):1000–1007.

47. Meyer LJ, Schmidt LA, Goldgar DE, Piepkorn MW. Survival and histopathologic characteristics of human melanocytic nevi transplanted to athymic (nude) mice. Am J Dermatopathol. 1995;17(4):368–373.

48. Tucker MA, Fraser MC, Goldstein AM, et al. A natural history of melanomas and dysplastic nevi: an atlas of lesions in melanoma-prone families.(Research). Dermatol Nurs. 2003;15(3):237–250.

49. Crucioli V, Stilwell J. The histogenesis of malignant melanoma in relation to pre-existing pigmented lesions. J Cutan Pathol. 1982;9(6):396–404.

50. Gruber SB, Barnhill RL, Stenn KS, Roush GC. Nevomelanocytic proliferations in association with cutaneous malignant melanoma: a multivariate analysis. J Am Acad Dermatol. 1989;21(4):773–780.

51. Marks R, Dorevitch AP, Mason G. Do all melanomas come from "moles"? A study of the histological association between melanocytic naevi and melanoma. Australas J Dermatol. 1990;31(2):77–80.

52. Gachon J, Beaulieu P, Sei JF, et al. First prospective study of the recognition process of melanoma in dermatological practice. Arch Dermatol. 2005;141(4):434–438.

53. Miller M, Ackerman AB. How accurate are dermatologists in the diagnosis of melanoma? Degree of accuracy and implications. Arch Dermatol. 1992;128(4):559–560.

54. Wolf IH, Smolle J, Soyer HP, Kerl H. Sensitivity in the clinical diagnosis of malignant melanoma. Melanoma Res. 1998;8(5):425–429.

55. Grin CM, Kopf AW, Welkovich B, Bart RS, Levenstein MJ. Accuracy in the clinical diagnosis of malignant melanoma. Arch Dermatol. 1990;126(6):763–766.

56. Tripp JM, Kopf AW, Marghoob AA, Bart RS. Management of dysplastic nevi: a survey of fellows of the American Academy of Dermatology. J Am Acad Dermatol. 2002;46(5):674–682.

57. Binder M, Schwarz M, Winkler A, et al. Epiluminescence microscopy. A useful tool for the diagnosis of pigmented skin lesions for formally trained dermatologists. Arch

Dermatol. 1995;131(3):286–291.

58. Mayer J. Systematic review of the diagnostic accuracy of dermatoscopy in detecting malignant melanoma. Med J Aust. 1997;167(4):206–210.

59. Binder M, Puespoeck-Schwarz M, Steiner A, et al. Epiluminescence microscopy of small pigmented skin lesions: short-term formal training improves the diagnostic performance of dermatologists. J Am Acad Dermatol. 1997; 36(2): 197–202.

60. Hofmann-Wellenhof R, Blum A, Wolf IH, et al. Dermoscopic classification of atypical melanocytic nevi (Clark nevi). Arch Dermatol. 2001;137(12):1575–1580.

61. Del Mar CB, Green AC. Aid to diagnosis of melanoma in primary medical care. BMJ. 1995;310(6978):492–495.

62. Truong A, Strazzulla L, March J, et al. Reduction in nevus biopsies in patients monitored by total body photography. J Am Acad Dermatol. 2016;75(1):135–143.e5.

63. Moye MS, King SM, Rice ZP, et al. Effects of total-body digital photography on cancer worry in patients with atypical mole syndrome. JAMA Dermatol. 2015;151(2):137–143.

64. Kantor J. Skin self-photography for dysplastic nevus monitoring is associated with a decrease in the number of biopsies at follow-up: a retrospective analytical study. J Am Acad Dermatol. 2015;73(4):704–705.

65. Bichakjian CK, Halpern AC, Johnson TM, et al. Guidelines of care for the management of primary cutaneous melanoma. J Am Acad Dermatol. 2011;65(5):1032–1047.

66. Coit DG, Andtbacka R, Bichakjian CK. NCCN Melanoma Panel Members. Practice Guidelines in Oncology. 2.

67. Hurst EA, Harbour JW, Cornelius LA. Ocular melanoma: a review and the relationship to cutaneous melanoma. Arch Dermatol. 2003;139(8):1067–1073.

68. Kornberg R, Ackerman AB. Pseudomelanoma: recurrent melanocytic nevus following partial surgical removal. Arch Dermatol. 1975;111(12):1588–1590.

69. National Comprehensive Cancer Network. Clinical practice guidelines in oncology: melanoma. 2017. Available at www nccn org. Accessed November 14, 2017.

70. Sober AJ, Chuang TY, Duvic M, et al. Guidelines of care for primary cutaneous melanoma. J Am Acad Dermatol. 2001; 45(4):579–586.

71. Witheiler DD, Cockerell CJ. Sensitivity of diagnosis of malignant melanoma: a clinicopathologic study with a critical assessment of biopsy techniques. Exp Dermatol. 1992;1(4): 170–175.

72. Annessi G, Cattaruzza MS, Abeni D, et al. Correlation between clinical atypia and histologic dysplasia in acquired melanocytic nevi. J Am Acad Dermatol. 2001;45(1):77–85.

73. Bart RS, Kopf AW. Techniques of biopsy of cutaneous neoplasms. J Dermatol Surg Oncol. 1979;5(12):979–987.

74. Collins SC, Whalen JD. Surgical pearl: Percutaneous buried vertical mattress for the closure of narrow wounds. J Am Acad Dermatol. 1999;41(6):1025–1026.

75. Bush JA, Ferguson MW, Mason T, McGrouther DA. Skin tension or skin compression? Small circular wounds are likely to shrink, not gape. J Plast Reconstr Aesthet Surg. 2008;61(5):529–534.

76. Christenson LJ, Phillips PK, Weaver AL, Otley CC. Primary closure vs second-intention treatment of skin punch biopsy sites: a randomized trial. Arch Dermatol. 2005;141(9):1093–1099.

77. Harrison PV. Good results after shave excision of benign moles. Dermatol Surg. 1985;11(7):667.

78. Hudson-Peacock MJ, Bishop J, Lawrence C. Shave excision of benign papular naevocytic naevi. Br J Plast Surg. 1995; 48(5):318–322.

79. Gambichler T, Senger E, Rapp S, Alamouti D, Altmeyer P, Hoffmann K. Deep shave excision of macular melanocytic nevi with the razor blade biopsy technique. Dermatol Surg. 2000;26(7):662–666.

80. Robinson JK, Anderson ER. Skin structure and surgical anatomy. Surgery of the Skin: Procedural Dermatology. Philadelphia, PA: Elsevier Mosby; 2005:3–23.

81. Goodson AG, Florell SR, Boucher KM, Grossman D. Low rates of clinical recurrence after biopsy of benign to moderately dysplastic melanocytic nevi. J Am Acad Dermatol. 2010;62(4):591–596.

82. Bennett RG. Fundamentals of Cutaneous Surgery. St. Louis, MO: CV Mosby Company; 1988.

83. Moy RL, Waldman B, Hein DW. A review of sutures and suturing techniques. J Dermatol Surg Oncol. 1992;18(9): 785–795.

84. Kmetz EC, Sanders H, Fisher G, Lang PG, Maize JC Sr. The role of observation in the management of atypical nevi. South Med J. 2009;102(1):45–48.

85. Hocker TL, Alikhan A, Comfere NI, Peters MS. Favorable long-term outcomes in patients with histologically dysplastic nevi that approach a specimen border. J Am Acad Dermatol. 2013;68(4):545–551.

86. Abello-Poblete MV, Correa-Selm LM, Giambrone D, Victor F, Rao BK. Histologic outcomes of excised moderate and severe dysplastic nevi. Dermatol Surg. 2014;40(1):40–45.

87. Reddy KK, Farber MJ, Bhawan J, Geronemus RG, Rogers GS. Atypical (dysplastic) nevi: outcomes of surgical excision and association with melanoma. JAMA Dermatol. 2013; 149(8):928–934.

88. Fleming NH, Egbert BM, Kim J, Swetter SM. Reexamining the threshold for reexcision of histologically transected dysplastic nevi. JAMA Dermatol. 2016;152(12):1327–1334.

89. Tong LX, Wu PA, Kim CC. Degree of clinical concern and dysplasia affect biopsy technique and management of dysplastic nevi with positive biopsy margins: Results from a survey of New England dermatologists. J Am Acad Dermatol. 2016;74(2):389–391. e382.

90. Blum A, Hofmann-Wellenhof R, Marghoob AA, et al. Recurrent melanocytic nevi and melanomas in dermoscopy: results of a multicenter study of the International Dermoscopy Society. JAMA Dermatol. 2014;150(2):138–145.

第 48 章　非黑色素瘤性皮肤癌

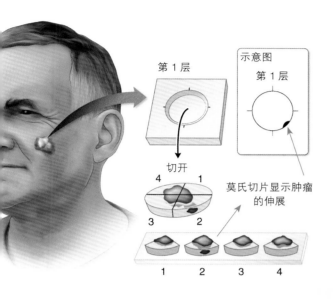

第 1 层

示意图
第 1 层

切开

4　1
3　2

莫氏切片显示肿瘤
的伸展

1　2　3　4

原著者　Alex M. Glazer
　　　　Aaron S. Farberg
　　　　Darrell S. Rigel

翻　译　李晓康　党宁宁
审　校　马立娟

概要

- 非黑色素瘤性皮肤癌（NMSC）非常常见，仅在美国每年就有约 300 万新发病例。
- 多种治疗方案可供选择，从刮除联合电干燥法（EDC）到切除，再到 Mohs 手术。
- 治疗方案的选择应取决于患者和肿瘤的特点，并根据个体情况进行调整。

初学者贴士

- NMSC 的常见治疗方案包括 EDC、切除和 Mohs 显微外科手术。
- 与切除或 Mohs 相比，EDC 等方法花费低、操作简单，但是愈合时间长、疗效降低，两者需要进行权衡。

专家贴士

- 高危肿瘤可能受益于多学科管理模式。
- 辅助放射治疗可能对部分复发风险极高的肿瘤有用。

切记！

- 部分患者和肿瘤可能受益于局部或病灶内治疗等一线治疗方法。
- 所有的手术治疗都有风险，但这应与它们的有效性、快速愈合和低复发率相权衡。
- NMSC 的 LN$_2$ 治疗与 AK 的治疗存在本质区别；冷冻的强度和深度必须明显加大才能导致肿瘤破坏，但这可能会导致周围组织的严重损伤和色素减退。

陷阱和注意事项

- 简单的治疗方法，如冷冻疗法和 EDC，不能应用于有明显复发风险的肿瘤。
- 选择合适的肿瘤和患者使用冷冻治疗或 EDC 作为医疗方案或治疗手段至关重要；例如，一些基底细胞癌表现出浅表性和结节状两种生长模式。

患者教育要点

- 完全知情同意包括讨论特定手术方法的难易度和愈合过程的长短与复杂性。
- 提醒患者，即使复发率或并发症发生率很低，这些数字也不是零。否则，患者可能无法意识到，98% 的无并发症肿瘤清除率意味着，对于每周治疗 100 名患者的外科医师来说，有 2 名患者可能会产生这些不良后果。

收费建议

- MMS 的 AUC 代表了患者和肿瘤选择的指导方针，但个体 LCDs 也影响这些决定。
- 文件是至关重要的，医疗需要是适当性的最终仲裁。
- 一些患者的处方药医保覆盖率很低（或没有）；对他们来说，医疗方案通常是不可行的。

引言

非黑色素瘤性皮肤癌（nonmelanoma skin cancer，NMSC）是美国最常见的恶性肿瘤，每年有超过300万的新发病例。NMSC比其他所有恶性肿瘤加起来还常见，而且发病率还在不断上升，导致与疾病相关的支出逐年显著增长。NMSC的发病率持续上升，这对公共卫生、患者安全以及成本方面都有重大影响，因此临床医师必须能够有效地治疗NMSC。

治疗方法选择

基底细胞癌（basal cell carcinoma，BCC）和鳞状细胞癌（squamous cell carcinoma，SCC）是目前最常见的两种NMSCs，其中BCC多于SCC。其他NMSC包括Merkel细胞癌和隆突性皮肤纤维肉瘤。尽管组织学上存在差异，但BCC和SCC的手术治疗方式基本相同。其他类型的NMSC几乎只能通过手术切除或Mohs显微外科手术（Mohs micrographic surgery，MMS）来治疗。

虽然NMSC是最常见的恶性肿瘤，但这些癌症引起的死亡仅占所有癌症死亡总数的不到0.1%。大多数的BCC和SCC病情进展缓慢，如果及早发现，有许多治疗方法可以轻松治愈。NMSC的治疗有手术和非手术两种方法可以选择（图48-1）。

近年来，NMSC的非手术治疗取得了显著进展。尽管如此，手术治疗依然是一种耐受性良好且有效的临床治疗方法，并且通常仍然是治疗的标准。最常见的治疗BCC和SCC的手术方法包括刮除联合电干燥法（electrodessication and curettage，EDC）、冷冻治疗、切除或MMS。治疗方法的选择取决于病变位置、患者年龄、患者健康状况和复发风险。在决定手术治疗前，

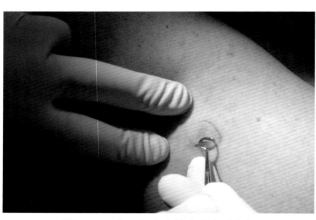

图48-1　非黑色素瘤性皮肤癌刮除术

应进行活检，以便组织学病理检查确定是否存在恶性肿瘤。虽然深度活检必须权衡美学和功能损害的风险，但对病变底部取样有助于评估与活检病灶相关的风险程度，从而指导治疗。一旦病理证实，临床医师必须根据患者（年龄、部位、免疫状态）和肿瘤（组织学亚型和浸润程度）的特点决定最佳的治疗方法。

手术是NMSC最常用的治疗方法。MMS已成为治疗复发性、复杂性或受益于组织保留的解剖部位的NMSCs的金标准。其他的手术和药物治疗对相对不复杂的病变也非常有效。纽约大学皮肤和癌症中心对27年内治疗的BCCs进行了回顾，比较了EDC、手术治疗和放射治疗的疗效，发现每种治疗方法都有很高的5年治愈率。不管临床医师认为哪种方法合适，治疗的目的都是切除肿瘤，达到高治愈率，最大限度地保留周围正常组织，维持一个可接受的美学和功能结果。

刮除联合电干燥法

EDC是破坏NMSC最常用的手术方法之一。这种方法包括用刮匙刮除病变组织，然后应用可控电流破坏周围组织。当将EDC作为NMSC的一种治疗方式时，评估病变的深度、大小和位置是很重要的。结节性和浅表性原位BCC与SCC未累及深部滤泡时，可以使用EDC进行治疗，同时也必须考虑解剖部位和患者特征。

临床医师可以根据刮除过程中观察到的组织脆性程度来区分恶性肿瘤和正常真皮，因为大多数NMSCs比正常皮肤黏结性差，更容易碎。常用的刮除方法有两种。首先是执笔法，临床医师用非惯用手稳定病灶的同时，用惯用手像握铅笔一样握住刮匙。另外，对于较大的肿瘤，鼓励使用马铃薯削皮式技术，通过拇指支撑组织制造张力，并用其他四个手指将病灶从真皮剥离。无论选择哪一种方法，都要大力刮除，直到出现针尖样出血，并观察到一个坚固、外观正常的真皮。有一个经验学习曲线可以区分NMSC和正常组织的感觉，但这更适用于躯干和四肢紧绷的皮肤而不太适用于面部。

刮除后，病灶用电干燥法处理，对组织施加高压电流，引起表面组织破坏。对伤口进行电干燥是为了彻底摧毁伤口底部残留的任何活的肿瘤组织。电干燥的炭化效应可以获得较高的治愈率；三个周期的EDC被认为是最佳的治疗方法，虽然还没有得到明确的证实。一般来说，当治疗超过了肉眼明显可见的病灶周围正常组织以外的边缘时，可以获得更高的治愈率，尽管确切的边缘尚未确定。EDC的美容效果与部位有关，躯干和四肢效果最好（图48-2）。

临床报道的EDC治疗NMSC的治愈率有很大差异。有几项研究评估了EDC治疗后的残留癌，发现8%～12%的躯干病灶和30%～47%的面部病灶存在残

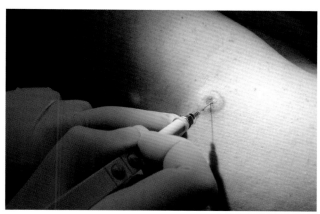

图 48-2　非黑色素瘤性皮肤癌的电干燥治疗

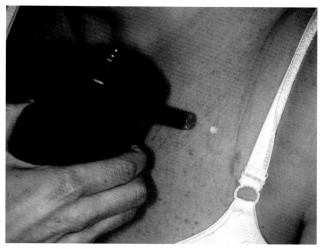

图 48-3　使用喷射技术对非黑色素瘤性皮肤癌进行冷冻手术

留恶性肿瘤。另一项研究通过将解剖部位分为低、中、高复发风险部位，比较了不同治疗方法复发率的差别。低复发风险部位包括颈部、躯干和四肢，5 年复发率为8.6%。中等复发风险部位包括头皮、前额和太阳穴，5年复发率为 12.9%。鼻、眼睑、下颌、颏部和耳被认为是高复发风险部位，复发率为 17.5%。此外，本研究还注意到复发风险与 EDC 治疗的病灶大小相关，直径小于 1cm 的病灶治愈率最高。其他研究评估显示，与EDC 相关的 5 年治愈率超过 90%，在部分低风险病变时甚至更高，但缺乏精心设计的随机对照试验。

利用活检来确定 NMSC 的深度和形态可能有助于优化 EDC 的使用。深部侵袭性 SCC 和微结节性或侵袭性（硬斑病样型）BCC 不适合 EDC，应选择手术切除或 MMS 治疗。此外，复发性 NMSC 既往经过 EDC 治疗的部位最好采用 MMS 治疗，因为存在瘢痕组织、潜在的跳跃区域和多灶复发的可能。其他与 EDC 相关的禁忌证包括容易形成瘢痕疙瘩的患者。此外，无屏蔽植入电子设备的患者可能更适用于电烙（热烙）而不是电干燥。

EDC 的治愈率取决于病灶和临床医师，因此认识到 EDC 的局限性很重要，这样临床医师可以提供和联合成本最低且最有效的治疗方法（图 48-3）。

冷冻手术

冷冻手术是一种微创的消融技术，它使用冷冻剂通过快速冷冻和缓慢、长时间的解冻来破坏组织。冷冻手术是一种简单、快速、廉价的 NMSC 管理方法，最适合治疗浅表 BCC 和原位 SCC 等微小、散在的原发性病变。冷冻手术对多发 NMSCs 的患者尤其适合，因为一次诊治中多个病变均可在短时间内得到治疗。这种方法可以安全地应用于医疗状况复杂的患者，但是手术的可操作性必须与可能延长的愈合过程相权衡。此外，冷冻手术无法提供任何标本进行病理检查。治疗应包括

2～5mm 的正常组织边缘，以确保得到足够的治疗。

破坏的程度取决于温度、施加压力和暴露时间。破坏恶性肿瘤细胞需要 −40～−60℃ 的温度。液氮（liquid nitrogen，LN₂）是皮肤外科最常用的致冷剂，它的低温（−195.8℃）保证了组织破坏的可能性。冷冻手术的分子基础是多因素的（表 48-1），包括细胞在初始冷冻过程中的直接损伤以及细胞壁的机械破坏和结晶，导致细胞膜不稳定和细胞裂解。在治疗的解冻期，发生血管损伤。在冷冻周期里，强烈的血管收缩会改变血管壁的通透性，解冻时血流恢复，代偿性高灌注期导致自由基损伤和胞膜氧化，继而缺血。这些损伤机制导致细胞凋亡，即使在温度尚未低至可导致细胞直接坏死的区域也同样如此；此外，强烈的 T 细胞免疫应答可进一步抑制肿瘤生长。

冷冻剂输送装置必须准确，可重复地达到能够在病灶深部和侧缘引起细胞死亡的温度。有 4 种主要的冷冻剂传输技术用于皮肤冷冻手术：

- 开放式喷雾：LN₂ 通过冷冻剂输送装置的开口端输送。喷头有不同的孔径，可以治疗不同大小的病变。越大的喷头结冰越快，可引起更大但不太精确的破坏区域。

表 48-1　冷冻手术的分子基础

	机制	周期时间
直接损害	冰晶形成和细胞内水运动	冻结期
血管损害	循环衰竭、自由基损伤、膜氧化导致缺血性坏死	解冻期
细胞凋亡	细胞损伤后程序性死亡	2～8 小时回暖
免疫应答	T 细胞免疫应答	晚期

- 喷雾锥：这种开放式喷雾技术的变形体通过塑料板上的外接圆锥将喷雾集中在特定区域。这也减少了无意中的组织破坏或 LN_2 飞溅。
- 腔体或封闭式锥体：一个以开放的绝缘橡胶为底座的金属圆筒，稳固地置于目标组织上，以帮助实现深度冷冻。
- 封闭系统或探针：冷冻探针是一种金属设备，用于直接接触进行冷冻手术。这种装置允许探头直接接触并输送 LN_2。对于难以触及但表面平坦的部位甚为理想。

一旦选择了合适的输送装置，就可以将 LN_2 以可控的方式输送到受累区域进行冷冻。然后让它解冻 60～120 秒，恢复到原来的皮肤温度。由于大部分血管损伤发生在解冻期的再灌注过程，所以必须完全解冻之后再进行重复冻融。目前尚未确定适当治疗 NMSC 所需的最佳冻融循环次数。对于非常浅表的 NMSC，一个周期可能合适，但是较厚的病变，至少需要进行两个周期。研究表明，第二个冻融循环使原有坏死程度增加 80%，可显著降低部分或不充分治疗的风险。

冷冻手术通常可用于 BCC、分化良好的 SCC 和原位 SCC。报道显示，低风险 BCC 和 SCC 冷冻手术后的 5 年治愈率分别为 93% 和 96%，但与 EDC 一样，尚未在严格的随机对照试验中得到证实。它的优点包括易于操作、快速和成本低。缺点类似于 EDC，包括愈合时间延长（可能持续 4～6 周）、局部疼痛和水肿、术后大疱形成，以及相关的色素减退。未来光学相干断层扫描和共聚焦显微镜的应用可能会提高冷冻手术的可靠性，使其成为一种减少肿瘤复发的辅助手段。

切除

手术切除是 NMSC 的主要治疗手段，因为它不仅具有快速愈合的潜力，而且能够通过组织学检查来确保肿瘤完全切除。虽然 EDC 或冷冻手术可能适合一

些 NMSC 的治疗，但手术切除具有更高的治愈率，美容效果也高于这些选择。然而，不同于 MMS 可以对 100% 的边缘进行组织学检查，外科切除标本的标准病理学检查仅检查肿瘤边缘的一部分。边界清楚的肿瘤是手术切除的理想选择，因为外科医师可以评估临床边缘，并有信心仅凭视觉外观就可切除全部肿瘤。

手术切除的技术各不相同，但大多数病灶采用的是纺锤状椭圆形切除（图 48-4，图 48-5），长轴沿着皮肤张力松弛线。椭圆的长宽比应在 3∶1 至 4∶1，椭圆边缘的角度应约为 30°，以减少狗耳形成。病灶切除后，游离皮肤，然后分层缝合。有关线性缝合方法的详细讨论，请参见第 18 章。

手术切除的目的是完全切除肿瘤，同时尽量减少对正常皮肤的切除和破坏。通常，NMSC 的手术切除需要切除肿瘤周围的健康皮肤边缘，因为存在亚临床肿瘤扩展的风险。在对 NMSC 进行手术切除时，获得足够的手术边缘可以降低组织学边缘阳性的风险，并减少随后再次切除的需要。保护好额外皮肤和组织有限的部位至关重要，必须认识到切除手术的局限性。在某些情况下，采取较小的手术边缘或考虑 MMS 可能比单纯的外科切除更合适。

很少有设计良好的、定性和前瞻性的研究来评价对 NMSC 来说合适的手术边缘。虽然有些人主张 4mm 边缘，但没有证据支持这一点，而且个人的实践经验各不相同。

BCC 边缘

在确定手术边界前必须考虑 BCC 的特征，包括肿瘤边界是否清晰、肿瘤直径和组织学亚型、解剖部位以及患者接受过的任何治疗。边界不清晰的肿瘤由于无法准确评估临床边界，故不是单纯手术切除的候选。较大肿瘤的亚临床扩散程度难以确定，所以这类病灶采用 MMS 可能更合适。对于较大的肿瘤，可能难以确定亚临床播散的程度，而 MMS 对此类病变的治疗可能更为合适。虽然对于 BCC 来说，4mm 的肿瘤边缘已经足够了，但在某些情况下，还是需要更大的边缘，因为有些肿瘤具有非常广泛的亚临床扩散。较大的和复发的肿瘤可能需要 10mm 的更大边缘。高度侵袭性的组织学亚型（硬斑病样型和硬化型）不适合手术切除，因为它们往往表现为侵袭性亚临床扩散。面部病灶和身体任何部位的复发性病灶通常被认为是高风险的，因此可能更适合采用 MMS。

SCC 边缘

与 BCC 一样，体积增大、组织学亚型侵袭性更强、解剖部位高危等因素都不利于手术切除。另一个需要考

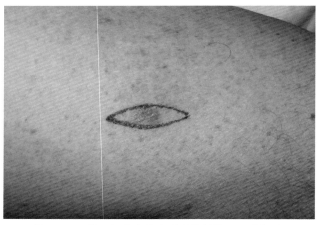

图 48-4 非黑色素瘤性皮肤癌的椭圆形手术切除

虑的参数是侵袭的垂直深度。随着鳞状细胞癌侵入组织的深处，清除肿瘤所需的手术边界也随之增大。大家普遍接受 4mm 的边缘足够切除低危 SCC，而 6mm 的边缘足够切除高危 SCC。这些数字是基于一项研究得出的，该研究逐渐切除 1mm 的肿瘤边缘，直到治愈为止，并发现 95% 的低风险 SCC 在 4mm 边缘治愈和 95% 的高风险 SCC 在 6mm 边缘治愈。其他人则争论说，这些边缘可能不合适，并建议 2~15mm 之间的任何宽度。

一般来说，手术切除对 NMSC 有很高的治愈率。大多数肿瘤被完全切除，但由于没有即刻的组织学检查证实阴性边缘，所以存在不完全切除的风险。一项研究表明，BCC 的 5 年复发率累计为 4.8%。躯干、颈部、四肢的复发风险较低，而头部切除的复发率稍高，头部较大的（>10mm）病灶的复发率最高。评估 SCC 手术治愈率的研究表明，原发性和复发性 SCC 的复发率分别为 8% 和 23%。在肿瘤复发或不完全切除的情况下，临床医师必须决定广泛局部切除还是 MMS 哪种更为合适，特别是关于 BCC 的数据显示，MMS 治疗复发肿瘤的复发率为 5.4%，而再次切除的复发率为 17.4%。尽管如此，考虑到它们多数时无痛和好发于老年人的倾向，在决定老年患者复发性 BCC 的治疗策略时，两种方法以及观察随诊都值得考虑。在考虑复发性 SCC 时，MMS 与标准的二次切除具有相似的改善效果。

虽然国家综合癌症网络已经制定了切除 NMSC 的指南，但涉及重要肿瘤和患者特征的更清晰的指导意见尚待规范。为获得最佳的手术效果，患者的病史、肿瘤史、肿瘤组织学表现、解剖部位和肿瘤大小都要被充分考虑。

Mohs 显微外科手术

MMS 包括水平向切除组织和立即冷冻切片组织学处理，以确保 100% 的肿瘤边缘已进行组织学检查和切除。它的显著优点是可以保证几乎全部肿瘤的组织学实时切除，并对邻近正常组织的损害最小。许多研究证明了 MMS 治疗 NMSC 的安全性和有效性。这项技术的优势在于，它的复发率是所有外科治疗方法中最低的，并且最大限度地保留了组织。有关 MMS 的详细讨论，请参阅第 29 章。

MMS 是在功能或美学敏感部位皮肤癌的首选治疗，但也可以用于身体的任何部位。一般来说，MMS 用于高危部位的 NMSC。它也适用于较大的肿瘤，未完全切除的肿瘤，具有侵袭性组织亚型或临床边界模糊的肿瘤，以及在美学或功能敏感区域的肿瘤。

新鲜冷冻组织技术通过水平切取肿瘤以及周围少量正常组织来实现。在标本上和患者的相应部位做定位标记。然后将手术标本压平，使三维边缘在二维平面上

切割并迅速冷结。这使得整个边缘可以在显微镜下观察。组织被用低温恒温器切开，边缘固定在一张或多张切片上，然后由 Mohs 外科医师进行染色和检查。通常，检查 NMSC 时使用苏木精和伊红（H&E）染色，其他特殊染色可针对不同类型的肿瘤。将阳性边缘标记在手术图上，然后切除额外的组织，以确保尽最大可能保留组织。对组织的处理、组织学检查和再切除分阶段重复，直到获得阴性边缘。

假设 100% 的表皮和深部缘可见，一旦没有了阳性边缘，就达到了肿瘤完全切除。切除后的缺损可以通过二期愈合、成形修复或转诊给同事进行修复。偶尔在 MMS 过程中，会遇到不可切除的肿瘤。这通常不典型，直到进行了许多阶段才发现或出现在周围神经浸润的病例中。当无法达到手术边缘或无法完全切除时，标记出阳性边缘，以便日后的手术或放疗的定位更加准确。

随着 MMS 技术的广泛应用和积极探索，MMS 的适应证也在不断发展。通过对 1940—2011 年期间所有可获文献进行全面回顾制定了合理应用指南，以帮助指导临床医师确定 MMS 在临床上的适应证。根据患者特点、NMSC 类型、肿瘤特点和临床情况建立了评分系统，指导临床决策并确保 MMS 的合理应用。

MMS 在 NMSC 的治疗中得到了广泛的研究，在 BCC 和 SCC 的所有治疗方法中，MMS 的治愈率最高。对澳大利亚 Mohs 数据库的综述显示，原发性 BCC 和 SCC 的 5 年复发率分别为 1.4% 和 2.6%。此外，MMS 治疗复发性 BCC 和 SCC 的 5 年复发率分别为 4% 和 5.9%。其他大型回顾性研究表明，在 SCC 和 BCC 中，MMS 的复发率低于任何其他治疗方法，这可能是因为其对所有组织边缘都进行了检查。虽然 MMS 可能比切除或 EDC 更昂贵，但一些研究已经强调了它的成本效益，尤其是它可以在诊所进行，外科医师也可以作为病理学家，而且它的治愈率极高。

手术注意事项

所有的手术方法都有风险，包括但不限于出血、感染、增生性瘢痕形成、色素沉着、美容效果差和治疗不完全的风险。这些风险必须与 NMSC 患者讨论，以确保在决定是否接受手术治疗之前，患者已经知情同意。

外科医师应获得详细的病史，以确保完全了解患者的合并症和整体免疫状况。此外，术前应清洗皮肤，从切除部位开始，以不断扩大的同心圆方式向外延伸至无菌巾覆盖区域以外。皮肤外科手术中菌血症的发生率为 0.7%~7%，与健康成人的自发性菌血症相似。美国皮肤病学会最近对皮肤外科手术中预防性使用抗生素进行了综述并发表了一份声明，指出皮肤外科手术不需要预防性使用抗生素，除非累及皮肤黏膜、手术部位发炎或

感染，或者为高危患者。在这种情况下，应在术前 1 小时给予单剂量抗生素。尽管采取了适当的预防措施，大约 2% 的病例仍会发生伤口感染。如果发生这种情况，应拆除缝合线，并对患者经验性使用抗生素，如第一代头孢菌素，直到获得伤口的细菌培养和药敏结果。

皮肤外科手术术后出血的风险一般较低。为了尽量减少出血并发症，所有正在使用的药物和补品都应在术前告知手术医师。服用阿司匹林的患者更容易出现出血并发症。有几项已发表的关于在皮肤外科手术之前停用抗凝血剂的研究，一般来说，皮肤外科术后出血的风险远低于血栓栓塞事件的风险。因此，不需要在手术前常规停用必要的抗凝血药物。

NMSC 的药物治疗

虽然 EDC、切除和 MMS 是 NMSC 治疗的基础，但是部分浅表肿瘤也可以采用非侵入性治疗。可选择的方法包括局部氟尿嘧啶、咪喹莫特以及光动力疗法治疗浅表性 BCC 和原位 SCC。外用氟尿嘧啶一般每日 2 次，持续 6 周，典型的不良反应包括红斑、局部刺激和结痂。咪喹莫特通常每天使用，一周 5 次，持续 6 周，不良反应与氟尿嘧啶类似。虽然这些方法在特定肿瘤和患者中可能有用，但由于多次应用的不便，加上有时局部组织反应剧烈，以及完全清除率不高，使得它们只能作为 NMSC 治疗的二线选择。

病灶内治疗是 NMSC 的另一种治疗方式，但与药物治疗一样，尚未得到广泛的研究。病灶内氟尿嘧啶、氨甲蝶呤和博来霉素均已被研究，并已证明在 NMSC 治疗方面取得了不同程度的成功。

晚期或不可切除的 BCC 也可使用一种新型的刺猬（hedgehog）通路抑制药维莫德吉（vismodegib）进行治疗。考虑到这种治疗高昂的成本，更重要的是与之相关的不良反应，应在不适合手术治疗的特定病例中应用。

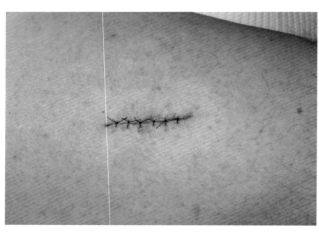

图 48-5　椭圆形手术切除后的修复

NMSC 放射治疗

NMSC 放射治疗已有几十年的历史，但由于成本和方便性的考虑，其应用一直受到限制。

近年来，浅层放射治疗和电子近距离放射治疗再次流行起来，在美国皮肤外科医师中的应用越来越多。这些方法的局限性包括缺乏关于治愈率、复发率以及成本和实用性的数据。放射治疗也可作为部分高风险 NMSC 的一种辅助手段。有关 NMSC 治疗中这些选择的完整讨论，请参见第 37 章。

总结

有许多手术和非手术方法可以成功地治疗 NMSC。单中心研究比较了 EDC、冷冻手术、手术切除和 MMS 的复发率，结果显示 MMS 复发率最低（表 48-2 和表 48-3），但目前尚无多中心研究可以直接比较不同的 NMSC 手术方式。总的来说，临床医师对这些治疗方法的熟悉程度以及肿瘤大小、临床和组织学特征、患者年龄、解剖部位和复发情况都有助于指导临床医师选择最合适的治疗方案。

虽然 NMSC 治疗的其他选择，如药物治疗和放射治疗，正变得越来越普遍，但手术治疗，因为治愈率高、不良反应最小、成本合理和美容效果好，可能会继续作为 NMSC 治疗的一线选择。

表 48-2　按治疗方法划分的原位 BCC 的累积复发率

治疗方法	累积 5 年复发率（%）
冷冻手术	1.0~16.5
刮除联合电干燥法	2.0~26
手术切除	1.7~10.1
Mohs 手术	0.7~1.7

Pata from Metterle L, Russell JS, Patel NS: An overview of the medical management of nonmelanoma skin cancer, Curr Probl Cancer. 2015 Jul-Aug; 39(4): 226–236.

表 48-3　按治疗方法划分的原位 SCC 的累积复发率

治疗方式	累积 5 年复发率
冷冻手术	无 5 年数据，短期 3.2%
刮除联合电干燥法	3.7%
手术切除	8.1%
Mohs 手术	3.1%

Pata from Rowe DE, Carroll RJ, Day CL Jr. Prognostic factors for local recurrence, metastasis, and survival rates in squamous cell carcinoma of the skin, ear, and lip. Implications for treatment modality selection, J Am Acad Dermatol. 1992 Jun; 26(6): 976–990.

参考文献

1. Rogers HW, Weinstock MA, Harris AR, et al. Incidence estimate of nonmelanoma skin in the United States, 2006. JAMA Dermatol. 2010;146(3):283–287.

2. Lomas A, Leonardi-Bee J, Bath-Hextall F. A systematic review of the worldwide incidence of nonmelanoma skin cancer. Br J Dermatol. 2012;166(5):1069–1080.

3. Rogers HW, Weinstock MA, Feldman SR, Coldiron BM. Incidence estimate of nonmelanoma skin cancer (keratinocyte carcinomas) in the US population, 2012. JAMA Dermatol. 2015;151(10):1081–1086.

4. American Cancer Society: Cancer Facts and Figures 2006. Atlanta, GA: American Cancer Society, 2006.

5. Silverman M, Kopf A, Grin CM, et al. Recurrence rates of treated basal cell carcinomas. Part 1: Overview. J Dermatol Surg Oncol. 1991;17(9):713–718.

6. Neville JA, Welch E, Lefell DJ. Management of nonmelanoma skin cancer in 2007. Nat Clin Pract Oncol. 2007;4: 462–469.

7. Sturm HM, Leider M. An editorial on curettage. J Dermatol Surg Oncol. 1979;5:532–533.

8. Adam JE. The technic of curettage surgery. J Am Acad Dermatol. 1986;15:697–702.

9. Salasche SJ. Curettage and electrodessication in the treatment of midfacial basal cell epithelioma. J Am Acd Dermatol. 1983;8:496–503.

10. Kopf W, Bart RS, Schrager D, et al. Curettage-electrodessication treatment of basal cell carcinomas. Arch Dermatol. 1977;113:439–443.

11. Sheridan AT, Dawber RP. Curettage, electrosurgery and skin cancer. Australas J Dermatol. 2000;41:19–30.

12. Knox JM, Lyles TW, Shaprio EM, et al. Curettage and electrodessication in the treatment of skin cancer. Arch Dermatol. 1960;82:197–204.

13. Whelan CS, Deckers PJ. Electrocoagulation and curettage for carcinoma involving the skin of the face, nose, eyelids, and ears. Cancer. 1973;31:159–164.

14. Suhge d'Aubermont PC, Bennett PG. Failure of curettage and electrodessication for removal of basal cell carcinoma. Arch Dermatol. 1984;120:1456–1460.

15. Silverman M, Kopf A, Grin CM, et al. Recurrence rates of treated basal cell carcinomas. Part 2: Curettage-electrodessication. J Dermatol Surg Oncol. 1991;17(9):720–726.

16. Peikert JM. Prospective trial of curettage and cryosurgery in the management of non-facial, superficial, and minimally invasive basal and squamous cell carcinoma. Int J Dermatol. 2011;50:1135–1138.

17. Rowe DE, Carroll RJ, Day Jr CL. Mohs surgery is the treatment of choice for recurrent (previously treated) basal cell carcinoma. J Dermatol Surg Oncol. 1989;15(4):424–431.

18. Baust JG, Gage AA. The molecular basis of cryosurgery. BJU Int. 2005;95(9):1187–1191.

19. Gage AA, Baust JG. Mechanisms of tissue injury in cryosurgery. Cryobiology. 1998;47:171–186.

20. Hollister WR, Mathew AJ, Baust JG, et al. Effects of freezing on cell viability and mechanisms of cell death in human prostate cancer cell line. Mol Urol. 1998;2:13–18.

21. Gage AA, Baust JM, Baust JG. Experimental cryosurgery investigations in vivo. Cryobiology. 2009;59:229–243.

22. Joosten JJ, Muijen GN, Wobbes T, Ruers TJ. In vivo destruction of tumor tissue by cryoablation can induce inhibition of secondary tumor growth: an experimental study. Cryobiology. 2001;42(1):49–58.

23. Zouboulis CH. Principles of Cutaneous Cryosurgery: An Update. Dermatology. 198;2:111–117.

24. Gage AA, Baust JG. Cryosurgery for tumors. J Amer Coll Surg. 2007;205(2):342–356.

25. Kuflik EG. The five-year cure rate achieved by cryosurgery for skin cancer. J Am Acad Dermatol. 1991;24:1002–1004.

26. Kuflik EG. Cryosurgery for skin cancer: 30 year experience and cure rates. Dermatol Surg. 2004;30:297–300.

27. Zacarian SA. Cryosurgery of cutaneous carcinomas. An 18-year study of 3,022 patients with 4,228 carcinomas. J Am Acad Dermatol. 1983;9:947–956.

28. Morgensen M, Thrane L, Jørgensen TM, Andersen PE, Jemec GB. OCT imaging of skin cancer. J Biophotonics. 2009;2(6–7):442–451.

29. Karen JK, Gareau DS, Dusza SW, Tudisco M, Rajadhyaksha M, Nehal KS. Detection of basal cell carcinomas in Mohs excisions with fluorescence confocal mosaicking microscopy. Br J Dermatol. 2009;160:1242–1250.

30. Bennett RG. The meaning and significance of tissue margins. Adv Dermatol. 1989;4:343–357.

31. Lane JE, Kent DE. Surgical margins in the treatment of nonmelanoma skin cancer and Mohs micrographic surgery. Curr Surg. 2005;62:518–526.

32. Wolf DJ, Zitelli JA. Surgical margins for basal cell carcinoma. Arch Dermatol. 1987;123(3):340–344.

33. Huang CC, Boyce SM. Surgical margins of excision for basal cell carcinoma and squamous cell carcinoma. Semin Cutan Med Surg. 2004;23:167–173.

34. Thomas DJ, King AR, Peat BG. Excision margins for nonmelanotic skin cancer. Plastic Reconstr Surg. 2004;23: 167.

35. Broadland DG, Zitelli JA. Mechanisms of metastasis. J Am Acad Dermatol. 1992;27(1):1–8.

36. Silverman M, Kopf A, Bart RS, et al. Recurrence rates of treated basal cell carcinomas. Part 3: Surgical excision. J Dermatol Surg Oncol. 1992;18(6):471–476.

37. Rowe DE, Carroll RJ, Day CL Jr. Prognostic factors for local recurrence, metastasis, and survival rates in squamous cell carcinoma of the skin, ear, and lip. Implications for treatment modality selection. J Am Acad Dermatol. 1992; 26(6):976–990.

38. Leibovitch I, Huilgol SC, Selva D, et al. Basal cell carcinoma treated with Mohs surgery in Australia II. Outcome at 5-year follow up. J Am Acad Dermatol. 2005; 53(3):452–457.

39. Rowe DE, Carroll RJ, Day CL Jr. Long-term recurrence rates in preciously untreated (primary) basal cell carcinoma: implications for patient follow-up. J Dermatol Surg Oncol. 1989;15(3):315–328.

40. Brodland DG, Amonette R, Hanke CW, et al. The history and evolution of Mohs micrographic surgery. Dermatol Surg. 2000;26(4):303–307.

41. Drake LA. Guidelines of cure for Mohs micrographic surgery. J Am Acad Dermatol. 1995;33:271.

42. Connolly SM, Baker DR, Coldiron BM, et al. AAD/ACMS/ ASDAA/ASMS 2012 appropriate use criteria for Mohs micrographic surgery: A report of the American Academy of Dermatology, American College of Mohs Surgery, American Society for Dermatologic Surgery Association, and the American Society for Mohs Surgery. J Am Acad Dermatol. 2012;67(4):531–550.

43. Leibovitch I, Huilgol SC, Selva D, et al. Cutaneous squamous cell carcinoma treated with Mohs micrographic surgery in Australia I. Experience over 10 years. J Am Acad Dermatol. 2005;53(2):253–260.

44. Coo J, Zitelli J. Mohs micrographic surgery: a cost analysis. J Am Acad Dermatol. 1995;39:698–703.

45. Chan BC, Patel DC. Perioperative management and the rate of adverse events in dermatologic procedures performed by dermatologists in New Zealand. Australas J Dermatol. 2009;50:171–175.

46. Hurst EA, Grekin RC, Yu SS, Neuhaus IM. Infectious

complications and antibiotic use in dermatologic surgery. Semin Cutan Med Surg. 2007;26:47–53.

47. Carmichael AJ, Flanagan PG, Holt PJ, Duerden BI. The occurrence of bacteremia in skin surgery. Br J Dermatol. 1996;134:120–122.

48. Halpern AC, Leyden JJ, Dzubow LM, McGinley KJ. The incidence of bactermia in skin surgery of the head and neck. J Am Acad Dermatol. 1998;19:112–116.

49. Wright TI, Baddour LM, Berbari EF, et al. Antibiotic prophylaxis in dermatologic surgery: advisory statement 2008. J Am Acad Dermatol. 2008;59:464–473.

50. Futoryan T, Grande D. Postoperative wound infection rates in dermatologic surgery. Dermatol Surg. 1995;21(6):509–514.

51. Dinehart SM, Henry L. Dietary supplements: altered coagulation and effects on bruising. Dermatol Surg. 2005;31:819–826.

52. Otley CC. Continuation of medically necessary aspirin and warfarin during cutaneous surgery. Mayo Clin Proc. 2003;78(11):1392–1396.

53. Metterle L, Russell JS, Patel NS. An overview of the medical management of nonmelanoma skin cancer. Curr Probl Cancer. 2015;39(4):226–236.

54. Thissen MR, Neumann MH, Schouten LJ. A systematic review of treatment modalities for primary basal cell carcinomas. Arch Dermatol. 1999;135(10):1177–1183.

第 49 章　瘢痕疙瘩

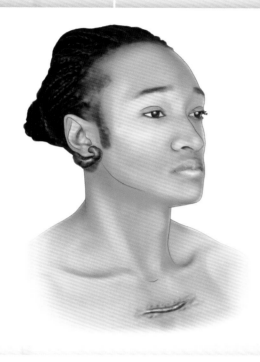

原著者　Andrea D. Maderal
　　　　Brian Berman

翻　译　李晓康　党宁宁
审　校　黄　永　马立娟

概要

- 瘢痕疙瘩是一个常见的问题，在深色皮肤患者中其发生比例尤其高。
- 皮肤外科医师的治疗包括病灶内注射，切除以及皮瓣修复等。
- 由于对侵入性或昂贵疗法的承受程度不同，其治疗必须针对患者量身定制。

初学者贴士

- 病灶内注射类固醇是目前公认的瘢痕疙瘩一线治疗方法。
- 为减少注射类固醇相关并发症的风险，最好从低剂量以及低浓度（10mg/ml）开始，并在必要时逐步提高。

专家贴士

- 一般来说，激光和放射治疗是外科手术的最佳辅助手段。
- 结合精细的外科切除和其他辅助治疗，如放射治疗或病灶内注射等，可最大程度降低复发可能性。

切记！

- 冷冻疗法可能与明显的色素减退相关。
- 博来霉素注射通常非常痛苦，注射前一般需要局部麻醉。

陷阱和注意事项

- 瘢痕疙瘩的治疗方法中有很多都没有得到FDA的批准。
- 放射治疗的代价尤其高昂，患者应对其潜在的费用以及与各种方法相关的并发症引起充分重视。

患者教育要点

- 众所周知，瘢痕疙瘩很难根治，即使综合运用多种治疗方法以及精细操作，也有复发可能性。
- 应将过度激进的类固醇注射与萎缩和毛细血管扩张后果相权衡；在开始治疗前，患者应了解这些都是常见的和可预见的副作用。

收费建议

- 瘢痕疙瘩的切除和修复可使用标准切除（11400 系列）和修复（12000 和 13000 系列）代码来计费。
- 如果使用皮瓣，应使用不同于切除代码的独立代码。
- 一定要记录皮瓣闭合医疗必需性。
- 不同保险公司对于是否承担放射治疗瘢痕疙瘩的费用情况各不相同；过去失败的治疗记录可能有助于增加相关治疗方法报销的可能性。

引言

瘢痕疙瘩是一种异常的伤口愈合反应，被定义为扩散至原伤口边界以外的一种增厚的瘢痕。瘢痕疙瘩可能会随着时间的推移而增长，并可能与瘙痒、灼烧和疼痛等症状有关，尤其是当瘢痕疙瘩横跨关节部位时，可能会导致功能的受限。它们也可能分别导致其他身体上的限制，如发生于生殖器或足等部位时所导致的排尿困难或移动性疼痛等。然而，其最大的影响是因其有时会严重影响外观而产生的心理上的痛苦。

目前针对瘢痕疙瘩已提出几种不同的治疗方案，但尚不存在能真正治愈的方法，也没有单一治疗持续有效的方法。通常结合不同疗法才可能取得满意的疗效。包括各种外用和病灶内（intralesional，IL）治疗、外科手术、放射治疗和激光疗法等。此外，在进行有创性手术前，应与所有存在瘢痕疙瘩病史的患者讨论预防瘢痕疙瘩形成的策略，以确定和实施能尽可能减少瘢痕疙瘩发展或复发的治疗方案。

病灶内治疗

IL 疗法是治疗瘢痕疙瘩和增生性瘢痕的一线疗法。IL 治疗能有效地将活性成分传送至瘢痕疙瘩部位，最大限度地减少全身不良反应。针对瘢痕疙瘩的治疗，有多种 IL 治疗方法，包括皮质类固醇、氟尿嘧啶（5-fluorouracil，5-FU）、维拉帕米、干扰素（interferon，IFN）、博来霉素和肉毒素-A（BTX-A）等。IL 技术也被应用于冷冻治疗，并且近期也被用于在切口部位插入水凝胶支架以预防瘢痕疙瘩的形成。

糖皮质激素

病灶内注射类固醇是治疗瘢痕疙瘩的主要方法。类固醇的功能通过多种机制实现，包括抑制炎症细胞的迁移和激活，减少伤口愈合过程中的促纤维化介质因子，以及改变黏多糖的合成等。同时也可通过血管收缩减少伤口供血，以及抑制一氧化氮合酶转录从而抑制成纤维细胞胶原合成等。曲安奈德（Triamcinolone acetonide，TAC）是最常用的类固醇，通常以 10～40mg/ml 的浓度给药，间隔 4～6 周。这种药物通常需使用 30 号针头，可以将针头插入真皮乳头层内。

作为治疗瘢痕疙瘩的单一疗法，各种研究报道的有效率为 50%～100%，但同时复发率也高达 50%。IL TAC 也被广泛用于术后辅助治疗。当其联合切除治疗时，复发率通常可小于 50%。作为辅助治疗其注射的频率和时间间隔还没有明确，Hayashi 等的一项小型研究

为切除后的辅助治疗提出了一种新的方案。研究人员在拆线后运用 IL TAC 方法以 10mg/ml，间隔 2 周，共计 5 个周期的方案治疗了 21 例瘢痕疙瘩患者和 6 例增生性瘢痕患者，并同时联用每日 2 次的外用类固醇。结果表明患者瘢痕疙瘩的复发率仅为 14.3%，增生性瘢痕的复发率为 16.7%。另外一项研究特别调查了应用 IL TAC 作为耳垂瘢痕疙瘩切除术后的辅助治疗，结果显示在平均随访时长为 29.9 个月内，其有效率达 87.6%，而复发率为 9.5%。

IL 类固醇的不良反应一般较轻。可能包括注射引起的疼痛或灼烧、毛细血管扩张、皮肤萎缩和色素改变等，这些可能对患者的美观造成影响并成为接受重复治疗的受限因素。Darougheh 等报道 37% 的接受 IL TAC 治疗的患者会出现皮肤萎缩和毛细血管扩张。更罕见的是，有可能会导致坏死和溃疡的发生。

氟尿嘧啶

5-FU 是治疗瘢痕疙瘩的另一种有效方法。5-FU 是一种氟化嘧啶，通过抑制胸腺嘧啶合成酶发挥抗代谢物的作用，从而阻止核糖核酸（ribonucleic acid，RNA）的合成和功能。5-FU 也可能通过阻断胶原的合成发挥作用，并且已被发现可导致 TGF-β（转化生长因子 β）在瘢痕疙瘩组织中的表达降低。5-FU 作为一种常用的化疗药物，无论是单独应用，联合 IL 皮质激素，还是作为辅助治疗，其在瘢痕疙瘩的治疗中都得到了广泛的研究。

作为单药治疗，IL 5-FU 通常每周给药，浓度为 50mg/ml，每次治疗剂量一般不超过 2ml。Kontochristopoulos 等的一项研究中对 20 例瘢痕疙瘩患者采用每周接受浓度为 50mg/ml，每平方厘米注射 0.2～0.4ml 的 IL 5-FU 治疗。85% 的受试者有超过 50% 的改善，其中大多数改善发生在小的和以前未治疗的病灶中，报道的复发率为 47%。其中最常见的不良反应是疼痛、色素沉着和脱皮；同时对全血细胞计数、肝功能和肾功能的变化进行了血液监测，并未发现任何变化。另一项由 Nanda 和 Reddy 等的研究得到了类似的结果，其大多数患者的治疗效果都有 50% 以上的改善，且在 24 周的随访期内，28 个被治疗的瘢痕疙瘩都没有复发。

IL 5-FU 联合 IL 类固醇激素也是一种有效的治疗方法。一项包含 150 名受试者的随机对照试验对单独使用 IL TAC 或联合 5-FU 进行了评估。患者随机分为两组：A 组接受 IL TAC 10mg/ml，B 组接受 IL TAC 4mg/ml 联合 5-FU 45mg/ml。两组患者都接受每周 1 次共计 8 周的治疗。84% 的 B 组患者出现良好至极好的结果，而 A 组为 68%；同时与 A 组 24% 的并发症发生率相比，

B 组并发症率减至 8%。在一项比较 IL 5-FU 与 IL 类固醇的系统性综述中，5-FU 作为单一治疗被认为是有效的，尽管其只有联合 TAC 时才被认为要优于单独 TAC 的治疗。

最后，5-FU 也可作为术后辅助治疗。在 Haurani 等的研究中，手术切除联合每月 IL 5-FU 50mg/ml，其随访 1 年的复发率为 19%。在一项包含 5 篇研究瘢痕疙瘩复发率的 meta 分析中，术后接受 5-FU 的患者与未联合 5-FU 的术后患者相比，其复发率降低有统计学意义，但 TAC 在降低瘢痕疙瘩复发率方面无统计学意义。

常见局部反应包括红斑、疼痛、灼烧、色素沉着和溃疡等，但这些不良反应可能会随着 TAC 的联合使用而减轻。全身不良反应不常见，目前还没有相关的报道。

维拉帕米

维拉帕米作为一种钙通道阻滞药可用于治疗瘢痕疙瘩。研究表明，它可以刺激瘢痕疙瘩组中的胶原酶从而导致胶原蛋白减少并抑制纤维组织形成。本品的常用给药浓度为 2.5mg/ml，但浓度范围并没有最终明确。

IL 维拉帕米作为单一疗法被发现具有与 IL TAC 相似的疗效，不良反应更少，但起效较慢。维拉帕米也被研究作为切除后的辅助治疗，但 Danielsen 等最近的一项随机对照试验发现，与 IL TAC 相比，IL 维拉帕米的复发率明显更高，并因此导致研究提前终止。

干扰素（IFNs）

干扰素是一种抗纤维化和抗增殖的细胞因子，有助于抗肿瘤和抗病毒免疫反应。IFNs 可抑制纤维的生成以及胶原合成，并增加胶原酶的表达。

在一项研究中作为单一疗法，IL IFN-alpha-2b 被发现对 22 例瘢痕疙瘩的治疗是无效的。其治疗不良反应非常常见，有 7 名患者因在注射过程中产生严重的局部疼痛而退出了研究。IL IFN 联合 TAC 可能获益更多。一项研究表明，当每周 2 次 IL IFN-alpha-2b 联合每 2 周 1 次的 TAC 治疗时瘢痕疙瘩在大小上会有显著的缩小，而单独每 2 周 1 次的 TAC 治疗并没有类似结果。干扰素也被研究作为一种术后的辅助治疗，其 18.7% 的复发率要低于应用 TAC 辅助（58.4%）及单纯切除（51.1%）。

常见的不良反应包括流感样症状、注射时疼痛、局部发红和肿胀等。提前应用对乙酰氨基酚可改善全身症状。

博来霉素

博来霉素是一种具有抗肿瘤、抗菌和抗病毒特性的细胞毒性抗生素。在皮肤科，它最常用来治疗顽固性病毒疣，但也有研究用于治疗瘢痕疙瘩。在体外实验中，博来霉素作用于成纤维细胞可导致胶原合成的减少以及细胞凋亡的增加。

经利多卡因局部注射麻醉后博来霉素可以 1.5U/ml 的剂量多点注射。在一项研究中，13 名受试者每 1 ~ 4 个月接受 1 次 1.5U/ml 博来霉素的治疗，结果显示 53.8% 的受试者瘢痕完全扁平化，其余受试者中超过 75% 在瘢痕厚度上明显改善。随访 12 个月的复发率为 15.4%。在 Saray 和 Gulec 的另一项研究中，通过喷射注射技术将博来霉素注射到 15 例之前对 IL 类固醇没有反应的瘢痕疙瘩或增生性瘢痕中。局部麻醉后，通过喷射注射器距离 0.5mm 多点注射博来霉素 1.5U/ml，每次注射最大量 3.5ml，每 4 周注射 1 次，直到改善美观效果。其中 73.3% 的病灶呈完全扁平化，且随访期间无复发。

博来霉素治疗的一个常见不良反应是疼痛，因此手术前一般需要局部麻醉。其他潜在的不良反应包括溃疡、结痂、短暂的色素沉着和皮肤萎缩等。IL 给药尚未见全身毒性的报告。

肉毒毒素（BTX-A）

BTX-A 是一种神经毒素，可通过阻止乙酰胆碱的外分泌，从而阻断神经肌肉的传递，导致肌无力。通常用于年轻化和面部除皱治疗，临床上也被观察到可以改善瘢痕的外观。其作用于瘢痕疙瘩的机制可能与减少伤口的张力有关，这是瘢痕疙瘩已知发病机制之一。BTX-A 在体外也被发现可以促使成纤维细胞进入细胞周期的静息期。

BTX-A 已用于临床对于瘢痕疙瘩的治疗，但确切的注射参数尚未明确。在 Zhibo 和 Miaobo 的一项研究中，通过 24 号针头给 12 名瘢痕疙瘩患者注射 BTX-A；每次治疗的总剂量为 70 ~ 140U。结果显示 25% 患者表现出极好的疗效，42% 的患者得到较好的疗效，33% 的患者效果一般。另一项调查研究了 19 名 IL BTX-A 的患者，其每个月接受 2.5U/cm² 注射，持续 3 个月；6 个月后，所有患者均得到了可接受的改善程度及高满意度。在适当条件下使用 BTX-A 可能是治疗瘢痕疙瘩的一种有效方法，但需要进一步的研究，而且花费高可能限制其广泛应用。

病灶内冷冻疗法

冷冻疗法长期以来一直被用于瘢痕疙瘩的治疗。通过冷冻瘢痕疙瘩组织，形成胞内冰晶，破坏细胞器和细胞膜从而直接导致细胞的损伤。通常来讲，冷冻疗法是以喷雾的形式进行的，有报道称此方法是有效的，但此疗法的一个常见的、影响美容效果的不良反应是色素减退，这是因为黑色素细胞比成纤维细胞对低温破坏更敏感。

为了预防这种不良反应，出现了 IL 冷冻疗法。它可以通过多种方法来操作，包括使用 20 号针头注射，使用 18 号针头多点注射，或者使用 IL 冷冻仪等。IL 给药可直接将冷冻剂作用于瘢痕疙瘩的核心部位，最大限度地减少对表皮部分的细胞损伤，包括黑色素细胞。van Leeuwen 等，使用 IL 冷冻疗法治疗了 29 例瘢痕疙瘩患者，结果显示 12 个月后其平均体积减小了 63%，但有 24% 的复发率。

尤其对于深色皮肤患者仍存在显著的色素减退风险，同时最近的一项评估表皮上的温度变化的研究显示使用此技术时瘢痕外表面瘢痕的温度仍低于 −20℃，低于黑色素细胞的冷冻温度。在一项研究中，大多数瘢痕疙瘩其色素减退会在 12 个月内恢复。

水凝胶支架装置

一种新的预防瘢痕疙瘩切除术后复发的疗法是使用水凝胶支架。该支架由猪明胶 - 右旋糖酐水凝胶支架组成，其在闭合皮肤前需立即注射到伤口中。它可能通过成为成纤维细胞的支架或晶格，从而更适宜细胞的迁移和增殖。这种支架目前在欧洲被批准用于改善瘢痕。在一项针对 26 例耳部瘢痕疙瘩患者的研究中，在切除瘢痕疙瘩，伤口对齐和缝合后，在创面边缘注射最多 3ml/2.5cm 的水凝胶支架。其复发率为 19.2%，并且患者对瘢痕的满意度相当高。在这种方法被广泛采用之前，还需要进一步的研究以及得到美国方面的批准。

切除

对于难以接受 IL 治疗的瘢痕疙瘩，手术切除往往作为后续的治疗选择。手术切除通常结合辅助治疗从而减少复发率，因为单独切除可导致 50%~80% 的高复发率。更大的瘢痕疙瘩以及存在时间较短的瘢痕疙瘩复发风险较高。有多种辅助治疗方法可供选择，其中 IL 类固醇就是一种常见的方案。手术切除后，可在创面边缘注射类固醇，但在这种情况下，为了减少创面裂开的风险，常常推迟缝合线的拆除。

通常，那些对于伤口愈合重要的原则，同样也有助于瘢痕疙瘩手术，包括尽量减少局部创伤，尽量减少整个伤口的张力，以及尽可能的创缘整齐。

一般手术原则

对于接受切除治疗的瘢痕疙瘩，其主要的治疗方式是切除并进行一期缝合。只有当周围组织足够松弛，使新生的伤口处于最小的张力下，该治疗方法才是合适的选择。如果预料到可能出现张力过大等，则应进行连续

的分期手术切除或其他外科治疗方法（下文讨论）。瘢痕疙瘩的切除应深至瘢痕疙瘩与正常未受影响的皮肤交界处。应尽量减少未受影响真皮深层的创伤，理论上可以减少瘢痕疙瘩复发的危险。一些外科医师提倡将切口控制在瘢痕疙瘩边缘以里，留下一小块瘢痕疙瘩组织，但这种方法还没有得到广泛的研究。在决定适当的切除边界时，观察被切除组织的血管密度可能是有帮助的，因为瘢痕疙瘩组织中其血管要少于周围正常组织。因此，一旦发生边缘出血，即说明切缘已到达正常组织。此外，当切割瘢痕疙瘩时，由于瘢痕疙瘩是由纤维化组织组成，有时会听到嘎吱嘎吱的声音。这种声音信号的变化可提示未受影响的皮肤已经进入切除范围。

切除后，组织边缘应尽可能减小损伤，用最小的破坏以缓解伤口张力。潜在的炎症源，如堵塞的毛囊等，应从创面基底部位清除，从而减少复发的风险。

缝合线的选择

缝合线选择对于减少复发风险非常重要，一般情况下，单股合成缝合线由于其组织反应活性低从而降低小脓肿形成和炎症的风险，因此更优于编织缝合线，并因此降低复发风险。Durkaya 等在一项 60 例胸骨切开术后瘢痕患者的随机对照试验中评估了缝合线的作用，这些切口通过编织的聚乙醇酸或单股聚丙烯缝合线进行皮下缝合。相对于使用不可吸收单股聚丙烯缝合线组，使用编织的聚乙醇酸缝合线组闭合后的伤口增生明显。另一项研究评估了乳房缩小手术后增生性瘢痕形成的风险，发现与编织缝合线相比，使用单股合成缝合线的患者瘢痕更小，组织反应性更弱。这些小型研究表明，在切除瘢痕疙瘩时应考虑使用单股缝合线，但仍需要在此方面更多的研究。

张力最小化

一旦确定了缝合材料，为预防瘢痕疙瘩复发，缝合的主要目标是尽量减小张力。对于特定的手术，除了清除底部病灶及选择合适的闭合技术外，还可以使用特殊的缝合技术以减小张力。筋膜皱襞缝合有时可用于将张力转移到浅筋膜和深筋膜，从而减少真皮的张力并减少真皮缝合的需要。同样的，使用复位真皮缝合技术，而不是标准的埋线法和埋置垂直褥式缝合，也可能有助于转移伤口边缘的损伤；这种方法联合术后的电子束放射治疗，其术后 2 年的复发率可低至 2.2%。也有报道称在真皮深部和浅表真皮上均放置不可吸收的单股缝合线，并在随访时取出，从而形成连续的皮内缝合。最后，一种新的术后张力最小化的方法是通过使用一种皮肤张力释放装置。在一项包含 65 例成人腹部成形术后瘢痕状态随机对照试验中，采用先进的瘢痕治疗仪器组与对

照组相比，被此处理的瘢痕其视觉模拟评分平均值有了显著提高，但仍需进一步研究。

其他手术选择

对于不适合一期闭合的瘢痕疙瘩，目前已研究出多种手术治疗方案。包括二期愈合皮肤移植，分期切除和外科皮瓣等。二期愈合的缺点是治疗时间过长，瘢痕挛缩和复发，而皮肤移植则涉及供体带来的患病风险及颜色不匹配问题等。

瘢痕疙瘩手术后邻近组织移植成功最重要的因素是尽量减少皮瓣的创伤、防止皮瓣坏死，以及伤口张力最小化。获得疗效的另一个重要原则是术后应用辅助治疗以减少复发。

已有几例关于治疗耳垂瘢痕疙瘩应用皮瓣的报道，在这些病例中一期缝合可能导致耳垂变形以及影响美观。Adams 和 Gloster 报道了一种使用瘢痕疙瘩上皮瓣来治疗瘢痕疙瘩。类似的技术，如瘢痕疙瘩切片皮瓣，也有相关报道（图 49-1）。另一种方法是通过 X 形切口，在瘢痕疙瘩表面做标记，将皮肤从瘢痕疙瘩表面掀起，形成 4 个三角形皮瓣。手术切除瘢痕疙瘩组织，修补缺损。最后，用皮下 V-Y（岛状蒂）皮瓣治疗耳后瘢痕疙瘩可能是有效的。

放射治疗

放射治疗作为瘢痕疙瘩切除术后的辅助治疗越来越受欢迎。放射治疗可采用外部照射或近距离照射。外部放射治疗可能需要高剂量的辐射，而近距离放射治疗可能获得更加精准的、针对性的治疗。近距离放射治疗可进一步细分为低剂量率（low-dose rate，LDR）和高剂量率（high-dose rate，HDR），前者使用低剂量放射源，可在 20~72 小时后取出；后者使用高剂量放射源只需 5~10 分钟。HDR 可能给患者带来更大便利。

放射治疗预防瘢痕复发的确切机制尚不清楚；可能是通过抑制成纤维细胞的增生或者通过阻止一些可刺激局部成纤维细胞异常增殖的体液或细胞因子的释放来发挥作用。放射治疗也可能通过抑制血管生成发挥作用，血管生成在瘢痕疙瘩形成中起到一定作用。

放射治疗瘢痕疙瘩已被广泛的研究。Shen 等对834 例患者进行了瘢痕疙瘩切除术后联合电子束放射治疗，结果显示其复发率为 9.59%。De Cicco 等对 70 例瘢痕疙瘩切除术后行近距离放射治疗（LDR 或 HDR）的患者的情况进行了研究，发现 LDR 组复发率为 30.4%，而 HDR 组为 38%。在包括 33 项研究在内的系统综述中，对所有治疗方式进行比较后发现，与 LDR

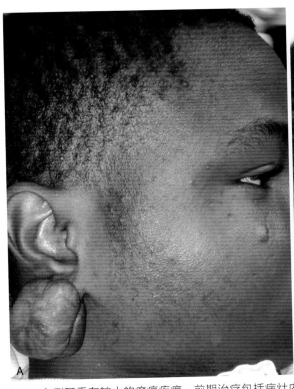
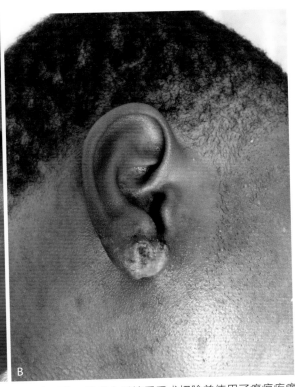

图 49-1　A. 右侧耳垂有较大的瘢痕疙瘩。前期治疗包括病灶内注射类固醇。患者之后接受手术切除并使用了瘢痕疙瘩切片皮瓣技术，并辅以放射治疗。术后复查见轻度裂开，但随后几周后愈合，无复发。B. 耳部瘢痕疙瘩行手术切除辅助放疗是不错的治疗方法

（21.3%）和外照射（22.2%）相比，HDR 近距离放射治疗的复发率最低（10.5%）。对于外照射，切除和放疗之间较短的时间间隔（<7 小时）其复发率（17%）要低于较长的时间间隔（>24 小时）的复发率（21%）。但是 HDR 与时间相关的治疗差异并没有体现出来。虽然已有关于瘢痕疙瘩切除术后立即行辅助放疗的报道，但一般建议在放疗前完成完全创面闭合。

放射治疗的剂量在不同的方案中有所不同。Kim 等回顾性研究了 39 例瘢痕疙瘩切除术后辅以放疗的病例。发现其中三组均接受了 1500cGy 辐射的患者其复发率最低。这种方法经常被使用，并且通常在手术切除的当天开始实施。

辅助放射治疗有一定的局限性。放射治疗的相关禁忌证包括妊娠、年龄小于 12 岁或需辐射部位敏感等（如甲状腺等）。不良事件包括皮肤红斑（早期）和色素异常（晚期）。当然理论上也存在致瘤风险，因为暴露于辐射下可能导致辐射相关肿瘤发生，但截至目前尚未有符合此适应证时接受辐射从而诱发肿瘤的报告，并且人们认为癌症的总体风险是非常小的。

激光疗法

激光治疗是瘢痕疙瘩的另一种治疗方法。对各种激光，包括非剥脱激光和剥脱激光，都进行了不同程度的成功研究。非剥脱激光包括脉冲染料激光（pulsed-dye laser，PDL）和钕：钇铝石榴石（Nd：YAG），剥脱激光包括二氧化碳和铒：钇铝石榴石（Er：YAG）。

脉冲染料激光

PDL 释放的能量波长为 585nm 或 595nm，特定作用于红细胞内的血红蛋白和氧合血红蛋白。因此可针对血管选择性的产生光热分解效应，减少瘢痕疙瘩组织的血管化，从而导致组织坏死和瘢痕缩小。PDL 应用于瘢痕疙瘩的治疗已经有了广泛的研究，但是作为单一的治疗方法，其结果是喜忧参半的。在一项研究中，16 例患者接受了 585nm 闪光泵 PDL 治疗，所有患者在 6 个月后其临床表现均有改善。另一项研究评估了使用更长的 595nm 波长 PDL 治疗方案，发现其对深色皮肤的患者效果更好。也有一些报告显示这种治疗方式效果不明显或短期内复发。一项包括 8 项随机对照试验在内的系统回顾显示 PDL 在改善整体瘢痕外观方面优于传统方法，但在分别评估单个瘢痕参数时这种优势并不存在。

目前尚未确定最理想的光子通量，因为在任意一项研究中都没有获得不同光子通量条件下具有统计学意义上的差异。但同时有趋势提示，越低的通量参数可能获得更好的效果。根据病灶的大小，一般推荐通量参数浮动在 $4.5 \sim 7.5J/cm^2$，且病灶越小所需通量参数越大。

PDL 也可以与其他疗法联合使用。一项包含 69 例患者的单盲、随机对照试验将患者分为三组，分别采用每周单独使用 IL TAC 10mg/ml，每周使用 IL TAC 联合 5-FU（4mg TAC 联合 45mg 5-FU），每周 IL TAC 联合 5-FU 及 585nm PDL 治疗，发现最后一组疗效最好，不良反应最少。在 IL 注射之前，PDL 也可以作为一种优化注射的手段，使瘢痕水肿，更容易穿透。此外，PDL 也被成功地用作切除后预防复发的手段。

PDL 的不良反应包括萎缩性瘢痕、色素改变、皮炎和紫癜等。此外，PDL 用于其他指征时，据报道可引起瘢痕疙瘩的形成。

Nd：YAG 激光

Nd：YAG 激光发出的波长为 1064nm，因此可以穿透更深层的真皮。它被认为是通过抑制成纤维细胞从而抑制胶原的合成。尽管对其治疗瘢痕疙瘩的研究要少于 PDL，但在小范围实验中，Nd：YAG 已被证明可以改善瘢痕疙瘩的外观，包括色素沉着、血管化和增厚等。其不良反应通常较轻，最常见的包括治疗后短暂性红斑等。在一项包含 20 例伴随增生性瘢痕和瘢痕疙瘩患者的随机分组试验中，与 595nm PDL 相比，两种治疗方法均较开始前有统计学意义上的改善，但组间无显著差异。当然还需要更多的研究验证 Nd：YAG 在瘢痕疙瘩治疗中的作用（图 49-2）。

二氧化碳激光

二氧化碳激光以 10 600nm 的波长发射能量，作用于组织内的水分子，导致其蒸发并破坏组织。因此，它的作用是作为一种剥脱激光，在治疗瘢痕疙瘩时，引起瘢痕疙瘩组织坏死，瘢痕重塑，收缩，最终缩小体积。

二氧化碳激光已被用作单一治疗或与 IL 类固醇联合使用。作为单一治疗手段，使用 2mm 光斑大小以及 W 形来获得 $500W/cm^2$ 的能量密度以获得良好效果。与每 3~4 周 1 次的 IL 类固醇联合使用时，观察到与单独使用 CO_2 激光相比，复发率出现了下降。二氧化碳激光的常见不良反应包括红斑和色素沉着等。

Er：YAG 激光

Er：YAG 激光的波长为 2940nm，同样作用于水分子，但由于它的波长比 CO_2 激光短，所以不能穿透真皮那么深，从而减少深层热损伤。它在治疗瘢痕疙瘩方面没有像其他激光那样得到广泛的研究，但在一项随机对照试验中，Er：YAG 与 CO_2 激光相比，在改善增生性瘢痕的临床外观方面更有效，不良反应更小。

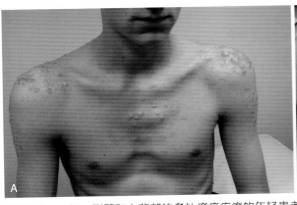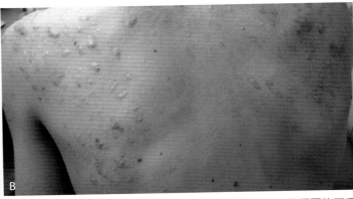

图 49-2　胸部、侧臂和上背部的多处瘢痕疙瘩的年轻患者。病灶呈痤疮样分布，之前有痤疮史。在这种情况下，最重要的不仅要治疗瘢痕疙瘩病灶，如果潜在痤疮仍然活跃，同时也要积极治疗潜在痤疮以防止新的瘢痕疙瘩出现

总结

　　瘢痕疙瘩是伤口愈合的一种异常反应，其治疗具有一定难度。治疗方法包括 IL 治疗，如类固醇、5-FU、维拉帕米、IFN 和博来霉素等；冷冻治疗，包括 IL 冷冻治疗；手术切除；辅助放射治疗；以及激光治疗。在瘢痕疙瘩手术中，至关重要的一般手术原则是减少张力。理想的治疗策略需根据病变的大小和位置，以及患者的偏好和动机等而不同，没有任何一种疗法在各种情况下都是理想的。最近提出的一种治疗方法是首先使用硅凝胶或硅胶片联合 IL 类固醇（单独或联合 5-FU），之后联合激光治疗；如果属于难治性瘢痕疙瘩，可以手术切除然后辅以其他治疗方法，包括放疗等。但仍需更多的研究以研发出治疗瘢痕疙瘩的理想手段。

参考文献

1. Gold MH, McGuire M, Mustoe TA, Pusic A, Sachdev M, Waibel J, et al. Updated international clinical recommendations on scar management: part 2—algorithms for scar prevention and treatment. Dermatol Surg. 2014;40(8):825–831.
2. Berman B, Amini S, Viera M, Maderal AD. Keloid and hypertrophic scar. Medscape Drugs & Diseases. Updated May 17, 2016. Available at: http://emedicine.medscape.com/article/1057599-overview.
3. Reed BR, Clark RA. Cutaneous tissue repair: practical implications of current knowledge. II . J Am Acad Dermatol. 1985;13:919–941.
4. Schaffer MR, Efron PA, Thornton FJ, Klingel K, Gross SS, et al. Nitric oxide, an autocrine regulator of wound fibroblast synthetic function. J Immunol. 1997;158:2375–2381.
5. Hayashi T, Furukawa H, Oyama M, Funayama E, Saito A, Murao N, et al. A new uniform protocol of combined corticosteroid injections and ointment application reduces recurrence rate after surgical keloid/hypertrophic scar excision. Dermatol Surg. 2012;38(6):893–897.
6. Al Aradi IK, Alawadhi SA, Alkhawaja FA, Alaradi I. Earlobe keloids: a pilot study of the efficacy of keloidectomy with core fillet flap and adjuvant intralesional corticosteroids. Dermatol Surg. 2013;39(10):1514–1519.
7. Sadeghinia A, Sadeghinia S. Comparison of the efficacy of intralesional triamcinolone acetonide and 5-fluorouracil tattooing for the treatment of keloids. Dermatol Surg. 2012; 38(1):104–109.
8. Darougheh A, Asilian A, Shariati F. Intralesional triamcinolone alone or in combination with 5-fluorouracil for the treatment of keloid and hypertrophic scars. Clin Exp Dermatol. 2009;34(2):219–223.
9. Wang XQ, Liu YK, Qing C, Lu SL. A review of the effectiveness of antimitotic drug injections for hypertrophic scars and keloids. Ann Plast Surg. 2009;63(6):688–692.
10. Kontochristopoulos G, Stefanaki C, Panagiotopoulos A, Stefanaki K, Argyrakos T, Petridis A, et al. Intralesional 5-fluorouracil in the treatment of keloids: an open clinical and histopathologic study. J Am Acad Dermatol. 2005;52(3 Pt 1):474–479.
11. Ogawa R. The most current algorithms for the treatment and prevention of hypertrophic scars and keloids. Plast Reconstr Surg. 2010;125(2):557–568.
12. Nanda S, Reddy BS. Intralesional 5-fluorouracil as a treatment modality of keloids. Dermatol Surg. 2004;30(1): 54–56.
13. Biglard E, Steltenpool S, Niessen FB. Intralesional 5-fluorouracil in keloid treatment: a systematic review. Acta Derm Venereol. 2015;95(7):778–782.
14. Haurani MJ, Foreman K, Yang JJ, Siddiqui A. 5-fluorouracil treatment of problematic scars. Plast Reconstr Surg. 2009; 123(1):139–148.
15. Shin JY, Kim JS. Could 5-Fluorouracil or triamcinolone be an effective treatment option for keloid after surgical excision? A meta-analysis. J Oral Maxillofac Surg. 2016; 74(5):1055–1060.
16. Gupta S, Kalra A. Efficacy and safety of intralesional 5-fluorouracil in the treatment of keloids. Dermatology. 2002;204(2):130–132.
17. Margaret Shanthi FX, Ernest K, Dhanraj P. Comparison of intralesional verapamil with intralesional triamcinolone in the treatment of hypertrophic scars and keloids. Indian J Dermatol Venereol Leprol. 2008;74(4):343–348.
18. Danielsen PL, Rea SM, Wood FM, Fear MW, Viola HM, Hool LC, et al. Verapamil is less effective than triamcinolone for prevention of keloid scar recurrence after excision in a randomized controlled trial. Acta Derm Venereol. 2016; 96(6):774–778.
19. Edwards L. The interferons. Dermatol Clin. 2001;19:139.
20. Berman B, Duncan MR. Short-term keloid treatment in vivo with human interferon alfa-2b results in a selective and persistent normalization of keloidal fibroblast collagen,

glycosaminoglycan, and collagenase production in vitro. J Am Acad Dermatol. 1989;21(4 Pt 1):694–702.

21. Al-Khawajah MM. Failure of interferon-alpha 2b in the treatment of mature keloids. Int J Dermatol. 1996;35(7):515–517.

22. Lee JH, Kim SE, Lee AY. Effects of interferon-alpha2b on keloid treatment with triamcinolone acetonide intralesional injection. Int J Dermatol. 2008;47(2):183–186.

23. Berman B, Flores F. Recurrence rates of excised keloids treated with postoperative triamcinolone acetonide injections or interferon alfa-2b injections. J Am Acad Dermatol. 1997; 37(5 Pt 1): 755–757.

24. Jones CD, Guiot L, Samy M, Gorman M, Tehrani H. The use of chemotherapeutics for the treatment of keloid scars. Dermatol Reports. 2015;72(2):5880.

25. Saray Y, Gulec AT. Treatment of keloids and hypertrophic scars with dermojet injections of bleomycin: a preliminary study. Int J Dermatol. 2005;44(9):777–784.

26. Espana A, Solano T, Quintanilla E. Bleomycin in the treatment of keloids and hypertrophic scars by multiple needle punctures. Dermatol Surg. 2001;27(1):23–27.

27. Xiao Z, Zhang F, Cui Z. Treatment of hypertrophic scars with intralesional botulinum toxin type A injections: a preliminary report. Aesthetic Plast Surg. 2009;33(3):409–412.

28. Gassner HG, Brissett AE, Otley CC, Boahene DK, Boggust AJ, Weaver AL, et al. Botulinum toxin to improve facial wound healing: a prospective, blinded, placebo-controlled study. Mayo Clin Proc. 2006;81(8):1023–1028.

29. Carruthers A, Carruthers J. Botulinum toxin type A: History and current cosmetic use in the upper face. Semin Cutan Med Surg. 2001;20(2):71–84.

30. Zhibo X, Miaobo Z. Botulinum toxin type A affects cell cycle distribution of fibroblasts derived from hypertrophic scar. J Plast Reconstr Aesthet Surg. 2008;61(9):1128–1129.

31. Zhibo X, Miaobo Z. Intralesional botulinum toxin type A injection as a new treatment measure for keloids. Plast Reconstr Surg. 2009;124(5):275e–277e.

32. Har-Shai Y, Sabo E, Rohde E, Hyams M, Assaf C, Zouboulis CC. Intralesional cryosurgery enhances the involution of recalcitrant auricular keloids: a new clinical approach supported by experimental studies. Wound Repair Regen. 2006;14(1):18–27.

33. Shepherd J, Dawber RP. Historical and scientific basis of cryosurgery. Clin Exp Dermatol. 1982;7(3):321–328.

34. van Leeuwen MC, van der Wal MB, Bulstra AE, Galindo-Garre F, Molier J, van Zuijlen PP, et al. Intralesional cryotherapy for treatment of keloid scars: a prospective study. Plast Reconstr Surg. 2015;135(2):580–589.

35. van Leeuwen MC, Bulstra AE, Ket JC, Ritt MJ, van Leeuwen PA, Niessen FB. Intralesional cryotherapy for the treatment of keloid scars: evaluating effectiveness. Plast Reconstr Surg Glob Open. 2015;3(6):e437.

36. van Leeuwen MC, Bulstra AE, van der Veen AJ, Bloem WB, van Leeuwen PA, Niessen FB. Comparison of two devices for the treatment of keloid scars with the use of intralesional cryotherapy: an experimental study. Cryobiology. 2015; 71(1):146–150.

37. Viera MH, Caperton CV, Berman B. Advances in the treatment of keloids. J Drugs Dermatol. 2011;10(5):468–480.

38. Berman B, Garikaparthi S, Smith E, Newburger J. A novel hydrogel scaffold for the prevention or reduction of keloid scars postsurgical excision. J Am Acad Dermatol. 2013; 69(5):828–830.

39. Darzi MA, Chowdri NA, Kaul SK, Khan M. Evaluation of various methods of treating keloids and hypertrophic scars: a 10-year follow-up study. Br J Plast Surg. 1992;45(5):374–379.

40. Cosman B, Wolff M. Bilateral earlobe keloids. Plast Reconstr Surg. 1974;53:540.

41. Komatsu S, Azumi S, Hayashi Y, Morito T, Kimata Y. S-shaped wound closure technique for dumbbell-shaped keloids. Plast Reconstr Surg Glob Open. 2017;5(3):e1278.

42. Field LM. Subtotal keloid excision—a preferable preventative regarding recurrence. Dermatol Surg. 2001;27(3):323–324.

43. Park TH, Chang CH. Suggestion of end points of complete keloid excision. Aesthetic Plast Surg. 2012;36(6):1395.

44. Gauglitz GG. Management of keloids and hypertrophic scars: current and emerging options. Clin Cosmet Investig Dermatol. 2013;6:103–114.

45. Durkaya S, Kaptanoglu M, Nadir A, Yimaz S, Cinar Z, Dogan K. Do absorbable sutures exacerbate presternal scarring? Tex Heart Inst J. 2005;32(4):544–548.

46. Niessen FB, Spauwen PH, Kon M. The role of suture material in hypertrophic scar formation: Monocryl vs. Vicryl-rapide. Ann Plast Surg. 1997;39(3):254–260.

47. Ogawa R, Akaishi S, Huang C, Dohi T, Aoki M, Omori Y, et al. Clinical applications of basic research that shows reducing skin tension could prevent and treat abnormal scarring: the importance of fascial / subcutaneous tensile reduction sutures and flap surgery for keloid and hypertrophic scar reconstruction. J Nippon Med Sch. 2011; 78(2):68–76.

48. Wang LZ, Ding JP, Yang MY, Chen B., Forty-five cases of chest keloids treated with subcutaneous super-tension-reduction suture combined with postoperative electron-beam irradiation. Dermatol Surg. 2014;40:1378–1384.

49. Wang Y, Long X. Double layer continuous intradermal sutures in keloid operation. J Clin Exp Dermatol Res. 2014; 5:205.

50. Longaker MT, Rohrich, RJ, Greenberg L, Furnas H, Wald R, Bansal V, et al. A randomized controlled trial of the embrace advanced scar therapy device to reduce incisional scar formation. Plast Reconstr Surg. 2014;134(3):536–546.

51. Lawrence WT. Treatment of earlobe keloids with surgery plus adjuvant intralesional verapamil and pressure earrings. Ann Plast Surg. 1996;37:167.

52. Converse JM, Stallings JO. Eradication of large auricular keloids by excision, skin grafting, and intradermal injection of triamcinolone acetonide solution. Plast Reconstr Surg. 1972;29:461.

53. Kim DY, Kim ES, Eo SR, Kim KS, Lee SY, Cho BH. A surgical approach for earlobe keloid: keloid fillet flap. Plast Reconstr Surg. 2004;113(6):1668–1674.

54. Qi Z, Liang W, Wang Y, Long X, Sun X, Wang X, et al. "X"-shaped incision and keloid skin-flap resurfacing: a new surgical method for auricular keloid excision and reconstruction. Dermatol Surg. 2012;38(8):1378–1382.

55. Adams BB, Gloster HM. Surgical pearl: excision with suprakeloidal flap and radiation therapy for keloids. J Am Acad Dermatol. 2002;47:307–309.

56. Hatoko M, Kuwahara M, Shiba A, Tada H, Okazaki T, Muramatsu T, et al. Earlobe reconstruction using a subcutaneous island pedicle flap after resection of "earlobe keloid". Dermatol Surg. 1998;24(2):257–261.

57. Van Leeuwen MC, Stokmans SC, Bulstra AE, et al. Surgical excision with adjuvant irradiation for treatment of keloid scars: a systematic review. Plast Reconstr Surg Glob Open. 2015;3(7):e440.

58. Ji J, Tian Y, Zhu YQ, et al. Ionizing irradiation inhibits keloid fibroblast cell proliferation and induces premature cellular senescence. J Dermatol. 2015;42(1):56–63.

59. Keeling BH, Whitsitt J, Liu A, Dunnick CA. Keloid removal by shave excision with adjuvant external beam radiation therapy. Dermatol Surg. 2015;41(8):989–992.

60. Shen J, Lian X, Sun Y, et al. Hypofractionated electron-beam radiation therapy for keloids: retrospective study of 568 cases with 834 lesions. J Radiat Res. 2015;56(5):811–817.

61. De Cicco L, Vischioni B, Vavassori A, et al. Postoperative management of keloids: low-dose-rate and high-dose-rate brachytherapy. Brachytherapy. 2014;13(5):508–513.

62. Kim K, Son D, Kim J. Radiation therapy following total keloidectomy: a retrospective study of 11 years. Arch Plast Surg. 2015;42(5):588–595.

63. Speranza G, Sultanem K, Muanza T. Descriptive study of patients receiving excision and radiotherapy for keloids. Int J Radiat Oncol Biol Phys. 2008;71(5):1465–1469.

64. McKeown SR, Hatfield P, Prestwich RJ, Shaffer RE, Taylor RE. Radiotherapy for benign disease; assessing the risk of radiation-induced cancer following exposure to intermediate dose radiation. Br J Radiol. 2015;88(1056):20150405.

65. Lawrence WT. In search of the optimal treatment of keloids: report of a series and a review of the literature. Ann Plast Surg. 1991;27:164–178.

66. Alster TS, Williams CS. Treatment of keloid sternotomy scars with 585-nm flashlamp-pumped pulsed-dye laser. Lancet. 1995;345(8959):1198–1200.

67. Manuskiatti W, Wanitphakdeedecha R, Fitzpatrick RE. Effect of pulse width of a 595-nm flashlamp-pumped pulsed dye laser on the treatment response of keloidal and hypertrophic sternotomy scars. Dermatol Surg. 2007;33:152–161.

68. Shih PY, Chen HH, Chen CH, Hong HS, Yang CH. Rapid recurrence of keloid after pulse dye laser treatment. Dermatol Surg. 2008;34(8):1124–1127.

69. de las Alas JM, Siripunvarapon AH, Dofitas BL. Pulsed dye laser for the treatment of keloid and hypertrophic scars: a systematic review. Expert Rev Med Devices. 2012;9(6):641–650.

70. Chan HH, Wong DS, Ho WS, et al. The use of pulsed dye laser for the prevention and treatment of hypertrophic scars in Chinese persons. Dermatol Surg. 2004;30:987–994.

71. Asilian A, Darougheh A, Shariati F. New combination of triamcinolone, 5-fluorouracil, and pulsed-dye laser for treatment of keloid and hypertrophic scars. Dermatol Surg. 2006;32(7):907–915.

72. Connell PG, Harland CC. Treatment of keloid scars with pulsed dye laser and intralesional steroid. J Cutan Laser Ther. 2000;2(3):147–150.

73. Eke U, Diaz C, Abdullah A. Keloid scars in type VI skin successfully treated with combined surgery and pulsed dye laser therapy. Br J Dermatol. 2013;168(8):1360–1362.

74. Levine VJ, Geronemus RG. Adverse effects associated with the 577 and 585 nanometer pulsed dye laser in the treatment of cutaneous vascular lesions: a study of 500 patients. J Am Acad Dermatol. 1995;32:613–617.

75. Bernstein LJ, Geronemus RG. Keloid formation with the 585-nm pulsed dye laser during isotretinoin treatment. Arch Dermatol. 1997;133(1):111–112.

76. Abergel RP, Meeker CA, Lam TS, Dwyer RM, Lesavoy MA, Uitto J. Control of connective tissue metabolism by lasers: recent developments and future prospects. J Am Acad Dermatol. 1984;11:1142–1150.

77. Cho SB, Lee JH, Lee SH, Lee SJ, Bang D, Oh SH. Efficacy and safety or 1064-nm Q-switched Nd:YAG laser with low fluence for keloids and hypertrophic scars. J Eur Acad Dermatol Venereol. 2010;24(9):1070–1074.

78. Sherman R, Rosenfeld H. Experience with the Nd:YAG laser in the treatment of keloid scars. Ann Plast Surg. 1988;21(3):231–235.

79. Al-Mohamady Ael-S, Ibrahim SM, Muhammad MM. Pulsed dye laser versus long-pulsed Nd:YAG laser in the treatment of hypertrophic scars and keloid: a comparative randomized split-scar trial. J Cosmet Laser Ther. 2016;18(4):208–212.

80. Lee KK, Mehrany K, Swanson NA. Surgical revision. Dermatol Clin. 2005;23(1):141–150.

81. Henderson DL, Cromwell TA, Mes LG. Argon and carbon dioxide laser treatment of hypertrophic and keloid scars. Lasers Surg Med. 1984;3(4):271–277.

82. Garg GA, Sao PP, Khopkar US. Effect of carbon dioxide laser ablation followed by intralesional steroids on keloids. J Cutan Aesthet Surg. 2011;4(1):2–6.

83. Patil UA, Dhami LD. Overview of lasers. Indian J of Plast Surg. 2008;41(Suppl):S101–S113.

84. Omranifard M, Rasti M. Comparing the effects of conventional method, pulse dye laser and erbium laser for the treatment of hypertrophic scars in Iranian patients. J Res Med Sci. 2007;12:277–281.

第 50 章 囊　肿

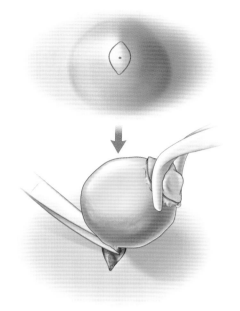

原著者　Rebecca J. Larson
　　　　Amy J. Schutte
　　　　Sandra Lee

翻　译　陈仕胜　党宁宁
审　校　黄　永　马立娟

概要

- 囊肿是一种常见的疾病，可因触痛、功能受损或美观问题而选择切除。
- 大多数囊肿都适合采用切除方法，从小钻孔切除到大椭圆形切除都可供选择。

初学者贴士

- 切勿尝试切除活动性感染期囊肿。相反，在尝试积极手术干预之前，应考虑 I &D 或抗生素治疗。
- 以前有过治疗、感染或处置过的囊肿更难治疗，可能需要锐性剥离或完全切除。

专家贴士

- 根据经验，囊肿可以从小切口部位精细剥离。
- 死腔最小化对术后成功至关重要，可通过筋膜折叠缝合或经皮缝合置入来实现。

切记！

- 尽管微创切口很小，但是囊肿破裂导致的不良气味可能会成为患者的困扰。
- 仔细切除所有囊肿内容物和完整囊壁将有助于降低复发或术后并发症的风险。

陷阱和注意事项

- 即使是专业的诊断医师也可能被囊肿类似物所迷惑，因此，所有可疑的囊性结节都应切除，每个囊肿都应送病理组织学检查。
- 切除位于神经危险区的大囊肿可能导致永久性神经损伤；这应作为知情同意程序的一部分向患者解释。

患者教育要点

- 应告知患者，切除囊肿后会留有瘢痕；如果他们犹豫不决，应推迟手术。
- 即使完整切除，囊肿也可能复发；在开始手术前，应告知患者这种可能性。

收费建议

- 根据临床实践，大多数囊肿因症状原因而被切除，因此使用良性系列切除代码（11400 系列）和修复代码（12000 和 13000 系列）计算费用。
- 如果要向保险公司索要赔偿，则应记录囊肿切除术的医疗必要性的理由。
- 单纯因美容原因摘除的囊肿不在医保范围。

引言

囊肿是皮肤科手术中常见的疾病，患者可能表现为生长、刺激或感染的囊性结节。患者通常因症状原因而就诊，但有时也会因为美观原因寻求治疗。虽然大多数表皮囊肿和毛发囊肿在临床上可以根据其外观和解剖位置进行鉴别，但是切除的囊性结节一定要进行组织病理学评价，因为表皮囊肿需要与脂肪瘤和 Merkel 细胞瘤等其他皮肤和软组织肿瘤相鉴别。

流行病学

许多患者和非皮肤科医师将表皮囊肿和毛发囊肿通俗地称为皮脂腺囊肿。这不够准确，因为唯一真正的皮脂腺囊肿是脂囊瘤，临床上很少遇到，有时与 II 型先天性甲肥厚（pachyonychia congenita type 2）和多发性脂囊瘤（steatocystoma multiplex）有关。表皮囊肿又称漏斗部囊肿或表皮包涵囊肿，因为它们均起源于毛囊漏斗部。可分为原发性和继发性损害，分别由毛囊破坏和外伤性转化引起。

表皮囊肿是最常见的囊肿类型，好发于面部或躯干上部。当头皮出现囊肿时，临床上容易与毛发或毛根鞘囊肿相混淆。毛发（毛根鞘）囊肿在组织学上与表皮囊肿不同，几乎只发生在头皮。粟丘疹是一种小的表皮囊肿的变形，通常发生在成年人的面部，但也可能由继发因素引起，如水疱、外伤、局部皮质类固醇萎缩、激光换肤术和深层化学剥脱术。

尽管也在探索其他手术方式，但是手术切除是治疗表皮囊肿和毛发囊肿的主要方法。当多发性囊肿出现时，可以考虑潜在的症状，如基底细胞痣综合征（basal cell nevus syndrome）和 Gardner 综合征。口 - 面 - 指综合征（oral-facial-digital syndrome）、遗传性少毛症（hereditary hypotrichosis）、Rombo 综合征和 Bazex 综合征均可出现多发性粟丘疹。因此，应进行完整的病史和体格检查。

组织病理学

表皮囊肿的组织学检查显示囊壁由数层鳞状上皮组成，囊内充满角质，呈环层状排列。毛发囊肿在组织学上没有颗粒层，但含有致密的同源嗜酸性角蛋白。粟丘疹在组织学上类似于表皮囊肿，但比表皮囊肿小得多。

相比之下，脂囊瘤或真性皮脂腺囊肿在组织学上表现为复层鳞状上皮内衬嗜酸性角质层，囊壁内常含有皮脂腺。皮样囊肿也由复层鳞状上皮和颗粒层组成，但有其他相关真皮结构，如皮脂腺、肌肉或环绕上皮的毛发。

临床表现

表皮囊肿表现为软的皮下结节，有时可见小孔（或小点），并伴有皮肤黄白色改变（图 50-1 和图 50-2）。内含浸软的角蛋白，囊肿内容物多为白色或黄色，但也可为棕色或灰色。囊肿大小和位置多变，但它们最常见于面部和躯干，大小取决于位置，通常有几厘米大小。原发性丘疹通常为 1～3mm 的白色丘疹，最常发生于眼睑周围和中央面部（图 50-3）。

临床上，毛发囊肿与表皮囊肿难以区分，虽然毛发囊肿主要发生在头皮上，触之更坚硬。这种坚硬性是因为毛发囊肿的囊壁较厚，这也使它们更不易破裂。与表皮囊肿不同，毛根鞘囊肿通常看不见小孔（图 50-4）。

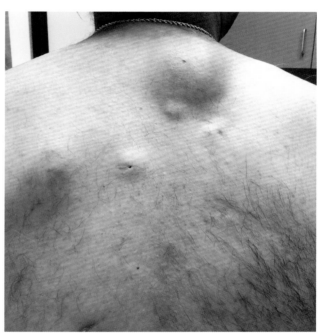

图 50-1　表皮囊肿表现为软的皮下结节，有时可见小孔，并伴有皮肤黄白色改变

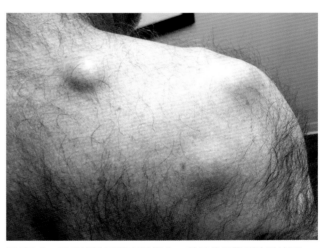

图 50-2　表皮囊肿可能变得很大，并且总是靠近皮肤表面

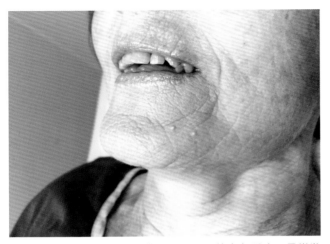

图 50-3 原发性粟丘疹通常是 1~3mm 的白色丘疹，最常发生在眼睑和中央面部

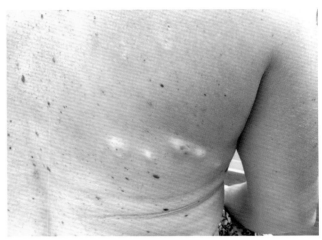

图 50-5 与表皮囊肿相比，脂囊瘤倾向于发生于胸部和腋窝，为较小的、较柔软的痤疮样损害（通常小于 1cm）

发感染，需要口服抗生素治疗。在这种情况下，应推迟手术切除，直到明确的感染被清除、炎症明显减轻。与患者进行详细的谈话，包括手术的风险、不良反应和替代治疗方法，不仅可以使患者更好地掌握手术过程，还可以通过提高患者术后指导的依从性来减少不良后果的风险。应告知患者囊肿切除的风险，包括复发、感染和瘢痕形成的可能性等。

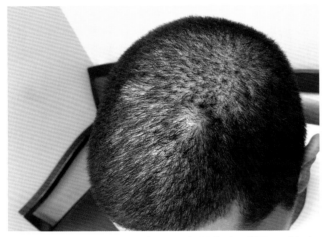

图 50-4 与表皮囊肿不同的是，毛根鞘囊肿通常见不到小孔

术前注意事项

动机

通常因为美观和症状原因而切除囊肿。增大的囊肿可有明显的压痛，位于骨性结构或压力点上方的囊肿特别容易有压痛。已经发炎或感染的囊肿可能会引起明显的疼痛、忧虑和瘢痕。在美观上，患者有时会觉得囊肿很显眼而感到尴尬。大多数切除囊肿的患者明确表示他们更愿意选择瘢痕而不是囊肿。

与表皮囊肿相比，脂囊瘤表现为更小、更软的痤疮样皮损（通常小于 1cm），好发生于胸部和腋窝（图 50-5）。皮样囊肿类似于表皮囊肿，但典型的发生于婴儿，位于胚胎融合平面。这些亚型中的每一种都可能发生炎症变异反应，可因对破裂的囊壁和内容物的炎症反应而变软，其他常见的类似表皮囊肿包括脂肪瘤、幼年型黄色肉芽肿（juvenile xanthogranuloma）、反应性淋巴结。

解剖部位

定位是一个重要的需要考虑的因素，特别是当囊肿切除不是真正的医学要求时。因此，患者必须充分了解并对产生的瘢痕有合理的预期。例如，如果患者切除了额头或颧骨上的囊肿，他们必须明白瘢痕会取代这个囊肿，并且在这些凸面上，瘢痕可能特别明显。切除较厚皮肤区域（如背部和侧腹壁）及四肢的囊肿，可能需要更长和更大的切除，因为皮肤较薄的区域更灵活和可延展，使得大部分囊肿和内容物可以从更小的切口成功挤出。最后，覆盖在解剖危险区域的囊肿应谨慎处理，特别是当它们可能扩展到比预期更深的区域时。因此当囊肿位于耳前区域或 Erb 点时应仔细解剖，术前应警告患者永久性神经损伤的风险。

患者评估和选择

术前咨询以确保患者有充分准备和选择。重点关注病史，包括既往切除、切开引流或复发性炎症，这可增加瘢痕形成和复发的风险，完全切除囊肿更具挑战性。

不是所有的囊肿都需要立即切除，有炎症的囊肿最好于皮损内注射类固醇皮质激素或切开引流，因为炎症表明囊壁已经破裂。囊肿内容物破裂引起急性异物反应，引起局部发热、红斑和疼痛。囊肿破裂有时引起继

皮损病史和现状

重要的考虑因素包括囊肿出现的时间长短，是否有过刺激或发炎，是否有外伤或部分切除，以及是否曾尝试过切除。

一般术前注意事项

除了必要的体格检查和对治疗方案的说明，一般病史应该包括治疗史、外科手术史、个人史和当前使用药物和过敏史。既往史可能会影响到皮肤外科手术的结果，应仔细审查，特别是如果患者有高血压、糖尿病、吸烟、饮酒或其他心血管疾病史。

手术方法

工具

可以使用标准的皮肤外科器械托盘（见第 5 章）（图 50-6）。一些外科医师倾向于使用无齿镊夹持脆弱的囊壁，因为有齿镊可能会增加囊壁穿刺的风险。也可以使用止血钳。当囊壁与周围组织粘连时，以及整块切除时，刮匙是最好的选择。因为外科医师用其刮除邻近组织的囊肿内容物时，对组织的损伤最小。

术前准备及麻醉

在局部麻醉浸润之前，为避免局部麻醉损伤囊肿边界，用手术记号笔标记囊肿的点和边缘（图 50-7 和图 50-8）。

Tegaderm 是一种透明薄膜敷料，可在标记后和局部麻醉药浸润前立即敷贴在囊肿上（图 50-9）。这可以减少囊肿内容物或局部麻醉药污染注射器的风险。

注射局部麻醉药会促进囊肿和周围组织分离。若存在大量纤维化或瘢痕组织，则囊肿与周围组织几乎不分离。注意不要直接注射到囊肿腔内，否则会导致囊肿膨胀和破裂。如有必要，在剥离和去除的过程中，可以使用额外的麻醉药以更深入地浸润到系统下方。注意术前告知患者，局部麻醉药可能无法完全渗入囊肿深处。此外，在感染的酸性环境下，局部麻醉作用可能会有所影响，在通过切开引流或全身系统使用抗生素治疗清除大部分感染之前，一般不应通过手术切除囊肿。

表皮囊肿的手术技术

切除表皮囊肿的手术方法很多。无论采用何种方法切除，都应把囊肿切除干净，这很重要，因为残留的囊壁和囊内容物会增加复发与感染的机会。当囊肿附着在皮肤上的毛孔处时，应尽可能识别覆盖在病变上的皮肤中的小孔或扩张的毛孔。在完整的手术切除中，计划的

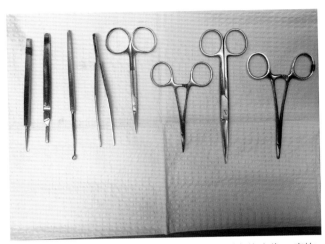

图 50-6　用于囊肿切除的手术托盘。从左到右依次为：皮钩、手术刀柄、刮匙、有齿组织镊、组织剪、止血钳、线剪、持针器

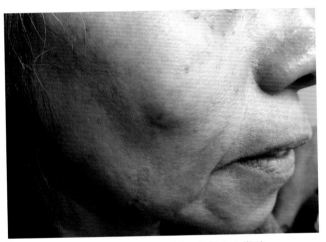

图 50-7　右侧面颊可见一中等大小囊肿

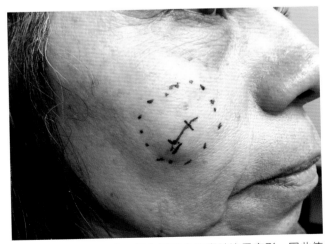

图 50-8　局麻浸润前，因为局麻会使囊肿边界变形，因此使用外科记号笔标记点和囊肿边缘

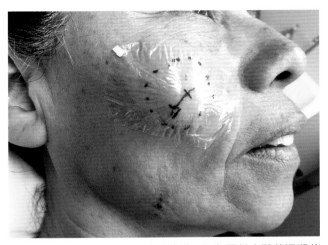

图 50-9　Tegaderm，不透明贴膜，可在局部麻醉药浸润前和标记后立即贴敷到囊肿上，有助于降低囊肿内容物或局部麻醉药溅到注射器上的风险。局部麻醉浸润后去除薄膜，并按照标准方案对该区域进行清洁和灭菌

切口线应沿着松弛的皮肤张力线和表皮小孔，目的是尽可能制造出小的或不可察觉的瘢痕。

切开分离术

在囊肿上（穿过中心小孔）标记一条单切口线后，沿着标记线做一个浅切口。与传统的椭圆形切除术一样，一定注意不要切得太深。为减少囊肿壁破裂的可能性，应将手术刀刀片向外斜切。如果小孔较大，可将其移除。一旦发现囊壁，用皮肤钩抓住表皮边缘，用虹膜剪或分层剪刀将囊壁与周围皮肤和皮下组织游离剥离。用组织钳或止血钳牢牢夹住囊肿，通过切口将其取出。如果囊肿太大，可在囊壁做一个小切口，轻轻侧压，通过切口排出部分角化物，以减压，然后通过切口取出部分塌陷的囊肿。注意保证完整切除囊壁和囊内容物，以防止复发，这可能需要延长切口。尽管可能泄漏部分囊肿的内容物，但整块切除囊肿后解除了患者对恶臭囊肿内容物的顾虑，并降低了术后切除部位残留角质碎片的风险。分层切口闭合应与传统的椭圆形切除一样完成，但应注意减少死腔。

最小切口或小孔切开并挤压

另一种囊肿摘除的方法是通过小切口挤压包膜和内容物。在局麻下，用 11 号刀片或环钻在囊肿中心进行穿刺和切口。如果能看到小孔，小孔应包含在切口内。轻轻侧向按压，通过切口显露部分囊肿内容物。使用止血钳延长开口，轻轻显露内容物。然后可用小刮匙去除残留的角质碎屑，将囊肿壁从周围组织中游离出来。一旦可见，即刻用止血钳抓住囊壁并取出。囊壁应全部切除，不留任何残留。在此过程中，囊肿内容物可能污染

伤口。因此，在闭合前，应在用刮匙探查伤口的同时轻轻冲洗，以清除任何残留的角质碎片。皮钩可以很好地拉回伤口边缘，彻底检查伤口边缘有无任何囊壁残留。

另外，用活检环钻代替手术刀是另一种微创的囊肿切除方法。与小的线性切口相比，钻孔可以更好地显示和更容易地切除囊肿壁，而小的线性切口往往需要扩大以完全切除囊肿，从而造成更长的瘢痕。活检环钻垂直于皮肤表面插入，最好在明显的扩张孔上插入，直到穿透囊肿壁。然后用虹膜剪或 Gradle 剪去除覆盖的皮肤，囊肿的内容物通过孔被挤压出来，直到无法挤出更多的东西。此时应如上所述切除剩余的囊肿壁。通常情况下，选择适当的囊肿，简单的压力就足以将囊壁从周围基质挤出，虽然有时需要用手术剪刀将其与相邻结缔组织分离。

切开或环钻造成的缺损可以缝合或二期愈合。如果选择后一种方法，可在术后数天内使用热敷。如果缺损很小（2~3mm），或在外观上不重要的区域，或整个囊壁及其内容物已被切除，也可选择二期愈合。应权衡二期愈合利弊，考虑伤口愈合的风险如毛孔扩张或瘢痕凹陷。

广泛切除分层闭合

广泛切除分层闭合是防止复发的可靠技术，患者可以节省进一步手术时间和费用。常适用于较大的囊肿或既往有炎症、感染或引流，以及怀疑周围有相当大的纤维化和瘢痕形成者。这种方法的主要缺点是切除梭形椭圆组织导致瘢痕较长和伤口张力增加。

在囊肿上方（包括中心小孔）做一椭圆形标记，并在囊肿周围完成局麻药注射后，沿标记线做一个浅切口。由于有些囊肿相当表浅，必须注意不要一开始切开太深以防不慎切开囊肿。如果囊肿此前未被处理过，就能看见囊壁了。一旦皮肤切口达到囊壁水平，小心分离椭圆囊肿上的皮肤，使其与囊壁分离。此时建议使用皮肤钩和虹膜剪刀或小 Gradle 剪刀。辅助使用止血钳、细锯齿状组织钳或留置缝线在椭圆弧顶和囊肿下方滑行分离有助于这一过程。应释放椭圆的角度以完整剥离囊肿。囊肿常可完整切除而不破裂。如果存在纤维化或瘢痕，也可整块切除。这种方法也为病理评估提供了一个大的和定向良好的标本，在怀疑恶性时有用。

死腔闭合术用于减轻血肿或血肿形成的风险，以及减轻凹陷或凹陷瘢痕的风险。在这方面，用筋膜折叠缝合线分层缝合可能特别有用，分层缝合非常有用。

既往手术（切除、切开引流或感染）的囊肿可能是多房性的，周围有明显的瘢痕组织和粘连。这样的囊肿很难通过小切口切除，并且复发的概率增加。因此，在这些病例中首选广泛整块切除以确保完全切除。

粟丘疹切开抽出术

粟丘疹通常可以通过用 11 号刀片划破覆盖的皮肤，然后用粉刺提取器轻轻侧向加压来清除。也可以用无菌一次性针头的尖部做一个小切口，用针头摘除囊肿。若是较大的病变，特别是眼周围的病变，可能需要稍长的切口，并使用精细镊子取出囊壁。它们通常通过二期愈合并愈合良好，或者在较大病变处做一点浅表缝合也可达到良好愈合。尽管治疗的病变通常不会复发，但有可能发生新的病变。

毛发囊肿（头皮）的外科技术

裂隙状切除术是一种常用于切除此类囊肿的技术。许多患者不愿接受这项技术，因为他们害怕病变周围的毛发会被剃光。一般情况下，除了需要完全切除的小区域头皮外，其余的区域是不必要剃毛的。这一点受到患者的极大支持。

首先用氯己定清洁术区，将毛发推向远离囊肿的方向。干燥后，有助于保持毛发远离囊肿切除部位。同时，可将软膏涂抹于周围区域，以进一步保护周围的头发。无菌发夹或布带也可用于防止毛发对手术的干扰。保持头发不干扰手术会使手术变得更容易，而且在缝合时，进入伤口的头发可能会成为后期囊肿形成和感染的病灶，应该极力避免。切口从表面开始，目的是在不刺穿囊壁的情况下观察囊肿。一旦囊壁显现出来，并小心横向剥离后，通常通过轻轻施加横向压力就可使囊肿完整地暴露出来。这是理想的方案，因为它确保整个囊肿已被切除，几乎没有复发的机会。这种方法不会对伤口边缘产生张力，而且埋藏缝线有助于减少死腔。

毛发囊肿，特别是覆盖较大的囊肿随时间扩大，导致其皮肤发育过度。这种多余的组织通常需要在闭合时取出。大型毛发囊肿可能并发毛干变形、毛发生长减少的情况，甚至在囊肿的中央部分出现完全脱毛的情况，因此在闭合时可修剪和切除该脱发的皮肤。在处理狭窄的头皮伤口时，经皮缝合方法（见第 13 章）可有助于减少死腔。

因为头皮的血管分布密集，术后有出血的风险，因此，术中应谨慎仔细止血和应用死腔最小化及加压敷料。理想情况下，加压敷料应保持在原位 24 小时，并可利用患者自身周围的毛发，用系紧的马尾辫固定（图 50-10）。

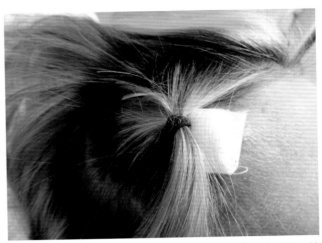

图 50-10 理想情况下，加压敷料应保持在原位 24 小时，并可利用患者自身周围的毛发，用系紧的马尾固定

非手术治疗

有时，患者更愿意选择非手术治疗。在这种情况下，可在病灶内和病灶周围注射皮质类固醇，但应警告患者这只解决潜在的炎症，囊肿本身不可能消退。同样，当不建议切除时，切开引流可用于炎症性表皮囊肿（见第 17 章）。这些方法可与非甾体类抗炎药（NSAIDs）的抗炎和热敷的周期性应用相结合，以促进引流并减少疼痛。如果仍怀疑存在感染，应考虑给予一种口服抗生素，以迅速减少相关的红斑和疼痛。

并发症

破裂和液化

典型的表皮囊肿有一薄壁，在摘除过程中很容易撕裂而使囊肿破裂，较大的囊肿常有较薄的壁。如果囊肿之前已经发炎，内容物可能由于之前的炎症而液化。毛发囊肿囊壁较厚，使其更不易破裂，在轻压下较易挤出。

继发性感染

囊肿经常被误诊为感染，而不是单纯的炎症和刺激，特别是炎症引起强烈的异物炎症反应而导致红斑、水肿和触痛时，类似脓肿。切开引流通常会立即缓解压力和疼痛；培养通常为阴性，常不需要抗生素。对于不愿接受中期手术的患者，抗生素治疗会使红斑和水肿明显减轻，患者可能在 2 周后返回接受标准的囊肿切除术。

复发

如果表皮囊肿未全部切除，则有复发的可能；即使完整切除囊壁，也有可能复发，因为较大囊肿邻近可能有小的子囊存在。以前切除过的囊肿也有增加复发的危险。术前应告知患者该风险，尤其是囊肿有操作史、感染史或既往切除史的患者。

瘢痕和粘连

当囊肿以前被处理过、发炎或被部分切除时，瘢痕形成、粘连和多房性囊肿形成的可能性增加。这些特征使得术中更难完全识别囊肿，可能需要更广泛的切除。

组织学误诊

实体肿瘤可误诊成典型的表皮囊肿。毛发肿瘤增生后通常类似于毛发囊肿，即使它们通常是良性的，但也有局部浸润和恶性转移的情况，这些已经被临床记录过。如果小范围切除时怀疑有实质性肿瘤，应整块切除并送病理检查。无论采用何种技术和临床怀疑到什么程度，所有手术切除的囊肿均应送病理组织学检查。

总结

皮肤科医师经常需要为患者切除囊肿。患者对治疗方案的正确选择和规范的术前管理，对于预后是非常重要的。皮肤外科医师应掌握几种基本的技术，从简单囊肿的小钻孔切除术到处理囊性肿块的宽椭圆形切除术。此外，皮下囊性结节的鉴别诊断十分广泛，疑似恶性的应密切观察。外科医师应警惕生长迅速的囊性肿块，这可能是恶性肿瘤的先兆，必须予以切除。

参考文献

1. Takeshita T, Takeshita H, Irie K. Eruptive vellus hair cyst and epidermoid cyst in a patient with pachyonychia congenita. J Dermatol. 2000;27(10):655–657.
2. Cho S, Chang SE, Choi JH, Sung KJ, Moon KC, Koh JK. Clinical and histologic features of 64 cases of steatocystoma multiplex. J Dermatol. 2002;29(3):152–156.
3. Al-Khateeb TH, Al-Masri NM, Al-Zoubi F. Cutaneous cysts of the head and neck. J Oral Maxillofac Surg. 2009; 67(1):52–57.
4. Iacobelli D, Hashimoto K, Kato I, Ito M, Suzuki Y. Clobetasol-induced milia. J Am Acad Dermatol. 1989;21(2 Pt 1):215–217.
5. Berk DR, Bayliss SJ. Milia: a review and classification. J Am Acad Dermatol. 2008;59(6):1050–1063.
6. Ogata K, Ikeda M, Miyoshi K, et al. Naevoid basal cell carcinoma syndrome with a palmar epidermoid cyst, milia and maxillary cysts. Br J Dermatol. 2001;145(3):508–509.
7. Leppard B, Bussey HJ. Epidermal cysts, polyposis coli and Gardner's syndrome. Br J Surg. 1975;62(5):387–393.
8. Leppard BJ, Sanderson KV, Wells RS. Hereditary trichilemmal cysts. Hereditary pilar cysts. Clin Exp Dermatol. 1977;2(1):23–32.
9. Eldesouky MA, Elbakary MA. Orbital dermoid cyst: Classification and its impact on surgical management. Semin Ophthalmol. 2016 Sep 6:1–5.
10. Kantor J, Dehbozorgi S, Lee S. Temporary application of transparent adhesive film dressing for the prevention of splash-back during local anesthetic administration in dermatologic surgery. J Am Acad Dermatol. 2017;77(1):e15–e16.
11. Zuber TJ. Minimal excision technique for epidermoid (sebaceous) cysts. Am Fam Physician. 2002;65(7):1409–1412, 1417–1418, 1420.
12. Krull EA. Surgical gems: the "little" curet. J Dermatol Surg Oncol. 1978;4(9):656–657.
13. Lee HE, Yang CH, Chen CH, Hong HS, Kuan YZ. Comparison of the surgical outcomes of punch incision and elliptical excision in treating epidermal inclusion cysts: A prospective, randomized study. Dermatol Surg. 2006;32(4):520–525.
14. Mehrabi D, Leonhardt JM, Brodell RT. Removal of keratinous cysts and pilar cysts with the punch incision technique: analysis of surgical outcomes. Dermatol Surg. 2002;28(8):673–677.
15. Lieblich LM, Geronemus RG, Gibbs RC. Use of a biopsy punch for removal of epithelial cysts. J Dermatol Surg Oncol. 1982;8(12):1059–1062.
16. Suliman MT. Excision of epidermoid (sebaceous) cyst: description of the operative technique. Plast Reconstr Surg. 2005;116(7):2042–2043.
17. Weiss J, Heine M, Grimmel M, Jung EG. Malignant proliferating trichilemmal cyst. J Am Acad Dermatol. 1995; 32(5 Pt 2):870–873.

第51章 痤疮

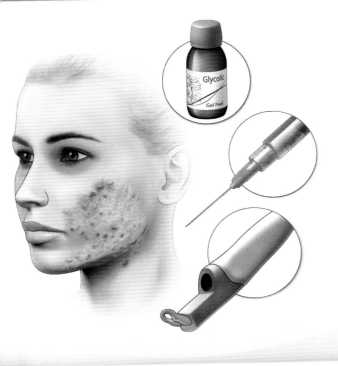

原著者　Stephanie Mlacker
　　　　Golsa Shafa
　　　　Adam S. Aldahan
　　　　Keyvan Nouri

翻　译　陈仕胜　党宁宁
审　校　黄　永　马立娟　徐永豪

概要

- 痤疮是一个常见的问题，随着外用抗生素的使用，加之抗生素耐药性的增加，使痤疮的手术和程序化方法更具吸引力。
- 手术方法可以解决原发性痤疮病变或痤疮后瘢痕形成。

初学者贴士

- 可以用化学剥脱或激光和光疗治疗炎性痤疮。
- 对于炎性丘疹和结节，偶可选择性病灶内使用极低浓度的曲安奈德，但其使用受到不良反应的限制。

专家贴士

- 通过炎性痤疮病变的顶部，可以直接病灶内注射皮质类固醇。
- 剥脱性点阵激光换肤可能对痤疮瘢痕有用，剥脱性激光治疗有许多益处，具有最小的色素沉着或瘢痕形成的风险。

切记！

- 许多痤疮患者具有生育潜力；对于可能妊娠的患者，应该避免病灶内注射、化学换肤和大多数其他侵入性治疗。

陷阱和注意事项

- 过度使用病灶内皮质类固醇，可能导致严重的萎缩和毛细血管扩张。
- 对于光动力疗法（PDT）术后患者，防晒教育至关重要。

患者教育要点

- 应谨慎管理患者的期望，因为了解预期的改善程度将有助于降低失望和沮丧的风险。
- 痤疮是一种慢性疾病，任何治疗都不会导致最终治愈；向患者解释可能有助于控制期望。

收费建议

- 除了病灶内注射外，大多数痤疮的外科手术和程序化治疗在美国都不在医保范围内。
- 由于许多治疗方法需要多次就诊，因此为患者提供多种治疗方案的折扣套餐可能会促进依从性。

引言

痤疮是一种多因素疾病,与皮脂腺活性增加、毛囊过度角化、免疫反应发生变化及毛囊漏斗部的阻塞相关。维A酸(维甲酸)或抗生素通常被认为是一线治疗方案,通过发挥抗炎效应和攻击痤疮丙酸杆菌(P. acnes)起效。然而,这些方法相关的众多不良反应和不断增加的抗生素耐药性,与一小部分但重要的患者治疗失败相关,这增强了程序疗法的必要性。

尽管光和热疗法已经出现,粉刺挑除和病灶内注射仍然流行,部分原因在于其显著的疗效。最近诸如光动力疗法(photodynamic therapy,PDT)之类的技术由于其良好的疗效和安全性而受到欢迎。

物理去除和电手术

1900年,Thibierge将粉刺的挑除作为痤疮治疗的第一种物理疗法。虽然这种方法可以获得立即改善,但可能引起与之相关的组织损伤和存在不能完全去除的风险。Lowney等报道粉刺挑除可降低炎性粉刺的复发,但同时加剧炎性囊性病变。在另一项研究中,Pepall等使用光烧灼术治疗较大的粉刺。他们报道了95%的病变清除,没有瘢痕或色素沉着的不良反应。只有少数其他研究调查了电灼和烧灼的疗效,总体结果显示,与外用维A酸相比,电灼更能改善非炎症性病变。这些研究也表明电灼疗法与电烙术有同样令人满意的结果,大多数患者更倾向于电灼术。

皮损内类固醇注射

1952年,在病灶内注射皮质类固醇被认为是一种有效的痤疮治疗方法,特别是在局部和口服治疗失败后或需要快速反应时。类固醇注射可作为单一疗法或与其他方法相结合治疗结节性和囊性痤疮,可在2~3天内导致结节扁平(表51-1)。此方法能在痤疮中维持较高的类固醇浓度,同时尽量减少全身吸收从而防止不良反应。在分子水平上,靶细胞内的类固醇受体复合物结合糖皮质激素反应元件,直接影响基因转录。注射皮质类固醇可发挥抗炎作用,并可增强某些前列腺素和白三烯的产生。

曲安奈德衍生物由于其注射疼痛较少和较长的作用持续时间而广泛用于皮损内注射。曲安奈德通常稀释至5mg/ml或3.3mg/ml用于面部,但剂量和注射间隔可根据病变的类型与大小而变化。病灶内注射曲安奈德注射液的优点包括简单、可承受的成本和有限的不良反应,可能的不良反应包括萎缩、色素沉着和毛细血管扩张。

尽管传统上通过将针插入目标区域来进行病灶内曲安奈德注射,但是Lee等建议通过毛孔扎针,绕过完整的皮肤。这种方法可以减少疼痛、出血和萎缩。皮损内注射最好用于偶发或非常顽固的囊性病变。

Levine及其同事研究了治疗结节性局部痤疮有效的病灶内类固醇的最低剂量,发现很低浓度的曲安奈德(0.36mg/ml),不仅与高浓度一样有效,而且还降低了萎缩和色素变化。

冷冻治疗

Karp等研究评估了冷冻疗法作为痤疮的治疗方式。在他们的研究中,将固体二氧化碳、丙酮和沉淀硫混合物施加到病变部位20分钟。这种方法能引起温和的角质剥脱、红斑和水肿。一项对比研究进一步表明,液氮可以改善脓疱,但不会改善粉刺或丘疹性痤疮,并且对于表浅病变最有效。此外,液氮已经被证明可以在80%的痤疮瘢痕中减小瘢痕疙瘩的体积。据报道,联合冷冻疗法和病灶内皮质类固醇注射能达到更好的效果。

冷冻疗法与色素减退风险显著相关,并且应告知患者冷冻治疗后所致的红斑可能需要数周时间才能消退。

微晶皮肤磨削术

微晶皮肤磨削术去除角质层,刺激皮肤成纤维细胞和表皮再生更新。大多数微晶体换肤装置由闭合回路的负压系统组成,它将氧化铝晶体传递到皮肤中,也有用氯化钠晶体和正压系统。

支持这种方法有效的科学数据有限。虽然微晶皮肤磨削术在联合基于光的治疗中能提高光的穿透性,一项研究报告称微晶皮肤磨削术与1450nm半导体激光一起使用并没有增强激光治疗炎症性痤疮的效果,但在光动力治疗时增加了局部药物的吸收。

化学剥脱

以乙醇酸和水杨酸为基础的化学剥脱是治疗炎症性和粉刺性痤疮的另一种方法,可能对炎症后色素沉着有益。水杨酸是一种化学剥脱剂,有效对抗炎症性病变,由于其高亲脂性,可以很容易地渗透到皮肤的毛孔中。但是,要想获得持久的效果,维持治疗对于化学剥脱非常必要。据报道,与微晶皮肤磨削术相比,化学剥脱的满意度更高。

表 51-1 结节和囊肿性痤疮治疗

方法	参考文献	患者人数（例）	治疗次数	痤疮类型	结果	副作用
冷冻治疗和病灶内皮质类固醇注射	Yosipovitch 等 (2001)	10	3 次治疗，间隔 4 周	瘢痕性	联合冷冻治疗和曲安德注射比单一疗法能获得更好的反应（就瘢痕厚度而言）	没有明显的副作用
微晶皮肤磨削术和 1450nm 半导体激光	Wang 等 (2006)	20	每 3 周 4 次治疗	炎症性痤疮 Fitzpatrick 皮肤 II～IV 型	联合治疗与单独用激光或微晶体皮肤磨削治疗效果没有增加临床疗效或减少疼痛（用激光和组合治疗，平均减少率分别为 53.5% 和 55.6%）	单独激光治疗和激光加微晶体磨削治疗同样产生轻度红斑、水肿和小丘疹
混合红蓝光（峰值为 415nm 和 660nm）	Papageorgiou 等 (2000)	107	12 周	轻 - 中度寻常性痤疮	炎症性皮损平均改善 76%（明显高于单独用蓝光或者白光治疗），各治疗组之间无显著差异	没有明显副作用（轻微面部红斑和干燥），各治疗组之间无显著差异
红蓝光联合 LED	Lee 等 (2007)	24	每周 2 次，治疗 4 周	轻中度面部痤疮 Fitzpatrick 皮肤 II～IV 型	非炎症性和炎症性痤疮平均改善率分别为 34.28% 和 77.93%（效果与 ALA-PDT 一样）	无不良反应
IPL 激光联合 ALA[a]	Mei 等 (2013)	41	4 次治疗，间隔 1 周	中度到严重的面部痤疮	炎症性和非炎症性皮损平均改善分别减少 83.6% 和 57.5%	一过性红斑和单形性痤疮暴发
IPL 联合 MAL	Yeung 等 (2007)	30	4 次治疗，间隔 3 周	中度痤疮皮肤 IV 型或 V 型	与单独 IPL 治疗相比炎症性皮损较少（但是对照组平均从 23% 提高到 65%，PDT 组与 PDT 组之间无显著差异），PDT 组与 IPL 组对非炎症性皮损都有延迟但显著的缓解	PDT 组有 25% 的患者出现刺痛感、红斑、水肿、结痂、色素沉着和一过性痤疮发作 IPL 组与 PDT 组在色素改变、萎缩和瘢痕形成方面无差异
蓝光（Blu-U，417nm）联合 ALA	Goldman 和 Boyce (2003)	22	1 周 1 次，治疗 2 周	轻中度炎症性痤疮	与单独蓝光治疗组比较改善率从 25% 提高到 32%	无严重不良反应，并且不痛
红光联合 ALA[b]	Hongcharu 等	22	单次治疗和多次治疗组（1 周 1 次治疗，4 周）	轻中度寻常性痤疮	多次治疗（至少 20 周）和单次治疗 10 周后炎症性痤疮能得到临床和统计学显著清除	疼痛、瘙痒 产生急性红斑和水肿，偶发水疱，一次急性痤疮样暴发，和逐渐消退的色素沉着
半导体激光联合吲哚菁绿（ICG）[c]	Seo 等 (2016)	47	每 2 周 3 次或 5 次治疗	寻常性痤疮 Fitzpatrick 皮肤 III～V 型	与 3 个疗程相比，5 次 ICG-PDT 治疗会减少更多的丘疹 / 脓疱	轻度红斑

表 51-1（续）

方法	参考文献	患者人数（例）	治疗次数	痤疮类型	结果	副作用
半导体激光联合金包被二氧化硅微粒（选择性光热）	Paithankar 等（2015）	50	3 次 2 周间隔的治疗	中重度面部炎症性痤疮 Fitzpatrick 皮肤 I～Ⅲ型	炎症性痤疮临床和统计学显著改善	红斑和毛囊周围水肿
波长为 1450nm 的半导体激光器联合冷冻剂冷却	Paithankar 等（2002）	27	4 次 3 周间隔的治疗	炎症性和非炎症性痤疮	皮损数量显著较少（$P<0.01$）	红斑、水肿和色素沉着
595nm 脉冲染料激光（PDL）联合 1450nm 半导体激光	Glaich 等（2006）	15	每 4～6 周	急性炎症性寻常痤疮 Fitzpatrick 皮肤 II～IV 型	与每种单独激光治疗相比，3 次治疗后平均皮损减少 84%，痤疮瘢痕形成快速反应时间提高	轻度红斑
剥脱性激光换肤（AFR CO₂）联合非剥脱性激光换肤（1064nm 长脉冲 Nd:YAG 激光）	Kim 和 Cho（2009）	20	3 个月治疗	轻到重度痤疮瘢痕	与单独剥脱性换肤激光比较，联合激光效果更好	联合方法更少（红斑，结痂和色素沉着）
光气动技术和灌注	Narurkar 等（2013）	41	4 次 1～2 周间隔的治疗	轻到中度痤疮 Fitzpatrick 皮肤 I～VI 型	炎症性痤疮变减少 69%，非炎症性痤疮病变减少 41%	轻度红斑
射频和脉冲光	Prieto 等（2009）	32	1 周 2 次，治疗 4 周	中度炎症性痤疮 Fitzpatrick 皮肤 I～VI 型	平均病灶数减少 47%，59% 的患者将其改善标记为"良好"	轻度红斑，刺痛和灼热
水杨酸化学剥脱联合 PDL[d]	Lekakh 等（2015）	19	3 次 3 周间隔的治疗	中到重度痤疮	联合治疗和化学剥脱单独治疗组均显著改善，联合治疗组改善更显著	没有提及
5-FU 和皮质类固醇皮损内注射（TAC）联合 PDL	Manuskiatti 和 Fitzpatrick（2002）	10	6 次 4 周间隔的治疗（PDL 和 TAC）前 8 次治疗每 2 周 1 次，最后 2 次治疗每 4 周 1 次（5-FU）	瘢痕泛发或肥厚性瘢痕	与仅用 PDL 治疗相比，病灶内注射减少了治疗持续时间并导致快速改善	病灶内皮质类固醇更容易引起短暂的灼烧感和紫癜不良反应
局部化学剥脱、CO₂ 激光、瘢痕切除、钻孔移植和皮肤磨削[e]	Whang 和 Lee（1999）	32	每月 1 次和 3 次	痤疮瘢痕	75% 的各种瘢痕患者表现出色或效果良好	色素沉着，红斑和肥厚性瘢痕（1 名患者）

表51-1（续）

方法	参考文献	患者人数（例）	治疗次数	痤疮类型	结果	副作用
点剥脱，皮下分离术和点阵激光 f	Kang 等 (2009)	10	2～3个月间隔做2次（点剥脱和皮下分离）每3～4周（激光）	痤疮瘢痕 Fitzpatrick 皮肤 IV 或 V 型	80% 的患者报告显著改善痤疮瘢痕 严重程度评分降低 55.3%	无显著并发症的病例

a Mei X, Shi W, Piao Y. Effectiveness of photodynamic therapy with topical 5-aminolevulinic acid and intense pulsed light in Chinese acne vulgaris patients. Photodermatol Photoimmunol Photomed. 2013; 29(2): 90–96.
b Hongcharu W, Taylor CR, Chang Y, Aghassi D, Suthamjariya K, Anderson RR. Topical ALA-photodynamic therapy for the treatment of acne vulgaris. J Invest Dermatol. 2000; 115(2): 183–192.
c Seo HM, Min HG, Kim HJ, et al. Effects of repetitive photodynamic therapy using indocyanine green for acne vulgaris. Int J Dermatol. 2016.
d Lekakh O, Mahoney AM, Novice K, et al. Treatment of acne vulgaris with salicylic acid chemical peel and pulsed dye laser: a split face, rater-blinded, randomized controlled trial. J Lasers Med Sci. 2015; 6(4): 167–170.
e Whang KK, Lee M. The principle of a three-staged operation in the surgery of acne scars. J Am Acad Dermatol. 1999;40(1): 95–97.
f Kang WH, Kim YJ, Pyo WS, et al. Atrophic acne scar treatment using triple combination therapy: dot peeling, subcision and fractional laser. J Cosmet Laser Ther. 2009; 11(4): 212–215.

激光和光疗法

针对痤疮丙酸杆菌的抗生素耐药性不断增加，以及维A酸类药物和抗生素的不良反应，导致对光疗法的需求不断增长。痤疮丙酸杆菌含有内源性卟啉，可通过可见光（吸收峰为415nm）进行靶向，从而破坏细菌。

发光二极管（light emitting diodes，LED）是一种流行的光学治疗方式，670nm LED 疗法被报道用于诱导伤口快速闭合和组织再生，同时下调细胞因子编码基因。其他几项研究报道了不同成功率的蓝光光疗法。例如，Morton 等报道了蓝光对炎症性痤疮病变的疗效，结果显示对非炎症性病变平均改善 34%，炎症病变改善 78%。

Lee 等进行了一项研究，以评估使用蓝光和红光（分别在 415nm 和 633nm 处达到峰值）对轻度至中度面部痤疮进行光疗的成功率。他们报道称，在治疗后，皮肤水分和皮脂水平仅略有下降，而黑色素水平明显下降。这种治疗方法虽然没有获得显著的临床改善，但可能会对肤色产生明亮的作用。

在 Papageorgiou 等的另一项研究中显示，来自荧光灯的联合蓝光和红光，平均 58% 粉刺得到改善，76% 炎性病变得到改善，突出了联合光疗方法可能具有的优势，而不是单独的蓝光。这可能是结合了蓝光与红光分别具有抗菌和抗炎的特性。

研究还阐明了红光疗法的积极效应，一项体外研究表明红光影响巨噬细胞释放细胞因子，刺激促进成纤维细胞增殖。另据 Karu 的另一项研究报道，通过吸收红光可以改变呼吸链组分的氧化还原状态，从而改变它们的氧化还原状态，刺激细胞增殖。

总体而言，基于光的痤疮疗法目前越来越受欢迎，其效果可分为 3 组：光化组，光热组和两者结合组。或者，基于光的疗法可以根据其靶向而分类，例如靶向痤疮丙酸杆菌、毛囊漏斗部和皮脂腺。

蓝光和红光

研究还阐述了蓝光和红光改善痤疮病变的能力。光化学效应是在将光吸收到发色团中后发生的化学反应，在没有破坏组织的情况下发生。相比之下，光热效应旨在增加发色基团温度，具有更长能量暴露，从而导致细胞汽化。

蓝光穿透皮肤小于 $100\mu m$，虽然蓝光的波长在 $407\sim420nm$，蓝光却具有最强的卟啉光激发系数。当痤疮丙酸杆菌中的内源性卟啉吸收特定波长的光时，它们会引发光毒反应以破坏细菌。这种化学过程表明蓝光具有最佳波长以诱导痤疮丙酸杆菌的光毒性。

红光穿透到皮脂腺的水平，对皮脂腺具有光热作用，同时还刺激巨噬细胞释放细胞因子。由于蓝光的杀菌效应和红光的抗炎作用，所以两种光的组合优于单独使用。

脉冲染料激光

脉冲染料激光（pulsed-dye laser，PDL）通过对卟啉的光化学作用而起作用，导致光毒化和伴随的皮脂腺光热效应。PDL 上调转化生长因子 β（TGF-β），从而介导体内抗炎反应。

迄今为止，已有 14 项研究 PDL 用于治疗痤疮，其中 5 项将 PDL 与一种局部药物［如 5-氨基乙酰丙酸（5-aminolevulinic acid，ALA）］联合使用。在这些研究中，炎症性病变的改善在 30%～80%。然而在 6 项研究中，有 4 项研究显示当单独使用 PDL 时炎症性病变明显减少。

联合 PDL（585nm）和半导体激光器（1450nm）对轻至中度炎症性痤疮的有效性已经显示，3 次治疗后平均病灶数减少 84%。这种改善不仅见于痤疮，还见于痤疮瘢痕。这种方法的副作用包括轻度红斑和疼痛；可以用局部麻醉药控制。在第一次治疗后，单独用半导体激光器治疗皮损减少了 37%，而两种激光器组合减少了 52%。因此，组合方法可有更快速的响应。半导体和 PDL 激光器的作用机制是导致皮脂腺收缩和痤疮丙酸杆菌的减少。对 PDL 用于痤疮治疗确切的疗效共识尚未建立。

强脉冲光

强脉冲光（intense pulsed light，IPL）装置产生强烈多色和非相干的光。除了加热皮脂腺外，IPL 用于痤疮治疗利用了蓝光和红光的光化学效应以及红外光范围对卟啉和炎症细胞的光热效应。一项左右面部对照的临床试验研究显示，与未治疗相比，IPL 减少了炎症和非炎症病变。另一项研究报道 6 个月后皮损清除率高达72%。总体而言，IPL 可能优于蓝光和红光，尽管它可能不如 PDL 有效。

在中度至重度痤疮患者的治疗中比较了 PDL、IPL 和 LED。结果显示 IPL 更有效，90% 的炎性病变得到更快地速度清除。

磷酸氧钛钾

磷酸氧钛钾（potassium titanyl phosphate，KTP）激光器发射绿光且具有比蓝光更高的穿透系数。该激光基于活化卟啉和对皮脂腺的光热作用而起作用。然而，KTP 激光对痤疮的影响并不持久，可能导致红斑、水肿和短暂结痂。因此，它并未广泛用于治疗痤疮。

剥脱类激光

剥脱激光将皮脂腺中的水作为主要发色团，从而阻止皮脂生成。四项研究评估了 1540nm 铒玻璃激光器的使用，这是一种中红外激光器，经过 2 年的随访，可减少 73% 的痤疮。使用这种激光没有明显的副作用。

另一项研究评估了半导体激光器（1450nm）与冷冻剂喷雾冷却相结合而作用皮脂腺。冷冻剂的冷却效果保护表皮免受热损伤，使热量仅影响皮脂腺。单次治疗后能减少痤疮病变，副作用有从短暂性红斑到水肿。虽然有几项研究报道 1450nm 半导体激光治疗炎性病变有效，考虑到与其使用相关的显著疼痛，使其在实践中可能不太理想。

光动力治疗

光动力治疗（PDT）使用光敏剂，如 ALA、氨基磺酸甲酯（methyl aminolevulinate，MAL）或吲哚-3-乙酸（indole-3-acetic acid，IAA）。光敏剂被毛囊皮脂腺单位吸收并增强其对光源的响应。使用光敏剂导致上皮和毛囊皮脂腺单位中的自由基的产生，导致痤疮丙酸杆菌的破坏。PDT 中常用的光源包括半导体激光器、近红外半导体激光器和其他具有可见光范围输出的激光器，如 IPL、LED、蓝光和红光。一项研究显示在经 3 次高强度蓝光照射后，痤疮丙酸杆菌的生存率在具有 ALA 的培养基比没有 ALA 的培养基中要低 5 倍。此外，在 12 周的随访中，与单用 IPL 相比，PDT 治疗的炎性病变可使痤疮清除率增加 42%。其他几项左右面部对照比较试验还报道了用 PDT 治疗时病变的减少比单独用光疗治疗时更多。已经研究了 IPL 组合 ALA 与 MAL 组合 PDL 差异，研究显示当光敏剂与光源组合使用时有更大的改进。除了红光之外，当与 ALA 组合使用时，蓝光也显示出功效。作为 ALA 的亲脂性衍生物，MAL 具有更好的渗透性。评估 MAL 疗效的两项研究发现得到适度改善。

ALA 和红光的 PDT 治疗 20 周后，可能导致短暂的痤疮样毛囊炎和皮脂分泌减少。ALA 和红光最终导致炎性痤疮显著清除。尽管其治疗有效，但主要的副作用，包括对皮脂腺的光毒性和皮脂腺活性的长期抑制。23 例 PDT 治疗的患者伴有急性红斑、水肿和急性痤疮发作，偶尔有包括水疱形成、紫癜和色素过度沉着的副作用。PDT 一般不被视为痤疮的一线治疗，但是它可能用于严重的顽固性结节囊肿性痤疮其他治疗如异维 A 酸的替代品。

光气动治疗

光气动技术涉及气动和光带宽（400~1200nm）。在抽吸的帮助下，真皮向上朝向皮肤的表面，从而更有效地吸收能量。这种方法降低了色素改变的风险。光气动疗法（photopneumatic therapy，PPX）基于热和真空物理效应运作。抽吸产生负压，有助于去除粉刺。这种新颖的方法利用机械挤出以及光热和光化学反应，来治疗轻度至中度痤疮。

一项研究报告了 4 次治疗后获得 90% 皮损的清除，其中一次治疗导致 50% 皮损的清除。PPX 能从粉刺里挤出内容物，同时通过它的热效应来实现减少我们的腺体。PPX 用于痤疮治疗的作用需要进一步研究。

利用外源性发色团进行靶向光热分解

将光吸收发色团引入到毛囊皮脂腺中并暴露于光脉冲下，抑制过度活跃的皮脂腺和毛囊漏斗部的角化过度细胞。由于没有可以吸收 425~550nm 的最佳波长范围的固有发色团，皮脂腺在激光处理之前装载特定的外源发色团。例如，局部应用吲哚菁绿（ICG）作为发色团，用半导体激光激活导致皮脂腺选择性光热作用，从而改善痤疮。

直接加热痤疮丙酸杆菌生长的区域也可以导致毛囊中的细菌减少。在光学颗粒辅助的选择性光热解中，吸光颗粒用作毛囊皮脂腺选择性光热分解的介质。这些颗粒通过振动按摩穿透毛囊漏斗和皮脂腺。在一项研究中，使用包被金的二氧化硅颗粒，用 800nm 半导体激光器照射时，腺体受到热损伤。利用颗粒展现出的等离子共振特征从而缓解炎症性痤疮。在广泛采用这些方法之前，还需要进一步研究。

射频

射频（radiofrequency，RF）是一种新颖的治疗方法，通过电流而不是吸收光子加热组织。在该方法中导致选择性热损伤的能量不被黑色素吸收。当脉冲光和 RF 组合使用时，由于光能被最小化而 RF 能量高保持，所以减少了诸如浅表水疱、烧伤、色素沉着障碍和瘢痕形成等不良反应。一项研究报告通过减少皮脂腺的大小和毛囊周围浸润淋巴细胞的数量来改善炎性病变。最近通过绝缘微针提供高强度 RF 的方法已开始使用，这能对真皮层深度产生热损伤而不会影响表皮。因此，对于所有皮肤类型，能量可以集中在真皮的多个深度上。

总的来说，在两个痤疮治疗研究中，RF 已被用作单个非剥脱性装置。两项研究的结果表明，RF 为痤疮的治疗提供了一种很有前景的非剥脱治疗方法选择，需要进一步研究提供有效的方法、疗效持续时间和结果的可重复性等相关信息。

虽然有证据支持基于光的治疗有效，由于文献中的混杂结果，方法学的限制和样本量小，很难在功效方面对每种方法进行严格排名和得出结论。因此，需要更多较大样本量随机对照试验，以更好地评估光疗法的优点。

痤疮瘢痕的管理

痤疮病变的愈合可能导致瘢痕形成，特别是发生在之前严重炎性结节囊肿性痤疮。虽然异维 A 酸可用于预防痤疮瘢痕，但除了炎症外，95% 的痤疮患者仍会出现瘢痕。虽然这种瘢痕可以是永久性的，但激光和手术治疗可以缓解这种情况。容易形成瘢痕的患者往往表现出更强和更持久的非特异性炎症反应，甚至在轻度痤疮的情况下也可见瘢痕。治疗痤疮瘢痕的第一种方法涉及预防，治疗早期痤疮。瘢痕形成后，应根据患者的个体需求进行治疗。

为了治疗痤疮瘢痕，重要的是确定瘢痕类型，有效地执行该程序，并了解每种治疗方案的副作用和功效。

痤疮瘢痕的 3 种主要类型包括瘢痕疙瘩、肥厚性瘢痕和萎缩性瘢痕。瘢痕疙瘩和肥厚性瘢痕可用皮损内皮质类固醇有效治疗，其管理详见第 49 章。

皮肤磨削术

皮肤磨削术是去除表皮和部分真皮，导致附件结构的再上皮化和再次重建，并且可用于软化瘢痕边缘。这种技术可以通过连接有钢丝刷或锯齿轮的旋转手柄，镶钻磨片或手持式消毒砂纸进行。由于有剧烈疼痛，通常需要局部麻醉。这种手术不能成功治疗深在性瘢痕，如冰锥形瘢痕，但是可以非常有效地治疗萎缩性瘢痕，如滚动形或厢车形瘢痕。

一项研究比较了金刚石纤维磨削术和二氧化碳激光磨皮的效果，虽然激光治疗的不良反应明显减少，但两种技术效果之间没有显著差异。皮肤磨削的主要缺点包括光敏性、持续数周至数月的红斑和色素减退。皮肤磨损的风险是手术后的肥厚性瘢痕形成，这已经在使用异维 A 酸治疗后接受皮肤磨削的患者中观察到。因此，服用异维 A 酸后，在皮肤磨削术之前建议进行为期 6 个月的等待期。皮肤磨削术是技术依赖性的，并且部分被点阵激光取代了。有关皮肤磨削的更广泛的讨论，请参阅第 56 章。

软组织填充术

浅表萎缩性瘢痕患者可能受益于软组织填充。

透明质酸、羟基磷灰石钙和含有聚左乳酸的产品可以改善痤疮瘢痕，尽管文献中很少有关于透明质酸治疗痤疮瘢痕的数据。

脂肪移植

在自体脂肪移植中，脂肪移植物用于软组织填充，并且可以受益于痤疮瘢痕的分割。由于脂肪存活率不完全，且技术和患者依赖性强，往往需要不止一次移植程序。一项研究表明，一次脂肪移植比 3 次 CO_2 激光治疗更有效，但随访时间很短。

自体成纤维细胞移植

自体成纤维细胞移植 (autologous fibroblast transfer，AFT) 是一种新技术，可以改善永久性痤疮瘢痕并且具有低过敏性。从不显眼的部位穿孔活组织检查后，分离成纤维细胞并培养数周。然后将成纤维细胞注射到痤疮瘢痕中以促进胶原形成。与安慰剂相比，AFT 已显示出显著改善，同时引起诸如红斑和水肿等微小副作用，但需要进一步研究。

环钻切除

环钻切除术可以通过切除瘢痕组织和重新缝合来消除深在的瘢痕，例如冰锥瘢痕；这导致了一种微小且理想的非萎缩性瘢痕。这种方法可以继续进行激光磨削或皮肤磨削以获得最佳效果。钻孔移植也可以从耳后皮肤取得皮肤来处理较深瘢痕，这可能是冰锥瘢痕的合适选择。

环钻提拉是切除和移植方法的组合，其中使用穿孔活检工具切开瘢痕的基部，同时保持壁完整。钻开瘢痕底部使基部平行于外壁，提升瘢痕基部并减小其深度。然后可以通过缝合线或免缝条均匀地固定抬高的皮肤。这种技术最适用于边缘清晰且厚度小于 3mm 的厢车形瘢痕。

激光表面磨削可以增强环钻切除结合移植或提拉的效果。已有报道环钻切除术与 CO_2 激光磨削一起使用得到显著的改善。单独运用剥脱性激光治疗可能使萎缩性瘢痕的改善率在 25%～90%。不利因素包括需要大量的时间和费用。

非剥脱性点阵激光治疗具有较少的副作用，对于萎缩性瘢痕具有可观的成功率。

皮下分离术

皮下分离术是滚动形瘢痕的另一种治疗方法。该方法可以用滤针穿透到皮下平面，通过滤针的前后向运动和水平旋转破坏瘢痕。这种运动会使纤维粘连松脱，使滚动形瘢痕呈现弹力状，形成易沉积胶原的伤口。此外，松弛纤维附着物使瘢痕对其他治疗更敏感，并促进新胶原发生。

皮肤针刺

皮肤针刺，也称为胶原诱导疗法 (collagen induction therapy，CIT)，也可增强新生胶原发生。通过垂直穿刺皮肤的过程去除瘢痕组织。该方法的工具包括具有多排针的滚桶。将这种设备在皮肤上滚动以实现 0.1～1.3mm 的穿透，产生的孔类似于点阵激光产生的"非连续的热损伤柱，其间有健康组织以促进愈合"。

化学剥脱

中等深度的去皮，例如使用三氯乙酸（TCA），可能具有不可预测的穿透性。一项使用苯酚深层换肤的研究显示，11 名患者中有 7 名患者的改善率超过 50%。然而，有报道长期不良反应。也有研究高浓度的 TCA，患者接受 65% 或 100% TCA 治疗，两组中超过一半的患者显示出显著的不良反应。此外，使用 100%TCA 的多次治疗导致超过 70% 的改善。一项研究比较了 100% TCA 和皮肤针刺效果，4 次治疗后，改善率分别为 75.3% 和 68.3%。

激光换肤

10 600nm 和 2940nm 的二氧化碳激光和 Er：YAG 激光经常用于痤疮瘢痕激光换肤治疗。皮肤中的水分会吸收这些激光设备产生的红外波长，导致皮肤破坏和胶原蛋白的形成。二氧化碳激光已被证明可使 81% 的中度至重度痤疮瘢痕改善。这些激光治疗的副作用包括色素沉着、红斑、纤维化和瘢痕。激光换肤术可能不适用于深色皮肤的患者，尽管单通道 CO_2 激光与多通道相比可以降低色素沉着的强度和持续时间。

虽然非剥脱性激光器，如长脉冲 1450nm 半导体和 1320nm Nd：YAG 激光比剥脱性激光器更安全，但它们通常只能在 3～6 个治疗过程中显示有限的好处。对 1550nm 掺铒激光器进行了冰锥、滚动形和车厢形瘢痕的检测。5 次治疗后，平均改善率在 25%～50%。虽然观察到皮肤红斑和水肿，但有改善且无瘢痕或色素沉着。

迄今为止最大的非剥脱点阵激光（nonablative fractional lasers，NAFL）研究是在 500 名患者中进行的，使用 1540nm 的激光。经 3 次治疗后，中位数改善率为 50%～75%。

多项研究表明，剥脱性点阵激光（ablative fractional lasers，AFL）具有延长胶原重塑的额外优势。一项研究发现，每月进行 2～3 次二氧化碳激光治疗，可以根据三维图分析得出 66.8% 的平均改善。虽然局部仍可观察到副作用，但它们不到 1 周就消失了。与使用完全剥脱表面修复模式不同，这项技术最重要的优点是没有发生色素改变。然而，在低能量设置下使用

AFL，联合非剥脱性 1064nm Nd：YAG 激光，比单独用 AFL 可以获得更高的改善，副作用更少。在一项研究中，NAFL 与 AFL 相比，其中萎缩性瘢痕疗效与 AFL 治疗相当或更大。因此，AFL 提供了剥脱性激光的大部分功效而没有瘢痕或色素沉着的风险。

皮质类固醇激素皮损内注射

皮质类固醇皮损内注射是治疗瘢痕疙瘩和增生性瘢痕的首选方法。当注射到皮肤中，类固醇减少成纤维细胞的增殖和胶原蛋白的合成，同时减少炎症介质。根据瘢痕的深度，每 4~6 周注射 10mg/ml 曲安奈德。副作用包括色素减退、萎缩和毛细血管扩张。曲安奈德的成功率超过 50%，复发率较低。值得注意的是，过度使用皮质激素会导致皮肤萎缩，两项研究表明口服和局部类维生素 A 可能会缓解与瘢痕过度治疗相关的萎缩。

细胞毒性药物

皮损内注射细胞毒性药物，如氟尿嘧啶（fluorouracil，5-FU）和博来霉素，可作为增生性瘢痕和瘢痕疙瘩的替代治疗方案。5-FU 可以防止真皮创面成纤维细胞的增殖，有证据表明它对面部痤疮瘢痕有疗效。病灶内皮质类固醇加入 5-FU 联合 585nm PDL 也可以产生令人满意的效果。一项随机对照试验比较了单独的病灶内皮质类固醇或与 5-FU 和 585nm PDL 联合应用的反应。虽然各组间无显著差异，但各组均表现出较高的成功率。此外，与单纯 PDL 相比，皮损内注射缩短了治疗时间，改善速度更快。

5-FU 给药的缺点是疼痛和紫癜，尽管有人提出 5-FU 联合皮质类固醇或利多卡因可以减轻这些副作用。几项研究中使用的 5-FU 剂量在每次 50~150mg。为了提高这种方法的疗效，推荐剂量可以每周给药超过 1 次。

放射治疗

放射治疗可降低成纤维细胞活性并诱导细胞凋亡，抑制瘢痕疙瘩的复发，并使其成为手术切除的有效辅助。手术切除与复发相关，复发率在 45%~100%，但这一比例可以通过围术期放疗降低至 10%。有关放射治疗的更广泛讨论，请参阅第 37 章。

总结

痤疮是一个常见问题，皮肤外科医师可能会以多种方式处理。选择范围从用于原发性痤疮病变的激光和光学装置到瘢痕修复、化学剥脱、皮肤磨损和痤疮瘢痕的治疗。进一步研究比较各种治疗方式的有效性可能有助于更好地确定理想的治疗方法，尽管多模式治疗方案最终可能提供最高的成功率。

参考文献

1. Paithankar DY, Sakamoto FH, Farinelli WA, et al. Acne treatment based on selective photothermolysis of sebaceous follicles with topically delivered light-absorbing gold microparticles. J Invest Dermatol. 2015; 135(7):1727–1734.
2. Keyal U, Bhatta AK, Wang XL. Photodynamic therapy for the treatment of different severity of acne: A systematic review. Photodiagnosis Photodyn Ther. 2016; 14:191–199.
3. Lowney ED, Witkowski, Simons HM, Zagula ZW. Value of comedo extraction in treatment of acne vulgaris. JAMA. 1964;189:1000–1002.
4. Bottomley WW, Yip J, Knaggs H, Cunliffe WJ. Treatment of closed comedones–comparisons of fulguration with topical tretinoin and electrocautery with fulguration. Dermatology. 1993;186(4):253–257.
5. Pepall LM, Cosgrove MP, Cunliffe WJ. Ablation of whiteheads by cautery under topical anaesthesia. Br J Dermatol. 1991;125(3):256–259.
6. Levine RM, Rasmussen JE. Intralesional corticosteroids in the treatment of nodulocystic acne. Arch Dermatol. 1983;119(6):480–481.
7. Firooz A, Tehranchi-Nia Z, Ahmed AR. Benefits and risks of intralesional corticosteroid injection in the treatment of dermatological diseases. Clin Exp Dermatol. 1995;20(5): 363–370.
8. Taub AF. Procedural treatments for acne vulgaris. Dermatol Surg. 2007;33(9):1005–1026.
9. Lee SJ, Hyun MY, Park KY, Kim BJ. A tip for performing intralesional triamcinolone acetonide injections in acne patients. J Am Acad Dermatol. 2014;71(4):e127–e128.
10. Karp FL, Nieman NH, Lerner C. Cryotherapy for acne vulgaris. Arch Dermatol Syphilol. 1939;(39):995–998.
11. Goette DK. Liquid nitrogen in the treatment of acne vulgaris: a comparative study. South Med J. 1973;66(10): 1131–1132.
12. Rusciani L, Rossi G, Bono R. Use of cryotherapy in the treatment of keloids. J Dermatol Surg Oncol. 1993;19(6): 529–534.
13. Yosipovitch G, Widijanti Sugeng M, Goon A, Chan YH, Goh CL. A comparison of the combined effect of cryotherapy and corticosteroid injections versus corticosteroids and cryotherapy alone on keloids: a controlled study. J Dermatol Treat. 2001;12(2):87–90.
14. Burge SM, Bristol M, Millard PR, Dawber RP. Pigment changes in human skin after cryotherapy. Cryobiology. 1986;23(5):422–432.
15. Zouboulis CC, Blume U, Buttner P, Orfanos CE. Outcomes of cryosurgery in keloids and hypertrophic scars. A prospective consecutive trial of case series. Arch Dermatol. 1993;129(9):1146–1151.
16. Tsai RY, Wang CN, Chan HL. Aluminum oxide crystal microdermabrasion. A new technique for treating facial scarring. Dermatol Surg. 1995;21(6):539–542.
17. Shpall R, Beddingfield FC 3rd, Watson D, Lask GP. Microdermabrasion: a review. Facial Plast Surg. 2004;20(1): 47–50.
18. El-Domyati M, Hosam W, Abdel-Azim E, Abdel-Wahab H, Mohamed E. Microdermabrasion: a clinical, histometric, and histopathologic study. J Cosmet Dermatol. 2016;15(4):503–513.
19. Wang SQ, Counters JT, Flor ME, Zelickson BD. Treatment of inflammatory facial acne with the 1,450 nm diode laser alone versus microdermabrasion plus the 1,450 nm laser: a

randomized, split-face trial. Dermatol Surg. 2006;32(2):249–255; discussion 55.

20. Lee WR, Shen SC, Kuo-Hsien W, Hu CH, Fang JY. Lasers and microdermabrasion enhance and control topical delivery of vitamin C. J Invest Dermatol. 2003;121(5):1118–1125.

21. Burns RL, Prevost-Blank PL, Lawry MA, Lawry TB, Faria DT, Fivenson DP. Glycolic acid peels for postinflammatory hyperpigmentation in black patients. A comparative study. Dermatol Surg. 1997;23(3):171–174; discussion 5.

22. Lee HS, Kim IH. Salicylic acid peels for the treatment of acne vulgaris in Asian patients. Dermatol Surg. 2003;29(12):1196–1199; discussion 9.

23. Alam M, Omura NE, Dover JS, Arndt KA. Glycolic acid peels compared to microdermabrasion: a right-left controlled trial of efficacy and patient satisfaction. Dermatol Surg. 2002;28(6):475–479.

24. Kjeldstad B, Johnsson A. An action spectrum for blue and near ultraviolet inactivation of Propionibacterium acnes; with emphasis on a possible porphyrin photosensitization. Photochem Photobiol. 1986;43(1):67–70.

25. Morton CA, Scholefield RD, Whitehurst C, Birch J. An open study to determine the efficacy of blue light in the treatment of mild to moderate acne. J Dermatolog Treat. 2005;16(4):219–223.

26. Lee SY, You CE, Park MY. Blue and red light combination LED phototherapy for acne vulgaris in patients with skin phototype IV. Lasers Surg Med. 2007;39(2): 180–188.

27. Papageorgiou P, Katsambas A, Chu A. Phototherapy with blue (415 nm) and red (660 nm) light in the treatment of acne vulgaris. Br J Dermatol. 2000;142(5): 973–978.

28. Young S, Bolton P, Dyson M, Harvey W, Diamantopoulos C. Macrophage responsiveness to light therapy. Lasers Surg Med. 1989;9(5):497–505.

29. Karu T. Primary and secondary mechanisms of action of visible to near-IR radiation on cells. J Photochem Photobiol B. 1999;49(1):1–17.

30. Momen S, Al-Niaimi F. Acne vulgaris and light-based therapies. J Cosmet Laser Ther. 2015;17(3):122–128.

31. Elman M, Slatkine M, Harth Y. The effective treatment of acne vulgaris by a high-intensity, narrow band 405–420 nm light source. J Cosmet Laser Ther. 2003;5(2):111–117.

32. Rai R, Natarajan K. Laser and light based treatments of acne. Indian J Dermatol Venereol Leprol. 2013;79(3): 300–309.

33. Leyden JJ, McGinley KJ, Mills OH, Kligman AM. Propionibacterium levels in patients with and without acne vulgaris. J Invest Dermatol. 1975;65(4): 382–384.

34. Seaton ED, Mouser PE, Charakida A, Alam S, Seldon PM, Chu AC. Investigation of the mechanism of action of nonablative pulsed-dye laser therapy in photorejuvenation and inflammatory acne vulgaris. Br J Dermatol. 2006;155(4): 748–755.

35. Glaich AS, Friedman PM, Jih MH, Goldberg LH. Treatment of inflammatory facial acne vulgaris with combination 595-nm pulsed-dye laser with dynamic-cooling- device and 1,450-nm diode laser. Lasers Surg Med. 2006;38(3):177–180.

36. Babilas P, Schreml S, Szeimies RM, Landthaler M. Intense pulsed light (IPL): a review. Lasers Surg Med. 2010;42(2): 93–104.

37. Lee EJ, Lim HK, Shin MK, Suh DH, Lee SJ, Kim NI. An open-label, split-face trial evaluating efficacy and safty of photopneumatic therapy for the treatment of acne. Ann Dermatol. 2012;24(3):280–286.

38. Cohen BE, Brauer JA, Geronemus RG. Acne scarring: a review of available therapeutic lasers. Lasers Surg Med. 2016;48(2):95–115.

39. Sami NA, Attia AT, Badawi AM. Phototherapy in the treatment of acne vulgaris. J Drugs Dermatol. 2008;7(7): 627–632.

40. Angel S, Boineau D, Dahan S, Mordon S. Treatment of active acne with an Er:Glass (1.54 microm) laser: a 2-year follow-up study. J Cosmet Laser Ther. 2006;8(4): 171–176.

41. Paithankar DY, Ross EV, Saleh BA, Blair MA, Graham BS. Acne treatment with a 1,450 nm wavelength laser and cryogen spray cooling. Lasers Surg Med. 2002;31(2): 106–114.

42. Hongcharu W, Taylor CR, Chang Y, Aghassi D, Suthamjariya K, Anderson RR. Topical ALA-photodynamic therapy for the treatment of acne vulgaris. J Invest Dermatol. 2000;115(2):183–192.

43. Riddle CC, Terrell SN, Menser MB, Aires DJ, Schweiger ES. A review of photodynamic therapy (PDT) for the treatment of acne vulgaris. J Drugs Dermatol. 2009;8(11): 1010–1019.

44. Yeung CK, Shek SY, Bjerring P, Yu CS, Kono T, Chan HH. A comparative study of intense pulsed light alone and its combination with photodynamic therapy for the treatment of facial acne in Asian skin. Lasers Surg Med. 2007;39(1):1–6.

45. Goldman MP, Boyce SM. A single-center study of aminolevulinic acid and 417 NM photodynamic therapy in the treatment of moderate to severe acne vulgaris. J Drugs Dermatol. 2003;2(4):393–396.

46. Wiegell SR, Wulf HC. Photodynamic therapy of acne vulgaris using methyl aminolaevulinate: a blinded, randomized, controlled trial. Br J Dermatol. 2006;154(5): 969–976.

47. Horfelt C, Funk J, Frohm-Nilsson M, Wiegleb Edstrom D, Wennberg AM. Topical methyl aminolaevulinate photodynamic therapy for treatment of facial acne vulgaris: results of a randomized, controlled study. Br J Dermatol. 2006;155(3):608–613.

48. Narurkar VA, Gold M, Shamban AT. Photopneumatic technology used in combination with profusion therapy for the treatment of acne. J Clin Aesthet Dermatol. 2013;6(9): 36–40.

49. Shamban AT, Enokibori M, Narurkar V, Wilson D. Photopneumatic technology for the treatment of acne vulgaris. J Drugs Dermatol. 2008;7(2):139–145.

50. Lloyd JR, Mirkov M. Selective photothermolysis of the sebaceous glands for acne treatment. Lasers Surg Med. 2002;31(2):115–120.

51. Prieto VG, Zhang PS, Sadick NS. Evaluation of pulsed light and radiofrequency combined for the treatment of acne vulgaris with histologic analysis of facial skin biopsies. J Cosmet Laser Ther. 2005;7(2): 63–68.

52. Ibrahimi OA, Weiss RA, Weiss MA, et al. Treatment of acne scars with high intensity focused radio frequency. J Drugs Dermatol. 2015;14(9):1065–1068.

53. Layton AM, Henderson CA, Cunliffe WJ. A clinical evaluation of acne scarring and its incidence. Clin Exp Dermatol. 1994;19(4):303–308.

54. Kitano Y, Uchidda H. Analysis of focal high concentration TCA treatment for atrophic acne scarring. Jap J Plast Reconstr Surg. 2006;49:573–653.

55. Levy LL, Zeichner JA. Management of acne scarring, part Ⅱ: a comparative review of non-laser-based, minimally invasive approaches. Am J Clin Dermatol. 2012;13(5):331–340.

56. Goodman GJ. Acne and acne scarring: why should we treat? Med J Aust. 1999;171(2):62–63.

57. Gauglitz GG, Korting HC, Pavicic T, Ruzicka T, Jeschke MG. Hypertrophic scarring and keloids: pathomechanisms and current and emerging treatment strategies. Mol Med. 2011;17(1–2):113–125.

58. Goodman GJ. Postacne scarring: a review of its pathophysiology and treatment. Dermatol Surg. 2000; 26(9):857–871.

59. Gold MH. Dermabrasion in dermatology. Am J Clin

Dermatol. 2003;4(7):467–471.

60. Shamban AT, Narurkar VA. Multimodal treatment of acne, acne scars and pigmentation. Dermatol Clin. 2009;27(4): 459–471, vi.

61. Aronsson A, Eriksson T, Jacobsson S, Salemark L. Effects of dermabrasion on acne scarring. A review and a study of 25 cases. Acta Derm Venereol. 1997;77(1):39–42.

62. Jared Christophel J, Elm C, Endrizzi BT, Hilger PA, Zelickson B. A randomized controlled trial of fractional laser therapy and dermabrasion for scar resurfacing. Dermatol Surg. 2012;38(4):595–602.

63. Katz BE, Mac Farlane DF. Atypical facial scarring after isotretinoin therapy in a patient with previous dermabrasion. J Am Acad Dermatol. 1994;30(5 Pt 2): 852–853.

64. Goodman G. Post acne scarring: a review. J Cosmet Laser Ther. 2003;5(2):77–95.

65. Frank W. Therapeutic dermabrasion. Back to the future. Arch Dermatol. 1994;130(9):1187–1189.

66. Azzam OA, Atta AT, Sobhi RM, Mostafa PI. Fractional CO(2) laser treatment vs autologous fat transfer in the treatment of acne scars: a comparative study. J Drugs Dermatol. 2013;12(1):e7–e13.

67. Hession MT, Graber EM. Atrophic acne scarring: a review of treatment options. J Clin Aesthet Dermatol. 2015; 8(1):50–58.

68. Weiss RA, Weiss MA, Beasley KL, Munavalli G. Autologous cultured fibroblast injection for facial contour deformities: a prospective, placebo-controlled, Phase III clinical trial. Dermatol Surg. 2007;33(3):263–268.

69. AlGhamdi KM, AlEnazi MM. Versatile punch surgery. J Cutan Med Surg. 2011;15(2):87–96.

70. Goodman GJ, Baron JA. The management of postacne scarring. Dermatol Surg. 2007;33(10):1175–1188.

71. Jacob CI, Dover JS, Kaminer MS. Acne scarring: a classification system and review of treatment options. J Am Acad Dermatol. 2001;45(1):109–117.

72. Whang KK, Lee M. The principle of a three-staged operation in the surgery of acne scars. J Am Acad Dermatol. 1999;40(1):95–97.

73. Jordan R, Cummins C, Burls A. Laser resurfacing of the skin for the improvement of facial acne scarring: a systematic review of the evidence. Br J Dermatol. 2000;142(3): 413–423.

74. Orentreich DS, Orentreich N. Subcutaneous incisionless (subcision) surgery for the correction of depressed scars and wrinkles. Dermatol Surg. 1995;21(6): 543–549.

75. Park JH, Choi YD, Kim SW, Kim YC, Park SW. Effectiveness of modified phenol peel (Exoderm) on facial wrinkles, acne scars and other skin problems of Asian patients. J Dermatol. 2007;34(1):17–24.

76. Lee JB, Chung WG, Kwahck H, Lee KH. Focal treatment of acne scars with trichloroacetic acid: chemical reconstruction of skin scars method. Dermatol Surg. 2002;28(11):1017–1021; discussion 21.

77. Kitano Y, Uchida H. Analysis of focal high concentration TCA treatment for atrophic acne scarring. Jap J Plast Reconstr Surg. 2006;49:573–653.

78. Yug A, Lane JE, Howard MS, Kent DE. Histologic study of depressed acne scars treated with serial high-concentration (95%) trichloroacetic acid. Dermatol Surg. 2006;32(8):985–990; discussion 90.

79. Leheta T, El Tawdy A, Abdel Hay R, Farid S. Percutaneous collagen induction versus full-concentration trichloroacetic acid in the treatment of atrophic acne scars. Dermatol Surg. 2011;37(2):207–216.

80. Alster TS, West TB. Resurfacing of atrophic facial acne scars with a high-energy, pulsed carbon dioxide laser. Dermatol Surg. 1996;22(2):151–154; discussion 4–5.

81. Geronemus RG. Fractional photothermolysis: current and future applications. Lasers Surg Med. 2006;38(3): 169–176.

82. Weiss R, Weiss M, Beasley K. Long-term experience with fixed array 1540 fractional erbium laser for acne scars. Abstract Am Soc Laser Med Surg Conf, Kissimmee, April 2008.

83. Mahmoud BH, Srivastava D, Janiga JJ, Yang JJ, Lim HW, Ozog DM. Safety and efficacy of erbium-doped yttrium aluminum garnet fractionated laser for treatment of acne scars in type IV to VI skin. Dermatol Surg. 2010;36:602–609.

84. Chapas AM, Brightman L, Sukal S, et al. Successful treatment of acneiform scarring with CO_2 ablative fractional resurfacing. Lasers Surg Med. 2008;40(6): 381–386.

85. Kim S, Cho KH. Clinical trial of dual treatment with an ablative fractional laser and a nonablative laser for the treatment of acne scars in Asian patients. Dermatol Surg. 2009;35(7):1089–1098.

86. Cho SB, Lee SJ, Cho S, et al. Non-ablative 1550-nm erbium-glass and ablative 10 600-nm carbon dioxide fractional lasers for acne scars: a randomized split-face study with blinded response evaluation. J Eur Acad Dermatol Venereol. 2010;24(8):921–925.

87. Alster TS, Tanzi EL. Hypertrophic scars and keloids: etiology and management. Am J Clin Dermatol. 2003; 4(4): 235–243.

88. McMichael AJ, Griffiths CE, Talwar HS, et al. Concurrent application of tretinoin (retinoic acid) partially protects against corticosteroid-induced epidermal atrophy. Br J Dermatol. 1996;135(1):60–64.

89. Goodman GJ. Management of post-acne scarring. What are the options for treatment? Am J Clin Dermatol. 2000;1(1):3–17.

90. Huang L, Wong YP, Cai YJ, Lung I, Leung CS, Burd A. Low-dose 5-fluorouracil induces cell cycle G2 arrest and apoptosis in keloid fibroblasts. Br J Dermatol. 2010;163(6): 1181–1185.

91. Manuskiatti W, Fitzpatrick RE. Treatment response of keloidal and hypertrophic sternotomy scars: comparison among intralesional corticosteroid, 5-fluorouracil, and 585-nm flashlamp-pumped pulsed-dye laser treatments. Arch Dermatol. 2002;138(9):1149–1155.

92. Fitzpatrick RE. Treatment of inflamed hypertrophic scars using intralesional 5-FU. Dermatol Surg. 1999; 25(3):224–232.

93. Akita S, Akino K, Yakabe A, et al. Combined surgical excision and radiation therapy for keloid treatment. J Craniofac Surg. 2007;18(5):1164–1169.

第 52 章 白癜风

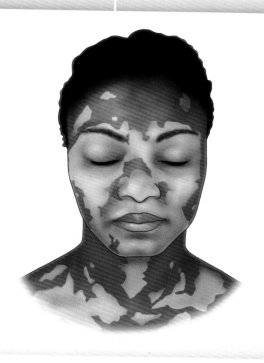

原著者 Amanda F. Nahhas
Tasneem F. Mohammad
Iltefat H. Hamzavi

翻 译　秦国敬　党宁宁
审 校　马立娟

概要

- 白癜风手术治疗对病情稳定、同时药物治疗失败且未累及口周或远端指尖的患者是一种有效的治疗方法（局灶性和节段型白癜风，手术是首选）。
- 白癜风手术治疗大致分为组织移植或细胞移植。

初学者贴士

- 手术的适应证包括病情稳定、局灶型和节段型白癜风以及面、颈和躯干部受累。
- 不适合手术的指征包括病情不稳定、非节段型白癜风、孤立性头皮白发以及累及四肢、远端指尖、口周和关节的病变。
- STSG 是小面积白癜风色素再生最有效的手术方法，但它也有局限性。

专家贴士

- 大量的临床试验表明，对于大面积白癜风，NCES 是最有效的治疗方案。
- 白癜风手术后可能需要局部免疫调节剂、口服皮质类固醇、口服抗氧化剂、光疗和额外的手术等辅助治疗，以提高疗效。

切记！

- 在选择手术治疗方案时，应仔细考虑手术部位的大小和位置、临床资源以及每种方案的利与弊。
- Q 开关红宝石激光、Q 开关翠绿宝石激光和 Q 开关 Nd：YAG 激光是激光介导白癜风脱色的有效方法。

陷阱和注意事项

- 因为相关的长期并发症，文身通常不推荐用于遮饰。
- 所有的技术手段都可能会出现瘢痕、纹理不匹配和颜色不匹配的风险。
- 瘢痕体质的患者应极其谨慎地使用这些技术。

患者教育要点

- 术前，患者必须明白，可能需要数月至数年才能达到充分的色素再生和颜色匹配，手术只是一种治疗方法，而不能治愈疾病。

收费建议

- 虽然白癜风手术已被证明能提高患者生活质量，但目前在美国，白癜风手术并不在保险范围内，因此许多患者无法得到治疗。

引言

白癜风的发病机制为黑色素细胞的破坏，特征性表现为进行性的色素脱失性斑点和斑片。治疗的重点是应用药物、光疗以及手术治疗进行复色和稳定病情；虽然这些治疗手段都可以单独使用，但为了达到更好的疗效往往采取联合应用。

手术对白癜风患者是有效的。现有的白癜风手术技术已经进行了重大的改进，并在不断发展，以期获得最佳的治疗效果，同时提高医师和患者的满意度。虽然白癜风的治疗效果相对较差，但由于药物治疗白癜风的局限性，白癜风的手术治疗越来越受欢迎。

术前评估

患者选择

当患者采用药物及光疗等保守治疗失败时，白癜风手术通常会被考虑。通过病史和体格检查来确定患者的白癜风亚型。白癜风分为节段型和非节段型两种类型，其中泛发性白癜风是非节段型白癜风中最常见的亚型。节段型白癜风通常表现为单侧、局限，被认为病情稳定，而泛发性白癜风往往双侧、对称，并且容易反复发作。局灶型或节段型白癜风患者手术效果非常好，被认为是该类患者的一线治疗方案。相反，泛发型白癜风和其他亚型患者对手术干预的反应较差，但在病情稳定、药物治疗无效时，手术仍是一种选择。

在尝试手术之前，必须评估病情的稳定性。病情稳定的主要标准是至少 6 个月至 2 年没有出现新的或扩大的病灶。同形反应是病情不稳定的一种标志。有几种评估病情稳定性的方法，包括患者报告、连续摄影和有效的评分系统，比如白癜风区域评分指数（VASI）、白癜风欧洲特别工作组评估（VETF）和白癜风疾病活动评分（VIDA），后者适用于停止白癜风治疗至少 6 个月的患者。

对于病情稳定性不明的患者，可以在稳定的、色素脱失的病变中心进行单个钻孔移植（通常为 1~1.5mm），以评估复色、对治疗的反应和愈合趋势。当小移植单位边缘复色超过 1mm，甚至达到 2~3mm 时，检验为阳性；当复色小于 1mm 或没有复色时，检验为阴性。

评价病情稳定性的新方法包括反射共聚焦显微镜、总抗氧化状态、抗黑色素细胞抗体水平和血清儿茶酚胺及其代谢物的测定。同样，细胞标志物，如 IL-178，CXCL 9 和 109，microRNA10 等，也可能在稳定性评估中发挥作用。

病变部位在确定白癜风手术可能出现的反应方面也

起了重要的作用。与四肢相比，血管供应和毛囊密度较大的区域，如面部和颈部，有着更好的复色率。肢端型白癜风的特征是口周和（或）甲床周围远端指尖受累，对手术反应较差。关节周围区域反应也较差，很可能是由于反复摩擦和损伤引起的继发性敏感性增高。有较强形成瘢痕疙瘩的倾向、明显的出血体质或其他相关手术禁忌证的患者不应接受白癜风手术。

术前谈话

术前讨论应集中在对患者进行手术流程的相关教育、确保患者为合适的候选者以及获得知情同意。应该充分沟通围术期和术后的治疗预期，以及有关白癜风和该病现病史等基本信息。详细的病史和体格检查，包括回顾既往史、目前的药物治疗和药物过敏史，是为了确保患者能够顺利进行手术。应该告知患者手术可能出现的风险，包括感染、出血、瘢痕和疼痛。给予患者适当的期望值也是非常重要的；同时要强调复色和颜色匹配是个漫长的过程，可能需要几个月到几年的时间。患者还应意识到，他们可能需要辅助治疗，包括额外的手术，以最大限度提高治疗效果。患者还必须清楚，手术是治疗白癜风的方法，而不是治愈白癜风的方法。即使对病情稳定的患者也是如此，因为病情复发总是不可避免。

术前检查

在进行白癜风手术之前，应对患者进行血液传播性疾病的筛查，如人类免疫缺陷病毒（HIV）、乙型肝炎和丙型肝炎。这是非常重要的，因为如果皮肤磨削将用于受皮区（recipient site，RS）的制备，皮损微粒将被雾化。大多数白癜风手术使用表面麻醉或局部麻醉。不过，那些选择接受全麻的患者应该进行术前健康评估。为了建立基线并跟踪进展，术前和术后都要在适当照明下拍摄照片。Wood 灯常用于皮肤颜色较浅的患者以辅助观察脱色区域。供皮区（donor site，DS）和 RS 的测量结果也需要被记录（表 52-1）。

一般外科需要考虑因素

术前评估后，根据白癜风的类型、病变部位、病变大小和资源可用性，为患者选择合适的手术方法。

手术区域准备

DS 是一个正常肤色区域，用于移植到 RS。通常，它选自不重要的美容区域，例如大腿的上部或外侧、下背部、下腹部或臀部区域。正在治疗的脱色病变部位包括 RS。

表 52-1　筛选候选患者

	白癜风病史	白癜风类型	皮损分布
有利因素	▪ 病情稳定（6 个月到 2 年）	▪ 局灶型、节段型	▪ 面颈部＞躯干＞四肢 ▪ 皮损部位血供丰富、毛发密度大
不利因素	▪ 病情不稳定、处于进展期 ▪ 同形反应 ▪ 增生性瘢痕或瘢痕疙瘩 ▪ 愈合不良	▪ 非节段型 ▪ 肢端白癜风	▪ 口周 ▪ 远端指尖 ▪ 孤立性头皮白发 ▪ 关节 ▪ 骨突起处

选择好 DS 和 RS 后，必须对这些部位进行脱毛、清洁和麻醉。可通过脱毛膏、剃须或拔毛除去头发；这减少了毛发对移植皮片的干扰。乙醇、氯己定或聚维酮碘通常用于清洁供体和受体部位，可以联合使用。由于其易燃性，当使用激光进行 RS 制备时，不建议使用乙醇含量高的溶液。

对于疼痛的控制，可以使用外用麻醉、局部麻醉或全身麻醉。对于敏感度较低区域的小的皮肤表面，表面麻醉可能是合适的。对于较大或较敏感的区域，应使用含 1%～2% 利多卡因进行局部区域阻滞麻醉。通常将 DS 内浸润麻醉最小化以降低破坏皮肤表面均匀性的风险。当使用皮肤磨削来制备 RS 时，避免使用肾上腺素以便在真皮－表皮连接（DEJ）水平上观察到肉眼可见的出血点。当治疗区域广泛、年轻患者和焦虑程度高的人时，全身麻醉可能是首选。

取皮区制备

采用各种技术从 DS 获取组织用于细胞和组织移植。主要方法包括薄至超薄皮肤移植、吸疱和钻孔移植。可以使用止血钳夹持无菌剃刀刀片、Weck 刀片、Silver 移植刀或者电动取皮刀等取皮技术获取薄（0.125～0.250 mm）至超薄（小于 0.125mm）皮肤移植物。操作者使用无菌剃刀刀片徒手取皮，可以最大限度控制皮片的大小和厚度，但这种方法需要很高的技巧。Weck 刀片可以使移植物厚度一致，但不能调整移植的深度。相比之下，Silver 的移植刀可以调节深度。电动取皮刀提供同样厚度的移植物并且不需要太多的使用技巧，但是更贵。合适的移植物是透明的，并且置于无菌盐水中可以漂浮。移植物的边缘卷曲表明该样本较厚。如果正在进行细胞分离，可以通过重新取皮或使用更高浓度的胰蛋白酶和更长的孵育时间来解决。

通常用于微移植或测试点的钻孔移植，也可用于获取组织。使用直径为 1～1.5mm 的等尺寸打孔器从 DS 中获得组织。吸疱是从 DS 获得组织的另一种方法。这包括使用带有三通旋塞的 Luer 锁一次性注射器并拉动柱塞以在 15 分钟至 3 小时的时间段内产生

30～40mmHg 的压力（图 52-1）。随着 DEJ 处皮肤分离，将会产生水疱（图 52-2）。年轻的皮肤需要更高的吸力，而更成熟的皮肤由于真皮中弹性纤维减少导致的脆性增加，故而需要较低的吸力。使用无菌剪刀去除水疱，并将其直接转移或处理后转移到 RS。通过注射无菌生理盐水（NS）或加热可以加快水疱形成的速度。这种方法不会形成瘢痕，因为分离发生在 DEJ。然而，如果过度抽吸，可能会出现出血性水疱，这种水疱往往疱壁太厚而无法使用。

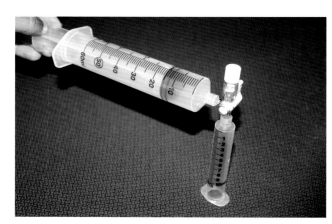

图 52-1　吸疱设备为带有三通旋塞和抽吸柱塞的 Luer 锁一次性注射器

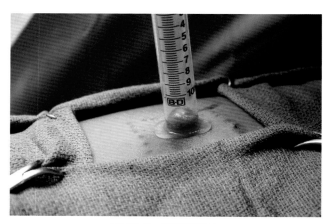

图 52-2　吸疱进行中

受皮区制备

RS 制备的目的是去除表皮，创造一个适合黑色素细胞移植的温床，并促进移植物黏附和营养，不留或留最小的瘢痕。

RS 制备有多种方式可供选择。使用液氮冷冻和化学制剂，如补骨脂素与紫外线 A（PUVA）、苯酚和三氯乙酸（TCA）也可用于去除表皮。采用 PUVA 来制备 RS，手术前连续 2 天将 0.075% 8- 甲氧基补骨脂素外涂于 RS，然后暴露于 $10J/cm^2$ 的长波紫外线 A（UVA）。24 小时后，形成水疱，如果需要，可用盐水浸湿的纱布和钢丝刷擦去水疱。这样可以快速准备 RS 而不会留下瘢痕，因为真皮网状层未被破坏，尽管过量暴露于 UVA 与癌症发生有关。88% 的苯酚或 100% 的 TCA 可用于凝固表皮蛋白，随后被擦掉，即可暴露出 RS。然而，使用这种方法，控制深度将会更加困难。

当使用皮肤磨削时，肉眼可见的出血点是临床终点。与手动皮肤磨削相比，电动皮肤磨削更快且劳动强度更低，但仍需要使用技巧以避免损伤真皮和随后的瘢痕形成。皮肤磨削是有效、廉价的，可用于大面积制备，但操作者的疲劳可能会影响结果的一致性。由于存在颗粒雾化的风险，需要防护设备。

二氧化碳点阵激光（FCO_2）和铒玻璃激光也可用于 RS 制备。优点包括不出血和均匀的穿透深度，与皮肤磨削相比减轻了操作者的疲劳感。然而，使用激光会增加成本，加大热损伤和色素沉着的风险。

一项初步研究比较了皮肤磨削与 FCO_2 在 RS 制备中的应用，发现皮肤磨削的色素再生率略高于 FCO_2，具有相似的颜色匹配率。FCO_2 往往常见色素沉着，而皮肤磨削更多的却是外周色素减退。一名接受皮肤磨削治疗的患者出现了增生性瘢痕和萎缩，尽管 9 个月后这种改变已几乎不可见。因此，当治疗大面积或不规则轮廓的区域时，FCO_2 激光可能具有更大的优势。此外，在眼睑使用皮肤磨削时要格外小心，因为睫毛可能会被夹在电动轮中，这可能会导致眼睑撕裂。

敷料

敷料外用的目的是促进移植物黏附和黑色素细胞存活。敷料可促进伤口快速愈合，同时降低伤口污染、感染、色素沉着和瘢痕形成的风险。其他好处包括减少伤口过度水合，这可能导致组织浸渍。应该避免使用抗菌药膏以减少发生接触性皮炎的风险。

在术后的 48~72 小时，移植物通过吸入获得营养，包括从伤口创面被动吸收浆液性渗出。在此阶段，在不引起过度水合的情况下保持移植物水分的平衡是关键。紧接着，当移植物的血管与伤口创面的血管连接时会形成血管吻合。带血管蒂的移植物中新生血管的生长或血管生成大约发生在术后 5 天。敷料在这个关键时刻能够提供直接保护，应保留至少 72 小时，以避免在去除过程中损伤黑色素细胞。为了完成血管吻合和促进移植物吸收，最好推迟敷料的去除时间。建议患者保持敷料干燥以防止非黏附性黑色素细胞的丢失。在完成再上皮化和初始敷料去除后，可以使用纱布和非封闭敷料来防止移植物的损伤。

可以在移植的移植物上放置多种类型和多层敷料。与移植物接触的第一层应该是低吸水性敷料，以促进移植物黏附并防止伤口脱水。胶原蛋白基质和石蜡纱布是常用的低吸水性敷料。胶原敷料通常用作细胞移植物的基层，以防止悬浮液与 RS 分离。它们还提供了对细菌不可渗透的屏障，促进成纤维细胞的生成和迁移，并抑制过多的基质金属蛋白酶的产生。石蜡纱布有利于保持一个潮湿的环境，同时允许水分通过其孔隙，可被用作基层，或放置在胶原敷料之上。一项研究比较了黑色素细胞 - 角质形成细胞移植术（MKTP）后应用胶原 - 凡士林敷料与单独应用凡士林敷料，发现两者具有同样的色素再生和颜色匹配，虽然仅使用凡士林敷料与轻度出血、复杂性增加和患者对去除敷料的不适有关。

黏着性薄膜和过滤膜，如 Tegaderm，由不能透过液体的黏着性薄片组成。这些可用于加强敷料，但通常不单独用于渗出较多的区域。

水胶体是一种中等吸水性敷料，可直接敷于伤口并保留数天。Duoderm 是一种水胶体敷料，含有一种能够抑制细菌污染的封闭型聚氨酯。高吸水性敷料，如棉纱布，通常用作第二层敷料，以吸收多余的渗出。棉纱布尾部可放置在第一层和第二层敷料之间，以吸收渗出并防止敷料脱落，特别是在大量渗出的区域，如头颈部（图 52-3）。微孔胶带，防卷胶带或 Tegaderm 可用于进一步固定所有敷料。

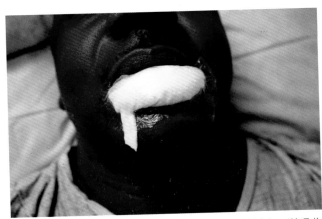

图 52-3 用棉海绵制成的尾部可置于头颈部敷料上，以吸收多余的渗出

外科技术

白癜风手术治疗大致分为组织移植和细胞移植。

组织移植技术

组织移植包括将完整组织从 DS 转移至脱色的 RS。目前可用的组织移植技术包括断层皮片移植（薄或超薄型）（split-thickness skin grafting，STSG）、皮肤碎片移植（smash grafting,SG）、吸疱法表皮移植（suction blister epidermal grafting，SBEG）、钻孔移植（punch grafting，PG）、微钻孔移植（mini-punch grafting MPG）、翻转移植（flip-top grafting，FTG）、毛囊单位移植（follicular unit transplant，FUT）、毛囊单位提取（follicular unit extraction，FUE）。

断层皮片移植（STSG）

STSG 由 Haxthausen 于 1947 年首次用于治疗白癜风，被认为是最有效的诱导色素再生的方法之一。1964 年 Behl 进一步完善了这项技术，他是第一个描述使用薄 Thiersch 移植的人。1996 年晚些时候，Kahn 和 Cohen 利用电动取皮器获得了用于白癜风手术的超薄 STSG。

使用这种方法，从 DS 获得薄至超薄的 STSG 并暂时置于充满 NS 的无菌培养皿中，同时 DS 外敷敷料，并通过激光或皮肤磨削制备 RS。然后将移植物从 NS 中取出，将真皮侧向下置于 RS 上，并用适当的敷料覆盖。可以在切割时将玻片置于移植物下方以便更容易区分表皮和真皮侧（图 52-4）。或者，也可以使用标记笔。真皮侧还可以通过肉眼可见的纤维蛋白凝块以及向内卷曲来区分。在数字显微镜下，在表皮侧可见褶皱。

STSG 技术是治疗大面积以及眼睑、乳晕和生殖器、头皮白发等具有挑战性领域的理想选择。该方法有效，

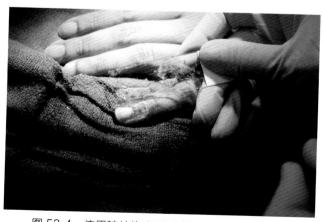

图 52-4　使用玻片将 STSG 置于患者的远端指尖

复色快速均匀。STSG 是一种办公室程序，不需要试剂、实验室或昂贵的设备。缺点包括色素沉着，尤其是皮损周围色素沉着，尽管可以通过采用比 RS 大 10%～20% 的 DS 移植物使得这种色素沉着最小化，如此也能够解释愈合期间移植物的挛缩。手术后 2～4 个月可发生粟丘疹和包涵性囊肿，以及外周串珠状，愈合期间移植物边缘向内卷曲。复合薄膜和移植单元，由延伸到移植物边缘的半透膜组成，可用于降低发生外周串珠状的风险。除了移植物肥大外，当移植物较厚时，还可以看到针垫样改变，表现为轮胎图样或黏着的外观。移植物排斥和 DS 瘢痕也有可能发生。

网状皮肤移植

网状皮肤移植是 STSG 的一种改良，可用于扩大移植物的尺寸。在整个移植物中做出大量细小切口以实现网状外观，从而增加移植物面积，同时还为 RS 提供渗出引流的途径。DS 可能形成瘢痕，并且较厚的移植物周围可见串珠状结构。

皮肤碎片移植（SG）

使用这种方法，用无菌剪刀将薄至超薄的移植物粉碎成小片状，一般 15～20 分钟，直到形成光滑的糊状物。然后将糊状物置于 NS 中以保持移植物的水分。RS 制备好后，排出多余的 NS，并使用无菌刮刀涂抹糊状物。将糊状物暴露于室内空气中 15～30 分钟以增加移植物的黏附性以及使其轻微干燥。患者需要接受预防性抗生素治疗，直到 1 周后取出敷料。

与 STSG 需要更大的 DS 移植物尺寸来对抗 RS 挛缩相比，皮肤碎片移植需要等量的 DS 和 RS 组织，因此具有明显的优势。该方法也不需要像 STSG 和 SBEG 所要求的那样对真皮侧进行标记以确保在 RS 处正确放置移植物。术后至少需要 2 周才能看到色素的扩散，此时可以开始光疗。复色通常在术后 6 个月出现。研究表明，这种技术具有很好的颜色和质地匹配性，操作简单，只需要很少的专业设备，而且经济有效。

吸疱法表皮移植（SBEG）

SBEG 最初是由 Falabella 于 1971 年开发的。在此过程中，将水疱掀起、获取，并使用平镊将水疱真皮侧朝下转移到制备好的 RS。然后用敷料覆盖移植物，并在 7 天后将其去除。

SBEG 适用于眼睑等美容敏感区域。色素沉着更常见于肤色较深的人。其他并发症，如周围色素脱失，粟丘疹和过度肥大也可见。一项比较 20 例稳定期泛发性白癜风患者 SBEG 和 STSG 的研究发现，STSG 优于 SBEG。同时进行了 SBEG 与非培养表皮细胞悬

液（NCES）之间的比较，显示 SBEG 复色更快，但
NCES 的整体复色程度更高。SBEG 的学习曲线和费用
也与表皮悬浮液不同。

微钻孔移植（MPG）和钻孔移植（PG）

Falabella 在 1978 年首次将 PG 用于白癜风，当
时 1~2mm 的钻孔移植物可以在移植物周边扩散大约
3mm 的色素。1983 年，Falabella 观察到，1mm 大小
的移植物可使 25 倍于该面积的白癜风区域复色。尽管
最初鹅卵石效应常被报道，但据观察，如果选择较小的
钻孔可避免这种结构异常，因而导致了 MPG 的出现。
目前的建议是钻孔不应超过 1.5mm，在涉及面部和口
唇的区域，则优先选择 1~1.2mm 的钻孔。

采用这种方法，使用注射器针头或剪刀尖端将移植
物从 DS 转移到 RS，并放置在靠近脱色病变边缘的位
置。这降低了出现移植周围晕的风险。RS 钻孔彼此间
隔 5~10mm，DS 钻孔稍大，以防止移植物挛缩。约 7
天后去除敷料。完全复色通常需观察到 3~6 个月。

RS 可能会出现鹅卵石效应、颜色不匹配、增生性
瘢痕、瘢痕疙瘩和移植物排异等并发症。DS 并发症可
能包括脱色和瘢痕形成。在所有可用的白癜风手术方法
中，PG 和 MPG 被认为是最简单、最快速且成本最低的。
除了口角以外，该方法可以在任何地方使用。

一项对 64 名稳定期局灶型、节段型、肢端型和寻
常型白癜风亚型患者 MPG 与 STSG 进行比较的研究发
现，接受 STSG 治疗的患者有更大面积的复色，在更大
的面积使用更少的移植物获得更好的颜色匹配，移植失
败率较低。另一项研究涉及 50 名稳定期局灶型、节段
型和泛发型白癜风患者的研究，将 PG 与 SBEG 进行比
较，发现 SBEG 显示出更快的复色和更好的美容效果。
与 SBEG 相比，RS 移植物周围晕更常见于 PG。

翻转移植（FTG）

FTG 由 McGovern、Bolognia 和 Leffell 于 1999
年发明，这项技术包括将较小的移植物置于 RS 上，
RS 上有一个表皮的翻转皮瓣可用作生物敷料。使用此
方法，DS 选择上臂内侧或腋窝的正常颜色区域。将 30
号针头连接到注射器，该注射器含有 1% 利多卡因和肾
上腺素，用于注射到真皮的上部，产生小的皮丘。使用
无菌刀片手动获得带有一些真皮的 2~4mm 的隆起表
皮瓣。然后将移植物置于纱布上，浸泡在等渗氯化钠溶
液中，并分成 1~2mm 宽。类似地，使用 1% 利多卡因
和肾上腺素在 RS 处产生皮丘，并使用无菌刀片来获得
具有最小真皮乳头的表皮瓣。RS 瓣的一部分保持与真
皮连接，而断开部分翻转，露出真皮面。然后将移植物
转移到 RS，真皮面朝下，并将表皮瓣（移植物的表皮

部分与翻转皮瓣的真皮接触）折回到移植物的顶部。用
氰基丙烯酸酯将移植物边缘固定到 RS，并使用敷料。1
周后通过皮瓣下色素斑来评估移植物存活率，1 个月后
评估移植物的复色情况。

FTG 技术以显示色素扩散到移植物之外而著称。
因为在表皮下方放置移植物，所以很少有瘢痕形成，也
不会出现鹅卵石效应。FTG 的优点包括简单、不需要
专业设备和低成本。一项研究比较了 20 名稳定期局灶
性、节段型和泛发型白癜风患者的 FTG 和 MPG，发现
两者在治疗白癜风方面同样有效。然而，FTG 具有较
高的移植物摄取率和色素扩散。

毛囊单位移植（FUT）

1998 年首次提出 FUT，利用与毛囊相关的未分化
干细胞来补充白发区域的黑色素细胞。在毛囊的外毛根
鞘（ORS）中存在由非活性黑色素细胞（Dopa 阴性）
组成的黑色素细胞库。白癜风患者真皮中的活性黑色素
细胞（Dopa 阳性）被破坏，而非活性黑色素细胞不受
影响。正如 Starrico 在 1959 年描述的那样，如果通过
紫外线疗法或通过去除相关的表皮，非活性黑色素细胞
可以转化为活性黑色素细胞。这些黑色素细胞一旦被激
活，可以向表皮迁移，并诱导毛囊周围色素出现，而毛
发基质向下迁移生成黑色素，Cui 等在 1991 年概述了
这一过程。

在毛囊移植中，供体移植物通常选自头皮的枕部或
耳后部。通过使用条状法（又称为 FUT 方法）获得供
体移植物，从头皮获得条状毛囊，切割成毛囊单位。然
后将提取的毛囊放入充满冷 NS 的培养皿中。与此同时，
利用毛发移植机、弯曲切割针或 18G 针在 RS 做小切口，
以便于使用 Jeweler 镊插入毛囊。10 天后，可以开始
辅助治疗。该技术对于毛发区域是有利的，因为可以逆
转白发症。与其对应正常无毛皮肤相比，在单个毛囊中
发现更多数量的黑色素细胞，对应着更大的黑色素细胞
和干细胞库。此方法适用于较小、较难治疗的区域，如
睫毛。优点包括良好的颜色匹配和不会出现结构异常，
如鹅卵石效应。此外，这是一个低成本的方法，不需要
专门的设备或实验室。但是，与 FUE 相比，需要更长
的观察时间才能看到复色。FUT 通常不适合无毛区域。

毛囊单位提取（FUE）

FUE 也称为毛囊分离技术，采用环钻来进行毛囊
提取。通常，用 1mm 宽的钻头提取单个毛囊单位。该
技术避免影响原有毛囊环境，这可能有助于毛囊生长
和移植物提取。RS 可以通过制作 1mm 的环钻来制备，
钻孔间隔 3~10mm，并将毛囊单元放入孔腔中。

与 FUT 相比，FUE 被认为是一种更简单的技术，

并且在那些供体面积有限且治疗面积较小的手术中更受欢迎。尽管如此，操作者熟练的技能可以防止毛囊单元的破坏以及由于手术本身性质导致的手术过程中获得毛囊减少。FUE 移植物通常应用于 FUT 后未复色的脱色区的点状治疗。最近的两项研究发现 FUE 可成功治疗睫毛白发症。与 FUT 相比，FUE 治疗区愈合更快，而且 DS 不留瘢痕也不需要敷料。一项研究比较了 25 例稳定期非节段型白癜风患者的 FUE 和 PG，发现两者疗效无统计学差异；然而，就易于操作而言，PG 被认为是更好的选择。

细胞移植技术

细胞移植是指将黑色素细胞从 DS 转移至 RS，无论是否使用细胞培养。目前常用的细胞移植技术包括非培养的表皮悬液（noncultured epidermal suspensions，NCES）、培养的黑色素细胞悬液（cultured melanocyte suspensions，CMS）、培养的表皮悬液（cultured epidermal suspensions，CES）和非培养的毛囊外毛根鞘细胞悬液（noncultured hair follicle outer root sheath cell suspensions，NCORSHFS）。

非培养的表皮细胞悬液（NCES）

用于治疗白癜风的 NCES 技术最初由 Gauthier 和 Surleve-Bazeille 提出，Olsson 和 Juhlin 改进，并由 Mulekar 进一步改善。NCES 技术利用 DS 与 RS 之比约为 1：10，可以治疗更大的面积，优势更明显。

使用该方法，从 DS 获得超薄皮肤移植物，用 NS 冲洗，然后浸入含有胰蛋白酶的培养基中。胰蛋白酶必须从冰箱中取出，置于室温，并在移植物孵育前于 37℃ 温育 45 分钟。然后将样品在 37℃ 下温育，表皮朝上 20～30 分钟，这取决于移植物的厚度。从培养基中取出移植物后，丢弃胰蛋白酶，并用乳酸林格液(lactated Ringers，LR) 冲洗移植物 6 次。接下来，用镊子将表皮与真皮手工分离。随后用镊子将表皮分解成小块，并丢弃真皮。表皮碎片用 LR 冲洗干净，并转移到试管中，以 2000rpm 离心 5 分钟。然而，这也取决于所用离心机的品牌和型号。一旦含有黑色素细胞和角质形成细胞的细胞沉淀形成，任何大的组织碎片都要被去除，之后将细胞沉淀重悬于 LR 中并转移至 1ml 注射器中。悬浮液应呈浑浊的外观，并可根据患者的皮肤类型出现不同程度的颜色加深（图 52-5）。

一旦使用皮肤磨削或激光将 RS 剥离至 DEJ 的水平，可以通过注射器的中心将细胞悬液置于 RS。4～7 天后去除敷料，具体时间主要取决于 RS 位置（头部，颈部和生殖器 4 天，躯干和四肢 7 天）。术后 2 周至 2 个月通常可观察到复色，最长复色时间为 6～18 个月。

色素匹配通常会随着时间的推移而改善（图 52-6）。

一项对 41 例稳定期局灶型、节段型和泛发型白癜风患者的 NCES 与 SBEG 进行比较的研究发现，更多经 NCES 治疗的病灶具有良好的复色，但两组均表现出良好的颜色匹配。在 SBEG 组中稍早观察到复色，这可能归因于 SBEG 中较高的黑色素细胞密度。然而，如 Czajkowski 等报道的，SBEG 中整体复色较少可能是由于吸引时间较长所致的表皮中存活的黑色素细胞

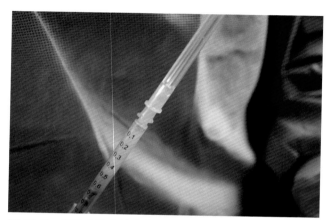

图 52-5　用于非培养的表皮细胞悬液移植的细胞悬液。注意浑浊的外观，肤色较深的患者可以呈褐色

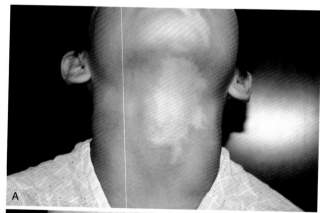

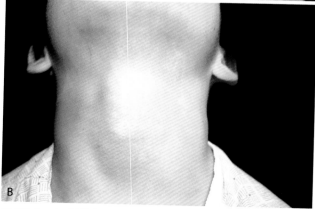

图 52-6　A. 颈前部治疗前皮损；B. NCES 移植治疗 7 个月后的颈前部，获得超过 95% 的复色，颜色匹配良好

数量减少。NCES 中更大程度的复色也可归因于 NCES 移植期间角质形成细胞的维持，因为它们极大地促进了 RS 上黑色素细胞的生长和发育。相反，在黑色素细胞释放到 RS 1～2 周后，角质形成细胞随着表皮移植物的脱落而丢失。

培养的黑色素细胞悬浮液（CMS）

CMS 技术由 Olsson 和 Jullin 于 1993 年首次用于治疗白癜风。与 NCES 类似，获得超薄皮肤移植物并进行胰蛋白酶化；然后将悬液与培养基结合，加入 Dulbecco 改良的 Eagle 细胞培养基（Dulbecco's modified Eagle medium，DMEM），在 37℃ 下孵育约 3 周。在此期间，每天更换培养液。然后取出部分培养的细胞悬浮液并用台盼蓝染色，这有助于确定存活黑色素细胞的密度，目标是每平方毫米成功移植所需的 1000～2000 黑色素细胞。一旦实现，将细胞从平板上分离并作为悬液涂于制备好的 RS。然后用预先在培养基中浸泡的纱布覆盖该部位，然后以敷料覆盖。卧床休息 1～10 小时，并通常 7～10 天后去除敷料。

使用细胞培养从小 DS 中扩增黑色素细胞使 CMS 成为治疗大面积白癜风的有效方法。一项研究表明，应用 CMS 当高比例（1∶10～1∶160）与低比例（≤1∶10）相比较时，复色率没有差异。然而，该方法要求在仪器设施完备的实验室里，由熟练的技术人员来操作分离、培养、孵育黑色素细胞多个环节，这使得此项技术耗资巨大。

对文献的回顾显示，CMS 和 NCES 的结果相似，都是诱导复色的有效方法。CMS 的明显优势是能够使供体与受体面积之比达到 1∶100 而 NCES 仅为 1∶10。但是，孵育时间和细胞培养时间较长，以及与之相关的实验室成本较高，使得 CMS 不是理想之选。理论上，CMS 技术也有相关的恶性肿瘤的风险，因为培养基中的一种成分，即 12- 十四烷基 - 去甲肾上腺素 13- 乙酸酯（TPA），是一种肿瘤促进剂。因为没有解决 TPA 的方法，故其不再受到关注。一项涉及 25 名患有稳定期局灶型、节段型、肢端型和寻常型白癜风患者的研究比较了 NCES 和 CMS，发现更多经过 NCES 治疗的患者复色超过 70%。然而，两组之间的复色没有统计学上的显著差异。

另一项研究比较了 20 例稳定期局灶型和泛发型（肢端型）白癜风患者的 CMS 联合 PUVA、SBEG 联合 PUVA、冷冻疗法联合 PUVA 与单一应用 PUVA、SBEG 和 CMS 进行了比较。SBEG 和 CMS 在移植物存活率和复色时间方面无统计学差异，但在冷冻疗法联合 PUVA 与 PUVA 单独治疗的观察缺少有效性。另一项研究涉及 132 名稳定期斑驳病、晕痣和局灶型、节段型和寻常型白癜风的患者，比较了 CMS、超薄 STSG 和

NCES 的治疗方法，发现用 STSG 治疗的患者有更好的综合效果。

培养的表皮悬浮液（CES）

CES 技术包括黑色素细胞和角质形成细胞的培养。它们的双重存在是有益的，因为它们可以以皮肤基底层的方式生长。使用该方法，获得超薄皮肤移植物并进行胰蛋白酶化。将分离的黑色素细胞和角质形成细胞置于含有两种细胞生长因子的培养基中培养数周。然后可以使用分散酶将形成的表皮片分离，随后将其置于石蜡纱布上并转移至制备好的 RS。与 CMS 相比，培养时间更短，但同样成本很高（图 52-7）。

毛囊外毛根鞘细胞悬浮液（NCORSHFS）

2009 年，Vanscheidt 等的一个案例系列首次提出了使用来自拔毛毛囊的细胞悬液进行白癜风移植。在这项技术中，采用拔毛或 FUE 方法收获毛囊，后者是 Kumar 等对该方法进行改进而完成的。将毛囊置于运送培养基中并使用抗生素洗涤去污。添加胰蛋白酶以分离 ORS 的细胞。然后将这些细胞在 37℃ 下孵育 90 分钟。每孵育 30 分钟，将样品转移到新的胰蛋白酶 - 乙二胺四乙酸（EDTA）试管中，并将胰蛋白酶抑制剂加入到先前的管中以中和胰蛋白酶的蛋白水解活性。第 3 根试管孵育后，丢弃毛干，将 3 个试管的上清液混合，并通过细胞过滤器分离毛干的剩余碎片，然后进行显微镜检查以确定细胞活力。接着，将溶液以 1000rpm 离心 5 分钟以产生细胞沉淀，将其重新悬浮并涂于制备好的 RS 上，并覆盖好敷料。此种方法的优点在于简单、微创、即时效果和重复性好，但也有一个显著的缺点就是细胞产量低。

一项研究比较了 30 例稳定期局灶型、节段型和泛发型白癜风患者接受 NCES 和 NCORSHFS 治疗后的病灶，发现这两种方法都是安全、有效和简单的色素再生技术，两组都有极好的复色。然而，与 NCORSHFS 组相比，NCES 在更多的病灶区域表现出良好的复色，这一差异具有统计学意义。两组患者均颜色匹配良好，皮肤病生活质量指数（DLQI）评分显著降低，但差异无统计学意义（表 52-2 和表 52-3）。

术后护理

手术后，应向患者提供如何护理移植物的具体指导。建议患者术中穿宽松的衣服，以避免任何术后移位或敷料损坏。建议患者保持敷料干燥并限制 RS 的移动，直到去除敷料以确保移植物存活。鼓励抬高 RS 以避免水肿和不适。非处方的非甾体类消炎药或对乙酰氨基酚通常可有效缓解术后疼痛。患者可能会观察到敷料上的

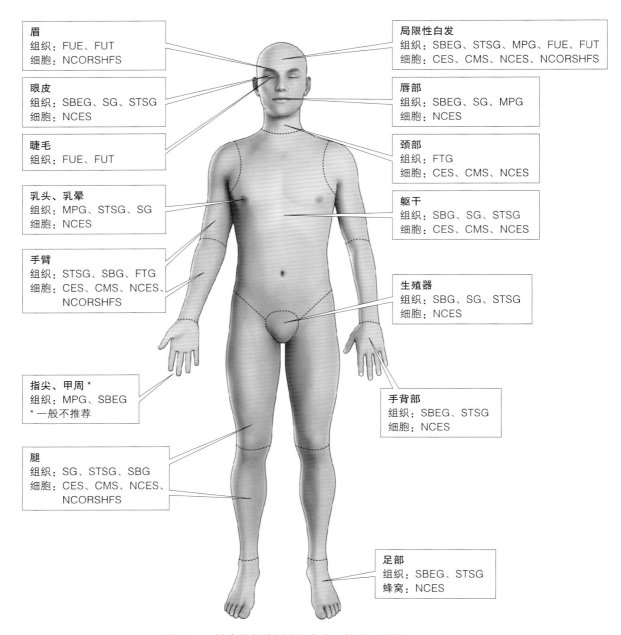

眉
组织：FUE、FUT
细胞：NCORSHFS

眼皮
组织：SBEG、SG、STSG
细胞：NCES

睫毛
组织：FUE、FUT

乳头、乳晕
组织：MPG、STSG、SG
细胞：NCES

手臂
组织：STSG、SBG、FTG
细胞：CES、CMS、NCES、
　　　NCORSHFS

指尖、甲周 *
组织：MPG、SBEG
* 一般不推荐

腿
组织：SG、STSG、SBG
细胞：CES、CMS、NCES、
　　　NCORSHFS

局限性白发
组织：SBEG、STSG、MPG、FUE、FUT
细胞：CES、CMS、NCES、NCORSHFS

唇部
组织：SBEG、SG、MPG
细胞：NCES

颈部
组织：FTG
细胞：CES、CMS、NCES

躯干
组织：SBG、SG、STSG
细胞：CES、CMS、NCES

生殖器
组织：SBG、SG、STSG
细胞：NCES

手背部
组织：SBEG、STSG
细胞：NCES

足部
组织：SBEG、STSG
蜂窝：NCES

图 52-7　按身体部位划分的白癜风首选手术技术

表 52-2　白癜风手术技术的临床研究结果比较总结

技术	复色	颜色匹配	移植失败	DLQI 评分
组织移植	薄 STSG>SBEG，MPG PG>FTG FUE>MPG PG=SBEG MPG=SBEG	薄 STSG>MPG MPG>SBEG	SBEG> 薄 STSG MPG> 薄 STSG PG>SBEG PG>FTG MPG=FUE	—
细胞移植	NCES=CMS，NCORSHFS	NCES=NCORSHFS	—	NCES=NCORSHFS
组织与细胞移植	NCES>SBEG 超薄 STSG>NCES，CMS CMS = SBEG	NCES=SBEG	—	NCES>SBEG

表 52-3　临床研究中白癜风手术技术不良事件比较总结

技术	供皮区不良反应	受皮区不良反应
组织移植	薄 STSG	薄 STSG
	同形反应	再次出现白癜风皮损
	色素减退	色素性丘疹
	感染	无色裂隙
	浅表瘢痕	移植挛缩
	肥厚性瘢痕	粟丘疹
	SBEG	轮胎图案外观
	同形反应	瘢痕
	色素沉着 / 色素减退	超薄 STSG
	浅表瘢痕	色素沉着
	感染	周围色素减退
	MPG	SBEG
	浅表瘢痕	再次出现白癜风皮损
	PG	色素性丘疹
	浅表瘢痕	周围性色素沉着
	感染	斑驳样外观
		感染
		色素沉着 / 色素减退
		MPG
		斑驳样外观
		色素脱失
		鹅卵石效应
		PG
		斑驳样外观
		色素沉着
		鹅卵石效应
		FTG
		斑驳样外观
		鹅卵石效应
		色素沉着
细胞移植	NCES	NCES
	红斑	感染
	感染	再次出现白癜风皮损
	再次出现白癜风皮损	色素沉着 / 色素减退
	CMS	CMS
	感染	感染
	再次出现白癜风皮损	再次出现白癜风皮损
	色素沉着	NCORSHFS
	周围色素减退	色素沉着 / 色素减退

绿色渗出物；他们应该被告知这是由于中性粒细胞释放髓过氧化物酶造成的，而不是感染（图 52-8）。注意患者的症状和体征，包括发热、发冷、红斑、皮温高、难闻气味和过度疼痛。如果怀疑感染，则需要使用抗生素。

当患者回诊去除敷料时，应轻轻移除所有材料以避免对移植物造成损伤。生理盐水可用于辅助去除有痂皮粘连区域中的敷料。胶原蛋白敷料层保持完整，因为它要么在表皮愈合后脱落，要么被吸收到皮肤中。应修剪松弛的边缘，以避免被刮在衣服上和过早剥落。去除敷料后，指导患者用温和的清洁剂清洗治疗部位，并避免剧烈摩擦。将凡士林应用于 DS 和 RS 以促进愈合，直到该区域干燥后无烧灼感。患者术后至少 1 周内不应在治疗部位使用任何其他产品，包括化妆品、药物或乳液。绷带移除后 1 周可恢复剃须，并应在手术后至少 45 天内按照毛发生长方向进行剃除；此后，必要时可以将头发逆着纹理剃除。因为水中可能含有刺激性化学物质，治疗后 1 个月应避免游泳。

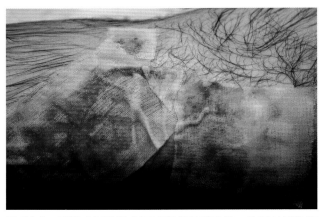

图 52-8 预期术后敷料上可出现绿色渗出物，这不是感染的指标

术后评估

有多种方法可用于评估接受过白癜风手术患者的复色。可以使用视觉评估、追踪和摄影（通过使用或不使用辅助软件分析）。经过验证的评分系统可以使用 VASI、VETF 和白癜风评分工具，这些是评估复色、颜色匹配和术后并发症的更全面的方法。色素再生的模式分为毛囊型、边缘型、弥漫型或混合型，而颜色匹配被评为优秀、良好、一般或差，并考虑到任何色素变异。注意到与 DS 和 RS 相关的不良反应，包括色素或质地的变化、瘢痕、瘢痕疙瘩、鹅卵石效应、粟丘疹或感染。鉴于白癜风的社会心理影响，在治疗前后应使用经过验证的评分系统评价生活质量，例如皮肤病生活质量指数（DLQI）、Skindex 和白癜风特定生活质量评分（VitiQoL）。这些措施有助于增强手术的效果，不仅可以诱导色素再生，还可以缓解心理压力，提高患者工作效率和生活质量。目前，美国的保险并未涵盖白癜风手术，这些评估结果有利于影响保险公司促进其涵盖此类手术。

术后注意事项和辅助治疗

目前有多种辅助治疗方法可以用于术后优化复色。钙调神经磷酸酶抑制药等局部药物可降低免疫反应，同时避免过量局部外用皮质类固醇时可能出现的萎缩。

口服辅助治疗包括可能用于诱导疾病稳定性的抗氧化剂，如银杏叶和 α-硫辛酸，因为疾病活动性与受损黑色素细胞内活性氧的清除受损有关。口服小剂量类固醇（oral minipulse steroid，OMP）治疗可用于促进复色并诱导疾病稳定。对于在 MKTP 后 2～11 个月内未显示出复色的寻常型白癜风和节段型白癜风患者，Mulekar 的一项研究使用了每周剂量为 0.1mg/kg 的倍他米松 OMP 治疗。结果显示，大多数患者在随后的移植期过程中都具有良好的复色。OMP 可能与某些不良反应有关，例如体重增加和痤疮。由于剂量低且治疗持续时间短，更严重的不良事件并不常见。

术后使用窄谱中波紫外线（NB-UVB）照射被认为对移植的黑色素细胞具有增殖和刺激作用，同时能稳定病情。应用 NB-UVB 可能会出现轻度瘙痒和红斑，但其他方面耐受性良好。与 PUVA 相比，NB-UVB 在成人和白癜风患儿中被认为更安全。最后，在效果不理想的部位可能需要进行额外的手术。

微量色素沉着（纹饰）

对于稳定期的局限型白癜风患者，使用微量色素沉着或纹饰来遮饰是一种很好的选择。在 1989 年，Halder 等首次报道，将其用于治疗白癜风。该治疗方法包括使用手动针或电动装置（例如文身枪或铅笔）将颜料插入真皮中。这些装置通常有多个不锈钢 4G 针头，间距约 0.3mm，可调速度和穿透深度。颜料放置的理想深度在真皮乳头层，根据位置的不同，其深度为 1～2mm。如果深度太浅，则会发生颜料挤出；如果颜料在真皮中放得太深，则会被巨噬细胞清除，都会导致不理想的外观。色素也可能迁移到区域淋巴结，导致文身褪色。

用于纹饰的主要颜料包括二氧化钛（白色）、朱砂和硫酸汞（红色）、氧化铁（黑色、骆驼黄色、浅棕色和深褐色）和硫化镉（黄色），它们都是粉末状。在纹饰之前，这些染料通常使用异丙醇、生理盐水、水或甘油混合，以达到与周围皮肤匹配的正确稠度和颜色。然后标记文身区域并使用 1%～2% 利多卡因与肾上腺素进行麻醉以实现渗透均匀。然后将厚颜料层涂到皮肤上，在插针前将皮肤拉紧。约 45°的角度可用来改善插入后颜料沉积的可视化。然后在该区域涂上一层抗生素软膏和压力敷料。可能需要操作多次才能达到理想的颜色匹配。

该方法在黏膜和牙龈区域以及乳头等部位取得了良好的效果，并且可以用于传统上药物治疗抵抗的区域，例如手指、肘部和足（脚）踝。皮肤较深的患者可以看到最佳效果。但是这个过程有许多缺点。风险包括单纯疱疹病毒的再激活，继发性细菌感染、瘀斑、水肿和结痂。也可能发生血源性疾病，如 HIV、乙型肝炎和丙型肝炎。通过实施无菌技术，以及在每次手术前对器械和颜料进行声波清洁和高压灭菌，几乎可以消除传染病传播的风险。也可能会出现对颜料的变态反应，包括接触性皮炎、光敏反应和肉芽肿反应。

在术后，可能出现颜色匹配的问题。颜料的浅表渗透可导致文身颜色变浅，而深入渗透到真皮中可导致颜色变为蓝色。色素向淋巴结的转移也会导致文身褪色。

因此，可能需要定期润色以保持最初的颜色。另一种可能的并发症是含有金属氧化物的文身的氧化，导致非常难以去除的黑色外观。正常皮肤在夏天的晒黑也会导致文身与周围皮肤的对比。最后，微量色素沉着可导致同形反应，产生不可接受的外观。

尽管微量色素沉着可用于遮饰白癜风病变，但由于颜色随时间的变化，需要再次纹饰以及同形反应的可能性，通常不建议使用。但是，如果患者确实决定采用这种方法，他们应该寻求经验丰富的医学纹饰师的治疗，以避免不良事件和效果不满意。

激光引起的色素减退

对于广泛和顽固性白癜风的患者，激光介导的脱色是实现均匀肤色的一种选择。最常报道的用于脱色的激光包括 Q 开关红宝石（694nm），Q 开关翠绿宝石（755nm），Q 开关 Nd：YAG 激光（532nm）。由于黑色素的吸收光谱在 600~800nm，这些激光通过选择性光热作用和光声效应，对残留黑色素细胞中的黑色素体起靶向作用。激光波长越长，穿透皮肤越深。激光已经在某些患者群体中显示出更大的功效，特别是那些处于活动期和有同形反应倾向的患者，因为这会导致色素脱失。激光引起的脱色可与对苯二酚单酶醚（一种局部脱色剂）组合使用，以获得更好的效果。

该治疗过程包括标记待治疗区域，然后利多卡因外用或局部麻醉。治疗室的所有人员包括患者都必须佩戴护目镜。组织变白被认为是激光治疗使用合适剂量的临床终点（图 52-9）。术后大约 1 周会出现皮肤脱落。治疗间隔 6~8 周，以留出足够的脱色时间（图 52-10）。与激光介导的脱色相关的不良事件包括肿胀、周围皮肤

的红斑，以及通常被描述为严重晒伤的疼痛。冷敷、润肤剂和轻度镇痛药可用于缓解这些症状。建议患者在术后严格防晒，以避免再色素沉着。

总结

白癜风是一种毁容性疾病,治疗具有挑战性。然而，在可用的各种手术技术中选择合适的手术方案可以让患者更多的受益。必须权衡每个手术的风险和益处，并且如果面临治疗失败，医师和患者应准备好替代疗法。未来的研究可能侧重于优化白癜风手术的现有方法，并开发新的、复杂的、有效的辅助治疗，以达到最好的治疗反应。

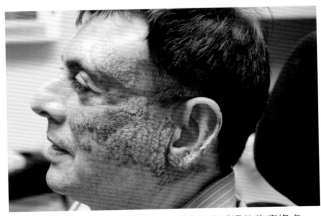

图 52-9　组织变白是激光引起的色素减退的临床终点

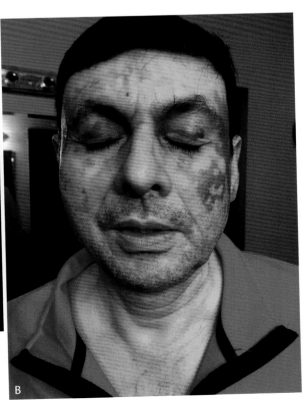

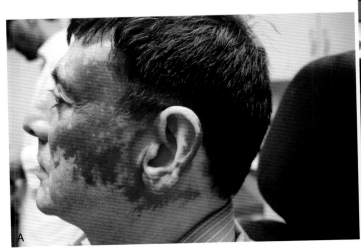

图 52-10　A. 初始时以左脸颊和耳作为对照。B. Q 开关 Nd：YAG 532nm 激光单次脱色后 9 个月的外观

参考文献

1. Faria A, Tarle RG, Dellatorre G, Mira MT, Castro CC. Vitiligo–Part 2–classification, histopathology and treatment. Anais brasileiros de dermatologia. 2014;89(5): 784–790.

2. Mulekar S. Melanocyte-keratinocyte cell transplantation for stable vitiligo. Int J Dermatol. 2003;42:132–136.

3. Njoo M, Das PK, Bos JD, Westerhof W. Association of the Kobner phenomenon with disease activity and therapeutic responsiveness in vitiligo vulgaris. Arch Dermatol. 1999; 135(4):407–413.

4. Falabella R, Arrunategui A, Barona MI, Alzate A. The minigrafting test for vitiligo: Detection of stable lesions for melanocyte transplantation. J Am Acad Dermatol. 1995;32(2, Part 1):228–232.

5. Li W, Wang S, Xu AE. Role of in vivo reflectance confocal microscopy in determining stability in vitiligo: a preliminary study. Indian J Dermatol. 2013;58(6): 429–432.

6. Gupta S, D'Souza P, Dhali TK, Arora S. Serum homocysteine and total antioxidant status in vitiligo: a case control study in Indian population. Indian J Dermatol. 2016;61(2): 131–136.

7. Cucchi M, Frattini P, Santagostino G, Preda S, Orecchia G. Catecholamines increase in the urine of non-segmental vitiligo especially during the active phase. Pigment Cell Res. 2003;16(2):111–116.

8. Singh R, Lee KM, Vujkovic-Cvikin I. The role of IL-17 in vitiligo: a review. Autoimmun Rev. 2016;15(4):397–404.

9. Wang X, Wang Q, Wu J, et al. Increased expression of CXCR3 and its ligands in vitiligo patients and CXCL10 as a potential clinical marker for vitiligo. Br J Dermatol. 2016. 174(6):1318–1326.

10. Shi Y, Weiland M, Li J, et al. MicroRNA expression profiling identifies potential serum biomarkers for non-segmental vitiligo. Pigment Cell Melanoma Res. 2013;26(3):418–421.

11. Gou D, Currimbhoy S, Pandya AG. Suction blister grafting for vitiligo: efficacy and clinical predictive factors. Dermatol Surg. 2015;41:633–639.

12. Ghia D, Mulekar S. Surgical management of vitiligo. In: Hamzavi I, Mahmoud B, Isedeh P, eds. Handbook of Vitiligo: Basic Science and Clinical Management. London: JP Medical Press; 2015:111–138.

13. Mulekar S, Isedeh P. Surgical interventions for vitiligo: an evidence-based review. Br J Dermatol. 2013; 169(Suppl. 3): 57–66.

14. Kahn A, Cohen MJ. Repigmentation in vitiligo patients: Melanocyte transfer via ultra-thin grafts. Dermatol Surg. 1998;24:365–368.

15. Manchanda K, Bansal M, Pandey SS. Surgical management of vitiligo: An approach to the patient. Nepal J Dermatol Venereol Leprol. 2013;11(1):7–19.

16. Huggins R, Henderson MD, Mulekar SV, et al. Melanocyte-keratinocyte transplantation procedure in the treatment of vitiligo: the experience of an academic medical center in the United States. J Am Acad Dermatol. 2012;66(5):785–793.

17. Ameer F, Singh AK, Kumar S. Evolution of instruments for harvest of the skin grafts. Indian J Plast Surg. 2013;46(1): 28–35.

18. Majid I, Imran S. Ultrathin split-thickness skin grafting followed by narrowband UVB therapy for stable vitiligo: an effective and cosmetically satisfying treatment option. Indian J Dermatol Venereol Leprol. 2012;78(2):159–164.

19. Gupta S, Ajith C, Kanwar AJ, Kumar B. Surgical pearl: Standardized suction syringe for epidermal grafting. J Am Acad Dermatol. 2005;52(2):348–350.

20. Srinivas C, Rai R, Kumar PU. Meshed split skin graft for extensive vitiligo. Indian J Dermatol Venereol Leprol. 2004; 70(3):165–167.

21. Silpa-Archa N, Williams MS, Lim HW, Hamzavi IH. Research Letter: Prospective comparison of recipient-site preparation with fractional carbon dioxide laser vs. dermabrasion and recipient-site dressing composition in melanocyte-keratinocyte transplantation procedure in vitiligo: a preliminary study. Br J Dermatol. 2016.

22. Toossi P, Shahidi-Dadras M, Mahmoudi Rad M, Fesharaki RJ. Non-cultured melanocyte-keratinocyte transplantation for the treatment of vitiligo: a clinical trial in an Iranian population. J Eur Acad Dermatol Venereol. 2011;25:1182–1186.

23. Al-Hadidi N, Griffith JL, Al-Jamal MS, Hamzavi I. Role of recipient-site preparation techniques and post-operative wound dressing in the surgical management of vitiligo. J Cutan Aesthet Surg. 2015;8(2):79–87.

24. Singh O, Gupta SS, Soni M, Moses S, Shukla S, Mathur RK. Collagen dressing versus conventional dressings in burn and chronic wounds: a retrospective study. J Cutan Aesthet Surg. 2011;4(1):12–16.

25. Paddle-Ledinek J, Nasa Z, Cleland HJ. Effect of different wound dressings on cell viability and proliferation. Plast Reconstr Surg. 2006;117(7 Supple):110S–118S; discussion 119S–120S.

26. Khunger N, Kathuria SD, Ramesh V. Tissue grafts in vitiligo surgery - past, present, and future. Indian J Dermatol. 2009;54(2):150–158.

27. Behl P. Treatment of vitiligo with homologous thin Thiersch grafts. Curr Med Pract. 1964;8:218–221.

28. Malakar S MR. Surgical pearl: composite film and graft unit for the recipient area dressing after split-thickness skin grafting in vitiligo. J Am Acad Dermatol. 2001;44(5):852–857.

29. Krishnan A, Sumit K. Smashed skin grafting or smash grafting: a novel method of vitiligo surgery. Derm Surg. 2012;51:1242–1247.

30. Ozdemir M, Cetinkale O, Wolf R, et al. Comparison of two surgical approaches for treating vitiligo: a preliminary study. Int J Dermatol. 2002;41:135–138.

31. Budania A, Parsad D, Kanwar AJ, Dogra A. Comparison between autologous noncultured epidermal cell suspension and suction blister epidermal grafting in stable vitiligo: a randomized study. Br J Dermatol. 2012;167:1295–1301.

32. Lahiri K. Evolution and evaluation of autologous mini punch grafting in vitiligo. Indian J Dermatol. 2009;54(2):159–167.

33. Khandpur S, Sharma VK, Manchanda Y. Comparison of minipunch grafting versus split-skin grafting in chronic stable vitiligo. Dermatol Surg. 2006;31:436–441.

34. Gupta S, Jain VJ, Saraswat PK, Gupta S. Suction blister epidermal grafting versus punch skin grafting in recalcitrant and stable vitiligo. Dermatol Surg. 1999;25(12):955–958.

35. McGovern T, Bolognia J, Leffell DJ. Flip-top pigment transplantation. Arch Dermatol. 1999;135.

36. Sharma S, Garg VK, Sarkar R, Relhan V. Comparative study of flip-top transplantation and punch grafting in stable vitiligo. Dermatol Surg. 2013;39:1376–1384.

37. Cui J, Shen LY, Wang GC. Role of hair follicles in the repigmentation of vitiligo. J Invest Dermatol. 1991;97: 410–416.

38. Thakur P, Sacchidanand S, Nataraj HV, Savitha AS. A study of hair follicle transplantation as a treatment option for vitiligo. J Cutan Aesthet Surg. 2015;8(4): 211–217.

39. Staricco R. Amelanotic melanocytes in outer sheath of human hair follicle. J Invest Dermatol. 1959(33): 295–297.

40. Goihman-Yahr M. Repigmentation of vitiligo patches by transplantation of hair follicles. Int J Dermatol. 1999; 38(3):237–238.

41. Chatterjee M, Neema S, Vasudevan B, Dabbas D. Eyelash transplantation for the treatment of vitiligo associated

eyelash leucotrichia. J Cutan Aesthet Surg. 2016;9(2):97–100.

42. Umar S. Eyelash transplantation using leg hair by follicular unit extraction. Plast Reconstr Surg Glob Open. 2015;3(3):324.

43. Mapar M, Safarpour M, Mapar M, Haghighizadeh MH. A comparative study of the mini-punch grafting and hair follicle transplantation in the treatment of refractory and stable vitiligo. Dermatol Surg. 2014;70(4):743–747.

44. Gauthier Y, Surleve-Bazeille JE. Autologous grafting with noncultured melanocytes: a simplified method for treatment of depigmented lesions. J Am Acad Dermatol. 1992;26(2 Pt 1):191–194.

45. Olsson M, Juhlin L. Long-term follow-up of leucoderma patients treated with transplants of autologous cultured melanocytes, ultrathin epidermal sheets and basal cell layer suspension. Br J Dermatol. 2002; 147:893–904.

46. Olsson M, Juhlin L. Leucoderma treated by transplantation of a basal cell layer enriched suspension. Br J Dermatol. 1998;138(4):644–648.

47. Mulekar S. Long-term follow-up study of segmental and focal vitiligo treated by autologous noncultured melanocyte-keratinocyte cell transplantation. Arch Dermatol Res. 2004;140(10):1211–1215.

48. Czajkowski R, Placek W, Drewa T, Kowalisqyn B, Sir J, Weiss W. Autologous cultured melanocytes in vitiligo treatment. Dermatol Surg. 2007;33:1027–1036.

49. Olsson M, Juhlin L. Repigmentation of vitiligo by transplantation of cultured autologous melanocytes. Acta Derm Venereol. 1993;73(1):49–51.

50. Hong W, Hu DN, Qian GP, McCormick SA, Xu AE. Ratio of size of recipient and donor areas in treatment of vitiligo by autologous cultured melanocyte transplantation. Br J Dermatol. 2011;165:520–525.

51. Verma C, Grewal BRS, Chatterjee CM, Pragasam LCV, Vasudevan LCB, and Mitra SLD. A comparative study of efficacy of cultured versus noncultured melanocyte transfer in the management of stable vitiligo. Med J Armed Forces India. 2013;70:26–31.

52. Parsad D, Gupta S. Standard guidelines of care for vitiligo surgery. Indian J Dermatol Venereol Leprol. 2008; 74(7):37–45.

53. Czajkowski R. Comparison of melanocytes transplantation methods for the treatment of vitiligo. Dermatol Surg. 2004(30):1400–1405.

54. Guerra L, Primavera G, Raskovic D, et al. Erbium:YAG laser and cultured epidermis in the surgical therapy of stable vitiligo. Arch Dermatol. 2003;139(19):1303–1310.

55. Vanscheidt W, Hunziker T. Repigmentation by outer-root-sheath-derived melanocytes: Proof of concept in vitiligo and leucoderma. Dermatology. 2009;218(4): 342–343.

56. Kumar A, Mohanty S, Sahni K, Kumar R, Gupta S. Extracted hair follicle outer root sheath cell suspension for pigment cell restoration in vitiligo. J Cutan Aesthet Surg. 2013;6(2):121–125.

57. Singh C, Parsad D, Kanwar AJ, Dodgra S, Kumar R. Comparison between autologous noncultured extracted hair follicle outer root sheath cell suspension and autologous noncultured epidermal cell suspension in the treatment of stable vitiligo: a randomized study. Br J Dermatol. 2013;169:287–293.

58. Babu A, Thappa DM, Jaisankar TJ. Punch grafting versus suction blister epidermal grafting in the treatment of stable lip vitiligo. Dermatol Surg. 2008;34: 166–178.

59. Gupta S, Honda S, Kumar B. A novel scoring system for evaluation of results of autologous transplantation methods in vitiligo. Indian J Dermatol Venereol Leprol. 2002;68(1):33–37.

60. Dammak I, Boudaya S, Abdallah FB, Turki H, Attia H, Hentati B. Antioxidant enzymes and lipid peroxidation at the tissue level in patients with stable and active vitiligo. Int J Dermatol. 2009;48:476–480.

61. Mulekar S. Stable vitiligo treated by a combination of low-dose oral pulse betamethasone and autologous, noncultured melanocyte-keratinocyte cell transplantation. Dermatol Surg. 2006;32:536–541.

62. Passeron T, Ortonne JP. Physiopathology and genetics of vitiligo. J Autoimmun. 2005;25(Suppl):63–68.

63. Westerhof W. Treatment of vitiligo with UV-B radiation vs topical psoralen plus UV-A. Arch Dermatol. 1997;133:1525–1528.

64. Njoo M, Boss JD, Westerhof W. Treatment of generalized vitiligo in children with narrow-band (TL-01) UVB radiation therapy. J Am Acad Dermatol. 2000; 42:245–253.

65. Morison W, Baughman RD, Day RM, et al. Consensus workshop on the toxic effects of long-term PUVA therapy. Arch Dermatol. 1998;134:595–598.

66. Halder R, Pham HN, Breadon JY, Johnson BA. Micropigmentation for the treatment of vitiligo. J Dermatol Surg Oncol. 1989;15(10):1092–1098.

67. Kaliyadan F, Kumar A. Camouflage for patients with vitiligo. Indian J Dermatol Venereol Leprol. 2012; 78(1):8–15.

68. Hossain C, Porto DA, Hamzavi I, Lim HW. Camouflaging agents for vitiligo patients. J Drugs Dermatol. 2016;15(4):384–387.

69. Singh A, Durga K. Micropigmentation: tattooing for the treatment of lip vitiligo. J Plast Reconstr Aesthet Surg. 2010; 63:988–991.

70. Sarveswari K. Cosmetic camouflage in vitiligo. Indian J Dermatol. 2010;55(3):211–214.

71. Khunger N, Molpariya A, Khunger A. Complications of tattoos and tattoo removal: stop and think before you ink. J Cutan Aesthet Surg. 2015;8(1):30–36.

72. Rao J, Fitzpatrick RE. Use of the Q-switched 755-nm Alexandrite laser to treat recalcitrant pigment after depigmentation therapy for vitiligo. Dermatol Surg. 2004;30: 1043–1045.

73. Nelson J, Applebaum J. Treatment of superficial cutaneous pigmented lesions by melanin-specific selective photothermolysis using the Q-switched ruby laser. Ann Plast Surg. 1992;29(3):231–237.

74. Majid I, Imran S. Depigmentation therapy with q-switched Nd: YAG laser in universal vitiligo. J Cutan Aesthet Surg. 2013;6(2):93–96.

第 53 章　慢性伤口

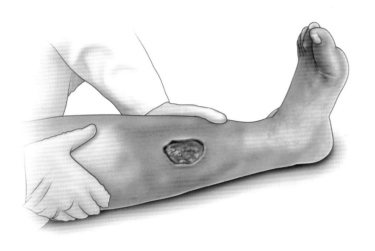

原著者　Penelope Kallis　Olivia Hughes
　　　　Flor MacQuhae　Ingrid Herskovitz
　　　　Robert S. Kirsner

翻　译　吕文国　党宁宁
审　校　马立娟

概要

- 慢性伤口是一个常见的问题，并且在医疗系统中有较高的发病率和花费。
- 对慢性伤口的治疗依据几个基本的原则，如减压与加压治疗，但越来越多地使用手术治疗来提高伤口的治愈率，增加特定伤口愈合的机会。

初学者贴士

- 对于哪种程度的伤口需要进行手术清创，目前并没有明确的指南。不过，清创术应该被用于清除失活组织，包括覆在伤口上的焦痂、伤口周围的痂皮和伤口基底的纤维素性蜕皮。
- 多次清创通常是必要的，因为清创频率与更大的治愈率相关。

专家贴士

- 在皮肤移植中，供区皮肤的选择应该考虑其隐蔽性、与受区皮肤的相似度、潜在的不便之处及愈合能力。
- 在皮肤移植或应用皮肤替代物之前，必须完成适当伤口基底的准备工作，如清创术和控制感染，以确保成功。
- 皮瓣应合理设计，大小合适，避免伤口闭合的张力引起活动受限。

切记！

- 为了控制渗出和防止移植皮肤及皮肤替代物下积液形成，应该选用具有吸收功能的敷料来防止移植物脱离。
- 在大多数病例中，手术治疗并不能纠正疾病潜在的病理生理学。因此，患者应该继续进行标准的护理治疗，包括对 VLU 患者的加压治疗，以及维持 DFU 和压疮患者伤口基底的准备和减压处理。

陷阱和注意事项

- 进行皮肤移植或皮瓣手术的患者，成活可能需要一个多月的时间，应仔细随访并尽量减少重体力作业。
- 所有的手术治疗都存在风险，任何旨在治愈慢性伤口的干预措施都可能导致伤口进一步扩大和恶化。

患者教育要点

- 对慢性伤口的手术治疗通常不能解决疾病的根本病因,所以，它们代表的是治疗，而不是治愈。
- 考虑到术后需要很长时间的愈合过程，患者要有充分的积极性，并接受有关康复过程的教育。

收费建议

- 大多数慢性伤口的治疗方法都可以使用皮瓣手术和皮肤移植的标准代码进行收费。
- 这些治疗方法的全部周期通常有 90 天，因此，在为术后额外的步骤和随访开具账单时应谨慎。

引言

慢性伤口是一种常见问题，并可造成巨大的经济和医疗负担。多种病因和机制都可以形成伤口，包括外科手术、创伤、烧伤、压力，与疾病状态相关，如静脉功能不全、糖尿病、外周动脉疾病、风湿性疾病和自身免疫性疾病。伤口愈合是一个定义明确的过程，包括 4 个相互重叠的阶段：止血、炎症、增殖和重塑。它涉及多种细胞类型、细胞因子、生长因子、细胞外基质（extracellular matrix，ECM）物质和酶类的高度调节与协调作用，以修复皮肤的完整性和功能。其中任何一个阶段被破坏或延迟，导致不利的伤口微环境和延迟伤口愈合时，就会产生慢性伤口。

在细胞和分子水平，导致伤口延迟愈合的因素包括成纤维细胞（纤维母细胞）和角质形成细胞的衰老或功能障碍、缺氧、细胞因子和生长因子水平的改变，基质金属蛋白酶（MMP）活性异常、感染、细菌负荷和菌膜发育的改变及慢性炎症。慢性伤口管理的目的是将伤口恢复到一种急性的能治愈的伤口环境，在那里可以进行增殖、细胞迁移和重塑。慢性伤口有很多的手术治疗方法可供选择，包括清创术、皮肤移植、皮肤替代物、刮除治疗和 V-Y 皮瓣。

清创术

介绍

清创术是清除可能妨碍正常愈合的坏死组织和细胞碎片的过程。目前常见以下几种清创方法，包括手术清创、自溶性清创、酶促清创、机械清创和生物清创。将清创术作为慢性伤口管理的标准流程，很大程度上是基于专家共识，而非随机对照试验，清创术的临床试验证据有限。

重要性

清创术可以通过各种方式促进伤口愈合，包括去除伤口中失活或被感染的组织。伤口中残留的坏死组织可作为细菌增殖及随后感染的发源地。细菌在伤口愈合过程中产生生物膜，作为一种免受宿主炎症反应的保护手段，伤口内生物膜的形成阻碍了伤口愈合，因为它为再生表皮建立了物理屏障，并通过释放废物诱导慢性炎症反应。一旦达到临床定植水平，随着毒素和炎性细胞因子水平升高，局部组织损伤就会发生。已显示每克组织中超过 10^5 个细菌时会降低移植皮肤的附着性和移植成功率。

清创术还通过从伤口基底部去除老化的成纤维细胞和从伤口边缘去除未迁移的角质形成细胞来促进难愈性伤口边缘的生长。在伤口边缘的角质形成细胞 β-catenin 核表达异常，引起 c-myc 表达，导致角质形成细胞功能受损（分化、生长和迁移）。此外，对难愈性溃疡伤口边缘的微阵列分析显示，表皮生长因子受体减少，角质形成细胞对表皮生长因子本身的反应减弱。从慢性伤口基底部生长出来的成纤维细胞迁移速度比来自邻近完好皮肤生长出来的要慢，并且对生长促进因子的反应也较差。通过清创术去除这些老化的细胞，为形成新的角质形成细胞和成纤维细胞创造条件，从而促进表皮再生和伤口闭合。

最后，清创术可以形成一个新的伤口，血小板聚集到受伤部位，不仅起到止血的作用，而且开始启动伤口愈合的第一阶段。血小板释放多种生长因子，包括能够介导伤口愈合炎症阶段的血小板源性生长因子（PDGF）和转化生长因子 -β（TGF-β）。

手术清创

手术或锐器清创包括使用锋利的器械，如手术刀、刮匙、剪刀和镊子，去除失活的组织。这个过程可以在诊所环境中进行，但对于需要大面积清创病例可能在手术室更适合（图 53-1）。手术清创是快速和有选择性的，允许去除不健康的坏死组织，同时保留活组织的完整。它还具有准确评估伤口大小和深度，以及是否存在窦道和潜在破坏的优势。切除上覆的失活组织还可以获得深层组织活检标本进行培养和敏感性检查，以及用于骨髓炎的临床诊断，骨髓炎可以出现在多达 85% 的骨探查阳性病例中。成功的手术需要充足的血管供应。

尽管缺乏充分的证据证实，但手术清创被包括在治疗慢性伤口的各种方法中。例如，糖尿病足溃疡（DFUs）的治疗指南将手术清创作为其护理标准的一部分。除切除坏死组织外，每次治疗时去除痂皮可以减轻可能导致溃疡持续发展的足底压力和绝对作用力。一项随机对照试验的二次分析比较了 DFUs 患者中局部应用的重组人血小板源性生长（rhPDGF）和载体（安慰剂），在清创率较高的中心位置治愈率更高。

在 Williams 等的一项前瞻性研究中，招募了 55 例患有顽固性慢性静脉性腿部溃疡（VLUs）的患者，以评估急性清创在 12 个月内对其伤口进展的影响。在清创术后 4 周和 20 周，与未进行清创术的患者相比，清创组的平均表面积有统计学意义上的减少，并且完全治愈率更高。

基于两项研究新型局部伤口治疗效果的前瞻性随机对照试验的结果，一项回顾性研究确定了 DFUs 和 VLUs 的连续清创与愈合结果之间的相关性。与没有清创的 VLUs 相比，清创 VLUs 中伤口表面积中位数的

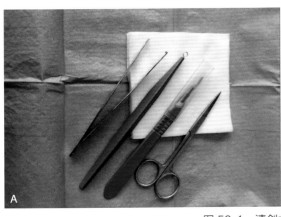 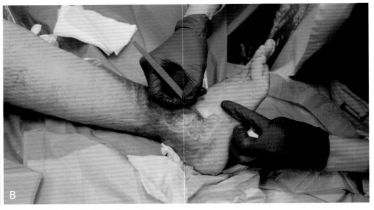

图 53-1　清创术是一种直接治疗慢性伤口的方法

A. 一套可用于清创的简单器械，包括镊子、刮匙、手术刀和剪刀；B. 可在伤口中心和边缘进行坏死与失活组织的刮除。

减少有统计学意义。在 DFU 和 VLU 研究中，清创频率更高的伤口中心在统计学上有更高的伤口闭合率。尽管如此，还需要更多的研究，因为大多数现有研究并不是随机对照试验。

适应证

手术清创适用于伤口有充足血液供应的病情稳定的患者。如果存在大量坏死组织或较厚的附着性焦痂，则应考虑进行手术清创而不是其他破坏性较小的清创形式。也适用于紧急情况下迅速清除组织，例如在感染伤口、坏死性筋膜炎或败血症时。

禁忌证

血液循环不足的伤口不应进行清创，因为在这些病例中清除出血组织是禁忌的。对于血管功能不全的患者，如缺血性肢体，以及稳定、灌注不良的足跟溃疡，应避免手术清创，除非怀疑感染。坏疽性脓皮病引起的伤口也禁止清创，因为清创术会导致创伤性溃疡的诱发和加重。在凝血障碍或使用抗凝血剂时应谨慎进行清创。

技巧

在诊所进行的手术清创需要使用锋利的手术器械，包括镊子、手术刀、刮匙和剪刀。齿形钳是有用的，因为它们能够抓住坏死组织，同时尽量减少对正常皮肤的创伤。可以使用 10 号、15 号或 21 号手术刀刀片去除不需要的组织薄层，直到达到健康的、灌注良好的基底部。在手术期间可能需要更换手术刀刀片。锋利的剪刀也可用于解剖和切除较厚的焦痂和坏死组织。刮匙可以很好地去除堆积在伤口基底上的充满了细菌和蛋白酶的黄色至棕色的蛋白质性蜕皮。

除了有明显神经病变的患者外，术前可能需要使用外用或局部麻醉药。利多卡因 - 丙胺卡因乳膏 ［局部麻醉药的共晶混合物（EMEA）；AstraZeneca

Wilmington，DE］是唯一基于证据的局部麻醉药，适用于下肢溃疡的清创术。在随机对照试验中，EMEA 不仅可以改善腿部溃疡的疼痛控制，还通过缩短时间辅助机械清创将溃疡清除干净。应该在清创前至少 20 分钟使用以实现镇痛。对于更积极的诊所清创，使用利多卡因环形阻滞是另一种选择。

清创的目的是获得一个干净、血管良好的伤口基底，将慢性伤口转变成能够正常愈合的急性伤口。在慢性伤口中，只有坏死、无血供的组织应被清除，这些组织通常是棕色或黑色。它们有时与正常组织界限清楚，可以沿着分界线清除。如果不能清楚地区分健康组织和失活组织，应切除组织薄片直至达到明显有活性的组织。有活性的组织可见点状出血，且沿伤口边缘没有凝结的小静脉。

尽管难愈性伤口边缘与邻近正常皮肤有明显不同的基因表达谱，但对于伤口清创应该清除的程度并没有明确的指南。对于成功的清创术，切除必须包括足够的伤口边缘，有足够健康的细胞刺激伤口愈合反应。Saap 和 Falanga 制定了清创效能指数，以确定 DFUs 清创的合理性。在他们的研究中，该评分系统建立在伤口闭合的独立预测因子基础上，包括痂皮的存在、破坏和伤口基底坏死组织作为评分参数。同一组研究人员后来又制定了伤口基底评分系统，使用愈合边缘、焦痂的存在、最大的伤口深度／肉芽组织、渗出物的量、水肿、伤口周围炎症反应，伤口周围痂皮和（或）纤维化，以及粉红色／红色伤口作为参数。分数越高，愈合效果越好。

并发症和局限性

与任何手术过程一样，存在引起感染和难愈性溃疡扩大的风险。难以忍受的疼痛可能会使手术清创复杂化，这类病例可能更适合在全身麻醉下于手术室中进行治疗。对于伤口表面积较大的患者，床旁清创可能不合适，因为无法确保麻醉效果和有无法控制的出血风险，应该保留手术室环境，以便更好地止血控制。床旁清创也不适合深部组织的清创，如累及肌腱、骨和血管结构的病例，以及需要紧急手术的病例，如败血症。

随访护理

清创后伤口的改善可能在术后 2~4 周后才会明显。然而，清创通常不是一次性的，因为许多伤口需要反复清创以保持有助于伤口愈合的环境。一项研究表明，更高的伤口治愈率与更高的清创率相关，而另一项研究则显示尽管有一些证据显示对 DFUs 患者有益，但清创频率与更高的伤口闭合率之间没有统计学上显著的相关性。Wilcox 等最近进行了一项回顾性队列研究，利用迄今为止最大的数据集，包括 154 644 名患者的 312 744 个各种原因的伤口，探究清创频率与伤口愈合结果的关系。结果表明，频繁的清创与更短的愈合时间有关。在 Warriner 等的一项回顾性队列研究中，对 DFUs 和 VLUs 患者来说，更频繁的就诊和连续的清创可以促进伤口愈合，降低成本和提高生活质量。通常，对于下肢慢性伤口的任何治疗都需要 Unna 靴或其他加压方法（图 53-2）。

非手术清创术

自溶性清创

自溶性清创是最自然和最具选择性的清创方式。在伤口愈合的炎症阶段，丝氨酸蛋白酶和 MMPs 被嗜中性粒细胞释放，以降解失活组织和异物。自溶性清创利用了这种自然过程，通过使用封闭的保湿敷料进行，为内源性蛋白水解酶降解失活组织提供最佳的伤口环境。

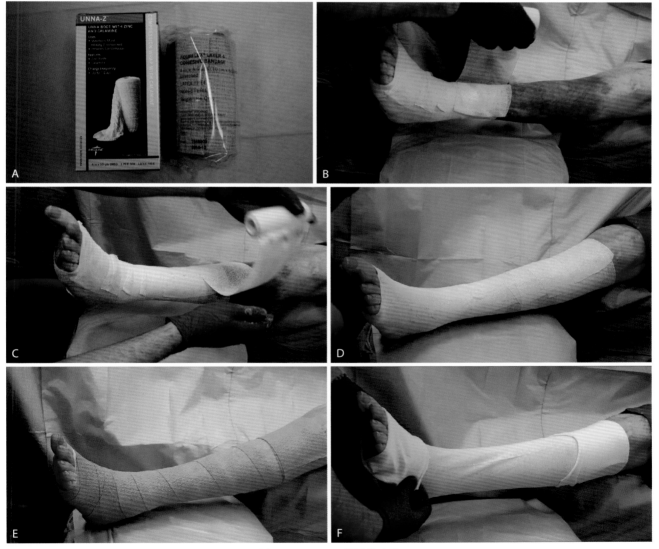

图 53-2　Unna 靴操作步骤

A．可以使用专门的 Unna 靴和粘性绷带；B、C．第一层采用松散的覆盖技术，允许在没有压力的情况下温和覆盖；D．此时整个下肢被第一层覆盖；E．然后将粘性绷带包裹在敷料上；F．最后放置加压层。

封闭性敷料增加了伤口的治愈率；在猪模型中，发现覆盖聚乙烯薄膜的部分缺损伤口愈合速度是未覆盖伤口的 2 倍。这些结果后来在一项涉及健康人受试者的部分缺损伤口的类似研究中得到证实。在 Nemeth 等的前瞻性研究中，接受削切或 3mm 环钻组织活检的患者，可选择使用封闭性水胶体敷料或接受常规伤口治疗。与对照组相比，封闭的伤口更容易愈合，且治疗组经历疼痛的概率更小。在另一项涉及慢性伤口的前瞻性研究中，水胶体／藻酸盐螺旋敷料和水胶体二级敷料用于治疗 III 期和 IV 期压疮。两种压疮，不论研究之前通过或没通过手术清创，在研究完成时纤维蛋白蜕皮和坏死组织的量均有所减少。在另一项随机对照试验中，慢性腿部溃疡的自溶性清创与市售的酶促清创剂具有相似的功效，这是通过减少焦痂和纤维性蜕皮的量以及肉芽组织增生和表皮再生的程度来决定的。

用于自溶性清创的封闭性敷料主要包括聚合物薄膜、聚合物泡沫、水凝胶、水胶体和藻酸盐。个体的伤口特征决定了选择哪种特定敷料以确保维持水分平衡。聚合物薄膜、水凝胶和水胶体能够保持潮湿的环境，而泡沫和藻酸盐具有吸水性。故而，这些产品的组合使用可在促进潮湿环境的同时又能够保护周围组织免受过多水分的影响。自溶性清创不能应用于感染伤口或深部伤口的腔隙中。敷料通常需要放置 2～3 天，并在取出后用生理盐水冲洗以丢弃液化的坏死碎片。

自溶性清创通常具有无痛的优点。然而，它比其他形式的清创要慢，并且可能需要应用多种敷料和冲洗才能达到期望的效果。自溶性清创也不能清除伤口基底或伤口边缘深处的细胞。其另一个缺点是可能会破坏周围健康的皮肤。每次换药时，应检查伤口液体有无感染迹象，包括化脓和气味，并评估患者是否有炎症反应和持续加重的伤口疼痛。如果怀疑感染，应停止自溶性清创，并改用更快速的清创方式，如手术清创，以避免加重感染及对愈合过程产生不利影响。

酶促（化学）清创

酶促或化学清创涉及将外源性酶局部应用到伤口基底部以溶解蜕皮和失活的组织。胶原酶是一种从溶组织梭状芽胞杆菌中提取的选择性酶。它在降解胶原蛋白和弹性蛋白方面更有效，并且已被证实可增加内皮细胞和角质形成细胞的迁移。

与其他形式的清创术相比，酶促清创具有操作简单的优势。胶原酶通常需要每天使用一次。胶原酶也相对安全，尽管有报道称如果胶原酶使用不局限于伤口基底的话会出现短暂的红斑。含有重金属的产品，如磺胺嘧啶银，不应与胶原酶一起使用，因为它们具有灭活作用。

机械清创

机械清创术是使用外力来清除松散的、失活的组织。这是一种非选择性的清创形式，因此它可能会伤害活性组织，并可能导致疼痛。从湿到干的敷料变化是最常用的方法，在去除伤口中的纤维蛋白方面很有用。该方法将用生理盐水浸湿的纱布外敷于伤口上，使其变干，并从伤口上取下。通常每天重复 1～2 次；一旦形成清洁的肉芽样基底，即可停止使用并更换下一步的伤口敷料。然而，去除从湿到干的敷料可能非常疼痛，需要预先用药，并且可能会导致出血和损伤新生的活性皮肤。机械清创不能清除伤口边缘的细胞。

机械清创也可以通过其他方式完成，包括通过脉冲灌洗、漩涡疗法或超声波进行强力冲洗。脉冲灌洗通过使用注射器在不超过 15psi 的压力下用生理盐水冲洗伤口以清除坏死的碎片。漩涡疗法由某些设施提供，使用快速流动的水来清除松散的碎屑，但存在污染和感染的风险。一种新型的机械清创术涉及使用低频超声波对伤口进行机械清创，但其有效性尚待证实。

生物清创

使用蛆虫清创是早期的做法，已重新出现作为一种快速清除慢性伤口的方法。经消毒的药用级 *Lucilia sericata*、*Phaenicia sericata* 和 *Lucilia cuprina* 蛆虫通常被用于具有丰富纤维物质的顽固性伤口的清创术。幼虫在唾液中分泌酶，可以分解坏死组织。蛆虫疗法不应用于有生命或肢体威胁的感染、止血有问题或深部伤口的患者。使用障碍包括患者和提供者的心理压力以及疼痛，这在最近的随机对照试验中得到了证实。使用蛆虫疗法的生物清创可以减少清创的时间，但尚未被证明其对健康有积极的影响。

皮肤移植

介绍

皮肤移植是慢性伤口治疗的另一种方法。关于皮肤移植的最早报道发生在将近 3000 年前，当时印度外科医师使用臀部皮肤修复鼻和耳部切断的缺损。过去两个世纪以来这项技术取得了重大的进展，移植物一般根据厚度进行分类，包括断层厚度、全厚；复合移植很少于慢性伤口。

皮肤移植物的愈合通常需要数天至数月的时间，这个过程需经历 3 个阶段。第一阶段是吸收或缺血期，其中纤维蛋白作为黏附剂将移植物固定在适当位置，移植物通过被动扩散获得营养。第二阶段是吻合，通过伤口基底的血管与移植物真皮中的血管吻合来实现血供重建。第三阶段是新血管形成，其中毛细血管生长到移植基底，并且淋巴管也得以重建。在这些阶段中，表皮的增殖、增生和再生都在发生。移植后第4~7天实现血供重建，2~4周内发生神经再生，但完全愈合可能需要数月才能达到。

断层皮片移植

断层皮片移植（STSG）是治疗大面积皮肤缺损的金标准。STSG由表皮和部分真皮组成。基于皮片厚度，STSG可分为3类，薄（0.005~0.012in）、中厚（0.012~0.018in）和厚（0.018~0.030in）。在一项前瞻性病例对照研究中，与DFUs中的传统伤口敷料相比，STSG组的平均愈合时间明显少于对照组。STSG中包含的真皮厚度与移植部位的瘢痕形成和伤口挛缩呈负相关。一项研究评估了357例不同病因的慢性腿部溃疡患者切除后STSG治疗的有效性。1年后，64%的患者维持了伤口愈合。每种病因1年后的治愈率如下：静脉64%，静脉/缺血60%，动脉20%，创伤86%，血管炎43%，混合75%。

适应证

STSGs可用于皮肤或软组织存在缺损，但由于伤口的难愈性或伤口的大小以致二期愈合预期过慢时。STSGs比FTSGs更实用，尽管它们往往美容效果欠佳。虽然以前放射性皮肤的移植失败率在30%~100%，但手术和伤口愈合技术的改进已经带来了更有利的结果。例如，在术前接受放射治疗的患者中，STSGs联合封闭负压引流(VAC)治疗的移植物可以有71%的成活率。

禁忌证

禁忌证包括伤口基底的血液供应不足、感染，骨骼、肌腱、血管、神经暴露，或移植物没有软组织覆盖。

操作技巧

在为STSG选择供区部位时应考虑几个因素，包括要覆盖的缺损的大小、供区部位伤口护理的难易程度、瘢痕的可见性，与移植部位在颜色、质地的相似性，以及是否存在毛发。虽然STSGs可以从身体的任何部位选取，但一些部位是首选。大腿近端前侧和外侧以及上臂近端内侧是最常用的供皮部位，因为这些部位容易用衣服覆盖并且在表皮再生期间引起的不适最小。同侧臀部是另一个常用的供皮部位，尽管与其他部位相比愈合可能会产生更多的疼痛。

为了使移植成功概率最大，受体部位应该有一个健康的、肉芽样伤口基底，并且细菌负荷理想情况下应小于10。伤口基底应该在皮肤移植之前准备好，包括清除坏死组织。手术前应积极控制糖尿病和高血压等潜在

的合并症。

一旦完成适当形式的麻醉，并准备好无菌区域，就可以从供区部位获取皮肤移植物。取皮刀是最常用的方法之一，因为它有一个摆动的刀片，可以持续获取具有均匀厚度的组织。厚度、宽度和长度可以根据受区的需要调整。可使用网状化器械或手术刀对用取皮刀获取的皮肤进行网状化以覆盖更多的表面积。网状化允许多达9倍的表面积覆盖以及渗液的排出。皮片移植物下的渗液积聚可能导致皮片移植失败。对于面部、颈部、手部和关节等部位，片状移植物优于网状移植物，因为它们收缩更少，美容效果更好。

将移植物的真皮侧朝下放置在准备好的伤口基底上，并使用缝线固定到位。衬垫敷料有助于防止血肿形成。最初的敷料应留在原处3~7天，除非出现并发症或感染征象，如过度疼痛、气味或渗液。

对于供区部位，能够促进湿润伤口环境的半封闭敷料被证实可以显著缓解疼痛，并缩短伤口愈合时间。通常，供区部位通过表皮再生在数周内愈合。在此期间，每日伤口护理和敷料更换很重要，可以最大限度地降低感染风险和促进愈合。供区部位经常留下永久性瘢痕和颜色改变。

并发症和局限性

并发症包括移植物坏死、出血、感染、伤口愈合不良和疼痛。移植物坏死可能是由于多种因素造成的，包括摩擦、压力、血液供应不足、血肿、血清肿和感染。与网状移植物相比，片状移植物因为没有允许渗液排出的开口，因此更容易形成血肿。与供区部位愈合相关的疼痛可能是显著的，因为感受疼痛的痛觉纤维的激活与伤口的大小成比例。此外，在伤口愈合期间发生的炎症反应会加重疼痛。

STSG的局限性包括供区皮肤的可用性、移植失败率高以及对操作者的依赖性。STSGs的使用导致第2个伤口的产生，即供区部位，从而产生与新伤口相关的风险（出血、疼痛、伤口延迟愈合、感染等）。当STSGs用于闭合全层皮肤缺损时，可形成瘢痕和伤口挛缩。另外，与周围皮肤和缺乏毛发有关，皮肤周围可出现色素减退或色素沉着。

随访护理

指导患者保持敷料干燥并将其保留1周。在此期间，尽量减少剪切力和剧烈活动，这对于减少移植部位出血和创伤非常重要。术后第7天，患者将返回诊所或医院进行第一次随访。一个健康的移植物将呈现粉红色到紫罗兰色。在将凡士林涂于伤口并用胶带固定纱布覆盖之前，可以用无菌生理盐水轻柔清洗。应保持干燥并原位

保留 2~3 天，之后患者可以开始个人伤口护理。指导患者每天轻柔清洗伤口 2 次，然后用凡士林和绷带包扎。手术后 3 周，患者不再需要覆盖伤口。手术后 1 个月，患者可以正常对待皮肤。

全厚皮片移植

全厚皮片移植（FTSGs）由整个表皮和真皮组成，包括附属器结构，如毛囊、皮脂腺、汗腺和神经等。FTSGs 是最常用的皮肤移植方法，但由于需要清洁的、良好血供的伤口基底，因此 FTSGs 更常用于急性，而不是慢性伤口。

适应证

尽管 FTSGs 适用于一期闭合、肉芽组织增生或皮瓣均不是伤口的最佳愈合手段时的全层皮肤或软组织缺损，但 FTSGs 不是慢性伤口的首选方法，因为在这种情况下移植失败的发生率很高。

禁忌证

禁忌证是伤口基底的血液供应不足、感染，骨、软骨暴露，以及移植物没有软组织覆盖，因为它们血管化不良，不利于移植物的吸收。

操作技巧

FTSGs 的技术类似于 STSG，不过移植物是作为全层切除获得的，并且供区部位通常是直接闭合。另外，移植物在放置于伤口上之前要去除脂肪组织。通常使用单纯间断缝合将移植物固定到位。

并发症和局限性

FTSG 的并发症和局限性与 STSG 相似，即它们容易出现移植物坏死、出血、感染、伤口愈合不良、疼痛及血肿或血清肿。FTSG 供区部位可提供的表面积有限，因此它们不是较大伤口的明智之选。FTSGs 坏死和移植失败的发生率高于 STSGs，因为较厚皮片的代谢需求较高。

随访护理

FTSG 的随访护理与 STSG 相似。

皮肤替代品

介绍

皮肤替代品作为辅助疗法被用于治疗不同病因引起的难愈性伤口。细胞型皮肤替代物能够提供正常愈合所必需的细胞和生长因子，其可能在慢性伤口的恶劣炎症

环境中受到异常调节。它们还通过向其他缺损的伤口提供 ECM 成分来充当细胞迁移和增殖的临时性桥梁。皮肤替代品可分为细胞型和无细胞基质产品。理论上，细胞基质或活体皮肤等效物包含充满具有生物活性的同种异体成纤维细胞和（或）角质形成细胞的生物（即动物、人或者植物源性）或合成支架。无细胞基质可以是合成的、生物的或复合的，并且缺乏活性细胞。无细胞基质的理论优势是提供了较少炎症或缺少免疫原性，因为它们缺乏可能引发导致移植失败的反应细胞。有许多经过充分研究和商业化的皮肤替代品（表 53-1 和表 53-2）。本节讨论两种常见产品的应用技术，即双层活体细胞结构（bilayered living cellular construct，BLCC，Apligraf® Organogenesis，Canton，MA）和猪小肠黏膜下层（porcine small intestine submucosa，PSIS，Oasis®，Smith and Nephew，Largo，FL）。

BLCC

BLCC 是一种活的双层细胞结构。它的表皮等效物由分层的人类新生儿角质形成细胞组成，而底层真皮由牛 I 型胶原和人类新生儿成纤维细胞组成（图 53-3）。

适应证

BLCC 与标准治疗相结合，用于治疗持续时间超过 1 个月的无感染断层和全厚 VLUs，以及持续时间超过 3 周的未暴露肌腱、肌肉、关节囊或骨骼且对单独标准治疗没有良好效果的全厚 DFUs。在一项针对 VLUs 的随机对照试验中，在 6 个月的时间里，BLCC 的治愈率超过 63%，而接受标准压力治疗的患者治愈率为 49%。然而，BLCC 在持续时间超过 1 年的长期 VLUs 中收益更大，24 周时，47% 的伤口愈合，而对照组仅 19%。在一项针对 DFUs 的随机对照试验中，56% 的患者在 12 周内完成伤口闭合，而仅接受引流和清创的患者只有 38%。BLCC 还被用于治疗烧伤、手术伤口、放射性溃疡和诸如大疱性表皮松解症和坏疽性脓皮病的疾病。

禁忌证

禁忌证包括感染、已知对牛胶原过敏，以及已知对琼脂糖承载基质成分高度敏感。

操作技巧

BLCC 以圆盘形式提供。产品应在 20~23℃ 的气封袋中储存，其中含有 10% CO_2／空气混合物和营养培养基。应使用无菌技术处理基质。揭开圆盘后，将纱布盖在基质上并用几滴生理盐水润湿以帮助基质从培养基中去除。使用手术钳可以更容易地将基质移到湿润的纱布上，在保持其完整的同时将其与培养基分离。使用之

表 53-1　细胞基质产品的应用情况

基质名称	来源	适应证	FDA 批准	随机对照试验的结果
双层细胞结构 (Apligraf, Organogenesis, Canton, Mass)	表皮部分：角质形成细胞 真皮部分：牛 I 型胶原蛋白、人类新生儿包皮成纤维细胞	VLUs、DFUs、烧伤、急性伤口、放射性溃疡、大疱性表皮松解症、坏疽性脓皮病	持续时间 >1 个月的未感染的部分和全层 VLUs 持续时间 >3 周的全层 DFUs，未累及肌腱、关节囊或骨	VLUs：6 个月时，超过 69% 的患者痊愈，而单独接受加压治疗的患者为 49%。VLUs>1 年的持续时间时最有利；24 周时，47% 的患者达到闭合，而接受加压治疗的患者为 19%。DFUs：12 周时，67% 达到闭合，而单独接受常规治疗的患者为 38%
胶原蛋白 - 真皮基质 (Dermagraft, Organogenesis, Canton, MA)	在生物可吸收的乙醇酸培养基上培养的人类新生儿包皮成纤维细胞 (polyglactin 910)	全层 DFUs 存在 >6 周，累及真皮	持续时间 >6 周的全层神经病变 DFUs，不累及肌腱、肌肉、关节囊或骨	与单独接受标准伤口护理的患者 (18.3%) 相比，第 12 周达到伤口闭合的 DFU 患者百分比 (30%) 明显更高
胶原蛋白 - 真皮基质 (Epifix, MiMedx Group Inc., Marietta, GA)	单层上皮细胞、基底膜和无血管结缔组织基质	DFUs、VLUs、慢性血管性溃疡、部分和全层伤口、压疮、手术伤口、创伤性伤口和三度烧伤	由 FDA 监管的库存人体组织	VLUs：与单纯加压治疗相比，联用 Epifix 和加压治疗的患者伤口缩小的幅度更大。4 周时，62% 的患者伤口闭合率，而对照组为 32% 的伤口闭合率。DFUs：12 周时，97% 的患者达到伤口闭合，而单独接受标准治疗的伤口闭合率为 51%
冷冻保存的胎盘膜 (Grafix, Osiris Therapeutics, Inc., Columbia, MD)	间充质干细胞、新生儿成纤维细胞、上皮细胞、生长因子和血管生成因子	急性和慢性伤口包括 DFUs、VLUs、压疮、烧伤、手术伤口、坏疽性脓皮病和大疱性表皮松解症	根据 21 CFR1271 第 361 部分，由 FDA 监管的以人类细胞、组织为基础的产品	与单独接受标准伤口治疗的患者 (21%) 相比，DFU 患者在第 12 周达到伤口闭合的比例显著更高 (62%)

表 53-2 无细胞基质产品的应用情况

基质名称	来源	适应证	FDA 批准	随机对照试验的结果
真皮再生基质 (Integra, LifeSciences, Plainsboro, NJ)	表皮部分: 半透性聚硅氧烷 (硅酮) 真皮部分: 交联牛腱胶原蛋白和糖胺聚糖	部分和全层伤口, 包括压疮, VUs, DFUs, 外科伤口, 慢性血管性溃疡, 二度烧伤和引流伤口	FDA 批准 [DFUs 为 510 (k)]	DFUs: 51% 的患者完全闭合, 而对照组仅为 32%。43 天的愈合速度比比对照组中观察到的 78 天更快
猪小肠黏膜下层 (Oasis, Smith & Nephew, Inc, Largo, FL)	来自猪小肠黏膜下层的三维 ECM	部分和全层伤口, DFUs, VLUs, 压疮, 慢性血管性溃疡, 创伤性伤口, 二度烧伤和手术伤口	510 (k) 清除医疗器械	VLUs: 12 周时, 接受 Oasis 联合加压治疗的患者 55% 痊愈, 而单独加压治疗的患者为 34%。 DFUs: 12 周时, 54% 的患者痊愈, 而仅接受标准伤口治疗的患者为 32%
尸体的同种异体移植物 (ALLODERM™ Regenerative Tissue Matrix LifeCell, an ACELITY company, Branchburg, NJ)	处理过的没有表皮细胞的尸体皮肤	腹壁和乳房再造手术伤口的皮肤损伤或缺损	由 FDA 监管, 作为人体组织进行移植	DFUs: 与矿物油浸泡的绒毛纱加压敷料联合使用, 16 周时 86% 患者痊愈, 而对照组患者仅 29%
聚 -N- 乙酰氨基葡萄糖 (Talymed Marine Polymer Technologies, Inc, Danvers, MA)	来自微藻类的聚 -N- 乙酰氨基葡萄糖短纤维	部分和全层伤口, DFUs, VLUs, 压疮, 混合性血管溃疡, 慢性血管性溃疡, 二度烧伤, 擦伤, Mohs 手术后和激光手术后	FDA 批准 [510 (k)]	VLUs: 20 周时, 45% 的患者接受一次治疗后痊愈, 86.4% 的患者在每 2 周接受治疗后痊愈, 65% 的患者在每 3 周接受治疗后痊愈, 45% 仅接受标准伤口治疗的患者痊愈

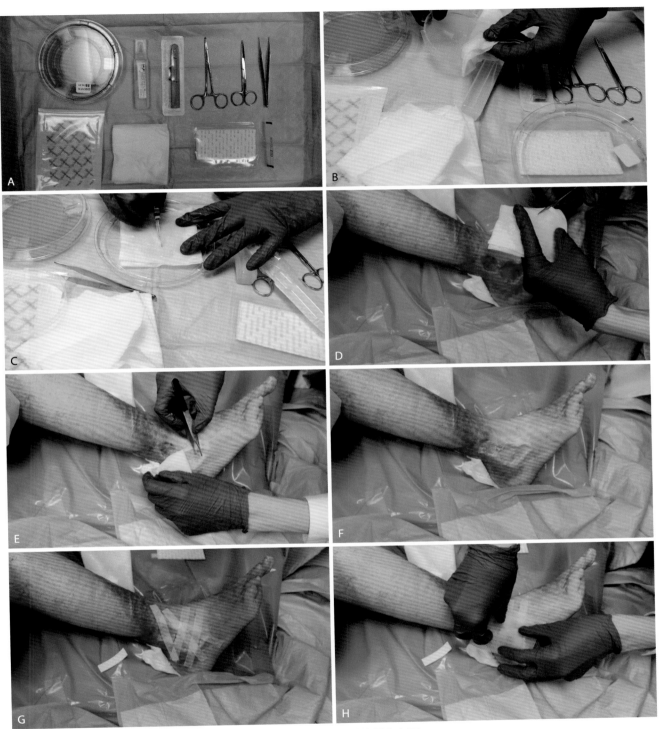

图 53-3　双层皮肤结构操作步骤

A. 备有双层皮肤替代品的手术托盘；B. 将皮肤替代品放在一块纱布上；C. 将皮肤替代品轻轻剪孔备用；D. 在纱布上修剪以适合伤口；E. 然后将其覆于伤口上；F. 伤口被皮肤替代物覆盖后的外观；G. 将皮肤替代物轻轻贴在适当位置；H. 然后用吸水性敷料固定。

前用手术刀将基质剪孔以便于引流。移植物可以在纱布上使用剪刀修剪，以更好地符合伤口形状并去除多余的部分。然后，将基质覆于干净且适当清创的伤口基底之上。将纱布与移植物一起放置在伤口上，能让基质保持正确的方向，真皮层朝下。然后移除纱布，基质即可均匀地铺展在伤口基底上。任何弯曲和折叠都应使用棉签纠正。使用胶条将产品固定到位，再用非黏性敷料覆盖，随后是适当的二级敷料。

并发症和局限性

已经报道了各种不良事件，包括疑似伤口感染、蜂窝织炎、渗液和疼痛。大量的渗液可能导致基质从伤口基底脱离，降低其疗效。

随访护理

患者应该每周至少随访一次以观察基质，如有需要，可更换二级敷料。基质的黏附部分应留在原位，而非黏附的残余物可被清除。可能需要再次；多达 5 个应用中心的数据支持了它的安全性和有效性。应建议 VLUs 患者继续加压治疗，并 DFUs 继续减压治疗，因为 BLCC 没有解决这些实体的潜在病理生理学问题。

PSIS

PSIS 是来源于猪小肠黏膜下层的三维无细胞基质。它是一种皮肤替代品，可作为支架促进细胞迁移、伤口基底肉芽形成和血管重建。它可以在室温下储存长达 2 年。一项随机对照试验评估了 PSIS 联合加压治疗与标准伤口治疗（单纯加压治疗）治疗慢性 VLUs 的有效性，发现 12 周时 PSIS 组中有更大比例的伤口愈合（占 PSIS 的 55%，与标准伤口治疗组的 34% 相比）。

适应证

PSIS 用于治疗部分和全层急性、慢性伤口，包括 VLUs、DFUs、压疮、外周血管性溃疡、烧伤、创伤、引流伤口和手术伤口。

禁忌证

对猪材料过敏的患者禁用 PSIS。三度烧伤的治疗并不适用。在使用前，应处理过度肿胀、出血、感染和渗液。

操作技巧

使用之前，需要适当处理好伤口基底。应清除坏死碎片和失活组织。测量完伤口后，使用无菌技术将 PSIS 薄片修剪成能完全覆盖伤口基底并刚好延伸至伤口边缘的大小。对于渗出性伤口，可使用手术刀将 PSIS 开孔以便于渗液流出。将 PSIS 薄片覆在伤口基底，使其直接接触伤口并与伤口边缘重叠。用胶带、缝线或 U 形钉将其固定到位。用无菌盐水将基质再水化。为了防止基质黏附到二级敷料上，首先在 PSIS 片上直接覆上非黏性一级敷料，然后再覆二级敷料。一级敷料可每 7 天更换一次，二级敷料可根据需要随时更换。

并发症和局限性

PSIS 的使用可因并发感染、变态反应、肿胀、红斑、水疱形成、疼痛和慢性炎症而复杂化。

随访护理

患者应在第 7 天进行随访，或必要时尽早随访。此时，可通过评估伤口基底判断愈合情况，并获得伤口测量值。当伤口使用 PSIS 愈合时，可在伤口表面形成焦糖色或灰白色胶体。不应去除这种胶体，因为它含有 ECM，其存在是结合和愈合的标志。如果伤口表皮再生不完全，但没有感染征象，可以每隔 7 天将新的 PSIS 基质直接覆在伤口上。

刮除治疗

介绍

长期静脉功能不全的患者通常会出现明显的并发症，包括硬化性脂膜炎（LDS）。LDS 并发于一系列疾病，其特征是静脉功能不全患者腿部皮肤色素沉着、硬化和炎症。急性 LDS 可能与蜂窝织炎或各种脂膜炎混淆，因为它的特征是剧烈疼痛、硬化、发热以及通常在内踝上方观察到的红色或紫色鳞屑性斑块。慢性 LDS，即被认为是溃疡之前的阶段，会导致小腿的纤维化和硬化。以上导致所累及的皮肤具有坚硬的木质质地、色素沉着和特征性的倒置香槟酒瓶外观。据认为 LDS 的硬化程度与相关 VLU 的延迟愈合有关。尽管其确切的发病机制尚不清楚，但 LDS 可能与纤溶异常有关，因此可见于患有静脉功能不全的患者的腿部。加压是 VLUs 的主要治疗方法，各种纤溶疗法可用作 LDS 患者的辅助治疗，包括康力龙（司坦唑醇）、氧甲氢龙和达那唑。然而，VLUs 保守治疗可能失败，因为血栓后遗症的病因往往对治疗抵抗。

刮除治疗是一种治疗难治性 VLUs 合并 LDS 的外科技术。由 Quaba 等于 1987 年首次引入，作为一种快速刮除 LDS 的方法，随后进行自体移植。在 Schmeller 等的一项研究中，80 例患有持续性或复发性 VLUs 的患者接受了刮除治疗，并评估了治疗的短期和长期效果。将患者的溃疡与周围的 LDS 一起移除，然后用网状刃厚皮片覆盖。59 例患者术后 3 个月的短期治愈率为 79%，而 18 例患者的长期治愈率为 88%。

适应证

刮除治疗联合 STSG 适用于合并 LDS 的顽固性 VLUs。如果没有 LDS，通常不需要刮除疗法。它已被用于常规 STSG 治疗失败的患者，伴有周围性腿部溃疡，以及伴有原发性静脉功能不全、血栓后综合征或混合性溃疡相关的溃疡。可以联合其他手术，例如切除功能不全的静脉以减少病理性反流。

禁忌证

在感染的情况下不应进行手术。溃疡内出现红斑、水肿和疼痛的患者应使用抗生素治疗，手术需推迟至感染消退。伴随的周围动脉疾病可能会限制手术后加压绷带或长袜的使用。

操作技巧

刮除治疗通常需要全身或脊髓麻醉，除非溃疡较小或 LDS 未扩大累及筋膜和皮下组织，这种情况下可以使用局部或肿胀麻醉。在开始之前，必须测量移植物的大小，记住它必须大于最初的溃疡大小。LDS 的范围应使用记号笔做好标记。通常大腿外侧或内侧可作为供区，但如果需要更大的移植物，可以使用臀部或腹部。至少需要 4 个月才能重复利用先前的供区部位。

取皮刀通常被用来获取 STSG，它可以调整移植物的厚度。虽然 Schmeller 等使用 0.4～0.6mm 厚的移植物，但 0.3mm 厚的移植物已被证实足以成功愈合。根据外科医师的经验，可以使用多种器械来清除 LDS。Schink 取皮刀（Aesculap, Tuttlingen, Germany）已经在许多研究中被描述过。

使用 Schink 取皮刀逐层切除整个 LDS 区域，暴露下方的硬化区域。手术期间经常会发现穿孔静脉，出血可以通过腿部和加压抬高来控制出血，或者出血过多时可考虑缝合血管，以最大程度减少烧灼的需要。一旦周围组织变软并且触诊较少硬化，则终止切除，表明 LDS 已经清除干净。硬化过程可延伸至小腿筋膜，但可能难以与筋膜区分。在这些病例中，在筋膜上留下一层薄薄的硬化层。最常见的闭合方式是取自大腿处的 STSG。Schmeller 等推荐使用组织胶固定移植物以消除缝线或钉移除的需要。

并发症和局限性

手术过程中由于血管操作存在失血的风险，严重情况下可能需要输血。对潜在和相邻结构，例如血管、骨结构、肌腱和肌肉的损伤是可能的并发症。如果取皮刀突破肌肉或骨膜，应立即用可吸收缝线修复。STSG 并发症与上述相似。

随访护理

在 Schmeller 等的后续研究中，对继发性静脉功能不全或血栓后综合征的难愈性 VLUs 患者评估刮除治疗的远期后遗症。38% 的患者在移植部位出现了感觉减退。原发性静脉功能不全患者的治疗效果优于血栓后综合征患者，治愈率分别为 76% 和 58%。33% 的病例复发，但这些溃疡缩小至原来大小的 80%～90%。

在一些患者中，因为刮除疗法不能解决潜在的静脉功能不全，加压治疗和避免复发之间存在直接的相关性。因此，他们强调患者依从加压治疗的重要性，以获得最佳的长期效果。

V-Y 皮瓣

介绍

压疮是最常见的慢性伤口之一，影响了多达 5% 的住院患者。它们的发生是由于施加在骨突起上软组织区域的压力未得到缓解，导致最终局部组织坏死。压疮的治疗取决于其所处的阶段，治疗旨在减少压力、摩擦力和剪切力，局部伤口护理和营养支持。压疮的手术治疗有多种选择，从直接闭合的清创术和皮肤移植到皮瓣修复。

与皮肤移植不同，岛状蒂皮瓣在其基底部保持血管连接。当由于张力、解剖结构或功能的问题其他选择不太可行时，可用局部皮瓣来修复原发缺损。肌肉和肌皮瓣是压疮的首选手术方法，因为它们能够填充死腔并在受压部位提供缓冲和耐用性。然而，这些皮瓣可能导致大量的术中出血，并可能牺牲非卧床患者的运动功能。关于压疮修复成功的报道仅限于病例报告和病例系列。此外，在 Sameem 等的系统综述中，发现肌皮瓣、筋膜皮瓣或穿支皮瓣治疗压疮患者的并发症或复发率在统计学上没有显著差异。

V-Y 推进皮瓣，也称为岛状蒂皮瓣，是一种多功能皮瓣，在皮肤外科中应用广泛，从皮肤癌切除后的面部缺损修复到压疮的手术治疗。经典的 V-Y 皮瓣是一种筋膜皮瓣，这意味着它可以包含皮肤和深筋膜之间的任何或所有组织成分，除了肌肉。手术原理包括设计一个三角形皮瓣并将其与周围皮肤分离，形成一个岛状结构。皮瓣通过蒂部与下面的皮下组织或肌皮组织相连，因此，皮瓣的血管供应可通过蒂部保持不间断。在过去的几十年里，对 V-Y 推进技术不断进行改进，以大大提高其灵活性和实用性。

适应证

一般而言，只有在保守治疗失败后的全层、Ⅲ期或Ⅳ期压疮患者才需要手术重建。皮瓣的选择应视情况而定，具体的修复方法取决于缺损的大小和位置。当皮下组织损失最小时，筋膜皮瓣是最合适的，可允许皮瓣充分填充缺损。在非卧床患者中，它们因为能够防止运动障碍从而优于肌皮瓣。

禁忌证

患有慢性疾病或营养状况不佳的患者可能不适合手

术修复，因为这些疾病可能会影响个体的愈合能力。肌肉痉挛可能会阻碍皮瓣的愈合，因为有裂开的风险，应在计划手术之前加以控制。对于肛门附近溃疡的患者，术前可考虑进行转移性乙状结肠造口术，因为伤口位置存在粪便污染的风险。吸烟可增加皮瓣失败的风险，也应该停止。

当缺损对于局部皮瓣来说太大时，可能无法进行推进，因为推进皮瓣需要在计划进行皮瓣的基底处有足量的可用皮肤。溃疡深度越大，皮下组织损失越多，可能更适合肌皮瓣修复。

操作技巧

压疮修复通常在手术室中全身麻醉下进行。开始之前，清除溃疡并去除坏死组织。通常，亚甲蓝染料可用于标记溃疡的程度，并作为一种视觉辅助完成切除。

适当的准备对于任何皮瓣手术的成功至关重要。使用标记笔从溃疡两侧的最宽处绘制两条线，并在远离缺损的单点相交，形成 V 形。这两条线之间应该有一个大约 30° 的夹角，以确保易于一期闭合。使用手术刀在组织钳的帮助下沿着这两条线进行切割（切口）。应向下延伸至皮下脂肪，以形成由皮下脂肪和肌肉纤维组成的蒂。皮下蒂应游离直至皮瓣可移动。为了保持血流灌注，蒂的横截面积应大致等于上覆皮肤的横截面积。三角形皮肤岛的长度应为原发缺损直径的 2~3 倍，宽度等于伤口的最大垂直直径。然后将皮瓣向前推进至原发缺损处，在供区留下一个继发缺损。最后将皮瓣缝合到位，供区以线性方式闭合。

并发症和局限性

传统 V-Y 推进皮瓣的一个缺点是其相对有限的可移动性。在极少数病例中，术中可能会出现 V-Y 皮瓣的可移动性不足以使缺损闭合；在这种情况下，可以探索替代方法，如皮肤移植。一项回顾性研究发现，脊髓损伤患者使用筋膜皮瓣或肌皮瓣修复压疮时，缝线裂开是最常见的并发症，其次为感染、血肿、部分皮瓣坏死和全皮瓣坏死。在一个系统评价中，包括使用筋膜皮瓣治疗患者的 13 项研究结果显示，并发症总发生率和复发率分别为 11.7% 和 11.2%。另一项回顾性研究中，接受皮瓣修复治疗压疮的患者缝线裂开和复发的危险因素包括糖尿病控制不良、血清白蛋白低于 20mg/dl、同一部位皮瓣失败史、伤口位于坐骨位置和手术年龄小。

随访护理

压疮的术后管理侧重于局部伤口护理，以减少感染、张力和裂开。通常建议皮瓣完全固定 3~6 周，使皮瓣愈合并达到适当的抗拉强度以便活动。之后可以开始坐位治疗，但前 2 周应该缓慢进行。

总结

慢性伤口是一个常见问题，并且在医疗系统中发病率高，花费大。虽然慢性伤口的标准治疗基于若干基本原则，例如减压和加压，但有越来越多地使用手术治疗的方法来提高伤口的治愈率，并增加特定伤口愈合的机会。全面了解和掌握慢性伤口的手术技巧和术式选择对皮肤外科医师来说非常重要。

参考文献

1. Hu ZC, Chen D, Guo D, et al. Randomized clinical trial of autologous skin cell suspension combined with skin grafting for chronic wounds. Br J Surg. 2015; 102(2):e117–e123.
2. Velnar T, Bailey T, Smrkolj V. The wound healing process: an overview of the cellular and molecular mechanisms. J Int Med Res. 2009;37(5):1528–1542.
3. Li J, Chen J, Kirsner R. Pathophysiology of acute wound healing. Clin Dermatol. 2007;25(1):9–18.
4. Mast BA, Schultz GS. Interactions of cytokines, growth factors, and proteases in acute and chronic wounds. Wound Repair Regen. 1996;4(4):411–420.
5. Morton LM, Phillips TJ. Wound healing and treating wounds: Differential diagnosis and evaluation of chronic wounds. J Am Acad Dermatol. 2016;74(4):589–605; quiz 6.
6. Ayello EA, Cuddigan JE. Debridement: controlling the necrotic/cellular burden. Adv Skin Wound Care. 2004; 17(2):66–75; quiz 6–8.
7. Kirshen C, Woo K, Ayello EA, Sibbald RG. Debridement: A vital component of wound bed preparation. Adv Skin Wound Care. 2006;19(9):506–517; quiz 17–19.
8. Steed DL. Debridement. American journal of surgery. 2004;187(5a):71s–74s.
9. Alavi A, Sibbald RG, Mayer D, et al. Diabetic foot ulcers: Part Ⅱ. Management. J Am Acad Dermatol. 2014;70(1):21 e1–24e1; quiz 45–46.
10. Gompelman M, van Asten SA, Peters EJ. Update on the role of infection and biofilms in wound healing: Pathophysiology and treatment. Plast Reconstr Surg. 2016; 138(3 Suppl):61s–70s.
11. Woo KY, Coutts PM, Sibbald RG. A randomized controlled trial to evaluate an antimicrobial dressing with silver alginate powder for the management of chronic wounds exhibiting signs of critical colonization. Adv Skin Wound Care. 2012;25(11):503–508.
12. Krizek TJ, Robson MC. Evolution of quantitative bacteriology in wound management. Am J Surg. 1975;130(5): 579–584.
13. Robson MC, Stenberg BD, Heggers JP. Wound healing alterations caused by infection. Clin Plast Surg. 1990; 17(3):485–492.
14. Stojadinovic O, Brem H, Vouthounis C, et al. Molecular pathogenesis of chronic wounds: The role of beta- catenin and c-myc in the inhibition of epithelialization and wound healing. Am J Pathol. 2005;167(1): 59–69.
15. Brem H, Stojadinovic O, Diegelmann RF, et al. Molecular markers in patients with chronic wounds to guide surgical debridement. Mol Med (Cambridge, Mass). 2007;13(1–2): 30–39.

16. Falabella AF. Debridement and wound bed preparation. Dermatol Ther. 2006;19(6):317–325.

17. Grayson ML, Gibbons GW, Balogh K, Levin E, Karchmer AW. Probing to bone in infected pedal ulcers. A clinical sign of underlying osteomyelitis in diabetic patients. JAMA. 1995;273(9):721–723.

18. Lebrun E, Tomic-Canic M, Kirsner RS. The role of surgical debridement in healing of diabetic foot ulcers. Wound Repair Regen. 2010;18(5):433–438.

19. Steed DL, Donohoe D, Webster MW, Lindsley L. Effect of extensive debridement and treatment on the healing of diabetic foot ulcers. Diabetic Ulcer Study Group. J Am Coll Surg. 1996;183(1):61–64.

20. Williams D, Enoch S, Miller D, Harris K, Price P, Harding KG. Effect of sharp debridement using curette on recalcitrant nonhealing venous leg ulcers: A concurrently controlled, prospective cohort study. Wound Repair Regen. 2005;13(2):131–137.

21. Cardinal M, Eisenbud DE, Armstrong DG, et al. Serial surgical debridement: A retrospective study on clinical outcomes in chronic lower extremity wounds. Wound Repair Regen. 2009;17(3):306–311.

22. Sibbald RG, Orsted HL, Coutts PM, Keast DH. Best practice recommendations for preparing the wound bed: Update 2006. Adv Skin Wound Care. 2007;20(7): 390–405; quiz 6–7.

23. Powers JG, Higham C, Broussard K, Phillips TJ. Wound healing and treating wounds: Chronic wound care and management. J Am Acad Dermatol. 2016;74(4): 607–625; quiz 25–26.

24. Goodarzi H, Sivamani RK, Garcia MS, et al. Effective strategies for the management of pyoderma gangrenosum. Adv Wound Care (New Rochelle). 2012;1(5): 194–199.

25. Attinger CE, Janis JE, Steinberg J, Schwartz J, Al-Attar A, Couch K. Clinical approach to wounds: Debridement and wound bed preparation including the use of dressings and wound-healing adjuvants. Plast Reconstr Surg. 2006;117(7 Suppl):72s–109s.

26. Holm J, Andren B, Grafford K. Pain control in the surgical debridement of leg ulcers by the use of a topical lidocaine–prilocaine cream, EMLA. Acta dermato-venereologica. 1990;70(2):132–136.

27. Hansson C, Holm J, Lillieborg S, Syren A. Repeated treatment with lidocaine/prilocaine cream (EMLA) as a topical anaesthetic for the cleansing of venous leg ulcers. A controlled study. Acta dermato-venereologica. 1993;73(3): 231–233.

28. Rosenthal D, Murphy F, Gottschalk R, Baxter M, Lycka B, Nevin K. Using a topical anaesthetic cream to reduce pain during sharp debridement of chronic leg ulcers. J Wound Care. 2001;10(1):503–505.

29. Lok C, Paul C, Amblard P, et al. EMLA cream as a topical anesthetic for the repeated mechanical debridement of venous leg ulcers: A double-blind, placebo-controlled study. J Am Acad Dermatol. 1999;40(2 Pt 1): 208–213.

30. Anghel EL, DeFazio MV, Barker JC, Janis JE, Attinger CE. Current concepts in debridement: Science and strategies. Plast Reconstr Surg. 2016;138(3 Suppl): 82s–93s.

31. Tomic-Canic M, Ayello EA, Stojadinovic O, Golinko MS, Brem H. Using gene transcription patterns (bar coding scans) to guide wound debridement and healing. Adv Skin Wound Care. 2008;21(10):487–492; quiz 93–94.

32. Saap LJ, Falanga V. Debridement performance index and its correlation with complete closure of diabetic foot ulcers. Wound Repair Regen. 2002;10(6):354–359.

33. Falanga V, Saap LJ, Ozonoff A. Wound bed score and its correlation with healing of chronic wounds. Dermatol Ther. 2006;19(6):383–390.

34. Wilcox JR, Carter MJ, Covington S. Frequency of debridements and time to heal: A retrospective cohort study of 312 744 wounds. JAMA Dermatol. 2013;149(9):1050–1058.

35. Warriner RA, 3rd, Wilcox JR, Carter MJ, Stewart DG. More frequent visits to wound care clinics result in faster times to close diabetic foot and venous leg ulcers. Adv Skin Wound Care. 2012;25(11): 494–501.

36. McDaniel JC, Roy S, Wilgus TA. Neutrophil activity in chronic venous leg ulcers–a target for therapy? Wound Repair Regen. 2013;21(3):339–351.

37. Winter GD. Formation of the scab and the rate of epithelization of superficial wounds in the skin of the young domestic pig. Nature. 1962;193:293–294.

38. Hinman CD, Maibach H. Effect of air exposure and occlusion on experimental human skin wounds. Nature. 1963;200:377–378.

39. Nemeth AJ, Eaglstein WH, Taylor JR, Peerson LJ, Falanga V. Faster healing and less pain in skin biopsy sites treated with an occlusive dressing. Arch Dermatol. 1991;127(11): 1679–1683.

40. Barr JE, Day AL, Weaver VA, Taler GM. Assessing clinical efficacy of a hydrocolloid/alginate dressing on full-thickness pressure ulcers. Ostomy/wound Manag. 1995; 41(3):28–30, 2, 4–6 passim.

41. Konig M, Vanscheidt W, Augustin M, Kapp H. Enzymatic versus autolytic debridement of chronic leg ulcers: a prospective randomised trial. J Wound Care. 2005;14(7): 320–323.

42. Helfman T, Ovington L, Falanga V. Occlusive dressings and wound healing. Clin Dermatol. 1994;12(1): 121–127.

43. Hebda P, Flynn K, Dohar J. Evaluation of efficacy of enzymatic debriding agents for removal of necrotic tissue and promotion of healing in porcine skin wounds. Wounds. 1998;10(3):83–96.

44. Demidova-Rice TN, Geevarghese A, Herman IM. Bioactive peptides derived from vascular endothelial cell extra-cellular matrices promote microvascular morphogenesis and wound healing in vitro. Wound Repair Regen. 2011; 19(1):59–70.

45. Madhok BM, Vowden K, Vowden P. New techniques for wound debridement. Int Wound j. 2013;10(3):247–251.

46. Chambers L, Woodrow S, Brown AP, et al. Degradation of extracellular matrix components by defined proteinases from the greenbottle larva Lucilia sericata used for the clinical debridement of non-healing wounds. Br J Dermatol. 2003;148(1):14–23.

47. Claxton MJ, Armstrong DG, Short B, Vazquez JR, Boulton AJ. 5 questions–and answers–about maggot debridement therapy. Adv Skin Wound Care. 2003;16(2): 99–102.

48. Mudge E, Price P, Walkley N, Harding KG. A randomized controlled trial of larval therapy for the debridement of leg ulcers: Results of a multicenter, randomized, controlled, open, observer blind, parallel group study. Wound Repair Regen. 2014;22(1):43–51.

49. Dumville JC, Worthy G, Soares MO, et al. VenUS II: A randomised controlled trial of larval therapy in the management of leg ulcers. Health Technol Assess. 2009; 13(55):1–182, iii–iv.

50. Davies CE, Woolfrey G, Hogg N, et al. Maggots as a wound debridement agent for chronic venous leg ulcers under graduated compression bandages: A randomised controlled trial. Phlebology. 2015;30(10): 693–699.

51. Grande D. Skin grafting: history of the procedure, indications, relevant anatomy Available at http://emedicine.medscape.com/article/1129479-overview.

52. Hauben D, Baruchin A, Mahler D. On the history of the free skin graft. Ann Plast Surg. 1982;9(3):242–246.

53. Davis JS. Address of the President: The story of plastic surgery. Ann Surg. 1941;113(5):641–656.
54. Kirsner RS, Bernstein B, Bhatia A, Lantis J, Le L, Lincoln K, et al. Clinical experience and best practices using epidermal skin grafts on wounds. Wounds. 2015;27(11): 282–292.
55. Hayes CM, Vu Do D. Skin grafts. Dermatol Surg; 2008. 181–188.
56. Ratner D. Skin grafting. From here to there. Dermatol Clin. 1998;16(1):75–90.
57. Singh M, Nuutila K, Kruse C, Robson MC, Caterson E, Eriksson E. Challenging the conventional therapy: emerging skin graft techniques for wound healing. Plast Reconstr Surg. 2015;136(4):524e–530e.
58. Wax M. Split-thickness skin grafts: overview, graft selection, donor site selection Available at http://emedicine. medscape.com/article/876290-overview-a2.
59. Mahmoud SM, Mohamed AA, Mahdi SE, Ahmed ME. Split-skin graft in the management of diabetic foot ulcers. J Wound Care. 2008;17(7):303–306.
60. Yi JW, Kim JK. Prospective randomized comparison of scar appearances between cograft of acellular dermal matrix with autologous split-thickness skin and autologous split-thickness skin graft alone for full-thickness skin defects of the extremities. Plast Reconstr Surg. 2015; 135(3):609e–616e.
61. Bitsch M, Saunte DM, Lohmann M, Holstein PE, Jorgensen B, Gottrup F. Standardised method of surgical treatment of chronic leg ulcers. Scand J Plast Reconstr Surg Hand Surg. 2005;39(3):162–169.
62. Kim SW, Choi SH, Kim JT, Kim YH. An additional option for split-thickness skin graft donors: The previous free flap sites. Ann Plast Surg. 2015;75(6):634–636.
63. Senchenkov A, Petty PM, Knoetgen J, Moran SL, Johnson CH, Clay RP. Outcomes of skin graft reconstructions with the use of Vacuum Assisted Closure (VAC®) dressing for irradiated extremity sarcoma defects.. World J Surg Onc. 2007;5(1):138.
64. Kurul S, Dincer M, Kizir A, Uzunismail A, Darendeliler E. Plastic surgery in irradiated areas: analysis of 200 consecutive cases. Eur J Surg Oncol. 1997;23(1):48–53.
65. Stotter A, McLean NR, Fallowfield ME, Breach NM, Westbury G. Reconstruction after excision of soft tissue sarcomas of the limbs and trunk. Br J Surg. 1988;75(8): 774–778.
66. Rudolph R. Complications of surgery for radiotherapy skin damage. Plast Reconstr Surg. 1982;70(2): 179–185.
67. Schubert HM, Brandstetter M, Ensat F, Kohlosy H, Schwabegger AH. [Split thickness skin graft for coverage of soft tissue defects]. Oper Orthop Traumatol. 2012;24(4–5):432–438.
68. White N, Hettiaratchy S, Papini RP. The choice of split-thickness skin graft donor site: Patients' and surgeons' preferences. Plast Reconstr Surg. 2003;112(3): 933–934.
69. Herskovitz I, Hughes OB, Macquhae F, Rakosi A, Kirsner R. Epidermal skin grafting. Int Wound J. 2016; 13(Suppl 3):52–56.
70. Robson MC, Krizek TJ. Predicting skin graft survival. J Trauma. 1973;13(3):213–217.
71. Vecchione TR. A technique for obtaining uniform split-thickness skin grafts. Arch Surg (Chicago, Ill: 1960). 1974;109(6):837.
72. Nikkhah D, Booth S, Tay S, Gilbert P, Dheansa B. Comparing outcomes of sheet grafting with 1:1 mesh grafting in patients with thermal burns: A randomized trial. Burns. 2015;41(2):253–264.
73. Liu J, Li Y, Rong X, et al. Application of crystalline cellulose membrane (Veloderm) on split-thickness skin graft donor sites in burn or reconstructive plastic surgery patients. J Burn Care Res. 2013;34(3): e176–e182.
74. Lowrie AG, Dabernig J, Watson SB. Operative techniques for the minimization of skin graft donor-site pain in flap surgery. Plast Reconstr Surg. 2007;119(4): 1393–1394.
75. Seo YK, Song KY, Kim YJ, Park JK. Wound healing effect of acellular artificial dermis containing extracellular matrix secreted by human skin fibroblasts. Artif Organs. 2007;31(7):509–520.
76. Acosta AE, Aasi SZ, MacNeal RJ, Messingham MJ, Arpey CJ. Skin grafting. In: Robinson JK, Hanke CW, Siegel DM, Fratila A, Bhatia AC, Rohrer TE, eds. Surgery of the Skin: Procedural Dermatology. 3rd ed. Philadelphia, PA: Elsevier; 2015.
77. Blok CS, Vink L, de Boer EM, et al. Autologous skin substitute for hard-to-heal ulcers: retrospective analysis on safety, applicability, and efficacy in an outpatient and hospitalized setting. Wound Repair Regen. 2013;21(5): 667–676.
78. Hughes OB, Rakosi A, Macquhae F, Herskovitz I, Fox JD, Kirsner RS. A Review of Cellular and Acellular Matrix Products: Indications, Techniques, and Outcomes. Plast Reconstr Surg. 2016;138(3 Suppl):138s–147s.
79. Dickinson LE, Gerecht S. Engineered biopolymeric scaffolds for chronic wound healing. Frontiers in physiology. 2016;7:341.
80. Harding K, Kirsner RS, Lee D, Mulder G, Serena T. Acellular matrices for the treatment of wounds. Int Consens Group. 2011:1–13.
81. Falanga V, Sabolinski M. A bilayered living skin construct (APLIGRAF) accelerates complete closure of hard-to-heal venous ulcers. Wound Repair Regen. 1999;7(4):201–207.
82. Veves A, Falanga V, Armstrong DG, Sabolinski ML. Graftskin, a human skin equivalent, is effective in the management of noninfected neuropathic diabetic foot ulcers: a prospective randomized multicenter clinical trial. Diabetes care. 2001;24(2):290–295.
83. Marston WA, Hanft J, Norwood P, Pollak R, Dermagraft Diabetic Foot Ulcer Study G. The efficacy and safety of Dermagraft in improving the healing of chronic diabetic foot ulcers: results of a prospective randomized trial. Diabetes care. 2003;26(6):1701–1705.
84. Serena TE, Carter MJ, Le LT, Sabo MJ, DiMarco DT, EpiFix VLUSG. A multicenter, randomized, controlled clinical trial evaluating the use of dehydrated human amnion/chorion membrane allografts and multilayer compression therapy vs. multilayer compression therapy alone in the treatment of venous leg ulcers. Wound Repair Regen. 2014;22(6):688–693.
85. Zelen CM, Serena TE, Gould L, et al. Treatment of chronic diabetic lower extremity ulcers with advanced therapies: A prospective, randomised, controlled, multi-centre comparative study examining clinical efficacy and cost. Int Wound j. 2016;13(2):272–282.
86. Lavery LA, Fulmer J, Shebetka KA, Regulski M, Vayser D, Fried D, et al. The efficacy and safety of Grafix((R)) for the treatment of chronic diabetic foot ulcers: results of a multi-centre, controlled, randomised, blinded, clinical trial. Int Wound J. 2014;11(5): 554–560.
87. Driver VR, Lavery LA, Reyzelman AM, et al. A clinical trial of Integra Template for diabetic foot ulcer treatment. Wound Repair Regen. 2015;23(6):891–900.
88. Mostow EN, Haraway GD, Dalsing M, Hodde JP, King D, Group OVUS. Effectiveness of an extracellular matrix graft (OASIS Wound Matrix) in the treatment of chronic leg ulcers: a randomized clinical trial. J Vasc Surg. 2005;41(5): 837–843.
89. Cazzell SM, Lange DL, Dickerson JE, Jr., Slade HB.

The management of diabetic foot ulcers with porcine small intestine submucosa tri-layer matrix: A randomized controlled trial. Adv Wound Care (New Rochelle). 2015; 4(12):711–718.

90. Brigido SA. The use of an acellular dermal regenerative tissue matrix in the treatment of lower extremity wounds: a prospective 16-week pilot study. Int Wound J. 2006;3(3): 181–187.

91. Kelechi TJ, Mueller M, Hankin CS, Bronstone A, Samies J, Bonham PA. A randomized, investigator-blinded, controlled pilot study to evaluate the safety and efficacy of a poly-N-acetyl glucosamine-derived membrane material in patients with venous leg ulcers. J Am Acad Dermatol. 2012;66(6):e209–e215.

92. Hu S, Kirsner RS, Falanga V, Phillips T, Eaglstein WH. Evaluation of Apligraf persistence and basement membrane restoration in donor site wounds: a pilot study. Wound Repair Regen. 2006;14(4):427–433.

93. O'Reilly B. Facelift in a bottle. Fortune. 2002;145(13): 101–102, 4.

94. Ehrenreich M, Ruszczak Z. Update on tissue- engineered biological dressings. Tissue Eng. 2006; 12(9):2407–2424.

95. Abramo AC. Full facelift through an endoscopic approach. Aesthetic Plast Surg. 1996;20(1):59–64.

96. Ramirez OM. Endoscopic subperiosteal browlift and facelift. Clin Plast Surg. 1995;22(4):639–660.

97. Barron GS, Jacob SE, Kirsner RS. Dermatologic complications of chronic venous disease: Medical management and beyond. AnnVasc Surg. 2007;21(5): 652–662.

98. Miteva M, Romanelli P, Kirsner RS. Lipodermatosclerosis. Dermatol Ther. 2010;23(4):375–388.

99. Kirsner RS, Pardes JB, Eaglstein WH, Falanga V. The clinical spectrum of lipodermatosclerosis. J Am Acad Dermatol. 1993;28(4):623–627.

100. Alavi A, Sibbald RG, Phillips TJ, et al. What's new: Management of venous leg ulcers: Approach to venous leg ulcers. J Am Acad Dermatol. 2016;74(4):627–640; quiz 41–42.

101. Schmeller W, Gaber Y, Gehl HB. Shave therapy is a simple, effective treatment of persistent venous leg ulcers. J Am Acad Dermatol. 1998;39(2 Pt 1):232–238.

102. Quaba AA, McDowall RA, Hackett ME. Layered shaving of venous leg ulcers. Br J Plast Surg. 1987; 40(1):68–72.

103. Bechara FG, Sand M, Sand D, Stucker M, Altmeyer P, Hoffmann K. Shave therapy for chronic venous ulcers: a guideline for surgical management and postoperative wound care. Plast Surg Nurs. 2006;26(1): 29–34.

104. Schmeller W, Gaber Y. Surgical removal of ulcer and lipodermatosclerosis followed by split-skin grafting (shave therapy) yields good long-term results in "non- healing" venous leg ulcers. Acta dermato-venereologica. 2000; 80(4):267–271.

105. Kanj LF, Wilking SV, Phillips TJ. Pressure ulcers. J Am Acad Dermatol. 1998;38(4):517–536; quiz 37–38.

106. Kruger EA, Pires M, Ngann Y, Sterling M, Rubayi S. Comprehensive management of pressure ulcers in spinal cord injury: Current concepts and future trends. J Spinal cord Med. 2013;36(6):572–585.

107. Cook J, Goldman G, Holmes T. Random Pattern Cutaneous Flaps. In: Robinson J, Hankle C, Siegel D, Fratila A, Bhatia A, Rohrer T, eds. Surgery of the Skin Procedural Dermatology. 3rd ed: Elsevier Inc.; 2015. 252–285.

108. Chen T, Wanitphakdeedecha R, Nguyen T. Flaps. In: Vidimos A, Ammirati C, Poblete-Lopez C, eds. Dermatologic Surgery: Elsevier; 2009:163–180.

109. Bonomi S, Salval A, Brenta F, Rapisarda V, Settembrini F. The Pacman perforator-based V-Y advancement flap for reconstruction of pressure sores at different locations. Ann Plast Surg. 2016;77(3):324–331.

110. Sameem M, Au M, Wood T, Farrokhyar F, Mahoney J. A systematic review of complication and recurrence rates of musculocutaneous, fasciocutaneous, and perforator-based flaps for treatment of pressure sores. Plast Reconstr Surg. 2012;130(1): 67e–77e.

111. Braun M, Jr., Cook J. The island pedicle flap. Dermatol Surg. 2005;31(8 Pt 2):995–1005.

112. Krishnan R, Garman M, Nunez-Gussman J, Orengo I. Advancement flaps: A basic theme with many variations. Dermatol Surg. 2005;31(8 Pt 2):986–994.

113. Hallock GG. Flap selection. In: Wei F-C, Mardini S, eds. Flaps and Reconstructive Surgery. China: Elsevier; 2009: 17–29.

114. Niranjan NS, Price RD, Govilkar P. Fascial feeder and perforator-based V-Y advancement flaps in the reconstruction of lower limb defects. Br J Plast Surg. 2000; 53(8):679–689.

115. Aoki R, Hyakusoku H. Pacman flap method. Plast Reconstr Surg. 2007;119(6):1799–1802.

116. El-Sabbagh A. Versatility of V-Y Flap in Gluteal Area. World J Plast Surg. 2016;5(2):154–159.

117. Borman H, Maral T. The gluteal fasciocutaneous rotation-advancement flap with V-Y closure in the management of sacral pressure sores. Plast Reconstr Surg. 2002;109(7): 2325–2329.

118. Granick MS, Eisner AN, Solomon MP. Surgical management of decubitus ulcers. Clin Dermatol. 1994;12(1):71–79.

119. Jackson IT. Local Rotational Flaps. In: Evans GR, ed. Operative Plastic Surgery: McGraw-Hill; 2000:33–42.

120. Sungur N, Kankaya Y, Gursoy K, Dolen UC, Kocer U. A local flap that never disappoints: V-Y rotation advancement flap. Ann Plastic Surg. 2013;71(5):575–580.

121. Rubayi S, Chandrasekhar BS. Trunk, abdomen, and pressure sore reconstruction. Plast Reconstr Surg. 2011; 128(3):201e–215e.

122. Biglari B, Buchler A, Reitzel T, et al. A retrospective study on flap complications after pressure ulcer surgery in spinal cord-injured patients. Spinal cord. 2014;52(1):80–83.

123. Keys KA, Daniali LN, Warner KJ, Mathes DW. Multivariate predictors of failure after flap coverage of pressure ulcers. Plast Reconstr Surg. 2010;125(6): 1725–1734.

124. Diaz S, Li X, Rodriguez L, Salgado C. Update in the surgical management of decubitus ulcers. Anaplastology. 2013;2(3):113.

第 54 章　化脓性汗腺炎

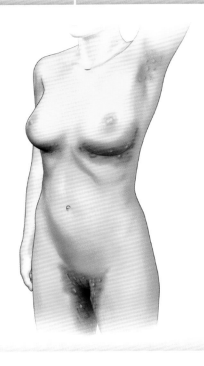

原著者　K. R. van Straalen
　　　　A. R. J. V. Vossen
　　　　E. P. Prens
　　　　H. H. van der Zee

翻　译　孟现广　党宁宁
审　校　马立娟

概要

- 化脓性汗腺炎的局部治疗可通过择期手术来完成。
- 除了最轻的类型，化脓性汗腺炎的所有阶段都需要手术治疗。
- 化脓性汗腺炎的手术干预包括：病灶内注射曲安奈德、切开引流、去顶术和切除术（包括 CO_2 激光）。

初学者贴士

- 使用液氮或冷喷雾进行低温麻醉是实用的，因为炎症区域很难使用注射麻醉药进行麻醉。
- 低温麻醉应覆盖设计切除的切口或注射部位的全部长度。
- 可以进行急诊手术干预，即病灶内注射曲安奈德和切开引流，以迅速缓解炎症性结节和紧张脓肿的临床症状。

专家贴士

- 二期愈合是最佳方案，因为它避免了覆盖患病皮肤导致复发的风险。
- 窦道的严重程度只能在术中确定，受累区域通常比术前预期的要大得多。
- 手术前加做彩色多普勒超声可提供更多有用信息。

切记！

- 光动力疗法（photodynamic therapy，PDT）可通过选择性、细胞毒性和免疫调节作用来治疗 HS。

陷阱和注意事项

- 肛周或会阴部位的化脓性汗腺炎（HS）患者，尤其是男性患者和伴随炎性肠病（intestinal bowel disease，IBD）的患者，有发生窦道穿透肛门括约肌复合体或与直肠相通的风险。术前最好通过行直肠内螺旋 MRI 或造影评估经括约肌或括约肌间窦道或者瘘管的存在。

患者教育要点

- 患者应该认识到 HS 是一种慢性疾病，并且任何干预都有潜在严重副作用的风险。
- 为了确保患者预后最佳，外科医师应根据术者经验和患者个人需求选择合适的手术技术。
- 在 HS 手术之前，患者就应该充分调动积极性，因为恢复时间可能会很长，需要有效的伤口护理和物理治疗。

收费建议

- 汗腺炎切除可采用 11450～11471 系列编码。

引言

化脓性汗腺炎（hidradenitis suppurativa, HS），也被称为反转型痤疮，是一种慢性、复发性、炎症性和衰竭性的皮肤病，通常在青春期后出现。HS 的特点是疼痛性、深在性和炎性的疖肿，最常见于腋窝、腹股沟和肛门生殖器区域。HS 是一种常见疾病，欧洲平均患病率为 1%，男女比例为 1：3。

HS 的发病机制尚不完全清楚。这种疾病可能起源于漏斗部的角质堵塞，导致毛囊扩张并进而破裂。在毛囊破裂时角质纤维和共生细菌排出到真皮中会导致严重的异物样免疫反应，形成炎性结节和脓肿。异常的愈合可能导致窦道和瘢痕形成。一些外源性因素与 HS 有关，如吸烟和肥胖。高达 80% 的 HS 患者现在是或以前是吸烟者。

除了这些环境因素外，遗传因素被认为在 HS 的发生发展中起着至关重要的作用，高达 40% 的患者报告一级和二级亲属有 HS 家族史。此外，在家族中多人患有 HS 的家系中，发现在 γ-分泌酶基因 *PSENEN*，*PSEN*1 和 *NCSTN* 中发生了几个突变。然而，这些家族中 HS 的表型是严重且非常不典型的，并且这些突变无法在常见 HS 的较大群体中得到验证。此外，HS 还与多种并发和继发性疾病有关，如代谢综合征、糖尿病、炎性肠病（特别是克罗恩病）和脊柱关节病。迄今为止，这种慢性炎症性疾病没有长期治愈方法。治疗包括抗炎药物治疗和手术治疗。在疾病的所有阶段都需要手术治疗（图 54-1）。

根据症状的性质、病变的类型、是否存在窦道以及面积的大小来选择所需的手术方式。炎症和化脓的存在决定了术前需要抗炎治疗（例如系统应用抗生素）。上述系统治疗可以减轻炎症，并可能减少受影响的区域，从而缩小手术范围。HS 的手术干预包括病灶内注射曲安奈德、切开引流、去顶术和切除术（包括 CO_2 激光）。

急性发作期的治疗

疼痛性结节或脓肿急性发作是 HS 急性期的特征性表现（图 54-2）。HS 的治疗旨在限制急性期的发生率并减轻炎症。然而患者在治疗期间仍然容易急性发作。结节和脓肿会非常疼痛，严重干扰日常生活，所以适当的发作期管理是治疗策略中一个重要的组成部分。在这

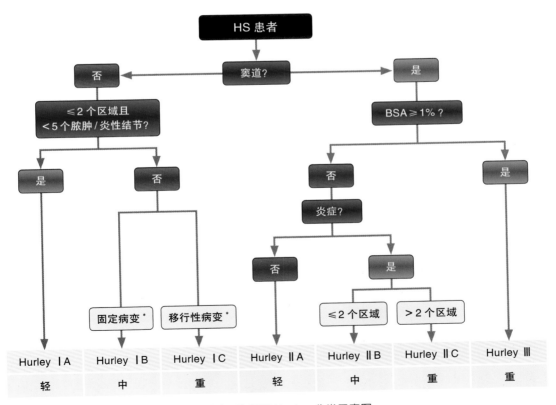

图 54-1 改良版 Hurley 分类示意图

HS. 化脓性汗腺炎；BSA. HS 受累区域体表面积；*. 主要病变。
Adapted with permission from Horvath B, Janse IC, Blok JL, et al. Hurley Staging Refined: A Proposal by the Dutch Hidradenitis Suppurativa Expert Group, Acta Derm Venereol. 2017 Mar 10; 97(3): 412-413.

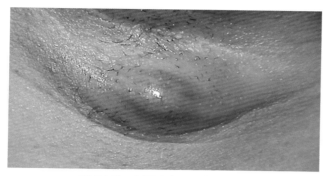

图 54-2　右侧腋窝 HS 急性病变

些情况下，必须注意正确区分脓肿与炎性结节，因为它们需要不同的治疗方法。两者区别是基于液体积聚（即脓肿）的波动性与炎性结节的坚固性相比。急性炎性结节病灶内注射抑制促炎症细胞因子合成的皮质类固醇可以得到缓解，而脓肿则需要切开引流以迅速减轻疼痛和压力症状。

麻醉

不需要严格的无菌技术，使用氯己定或乙醇（酒精）消毒即可。建议使用液氮或冷冻喷雾进行低温麻醉，因为炎症区域很难使用注射麻醉药进行麻醉。低温麻醉应覆盖设计切除的切口或注射部位的总全部长度。低温麻醉后应迅速注射或切开，因为这种技术只能产生短暂的麻醉（图 54-3）。也可以用 30G 针注射利多卡因与肾上腺素进行脓肿的局部麻醉。加入碳酸氢钠溶液碱化利多卡因，可以减轻注射期间利多卡因酸性引起的烧灼感。为了让患者感到舒适，可能需要采用联合的局部阻滞麻醉。尽管如此，手术通常仍然很痛苦，因为受累区域由于弥漫性炎症而非常难以麻醉。在手术前 30 分钟至 1 小时预先外用含有利多卡因和丙胺卡因的麻醉药（EMLA），可减轻局部注射或切开引流时的疼痛。

技术

病灶内注射皮质类固醇

将浓度为 10mg/ml 或 40mg/ml 的曲安奈德溶液与 1%～2% 利多卡因和肾上腺素溶液以 1 : 1 的比例混合。根据病变的大小，每个结节或斑块中 1ml 曲安奈德或 2ml 混合溶液即足够。用 1 英寸 30G 针头的注射器直接将溶液注射到炎性结节中。当在炎性硬化组织中单个结节难以识别时，应将皮质类固醇溶液注入硬化和红斑中心。如果炎性红斑区域的直径超过 4cm，溶液可以平分在两个注射部位，每个部位注入约 1ml。

切开引流

切口可以使用三种技术之一完成：手术刀、活检环钻或二氧化碳激光。所有切口应与皮肤张力松弛线平行。手术刀应使用细长的三角形手术刀片（# 11）或带有小弯曲边缘的刀片（# 15）。应在脓肿最高点直接切开切口，注意不要刺穿后壁。使用 CO$_2$ 激光切开时应在切割模式下完成，或者使用烧灼激光模式反复气化穿透皮肤。或者，也可以用 5～8mm 直径的一次性活检环钻打开脓肿，以确保足够大的孔径。周围皮肤垂直于皮肤张力松弛线拉伸，使伤口形成一个椭圆形。使用活检环钻垂直向下并旋转进入皮肤，直至达到脓腔。随后，脓肿可以自行排出，可挤压周围组织以使内容物进一步排出。使用生理盐水溶液冲洗脓腔直至冲洗液澄清。在周围浸润的皮肤中注射曲安奈德。

术后管理

病灶内注射皮质类固醇不需要特殊术后处理。切口部位应使用纱布和吸水性敷料覆盖。敷料应在每天冲洗伤口后更换。不需要辅助抗生素治疗，如果症状（发红、肿胀、疼痛）持续、恶化或出现全身症状，应让患者复诊。

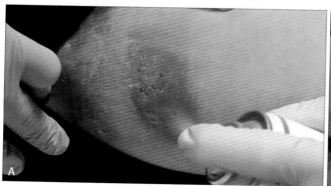
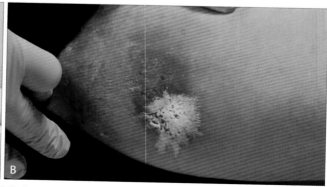

图 54-3　A. 左大腿内侧皮损内注射曲安奈德前进行冷冻麻醉；B. 冷冻麻醉后皮肤呈白色

结果和复发率

灶内皮质类固醇

在 36 例 HS 患者的前瞻性研究中，使用病灶内注射曲安奈德 10mg/ml 后进行为期 7 天的随访，红斑、水肿、化脓以及病变大小均显著减少（图 54-4）。此外，1 天后患者报告的疼痛视觉模拟评分（VAS）评分显著降低（VAS 评分为 5.5~2.3）。关于复发率的结果尚未见报道。

切开引流

切开引流的效果快速，但本质上是暂时性的。一组 6 例 HS 患者的病例报告显示切开引流后复发率为 100%。因此，当脓肿在完全相同的部位复发时，建议行切除手术以达到永久性根除。

并发症

由于会引起胶原蛋白和脂肪萎缩，病灶内注射曲安奈德可能导致萎缩性瘢痕形成及色素减退。软组织内皮质类固醇注射的全身效应很少发生。在切开引流术中，穿透脓肿后壁可能导致术后出血。

去顶术

当治疗失败并且 HS 病变在固定位置持续或反复发作时，需要选择手术治疗。最好尽可能减少对正常组织的破坏。去顶术（也称为开窗）已成为 HS 手术最有效的方法之一。该方法于 1959 年由 Mullins 等首次描述：“多个腔体里面的脓液和凝胶状物质被充分排出，并且彻底刮除内壁”。该手术的关键要素是腔体的顶部，即脓肿或窦道，完全外露，留下（部分）上皮化的底和侧壁（图 54-5）。病变内壁被保留，切除范围仍然在病变的边界内。只有在手术过程中无法识别上皮化内壁时才需要切除整个区域。

麻醉

如果受累的体表面积（body surface area，BSA）不大于 0.5%，去顶术特别适合被作为局部麻醉的“常规手术”。局部麻醉通常分两步进行。首先，将含有利多卡因和肾上腺素的麻醉药注射并浸润周围区域。如前所述，加入碳酸氢钠可以减少注射过程中的灼烧感。此外，窦道可以使用相同的局部麻醉药。患者自行选择，或者有广泛的炎症或多发病变，可使用亚甲蓝腔内注射评估病变的范围。如果患者愿意，该操作可在镇静镇痛（procedural sedation and analgesia，PSA）或全身麻醉下进行，也可以在广泛炎症或多种病变的情况下进行。

技术

通过视诊和触诊确定选择去顶术的 HS 病变，随后可用墨水标记。视诊和触诊后，将钝头探针插入窦道开口（图 54-6A）。当没有探针时，可以使用闭合的镊子或蚊式钳的钝头。在未发现开口的情况下，做一个小切

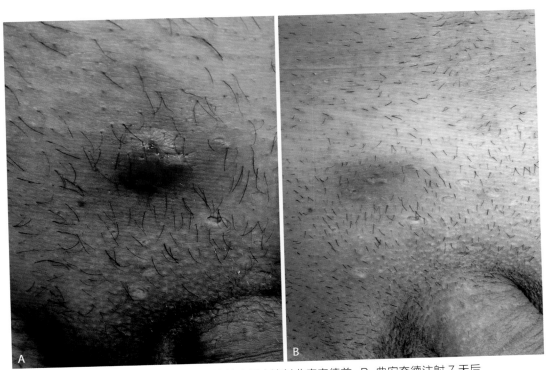

图 54-4　A. 耻骨区的炎性结节皮损内注射曲安奈德前；B. 曲安奈德注射 7 天后

口以插入探针。使用切割模式的电切装置或 CO_2 激光在探针上方或周围切割。用探针在各个方向对腔体进行检查，以发现所有可能的交通支。窦道可以长距离地切

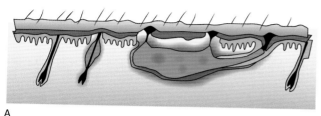

A

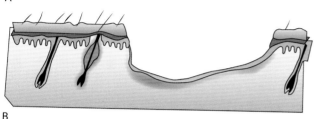

B

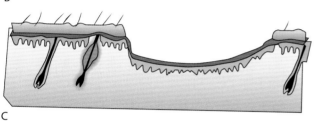

C

图 54-5 去顶手术示意图
A. 基底上皮化的窦道含有脓液和胶状物质；B. 不损伤上皮化基底的前提下进行去顶手术；C. 术后愈合伴表皮层再生。

开和破坏皮肤的真皮层。注意不要造成错误的窦道。每一个窦道病变的顶部必须完全去除。炎性肉芽组织，被认为是胶状团块，以及在病变下的反应性纤维化，必须手术切除。尽管文献报道不一致，但不建议用刮匙或电凝法去除病变底部。如果外科医师确定残留的上皮化基底部下面没有活动性疾病，均可以留在原位以促进二期愈合（图 54-6B）。需要避免原发性闭合，因为疾病的残余（活动性）病灶可能被留在皮下而导致复发。

术后管理

伤口护理包括聚维酮碘软膏或藻酸盐敷料，随后使用石蜡纱布和吸水性敷料。替代的外用药包括莫匹罗星和氯己定。术后石蜡纱布应覆盖伤口的整个表面，以避免在更换敷料时去除新鲜的上皮。日常伤口护理包括用生理盐水或清水轻柔冲洗伤口，然后再使用外用药、石蜡纱布和吸收性敷料。随访 7~14 天，以评估伤口愈合情况。

结果和复发率

目前对手术后 HS 的复发没有明确的定义。因此，系统比较研究之间的复发率是具有挑战性的。到目前为止，只有一个关于电切手术的前瞻性研究已经完成。研究包含了 44 例患者和 88 处治疗病灶。中位随访时间 34 个月，83%（73/88）的去顶病灶未复发，而且 90% 的患者推荐去顶术。

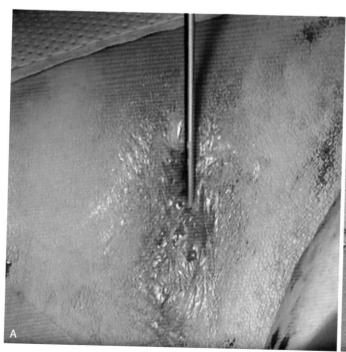

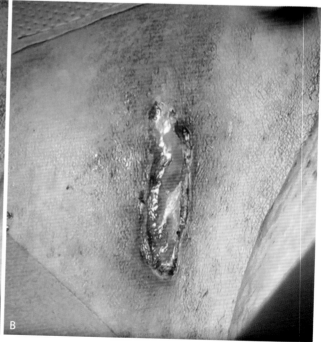

图 54-6 A. 探针插入腹股沟 HS 病损引流口；B. HS 病损去顶手术后显示上皮化基底
Used with permission from J. Boer, MD PhD.

并发症

一项研究表明，电切去顶术的并发症发生率很低。van der Zee 等报道了 2%（1/44）的患者出现术后出血。未出现伤口感染，感觉异常和肉芽增生的发生率未被描述。

局限性切除

在所有文献中，"局限性切除"和"局部切除"这两个术语的使用是含糊不清的。在本节中，"局限性切除"被定义为切除 HS 受累区域超出临床活动性边界约 0.5cm，小于 BSA 总范围的 1%。局限性切除被用在有限区域内的固定病变或非上皮化的窦道。适用于 Hurley Ⅰ 和 Ⅱ 期病变（图 54-7）。因为结节没有上皮化内壁，所有结节不适合去顶术。复发性和持续性结节，包括炎症性和非炎症性，都应切除治疗。当视诊发现窦道（或脓肿）的底部没有上皮化时，去顶手术可改为局限性切除。

麻醉

对于局限性切除而言，选择局麻、镇静（PSA）或全身麻醉取决于受影响区域的大小、患者和外科医师的偏好以及医疗中心的能力。基于利多卡因的最大允许剂量，局部麻醉对 BSA 约 1% 的病变是可行的。局部麻醉可以如前所述使用添加肾上腺素的利多卡因。浸润麻醉应该跨越足够大的区域，最好包含 HS 病灶外缘

1cm。然而，在炎性区域进行麻醉通常困难重重，而且在局部麻醉下，手术过程往往仍然很痛苦。

技术

电切

使用氯己定、聚维酮碘或 70% 乙醇溶液（在术前需要彻底蒸发）对皮肤进行消毒。首先，触诊受累区域以估计切除的范围，使用记号笔（外缘 0.5cm）标记出预期的区域。接下来的电刀切割用 35W 的电刀或者电针在切割模式（主要手术设置）下进行。使用"切割"或"凝固"模式将受累皮肤与皮下脂肪剥离。在凝血模式下剥离出血更少，但电刀尖端在组织中移动更困难。一个实用的方法是保持皮肤在牵引下伸展以便于剥离。随后，触诊并探查边缘以寻找额外的窦道。该区域病灶被完全清除，没有进一步出血后，伤口保持开放，等待二期愈合。

二氧化碳激光气化

波长为 10 600nm 的 CO_2 激光是 HS 治疗中电切的有效替代方法。这种技术对周围组织的影响最小，并通过部分止血提高了手术部位的可视性。首先，尽量采用钝探针识别单独或相互连接的腔道。激光器在连续模式下，以 3mm 的光斑大小、20～30W 的能量进行输出，自上而下地气化病变。其次，包括增生的胶状物质在内的受累皮肤，通过激光反复作用被气化，直至达到健康组织（图 54-8）。

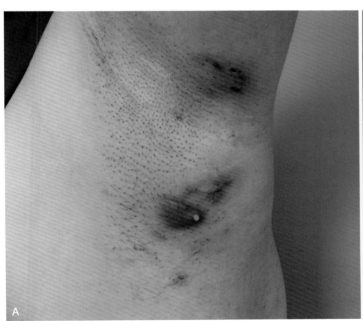
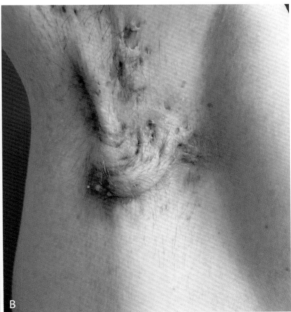

图 54-7　A. 左腋窝 Hurley Ⅰ 期病损；B. 右腋窝 Hurley Ⅱ 期病损

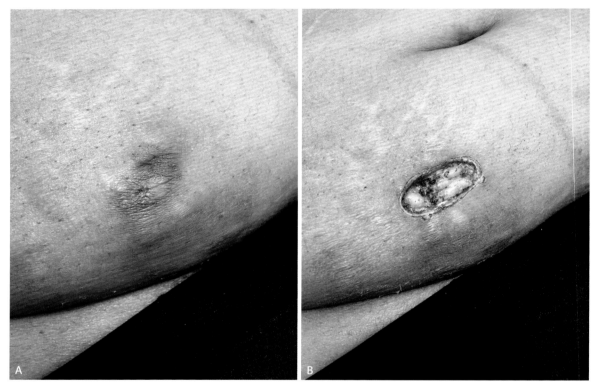

图 54-8 A. CO_2 激光破坏前的孤立结节；B. CO_2 激光直接破坏后的结果

术后管理

患者在全身麻醉下行局限性切除后应入院观察一夜，也可在局部麻醉下术后返回家中。伤口最好保持开放状态，以利于二期愈合。两种切除手术的术后伤口护理相似，如去顶手术中所述。不需要使用真空辅助闭合系统，因为术后伤口本质上并不是慢性的。为了评估伤口愈合情况，患者可在术后 7~14 天复诊。单次局部应用硝酸银或每日局部应用皮质类固醇（Ⅲ~Ⅳ 类）可用于治疗可能的肉芽组织增生。

结果和复发率

迄今为止，尚无 CO_2 激光与传统（切除）手术之间的比较研究。手术方式应基于操作者的经验和患者的个人需求适当选择。

电切

最近的一项 Meta 分析报道，在局限性切除后采用不同的重建技术，合并复发率（5 个研究）为 22%（95% CI，10%~37%）。但是这些研究之间的异质性非常高（I^2=85%）并且平均随访时间与复发率显著相关。到目前为止，还没有关于局限性切除术后二次愈合的治疗和美观效果满意度的研究报告。一项关于几种不同重建技术的局限性切除的研究报告显示，90%（51/57）的患者愿意在必要时接受进一步手术。

二氧化碳激光气化

Lapins 等的两个前瞻性病例研究表明，8%（2/24）和 12%（3/34）的 HS 患者（均为 Hurley Ⅱ 期）在治疗区域内复发，平均随访时间 27~35 个月。Mikkelsen 等随访了 58 名 CO_2 激光治疗后患者，平均随访时间为 26 个月。29% 的患者出现 HS 病灶的复发。一般来说，接受 CO_2 手术的患者在疼痛、瘢痕和整体治疗满意度方面都有满意的评分。此外，91%（53/58）的患者会向其他 HS 患者推荐 CO_2 激光气化。

并发症

电切

局限性切除的术后并发症很少。没有研究专门报道局限性切除后二期愈合的并发症。一项研究调查了 363 例与局限性切除密切相关的手术。二期愈合后术后并发症的发生率为：肉芽组织增生 7.3%，感染 1.9%，出血 1.9%，感觉异常 1.0%，挛缩 0.6%。

二氧化碳激光气化

CO_2 激光气化后的并发症发生率很低。Lapins 等研究 2 组共 58 例患者，无术后出血。Mikkelsen 等描述了 1 例（1/58；2%）患者出现术后出血和 1 例（1/58；2%）出现挛缩。

广泛切除

Hurley Ⅲ期患者通常需要"广泛切除"（图 54-9）。在本节中，"广泛切除"被解释为整个受累区域的切除，包括大约 1.0cm 的病变边缘（与"局限性切除"相比更广泛）。与局限性切除的区别在于受累区域的大小：广泛切除占总 BSA 的 1% 以上，而局限性切除仅限于 Hurley Ⅰ~Ⅲ期病灶（<1%BSA）。当 Hurley Ⅲ型患者计划手术时，应特别注意术前的处理。建议采用抗炎治疗，比如 TNF-α 抑制药和（或）系统应用抗生素，以降低疾病活动性，这可能有助于缩小手术范围。

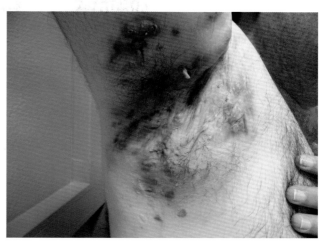

图 54-9　右腋窝 Hurley Ⅲ期病损

麻醉

局部麻醉不足以支持广泛切除，因此需要选择全身麻醉。全身麻醉时联合使用肿胀麻醉有很多优势。肿胀麻醉药通常由高度稀释的利多卡因、肾上腺素和碳酸氢钠组成，可减少术中出血和术后疼痛。联合肿胀麻醉的缺点是，一旦肾上腺素被代谢完全，理论上术后出血的可能性更高。与全身麻醉联合使用时，利多卡因的浓度可低至 0.04%~0.05%，肾上腺素的浓度为 1 :（1 000 000~2 000 000），在 1000ml 0.9% NaCl 中加入 10~20ml 碳酸氢钠。由于受累区域的广泛炎症，导致利多卡因的全身吸收比预期的更大，因此成人的利多卡因最大剂量为 500mg。使用旋转泵、特制管道和长针头进行皮下注射，在手术开始前将肿胀液渗透到整个区域。

技术

广泛切除手术的大部分步骤与局限性切除相似。但是与局限性切除相比，在这些大面积（≥ 1% BSA）手术中电切优于 CO_2 激光气化。术中窦道内注射 1% 甲基紫或亚甲蓝溶液，可以更容易实现窦道的定位。考虑到手术切缘可达病灶边缘 1.0cm，表皮及附属器、窦道，以及炎症和瘢痕相关的组织均应去除，直到呈现出柔软、正常的皮下脂肪组织。广泛切除不需要使用常用于处理恶性肿瘤的整体深筋膜切除技术。此外，在手术过程中应该分阶段切除受累的区域。这样可以更好地控制大出血，从而获得良好视野和更好定位额外的窦道。当受累区域被完全切除时，仔细触诊并探测边缘以检查是否有额外的窦道或腔隙（图 54-10）。

在切除广泛的 HS 病变后，伤口愈合或重建有多种选择。即使对于较大的缺损，二期愈合也是首选，因为微小的疾病残留病灶可以转移到表面，并可以自愈。不过，创面修复可以加速手术后皮肤缺损的愈合，从而避免二期愈合所需的较长愈合时间。目前已经有多种广泛切除后闭合缺损的技术。应尽量避免采用皮瓣重建的一期闭合（例如局部、旋转或易位），因为在 HS 易感部位再次引入毛囊可能导致皮瓣内复发（图 54-11）。对于愈合时间较短的缺损，如臀部缺损，可使用自体延迟

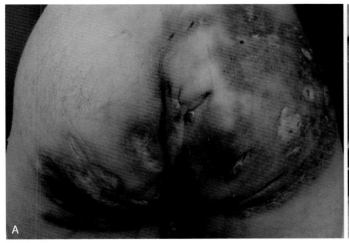

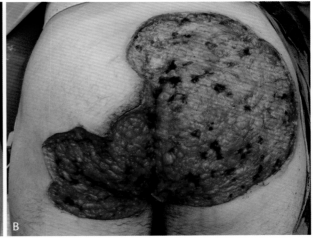

图 54-10　A. 臀部的 Hurley Ⅲ期广泛切除前；B. 广泛切除后即刻

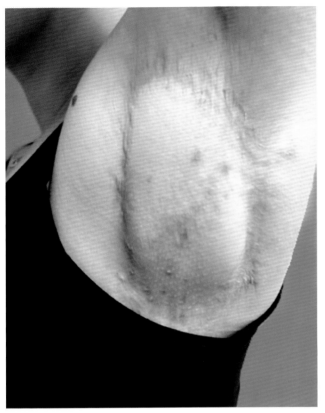

图 54-11　左侧腋窝皮瓣移植后复发

断层皮片移植（STSG）和富含血小板的血浆封闭技术。这是一种相对简单、廉价的方法，能减少术后并发症和疼痛，并可加速广泛切除手术后的恢复。

术后处理

术后患者应入院观察。应特别注意术中明显出血和有贫血病史患者的失血情况（即评估血清血红蛋白水平）。开放性伤口的局部护理（包括用于延迟植皮的二期愈合）包括聚维酮碘软膏或海藻酸钠敷料，然后是石蜡纱布和吸收性敷料。根据渗出量，伤口每天用盐水或清水冲洗 1~2 次。不需要封闭负压引流技术或高压氧治疗。当术后疼痛管理适当且可安排家庭医疗护理时，患者可出院。从第一天开始，应要求患者拉伸伤口区域，以防止新生成的瘢痕组织发生挛缩。当患者出现挛缩或在没有额外指导的情况下无法进行锻炼时，可以考虑物理治疗和术后康复训练。患者出院后 7~14 天应复诊，以评估伤口愈合情况。

结果和复发率

最近的一项 Meta 分析比较了广泛切除术后的 3 种闭合方式。复发率由 1 组一期闭合、7 组皮瓣和 8 组植皮研究来确定。平均复发率如下：一期闭合 15%（95% CI，0~72%）；皮瓣 8%（95% CI，2.0%~16.0%）；植

皮 6%（95% CI，0.0~24.0%）。一期闭合组（I^2=96%）和植皮组（I^2=93%）具有高和显著的统计学差异。广泛切除术后的二期愈合尚未得到充分的研究以得出结论。一般而言，使用辅助生物治疗可以实现广泛切除后较低的疾病进展率以及较长的无病间隔。

并发症

有报道研究了广泛切除后不同闭合术式并发症的发生率，包括一期闭合、皮瓣重建、STSG 或二期愈合。采用联合重建的 106 例患者的总并发症发生率为 17.8%。大多数并发症都是轻微的，常见缝合线裂开（5.4%）、术后出血／血肿（5.0%）、伤口感染（3.7%）和挛缩（1.7%）。此外，Bieniek 等研究了 57 例患者所有重建方法的并发症发生率，包括疼痛（30%）、伤口感染（11%）、挛缩（7%）、出血引起的低血容量（5%）和肉芽组织过度增殖（2%）。对皮瓣重建和植皮（部分）一直缺乏研究。广泛切除后二期愈合的并发症和复发率尚未得到广泛研究。不过，临床经验表明其复发率低于文献报道，并且二期愈合的并发症很少。

其他手术注意事项

手术是 HS 治疗的基石，可以实现局部治愈，但是手术治疗可能很复杂。

术前评估，结节和窦道主要是通过视诊和触诊来确定。然而窦道形成的程度只能在手术过程中确定，而且受累的区域往往比预期的要大得多。术前加做彩色多普勒超声可提供更多有用的参考信息。当由有皮肤成像经验的熟练的影像科医师或皮肤科医师进行超声检查时，可以洞察窦道的确切位置、数量和大小。这可能有助于实现以结构为导向的更精确地切除。

尽管二期愈合是首选方法，但一些部位特别是臀部，需要的愈合时间较短。该位置建议采用 STSG（图 54-12）。传统上 STSG 从受累区域以外的供区获得，通常是大腿。由于 HS 起源于毛囊并且表皮是健康的，因此也可以选择用切除的 HS 感染区域皮肤来获得一个薄层的 STSG。这就减轻了患者的痛苦，因为没有来自供区部位的伤口和不愿接受的瘢痕。STSG 可以使用电动或气动取皮刀进行切取，切割厚度为 0.2~0.3mm。切取后，STSG 以 1∶1.5 的比例拉伸制成网状皮。将包裹在盐水纱布中的 STSG 储存在 4℃ 的冰箱中，可以延迟移植。HS 的切除深度应达到健康的皮下脂肪，而皮下脂肪不支持皮肤移植，所以延迟移植是必要的。大约 14 天后，肉芽组织发育良好，就可以支持 STSG。使用富含血小板的血浆（platelet-rich plasma，PRP）可以增加 STSG 存活的概率，并形成一个保护层，将 STSG

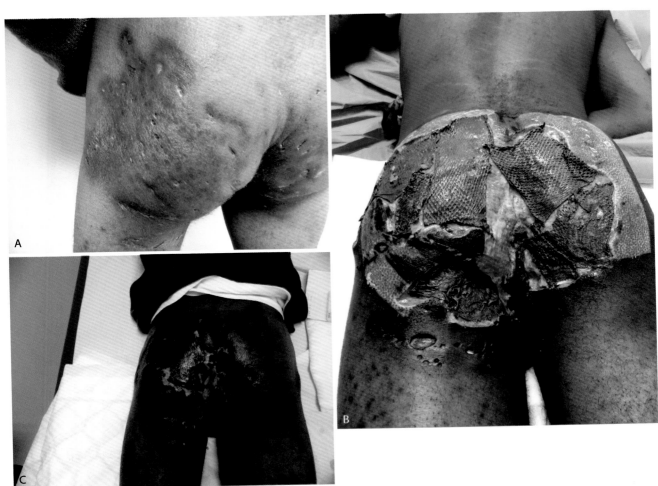

图 54-12　伤口愈合过程中使用了中厚皮片和富含血小板的血浆
A. 臀部广泛切除术前 Hurley Ⅲ 期病损；B. 广泛切除术后 14 天延迟应用 STSG；C. 术后 48 天结果。

在不使用胶水或订书钉的情况下固定牢固。首先将一半的 PRP 涂在创面上，剩余的 PRP 应施加在 STSG 皮片之上，并通过含有钙的自体血清激活，使得 STSG 在凝血酶纤维蛋白凝胶中包埋，确保了皮片对创面的牢固附着。

最后，光动力疗法（photodynamic therapy，PDT）可通过选择性、细胞毒性和免疫调节作用用于治疗 HS。49 例长期 HS 窦道的不愿或不能接受切除手术的患者可受益于病灶内 PDT 微创治疗。手术开始时给予局部麻醉药，最好使用布比卡因以延长麻醉效果，然后使用塑料套管将光敏剂 5% 5- 氨基乙酰丙酸（5-ALA）凝胶填充窦道。敷药大约 2 小时，期间需要掩盖入口 / 出口，以便将光敏溶液保持在腔内和黑暗中。随后，将 630nm 激光的光纤尖端插入开口中，并直达窦道末端。然后激光以 1.2W 的连续模式照射腔内，同时缓慢缩回光纤。一个前瞻性研究显示治疗 HS 患者的病变内 PDT 表现出 76%（29/38）的完全缓解。单个或孤立的窦道获得了最满意的结果。对于有多个、相互连接或深

在性窦道的患者，需要两次或多次治疗以达到疗效最佳，随访时间为 5～7 周。

肛周或会阴部位的 HS 患者，尤其是男性患者和伴随炎性肠病（IBD）的患者，有发生窦道穿透肛门括约肌复合体或透入直肠（即瘘管）的风险。此外，最近的调查显示，HS 患者的 IBD 患病率比一般人群高 4～8 倍（3.3% 比 0.41%～0.74%）。术前最好通过直肠内 MRI 或造影评估经括约肌或括约肌间窦道或者瘘管的存在。对于存在经括约肌或括约肌间窦道或者瘘管的患者，应与胃肠外科医师合作进行手术，胃肠外科医师可以采用挂线来确定瘘管或窦道。

二期愈合是 HS 切除术后的首选方法。理论上，二期愈合允许剩余的异常角质形成细胞或残留的角蛋白纤维从伤口中排逸，从而降低复发率。在 HS 好发部位，通过一期闭合覆盖残余病灶，或通过皮瓣重建重新引入毛囊，可能会导致手术区域的复发。但是到目前为止还没有文献可以支持这一假说。

总结

　　除了最轻的类型，HS 的所有阶段都需要手术治疗（图 54-13）。可以进行急诊手术干预，即病灶内注射曲安奈德和切开引流，以迅速缓解炎性结节和紧张脓肿的临床症状。对于这些手术，最好选择低温麻醉。HS 的局部治疗可以通过择期手术完成。根据上皮化腔是否存在，可以通过去顶（或）局限性切除来治疗较小的区域。对于至少 1% 的受累区域（Hurley Ⅲ）则需要广泛切除。二期愈合优于一期闭合，因为后者可以覆盖皮肤下残留（活跃）病灶，导致复发。对于肛周／会阴部 HS 患者，应特别注意可能存在经括约肌或括约肌间窦道或者瘘管。为了确保患者预后最佳，外科医师应根据操作者的经验和患者的个人需求选择合适的手术方式。

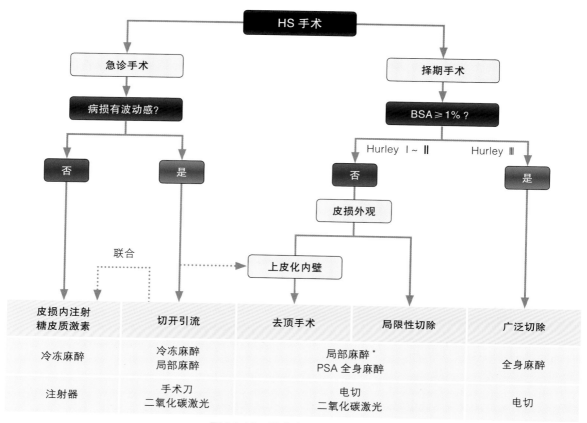

图 54-13　手术方式选择示意图
HS. 化脓性汗腺炎；BSA.HS 受累区域体表面积；PSA. 程序化镇静和麻醉；*. 取决于病变大小、部位、术者及患者偏好。

参考文献

1. Zouboulis CC, Desai N, Emtestam L, et al. European S1 guideline for the treatment of hidradenitis suppurativa/ acne inversa. J Eur Acad Dermatol Venereol. 2015;29:619–644.
2. Jemec GB, Heidenheim M, Nielsen NH. The prevalence of hidradenitis suppurativa and its potential precursor lesions. J Am Acad Dermatol. 1996;35: 191–194.
3. Revuz JE, Canoui-Poitrine F, Wolkenstein P, et al. Prevalence and factors associated with hidradenitis suppurativa: Results from two case-control studies. J Am Acad Dermatol. 2008;59:596–601.
4. Jemec GB. Clinical practice. Hidradenitis suppurativa. N Engl J Med 2012;366:158–164.
5. Alikhan A, Lynch PJ, Eisen DB. Hidradenitis suppurativa: A comprehensive review. J Am Acad Dermatol. 2009;60:539–561; quiz 62–63.
6. Kurzen H, Kurokawa I, Jemec GB, et al. What causes hidradenitis suppurativa? Exp Dermatol. 2008;17: 455–456.
7. Konig A, Lehmann C, Rompel R, et al. Cigarette smoking as a triggering factor of hidradenitis suppurativa. Dermatology. 1999;198:261–264.
8. Von der Werth JM, Williams HC. The natural history of hidradenitis suppurativa. J Eur Acad Dermatol Venereol. 2000;14:389–392.
9. Canoui-Poitrine F, Revuz JE, Wolkenstein P, et al. Clinical characteristics of a series of 302 French patients with hidradenitis suppurativa, with an analysis of factors associated with disease severity. J Am Acad Dermatol. 2009;61:51–57.
10. Pink AE, Simpson MA, Desai N, et al. γ- Secretase mutations in hidradenitis suppurativa: New insights into disease pathogenesis. J Invest Dermatol. 2013;133: 601–607.
11. Pink AE, Simpson MA, Desai N, et al. Mutations in the γ-secretase genes NCSTN, PSENEN, and PSEN1 underlie rare forms of hidradenitis suppurativa (acne inversa). J Invest Dermatol. 2012;132:2459–2461.
12. Kohorst JJ, Kimball AB, Davis MD. Systemic associations of hidradenitis suppurativa. J Am Acad Dermatol. 2015;73:

S27–S35.

13. Fimmel S, Zouboulis CC. Comorbidities of hidradenitis suppurativa (acne inversa). Dermatoendocrinol. 2010;2:9–16.

14. Horváth B, Janse IC, Blok JL, et al. Hurley staging refined: A proposal by the Dutch Hidradenitis Suppurativa Expert Group. Acta Derm Venereol. 2017;97(3): 412–413.

15. Riis PT, Boer J, Prens EP, et al. Intralesional triamcinolone for flares of hidradenitis suppurativa (HS): A case series. J Am Acad Dermatol 2016;75(6):1151–1155.

16. Ellis LZ. Hidradenitis suppurativa: surgical and other management techniques. Dermatol Surg 2012;38:517–536.

17. Danby FW, Hazen PG, Boer J. New and traditional surgical approaches to hidradenitis suppurativa. J Am Acad Dermatol. 2015;73:S62–S65.

18. Revuz J. Hidradenitis suppurativa. J Eur Acad Dermatol Venereol 2009;23:985–998.

19. Krbec AC. Current understanding and management of hidradenitis suppurativa. J Am Acad Nurse Pract. 2007;19: 228–234.

20. Fitch MT, Manthey DE, McGinnis HD, et al. Videos in clinical medicine. Abscess incision and drainage. N Engl J Med. 2007;357:e20.

21. Holmes HS. Options for painless local anesthesia. Postgrad Med 1991;89:71–72.

22. Ritz JP, Runkel N, Haier J, et al. Extent of surgery and recurrence rate of hidradenitis suppurativa. Int J Colorectal Dis. 1998;13:164–168.

23. Kohorst JJ, Baum CL, Otley CC, et al. Surgical Management of Hidradenitis Suppurativa: Outcomes of 590 Consecutive Patients. Dermatol Surg. 2016;42:1030–1040.

24. Brinks A, Koes BW, Volkers AC, et al. Adverse effects of extra-articular corticosteroid injections: a systematic review. BMC Musculoskelet Disord. 2010;11:206.

25. van der Zee HH, Prens EP, Boer J. Deroofing: a tissue-saving surgical technique for the treatment of mild to moderate hidradenitis suppurativa lesions. J Am Acad Dermatol. 2010;63:475–480.

26. Mullins JF, McCash WB, Boudreau RF. Treatment of chronic hidradenitis suppurativa: surgical modification. Postgrad Med. 1959;26:805–808.

27. Culp CE. Chronic hidradenitis suppurativa of the anal canal. A surgical skin disease. Dis Colon Rectum. 1983;26:669–676.

28. Brown SC, Kazzazi N, Lord PH. Surgical treatment of perineal hidradenitis suppurativa with special reference to recognition of the perianal form. Br J Surg. 1986;73:978–980.

29. van Rappard DC, Mooij JE, Mekkes JR. Mild to moderate hidradenitis suppurativa treated with local excision and primary closure. J Eur Acad Dermatol Venereol. 2012;26: 898–902.

30. Wal VB vdBW. Chirurgische behandeling van acne ectopica met "deroofing"(methode Bos): 1994–1999. Ned Tijdschr Derm Venereol. 2000;10:22–23.

31. Bieniek A, Matusiak L, Okulewicz-Gojlik D et al. Surgical treatment of hidradenitis suppurativa: experiences and recommendations. Dermatol Surg. 2010;36: 1998–2004.

32. Soldin MG, Tulley P, Kaplan H, et al. Chronic axillary hidradenitis–the efficacy of wide excision and flap coverage. Br J Plast Surg. 2000;53:434–436.

33. Kagan RJ, Yakuboff KP, Warner P, et al. Surgical treatment of hidradenitis suppurativa: a 10-year experience. Surgery. 2005;138:734–740; discussion 40–41.

34. Rompel R, Petres J. Long-term results of wide surgical excision in 106 patients with hidradenitis suppurativa.

Dermatol Surg. 2000;26:638–643.

35. Hamzavi IH, Griffith JL, Riyaz F, et al. Laser and light-based treatment options for hidradenitis suppurativa. J Am Acad Dermatol. 2015;73:S78–S81.

36. Lapins J, Marcusson JA, Emtestam L. Surgical treatment of chronic hidradenitis suppurativa: CO2 laser stripping-secondary intention technique. Br J Dermatol. 1994;131: 551–556.

37. Lapins J, Sartorius K, Emtestam L. Scanner-assisted carbon dioxide laser surgery: a retrospective follow-up study of patients with hidradenitis suppurativa. J Am Acad Dermatol 2002;47:280–285.

38. Mehdizadeh A, Hazen PG, Bechara FG, et al. Recurrence of hidradenitis suppurativa after surgical management: A systematic review and meta-analysis. J Am Acad Dermatol. 2015;73:S70–S77.

39. Mikkelsen PR, Dufour DN, Zarchi K, et al. Recurrence rate and patient satisfaction of CO2 laser evaporation of lesions in patients with hidradenitis suppurativa: A retrospective study. Dermatol Surg. 2015;41:255–260.

40. Blok JL, Boersma M, Terra JB, et al. Surgery under general anaesthesia in severe hidradenitis suppurativa: A study of 363 primary operations in 113 patients. J Eur Acad Dermatol Venereol. 2015;29:1590–1597.

41. Van Rappard DC, Mekkes JR. Treatment of severe hidradenitis suppurativa with infliximab in combination with surgical interventions. Br J Dermatol. 2012;167:206–208.

42. Falola RA, DeFazio MV, Anghel EL, et al. What Heals Hidradenitis Suppurativa: Surgery, Immunosuppression, or Both? Plast Reconstr Surg. 2016;138:219S–229S.

43. Janse I, Bieniek A, Horváth B, et al. Surgical procedures in hidradenitis suppurativa. Dermatologic clinics. 2016; 34:97–109.

44. Namias A, Kaplan B. Tutnescent Anesthesia for Dermatologic Surgery. Dermatology surgery. 1998;24: 755–758.

45. Vossen AR, van der Zee HH, Prens EP. Accelerated wound healing after wide excisions in hidradenitis suppurativa using autologous split-thickness skin grafting and platelet-rich plasma. Int Wound J. 2016.

46. DeFazio MV, Economides JM, King KS, et al. Outcomes after combined radical resection and targeted biologic therapy for the management of recalcitrant hidradenitis suppurativa. Ann Plast Surg. 2016;77:217–222.

47. Alharbi Z, Kauczok J, Pallua N. A review of wide surgical excision of hidradenitis suppurativa. BMC Dermatol 2012; 12:9.

48. Wortsman X, Castro A, Figueroa A. Color Doppler ultrasound assessment of morphology and types of fistulous tracts in hidradenitis suppurativa (HS). J Am Acad Dermatol. 2016;75:760–767.

49. Kalka K, Merk H, Mukhtar H. Photodynamic therapy in dermatology. J Am Acad Dermatol. 2000;42:389–413; quiz 4–6.

50. Suarez Valladares MJ, Eiris Salvado N, Rodriguez Prieto MA. Treatment of hidradenitis suppurativa with intralesional photodynamic therapy with 5-aminolevulinic acid and 630 nm laser beam. J Dermatol Sci. 2016.

51. Schrader AM, Deckers IE, van der Zee HH, et al. Hidradenitis suppurativa: A retrospective study of 846 Dutch patients to identify factors associated with disease severity. J Am Acad Dermatol. 2014;71:460–467.

52. Balik E, Eren T, Bulut T, et al. Surgical approach to extensive hidradenitis suppurativa in the perineal/perianal and gluteal regions. World J Surg. 2009;33: 481–487.

第五部分

皮肤美容外科学

第 55 章　美容咨询

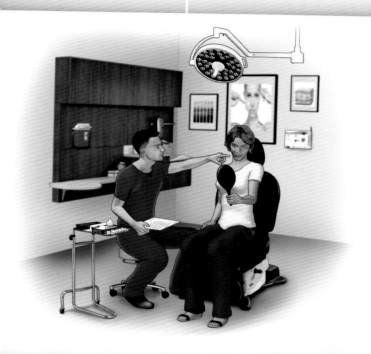

原著者　Kathryn J. Tan
　　　　Heidi A. Waldorf

翻　译　杨　洁　米　霞
审　校　党宁宁

概要

- 无论是侵入性还是非侵入性美容整形治疗的需求，都在急剧增加。
- 全面细致的咨询能够教育求美者并使之感到舒适，极有价值。
- 求美者的诉求和期望值差异很大，咨询过程是梳理求美者个人偏好的理想时机。

初学者贴士

- 前台员工与求美者的交流为后续诊疗工作奠定了基础。
- 诊所员工的礼仪必须达到类似高级酒店或零售店的标准。

专业贴士

- 用列出求美者想讨论的问题和治疗的美容调查问卷可以提高咨询效率。
- 变通使用反应式倾听——重复求美者之前向护士或助手说过的话。

切记！

- 接待区域的整体外观对于接诊求美者尤为重要。
- 公众往往不知道，要达到理想疗效，手术可能比所需的非手术治疗组合更便宜。

陷阱和注意事项

- 医师要根据临床实际和费用来设定求美者的期望值：期望用 1 支填充剂而至少要 6 支才能达到理想疗效的情况，求美者会不满意。
- 在求美者中最常见的精神疾病是身体畸形恐惧症。

患者教育要点

- 明确非手术治疗可以达到很好的疗效，但和手术相比仍然有差别。
- 医师必须拒绝他们认为在医学或美学上不可取的治疗。

收费建议

- 在未与你的保险公司商讨前，切勿自行退还治疗费用或补偿求美者。如果医疗事故引起诉讼，这样做可能会使你的保险作废。

引言

侵入性和非侵入性美容整形治疗的需求与日俱增。根据美国皮肤外科学会（ASDS）2016 年对美容皮肤科治疗消费者的调查，在美国，考虑接受美容治疗的人从 2013 年的 30% 上升到 2016 年的近 60%，每 10 位受访者中将近 6 位考虑接受美容治疗。影响他们是否接受治疗的首要因素是他们的皮肤科医师（53%）。因此，一次成功的咨询至关重要。

前台接诊

不论是电话、在线还是现场沟通，潜在顾客最先接触到的是诊所前台员工。前台接诊将为随后的诊疗奠定基础，应该及时接听电话和回复电子邮件。而也有求美者因为寻求管理处方审批的帮助（即便是美容治疗可能也需要），以及想通过电话咨询来避免医师处就诊，会把电话直接打到医师办公室。据估计，这种电话在过去 10 年里增加了 50%。随着越来越多的诊所建立了与求美者的电子联系方式，接电话的员工也需要坐到电脑前与之沟通。因此，平衡电话、在线和现场沟通的需求至关重要。

员工在电话中与求美者沟通时必须做到礼貌、专业、友好，并能保持冷静。诊所员工的礼仪必须达到类似高级酒店或零售店的标准（表 55-1）。具体的礼仪规范可以借鉴最成功的商业客户服务公司，比如丽兹卡尔顿酒店和诺德斯特龙百货公司。

与潜在顾客沟通的员工必须了解诊所能够提供的服务、医师及其他从业人员的情况，以及收费要求。增加新的诊疗项目必须知会员工。如果员工对求美者初次打电话咨询的项目表示陌生，那就不能给对方信心。不要想当然地认为求美者了解医师的资历，在初次电话咨询时，向对方介绍医师的资历对能否将其转化为诊所顾客有很大影响。很多诊所不在电话里报价，但是必须告诉对方就诊的咨询费用、诊疗流程，以及如果就诊当天治疗是否产生额外费用等。咨询者有权在电话中了解治疗的一些细节，尤其是在面诊当日有可能进行的治疗。员工们平时按照职责分为临床组和非临床组，他们之间良好的沟通很重要，有些诊所会对所有员工进行综合培训讨论上述情况。

诊所

应该让初次来到诊所进行美容咨询的求美者感到宾至如归的热情。诊所办理登记的区域应该标识清晰，位置明确，以便求美者一进入诊所就能看到接待员工笑脸相迎。如果接待员工还没有准备好接待求美者，或者要延迟就医，在求美者等待期间保持微笑、表示歉意，并提供饮料或小吃，这样通常会得到对方的谅解。如果需

表 55-1　电话礼仪

美容咨询服务基本电话礼仪
1. 接电话前不要让电话铃响声超过 3 次
2. 接听电话时，要口齿清晰，面带微笑，接听电话时保持微笑有助于保持积极的语气
3. 介绍自己和诊所，询问打电话人的姓名，比如："您好，琼斯医生皮肤科诊所，我是简，请问您是谁？"
4. 重复咨询人的姓名，询问打电话的原因，比如："您好，史密斯女士。请问有什么需要我帮助的吗？"通话时一定要记下患者的名字和联系方式，以防电话中途掉线
5. 如果不能立即接听电话，请在询问和获得允许之前不要让对方等待。比如："史密斯夫人，对不起，我正在接听另一个电话，您可以稍等一下吗？"
6. 如果你知道需要等很长时间，可以提出稍后回复对方电话的建议。比如："史密斯夫人，我不想让您久等，可以留下联系方式，我稍后联系您吗？"然后按约定及时回电
7. 如果打电话的人问了一个你不知道的问题，请如实回答。比如："史密斯夫人，非常抱歉我回答不了您的问题，稍后我会让我们的医生助理给您回电话，并对您提出的问题进行比较详细的解释。"或者"我会请医生在诊间尽快给您回电话。"
8. 在将电话转接给其他员工时，一定要告知患者的名字，这样他们就可以直接和患者开始交流，比如："史密斯夫人，我是凯西，琼斯医生的护士，简说您在安排预约之前还有一些问题需要咨询？"
9. 一定要留下顾客常用的电话号码（和备用号码）以及接回访电话的最佳时间，尤其是如果经理或其他团队成员必须回复电话时
10. 一定要感谢来电者的时间和耐心
11. 如果可能的话，让打电话的人先挂断电话，如果用的是听筒，轻轻地挂断电话

要等待较长时间，应知会员工在求美者到达诊所之前给他们打电话，这样可以向求美者传达诊所重视他们时间的信息。

医美诊所接待区域的外观尤为重要，因为它反映了医师的审美观。接待区域环境最基本应该保持干净整洁，有足够的私人空间供求美者登记以保护隐私。从接待室到候诊室或休息室，再到检查室或治疗室顺畅有序的流程可以增加初次来访的求美者对诊所的信任。

诊所的装修应该能够反映出医师品位、所处地区风情和求美者类型。例如位于亚利桑那州的诊所可能会用以柔和色调和岩石为主的西南部风格来装修，而位于新奥尔良的诊所则以水晶和玻璃材料为装修主题，在纽约，超现代简洁的白色和橡木是装修主基调。以男性为主要服务群体的诊所可能会选择包含体育主题纪念品的装修风格，千禧一代可能更喜欢高科技感的装修环境。走进诊所，还能够通过摆放的旅行照片、好莱坞纪念品或者中世纪家具，感受到医生的品位和兴趣爱好。

诊所的颜色也很重要。在设计、市场和品牌领域的研究表明，颜色与情感甚至身体反应密切相关，这种效应被称为色彩动力学。根据与水和天空（蓝色）或太阳（红色）的对应关系，颜色可以分为冷色和暖色。红、黄、橙是"高唤醒"颜色，可能会升高血压，而蓝、绿、紫是"低唤醒"颜色，它们往往使人平静和放松。特殊的颜色与心理特征有关，比如红色代表战争和爱，绿色代表自然和治愈，蓝色代表稳定和信任。颜色组合可以根据反射光到达视网膜的位置来触发反应，当看到相邻的明亮互补色时，视神经产生相互冲突的信号引起脉冲或振动效应，产生颜色疲劳。

初次到访的求美者通常会感到兴奋和焦虑。诊所的入口、接待处和等候区选择使用的颜色可以起到积极、消极或中性的作用。把红色用在等候区会引起刺激效应，显然不合适，淡黄色可能会让等候的求美者感觉平静和愉快，但过多的淡黄色会让人感到沮丧，容易发脾气，蓝色可能会起到降低血压的作用，不过淡蓝色可能会显得寒冷或缺乏人情味。

研究表明，求美者在候诊区的平均等待时间是21分钟，令人不适的空间会让等待显得更加漫长。候诊区的椅子或沙发应该是无需帮助就可以轻松坐下和起立的，应该有可以放置饮料的桌面，布置一个摆放饮料或小吃的区域会让求美者感受到更多的关爱。可以用简洁的方式展示诊所开展的治疗项目和所售产品的信息，以供查阅。还可以根据求美者群体和医师的个人偏好提供最新的流行杂志、有趣的茶几书、带有教育信息的电脑或电视。

咨询问诊

准备工作

美容咨询也要像医学问诊一样高度重视既往史和用药情况。相关的调查表格无论求美者是通过门户网站在线填写还是在办公室填写，护士或医生助理都必须与求美者一起详细审查信息，确保填写完整。用药情况必须包括求美者使用的处方药、非处方药、维生素和营养品。每次就诊时，过敏和敏感情况都必须注明。医师必须了解求美者的总体健康状况，以及要做的治疗与求美者的口服药物、既往手术或潜在基础疾病相关的主要和次要风险。求美者一般不知道鱼油和婴儿阿司匹林有抗凝作用，但这些药物可能对注射治疗有显著的影响。有单纯疱疹病毒感染史的求美者，在其面部或生殖器部位的操作可能需要抗病毒预防治疗。容易形成瘢痕疙瘩是注射聚左旋乳酸和某些外科手术的相对禁忌证，可能需要提前制定术后干预措施。具有热效应的射频或超声不应用于未经治疗的疝气，对于疝修补术的外科补片也可能会引起不良反应。助理必须了解具体治疗的关键点，并在病史记录中予以强调。

过去整形美容治疗的详细病史也很重要。求美者常常会忘记（或拒绝）提供包括整形手术在内的手术史，即使30年前做的鼻整形手术，也可能对血管的解剖位置有影响，从而影响填充剂的注射安全。了解求美者在除皱术或腹壁成形术后恢复的过程是很有帮助的，助手必须详细询问求美者此前是否接受过肉毒杆菌毒素、填充剂、激光或其他能量设备、缝合或埋线提拉、化学剥脱、非侵入性减脂和整容手术等治疗，除了要了解大致的治疗时间，还应了解求美者使用的产品、提供服务或手术的机构以及求美者的满意度等。多数求美者并不知道所注射填充物或肉毒毒素的确切信息，但如果是由信誉良好的医师操作，就有理由认为求美者使用的产品是经过FDA批准的，如果有必要，可以通过查询获得相关记录。在计划未来治疗方案时，明确这些信息从医学角度看很重要：在未经美国批准使用的永久性填充剂上进行新的填充注射，可能引起炎症、结节或感染。此外，对于填充物注射过量或注射位置不恰当的求美者，了解其使用的填充物是否为透明质酸也很重要，这决定了注射透明质酸酶是否能矫正上述情况。了解求美者对此前的治疗结果是否满意，以及为什么满意，有助于医师确定能否实现其期望值。求美者目前的护肤方案和使用维A酸、氢醌或其他常见药物的情况也应记录在案，了解上述信息可以最大限度地提高疗效并方便术后指导。

用列出求美者想讨论的问题和治疗的美容调查问卷可以提高咨询效率（图 55-1）。护士、医生助理或护肤品顾问可以选择合适的时机跟求美者初步沟通，告知诊所可以提供的治疗，并询问："为什么要在现在做医美？"是为近期的重要活动，比如为婚礼做准备，还是想从一些打击（如离婚）中恢复过来，或是为了在癌症等疾病康复后有更好的感觉？明确了以上问题，可以使求美者进诊室后的面诊过程更加顺利。

在了解求美者的既往史、整形美容史和美容意向后，应为其做好就诊前的准备工作，包括卸妆，将头发束起显露面部，换上检查服。有的诊所会在此时拍照，而有的诊所会在治疗前拍照。这些准备工作为医师节省了时间，可以让他们对求美者更加专注。

评估

成功的咨询可以将有兴趣的咨询者转变为顾客，这取决于医师和求美者之间的融洽关系。进入检查室前，医师和助理应将手机调成静音尽量减少干扰，如果医师知道面诊过程会被预约的电话打断，应事先向求美者解释并道歉。即使诊室里只有一位医师，医师也应该在求美者进入诊室时自我介绍。研究表明，求美者更喜欢被称呼姓氏，但随着"医师"转变为"健康服务者"，求

求美者姓名：_____ 日期：_____

您是否对我们提供的以下情况／治疗感兴趣？是 ___ 否 ___

如果选否，问卷结束。如果选是，请在下表选择：

我想解决的问题：

肤色	面部线条、皱纹	面部下垂	看上去"衰老"和（或）"累"
肤色暗哑	黑眼圈	眉或眼睑下垂	身体皮肤下垂
色斑	眼袋或下眼睑肿胀	面颊和（或）颞部凹陷	多余的脂肪
肤色不均	眉间纹	下面部下垂	腹部、髋部、大腿和臀部轮廓线消失
毛孔粗大	额纹	火鸡颈	多汗
皮肤纹理粗糙	鼻唇沟	薄唇	妊娠纹
皮肤褪色	唇纹	不想要的痣	痤疮、瘢痕
老年斑／晒斑	木偶纹	手部衰老	手术或外伤瘢痕
红斑／蜘蛛痣	鼻型	多余的毛发	瘢痕疙瘩
面部／颈部发红	颈纹	腿部静脉曲张	不想要的文身

我对以下治疗感兴趣：

护肤品／皮肤保养	保妥适／丽舒妥除皱	飞梭激光治疗光老化（皱纹、色素不均）
染料激光治疗红斑或蜘蛛痣	填充物治疗细纹或皱纹	飞梭激光治疗瘢痕或妊娠纹
Q 开关 Nd：YAG 激光治疗晒斑	填充物重塑面部轮廓	热玛吉紧致
强脉冲光治疗红斑和晒斑	填充物治疗下眼睑泪沟	Coolsculpting 或 Kybella 减脂
素颜光治疗毛孔粗大、细纹和肤色暗哑	丰唇	腿部静脉曲张硬化治疗
微晶磨削或化学剥脱	激光脱毛	美容祛痣

当我照镜子时，我觉得自己看起来比真实年龄：

年轻	岁
相符	
年老	岁

图 55-1　美容调查问卷

美者转变为"消费者",称谓可能也会发生变化。稳妥的方式是在求美者想改变称呼之前先称呼他／她的姓,或者与求美者对医师的称呼保持一致——如果对方直呼医师的名字,医师当然也可以这么称呼对方。问诊期间别站着,花些时间坐下来谈对医患关系有积极的影响。

倾听是建立良好医患关系最重要的因素。虽然医师愿意通过一连串快速提问得到答案,但是建议放慢语速,提开放式的问题,给求美者说话的机会。如果时间比较紧张,变通使用反应式倾听的方式,重复求美者在前面环节中对护士或助手说过的话,如:"我的护士蒂娜跟我沟通过您的情况,我认为您最想解决下巴的问题。"这样就明确了医生助理是团队的一员,并且让求美者知道团队已经听到了自己的诉求。沟通病史后,给求美者一面手镜,让他／她指出主要问题。这样就可以把注意力集中在求美者关心的问题上,而不是集中在求美者可能听说过的某种特殊的治疗方案上。

在回顾了相关的病史并确定了求美者所关注的需要解决的问题之后,医师就可以进行评估。对于大多数非侵入性美容皮肤科治疗,检查时求美者最好是坐直或站立,以便看到重力的影响。从多个角度观察求美者,根据需要轻轻触摸、拉捏组织,并让求美者做表情。根据具体情况决定是否需要进行其他检查,记录相关的阴性结果,如在咨询颏下或腹部减脂时要记录没有甲状腺肥大或脐疝。

建议

医师的建议应该基于求美者的身体情况、社会和经济方面的考虑。有时建议很直接,比如用治疗血管的激光或强脉冲光治疗面部毛细血管扩张症。更常见的情况是,想用非侵入性的治疗达到理想疗效,需要结合多种治疗方法来扩容、放松、磨削、紧致或提升。如果你认为适合转诊到外科做手术,要提出建议让求美者考虑是否接受,如果不接受,要问清楚为什么。要明确说明,非手术治疗可以达到很好的效果,但和手术效果仍然存在差异。公众往往不知道,要达到理想疗效,手术可能比所需的非手术治疗组合更便宜。医师要根据临床实际和费用来设定求美者的期望值:期望用 1 支填充剂而至少要 6 支才能达到理想疗效的情况,求美者会不满意。

如今,大多数求美者来咨询前,已经在其他医师、专科、学会、行业、新闻报道和社区网站上研究过感兴趣的治疗。网站在科普的同时,也为不满意的求美者提供了评论区。医师的责任不仅在于解释自己的治疗建议,还要消除常见的误解。要向求美者充分说明你期望对其实施的治疗将达到什么效果,如何实施,必须实施的次数和间隔时间,预期的不适程度,误工期和治疗后护理以及涉及的风险。如果要从几种治疗中选择,解释为什么推荐其中一种,或者为什么求美者可能更喜欢其中一种。如果要做几种治疗,设计一个合理的计划,在求美者健康、时间和预算限制允许的情况下,平衡求美者优先考虑的治疗和你作为专家的考虑,使求美者外观得到最显著改善。准备好回答求美者的问题,这些治疗你做过多少——是像家常便饭一样每天都做,还是你刚开展但感觉很好的新治疗——为什么感觉很好?最后,要明确每种治疗都是疗效和风险并存,并且不能保证都能达到预期的疗效。

医师工作繁忙,可能没有时间充分解释。可以让经常与你一起工作并了解你的思维过程的助手先与求美者沟通,构建概念框架,帮助其理解随后的咨询内容。当你面对求美者时,要投入,并表现出你在积极地倾听和记忆。医师和助理应该使用非医者容易理解的语言,并提供一致的信息。使用由医师、专业协会和(或)行业研发的可视化或数字化教育资源可能会有帮助。医师给出具体建议后就可以离开诊室(别显得匆匆忙忙),助理接着完善细节。

难以应对的求美者

大多数成功的美容医师都有很多欣赏并长期追随他们的求美者,这让他们获得个人和职业的成就感,这些求美者会将医师推荐给家人和朋友,从而形成愉快的医患圈。然而,医师、求美者也像世界人口一样多样化。尤其在美学领域,无论临床技能如何,个性、外貌、沟通技巧都能吸引或排斥潜在的求美者。因此,没有一位医师能够完美到适合所有人。反之亦然,也有求美者不适合医师的时候。医师必须对任何他们认为在医学或美学上不可取的治疗说"不"。医师要对任何并发症和糟糕的审美结果负责——即使这个结果是求美者想要的,这将是医师职业生涯中最糟糕的广告。

在咨询阶段,医师和助手可以通过留意求美者的语言和非语言线索来筛选求美者。这些线索提示求美者可能会对医师、诊所或治疗不满意。还有一些求美者因为精神疾病而必须谨慎治疗。日本整形外科中心一项对1980—1997 年间寻求整形手术的求美者进行的调查研究发现,47.7% 的求美者符合精神障碍的诊断标准。并非所有的精神疾病都是整容手术的禁忌证,还有很多没有诊断精神疾病的求美者也应该非常谨慎地接诊。以下是美学实践中常见的四类需要谨慎对待的求美者以及应对指南。

身体畸形恐惧症的求美者

身体畸形恐惧症(body dysmorphic disorder,BDD)是寻求整容手术的求美者最常见的精神疾病。《精神疾病诊断与统计手册 5》将 BDD 定义为"由于感知到身体异常而产生的痛苦"。在一篇文献综述中，据估计，6%～15% 的皮肤外科患者表现有 BDD。另一篇文章指出，BDD 在美国人口中占 2.4%，在整形外科门诊占 2%～7%，在皮肤科门诊占 9%～15%。尽管美容门诊的求美者中通常女性多于男性，但在精神卫生机构门诊，BDD 在男性和女性中同样常见。虽然 BDD 最常见的主诉包括皮肤（如瘢痕）、头发和鼻子，但身体的任何部位都可能是关注的焦点。因为这些求美者的担忧是主观感知的而不是真实的，所以很少有求美者对治疗感到满意就不足为奇了：一项研究报告说 75% 的 BDD 求美者对他们的治疗结果感到不满。

在咨询阶段筛查 BDD 最简单的方法，是让求美者在照镜子时指出自己关注的问题，你能看到求美者所指。不妙的是，一些求美者有更隐匿的 BDD 表现，问题可能要到治疗后随访比较治疗前后的照片时才能暴露出来。当求美者和医师、助理的意见相左时，就该终止治疗了。告诉求美者，非常不幸你没有看到她认为的问题，因此你无法解决它，建议另请高明，一般不需要正式的出院手续，发自内心地承认你非常希望能帮上忙但是无能为力，同时跟保险公司确认让求美者离开诊所的合理性。

过度焦虑的求美者

过度焦虑的求美者一般危害不大，但可能是最耗费时间和精力的类型。尽管医师和助理不厌其烦地详细解答，但是这类求美者在每次做决定前都会重复同样的问题。一些过度焦虑的求美者只是需要安慰，然而，知情同意要求求美者的所有问题都能得到解答。有时很难确定求美者是希望医师为其做决定，还是并没有做好接受治疗的准备。如果下不了决心接受治疗，可以建议其仔细考虑后改天再来。医师和助手都要做好治疗前后频繁接听电话的准备。最重要的是，尽管不得不重复同样的信息，但每个人都必须以善意和认真的态度对待求美者。

讨价还价的求美者

为获得求美者而不断加剧的竞争促进了医疗美容的商业化。通过药物或疗程促销的特价广告，以及通过网站促销的捆绑治疗，催生了"医师购买者"，即求美者根据价格而不是医师来选择诊所。虽然有的求美者最初通过打折找到医师，由于认可疗效继续追随该医师，但大多数"医师购买者"会根据最新的折扣换医师。他们通常会坚持在咨询前得到报价，所以拒绝公布治疗价格是有效的筛选方式。

比较难应对的是那些常规讨价还价的求美者。虽然诊所可以自主制定第三方支付不包括的服务价格，当然

也可以提供折扣或免费服务，但从道德和实际考虑，都需要合理的标准化定价。有些人觉得自己有权享受"交易"，而另一些人则抱怨说，他们负担不起看病的费用，应该得到折扣。对这些求美者，善意地告诉他们，你理解整容治疗是一件奢侈的事情，你的员工会很乐意帮助他们找适合他们预算的治疗。还有的求美者不珍惜医师的时间。跟他们解释治疗成本是基于医师多年的培训和经验以及所使用的产品，尊重医师、助理和诊所的求美者通常会理解这一点。

愤怒的求美者

这类求美者通常最难应对。本着维护好医患关系的原则，要理解求美者的"合理"愤怒，比如因为员工的错误或医师严重迟到而生气，碰到这种情况，医师和（或）相关员工应向求美者道歉，并向其保证，诊所会优先考虑并会解决求美者的不满，可以赠送一些小礼物比如医学护肤品以表诚意。

更加难以应对的是那些无理取闹的求美者。这类求美者吵闹不休，更有甚者就诊之前就开始辱骂诊所员工。在这种情况下，首先要把求美者平稳顺利地从公共区域带到私人区域，比如检查室、诊所经理办公室，如果没有可用的房间，带到员工休息室也可以。如果已经给求美者做完治疗，员工尽量拍照记录疗效。医师应尽快在员工陪同下见到求美者并倾听其诉求，不要干扰求美者发泄不满。医师应该用反应式倾听的方式应对，而不是一味地自我防卫。反应式倾听是一种总结对方说话内容的技巧，向对方表明你在倾听并且已经听懂。当听到有人贬低你和你的诊所时，能够不卑不亢地保持冷静并表现出理解非常不容易，就当对方对事不对人。道歉时要非常小心，记住，说你很抱歉你的诊所没能让求美者开心，这可能有助于缓和局面，而不是在法律上承认有罪。在这种情况下，取消诊疗费可能是最容易做的事，但是在没有和你的保险公司沟通前，不要自作主张取消治疗费或赔偿，因为如果求美者诉诸法律，你的自作主张会让你的保险作废。最后，尽快让求美者离开诊所。如果需要记录后期疗效，建议求美者在正常接诊时间前或后复诊。如果需要给求美者办理出院手续，你的保险公司应该向你提供一份模板信，其中包括出院原因、当地医学会的转诊信息（这样求美者可以找到其他医师），以及一份出院记录表格。你可能需要根据情况在一段时间内（通常是 30 天）随访求美者或处理与治疗相关的紧急情况。

总结

医师和求美者之间的成功交往，除了推荐治疗以

外，还包括各种因素的相互作用。比如诊所环境、员工的沟通技巧和能被求美者感知到的医师的关心，在这些因素的共同作用下美容咨询得以顺利进行，从而能够建立长期的医患关系。

参考文献

1. ASDS survey: Twice as many considering cosmetic procedures. American Society of Surgical Dermatology. https://www.asds.net/_Media.aspx? id=9576&terms= asds%20survey%202016. Accessed February 27, 2017.
2. American Society for Aesthetic Plastic Surgery Reports More Than $13.5 Billion Spent for the First Time Ever. Statistics, Surveys & Trends. 2016. The American Society for Aesthetic Plastic Surgery. 2015; http://www.surgery.org/media/news-releases/american-society-for-aesthetic-plastic-surgery-reports- more-than-135-billion-spent-for-the-first-time-ever. Accessed December 20, 2016.
3. https://www.quora.com/Who-said-You-never-get-a- second-chance-to-make-a-first-impression. Accessed February 27, 2017.
4. Wieczner J. The doctor won't take your call. Market Watch. http://www.marketwatch.com/story/the-doctor- wont-take-your-call-2013-07-16. Accessed January 19, 2017.
5. Angeles S. Customer service 101: Phone etiquette for small businesses. Business News Daily. 2014, http://www.businessnewsdaily.com/6444-call-center-phone-etiquette.html/. Accessed January 19, 2017.
6. Przybyla D. The psychology and meaning of colors. ColorPsychology.org. http://www.colorpsychology.org. Accessed January 19, 2017.
7. Color Psychology: How does color affect us. Pantone. https://www.pantone.com/color-psychology-how- does-color-affect-us. Accessed December 20, 2016.
8. How long will you wait at your next doctor's appointment? Vitals. http://www.vitals.com/about/ wait-time. Accessed February 27, 2017.
9. Mihai. Room color and how it affects your mood. Freshome. http://freshome.com/room-color-and-how- it-affects-your-mood/. Accessed January 18, 2017.
10. Werschler P, Calkin J, Lamb D, Mauricio T, Narurkar V, Rich P. Aesthetic dermatologic treatments: consensus from the experts. J Clin Aesthet Dermatol. 2015; 8(10): S2–S7.
11. Stop taking herbs before surgery. Doctors Health Press. 2006. http://www.doctorshealthpress.com/heart-health-articles/stop-taking-herbs-before-surgery. Accessed February 27, 2017.
12. Gillette R, Filak A, Thorne C. First name or last name: which do patients prefer? J Am Board Fam Pract. 1992;5: 517–522.
13. Swayden KJ, Anderson K, Connelly L, Moran J, McMahon J, Arnold P. Effect of sitting vs standing on perception of provider time at bedside: a pilot study. Patient Educ Couns. 2012;86(2):166–171.
14. Larsen B. Six listening techniques that can change everything. Standard Examiner. 2014. http://www.standard.net/Success-Strategies/2014/10/22/6-listening- techniques-that-can-change-everything, Accessed February 26, 2017.
15. Hilton L. The "art" of the cosmetic consult. Dermatology Times. 2016. http://dermatologytimes.modernmedicine.com/dermatology-times/news/art-cosmetic-consult. Accessed February 26, 2017.
16. What to ask a cosmetic surgeon: 5 essential questions to ask at your cosmetic surgery consult. American Board Cosmetic Surgery. 2014. http://www.americanboardcosmeticsurgery.org/5-essential-questions- for-cosmetic-surgery-consult/, Accessed February 26, 2017.
17. Ishigook J, Iwao M, Suzuki M. Dermographic features of patients seeking cosmetic surgery. Psychiatry Clin Neurosci. 1998;52:283–287.
18. American Psychiatric Association. Diagnostic and Statistical Manual of Mental Disorders. 5th ed. Washington, DC: American Psychiatric Association; 2013.
19. Malick F, Howard J, Koo J. Understanding the psychology of the cosmetic patients. Dermatol Ther. 2008;21: 47–53.
20. Never-ending cosmetic surgeries–The patient with body dysmorphic disorder: an expert interview with Eva Ritvo, MD. Medscape. 2010. http://www.medscape. com/viewarticle/725216. Accessed February 27, 2017.
21. Wilson JB, Erpey CJ. Body dysmorphic disorder: Suggestions for detection and treatment in a surgical dermatology practice. Dermatol Surg. 2004;30:1391–1399.
22. Consultation skills- consultations with anxious patients. GP. 2008; http://www.gponline.com/consultation-skills-consultations-anxious-patients/article/ 866068. Accessed February 27, 2017.
23. Sacopulos M. Video: How to handle hagglers and other tough patients. Modern Aesthetics. http://modernaesthetics.com/tv/?f=how-to-deal-with-hagglers-and-other-tough-patients. Accessed February 27, 2017.
24. Waldorf H. Video: The difficult patient part 2. Modern Aesthetics. http://modernaesthetics.com/tv/?f=the-difficult-patient-part-2. Accessed February 27, 2017.
25. Waldorf H. Video: The difficult patient. Modern Aesthetics. http://modernaesthetics.com/tv/?f=the- difficult-patient. Accessed February 27, 2017.
26. Handling the angry patient. HPSO. http://www.hpso. com/risk-education/individuals/articles/Handling- the-Angry-Patient#. Accessed February 27, 2017.

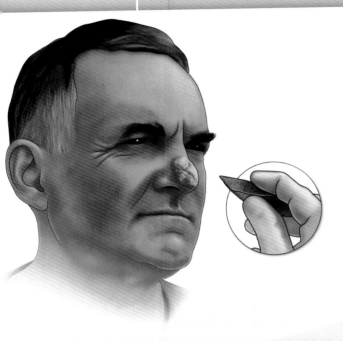

第 56 章 | 皮肤磨削术

原著者　Baran Ho
　　　　Daniel B. Eisen

翻　译　杨　洁　米　霞
审　校　许炎竹　任　军

概要

- 磨削换肤可重塑皮肤表层，改善皮肤弹性和不规则轮廓。
- 手动磨皮是一种通过使用砂纸、干墙打磨筛或烧灼刮板，治疗较小皮肤区域有用的技术。
- 对于不连续的区域，电磨皮可能与手动磨皮有相似的效果，同时可能降低粟丘疹形成的风险。

初学者贴士

- 手动磨皮只需要少量仪器，而电磨皮使用的是皮肤外科常用的电外科设备。
- 无论采用何种技术，磨皮应到达真皮乳头层至网状层的深度。

专家贴士

- 传统的机械磨皮术适用于治疗较大的区域。
- 手动磨皮或电磨皮应在术后 6~8 周进行，以便进行瘢痕修复。

切记！

- 个人防护装置至关重要，特别是在进行传统磨皮时，因为大量的血液和体液可能会被雾化。
- 磨皮到比真皮乳头层至网状层界面更深的水平会增加瘢痕的风险。

陷阱和注意事项

- 皮肤磨削术（磨皮术）的相对禁忌证为正在使用异维A酸或6~12个月内使用过异维A酸的患者。
- 术后感染可导致明显瘢痕：术前病史的记录和勤于术后的监测或教育是非常重要的。

患者教育要点

- 术后患者应积极护理伤口。
- 重要的是，要教育患者关注磨皮区域术后即刻处理，并注意勤护理伤口和防晒的重要性。

收费建议

- 磨皮应使用 15780 系列代码进行计费，纯美容原因的磨皮一般不包括在保险范围内。
- 由于术后磨皮手术通常在术后 6~8 周进行，所以对于皮瓣和皮肤移植，由于它们有 90 天的全周期，因此不能收取费用。

引言

皮肤磨削术（磨皮术）是一种通过改善皮纹和不规则轮廓来重塑皮肤的技术。传统的磨皮术包括使用安装有金刚铣、钢丝刷，或锯齿轮的手持电动旋转设备。外用制冷剂可用于麻醉，并使皮肤表面变硬以进行机械磨削。通常，磨削深度到达真皮乳头层或网状层浅层的水平。磨皮术已被用于治疗多种皮肤病，从局部术后瘢痕的治疗到全面部年轻化。手动磨皮术是使用砂纸，干墙打磨筛或烧灼刮板进行的，用来治疗较小区域的技术。不同等级的砂纸可用来实现多种打磨深度。电蚀术利用电外科设备消融皮肤，还具有术中止血的优点，最适合治疗局灶性皮损。在电腐蚀中，可以调整机器功率和电极尖端与需治疗的组织之间的距离，以破坏不同深度的组织。

发展史

磨皮术

1905 年，Kromayer 首次描述了一种用于皮肤表面修复的电动环形刀。尽管如此，直到 20 世纪 50 年代，人们才对这个领域产生了兴趣。Kromayer 后来描述了使用由钻头驱动的旋转锉刀来治疗天花瘢痕、疣和色素沉着病变。1935 年，Janson 用硬毛刷治疗文身，取得了很好的美容效果。1953 年，Kurtin 建立并定义了现代磨皮技术。他报道了使用氯乙烷作为麻醉药和皮肤硬化剂，在相对血流较少的区域进行可控的皮肤磨削术。他还将皮肤磨削术的适应证扩大到包括雀斑、脂溢性角化病、细纹、痤疮瘢痕。从那时起，Burks、Orentreich、Hanke、Yarborough、Mandy、Harmon、Roenigk 等做出大量贡献，推动了磨皮术的发展。

手动磨皮和电磨皮

1947 年，Iverson 报道了他使用包裹有纱布的木匠用的砂纸，来去除患者脸上的创伤性文身。这项技术现在被称为手动磨皮术，这种技术于 1948 年由 McEvitt 改进，用于痤疮瘢痕的治疗。然而，由于全身麻醉的需要和异物二氧化硅肉芽肿的形成，这种磨皮方法变得复杂。后来，受 Kurtin 的影响，旋转装置的全面皮肤磨削在 20 世纪 50 年代获得了关注，随着 20 世纪 80 年代和 90 年代剥脱和非剥脱激光的发展，该方式在皮肤年轻化中不再流行。在这种情况下，人工磨皮作为术后瘢痕的局部治疗重新引起了人们的兴趣。Zisser 等发现手工磨皮优于传统的磨皮，因为它省去了对电机驱动设备和皮肤制冷剂的需要。

Burns 等于 1999 年描述了电磨皮或电外科换肤术，他使用该技术修复 Mohs 手术引起的瘢痕。与手动磨皮术类似，这种技术适合于小面积、局限性皮损的修复治疗。Campbell 等利用高频电刀进一步推广电磨技术，这是一种已经用于大多数皮肤病实践中的装置。

皮肤磨削术的方法

磨皮术

1955 年，Kurtin 展示了第一个大样本病例研究，该研究由 273 名患者组成，证实了皮肤磨削术的疗效，其中一些患者在治疗后进行了长达 4 年的随访。尽管没有对照组，他的论文在磨皮领域依然引起了极大的关注。

1987 年，Robinson 研究了磨皮术在全厚皮片移植术的应用，研究对象为 192 例鼻部、眶周及耳部全厚皮片移植术的患者。一半的患者在术后 18 个月随机接受磨皮治疗，而对照组仅进行防晒和使用局部润滑剂。分别于移植后 6 个月、18 个月和 24 个月拍摄照片，并在 5 年后由研究人员进行判断。Robinson 发现，边缘隆起的皮片对磨削术的反应最好，而在皮肤和附属器结构全层缺损的区域，磨皮术对凹陷性皮片及增生性瘢痕效果欠佳。然而，磨皮组的瘢痕并不比对照组好。

Yarborough 研究了创面损伤后磨皮治疗的最佳时间间隔。他对 97 个面部瘢痕（外伤后 4~8 周）及 64 个成熟期瘢痕（发病 3 个月至 13 年时间）进行了磨皮治疗。他发现在 4~8 周进行磨皮的瘢痕中，89% 在 6 个月时基本看不出来，而所有成熟瘢痕组的瘢痕即使有轻微的改善后都非常明显。

Katz 和 Oca 在 1990 年进一步完善了 Yarborough 的研究结果，使用瘢痕分侧对照模型评估面部、躯干和四肢全层切除后的线性手术瘢痕。每个瘢痕的上半部分在 4 周，6 周或 8 周用磨皮治疗，下半部分作为对照。Katz 发现，虽然在伤后 4 周或 6 周治疗使瘢痕得到改善，但更多瘢痕对磨削治疗出现反应是在创伤后 8 周。这为在 6~8 周进行磨削治疗确立了时间标准。

1995 年，Harmon 等试图描绘磨皮术发挥作用的细胞和结构机制。他们观察到伤后 4~8 周的面部瘢痕磨削增加了胶原束的形成和上调的肌腱蛋白及 $\alpha 6 \beta 4$ 整合素表达，这些成分在上皮细胞的相互作用中至关重要，进而对结缔组织的重组很重要。

除了研究磨皮的直接功效外，一些研究小组还研究了可能影响磨皮质量的技术因素。Hanke 等对皮肤制冷剂进行了实验室评估，发现 35% 氟利昂和 25% 氯乙烷的混合物是理想的，氟利昂 12 制剂太冷而不能安全地放在皮肤上。Rubenstein 等描述了服用异维 A 酸的

皮肤磨削术步骤

1. 确保所有术前准备工作都完成（如拍照、同意书）。术前预防性施用抗生素和（或）抗病毒药。
2. 根据需要给予术前抗焦虑药物。
3. 选择消毒剂清洁治疗区域（如乙醇、氯己定、聚维酮碘）。
4. 根据需要实施局部麻醉、肿胀麻醉或神经阻滞。
5. 如果需要，使用甲紫在治疗区域表面进行涂抹标记。
6. 使用低温喷雾/Frigiderm 制冷剂冻结皮肤约 10 秒钟，以提供坚硬的皮肤表面。只冻结将立即进行磨皮术的区域。尽可能避免重复冻结和重复磨削。
7. 通过以弧形垂直拉动（而不是推动）手持引擎来磨削皮肤。
8. 见到点状出血即可。这是真皮乳头层与网状层交界的水平。在伤口的纹理中，精细的、碎裂的外观是网状真皮的表面部分。较浅的表面换肤导致的改善程度有限，而较深的磨皮因影响皮肤附件而增加瘢痕形成风险。
9. 助手应帮助保持皮肤紧绷，并根据需要用棉质毛巾吸干。应避免使用纱布，因为纱布会缠在磨皮末端。
10. 从下到上进行，因为已磨损区域的血液将因重力向下流动，远离下一个要磨削的区域。遵循美学亚单位原则也很有帮助。沿着发际线涂抹凡士林软膏，以防止头发缠绕到皮肤磨削装置中。
11. 在治疗区域完全磨损后，将周边羽化以形成自然的过渡区。
12. 用利多卡因和肾上腺素浸泡的纱布压 5~10 分钟，以止血并减少手术引起的刺痛。
13. 将凡士林软膏和水凝胶半封闭敷料涂在磨削部位，以防止痂形成，直到表皮完全再上皮化。这种敷料应每 3~5 天更换一次。
14. 对于较大的手术，考虑全身应用类固醇（肌内注射曲安奈德或短程口服类固醇）以减少术后肿胀。
15. 应指导患者根据疼痛需要服用对乙酰氨基酚和布洛芬。
16. 再上皮化应需 7~10 天，之后可以化妆。应指导患者严格避免阳光，并可在手术后 3 周开始使用维 A 酸和氢醌。

患者磨皮术后非典型瘢痕疙瘩的发展。在他们的病例系列中，一名患者在磨皮术前已经停用异维 A 酸 6 个月，但仍然在脸颊上形成了未完全消退的瘢痕疙瘩。虽然无对照研究，推荐在使用异维 A 酸后至少等待 6~12 个月再进行任何磨皮治疗。

手动磨皮术

虽然 Iverson 和 McEvitt 在 20 世纪 40 年代开创了手动磨皮术，但是 Poulos 等在 2002 年进行了第一次评估该技术的随机对照试验。使用瘢痕分侧对照模型评估了 15 名全层皮肤切除术后瘢痕的患者。随机抽取半侧瘢痕，在 6~8 周使用 200 目砂纸进行磨皮治疗，并在治疗后 1 个月、3 个月和 6 个月评估照片和临床分级。结果显示，80% 的手工磨皮术治疗侧病例整体得到改善，特别是瘢痕颜色和高度的改善。瘢痕宽度没有明显影响。报告的唯一不良反应是暂时的炎症后色素沉着过度。

Kidwell 等研究了使用砂纸替代品进行手动磨皮。2008 年在他们的研究中，使用离体猪足模型将电烙刮板与不同粗细的砂纸进行比较。测量每个磨损区域的组织学样品的磨削深度。Kidwell 发现，刮擦垫、砂磨筛和 60~200 目的砂纸都达到了 0.10~0.15mm 的相似深度，相当于乳头状真皮的水平。只有 400 目的砂纸不同，仅达到 0.07~0.12mm 的表面深度。

电磨皮

在 6 例患者的病例中，Burns 等将电外科磨皮术作为一种安全有效的瘢痕治疗磨皮术的替代方案。在 Mohs 手术后 3~8 周用双极电外科装置治疗瘢痕，并通过比较在治疗后 1 周和 2 周以及治疗后 1 个月、3 个月和 6 个月拍摄的照片进行评估。患者在 6 个月后也完成了问卷调查。Burns 发现，所有 6 个瘢痕都显示出改善的形状和颜色匹配，并且所有患者都认为该治疗有所帮助。Burns 还进行了组织学评估，以评估由电外科装置产生的组织穿透深度和残余热损伤。对 Mohs 手术后产生的冗余狗耳，用不同的功率水平和通过次数组合进行处理，然后切除进行组织病理学检查。Burns 发现平均损伤深度为 114.1 μm（SD=60.7 μm）时，不同功率设置和通过次数之间的差异最小。电外科效应没有延伸到毛球或更深的外分泌管的水平，保留了皮肤再生所需的干细胞群。

Campbell 和 Eisen 使用单极装置进行电磨皮，并报道了在 Mohs 手术后由于前额皮瓣和全层皮肤移植修复导致的轮廓不规则的治疗效果。该研究没有进行组织学评估。他们注意到使用单极装置进行电动牵引的几个优点，报道说降低了成本，易于使用，并且没有血液飞溅。

手动磨皮术步骤

1. 确保所有术前准备工作完成（如拍照、同意书）。
2. 根据需要给予术前抗焦虑药物。在一般不受疱疹或脓疱病发作影响的区域，对于局限性的治疗部位通常不需要预防性给药。
3. 选择消毒剂清洁治疗区域（如乙醇、氯己定、必妥碘）。
4. 提供必要的局部麻醉。
5. 用无菌（或高压灭菌）200目的防水砂纸（如 Canada Sandpapers Ltd.），干墙／石膏打磨筛（3M Corp, St.Paul, MN）或电烙刮板（Valleylab, Boulder, CO）。砂纸可以缠绕在注射器的针筒周围，或者围绕医师的示指折叠成3层。应做轻柔的前后或圆周运动。
6. 见到点状出血即可。这是真皮乳头层与网状层交界的水平。在伤口的纹理中，精细的、碎裂的外观是网状真皮的表面部分。较浅的表面换肤导致的改善程度有限，而较深的磨皮因影响皮肤附件而增加瘢痕形成风险。
7. 助手应帮助保持皮肤紧绷，并根据需要用棉质毛巾吸干。
8. 从下到上进行，因为已磨削区域的血液将因重力向下流动，远离下一个要磨削的区域。遵循美容亚单位原则也很有帮助。
9. 在治疗区域完全磨损后，将周边羽化以形成自然的过渡区。
10. 用利多卡因和肾上腺素浸泡的纱布压5~10分钟，以止血并减少手术中的刺痛。
11. 将凡士林软膏和水凝胶半封闭敷料涂在磨削部位，以防止痂形成，直到表皮完全再上皮化。这种敷料应每3~5天更换1次。
12. 患者应根据疼痛需要服用对乙酰氨基酚和布洛芬。
13. 再上皮化需要7~10天，之后可以化妆。应严格指导患者避免阳光照射，术后3周可开始使用维A酸和氢醌。

电动磨皮术步骤（附表）

1. 确保所有术前准备工作完成（如拍照、同意书）。
2. 根据需要给予术前抗焦虑药物。在一般不受疱疹或脓疱病发作影响的区域，对于局限性的治疗部位通常不需要预防性给药。
3. 选择消毒剂清洁治疗区域（如氯己定、必妥碘）。避免使用乙醇以防引起火灾。
4. 提供必要的局部麻醉。
5. 用电动手术器械（如 Hyfrecator 2000, ConMed Co., Centennial, CA）的针尖在功率设置为10的情况下磨损皮肤。根据瘢痕特征，将治疗区域磨至乳头状或网状真皮交界处的水平。
6. 在治疗区域完全磨损后，将周边羽化以形成自然的过渡区。
7. 将凡士林软膏和水凝胶半封闭敷料涂在磨削部位，以防止痂形成，直到表皮完全再上皮化。这种敷料应每3~5天更换1次。
8. 患者应根据疼痛需要服用对乙酰氨基酚和布洛芬。
9. 再上皮化需要7~10天，之后可以化妆。应严格指导患者避免阳光照射，术后3周可开始使用维A酸和氢醌。

对比试验

最近，进行了随机对照研究，以比较磨皮术与其他瘢痕治疗方法的效果，如手动磨皮术、电磨皮术、化学剥脱术和激光。有些学者还提倡采用组合方法治疗面部瘢痕。

皮肤磨削术与手动磨皮术

使用瘢痕分侧对照模型进行研究，Gillard 等随机分配了21名患者接受传统的皮肤磨损术，其中50%瘢痕应用金刚石铣刀，50%应用干墙打磨筛，进行手动磨皮。所有的瘢痕都在脸上，大多数（18/21）都在鼻子上。修复包括通过二期愈合的瘢痕，复杂的线性缝合，全厚皮片移植和皮瓣缝合。在1、2、3和4周，3个月和6个月对患者进行评估，以评估皮肤再上皮化、皮肤红斑、粟粒疹发生，瘢痕可见度、轮廓，感染的存在，疼痛评分和肥厚性瘢痕发生的百分比。瘢痕在整体或任何时间点两种治疗方式之间未发现差异。

电动磨皮术与手动磨皮术

Kleinerman 等在一项瘢痕分侧对照研究中使用单极电外科装置评估电动磨皮术与使用中度砂砾干墙水泥

纸进行手动磨皮术，招募了 33 名患者。使用曼彻斯特瘢痕量表（Manchester scar scale）（一种经过验证的瘢痕评估手段）在治疗后 3 个月评估瘢痕。两种技术均报道了基线瘢痕结果的显著改善，电动磨皮术和手动磨皮术之间没有显著差异。

化学剥脱术与皮肤磨削术

几个研究小组研究了化学剥脱术与磨削术之间的组织学和免疫组织化学变化。El-domyati 等用三氯乙酸（trichloroacetic acid peel，TCA 10%，20% 和 30%）剥脱治疗 4 例患者的面部，同时 5 名患者用皮肤磨削术治疗。在手术后 3 个月取活组织，在电子显微镜下检查，进行 HE 染色和免疫组织化学染色。他们发现虽然两种技术都会增加胶原蛋白的沉积和促进弹性组织的正常化，但是接受皮肤磨削术治疗的患者的变化更为明显。

Giese 等使用猪模型检查了皮肤磨削术与 TCA 25%，TCA 50% 和苯酚剥脱术之间的差异。在 6 个月时，在皮肤磨削术和 TCA 组中没有发现弹性组织体积的显著差异。然而，苯酚组显示弹性组织体积减少，这被研究者认为是深部剥脱术的非预期潜在风险。

激光和皮肤磨削术

1998 年，Nehal 等在 4 名患者的瘢痕分侧对照研究中比较了非点阵模式的 CO_2 激光对比皮肤磨削术重修瘢痕的效果。在治疗后 8 周，治疗部位没有显著差异。Nehal 报道，尽管两侧都有相同的结果，但是用 CO_2 激光治疗的一侧具有不流血的优点，并且术后结痂较少。

Christophel 等还利用瘢痕分侧对照研究比较了 6 名共有 12 个瘢痕的患者的分次 CO_2 激光与磨皮。虽然 CO_2 激光治疗组在术后即刻出现较少的红斑、出血和水肿，但 3 个月时没有长期差异。

患者评估和准备

适应证

皮肤磨削术可用于治疗多种病症（表 56-1）。对于瘢痕，理想的治疗时间是伤后 6~8 周，尽管有些外科医师习惯更久一点再进行磨削。对于更深的瘢痕和专业文身，可以使用皮肤磨削术作为激光治疗的辅助手段，但是当以这种方式使用时更容易形成瘢痕。

病史和体格检查

应进行完整的病史和体格检查（表 56-2 和表 56-3）。有轻度出血病史的患者可能会适用于电磨皮术或激光治疗，因为这些手术通常出血少。一般而言，有严重出血性疾病的患者不应进行这些手术。此外，应询问血

表 56-1　皮肤磨削术的适应证

瘢痕——痤疮瘢痕、外伤瘢痕、手术瘢痕
文身——专业文身、非专业文身、外伤性文身
毛细血管扩张
黄褐斑
表皮痣
皮脂腺瘤
光线性角化病
汗管瘤
皱纹
囊肿及粟丘疹
毛发上皮瘤
肥大性酒渣鼻
难治性痤疮
脂溢性角化病

Data from Mandy S, Gross KK, Yarborough JM. Guidelines of care for dermabrasion. J Am Acad Dermatol. 1994; 31(4): 654-657.

表 56-2　皮肤磨削术患者重要病史

凝血障碍或出血
单纯疱疹或其他感染
肥厚性瘢痕或瘢痕疙瘩
药物不良反应
寒冷不耐受
红斑狼疮
免疫抑制
同形反应
近期服用异维 A 酸病史（青春痘特效药）
系统服用任何干扰凝血的药物和（或）可能增强或干扰镇痛药或麻醉药的药物
局部用药

Data from Mandy S, Gross KK, Yarborough JM. Guidelines of care for dermabrasion. J Am Acad Dermatol. 1994; 31(4): 654-657.

表 56-3　皮肤磨削术患者重要体格检查

皮肤应进行以下检查：
色调
弹性
对称性
既往正常或异常皮肤愈合征兆
需要治疗区域的特定病理，例如：
瘢痕
色素改变
毛细血管扩张
细菌或真菌感染（如疣、软疣、单纯疱疹）
色素沉着

Data from Mandy S, Gross KK, Yarborough JM. Guidelines of care for dermabrasion. J Am Acad Dermatol. 1994; 31(4): 654-657.

液传播性疾病（如 HIV 或乙型肝炎或丙型肝炎）的病史，因为在磨皮术过程中，操作者可能会暴露于大量的血液飞溅中。鉴于可能有感染风险和伤口愈合延迟，免疫抑制个体中谨慎进行磨皮。对于有脓疱疮或葡萄球菌感染病史的患者，应考虑使用抗生素预防感染（头孢氨苄 1～2g 每天，使用 10～14 天）。类似地，具有单纯疱疹病毒既往史的患者可以预防性地给予阿昔洛韦或伐昔洛韦。虽然服用异维 A 酸与异常瘢痕的关系不确定，但在过去 6～12 个月内服用异维 A 酸的人应考虑延迟进行任何剥脱性手术，如皮肤磨削术或电磨皮术。在任何有瘢痕疙瘩形成史或银屑病，扁平苔藓或白癜风等同形反应（Koebner 现象）的患者中，应在治疗前进行点试验。

体格检查应注意被检查区域的色调和弹性。如果皮肤容易肿胀，则患者可以使用有紧固作用的治疗方法（例如，点阵 CO_2 激光）。然而，如果皮肤硬化，轮廓固定且不规则（例如，深度凹陷的痤疮瘢痕或鼻部"针垫"畸形），则磨皮术是合理的选择。建议在治疗前拍照以记录待治疗区域中瘢痕形成或色素改变的程度。虽然磨皮术不受皮肤颜色的限制，但皮肤较深的患者可能会增加炎症后色素改变的风险。

术前准备和术后护理

注意充分的术前准备和术后护理是为患者提供最佳的治疗效果的关键（表 56-4 和表 56-5）。所有患者都应接受适当的术前教育，并应获得知情同意。建议采集标准格式的术前和术后照片（见第 8 章）。有焦虑病史的患者术前服用抗焦虑药，如劳拉西泮 0.5～1mg。但是在患者服用任何抗焦虑药之前应获得知情同意。利多卡因兑入 1：100 000 肾上腺素的局部麻醉通常足以治疗目标区域，而全面磨皮可能更适宜使用肿胀麻醉和局部神经阻滞。

术后，患者应注意皮肤护理，以促进伤口愈合，并注意发现妨碍性并发症的早期征象。利多卡因和肾上腺素浸润的纱布可以治疗轻度术后出血，这也具有镇痛作用。在治疗范围较大的病例中，系统使用类固醇可减少面部肿胀和患者不适，但这种方法的安全性和有效性不能保证。疼痛通常仅在术后短期内出现，并且对非处方药如布洛芬或对乙酰氨基酚反应良好，也可根据需要开具麻醉药。2～3 天后疼痛明显或红斑增加是不正常的，可能提示早期疱疹或细菌感染。可以使用生物合成敷料以缩短愈合时间和减少疼痛程度。可以在医院更换敷料，或者可以指导患者在家中进行敷料更换，在更换期间使用稀醋浸泡可以去除结痂。患者必须在愈合期间进行严格的防晒，以降低色素沉着的风险。如果患者有病史或体格检查方面的指征，可预防性使用抗生素和抗病毒药物。应提示患者在上皮再生完成之前不要使用化妆品。

方法

磨皮术

选择磨皮治疗的磨削头取决于治疗区域的不同（图 56-1）。锥形磨削头可用于需要提高精度的较小区域，例如眼和口唇周围。相反，较宽的轮状金刚石磨削头或钢丝刷可用于较大的区域，例如脸颊和前额。钢丝刷通常是磨损力度最强的部件（图 56-2）。可以添加防溅罩以防止血液飞溅（图 56-3）。

表 56-4　术前准备

麻醉
局部和（或）表面
局部镇静（口服、肌内注射或静脉注射）
冷冻麻醉
区域神经阻滞
药物
阿昔洛韦／伐昔洛韦预防
根据需要进行抗生素预防
如果在过去 6～12 个月内用过异维 A 酸，则考虑推迟手术

表 56-5　术后护理

止血
生物合成敷料
抗炎药物
镇痛药
术后制动
防晒
抗生素

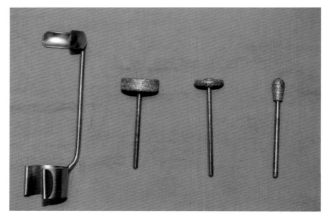

图 56-1　从左到右：防溅罩，金刚石磨削头 ×2，梨形或锥形磨削头

Used with permission from David Zloty, MD.

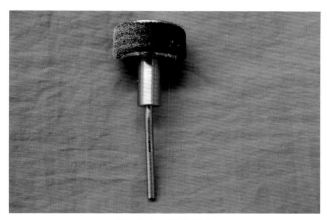

图 56-2　钢丝刷头

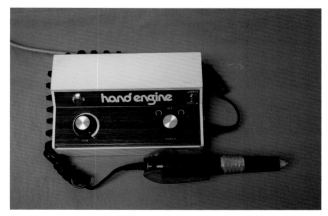

图 56-4　Bell 公司的手持发动机，皮套内为治疗手柄

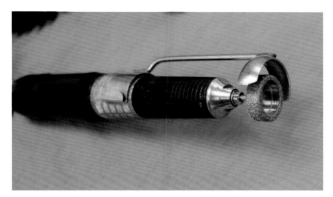

图 56-3　手持式发动机直嘴，前端为轮状金刚石磨削头及防溅装置

手持发动机由多个制造商（Bell，Ellis，Osada，Schumann）制造。这些设备的转速为 18 000～35 000rpm。手柄通过电线连接固定在手持发动机上（图 56-4）。有些装置采用电池供电，可以提高机动性，但通常转速较低（图 56-5）。

以拇指稳定其颈部，同时用示指抓住发动机手柄的主体（图 56-6）。应垂直末端旋转头的方向弧形拉动手柄。使用钢丝刷时，旋转方向很重要；当刷毛顺时针旋转时，末端会切得更深。这要求皮肤表面是硬的，并用制冷剂和足够的麻醉进行预处理。当沿逆时针方向使用钢丝刷时，程度更容易控制，并且磨损深度更浅。当使用梨形锥形束时，手柄应像握笔一样握持（图 56-7）。

在磨皮之前，一些人主张用甲紫（龙胆紫）涂抹皮肤表面。除了有防腐剂的作用外，甲紫的去除可以有效地帮助评估磨损深度。

应该有助手协助喷涂低温喷雾，为磨皮提供坚硬的表面。建议冷冻时间不超过 10～15 秒。应该只对立即需要磨削的区域进行；应避免重复冷冻和重复磨削。此外，助手应该帮助保持皮肤紧绷，并根据需要用棉毛巾擦拭。应该避免使用纱布，因为它可以缠绕在磨皮末端。

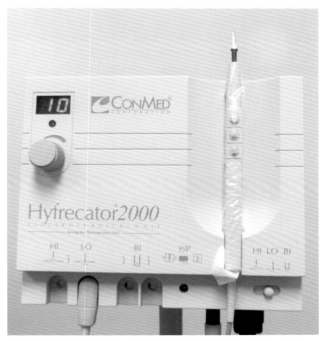

图 56-5　电外科换肤装备（Hyfrecator 2000，ConMed Corp，Utica，NY）。采用低输出端，功率设置为 10

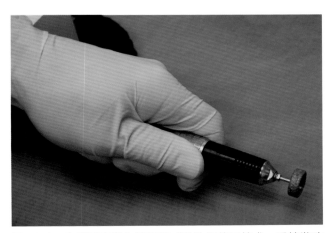

图 56-6　金刚石磨削头型手持式发动机使用技术。手持发动机的主体由拇指和示指抓住，其余的手指提供支撑。垂直于旋转的磨削头的方向进行划动

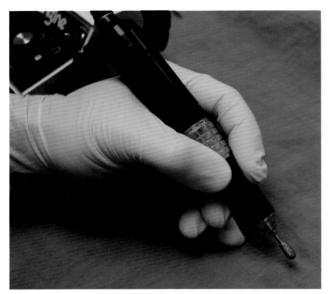

图 56-7　锥形磨削头型手持式发动机使用技术。采用类似握笔的方式拿住手持发动机的主体，向任何方向均可划动

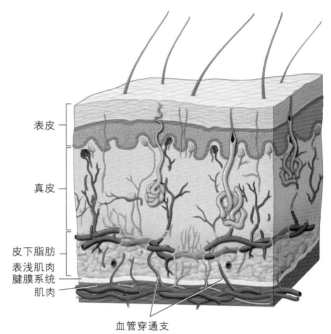

图 56-8　推荐磨削深度为真皮乳头层与网状层交界处

皮肤磨削应该持续进行，直到出现点状出血，代表到达真皮乳头层与网状层交界的水平（图 56-8）。伤口纹理中细小的破碎外观表明网状真皮的浅表部分。更浅表的修复导致改善程度的限制，而更深的皮肤磨损由于附件结构损伤而增加了瘢痕形成的风险。

磨皮应该从下到上进行，因为先磨削区域的血液将在重力作用下向下流动，远离下一个需要磨削的区域。遵循美容亚单位原则也很有帮助。在治疗区域完全磨削后，周边应该有羽化区，以实现更自然的过渡区。

磨皮完成后，用利多卡因和肾上腺素浸泡的纱布压迫 5～10 分钟可以帮助获得止血并减少手术中的刺痛。应使用适当的术后伤口护理，包括凡士林软膏和水凝胶半封闭敷料，以防止结痂形成，直到表皮完全再上皮化。在敷料更换之前可以用稀醋浸泡以温和地清除结痂。

手动磨皮术

手动磨皮术采用与传统皮肤磨削术相同的原理，无需手动发动机或皮肤制冷剂。有几种通用磨削平面可供选择。可以使用不同粗细的砂纸来实现深度的轻微变化。也可以使用干墙／石膏打磨筛和电烙刮板（图 56-9）。研磨材料应在使用前无菌包装或自动包装。

砂纸缠绕在注射器的针筒或无菌记号笔周围，或围绕医师的示指折叠 3 层（图 56-10）。应该使用轻柔的往返或圆周运动来磨削皮肤。直到看见点状出血，就像传统的磨皮一样。羽化周边区域，以实现与周围皮肤的融合。

与机械磨皮一样，从下到上移动将使未经处理的部位保持无血液以使手术更容易完成。利多卡因与肾上腺素浸泡纱布用于止血，敷料应与传统磨皮术一样。代表

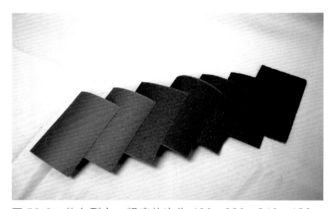

图 56-9　从左到右：粗度依次为 400、320、240、180、150、120 目的砂纸。右图为干墙打磨筛

性案例如图 56-11 至图 56-15 所示。

电动磨皮

在电磨皮术中，电外科装置用于消融皮肤。用拇指和中指握住手柄的主体，而示指用于触发电流。握持姿势类似于握笔。该设备应设置为低功率到中功率。多次使用的较高功率可能导致比预期更深的皮肤损伤。

多种治疗头可供选择。较小的针尖治疗头可用于处理细小的区域。可以使用更大的更平坦的治疗头来磨平大的组织区域，例如鼻赘。在瘢痕的电磨削术中，用治疗头平面在皮肤表面轻柔移动。根据瘢痕的性质或待治疗组织的不规则程度，使用横扫动作将治疗区域刷至乳头状或网状真皮的水平。与皮肤磨削术不同，电磨削术很少出血，出血不能作为到达真皮乳头层的终点反应。

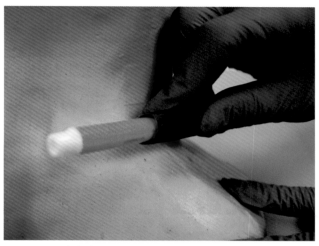

图 56-10　手动磨皮砂纸使用技术。砂纸包裹在无菌的记号笔周围

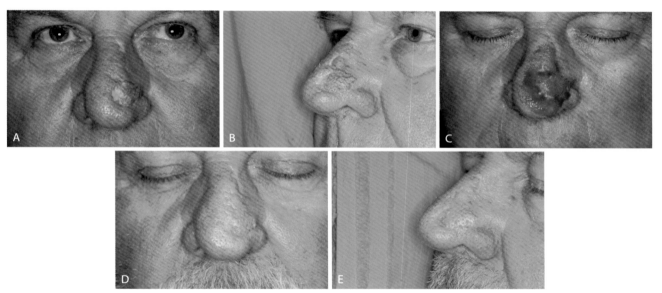

图 56-11　A、B. Mohs 手术联合双叶皮瓣术后瘢痕，治疗前；C. 皮肤磨削术后即刻照片；D、E. 磨削术后 8 个半月随访
Used with permission from David Zloty, MD.

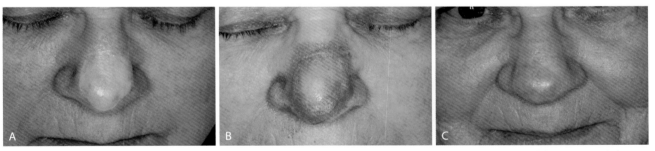

图 56-12　A. Mohs 手术联合全厚皮片移植术后瘢痕，治疗前；B. 皮肤磨削术后即刻照片；C. 磨削术后 3 个月随访
Used with permission from David Zloty, MD.

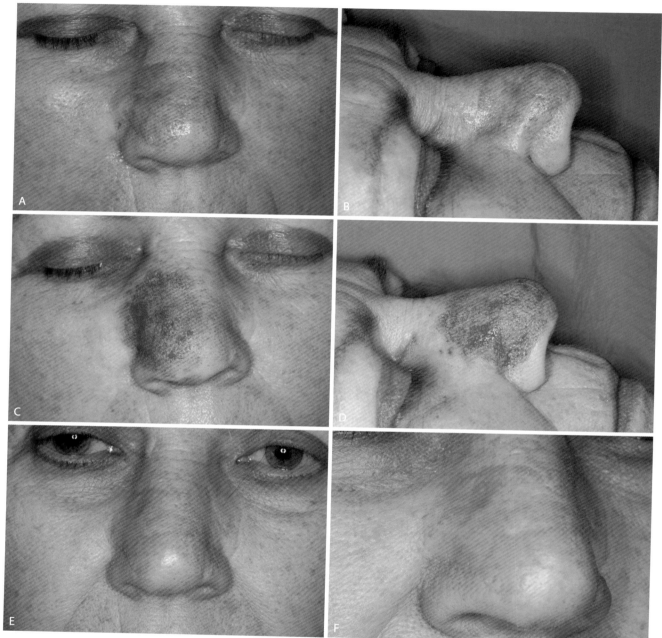

图 56-13　A、B. Mohs 手术联合全厚皮片移植术后瘢痕，治疗前；C、D. 皮肤磨削术后即刻照片；E、F. 磨削术后 5 个月随访
Used with permission from David Zloty, MD.

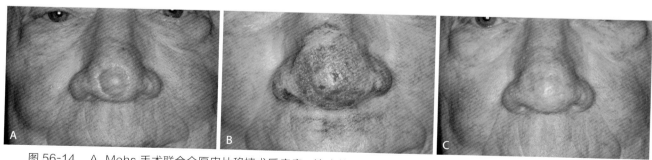

图 56-14　A. Mohs 手术联合全厚皮片移植术后瘢痕，治疗前；B. 皮肤磨削术后即刻照片；C. 磨削术后 3 个月随访
Used with permission from David Zloty, MD.

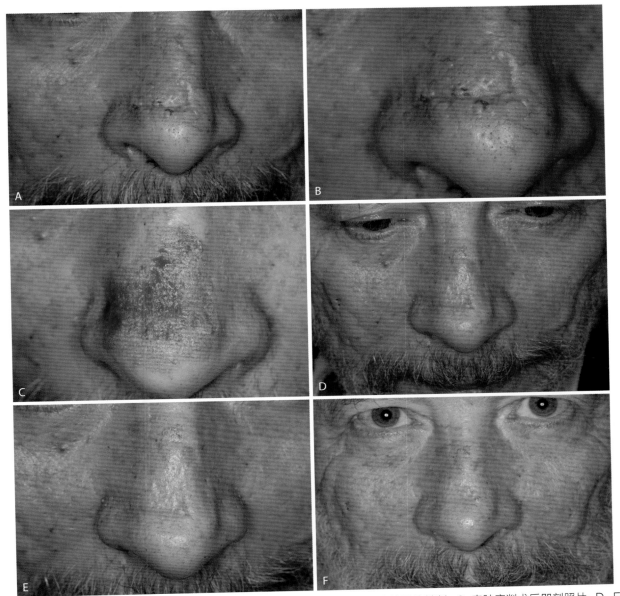

图 56-15 A、B. Mohs 手术联合推进皮瓣术后瘢痕,治疗前,注意多发的开放性黑头粉刺;C. 皮肤磨削术后即刻照片;D、E. 磨削术后 3 个月随访,注意治疗后黑头粉刺明显改善;F. 磨削术后 8 个月随访,注意这一时期在磨削区域形成粟丘疹

Used with permission from David Zloty, MD.

在完全烧蚀治疗区域后,应该在较低的功率下将周边羽化,使其融入周围皮肤以获得自然的外观。术后护理类似于磨皮术。

并发症

为了优化患者的治疗效果,了解皮肤磨削术可能导致的并发症,以及可以用于预防或解决这些问题的解决方案,非常有帮助(表 56-6)。

磨皮术后最常见的并发症之一是细菌或病毒感染。在术前评估期间应注意脓疱疮或单纯疱疹感染的病史,以评估是否需要预防性治疗。如果需要,可使用每天

1g 头孢氨苄 10~14 天或伐昔洛韦每天 1g,持续 7~14 天。任何类型的感染都可以加深损伤深度并导致肥厚性瘢痕。应指导患者进行适当的换药,并教育如何使用稀醋浸泡以帮助预防感染。如果患者无法在家中操作,他们应坚持每天去诊所进行换药和温和清创。感染通常表现为磨皮术后数天内出现的明显疼痛。

磨皮术后的另一个常见问题是炎症后色素改变。除了伤口护理外,还必须强调勤于防晒。术前 2 周使用维 A 酸乳膏可显著降低粟粒疹的发生率和炎症后色素沉着过度。氢醌可用于淡化皮肤提亮皮肤。对有兴趣进行磨皮的肤色较深的患者必须坦诚告知色素沉着的风险。

表 56-6 挑战和解决方案

误区	建议
感染（细菌、病毒）	■ 对有脓疱疮病史的患者预防性使用抗生素。对有单纯疱疹感染史的患者预防性使用抗病毒药物 ■ 细致的伤口护理方案，包括定期换药、醋浸泡
异常色素沉着	■ 术后严格防晒 ■ 氢醌治疗 ■ 维 A 酸治疗 ■ 如果治疗肤色较深的患者，要确保他们知晓炎症后色素改变的风险更大
瘢痕	■ 皮肤磨削程度应不超过真皮乳头层水平 ■ 创伤后 6～8 周进行皮肤磨削，时间越长，瘢痕完全愈合的可能就越小 ■ 对于磨削术前 6～12 个月服用异维 A 酸的患者应考虑推迟治疗 ■ 磨削术后头 2～3 周出现的鲜红斑，可于病灶内注射类固醇或脉冲染料激光治疗

磨皮后瘢痕形成可能是由于之前存在的瘢痕处理不当或新的瘢痕形成。通过在损伤后 6～8 周处理皮肤可以预防前一个问题，这已被证明是治疗的最佳时间。当磨皮深入到乳头状真皮水平时，瘢痕形成的风险增加，因为这会破坏再上皮化所必需的皮肤附属结构周围的干细胞群。磨皮后 2～3 周的明亮鲜红斑可能是早期瘢痕形成的征兆。病灶内类固醇注射和脉冲染料激光可用于改善瘢痕形成（图 56-16 至图 56-20）。

总结

皮肤磨削术是一种在皮肤外科手术中广泛使用的重要技术。手动磨皮术通常在术后进行以改善瘢痕外观，尤其适用于出现"针垫"畸形，或纹理、颜色明显不协调的皮瓣和移植部位的治疗。传统的磨皮术可以用于全脸，但应始终与激光换肤或中等深度的化学剥脱进行权衡比较。电动磨皮是另一种选择，易于在门诊进行，不需要额外的仪器。无论采用何种方法，都应提醒患者在治疗后出现严重并发症的风险，并应在手术前积极主动地对患者进行教育。

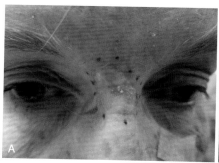
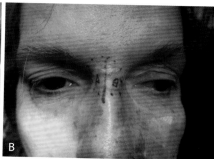
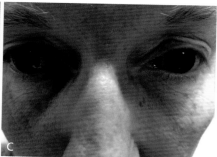

图 56-16 A. Mohs 手术联合全厚皮片移植术后瘢痕，治疗前；B. A 侧随机分入手动磨皮组，B 侧随机分入电动磨皮组；C. 治疗后 3 个月随访显示，两种治疗方式的瘢痕均有改善

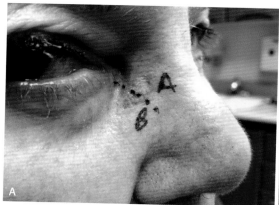
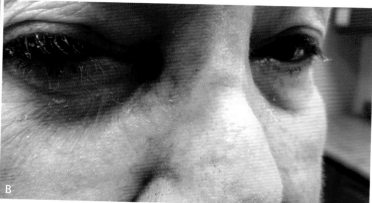

图 56-17 A. Mohs 手术联合全厚皮片移植术后瘢痕，治疗前。A 侧随机分入手动磨皮组，B 侧随机分入电动磨皮组。B. 治疗后 3 个月随访显示，两种治疗方式的瘢痕均有改善

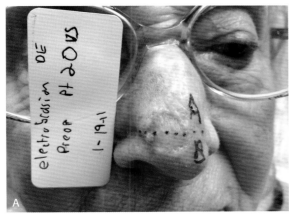
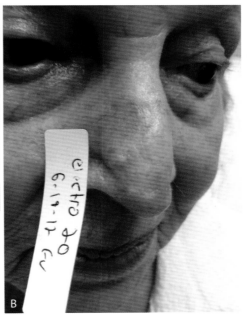

图 56-18　A. Mohs 手术联合全厚皮片移植术后瘢痕，治疗前。A 侧随机分入手动磨皮组，B 侧随机分入电动磨皮组。B. 治疗后 3 个月随访显示，两种治疗方式的瘢痕均有改善

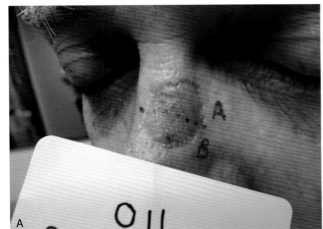
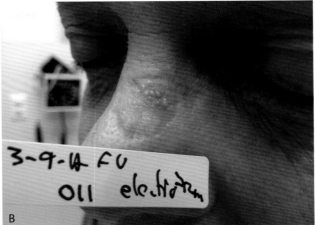

图 56-19　A. Mohs 手术联合全厚皮片移植术后瘢痕，治疗前。A 侧随机分入手动磨皮组，B 侧随机分入电动磨皮组。B. 治疗后 3 个月随访，注意电动磨皮组侧粟丘疹形成

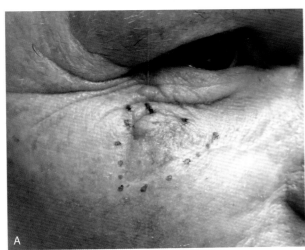
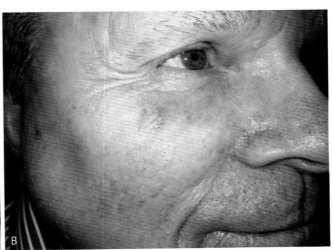

图 56-20　A. Mohs 手术联合推进皮瓣术后瘢痕，治疗前；B. 电动磨皮术治疗后 3 个月随访

参考文献

1. Gold MH. Dermabrasion in dermatology. Am J Clin Dermatol. 2003;4(7):467–471.
2. Hanke CW, O'Brian JJ, Solow EB. Laboratory evaluation of skin refrigerants used in dermabrasion. J Dermatol Surg Oncol. 1985;11(1):45–49.
3. Harmon CB, Zelickson BD, Roenigk RK, et al. Dermabrasive scar revision. Immunohistochemical and ultrastructural evaluation. Dermatol Surg. 1995; 21(6):503–508.
4. Mandy S, Gross KK, Yarborough JM. Guidelines of care for dermabrasion. J Am Acad Dermatol. 1994;31(4): 654–657.
5. Zisser M, Kaplan B, Moy RL. Surgical pearl: Manual dermabrasion. J Am Acad Dermatol. 1995;33(1):105–106.
6. Kidwell MJ, Arpey CJ, Messingham MJ. A comparison of histologic effectiveness and ultrastructural properties of the electrocautery scratch pad to sandpaper for manual dermabrasion. Dermatol Surg. 2008; 34(9):1194–1199.
7. Burns RL, Carruthers A, Langtry JA, Trotter MJ. Electrosurgical skin resurfacing: A new bipolar instrument. Dermatol Surg. 1999;25(7):582–586.
8. Campbell TM, Eisen DB. Electrobrasion–an alternative to dermabrasion. Dermatol Surg. 2010;36(11): 1739–1742.
9. Kromayer K III. Rotationsinstrumente. Dermatology. 1905;12(1):26–36.
10. Conley VL. Dermabrasion. J Am Med Assoc. 1960;173(5): 574–574.
11. Kromayer E. Cosmetic Treatment of Skin Complaints. English Translation of the Second German ed (1929). New York: Oxford University Press; 1930.
12. Janson P. Eine einfache methode der entfernung. Dermatol Wochenschr. 1935;101:894–895.
13. Kurtin A. Corrective surgical planing of skin: New technique for treatment of acne scars and other skin defects. AMA Arch Derm Syphilol. 1953;68(4):389–397.
14. Burks JW Jr. [Wire brush planning; an office procedure]. Postgrad Med. 1956;20(6):652–666.
15. Orentreich N. Dermabrasion. J Am Med Womens Assoc. 1969;24(4):331–336.
16. Yarborough JM Jr. Ablation of facial scars by programmed dermabrasion. J Dermatol Surg Oncol. 1988; 14(3):292–294.
17. Breuckmann F, Rassaf T. First update of the criteria for certification of chest pain units in Germany: Facelift or new model? Crit Pathw Cardiol. 2016;15(1):29–31.
18. Roenigk HH Jr. Dermabrasion for miscellaneous cutaneous lesions (exclusive of scarring from acne). J Dermatol Surg Oncol. 1977;3(3):322–328.
19. Iverson PC. Surgical removal of traumatic tattoos of the face. Plast Reconstr Surg (1946). 1947;2(5):427–432.
20. McEvitt W. Acne pits, a supposed hopeless disfigurement. J Mich State Med Soc. 1948;47(11):1243.
21. Robinson JK. Improvement of the appearance of full-thickness skin grafts with dermabrasion. Arch Dermatol. 1987;123(10):1340–1345.
22. Katz BE, Oca AG. A controlled study of the effectiveness of spot dermabrasion ("scarabrasion") on the appearance of surgical scars. J Am Acad Dermatol. 1991;24(3):462–466.
23. Rubenstein R, Roenigk HH Jr., Stegman SJ, Hanke CW. Atypical keloids after dermabrasion of patients taking isotretinoin. J Am Acad Dermatol. 1986;15(2 Pt 1): 280–285.
24. Poulos E, Taylor C, Solish N. Effectiveness of dermasanding (manual dermabrasion) on the appearance of surgical scars: A prospective, randomized, blinded study. J Am Acad Dermatol. 2003;48(6):897–900.
25. Gillard M, Wang TS, Boyd CM, Dunn RL, Fader DJ, Johnson TM. Conventional diamond fraise vs manual spot dermabrasion with drywall sanding screen for scars from skin cancer surgery. Arch Dermatol. 2002;138(8):1035–1039.
26. Kleinerman R, Armstrong AW, Ibrahimi OA, King TH, Eisen DB. Electrobrasion vs. manual dermabrasion: a randomized, double-blind, comparative effectiveness trial. Br J Dermatol. 2014;171(1):124–129.
27. Beausang E, Floyd H, Dunn KW, Orton CI, Ferguson MW. A new quantitative scale for clinical scar assessment. Plast Reconstr Surg. 1998;102(6):1954–1961.
28. El-Domyati MB, Attia SK, Saleh FY, Ahmad HM, Uitto JJ. Trichloroacetic acid peeling versus dermabrasion: A histometric, immunohistochemical, and ultrastructural comparison. Dermatol Surg. 2004; 30(2 Pt 1):179–188.
29. Giese SY, McKinney P, Roth SI, Zukowski M. The effect of chemosurgical peels and dermabrasion on dermal elastic tissue. Plast Reconstr Surg. 1997;100(2): 489–498; discussion 499–500.
30. Nehal KS, Levine VJ, Ross B, Ashinoff R. Comparison of high-energy pulsed carbon dioxide laser resurfacing and dermabrasion in the revision of surgical scars. Dermatol Surg. 1998;24(6):647–650.
31. Jared Christophel J, Elm C, Endrizzi BT, Hilger PA, Zelickson B. A randomized controlled trial of fractional laser therapy and dermabrasion for scar resurfacing. Dermatol Surg. 2012;38(4):595–602.
32. Pinski JB. Dressings for dermabrasion: occlusive dressings and wound healing. Cutis. 1986;37(6):471–476.
33. Ardeshirpour F, Shaye DA, Hilger PA. Improving posttraumatic facial scars. Otolaryngol Clin North Am. 2013;46(5): 867–881.
34. Harmon CB. Dermabrasion. Dermatol Clin. 2001;19(3): 439–442.
35. Yarborough JM Jr. Dermabrasive surgery. State of the art. Clin Dermatol. 1987;5(4):75–80.
36. Pavlidis L, Spyropoulou GA. A simple technique to perform manual dermabrasion with sandpaper. Dermatol Surg. 2012; 38(12):2016–2017.
37. Mandy SH. Tretinoin in the preoperative and postoperative management of dermabrasion. J Am Acad Dermatol. 1986; 15(4 Pt 2):878–879, 888–879.
38. Alster T. Laser scar revision: comparison study of 585-nm pulsed dye laser with and without intralesional corticosteroids. Dermatol Surg. 2003;29(1):25–29.

第 57 章　神经调节剂

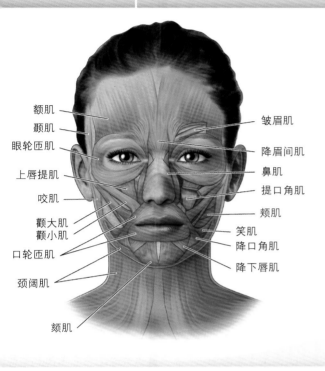

额肌
颞肌
眼轮匝肌
上唇提肌
咬肌
颧大肌
颧小肌
口轮匝肌
颈阔肌

颏肌

皱眉肌
降眉间肌
鼻肌
提口角肌
颊肌
笑肌
降口角肌
降下唇肌

原著者　Douglas C. Wu
翻　译　李　峰　米　霞
审　校　许炎竹　任　军

概要

- 肉毒杆菌毒素（Botulinum toxin，BTX）在皮肤科最流行的应用包括减少面部皱纹，面部塑形和局部多汗症的治疗。通常用于以下面部区域：
  - 上面部
    - 眉间纹／皱眉纹
    - 眼角外纹／外眦皱纹
    - 额横纹
    - 兔宝宝纹（皱鼻纹）
    - 眶下区
  - 下面部
    - 鼻尖下垂
    - 鼻潮红
    - 口周褶皱
    - 口角下垂
    - 咬肌肥大
    - 露龈笑
    - 颏部皱纹

初学者贴士

- 专家共识指南推荐一瓶肉毒毒素可以在注射前冷藏或冷冻保存至少 4 周，而无显著的污染或疗效减弱的风险。在处理得当的情况下，单瓶肉毒毒素可以用于治疗多位患者。
- 推荐使用含有防腐剂的无菌生理盐水进行配制，可显著减少随后的注射疼痛。

专家贴士

- 上面部肌肉形态之间差异已明确，研究显示，靶向性个体化治疗可以创造更好的疗效。
- 由于面部肌肉形态之间的相互关系，更适宜将上面部和下面部肌肉当作一个治疗整体，而非局限于眉间纹或鱼尾纹等某一个具体的部位。这种治疗概念有利于取得更加和谐、平衡、自然和美学上令人满意的治疗效果。

切记！

- 在注射过程中，由助手轻拍患者的肩膀或前额进行简单的机械干扰是一种非常有效果和有效率的减少注射疼痛的方法。
- 眉下垂在额头较小、眉毛自然位置低、额肌体积较小或做出面部表情时倾向于过度利用额肌抬高眉毛的人群中尤为常见。

陷阱和注意事项

- 在制订个性化治疗方案时也应考虑到文化和种族规范，因为这些不同的人群之间的需求和期望可能有很大的差异。
- 由于存在面部不对称的风险，不应该用肉毒毒素"追踪"向下延伸至颧骨并穿过颧骨的外眦皱纹。

患者教育要点

- 需要考虑的重要方面包括：建立现实的目标、评估预期的治疗部位、理解治疗预期和潜在的副作用、书面知情同意和保存照片。
- 强烈建议拍摄照片记录治疗前和治疗后的状态。

引言

肉毒毒素，又称肉毒杆菌毒素（Botulinum toxin，BTX）是皮肤科医师和皮肤外科医师最广泛应用的美容手段之一。如果使用得当，其安全性、有效性、可重复性和总体满意度十分突出。

虽然肉毒毒素自身在 20 世纪 40 年代就得以分离出来，但肉毒毒素用于医学目的最早始于 20 世纪 70 年代和 80 年代 Alan Scott 博士对斜视和眼睑痉挛的开创性研究。猴子实验为成功的人体临床试验奠定了基础。1989 年，肉毒毒素获得美国食品和药物管理局（Food and Drug Administration，FDA）批准用于眼睑痉挛和眼球震颤。

在上述尝试的同时，Jean Carruthers 和 Alastair Carruthers 的眼科／皮肤科夫妻团队也有了一个意想不到的发现：在一项临床试验中，一名正在接受眼睑痉挛治疗的受试者报告称，肉毒毒素治疗似乎让她看起来"无忧无虑"。Carruthers 夫妇抓住这一观察结果，探索了肉毒毒素治疗在美容方面的应用，并于 1992 年发表了他们的初步研究成果。在这篇研究报告之后数十年，学者们对肉毒毒素在皮肤科应用进行了不断的研究和改进。如今，肉毒毒素疗法成为了皮肤外科医师进行面部年轻化等治疗时装备库的重要基石。

肉毒毒素的类型

目前 FDA 批准用于皮肤科的 A 型肉毒毒素制剂有 3 种：onabotulinumtoxin（ONA，Botox Aesthetic，Allergan）（ONA，保妥适医学美容，艾尔建公司），abobotulinumtoxin（ABO，Dysport Aesthetic，Galderma）（ABO，丽舒妥，高德美公司）和 incobotulinumtoxin（INCO，Xeomin，Merz），以及 FDA 批准用于颈肌张力障碍的 B 型肉毒毒素制剂（rimabotulinumtoxin，Myobloc，Elan 公司，都柏林，爱尔兰）。其他类型肉毒毒素见于全世界不同地区，表 57-1 总结了肉毒毒素的类型。

肉毒毒素的结构与功能

肉毒毒素存在 7 种不同的血清型，分别称为 A、B、C1、D、E、F 和 G。所有血清型均表现出相似的分子结构。肉毒毒素是作为一种灭活的 150kDa（千道尔顿）单链蛋白产生的，经组织蛋白分解后形成一个 100kDa 的重链和一个 50kDa 的具有锌依赖性蛋白酶作用的轻链。这个双链复合体由二硫键连接在一起。活性分子具有多种不同的作用，包括抑制突触前神经肌肉连接、改变成纤维细胞功能和改变皮肤力学特性。

神经调节作用

肉毒毒素最知名的功能是抑制突触前神经肌肉连接处乙酰胆碱（acetylcholine，ACh）的释放。这种作用机制包括 3 个独立的阶段：结合、内化和抑制神经递质释放。50kDa 和 100kDa 的活性组件在这些阶段都具有独特的作用。100kDa 重链诱发肉毒毒素与突触前受体的结合，并诱导受体介导的内吞作用使其内化。一旦内化，50kDa 轻链分解有助于 ACh 在突触前膜的锚定连接，从而抑制其释放。肉毒毒素血清型 A、C 和 E 裂解突触体相关蛋白 -25（synaptosome-associated protein-25，SNAP-25），血清型 B、D、F 和 G 裂解囊泡相关膜蛋白（vesicle-associated membrane protein，VAMP）。

这种突触前抑制是暂时的，在两个阶段会发生逆转，可以解释临床疗效的逐渐丧失。首先，在接触肉毒毒素后的前 28 天，新生神经末梢从现有的母端轴突萌芽，促进新生神经肌肉连接的建立。在上述第一个阶段之后，母端轴突逐渐合成新的 SNAP-25 蛋白，同时新芽退化消失。第二个阶段发生在随后的 3 个月中，这就解释了为什么肉毒毒素的影响会在这段时间内消失。

多汗症

肉毒毒素在局限性多汗症中的作用机制尚未完全

表 57-1　FDA 批准的肉毒毒素

	Botox	Dysport	Xeomin	Myobloc
化学名	Onabotulinumtoxin A	Abobotulinumtoxin A	Incobotulinumtoxin A	Rimabotulinumtoxin B
活性成分	A 型肉毒杆菌毒素	A 型肉毒杆菌毒素	A 型肉毒杆菌毒素	B 型肉毒杆菌毒素
FDA 适应证	眼睑痉挛，颈肌张力障碍，多汗症，暂时性纠正眉间和外眦动态皱纹	颈肌张力障碍，暂时性纠正眉间和外眦动态皱纹，上肢和下肢痉挛	颈肌张力障碍，暂时性纠正眉间和外眦动态皱纹，眼睑痉挛，上肢痉挛	颈肌张力障碍
作用机制	SNAP-25	SNAP-25	SNAP-25	VAMP
总抗原量	5ng／100U	5ng／100U	0.6ng／100U	100ng／10 000U

阐明，很可能类似于其在神经肌肉连接中的作用。局灶性多汗症的部分原因是支配汗腺的神经节后交感神经束中分泌汗液的运动神经 C 纤维过度活跃。这些分泌汗液的运动神经 C 纤维末端含有 ACh 以及血管活性肠肽（vasoactive intestinal peptide，VIP）和降钙素基因相关肽（calcitonin gene-related peptide，CGRP）等辅助性递质。通过阻断 ACh 的传播，肉毒毒素治疗抑制外泌汗腺过度刺激，从而减轻多汗症。与神经肌肉连接一样，继发神经发芽和神经再生的化学去神经化可以解释这种治疗的临床疗效与不持久性，但这些事件发生的时间点可能更久远。

真皮重建

除了肌肉麻痹和汗腺去神经化的影响，人们还被观察到肉毒毒素治疗具有整体抗衰老的效果，并对瘢痕组织重塑有潜在的积极影响。体外研究为这些现象提供了一些线索。当正常人成纤维细胞添加肉毒毒素进行培养时，用酶联免疫吸附试验（enzyme-linked immunosorbent assay，ELISA）检测胶原蛋白 -1 和胶原蛋白 -3 蛋白表达的上调，呈剂量依赖性。同时，基质金属蛋白酶（matrix metalloproteinases，MMP）-1 和 - 基质金属蛋白酶 3 也下调。这些细胞效应可能导致肉毒毒素治疗后皮肤力学特性的改变，如弹性和柔韧性。然而，来自增生性瘢痕的成纤维细胞对肉毒毒素的反应可能不同于正常的非瘢痕成纤维细胞。在这个特定的细胞群中，肉毒毒素具有抑制作用，这可能解释了它在促进瘢痕重塑方面的作用。值得注意的是，上述数据总体上属于初步研究，而且存在相互矛盾的证据。需要对这些通路进行进一步的研究。

肉毒毒素的免疫学

肉毒毒素的中和抗体可降低或消除其临床疗效，这些抗体的产生与总抗原负荷有关。总抗原负荷是指神经毒素产物、复合物蛋白和剩余蛋白的总和。较高的总抗原负荷增加了抗体产生的风险。例如，ONA 最初是由每 100U 25ng 的总抗原负荷量配制而成，后来降低到每 100U 5ng。在 1998 年以前，接受原制剂治疗的患者产生中和抗体的可能性是接受新制剂治疗的患者的 6 倍。在 FDA 批准的目前可用的 3 种 A 型肉毒毒素制剂中，INCO 的总抗原载量最低，为每 100U 0.44ng。然而，由于目前所有剂型的总抗原载量都很小，这种差异的临床相关性尚不清楚。

肉毒毒素治疗的临床应用

成功的肉毒毒素治疗依赖于对解剖学和药物疗效、产品制备和注射技术的正确认识。

产品制备

产品的配制和储存对取得最大的安全性和有效性起着至关重要的作用。制造商和美国疾病控制与预防中心（Centers for Disease Control and Prevention，CDC）指南最初的建议是，肉毒毒素应在配制后 4 小时内使用，每瓶只能用于治疗一名患者。然而，多个临床研究已经证实配制后的溶液冷藏数周不会降低疗效。配制后的肉毒毒素进行冻融是允许的，机械刺激不会破坏活性分子，采取恰当的预防措施后多名患者使用同一瓶药液并不会增加感染的风险，在合适的条件下长期储存配制后药液不会导致可检测的微生物增长。因此，专家一致同意的指导方针是：在注射前，1 瓶肉毒毒素可以冷藏或重新冷冻至少 4 周，而不会有明显的污染或失效的风险；如果处理得当，单瓶可以用于治疗多位患者。关于制备肉毒毒素的其他重要考虑因素包括为了不同的商业制剂而采用的不同的配液介质和配液技术。使用含防腐剂的无菌生理盐水配液，能显著减少注射后的疼痛，因此推荐使用。需要特别注意 INCO 小瓶需要旋转和倒置，以便溶解瓶内的所有产品。INCO 在目前 FDA 批准的 A 型肉毒毒素制剂中也有独一无二的特点，在室温下（25℃）保存 1 周似乎对治疗效果没有影响。在临床实践中，稀释量为 1~10ml/ 瓶，最常用的稀释量为 2.5~3ml。只要绝对单位数保持相等，稀释浓度的变化就不会影响疗效，尽管小的注射量有利于更精确的注射技术。

术前评估

在开始肉毒毒素治疗之前，必须对患者进行禁忌证的全面评估，并根据目标和期望对患者进行教育。肉毒毒素的禁忌证包括如下内容。

1. 已知对肉毒毒素或制剂中的任何成分过敏。
2. 注射部位活动性感染。
3. 神经肌肉疾病，如重症肌无力、Eaton-Lambert 综合征、肌萎缩性脊髓侧索硬化症，这可能会增加重症肌无力、复视、上睑下垂、言语障碍、构音障碍、严重的吞咽困难、呼吸道症状的风险。
4. 妊娠和哺乳期（妊娠用药级别 C 类）。

患者教育一直是任何皮肤外科治疗成功的关键步骤之一。初次接受肉毒毒素的患者可能会有各种各样的先入为主的想法，皮肤外科医师有责任为实现个人目标提供安全、适当的指导。需要考虑的重要因素包括：建立现实的目标、评估预期的治疗区域、了解预期和潜在的不良反应、书面知情同意和建立影像文档。

首先，应优先发展与患者的信任和融洽关系，并彻底了解他们的治疗目标。在这个阶段，重要的是要确定患者是否存在上瘾综合征的因素，因为这种综合征在皮肤科发病率虽然低，但仍值得我们注意。应避免对目标不切实际的患者进行治疗。

其次，应仔细评估治疗区域，让患者积极参与检查评估过程。一种有效的方法是让患者手持镜子观察，同时解释动态和静态皱纹之间的区别与关联。重要的是要让患者理解，动态皱纹的改善迅速和疗效肯定，但静态皱纹往往需要在一个较长的时程内进行多次治疗。通过让患者积极参与评估和讨论，皮肤外科医师还可以强调肉毒毒素治疗面部皱纹的远期收益。在几乎所有的肉毒毒素治疗病例中，临床效果都是暂时的，需要反复治疗才能维持或达到一定的美学目标。这是患者教育时需要阐明的一个重要概念。瘀斑和肿胀等简单的不良反应需要经常被提及，而其他并发症的讨论应以一种集中的方式，与患者的基本临床状况和所采用肉毒毒素治疗的特定类型一致。皮肤外科医师应该留出足够的时间来回答患者的问题和顾虑。

一旦患者接受了全面的教育，并就治疗方案达成一致，一定要取得书面知情同意。对于治疗前和治疗后的状态，强烈推荐拍摄照片存档，采用标准数码摄影或专用成像设备均可。在面部除皱治疗的情况下，安排一次2周后随访常常有用，此时（如有需要）可以进行少量补充注射。这也有助于避免在术后即刻治疗刚起效时患者不必要的焦虑。治疗后，应建议患者在4小时内避免躺下、揉搓该区域或进行剧烈运动。可以在医院内提供冰袋用于消肿。

治疗

肉毒毒素在皮肤科最流行的用途包括面部除皱，改善面部轮廓和治疗局部多汗症。然而，肉毒毒素也可以在颈部、胸部、瘢痕、伤口、已有的或医源性的面部麻痹和不对称、身体轮廓和肤质提升等方面创造满意疗效。

注射技术

患者在有头靠的检查椅上坐直或稍倾斜，以保持舒适。注射前，皮肤应使用70%乙醇或4%葡萄糖酸氯己定等防腐剂清洁。应确定治疗区域并用皮肤标记笔标记肌肉形态。每位患者都可能存在细微的解剖差异，这些差异应该指导皮肤外科医师提供最佳个性化治疗方案。上面部肌肉形态的差异已经被很好地证实，研究表明，有针对性的个体化治疗效果更好。一些注射者提倡在注射时使用实时成像辅助设备来识别和避免血管系统，从而将瘀斑的可能性降到最低，但尚无证据表明这对治疗结局有影响。此外，超声检查可能有助于引导直接注射至肌腹。对大多数患者而言，这些辅助技术对于成功的

治疗是不必要的。

有几种技术可用于减轻注射疼痛，包括注射前使用冰袋、注射前和注射期间使用冷气、机械性分散注意力或局部麻醉。在注射过程中，由助手轻拍患者的肩膀或前额进行简单的机械干扰是一种非常有疗效和效率的减轻注射疼痛的方法。一般情况下，肉毒毒素应进行肌内注射，但由于药物的弥散，有时在肌肉周围或皮下注射药物是可以接受的。对于大多数面部治疗，最理想的注射针是一个32G 0.3ml的胰岛素注射器（Becton，Dickinson and Company，Franklin Lanes，NJ），但其他针也可以使用。

由于面部肌群之间的相互关系，将上面部和下面部概念化为整体治疗区域，而不是专注于眉间或外眦等特定的区域，是很有益的。这种治疗理念有利于达到和谐、平衡、自然和审美愉悦的治疗结局。

上面部

上面部的处理包括眉间、外眦、前额、眶下和鼻背纹。

眉间纹

眉间皱纹是由降眉间肌、皱眉肌和降眉肌的过度活动引起的。在这个区域的治疗可以放松这些皱纹，减轻习惯性的愤怒或不悦的表情。根据患者的肌肉形态，应使用3~5个注射点（图57-1）。一项研究表明，5个注射点与3个注射点相比没有额外收益。为了减少上睑下垂等并发症，注射应位于瞳孔中线内侧，眉毛上方1cm以上。大多数患者的典型起始剂量为20U的ONA，50U的ABO或20U的INCO。低剂量用药与疗效持续时间缩短和患者满意度降低存在相关性。然而，确定治疗剂量时最重要的指导原则仍是临床评估达到一定的审美目标的需求量（图57-2）。

治疗眉间纹时有几个注意事项。由于肌肉活性强，男性往往需要更高的剂量。种族对治疗效果没有影响。单独治疗眉间纹会导致醒目的、有时不想要的眉位变化，这种变化可以通过额纹和（或）鱼尾纹的治疗来平衡。定期重复治疗眉间纹的远期收益包括减少静态皱纹，改善皮肤纹理和肤质。

外眦皱纹

多余的外眦皱纹（有时被称为"鱼尾纹"）会给人一种衰老和疲惫的印象。它们是眼轮匝肌过度活跃引起的继发性疾病，通常表现为扇形图案，从外眦区域向外放射。

该区域的肉毒毒素治疗在1~5个注射点进行，注射点位于眶缘外侧1~1.5cm浅表处（图57-3）。再次强调，治疗剂量应由临床决定，但每侧的经典起始剂量是12U的ONA 36U的ABO或12U的INCO。更低的

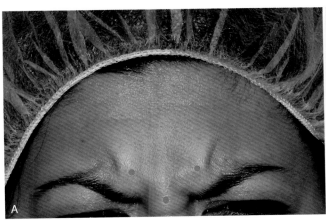
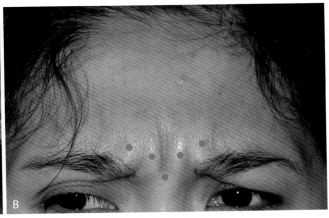

图 57-1　眉间注射的模式。通过分析患者的解剖学特点，可以确定合适的注射点数量
A．3 个注射点；B．5 个注射点。

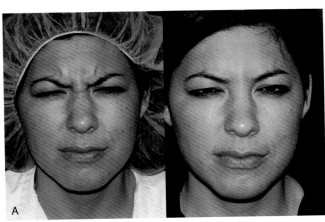
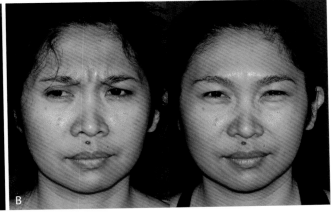

图 57-2　眉间纹治疗前后。注意习惯性的愤怒表情减少了
A．3 个注射点；B．5 个注射点。

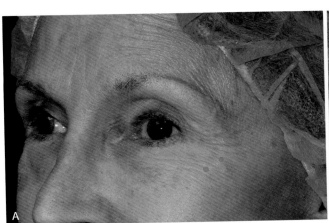
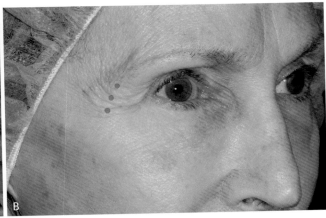

图 57-3　外眦皱纹的模式。不同的模式可能出现在同一个人身上
A．向下的扇形。B．向上的扇形。

剂量可能也会有效。在这个区域，减少注射点有助于减轻疼痛和不良反应，同时保持同等的疗效。与眉间纹一样，在外眦区域重复和定期肉毒毒素治疗可以带来长期的好处。这个区域的一个重要考虑因素是，许多患者下外眦皱纹明显地向颧骨下方延伸并穿过颧骨。为避免颧部肌肉去神经化和面部不对称的风险，不应该用肉毒毒

素"追逐"这些皱纹（图 57-4）。

额横纹

前额的水平皱纹是许多皮肤科门诊患者关注的一个问题。这种现象是由额肌过度活跃引起的。通常这一区域的肉毒毒素治疗为 4～8 个注射点，给予小剂量，剂

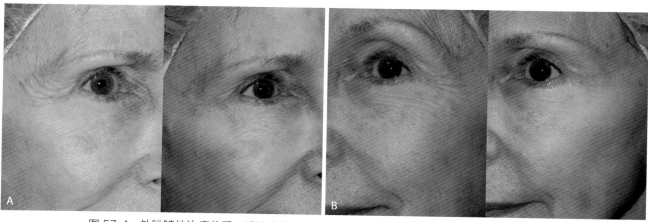

图 57-4 外眦皱纹治疗前后。请注意外眦皱纹的放松形成了自然、无忧无虑、更年轻的表情

量范围为 2~8U 的 ONA、5~20U 的 ABO 或 2~8U 的 INCO（图 57-5）。治疗的目的是软化现有的皱纹，同时避免表情僵化或导致眉下垂。孤立额肌治疗最可怕的并发症是上睑下垂。为了避免这种并发症，需要对患者进行仔细的评估。有些患者的额头较小，眉毛自然低，额肌体积小，或在面部表情时倾向于过度使用额肌来抬高眉毛。这些特征必须在治疗前注意，皮肤科医师应因此考虑降低治疗剂量或将注射点放在前额接近发际线的较高位置。另一种降低上睑下垂风险的方法是同时治疗眉间区域，以平衡上面部的肌肉。在多数情况下，这是获得完美疗效的最可靠的方法。同时对眉间区域进行治疗，可以预防上睑下垂，并放松前额中部的横纹（图57-6）。

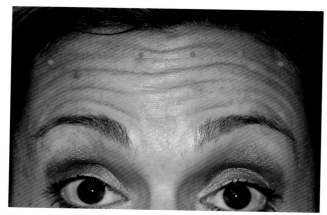

图 57-5 额肌注射。应在额肌的高处注射小剂量单位，以减少引起眉下垂的机会

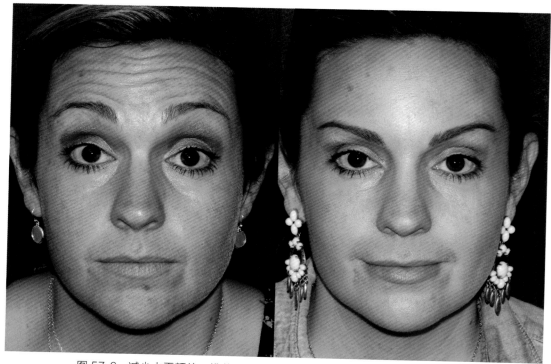

图 57-6 减少水平额纹。推荐同时治疗眉间肌和额肌以达到最佳的美容效果

鼻背纹和眶下区

鼻上肌的过度活跃在鼻根处产生一种平行或扇形的皱纹，有时被称为"鼻背纹"。这个问题可以通过在鼻上肌的 2 个注射点注射 2~3U 的 ONA（或等效的 ABO 或 INCO）来解决。注意保持注射点在鼻唇沟上方至少 1cm 处，以降低影响提上唇肌进而导致不必要的上唇下垂的风险。

眶下区可以用肉毒毒素治疗，目的是针对眼轮匝肌的睑板前部分。该肌肉的肥大可能与眼裂直径的缩小有关。沿瞳孔中线于下眼睑边缘下方 2~3mm 处注射 2U 的 ONA，通常足以松弛眶下皱纹，并巧妙地增大眼裂直径（图 57-7）。

下面部

下面部可接受肉毒毒素治疗的常见问题包括鼻孔过大、鼻尖下垂、口周皱纹、露龈笑、咬肌肥大、口角下陷和下颌皱纹。

鼻尖下垂

鼻尖下垂可能是由于降鼻中隔肌过于活跃造成的，尤其是在微笑时，会给人上唇缩短的印象。对于不适合鼻整形的患者，肉毒毒素是一个改善问题的简单选择。在柱唇角给予 2~10U 的 ONA 可达到此目标。

口周皱纹

口轮匝肌是一种环状肌，它围绕口裂呈同心圆状向四周伸展，是过度活跃的垂直口周皱纹形成的主要原因。用适量的神经调节剂治疗此肌肉可以暂时改善这些皱纹。一项早期非对照开放试验研究了 18 名患者，他们在口周区域接受了 7~18U 的 onabotulinumtoxin A（ONA）注射，可观察到口周皱纹消失，唇外翻和丰满度均增强。最近，一项随机双盲试验表明，在口周数点分散注射共 7.5U 的 ONA，就足以收到满意的临床效果。经常应用总剂量范围为 4~6U 的 ONA（或等效的神经调节剂）。沿上唇红线注射 4 点，每点等量注射 1U，沿下唇红线注射 2 点，注射点须位于口腔连合内侧 1cm，以避免药物不必要地扩散至连接口角轴的肌肉里（图 57-8）。在继续治疗之前，医生会警告患者，他们可能在噘嘴、发"p"音、用吸管喝水和吹奏管乐器方面有困难。如果有必要，第二次治疗可在第一次注射后 1 周进行，因此首次治疗可使用最小剂量药物，这比在一次治疗中过度治疗导致的过度肌肉麻痹要好。

露龈笑

微笑时牙龈过度显露是鼻翼提上唇肌过度活跃的结果，鼻翼提上唇肌起源于上颌骨的上额突，插入鼻孔外侧和上唇的皮肤。这条纤细的肌肉可以在鼻翼两侧的外侧和下方进行肉毒毒素注射（图 57-9）。每个注射部位需要 2~3U 的 ONA（图 57-10）。

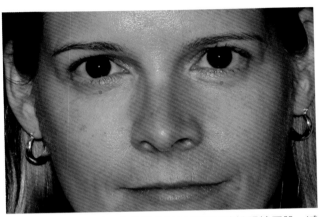

图 57-7　眶下注射。此位置的注射目的是放松眼轮匝肌，减少细纹，并轻度增加眼裂孔径

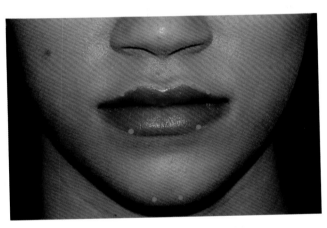

图 57-8　口轮匝肌与颏肌注射

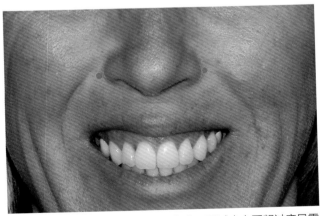

图 57-9　注射以鼻翼提上唇肌为靶点，可减少上牙龈过度显露

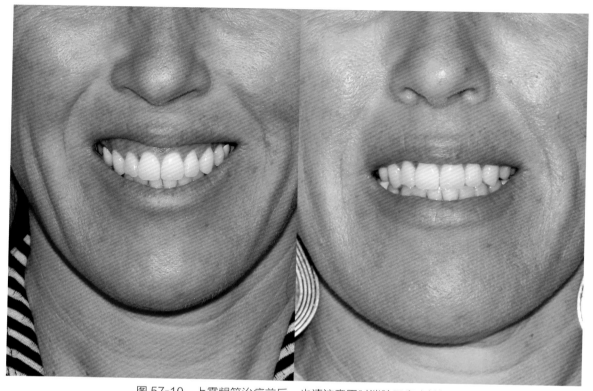

图 57-10　上露龈笑治疗前后，也请注意同时消除了鼻内皱褶

咬肌

咬肌肥大表现出一种下面部沉重和方正的印象。遗传倾向和咀嚼习惯促进这种特征的发生，在审美上，这往往被认为是不愉快的，特别对女性而言，因为它使面部显得男性化。大量的证据支持使用肉毒毒素来减轻不需要的咬肌肥大。所有市场可用的 A 型肉毒杆菌毒素均已成功地用于这一治疗目的。在选择合适的注射点用神经调节剂调整咬肌轮廓时，应考虑到解剖学因素。注射失误会导致笑肌紊乱和面部不对称。将神经调节剂直接注射到咬肌的肌腹部，可以降低不必要的药物扩散风险。以下技术可用于优化治疗该部位的安全性和有效性。首先，握紧下颌缘，触诊最大肌肥厚点，标记为主要注射点。其次，在大约上外侧 1cm 和上内侧 1cm 处进行两处辅助注射，呈倒三角形，上内侧注射点在咬肌内侧边缘后 1cm 处。通过保留咬肌的下部和外侧的功能，降低了颧大肌和笑肌受到不利影响的风险。根据肌肉的肥厚程度，每个肌肉最初可注射总量为 20～30U 的 ONA。与单次注射相比，多点注射可将肌肉不均匀萎缩的风险降到最低（图 57-11）。如有必要，可在注射后 4 周安排随访，使咬肌进一步缩小，以达到理想的面部轮廓（图 57-12）。

口角下垂

降口角肌（depressor anguli oris，DAO）起源于后下颌骨的外表面，位于下颌骨斜线后方，并在口角处插入口角轴。它由面神经的下颌支支配，主要功能是使口角下降。过于活跃的降口角肌强化口角沟纹（木偶线），制造否定和悲伤的印象。它还使下面部看起来老化。通过应用 ONA 对降口角肌进行化学去神经化，可以改善这种外观，并创造一个更年轻和充满活力的外观印象。但是，必须仔细考虑药物的注射点和剂量。口角轴是面部表情的几个关键肌肉的插入点，包括颧大肌、笑肌、提口角肌、口轮匝肌、降口角肌和降下唇肌（depressor labii inferioris，DLI）。因此，在该区域注射神经调节剂位置不当可能对表达能力、发声（发音）和面部对称性产生负面影响。最近解剖研究阐明了针对降口角肌安全注射神经调节剂的适当位置。注射之前，为避免影响降下唇肌，沿降下唇肌在下颌骨的附着处进行注射时，要求患者下拉唇角辅助降口角肌的定位。在这一重要定位之后，沿下颌缘两侧口腔连合外 1cm 各注射 4U 的 ONA。这种方式对降口角肌的扇形肌腹做出了最精确的定位，同时使药物弥散影响附近肌群的可能性降到最低。

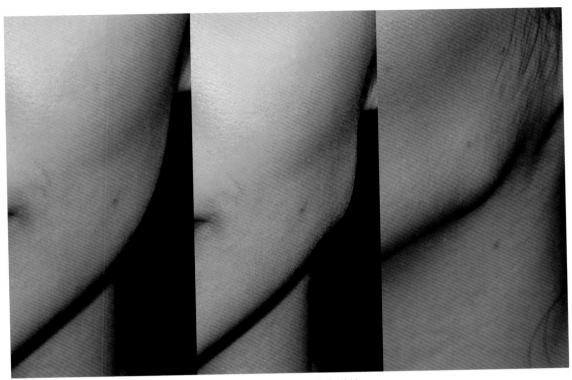

图 57-11　咬肌不均匀萎缩

该患者接受了单点注射咬肌治疗，咬肌在该点过度萎缩并在未治疗区域出现相对异常的亢进。左图：静息时。中间图：咬牙时。右图：咬牙 45°角的照片。

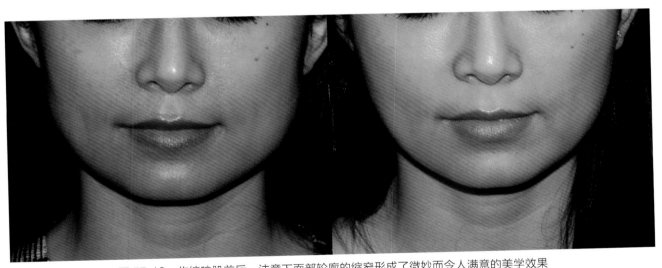

图 57-12　收缩咬肌前后。注意下面部轮廓的缩窄形成了微妙而令人满意的美学效果

颏部皱纹

颏肌是下唇的主要外展肌，也起着提升下颌皮肤的作用。它的肌纤维与口轮匝肌和降下唇肌混合在一起，过度活跃的颏肌可以产生不必要的皱纹和细纹，呈橘皮样外观。当患者做出面部表情时，最易观察到这种效果。为纠正这种现象，可以在颏肌两个肌腹连接下颌骨的附着点处直接注射 4U ONA 或在每个腹肌接近中线处各注射 2U ONA，避免弥散到降下唇肌（见图 57-8）。进行深在注射很重要，可以避开更浅表的降下唇肌。

颈部和胸部

随着年龄的增长，过度的颈阔肌条带是一个越来越普遍的问题。该垂直条带是颈阔肌肥大的结果。这个区域的治疗应该在一系列注射点进行浅表注射。注射从下颌线开始，沿颈阔肌条带向下间隔约 2cm 进行注射。每个注射点应注射 5～10U 的 ONA，每侧最大剂量不应超过 50U（图 57-13）。

肉毒毒素治疗也被证明对 Décolleté 纹有反应。在这种情况下，应采用"项链线"分布的 V 形。每次注

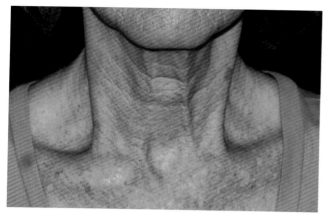

图 57-13　颈阔肌带注射。再次强调，治疗应根据个体独特的解剖变异进行调整

入的深度为 4mm，每点注射 5～10U ONA。总剂量一般在 75～120U。有趣的是，这种治疗对胸前区潮红也有效果及改善作用。

其他应用

在美容皮肤科门诊可能出现的肉毒毒素的其他应用包括偏头痛治疗，多汗症，身体塑形，瘢痕修复，纠正痉挛性面部畸形，促进伤口愈合和中胚层疗法。

特殊注意事项

以上建议可作为肉毒毒素治疗在美学应用中的模板。然而，要记住的最重要的指导方针是，始终根据每位患者的解剖学、个人和文化偏好来调整治疗方案。应对性别和种族差异加以鉴别。男性往往有较强的肌群，因此通常需要较高的剂量，以达到相同的功效和持久度。男性的审美也是不同的，尤其是在眉毛形状和下颌线条方面。治疗前应与患者讨论这些因素，以便确定正确的预期，并对注射技术进行必要的调整。

在制订个性化治疗方案时也应考虑到文化和种族审美标准，因为这些不同的人群之间的愿望和期望可能有很大的差异。亚洲患者倾向于喜欢眉弓较低或没有眉弓，因此可能需要改变眉间和额肌注射。此外，这些患者也更重视和受益于眶下和咬肌治疗。其他被研究的种族偏好包括西班牙人、俄罗斯人、印度人、非洲人和中东人。再次强调，皮肤外科医师的职责是探索每位患者的上述细微差别，以提供最佳的治疗方案。

结果和并发症

在绝大多数情况下，如果使用得当，肉毒毒素的美

学应用是非常安全、有效的，对注射者和患者都是很有收获的经历。然而，就像任何整容手术一样，建立正确的预期以及处理并发症的能力是至关重要的。为了避免不满，需要就单一治疗的短期效益和持续维持治疗的长期效益之间的差异向患者提供建议。一项近期的临床试验的荟萃分析报告，上面部肉毒毒素治疗最常见的并发症包括头痛、眼睑下垂、眼睑沉重或眉下垂。其他并发症包括"Spock"眉（眉弓过度），不希望的面部表情改变，在咬肌注射失误导致的肌块重新分布（见图 57-11），以及在过度治疗颈阔肌带后抬头困难。在大多数情况下，这些并发症可以通过再次谨慎注射神经调节剂来平衡治疗。在过度注射时，时间和支持治疗可以安抚患者，不良效果是暂时的。眼睑下垂可用阿可乐定滴眼液治疗，直至自然好转。

总结

肉毒毒素始终是美学和抗衰老医学的基石之一。然而，目前对高水平医师的医疗标准需要神经调节剂、软组织填充剂和光电设备综合治疗。在几乎任何情况下，适当使用肉毒毒素治疗都能改善美学治疗方案，提高患者收益和满意度。

参考文献

1. Scott A, Rosenbaum A, Collins C. Pharmacologic weakening of extraocular muscles. Invest Ophthalmol. 1973;12(12):924–927.
2. Scott A, Kennedy R, Stubbs H. Botulinum A toxin injection as a treatment for blepharospasm. Arch Ophthalmol 1985; 103(3):347–350.
3. Scott A. Botulinum toxin injection into extraocular muscles as an alternative to strabismus surgery. Ophthalmology. 1980;87(10):1044–1049.
4. Carruthers A. History of the clinical use of botulinum toxin A and B. Clin Dermatol. 2003;21(6):469–472.
5. Carruthers J, Carruthers J. Treatment of glabellar frown lines with C. botulinum-A exotoxin. J Dermatol Surg Oncol. 1992;18(1):17–21.
6. Lam S. The basic science of botulinum toxin. Facial Plast Surg Clin North Am. 2003;11(4):431–438.
7. de Paiva A, Meunier FA, Molgó J, Aoki KR, Dolly JO. Functional repair of motor endplates after botulinum neurotoxin type A poisoning: biphasic switch of synaptic activity between nerve sprouts and their parent terminals. Proc Natl Acad Sci U S A. 1999;96(6):3200–3205.
8. Alderson K, Holds J, Anderson R. Botulinum-induced alteration of nerve-muscle interactions in the human orbicularis oculi following treatment for blepharospasm. Neurology. 1991;41(11):1800–1805.
9. Iwase S, Ikeda T, Kitazawa H, Hakusui S, Sugenoya J, Mano T. Altered response in cutaneous sympathetic outflow to mental and thermal stimuli in primary palmoplantar hyperhidrosis. J Auton Nerv Syst. 1997; 64(2–3):65–73.
10. Manca D, Valls-Sole J, Callejas M. Excitability recovery curve of the sympathetic skin response in healthy volunteers and patients with palmar hyperhidrosis. Clin Neurophysiol.

2000;111(10):1767–1770.

11. Weinberg T, Solish N, Murray C. Botulinum neurotoxin treatment of palmar and plantar hyperhidrosis. Dermatol Clin. 2014;32(4):505–515.

12. Doft M, Hardy K, Ascherman J. Treatment of hyperhidrosis with botulinum toxin. Aesthet Surg J. 2012;32(2):238–244.

13. Swartling C, Naver H, Pihl-Lundin I, Hagforsen E, Vahlquist A. Sweat gland morphology and periglandular innervation in essential palmar hyperhidrosis before and after treatment with intradermal botulinum toxin. J Am Acad Dermatol. 2004;51(5):739–745.

14. Permatasari F, Hu YY, Zhang JA, Zhou BR, Luo D. Anti-photoaging potential of Botulinum Toxin Type A in UVB-induced premature senescence of human dermal fibroblasts in vitro through decreasing senescence- related proteins. J Photochem Photobiol B. 2014;133:115–123.

15. Oh S, Lee Y, Seo YJ, et al. The potential effect of botulinum toxin type A on human dermal fibroblasts: an in vitro study. Dermatol Surg. 2012;38(10):1689–1694.

16. Min P, Zhang Z, Grassetti L. Alteration of skin mechanical properties in patients undergoing botulinum toxin type A injections of forehead rhytides. Aesthetic Plast Surg. 2016;40(3):410–420.

17. Bonaparte J, Ellis D. Alterations in the elasticity, pliability, and viscoelastic properties of facial skin after injection of Onabotulinum toxin A. JAMA Facial Plast Surg. 2015; 17(4):256–263.

18. Bonaparte J, Ellis D. Skin biomechanical changes after injection of Onabotulinum toxin A: Prospective assessment of elasticity and pliability. Otolaryngol Head Neck Surg. 2014;150(6):949–955.

19. Chen M, Yan T, Ma K, et al. Botulinum toxin type A inhibits alpha-smooth muscle actin and myosin II expression in fibroblasts derived from scar contracture. Ann Plast Surg. 2016;77(3):e46–e49.

20. Jeong H, Lee BH, Sung HM, et al. Effect of botulinum toxin type A on differentiation of fibroblasts derived from scar tissue. Plast Reconstr Surg. 2015;136(2): 171e–178e.

21. Jankovic J, Vuong K, Ahsan J. Comparison of efficacy and immunogenicity of original versus current botulinum toxin in cervical dystonia. Neurology. 2003; 60(7):1186–1188.

22. Lorenc Z, Kenkel JM, Fagien S, et al. Incobotulinumtoxin A (Xeomin): Background, mechanism of action, and manufacturing. Aesthet Surg J. 2013;33(suppl 1): 18S–22S.

23. Lizarralde M, Gutierrez S, Venegas A. Clinical efficacy of botulinum toxin type A reconstituted and refrigerated 1 week before its application in external canthus dynamic lines. Dermatol Surg. 2007;33(11):1328–1333; discussion 1333.

24. Hui J, Lee W. Efficacy of fresh versus refrigerated botulinum toxin in the treatment of lateral periorbital rhytids. Ophthal Plast Reconstr Surg. 2007;23(6):433–438.

25. Jabor M, Kaushik R, Shayani P, et al. Efficacy of reconstituted and stored botulinum toxin type A: an electrophysiologic and visual study in the auricular muscle of the rabbit. Plast Reconstr Surg. 2003;111(7):2419–2426; discussion 2427–2431.

26. Yang G, Chiu R, Gillman G. Questioning the need to use Botox within 4 hours of reconstitution: a study of fresh vs 2-week-old Botox. Arch Facial Plast Surg. 2008;10(4):273–279.

27. Parsa A, Lye K, Parsa F. Reconstituted botulinum type A neurotoxin: Clinical efficacy after long-term freezing before use. Aesthetic Plast Surg. 2007;31(2):188–191; discussion 192–193.

28. Shome D, Nair AG, Kapoor R, Jain V. Botulinum toxin A: Is it really that fragile a molecule? Dermatol Surg 2010; 36(suppl 4):2106–2110.

29. Alam M, Yoo SS, Wrone DA, White LE, Kim JY. Sterility assessment of multiple use botulinum A exotoxin vials: A prospective simulation. J Am Acad Dermatol. 2006; 55(2):272–275.

30. Osaki T, Osaki MH, Osaki TH, Sant'Anna AE, Yu MC, Hofling-Lima AL. Absence of bacterial or fungal growth in vials of reconstituted botulinum toxin type A after storage. Aesthet Surg J. 2015;35(2):189–193.

31. Alam M, Bolotin D, Carruthers J, et al. Consensus statement regarding storage and reuse of previously reconstituted neuromodulators. Dermatol Surg. 2015;41(3): 321–326.

32. Liu A, Carruthers A, Cohen JL, et al. Recommendations and current practices for the reconstitution and storage of botulinum toxin type A. J Am Acad Dermatol. 2012;67(3): 373–378.

33. Alam M, Dover J, Arndt K. Pain associated with injection of botulinum A exotoxin reconstituted using isotonic sodium chloride with and without preservative: A double-blind, randomized controlled trial. Arch Dermatol. 2002; 138(4):510–514.

34. Allen S, Goldenberg N. Pain difference associated with injection of abobotulinumtoxin A reconstituted with preserved saline and preservative-free saline: A prospective, randomized, side-by-side, double-blind study. Dermatol Surg. 2012;38(6):867–870.

35. Carey W. Incorrect reconstitution of incobotulinumtoxin A leads to loss of neurotoxin. J Drugs Dermatol. 2014;13(6): 735–738.

36. Soares D, Dejoseph LM, Zuliani GF, Liebertz DJ, Patel VS. Impact of postreconstitution room temperature storage on the efficacy of incobotulinumtoxin A treatment of dynamic lateral canthus lines. Dermatol Surg. 2015;41(6):712–717.

37. Klein A. Dilution and storage of botulinum toxin. Dermatol Surg. 1998;24(11):1179–1180.

38. Carruthers A, Carruthers J, Cohen J. Dilution volume of botulinum toxin type A for the treatment of glabellar rhytides: does it matter? Dermatol Surg. 2007; 33(1 Spec No.):S97–S104.

39. Carruthers A, Carruthers J. Botulinum toxin type A. J Am Acad Dermatol. 2005;53(2):284–290.

40. Wilson J, Arpey C. Body dysmorphic disorder: suggestions for detection and treatment in a surgical dermatology practice. Dermatol Surg. 2004;30(11): 1391–1399.

41. Rivkin A, Binder W. Long-term effects of onabotulinum toxin A on facial lines: A 19-year experience of identical twins. Dermatol Surg. 2015;41(suppl 1):S64–S66.

42. Kane M, Cox SE, Jones D, Lei X, Gallagher CJ. Heterogeneity of crow's feet line patterns in clinical trial subjects. Dermatol Surg. 2015;41(4):447–456.

43. Kim H, Kim C, Cho H, Hwang JY, Kim YS. A study on glabellar wrinkle patterns in Koreans. J Eur Acad Dermatol Venereol. 2014;28(10):1332–1339.

44. Guerrrerosantos J, Carlos Eduardo PG, Mateos Arriola J, et al. Effectiveness of botulinum toxin (type-A) administered by the fixed-site dosing approach versus the muscle area identification. Aesthetic Plast Surg. 2015;39(2):243–251.

45. Lowe N, Halliday D. Vein imaging laser reduces bruising in bruise-prone botulinum toxin injected patients. J Cosmet Laser Ther. 2016;18(3):162–164.

46. Quezada-Gaon N, Wortsman X, Peñaloza O, Carrasco JE. Comparison of clinical marking and ultrasound- guided injection of Botulinum type A toxin into the masseter muscles for treating bruxism and its cosmetic effects. J Cosmet Dermatol. 2016;15(3):238–244.

47. Gordin E, Luginbuhl AL, Ortlip T, Heffelfinger RN, Krein H. Subcutaneous vs intramuscular botulinum toxin: split-face randomized study. JAMA Facial Plast Surg. 2014;

16(3):193–198.

48. Campos J, Oliveira LB, Queiroz TO, Santos KP, Freitas FM. Comparison between intramuscular and perimuscular injections of botulinum toxin type A. Aesthetic Plast Surg. 2006;30(6):700–703; discussion 704.

49. Rzany B, Ascher B, Fratila A, Monheit GD, Talarico S, Sterry W. Efficacy and safety of 3- and 5-injection patterns (30 and 50 U) of botulinum toxin A (Dysport) for the treatment of wrinkles in the glabella and the central forehead region. Arch Dermatol. 2006;142(3): 320–326.

50. Carruthers J, Lowe NJ, Menter MA, et al. A multicenter, double-blind, randomized, placebo-controlled study of the efficacy and safety of botulinum toxin type A in the treatment of glabellar lines. J Am Acad Dermatol. 2002; 46(6):840–849.

51. Monheit G, Carruthers A, Brandt F, Rand R. A randomized, double-blind, placebo-controlled study of botulinum toxin type A for the treatment of glabellar lines: Determination of optimal dose. Dermatol Surg. 2007;33(1 Spec No.):S51–S59.

52. Carruthers A, Carruthers J, Coleman WP 3rd, et al. Multicenter, randomized, phase Ⅲ study of a single dose of incobotulinumtoxinA, free from complexing proteins, in the treatment of glabellar frown lines. Dermatol Surg. 2013;39(4):551–558.

53. Mangano A, Albertin A, La Colla L. A double-blind, randomized, placebo-controlled, two-dose comparative study of botulinum toxin type A for treating glabellar lines in Japanese subjects: What if sample size and statistical tests mattered? Aesthetic Plast Surg. 2009;33(5):788.

54. Kawashima M, Harii K. An open-label, randomized, 64-week study repeating 10- and 20-U doses of botulinum toxin type A for treatment of glabellar lines in Japanese subjects. Int J Dermatol. 2009;48(7): 768–776.

55. Carruthers A, Carruthers J. A single-center, dose-comparison, pilot study of botulinum neurotoxin type A in female patients with upper facial rhytids: Safety and efficacy. J Am Acad Dermatol. 2009;60(6):972–979.

56. Carruthers A, Carruthers J. A single-center dose-comparison study of botulinum neurotoxin type A in females with upper facial rhytids: Assessing patients' perception of treatment outcomes. J Drugs Dermatol. 2009; 8(10):924–929.

57. Carruthers A, Carruthers J. Prospective, double-blind, randomized, parallel-group, dose-ranging study of botulinum toxin type A in men with glabellar rhytids. Dermatol Surg. 2005;31(10):1297–1303.

58. Banegas R, Farache F, Rancati A, et al. The South American Glabellar Experience Study (SAGE): A multicenter retrospective analysis of real-world treatment patterns following the introduction of incobotulinumtoxinA in Argentina. Aesthet Surg J. 2013;33(7): 1039–1045.

59. Taylor S, Callender VD, Albright CD, Coleman J, Axford-Gatley RA, Lin X, et al. AbobotulinumtoxinA for reduction of glabellar lines in patients with skin of color: post hoc analysis of pooled clinical trial data. Dermatol Surg. 2012; 38(11):1804–1811.

60. Wu Y, Zhao G, Li H, et al. Botulinum toxin type A for the treatment of glabellar lines in Chinese: a double-blind, randomized, placebo-controlled study. Dermatol Surg. 2010;36(1):102–108.

61. Carruthers A, Carruthers J. Eyebrow height after botulinum toxin type A to the glabella. Dermatol Surg. 2007;33(1 Spec No.):S26–S31.

62. Carruthers A, Carruthers J, Lei X, Pogoda JM, Eadie N, Brin MF. OnabotulinumtoxinA treatment of mild glabellar lines in repose. Dermatol Surg. 2010; 36(suppl 4):2168–2171.

63. Dailey R, Philip A, Tardie G. Long-term treatment of glabellar rhytides using onabotulinumtoxina. Dermatol Surg. 2011;37(7):918–928.

64. Carruthers J, Rivkin A, Donofrio L, et al. A multicenter, randomized, double-blind, placebo-study to evaluate the efficacy and safety of repeated onabotulinumtoxinA treatments in subjects with crow's feet lines and glabellar lines. Dermatol Surg. 2015;41(6):702–711.

65. Carruthers A, Bruce S, de Coninck A, et al. Efficacy and safety of onabotulinumtoxinA for the treatment of crows feet lines: a multicenter, randomized, controlled trial. Dermatol Surg. 2014;40(11):1181–1190.

66. Lowe N; Ascher B, Heckmann M, Kumar C, Fraczek S, Eadie N; Botox Facial Aesthetics Study Team. Double-blind, randomized, placebo-controlled, dose- response study of the safety and efficacy of botulinum toxin type A in subjects with crow's feet. Dermatol Surg. 2005;31(3): 257–262.

67. Kassir R, Kolluru A, Kassir M. Triple-blind, prospective, internally controlled comparative study between abobotulinumtoxinA and onabotulinumtoxinA for the treatment of facial rhytids. Dermatol Ther (Heidelb). 2013; 3(2):179–189.

68. Fabi S, Sundaram H, Guiha I, Goldman MP. A two-center, open-label, randomized, split-face study to assess the efficacy and safety of one versus three intradermal injection sites of abobotulinumtoxinA in the treatment of lateral periocular rhytides. J Drugs Dermatol. 2013;12(8): 932–937.

69. Kerscher M, Rzany B, Prager W, Turnbull C, Trevidic P, Inglefield C. Efficacy and safety of incobotulinumtoxinA in the treatment of upper facial lines: Results from a randomized, double-blind, placebo-controlled, phase Ⅲ study. Dermatol Surg. 2015;41(10):1149–1157.

70. Lee J, Park JH, Lee SK, et al. Efficacy and safety of incobotulinum toxin A in periocular rhytides and masseteric hypertrophy: Side-by-side comparison with onabotulinum toxin A. J Dermatolog Treat. 2014; 25(4):326–330.

71. Monheit G. Neurotoxins: Current concepts in cosmetic use on the face and neck–upper face (glabella, forehead, and crow's feet). Plast Reconstr Surg. 2015; 136(suppl 5):72S–75S.

72. Solish N, et al., Efficacy and safety of onabotulinumtoxinA treatment of forehead lines: A multicenter, randomized, dose-ranging controlled trial. Dermatol Surg. 2016;42(3): 410–417.

73. Tamura B, Odo MY, Chang B, Cucé LC, Flynn TC. Treatment of nasal wrinkles with botulinum toxin. Dermatol Surg. 2005;31(3):271–275.

74. Flynn T, Carruthers JA, Carruthers JA, Clark RE 2nd. Botulinum A toxin (BOTOX) in the lower eyelid: dose-finding study. Dermatol Surg. 2003;29(9):943–950; discussion 950–951.

75. Flynn T, Carruthers J, Carruthers J. Botulinum-A toxin treatment of the lower eyelid improves infraorbital rhytides and widens the eye. Dermatol Surg. 2001;27(8):703–708.

76. Wu D, Fabi S, Goldman M. Neurotoxins: Current concepts in cosmetic use on the face and neck–lower face. Plast Reconstr Surg. 2015;136(suppl 5):76S–79S.

77. Cigna E, Sorvillo V, Stefanizzi G, Fino P, Tarallo M. The use of botulinum toxin in the treatment of plunging nose: cosmetic results and a functional serendipity. Clin Ter. 2013;164(2):e107–e113.

78. Ascher B, Talarico S, Cassuto D, et al. International consensus recommendations on the aesthetic usage of botulinum toxin type A (Speywood Unit)–Part Ⅱ: Wrinkles on the middle and lower face, neck and chest. J Eur Acad Dermatol Venereol. 2010;24(11): 1285–1295.

79. Semchyshyn N, Sengelmann R. Botulinum toxin A treatment of perioral rhytides. Dermatol Surg. 2003;29(5): 490–495; discussion 495.

80. Cohen J, Dayan SH, Cox SE, Yalamanchili R, Tardie G. OnabotulinumtoxinA dose-ranging study for hyperdynamic perioral lines. Dermatol Surg. 2012;38(9):1497–1505.

81. Suber J, Dinh TP, Prince MD, Smith PD. Onabotulinum-toxin A for the treatment of a "gummy smile". Aesthet Surg J. 2014;34(3):432–437.

82. Lee S, Wee SH, Kim HJ, et al. Abobotulinum toxin A and onabotulinum toxin A for masseteric hypertrophy: a split-face study in 25 Korean patients. J Dermatolog Treat. 2013;24(2):133–136.

83. Lee D, Jin SP, Cho S, et al. RimabotulinumtoxinB versus OnabotulinumtoxinA in the treatment of masseter hypertrophy: A 24-week double-blind randomized split-face study. Dermatology. 2013;226(3): 227–232.

84. Bae J, Choi DY, Lee JG, Seo KK, Tansatit T, Kim HJ. The risorius muscle: anatomic considerations with reference to botulinum neurotoxin injection for masseteric hypertrophy. Dermatol Surg. 2014;40(12): 1334–1339.

85. Carruthers J, Carruthers A. Aesthetic botulinum A toxin in the mid and lower face and neck. Dermatol Surg. 2003;29(5):468–476.

86. Hur M, Kim HJ, Choi BY, Hu KS, Kim HJ, Lee KS. Morphology of the mentalis muscle and its relationship with the orbicularis oris and incisivus labii inferioris muscles. J Craniofac Surg. 2013;24(2):602–604.

87. Levy P. Neurotoxins: Current concepts in cosmetic use on the face and neck–jawline contouring/platysma bands/necklace lines. Plast Reconstr Surg. 2015;136(suppl 5):80S–83S.

88. Geddoa E, Matar H, Paes T. The use of botulinum toxin-A in the management of neck and anterior chest wall flushing: Pilot study. Int J Dermatol. 2013;52(12): 1547–1550.

89. Binder W, Blitzer A. Treatment of migraine headache with botulinum toxin type A. Facial Plast Surg Clin North Am. 2003;11(4):465–475.

90. Silberstein S. Clinical results of botulinum toxin type a treatment of migraine headache. Aesthet Surg J. 2002; 22(1):91–93.

91. Goldman A. Treatment of axillary and palmar hyperhidrosis with botulinum toxin. Aesthetic Plast Surg. 2000; 24(4):280–282.

92. Shelley W, Talanin N, Shelley E. Botulinum toxin therapy for palmar hyperhidrosis. J Am Acad Dermatol. 1998;38(2 Pt 1):227–229.

93. Glogau R. Botulinum A neurotoxin for axillary hyperhidrosis. No sweat Botox. Dermatol Surg. 1998; 24(8):817–819.

94. Lee HJ, Lee DW, Park YH, Cha MK, Kim HS, Ha SJ. Botulinum toxin a for aesthetic contouring of enlarged medial gastrocnemius muscle. Dermatol Surg. 2004;30(6): 867–871; discussion 871.

95. Han K, Joo YH, Moon SE, Kim KH. Botulinum toxin A treatment for contouring of the lower leg. J Dermatol Treat. 2006;17(4):250–254.

96. Freshwater M. Botulinum toxin for scars: Can it work, does it work, is it worth it? J Plast Reconstr Aesthet Surg. 2013;66(3):e92–e93.

97. Chundury R, D'Angelo AS, Couch SM, Holds JB. Subjective and objective measures in the treatment of hemifacial spasm with onabotulinumtoxinA. Ophthal Plast Reconstr Surg. 2016;32(2):133–137.

98. Ziade M, Domergue S, Batifol D, et al. Use of botulinum toxin type A to improve treatment of facial wounds: a prospective randomised study. J Plast Reconstr Aesthet Surg. 2013;66(2):209–214.

99. Eshghi G, Khezrian L, Alirezaei P. Botulinum toxin A in treatment of facial flushing. Acta Med Iran. 2016;54(7):454–457.

100. Wimalawansa S, McKnight A, Bullocks J. Socioeconomic impact of ethnic cosmetic surgery: Trends and potential financial impact the African American, Asian American, Latin American, and Middle Eastern communities have on cosmetic surgery. Semin Plast Surg. 2009;23(3):159–162.

101. Wu W, Liew S, Chan HH, et al. Consensus on current injectable treatment strategies in the Asian face. Aesthetic Plast Surg. 2016;40(2):202–214.

102. Liew S, Wu WT, Chan HH, et al. Consensus on changing trends, attitudes, and concepts of Asian beauty. Aesthetic Plast Surg. 2016;40(2):193–201.

103. Cobo R, Garcia C. Aesthetic surgery for the Mestizo/Hispanic patient: Special considerations. Facial Plast Surg. 2010;26(2):164–173.

104. Yutskovskaya Y, Gubanova E, Khrustaleva I, et al. IncobotulinumtoxinA in aesthetics: Russian multidisciplinary expert consensus recommendations. Clin Cosmet Investig Dermatol. 2015;8:297–306.

105. Shetty R. Outer circle versus inner circle: Special considerations while rejuvenating an Indian face using fillers. J Cutan Aesthet Surg. 2015;8(3):169–172.

106. Brissett A, Naylor M. The aging African-American face. Facial Plast Surg. 2010;26(2):154–163.

107. Farahvash M, Arad S. Clostridium botulinum type A toxin for the treatment of upper face animation lines: an Iranian experience. J Cosmet Dermatol. 2007;6(3):152–158.

108. Jia Z, Lu H, Yang X, et al. Adverse events of botulinum toxin type A in facial rejuvenation: A systematic review and meta-analysis. Aesthetic Plast Surg. 2016; 40(5):769–777.

109. Scheinfeld N. The use of apraclonidine eyedrops to treat ptosis after the administration of botulinum toxin to the upper face. Dermatol Online J. 2005;11(1):9.

110. Carruthers J, Burgess C, Day D, et al. Consensus recommendations for combined aesthetic interventions in the face using botulinum toxin, fillers, and energy-based devices. Dermatol Surg. 2016;42(5): 586–597.

第 58 章　填充剂和可注射植入物

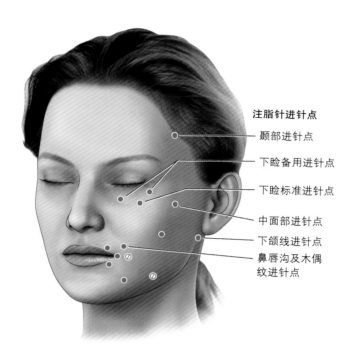

注脂针进针点
- 颞部进针点
- 下睑备用进针点
- 下睑标准进针点
- 中面部进针点
- 下颌缘线进针点
- 鼻唇沟及木偶纹进针点

原著者　Amelia K. Hausauer
　　　　Derek H. Jones

翻　译　李　峰　米　霞
审　校　胡信林　任　军

概要

- 连续穿刺注射法：将小剂量等份的填充剂紧密地注射在一起，使其沿着皮纹或褶皱连续聚集。注射后按摩以进一步促进融合。
- 线状注射法：从皮肤或皮下导入全针，填充剂沿针的逆行方向（退针时）或顺行方向（进针时）线性注射，形成钝性剥离平面。
- 垂直交叉或辐射注射法：从多个方向进行规律间隔的线状注射，从而形成注射网格。
- 扇形注射法：在某点插入针头，然后从不同方向多次穿过该点，针尖未完全抽离皮肤。
- 贮藏注射法：沿骨膜注射填充剂，通常用于纠正颞部、颧骨和下颌区域的容量不足。术后按摩有助于预防结节形成，并抚平不规则的轮廓。

初学者贴士

- 如果透明质酸填充剂放错位置（如过于表浅）、注射过量、引起炎症反应或阻塞血管，则可通过注射商用透明质酸酶使其降解。
- 配方和制造工艺的差异有助于赋予每种填充剂独有的特性。

专家贴士

- 由于透明质酸酶能够减轻水肿，从而减少外部血管的压迫，一些人推荐无论哪种填充剂均注射透明质酸酶。
- Sculptra 本质上是粉碎的聚乳酸蛋白 910，提前至少 24 小时以上用 8～11ml 无菌注射用水制备。
- 羟基磷灰石钙在放射线检查中不透明，但它不掩盖放射学表现。

切记！

- 与其他制剂相比，Sculptra、Bellafill／Artefill 和硅胶更容易产生持久性丘疹结节。
- 超敏反应和伴或不伴无生物膜的感染均可导致延迟性结节的形成。
- 对于脂肪移植，术后应避免按摩和剧烈的面部运动。

陷阱和注意事项

- 由于丁达尔（Tyndall）效应，浅表的透明质酸可引起暂时的蓝色视觉效应。
- 如果局部透明质酸酶无效或在非透明质酸注射时出现结节，其他报道的医学治疗包括：口服抗生素（抗微生物和抗炎作用）；外用、皮损内注射或系统性应用糖皮质激素；皮损内注射氟尿嘧啶；口服免疫抑制药，如环孢菌素；激光或联合治疗。

患者教育要点

- 所有可注射的填充剂都有风险，虽然严重不良事件的风险很低，但并非无关紧要。
- 患者应该对可能的结果和重复治疗的需要有现实的预期。许多商业宣传的治疗前后照片反映的是接受大剂量填充剂治疗的患者；考虑到成本，许多患者试图用较小的剂量进行治疗，应该警示他们，其结果可能不那么显著。
- 虽然罕见，但潜在的不可逆血管并发症是软组织填充术后最可怕和严重的不良事件，患者应理解这种可能性，并在出现任何症状时立即警示医生。

引言

利用填充剂和可注射植入物进行面部年轻化治疗是最重要的微创治疗形式之一，是面部老化的关键干预手段。这些干预措施可以大致分为四个"R"：牵拉（redrape）（拉伸、提拉或拉紧的外科手术）；换肤（resurface）（化学剥脱、表皮磨削、剥脱或非剥脱性激光）；放松（relax）（神经调节药物的化学神经调节）；置换或重塑（replace 或 recontour）（注射软组织填充剂）。随着安全、有效的皮肤填充剂种类的增加以及公众对微创治疗的需求增加，最后一种方法变得越来越受欢迎。

组织填充术可以追溯到 19 世纪 90 年代，当时 Neuber 使用自体脂肪来矫正萎缩性面部缺陷。数十年后，Baronders 在 1953 年发表了一篇关于液态硅胶用于永久性组织填充的综述，但美国食品和药物管理局（FDA）直到 1981 年才批准牛胶原蛋白作为第一个用于软组织增强的植入／注射剂。冠以商标 Zyderm® 及其后续产品 Zyderm II 和 Zyplast®，这种异种置入物在 20 多年来一直是行业标准，但随着新型注射剂的引入，这种异种置入物逐渐失宠。由于制造成本高、疗效时间有限（2~4 个月）、大约 3% 的患者存在过敏风险，美国已不再供应牛胶原蛋白。尽管如此，从历史上看，牛胶原蛋白产品是非常重要的，它们在大多数现代填充剂的关键 3 期临床试验中充当对照物。

FDA 于 2003 年批准了第一个透明质酸（HA）填充剂 Restylane®，标志着面部年轻化注射剂进入了一个新时期。透明质酸填充剂很快就取代了其他全部产品。目前 FDA 批准的配方分为三大类：Restylane/Perlane®（现商品名为 Restylane Lyft）、Juvederm/Juvederm Voluma® 和 Belotero®。Hyalorm®，源自 rooster coombs；Captique®，植物性透明质酸；Elevess®；Prevelle Silk® 也经 FDA 批准，但已不在美国销售。FDA 还批准了两种长效制剂［聚左旋乳酸（Sculptra®）和羟基磷灰石钙（Radiesse®）］，以及一种永久性填充剂，聚甲基甲酯－丙烯酸甲酯（PMMA）（Bellafill®，原名为 Artefill®）。

常规注射技术

咨询

初步咨询的主要目标是进行基线评估、了解相关病史和患者教育。皮肤外科医师必须评估缺陷的类型、位置、深度和直径，以及周围组织的质地，这可能会改变填充的最终外观。理解皮肤缺陷的病因有助于选择最合适的治疗方式，并据此制定治疗计划。应该区分静态皱纹和动态皱纹（动态皱纹通常更易化学去神经化），也

应区分由于自然老化和光老化引起的皮肤改变（表 58-1）。患者应在坐位或重力依赖体位进行评估，应有充足的光线在锐角角度进行照射，以突出细节。细致合适的体位使得医生能够更好地选择填充产品和注射技术。强烈推荐治疗前后进行标准化摄影，以记录随时间延长出现的变化，有助于对过程进行解释。

选择恰当的患者是确保良好结果的关键，包括详细记录既往病史。表 58-2 概述了一些有用的医疗信息，以确定哪些患者适合注射填充剂，哪些产品可能最适合他们。既往对填充物或其成分有过敏史（即利多卡因等酰胺类麻醉药，或对某些透明质酸填充剂而言的革兰阳性细菌蛋白）是一种主要禁忌证。如治疗区域存在感染或炎症，应推迟治疗。应关注有出血障碍的患者，所有非必要的抗凝血和（或）抗血小板药物应停用，以降低瘀斑的风险。如果仅在疼痛时使用，患者可在手术前 10~14 天停用阿司匹林，5~7 天停用非甾体抗炎药（NSAIDs）。还有很多非处方的补品可能会增加出血和瘀斑的风险，如 omega-3 脂肪酸／鱼油、大蒜、人参、银杏叶、圣约翰草和高剂量的维生素 E，因此这些补品也应该暂时停用。

患者教育是咨询的另一个重要组成部分。外科医师应该询问患者主观感受的缺陷，并教授与这些"问题"

表 58-1　皮肤缺点和缺陷

病因学	描述
自然老化	▪ 重力相关组织下降和松垂 ▪ 皮下脂肪组织流失 ▪ 骨再吸收
光损伤	▪ 色素改变（如日光性黑子、黄褐斑） ▪ 细胞外基质翻折或降解引起的皱纹 ▪ 肿瘤
瘢痕	▪ 痤疮 ▪ 水痘-带状疱疹 ▪ 手术 ▪ 外伤 ▪ 其他
炎症	▪ 感染或药物相关的脂肪萎缩或失用（如 HIV） ▪ 胶原血管性疾病（如线状硬皮病、Parry-Romberg 病、狼疮、其他）
其他	▪ 先天性脂肪萎缩 ▪ 药物不良反应（如抗病毒治疗） ▪ 运动诱发的脂肪萎缩和重力相关性改变 ▪ 营养不良 ▪ 特发性脂肪萎缩

HIV. 人类免疫缺陷病毒。

表 58-2 治疗前评估和咨询的考虑因素

患者的目标和预期	■ 主诉的缺陷 ■ 预期的结果 ■ 预期的纠正时间 ■ 能够接受的停工期
既往史	■ 既往史（如感染性疾病、胶原血管性疾病、肉芽肿性疾病、包括瘢痕疙瘩在内的瘢痕类疾病） ■ 单纯疱疹病毒感染的病史和部位 ■ 既往面部手术（如面部拉皮、重建等） ■ 既往年轻化治疗（如注射、植入物） ■ 填充剂或其替代产品过敏史 ■ 药物，尤其是抗凝药和抗血小板药 ■ 目前或预计妊娠或分娩
缺陷评价	■ 解剖部位 ■ 类型（如浅表、中等或深在的皱褶和皱纹，容量缺失，局限性或整体性脂肪萎缩） ■ 纠正缺陷所需的产品体积 ■ 周边肤质 ■ 收益、风险、替代或互补治疗

区域有关的解剖学知识。应该坦率地讨论软组织填充术的适应证、优点、局限性、风险和替代方案，包括手术、磨削、神经调节剂和不干预。应对治疗效果的预期持续时间；未来重复治疗的需求；估算经济成本；术后恢复进行强调。最后，整体的成功和满足感的关键在于设定并实现清晰、现实的预期。

术前准备

经过全面的评估和讨论，应取得书面知情同意，并对皮肤使用异丙醇、氯己定或同类消毒剂进行消毒。从开始到结束的清洁技术有助于预防植入物的污染和接种。在处理、混合、注射填充剂和备皮时也应坚持这点。手套接触口腔黏膜后应及时更换。

麻醉可以减少注射带来的不适，是许多治疗方案的另一个组成部分。一些新型填充剂（如 Restylane，Perlane，Juvederm，Bellafill/Artefill）预混了利多卡因，而其他填充剂则需要医生自行混合配制（表 58-3）。使用冰或商用设备和苯佐卡因、利多卡因、普鲁卡因和（或）丁卡因等局部麻醉制剂进行低温麻醉，是其他常用的辅助方法。较少情况下，神经阻滞或区域麻醉可用于减轻注射引起的疼痛。

表 58-3 美国 FDA 批准的软组织填充剂

不再在美国销售[a]	在美国销售
牛源性胶原蛋白 Zyderm I、Zyderm II，Zyplast	非动物稳定性透明质酸 ■ Restylane/Restylane-L[b]、Perlane/Perlane-L[b] ■ Juvederm Ultra/Juvederm Ultra XC[b]、Juvederm Ultra Plus/Juvederm ■ Ultra Plus XC[b] ■ Belotero balance ■ Juvederm Voluma XC
猪源性胶原蛋白 Evolence®	合成性[c] ■ 聚左旋乳酸（Sculptra/Sculptra Aesthetic） ■ 羟基磷灰石钙（Radiesse） ■ 聚甲基丙烯酸甲酯（Bellafill/Artefill）
活体人类胶原蛋白 CosmoDerm® 1，CosmoDerm 2，CosmoPlast® 死体人胶原蛋白 Dermalogen®，Cymetra® 禽源性透明质酸 Hylaform®，Hylaform Plus 非动物来源稳定性透明质酸 Captique，Elevess，Prevells Silk® 自体成纤维细胞治疗 Autologen，Fibrel，Isolagen	自体来源 ■ 自体脂肪 ■ 自体成纤维细胞治疗（Azficel-T/LaViv）

a. 生产商主动停产或减产，转为支持其他产品。b. 含利多卡因。c. 适应证外注射硅酮用于软组织填充。

Reproduced with permission from U.S. Food and Drug Administration (FDA). U.S. Department of Health and Human Services. www.fda.gov.

注射技术

有多种可接受的注射技术，选择最合适的注射技术通常是术者偏好和经验的问题。某些解剖位置和某些填充剂更适合下述特定方式。

- 连续穿刺法：将小剂量等份的填充剂紧密注射在一起，使其沿着皱纹或皱褶连续融合，注射后按摩进一步促进这种融合。
- 线状注射法：从皮肤或皮下导入全针，填充剂沿直线逆行注射（退针时）或顺行注射（入针时），形成钝性剥离平面。
- 垂直交叉或轮辐状注射法：从多个方向进行规律间隔的线状注射，从而形成注射网格。
- 扇形注射法：在某点插入针头，然后从不同方向多次穿过该点，而针尖未完全抽离皮肤。
- 贮藏注射法：沿骨膜注射团块状填充剂，通常用于纠正颞部、颧骨和下颌区域的容量不足。术后按摩有助于预防结节形成，并抚平不规则的轮廓。

在历史上，软组织填充主要是直接填充皱褶，但现在人们更注重面部的丰盈，以取代随着年龄增长或光损伤而出现的软组织和骨质流失。此外，这种丰盈效果还能间接地抚平皱纹和细纹。

相关的血管解剖学

除了掌握多种注射技术外，专业医师还应该详细掌握相关血管解剖，以避免灾难性的不良事件。过去对此进行了详细的研究，图 58-1 显示了部分最高危和经常讨论的区域。

面部血供主要来自颈外动脉分支，颈外动脉分支与鼻内动脉分支相吻合。面部动脉是颈外动脉体系中研究最多、最常受损的分支。它沿着下颌骨向上延伸到内眦，在颈阔肌、颧大肌和唇提肌的下方走行，终止于沿鼻外侧的内眦动脉。主要遵循这些体表标志，然而，路径是曲折的，由于存在显著的个体差异，所以当注射在脸颊内侧和鼻侧壁时必须小心，因为出现动脉栓塞的风险较高。钝针不像锐针那样容易刺穿血管壁，在这些区域可能更安全，但尚有待明确的证实。

内眦动脉在汇入鼻背动脉之前，为鼻侧壁提供血液供应，鼻背动脉是眼动脉的两个分支之一，位于鼻根处。后者沿着鼻子向下，灌注鼻根和鼻背，然后与鼻外侧动脉（面动脉的一个分支）吻合。有因这些交通支导致逆行性栓子和失明的报道，再次强调，须沿着鼻骨膜外和软骨外在低压下小剂量注射。

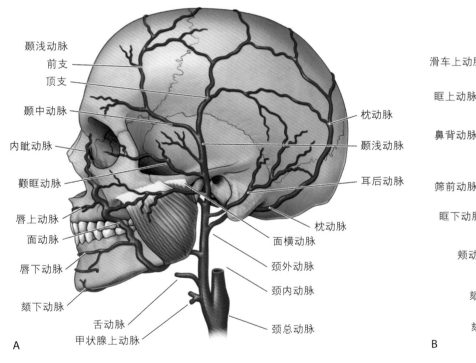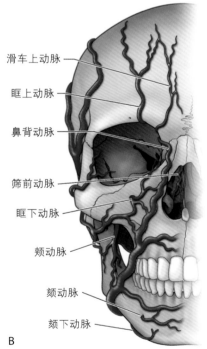

图 58-1　颈动脉内外循环的吻合情况
译者注：原著颞浅动脉分支画图有误。

同样，上面部皮肤循环和眼循环吻合可能导致失明，甚至出现脑血管缺陷。眶上动脉和滑车上动脉都在眉间附近从颈内动脉分支出去。眶上切迹位于瞳孔中线的内侧，而滑车上切迹位于最内侧的眉间纹下方。它们沿着骨走行大约 1cm，然后穿过额肌形成浅表分支。因此，在上面部内侧的注射只能使用钝针或进行真皮浅表注射。而在前额中上部的注射应该是骨膜外与血管水平之间。与鼻背一样，并发症可能继发于直接注射或压迫血管，或逆行性栓子进入眼内动脉，继而进入颈内动脉的视网膜动脉分支。

可注射的软组织填充材料

填充剂的选择

可用于软组织填充和再生的填充剂的种类不断增加，根据不同的性质进行分类：来源（自体、异种、异体、合成、半合成）；皮肤注射深度（真皮、皮下）；可逆性（可逆和不可逆）；寿命（暂时性和永久性）。表 58-4 比较了几种 FDA 批准的填充剂，了解这些填充剂的不同性质使我们可以在适当的解剖位置选择合适的注射治疗。

注射技巧

解剖部位

前额	眉间
	■ 眶上动脉和滑车上动脉位于骨膜上，虹膜中线内侧，避免注射过深
	■ 使用 32G 针头沿蚀刻线皮内注射，进针 0.5in，针头斜面向上
	■ 如果需要注射更深，以钝针在瞳孔中线外侧垂直于前额中上部位置进针
	■ 动脉在眉间上方 1cm 处穿透额肌浅表走行
	■ 在骨膜外注射（≤0.1ml），深达血管层面，纠正组织缺失
	■ 用 32G 针头、进针 0.5in、针头斜面向上，沿蚀刻线进行皮下注射
太阳穴	■ 骨膜外注射，注射点位于在颞骨融合线上方 1cm 和外下方 1cm
	■ 指腹按压发际线，以防止填充剂向后方扩散
中面部和鼻唇沟（泪沟）	中面部外侧
	■ 瞳孔中线外侧相对无血管
	■ 使用 30G 或 32G 针头注射到骨膜外（≤0.1ml），1/2in 进针为了提升和局部填充
	■ 所选择的产品具有高 G' 或高黏稠度：Juvederm Voluma、Restylane Lyft、羟基磷灰石钙
	中面部内侧和鼻唇沟
	■ 眶下动脉位于虹膜中部至瞳孔中部，从眶缘下的 5~8mm 的孔中伸出
	■ 面部动脉向内眦动脉过渡，沿颊内侧和鼻侧壁走行
	■ 由于走行曲折多变，是高危血管区
	■ 使用钝针在眼轮匝肌下脂肪（suborbicularis oculi fat，SOOF）中注射入泪沟
鼻唇沟皱纹	鼻唇沟皱褶
	■ 面部动脉曲折多变
	■ 使用钝针沿褶皱进行线性逆行注射，钝针的插入点为梨状窝
	■ 沿对侧联合进行骨膜外注射
下颌轮廓与下颌骨	■ 面动脉在咬肌边缘前方 1cm 的下颌骨上穿入，并在深部走行
	■ 在骨和皮下血管水平之间进行皮下注射，仅在下颌角处例外，此处可进行深层骨膜外注射
	■ 在动脉上方浅表插入钝针，沿下颌升支线状注入填充剂
	■ 产品选择：羟基磷灰石钙、高弹性透明质酸（Juvederm Voluma、Restylane Lyft）
下巴	■ 在骨膜外（≤0.1ml）分别向前或向下注入下颌联合，以增加突出度和高度
唇和口周	■ 在唇红边缘用 30G、0.5in 或 1in 针头，用线状逆行注射法
	■ 如有必要，之后可在人中嵴、干湿部交界处等进行相继填充
	■ 在口角联合处、口角轴深部注射
	■ 理想的上唇与下唇垂直高度比：高加索人为 1∶1.6，非洲人或亚洲人为 1∶1
	■ 颗粒状填充剂（如聚左旋乳酸、羟基磷灰石钙）和永久性填充剂（如聚甲基丙烯酸甲酯）因形成结节而禁用

表 58-4 软组织填充剂的重要特性

填充剂商标 (®, TM)	主要原料	FDA 适应证 b	在售情况	寿命	是否皮试	可逆性	独特性
Zyderm I^a/II, Zyplast	牛源性胶原蛋白 (98%) 纯化 I 型胶原蛋白，磷 酸盐缓冲生理盐水， 0.3% 利多卡因)	皮内注射，治疗软组织轮 廓不规则	退出美国	3~6 个月	是	无	▪ 牛胶原蛋白与戊二醛交联，无免疫 原性，疗效持久 ▪ 唇部填充是最常见的应用 ▪ 过敏率 3%
Evolence	猪源性胶原蛋白 (I 型胶 原与核糖交联)	皮内注射，治疗中度至重 度面部皱纹和褶皱，如鼻 唇沟	退出美国	长达 1 年	否	无	▪ 免疫原性低于牛胶原蛋白 ▪ 避免唇部注射；形成结节的风险
CosmoDerm 1/2, CosmoPlast	人生物工程胶原蛋白 (单 株人成纤维细胞，已行 疾病检测)	真皮乳头层注射，治疗软 组织轮廓缺陷，如皱纹、 痤疮瘢痕等	退出美国	3~6 个月	否	无	▪ 与牛胶原蛋白相似，但无过敏风险
Fascian	尸源性阔筋膜	根据组织参照组 (Tissue Reference Group, TRG) 标准销售，而不是作为一 种设备，没有规定的适应 证移植植物，适用于任何解 剖位置的皮下注射	退出美国	长达 8 个 月	否	无	▪ 高度生物相容性 ▪ 预穿刺或辅针需要大口径针头 ▪ 微量硫酸多黏菌素、杆菌肽、庆大 霉素，如有过敏史应禁用 ▪ 术后显著水肿
Restylane/ Restylane-L/ Restylane Silk Perlane/Perlane-L	细菌源性透明质酸	皮内注射，治疗 ①中度至重度面部皱纹及 皱褶 ②成人丰唇（仅适用于 Restylane-L 和 Silk)	美国销售	6~9 个月	否	是	▪ 高度生物相容性 ▪ 罕见过敏风险 ▪ 常温储存，可生物降解，保质期长 ▪ 可逆性，适应证外注射透明质酸酶 (Vitrase, Hylenex) 可降解
Belotero balance	细菌源性透明质酸	皮内注射，治疗中度至重 度皱纹及皱褶	美国销售	6~9 个月	否	是	见 Restylane
Juvederm Ultra/ Juvederm Ultra XC Juvederm Ultra Plus/Juvederm Ultra Plus XC	细菌源性透明质酸	皮内注射治疗中度至重度 面部皱纹及皱褶	美国销售	6~9 个月	否	是	见 Restylane

表 58-4（续）

填充剂商标（®、TM）	主要原料	FDA 适应证 b	在售情况	寿命	是否皮试	可逆性	独特性
Juvederm Voluma XC	细菌源性透明质酸	皮下或滑膜上注射，治疗 21 岁以上成年人中面部年龄相关性容量缺失	美国销售	长达 24 个月	否	无	■与其他透明质酸衍生物相比，迟发性结节形成的风险更高
Hylaform，Hylaform Plus	公鸡鸡冠提取的透明质酸	皮内注射，治疗中度至重度皱纹或皱褶	无	6~9 个月	否	是	见 Restylane
Fibrel，Autologen，Isolagen，Azfibrocel-T (laViv)	自体成纤维细胞 - 皮肤环钻活检运输至制造商，并在体外分离、扩增	①因人为牵拉边缘而扩大的凹陷性瘢痕 ②成人中至重度鼻唇沟皱纹	仅 azfibrocel-T (LaViv)	未确定，3 期临床试验，6 个月观察收益	否—自体	无	■成本高、产量低 ■需要两个步骤（环钻活检、收获成纤维细胞）
自体脂肪	抽吸自体脂肪细胞的悬浮液	无	是	可变，可能永久性	否	无	■潜在的适应证 ①皱纹和褶皱 ②萎缩性瘢痕 ③稳定性、炎症诱发、面部萎缩（如线状硬皮病、Parry-Romberg 综合征）④HIV 相关脂肪萎缩 ⑤手背容量丧失 ■体积较大时也有很高的生物相容性 ■移植物可变化（≤50%）■疗效取决于技术 ■需要 2 步 ■术后显著水肿
Radiesse	羟基磷灰石钙	皮下注射治疗：①HIV 相关性脂肪萎缩 ②面部中度至重度皱纹及皱褶（如鼻唇沟皱纹）③手背容量缺失	是	临床 12 个月，组织学长达 20 个月	否	无	■高度生物相容性 ■丰唇为禁忌证（肉芽肿）■由于口周运动频繁而出现串珠样外观或填充剂移位
Sculptra，Sculptra Aesthetic	多聚左旋乳酸	皮下注射治疗：①HIV 相关性脂肪萎缩 ②鼻唇沟轮廓浅至深缺陷与其他面部皱纹	是	长期可变，可累积，长达 18~24 个月	否	无	■高度生物相容性 ■丘疹结节风险较高 ■推荐术后按摩（5s 原则：5 分钟，每日 5 次，连续 5 天）

表 58-4（续）

填充剂商标（®, TM）	主要原料	FDA 适应证 b	在售情况	是否皮试	寿命	可逆性	独特性
Bellafill/Artefill, Artecoll, Arteplast	聚甲基丙烯酸甲酯微球，制备基质含 3.5% 牛胶原，0.3% 利多卡因	纠正鼻唇沟皱纹	仅 Bellafill/Artefill	是	永久性	无	• 迟发性结节、肉芽肿风险
Silicon 1000, AdatoSil 5000	液体可注射硅酮	注册用于眼科适应证	是—超适应证应用	否	永久性	无	• 微滴技术并发症风险最低，体积小，产品纯 • 纠正 HIV 相关性脂肪萎缩

a. 通常在治疗前 4 周皮下注射 0.1ml Zyderm，2 周后可以重复。
b. 经美国食品和药物管理局（FDA）批准复制。美国卫生与公众服务部。www.fda.gov。

透明质酸衍生物

自 2003 年首次获得批准以来，透明质酸衍生物已成为最常用的年轻化填充剂（占软组织填充治疗的 87%）。透明质酸，又称玻尿酸，是一种内源性糖胺聚糖，参与细胞外基质，在哺乳动物及各类组织中保存。它具有多种生物学功能，调节组织重塑和细胞迁移。透明质酸的阴离子结构容易与水结合形成凝胶，这对结缔组织的水化、润滑和膨胀尤为重要。由于其吸湿性，真皮透明质酸的含量决定了组织的黏弹性；因此，当透明质酸的浓度随着年龄的增长而降低时，皮肤保持水分和轮廓的能力也随之下降。

透明质酸是一种线性黏多糖，具有重复的 D- 葡萄糖醛酸和 N- 乙酰 - 葡萄糖胺双糖长链。链越长，分子量越大。透明质酸酶将高分子量透明质酸裂解为低聚糖，而 β-N- 葡糖醛酸糖苷酶和 β-N- 乙酰 - 己糖胺酶降解这些较小的裂解糖。在正常情况下，这种降解持续发生，未经修饰的透明质酸在体内仅存在 12~24 小时。该多糖侧链的交联增加了组织的稳定性，并确保产品在组织中停留时间更有可接受性。目前 FDA 批准的所有填充剂中，透明质酸均从链球菌中分离出来，并使用 1,4- 丁二醇二缩水甘油醚（BDDE）进行化学交联。

配方和制造技术的差异赋予每种填充剂独特的特性。对于 Restylane/Perlane 系列，通过筛网筛选的透明质酸会产生形状和大小完全相同的颗粒，悬浮在浓度为 20mg/ml 磷酸盐缓冲的盐水中。1ml 的 Restylane 含有 100 000 个颗粒，而 Perlane/Restylane Lyft 颗粒更大，每毫升只有 10 000 个，使得后者更适合深部皱褶。相比之下，Juvederm 产品使用专有的制造技术 Hylacross™ 来生成形状和大小各异的颗粒，这些颗粒以每毫升 24mg 透明质酸浓度的均匀凝胶形式结合在一起。Juvederm Ultra（Juvederm 24HV）的交联比 Ultra Plus（Juvederm 30HV）少。透明质酸的浓度和交联程度都影响产品的硬度和寿命。Juvederm Voluma XC 由 20mg/ml 透明质酸通过 Vycross™ 技术生产而成。虽然大多数填充剂只含有高分子量颗粒，但 Voluma 是高分子量透明质酸和低分子量透明质酸按 9：1 混合而成。低分子量透明质酸的短多糖链可形成更多的交联键，并提供了更大的提升能力。Belotero 第三系列产品经过两轮连续交联，形成由 22.5mg/ml 透明质酸组成的不同密度区域的非颗粒凝胶。除 Belotero 外，上述药物均可使用利多卡因麻醉药预先包装。

Restylane、Juvederm 和 Belotero 都获得了 FDA 对中重度面部皱纹治疗的初步批准，例如鼻唇沟（表 58-5），依据是一项 6 个月的多中心、盲法、随机对照、半脸、三期临床试验的数据，比较了透明质酸制剂与

表 58-5　软组织填充剂的超适应证应用

适应证	举例
非动态皱纹和皱褶	■ 眉间纹和额纹 ■ 鼻唇沟（泪沟） ■ 前颌骨沟 ■ 木偶纹 ■ 颏部皱褶
容量不足	■ 太阳穴凹陷 ■ 颊部凹陷 ■ 泪沟畸形 ■ 垂耳 ■ 手背萎缩
结构性突起	■ 眉外侧隆起 ■ 鼻根和鼻尖 ■ 颧骨突起 ■ 颏部 ■ 下颌线塑形
肥厚性和萎缩性瘢痕	■ 痤疮 ■ 外伤 ■ 手术 ■ 水痘
口周	■ 唇部填充 ■ 唇部垂直纹 ■ 唇红和人中扁平 ■ 口角

Zyplast 牛胶原蛋白。结果发现，在 6 个月时，每种透明质酸填充剂对面部皱纹的矫正效果均优于对照组，并且适用于所有皮肤类型（图 58-2）。似乎 6 个月后的后续治疗需要更少的量就能达到最佳效果，效果可持续 1～2 年。Restylane 和 Juvederm 家族填充剂通过注射到皮下浅表治疗皱褶（即鼻唇皱褶）。注射沉积过浅可能由于不规则的光散射（丁达尔效应）而产生不均匀的轮廓和带蓝色的色调。由于其非颗粒组成，Belotero 能更好地融入真皮，因此变色的可能性较低，这一特性使 Belotero 适合治疗蚀刻样皱纹，如口周皱纹（图 58-3）。后来，Restylane-L 和 Restylane Silk 被 FDA 批准用于 21 岁及以上患者的丰唇手术；在第 8 周时，两种方法都比不治疗有明显改善。Juvederm 和 Belotero 在此为超适应证应用。

Juvederm Voluma XC 是第一个寻求 FDA 批准的产品，用于面中部深层注射，以抵消年龄相关的体积损失（图 58-4）。应该注射于深层皮下和（或）骨膜平面，而不是唇、眉间或皮内。在关键的 3 期随机、安慰剂对照、单盲临床试验中，与未治疗患者相比，在 6 个月时，双颊中重度体积缺失者均有所改善（图 58-5 和图 58-6）。

这些结果在将近一半的患者中持续了 24 个月，比市场上其他透明质酸填充剂的持续时间更长。

对透明质酸填充剂的不良反应罕见，在不到 2% 的患者中发生。与其他材料不同，透明质酸是"可逆的"，因此治疗相关的并发症往往可以减轻。如果填充剂放错位置（如过于表浅），或注射过量，或引起炎症反应或阻塞血管系统，则可通过注射商用透明质酸酶（Vitrase® 或 Hyalanex®）降解填充剂。

多聚左旋乳酸

Sculptra 是一种由多聚左旋乳酸人为合成的聚合物，可持续 18～24 个月提高内源性新生胶原蛋白合成，从而产生微弱但可行的皮肤年轻化效果。通常需要多次治疗才能获得预期的结果。Sculptra 是一种冻干粉，可以在室温下储存，它本质上是一种粉碎的聚乳酸蛋白 910（Vicryl®）缝合材料，必须用无菌水或生理盐水重新配制成注射用的混悬液。

Sculptra 最初命名为 New-Fill®，在欧洲开发和销售，并在 2004 年获得 FDA 批准用于治疗艾滋病相关面部脂肪萎缩。在 2009 年，FDA 批准 Sculptra Aesthetic 用于免疫功能正常的深浅皱纹患者，包括鼻唇沟皱纹。全面部注射是对于有限体积缺失患者的一种超适应证应用。Sculptra 通常使用 25G 或 26G 针头连续注射或皮下注射。注射位置较浅会增加可见性结节的风险。注射后即刻的纠正效果是由于水肿和溶液中的溶剂，后者会消散。持续性组织填充效果需要更长的时间才能出现，需要 3 次或更多的治疗，间隔 3～6 周。

不同的从业医师有不同的配液和存储方法。目前的包装建议在使用前 2 小时在每小瓶中注入 4ml 无菌注射水和 1ml 利多卡因。然而，由此产生的 5ml 溶液是黏稠的，可以堵塞注射器或更容易形成丘疹结节，所以绝大多数临床医生提前 24 小时配制混悬液使用多达 8～11ml 无菌水。搅拌小瓶和（或）注射器也有助于在溶液中保持颗粒。然而，如果形成沉淀，可能需要频繁更换针头或回抽。

应用 Sculptra 后，在注射部位形成迟发性丘疹、结节或肉芽肿反应是重要的不良反应（图 58-7），但不是该填充剂特有的现象。在一项 3 期扩大研究中，在治疗部位 17.8%（20/116 名患者）发生这些并发症，而对照部位为 12.8%（15/117 名患者），并出现在几个月后，通常持续一年以上。提前配液、用更大的体积稀释、注入皮下而不是真皮、使用更小的剂量，以及后期按摩治疗部位，这些都是预防丘疹结节形成的策略。事实上，在家按摩应该按照"5s 原则"进行：每次 5 分钟，每天 5 次，连续 5 天。到目前为止，还没有对照研究确定这项技术是否真的限制了迟发反应的发生。

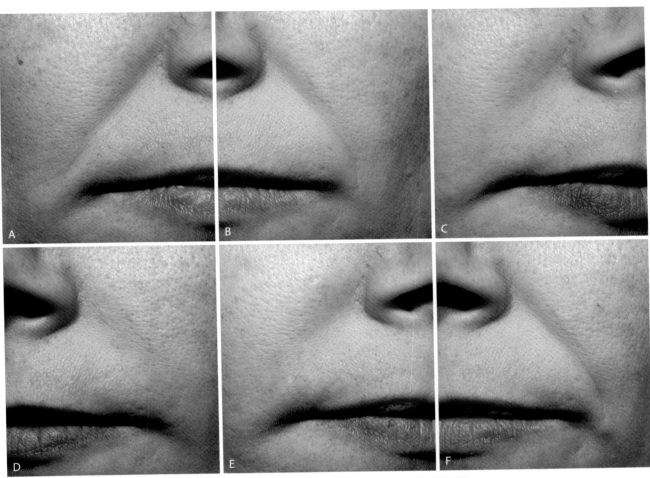

图 58-2　注射 Juvederm Ultra 或 Zyplast 治疗鼻唇沟
A、B. 治疗前基线；C、D. 2 周；E、F. 24 周时的表现。

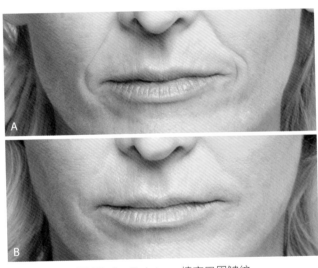

图 58-3　Belotero 填充口周皱纹
A. 治疗前基线；B. 2 周时的表现。

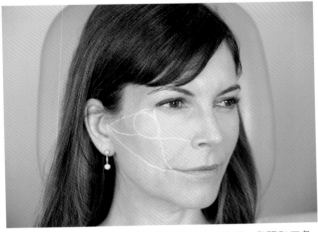

图 58-4　面中部分析。皱纹从耳屏延伸到外眦、鼻翼和口角，并从外眦延伸到口角。在女性中，光反射最强的部位是这些交叉线构成的最上象限

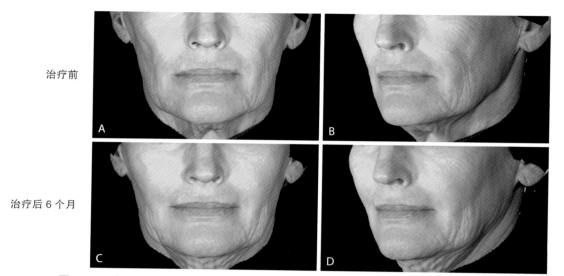

图 58-5 应用 Juvederm Voluma XC 进行中面部容量三维重建，治疗前基线和治疗后 6 个月的表现

治疗前

治疗后 6 个月

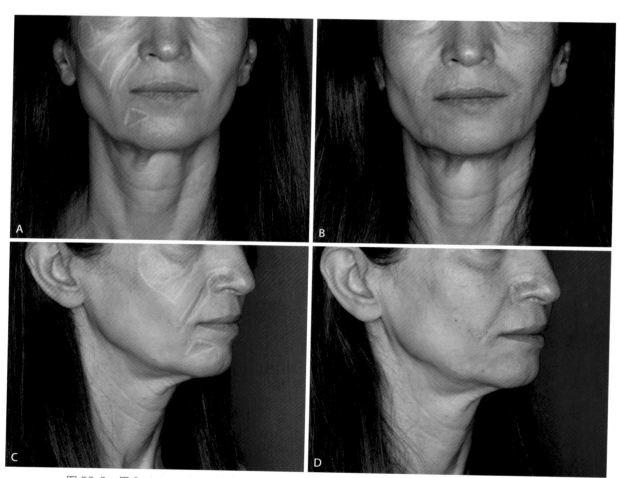

图 58-6 用 2ml Juvederm Voluma XC 和 1ml Juvederm Ultra Plus 进行面中部容量重建
A、C. 治疗前基线；B、D. 治疗后的表现。

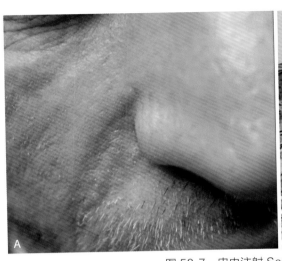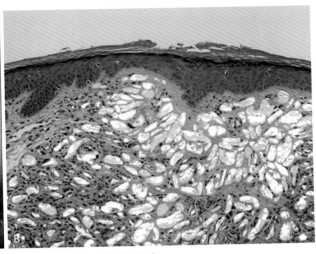

图 58-7　皮内注射 Sculptra 后形成的肉芽肿性丘疹
A. 临床图片；B. 苏木素伊红（HE）染色的组织学表现。

羟基磷灰石钙

自 2006 年以来，羟基磷灰石钙一直以 Radiesse 商标在美国销售。它是 25～45 μm 羟磷灰石微球在无菌用水、甘油和羧甲基纤维素钠凝胶载体中的半固体混悬液。这些微球的主要矿物成分与骨和牙齿中的磷酸钙相同，因此填充剂具有生物相容性，过敏反应风险低。机械机制上，新的胶原在羟基磷灰石钙框架上形成，取代载体溶液。在组织学上，文献记录的上述疗效可持续近 20 个月，尽管超过 12 个月的临床效果并不确切。

Radiesse 在说明书上的适应证包括纠正：① 中重度面部褶皱和皱纹，如鼻唇沟皱纹；② HIV 相关性脂肪萎缩；③ 手背容量丧失，这是一个经常被忽视的区域，与面部一样会出现光和年龄相关性体积缺失。免疫正常患者的面部体积填充是一种超适应证应用（图 58-8）；Radiesse 应注射在真皮皮下组织交界处或骨膜上方。疗效是即时的，纠正效果持续约 12 个月。由于存在肉芽肿形成的风险，所以不应该用来进行唇部填充，在口周应用时要谨慎，因为在发音时口轮匝肌持续收缩可能导致填充剂移位和形成串珠样表现。由于注射后的剧烈疼痛和悸动，FDA 允许在治疗前用 2% 的利多卡因预混 Radiesse。

值得注意的是，患者应该明白，虽然 Radiesse 是不透明的，可以在 X 线片、CT 扫描和乳房 X 线片上看到，但没有证据显示填充会误导影像解读或模糊影像表现。

聚甲基丙烯酸甲酯（PMMA）

Bellafill，以前在美国以 Artefill 商标销售，是一种 PMMA 珠溶液，含有 3.5% 牛胶原蛋白和 0.3% 利多卡因、无菌用水、磷酸盐缓冲液和氯化钠。30～50 μm 的微球是不可吸收的、惰性的，其组成与构成有机玻璃的化合物（商品名 Plexiglass™、Lucite™ 和 Perspex™）或矫形用骨水泥，以及白内障手术用的植入式人工晶状体相同。Bellafill/Artefill 中的胶原蛋白作为一种液体载体，在 1～3 个月的时间内降解，并留下完整的珠粒，被内源性胶原蛋白包裹。

2006 年，Bellafill/Artefill 成为第一个，也是唯一一个经 FDA 批准的永久性鼻唇沟填充剂。2015 年获得 21 岁以上中重度、膨胀性、萎缩性痤疮瘢痕治疗的适应证。填充之前必须进行牛胶原成分的皮肤过敏性测试。

与之前的 Arteplast® 和 Artecoll® 不同，Bellafill/Artefill 的炎症不良反应率更低，因为 PMMA 颗粒更球形、更光滑、大小更均匀。制造商清除了尺寸 <20 μm、易被吞噬而导致肉芽肿的小微球。

一项针对 Bellafill/Artefill 的 FDA 关键鼻唇皱纹试验受试者的 5 年随访分析发现，大多数患者对其长期结果满意或非常满意（分别为 95% 和 83%）。只有 2% 的患者报告了迟发性不良事件，包括轮廓不规则或肉芽肿形成，其中大多数是可治疗的。在痤疮瘢痕 3 期试验中，77% 的受试者在 6 个月后皮损改善，而对照组的这一比例为 44%。上述结果持续随访了 1 年。在后者的研究中，没有发现迟发性肉芽肿。作者不推荐在严重和复发性皮下炎症和浸润发病率较高的部位，超适应证大量注射这种产品进行体积纠正。

自体成纤维细胞

FDA 在 2011 年授权 Azficel-T（LaViv®）作为一种生物产品纠正中重度鼻唇沟皱纹。制备该材料需要从环钻活检的耳后皮肤中分离和培养自体成纤维细胞。这

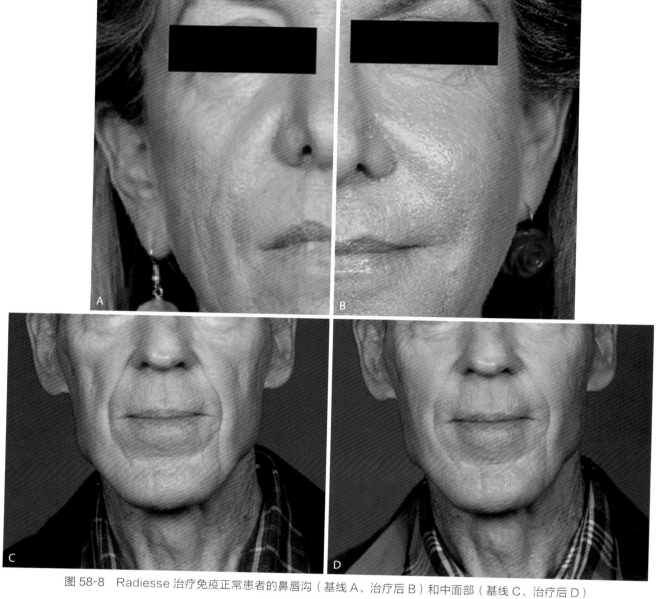

图 58-8　Radiesse 治疗免疫正常患者的鼻唇沟（基线 A、治疗后 B）和中面部（基线 C、治疗后 D）

些样本被送往在体外培养细胞的制造商，直至 1.2ml Dulbecco 改良的 Eagle 培养基（DMEM）变为含有 1800 万患者特异性成纤维细胞的悬浮液。在关键的 3 期临床试验中，与安慰剂相比，在 6 个月时鼻唇沟皱纹的外观在统计学上有显著改善。超过该时程后，疗效的确定性降低。

与其他填充剂相比，Azficel-T 的缺点包括必须进行皮肤活检、产生继发性缺陷和瘢痕、标本采集时间与成纤维细胞注射时间的延迟、疗效持续时间不明确、产量受限于所送活检组织的体积和质量，以及高成本。因此，其他几种从自体成纤维细胞中提取的产品（Autologen®、Fibrel®、Isolagen®）已不再在美国销售。

脂肪移植

有些人认为自体脂肪是最理想的填充物，因为它相对丰富，生物相容性高，能够产生外观自然的体积纠正效果，而且可能是永久性的，尽管移植物的存活率是可变的。脂肪转移的概念并不新鲜。然而，较老的整体移植技术需要切除组织的实体部分，然后植入更大的节段，这一过程不仅会留下新的供体部位缺陷，还可能留下移植部位的切口瘢痕。20 世纪 80 年代，抽脂术的出现和普及使脂肪转移变得更加可行。抽吸的脂肪可以通过小口径钝针或锐针再注射，仅留微小瘢痕。

鼻唇沟、面颊、木偶纹、嘴唇、眶下区的缺陷，以及萎缩性瘢痕（如痤疮瘢痕）或稳定的面部皮下萎缩区域（如线状硬皮病或 Parry-Romberg 综合征）都可以通过自体脂肪移植改善。纠正 HIV 相关性脂肪萎缩和手背年轻化是其他有文献记载的适应证。脂肪移植不能治疗需要皮内填充的细纹或小而浅的瘢痕。

收集、加工和注射脂肪有多种选择。到目前为止还没有研究确定最佳的供体部位，任何脂肪过剩的区域都是合理的。常用部位一般易操作、对饮食和运动减肥不敏感、致病率低：脐周、腰背部、臀部转子区和（或）大腿内侧、膝盖内侧或上肢内侧。常见的获取脂肪的方法包括按需给患者服用抗焦虑药和（或）麻醉药，做小切口，将含盐水和少量利多卡因与肾上腺素的混合局部浸润麻醉渗入供体部位的皮下空间。传统的抽吸钝针或 14 号单孔微管与皮下注射的 Luer-Lok® 注射器相连，可用于收集脂肪。移植物的存活与移植物的创伤直接相关，必须注意将吸力维持在 1 个大气压以下（如使用小注射器）。增加吸力会挥发并破坏脂肪细胞。重力将脂肪分为上层，这样就可以将油脂、血液／血清和麻醉液清洗干净。Kuran 等报道了开放性系统纯化的成功，但是这项技术可能会增加感染的风险。离心分离法也是一种选择；然而，由此造成的创伤可能会降低移植物的存活率。提取的脂肪可在 −30℃ （慢冷冻，慢解冻过程）下冷冻保存 12～18 个月。也有几种方法可以移植脂肪。脂肪植入是由一个大口径 16G 或 18G 锐针或钝针平行于皮纹注入。替代方法包括珍珠脂肪移植或微自体脂肪移植（MAFT）。

注射后按摩有助于塑形并使植入脂肪均匀分布。与 Sculptra 不同的是，患者不应该在家里继续这种按摩，应该避免活跃的面部动作，因为这种动作可能会导致移植物的移位。系统性抗生素和阿司匹林／无非甾体抗炎药镇痛治疗方案是术后常见的治疗方法。应该就可能持续数周的水肿向患者进行告知。

确定移植物存活的程度和寿命已被证明是困难和不可预测的。结果取决于技术和经验，新方法的长期成功率高达 50%。一般来说，每 3 个月重复小剂量注射比大剂量填充效果好。如果移植物太大，则来自受体床的被动扩散可能不足以维持其代谢需求，血供重建也不够。矫枉过正会导致一些移植物的丢失，而且会增加移植失败甚至坏死的概率。过度填充也可伴发移植物的移位，移植物会向张力低或血供较好的区域移动。

尽管在脂肪移植领域已经有了许多进展，但问题仍然存在。患者应充分了解其优势和局限性，特别是需要进行两次手术（采集和植入）和多次治疗，以及可能的停工时间。

硅酮

注射硅酮（聚二甲基硅氧烷，PDMS）有着悠久的历史，其作为软组织植入物的应用一直存在争议。硅酮是指一种惰性的含硅合成材料。硅氧烷是这个家族的成员，由硅、氧和甲烷组成。对于任何给定的化合物，硅氧烷的链长和聚合决定了它的黏度，以厘池（cSt）为单位。水的黏度为 1cSt，矿物油的黏度为 350cSt。重金属、油脂和其他有机物会自然污染硅酮，因此净化是必须的。硅胶注射填充的支持者认为，许多报道的不良反应都是由杂质引起的，而且使用经验丰富的供应商手中少量产品是安全有效的。

20 世纪 60 年代，随着医用级产品的推出，PDMS 永久填充开始流行起来。不久，未经训练的从业人员开始注射工业硅酮或掺假油，这导致了严重的并发症。医用级液体注射硅胶黏度为 350cSt，比工业用硅胶更纯净。尽管进行了临床试验，它从未被 FDA 批准用于人类。AdatoSil® （5000cSt）和 Silikon® （1000cSt）分别于 1994 年和 1997 年获批准用于眼科适应证，并自 1997 年 FDA 通过《现代化法案》允许医疗器械的超适应证使用以来，已被合法用于软组织填充注射。Silikon 1000 是目前可用的最合适的产品。

当使用永久性填充剂时，技术是至关重要的。微滴连续注射法可以进行更精确的注射：每 2～5mm 皮下沉积 0.005～0.01ml 的微滴（图 58-9）。应避免矫枉过正或反复穿刺。建议使用在相对较小的容积。在特定治疗中，对于表面积较小的缺陷区域（如鼻唇沟），注射量不应超过 0.5ml。对于大面积缺损的区域（即面部脂肪萎缩），可注射高达 2.0ml。随着时间的推移，以及预期效果的实现，注射物体积逐渐减小。治疗过程通常每 4 周开始一次，然后可以间隔得更远，以便有足够的时间让纤维增生包覆产品。

与硅酮隆胸有关的风险是真实存在的，但往往是由技术不当、剂量不当或材料污染造成的。红斑、水肿和瘀斑常见，通常在几天内就会消退。皮内，而不是皮下注射，可以导致起皱。其他潜在的并发症包括矫形过度导致的表面串珠状，肉芽肿形成（图 58-10），以及产品

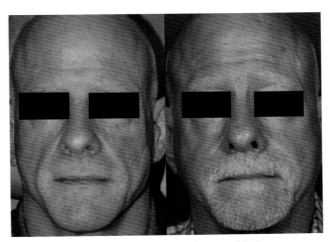

图 58-9 硅胶注射于一位 HIV 感染者

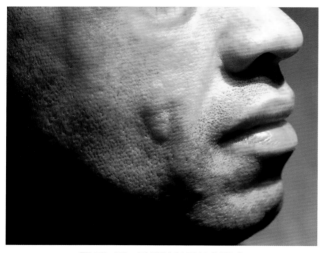

图 58-10　硅酮注射后结节形成

移位，这更有可能与大量低黏度油有关。细致的治疗方案常常有助于避免这些不良事件，治疗数周、数月或数年后发生迟发性肉芽肿反应是可能的，可能需要局部注射皮质类固醇联合氟尿嘧啶，还可能需要全身抗生素。

在几十年的争论中，最近的研究表明，当注射在最佳条件下，硅酮软组织注射的并发症发生率低于 1%。在专家手中，高纯度的注射硅胶是一个可靠的且可重复的治疗选择，可用于纠正晚期艾滋病相关的脂肪萎缩。

并发症

考虑到面部年轻化在很大程度上是一种选择性治疗，软组织填充剂的安全性是至关重要的。重大不良事件并不常见。表 58-6 列出了可能的并发症和处理方法。

表 58-6　软组织填充剂的并发症

并发症	描述	预防和治疗
注射部位反应	整体较轻，1 周内缓解 ■ 红斑 ■ 水肿 ■ 结节 ■ 疼痛 ■ 出血 ■ 瘀斑	■ 预防 ■ 如有可能，停用抗凝药／抗血小板药（如阿司匹林） 　■ 局麻药预处理疼痛 　■ 用小孔径针头注射 　■ 使用钝针或减少注射部位以降低穿刺点和瘀斑的数量 　■ 术后 24 小时内避免剧烈的体育活动 ■ 治疗 　■ 冰敷治疗水肿和疼痛 　■ 强光或血管性激光治疗瘀斑
结节、串珠和丁达尔效应	■ 浅表注射 ■ 颗粒状透明质酸衍生物引起的青色改变（丁达尔效应）	■ 预防 　■ 避免表面沉积 　■ 注射平稳，定期，无大气泡产品 ■ 治疗 　■ 按摩 　■ 注入透明质酸酶（如果应用了 HA 填充剂） 　■ 吸入，切除
持续性结节	■ 某些产品发生率较高	■ Sculptra：增加稀释量，在操作前进一步稀释，大力搅拌溶液 ■ Radiesse：避免口腔周围注射，因可能出现发音迁移 ■ Bellafill/Artefill：注射平稳 ■ 硅酮：采用微滴技术
感染	■ 急性细菌性感染（蜂窝织炎、脓肿）	■ 预防 　■ 使用抗菌药物（如乙醇、氯己定） 　■ 注射时应戴清洁手套，经口内接触或注射后更换手套 　■ 平稳、规律注射，避免大块状产品 ■ 治疗 　■ 应用抗生素 　■ 培养，考虑活检及组织病理检查 　■ 如有需要，切开引流

表 58-6（续）

并发症	描述	预防和治疗
单纯疱疹病毒再激活	■ 口周再激活 ■ 既往面部感染部位	■ 预防 　■ 如有术后疱疹病史，应给予预防性口服抗病毒药物，对于有唇疱疹病史或可能频繁复发的患者，应进行口腔周围区域治疗 　■ 如果有证据表明病情活跃，则推迟注射 ■ 治疗 　■ 开始全面口服抗病毒药物治疗
过敏反应	■ 最常见的是牛胶原蛋白填充剂（高达 3%） ■ 罕见，见于含污染物、细菌发酵产物或低分子量分子的透明质酸填充剂，通常自行消退	■ 预防 　■ 如果已知过敏，避免注射 　■ 对含牛胶原蛋白的皮肤填充剂（如 Bellafill/Artefill）进行皮试 ■ 治疗 　■ 考虑应用他克莫司软膏，皮内注射皮质类固醇 　■ 切开引流
迟发性结节	■ 炎症／免疫 ■ 生物膜 ■ 感染（如非典型分枝杆菌） ■ 异物肉芽肿	■ 预防 　■ 净化抗菌剂（如乙醇、氯己定） 　■ 如包含牛胶原蛋白，则进行填充前皮试（如 Bellafill/Artefill） ■ 治疗 　■ 切开引流并培养和（或）活检组织病理学 　■ 如果 HA 填充，注入透明质酸酶 　■ 开始广谱抗生素治疗 2~6 周（克拉霉素、多西环素／米诺环素） 　■ 考虑开始局部、口服或局部皮质类固醇、皮损内注射氟尿嘧啶、口服免疫抑制药或激光治疗 　■ 切除，如果持续存在
血管性损害	■ 坏死（眉间，内侧脸颊） ■ 失明，眼肌麻痹（眉间、鼻背、鼻唇沟） ■ 极其罕见，脑血管意外	■ 预防 　■ 深入理解面部解剖，特别是血管解剖 　■ 深入理解不同的填充剂应放置的深度 　■ 缓慢、低压力状态下进行小剂量注射（限制逆行性栓子） 　■ 高风险部位使用钝针或小孔径锐针 ■ 治疗 　■ 立即停止，如果发现苍白、暗红色网状红斑，严重疼痛和视力变化 　■ 考虑开始口服阿司匹林、泼尼松、低分子量肝素和高压氧治疗 　■ 如遇溃疡或坏死，仔细护理伤口 　■ 在血管损伤的情况下，使用热敷和硝酸甘油糊剂，按摩，如填充剂是透明质酸，则沿病变动脉及其分支注入透明质酸酶

　　疼痛、红斑、水肿、硬化、出血和瘀伤是最常见的反应，通常是温和的，可在 1 周内消退。剧烈的体力活动会导致血压升高，这可能会增加凝血和出血的发病率，所以患者应该在术后 24 小时内避免剧烈运动。限制针刺的次数，使用钝针或小锐针针头，缓慢地注射少量产品，在治疗前 7~10 天内暂停不必要的抗血小板药物／营养品，可能有助于将这些风险降到最低。当瘀斑发生时，以能量为基础的治疗（如脉冲染料激光或磷酸钛钾激光器、强脉冲光）可更快地清除渗出的血液。

　　除注射部位反应外，较严重的并发症发病率较低。皮内注射可产生隆起、串珠样和可触摸或可见的丘疹结节。由于丁达尔效应，特别是浅表的透明质酸会在这些区域造成暂时的蓝色（图 58-11）。与其他填充剂相比，Sculptra、Bellafill/Artefill 和硅酮更容易产生持续性丘疹结节。

　　感染，包括蜂窝织炎和脓肿，是另一个潜在的风险。穿刺部位可以成为皮肤或口腔菌群进入的入口。使用异丙醇、氯己定或其他适当的消毒剂对治疗区进行消毒，并戴上无菌手套，这是将感染率降到最低的常见做法。所有疑似感染应进行培养和（或）活检，以确定感染和药物敏感性。无论是否覆盖厌氧菌，患者应开始使用广谱抗生素，直到恢复。有波动感的病灶可能需要切开引

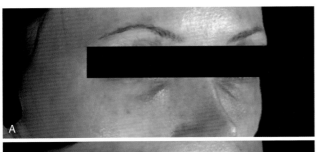

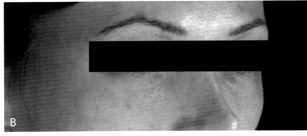

图 58-11 透明质酸填充剂注射位置过浅引起的泪沟部位丁达尔效应
A.治疗前基线；B.透明质酸治疗后。

流。注射相关的创伤也可以重新激活单纯疱疹病毒，特别是在口周。对于那些有频繁复发或术后发作病史的患者，可能需要进行预防性抗病毒治疗，如果出现活动性水疱，应推迟注射。

在软组织填充发展的早期，过敏反应频繁发生。牛胶原蛋白是美国 FDA 批准的第一个软组织填充剂，但3% 的患者产生了抗体，并对这种材料产生了明显的临床过敏反应。因此，必须进行皮肤测试以减少这种风险，尽管不能完全预防。在美国，Bellafill/Artefill 是目前市场上唯一一款在填充前仍需进行皮肤测试的产品。透明质酸、Sculptra 和 Radiesse 的部分吸引力在于它们的生物相容性，这是一种无需进行程序前过敏测试的特性。确实存在几例对透明质酸过敏的病例，其发生可能与生产中使用污染、细菌发酵产物或 Juvederm Voluma XC 等含有的低分子量物质有关。虽然这些反应可能自发消退，局部钙调磷酸酶抑制药、皮质类固醇皮损内封闭注射、全身抗炎药物、切开引流或注射透明质酸酶能加速此过程。

超敏反应和有或无生物膜的感染均可导致延迟性结节的形成，异物反应是另一种可能的原因，区分这些病因可能很困难。与急性脓肿不同，生物膜可导致慢性感染。微生物菌落黏附在植入物上并分泌细胞外多糖基质涂层，该涂层对清洁剂、抗菌剂和宿主免疫反应具有耐受性。临床上，与生物膜相关的结节可能表现为炎性、感染性、脓肿样或肉芽肿。因为传统的培养方法常常不能检测出潜在的细菌，所以培养结果可能具有误导性。荧光原位杂交（FISH）可以在大多数培养阴性的病例中检测到致病微生物，但不是常规操作。非典型支原体也可引起迟发性感染，因此应考虑病理检查和组织培养。

这些研究的结果可指导正在进行的治疗。

任何时候，只要有异物进入皮肤，就有可能发生非过敏性肉芽肿反应，即使是在治疗多年之后。据报道，透明质酸填充后的发生率为 0.02%～0.4%，而对于非透明质酸材料来说则更高。如前所述，注射量、杂质的存在和产品类型影响肉芽肿形成的概率。透明质酸和胶原典型地发展为囊性肉芽肿；硅酮、石蜡和聚丙烯酰胺（美国未授权）形成脂肪肉芽肿；PMMA 和聚乳酸形成硬化性肉芽肿。由于区分炎症并发症和生物膜感染并非易事，一线治疗应选择克拉霉素或四环素类药物等抗生素治疗 2～6 周，而非皮质类固醇类药物，对于可疑感染，长期抗生素治疗须谨慎。

幸运的是，随着时间的推移，大多数轮廓不规则、蓝灰色调、急性和迟发性结节会自行或经治疗得到改善。透明质酸衍生物的一个吸引人的特性是能用透明质酸酶逆转不良结果（图 58-12）。目前有两种 FDA 批准的制剂，Vitrase 和 Hylenex，适应证外用于降解注射用透明质酸的一线治疗方法。Vitrase 是一种纯化的绵羊睾丸酶，而 Hylenex 是一种重组人蛋白。必要的透明质酸酶剂量常因配方和填充剂而异。体外数据表明，交联度更高的透明质酸衍生物需要应用更大剂量的透明质酸酶才能获得最佳结果。每 0.1ml Restylane 使用 5U 透明质酸酶，每 0.1ml Juvederm 使用 10U 的透明质酸酶是合理的。透明质酸酶过敏的情况罕见，发生率约为 1/2000，且大多数为局限性。在非紧急情况下，可考虑皮内皮肤试验，特别是已知对蜜蜂、黄蜂或大黄蜂（膜翅目）过敏的患者，它们毒液中含有透明质酸酶。那些对硫柳汞过敏的人也面临着更高的风险，因为一些酶制剂含有这种防腐剂。如果皮损内注射透明质酸酶无效或在非透明质酸填充后出现的结节，其他报道的医学治疗包括口服抗生素（抗菌和抗炎作用）；局部、皮损内或全身应用皮质类固醇；皮损内注射氟尿嘧啶；口服免疫抑制药，如环孢霉素、激光或联合疗法。持续性或难治性结节可能需要切除。

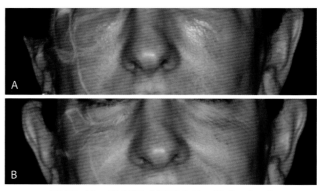

图 58-12 注射透明质酸酶纠正轮廓不规则
A.治疗前基线；B.治疗后。

虽然罕见，潜在的不可逆血管并发症是软组织填充后最可怕和严重的不良事件。血管外压迫、血管内注射或下游阻滞性栓塞引起的血管损害可导致组织缺血和坏死。由于侧支循环有限，眉间区是一个高风险的分水岭区。回顾过去，高达 50% 的接受过眉间 Zyplast 治疗的患者出现了一定程度的坏死。在颊内侧注射同样需要关注。内眦动脉是颈外动脉的一个终末分支，高于鼻唇沟，然后分为鼻外侧动脉和与颈内动脉系统相吻合的其他侧支。在这些血管的走行过程中存在着大量的解剖变异。此外，鼻翼沟处胚胎融合面的结合可以防止组织膨胀，因此在不破坏血管系统的情况下，几乎没有空间容纳大量的填充物。沿受累动脉及其分支分布的急性或剧烈的疼痛、发白、暗沉和网状红斑（图 58-13）可能提示即将发生坏死。通常，这些症状会即刻出现，但因术后水肿导致的栓塞可能会延迟出现。一旦确诊，应立即开始治疗。及时和持续的护理可降低永久性不良反应和毁容的风险。最近的一项研究回顾了几例血管性损害的病例，并概述了治疗和预防措施。由于透明质酸酶能够减轻水肿、从而减少血管外压迫，一些人推荐不论注射的填充剂类型如何，均应注射透明质酸酶。早期的报道支持沿着受累血管系统注入多达 30U 的透明质酸酶，但是现在的建议是超过 100～200U。透明质酸制剂交联度越高，获得最佳结果所需的透明质酸酶越多。其他推荐的治疗措施包括使用热敷和外用硝酸甘油，以及进行有力的按摩。口服阿司匹林、泼尼松、高压氧和低分子量肝素的使用频率较低。如果发生坏死和溃疡，精心伤口护理很重要。

另外，血管内植入的填充剂可栓塞逆行进入眼循环，造成眼麻痹或失明，这是一种少见现象。这种并发症的发病率在过去报道为 0.001%，但最近由专家医师进行的一项最大规模的病例回顾研究发现，其发生率为 0.05%。发病率增加可能部分归因于新研发的填充剂注

射的层次更深。眉间、鼻背或鼻唇沟是风险最高的部位，因为颈内动脉的分支（滑车上动脉和鼻背动脉）在这些解剖位置直接供血或吻合。颈内动脉上也可引出眼动脉和视网膜中央动脉，因此，在高压下注射会迫使产品逆流进入眼部循环，造成突然的、严重的疼痛和视力丧失。更罕见的是，动脉内注射时用力过度会导致脑动脉栓塞，并可能导致脑梗死。如有任何损害的顾虑，患者均应接受紧急眼科检查及（或）神经系统评估；立即向球后或球周注射至少 500U 透明质酸酶是一种推荐的可部分逆转视力变化的方法。

预防血管损害是至关重要的，因为局部组织坏死、失明或脑血管梗死一旦发生，治疗往往是无效的。用钝针代替锐针是降低潜在风险的一种方法。钝针的柔韧钝端不易穿透血管壁而在血管腔内植入填充剂。在瞳孔中线内侧的面颊中部进行皮下注射时，钝针注射更体现谨慎性。

总的来说，注射填充剂和植入物进行面部年轻化治疗是一种安全的操作。对局部解剖的理解、掌握注射技术和预防处理并发症的方法是治疗成功的保障。

总结

随着对微创年轻化治疗的需求不断攀升，软组织填充剂在皮肤皱纹和皮下体积缺失的治疗中日益普及。据估计，在过去 15 年里，注射治疗的数量增加了 247%，仅次于神经调节剂的使用。最理想的治疗效果往往需要将各种不同性质的药物互相结合。对相关解剖结构、可用产品、注射技术、潜在并发症和现实预期有深刻的理解，才能确保患者和医生都获得最佳治疗结果。

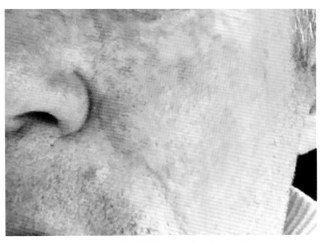

图 58-13　进展性血管性损害伴暗红色网状斑形成

参考文献

1. Neuber F. Fat grafting. Cuir Kongr Verh Otsum Ges Chir. 1893;20:66.
2. Ashinoff R. Overview: Soft tissue augmentation. Clin Plast Surg. 2000;27(4):479–487.
3. Soft Tissue Fillers Approved by the Center for Devices and Radiological Health [Internet]. Maryland: FDA; 2015. http://www.fda.gov/MedicalDevices/Productsand-MedicalProcedures/CosmeticDevices/WrinkleFillers/ucm227749.htm. Accessed April 8, 2016.
4. Narins RS, Brandt FS, Lorenc ZP, Maas CS, Monheit GD, Smith SR. Twelve-month persistency of a novel ribose- cross-linked collagen dermal filler. Dermatol Surg. 2008;34(suppl 1):S31–S38.
5. Bacigalupi R, Clark J, Lupo MP. An overview of injectable fillers with special consideration to the periorbital area. Cosmet Dermatol. 2012;25:421–426.
6. Braun M, Braun S. Nodule formation following lip augmentation using porcine collagen-derived filler. J Drugs Dermatol. 2008;7(6):579–581.
7. Moers-Carpi M, Storck R, Howell DJ, Ogilvie P, Ogilvie A. Physician and patient satisfaction after use of calcium

hydroxylapatite for cheek augmentation. Dermatol Surg. 2012;38(7 Pt 2):1217–1222.

8. Tamura BM. Fascial anatomy and the applications of fillers and botulinum toxin: Part 2. Surg Cosmet Dermatol. 2010; 2(4):291–303.

9. Lohn JW, Penn JW, Norton J, Butler PE. The course and variation of the facial artery and vein: implications for facial transplantation and facial surgery. Ann Plast Surg. 2011; 67(2):184–188.

10. Yang HM, Lee YI, Lee JG, et al. Topography of superficial arteries on the face. Korean J Phys Anthropol. 2013;26(4): 131–140.

11. Buck DW 2nd, Alam M, Kim JY. Injectable fillers for facial rejuvenation: A review. J Plast Reconstr Aesthet Surg. 2009;62(1):11–18.

12. Necas J, Bartosikova L, Brauner P, Kolar J. Hyaluronic acid (hyaluronan): A review. Veterinarni Medicina. 2008;53(8): 397–411.

13. Lin ZY, Shah V, Dhinakar A, Yildrimer L, Cui WG, Zhao X. Intradermal fillers for minimally invasive treatment of facial aging. Plast Aesthet Res. 2016;3:72–82.

14. U.S. Food and Drug Administration. Meeting of the General and Plastic Surgery Devices Panel FDA Advisory Committee Briefing Document: Juvederm Voluma XC PMA (P110033). Maryland: FDA; 2013.

15. Bezzola AM, Micheels P. Esthelis acide hyaluronique de conception suisse. Premiere etude complete des caracteristiques physico-chimiques et essais cliniques. J Med Esthet Chir Dermatol. 2005;125:11–20.

16. Narins RS, Brandt F, Leyden J, Lorenc ZP, Rubin M, Smith S. A randomized, double-blind, multicenter comparison of the efficacy and tolerability of Restylane versus Zyplast for the correction of nasolabial folds. Dermatol Surg. 2003;29(6): 588–595.

17. Baumann LS, Shamban AT, Lupo MP, et al. Comparison of smooth-gel hyaluronic acid dermal fillers with cross-linked bovine collagen: A multicenter, double- masked, randomized, within-subject study. Dermatol Surg. 2007;33(suppl 2): S128–S135.

18. Narins RS, Coleman WP 3rd, Donofrio LM, et al. Improvement in nasolabial folds with a hyaluronic acid filler using a cohesive polydensified matrix technology: Results from an 18-month open-label extension trial. Dermatol Surg. 2010;36(suppl 3):1800–1808.

19. Narins RS, Dayan SH, Brandt FS, Baldwin EK. Persistence and improvement of nasolabial fold correction with nonanimal-stabilized hyaluronic acid 100,000 gel particles/ mL filler on two retreatment schedules: results up to 18 months on two retreatment schedules. Dermatol Surg. 2008;34(suppl 1):S2–S8; discussion S8.

20. Smith SR, Jones D, Thomas JA, Murphy DK, Beddingfield FC 3rd. Duration of wrinkle correction following repeat treatment with Juvederm hyaluronic acid fillers. Arch Dermatol Res. 2010;302(10):757–762.

21. Micheels P, Besse S, Flynn TC, Sarazin D, Elbaz Y. Superficial dermal injection of hyaluronic acid soft tissue fillers: Comparative ultrasound study. Dermatol Surg. 2012; 38(7 Pt 2):1162–1169.

22. U.S. Food and Drug Administration. Summary of Safety and Effectiveness Data (SSED): Restylane-L Injectable Gel. Maryland: FDA; 2012.

23. U.S. Food and Drug Administration. Summary of Safety and Effectiveness Data (SSED): Restylane Silk Injectable Gel. Maryland: FDA; 2014.

24. Glogau RG, Bank D, Brandt F, et al. A randomized, evaluator-blinded, controlled study of the effectiveness and safety of small gel particle hyaluronic acid for lip augmentation. Dermatol Surg. 2012;38(7 Pt 2): 1180–1192.

25. U.S. Food and Drug Administration. Summary of Safety and Effectiveness Data (SSED): Juvederm Voluma XC. Maryland: FDA; 2013.

26. Jones D, Tezel A, Borell M. In-vitro resistance to degradation of hyaluronic acid by ovine testicular hyaluronidase. Dermatol Surg. 2010;36(s1):804–809.

27. Jones D. Volumizing the face with soft tissue fillers. Clin Plast Surg. 2011;38(3):379–390.

28. Bauer U, Graivier MH. Optimizing injectable poly-L-lactic acid administration for soft tissue augmentation: The rationale for three treatment sessions. Can J Plast Surg. 2011;19(3):e22–e27.

29. U.S. Food and Drug Administration. Summary of Safety and Effectiveness Data (SSED): Sculptra Aesthetic. Maryland: FDA; 2009.

30. Smith S, Busso M, McClaren M, Bass LS. A randomized, bilateral, prospective comparison of calcium hydroxylapatite microspheres versus human-based collagen for the correction of nasolabial folds. Dermatol Surg. 2007;33(suppl 2):S112–S121; discussion S21.

31. Carruthers A, Carruthers J. Evaluation of injectable calcium hydroxylapatite for the treatment of facial lipoatrophy associated with human immunodeficiency virus. Dermatol Surg. 2008;34(11):1486–1499.

32. Busso M, Moers-Carpi MA, Storck R, Ogilvie P, Ogilvie A. Multicentered, randomized trial assessing the effectiveness and safety of calcium hydroxylapatite for hand rejuvenation. Dermatol Surg. 2010;36:790–797.

33. Carruthers A, Liebeskind M, Carruthers J, Forster BB. Radiographic and computed tomographic studies of calcium hydroxylapatite for treatment of HIV-associated facial lipoatrophy and correction of nasolabial folds. Dermatol Surg. 2008;34(suppl 1):S78–S84.

34. Tzikas TL. Autologous fat grafting for midface rejuvenation. Facial Plast Surg Clin North Am. 2006;14(3): 229–240.

35. U.S. Food and Drug Administration. Summary of Safety and Effectiveness Data (SSED): Artefill. Maryland: FDA; 2003.

36. Cohen SR, Berner CF, Busso M, et al. ArteFill: A long-lasting injectable wrinkle filler material—summary of the U.S. Food and Drug Administration trials and a progress report on 4- to 5-year outcomes. Plast Reconstr Surg. 2006;118(suppl 3):64S–76S.

37. Karnik J, Baumann L, Bruce S, et al. A double-blind, randomized, multicenter, controlled trial of suspended polymethylmethacrylate microspheres for the correction of atrophic facial acne scars. J Am Acad Dermatol. 2014;71(1): 77–83.

38. Smith SR, Munavalli G, Weiss R, Maslowski JM, Hennegan KP, Novak JM. A multicenter, double-blind, placebo-controlled trial of autologous fibroblast therapy for the treatment of nasolabial fold wrinkles. Dermatol Surg. 2012; 38(7 Pt 2):1234–1243.

39. Niechajev I, Sevcuk O. Long-term results of fat transplantation: clinical and histologic studies. Plast Reconstr Surg. 1994;94(3):496–506.

40. Ellenbogen R. Free autogenous pearl fat grafts in the face — a preliminary report of a rediscovered technique. Ann Plast Surg. 1986;16(3):179–194.

41. Ilouz YG. L'avenir de la reutilization de la grâisee apres liposuction. Rev Clin Esthet Lang Franc. 1984;9:36.

42. Gamboa GM, Ross WA. Autologous fat transfer in aesthetic facial recontouring. Ann Plast Surg. 2013;70(5): 513–516.

43. Coleman SR. Facial recontouring with lipostructure. Clin Plast Surg. 1997;24(2):347–367.

44. Cetinkaya A, Devoto MH. Periocular fat grafting: Indications and techniques. Curr Opin Ophthalmol. 2013;24(5):494–499.

45. Drake LA, Dinehart SM, Farmer ER, et al. Guidelines of care for superficial mycotic infections of the skin: tinea

corporis, tinea cruris, tinea faciei, tinea manuum, and tinea pedis. Guidelines/Outcomes Committee. American Academy of Dermatology. J Am Acad Dermatol. 1996;34(2 Pt 1):282–286.

46. Sadick NS, Hudgins LC. Fatty acid analysis of transplanted adipose tissue. Arch Dermatol. 2001;137(6): 723–727.

47. Pinski KS, Roenigk HH Jr. Autologous fat transplantation. Long-term follow-up. J Dermatol Surg Oncol. 1992;18(3): 179–184.

48. Kuran I, Tumerdem B. A new simple method used to prepare fat for injection. Aesthetic Plast Surg. 2005; 29(1):18–22; discussion 3.

49. Chajchir A, Moretti E. Comparative experimental study of autologous adipose tissue processed by different techniques. Aesthetic Plast Surg. 1993;17(2): 113–115.

50. Gerth DJ, King B, Rabach L, et al. Long-term volumetric retention of autologous fat grafting processed with closed-membrane filtration. Aesthet Surg J. 2014; 34(7):985–994.

51. Moscatello DK, Dougherty M, Narins RS, Lawrence N. Cryopreservation of human fat for soft tissue augmentation: viability requires use of cryoprotectant and controlled freezing and storage. Dermatol Surg. 2005;31(11 Pt 2): 1506–1510.

52. Carpaneda CA, Ribeiro MT. Percentage of graft viability versus injected volume in adipose autotransplants. Aesthetic Plast Surg. 1994;18(1):17–19.

53. Glogau RG. Microlipoinjection. Autologous fat grafting. Arch Dermatol. 1988;124(9):1340–1343.

54. Narins RS, Beer K. Liquid injectable silicone: A review of its history, immunology, technical considerations, complications, and potential. Plast Reconstr Surg. 2006; 118(suppl 3):77S–84S.

55. Duffy DM. The silicone conundrum: A battle of anecdotes. Dermatol Surg. 2002;28(7):590–594.

56. Jones DH, Carruthers A, Orentreich D, et al. Highly purified 1000-cSt silicone oil for treatment of human immunodeficiency virus-associated facial lipoatrophy: an open pilot trial. Dermatol Surg. 2004;30(10):1279–1286.

57. Alam M, Gladstone H, Kramer EM, et al. ASDS guidelines of care: Injectable fillers. Dermatol Surg. 2008;34(suppl 1): S115–S148.

58. Funt D, Pavicic T. Dermal fillers in aesthetics: an overview of adverse events and treatment approaches. Clin Cosmet Investig Dermatol. 2013;6:295–316.

59. Glashofer MD, Flynn TC Complications of temporary fillers. In: Carruthers J, Carruthers A, eds. Soft Tissue Augmentation. Toronto:Elsevier Saunders;2013:179–187.

60. Moody BR, Sengelmann RD. Topical tacrolimus in the treatment of bovine collagen hypersensitivity. Dermatol Surg. 2001;27(9):789–791.

61. Jones D, Murphy DK. Volumizing hyaluronic acid filler for midface volume deficit: 2-year results from a pivotal single-blind randomized controlled study. Dermatol Surg. 2013;39(11):1602–1612.

62. Bjarnsholt T, Tolker-Nielsen T, Givskov M, Janssen M, Christensen LH. Detection of bacteria by fluorescence in situ hybridization in culture-negative soft tissue filler lesions. Dermatol Surg. 2009;35(suppl 2):1620–1624.

63. Lee JM, Kim YJ. Foreign body granulomas after the use of dermal fillers: Pathophysiology, clinical appearance, histologic features, and treatment. Arch Plast Surg. 2015; 42(2):232–239.

64. Lemperle G, Gauthier-Hazan N, Wolters M, Eisemann- Klein M, Zimmermann U, Duffy DM. Foreign body granulomas after all injectable dermal fillers: Part 1. Possible causes. Plast Reconstr Surg. 2009;123(6):1842–1863.

65. Keller EC, Kaminer MS, Dover JS. Use of hyaluronidase in patients with bee allergy. Dermatol Surg. 2014;40(10):1145–1147.

66. Ledon JA, Savas JA, Yang S, Franca K, Camacho I, Nouri K. Inflammatory nodules following soft tissue filler use: a review of causative agents, pathology and treatment options. Am J Clin Dermatol. 2013;14(5):401–411.

67. Beleznay K, Humphrey S, Carruthers JD, Carruthers A. Vascular compromise from soft tissue augmentation: experience with 12 cases and recommendations for optimal outcomes. J Clin Aesthet Dermatol. 2014; 7(9):37–43.

68. DeLorenzi C. Complications of injectable fillers, part 2: Vascular complications. Aesthet Surg J. 2014;34(4): 584–600.

69. Grunebaum LD, Bogdan Allemann I, Dayan S, Mandy S, Baumann L. The risk of alar necrosis associated with dermal filler injection. Dermatol Surg. 2009;35(suppl 2):1635–1640.

70. Dayan SH, Arkins JP, Mathison CC. Management of impending necrosis associated with soft tissue filler injections. J Drugs Dermatol. 2011;10(9):1007–1012.

71. Hirsch RJ, Cohen JL, Carruthers JD. Successful management of an unusual presentation of impending necrosis following a hyaluronic acid injection embolus and a proposed algorithm for management with hyaluronidase. Dermatol Surg. 2007;33(3):357–360.

72. Landau M. Hyaluronidase caveats in treating iller complications. Dermatol Surg. 2015;41(suppl 1):S347–S353.

73. DeLorenzi C. Complications of injectable fillers, part I. Aesthet Surg J. 2013;33(4):561–575.

74. Park SW, Woo SJ, Park KH, Huh JW, Jung C, Kwon OK. Iatrogenic retinal artery occlusion caused by cosmetic facial filler injections. Am J Ophthalmol. 2012;154(4):653–662. e1.

75. Ozturk CN, Li Y, Tung R, Parker L, Piliang MP, Zins JE. Complications following injection of soft-tissue fillers. Aesthet Surg J. 2013;33(6):862–877.

76. Carruthers J, Fagien S, Dolman P. Retro or peribulbar injection techniques to reverse visual loss after filler injections. Dermatol Surg. 2015;41(suppl 1):S354–S357.

77. American Society of Plastic Surgeons. 2015 Plastic Surgery Statistics Report. 2015.

第59章 使用面部填充剂时的种族和性别考虑

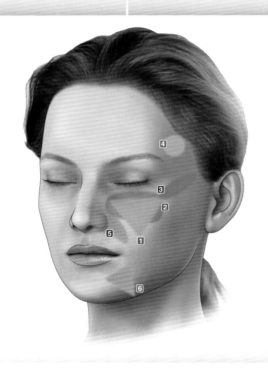

原著者 Shino Bay Aguilera
　　　 Sean Branch
　　　 Peter L. Mattei
　　　 Luis Soro
　　　 Emily Tongdee

翻　译　米　霞
审　校　党宁宁　徐永豪

概要

- 在过去的几年中，填充剂的普及率显著上升，对于皮肤外科医生来说，为了有效并且慎重治疗不同种族和性别的病人群体，能够欣赏种族和性别之间微妙的美学差异非常重要。

初学者贴士

- 女性的颧部应该突起，而男性的颧部应该平坦。
- 女性喜爱丰满的口唇，而男性的正常唇型相对较薄。因此，对于男性而言，补充缺失比扩充容量更加重要。

专家贴士

- 颧部填充时，浅层填充用于女性，深层填充用于男性。
- 尽管随着年龄增大，面部骨骼都会流失，但是男性的骨骼流失晚于女性。
- 对于非裔美国人来说，中面部是最早出现衰老迹象的部位之一。

切记！

- G 精华含量高的容量填充剂，如羟磷灰石钙，是男性面部年轻化和美学修饰的较好选择。
- 当使用羟磷灰石钙时，将产品置于 1ml 注射器中更容易操作。

陷阱和注意事项

- 不要将男性面孔女性化！
- 避免增加男性前面部的容量。
- 填充男性口唇时，应该补充容量，不要扩充容量，避免填充唇红边界。
- 避免误认为血管内注射填充剂后引起的栓塞为普通淤青，并因此让患者冰敷栓塞区域，加重血流不畅。

患者教育要点

- 指导患者在家里按摩，遵循"5s 法则"——按摩 5 天，每天 5 次，每次 5 分钟。
- 告知患者，如出现组织坏死迹象，应该第一时间联系医师。
- 用几分钟时间向患者解释面部衰老，可能有助于患者更好地理解他们的选择。
- 开始治疗之前，评估患者的期望值。

引言

在过去的数十年里，面部填充剂的应用显著增多。在面部填充剂市场，男性和有色人种属于增长最快的人群。根据美国美容整形外科学会的调查，少数民族求美者占美国美容治疗总数的 22%。随着少数民族人口的增加，这个数字有望相应的增加。为了更好地服务于所有的求美者，治疗时考虑到种族和性别的差异，并将填充剂正确应用于不同种族求美者非常重要。

背景

起初，面部衰老的各种征象被认为是由于皮肤和皮下脂肪受重力作用引起的（因此有相应的治疗），而在过去的 10 年里，衰老面部的结构改变被认为同时发生于几种类型的组织：皮肤内部和外部结构的改变、深层脂肪的吸收、骨骼的改变。因此，面部衰老治疗方案发生了变化。这些发生于皮肤、脂肪和骨骼的变化导致面部的结构、形状和比例改变，这些改变可以解释衰老面部的大部分改变。对于不同的种族，这些组织的变化存在微妙差异，这些差异在面部衰老的征象中呈现出相对有利或者不利的一面。例如，某些人种遗传特征为深部脂肪室有更多的脂肪细胞，某些人种的脂肪细胞可能有更长的"内在时钟"，这些人种由于有相对多的面部容量而显得年轻。

皮肤是面部衰老的一个重要因素。不同人种面部毛孔大小不同。深色皮肤人种对光损伤不敏感，非裔美国人皮肤的表皮全层有更多黑色素，相对于高加索人的皮肤更加能够阻止紫外线辐射，非裔美国人的皮肤比较厚，成纤维细胞更加活跃。这些特质大大减少了衰老的外观，不利方面是，更加容易出现炎症后色素沉着、形成瘢痕疙瘩和增生性瘢痕。因此，刺激胶原蛋白增生的填充物对于黑皮肤人种效果更加显著，前提是没有瘢痕疙瘩病史。

皮肤内部的衰老是由不可控的遗传因素决定的，包括人种、皮肤组织的解剖变异和激素改变等。而皮肤外在的老化是由可调节因素引起，如生活方式、吸烟和紫外线暴露等。皮肤的内部和外在老化影响了皮肤调节皮

下组织容量丢失以及深部脂肪和骨骼萎缩的能力，也导致继发于金属蛋白酶的胶原蛋白基质的破坏。细胞外胶原蛋白的减少降低了皮肤结构的完整性，损伤了成纤维细胞的功能。成纤维细胞不能绑定降解的胶原蛋白，就不能接受机械刺激，从而不能产生胶原蛋白。30 岁以后，胶原蛋白的这些变化更加明显（表 59-1）。

面部脂肪最初被认为是一个融合的团块，实际上，面部脂肪是由分离的脂肪室组成。每个脂肪室有独立的衰老过程，并可能影响相邻区域。随着面部老化进展，深部脂肪的萎缩引起形状、结构和面部前侧投影的改变。此外，脂肪室的边界对于面部解剖来说是重要的决定性因素。例如，深内侧脂肪的边界决定了面颊的解剖位置。对大多数人来说，深部脂肪的改变大约从 40 岁开始。

尽管老化导致面部骨骼的骨量流失，但是男性开始出现骨量流失的时间明显晚于女性。某些人种有更显著的面部骨骼，由于存在足够的支撑作用，因此会较慢出现衰老现象。例如，东欧人有较小的颧骨，但是他们看起来比较年轻，因为骨量的丢失和重建发生较晚。此外，某些人种，如亚洲人、非裔美国人、美国印第安人、波兰人以及俄罗斯人拥有非常明显的颧骨，这些人种衰老比较缓慢，因为他们有相对多的骨结构。但是相对于颧骨较小的高加索人，随着时间流逝，这些人种可能会出现疲劳面容，而老化的迹象出现得相对较晚。

颅面骨重建的原因有获得性和遗传两种。例如磨牙症，包括磨牙、磨牙癖、颞下颌关节紊乱，可导致早期的下颌骨量流失，从而较早出现口周、下颌线衰老迹象。这种情况可以通过使用神经毒素得到缓解。颅面骨的重建也是一个自然的进程，该过程主要导致眶孔增大，以及眉间、梨状窝、上颌骨的角度减小。从侧面看，上颌骨和下颌骨会出现顺时针旋转。骨重建也存在性别差异，男性在上面部有更加锐利的角度，而女性在下面部有更加锐利的角度。下面部有明显的性别特异性改变，男性和女性的颏部都会后缩，但是女性下颌骨侧面向内移，而男性的向外移，这种颅面骨的移动增加了更年期骨量流失和重建的效应，这就解释了为什么在下面部，相对于男性，女性更倾向于出现较多衰老迹象。

骨骼改变与面部其他的改变相互影响。面部骨骼的改变使覆盖在其上面的软组织和韧带发生移位。随着年龄增大，骨重建减少了中面部软组织的空间，导致软组

表 59-1　面部容量减少的原因

	皮肤	脂肪	骨
发病年龄	20	40	50；男性较迟
效果	毛孔大小，倦怠外观	憔悴，显老	憔悴，显老
修复方法	浅表填充剂	深部填充剂	深部填充剂

织发生折叠，称为手风琴效应。从 50 岁开始出现骨重建导致的面部衰老。

性别差异

无论男女，人类的面部最初都是女性化的。睾酮使面部发育出现男性特征。总的来说，男性由于面部特征较平坦、凹陷和角度明显而呈现方形的轮廓，女性面部较为浑圆，柔软，因此呈现三角形轮廓（表 59-2）。

两性的面部区域特点也有区别。上面部主要包括眉毛、鼻子、眶上嵴和相关肌肉。男性眉毛较直，在面部的位置偏下，而女性眉毛较弯，在面部的位置偏上。男性鼻子稍长，眉毛上的脂肪室非常小，有明显的眶上嵴，因此眼睛显得较为深陷。男性皱眉肌更为强大并向侧面延伸较多，额肌更大更强壮。

总体来说，男性中面部比女性宽。相比女性，虽然男性颧弓更加显著，但是中面部更加平坦，有更侧伸的面颊投影和更少的前面部投影，可能是因为女性的中面部和面颊有相对多的浅部脂肪室。男性下面部有更加明显和有角度的下颌线，颏部也很突出，因此脸型呈方形。女性的下颌线一般较为柔和，因此脸型呈三角形。

男性一般不喜欢卵圆形的脸型，而女性喜欢。男性能够欣然接受面部老化带来的一些变化。相比女性，男性面部骨骼出现变形的时间更为滞后。应该特别注意男性颧骨、颏部、下颌线这些重点部位的变化。

男性中面部衰老较慢，当颧骨萎缩，男性面颊倾向于向中下方移动。男性面颊填充的时候，要注意避免女性化，注意是重建面颊而不是扩充容量。男性面颊的顶点位置比女性更加靠中下方。面部填充剂应该置于颧弓下方，并且用量相对于女性要少。避免扩充面颊前脂肪室的容量。

如果有必要，男性可扩充颏部容量。强壮的颏部是男性面部最典型的特征。尽管两性的颏部都会后缩，但是女性下颌骨侧面向内移动，而男性下颌骨侧面向外移动。增加颏部容量能够矫正男性下面部的衰老变化。

一般情况下，男性不需要进行唇部注射。男性嘴唇一般较薄，随着年龄增长会更加明显。如果要注射男性唇部，重点应该是进行恢复，而不是扩充容量，填充剂

应该集中于唇红体，避免注射到唇红边缘。

进行颞部和颧部注射时，要注意性别差异。颞部的扩容是面部年轻化的重要区域。浑圆并且轻微隆起的颞部可以使女性有年轻化外观，相反，男性的颞部应该笔直且平坦。同理，女性颧骨填充层次偏浅，而男性填充深部。

面部结构不仅存在性别差异，还存在种族差异。治疗目标及方法应该视种族不同而有所差别。和高加索人种相比，亚洲人、黑种人和拉丁美洲人由于皮肤老化和下垂程度较轻使其保持年轻外观的时间更长。正如前面讨论的，皮肤、脂肪和颅面骨的差异是种族间差异需要重点关注的几个方面。

种族差异

亚洲血统求美者

亚洲人皮肤有较强的保护因素，可以更好地对抗光老化。由于浅表脂肪较多，真皮层较厚，因此皱纹较少。由于面部脂肪较多、面部浅表腱膜和深部筋膜之间的纤维连接更多，中面部下垂程度较轻。

亚洲人面部整体结构是短而宽的，因此相对于高加索人，有更宽的颞间距、颧骨间距和下颌角间距。宽骨骼有利于形成更有效的组织支撑来对抗衰老，但是亚洲女性求美者可能并不喜欢短宽脸型。亚洲人外形较为平坦，这是因为中央的中线骨骼回缩的结果。尤其是上颌骨内侧较小，年轻的求美者眶下区就会出现容量缺失，该部位会出现较为明显的阴影圈和凹陷，可以用真皮填充剂来改善。亚洲和西方国家的女性都喜欢卵圆形的面部轮廓。尤其是亚洲女性会追求倒置鸡蛋形状的面部轮廓，该形状就是上半面部丰满，从面颊到颏部越来越窄。

尽管衰老迹象延迟，年轻的亚洲女性会有重塑脸型的诉求。诉求的目的不是想要西方化的外观，而是使天然的亚洲特征更加突出。面部注射有助于从三维角度创造倒置鸡蛋的脸型。神经调节剂可以减少咬肌肥大，缩小下面部的宽度，从而塑造更加明显的卵圆形脸型。年长的亚洲人诉求年轻化，神经调节剂能够减少皱纹，真皮填充剂可以治疗容量缺失，尤其是中面部、鼻唇沟、眶周区和下颌轮廓。神经调节剂和真皮填充剂不仅可以用于面部年轻化，还能治疗由于衰老容量缺失引起的结构问题。

亚洲求美者最常见的面部填充区域包括中面部（如鼻部、上颌骨内侧、泪沟、鼻唇沟），眉毛和颏部。中部颅面骨结构的回缩是亚洲求美者的种族特征。因此，使用真皮填充剂塑造三维的中面部轮廓，增加中面部结构的立体感是治疗重点。这些治疗可能包括使用填充剂增加鼻部立体感，这是亚洲求美者通常要求进行的治疗。在增加面部前侧立体感时，填充剂可用于扩充上颌骨

表 59-2　男女之间主要的性别差异

	女性	男性
颞部	凸出	平滑
嘴唇	显著填充 注射唇红缘	顶多稍做调整 注射唇红体
颧骨	浅表填充	较深填充

内侧和颈部的容量。填充面颊时，一般重点填充面颊内侧区域，这样有助于塑造该区域立体感并补充面部脂肪室萎缩的容量。强调颧骨浅表边界能够减少面部填充量，但是，必须注意的是过量填充中面部外侧可能会增宽颧骨间距，从而加剧亚洲人的这一面部特征。应重视上颌骨内侧的填充，该部位的填充可弥补结构缺陷并且预防过早出现的凹陷和阴影区。再次强调，这些治疗可以解决年轻求美者的结构调整和年长求美者的容量补充问题。

亚洲人下面部有双颌前突的倾向。这种特征可能会使颏部显得相对后缩，可能需要假体或者填充剂治疗。口唇填充应该遵守亚洲人口唇上、下唇垂直高度 1∶1.3 的理想比例。

和非裔美国人类似，亚洲人的皮肤损伤后比较容易色素沉着和形成瘢痕疙瘩。与高加索人种相比，这两个人种皮肤更厚，色素、成纤维细胞和胶原纤维含量更多。应该尽量避免炎症和淤青，在注射填充剂时，应避免连续穿刺技术，并且注意容易出现瘢痕疙瘩的区域，如下颌线。

非洲血统求美者

尽管非裔美籍求美者面部皮肤具备优势，不容易出现衰老，但是这些求美者常常会因为特殊诉求而要求面部填充。对于大多数非裔求美者，最好重建面部年轻的外观，而不要改变整体外貌。需要特别关注重点区域，包括中面部、唇部和颈部。

非裔美籍求美者的中面部通常是最易出现衰老迹象的区域之一。眼周到颧骨之间平滑的过渡会随着衰老而中断并产生两个突起。这样的突起来源于几方面因素，包括颧骨隆起的缺失，面颊内侧脂肪的缺失，虽有弹性但比较厚重皮肤的下垂。这些变化导致了巩膜外露，眶下区阴影和明显的鼻唇沟褶皱。如果这些改变出现，应该注射扩大容量的填充剂来进行纠正。

丰满的唇部很受美者欢迎。与高加索求美者相反，非裔美籍求美者唇部丰满，通常不诉求唇部填充。但是，随着年龄增大，唇部容量会出现缺失，求美者会要求填充治疗来恢复他们年轻时的丰满状态。治疗唇部时，非裔求美者上下唇垂直高度的理想比例是 1∶1，填充唇红边缘不是重点，而高加索女性常需填充唇红缘。非裔求美者口唇容量丢失主要出现在上唇，而下唇通常能够保持丰满状态。

非裔求美者的下面部和颈部可能会随着年龄增大而出现松弛下垂。尽管皮肤仍有弹性，但是会因为本身的重量而堆积。以加强浅层结构为目的的填充注射可能有助于改善上述情况，但是，可能还需要颏下吸脂和其他针对脂肪的治疗。

西班牙裔求美者

拉丁裔的求美者面部特征与亚裔求美者相似的地方是，可能脸部较宽。相对于高加索人，拉丁人的皮肤较厚、皮脂分泌较多。他们不会像高加索人一样出现那么多皱纹，但是如同非裔求美者一样，当面部骨骼和脂肪对皮肤支撑力减弱时，由于皮肤较重，容易下垂，出现外侧眉弓下垂、明显的鼻唇沟褶皱和下颌赘肉。

拉丁裔面部填充的重点也是中面部。与非裔求美者相似，拉丁裔随着年龄增大，眼周到颧骨的皮肤过渡会不平滑，出现两个突起，导致眶下区阴影和明显的鼻唇沟褶皱。应该在此区域适当注射面部填充物来支撑骨骼和面部脂肪的缺失。唇部填充需要遵从上下唇垂直高度 1∶1.3 的理想比例，对于某些求美者，可能会喜欢上唇比下唇大的比例。

拉丁裔求美者下面部和颈部可能会出现明显的下颌赘肉而没有皱纹。尽管填充剂注射可能增加支撑力，但是，首选的处理方法是皮下吸脂和其他针对脂肪的治疗。

高加索裔求美者

高加索求美者通常深受严重光老化的困扰。与其他人种相比，高加索人皮肤更薄，皱纹更多。皮肤状况和面部脂肪、骨缺失有叠加效应。因此，改善皮肤质地和色素的治疗，如激光换肤、强脉冲光等，可以增强面部填充剂的注射效果。

高加索人面部较窄、较长，面中线结构的立体感相对于其他人种更强，因此，相对于其他人种，中面部填充剂常常需要注射到颧骨和上颌骨的较外侧。

高加索女性求美者非常喜欢丰满的唇部。与其他人种相比，高加索求美者的上唇更薄，随着年龄增大，唇容量明显减少。求美者可能诉求填充唇部以重建原来的唇部容量或者诉求丰唇。高加索人上下唇垂直高度的理想比例是 1∶1.618。

技术

引言

治疗前的准备和决策是得到满意结果的开端。选择合适的求美者至关重要。皮肤仍有弹性，但是有不同程度骨量和脂肪缺失的求美者比皮肤失去弹性的求美者更适合接受治疗。皮肤失去弹性的情况更适合于外科手术治疗。由于是有创治疗，必须签署知情同意书。需要告知禁忌证和潜在的不良反应。充分讨论实际的预期以及可能的误工期，包括可能出现瘀斑和水肿。术前拍摄纯色背景的高质量照片，包括前位、斜位和侧位，注意求美者可能已经存在的不对称，求美者应该停用不必要的增加出血和瘀斑风险的药物。

与其他美学产品和操作类似，与真皮填充剂相关的建议和方法不断在改进，因此，对于面部年轻化和填充，没有哪种方法放之皆准。本书推荐的方法反映了个人的经验，仅仅作为一个引导。

如果不考虑种族背景，大部分真皮填充技术是一样的。本章会详细讨论非裔美籍人、亚洲人、高加索人和拉丁人的种族差异和技术差别。只有采取适合于不同种族的治疗策略，发挥注射者的艺术灵感，处理不同求美者的特殊需求才能得到理想疗效。

使用聚左旋乳酸的精雕技术

不同的稀释比例、重建时间、注射技术、形成结节的危险是初学者的障碍，甚至有经验的注射者也不觉得轻松。6ml 稀释技术（无菌注射用水 5ml 和 1% 利多卡因 1ml）和增加重建时间（24～96 小时）可以最大限度减小结节形成危险而不降低疗效。

准备

提前 24～48 小时将 5ml 无菌注射用水注射到真空冻干聚左旋乳酸（PLLA）包装瓶里，加完注射用水后，不要摇晃包装瓶，避免药物团块黏附在包装瓶壁上。PLLA 的重建需要至少 24～30 小时。在操作当天，加 1% 利多卡因 1ml 到稀释的溶液里，制成 6ml 的稀释液，轻柔摇晃稀释液，待稀释液成为均一的半透明悬液后立即使用。用 1ml 带 Luer 接头的注射器吸 0.8ml 稀释的 PLLA，21G 针头。之所以只吸 0.8ml，是为了在注射器里留下足够的空间回吸保证操作时针头没有注射到血管里，用相同的方法吸 6 次后，加 0.5ml 利多卡因到包装瓶里剩余的 PLLA 中，用注射器吸出再次稀释的混合物，用 25G 针头注射。

一次完整的治疗一般需要 2 瓶 PLLA，每侧面部用 1 瓶，需要准备 14 个注射器。注射前用氯己定溶液清洁求美者面部。

精雕技术

充分评估求美者面部特征，包括脸型、轮廓和容量缺失区域，根据求美者解剖特征治疗，无需过度创作。将 PLLA 分装在注射器中便于适当分配药物，每个注射器的药物可以使用不同的注射方法注射到不同的解剖区域。一般情况下，建议针头与皮肤呈 30°～40° 角进行注射，如果在皮下操作，建议针头与皮肤角度减小到 10°，注射前要回抽注射器活塞，如果有回血，要完全抽出注射器，更换针头，重新穿刺。大部分注射是在骨膜面和皮下脂肪深层进行，采用边退针边注射的方式。避免注射到表浅脂肪层和肌肉中。注射过程要慢，注射中和注射后当即需要进行充分按摩（图 59-1）。

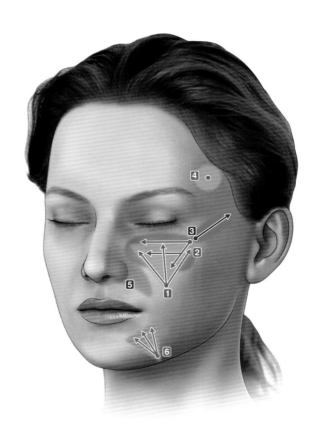

图 59-1　精雕技术有赖于一系列的注射来完成面部扩容。图中的数字对应了装 PLLA 注射器的数量，总共使用 6 管 PLLA，第 7 管稀释混合物用于做补充修饰

第一管药物——退针扇形注射

注射者用手捏住求美者面颊前内侧并提起来，针头在颧骨下方约 2cm 处刺入，朝着内眦方向前进到骨膜面，避免靠近眶下孔。注射前回抽注射器确认没有刺入血管。用退针方式缓慢注射 0.2～0.3ml，针头退回部分后，向外侧面调整 15°～20°，重复上述操作。用退针方法共注射 3 条线，最后一条线的注射方向朝向外眦。

第二管药物——平行交叉填充

针头在颧骨外侧、外眦下方刺入，向内侧行进，再次强调，避免针尖靠近眶下孔，注射前回抽注射器确定没有刺入血管，在骨膜层沿着面颊前内侧用退针注射的方法缓慢注射 0.2～0.3ml 药物，退回部分针头后，调整方向，平行于第一条注射轨迹的下方重复以上操作，退回部分针头后，向下调整大约 45° 方向，注射剩余 0.1～0.2ml 药物。这次的注射应该与第一管注射的药物交叉。

第三管药物——颧骨外侧

针头从面颊最高点刺入，向外侧行进，面颊最高点位于 Hinderer 交叉线的交叉点，女性的 Hinderer 线

第一条是从外眦到嘴角，第二条是从耳屏到鼻翼（图59-2），男性第一条线是虹膜外侧缘向下的垂直线，第二条从耳屏到鼻翼（男性的面颊最高点在女性最高点的内下方）。针头以 30°～45° 向外侧刺入。

当针刺入皮下组织后，针的角度减小到 5°～10°，注射前先回抽确认针没有刺入血管中。平稳地握住注射器，在骨膜表面沿颧骨以进针注射的方式注射0.2～0.3ml，从颧骨注射到发际线。如果注射物出现向浅层或深层移动的情况，立即停止注射，完全退出注射器，沿颧骨外侧重新进针，重复上述注射步骤，从颧骨向发际线注射。

第四管药物——颞窝

让求美者张大口腔，放松颞肌，在颞窝处使针头与皮肤垂直刺入，小心避免损伤可见血管，针头到达骨膜后，回抽确认针头没有刺入血管，在骨膜上缓慢注射一个团块，如果需要，可注射完整管药物，注射完成后按压注射部位。

第五管药物——鼻唇沟和上颌骨以及个性化治疗

针头在鼻唇沟中点内侧刺入，向鼻翼沟方向进针。注射前回抽注射器确认针头不在血管内，以退针注射的方式平行于鼻唇沟缓慢注射 0.2～0.3ml，针头退回部分后，调整方向对着鼻中隔方向进针注射，沿着上颌骨骨膜注射时重复上述步骤。完全退回针头，在鼻唇沟下端内侧重新进针，平行于鼻唇沟以退针方式重复上述注射过程。值得注意的是，如果有必要，这管药物常被注射者根据情况用于其他需要扩充容量的区域。

第六管药物——下颌骨

注射者一只手捏住并提起下颌前沟内侧的颏肌和软组织，针头平行于颏结节，在颏结节前方进针，向上行进，注射前回抽针管确认针头不在血管内。以退针方式注射 0.2～0.3ml，部分退针，向外侧调整 15°～20° 方向，重复上述注射过程。总共进行 3 条线型退针注射，最后一条注射角度朝向口角。

第七管药物——稀释的"额外"药物

第七管药物不是必须使用的，可用于个别求美者的精细调节或者对上述注射区域的补充注射，避免治疗区域的矫枉过正（图 59-3 至图 59-8）。

注射后的护理

叮嘱求美者在家按照"5s 原则"按摩（每天 5 次，每次 5 分钟，按摩 5 天）。预约 8～12 周内随访。根据容量缺失情况，进行第二次甚至第三次注射，以达到最理想的效果。每次治疗之间需要间隔 8～12 周。每年进行补充注射可以维持疗效，注射方式如上所述，只用 1瓶药物，每个部位注射药量减半。

下颌赘肉的矫正

以下步骤可以矫正轻度到中度的下颌赘肉：确定和标记下颌赘肉，典型赘肉呈 U 形，在下颌前沟和下颌角标记推荐的进针点。下颌前沟在 U 形的前面，或者在鼻翼外侧边缘向下的垂直延长线上。通过骨膜上团块状注射 0.1～0.2ml 填充物重塑骨性结构，此外，在真皮 - 皮下交界处用钝针以线状退针方式注射可进一步使下颌线流畅。

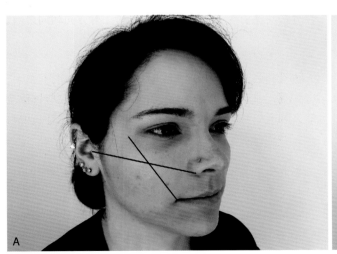
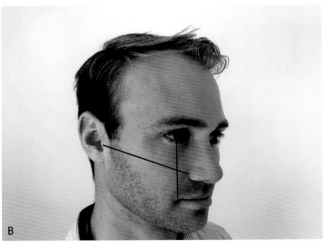

图 59-2　根据 Hinderer 线寻找颧弓投影
A. 女性，第一条线从外眦到口角，第二条线从耳屏到鼻翼。B. 男性，第一条线从虹膜外侧垂直向下到口角，第二条线从耳屏到鼻翼。因为男性面颊最高点较女性偏内下。

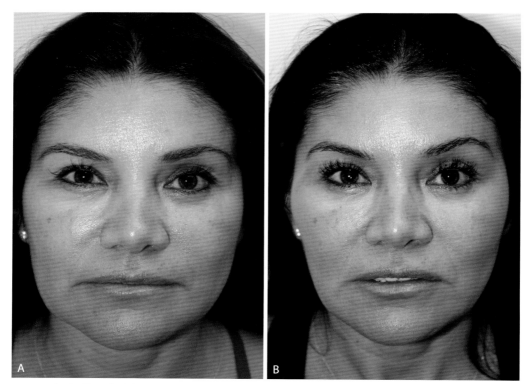

图 59-3　Radiesse（＋）微晶瓷注射修饰轮廓，中面部注射 2 管药物，下面部注射 2 管药物。此外，在口唇部注射 1 管 Juvederm Ultra XC

A. 注射前；B. 注射后。

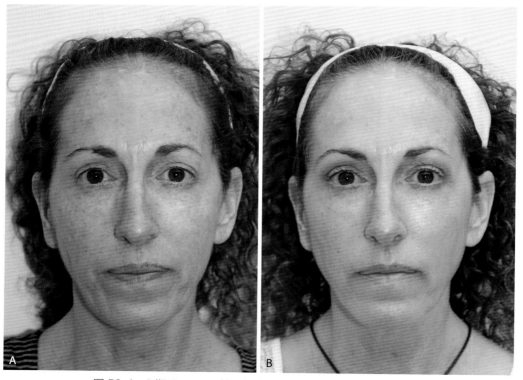

图 59-4　2 瓶 Sculptra 精雕技术注射（6ml 稀释液骨膜上注射）

A. 注射前；B. 注射后。

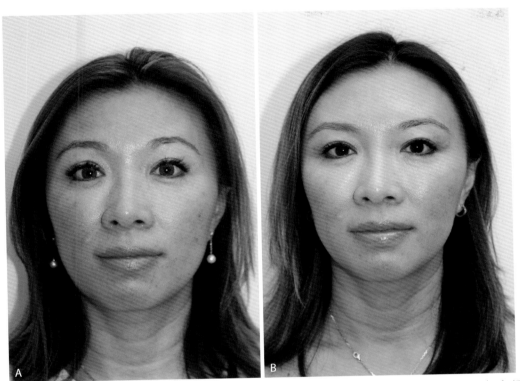

图 59-5　Voluma 中面部注射，Botox 20U 咬肌注射，Juvederm Ultra XC 鼻背注射，Radiesse（＋）颏部注射
A. 注射前；B. 注射后。

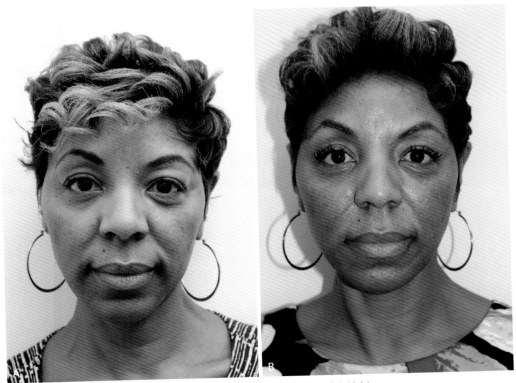

图 59-6　2 支 Sculptra 稀释物骨膜上注射
A. 注射前；B. 注射后 8 周。

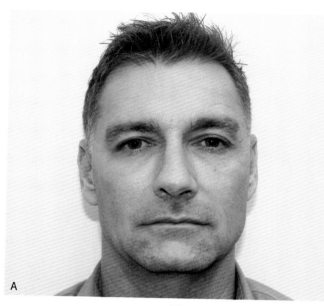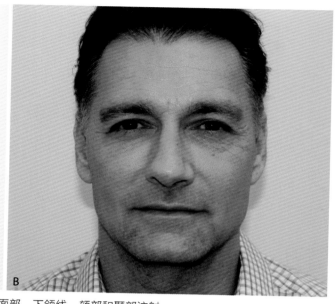

图 59-7　Radiesse（＋）中面部、下颌线、颏部和颞部注射
A. 注射前；B. 注射后。

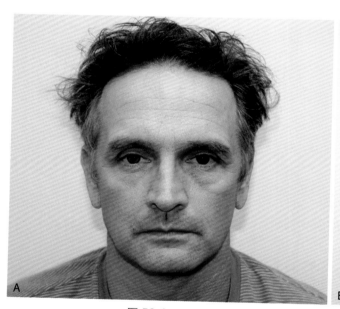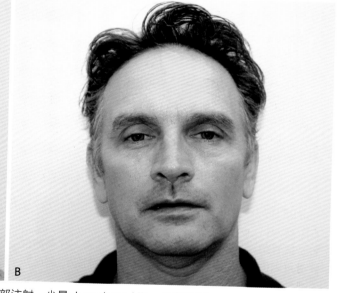

图 59-8　Radiesse（＋）中面部、颞部注射，少量 Juvederm Ultra 唇部注射
A. 注射前；B. 注射后。

对于比较严重的下颌赘肉，可增加后面颊的矢径，在颧骨下方进针，向下颌赘肉方向行进，推荐使用钝针，用退针扇形注射技术，适当的注射可以加强下颌线轮廓并且提升下面部。

男性求美者

男性面部解剖和审美与女性差异很大。尽管对称、匀称和接近 φ 的比率对于男性和女性的吸引力都很重要，男性审美还是有其显著特点。高睾酮水平促进了平方的下巴、突出的颏部、更加饱满，且位置较低眉弓的形成。面颊前部皮下脂肪较少，较平坦，颧骨的高点相对于女性更偏向内下方。与女性柔和有曲线浑圆的面部特征相比，一张有吸引力的男性面部通常更加有棱角，男性求美者的治疗目标是抬高颧骨使中面部升高。

高 G-prime（可塑性）填充填料，如羟基磷灰石钙，是男性面部年轻化和美容很好的选择。该类产品的硬度可塑造更清晰的轮廓，更适合男性患者。作者利用 HD 雕刻技术（如下所述）进行中面部年轻化，结果可靠。除了改善中面部，其达到的提升效果也可以改善轻度到中度的下颌赘肉。下颌赘肉的矫正将在后面的章节介绍。

技术要点

开始美容治疗前，要评估每个求美者的个体差异。尽管分析面部美学时，艺术因素很重要，但是可量化的因素也很重要。传统观念认为美是主观感受，现在人们越来越多地发现美由很多跨越人种背景的客观标志组成，如对称、年轻、面部匀称、性别特征鲜明以及某些比例。理想的面部结构通常遵循 φ 的比例，即 1：1.618 的黄金比例，这个比例在宇宙、自然界和人类身体中不断被重复，对面部美的作用也有很完善的记录。例如，一个眉弓长度 1.618 的女性求美者，1 是美学上最吸引人的眉峰位置。在鼻翼处测量鼻子宽度是 1 时，嘴的理想宽度是 1.618。上唇高度是 1 时，下唇最协调的高度是 1.618。

但 φ 的比例并不是绝对原则，在很多情况下，存在偏差是自然的事情。没有两个诉求完全一致的求美者，并且需要考虑到人种差异。尽管不同人种的美有很多共性，但是保留人种特异性很重要。例如，西班牙人种和非裔美籍人一般上下唇比例是 1：1，而高加索人的比例是 1：1.618，当进行口唇填充时，遵从这些人种面部的比例，可以得到理想的效果，使求美者满意。

中面部年轻化

对所有种族和性别来说，颧骨的填充是面部年轻化或美容治疗的一个有效的起始点。有研究提示，双侧颧骨宽度长于面部高度的比例具有吸引力，面部高度是从上唇到上眼睑或眉弓的距离。在老年化过程中，骨再吸收，深部脂肪垫的萎缩致使中面部更加平坦及凹陷，双侧颧骨宽度变窄。在颧骨内侧深部脂肪垫和沿颧骨在骨膜上进行填充是纠正这个缺陷的有效方法，如上所述，尽管亚洲人和非裔美籍人种颧骨间距较宽，但是只要注射者小心避免过分夸大，在该部位注射还是能增加美感的。颧骨最高点也是上颌骨的前侧方投影点，在该部位注射可以提升面部，产生更多的光反射和制造饱满提升的视觉效果。

使用 Hinderer 线

Hinderer 线是由 Hinderer 提出来的两条线，这两条线的交叉点可以准确定位颧骨最高点。

男性与女性的颧骨最高点略有不同（图 59-2）。女性求美者的第一条线从耳屏中部到同侧鼻翼，第二条线从眶外侧缘到同侧口角，两条线的交点就是颧骨最高点。男性求美者第一条线从耳屏中部到鼻翼，但是第二条线从虹膜外侧到口角，女性的颧骨最高点比男性略偏上外侧。随着年龄增长，颧骨最高点会更加明显，定位时会更少用到 Hinderer 线。

治疗女性患者时，应将填充物沿颧骨上部放置。女性的前内侧脸颊往往会随着时间的推移而萎缩，因此在这一区域注射填充是有益的，有助于达到理想的中脸 S

形曲线。为避免男性患者女性化，男性患者注射时应置于颧骨上缘稍下。此外，由于男性前脸颊区域往往平坦，避免过度填充这一区域非常重要。不建议在男性患者的中面部塑造 S 形曲线。

为了使中面部注射效果最大化，产品应该放置在骨上，而不是真皮或皮下组织深处。这样可以在使用较少产品的情况下得到更明显的提升效果。注射剂量最好在 0.05～0.2ml。注射超过 0.2ml 通常会导致不寻常的肿块，患者随后会抱怨。

非裔美籍求美者

因为非洲裔美国人皮肤的表皮层黑色素较多，治疗后的炎症后色素沉着是必须考虑的风险。注射后的色素沉着尽管罕见，一旦发生，比较难处理。激光或注射引起的色素沉着可以联合使用氢醌霜和多次低通量非剥脱激光（如长脉冲 Nd：YAG 激光）治疗。尽可能使用更小规格的针头和避免连续穿刺技术可减少这种潜在风险。

关于激光治疗，要特别小心浅肤色的非裔美国患者。尽管他们的 Fitzpatrick 分数可能低于种族平均水平低，但是黑素小体仍然与深肤色类型在表皮的分布一样，并且较大。建议使用较低通量且合适的脉冲时间。该原则适用于其他种族肤色比平均肤色浅的求美者。

亚洲求美者

亚洲求美者最近的美容趋势是使用神经毒素修饰下面部轮廓。亚洲女性求美者下面部较宽，下颌弓较大，咬肌较肥厚。为了得到美学上较为平衡的比例，需要减小肥大的咬肌。治疗这个区域时，必须注意避免将任何神经毒素置于咬肌的前缘，以避免影响与微笑有关的肌肉。出于这个原因，我们建议在病人咬下去的时候，在肌肉的前部画一条线，以确保注射的位置在这条线的后方。

男性求美者

男性解剖结构与女性有很大的不同。如上所述，男性的中面部和前面颊比较平坦，眉弓一般较平、较低，下颌和颏部通常比较宽。一般来说，男性的面部更有棱角，区别于柔软、有曲线和浑圆的典型女性面孔。男性面部更大，需要更多的填充剂和神经毒素，以达到最佳结果。尽管男性往往不诉求口唇的扩容或填充，但是如果男性有唇部填充的需求，建议使用更少的体积，避免注射唇红边缘，以免出现明显的治疗迹象。

治疗误区

了解面部解剖是减少不良反应的关键所在。当然，每个人面部解剖都有差异，所以必须采取其他手段减少

技术要点（续）

不良后果的发生率。注射任何填充物前，应始终回抽注射器，这样做是为了确保针头没有在血管内，尽管最近的研究表明，回抽无血并不能保证针头不在血管内。当使用羟基磷灰石钙时，将产品转移到1ml注射器内更容易抽吸。尽可能利用退行注射技术，避免大团块注射。手持式静脉探测仪近期已经上市，可能有助于减少血管内注射的风险，减少瘀斑的出现。

除了采取上述措施，能够及时识别血管内注射至关重要。美容医学中最大的陷阱之一就是错误将血管内注射导致的急性坏死当作普通的淤青，让求美者冰敷该区域，从而进一步损害血液循环。血管内注射的第一个迹象是立即出现的组织苍白，也可能出现疼痛症状，但不是所有的病人都疼痛，因为很多产品都含有麻醉药。注射后的几个小时内，会出现与血管栓塞进程范围分布一致的紫红色的网状斑块。脓疱形成，组织颜色更黑提示组织即将坏死。因为脓疱可以呈簇状和皮区分布模式，可能会被误诊为水痘－带状疱疹。避免这个误区非常重要。当怀疑有血管内注射或发生血管栓塞时应立即采取的关键步骤包括：在受累区域内注射透明质酸酶（150U或更多），使用一氧化氮软膏，经常热敷，大力按摩，每天服用阿司匹林。

聚左旋乳酸

PLLA适用于大多数50岁以上的患者。该产品对面部填充具有良好的通用性。沿着骨膜深部注射也有帮助提供面部骨骼支撑，保持面部结构，发挥可注射颅面部植入物的作用。产品引起的胶原蛋白增生可补充软组织体积损失。为了用较少的治疗次数、较短的治疗周期获得最佳疗效，建议用6ml稀释的PLLA骨膜上注射，9ml稀释液软组织注射。注射前72小时配制药物以使PLLA颗粒充分水合，不易引起结节。筛选可注射PLLA的求美者，禁用于有瘢痕疙瘩病史或患结节病、结缔组织病患者。

HD雕刻技术的第一步是识别和标记面颊的顶点。如果不易识别，可以使用Hinderer线找到顶点。第一条线从外侧眼角延伸至口角，第二条线从耳屏中部延伸至鼻翼。使用27G针头，注射器以30°角刺入皮肤，从颧骨外侧指向面颊顶点。一旦到达骨膜上平面，角度减小到10°，注射器与颧骨保持平行。针尖应向着面颊顶点前进，到达顶点外侧1~2mm处。注射以线性退针方式进行，沿颧骨向两侧移动，直到到达发际线。共使用约0.5ml产品。使用颧骨作为平台将自然地突出和界定患者的脸颊，直接提升中面部。

下一步，将针垂直插入面颊顶点皮肤，在骨膜上注射约0.2ml的团块。沿颧骨侧方移动，继续注射约0.05ml团块，直到达到所需的轮廓和提升效果。记住，颧骨侧面变薄，所以需要的团块更小。

聚左旋乳酸

PLLA是一种生物合成材料，已经以可吸收缝合线、引导骨再生的手术板和药物输送系统的形式安全使用了几十年。PLLA上市超过15年，在纠正鼻唇沟以及其他面部皱纹和缺损方面安全有效，疗效持续长达25个月。它还被证明可有效地重建艾滋病相关的脂肪萎缩。PLLA可以治疗衰老引起的多种变化，包括恢复体积缺陷和提升下降的软组织。通过刺激Ⅰ型胶原的产生而实现长期疗效。随着胶原蛋白的生成和真皮及皮下软组织的扩张而逐渐达到疗效。由成纤维细胞的机械拉伸产生的次生胶原刺激也在最终结果中发挥作用。最初的研究发现真皮厚度增加了3倍，并在2年的随访中得到了持续的结果。其他软组织填充物的临床效果保持时间较为短暂，常需要大量的产品。永久性植入物可以无限期保留，但不能适应与年龄相关的外观变化。外科去皱整容术和非侵入性皮肤收紧可以改善松弛皮肤的外观，但没有容量变化，脸部仍然缺乏年轻的比例。

组织学上，PLLA微球可引起亚临床炎症和纤维组织反应。微球被吞噬，形成由多核巨细胞组成的微结节。在一项支持PLLA生物相容性的研究中，在注射后9个月，组织学上没有检测到残余聚合物或残余瘢痕纤维化。

虽然不是PLLA所特有的，延迟出现的丘疹、结节或肉芽肿反应是值得考虑的重要不良事件。在一项3期延长研究中，这些并发症发生在17.8%接受治疗的患者身上，而对照组的发生率为12.8%，并且出现在几个月后，通常持续1年以上。尽管上面描述的配制和注射技术可能有助于减轻其中一些风险，但还没有得到严格的研究支持。

总结

在过去的几年里，随着填充剂的普及率显著增加，为了能够有效且谨慎地治疗不同的患者群体，对皮肤科医生来说，欣赏不同性别和种族背景下审美上的细微差异至关重要。无论使用何种特定产品，尊重性别和种族之间重要而微妙的解剖学和美学差异的原则，是能够以负责任的方式有效治疗所有患者的先决条件。

参考文献

1. Been MJ, Mangat DS. Laser and face peel procedures in non-Caucasians. Facial Plast Surg Clin North Am. 2014; 22(3):447–452.
2. American Society for Aesthetic Plastic Surgery. Cosmetic surgery national data bank 2014 statistics. http://www.surgery.org/sites/default/files/2014-Stats.pdf. Accessed April 2, 2015.
3. Furnas DW. The retaining ligaments of the cheek. Plast Reconstr Surg. 1989;83:11–16.
4. Barton FE Jr. The SMAS and the nasolabial fold. Plast Reconstr Surg. 1992;89:1054–1057.
5. Pitanguy I, Pamplona D, Weber HI, Leta F, Salgado F, Radwanski HN. Numerical modeling of facial aging. Plast Reconstr Surg. 1998;102(1):200–204.
6. Furnas DW. Festoons, mounds, and bags of the eyelids and cheek. Clin Plast Surg. 1993;20:367–385.
7. Gonzalez-Ulloa M, Flores ES. Senility of the face: Basic study to understand its causes and effects. Plast Reconstr Surg. 1965;36:239–246.
8. Fitzgerald R, Graivier MH, Kane M, et al. Update on facial aging. Aesthet Surg J. 2010;30:11S–24S.
9. Donofrio LM. Fat distribution: A morphologic study of the aging face. Dermatol Surg. 2000;26(12):1107–1112.
10. Flament F, Francois G, Qiu H, et al. Facial skin pores: A multiethnic study. Clin Cosmet Investig Dermatol. 2015; 16(8):85–93.
11. Taylor SC. Skin of color: Biology, structure, function, and implications for dermatologic disease. J Am Acad Dermatol. 2002;46(2):S41–S62.
12. Farkas JP, Pessa JE, Hubbard B, Rohrich RJ. The science and theory behind facial aging. Plast Reconstr Surg Glob Open. 2013;1:e8–e15.
13. Farage MA, Mill KW, Elsner P, Maibach HI. Intrinsic and extrinsic factors in skin ageing: A review. Int J Cosmet Sci. 2008;30:87–95.
14. Rabe JH, Mamelak AJ, McElgunn PJ, Morison WL, Sauder DN. Photoaging: Mechanisms and repair. J Am Acad Dermatol. 2006;55:1–19.
15. Rohrich RJ, Pessa JE. The fat compartments of the face: Anatomy and clinical implications for cosmetic surgery. Plast Reconstr Surg. 2007;119:2219–2227.
16. Rohrich RJ, Pessa JE, Ristow B. The youthful cheek and the deep medial fat compartment. Plast Reconstr Surg. 2008;121:2107–2112.
17. Sharabi S, Hatef D, Koshy J. Mechanotransduction: the missing link in the facial aging puzzle? Aesthetic Plast Surg. 2010;34:603–611.
18. Shaw RB Jr, Katzel EB, Koltz PF, et al. Aging of the facial skeleton: Aesthetic implications and rejuvenation strategies. Plast Reconstr Surg. 2011;127(1):374–383.
19. Barlett SP, Grossman R, Whitaker LA. Age-related changes of the craniofacial skeleton: An anthropometric and histological analysis. Plast Reconstr Surg. 1992;90:592–600.
20. Pessa JE, Zadoo VP, Mutimer KL, et al. Relative maxillary retrusion as a natural consequence of aging: combining skeletal and soft-tissue changes into an integrated model of midfacial aging. Plast Reconstr Surg. 1998;102:205–212.
21. Pessa JE, Desvigne LD, Zadoo VP. The effect of skeletal remodeling on the nasal profile: considerations for rhinoplasty in the older patient. Aesthetic Plast Surg. 1999; 23:239–242.
22. Zadoo VP, Pessa JE. Biological arches and changes to the curvilinear form of the aging maxilla. Plast Reconstr Surg. 2000;106:460–466.
23. Pessa JE. An algorithm of facial aging, verification of Lambros's theory by three-dimensional stereolithography, with reference to the pathogenesis of midfacial aging, scleral show, and the lateral suborbital trough deformity. Plast Reconstr Surg. 2000;106:479–488.
24. Pessa JE, Chen Y. Curve analysis of the aging orbital aperture. Plast Reconstr Surg. 2002;109:751–755.
25. Pessa JE, Slice DE, Hanz KR, Broadbend TH, Rohrich RJ. Aging and the shape of the mandible. Plast Reconstr Surg. 2008;121:196–200.
26. Levine RA, Garza JR, Wang PT, Hurst CL, Dev VR. Adult facial growth: Application to aesthetic surgery. Aesthetic Plast Surg. 2003;7:265–283.
27. Farkas LG, Eiben OG, Sivkov S, Tompson B, Katic MJ, Forrest CR. Anthropometric measurements of the facial framework in adulthood: age-related changes in eight age categories in 600 healthy white North Americans of European ancestry from 16 to 90 years of age. J Craniofac Surg. 2004;15:288–298.
28. Mendelson BC, Harley W, Scott M, McNab A, Granzow JW. Age-related changes of the orbit and midcheek and the implications for facial rejuvenation. Aesthetic Plast Surg. 2007;31:419–423.
29. Shaw RB Jr, Kahn DM. Aging of the midface bony elements: a three dimensional computer tomographic study. Plast Reconstr Surg. 2007;119:675–681.
30. Kahn DM, Shaw RB. Aging of the bony orbit: A three-dimensional computed tomographic study. Aesthetic Surg J. 2008;28:258–264.
31. Shaw RB, Katzel EB, Koltz PF, Kahn DM, Girotto JA, Langstein HN. Aging of the mandible and its aesthetic implications. Plast Reconstr Surg. 2010;125:332–342.
32. Pessa JE, Chen Y. Curve analysis of the aging orbital aperture. Plast Reconstr Surg. 2002;109:751–755.
33. Richard MJ, Morris C, Deen BF, Gray L, Woodward JA. Analysis of the anatomic changes of the aging facial skeleton using computer-assisted tomography. Ophthal Plast Reconstr Surg. 2009;25:382–386.
34. Vleggaar D, Fitzgerald R. Dermatological implications of skeletal aging: A focus on supraperiosteal volumization for perioral rejuvenation. J Drugs Dermatol. 2008;7(3):209–220.
35. Pessa JE, Zadoo VP, Yuan C, et al. Concertina effect and facial aging: Nonlinear aspects of youthfulness and skeletal remodeling, and why, perhaps, infants have jowls. Plast Reconstr Surg. 1999;103: 635–644.
36. Doual JM, Ferri J, Laude M. The influence of senescence on craniofacial and cervical morphology in humans. Surg Radiol Anat. 1997;19:175–183.
37. De Maio M. Ethnic and gender considerations in the use of facial injectables: male patients. Plast Reconstr Surg. 2015; 136:40S–43S.
38. Mauricio D, Rzany B. The Male Patient in Aesthetic Medicine. Berlin: Springer; 2009.
39. Nouveau-Richard S, Yang Z, Mac-Mary S, et al. Skin ageing: A comparison between Chinese and European populations. A pilot study. J Dermatol Sci. 2005; 40:187–193.
40. Tsukahara K, Fujimura T, Yoshida Y, et al. Comparison of age-related changes in wrinkling and sagging of the skin in Caucasian females and in Japanese females. J Cosmet Sci. 2004;55:351–371.
41. Shirakabe Y, Suzuki Y, Lam SM. A new paradigm for the aging Asian face. Aesthetic Plast Surg. 2003;27:397–402.
42. Halder RM, Bridgeman-Shah S. Skin cancer in African Americans. Cancer. 1995;75:667–673.
43. Gloster HM Jr, Neal K. Skin cancer in skin of color. J Am Acad Dermatol. 2006;55:741–760.
44. Rawlings AV. Ethnic skin types: Are there differences in skin structure and function? Int J Cosmet Sci. 2006;28: 79–93.
45. Sykes JM. Management of the aging face in the Asian patient. Facial Plast Surg Clin North Am. 2007;15:353–360.

46. Liew S. Ethnic and gender considerations in the use of facial injectables: Asian patients. Plast Reconstr Surg. 2015;136: 22S–27S.

47. Fang F, Clapham PJ, Chung KC. A systematic review of interethnic variability in facial dimensions. Plast Reconstr Surg. 2011;127:874–881.

48. Farkas LG, Katic MJ, Forrest CR, et al. International anthropometric study of facial morphology in various ethnic groups/race. J Craniofac Surg. 2005;16:615–646.

49. Gu Y, McNamara JA Jr, Sigler LM, Baccetti T. Comparison of craniofacial characteristics of typical Chinese and Caucasian young adults. Eur J Orthod. 2011;33:205–211.

50. Le TT, Farkas LG, Ngim RC, Levin LS, Forrest CR. Proportionality in Asian and North American Caucasian faces using neoclassical facial canons as criteria. Aesthetic Plast Surg. 2002;26:64–69.

51. Swift A, Remington K. BeautiPHIcation: A global approach to facial beauty. Clin Plast Surg. 2011;38: 347–377.

52. Baker SB, Dayan JH, Crane A, Kim S. The influence of brow shape on the perception of facial form and brow aesthetics. Plast Reconstr Surg. 2007;118:2240–2247.

53. Chu YM, Bergeron L, Chen YR. Bimaxillary protrusion: An overview of the surgical-orthodontic treatment. Semin Plast Surg. 2009;23(1):32–39.

54. Lee Y, Hwang K. Skin thickness of Korean adults. Surg Radiol Anat. 2002;24(3):183–189.

55. Brissett AE, Naylor MC. The aging African-American face. Facial Plast Surg. 2010;26(2):154–163.

56. Cobo R, Garcia CA. Aesthetic surgery for the Mestizo/Hispanic patient: special considerations. Facial Plast Surg. 2010;26(2):164–173.

57 Sculptra Aesthetic [package insert]. Bridgewater, NJ: Dermik Laboratories, a business of Sanofi-Aventis U.S., LLC; 2009.

58. Valantin M, Aubron-Olivier C, Ghosn J, et al. Polylactic acid implants (New-Fill) to correct facial lipoatrophy in HIV-infected patients: Results of the open-label study VEGA. AIDS. 2003;17:2471–2477.

59. Moyle GJ, Brown S, Lysakova L, Barton SE. Long-term safety and efficacy of poly-L-lactic acid in the treatment of HIV-related facial lipoatrophy. HIV Med. 2006;7:181–185.

60. Vleggaar D, Bauer U. Facial enhancement and the European experience with Sculptra (poly-L-lactic acid). J Drugs Dermatol. 2004;3:542–547.

61. Dayan SH, Bassichis BA. Facial dermal fillers: Selection of appropriate products and techniques. Aesthetic Surg J. 2008;28:335–347.

62. Lemperle G, Morhenn V, Charrier U. Human histology and persistence of various injectable filler substances for soft tissue augmentation. Aesthetic Plast Surg. 2003; 27:354–366.

63. Weeks D, Thomas J. Beauty in a multicultural world. Facial Plast Surg Clin North Am. 2014;22:337–341.

64. Valentine KA, Li NP, Penke L, Perrett DI. Judging a man by the width of his face: The role of facial ratios and dominance in mate choice at speed-dating events. Psychol Sci. 2014;25:806–811.

65. Liew S, Wu WT, Chan HH, et al. Consensus on changing trends, attitudes, and concepts of Asian beauty. Aesthetic Plast Surg. 2016;40:193–201.

第 60 章　吸脂术

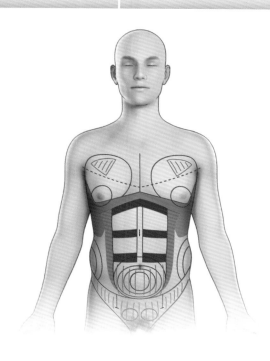

原著者　Jason Emer
　　　　Lucija Kroepfl
　　　　Vahe Tirakyan

翻　译　赵　烨　孙　燚　姜海燕
审　校　邢晓婧　米　霞

概要

- 人们对手术塑造形体的要求不仅仅是外形平整，而是要达到线条的雕刻和塑形的目的。这就要求外科医生在身体外科塑形方面提高技术和方法。一次手术不仅能去除多个部位的大量脂肪，还要利用这些脂肪达到肌肉塑形和形体重塑，同时满足患者紧致皮肤及减脂的需求。
- 在消费者驱动及竞争性审美的环境主导下，患者们的期望值较以往明显增高，均希望可以获得显著效果。

初学者贴士

- 将传统吸脂术和现代技术相结合，如 VASER（vibration amplification of sound energy at resonance）超声技术，使外科医生成为了雕塑家，他们采用多个步骤对患者形体进行符合解剖特点的塑造。
- 皮肤明显松弛伴有或不伴有膨胀纹、高 BMI（高于预期体重 10 磅以上）、肌肉组织轮廓不明显、严重的橘皮征，这些都不是精细形体塑造（high definition body contouring，HDBC）的理想适应证。

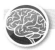

专家贴士

- 处理浅表脂肪层必须有：① 水动力装置（BodyJet）；② 小口径（2～3mm）旋转套管；③ VASER 超声多环探头。
- HDBC 手术的一个重要步骤是将脂肪移植到需要表现出肌肉形态的部位，如男性的胸部和肩膀，或者移植到需要增加大小和突出程度的部位，如女性臀部和乳房。

切记!

- 传统的动力辅助吸脂是通过来回振动建立通道，增加不规则区域的可视性，以达到抽吸脂肪的目的。旋转动力辅助设备的振动模式是来回旋转的，可以逐层减少脂肪厚度而不产生隧道。

陷阱和注意事项

- 以往大量去除大腿内侧和外侧的脂肪可以使腿型显得瘦小，但也使腿型显得扁平、平直，更加男性化，从而缺乏女性的吸引力。
- 因此，对于进行 HDBC 手术的医生来说，比较常见的是在上臀部和下背部、大腿后下方和内侧进行吸脂，在臀部和大腿的外侧进行填充。

患者教育要点

- 高加索人和亚洲人不希望大腿有很明显的曲线，而是喜欢纤瘦的大腿，臀部外侧不要明显凸出。
- 相反，拉丁人、西班牙人和非裔美洲人希望有凸出的大腿外侧、丰满的臀部、纤细的腰围，通常表现出不成比例的外观。

引言

过去几年里，人们对体形改善的渴望急剧增加。这主要归因于手术技术的提高、术后误工期的缩短以及非手术方法的进步，并且这些技术手段不仅能减少脂肪，而且可以紧致皮肤、改善橘皮征（cellulite）。人们对手术塑造形体的要求不仅仅是外形平整，而是要达到线条的雕刻和塑形的目的。这就要求外科医生在身体外科塑形方面提高技术和方法。一次手术不仅能去除多个部位的大量脂肪，还要利用这些脂肪达到肌肉塑形和形体重塑，同时满足患者紧致皮肤及减脂的需求。

借助较新的设备，如 VASER 超声溶脂（以及 SmartLipo 激光溶脂，BodyTite 射频溶脂），医生不仅能处理深层的皮下脂肪、去除局部隆起，而且可以对浅层脂肪进行处理和塑造肌肉线条。由于处理浅表脂肪术后并发症多且易形成不规则外观，因此以往外科医生都尽量避免处理浅层脂肪。进行全身的形体塑造，可以将精细形体塑造方式（HDBC）与外科植入及皮肤切除结合，以获得明显的效果。术后注意护理及随访，有助于减少后期的并发症。术后护理包括淋巴按摩、表面射频[如 Venus Legacy 和（或）Exilis Ultra]、振动治疗[如 Cellutone 和（或）Z Wave]等。

历史

在过去的几十年里，去脂手术变得越来越流行，这与人们越来越渴望拥有完美线条、分明的轮廓、挺拔且没有橘皮征的形体有关。随着社会上对"健康"和"有机"生活方式的意识增强以及对健康与美丽的重视，进行手术或者非手术的身体塑形已经非常普及。2017 年，吸脂手术在最常见的整形手术中排第二位，非手术减脂方式也因广告投入的增加而变得家喻户晓。

十年前，吸脂手术是减脂的唯一选择，也是除了切除皮肤之外塑造体形（如塑形和收紧）的唯一选择。回顾过去，传统的手术吸脂方法的效果几乎与我们目前的非手术方法（如冷冻溶脂）所能达到的效果接近（图 60-1A 和 B）。目前非手术联合治疗（如 Coolsculpting）与激光（如 Sculpsure）、射频[如 Vanquish、Venus Legacy、Thermage 和（或）Exilis UItra]、超声（如 Ultrashape）和（或）振动治疗[Cellutone 和（或）Z Wave]结合所达到的效果几乎可以与传统的吸脂手术效果接近（图 60-2）。

在消费者驱动及竞争性审美的环境主导下，患者的期望值较以往明显增高，希望可以获得显著的效果。不仅要求去除脂肪，还要求进行体形塑造、皮肤紧致提升、缓解橘皮征，以及改善皮肤质地（如皮肤的纹理和色泽）等（图 60-3）。他们要求塑造出一个运动型的健康身体，而不只是"柔和"或"平整"。这就要求整形外科医生不仅要技术精湛、细致入微，而且要具有一定的艺术感。并不是说传统的肿胀吸脂方法得不到好的效果（见图 60-1），只是传统的吸脂方法所取得的效果是常规的、标准的，所使用的技术与目前用于 HDBC 的综合技术相比也是比较基础的。

传统吸脂手术可以去除脂肪、轻度紧致皮肤、改善体型，但达不到 HDBC 手术的改善程度。HDBC 手术采用多个步骤和方法来去除脂肪、紧致皮肤、改善橘皮征，塑造具有雕塑般线条的轮廓。传统的吸脂技术与现代科技（如 VASER 超声）相结合使外科医生成为了雕塑家，他们可采用多个步骤对患者形体进行符合解剖特点的塑造。

Alfredo Hoyos 这位外科先驱首先定义并完善了这种对深层和浅层脂肪组织都进行处理的技术。这项技术已发展为一系列流程，包括去除脂肪、塑造轮廓，并用获取的脂肪重塑肌肉形态，加强自然的身体线条。这个过程比较复杂，会有很高的难度和挑战性，但对于那些想要获得显著效果的患者来说，是唯一的选择（图 60-4A 和 B）。传统的吸脂方法即使结合无创的减脂和紧肤技术，也不可能达到如此巨大的形体改变效果（图 60-5）。

外科手术的标准

并不是所有患者都适合 HDBC 手术。事实上，大多数患者并非理想的候选者，医生需要引导他们选择合适的治疗方案。皮肤明显松弛（伴或不伴妊娠纹）、体重指数（BMI）高于预期体重（比预期体重高出 10 磅以上）、肌肉组织轮廓不明显、橘皮征严重的患者都不是最佳人选。这些患者必须先进行减肥，改善肌肉轮廓，并考虑在将来进行 HDBC 手术的同时进行皮肤切除和提升手术。但在某些情况下，这样的患者即使在彻底改变生活方式后改善了很多，但仍无法达到那些皮肤紧致、没有脂肪、肌肉发达、低 BMI（体重低于或等于预期）的患者接受 HDBC 手术所能获得的效果（图 60-4A 和 B）。在进行任何外科手术之前，都应实事求是地与患者沟通期望值。如果需要终身维持手术效果，就要彻底改变生活方式，包括运动、健康饮食、最小程度地进行射频和（或）超声皮肤紧致治疗。

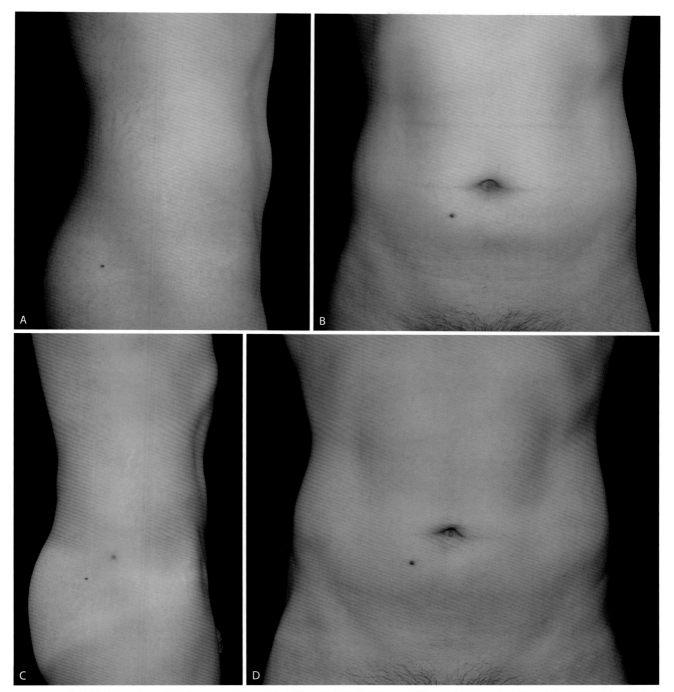

图 60-1　传统的肿胀吸脂手术（约 2007 年）。总体来讲，标准手术方法对去脂和塑形均有一定改善，但与采用非手术方法进行塑形的效果相近

A、B. 术前；C、D. 传统吸脂术后。

解剖：脂肪层的重要性

进行 HDBC 手术的医生必须对解剖学、身体比例和特征有深刻的了解，明确男性和女性运动型体的美学特点。如果没有对产生线条和曲线的肌肉结构有深入的解剖学了解，就不可能进行形体塑造。

皮下脂肪组织分为三层：浅层脂肪、中间的膜层（浅筋膜）和深层脂肪。

常规吸脂仅去除深层的脂肪，缩小局部的体积。而接受 HDBC 手术的患者，目的是为了紧致皮肤和健壮体格，术后可以改善塑形效果，进一步紧致皮肤（图 60-5）。考虑到术后效果不规则、血清肿和加重橘皮征的风险，传统的经典吸脂方法是禁止去除浅层脂肪的，大多数外科医生会避免处理浅层脂肪，但浅层脂肪的塑形在精细形体塑造中对形成可见的肌肉线条和形体至关重要。

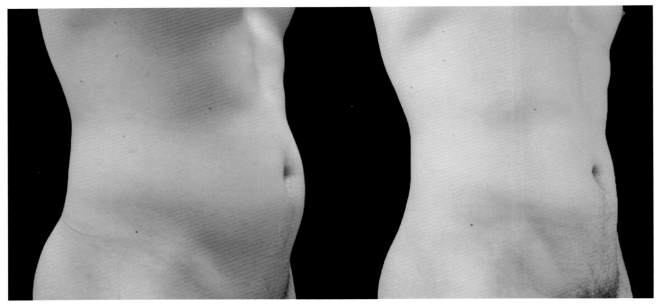

图 60-2　非手术身体塑形

治疗前（左）和治疗后（右）。对腹部和两侧（单次治疗）进行 SculpSure 治疗，随后每周对腹部前后进行 Vanquish 射频治疗，持续 6 周。

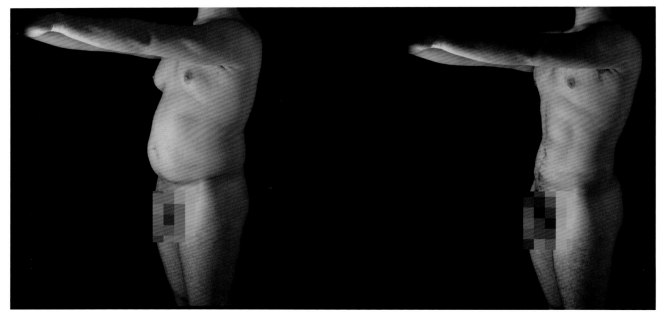

图 60-3　男性精细形体塑造

治疗前（左）和治疗后（右），对患者进行了大范围的形体改造，包括用移植到胸部、肩部和臀部的脂肪对躯干、胸部、手臂进行塑形，对男性乳腺进行手术切除。在就诊时发现，传统的较温和的方法不能满足该患者的塑形需求，他希望进行一次彻底的形体改变。

处理浅层脂肪必须要有：① 水动力（BodyJet）加压肿胀麻醉；② 小口径（2～3mm）旋转吸脂管；③ VASER 超声多环探头。

水动力肿胀麻醉中加入的肾上腺素可以保护浅表的皮肤血管系统。肾上腺素起效迅速，作用时间和强度也增加，限制了出血和创伤性治疗后可能出现的皮肤瘀斑。水分离形成了一个更清晰和平坦的抽吸环境。与传统技术相比，水化脂肪使用的总液体量减少，在特定时间可治疗更多的身体部位，术后水肿也会减轻。

VASER 技术对在抽吸脂肪前软化脂肪层至关重要。它产生蒸汽热量，使皮肤比采用振动吸脂、激光辅助吸脂或手动吸脂方法更加紧致，并为将脂肪移植到臀部、胸部、肩膀或小腿等部位进行塑形做好准备。

使用多环（沟槽）探头，医生可以均匀、轻柔地处理浅层脂肪，大大降低了皮肤表面不规则的风险。

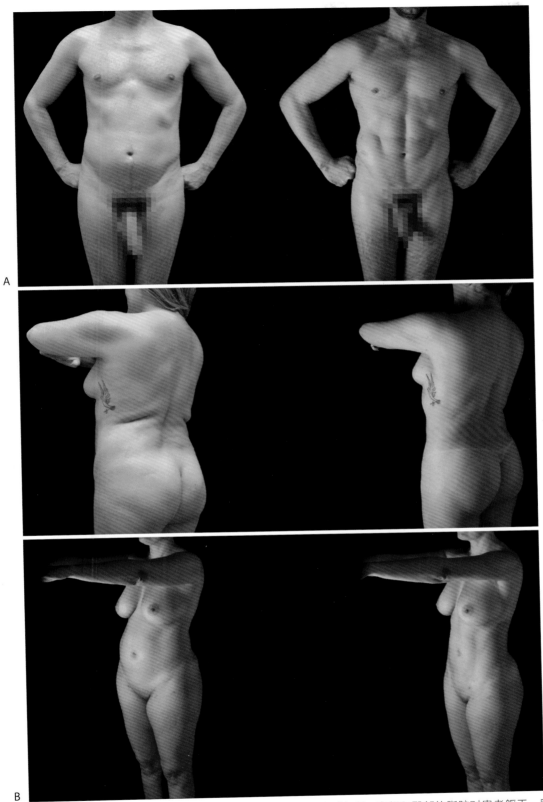

图 60-4　A. 男性精细形体塑造，治疗前（左）和治疗后（右），用移植到胸部、肩部和臀部的脂肪对患者躯干、胸部和手臂进行了精细的身体塑形；B. 女性精细形体塑造，治疗前（左）和治疗后（右），用移植到臀部和乳房的脂肪对躯干、手臂、颈部和大腿内侧进行了精细的身体塑形

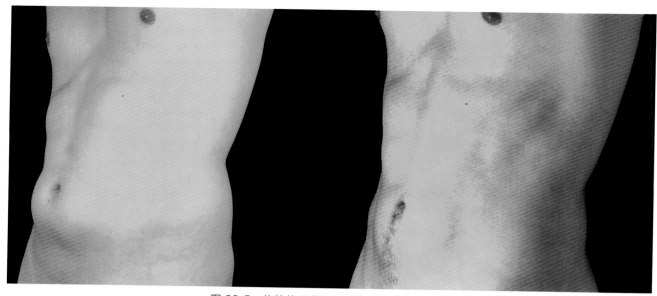

图 60-5　传统的吸脂手术结合非手术身体塑形

该患者因酷塑治疗（Coolsculpting）引起了下腹部的异常增生（左），进行了传统的局部肿胀吸脂术，术后每周 1 次 Vanquish 射频治疗和 Cellutone 振动治疗，共 6 次。术后 3 个月的效果（右）。

VASER 的作用机制是一种超声波共振，其频率可以振动脂肪细胞，使其乳化，而其他组织细胞则保持完整。VASER 超声探头将电能转化为振动机械能。肿胀液中的气泡内爆，释放出能量，分解脂肪组织但不破坏其结构，确保脂肪组织仍然适合移植。与激光辅助吸脂或振动吸脂（PAL）等方法比较，VASER 对周围组织损伤更少，出血降到了最低，术后恢复时间也更快。

最后，传统的振动吸脂设备（如 MicroAire）采用来回振动（前后振动）的模式，形成隧道抽取脂肪，产生不规则和阶梯畸形的可能性较高。旋转式动力辅助设备（如 PowerX）以旋转的方式左右振动，对组织进行物理剪切，可以逐层剥离脂肪，减少脂肪层厚度而不产生隧道。对这两种设备进行比较的最佳方式是，使用传统的振动吸脂设备作用于脂肪层形成"瑞士奶酪"的外观，而另外一种则是用旋转设备刮擦奶酪块。

去除浅层脂肪的目的是为了显示深部的肌肉组织，产生身体线条，并进一步紧致皮肤。这是 HDBC 手术区别于传统手术的一个重要特点。

HDBC 的关键步骤

吸脂手术中，为了达到对称的改善效果和一定程度的塑形，有几个关键步骤是必须的。如上所述，在减少深层脂肪后再处理浅层脂肪，塑造形体和线条。

第一步：正确标记

传统吸脂术前，要在预备抽吸的区域标记一个大的进行肿胀麻醉的范围，然后在最需要去脂的部位做同

心圆标记（图 60-6）。这种标记方法虽然符合局部减脂的要求，但由于没有考虑到皮下的解剖结构（肌肉和骨骼），因此很难对周围部位进行塑形，也不能进行重塑。此外，传统方法为了让医生能够以一种交叉的方式来抽吸脂肪堆积部位，减少不规则的发生，切口位置会放在

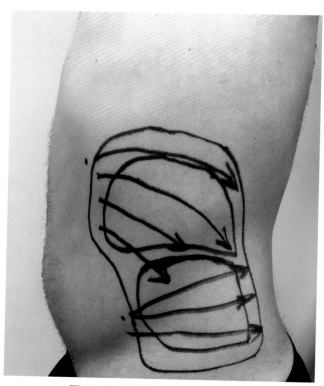

图 60-6　传统的男性腹部标记方法

同心圆外层表示肿胀范围，内层表示需要重点抽吸的部位。注意切口位置要便于进行交叉抽吸。

这一环形脂肪区域的周围。手动吸脂以及传统的动力辅助吸脂是前后运动的，如果抽吸不均匀，脂肪层就可能会留下"条索"。相比之下，旋转作用的设备就很少发生这种情况，只需要单一的切口，没有明显瘢痕，不需要纵横交错的切口部位就可以获得包括解剖和肌肉阴影效果在内的均匀效果（图 60-7）。

例如，腿部塑形的吸脂是非常复杂的。女性（相对

于男性）在这一区域有更多的脂肪堆积和橘皮征的遗传问题。早期的皮肤松弛经常出现在大腿内侧、臀部和膝盖以上，对这些区域的治疗需要仔细地进行标记，在不留痕迹或不加重橘皮征的情况下改善腿围。此外，女性更爱显露自己的双腿，不希望手术留下明显的切口瘢痕。因此切口的位置必须是不明显的，并且吸脂管能够通过切口到达所有需要吸脂的区域（图 60-8）。

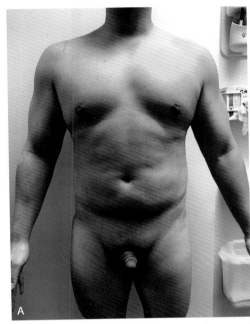
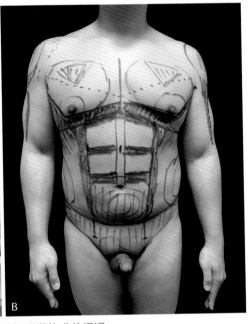

图 60-7　男性腹部精细雕塑的术前标记

根据脂肪堆积程度以及解剖特征和肌肉特点，标记深层（圆形）和浅层（线条）脂肪。切口位置隐蔽，并放在抽吸效率较高的位置。当使用旋转吸脂设备时，不需要交叉抽吸。在计划进行脂肪移植塑造肌肉形态的部位用红色的三角形和圆形标记。

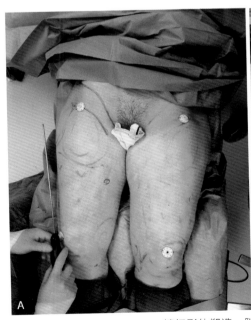
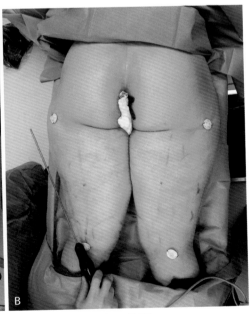

图 60-8　精细形体塑造，腿部塑形的 VASER 切口位置

注意只有少数几个切口位置可以以 360°环形的方式处理整条腿的问题部位和橘皮征。切口一般避免放在大腿中部，因为一旦瘢痕比较明显，就会暴露出曾经做过手术。

第二步：肿胀麻醉

对 HDBC 手术来说，最好的麻醉方式是水动力的肿胀喷射麻醉，可以分离组织，并使大量的血管快速收缩。在传统的吸脂方法中，肿胀液用来浸透脂肪层，为抽吸做准备。在 HDBC 中，肿胀液不仅用于吸脂，还将不规则的组织和脂肪团从肌肉（肌腱附着）上抬起，因此在深层脂肪抽取后可以进行浅表的塑形，而不会有血管损伤和表面不规则的风险。这也为浅表层的塑形提供了组织，这在肌肉附着和粘连存在时是不可能做到的。

第三步：基于机器设备的去脂方法

对于 HDBC 手术来说，VASER 超声必不可少。超声波可以穿透瘢痕组织和粘连，较轻松地减少脂肪，使抽脂变得更简单。超声波产生的蒸汽热能比其他减脂技术（如激光或射频辅助技术）有更好的紧肤效果。此外，使用该技术后收集的脂肪用于移植是安全的，而脂肪移植是获得 HDBC 最终效果的重要因素。VASER 超声的应用方式是每 100ml 肿胀麻醉液使用 2 环或 3 环探头作用 1 分钟；如果需要作用更大的范围，或者在治疗范围内需要进行更大程度的塑形的，就需要作用更长的时间（正常时间的 2～2.5 倍）。随着治疗时间的延长，需要关注血管损伤和血清肿形成的风险，因此术后护理至关重要。对于浅表治疗，推荐使用 5 环探头。对于橘皮征、纤维化和厚脂肪层，推荐使用 2 环探头。正常的能量输送是 50%～70%，但如果需要进行脂肪移植，则不应高于 60%。

最后，为了加强手臂、颈部、大腿内侧、臀部和小腹或阴阜等部位的皮肤收紧效果，可以使用浅表射频（如 ThermiRF）加热真皮，增强 VASER 的效果（图 60-9）。

第四步：抽取和收集脂肪

传统的方法是通过手动和动力辅助设备获取脂肪。在 HDBC 过程中，通常使用吸脂管前后运动的设备（例如 MicroAire）减少脂肪体积，然后使用吸脂管旋转运动（左右）的设备进行浅表层塑形。手动吸脂管可用于浅表塑形和形成阴影，特别是在髂前上棘上方（臀部塑形）、腹部肌腱附着处（六块腹肌）、乳头／胸部下方、肩膀／肱二头肌进行塑造。进行手动塑形需要精细的技术，避免出现血清肿和严重的不规则，因为这些情况一旦发生就很难修复。获得的脂肪用于移植，完成 HDBC 手术。女性常见的填充部位包括乳房和臀部；男性常见的填充部位是胸部、肩膀、臀部和小腿。去除局部的脂肪，然后把脂肪填充到相似部位看上去似乎是

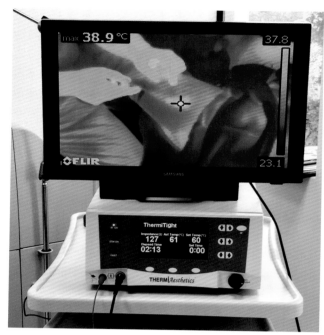

图 60-9　射频紧肤

ThermiRF 浅表射频探头用于 VASER 超声溶脂术后，在手臂、大腿内侧、臀部和下腹部／阴阜等松弛的部位进行治疗，使皮肤更加紧致。

矛盾的，比如在胸部进行塑形。然而，要想完成男性胸部等特定区域的塑形并保持永久效果，必须完全去除所有脂肪（和腺体组织），使该区域完全平整，然后再用脂肪重现肌肉的结构。同样的，女性进行隆臀时，需要抽吸背部和大腿外侧区域，减少大部分脂肪，然后填充在臀部上方、中间和侧方的两极，增加凸度，使臀部或大腿形成更加 S 形的曲线（图 60-10）。如果不按照顺序进行，不结合脂肪移植，就不可能完成这样的体形改变。

第五步：浅表的肌肉形态塑造

在使用 VASER 超声和动力辅助吸脂设备抽吸大量脂肪后，按重要的解剖标志继续进行 HDBC 手术，通过处理浅表轮廓，产生阴影和线条。在标记时（见上），一些部位被重点显示，如下胸壁和胸壁外侧、腹直肌水平和垂直方向的肌腱附着处、肩部三角肌附着处、三头肌附着处和男性下腹部的 V 形；女性腹直肌外侧和中线附着处、臀部的髂前上棘、下背部维纳斯（骶）窝、肩部三角肌附着处。

这些部位需要用动力旋转吸脂管进行非常细致的塑形，搔刮真皮使预先标记部位的皮肤发生回缩（图 60-11）。这些部位完全去除脂肪后，在内部形成可控的瘢痕，将皮肤向深部牵拉，产生永久的线条。形成的轮廓和阴影使身体看起来更加健壮（图 60-12）。

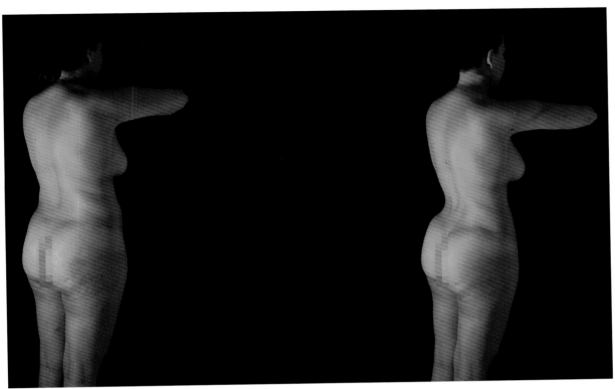

图 60-10　女性精细形体塑造 / 臀部塑形

术前（左）和术后（右），躯干、手臂、大腿内侧精细吸脂雕塑，臀部脂肪移植。注意下背部的曲线，维纳斯凹陷（下背部凹陷）的塑造，臀部中间和外侧呈现更显 S 形的曲线，外形更和谐优美。

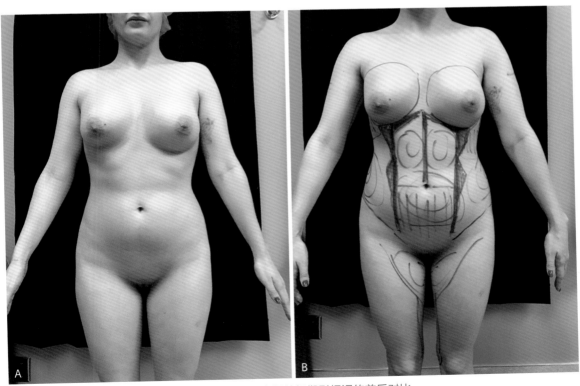

图 60-11　女性腹部精细塑形标记的前后对比

该图显示了脂肪堆积凸起区域的深层（圆形）和浅层（线）脂肪的标记、解剖结构和肌肉标记。女性腹直肌中线和外侧以及臀部塑形可以塑造吸引人的运动轮廓。

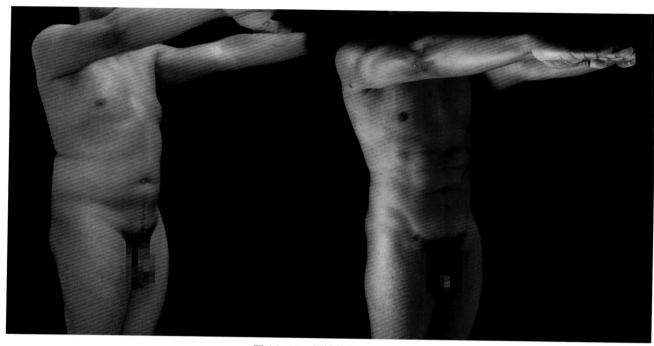

图 60-12 男性精细形体塑形

用移植到胸部、肩部和臀部的脂肪对躯干、胸部和手臂进行精细吸脂塑形的术前（左）和术后（右）对比。注意腹部、手臂和胸壁／背阔肌的肌肉线条。

第六步：脂肪移植

HDBC 手术最终的一个重要步骤是将脂肪移植到需要显示肌肉外形的部位，如男性的胸部和肩膀；或移植到需要增大尺寸和凸起的部位，如女性的臀部和乳房。使用水动力辅助等温和的吸脂方法可以提供最佳的持续时间和活力。在脂肪细胞中加入富含血小板的血浆（PRP）可以延长脂肪的存活时间，但这需要进一步研究以确定适当的比率。适合移植的脂肪应不含油脂、血液和结缔组织（组织块）。作者使用了一种专门的过滤系统（Puregraft），它可以过滤脂肪，在密闭的系统内去除所有上述杂质和液体，使脂肪呈金黄色，增加长期的留存率（图 60-13）。将用该方法处理的脂肪注射到移植部位后，发生脂肪坏死、炎症、钙化和（或）感染的风险可能会降低。而传统的沉淀法和离心法可能容易导致污染，在显微镜下观察脂肪的纯度较低，活性脂肪细胞浓度低。

解剖学：男性 vs 女性

女性形体

如何定义女性身体的美丽一直是一个有争议的话题，随着时间的推移，人们对完美女性身材的看法已经发生了变化，但在不同的文化中仍然存在差异。目前，美丽的女性身体有几个主要曲线和线条。前正中线从胸骨上切迹沿着白线正中延伸到脐部，后正中线在背部的正中，位于竖

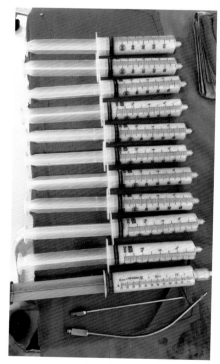

图 60-13 脂肪注射器

注射前纯化脂肪，过滤脂滴、液体、血液和结缔组织。

脊肌之间。对于那些想要看起来更具运动美感的女性，可以使用浅表吸脂技术来塑造或增强外侧腹直肌、髋部（髂前上棘）和骶骨下窝的形态。应该避免形成女性腹直肌（六块肌）附着处的水平线，因为这是一种男性化的特征，除非该女性患者确实喜欢这样的外形（图 60-14）。

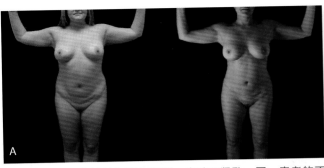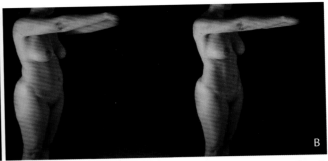

图 60-14　A. 女性精细形体塑形，皮肤不紧致。同一患者的不同角度，显示示术前（左）和术后 3 个月（右），躯干、手臂和大腿精细吸脂塑形，臀部脂肪移植。这名患者皮肤中度松弛，没有显现肌肉外形，不是适合取得紧致和精细塑形外观效果的人群。尽管如此，可以看到局部隆起去除、VASER 塑形后皮肤紧致和体型改善的变化。B. 女性精细形体塑形，皮肤紧致。不同角度显示，术前（左）和术后 3 个月（右）躯干、手臂和大腿精细吸脂塑形，臀部脂肪移植。此例患者是精细塑形的适应人群，因为她几乎没有皮肤松弛，具有潜在的肌肉形态

　　女性大腿也需要去除多余的脂肪，这是大多数女性比例失调的主要问题部位。大量去除大腿内侧和外侧的脂肪可形成纤细的外观，但也会造成扁平和竖直的外形，使腿部更具有男性特征，而失去女性应有的吸引力。大腿需要以 360° 的方式来处理，保持大腿外侧的曲线、大腿前部和内侧的厚度，这样才能产生合适的外形。乳房、臀部和大腿外侧是经常需要进行脂肪填充或塑形的部位，以便在臀部和腿部之间形成平滑的过渡。进行 HDBC 手术的医生在去除上臀部或下背部和大腿内侧的脂肪时，通常会在臀部外侧和大腿外侧进行填充，增加脂肪量使臀部的外形更圆，进一步加强了腹部、侧腹和下背部塑形后的 S 形曲线（如提高臀腰比）。即使不对腿部进行任何处理，通过减少下背部和两侧臀部的脂肪，紧致皮肤，也可使臀部看起来更匀称。此外，去除女性小腿和脚踝的脂肪也是常规的手术，但大多数外科医生并不擅长。

　　对颈部进行早期的治疗，从中线（颏下）和侧面（耳前）沿着下颌线或下面部进行塑形，可以紧致颈部和塑形，预防早期颈部的老化或下垂。对橘皮征可以采用联合治疗方法，如皮下剥离（如 Cellfina）、脂肪移植和（或）手术中体内射频（如 ThermiRF），并使用外部加热设备（如 Exilis、Venus Legacy、Ultherapy）和注射含有聚乳酸（如 Sculptra）的胶原刺激剂进行维持。

女性臀部形状的种族、地理和文化差异

　　在进行 HDBC 治疗时，要认识到不同文化和种族之间的差异。高加索人和亚洲患者通常希望大腿的轮廓不那么明显和弯曲，希望大腿尽可能"纤细"，臀部的侧面不要凸起太多。相比之下，拉丁裔或西班牙裔和非裔美国人的患者则希望大腿外侧更凸出、臀部更大、腰围更细，通常会表现出不匀称的外观。

男性形体

　　与光滑、柔软、有曲线的女性身体相比，男性身体呈现更加矩形或正方形、紧致、轮廓分明。在几乎所有的文化中，男性都渴望肌肉发达、脂肪较少的具有吸引力的 V 型身材（与下腹相比，上半身较宽）。男性身体形态受到肌肉影响，看起来呈现更有棱角和边界的外观。HDBC 手术的成功需要完全去除深层脂肪（"修薄"），然后在肌腱附着处的浅层非常细致地去除浅层脂肪（图 60-15）。

　　用均匀平滑的线性方式去除脂肪非常重要，肌肉浅面的皮肤达到对称收缩的效果，表现出真正的塑形外观。没有经验的医生会对完全去除浅层脂肪感到紧张和担忧，因而最终只是去除一部分而遗留不规则的外观，或者一开始外观能得到改善但不持久。要得到线条明显的永久性形体改变，必须积极地去除浅层脂肪从而引起筋膜粘连。必须对解剖有完整理解才能获得最佳的美学结果。术前明确标记并在手术时处理脂肪层、肌肉、粘连区（建议的轮廓线）。

　　腹部塑形包括积极去除躯干的深层脂肪，处理白线浅层（脐上的垂直折痕）、半月形线浅层（腹直肌的外侧边缘）、跨过腹直肌肌腱附着处的水平线浅层（"六块腹肌"）和髋部塑形（髂前上棘）。需要细心调整轻微的不规则外观，以确保精细塑形后腹部外观自然。不要忘记在阴阜进行吸脂。颈部或面部也可以像女性一样进行预防性治疗。

　　胸部和胸壁、上背部、骶骨和手臂或肩胛部位需要去除较多的脂肪进行重塑，完成形体的转变。由于手术和恢复时间的增加以及对这些部位的塑形缺乏经验，大多数医生会放弃这些部位的治疗。

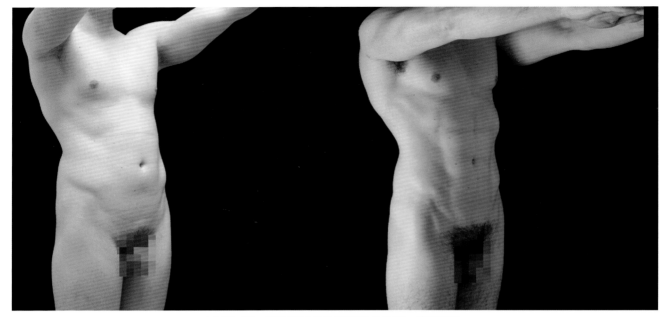

图 60-15 运动型男性的精细形体塑形，皮肤紧致

术前，拥有运动型体形和肌肉形态的男性（左图），快速获得塑形效果（右图，3 个月时），永久性的肌肉线条。

对于男性来说，利用获取的脂肪来塑造胸部和肩膀的肌肉（使上半身显得更宽阔，提升胸部）、塑造臀部和小腿，有助于打造更健壮的体型。通过水动力和超声辅助技术获取脂肪，经过过滤（Puregraft）去除油脂、结缔组织和血液等杂物，从而获得最纯的脂肪用于移植。将 PRP 以（2～4）∶1 的比例添加到脂肪中，可能有助于脂肪的留存率。

最后，在做了吸脂和脂肪移植后，如果男性乳腺较明显的，应予以切除。

缺乏计划和解剖依据的男性腹部 HDBC 手术

为了让年轻的男性拥有 6 块腹肌或"V 形锥体形"的腹部，让腹部看起来更有轮廓，就必须明确腹直肌的所有肌腱附着处，积极处理这些部位，并在腹部肌肉浅层留下少量脂肪（图 60-16 和图 60-17）。术前不正确的标记会使六块腹肌不完整，浅表脂肪去除不均匀可导致纤维化条带位于错误的位置，造成躯体屈曲／伸展时表面的不规则（图 60-18）。

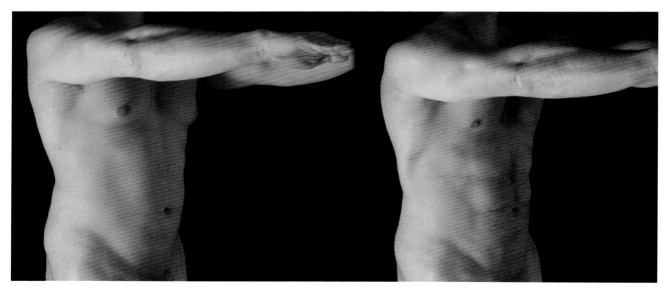

图 60-16 体脂百分比略高的男性也能通过精细形体塑形获得较好的效果

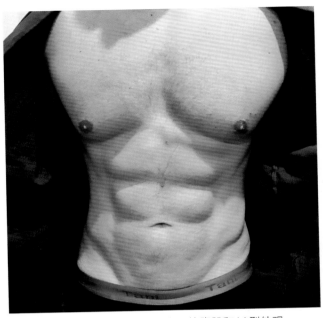

图 60-17　运动型男性的 6 块腹肌和 V 型外观

术后 6 个月的效果显示腹部肌肉的健壮形态，下腹部和臀部呈锥体型。基于解剖标志的正确标记，同时进行深层抽吸和浅层雕刻，可获得理想的效果。

男性胸部重塑手术的计划和解剖学考虑

男性胸部塑形需要经过四个步骤来获得最佳的外形：① VASER 超声治疗；② 旋转动力辅助吸脂；③ 混合 PRP 的脂肪注射到胸部肌肉组织；④ 男性乳腺切除（图 60-19）。传统的微创手动吸脂与男性乳腺大量切除可导致没有轮廓的"平坦"外观。为了修复这种情况，在胸部浅层进行 HDBC 吸脂，塑造胸部下方和侧方边缘。脂肪注射到胸部的上极，提升和增大容积；注射到乳头后方，使乳头突出。此外，在肩部注射脂肪，上半身获得更加宽大的外观。

外科手术

全身塑形需要较长的恢复时间和谨慎的手术计划。如果身体很多部位都需要减少体积和塑形，为了安全起见需要分步进行。在某些情况下，为了达到最佳效果，需要手术切开／皮肤切除和（或）永久性假体植入，各个阶段的手术之间需要恢复时间。

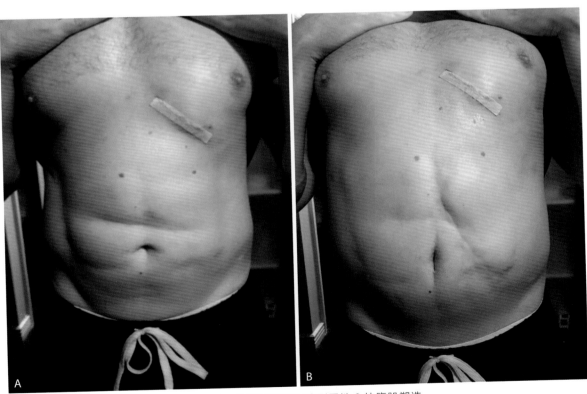

图 60-18　效果不佳的运动型男性 6 块腹肌塑造

术后 6 个月的效果显示腹部肌肉没有适当的轮廓线条，躯干拉伸时纤维化表现和不对称随之加重。这是由于不恰当地抽吸浅层和深层脂肪、没有很好地塑形所致。这个效果不佳的例子来自另一名整形外科医生，这位患者将需要接受手术修复。

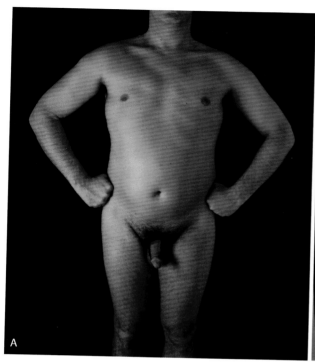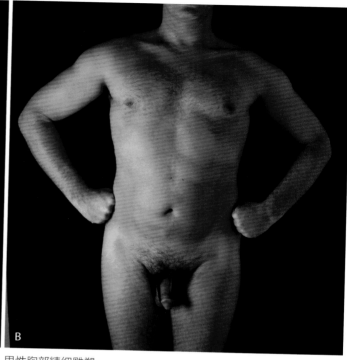

图 60-19 男性胸部精细雕塑
通过对下胸部、胸壁和肩膀塑形吸脂，去除胸部和肩部的脂肪，以改善上半身的形状和肌肉线条。A. 术前。B. 术后。

男性和女性的手术都是分阶段的，每次手术的脂肪去除量要小于 5000ml。通常手术是在全身麻醉下进行。如果采用局部肿胀麻醉的方法，几乎不可能在没有明显疼痛的情况下去除足够数量的脂肪和进行身体雕塑。此外，由于麻醉药物的剂量限制，要求患者接受全身麻醉同时要改变传统肿胀液的配方，以限制局麻药物的毒性（表 60-1）。

典型的女性全身雕塑的手术分期

第一期：小腿／脚踝和前臂。

第二期：躯干环吸、上臂、臀部（第一期手术后至少 3 天）。

第三期：大腿环吸（第二期手术后至少 7 天）。

在这些手术中，可增加颈部和面部抽脂、脂肪移植、橘皮征改善（如 Cellfina）和（或）皮肤收紧（如 ThermiRF）项目。为利于术后愈合和恢复，假体植入和皮肤去除手术最好在最后一次进行。手术项目是针对每个人的不同情况量身定制的，那些脂肪水肿（比例失调较大）的患者可能需要再进行第四期手术，处理先前手术中无法处理的臀部或大腿的某些部位。一些患者整个上身（躯干和手臂）、小腿和大腿内侧、膝盖部位的手术可以在一次较长的手术中同时完成，只要符合一次手术去除脂肪的安全量就不会增加风险。如果患者本身体型就符合运动型的外观，就需要塑形而不是去除大量脂肪。胸部、臀部和大腿进行脂肪移植可获得明显

表 60-1 HDBC 肿胀液

1L 生理盐水或乳酸林格液
10ml 2%（20mg/ml）盐酸利多卡因[a]
2 安瓿 1：1000（1mg/ml）肾上腺素
1ml（10mg）曲安奈德（Kenalog-10）
12.5ml 8.4%（1mEq/ml）碳酸氢钠

a. 对于非 HDBC 的局部肿胀病例，剂量增加到 50ml/L。

的 S 形曲线和突出的臀部。一般胸部脂肪移植期会提升 0.5~1.5 个罩杯，但为了保持该部位的脂肪活力，之后可能还需要进行一系列脂肪补充注射。面部脂肪填充可以极大地改善面部轮廓及颈部和胸部的细纹。

在男性肌肉发达的患者，大部分所需进行的项目可以在一次手术过程中完成。如果患者需要进行皮肤切除／身体提升（如腹部成形术、乳头提升术），则手术时间会延长（图 60-20）。如果患者体型较大，有必要去除大量脂肪，就需要遵循上文提到的女性的手术方案，并应等待 3~6 个月后，再进行精细体型雕塑。

典型的男性全身雕塑手术分期

第一期：躯干、胸部和手臂，男性乳腺切除，脂肪移植。

第二期：大腿。

面部和颈部通常在第一期进行处理，如果计划进行

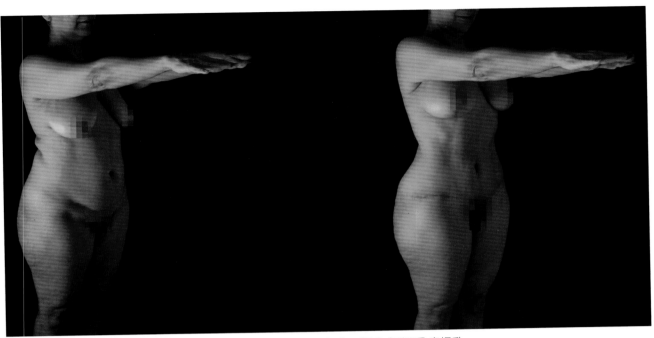

图60-20 女性精细形体塑造，腹壁成形及乳房提升

术前（左）和术后3个月（右）。这名患者有生育史，腹部皮肤松弛、乳房下垂。吸除躯干、手臂和大腿内侧的脂肪，将吸除的脂肪移植至臀部。进行腹壁整形手术使下腹部皮肤收紧，获得更运动型的轮廓。乳房提升是为了改善乳房的外观和大小，完成整个身体的转变过程。

除皱手术，在第二期和皮肤切除一起进行。如果全身提升需要去除大量的皮肤，手术应该分期进行，但吸脂手术和去除皮肤在同一次进行，先进行吸脂，去除局部的容量再继续进行塑形。最后完成脂肪填充，典型的填充部位包括臀部、胸部、肩膀和小腿。胸部、臀部、肩部或小腿假体植入手术与吸脂手术同时进行，但不同部位的手术要分期，以获得足够的恢复时间。例如男性精细形体塑造需要塑造6块腹肌和胸部、臀部轮廓，要植入假体才能达到最好的改善效果，就需要先进行整个上半身的吸脂，收集脂肪并注射到胸部和臀部，并且在胸部植入假体（图60-21）。在进行其他植入手术（如臀部）之前，需要4～12周的恢复时间，以便再次术后更容易恢复，减少身体的负担。

术后护理及随访

对于HDBC手术来说，后续的护理和术后的愈合对预防并发症、确保形体永久改变（表60-2）至关重要。与常规的小容量吸脂相比，精细雕塑手术更加的激进。由于单次手术的范围增大、脂肪去除量增加，还要进行浅层的雕塑，可能会导致更严重的脱水，因此要求术后12～24小时内开始静脉补液，术后贫血需要高压氧治疗。由于放置引流管，可能会增加感染的风险，要使用覆盖葡萄球菌和链球菌抗菌谱的抗生素。术后即使进行加压

和淋巴按摩，仍有发生血清肿的风险。对于纤维化条带，需要在术后立即进行射频和（或）超声处理，进行长期（3～6个月）筋膜按摩。在术前评估和知情同意阶段要针对HDBC的术后恢复过程与患者进行充分的讨论。因为HDBC与传统吸脂手术不同（时间更长、更困难），术后需要一系列的治疗操作才能确保正常的恢复和持久的效果。

淋巴按摩

淋巴液潴留可导致肿胀加剧和慢性炎症，增加术后血清肿发生的可能和纤维组织的增生。在术后24小时内应进行按摩，以促进组织愈合和更快的恢复。

高压氧

高压氧疗法（HBO）使患者在高于正常大气压的压力下接受高浓度氧气治疗，帮助血细胞聚集、加速愈合。有文献报道高压氧应用在外科手术中可以减少血清肿、血肿、瘢痕等并发症的发生率。高压氧治疗还可增加组织的血流量和氧合程度，这些也有助于增强机体的功能性活动，帮助患者在术后更快地恢复活动。每天接受高压氧治疗并持续2周，对HDBC手术的恢复是有帮助的，特别是针对进行了假体植入和（或）皮肤切除的患者。

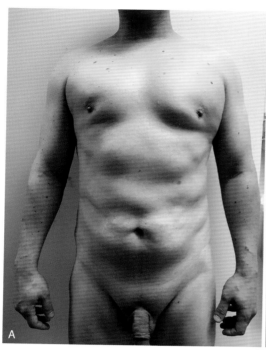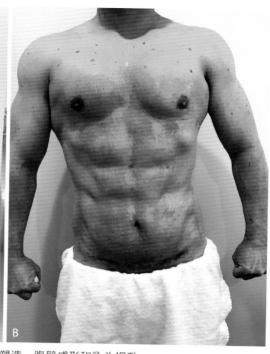

图 60-21 男性精细形体塑造，腹壁成形和乳头提升

A. 术前；B. 术后 6 周。患者减肥后胸部和腹部的皮肤松弛，但有潜在的肌肉轮廓。躯干、胸部、手臂精细去除脂肪，将去除的脂肪填充至胸部、肩部和臀部。为了获得紧致的下腹部，并使胸部轮廓清晰，进行了腹壁成形术和乳头提升术。患者刚接受了全身射频（Venus Legacy）、振动（Cellutone）治疗和淋巴按摩，每周 1 次，持续 3 个月。

表 60-2 HDBC 术后并发症

常见短期并发症	少见短期并发症	少见长期并发症
疼痛	血清肿	永久的凹陷／不对称
肿胀	血肿	更严重的橘皮征
挫伤	感染	脂肪坏死
出血	过敏（胶带或压迫）	脂肪钙化
麻木	炎症反应	皮肤坏死伴瘢痕
	外形不规则／"纤维条索"	皮肤色素异常／"吸脂红斑"
	烧伤	
	肺栓塞／脂肪栓塞	

超声波和射频设备

作用与淋巴按摩相似，通过机械刺激和加热组织，可以提高皮肤愈合的能力，减少肿胀。研究表明，动力辅助吸脂（PAL）联合外部超声，联合或不联合术后深层组织按摩／负压吸引（endermologie）可降低整体并发症的发生率、减少轮廓不规则和皮肤坏死的发生，而对其他并发症的作用无统计学差异。皮肤射频（Exilis UItra 或 Venus Legacy）可在浅表和（或）大容量 HDBC 吸脂手术后 7 天内开始，每周 2 次，持续 3 个月。外部超声可以在术后的第 1 天结合淋巴按摩一起应用。

外科引流管

在大容量吸脂和面积较大的浅表皮肤手术中，放置引流管是必要的。传统的操作，切口仅在抽脂时开放，往往闭合得太快（在大多数情况术后 24～72 小时闭合），容易引起液体在体内潴留，增加血清肿、慢性炎症和血肿的发生率。因此除非在该部位进行了脂肪移植，否则不建议缝合切口。当进行浅表吸脂手术时，引流管放置应持续数周，以确保在最初的 1～2 周内液体可流出体外。拔除引流管后，如有需要可缝合切口（出于美容目的）。在腹壁成形术中同时进行吸脂术，如果进行减张缝合，可不需要引流。

总结

HDBC 既是一门科学，也是一门艺术。人们对身体塑形的需求提高，要求医生在塑形技术和方法上取得进步，不仅要在多个部位去除大量脂肪，还要用这些脂肪来重塑肌肉形态和体形。基于新能量模式的技术使医生不仅可以处理深层皮下组织，去除局部脂肪堆积，还可以对在以往一直避免碰触的浅表层脂肪进行雕塑和肌肉塑形。为了形体整体的改观，HDBC 可以更积极地联合外科植入和（或）皮肤切除手术，在一系列的治疗后获得最后的转变。

术后护理和随访是必要的，以减少长期并发症的发生。未来的研究可能会侧重无创设备在术后愈合阶段的重要作用，以及如何进一步联合 HDBC 手术改善轮廓、橘皮征和紧致皮肤。

参考文献

1. American Society of Plastic Surgeons. 2015 Plastic surgery statistics report. http://www.plasticsurgery.org/Documents/news-resources/statistics/2015-statistics/ plastic-surgery-statsitics-full-report.pdf. Accessed July 22, 2016.
2. Almutairi K, Gusenoff JA, Rubin JP. Body contouring. Plast Reconstr Surg. 2016;137:586e–602e.
3. Mordon S, Plot E. Laser lipolysis versus traditional liposuction for fat removal. Expert Rev Med Devices. 2009; 6:677–688.
4. Sadick N. Overview of ultrasound-assisted liposuction, and body contouring with cellulite reduction. Semin Cutan Med Surg. 2009;28:250–256.
5. Stephan PJ, Kenkel JM. Updates and advances in liposuction. Aesthet Surg J. 2010;30:83–97.
6. Sterodimas A, Boriani F, Magarakis E, Nicaretta B, Pereira LH, Illouz YG. Thirty four years of liposuction: past, present and the future. Eur Rev Med Pharmacol Sci. 2012;16:393–406.
7. Leclere FM, Moreno-Moraga J, Mordon S, et al. Laser-assisted lipolysis for cankle remodelling: a prospective study in 30 patients. Lasers Med Sci. 2014;29:131–136.
8. Duscher D, Atashroo D, Maan ZN, et al. Ultrasound-assisted liposuction does not compromise the regenerative potential of adipose-derived stem cells. Stem Cells Transl Med. 2016; 5(2):248–257.
9. Singh D, Young RK. Body weight, waist to hip ratio, breast and hips: Role in judgments of female attractiveness and desirability for relationships. Ethol Sociobiol. 1995;16:483–507.
10. Hoyos AE, Prendergast PM. High Definition Body Sculpting Art and Advanced Lipoplasty Techniques. 1st ed. Berlin, Heidelberg: Springer; 2014.
11. Hoyos AE, Perez M. Dynamic-definition male pectoral reshaping and enhancement in slim, athletic, obese and gynecomastic patients through selective fat removal and grafting. Aesthetic Plast Surg. 2012;36:1066–1077.
12. Ostad A, Kageyama N, Moy RL. Tumescent anaesthesia with a lidocaine dose of 55 mg/kg is safe for liposuction. Dermatol Surg. 1996;22:921–927.
13. Rusciani Scorza A, Rusciani Scorza L, Troccola A, Micci DM, Rauso R, Curinga G. Autologous fat transfer for face rejuvenation with tumescent technique fat harvesting and saline washing: a report of 215 cases. Dermatology. 2012; 224:244–250.
14. El-Ali KM, Gourlay T. Assessment of the risk of systemic fat mobilization and fat embolism as a consequence of liposuction: ex vivo study. Plast Reconstr Surg. 2006;117:2269–2276.
15. Kubota T, Ebina T, Tonosaki M, Ishihara H, Matsuki A. Rapid improvement of respiratory symptoms associated with fat embolism by high-dose methylpredonisolone: a case report. J Anesth. 2003;17:186–189.
16. Stong BC, Jacono AA. Effect of perioperative hyperbaric oxygen on bruising in face-lifts. Arch Facial Plast Surg. 2010;12(5):356–358.
17. Fulton JE Jr. The use of hyperbaric oxygen (HBO) to accelerate wound healing. Dermatol Surg. 2000;26(12):1170–1172.
18. Kim YH, Cha SM, Naidu S, Hwang WJ. Analysis of postoperative complications for superficial liposuction: a review of 2398 cases. Plast Reconstr Surg. 2011;127(2):863–871.
19. Pollock TA, Pollock H. Progressive tension sutures in abdominoplasty: a review of 597 consecutive cases. Aesthet Surg J. 2012;32(6):729–742.
20. Quaba AA, Conlin S, Quaba O. The no-drain, no-quilt abdominoplasty: a single-surgeon series of 271 patients. Plast Reconstr Surg. 2015;135(3):751–760.
21. Epstein S, Epstein MA, Gutowski KA. Lipoabdominoplasty without drains or progressive tension sutures: an analysis of 100 consecutive patients. Aesthet Surg J. 2015;35(4):434–440.

第61章　脂肪移植

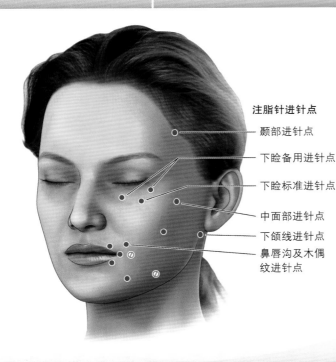

注脂针进针点

- 颞部进针点
- 下睑备用进针点
- 下睑标准进针点
- 中面部进针点
- 下颌线进针点
- 鼻唇沟及木偶纹进针点

原著者　Marie DiLauro

翻　译　赵　烨　孙　燚　姜海燕

审　校　林碧雯　米　霞

概要

- 脂肪移植是一项复杂精细的操作，需要术前设计、专用器械设备以及可由专业训练和实践中习得的相应专业技术。
- 脂肪移植可以塑造全新的外形或是补偿缺失的脂肪容量。
- 尽可能提前选择好供区，理想的供区是体重减轻后外形变化较小的部位。

初学者贴士

- 避免额部注射。
- 新鲜脂肪是最好的，避免使用冷藏或冷冻过的脂肪。
- 避免在脂肪移植中使用注射用针头。
- 每次只注射少量的脂肪。

专家贴士

- 若脂肪移植管戳入了口腔，拔出后勿再使用。
- 面部注射量要少，注射后进行局部塑形，避免出现团块。
- 躯干的脂肪注射需进行一定程度的过度矫正。
- 面部注射只需要轻度的矫正，要注意两侧的对称性。

切记!

- 脂肪不同于面部填充剂，不能随时购买和使用。脂肪必须通过手术方法从患者身上的供区获得。
- 一些患者认为填充剂注射更方便，而且可能不想经受脂肪注射前，一个小小的脂肪抽吸手术的麻烦。

陷阱和注意事项

- 眶下注射需小心，勿过度矫正。
- 脂肪不仅需要做特殊准备，而且并不总是顺滑易于注射的，注射管和注射器常常会被脂肪堵住，这也使脂肪移植变得一团糟。

患者教育要点

- 交流沟通很重要，患者必须清楚脂肪移植能达到的效果及其局限性。
- 大多数患者都需要一定程度的过度矫正，因为在最好的情况设想下，也有约25%的脂肪量会被损失掉。
- 当患者需要丰臀时，请确认已经充分了解患者想要的形态。

收费建议

- 对于患者来说，同时进行吸脂和脂肪填充可能会比较划算，因为一次做两个手术的附加费比分开进行两次手术的附加费低很多。
- 患者可能希望冻存多余的脂肪用于以后的注射，因为可以大大降低费用并且很方便，但这需要与脂肪冻存和复苏引起的脂肪质量下降相权衡。

引言

脂肪移植，即将自体脂肪从身体的一个部位移植至另一个部位，对于进行吸脂和身体轮廓塑形的皮肤外科医生来说是一项十分有用的技术。脂肪作为天然填充剂不但在面部美容中效果良好，并且可以用于填充吸脂引起的凹陷、纠正先天性不对称及凹陷、治疗其他手术后的凹陷和瘢痕。

对于进行面部年轻化手术的医生，脂肪移植是纠正衰老引起的面部凹陷和脂肪容量缺失的重要方法。与暂时性填充剂不同，移植的脂肪能够产生持久而自然的年轻形态，同时还能通过移植脂肪中的干细胞产生面部年轻化效果。

历史

脂肪移植最早由 Miller 在 1926 年提出，但直到 20世纪 80 年代，吸脂手术开始流行，首次尝试了只使用脂肪的全脸脂肪移植之后，这项技术才得以普遍开展。这项技术在效果持久方面，与面部提拉手术的表现形成了竞争。此后，为了寻找脂肪长期存活的最佳方法，各种获取及注射脂肪的技术和方法被不断地发展和实验。现在已经有了多种多样的脂肪获取、分离和移植技术。这些技术仍在不断发展，旨在找到存活率可控且效果持久的方法，来获取、处理和移植有活性的脂肪。

脂肪移植的临床指征和应用

术前评估和方案

初诊时，需要仔细勾画出相关的美容区域。镜子是非常有用的，因为使用镜子可以准确地指出术前可见的不对称，使患者有一个较为实际的认知和期望值。包含侧面视角的数码摄影对区分患者正常部位和需要改善的部位是非常有用的。患者年轻时候的照片也是非常有帮助的，这些照片可以用来对比分析因年龄变化引起的改变。

患者的筛选

患者能够理解整个治疗过程、可能的不良反应、并发症以及恢复过程是非常重要的。患者需要了解，并不是所有移植的脂肪都能够存活，为了获得最佳效果，也许需要再次进行脂肪移植。尤其在面部，脂肪流失作为自然衰老过程的一部分，会一直持续下去，因此可能需要后续的面部脂肪补充。

面部脂肪移植患者

多数想进行面部脂肪移植的患者，都有填充剂和神经毒素治疗史。若患者对面部填充剂不了解，那么在进行脂肪移植之前，先使用可吸收的填充剂治疗患者，是比较有益的。通过这种方式，患者可以了解治疗过程，并尝试适应新的外貌。

移植部位可以在术前 2～3 周注射适当剂量的神经毒素，以获得更平稳的长期效果。

标准化摄影

患者需要在术前进行供区和受区的标准化摄影，包括正位、侧位和斜位，如有必要还需要拍摄背面。轻度仰头或低头位并附带各种面部表情的照片也非常有帮助。

医疗许可和检查

根据患者的既往史，可以考虑是否要求其提供医疗体检证明，但这不是必须的。

供区选择

当移植脂肪量较大时，通常选择患者决定做吸脂手术的部位作为供区——通常为腹部、臀部或大腿。要选择最佳供区，则需询问患者当其减重 10～20 磅后，哪个部位受影响最小。与其他部位相比，这些部位的脂肪具有更低的代谢率和更好的抗分解能力。即使患者将来体重减轻，选择这些部位作为供区也可以增加移植脂肪的存活时间。

如果患者需要移植大量脂肪却没有足够的身体脂肪可供抽取，则可建议其在增重 20 磅后再来治疗。但在实际中这样的情况比较少见。

当进行少于 20ml 的少量脂肪移植时，要选择不会出现非对称缺陷的部位作为供区。通常的供区为臀后部、大腿部、下腹部或耻骨前区。假如两侧本来就存在着不对称，则可从脂肪较多的一侧获取脂肪，或者两侧同时获取，以避免不对称。

脂肪获取

脂肪获取常用的两种方法是注射器抽吸和机器辅助抽吸。脂肪获取必须在严格的无菌环境下进行，并且术前 1 天就开始应用抗生素，也可以在移植前将抗生素加入移植的脂肪中。

供区麻醉

供区麻醉可以使用和脂肪抽吸一样的局部肿胀麻醉液。制备含有 Ringer 液 1L、利多卡因 500mg、1 : 1000

肾上腺素 1ml 和 8.4% 碳酸氢钠 12.5ml 的改良 Klein 肿胀麻醉液用于注射。在制备肿胀麻醉液和进行神经阻滞时，需要同脂肪抽吸手术一样仔细计算利多卡因的剂量。

脂肪移植器械

脂肪移植的器械包括吸脂管、脂肪注射管、一次性注射管、10ml 和 1ml 螺口（Luer 锁）注射器以及注射器支架。

患者准备

准备工作从术前 2 周开始进行，建议患者停止服用任何可能增加淤青和出血风险的药物及保健品。

在手术之前，患者需服用头孢氨苄 500mg 每日 2 次，或环丙沙星 500mg 每日 2 次，并维持 1 周。

面部脂肪移植术前 1 天开始服用伐昔洛韦。

术前药物治疗

在执行术前药物治疗之前，应先检测患者的体重、各种测量数据、拍摄术前照片、进行术前标记以及检测生命体征。对大量脂肪移植的患者，应在术前 30 分钟使用一些轻度镇静药，如 10mg 地西泮。如有必要，还可口服镇痛药，如 Lortab，其含有 10mg 氢可酮和 650mg 对乙酰氨基酚。如果进行面部脂肪移植，还需要口服 40mg 泼尼松。

患者面部和躯干的标记

在检查室中，患者面对镜子时，使用无菌手术笔和永久标记物标记身体脂肪抽吸区和脂肪移植区。使用不同颜色将脂肪堆积区、凹陷区、中线以及骨性标志点都标记出来，通常红色为凹陷区，绿色或蓝色为脂肪堆积区，黑色为骨性标志。在检查室中，患者需端坐在镜前，以标记其面部的脂肪移植区、骨性标志点、面神经下颌缘支以及注射针进针点。在肿胀麻醉之前完成所有局部细节的标记是非常重要的，因为注射肿胀麻醉液之后，软组织与骨性标志会变得难以区分。

手术室中的患者术前准备

完成标记后，患者被带入手术室，使用氯己定消毒，铺无菌巾单，使其处于无菌环境。吸脂术前应建立静脉通道。整个脂肪获取和移植的过程，应使用可持续监测患者心率、血压、EKG 和氧饱和度的心电监护仪。如有必要可在手术室放置超声机，探头用无菌套套住，在脂肪移植术中使用超声进行引导。

进行脂肪移植之前，受区要重新消毒铺巾，并更换手术衣和手套。

输液泵肿胀麻醉

与脂肪抽吸术一样，供区也使用钝头注脂针以相同方法进行肿胀麻醉。在进针点局部麻醉后，用 2.5~3.0mm 口径的皮肤开孔器或 15 号刀片做切口。然后使用直径 1.5mm 的钝头浸润注脂针平行于皮肤表面插入浅层，这样透过皮肤就可以看见针管的轮廓，并在整个输注过程中，可通过另一只手（"智能手"）触及和监控针头。依靠输液泵，钝头注脂针可将少量的肿胀麻醉液呈放射状缓慢推至术区的浅层皮下脂肪。在注射过程中，次声震动手柄可能会使患者的体验更舒适。

注射器肿胀麻醉

对于较小的供区而言，局部肿胀麻醉可使用注射器手动完成。在进针点局部麻醉形成皮丘后，以直径 2.5mm 的皮肤开孔器或 15 号刀片做切口。将连接到 10ml 注射器上的 22G 脊椎穿刺针或直径 1.2mm 的渗透套管，通过进针点，平行于皮肤表面小心地插入皮下浅层。先在皮下层仔细注射，接着逐渐延伸至深层皮下脂肪，但始终位于筋膜层之上，直至整个椭圆形供区都变得肿胀。

肿胀麻醉后等待

在肿胀麻醉完成后，建议等待约 20 分钟，使肾上腺素的缩血管作用起效。

在等待时，可以对供区进行体外超声按摩或振动按摩，引发轻度的脂肪乳化反应。

使用抽脂机获取脂肪

获取脂肪有很多可以选择的方法。大多数都是根据提高脂肪存活率和个人喜好来选择的。脂肪可以通过注射器手动抽取，也可以通过真空泵和具有超声、次声或动力系统辅助的仪器抽取。激光设备无法用于获取脂肪，因为在激光吸脂术后，抽吸物中几乎不会剩下有活性的脂肪细胞。

有许多机器可以用于脂肪获取，包括 Power X 旋转动力辅助设备（Solta Medical）；超声 Vaserlipo 脂肪乳化设备（Solta Medical）；次声振动式 Tickle Lipo 脂肪乳化设备（Euromi）。脂肪获取的方法跟身体塑形所进行的脂肪抽吸基本是一样的，但也有一些不同。脂肪获取需要较低的负压进行抽吸，同时使用特殊的吸脂管，如 Power X 的 Mendieta 和 Tickle Lipo 的 Rubelo 或 Viterbo 是经常使用的几种（图 61-1 至图 61-4）。

使用注射器获取脂肪

当需要少量脂肪时，可以使用注射器手动吸脂。

1. 将 Coleman 吸脂管连于 10ml 注射器。

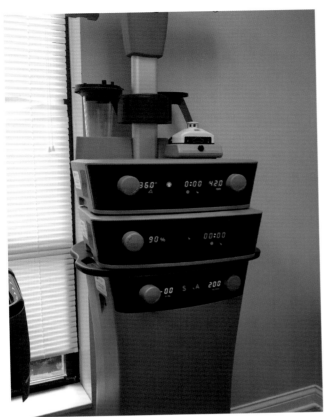

图 61-1　真空泵、Power X 旋转动力辅助设备和超声 Vaser 系统都可以单独或联合使用，获取用于移植的脂肪

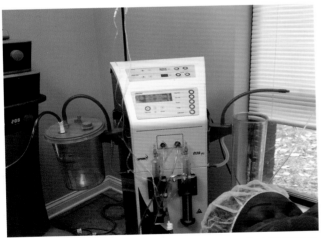

图 61-2　Euromi 的次声振动 Tickle Lipo 设备可以用于肿胀麻醉、乳化和脂肪获取

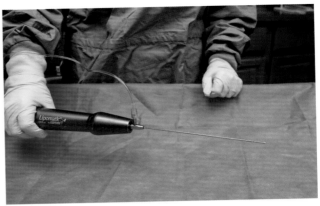

图 61-3　基于神经疼痛传导通路的原理，次声 Tickle Lipo 振动手柄（Euromi）可以在输注时提高患者的舒适度

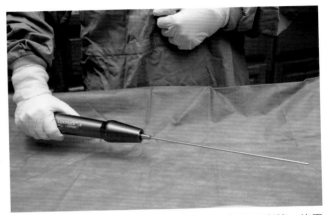

图 61-4　Tickle Lipo 振动手柄（Euromi）和吸脂管，使用次声能量在吸脂时将脂肪乳化，使患者舒适度更高，并获得富含活性脂肪细胞的抽吸物

脂肪收集和分离

脂肪的收集和分离有许多不同的方法和装置，它们可以将脂肪细胞从含有肿胀麻药、血液和脂滴的抽吸液中分离出来。这包括特殊的收集系统、脂肪收集瓶、特殊过滤系统、人工重力分离、离心法分离和外过滤。在最初的分层后，可以在脂肪中加入抗生素和富血小板血性液体（PRP），之后再进一步静置分离（图 61-5，图 61-6）。

真空泵吸取脂肪组织混合物的脂肪提取

现将重力静置分离方法介绍如下。

1. 第一次重力静置分离：通过重力作用分离，将液体从带或不带有过滤阀的无菌容器中去除。
2. 第二次重力静置分离：使用 60ml Toomey 注射器将经过第一次重力作用分离的脂肪抽出。每一个注射器头端加上盖帽防止渗漏，然后直立放置于注射器架。10～30 分钟后去除 Toomey 注射器中的液体。

2. 将吸脂管从进针点插入供区皮下脂肪的中层。
3. 插入后，将注射器回抽 1～2ml 并保持不动，在供区来回移动吸脂管进行放射状抽吸，以获取脂肪。
4. 当注射器抽吸满脂肪后，装上盖帽，直立放置于注射器架上。
5. 将注射器直立放置数分钟，依靠重力静置分离。

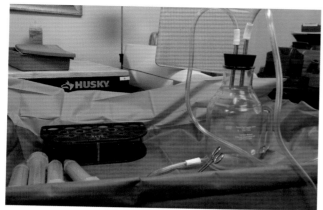

图 61-5　无菌脂肪收集瓶、无菌注射器架、带转换头的 60ml Toomey 注射器、Toomey 头端盖帽以及 Toomey 注射针管常用于大范围的脂肪移植。使用 Toomey-Luer 锁转换头可将脂肪分装至更小的 1ml 注射器，用于面部移植。有时，脂肪组织提取物需经过滤，以获得大量的脂肪用于躯干部位移植。吸脂管直接与无菌脂肪收集瓶顶部连接，同时无菌收集瓶也与一个连接着真空泵的一次性脂肪罐相连。在脂肪收集之后，血性液体由于重力作用和脂肪分离，下降至瓶子的底部。松开与底部排放孔相连的管子排出血清，然后将其夹闭。底部排放管上连接一个 Toomey 或者 Luer 锁转换器，同时连接着注射器，打开管子，已分离过的脂肪即可被抽入注射器用于移植

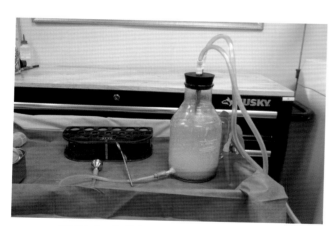

图 61-6　在填充过程中的无菌脂肪收集瓶

3. 离心法分离：可以使用但可能会损伤脆弱的脂肪细胞。

4. 分离之后，如果需要填充乳房和臀部等较大部位，则将脂肪转入 60ml Toomey 注射器。如果要填充面部，则使用 Toomey-Luer 锁转换头将脂肪转入单个 1ml 的 Luer 锁注射器，并将这些 1ml 的注射器垂直放置于注射器架上（图 61-7 至图 61-17）。

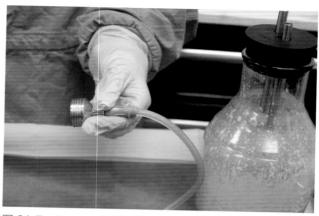

图 61-7　Toomey 转换头与底部导管相连，准备连接 60ml Toomey 注射器。Toomey 注射器常用于躯干部的脂肪移植，因为同 Luer 锁注射器相比，其不容易发生堵塞

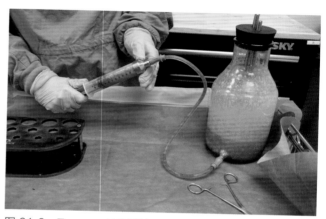

图 61-8　Toomey 注射器与 Toomey 转换头相连，导管已打开，分离出来的脂肪导入 60ml 注射器用于移植。获取的脂肪同样也能分装至不同大小的 Luer 锁注射器

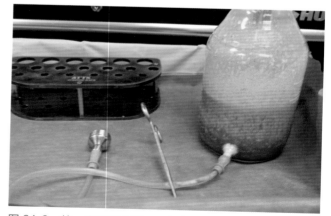

图 61-9　第一次静置分离——在脂肪采集完成后，液体经重力作用与脂肪分离，沉降至收集瓶底部。打开下方的导管去除这些液体，随后重新闭合导管

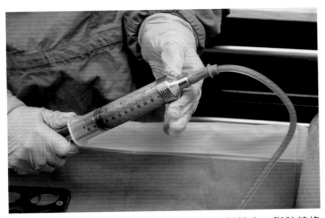

图 61-10　机器抽取的脂肪准备用于躯干部填充。脂肪转换到 60ml 的 Toomey 注射器内。脂肪同样可以直接转换至不同大小的 Luer 锁注射器

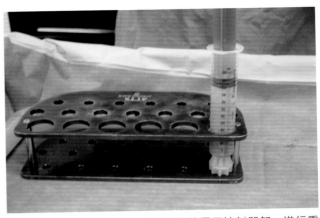

图 61-13　Toomey 注射器被垂直放置于注射器架，进行重力静置分离

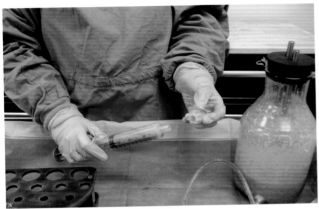

图 61-11　机器抽取的脂肪准备用于躯干部填充——Toomey 注射器头端安装上盖帽，随后将注射器垂直放置以便进行进一步重力静置分离

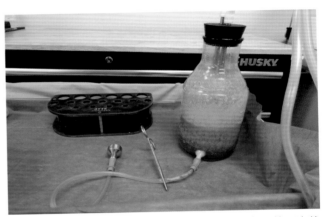

图 61-14　机器抽取用于躯干部填充脂肪的制备：第一次静置分离——在收集脂肪后，液体从抽吸的脂液混合物中沉降至瓶子底部。底部的导管可以打开排出液体，随后重新关闭

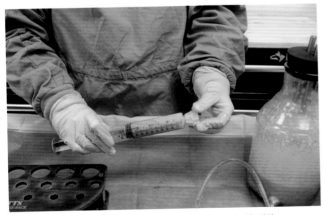

图 61-12　Toomey 注射器盖帽已安装到位

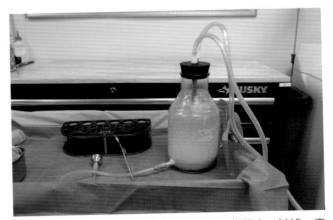

图 61-15　机器抽取的脂肪准备用于躯干部填充：过滤。底部导管可以打开，脂肪在进入注射器之前可被过滤

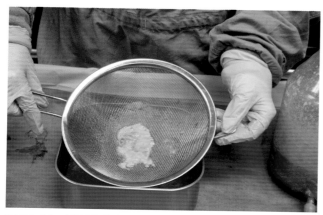

图 61-16 过滤收集脂肪——机器抽取的脂肪可以经管道快速过滤制备出大量脂肪，用于大范围躯干的填充

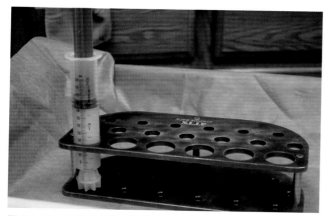

图 61-17 真空泵获取脂肪的重力静置分离——在垂直放置注射器前，先将盖帽安装于注射器头端。Toomey 盖帽安装完毕后，将充满脂肪的注射器垂直放置于注射器架，在注射前进行进一步重力静置分离

注射器吸取的脂肪组织混合物的脂肪提取

现将重力静置分离方法介绍如下。

1. 立即将含有脂肪的 10ml Luer 锁注射器头端转上盖帽并垂直放置于注射器架，以利用重力进行分离。

2. 第一次重力静置分离：在分离后将液体从注射器中去除。

3. 可以用注射器离心或在离心前将脂肪置于特殊的脂肪提取装置。

4. 使用 Luer 锁转接头将用于面部移植的脂肪分装至 1ml 注射器，并将它们垂直放置于专用的小型注射器架。

5. 如果在 1ml 注射器中产生了第二次重力静置分离，则需再次去除液体（图 61-18 至图 61-21）。

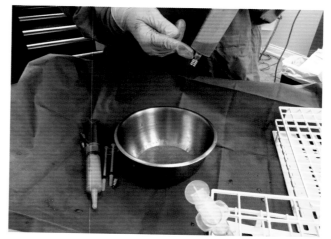

图 61-18 第二次重力静置分离——血性液体沉降至注射器底部。直立放置注射器数分钟进行静置分离。去除盖帽，将液体从底部排出

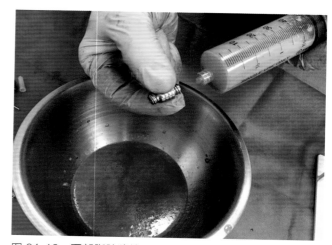

图 61-19 面部脂肪移植——用 Luer 锁转换头将脂肪分装至 1ml 注射器用于面部脂肪移植

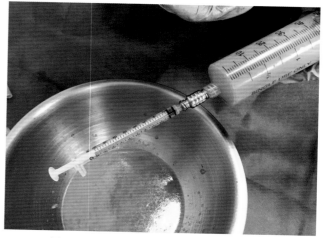

图 61-20 1ml 注射器与 60ml 注射器相连

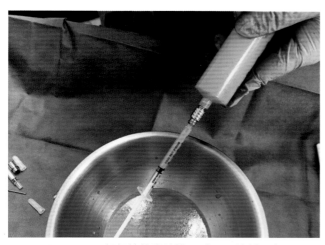

图 61-21　轻轻地将脂肪抽吸到 1ml 注射器内

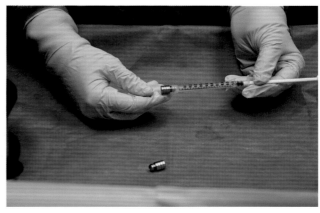

图 61-22　准备面部脂肪移植——在注射器直立放置进行重力静置分离前，先将 Luer 锁盖帽安装到 1ml Luer 锁注射器头端

面部脂肪移植的受区麻醉

如有必要，可以在面部神经阻滞或是肿胀麻醉前 1 小时在局部应用麻醉软膏（图 61-22 至图 61-32）（译者注：原文图标可能有误）。可以用含 2.5% 利多卡因和 2.5% 丙胺卡因的 EMLA。许多医生更喜欢复方苯佐卡因 - 利多卡因 - 盐酸丁卡因软膏（BLT），其含有 20% 苯佐卡因，10% 利多卡因和 4% 盐酸丁卡因。关于麻醉药选择的详细探讨参见第 12 章。

面部受区的神经阻滞麻醉可以注射在先前标记的眶下神经和颏神经位点上，常规用含肾上腺素的 1% 利多卡因。

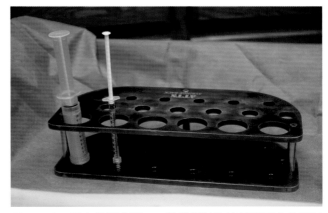

图 61-23　重力静置分离——装着脂肪的注射器直立放置于注射器架，再次进行静置分离

如果需要的话，可使用少量的肿胀麻醉液对面部受区进行肿胀麻醉，以避免面部移植区变形。

通常不对整个面部移植区域进行肿胀麻醉，而是在移植开始前用 30G 针头在每个标记过的进针点进行局麻，打出一个小皮丘。局麻之后，在脂肪移植针进入之前，使用直径略大于注脂钝针的 Nokor 破皮针以 45° 刺入皮下 3~5mm，为钝头的脂肪移植针提供一个开放的穿刺部位。

建议在面部受区进行神经阻滞或肿胀麻醉之后等待 20 分钟，使麻醉和缩血管作用起效。

应使用少量肿胀麻醉液对身体的受区进行麻醉，以免使受区发生变形。在进针点做局部麻醉后，用 2.5~3mm 的皮肤开孔器开孔。如有必要，可先使用小探针在皮下脂肪层打隧道。随后，使用 1.5mm 钝头浸润注脂针平行于皮肤表面插入浅层皮下脂肪，注脂针的轮廓可以在皮下被观察到，针头可以在注射过程中被辅助手感觉到并进行监控。

使用输液泵将少量肿胀麻醉液通过浸润注脂针缓慢注入术区皮下脂肪层。必要时，可以使用 22G 腰椎穿刺针代替浸润注脂针进行注射，尽管钝头注脂针的安全性更受青睐。将针管平行插入皮下，从进针点向浅层脂

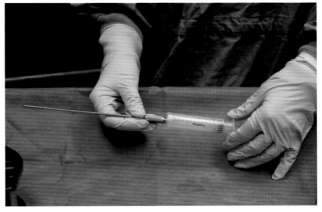

图 61-24　注射器吸脂——使用连接到 10ml 注射器上直径 2~3mm 的 Coleman 吸脂管吸取脂肪

肪中沿直线进针，并呈扇形散开。浅层注射完成后，将针管以稍大的角度插入移植区的深部，随后立即将针管调整至平行于皮肤表面，并继续在深部以相同的放射状扇形方式注射。在整个注射过程中，要用辅助手一直感受并监控浸润注脂针头端。

建议受区注射肿胀麻醉液后等待 20 分钟，使麻醉和缩血管作用起效（图 61-33 至图 61-61）（译者注：原文图标可能有误）。

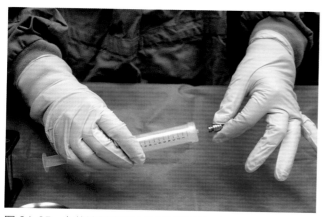

图 61-25　在将注射器直立放置于注射架之前，把 Luer 锁转换器盖帽安装至注射器头端

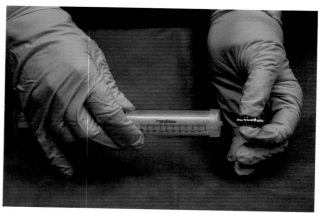

图 61-28　准备面部脂肪移植——用 Luer 锁转换头将分离过的脂肪导入 1ml 注射器，用于面部脂肪移植

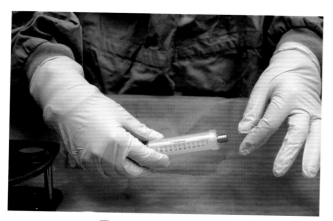

图 61-26　盖帽安装到位

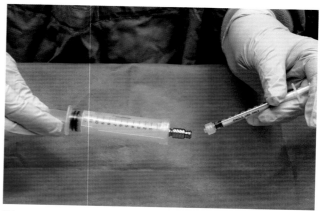

图 61-29　静置过的脂肪通过 Luer 锁转换头导入 1ml Luer 锁注射器，用于面部脂肪移植

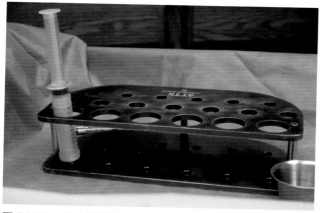

图 61-27　装有脂肪的 10ml 注射器直立放置于注射器架以进行静置分离

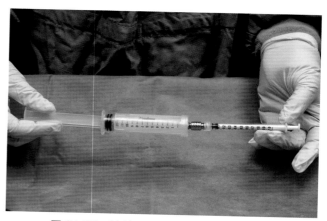

图 61-30　注射器之间通过转换头稳固连接

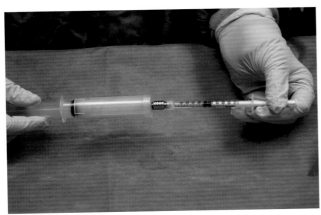

图 61-31 轻轻地将脂肪吸入 1ml 至注射器内

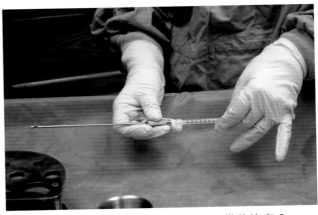

图 61-34 瘢痕和凹陷的脂肪移植——借助连有 2mm × 15cm 的钝头注脂针的 1ml 注射器,使用移植用脂肪改善瘢痕、凹陷或者是皮下脂肪缺失

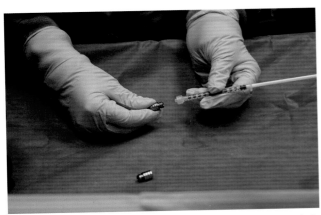

图 61-32 在将注射器直立放置进行进一步重力静置分离之前,先将 Luer 锁盖帽安装至 1ml Luer 锁注射器头端上

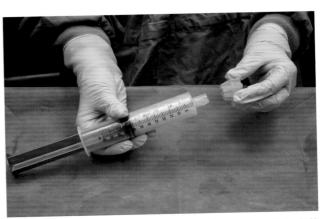

图 61-35 机器吸脂获取的脂肪——先将 Toomey 盖帽安装至注射器头端,再将 60ml Toomey 注射器直立放置于注射器架上,进行几分钟的重力静置分离

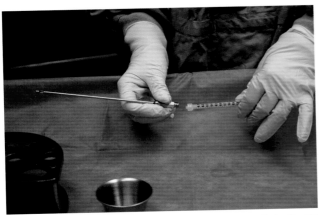

图 61-33 躯干小面积的脂肪移植——若静置分离完成,在将 2~3mm 的 Coleman 注脂钝针连接于吸取脂肪的 1ml 注射器之前,先将血性液体从注射器底部去除

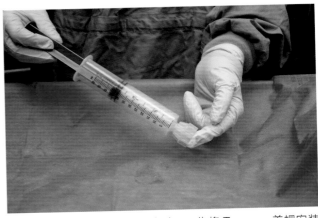

图 61-36 机器吸脂获取的脂肪——先将 Toomey 盖帽安装至注射器头端,再将 60ml Toomey 注射器直立放置于注射器架上,进行几分钟的重力静置分离

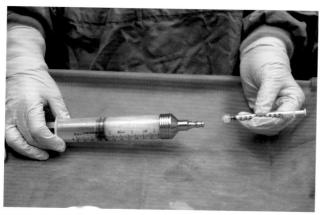

图 61-37　面部脂肪移植准备——在准备面部脂肪移植时，将脂肪转移至 1ml Luer 锁注射器中之前，先将 Toomey-Luer 锁转换头安装在 60ml Toomey 注射器上

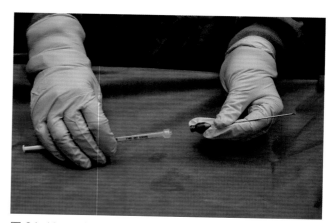

图 61-40　面部脂肪移植——2mm 钝头 Coleman 注脂针被连接到装有分离过的脂肪的注射器上，为面部脂肪移植做准备

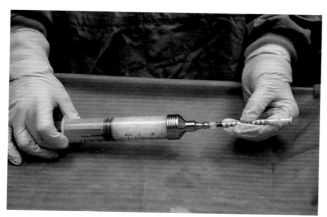

图 61-38　1ml 注射器连接到位

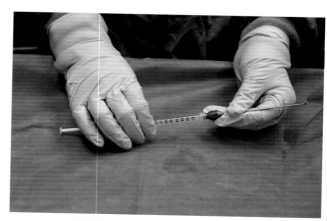

图 61-41　注脂针与注射器连接牢固

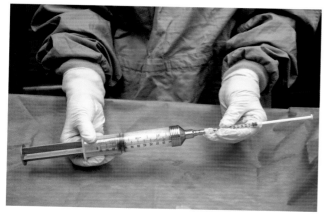

图 61-39　轻轻地将脂肪吸入 1ml 注射器

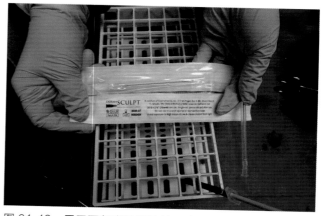

图 61-42　用于面部脂肪移植的一次性注脂针——一次性钝头单用注脂针也可用于面部脂肪移植。14G、16G 和 18G 针都适用于面部脂肪移植

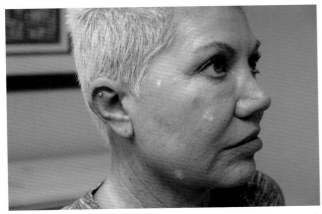

图 61-43 标记进针点——通常每侧面部 3 个进针点即可进行面部大部分区域的注射。如果需要注射特殊部位，如唇部、眉间或鼻子，可增加额外进针点

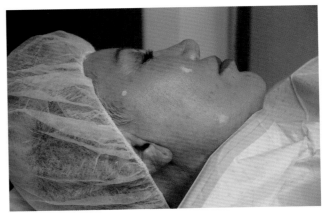

图 61-46 患者准备进行脂肪填充

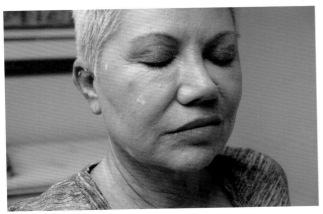

图 61-44 进针点斜面观

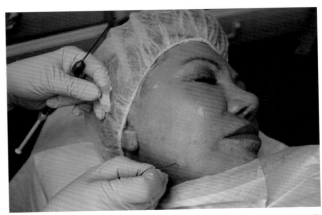

图 61-47 用破皮针在面部注脂针入口处开孔——在脂肪移植前，用破皮针以 45° 插入皮下 3~5mm 深，为钝头注脂针开孔

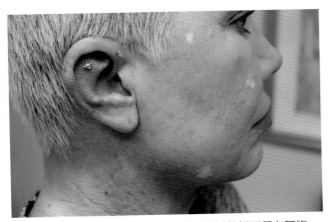

图 61-45 进针点侧面观。注意在注射前卸下所有耳饰

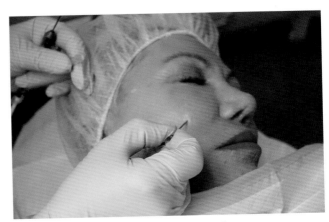

图 61-48 中面部开孔

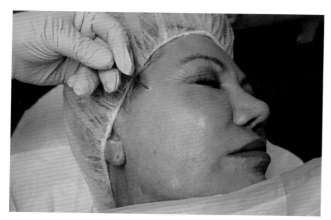

图 61-49　上面部开孔

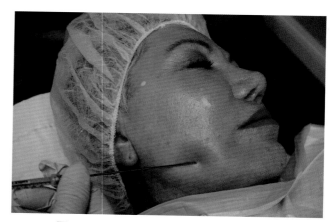

图 61-52　注脂针通过皮肤开孔轻柔地前进

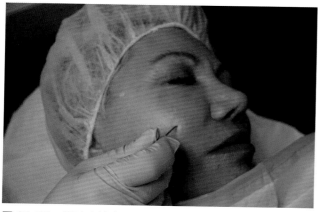

图 61-50　用破皮针在面部注脂针入口处开孔——在脂肪注射到周围区域之前，用破皮针以 45° 插入皮下 3~5mm 深，为钝头注脂针开孔

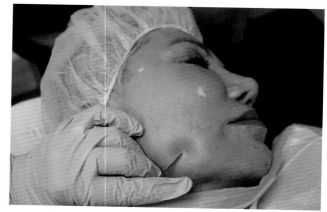

图 61-53　注脂针也可转换角度，向上方颊部走行

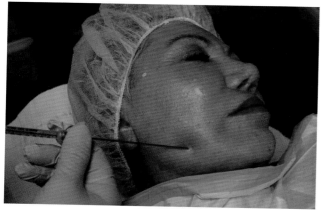

图 61-51　下面部进针点——通过该较低的进针点可以填充颏前沟、唇颊褶皱、颏纹和颏部

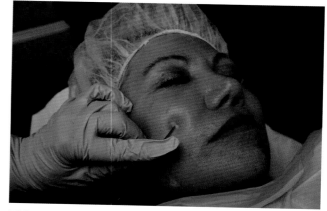

图 61-54　中面部注射的进针点——通过中面部进针点可以进行泪沟、鼻唇沟以及颊部中外侧的注射

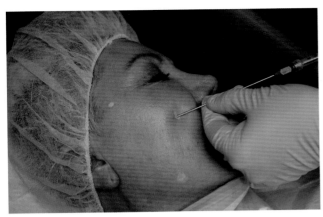

图 61-55　注脂针也可向后侧行进

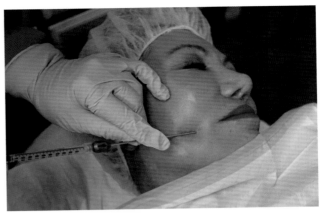

图 61-58　唇颊褶皱也可处理

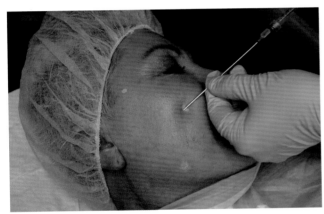

图 61-56　颊部后外侧可以通过中间进针点到达

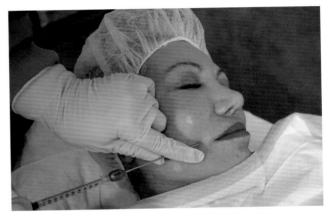

图 61-59　通过下方进针点可以到达鼻唇沟

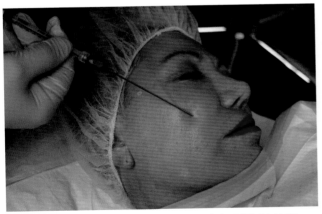

图 61-57　中颊部和鼻唇沟可以通过中面部开孔处理

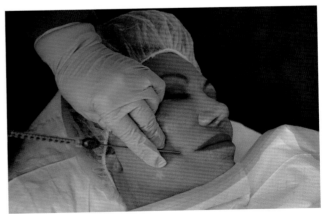

图 61-60　转换方向时，无需完全拔出注脂针

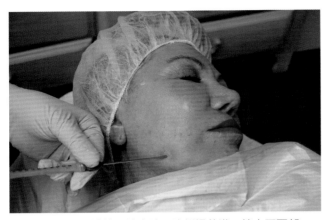

图 61-61 针管通过皮肤开孔缓慢前进,填充下面部

面部脂肪移植

脂肪移植可用于全面部的容量填充或是面部特定区域的纠正改善,如唇部(图 61-62 和图 61-63)、口周部、鼻唇沟和木偶纹。面部脂肪移植的方案和技术,与使用填充剂进行全面部年轻化或改善面部特定部位的方案和技术相似。面部脂肪移植的目标是在皮下多个层次填充米粒大小的小脂肪颗粒,以使每一个脂肪团更好地被周

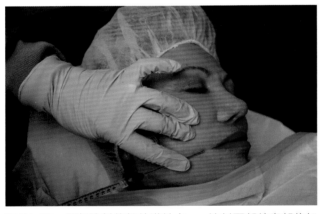

图 61-62 唇部注射的额外进针点——注射面部特定部位如唇或口角时,可以增加额外的进针点

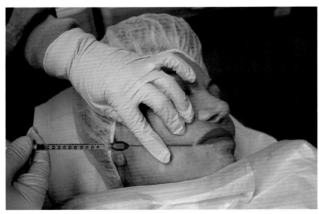

图 61-63 改变注射针的方向即可进行唇部填充

围毛细血管血管化,增加脂肪存活率。

钝头注脂针可通过仅仅几个进针点将极少量脂肪充填在皮下多个层次,通常进针点为每侧 3 个。如有必要,在注射面部特定部位,如唇部、眉间或鼻部时,可以增加额外的进针点。过去都是用可以重复使用的注脂针来进行面部脂肪移植,现在有了 14G、16G 和 18G 的一次性注脂针,能很好地用于面部不同部位的脂肪移植。

在面部脂肪移植之前,需要重新进行无菌准备,患者仰卧位,将头稍稍抬起,重新铺无菌单,再将 16G 一次性注脂针连于抽好脂肪的 1ml Luer 锁注射器。

在第一个进针点局麻形成皮丘之后,用 14G 或 16G Nokor 破皮针以 25°～30°轻柔地刺入皮下,为钝头注脂针做皮肤开口。拔出较粗的破皮针后,注脂针通过该进针点到达附近面部受区。脂肪注射前必须先回抽,注射的同时注脂针缓慢后退,将约 0.1ml 的脂肪团块注射到深部。注脂针无需完全退出进针点即可重新调整方向,以放射状继续在另一个区域以相同方法注射,将少量脂肪植入该区域。重复这样的移植程序,直至注射完注射器里的脂肪。

用类似的方法将每一支注射器中的脂肪注射至治疗区域的更浅层,直至达到理想外形和容量。因此,每一个新部位刚开始注射时,都会注射至较深层,然后逐渐过渡至浅层。刚开始,可以将脂肪注射至骨膜上,随后注射至相对较浅的皮下层。当较大的脂肪颗粒阻塞了注脂针时,在推注时可能会有阻力感。若出现这种情况,最好检查一下注射器是否有脂肪颗粒堵塞,而不是用蛮力强行推注,从而避免过多脂肪被推入同一个区域。

躯干脂肪移植

脂肪移植常常在超声设备的引导下进行,以避免刺破血管和形成脂肪栓塞(图 61-64 至图 61-67)。

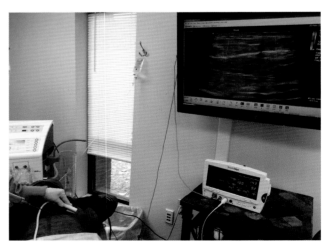

图 61-64 躯干大范围脂肪移植——手术室超声引导下进行躯干大范围脂肪移植

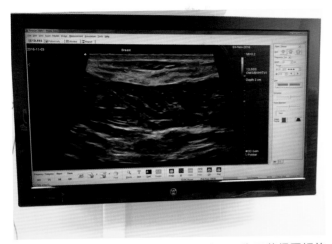

图 61-65　躯干大范围脂肪移植：乳房——为了获得更好的视野，可通过电子显示屏查看乳房超声图像

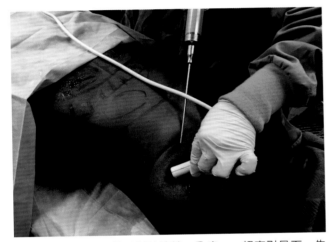

图 61-66　躯干大范围脂肪移植：乳房——超声引导下，先进行回抽，然后在乳房中进行放射状小剂量回退注射

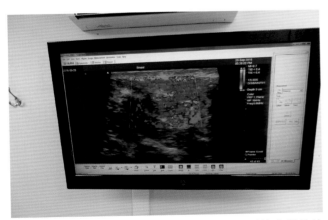

图 61-67　受区超声图像可以提示血管位置并检查脂肪的注射

在受区重新消毒铺巾后，使用 2mm 钝头注脂针连接 Toomey 注射器，小心地将脂肪较浅地注入皮下脂肪层。每次注射前都要回抽以确保针头未进入血管。脂肪使用缓慢回退注射的方式注入，即针管缓慢后撤，同时推注脂肪，线性注射 0.25～1ml 大小的自体脂肪。当针头到达进针点时，改变针头的方向，以放射状继续在同一皮下脂肪层进行注射，与之前描述的方式一样，注射时同样需要回抽、缓慢回退。将脂肪移植至躯干受区的不同层次直至患者在仰卧、俯卧、坐位和站位时均达到理想的形态。记录每个部位注射的脂肪量。各个部位的脂肪移植完成以后，缝合进针点。

臀部脂肪移植

在进行臀部脂肪移植前，要先通过脂肪抽吸术改善整个臀部形态。关键是要去除下背部、后腰部、骶骨前三角区、有时还有大腿内外侧的脂肪。在这些部位进行吸脂可以使臀部获得更美观的形态，这样可以使臀部看起来更加饱满和凸出。为了避免把脂肪注入臀部血管，所有脂肪都应在超声引导下填充至皮下浅层，而不是肌肉内。多数脂肪被填充于臀大肌上部脂肪层的浅层，部分则填充于臀部内侧的臀沟皱襞周围。增加臀部的凸度需要大量脂肪，一般一侧为 300～500ml。

乳房脂肪移植

女性为了改善乳房形态和饱满度常常要求进行少量的脂肪移植。脂肪可以填充至乳房下极，轻度地提升乳房，改善下垂，而无需接受更具侵袭性的手术。

当患者想要显著地增加乳房体积时，通常会建议其使用乳房假体。但对那些希望乳房增大一个罩杯以上，同时又要显得自然的患者，通常有两种脂肪移植手术方案。

手部脂肪移植

衰老使手部变得更薄，手背的静脉和肌腱越来越明显。如果患者希望手部看起来显得更年轻，那么在手背注射少量患者自己的脂肪可以达到这种效果。详见第 80 章。

橘皮征的脂肪移植治疗

躯干部位的橘皮征在使用 Toledo V 形剥离器释放深部的粘连、并对每个凹陷进行脂肪填充后，可以获得显著的改善。由于脂肪会被部分吸收，建议适当地过量填充。

用于精细脂肪塑形的脂肪移植

通过吸脂显露肌肉形态之后，可以在男性胸部移植少量脂肪，以改善胸大肌的肌肉形态，还可以增加腹直肌边缘的明显程度。

脂肪移植改善术后缺陷、凹陷和瘢痕

凹陷和回缩的手术瘢痕经过 Toledo V 形剥离器剥离，摆脱了过度纤维粘连，再进行脂肪填充后，常常能获得非常大的改善。通常只需要填充一点点脂肪，建议进行轻度的过度矫正。对于刚接触脂肪移植的医生，治疗术后缺陷和过度抽脂形成的凹陷有利于提高自信和移植技术（图 61-68 至图 61-74）。

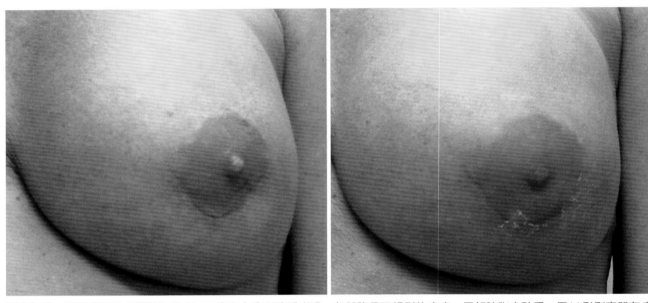

图 61-68　脂肪移植治疗凹陷和瘢痕——患者左乳再造后出现一条凹陷且不规则的瘢痕。局部肿胀麻醉后，用 V 形剥离器在瘢痕凹陷处深面轻轻解除粘连，并移植大约 20ml 自体脂肪。术后 2 周回访，敷料移除后可见患者的乳晕皮肤变得平坦、干燥

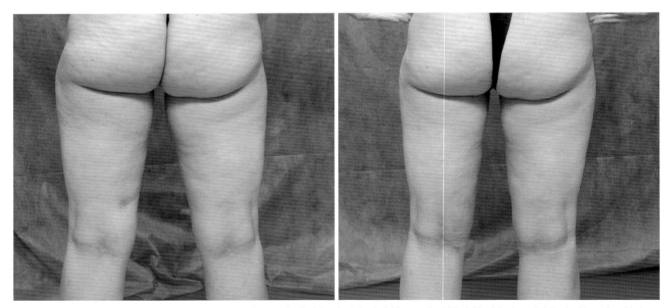

图 61-69　脂肪移植治疗术后缺陷、凹陷和瘢痕：黑色素瘤切除后脂肪移植——脂肪被移植到左大腿内侧深深的凹陷，这个凹陷是 3 年前黑色素瘤切除遗留下来的。凹陷区经肿胀麻醉，在移植 30ml 脂肪到该区域前，先用 Toledo V 形剥离器将瘢痕纤维组织剥离

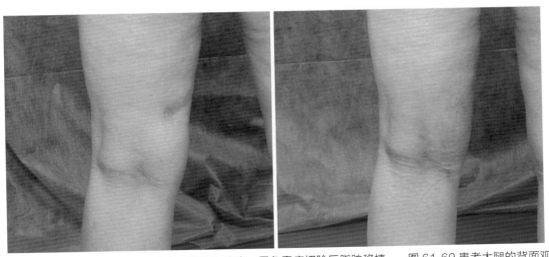

图 61-70　脂肪移植治疗术后缺陷、凹陷和瘢痕：黑色素瘤切除后脂肪移植——图 61-69 患者大腿的背面观

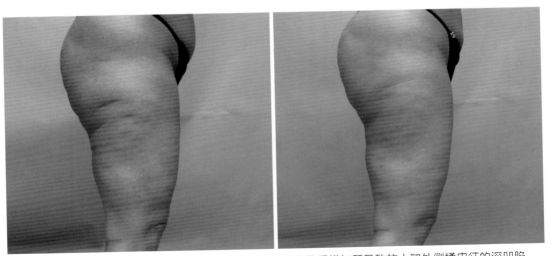

图 61-71　脂肪移植治疗橘皮征凹陷——脂肪移植治疗体重增加所导致的大腿外侧橘皮征的深凹陷

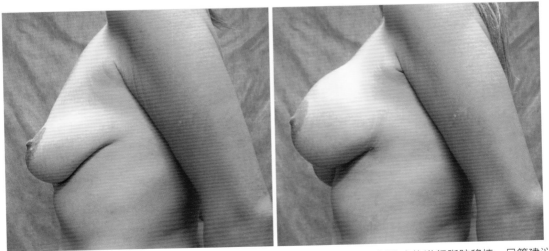

图 61-72　乳房脂肪移植——36 岁女性患者，减重之后乳房明显萎缩和下垂，对两侧乳房均进行脂肪移植。尽管建议其进行假体植入联合乳房提升手术，但是患者更倾向于脂肪移植

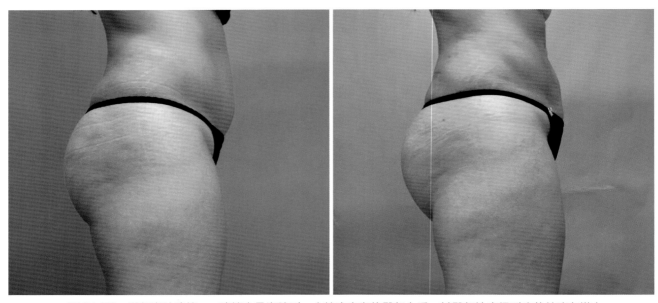

图 61-73　臀部脂肪移植——移植少量脂肪到一个较瘦患者的臀部之后，其臀部轮廓得到改善并略有增大

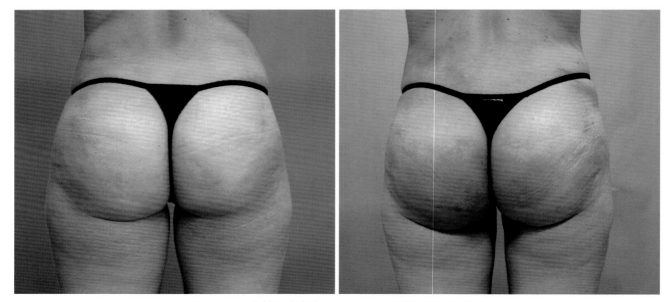

图 61-74　臀部脂肪移植——图 61-73 患者臀部的后面观

术后护理

供区需要穿紧身衣数周，受区要避免压迫。隆臀后可使用特殊设计的紧身衣，建议乳房脂肪移植后使用有特殊支撑性的压迫性非常小的胸罩。

患者均被告知要轻柔地对待脂肪移植受区，避免对这些区域进行按摩和推拿，并避免剧烈体力活动 2 周。同时控制体重，避免减肥或增重（图 61-75 至图 61-80）。

术后首日复查，之后 1 个月内每周复查 1 次，随后的复查时间因人而异。

面部脂肪移植术后护理

面部脂肪移植术后，建议患者睡觉时垫两个枕头，以保持头高位，持续数周。前两天可以全天使用冰袋冰敷。尽量避免做家务以及弯腰，以防止水肿加重。医生通常会开具抗生素、类固醇贴和 HSV 预防药物，并嘱咐患者 1 个月内避免行牙科治疗。

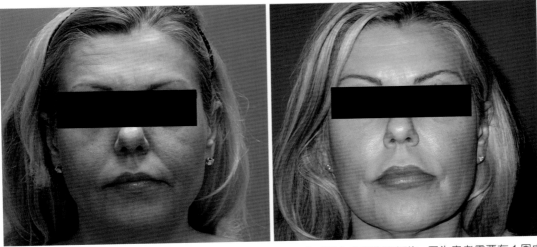

图 61-75 面部脂肪移植——脂肪被移植至唇部、颏部、颊唇褶皱、鼻唇沟、颊部、鼻颧沟和泪沟。因为患者需要在 1 周内恢复工作，所以这些部位没有过量填充

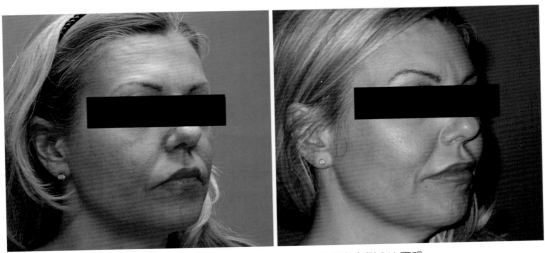

图 61-76 面部脂肪移植——图 61-75 患者右侧 3/4 面观

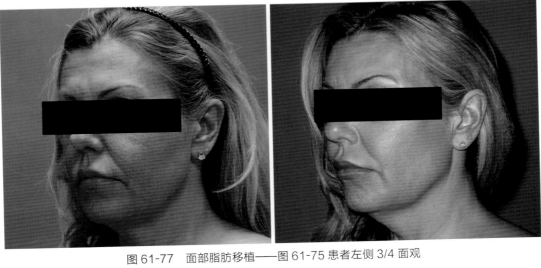

图 61-77 面部脂肪移植——图 61-75 患者左侧 3/4 面观

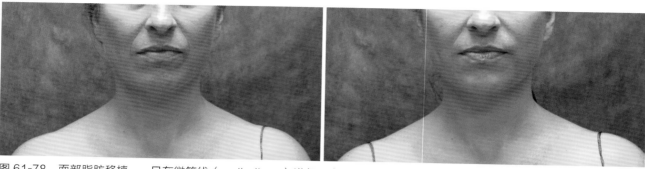

图 61-78　面部脂肪移植——只在微笑线（smile lines）进行了脂肪移植。因为患者需要在 1 周内恢复工作，所以没有过量填充

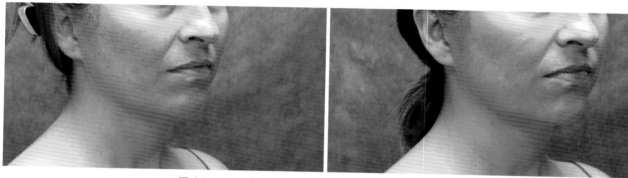

图 61-79　面部脂肪移植——图 61-78 患者右侧 3/4 面观

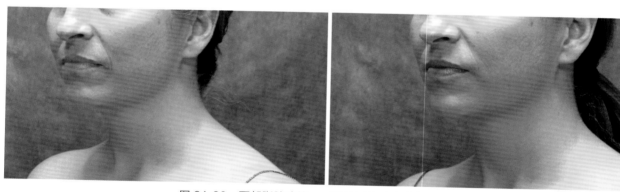

图 61-80　面部脂肪移植——图 61-78 患者左侧 3/4 面观

不良反应和并发症

面部脂肪移植的不良反应

面部脂肪移植后会出现面部水肿，水肿程度由脂肪移植量决定。严重水肿常常发生在眶下区的脂肪移植之后。水肿大多都在 4 天后好转，有时也可持续 8～14 天，小部分的水肿可以持续 3 个月之久。

可能会出现轻度淤青，但如果使用钝针注射就不太会发生。另外，也可能出现反应性口唇疱疹，术后颈淋巴结也可能会增大。

脂肪移植后的并发症与脂肪抽吸类似，包括血肿、皮肤表面不平整、贫血、硬结、脂肪液化坏死、感染、不对称以及脂肪栓塞。

肿块和结节可由持续性的水肿导致，也可由脂肪填充过浅导致，尤其是在眶下区域。在过度矫正注射过多时也很常见。处理措施包括密切观察数月和局部类固醇注射。6 个月之后，对过度填充的患者可以进行少量的脂肪抽吸。

由于身体不同部位脂肪吸收不同，以及衣服压力、生活习惯、体位或是个人生理的关系，哪怕填充了足够的脂肪，仍可能出现矫正不足的情况。通过再次移植可以轻松解决这个问题，通常需要等待 6 个月。

脂肪储存

当一次脂肪抽吸所获得脂肪远多于所需要的量时，尤其是患者只想进行面部填充时，医生和患者都会想到储存多余的脂肪以备将来使用。尽管使用冻存脂肪听上去十分诱惑，但是一些证据表明，若只是简单地冷冻和储存于 −20℃ 的环境，只要经过一个冻融循环，脂肪就将失去活性，除非使用了冷冻保护剂。因此，这种方法可能不能常规使用（图 61-81 至图 61-86）。

总结

脂肪是很好的填充剂，大量用于移植的脂肪是可以获取的，尤其是在外科医生进行脂肪抽吸时。使用恰当的技术，70%~80% 移植的脂肪细胞可以存活。尽管脂肪移植获得的良好效果可以长期维持，但最终的结果很难预料。脂肪移植是集技术和艺术于一体的手术方式，而且将持续发展下去。

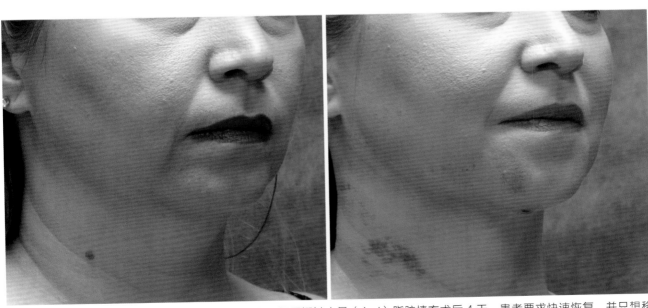

图 61-81　面部脂肪移植——颏下吸脂及口唇下方和颊唇褶皱少量（4ml）脂肪填充术后 4 天。患者要求快速恢复，并只想移植少量脂肪

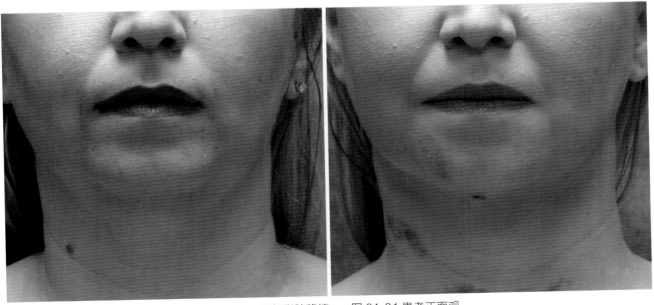

图 61-82　面部脂肪移植——图 61-81 患者正面观

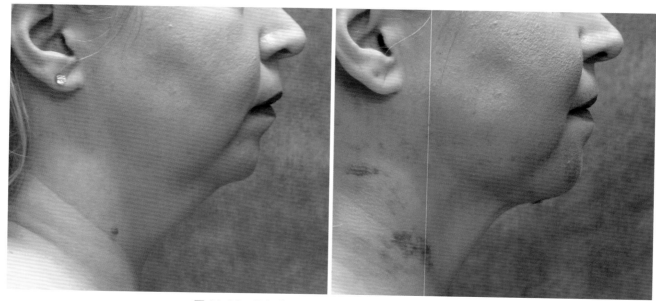

图 61-83　面部脂肪移植——图 61-81 患者右侧面观

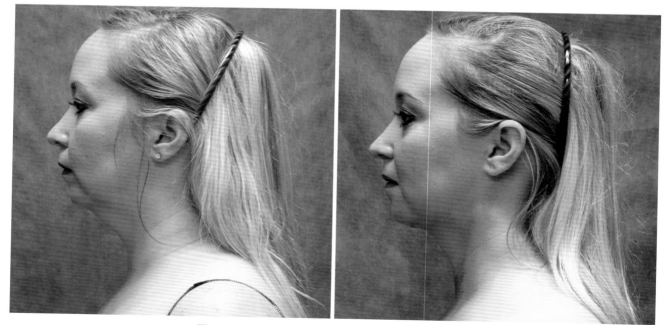

图 61-84　面部脂肪移植——图 61-81 患者左侧面观

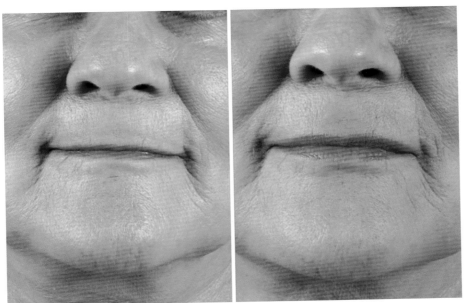

图 61-85　面部脂肪移植——这位 73 岁女性只要求在唇部注射少量脂肪，因为她只想略微丰唇。术前（左）和术后 3 周（右）

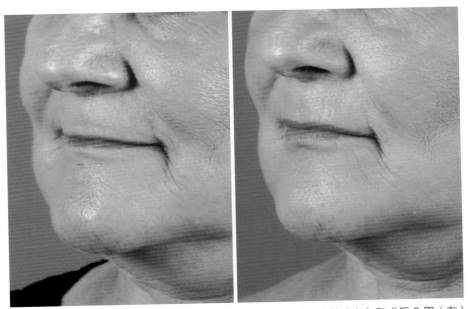

图 61-86　面部脂肪移植——图 61-85 患者左侧 3/4 面观，术前（左）和术后 3 周（右）

第 62 章 毛发移植

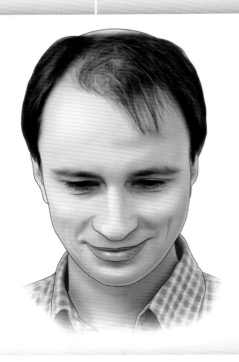

原著者　Bessam Farjo
　　　　Nilofer Farjo
　　　　Greg Williams

翻　译　邢臣径　姜海燕
审　校　郭亮侬　徐永豪

概要

- 雄激素性秃发，或者模式脱发，是男性和女性脱发的最常见原因，也是毛发移植手术最常见的适应证。
- 供体区域采集有两种方法：毛囊单位提取（FUE）和条状毛囊单位移植技术（strip FUT）。

初学者建议

- 发际线的设计需要对细节精确关注，因为它是患者最关注的地方，也最容易被观察者看到。
- 在完全秃发的区域，一次手术可以达到原来毛发密度的 25%～30%，因此患者通常需要两次手术来达到理想的毛发密度。
- 初学者所犯的最大错误就是选错了患者。

专家建议

- FUE 的安全供区和条状 FUT 相同，但是如果未来脱发的可能性小的话，采集区可以扩展到其他部位，如下颈部。
- 毛发闭合技术可能有助于掩饰供区的带状瘢痕。在缝合处沿伤口上下缘去除一条非常浅的表皮（1mm×1mm）。它的作用是迫使修剪过边缘上的毛发穿过瘢痕生长，破坏瘢痕的线性外观。

切记！

- FUE 采用两种基本的打孔器类型：尖头和钝头，每个都有手动版和电动版。
- 在单个部位联合使用条状 FUT 和 FUE 可以最大程度地增加移植数量。
- 一般来说，这种方法可能增加单次手术高达 50% 的产量。

陷阱和注意事项

- 在移植物等待重新植入头皮时，必须将其放置在适当的存储溶液中。它们很容易受创伤和干燥的影响。这可能是缺乏经验的操作者失败率增加的原因之一。
- 虽然患者和外科医生花很多时间讨论不同的供区获取技术的优点，但最终决定毛发移植美容外观的是切口位置的选择和毛发植入的技巧和艺术。

患者教育要点

- 患者第 2 天可清洗供区，1 周后可恢复移植区的正常清洗。
- 大多数外科医生建议在开始的几天经常使用含盐溶液喷洒移植区域。
- 术后 7～10 天，大部分移植区表面痂皮开始脱落，可能还会脱落外毛干，新发将在 3～4 个月后开始生长，但直到 8～14 个月才会成熟。

引言

雄激素性秃发，或者模式脱发，是男性和女性脱发最常见的原因，也是毛发移植手术最常见的适应证。

引起脱发的原因很多，例如代谢问题（糖尿病、甲状腺疾病、贫血），休止期脱发，瘢痕和牵拉性脱发，药物，创伤和自身免疫性疾病。其中一些情况是可以进行毛发移植的，但当潜在的病变仍活动时，禁止手术干预。对于任何类型的脱发，第一步是治疗之前先明确诊断。这对女性尤其重要，女性型脱发是排除性的诊断（图 62-1）。

技术

现代的毛发移植技术包括毛囊单位移植，在这个过程中头发的天然结构被保存下来，大多数毛发分为两根、三根或四根一组，周围被皮脂腺包围成紧密的一簇，附着在一块立毛肌上。也有少数毛发是单个生长。在手术修复过程中，保留这些天然结构不仅可以产生最自然的外观效果，而且可以获得最佳的移植存活率。

有两种基本的供区采集方法：毛囊单位提取（follicular unit extraction，FUE）和条状毛囊单位移植技术（strip follicular unit transplantation techniques，strip FUT）。

条状 FUT 采集包括从供区头皮的毛发致密区域切除一条狭长的毛发带。病人在供区的毛发完全覆盖了缝合的供区，因此在手术结束时，病人可以以最美观的外观离开。

采集到的条带在显微镜下被分割成单个的毛囊移植单位。这个程序需要大量熟练的技术人员，平均每 500 个移植物需要一名经验丰富的技术人员（表 62-1，图 62-2，图 62-3）。

FUE 是一种使用不同类型的打孔器分别从供区上提取毛囊单位的办法。这对患者最大的好处是没有线性瘢痕，且供区恢复更快。这种技术允许患者把头发仅剪短几毫米或更短。FUE 还允许外科医生在头皮弹性小的地方进行移植（表 62-2 和图 62-4）。

在完全秃发的区域，一次手术可能只能达到原始头发密度的 25%～30%，因此，患者通常需要两次治疗达到理想的密度。在没有完全秃的地方，最重要的是通过药物治疗控制继续脱发。否则，患者因为继续脱发，移植后可能看起来没有什么变化。如果脱发是基因介导的，可能会持续很长时间。如果脱发是由于复杂性疾病如斑秃引起，移植的结果就不能得到保证。对有些患者，即使头发暂时性恢复正常也是可以接受的。

患者选择

在选择合适的移植患者时，重要的是考虑到诸多的因素（表 62-3）。初学者所犯的最大错误就是选错病人。因为脱发是终身的过程，所以对未来脱发的预期和在这个基础上计划是非常重要的。在往后的日子里，患者可能会也可能不会继续非手术治疗维持他们的头发。不管怎样，在某些情况下，患者可能会遭遇额外的脱发，所以绝不能告知患者一次单一的治疗就能使之完全和永久的改善。毛发移植手术目前面临的挑战是，可供使用的头发数量有限，只能减少，而"画布"只能变得更大。

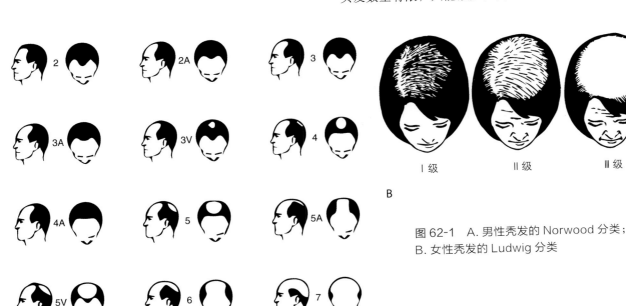

图 62-1　A. 男性秃发的 Norwood 分类；B. 女性秃发的 Ludwig 分类

表 62-1 条状 FUT 手术适应证

患者选择
不愿刮除供体区域毛发
供体区域面积有限
斑秃进展期
经济或时间限制
女性

表 62-2 FUE 手术适应证

患者选择
头发的特征，生长角度锐角或钝角
短发或平头
瘢痕史
头皮张力
脱发预期不明确的年轻患者

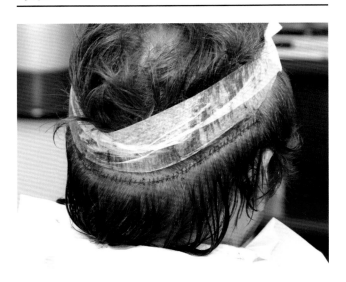

图 62-2 条状 FUT 采集方法的典型术后表现

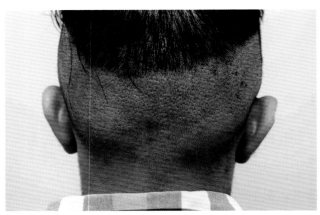

图 62-4 FUE 采集方法的典型术后表现

表 62-3 患者选择

预期	每次手术达到原始密度的 30%
年龄	>25
Norwood 分级	≥ Norwood Ⅲ
家族史	PGF，F，MGF Norwood Ⅴ 或 >
头发特征 / 与皮肤颜色的对比度	高对比度 = 低治疗效果

首先要考虑的是患者的年龄，那些非常年轻的和（或）在脱发早期阶段的可能要求手术治疗，但却没意识到手术的长期后果。有很强的脱发家族史的人，在25 岁以下时就需要保持谨慎，因为他们有更长的时间经历大量脱发（图 62-5）。对于 Norwood 分类，仅对 Ⅲ 期及以上的患者进行手术，即使在这种情况下，也要考虑年龄、家族史等因素（图 62-1）。

其他因素包括头发的颜色、质量和肤色。头发和皮肤的颜色对比度越高，就需要越多的头发来覆盖。如：一个白皮肤，深棕色头发的患者术后仍能看到白皮肤，而金发白皮肤的患者术后看不到白皮肤。其他的头发特征，如粗度和卷曲度也会影响毛发的覆盖率。

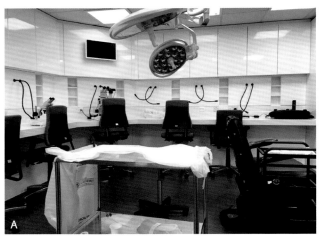

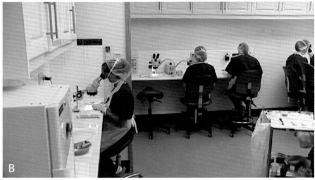

图 62-3 典型条状 FUT 技术人员设置

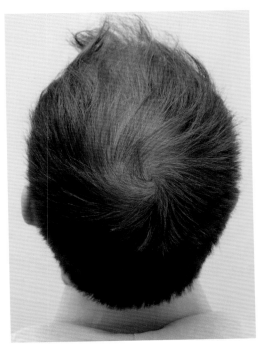

图 62-5　一个太年轻、在脱发的过早阶段而不宜考虑手术的患者例子

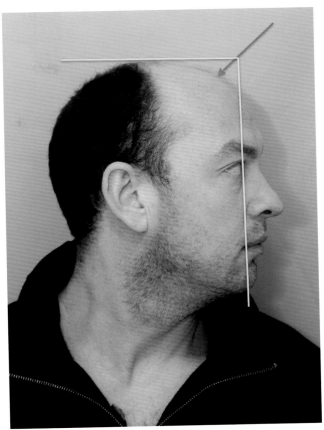

图 62-6　确定"瓦点"（红色箭头）

禁忌证

和其他皮肤外科手术一样的禁忌证。此外毛发移植手术通常需要数小时，患者应该在此基础上进行医学评估。考虑到手术需要广泛的局部麻醉和止血，也需要有稳定的心血管系统，由于头皮移植部位有成千上万的开放性伤口，易出血体质和使用抗血小板药物会有特别的危害。

发际线的设计

设计发际线和确定发际线可能是这个过程中最重要的方面。不管未来脱发的情况如何，这里有一些指导方案可以用来选择合适的设计方案。

首先，确定发缘中点的位置，即发际线的最低最中心点。最有效的办法是确定前额前方的垂直面和头皮上方的平行面的交点。这可以从患者侧面最清晰地看到。也可以通过拇指沿前额滑动感觉，直到它突然滑动并消失；Sandoval 将其描述为瓦点（图 62-6）。在多数男性中，这是从眉间向上 7~8cm，女性约 6cm，从这一点开始，发际线在两侧向上弯曲，形成一条贯穿眼角的垂直线（图 62-7）。从这一点开始，被设计成向下弯曲并位于颞上发际线侧前方。如果患者在这个区域将来有脱发的可能，就应该采取极端的防御措施，因为这可能看起来不自然。建议初学者避免后一种设计元素。上述设计中的毛发通常向上生长，而与发际线相连的毛发向下或向后生长，

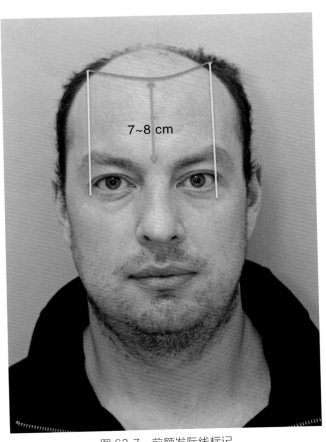

图 62-7　前额发际线标记

并且以更锐利的角度生长。如果患者可能发展成老年男性秃顶，那么较低和较平的发际线可能看起来不自然也不平衡。在医生有足够的经验之前，坚持上述指导原则很重要。

术前准备

在患者做手术之前，他们应该遵循几条指导建议。长期大量饮酒和急性中毒会延长出血时间，损害血小板功能。患者应被告知操作前后 24 小时内不要饮酒。类似于大蒜等中草药，维生素 E 也抑制血小板聚集，这些应该在手术前 7～10 天停止。如果患者头皮较紧绷且计划进行条带状切除，他们应在术前至少 1 个月进行头皮按摩使头皮松弛。手术当天，让患者穿舒适的衣服及一件不需要拉过头顶的衬衫，因为这可能会使移植的毛发移位。在咨询时，应评估头皮状况，必要时进行治疗，如银屑病和脂溢性皮炎。在某些情况下，可能需要对头皮状况进行术前的再次评估。

安全供区

移植的毛发应该只能从终毛区域采集，此区域的毛发未来不太可能由于持续的男性脱发而丢失，并且这个区域的供区瘢痕容易被隐藏。这些位置因人而异，有一般能接受和经典的指导原则。理想的上缘线应在预计老年雄激素性秃发秃顶冠结束的地方下 2cm 处。下缘应该在颈后头发上 2cm 处（图 62-8A）。

在两侧的侧面，最好在经过外耳道垂线的后面。在耳后皮肤松弛程度较低的区域应谨慎，建议使用较窄的条带宽度（图 62-8B）。

根据患者头部的大小，条带的最大长度通常在 24～32cm，条带的宽度取决于皮肤的松弛程度，范围在 1～2.5cm，平均在 1.3cm。虽然有公式和设备，但大多数外科医生会通过用手挤压头皮或上下移动头皮来评估潜在的可移动宽度。

FUE 的安全供区一般和条状 FUT 相同。但是，如果将来脱发的可能性很小，可以将毛发采集扩大到其他区域，如下颈部。需要注意在基因易感性患者中将来有从颈上部逆行性脱发的可能。虽然来自 FUE 的瘢痕更小，其开放性伤口的影响更小，尽管可能有更多余地，但仍建议注意上述的安全指南（图 62-4）。

供区面积计算

在条状 FUT 中，虽然没有哪一种方法是非常精确的，但每平方厘米可获得的移植毛发数是可以通过密度计或其他类似的放大装置来计算的。一个简单的假设是，基于平均 80 个毛囊单位 /cm² 的密度，每 6cm 长、1cm 宽的移植带可以产生大约 500 个移植毛囊。这个数字可以根据不同个体和不同头皮供区的毛发密度高低进行调整。

已经存在条状供体瘢痕的患者，可以在新的条状供体内切除瘢痕，将一个瘢痕替换为另一个瘢痕，这将影响移植的产量，需根据原有瘢痕的宽度调整数量。

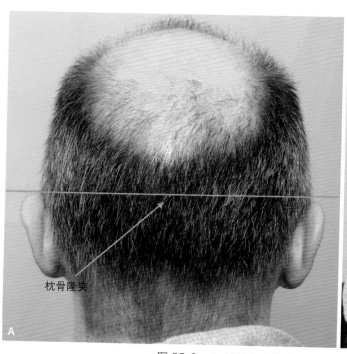
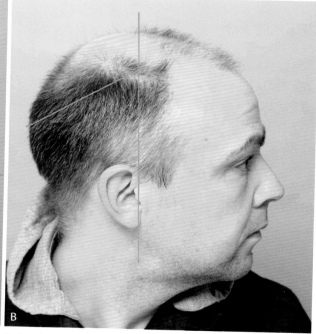

枕骨隆突

图 62-8　A. 枕部头皮的"安全供区"；B. 头皮顶部的"安全供区"

当患者坐直或俯卧时，将被切除的供区毛发修剪至 3~4mm。这个长度将有助于正确引导移植物插入移植部位。术后条带外的较长的毛发可以立即遮盖供体区域（图 62-2）。

FUE 面临的一个挑战是需要在移植物采集前刮除供体区域毛发。这样可以使得外科医师均匀地获取整个供体区域，避免凸凹不平。在刮除头发之前，外科医生需要在头发上标出安全供区，以便实际评估可能的"永久性"毛发。目标是针对每次治疗获取 15%~20% 的毛囊单位。在平均 80 个毛囊单位 /cm² 的患者中，大约可以获取 15 个毛囊单位。对于发顶处可能发生严重雄激素性脱发的患者，这相当于大约 180cm² 的可用安全区，一次手术可获取多达 2700 个毛囊。

麻醉

通常在供体区域和移植部位周围进行局部麻醉，以环状阻滞的方式进行。利用枕骨隆突的标志性位置，阻滞两侧枕大神经。通常使用 1% 利多卡因联合 1∶100 000 肾上腺素，然后使用作用时间较长的布比卡因。

另一种选择是前额移植部位的神经阻滞，对于患者而言眶上 / 滑车上阻滞往往是一个痛苦的过程。在移植部位，Abassi 溶液既可以实现肿胀止血，又可以有效预防术后明显水肿（表 62-4）。

采集技术

对于条状 FUT，关键是使头发可视化，并保持与外部的发干平行，这有助于确保非常低的横断率。适度的放大是有益的。15 号刀片可用于切割表皮，并对条带的上下边缘做较深的切痕（图 62-9）。

接下来，在切口两侧放置一个扩张器（图 62-10）或用皮肤拉钩轻柔地进行牵拉（图 62-11）。外科医师握住上面的钩子，助手握住下面的钩子，使用手术刀轻

表 62-4　Abassi 肿胀液

100ml 无菌生理盐水
加 1ml 1∶1000 肾上腺素
加 1ml 40mg/ml 曲安奈德

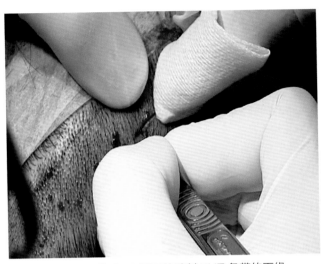

图 62-9　使用 15 号刀片雕刻 FUT 条带的下缘

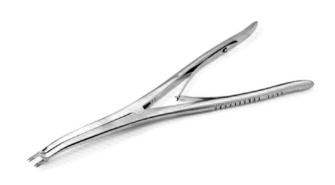

图 62-10　由 Robert Haber 博士设计的条带采集扩张器

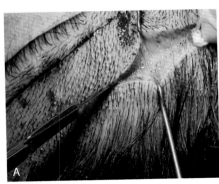
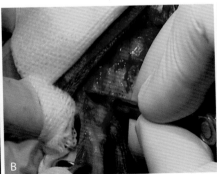
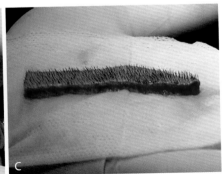

图 62-11　A. 使用皮肤钩实现钝性解剖；B. 使用刀片和牵拉，将条带轻柔地从皮下脂肪剥离；C. 切除条带的典型部分，完整保留毛发

轻地分离毛囊下的脂肪组织，并使用有齿钳或毛巾夹拉出条带。其目的是尽可能直接地解剖，避免毛囊的横切和对深层血管神经的破坏。

上述方法使得出血量降到最小，但止血仍可通过4-0缝合线或保守的电灼来实现。使用激进的电灼止血可能会损伤附近的毛囊，进一步造成瘢痕。供体创面的缝合常选择 4-0 或 3-0 的缝合线。重点是要正确对齐伤口两侧的毛发，确保术后留下一个精细的瘢痕。

毛发闭合技术可能有益于遮掩供皮区的瘢痕。在伤口缝合前，沿伤口整个上下缘去除一条非常浅表的表皮结构（1mm×1mm）。这样做的目的是强迫毛发沿着修剪过的边缘的瘢痕生长，破坏其线性外观（图 62-12 和图 62-13）。

FUE 使用两种基本的打孔类型：尖头和钝头。每个都有手动和电动版本。锋利的冲头有比较浅的深度控制以降低毛囊单位的下端头发被横断的风险。钝冲头允许更深地切开和更多地穿透下方组织，降低移植物切除所需的力量。

使用尖头的关键是深度限制，通常是使用硅管或胶带在冲头上标记或者在手柄上做其他设计。深度是可变的，但通常必须至少与立毛肌一样深，深度为 2.5mm以上，同时保证不能接触到毛囊。毛发通常倾斜于穿孔区域以外，导致较高的横断率。在打孔时要准确瞄准，同时要稳定毛囊，减少毛囊损伤。

通常皮肤要注射膨胀麻醉液，打孔对准毛发，使毛发位于中央位置，角度与头发露出的部分相匹配。FUE 打孔器最常见的尺寸是 0.75~1.05mm。根据用户的偏好，有相当多的设备和品牌可供选择，包括一些帮助将移植物从皮肤表面提取的抽吸装置。尖头打孔器系统的例子包括 Cole、Ertip 和 SmartGraft 系统（图 62-14）。

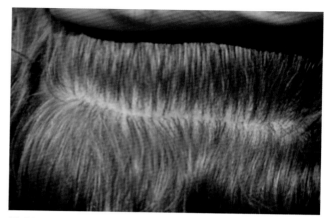

图 62-13 毛发闭合技术对供区的线状瘢痕起到很好的掩饰作用

使用钝头的目的是为了获得更深的切面，更小的移除力和更少的移植物切断。钝性打孔器放置在毛发的中央，但深度可达皮下 4mm 或更深。由于穿刺的钝性可能有使移植物埋藏入皮肤内的风险。

钝性打孔器的电动版本包括将打孔器放在毛发的中央位置，并在推入打孔器的钝性部分之前先将锐利的边缘推入。这种不锋利的边缘倾向于将毛发推向管腔而不是离断它们。这种技术的例子包括 SAFE 系统和 WAW 平面打孔工具。

机器人辅助 FUE

这是指医生参与的 ARTAS 系统。一种放置在毛发采集部位的稳定皮肤的拉紧器。它还具有外围标记，为机器人头部的摄像系统提供数据，用于计算毛发单位从头皮取出时离开头皮的角度、定位和方向。虽然是全自动的，但医生可以手工改动大部分流程。ARTAS 利用的是钝性打孔器解剖的原理（图 62-15）。

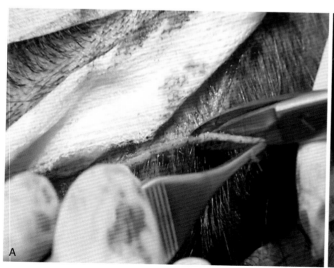

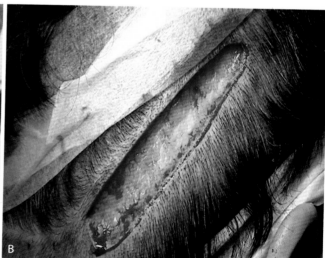

图 62-12 A.毛发闭合技术中的表皮切除；B.供体下边缘表皮去除后的伤口

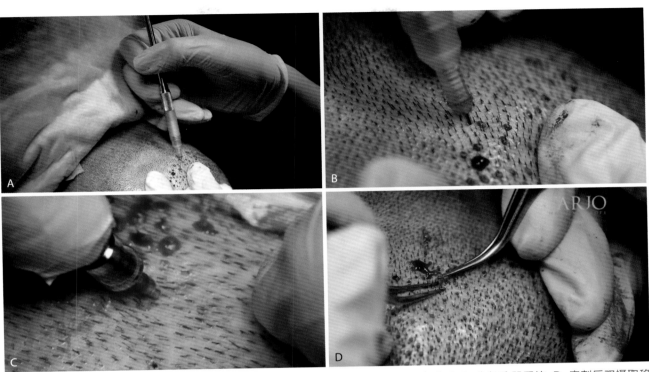

图 62-14　A. Cole 手动尖打孔器手柄的 FUE 技术；B. 皮肤与尖打孔器接触；C. 电动 Ertip 尖打孔器系统；D. 穿刺后双镊取移植物技术

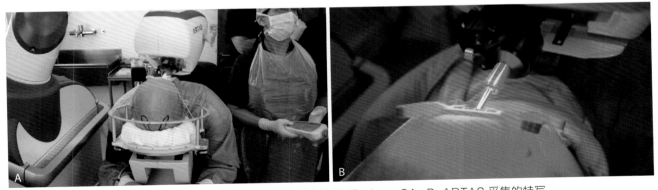

图 62-15　A. ARTAS 系统机器人辅助的 FUE，Inc，CA；B. ARTAS 采集的特写

　　条状 FUT 和 FUE 相结合可以在单次操作中最大限度地采集到移植物。首先取条带状移植，接着进行 FUE，避免因为循环损害引起的 FUE 采集低于带状 FUT。通常这种方法可使单次手术产率增加 50%。

移植物准备

　　在 FUE 中，移植物的准备很少，通常可以在采集时的状态下种植到头皮。一般情况下，技术人员会在显微镜下检查移植物是否有松散的组织，并根据毛发的数量及它们的离断情况进行分类。

　　然而，在条状 FUT，采集毛发后还有很重要的工作要做。首先，类似于切面包的方式把条状头皮切割成薄片。这是在显微镜下仔细地切成一个毛囊单位宽度的薄片（图 62-16）。然后将切片交给另外一个技术人员，他们在显微镜下把它们分离成单个的一组毛囊单位（图 62-17）。

　　移植物在等待植入头皮之前，必须放置在一个合适的储存溶液中。它们很容易受创伤和干燥的影响，这可能是经验不足者治疗不满意度增加的原因。理想的情况下，移植物应在从供体部位取出 4~5 小时内植入移植部位，越早越好。在等待植入时，它们应该保存在冷冻保存液里。不同储存液的最佳属性是正在研究的课题。有传闻说生物佐剂，如三磷酸腺苷（adenosine triphosphate，ATP）在添加到等张溶液如林格乳糖液（Ringer's lactate）有额外的益处。据说储存在高级的

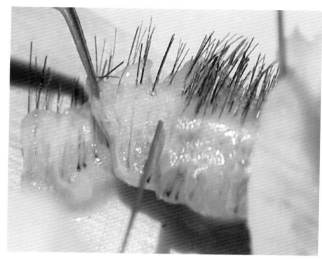

图 62-16 条带切割成薄片

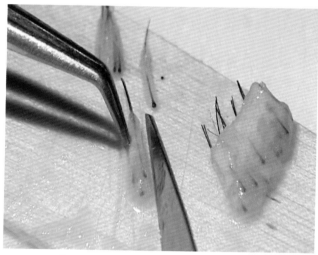

图 62-17 每个薄片上分离出毛囊单位

溶液如 HypoThermasol® 中也有相同的作用。如果移植物在外界储存时间超过 4~5 小时，或对于周围没有保护组织的 FUE，这是一个合理的选择。

移植部位

虽然患者和外科医生花费很多时间来讨论不同供体部位采集技术的优点，但最终决定毛发移植手术美观与否的是切口位置的选择和移植物移植所涉及的技术和艺术性。毛发移植成功也依赖于移植后和移植期间的护理和处理。

移植部位切口

虽然目前世界范围内正规植发手术培训项目非常有限，但在确定手术切口时，有几个关键原则，要通过使用尸体或合成的训练模型进行练习来掌握。包括正确和适当的确定切口的大小、深度、角度、方向、密度和形状（表 62-5）。

在设计毛发移植区的时候，可以先做好所有的切口，然后用镊子或植入器将毛发植入。如果采集的移植毛发比预期多或者少，这就允许一定的灵活性，但移植物植入时可能会错过一些位置。另一种选择是，"插入和放置"技术可以是使用植入器"一步法"，或者做切口并立即使用镊子或植入器直接填充移植物。这确保了没有伤口未被植入毛发，但需要大量的设计技能使整个移植区域填入可用的毛发。

表 62-5 移植部位切口时要考虑的因素

- 大小
- 深度
- 角度
- 方向
- 密度
- 形状

大小

移植毛发单位的切口宽度不仅受所使用工具的大小和形状的影响，还受移植部位皮肤的质量和插入角度的影响。用于切割的工具很多，虽然没有共识说哪种是最好的（图 62-18）。可以考虑使用各种尺寸的皮下注射器，针尖植入装置，针座上安装刀片或定制手柄（图 62-19 和图 62-20）。观点一致的是如果切口形成后植入移植物，切口应该足够大，能使用最小的操作装置插入移植物，但要足够小，使移植物紧贴，不突出，并可压迫止血。对于不同大小的毛囊单位，应首先对切口进行测试，以确保在进行所有的切口之前都选择了正确的切口大小位置。

深度

除了测试切口的宽度，还应根据具体情况决定切口深度，不仅取决于个体毛囊的长度，而且取决于移植部位的皮肤和皮下组织的质量。这不仅因人而异，而且在头皮不同区域也有很大不同。

角度

合适的切口角度取决于头皮植入头发的位置，但也应遵循任何现有头发的出口角度，以避免损伤根部和靠近切口的头发的皮下部分。大多数人的发际线角度是从向前 45° 到冠部直立 90° 不等，如果模拟头发在枕部向下方生长，要转成一个很小的锐角（图 62-21）。在移植眉毛时，切口角度是最重要的，角度应尽可能尖锐，使毛发几乎水平生长。

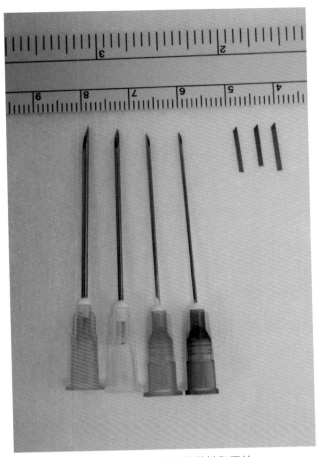

图 62-18　移植部位各种针和刀片

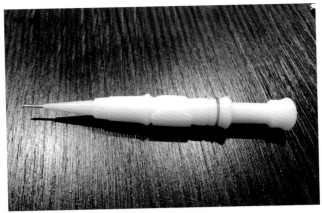

图 62-20　Lion 牌植发器

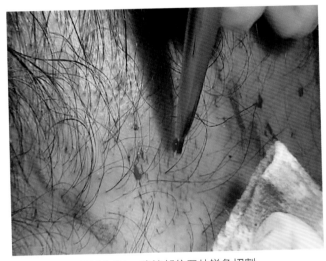

图 62-21　移植部位刀片锐角切割

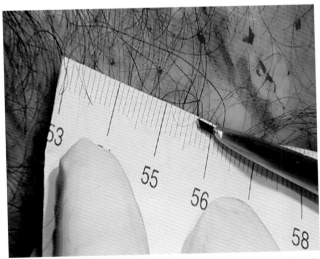

图 62-19　裁定尺寸的刀柄安装于针座上，用于控制切割深度

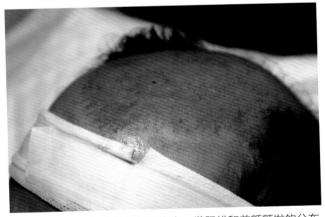

图 62-22　移植部位的设计、方向、发际线和前额额发的分布

方向

切口的方向将决定头发的生长方向和整体头发的朝向（图 62-22）。对于完全秃发的区域，需要医生重新设计，但应遵守现有的头发方向。正确设计头发方向对设计发顶的漩涡是至关重要的，如果有 2 个甚至 3 个自然存在的漩涡需要再造，更是如此。

密度

每平方厘米的切口数量将决定头发生长的密度。较小的切口工具可以使植发密度增加。变化在 25～40 个切口 /cm²。患者应该会注意将能达到的视觉密度，这是由每个移植单位的头发数量、头发的直径、颜色、质地和卷曲度决定的。

形状

切口的方向影响移植毛发的外观。术语"矢状面"和"冠状面"用于描述切口的方向，但是这些术语与毛发生长的预期方向（无论是重新移植的还是现存的毛发生长方向）相关，而不是与解剖方向相关。因此，矢状面是指平行于毛囊的方向，而冠状面是指垂直于毛干的方向。一个 3 发毛囊单位被放置于解剖矢状面，从前面看就像一根头发，而 3 发毛囊单位放置于解剖冠状面切口，从前面看起来就像 3 根头发并排。对于不同大小的移植物使用矢状切口和冠状切口也可以帮助区分哪些切口适合哪些移植物（图 62-23）。同样的，不管是矢状还是冠状切口，线状排列的毛发生长会给人带来一种人造的外观，而三角形排列的切口会更加自然（图 62-24）。

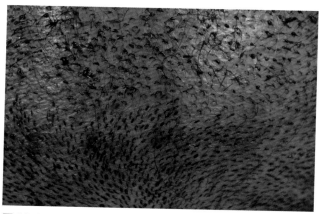

图 62-23　下面切口为矢状面（平行），上面切口为冠状面（垂直于毛发方向）

发际线的设计需要对细节的精确关注，因为它受到患者最密切的关注，也最容易被别人看到。不规则的模式或"蜗牛的足迹"式设计现在被认为是黄金标准。单个的毛发随机地放置于发际线前，模拟自然发际线中出现游离毛发（图 62-22）。

植入

无论是切除还是移植过程中，都应该尽可能轻柔地处理好毛发移植单位。特别是毛球部分不该被压碎，这是使用植入器的理由之一，它最大限度地减少移植物的处理和插入过程中的操作。镊子是常用的，但只能钳夹毛球周围的组织（图 62-25）。这对于条状 FUT 移植物更容易做到，它比 FUE 移植物更丰满，FUE 移植物的毛球周围组织可能很少。这些问题在使用植毛器时就变得很简单，因为植毛器可以在不接触毛球的情况下装载移植物，从而避免对毛球的任何机械压力。但是，当使用植毛器的打孔器将移植物插入皮肤时，如果用力过大，毛球仍然会受到损伤。

术后护理

术后第 2 天患者可以清洗供区。1 周后可正常清洗移植区域。很多外科医师建议前几天经常在移植部位喷洒含盐的溶液。术后第 1 周应该避免剧烈运动。

大部分毛发移植医生不使用绷带，但对于 FUE 案例中供区有渗出的患者，可以在第 1 天使用凡士林纱布。

术后 7~10 天，大部分移植物开始痂皮脱落，可能还有外部毛干脱落。新的毛发在 3~4 个月后开始生长，但手术后 8~14 个月才会达到成熟的最终外观（表 62-6）。

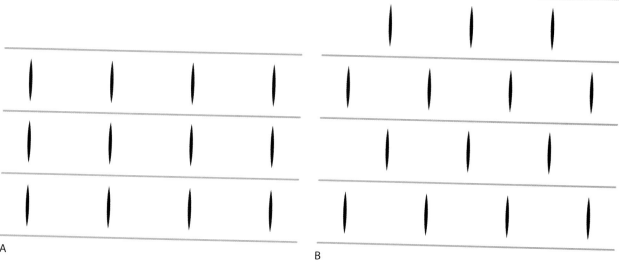

图 62-24　A. 沿直线或正方形排列给人一种不自然的外观；B. 一种交错的或三角形排列的模式使外观更加不规则和自然

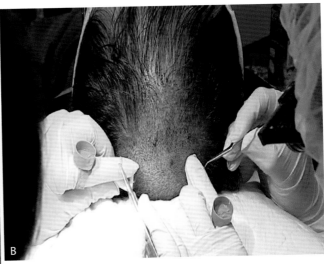

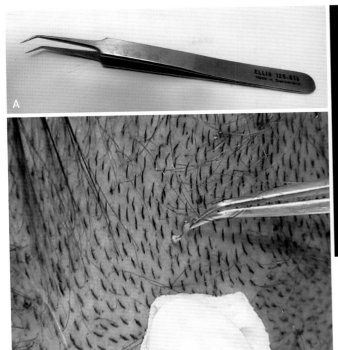

图 62-25　A. 置入镊的例子。B. 操作者将移植物植入患者的典型操作。C. 珠宝工匠置入镊的动作

表 62-6　常见术后并发症

疼痛
水肿
出血
结痂
移植物移位
生长期或休止期脱发
瘙痒
感觉迟钝

　　术后可能会出现水肿，但可以在术后第 1 天开始使用冰袋和将头部抬高 45°的睡姿 3 天来预防。使用头带可以预防液体从头顶流下来。

　　在移植到毛发稀少而非秃发区域时，在手术后可发生生长期和（或）休止期脱发。在女性患者中尤其常见。应告知这种情况可能发生，并鼓励患者术前和术后 1 周使用米诺地尔。

并发症

　　并发症分为两类：美学并发症和内科 / 外科并发症。美学并发症可能更常见，尤其是经验不足的医生。这些包括当患者和医生没有理解对方的手术期望值时，患者期望值没有得到满足。也可能是由于选了错误的患者，例如，一个没有首先使用药物控制的脱发迅速进展期的年轻患者。糟糕的设计可能也是一个问题，包括移植物置入角度错误或者错误地沿着发际线置入移植物。

　　偶尔患者会出现生长不良，这可能是由于潜在的皮肤病（如扁平苔藓引起的瘢痕性脱发）没有被诊断出来、术后感染、移植物处理不当或储存过程中出现的问题，有时也找不到原因。

　　内外科并发症包括疼痛、出血、水肿、感觉丧失（暂时性或永久性）和毛囊炎。较少的情况是，切口裂开，供区或移植区坏死、增宽、瘢痕疙瘩或者肥厚性瘢痕形成。

总结

　　毛发移植的自然外观取决于外科医生在影响移植物植入的各种因素情况下，创造合适的切口位置的能力。移植的毛囊单位的存活和生长依赖于整个毛发移植团队对移植物的储存和处理。同样重要的是，通过慎重对待安全的供区，将条状 FUT 或 FUE 留下的瘢痕隐藏，不给患者造成造型问题，从而给供区留下经得起时间考验的最美观的外观。

参考文献

1. Ziering C, Krenitsky G. The Ziering whorl classification of scalp hair. Dermatol Surg. 2003;29(8):817–821.
2. Stough DB. The paradox of crown transplantation. Hair Transplant Forum Int. 2005;15(4):117–118.
3. Devroye J. Management of the crown. Facial Plast Surg Clin North Am. 2013;21:397–406.
4. Unger W. Surgical planning and organization. In: Unger W, Shapiro R, Unger R, et al., eds. Hair Transplantation. 5th ed. New York, London: Informa Healthcare; 2011:106–197.
5. Lam SM. In: Lam SM, ed. Hair Transplant 360 for Physicians. New Delhi, India: Jaypee Brothers Medical Publishers, Ltd; 2010:119–126.
6. Unger W. Male and female pattern hair loss. In: Unger W, Shapiro R, Unger R, et al., eds. Hair Transplantation. 5th ed. New York, London: Informa Healthcare; 2011:36–49.
7. Shapiro R, Shapiro P. Hairline design and frontal hairline restoration. Facial Plast Surg Clin North Am. 2013;21:351–362.
8. Beehner ML. A frontal forelock and central density framework for hair transplantation. Dermatol Surg. 1997;23:807–815.
9. Pathomvanich D, Ng B. Laser-assisted hairline placement. Hair Transplant Forum Int. 2008;18(5):169.
10. Cole J. Aid to hairline design (AHD). Hair Transplant Forum Int. 2008;18(5):173–232.
11. Unger W. Hairline zone. In: Unger W, Shapiro R, Unger R, eds. Hair Transplantation. 5th ed. Informa Healthcare; 2011:133–140.
12. Stough D, Khan S. Determination of hairline placement. In: Stough D, Haber R, eds. Hair Replacement: Surgical and Medical. St. Louis, MO: Mosby-Year Book; 1996: 425–429.
13. Lam SM. Chapter 50: Hairline design. In: Hair Transplant 360. New Delhi: Jaypee Brothers; 2011.
14. Nusbaum AG, Rose PT, Nusbaum BP. Nonsurgical therapy for hair loss. Facial Plast Surg Clin North Am. 2013;21:335–342.
15. Konior RJ, Simmons C. Patient selection, candidacy, and treatment planning for hair restoration surgery. Facial Plast Surg Clin North Am. 2013;21:343–350.
16. Buchwach KA. Graft harvesting and management of the donor site. Facial Plast Surg Clin North Am. 2013;21: 363–374.
17. Harris J. Follicular unit extraction. Facial Plast Surg Clin North Am. 2013;21:375–384.
18. Cooley JE. Optimal graft growth. Facial Plast Surg Clin North Am. 2013;21:449–455.

第 63 章　烧伤和创伤的激光治疗

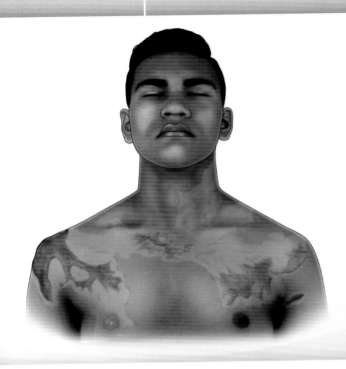

原著者　Nathanial R. Miletta
　　　　Thomas M. Beachkofsky
　　　　Matthias B. Donelan
　　　　Stephanie E. Kaiser
　　　　Chad M. Hivnor

翻　译　朱亚丽　姜海燕
审　校　李　峰　米　霞　徐永豪

概要

- 目前，发达国家和发展中国家的肥厚性瘢痕（其中大部分与创伤有关）的患病率处于历史最高水平。
- 鉴于肥厚性瘢痕的普遍性及其对健康相关生活质量的潜在影响，患者获得安全有效的治疗至关重要。

初学者贴士

- 当前文献表明 32%～72% 烧伤患者会继续发展为肥厚性瘢痕。
- 肥厚性瘢痕对身体的影响差异很大，不应仅凭肉眼检查来评估。
- 脉冲染料激光（PDL）已被证明是治疗红斑肥厚性瘢痕的基石。

专家贴士

- 剥脱性点阵激光（AFL）主要用于肥厚性瘢痕。
- 当使用强脉冲光（IPL）时，通常使用 515～590nm 的滤波器，脉冲宽度约为 10ms。
- 通常，最简单的方法是最好的，包括 Z 成形术或 W 成形术联合 AFL、PDL 和其他辅助治疗。

切记！

- 一般来说，NAFLs 在这个时候对肥厚性瘢痕的治疗作用不大。
- 联合使用皮质类固醇 /5-FU 治疗有助于瘢痕消退，减少复发，降低不良反应。
- 在瘢痕内进行的 Z 成形术几乎是不可见的，由此产生的张力减少有助于瘢痕的成熟。

陷阱和注意事项

- 为了避免不必要的萎缩，随着瘢痕变平，曲安奈德的浓度随之降低。
- 每个诊所都应制定一项促进激光外科医生和患者安全健康的规程。

患者教育要点

- 鉴于肥厚性瘢痕管理的复杂性，以及患者对现有治疗方案和相关结果普遍缺乏认识，在临床评估中纳入这一讨论是必要的。
- 作为医生，了解病人的需求和期望，能够收获更大的治疗满意度，这与较高的治疗依从性、较少的更换医生以及较低的医疗不当行为起诉倾向有相关性。

引言

在发达国家和发展中国家，肥厚性瘢痕的发生率目前处于历史最高水平。现代医学在急性烧伤和创伤护理方面的进步带来了前所未有的存活率，尤其是在严重创伤的病人中。随着这些患者由急性向慢性的转变，他们将长期面临着肥厚性瘢痕形成的后遗症。考虑到肥厚性瘢痕的普遍性及其对健康相关生活质量的潜在影响，患者能够获得安全有效的治疗是最主要的。虽然关注的重点是肥厚性瘢痕，但这其中的许多技术可以扩展到瘢痕疙瘩的治疗中，认识到瘢痕疙瘩往往需要更积极的管理和额外的辅助治疗。

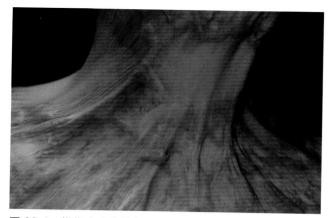

图 63-1 烧伤瘢痕挛缩在颈部伸展时加重。收缩限制了运动范围，并对社会交往产生负面影响

背景

社会疾病负担

继发于创伤、烧伤和外科干预的肥厚性瘢痕是全世界肥厚性瘢痕发病率的主要来源，通常在机械、美学和症状上具有致残性。急性护理创伤和烧伤方案的进展使这些患者存活率提高到 95% 以上。历史上曾被证明是致命创伤的患者现在幸存下来，并面临着长期后遗症，其中包括肥厚性瘢痕。

虽然确切的病因还不清楚，但肥厚性瘢痕被广泛认为是一种功能障碍。在正常的创面愈合过程中，导致真皮内异常的纤维增生。在许多情况下，对患者生活质量的影响是严重的，而且往往被忽视。身体解剖畸形既是身体残疾，也是社交羞耻，导致心理社会功能受损（图63-1 和图 63-2）。在美国，每年有 850 万有肥厚性瘢痕危险的受伤病人被送往急诊科，他们的诊断范围包括开放性伤口（630 万）、浅表损伤和烧伤（50 万）。

目前的文献表明 32%~72% 烧伤患者会发展成肥厚性瘢痕。虽然肥厚性瘢痕的形成率在创伤人群中可能较低，但为这些患者提供护理的医生可以证明肥厚性瘢痕是一个常见且具有挑战性的临床问题。然而，美国每年有 4800 多万例外科住院手术，医源性瘢痕无疑是肥厚性瘢痕形成的最常见原因。下面讨论的技术和方法也可以推广到医源性瘢痕人群。

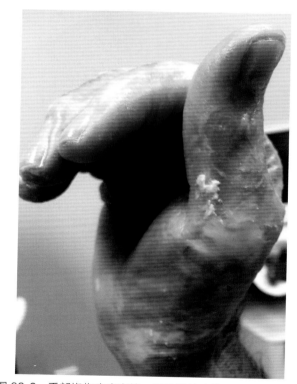

图 63-2 手部烧伤瘢痕挛缩，影响握持功能，妨碍日常生活

对患者产生的影响

肥厚性瘢痕可同时导致生理和心理的社会损害，严重影响与健康相关的生活质量。在烧伤人群中，13%~23% 患者患有抑郁症，13%~45% 患者患有创伤后应激障碍（posttraumatic stress disorder，PTSD），这与他们的受伤机制和由此造成的瘢痕有关。据报道，在骨科创伤患者中，抑郁症的患病率高达 45%，这与整

体的残疾直接相关。

肥厚性瘢痕对身体的影响差异很大，不应仅凭肉眼检查来评估。相对较小的瘢痕和较大的瘢痕常常有一样的症状，为了更好地描述其影响，需要有全面的病史和完善的体格检查。此外，随着受伤部位从伤口过渡到未成熟的瘢痕，最终过渡到成熟的瘢痕，身体症状可能会发生变化。患者经常在受影响的部位出现不同程度的瘙痒、灼烧、麻木和感觉异常，虽然有些患者完全没有症状。严重的畸形可能损害皮肤的机械特性，进而损害皮肤的功能。瘢痕的力学变形特征包括真皮厚度增加、弹性／延展性降低、瘢痕挛缩。观察到的活动度的缩小

导致了潜在肌腱单位的自适应缩短，进一步限制了功能的灵活性。这些损害与长期残疾和对生活质量的不利影响直接相关。从美学角度看，肥厚性瘢痕通常表现为红斑、色素沉着和皮肤结构上的特征性变化。功能障碍、身体症状和审美缺陷的共同作用会导致长期的社会心理影响，并严重影响该患者群体与健康相关的生活质量。

另一个需要考虑的是附件结构的潜在损失，如汗腺和毛囊单位。继发于少汗症或无汗症的热调节功能丧失有可能增加发病率，并对与健康相关的生活质量产生负面影响。毛囊皮脂腺单位的丢失导致明显的畸形，特别是在头皮和面部。尽管瘢痕可以如下所述进行治疗，但尚无法促使毛发再生。毛发移植可用于重建眉毛或因瘢痕的形成而脱落的其他面部毛发。

瘢痕的病理生理学

肥厚性瘢痕是一种过度旺盛的伤口愈合形式；另一种是瘢痕疙瘩。这两者必须仔细区分，因为瘢痕疙瘩往往难以治疗，并显示出更高的复发风险。虽然瘢痕疙瘩和肥厚性瘢痕均呈增厚，但肥厚性瘢痕仅限于初始损伤的边界，而瘢痕疙瘩没有这种限制，可能增生相当旺盛，范围扩展超出原始的创伤部位。瘢痕疙瘩不太可能随着时间的推移而成熟，并已被证明具有特殊的遗传性。然而，肥厚性瘢痕和瘢痕疙瘩在亚洲、非洲裔和西班牙裔人群中更为常见（图 63-3）。这两种情况的潜在病因被认为是胶原的生成和降解之间的不平衡，与成纤维细胞的异常增殖有关。瘢痕疙瘩的组织学特征是胶原束变厚、透明，排列成不规则的阵列，血管通透性降低，肥大细胞增多，成纤维细胞的绝对数量增加（图 63-4）。肥厚性瘢痕也表现为成纤维细胞和肥大细胞的数量增加，但胶原束的方向平行于皮肤表面的板层结构，并有血管密

度增加（图 63-5）。这些特征可能随着瘢痕的成熟而发生显著变化。

评估和理解肥厚性瘢痕形成的病理生理学一直是研究者面临的一个挑战。一般来说，伤口愈合过程的失败会阻碍从最初的增殖阶段到重建阶段，以及随后的成熟阶段的过渡，从而导致瘢痕功能和外观的缺陷。成纤维细胞增殖和过度分泌的生长因子如血管内皮生长因子、结缔组织生长因子、转化生长因子（TGF）-β 一直与肥厚性瘢痕的发展有关。然而，这些生长因子及其相关的细胞因子环境的作用近期才刚刚开始被了解。

在妊娠晚期之前，人类的胎儿能够愈合伤口而不留下瘢痕。尽管这些发现与无瘢痕创面愈合之间的关系尚不清楚，但在本队列中观察到成纤维细胞活性和炎症反应降低。局部伤口和物理环境之间似乎存在着类似群体感应的细胞信号的复杂相互作用，部分受细胞因子、局部伤口张力和氧饱和度的影响。

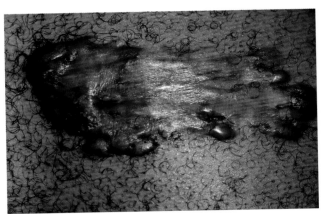

图 63-3　胸部瘢痕疙瘩继发于弹片伤。广泛性瘢痕大幅度超过初始损伤 5mm 的大小

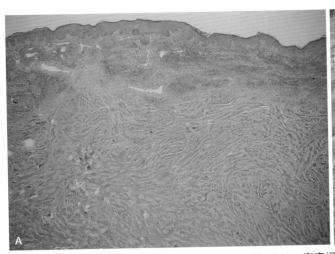
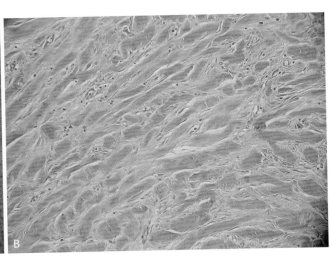

图 63-4　瘢痕组织学：HE 染色

A．40× 放大显示呈不规则排列的增厚的、透明的胶原束；B．200× 放大显示血管缩小，肥大细胞增多，成纤维细胞突出（Used with permission from Wendi Wohltmann, MD; San Antonio Military Health System）。

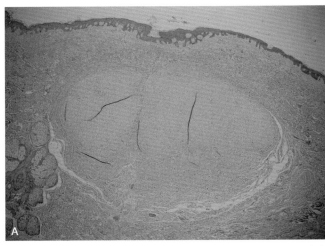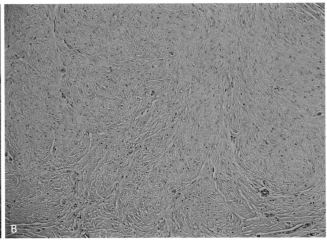

图 63-5 肥厚性瘢痕组织学：HE 染色

A．40× 放大显示明显的胶原束，呈平行于皮肤表面的片状排列。B．200× 放大显示血管增多，肥大细胞增多，成纤维细胞增多（Used with permission from Wendi Wohltmann, MD; San Antonio Military Health System）。

伤口张力常与肥厚性瘢痕有关。成纤维细胞，尤其是肌成纤维细胞，表现出机械反应性，在肥厚性瘢痕形成中起着重要作用。体外研究表明，伤口张力可上调基质重构基因，下调正常细胞的凋亡。在一个称为机械转导的过程中，细胞内的通路通过复杂的机械致敏元件将机械信号转换成生化反应，而这些元件往往模糊了物理信号和化学信号之间的区别。其结果是导致了成纤维细胞数量的增加，每一个成纤维细胞都会产生更多的基质物质。这种"双重负担"可能部分地解释了肥厚性瘢痕的病理生理学。不足为奇的是，在大型动物和人类 1 期研究中，伤口愈合过程中的张力降低会导致随后肥厚性瘢痕形成的减少。

基于证据的方法

研究现状

与大多数医学疾病一样，肥厚性瘢痕属于临床严重疾病的病谱。大多数皮肤外科医师所见的肥厚性瘢痕适合在处置室进行处理，局部或局部麻醉下使用包括传统外科干预、激光手术和药物治疗在内的多模式方法。对于那些需要额外资源和技术的患者，如大面积瘢痕切除或移植、毛发移植、物理治疗、职业治疗和全身麻醉的使用，进行识别和转诊是至关重要的。在这些进展的病例中，一个协调的、基于团队的方法对患者的预后至关重要。

近 20 年来，医师们报道了用激光手术治疗肥厚性瘢痕的临床进展。在此期间，有许多病例报告、病例系列、回顾性报道和对各种激光平台的疗效进行评估的小型、前瞻性试验。2011 年，对激光手术治疗肥厚性瘢痕的作用进行了系统的文献综述，指出缺乏符合高质量临床试验标准的研究。尽管在过去的几年里有持续进步，

但仍然需要精心设计的研究，以减少行业偏倚，使用和（或）建立新的、定义明确的瘢痕的特性，验证结果的措施，瘢痕及其功能的所有方面的标准化测量方法，使用至少 6 个月的随访期，发布明确的激光设置。下面，我们将回顾目前的文献，包括激光手术在肥厚性瘢痕中应用的适应证的循证医学证据。

肥厚性瘢痕的预防

除了皮肤外科的医源性瘢痕外，典型的皮肤外科医生很少参与导致肥厚性瘢痕的烧伤和创伤的急性处理。对这些患者群体的初始治疗方案有一个全面的了解，有助于更好地与同事进行知情的合作，并使皮肤科医生认识到管理术后具有肥厚性瘢痕和瘢痕疙瘩高风险的患者所需要的工具。

Benjamin Franklin 去世已经 200 多年了，但他的格言"一分预防胜似十分治疗"仍然是正确的，尤其是在对肥厚性瘢痕的管理方面。一旦伤口的上皮细胞足够稳定，就有许多技术可以用来降低肥厚性瘢痕和瘢痕疙瘩的风险。在烧伤人群中，许多外科医生将加压服装治疗（pressure garment therapy，PGT）作为肥厚性瘢痕的预防和治疗手段。根据受影响的总体表面积，患者在约 6 个月的时间里，要佩戴绷带或施加 15~40mmHg 正压的衣物。尽管最近对 PGT 的荟萃分析没有显示出明确的积极作用，但 PGT 是一种流行且被普遍接受的治疗方式，皮肤科医生应该熟悉这项技术。

硅凝胶和薄膜是预防增生性瘢痕的附加常规技术。每天在受影响的地方涂抹硅胶或硅胶片，放置 12~24 小时，持续 3~6 个月。虽然评价硅胶和薄膜治疗效果的研究质量较差，但 Cochrane 数据库 2013 年的一项系统性综述显示，与未接受治疗的患者相比，接受硅胶

和薄膜治疗的患者的风险降低［风险比（RR）0.46，95% CI 0.21~0.98］。

许多辅助治疗方法也因其在急性期管理中的作用而被评估，包括激光手术、放射治疗、冷冻治疗和药物治疗，如氟尿嘧啶（5-FU）、博来霉素、洋葱提取物凝胶、皮质类固醇、抗组胺药和镇痛药。虽然这些技术很有前途，但必须进行更多的研究，以更好地区分对这些患者群体的益处。

肥厚性瘢痕管理

每个瘢痕都有自己的故事，对患者和医生都是如此。肥厚性瘢痕的治疗方法在很大程度上取决于临床情况，尤其是瘢痕的成熟度、相关症状、功能损害和美观缺陷。在急性期，治疗的目的是有效地促进瘢痕成熟，优化瘢痕环境。一旦成熟，就必须采用有助于重塑和伤口愈合正常化的方法。最终，我们的目标是让每一块伤疤恢复到完好无损的状态。

为了优化肥厚性瘢痕的治疗，最重要的是皮肤外科医生能够经常同时进行激光手术、外科干预和药物治疗。

血管的选择性光热分解作用

脉冲染料激光

非剥脱性脉冲染料激光自问世以来，通过诱导真皮微血管系统受到控制的损伤，已被证明是治疗红斑增生性瘢痕的基石。脉冲染料激光（pulsed-dye laser，PDL）以其选择性的氧化血红蛋白为显色靶，被认为是治疗皮肤血管病变（如鲜红斑痣和其他毛细血管畸形）的金标准。新血管化瘢痕组织的微血管系统受到损伤，产生缺氧环境，导致①胶原纤维加热、重新排列和Ⅲ型胶原沉积减少；②成纤维细胞增殖减少；③组胺释放，影响成纤维细胞活性。

PDL 在最佳波长为 585nm 或 595nm 时产生脉冲光，脉冲持续时间在 0.45 ~ 40 毫秒。脉冲持续时间 0.45 ~ 1.5 毫秒是减少肥厚性瘢痕的红斑的最佳方法。PDL 治疗瘢痕的主要临床效果是减少红斑和瘙痒。有报道指出瘢痕体积、柔韧性和皮肤弹性的改善，与上调基质金属蛋白酶表达的机制有关。PDL 的非剥脱性和微创性使术后停工期很少甚至没有，不良反应的风险也很小。

最常见的术后反应包括暂时性水肿、瘀斑、色素沉着和（或）治疗区色素沉着。为了尽量减少术后色素沉着，应在至少 72 小时内避免日晒。PDL 的治疗间隔应在 6~8 周，然而在某些情况下影响较小，可以考虑每 2~3 周进行一次脉宽较短的治疗。PDL 对较厚的肥厚性瘢痕（>1.0cm）治疗效果较差，尤其是在存在张力的情况下。在这种情况下，张力缓解 Z 成形术和（或）小而不明显的移植是一种强有力的、完全协同的辅助手

段，可以消除大面积瘢痕切除的需要。下面将讨论瘢痕修复技术。

磷酸钛钾倍频掺钕钇铝石榴石激光器

532nm 磷酸钛钾掺钕钇铝石榴石激光器(potassium titanyl phosphate, neodymiumdoped yttrium aluminum garnet laser, KTP) 提供了一个额外的选择，优先破坏瘢痕中的真皮血管系统。虽然通常被称为 KTP 激光器，但该平台是一个 1064nm 掺钕钇铝石榴石（Nd：YAG）激光器，利用 KTP 晶体作为倍频器来产生所需的 532nm 波长。KTP 与传统的 595nm PDL 相比，在减少手术瘢痕的红斑方面具有相当的疗效。然而，与其他血管激光相比，治疗窗口非常狭窄，导致术后红斑、色素沉着、水肿、疼痛和瘢痕形成的统计显著增加。

强脉冲光

另一种治疗方法是应用强脉冲光（intense pulsed light，IPL）治疗肥厚性瘢痕的红斑和色素沉着。IPL 发出 515~1200nm 光谱的宽带脉冲光，可以选择性地滤过，以真皮内的色素沉着和微血管系统为目标，以减少肥厚性瘢痕中的红斑和非特异性色素沉着。IPL 设备是很难推荐的，因为可用的设备太多，选择性滤波器的范围很广，而且在文献中缺乏一致的描述。目前，IPL 治疗肥厚性瘢痕疗效的证据尚少，有待进一步研究。当 PDL 带来的瘢痕红斑的改善达到平台期或伴随炎症后色素沉着时，IPL 确实被证明是特别有用的。然而，一个缓慢和保守的方法是至关重要的，因为治疗窗口是狭窄的，大量加热和过度治疗可能导致溃疡和瘢痕化脓。515~590nm 滤波器通常使用的脉冲宽度约为 10 毫秒。适当使用局部皮肤冷却是至关重要的，因为会有水疱和溃疡。一些瘢痕，包括那些与中厚皮片移植有关的瘢痕，显示出皮肤厚度的巨大差异，造成不均匀的形态，使其难以实现均匀的接触冷却（图 63-6）。不均匀的冷却会导致出现"热点"，在那里更容易发生并发症。

点阵激光光热分解效应

介绍

点阵激光光热分解法最初是作为一种侵袭性较低的替代方法而发展起来的，以替代激光美容手术中流行的完全剥脱性换肤术。在 2004 年发展点阵激光光热分解技术之前，由于相关风险，如长时间红斑、粟丘疹的形成、伤口愈合延迟、病毒和细菌感染、迟发性色素沉着，剥脱性激光换肤术的应用已经显著减少。

点阵激光在治疗肥厚性瘢痕的预知部分中避免了这些不良反应。点阵激光在整个治疗区域的表皮和真皮上

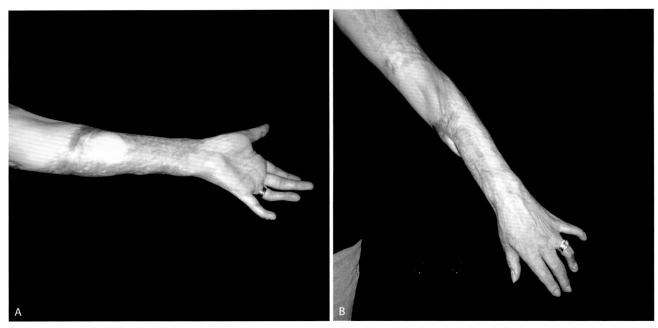

图 63-6 A. 左上肢断层皮片移植瘢痕，局部肥厚性瘢痕和未受影响的岛状皮肤；B. 横跨多个关节的断层皮片移植瘢痕，限制腕关节和手部的活动度

产生了一种像素化的损伤模式。消融和（或）其他损伤的柱状结构被称为微治疗区（microscopic treatment zones，MTZs），直径从几微米到几百微米不等，深度可达 4mm。MTZs 的直径由激光的波长、光学和脉冲宽度决定。穿透深度与所选的通度和脉冲剖面成正比。医生能够调整每平方厘米 MTZs 的密度，取决于他们的治疗目标（图 63-7）。中间的未经处理的皮肤作为表皮和毛囊干细胞的储集层，允许角质形成细胞在每个

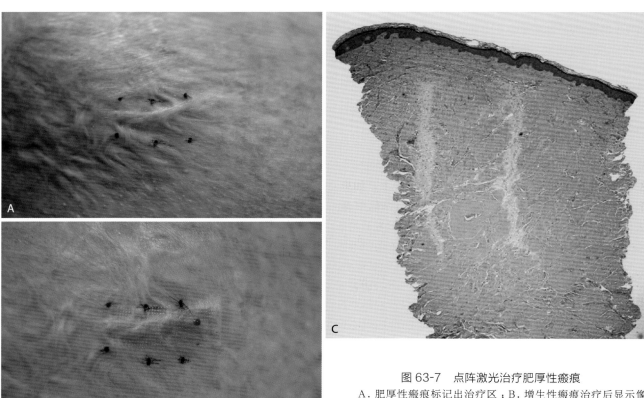

图 63-7 点阵激光治疗肥厚性瘢痕
A. 肥厚性瘢痕标记出治疗区；B. 增生性瘢痕治疗后显示像素化的热损伤模式；C. 点阵激光治疗肥厚性瘢痕的组织学。表皮愈合是随着胶原重塑过程的开始而完成的。

MTZ周围360°快速迁移和胶原蛋白再生，诱导深层胶原蛋白的受控重塑和更短的愈合时间。尽管治疗瘢痕的比例较小，但胶原蛋白重塑和真皮结构的改善弥漫于整个靶区。

虽然点阵激光可以剥脱也可以不剥脱，但剥脱式点阵激光（ablative fractional laser，AFL）主要用于肥厚性瘢痕。目前评价非剥脱点阵激光对肥厚性瘢痕影响的研究有限。一般来说，非剥脱点阵激光在此时对肥厚性瘢痕的管理中没有显著作用。最受欢迎和广泛使用的两个剥脱激光平台是10 600nm的二氧化碳（CO_2）和2940nm的掺铒钇铝石榴石（Er：YAG）激光器。两种激光的目标色团都是细胞内的水。这导致组织汽化和周围细胞外蛋白质不同程度的凝固。这一过程刺激必要的分子变化，从而改善能观察到的临床变化。

分子变化

在分子水平上，点阵激光可引起一些变化，从而影响瘢痕及其微环境。这些变化包括成纤维细胞凋亡、热休克蛋白上调、转化生长因子和碱性成纤维细胞生长因子（bFGF）下调以及Ⅰ型和Ⅲ型前胶原水平的变化。基质金属蛋白酶的上调使纤维化胶原蛋白降解，为新胶原形成扫清了道路。这些分子的改变在整个真皮中都能看到，远远超出了随后胶原结构和排列正常化的治疗范围。点阵激光治疗后，瘢痕组织中胶原蛋白的分析显示，胶原蛋白亚型与非损伤皮肤相似。组织学检查也显示，治疗后血管密度显著增加，同时临床红斑出现了反常的减少。这种有趣的关系为将来的研究提供了一个领域，证明点阵激光的治疗可能减少红斑和伤口张力。

临床改善

接受点阵激光治疗的肥厚性瘢痕的患者，在功能、症状和皮肤美观方面都有持续的改善。临床方面，在僵硬、活动范围、疼痛、瘙痒、色素沉着和红斑方面有改善。这些已经被很好地记录并体现在瘢痕改善量表上，如患者和观察者瘢痕评估量表（POSAS）和温哥华瘢痕量表（VSS）。客观量化与主观测量的相关性尚未明确界定。

最近，作者在一次全国会议上展示了第一项前瞻性对照试验的中期数据，该试验对剥脱性点阵CO_2激光治疗前后肥厚性瘢痕进行了客观测量。在中期数据分析时，24例成熟肥厚性烧伤瘢痕患者中有18例已完全完成研究。传统的主观量化除了一些客观的测量，包括真皮厚度、弹性和可扩展性，3种治疗前后的剥脱性点阵CO_2激光治疗间隔3个月。利用3个月间歇期来建立瘢痕稳定性。先前报告的主观测量的改进是重复的。

有研究首次报道了客观量化与主观改善相关，包括瘢痕厚度减少22%，弹性变形（快速拉伸）改善53%，可扩展性（总拉伸）增加37%，弹性恢复（回到起点）增加20%。至关重要的是，应利用客观措施进行进一步的研究，以确定这种关系的特征。

点阵激光治疗肥厚性瘢痕时，可以同时使用CO_2激光和Er：YAG激光平台。不同的平台在用户界面、MTZs尺寸、消融和凝固剖面以及附加的美学性能方面各不相同。激光科医生在选择手术平台时，除了要考虑到他们对手术器械的熟悉程度和舒适度之外，还要考虑到这些因素。目前，在单独治疗性瘢痕的有效性方面的文献中缺乏强有力的证据来支持某一个平台优于另一个平台。许多专家在他们的实践中主要使用剥脱式CO_2激光。

药物治疗

虽然瘢痕形成的病理生理学仍不完全清楚，但成纤维细胞被认为是一个重要的目标细胞。通过使用抗分裂药物抑制成纤维细胞的亲脂化和细胞分裂，瘢痕的大小和症状可以减少。尽管Col-1、TGF-β1、MMP-2被确认为重要目标，但对其发生机制了解甚少。抗有丝分裂药物的两大类是皮质类固醇和抗肿瘤药物。虽然使用皮损内激素已经是许多医生的常见做法，但与其他药物（如5-FU）联合治疗具有显著的潜在疗效。

糖皮质激素

局部皮质类固醇治疗，如地塞米松（dexamethasone）和曲安奈德（triamcinolone），是长期以来治疗瘢痕和瘢痕疙瘩的标准药物。多项研究表明，这类药物始终抑制成纤维细胞的生长，并在高剂量诱导成纤维细胞凋亡。然而，不一致的治疗时间和不适当的剂量与治疗失败、瘢痕复发和不良反应有关，如表皮萎缩、脂肪萎缩、色素沉着和毛细血管扩张形成。

如果患者接受皮质类固醇内单药治疗，教育他们持续随访和重复治疗非常重要。适当的药物浓度选择应基于瘢痕的厚度和位置以及预计瘢痕开始萎缩发生的变化（如，使用低浓度）。诱导萎缩所需的皮质类固醇内注射的精确剂量尚未确定，但作者使用的临床终点是瘢痕的视觉苍白。对于厚瘢痕应采取保守和谨慎的治疗方法，因为厚瘢痕可进行多层注射，而且并不总是能观察到苍白现象。

氟尿嘧啶

5-FU是一种嘧啶类似物，可抑制细胞内的DNA合成，通常用于抗肿瘤治疗。5-FU除了抑制成纤维细胞增殖和诱导成纤维细胞凋亡外，还具有抑制肌成纤维细胞增殖的作用，对瘢痕挛缩的预防和治疗具有重要意义。此外，在无毒水平5-FU显示出抗血管生成的作用，有助于治疗瘢痕疙瘩。在单一治疗中，每周间隔安全使用浓度为 50mg/ml，5-FU 的总剂量为 50~150mg。最常见的不良反应是注射部位不适和暂时性注射部位色素沉着。溃疡和脱皮的发生率较低。除病灶内注射外，5-FU 还通过"文身"方式得到有效应用，在局部麻醉的瘢痕上每 1cm^2 滴加 1ml 5-FU 溶液（50mg/ml），然后用 27G 针在皮损上进行每 5mm^2 40 次的穿刺，然后重复使用 5-FU，结果发现这种方法比传统的局部曲安奈德注射更有效。使用免疫组织化学（IHC）可以观察到治疗效果的其他证据。评估使用 IHC 治疗瘢痕，显示减少 Ki-67 增殖指数（$P=0.0001$）以及减少 TGF-β。尽管有报道 5-FU 临床治疗成功的案例，但其第一年的复发率高达 47%。

皮质类固醇/氟尿嘧啶联合治疗

联合使用皮质类固醇/5-FU 治疗可以改善瘢痕，减少复发，减少不良反应。这被认为是由于这些药物的协同作用。皮质内激素可抑制成纤维细胞增殖，促进胶原降解，减少细胞迁移。然而，当与 5-FU 联合使用时，竞争性抑制胸腺苷酸合成酶的合成，导致细胞分裂停止。这种结合导致完全抑制 I 型胶原蛋白的产生。虽然多种随机对照试验显示了这种组合的成功，但缺乏关于药物浓度的治疗建议。以曲安奈德 40mg/ml 与 5-FU 50mg/ml 1：1 的比例进行联合治疗是一种合理的方法。注射量限制在注射时使瘢痕视觉苍白所需的量。患者需要进行连续 4~6 周的复诊。为了避免不必要的萎缩，随着瘢痕变平，曲安奈德的浓度随之降低。例如，如果瘢痕仍然是硬的，但只是轻微升高，较低浓度的皮质类固醇是首选。这可以通过改变皮质类固醇到 5-FU 的比例来实现（如，1：3 浓度的曲安奈德 40mg/ml：5-FU 50mg/ml）。此外，PDL 联合皮损内药物治疗是有益的，这在以往的文献中曾有报道。

激光辅助给药

皮肤固有的屏障一直是有效的局部药物治疗的最大障碍之一。AFLs 创建的 MTZs 由直径数百微米的开放垂直通道组成。这些通道为局部药物治疗提供了一种新的传递方法。由于这一方法的高度局部化和潜在的有效性，这一领域的研究正在迅速发展。激光辅助给药（laser-assisted drug delivery，LADD）的成功与否，主要取决于垂直通道的直径、消融与凝血比等。随着对这一领域的探索，正在确立垂直通道创建和药物输送的最佳特性。例如，最近的研究表明，每个垂直通道周围有少量凝血有利于药物更好地吸收。治疗后调整治疗区域的正负压也可改善药物的输送。

药物摄取也高度依赖于所选择的药物载体。例如，最近的研究表明，液体载体比凝胶载体要有效得多。影响药物摄入的其他因素可能包括复合物的大小、电荷和渗透压。与传统的给药途径（口服、静脉注射和局部给药）不同，通过 LADD 给药的药效学和药代动力学没有很好的定义，这表明需要继续研究。

LADD 治疗增生性瘢痕的药物治疗数量正在迅速增加。在文献和瘢痕研讨会中讨论的药物包括：皮质类固醇（图 63-8）、5-FU、比马前列素、聚左乳酸、噻吗洛尔和西罗莫司（雷帕霉素）。

根据经验，医生在创建垂直通道打开后 2 分钟内给

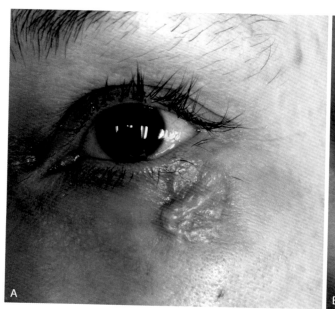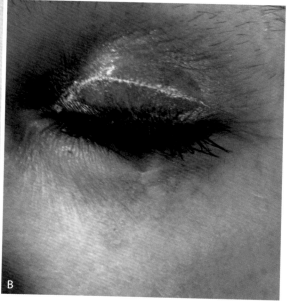

图 63-8 A. 成功行 Mohs 显微外科全厚植皮修复后，左下眼睑肥厚性瘢痕；B. 局部应用 AFL 和曲安奈德 40mg/ml 辅助 LADD 两种治疗方法后瘢痕康复成功

药，以防继发的血清向通道迁移和水肿而阻塞了药物的递送。然而，最近的一份报告显示，这些通道在治疗后可能可以持续数小时的药物输送。

曲安奈德和 5-FU（见病例 C）的组合可在通道创建后 5～10 分钟内应用。此外，外用软膏形式的皮质类固醇可在开始的 24 小时内代替凡士林，同时根据标准做法创造最佳的伤口愈合环境。虽然这种做法是未被临床试验认可的，但这项技术提供了一个临床有效的辅助 AFL 治疗的方法。

LADD 正处于研究的早期阶段。随着药物输送技术的不断进步和对肥厚性瘢痕背后的基础科学的重视，LADD 可能在肥厚性瘢痕管理中发挥更大的作用。

手术治疗

瘢痕切除及修复

虽然瘢痕被认为是负面的，但它们是人类健康的基本组成部分。胎儿生命早期阶段之后，人体只能通过形成瘢痕来愈合穿透乳头状真皮的损伤。虽然不太可能预防瘢痕形成，但可以使用激光治疗等现代技术进行瘢痕康复，特别是在仔细评估瘢痕后结合精心规划的外科干预下。对创伤后和烧伤瘢痕的传统治疗方法以切除和一期愈合为主，辅以瘢痕修补术，或切除并用移植物或皮瓣替代。

激光治疗可以增强瘢痕组织自我重建的能力。必要时候与缓解张力、精心定位的手术具有很好的协同作用。在正确的位置愈合和重建，自体组织会使患者以最少的复发率获得最自然的外观和功能（见病例 B）。

Z 成形术

有一种误解，认为在肥厚性瘢痕人群中，必须进行广泛的手术才能获得广泛地受益。通常，最简单的方法是最好的，包括 Z 或 W 成形术结合 AFL、PDL 和上述的辅助治疗（见病例 A 和 B）。

Z 成形术是治疗创伤后和烧伤瘢痕的重要工具。除了延长瘢痕和缓解紧张之外，还能降低凸起的瘢痕，提升凹陷的瘢痕，并可能通过消除直线来模糊瘢痕的实际存在，从而减轻瘢痕的感觉，伪装术的概念就是消除直线。

Z 成形术的基本原理很简单，已在第 27 章中详细阐述了。两个原则值得强调：在瘢痕内进行的 Z 成形几乎是看不出来的；由此减少张力的产生，有助于瘢痕的成熟，如病例 A 和 B 所示。在必要时使用 Z 成形术，结合激光治疗加或者不加 LADD 的方法，应该在未来减少瘢痕切除术的适应证。

特殊考虑

除上述治疗外，多发性创伤和烧伤患者往往需要特别考虑。在这些人群中，残留毛囊皮脂腺单位和创伤性截肢可能对与健康相关的生活质量产生额外的影响。

残留毛囊皮脂腺单位

一度和二度烧伤有可能在愈合时带有未受损的毛囊单位，这些毛囊单位因瘢痕形成而过度生长（图 63-9）。残留的角蛋白引起异物反应，导致炎症和脓疱形成。炎症随后损害了皮肤的完整性，受影响的部位可能成为潜在的感染灶。这种情况可以通过剥脱性点阵换肤来缓解，这样可以为毛发的脱出提供了一条途径，消除了异物反应。这种方法已被证明在毛发生长区是有用的，突破束缚的头发可以帮助遮盖瘢痕和改善外观。或者，激光脱毛也可以用来去除有问题的毛囊单位，但激光穿透能力受瘢痕厚度的限制（图 63-10）。这种方法也可能

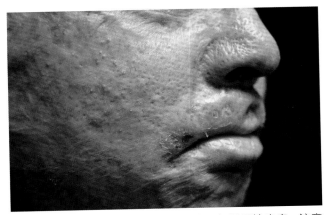

图 63-9　由于一度和二度烧伤造成的面部肥厚性瘢痕。注意皮肤内可见完整的毛囊单位

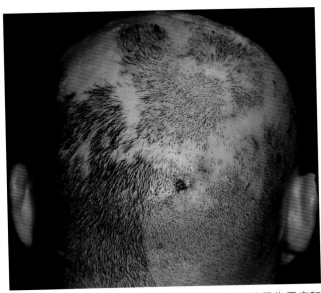

图 63-10　头皮的广泛瘢痕和残留的毛囊，导致异物反应和皮肤损害。头皮的激光脱毛解决了这一情况，并取得了令病人满意的结果

案例 A. 面部肥厚性烧伤瘢痕

一名 5 岁的意大利男童因为面部肥厚性瘢痕就诊，继发于 3 年前的汽油火焰烧伤。他的挛缩的肥厚性瘢痕仍然发红、显眼且有症状（图 A-1）。当烧伤涉及凹形区域，如眉间、侧鼻壁、上唇和唇联合下区时，通常会出现弓弦状肥厚性瘢痕。设计 Z 成形术来减少张力和展平瘢痕（图 A-2）。术中，瘢痕张力的改善是立见的（图 A-3）。同时，用 595nm PDL 治疗瘢痕非手术区，光斑大小 7mm，能量 7.0J/cm²，脉宽 1.5 毫秒，DCD 30/20。2

年后，病人沿下唇做了 2 次小的 Z 成形术，重复 PDL，设置相似，能量增加到 8.0J/cm²（图 A-4 和图 A-5）。在接下来的两年中，又进行了两次类似的 PDL 治疗，使能量增加到 9.0J/cm²。首次治疗的 7 年后，他的面部瘢痕变平、柔软、不显眼，而且没有症状。本病例没有通过切除瘢痕组织来治疗（图 A-6），这说明了伤口张力降低和 PDL 的协同作用，可以显著减少热损伤后的肥厚性瘢痕。

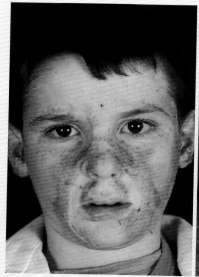

图 A-1

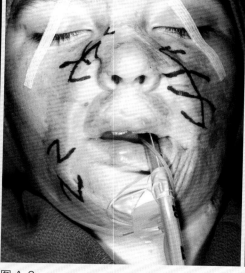

图 A-2

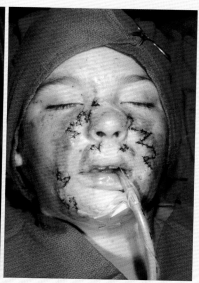

图 A-3

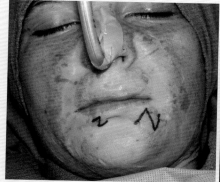

图 A-4

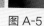

图 A-5

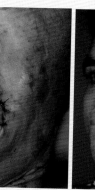

图 A-6

案例 B. 躯干肥厚性烧伤瘢痕

一位 4 岁男童在 2 年前因热咖啡导致二度和三度烫伤后出现躯干肥厚性瘢痕。按照惯例，烧伤外科医生通常会建议早期介入切除和移植，以促进更快的愈合和更有利的结果。由于没有救治渠道，因而未行手术干预，原发损伤二期愈合时间超过 3 个月。

伤后 2 年的瘢痕情况如图 B-1 所示。在胸口可以看到肥厚性瘢痕和挛缩，在横跨三角肌突出部位和胸大肌之间的凹陷处尤为明显。瘢痕内正常皮肤的局部岛状结构表现为凹陷。肥厚性瘢痕的弹性和延展性降低。

多次 Z 成形术是为了将瘢痕分离成更小的、分散的区域，降低局部张力（图 B-2 和图 B-3）。在三角胸肌间沟进行大的 Z 成形术后，肥厚性瘢痕明显变平，挛缩得到缓解。同时行 595nm PDL 治疗瘢痕，避免累及 Z 成形区。PDL 设置包括一个 7mm 光斑尺寸，$6.0J/cm^2$ 能量，1.5 毫秒脉冲宽度和 30/20 的 DCD。在接下来的几年中，病人进行了 2 次较小的 Z 成形术和 21 次 PDL 治疗，每 2~4 个月进行一次，设置相似，并逐渐增加到 $9.0J/cm^2$。在剥脱性点阵 CO_2 激光可用后，他进行了 8 次 CO_2 激光处理，间隔 3~4 个月。深剥脱性点阵 CO_2 激光的设置范围为 15~40mJ，密度为 5%~10%。当能量为 40mJ 时，密度降至 5%。深剥脱机头处理之后外用曲安奈德（10mg/ml）。用 100mJ 和 150~200Hz 的浅剥脱性点阵 CO_2 激光机头进行表面剥脱。

图 B-4 显示了红斑和肥大的减少。胸骨上方可见小而集中的肥大区。这是由于使用剥脱性点阵 CO_2 激光对该区域进行过密处理的结果。总的来说，瘢痕是平的，不明显的，而且没有症状。恢复几近正常的外观与基本正常的弹性。没有用切除瘢痕组织来达到这一结果。这个例子表明，多种方法结合治疗可以获得很大的益处，但可能需要无数次的反复治疗。

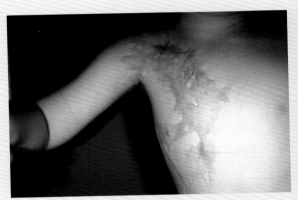

图 B-1

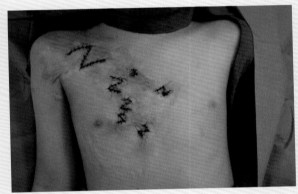

图 B-2

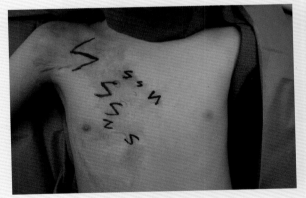

图 B-3

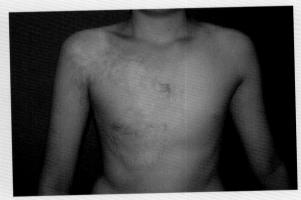

图 B-4

导致刺激，因为被破坏的角蛋白将在局部保留，直到被患者的免疫系统清除。这种方法可以更好地应用于来自毛发生长部位的全厚皮片移植患者，这些皮片被移植到了不需要毛发的地方，比如手。要根据患者的表现做出正确的治疗选择。

创伤性截肢

根据创伤性截肢和残肢瘢痕的患者报告，60% 的皮肤问题与皮脂腺单位和过度出汗有关，这些问题直接干扰了假肢的使用。除了治疗创伤性瘢痕外，对残肢的激光脱毛已被证明能大大减少毛囊皮脂腺单位相关的并发症，如毛囊炎、假毛囊炎、瘙痒、皮肤疼痛、皮肤糜烂和感染。这个界面的优化显著改善了假肢的使用和与健康相关的生活质量（图 63-11）。肉毒杆菌毒素也可用于减少残肢的排汗，这也可改善残肢的健康和功能。

循序渐进的治疗指导

患者的期望

建立和管理患者的期望是临床护理的一个重要方面。考虑到肥厚性瘢痕管理的复杂性，以及患者对现有治疗方案和相关结果普遍缺乏认识，有必要在临床评估中纳入这一讨论。医生对患者的需求和期望的了解会带来更大的护理满意度，这与更多的坚持治疗、减少医生更换以及较低的不当行为起诉倾向相关。咨询医生偶尔会满足病人不切实际的期望，并且应该准备好适当地教育病人。这种交流加强了病人在医疗关系中的积极作用，这可能会促成更好的结果。

在肥厚性瘢痕形成的背景下，应对症状管理的期望及美学和功能上的潜在改善加以讨论。通常情况下，继发于烧伤和创伤的广泛性肥厚性瘢痕患者会因手术的数量和随后的恢复时间而感到外科疲劳。在为这些病人提供咨询时，强调激光手术的有效性及其微创的特性是很重要的。结合有限的时间范围，激光手术为外科疲劳患者提供了一种额外的安全有效的治疗方案。

除了预期的结果和后遗症外，提供关于拟议治疗计划中的预约总体结构、诊所流程和人员参与的信息是提高病人满意度的一个重要因素，特别是如果治疗过程涉及多学科小组或大型医疗机构。

瘢痕评估

在向皮肤科医生寻求治疗的患者中，根据其肥厚性瘢痕的范围和严重程度，不同患者之间差异很大。对于局限性或局灶性肥厚性瘢痕，对其改善的评估和量化往往是通过病史和体格检查来完成的，而没有获得瘢痕内在变化的客观指标。使用客观量化的方法评估广泛的或使人衰弱的肥厚性瘢痕获益良多。临床评价瘢痕的客观和主观指标概述如下。

主观的措施

病史 获得完整的病史对于评估和治疗肥厚性瘢痕至关重要。医生应收集有关损伤机制、瘢痕年龄、部位、

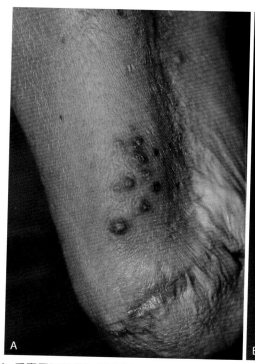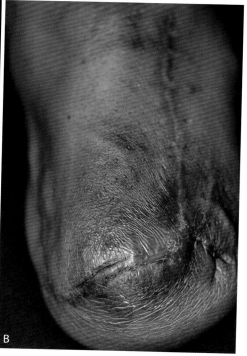

图 63-11　A. 毛囊周围丘疹和慢性摩擦导致残肢假性毛囊炎；B. 激光脱毛和点阵激光 1 次治疗 4 周后毛囊周围丘疹消退

相关症状和对心理健康的影响的信息。以往的治疗，从急性、亚急性到慢性阶段的管理也应讨论。常见的干预治疗包括植皮、瘢痕切除、Z成形术、物理治疗、职业治疗、病灶内药物治疗、微针治疗和激光手术。以往的治疗效果和未来的治疗期望应该进行深入的讨论。

体格检查和瘢痕评估量表 没有客观测量工具的体格检查应该被认为是一种主观的体格评估。最常用的量表是VSS和POSAS。VSS和POSAS是公认的、标准的评估创伤瘢痕质量的工具。医师使用这两种量表来评估血管化、色素沉着、厚度、松弛度和瘢痕的柔韧性，使用视觉模拟量表。POSAS的另一个好处是，患者的评估量表中包括对颜色、僵硬度、厚度、不规则性、疼痛、瘙痒和症状的感知。重视患者的反应，可以确保患者获得最大程度的满意度。

在评估患者时，重要的是将瘢痕放置在张力最大或不舒服的位置，以便进行适当的评估。将瘢痕置于张力最大位置可能会使瘢痕变白和对比突出，表明需要在这些区域增加点阵激光的深度（图63-12）。揭示瘢痕对功能最大的不利影响可优化使用前述端点进行的评估。如果医生不选择使用瘢痕评估量表，上面列出的变量仍然可以作为适当的端点，根据患者感知的严重程度来监测和揭示重点区域。

客观测量

皮肤外科医生客观评估皮肤的工具数量正在迅速增加。虽然它们主要用于研究目的，但为了优化和量化患者的结果从而更好地治疗增生性瘢痕，临床应用已越来越普遍。

物理特性

厚度和体积 瘢痕的厚度、密度和体积很难通过检查来测量，因为瘢痕的一部分存在于皮肤表面之下。高频超声提供可靠、准确、无创的瘢痕厚度测量方法，可以评估治疗和测量进展（图63-13）。可提供的设备包括Dermascan（Cyberderm，Media，PA）和便携式的组织超声触诊系统（tissue ultrasound palpation system，TUPS）。三维超声可用于临床，但成本可能会令人望而却步。准确测定瘢痕厚度可以适当地评定点阵激光的深度并量化治疗效果。

机械功能 皮肤的机械功能主要是通过弹性、延展性和硬度来衡量的。这些变量都是通过对皮肤施加变形力来定义的。一旦施加变形力，弹性是指皮肤恢复到原来形状的能力，延展性是表现出的最大拉伸量，硬度是皮肤表现出的全部阻力。通常用于测量这些变量的设备包括真皮扭矩计（Dia-Stron Ltd.）和皮肤角质层计（Courage+Khazaka）。这些装置在进行POSAS缓解

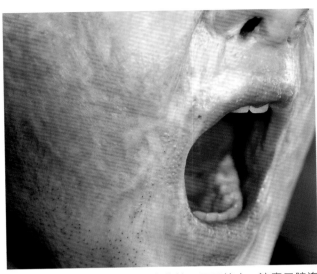

图63-12 烧伤病人口腔连合收缩，开口缩小。注意口腔连合侧面的白色带。虽然肉眼很难看到肥厚，触诊显示增厚、致密的瘢痕。触诊对于全面评估瘢痕是至关重要的

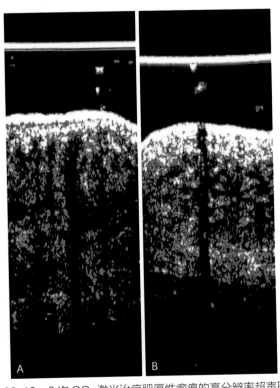

图63-13 3次CO$_2$激光治疗肥厚性瘢痕的高分辨率超声图像
A.成熟的肥厚性烧伤瘢痕。B.点阵激光后瘢痕：用增强的信号强度（密度），可能在重塑过程之后，瘢痕厚度明显减少。

和柔韧性终点的主观改善与客观量化相关联方面特别有效。对于关节运动范围严重受损或关节上有瘢痕的患者，建议进行额外的物理测角疗法，即测量关节的总可用运动量。

颜色评估 由于肥厚性烧伤和创伤瘢痕的异质性以及环境因素对外观的影响，颜色往往是最难评估的变量。

对颜色的评估以红斑和色素沉着为中心，大多数设备在评估的焦点区域测量光的反射率和吸收。遗憾的是，由于测量本身的局限性，这并不能进行全面的瘢痕颜色评估。DSM Ⅱ色表（Cortex Technology）、美能达色表1（Konica）和微色仪（Dr. Lange GmbH）等设备都可广泛使用。DSM 测色仪已被证明可以可靠地评估瘢痕中的血管化和色素沉着，并且与 POSAS 显著相关。利用计算机对图像进行分析的评估方法很有前景，可以对颜色进行更全面的评估和改进。

激光安全

在每一项实践中，都应制定一项促进激光外科医生和患者的安全和健康的规程。严格的程序安全指南看起来似乎不方便，但经过证实能有效降低风险。据报道，PDLs 有引起火灾的风险，激光产生的烟雾中的病毒粒子雾化有引起喉乳头状瘤病的风险，很明显激光安全是至关重要的。职业安全及健康管理局（OSHA）提供了有关工作场所危害和与医疗激光使用有关的适当对策的具体资料。安全问题包括：直接或反射激光对眼睛造成的严重伤害、外科激光光束定向错误造成的皮肤灼伤以及由激光产生的空气污染物对呼吸造成的危害。

美国国家标准协会（ANSI）Z136 系列激光安全标准为激光在诊断、美容、预防和治疗方面的安全应用提供了指导。这些准则被认为是安全做法的标准，建议审查和执行。这些标准可以纳入激光安全计划，该计划还可能包括对所有使用激光设备的供应商、护士和其他相关卫生专业人员进行标准化激光安全培训、年度培训审查、季度自我检查以及纳入程序前激光安全检查清单。

激光外科

选择性血管光热分解

目前已有多种治疗血管肥厚性瘢痕和未成熟肥厚性瘢痕的方法：PDL、KTP 和 IPL。PDL 是目前应用最广泛的血管激光，其治疗肥厚性瘢痕的证据最多。下面的治疗概念适用于所有针对血管系统的设备，尽管具体的治疗参数会有所不同。

脉冲染料激光器(595nm)　VBeam Perefta(Syneron 医疗有限公司，以色列）利用有机染料作为激光介质，产生波长为 595nm 的激光。脉宽选择范围为 0.45～40 毫秒。光斑直径 3～12mm，在每个光斑尺寸极值下，可产生最大能量为 40J／cm^2 和 7J／cm^2。随着光斑尺寸的增加，由于皮肤的光学特性，需要更少的能量才能达到类似的效果。表皮冷却是通过低温喷雾剂来实现的。脉冲控制可以通过脚踏开关或手指开关实现，这取决于激光外科医生的喜好。

减轻手术前焦虑将提高患者的耐受性和治疗成功率。应该告诫患者，尽管戴了防护眼镜，但在手术过程中可能会看到明亮的闪光。

治疗方案

禁忌证：既往有同形反应风险病史的患者，如白癜风和银屑病，激光治疗可能会使病情恶化。

知情同意：对于患者而言，知情同意非常必要，他们需要充分了解激光治疗的风险、益处和可替代方案。表 63-1 列出了知情同意的一般考虑因素。激光外科医生应该根据他们的特定设备和患者群体来定制知情同意书。

预防：未指明。与 AFL 不同的是，典型的 PDL 治疗肥厚性瘢痕并不会导致皮肤完整性受损而需要使用抗菌药物进行预防。

镇痛：PDL 治疗通常不需要镇痛。如果需要，可以在治疗前 30～60 分钟内使用 4%～7% 的局部利多卡因，封包与否均可。除儿科或广泛性病例外，不需要全麻。

现场准备：在治疗前应彻底清洗治疗区域。必须特别注意面部。患者通常会使用带有着色底物的化妆品或外用制剂，这些会对治疗产生很大影响，或导致不必要的并发症。

光斑大小（mm）：光斑大小应根据瘢痕的大小来确定，与周围未受影响的皮肤重叠 2～3mm。在治疗大面积瘢痕时，较大的光斑（10～12mm）将有助于提高患者和激光外科医生的治疗效率。

脉冲宽度（毫秒）：在进行选择性光热分解时，脉冲宽度不应超过靶组织的热弛豫时间，这与靶组织的直径成正比。不遵守这一原则可能会导致周围真皮的热损伤，从而导致进一步的瘢痕。研究表明，当脉冲宽度为 0.45～1.5 毫秒时，针对肥厚性瘢痕中的细血管是最有效的。

能量（J／cm^2）：能量应保守，但足以引起持续时间小于 3～5 秒的轻度紫癜。目标在 4.5～6.5J／cm^2 范围内，过度紫癜可导致含铁血黄素沉积，难以消除。

动态冷却装置（DCD）：我们建议将 DCD 设置为 30 毫秒延迟时间和 30 毫秒喷雾持续时间，也称为

表 63-1　激光手术同意书的注意事项

A. 患者身份
B. 治疗医师姓名及诊断
C. 对执行程序和使用设备的授权
D. 告知替代疗法
E. 麻醉同意
F. 拟行治疗结果
G. 告知激光特定风险
H. 摄影许可
I. 知情同意

患者应从头阅读每一段，并在有证人在场的情况下签名。

30/30。DCD 喷雾后的持续时间是不必要的。

技术：为了确保 DCD 的功能和激光的均匀传输，手柄应始终垂直并冲着皮肤。由于瘢痕的表面不规则，激光外科医生在治疗过程中必须特别小心。未能达到表皮冷却可能会导致表皮的热损伤。

术后护理：术后用冰袋或装满冰的塑料袋裹上湿毛巾在患处冷敷 5~10 分钟，以尽量减少肿胀。PDL 单一治疗后，会立即恢复，如果发生持续性紫癜，应在 3~5 天内解决。

治疗间隔：治疗应每隔 4~6 周进行 1 次。

并发症：暂时性术后红斑是预料中的。对肥厚性瘢痕的 PDL 治疗的并发症是罕见的，但如果未应用 DCD，可能会发生并发症。无表皮冷却，可发生大面积紫癜或大疱。在这两种情况下，建议采用外涂凡士林基质软膏和避免日晒的保守治疗。

点阵激光

目前市场上有许多剥脱性点阵激光可以利用 CO_2 或 Er：YAG 作为激光介质。根据早期报告，脉冲剥脱性点阵 CO_2 激光最初被应用于军事环境，用于住院医生的美容训练。报告显示，脉冲 CO_2 激光的胶原增生比扫描的 CO_2 和 Er：YAG 更加明显。军事和民用皮肤外科医生开始在创伤和烧伤瘢痕患者中使用点阵 CO_2 进行临床研究，这在很大程度上促成了其今天的流行。在现有的点阵 CO_2 激光器中，科医人超脉冲激光平台（Lumenis Ltd.，以色列）在治疗肥厚性瘢痕的文献中得到了最大的支持。虽然具体的处理参数有所不同，但所讨论的治疗概念适用于所有 AFLs。

剥脱性点阵二氧化碳（CO_2）激光 10 600nm

科医人超脉冲 CO_2 激光器提供了浅表和深度点阵剥脱。脉宽固定在 0.8 毫秒，刚好低于皮肤的 1 毫秒热弛豫时间。这种脉宽确保在消融区周围有一个狭窄的热凝固边缘。使用冲压技术进行处理。DeepFX 超脉冲配置用于实现深度 AFL 处理，包括直径为 120μm 的剥脱柱。这些柱的密度由激光外科医生决定，并取决于治疗的目标。穿透深度与选择的能量成正比，使用 SCAAR FX 处理模式的范围为 75μm 到 4mm。深层 AFL 的目的是去除瘢痕组织，以促进重建和新生。

ActiveFX 超脉冲配置可以实现浅表点阵剥脱。ActiveFX 处理模式产生 1.3mm 大小的光斑，提供的能量范围为 2~225mJ，密度范围为 55% 至完全消融，最大穿透深度约为 250μm。在这两种配置下，能量传递的频率或速率可以被调整，以增减处理速度和主体加热的速度。脉冲传递是通过脚踏来实现的。浅表 AFL 的目的是减少瘢痕表面的不规则性，并确保深层 AFL 治疗的融合。

治疗方案

禁忌证：如果患者有活动的皮肤感染，如白癜风或银屑病，在过去 6 个月内使用异维 A 酸治疗，或有可能出现抑制伤口愈合的情况，则不应予以治疗。

知情同意：与 PDL 一样，确保患者充分认识到 AFL 治疗的风险、益处和替代方案并知情同意。应分配足够的时间，以充分确保患者的理解。

对于 AFL，患者也应该明白，可能需要几个月才能体会到治疗的最大益处，因为新的胶原蛋白将在治疗后 6 个月持续形成。知情同意程序必须在开具焦虑或镇痛的药物处方之前完成。在针对激光外科医生的法律行为中，未能获得适当的知情同意是最常见的可预防形式。表 63-1 列有知情同意考虑的一般清单。激光外科医生个人应该根据他们的特定设备和患者群体量身定做同意书。

预防：使用剥脱性点阵 CO_2 激光治疗可产生数以千计的 MTZ，这些 MTZ 是感染皮肤的潜在通道。因此，抗菌药物预防在 AFL 治疗中起着重要的作用。对于有面部瘢痕的患者和有生殖器疱疹病史的患者，从手术前 1 天的晚上开始，伐昔洛韦 500mg，每天 2 次，连续 10 天。用氟康唑预防真菌，手术日早上口服 200mg，1 周后重复 1 次。一些激光外科医生使用口服抗菌药物预防；然而，许多人认为这可能会导致非典型感染。如果病人有耐甲氧西林金黄色葡萄球菌感染的病史，作者就会给他开覆盖革兰阳性菌的口服抗生素，最常用的是强力霉素每天 2 次，从治疗前 1 天晚上开始服用，每次 100mg。

尽管采取了预防措施，但据报道，美容换肤人群的感染率高达近 10%。

缓解焦虑：一小部分患者可能会表现出明显的治疗前焦虑。在这些患者中，可以在治疗前服用一次剂量的地西泮（口服 5~10mg）或劳拉西泮（口服 1~2mg）。确保在治疗前填妥同意书。

镇痛：AFL 治疗可能是痛苦的，并可能需要局部降温、局部麻醉、清醒镇静或全麻。采用哪种方式取决于瘢痕的程度和患者的意愿。通常情况下，局部和（或）肿胀麻醉对大多数由皮肤外科医生实施的病例都足以达到足够的镇痛效果，很少有病例需要全身麻醉。

使用接触冷却、低温喷雾剂、冰袋或冷气设备的冷疗有助于减轻术中和术后不适。在我们的实践中，全程使用 Zimmer Cryo 冷空气装置（MedizinSysteme）。

常用外用麻醉药物包括 4% 利多卡因（LMX）、利多卡因 2.5%/普罗卡因 2.5%（EMLA）和苯佐卡因 20%/利多卡因 6%/丁卡因 4% 复方制剂（BLT）。外用麻醉药应在治疗前在治疗区域使用 30~60 分钟，并可用保鲜膜封包，以提高疗效。对于接受 AFL 治疗的患者，有报道外用利多卡因导致全身利多卡因中毒，因此，对于治疗面积较大或正在服用药物抑制利多卡因肝清除的患者，应格外小心。

局部麻醉通常使用含 1 : 100 000 肾上腺素的 1% 的利多卡因与 8.4% 的碳酸氢钠按标准方式混合，用于局麻和环形阻滞（病例 C）。1%～2% 的利多卡因不含肾上腺素也可用于神经阻滞，特别是面部。肿胀麻醉也可按标准方式使用。清醒镇静，也被称为中度镇静／镇痛，是另一种程序性镇静的选择，可由有经验和资质的麻醉医生来实现，包括苯二氮䓬类药物、阿片类药物、氯胺酮和异丙酚。清醒镇静应该始终在有适当设备、生命体征监测和医生能力的环境中进行。

如果治疗需要全麻，皮肤外科医生应要求麻醉提供者协助患者的管理。在这种环境下，必须特别注意避免 CO_2 激光手术中气管内导管着火。如果治疗区域包括头部或颈部，要求麻醉提供者将患者的吸入氧气浓度降低到与室内空气当量（21%）相当的水平，以尽量减少发生燃烧事件的可能性。

特别注意事项：研究表明，CO_2 激光产生的烟羽中含有大量致癌物和潜在的传染性物质。在治疗地点 2 英寸附近放置一个外科排烟器可能有用。除了减少激光烟羽，使用排烟器也可以减少治疗气味，这些气味可能导致烧伤患者的 PTSD 加重。

现场准备：治疗前应彻底清洁治疗区域。必须特别注意脸部。患者通常会使用带有着色底物的化妆品或外用制剂，这些会对治疗产生很大影响，或导致不必要的并发症。

（1）深度 AFL（DeepFX）

① 光斑大小：轮廓直接与瘢痕的大小和形状相关。该设备有 4 种模式和 6 种大小选项。

② 脉宽（毫秒）：固定，如上文所述。

③ 能量（mJ）：应根据瘢痕的厚度来确定，目标是至少 80% 的穿透率。每个平台形式会有一个图表，显示深度和能量水平之间的关系。建议激光外科医生查看他们的设备图表。

④ 密度：低密度（5%～15%）在治疗肥厚性瘢痕时似乎有更大的益处。可以选择 5% 的密度，如果需要较高的处理密度，则可以使用 5% 的双通道。

⑤ 频率：表示 MTZs 的传输速率。据说，减少频率可以减少与治疗相关的疼痛，并有助于防止每个治疗区域过量的热量输送。过高的密度和（或）频率可能导致大量加热，从而导致色素异常和皮肤损伤。

⑥ 治疗终点：深度剥脱性点阵光热分解没有可见的治疗终点。确保整个瘢痕和 1～2mm 周围正常皮肤的治疗与最小的重叠。

（2）浅表 AFL（ActiveFX）

① 光斑大小：轮廓直接与瘢痕的大小和形状相关。有 7 种模式和 9 种不同的大小选项。

② 脉宽（毫秒）：固定，如上文所述。

③ 能量（mJ）：取决于瘢痕的位置和厚度。典型处理范围为 80～125mJ，深度为 50～115 μm。

④ 密度／治疗等级水平：确保点阵治疗很重要。作者在治疗肥厚性瘢痕时通常使用 2 级（55% 密度）的治疗水平。

⑤ 频率：减少频率也适用于浅表剥脱激光，以尽量减少过热和疼痛。

⑥ 治疗终点：浅表剥脱性点阵光热分解没有可见的治疗终点，确保全面覆盖受累区域。

治疗间隔：虽然没有研究评估治疗间隔，作者使用 3 个月的间隔，以允许肥厚性瘢痕充分重建。

术后护理：表 63-2 详细回顾了 AFL 治疗后的护理情况。

表 63-2 点阵 CO_2 激光后护理

即刻护理	▪ 在治疗区域冰袋冷敷 5～10 分钟。应谨慎，因为过度的冷敷可能会损害皮肤的完整性或导致皮肤变色 ▪ 外用白凡士林或阿夸弗尔软膏 Aquaphor® (Beiersdorf, Wilton, CT) 涂抹于治疗区 另一种方法是外用一次曲安奈德或氯倍他索软膏
家庭护理	▪ 用 1 茶匙白醋倒至 1 杯水或醋酸铝 (Domeboro, Bayer HealthCare, Morristown, NJ)，以此作冷敷，每天 3～4 次，以减轻红斑和水肿。每次冷敷后，应重新使用以凡士林为基质的软膏 ▪ 继续按指示采取抗菌药物的预防措施
患者教育	▪ 在愈合过程中，皮肤表层会有轻微至中度的剥落。刮伤、抠挖或擦伤该区域可能会造成不必要的瘢痕或色素沉着 ▪ 口服非处方止痛药可用于轻微不适。中度至重度疼痛，尤其是术后 4～5 天，应去诊所就医，以评估感染的风险 ▪ 建议避免直接暴晒并使用防晒霜，以减少术后色素沉着的风险 ▪ 在治疗过程中避免潜在的环境刺激物，如外用化妆品、发胶、灰尘和污垢
定期复查	▪ 推荐 7 天诊室定期复查，以评估感染和愈合的进展

并发症：AFL 治疗的不良事件包括感染、瘢痕、外翻、潜在皮肤病的同形反应、色素沉着、对外用药的接触性皮炎和长期红斑。管理通常是保守的，并针对并发症。

联合治疗

激光外科是治疗肥厚性瘢痕的一种方法。当在同一

治疗过程中进行多个操作时，首先是从手术干预（Z 成形术）开始，这很重要，然后是 PDL，深度 AFL 治疗，浅表剥脱激光治疗，无论是否给药，最后是病灶内药物治疗。辅助激光脱毛和肉毒杆菌毒素也可用于创伤性截肢的病例。

案例 C. 医源性肥厚性瘢痕

一位 51 岁女性患者，于 9 个月前接受左腘窝内广泛局部切除及断层皮片移植治疗复发性原位恶性黑色素瘤。她的术后过程包括部分（20%）移植物缺失、肉芽组织形成、多次硝酸银处理，以及杆菌肽变应性接触性皮炎。在陈述时，她报告说，从最初的手术开始，疼痛逐渐加重，瘢痕形成增加，活动范围缩小。她的断层皮片移植显示明显的肥厚性瘢痕，伴有色素沉着和不规则的表面变化（图 C-1）。触诊时发现许多纤维化和牵拉的硬化条索，并伴有明显的不适，尤其是在行走和久坐时。

深入讨论了剥脱性点阵激光换肤，在皮损内注射曲安奈德 /5-FU，点阵激光后外用曲安奈德。布比卡因（4%）、利多卡因（6%）、丁卡因（6%）的复方乳膏封闭45 分钟左右（图 C-2）。用丙酮对皮肤进行顺序清洁，环形阻滞是用 6ml 缓冲过的 1% 利多卡因，内含 1：100 000肾上腺素，并用 8.4% 碳酸氢钠按 10：1 滴定（图 C-3）。主要肥厚性瘢痕区域用 Lumenis UltraPulse Encore CO_2 处理，用 DeepFX 手柄以 35mJ、5% 密度、250Hz处理，其余区域以 20mJ，5% 密度，250Hz 处理（图C-4）。然后采用 ActiveFX 在 100mJ、治疗等级 2 和200Hz 时进行处理，特别是在较厚区域的外围（图 C-5）。

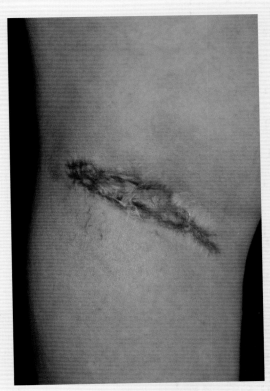

图 C-1

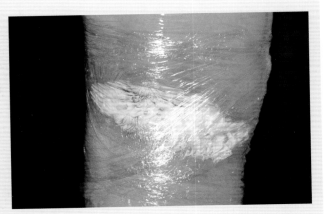

图 C-2

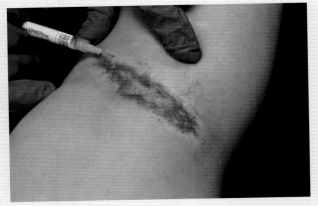

图 C-3

案例 C 医源性肥厚性瘢痕（续）

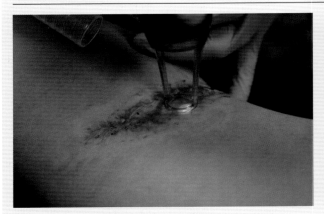

图 C-4

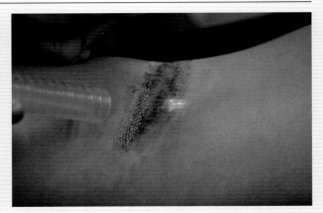

图 C-5

取曲安奈德 40mg/ml 和 5-FU 50mg/ml 的 1：1 混合物，用 30G 针头直接注射到瘢痕硬化的条索内（图 C-6）。然后将曲安奈德 40mg/ml 按摩入治疗区，然后涂上凡士林，盖上保鲜膜。在术后 1 周的电话随访中，患者报告活动范围改善了 75%，疼痛减轻，无术后愈合的问题或担忧。本病例展示了一种常见的、多模式的方法来治疗肥厚性瘢痕，可以在表面麻醉下轻松地完成。

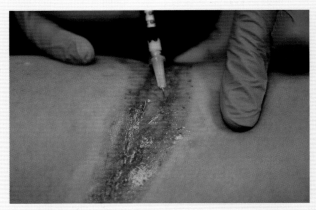

图 C-6

案例 D. 创伤性肥厚性瘢痕

一名 25 岁的海军陆战队员在点燃信号弹时手部受到严重的热损伤，导致明显的软组织瘢痕、带状损伤，没有潜在的骨性改变。受伤 9 个月后，物理和职业治疗没有使活动度得到改善。图 D-1 显示了从最初的损伤开始就持续存在增厚的、带有慢性焦痂的硬化瘢痕。术前评估疼痛和活动度，特别是在手足肥厚性瘢痕的情况下，用触诊和不触诊来充分评估损伤。患者共接受了 2 次 AFL 治疗。图 D-2 显示治疗区在 Lumenis Ultrapulse Encore CO_2 DeepFX 模式治疗后 1 周的状态，40mJ，密度为 5%，双通道 200Hz，用醋酸曲安奈德 40mg/ml 滴入伤口并按摩。初始激光治疗 3 个月后，焦痂消除，活动度接近正常的运动范围（图 D-3）。第 2 次治疗于 4 个月后进行，50mJ 开始，治疗密度为 5%，双通道 250Hz，醋酸曲安奈德 40mg/ml 滴于治疗区并按摩。治疗结束后，全身运动恢复，患者没有进一步疼痛或不适。这使得这名海军陆战队员能够在没有任何活动限制的情况下返回全职岗位。这个案例说明了 AFL 和 LADD 联合治疗瘢痕相关的症状和功能（如，活动度）的益处。

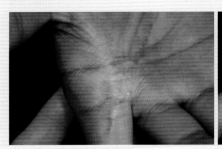

图 D-1

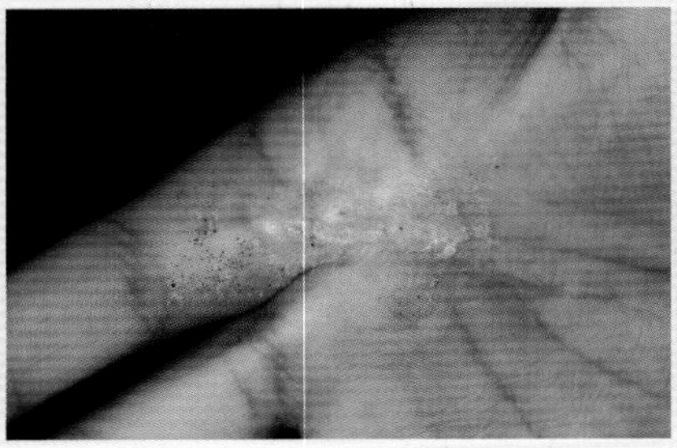

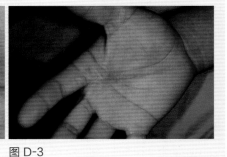

图 D-2

图 D-3

总结

瘢痕在民事和军事上都是一个重大问题，肥厚性瘢痕对生理和心理都有重大的影响。通过使用积极的方法来管理瘢痕，包括激光设备以及依靠皮损内和外用治疗的传统方法，皮肤科外科医生有能力对这些患者的生活产生重大、有意义和持久的影响。

参考文献

1. Litrowski N, Boullie MC, Dehesdin D, et al. Treatment of earlobe keloids by surgical excision and cryosurgery. J Eur Acad Dermatol Venereol. 2014;28(10): 1324–1331.
2. Klumpar DI, Murray JC, Anscher M. Keloids treated with excision followed by radiation therapy. J Am Acad Dermatol. 1994;31:225–231.
3. 2015 National burn repository report of data from 2005–2014. American Burn Association, National Burn Repository. 2015. http://www.ameriburn.org/2015 NBRAnnualReport. pdf. Accessed March 14, 2016.
4. Singer AJ, Clark RA. Cutaneous wound healing. N Engl J Med. 1994;341(10):738–746.
5. Centers for Disease Control and Prevention. 2013 National hospital ambulatory medical care survey emergency department summary tables. 2016. https://www.cdc.gov/nchs/data/ahcd/nhamcs_emergency/ 2013_ed_web_tables. pdf. Accessed March 14, 2016.
6. Lawrence JW, Mason ST, Schomer K, et al. Epidemiology and impact of scarring after burn injury: a systematic review of the literature. J Burn Care Res. 2012;33(1):136–146.
7. Centers for Disease Control and Prevention. 2009 National center for health statistics: FastStats inpatient surgery statistics. 2009. https://www.cdc.gov/nchs/fastats/inpatient-surgery.htm. Accessed October 15, 2015.
8. Van Loey NE, Van Son, MJ. Psychopathology and psychological problems in patients with burn scars: epidemiology and management. Am J Clin Dermatol. 2003; 4(4):245–272.
9. Crichlow RJ, Andres PL, Morrison SM, et al. Depression in orthopedic trauma patients. Prevalence and severity. J Bone Joint Surg Am. 2006;88(9):1927–1933.
10. Parnell LK, Nedelec B, Rachelska G, et al. Assessment of pruritus characteristics and impact of burn survivors. J Burn Care Res. 2012;33(3):407–418.
11. Brooks JP, Malic CC, Judkins KC. Scratching the surface-Managing the itch associated with burns: review of the current knowledge. Burns. 2008;34(6): 751–760.
12. Isoardo G, Stella M, Cocito D, et al. Neuropathic pain in post-burn hypertrophic scars: a psychophysical and neuro-physiological study. Muscle Nerve. 2012;45(6):883–890.
13. Kwan P, Hori K, Ding J, et al. Scar and contracture: biological principles. Hand Clin. 2009;25(4):511–528.
14. Stekelenburg CM, Marck RE, Tuinebreijer WE, et al. A systematic review on burn scar contracture treatment: searching for evidence. J Burn Care Res. 2015;36(3): e153–e161.
15. Leblebici B, Adam M, Bağiş S, et al. Quality of life after burn injury: the impact of joint contracture. J Burn Care Res. 2006;27(6):864–868.
16. Bock O, Schmid-Ott G, Malewski P, et al. Quality of life of patients with keloid and hypertrophic scarring. Arch Dermatol Res. 2006;297(10):433–438.
17. Brown BC, McKenna SP, Siddhi K, et al. The hidden cost of skin scars: quality of life after skin scarring. J Plast Reconstr Aesthet Surg. 2008;61(9):1049–1058.
18. Ganio MS, Schlader ZJ, Pearson J, et al. Nongrafted skin area best predicts exercise core temperature responses in burned humans. Med Sci Sports Exerc. 2015;47(10):2224–2232.
19. McEntire SJ, Chinkes DL, Herndon DN, et al. Temperature responses in severely burned children during exercise in a hot environment. J Burn Care Res. 2010;31(4):624–630.
20. Murray JC, Pollack SV, Pinnell SR. Keloids: a review. J Am Acad Dermatol. 1981;4(4):461–470.
21. Ketchum LD, Cohen IK, Masters FW. Hypertrophic scars and keloids. A collective review. Plast Reconstr Surg. 1974;53:140–154.
22. Kombaté K, Pitché P, Tchangaï-Walla K. Keloids in dermatology outpatients in Lomé, Togo. Int J Dermatol. 2005;44:51–52.
23. Ala-Kokko L, Rintala A, Savolainen ER. Collagen gene expression in keloids: analysis of collagen metabolism and type I, III, IV and V procollagen mRNAs in keloid tissue and keloid fibroblast cultures. J Invest Dermatol. 1987; 89(3):238–244.
24. Cohen IK, Keiser HR, Sjoerdsma A. Collagen synthesis in human keloid and hypertrophic scar. Surg Forum. 1971; 22:488–489.
25. Blackburn WR, Cosman B. Histologic basis of keloid and hypertrophic scar differentiation. Clinicopathologic correlation. Arch Pathol. 1966;82(1):65–71.
26. Nakaoka H, Miyauchi S, Miki Y. Proliferating activity of dermal fibroblasts in keloids and hypertrophic scars. Acta Derm Venereol. 1995;75(2):102–104.
27. Fujiwara M, Muragaki Y, Ooshima A. Keloid derived fibroblasts show increased secretion of factors involved in collagen turnover and depend on matrix metalloproteinase for migration. Br J Dermatol. 2005;153(2):295–300.
28. Uitto J, Perejda AJ, Abergel RP, et al. Altered steady state ratio of type I/III procollagen mRNAs correlates with selectively increased type I procollagen biosynthesis in cultured keloid fibroblasts. Proc Natl Acad Sci U S A. 1985;82(17):5935–5939.
29. Marneros AG, Krieg T. Keloids clinical diagnosis, pathogenesis, and treatment options. J Dtsch Dermatol Ges. 2004;2(11):905–913.
30. Lee TY, Chin GS, Kim WJ, et al. Expression of transforming growth factor beta 1, 2, and 3 proteins in keloids. Ann Plast Surg. 1999;43(2):179–184.
31. Colwell AS, Phan TT, Kong W, et al. Hypertrophic scar fibroblasts have increased connective tissue growth factor expression after transforming growth factor beta stimulation. Plast Reconstr Surg. 2005;116(5):1387–1390.
32. Longaker MT, Whitby DJ, Adzick NS, et al. Studies in fetal wound healing, VI. Second and early third trimester fetal wounds demonstrate rapid collagen deposition without scar formation. J Pediatr Surg. 1990;25(1):63–69.
33. Wolfram D, Tzankov A, Pülzl P, et al. Hypertrophic scars and keloids–a review of their pathophysiology, risk factors, and therapeutic management. Dermatol Surg. 2009;35(2): 171–181.
34. Brewin MP, Lister TS. Prevention or treatment of burn scarring: a review of when and how to treat with the pulsed dye laser. Burns. 2014;40(5): 797–804.
35. Slemp AE, Kirschner RE. Keloids and scars: a review of keloids and scars, their pathogenesis, risk factors, and management. Curr Opin Pediatr. 2006;18(4):396–402.
36. Nast A, Eming S, Fluhr J, et al. German S2k guidelines for the therapy of pathological scars (hypertrophic scars and keloids). J Dtsch Dermatol Ges. 2012;10(10):747–762.
37. Wong VW, Akishi S, Longaker MT, et al. Pushing back:

wound mechanotransduction in repair and regeneration. J Invest Dermatol. 2011;131(11):2186–2196.

38. Derdarian CA, Bastidas N, Lehrman OZ, et al. Mechanical strain alters gene expression in an in vitro model of hypertrophic scarring. Ann Plast Surg. 2005;55(1):69–75.

39. Gurtner GC, Dauskardt RH, Wong VW, et al. Improving cutaneous scar formation by controlling the mechanical environment: large animal and phase 1 studies. Ann Surg. 2011;254(2):217–225.

40. Vrijman C, van Drooge AM, Limpens J, et al. Laser and intense pulsed light therapy for the treatment of hypertrophic scars: a systematic review. Br J Dermatol. 2011;165(5):934–942.

41. Anzarut A, Olson J, Singh P, et al. The effectiveness of pressure garment therapy for the prevention of abnormal scarring after burn injury: a meta-analysis. J PLast Reconstr Aesthet Surg. 2009;62(1):77–84.

42. O'Brien L, Jones DJ. Silicone gel sheeting for preventing and treating hypertrophic and keloid scars. Cochrane Database Sys Rev. 2013;9:CD003826.

43. Carroll W, Patel K. Steroids and fluorouracil for keloids and hypertrophic scars. JAMA Facial Plastic Surgery. 2015;17(2):77–79.

44. Ogawa R, Miyashita T, Hyakusoku H, et al. Postoperative radiation protocol for keloids and hypertrophic scars: statistical analysis of 370 sites followed over 18 months. Ann of Plast Surg. 2007;59(6):688–691.

45. Li-Tsang CW, Feng B, Huang L, et al. A histological study on the effect of pressure therapy on the myofibroblasts and keratinocytes in hypertrophic scar tissues after burn. Burns. 2015;41(5):1008–1016.

46. Weshahy AH, Abdel Hay R. Intralesional cryosurgery and intralesional steroid injection: a good combination therapy for the treatment of keloids and hypertrophic scars. Dermatol Ther. 2012;25(3):273–276.

47. Monstrey S, Middlekoop E, Vranckx JJ, et al. Updated scar management practical guidelines: non-invasive and invasive measures. J Plastic Reconstr Aesthet Surg. 2014; 67(8):1017–1025.

48. Levi B, Ibrahim A, Mathews K, et al. The use of CO2 fractional photothermolysis for the treatment of burn scars. J Burn Care Res. 2016;37(2):106–114.

49. Alster TS. Improvement of erythematous and hypertrophic scars by the 585-nm flashlamp-pumped pulsed dye laser. Ann Plast Surg. 1994;32(2):186–190.

50. Alster T. Laser scar revision: comparison study of 585-nm pulsed dye laser with and without intralesional corticosteroids. Dermatol Surg. 2003;29(1):25–29.

51. Kono T, Erçöçen AR, Nakazawa H, et al. The flashlamp-pumped pulsed dye laser (585 nm) treatment of hypertrophic scars in Asians. Ann Plast Surg. 2003;51(4):366–371.

52. Kuo YR, Wu WS, Jeng SF, et al. Activation of ERK and p38 kinase mediated keloid fibroblast apoptosis after flashlamp pulsed-dye laser treatment. Lasers Surg Med. 2005;36(1):31–37.

53. Bouzari N, Davis SC, Nouri K. Laser treatment of keloids and hypertrophic scars. Int J Dermatol. 2007;46(1): 80–88.

54. Jin R, Huang X, Li H, et al. Laser therapy for prevention and treatment of pathologic excessive scars. Plast Reconstr Surg. 2013;132(6):1747–1758.

55. Donelan MB, Parrett BM, Sheridan RL. Pulsed dye laser therapy and Z-plasty for facial burn scars: The alternative to excision. Ann Plast Surg. 2008;60(5):480–486.

56. Keaney TC, Tanzi E, Alster T. Comparison of 532 nm potassium titanyl phosphate laser and 595 nm pulsed dye laser in the treatment of erythematous surgical scars: a randomized, controlled, open-label study. Dermatol Surg. 2016;42(1):70–76.

57. Pancar GS, Aydin F, Senturk N, et al. Comparison of the 532-nm KTP and 1064-nm Nd:YAG lasers for the treatment of cherry angiomas. J Cosmet Laser Ther. 2011;13(4):138–141.

58. Hultman CS, Edkins RE, Lee CN, et al. Shine on: Review of laser- and light-based therapies for the treatment of burn scars. Dermatol Res Pract. 2012;2012:1–9.

59. Manstein D, Herron GS, Sink RK, et al. Fractional photothermolysis: a new concept for cutaneous remodeling using microscopic patterns of thermal injury. Lasers Surg Med. 2004;34(5):426–438.

60. Nanni CA, Alster TS. Complications of carbon dioxide laser resurfacing. An evaluation of 500 patients. Dermatol Surg. 1998;24(3):315–320.

61. Laubach HJ, Tannous Z, Anderson RR, et al. Skin responses to fractional photothermolysis. Lasers Surg Med. 2006;38(2):142–149.

62. Azzam OA, Bassiouny DA, El-Hawary MS, et al. Treatment of hypertrophic scars and keloids by fractional carbon dioxide laser: a clinical, histological, and immuno-histochemical study. Lasers Med Sci. 2015;31(1):9–18.

63. Hultman CS, Friedstat JS, Edkins RE, et al. Laser resurfacing and remodeling of hypertrophic burn scars: results of a large prospective, before-after cohort study with long term follow-up. Ann Surg. 2014;260(3):519–529.

64. Qu L, Liu A, Zhou L, et al. Clinical and molecular effects on mature burn scars after treatment with a fractional CO(2) laser. Lasers Surg Med. 2012;44(7):517–524.

65. Ozog DM, Liu A, Chaffins ML, et al. Evaluation of clinical results, histological architecture, and collagen expression following treatment of mature burn scars with a fraction carbon dioxide laser. JAMA Dermatol. 2013;149(1):50–57.

66. Connolly KL, Chaffins M, Ozog D. Vascular patterns in mature hypertrophic burn scars treated with fractional CO2 laser. Lasers Surg Med. 2014;46(8):597–600.

67. Kawecki M, Bernad-Wiśniewska T, Sakiel S, et al. Laser in the treatment of hypertrophic burn scars. Int Wound J. 2008;5(1):87–97.

68. Waibel J, Beer K. Fractional laser resurfacing for thermal burns. J Drugs Dermatol. 2008;7(1):59–61.

69. Miletta N, Lee K, Siwy K, et al. Objective improvement in burn scars after treatment with fractionated CO2 laser. Boston, MA: American Society for Laser Medicine and Surgery, Cutaneous Applications; 2016.

70. Wang XQ, Lui YK, Wang ZY, et al. Antimitotic drug injections and radiotherapy: A review of the effectiveness of treatment for hypertrophic scars and keloids. Int J Low Extrem Wounds. 2008;7(3):151–159.

71. Huang L, Cai YJ, Lung I, et al. A study of the combination of triamcinolone and 5-fluorouracil in modulating keloid fibroblasts in vitro. J Plast Reconstr Aesthet Surg. 2013;66(9):e251–e259.

72. Gupta S, Kalra A. Efficacy and safety of intralesional 5-fluorouracil in the treatment of keloids. Dermatology. 2002;204(2):130–132.

73. Ren Y, Zhou X, Wei Z, et al. Efficacy and safety of triamcinolone acetonide alone and in combination with 5-fluorouracil for treating hypertrophic scars and keloids: a systematic review and meta-analysis. Int Wound J. 2017; 14(3):480–487.

74. Kontochristopoulos G, Stefanaki C, Panagiotopoulos A, et al. Intralesional 5-fluorouracil in the treatment of keloids: an open clinical and histopathologic study. J Am Acad Dermatol. 2005;52:474–479.

75. Sadeghinia A, Sadeghinia S. Comparison of the efficacy of intralesional triamcinolone acetonide and 5-fluorouracil tattooing for the treatment of keloids. Dermatol Surg. 2012;38(1):104–109.

76. Fitzpatrick RE. Treatment of inflamed hypertrophic scars using intralesional 5-FU. Dermatol Surg. 1999; 25(3):224–232.

77. Darougheh A, Asilian A, Shariati F. Intralesional triamcinolone alone or in combination with 5-Fluorouracil for the treatment of keloid and hypertrophic scars. Clin Exp Dermatol. 2009;34(2):219–223.

78. Davison SP, Dayan JH, Clemens MW, et al. Efficacy of intralesional 5-fluorouracil and triamcinolone in the treatment of keloids. Aesthet Surg J. 2009;29(1):40–46.

79. Asilian A, Darougheh A, Shariati F. New combination of triamcinolone, 5-fluorouracil, and pulsed-dye laser for treatment of keloid and hypertrophic scars. Dermatol Surg. 2006;32(7):907–915.

80. Haak CS, Hannibal J, Paasch U, et al. Laser-induced thermal coagulation enhances skin uptake of topically applied compounds. Lasers Surg Med. 2017;49(6):582–591.

81. Erlendsson AM, Doukas AG, Farinelli WA, et al. Fractional laser-assisted drug delivery: active filling of laser channels with pressure and vacuum alteration. Lasers Surg Med. 2016;48(2):116–124.

82. Olesen, UH, Mogensen M, Haedersdal M. Vehicle type affects filling of fractional laser-ablated channels imaged by optical coherence tomography. Lasers Med Sci. 2017; 32(3):679–684.

83. Park JH, Chun JY, Lee JH. Laser-assisted topical corticosteroid delivery for the treatment of keloids. Lasers Med Sci. 2017;32(3):679–684.

84. Wenande E, Olesen UH, Nielsen MM, et al. Fractional laser-assisted topical delivery leads to enhanced, accelerated and deeper cutaneous 5-fluorouracil uptake. Expert Opin Drug Deliv. 2017;14(3):307–17.

85. Rkein A, Ozog D, Waibel JS. Treatment of atrophic scars with fractionated CO2 laser facilitating delivery of topically applied poly-L-lactic acid. Dermatol Surg. 2014;40(6):624–631.

86. Haedersdal M, Erlendsson AM, Paasch U, et al. Translational medicine in the field of AFL (AFXL)-assisted drug delivery: A critical review from basics to current clinical status. J Am Acad Dermatol. 2016;74(5):981–1004.

87. Banzhaf CA, Thaysen-Petersen D, Bay C, et al. fractional laser-assisted drug uptake: Impact of time-related topical application to achieve enhanced delivery. Lasers Surg Med. 2016:ep. doi:10.1002/lsm. 22610.

88. Janžekovic Z. A new concept in the early excision and immediate grafting of burns. J Trauma. 1970;10(12):1103–1108.

89. McGregor AD, McGregor IA. Fundamental Techniques of Plastic Surgery and their Surgical Applications. London: Churchill Livingston; 1962.

90. McCarthy J. Plastic Surgery General Principles. Philadelphia, PA: Saunders; 1990.

91. Beachkofsky TM, Henning JS, Hivnor CM. Induction of de novo hair regeneration in scars after fractionated carbon dioxide laser therapy in three patients. Dermatol Surg. 2011;37(9):1365–1368. doi:10.1111/j.1524-4725.2011. 01934.x

92. Berke GM, Fergason J, Milani JR, et al. Comparison of satisfaction with current prosthetic care in veterans and service members from Vietnam and OIF/OEF conflicts with major traumatic limb loss. J Rehabil Res Dev. 2010; 47(4):361–371.

93. Miletta NR, Kim S, Lezanski-Gujda A, et al. Improving health-related quality of life in wounded warriors: The promising benefits of laser hair removal to the residual limb-prosthetic interface. Dermatologic Surgery. 2016; 42(10):1182–1187.

94. Gratrix M, Hivnor C. Botulinum toxin A treatment for hyperhidrosis in patients with prosthetic limbs. Arch Dermatol. 2010;146(11):1314–1315.

95. Kravitz RL. Patients' expectations for medical care: an expanded formulation based on review of the literature. Med Care Res Rev. 1996;53(1)3–27.

96. Greenfield S, Kaplan S, Ware JE. Expanding patient involvement in care. Effect on patient outcomes. Ann Intern Med. 1985;102(4):520–528.

97. Draaijers LJ, Tempelman FR, Botman YA, et al. The patient and observer scar assessment scale: A reliable and feasible tool for scar evaluation. Plast Reconstr Surg. 2004;113(7):1960–1965.

98. van de Kar AL, Corion LU, Smeulders MJ, et al. Reliable and feasible evaluation of linear scars by the Patient and Observer Scar Assessment Scale. Plast Reconstr Surg. 2005;116(2):514–522.

99. Hambleton J, Shakespeare PG, Pratt BJ. The progress of hypertrophic scars monitored by ultrasound measurements of thickness. Burns. 1992;18(4):301–307.

100. Du YC, Lin CM, Chen YF, et al. Implementation of a burn scar assessment system by ultrasound techniques. Conf Proc IEEE Eng Med Biol Soc. 2006;1: 2328–2331.

101. Lau, JC, Li-Tsang CW, Zheng YP. Application of tissue ultrasound palpation system (TUPS) in objective scar evaluation. Burns. 2005;31(4):445–452.

102. Brusselaers N, Pirayesh A, Hoeksema H, et al. Burn scar assessment: a systematic review of objective scar assessment tools. Burns. 2010;36(8):1157–1164.

103. van der Wal M, Bloemen M, Verhaegen P, et al. Objective color measurements: clinimetric performance of three devices on normal and scar tissue. J Burn Care Res. 2013; 34(3):e187–e194.

104. van Zuijlen PP, Angeles AP, Kreis RW, et al. Scar assessment tools: implications for current research. Plast Reconstr Surg. 2002;109(3):1108–1022.

105. Haerkens MH, Jenkins DH, van der Hoeven JG. Crew resource management in the ICU: the need for culture change. Ann Intensive Care. 2012;2(1):39.

106. Bargman H. Laser safety guidelines. J Clin Aesthet Dermatol. 2010;3(5):18–19.

107. Occupational Safety & Health Administration. Surgical suite: Laser Hazards. https://www.osha.gov/SLTC/etools/hospital/surgical.html#Lasers. Accessed January 10, 2017.

108. American National Standards Institute. ANSI Z136: American National Standard for safe use of lasers. 2014. http://webstore.ansi.org/RecordDetail.aspx?sku = ANSI+Z136.1-2014&source = blog. Accessed February 12, 2017.

109. Syneron Candela. VBeam Perfecta system specification. https://syneroncandela.com/int/product/877/system_specifications. Accessed March 18, 2017.

110. Waibel J, Beer K, Narurkar V, et al. Preliminary observations on fractional ablative resurfacing devices: clinical impressions. J Drugs Dermatol. 2009;8(5):481–485.

111. Ratner D, Tse Y, Marchell N, et al. Cutaneous laser resurfacing. J Am Acad Dermatol. 1999;41:365–389.

112. Shumaker PR, Kwan JM, Landers JT, et al. Functional improvements in traumatic scars and scar contractures using an AFL protocol. J Trauma Acute Care Surg. 2012; 73:S116–S121.

113. Uebelhoer NS, Ross EV, Shumaker PR. Ablative fractional resurfacing for the treatment of traumatic scars and contractures. Semin Cutan Med Surg. 2012;31(2):110–120.

114. Omi T, Numano K. The role of the CO2 laser and fractional CO2 laser in dermatology. Laser ther. 2014; 23(1):49–60.

115. Lumenis. UltraPulse. http://www.lumenis.com/Solutions/Aesthetic/Products/UltraPulse. Accessed February 10, 2017.

116. Orringer JS, Kang S, Johnson TM, et al. Connective tissue remodeling induced by carbon dioxide laser resurfacing of photodamaged human skin. Arch Dermatol. 2004;140(11): 1326–1332.

117. Jalian HR, Jalian CA, Avram MM. Common causes of injury and legal action in laser surgery. JAMA Dermatol. 2013;149(2):188–193.

118. Ross EV, Amesbury EC, Barile A, et al. Incidence of postoperative infection or positive culture after facial laser resurfacing: a pilot study, a case report, and a proposal for a rational approach to antibiotic prophylaxis. J Am Acad Dermatol. 1998;39(6):975–981.

119. Shamsaldeen O, Peterson JD, Goldman MP. The adverse events of deep fractional CO2: a retrospective study of 490 treatments in 374 patients. Lasers Surg Med. 2011;43(6): 453–456.

120. Marra DE, Yip D, Fincher EF, et al. Systemic toxicity from topically applied lidocaine in conjunction with fractional photothermolysis. Archives Dermatol. 2006;142(8):1024–1046.

121. Hirshman CA, Smith J. Indirect ignition of the endotracheal tube during carbon dioxide laser surgery. Arch Otolaryngol. 1980;106(10):639–641.

122. American Society of Anesthesiologists Task Force on Operating Room Fires, Caplan RA, Barker SJ, et al. Practice advisory for the prevention and management of operating room fires. Anesthesiology. 2008;108(5):786–801.

123. Healy GB, Strong MS, Shapshay S, et al. Complications of CO2 laser surgery of the aerodigestive tract: experience of 4416 cases. Otolaryngol Head and Neck Surg. 1984; 92(1):13–18.

124. Gloster HM, Roenigk, RK. Risk of acquiring human papillomavirus from the plume produced by the carbon dioxide laser in the treatment of warts. J Am Acad Dermatol. 1995;32(3):436–441.

125. Lobraico RV, Schifano MJ, Brader KR. A retrospective study on the hazards of the carbon dioxide laser plume. J Laser Appl. 1988;1(1):6–8.

126. Avram MM, Tope WD, Yu T, et al. Hypertrophic scarring of the neck following ablative fractional carbon dioxide laser resurfacing. Lasers Surg Med. 2009;41(3):185–188.

127. Ramsdell WM. Fractional CO2 laser resurfacing complications. Semin Plast Surg. 2012;26(3):137–140.

第64章　血管性病变的激光治疗

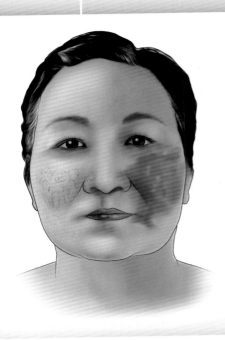

原著者　Rie Takahashi
　　　　Stephanie J. Martin
　　　　Gary Lask

翻　译　张荷叶　姜海燕
审　校　乔　晨　徐永豪

概要

- 用于治疗血管性疾病的激光，靶色基为氧合血红蛋白，其吸收峰分别为 418nm、542nm、577nm。
- 每位患者的血管深度、厚度及皮肤类型都是要经常考虑的要素。

初学者贴士

- 治疗血管性病变的可选激光类型有以下几种：脉冲染料激光（PDL）、磷酸钛钾（KTP）激光、掺钕钇铝石榴石（Nd:YAG）激光、CO_2 激光、氩激光、铜蒸汽激光和强脉冲光（IPL）。
- 尽管 PDL 完全清除率较低，为 15%～20%，但由于形成瘢痕概率比较低以及并发症发生率尚可，它是现在治疗葡萄酒色斑（PWS）的选择。

专家贴士

- PDL、IPL 和长脉冲 Nd：YAG（532nm）激光可以成功治疗酒渣鼻和弥漫性红斑。
- 尽管作为单一治疗方法，硬化治疗仍然是治疗下肢静脉疾病的金标准，但是激光、静脉切除术和硬化疗法联合应用可能是治疗下肢静脉疾病的最佳长效方法。

切记！

- 术后紫癜设置由短脉宽（0.45毫秒，1.5毫秒）、高能量密度单次扫描组成。
- 术后无紫癜设置包括长脉宽（6毫秒）、低能量密度多次扫描。

陷阱和注意事项

- 考虑到口服及局部 β 受体阻滞药的广泛使用及高成功率，激光治疗婴儿血管瘤（HOI）不再常见。
- 曾有报道称 KTP 用于治疗下肢静脉病变时，20%～40% 患者发生色素沉着和色素减退。
- 长脉冲 Nd：YAG 激光治疗扫描遍数较多时需提高警惕，其可导致血管破裂及随后含铁血黄素沉积。

患者教育要点

- 患者需要获悉激光治疗的风险，包括色素异常沉着。
- 大多数激光治疗需要多次重复治疗，患者明白这点很重要。

收费建议

- 在美国，几乎所有保险公司把激光治疗排除在外。
- 患者进行组合治疗可能更好，这样可以节省费用。
- 在家即可开始术前的封包表面麻醉，处方中应包含这一药物费用。

引言

用于治疗血管性疾病的激光，靶色基为氧合血红蛋白，其吸收峰为 418nm、542nm、577nm。激光治疗中的一个首要目标是将激光聚焦于预期的靶组织而对正常皮肤，包括色素细胞和毛囊，产生最小的影响。每位患者的血管深度、厚度及皮肤类型都是要经常考虑的要素。

应用于血管性病变的激光类型

治疗血管性病变的可选激光类型有以下几种，包括：脉冲染料激光 (pulsed dye laser, PDL)、磷酸钛钾 (potassium titanyl phosphate, KTP) 激光、掺钕钇铝石榴石 (neodymium: yttrium aluminum garnet, Nd: YAG) 激光、CO_2 激光、氩激光、铜蒸汽激光和强脉冲光 (intense pulsed light, IPL)。

CO_2 激光及氩激光主要具有历史意义，由于其治疗后产生瘢痕以及改变皮肤质地而不常用来治疗血管性疾病。PDL 激光被用于治疗血管性病变如葡萄酒色斑 (port-wine stains, PWS)、表浅血管瘤、Civatte 皮肤异色症、面部毛细血管扩张症和酒渣鼻。PDL 激光发射激光波长为 585nm 或 595nm，相比第一代 577nm 可以作用于更深的组织。KTP 激光，也就是倍频 Nd: YAG 激光，波长为 532nm，它是 1064nmNd: YAG 激光通过 KTP 晶体而生成的。通过这种方式，其频率变为原来的 2 倍，波长变为原来的一半。KTP 激光可用来治疗毛细血管扩张而不引起紫癜。Nd: YAG 激光对血红蛋白亲和力较低，然而由于其穿透更深及对黑色素亲和力更低，这类激光在治疗深肤色患者中是个受欢迎的选择。IPL 运用滤波片发射 500～1200nm 波长的多色光。IPL 可用于酒渣鼻、PWS、血管瘤、Civatte 皮肤异色症的非特异性治疗。另外，它也用于 I～Ⅲ 型皮肤慢性光损伤的光子嫩肤治疗和脱毛治疗。

激光治疗血管性疾病

葡萄酒色斑

PWS，也称为毛细血管畸形，通常在出生时发现，新生儿发病率约为 0.3%。临床表现为红色斑片，可发生于身体任何部位，但最常见于面部 V1～V3 区域。皮损伴随患者一生并与生长发育成比例生长。随年龄增长，颜色可加深至深紫色，覆盖皮肤增厚甚至出现结节。皮损位于三叉神经分布区时，可伴随其他系统性症状，如 Sturge-Weber 综合征所表现。某些区域治疗起来更具挑战性，包括背部和中面部（V2 分布区）由于皮肤厚度原因，以及四肢由于愈合时间更慢（图 64-1）。

CO_2 激光、氩激光、KTP 激光、铜蒸汽激光、脉冲染料激光和 Nd: YAG 激光均有对 PWS 治疗的报道。

过去，连续脉冲氩激光和 CO_2 激光曾用于治疗 PWS。然而这些治疗往往导致皮肤质地改变和瘢痕形成。尽管 PDL 完全清除率较小（为 15%～20%），但由于其瘢痕发生率比较低和并发症发生率也可接受，所以是目前治疗 PWS 的首选。但是经常需要多次治疗，而且根据临床反应参数设置也要相应调整。

PWS 病变初次治疗时使用脉宽 0.45 毫秒，随后根据临床需要增加脉宽。随着冷却系统的出现，更高能量密度也开始使用。大部分患者在数次治疗后会有显著改善。治疗间隔通常从几周到几个月不等，因为有时在治疗后几个月才看到改善。临床反应和皮损的分布部位及皮肤类型有关；面部和颈部的皮损与肢端皮损相比较有相对好的临床反应，尽管在 V2 分布区临床反应通常下降。另外，在 I 型和 Ⅱ 型皮肤中反应率通常会更高。当成人患者的皮损比较小时通常不需要麻醉，但是根据皮损面积、位置和患者年龄可考虑使用表面麻醉或全身麻醉（图 64-2）。

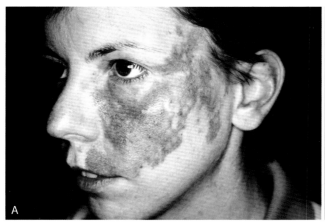
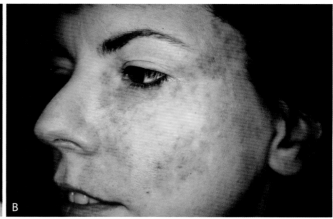

图 64-1 A. PDL 治疗葡萄酒色斑实验性光斑；B. 几次 PDL 治疗后几近完全清除

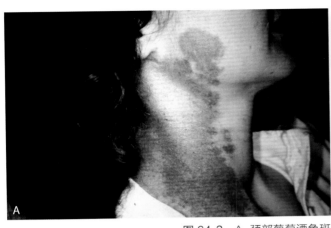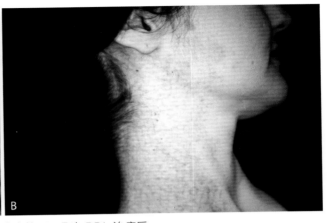

图 64-2 A. 颈部葡萄酒色斑治疗前；B. 几次 PDL 治疗后

治疗反应差可能由于血管未完全破坏，血管大小的变化和激光参数不太理想。位置表浅的血管对深层血管的遮盖效应导致光穿透深度不够，从而使其对深层血管治疗效果差。其他影响因素包括脉宽是否大于血管反应时间。第二代 PDL 设备配有更长的脉宽选择（0.45~1.5 毫秒）、更大的光斑（5mm，7mm，10mm）、更高的能量密度（可达 11~12J/cm²）和更长的波长（585~595nm）。这些新设备治疗临床反应更好，血管性病变减轻率更高。

顽固的 PWS 可以用 Nd：YAG 激光治疗。尽管高能量密度伴随瘢痕发生率增高，应用产生最低紫癜的参数，Nd：YAG 激光可以和 PDL 同样有效。

最近多个研究发现，595nmPDL 激光和 1064nmNd：YAG 激光联合治疗顽固性 PWS 有显著效果，特别是治疗伴随增生的患者。25 名 I~IV 型皮肤的儿童和成人的 PWS 超过 10 次 PDL 治疗后仍很顽固。这些患者应用 PDL 和 Nd：YAG 激光（2 个激光治疗头）序列脉冲联合治疗，每次间隔 6 周。之前对 PDL 一种治疗时表现顽固的皮损在 2 次治疗后开始改善。不良反应包括暂时的红斑、水肿和轻微的紫癜。

尽管激光技术和冷却系统在进步，完全清除 PWS 仍然是一个挑战。生长的动态变化和解剖位置相关的内在变异为未来研究和现行指南的改进提供空间。

毛细血管扩张症

毛细血管扩张症的血管直径为 0.1~1.0mm，主要出现在面部，尤其在鼻子、面颊和下巴。可伴随系统性疾病如肝脏疾病，肥大细胞增生病，雌激素分泌肿瘤，但是最常见于慢性光损伤和酒渣鼻的患者。数种设备都曾用于治疗毛细血管扩张，包括 PDL（紫癜或非紫癜设置）、氩激光、氪激光、脉冲 KTP 激光和 Nd：YAG 激光。

术后紫癜设置由短脉宽（0.45 毫秒，1.5 毫秒）、高能量密度单次扫描组成。紫癜可持续数天至数周，尽管更强治疗参数每次治疗后有更高的清除率，但是必须告知患者可能的恢复时间。术后无紫癜设置包括更长脉宽（6 毫秒）、更低能量密度的多遍扫描。无紫癜设置主要不良反应为红斑和偶发的荨麻疹。然而，由于没有紫癜的发生，这种治疗基本上不需要恢复期。无紫癜的治疗方式反应度高低不一，但是和紫癜治疗方式比，它通常需要的治疗次数更多。无紫癜的设置可能更适用于周期性潮红和中面部红斑患者（图 64-3）。

Nd：YAG 激光可用于深肤色人群中颜色深及位置更深的面部血管。由于 1064nm 波长处血红蛋白吸收率降低，所以它需要更高的能量密度。一项研究显示 Nd：YAG 激光治疗细小而深的红色血管需要更高能量和更短脉宽，终点反应为皮肤变白，两次治疗后可见中等至显著改善。

葡萄酒色斑

- 需要多次治疗
- 合适的脉宽和能量密度
- 1~3 个月的治疗间隔
- 皮损位置影响治疗反应
- 根据患者特征及皮损位置选择麻醉

毛细血管扩张症、酒渣鼻和弥漫性红斑

- 紫癜设置可以降低治疗次数，但恢复期延长
- 无紫癜设置经常需要多次治疗但基本无恢复期
- 首次用低能量密度参数之后缓慢增加
- 需要多次治疗，每次间隔 1~2 个月

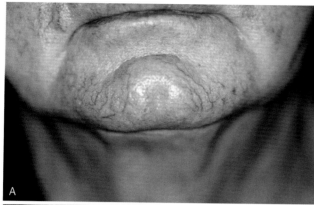

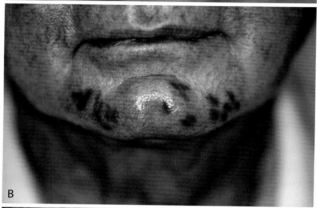

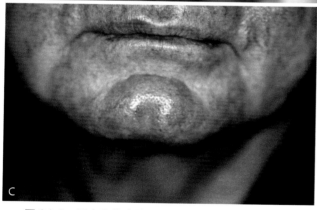

图 64-3 用产生紫癜的 PDL 设置治疗毛细血管扩张
A. 治疗前；B. 治疗后几天紫癜反应；C. 治疗几周后。

应用 PDL、IPL 和长脉冲 Nd：YAG（532nm）可以成功治疗酒渣鼻和弥漫性红斑。PDL 激光通常设置为更长的脉宽。色基的数量和位置决定能量密度和重复次数。通常在初次治疗时参数设置较低，随着治疗次数增多逐渐增加能量，治疗间隔为 1～2 个月。PDL 的参数设置根据仪器品牌不同也会有所变化。

IPL 的宽光谱导致其非选择性作用于多种色基，包括氧合血红蛋白，因此可以改善血管性病变。治疗参数包括 3～5 次治疗，治疗间隔 3～4 周。由于其非选择性，IPL 通常用于改善全面部潮红、皮肤质地和色素异常沉着。然而治疗效果参差不齐，患者可能需要很多次治疗才可以取得满意的临床效果。

婴儿血管瘤

婴儿血管瘤（hemangiomas of infancy，HOI），在婴儿的发生率为 2.6%～5%，好发于头部和颈部。它常见于高加索婴儿，也可见于非裔和美洲、西班牙和亚洲婴儿。通常经历快速生长期，静止期，之后自行退化。HOI 分为浅表血管瘤、深部血管瘤和混合性血管瘤。浅表血管瘤最常见（占 50%～60%），且常在出生时发现，鲜红外观类似草莓。HOI 可进一步细分为节段性和局灶性。节段型血管瘤类似大斑块并且溃疡发生风险非常高。局灶型血管瘤更大程度上可见结节状外观。小血管瘤治愈后可近似正常皮肤，但更可能出现的是色素减退、色素沉着、皮肤萎缩或皮下脂肪变。

病变位置和皮损大小可很大程度上影响 HOI 的治疗，这些因素经常决定了整体美观效果和功能性损伤程度。瘢痕风险很高的区域包括鼻子、眉间、耳朵和嘴唇。由于唇红缘特定的血管密度和人中曲度，即使小血管瘤也有可能使唇部畸形。同样的，鼻尖部混合型血管瘤可致其下的软骨畸形。另外，鼻中隔和耳廓血管瘤均易致溃疡。

PDL 治疗血管瘤的首次报道出现于 1989 年。后续研究发现 PDL 在浅表血管瘤的早期治疗中最为有效。尽管治疗凸起皮损可见轻微术后反应，但是这个方法在发生溃疡的皮损中也有报道。此外，也有激光引发溃疡及随后瘢痕形成的报道（图 64-4）。

激光治疗的适应证包括发生溃疡，退化后遗留毛细血管扩张，瘢痕形成风险增加的皮损（尤其处于增殖阶段的皮损）。Nd：YAG 激光曾用于治疗血管瘤，一项对比 Nd：YAG 激光和 PDL 激光的头对头研究显示 PDL 稍微更有效些，不过这两种激光不良反应发生率都很低。HOI 的成功治疗包括合适的能量密度和脉宽，这样可使瘢痕形成和色素改变风险最低。无论在进行激光治疗还是其他医学治疗如 β 受体阻滞药，患者的选择都很关键。HOI 通常越早治疗越好，每次间隔 2～4 周，治疗的能量密度低于 PWS。通常不需要麻醉。随着 β 受体阻滞药在 HOI 患者中广泛外用、口服且成功率高，激光治疗 HOI 变得不常见。

婴儿血管瘤

- 尽早治疗，2～4 周 1 次
- 对于发生溃疡的皮损也有帮助
- 一般不需要麻醉
- β 受体阻滞药的应用成为 HOI 的常规处理方法

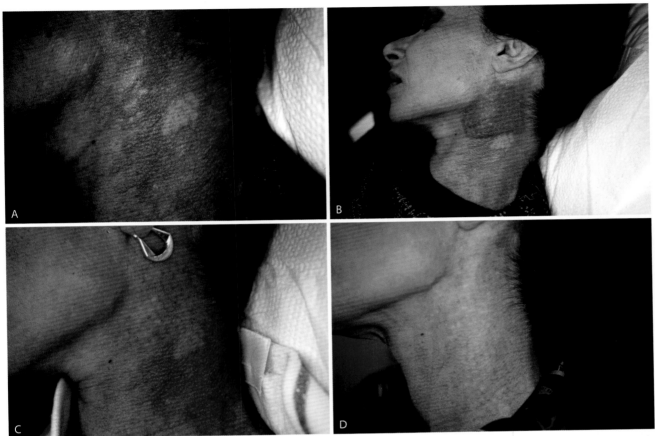

图 64-4 A. PDL 治疗颈部葡萄酒色斑。确切治疗之前进行少量实验性光斑；B. 治疗后，出现紫癜；C. 紫癜消失后，可见残留 PWS；D. 再次治疗后

下肢静脉曲张

在美国，大约 80% 成人会出现由扩张毛细血管和微静脉组成的可见的下肢静脉曲张。静脉瓣的功能下降造成流体静压增大、血管扩张从而导致下肢静脉曲张。由于重力依赖，其最常发生于下肢。激光治疗下肢静脉曲张适应证包括有硬化治疗反应差病史，对硬化剂不良反应大，缠结毛细血管扩张，踝部静脉曲张以及晕针。

KTP 和 PDL 激光都曾用于治疗下肢静脉曲张。但是这些激光被其穿透深度所限制，这就导致治疗效果有显著差异。主要的并发症包括色素减退和色素沉着，曾经有报道称 20%~40% 患者会出现这些不良反应。虽然经过滤波片会增加宽光谱的 IPL 效能，但是应用单脉冲、双脉冲和三脉冲技术成功率仍有限。并且可能由于对色素基团的非选择性，色素异常沉着风险相对较高。长脉冲激光如长脉冲翠绿宝石和长脉冲半导体激光，脉宽分别为 3~20 毫秒和 5~20 毫秒，都曾尝试用于治疗下肢静脉曲张。尽管结果并不很一致，他们都有些令人鼓舞的报道（图 64-5）。

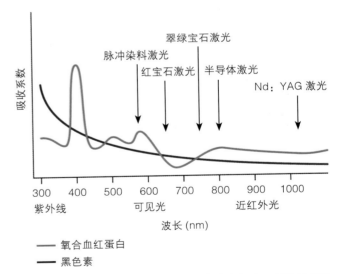

图 64-5 在选择合适的激光治疗血管性病变时，应当考虑到对血红蛋白和黑色素不同的吸收谱

应用凝胶冷却的长脉冲 Nd：YAG 激光也曾用于治疗静脉曲张，其最高能量密度可达 $150J/cm^2$，脉宽 1~15 毫秒（单脉冲、双脉冲、三脉冲均可使用），光斑直径 6mm，间隔 6~8 周可再次治疗。扫描遍数较多时需提高警惕，其可导致血管破裂及后续含铁血黄素沉积。长脉冲 Nd：YAG 激光的优势包括穿透深度深，黑色素吸收率最小以及具备在深浅不同肤色人群中可以治疗各类下肢静脉（最大直径 3mm、深度 5mm）的能力。

激光治疗方法相对注射治疗和显微切除术而言提供了一个非侵入的治疗方式。并发症包括瘢痕形成和色素改变，主要因为含铁血黄素局部的沉积。激光、静脉切除术和硬化疗法联合应用可能是治疗下肢静脉曲张的长期方法。作为单一治疗方法，硬化治疗仍然是治疗下肢静脉的金标准。

下肢静脉曲张

- 相邻脉冲不重叠
- 扫描 1~2 遍
- 多遍扫描可导致血管破裂及后续含铁血黄素沉积
- 治疗间隔 6~8 周
- 成功率不等，只能是二线治疗

总结

激光是血管性病变的主流治疗方法，数种类型的激光可以应用。对于 PWS 和毛细血管扩张症，首选激光和基于光的治疗，而 HOI 的一线治疗仍然是外用或系统应用 β 受体阻滞药；硬化剂治疗下肢静脉曲张效果较好，但联合治疗方法可能有很大的前景。

参考文献

1. Anderson RR, Parrish JA. The optics of human skin. J Invest Dermatol. 1981;77:13–19.
2. Yates B, Syril KT, D'Souza L, Suchecki J, Finch JJ. Laser treatment of periocular skin conditions. Clin Dermatol. 2015;33:197–206.
3. Brightman LA, Geronemus RG, Reddy KK. Laser treatment of port-wine stains. Clin Cosmet Investig Dermatol. 2015:8 27–33.
4. Eichenfield, LF, Frieden IJ, Zaenglein A, Mathes E. Neonatal and Infant Dermatology. 3rd ed. London: Saunders; 2014.
5. Craig LM, Alster TS. Vascular skin lesions in children: A review of laser surgical and medical treatments. Dermatol Surg. 2013;39:1137–1146.
6. Renfro L, Geronemus RG. Anatomical differences of port-wine stains in response to treatment with the pulsed dye laser. Arch Dermatol. 1993;129:182–188.
7. Woo WK, Handley JM. Does fluence matter in the laser treatment of port-wine stains? Clin Exp Dermatol. 2003;28: 556–567.
8. Jasim ZF, Handley JM. Treatment of pulsed dye laser-resistant port wine stain birthmarks. J Am Acad Dermatol. 2007;57:677–682.
9. Izikson L, Nelson JS, Anderson RR. Treatment of hypertrophic and resistant port wine stains with a 755 nm laser: a case series of 20 patients. Lasers Surg Med. 2009;41(6): 427–432.
10. Yang MU, Yaroslavsky AN, Farinelli WA, et al. Long-pulsed neodymium:yttrium-aluminum-garnet laser treatment for port-wine stains. J Am Acad Dermatol. 2005;52(3 Pt 1):480–490.
11. Alster TS, Tanzi EL. Combined 595-nm and 1,064-nm Laser irradiation of recalcitrant and hypertrophic port-wine stains in children and adults. Dermatol Surg 2009;35:914–919.
12. Sarradet DM, Hussain M, Goldberg DJ. Millisecond 1064 nm neodymium:YAG laser treatment of facial telangiectases. Derm Surg. 2003;29:56–58.
13. Kilcline C, Frieden IJ. Infantile hemangiomas: how common are they? A systematic review of the medical literature. Pediatr Dermatol. 2008;25(2):168–173.
14. Dickison P, Christou E, Wargon O. A prospective study of infantile hemangiomas with a focus on incidence and risk factors. Pediatr Dermatol. 2011;28(6):663–669.
15. Hemangioma Investigator Group, Haggstrom AN, Drolet BA, et al. Prospective study of infantile hemangiomas: demographic, prenatal, and perinatal characteristics. J Pediatr. 2007;150(3):291–294.
16. Esterly NB. Cutaneous hemangiomas, vascular stains and malformations, and associated syndromes. Curr Probl Pediatr. 1996;26:33–39.
17. Alster TS, Tan OT. Laser treatment of benign cutaneous vascular lesions. Am Fam Phys. 1991;44:547–554.
18. Chiller KG, Passaro D, Frieden IJ. Hemangiomas of infancy: clinical characteristics, morphologic subtypes, and their relationship to race, ethnicity, and sex. Arch Dermatol. 2002; 138:1567–1576.
19. Glassberg E, Lask G, Rabinowitz LG, Tunnessen WW. Capillary hemangiomas: case study of a novel laser treatment and a review of therapeutic options. J Dermatol Surg Oncol. 1989;15(11):1214–1223.
20. Witman PM, Wagner AM, Scherer K, et al. Complications following pulsed dye laser treatment of superficial hemangiomas. Lasers Surg Med. 2006;38(2):116–123.
21. Raulin C, Greve B. Retrospective clinical comparison of hemangioma treatment by flashlamp-pumped (585 nm) and frequency-doubled Nd:YAG (532 nm) lasers. Lasers Surg Med. 2001;28(1):40–43.
22. van Zuuren EJ, Fedorowicz Z. Interventions for Rosacea. JAMA. 2015;314(22):2403–2404.
23. Kauvar AN, Khrom T. Laser treatment of leg veins. Semin Cutan Med Surg. 2005;24:184–192.
24. Kauvar AN, Lou WW. Pulsed alexandrite laser for the treatment of leg telangiectasia and reticular veins. Arch Dermatol. 2000;136(11):1371–1375.
25. Bernstein EF, Noyaner-Turley A, Renton B. Treatment of spider veins of the lower extremity with a novel 532 nm KTP laser. Lasers Surg Med. 2014;46(2):81–88.
26. Levy JL, Elbahr C, Jouve E, Mordon S. Comparison and sequential study of long pulsed Nd:YAG 1,064 nm laser and sclerotherapy in leg telangiectasias treatment. Lasers Surg Med. 2004;34:273–276.

第 65 章　色素性病变和文身的激光治疗

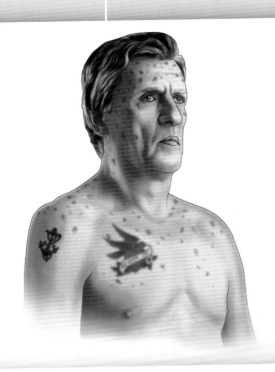

原著者　Adele Haimovic
　　　　Deborah S. Sarnoff

翻　译　邢臣径　姜海燕
审　校　王紫鸣　徐永豪

概要

- 激光是治疗色斑和文身的常用方法。
- 皮秒激光的最新进展使得激光治疗的有效性和安全性均得到提高。
- 根据治疗的深度，大多数患者可使用表面麻醉甚至不使用麻醉。

初学者贴士

- 有晒黑或非日光美黑的患者应避免激光治疗。被晒黑的皮肤中增加的黑色素可作为一个竞争的色素团，从而增加不良反应的风险。
- 对雀斑、炎症后色素沉着（PIH）、黄褐斑等色素沉着病灶进行激光治疗后，严格防晒至关重要。
- UVA 和 UVB 都可以引起色素沉着或色素减退。

专家贴士

- 文身通常需要多种激光治疗。
- 黄褐斑或 PIH 治疗后可考虑局部外用类固醇激素，预防炎症反应引起的色素沉着加重。
- 以较低的能量密度开始，后续逐渐增加能量。

切记！

- 使用激光治疗黄褐斑、炎症后色素沉着前应谨慎，因为有加剧色素沉着的风险。
- 在事先没有活检的情况下不建议常规使用激光治疗色素痣。对于个人或者家族中有发育不良痣病史的患者，一般不使用激光治疗色素痣。

陷阱和注意事项

- 鉴别良性雀斑和恶性雀斑可能比较困难。在进行激光治疗之前，只要检查或病史中出现任何相关的特征，都提示需要活检以明确诊断。
- 文身治疗后可能出现过敏反应，尤其是红色文身，这是由于假定的抗原分解和分散造成的。

患者教育要点

- 合理的期望值至关重要，尤其是文身治疗。
- 有些文身需要多达 20 周期的治疗，更有些文身无法完全清除。
- 激光治疗后，炎症后色素沉着和黄褐斑可能会加重。

收费建议

- 在美国，几乎所有的激光治疗都排除在保险范围之外。
- 患者可以选择组合治疗，这样可以节省费用。
- 治疗前的封包表面麻醉可以选择在家中进行，处方中可能会包含这部分药物的费用。

引言

选择性光热作用原理革新了激光治疗色素性皮损和文身的方法。这个原理描述了特定波长的光优先被靶色基吸收，导致靶组织的破坏。选择性光热作用主要有三个组成部分。一定波长的激光必须优先被靶组织的色素团吸收；能量密度，或者说单位能量必须足以破坏靶组织；脉宽需等于或者小于靶组织的热弛豫时间 (thermal relaxation time, TRT)。

基本注意事项

皮肤中的三个主要靶色基是氧合血红蛋白、黑色素和水，它们分别吸收不同波长的光。理论上，一种激光发出一种波长的光，它有选择的被靶色基吸收而不被周围组织吸收。黑色素的吸收光谱为 250~1200nm，尽管随着波长的增加吸收能量逐渐减少（图 65-1）。波长越长的激光穿透深度越深，它在深肤色患者中更安全，因为很少引起表皮损伤。

TRT 是靶组织温度降低一半所需的时间，TRT 与靶组织的大小有关；总的来说，靶色基越小，TRT 越短。如果脉冲持续时间等于或小于 TRT，产生的热量就被限制在靶组织本身，很少有能量扩散到周围组织，从而减少了不必要的破坏。黑素小体和文身颗粒的 TRT 在纳秒和皮秒范围内。因此，脉宽为纳秒的 Q 开关激光，以及最近出现的脉宽为皮秒的皮秒激光提高了治疗的安全性和有效性。它们通过在非常短的脉冲持续时间里发射出很高的能量，色素被爆破成颗粒，被巨噬

细胞吞噬，很容易从体内排出。最常见的 Q 开关激光是 694nm Q 开关红宝石激光、755nm 调 Q 翠绿宝石激光、1064nm Nd：YAG 激光、532nm 倍频 Nd：YAG 激光。皮秒激光包括 532nm、755nm、1064nm 波长。产生的光机械效应大于光热效应，可以将靶组织粉碎成更小的颗粒，减少不必要的扩散。与纳秒激光相比，皮秒激光脉宽更短，它可以使用更低的能量密度达到很好的治疗效果。使用较低的能量密度减少了表皮的损伤，降低了色素沉着的风险。

长脉冲红宝石、翠绿宝石或 Nd：YAG 激光的脉宽在毫秒范围内，对表浅的色素病变的治疗效果很好，通过能量在较长时间里输出，它们可以温和地加热组织，从而降低不良事件的发生率。

点阵激光作为一种治疗良性色素病变的替代方法越来越受到欢迎，它包括剥脱性和非剥脱性。剥脱性激光包括 10 600nm CO_2 激光和 2940nm 铒：钇铝石榴石激光（Er：YAG），非剥脱性激光包括 1550nm 掺铒激光、1565nm 光纤激光和 1927nm 铥激光。这些激光的靶组织不是黑色素而是水。部分激光在表皮和真皮形成微损伤区，或称微热区（microthermal zones，MTZ）。多余的黑色素细胞和黑素颗粒通过 MTZ 被排出。由于每次治疗仅影响部分表皮和真皮，可能需要多次治疗才能获得满意的效果。

患者选择

治疗前必须采集完整的病史，如过敏史、疾病史、用药史。黄金治疗史是 Q 开关激光治疗的禁忌证，会引起局部的金属沉着病。对于使用异维 A 酸的患者，建议将激光治疗推迟到停药 6 个月后，因为可能会增加瘢痕形成和伤口愈合延迟的风险。但是最近的文献报道使用异维 A 酸的患者同时接受激光治疗时并没有增加激光的不良反应。所有的患者均应追问瘢痕形成的可能病史并适当记录，尤其是有瘢痕疙瘩或肥厚性瘢痕病史的患者。治疗区域有单纯疱疹病史的患者必须抗病毒治疗。

接受激光治疗的患者还要考虑 Fitzpatrick 皮肤类型（Fitzpatrick skin type，FST）。高 FST 黑色素含量增多，会吸收更多的激光能量，导致周围组织热损伤增加，从而增加色素沉着和瘢痕形成的风险。另外，FST 越高，治疗效果越差。因为正常的皮肤色素会竞争吸收激光能量。因此患者治疗时不能有晒黑或非日晒的变黑。为了降低黑皮肤患者发生不良事件的风险，可以使用较长的波长、低能量和冷却装置。

治疗前，患者必须有合理的期望值。患者应该意识到可能需要多次的治疗，并且不可能都能彻底治愈。最好在治疗前拍照。

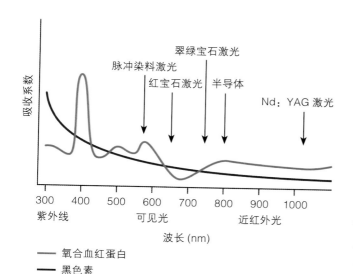

图 65-1 在选择适当的激光治疗色素性病变时，要考虑血红蛋白和黑色素的吸收光谱不同

安全性和术前准备

某些措施必须施行，以确保患者和治疗人员的安全。用于治疗文身和色素病变的激光的波长与损害视网膜波长相同。因此在治疗房间里的所有人都应配上护目镜，以保护自己不受特定波长的影响。患者还需佩戴防护眼镜。当去除眼线或眼睑色素病变时，必须在患者眼睑下放置金属眼膜保护罩以保护眼球。患者结膜涂上盐酸丁卡因眼膏，在眼盾凹面涂上眼用润滑膏。先叮嘱患者向上看，下眼睑缩回，眼盾底部插入下眼睑下方。然后要求患者向下看，眼盾顶部插入上眼睑下方。所有有反光面的物质和窗户都要被覆盖。门上贴上标志，以防止治疗过程中有人意外进入。

在治疗开始前，所有的化妆品、面霜及表面麻醉药都卸干净，因为这些物质会影响激光治疗的效果。可使用氯己定或酒精清洁皮肤，如果使用酒精，必须待酒精完全干燥无残留后治疗，不然可能导致意外烧伤。应注意移除所有易燃物品。

治疗时是否需要麻醉取决于皮损的部位、大小、深度。Q开关激光治疗表浅的病灶通常不需要麻醉。对于深层的病灶，敏感部位及点阵换肤激光，表面麻醉药通常就足够了。封包使用大约30分钟，然后在治疗前彻底清除。局部浸润麻醉可用于真皮病灶治疗前，如太田痣或文身的治疗。

文身

随着文身的人日益增多，要求去除文身的患者数量也在逐步增加，尽管也有研究过长脉冲激光和剥脱性激光，色素特异性的纳秒Q开关激光和皮秒激光仍被广泛认为是去除文身的金标准。

纳秒Q开关激光

传统的Q开关激光是结合高峰值功率，纳秒级的脉宽，有效地破坏文身颗粒的同时又避免了周围组织的损伤。常用的去除文身的Q开关激光包括694nm红宝石激光、755nm翠绿宝石激光、1064nm Nd：YAG激光、倍频532nm Nd：YAG激光和532nm KTP激光。不同的波长优先针对不同的颜色（表65-1）。如果是多种颜色的文身，为了达到更好的疗效，需要多种波长的激光联合治疗。治疗终点反应是皮肤瞬间变白，这代表靶物质受热后表皮形成空洞和气泡。如果没有出现皮肤变白，说明能量是不够的。如果能量密度过高，可能出现表皮飞溅或明显的出血。深色的色素因为含有较多的色素靶基，建议开始使用较低能量，随着文身的减退逐渐增加能量。一般治疗间隔为6～8周，频繁的治疗会

表65-1 根据文身颜色选择不同激光治疗

颜色	色素	激光
黄色	硫化镉	Q开关510nm脉冲染料激光，Q开关KTP，Q开关Nd：YAG（倍频）
红色	朱砂，镉红	Q开关510nm脉冲染料激光，Q开关KTP，Q开关Nd：YAG（倍频）
绿色	氧化铬	Q开关红宝石激光，Q开关翠绿宝石激光，皮秒翠绿宝石激光
蓝色	钴蓝，天蓝	Q开关红宝石激光，Q开关翠绿宝石激光，Q开关Nd：YAG激光，皮秒翠绿宝石激光，皮秒Nd：YAG激光
黑色	炭，氧化铁	Q开关红宝石激光，Q开关翠绿宝石激光，Q开关Nd：YAG激光，皮秒翠绿宝石激光，皮秒Nd：YAG激光

干扰巨噬细胞对色素颗粒的清除，从而导致更多的相关不良反应。治疗不良反应包括瘢痕形成、色素改变和不能完全清除文身。

根据文身的颜色选择不同的激光。Q开关红宝石激光，Q开关翠绿宝石激光和Nd：YAG激光对深蓝色和黑色文身有效（图65-2）。虽然Q开关红宝石、Q开关翠绿宝石激光可能对清除深色文身有效，但它们会被黑色素吸收，产生不必要部位的色素变化。Q开关Nd：YAG激光被表皮黑色素和角质形成细胞的吸收较少，Q开关红宝石激光和翠绿宝石激光也被证明可以去除绿色文身。去除黄色、橙色、红色文身通常使用倍频532nm Nd：YAG激光和532nm KTP。由于有色素改变的风险，特别是较高的FSTs患者，建议可以先选点测试。大约1个月后观察测试点的疗效和色素沉着情况。

虽然在Q开关激光上取得很大进展，文身的去除仍然耗时较长，成本昂贵且治疗效果欠佳。治疗的次数取决于文身的颜色、染料成分、密度、深度、文身者的年龄、文身的位置及呈现出的文身染料数量。对于有些文身，可能需要到达20次的治疗，甚至永远无法达到满意的效果。

为了优化治疗结果和提高清除率，一项研究观察了使用Q开关红宝石激光后结合点阵激光。在这项有3个患者组成的小样本研究报道，在使用Q开关激光去除不必要的文身后，使用剥脱性或非剥脱性点阵激光治疗都能提高文身的清除率。在另一项研究中，使用Q开关激光治疗结合每日外用5%咪喹莫特乳膏辅助治疗，结果显示这种联合治疗并没有提高疗效，反而不良反应增加。

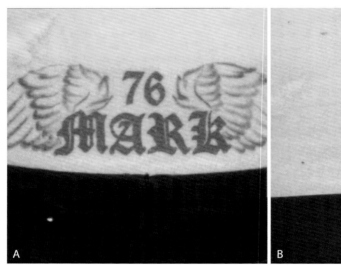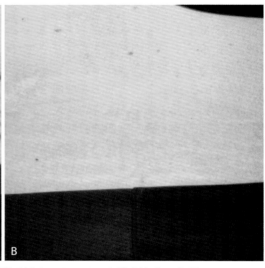

图 65-2　A. 黑色文身治疗前；B. Q 开关 1064nm Nd：YAG 激光治疗 8 次后
Used with permission from D.Rainone, MD.

为了减少使用 Q 开关激光治疗的总次数，研究人员研究了多遍数治疗的可行性。正常情况下治疗后可立即观察到皮肤变白，这种变白是由于在皮肤形成气泡或空洞，从而限制了激光对真皮的穿透，这些皮内气泡或空洞会在 20 分钟后溶解，这时可重复治疗。Kossida 等使用 Q 开关翠绿宝石激光进行 4 次扫描，每次间隔 20 分钟（R20 方法），发现与使用 Q 开关翠绿宝石激光进行单次治疗相比，这种方法获得更好的文身清除效果。为了消除每次治疗等待 20 分钟的需要，创建了 "R0" 方法。通过局部使用全氟萘烷（PFD），皮肤变白瞬间消失，就可以连续的重复扫描。Reddy 等最近报道了这种方法的安全性和有效性。

目前有临床试验研究声波技术联合传统的 Q 开关激光所起的作用。激光治疗后在文身处使用声波装置，以破坏含有色素的巨噬细胞，并清除激光治疗后立即形成的皮内气泡或空洞。因为迅速破坏了皮内气泡或空洞，就可以在单次治疗中重复多遍数的扫描。

皮秒激光

与传统的 Q 开关激光相比，皮秒激光的脉冲持续时间将近短 100 倍，并且更接近文身颜料的 TRT。这种超短的脉宽产生显著的光机械效应从而破坏文身颜料。对靶目标更有效的破坏意味着治疗时需要较低的能量，并减少不必要的不良反应产生。目前，皮秒激光的波长有 532nm、755nm 和 1064nm（图 65-3 至图 65-5）。Ross 等比较了 1064nm 皮秒激光和纳秒激光治疗黑色文身，在其他参数不变的情况下，皮秒激光显示出更强的光。Brauer 等的一项研究报道称使用 755nm 皮秒激光治疗 1~2 次，可以清除至少 75% 的蓝色和（或）绿色文身。最近他们报道称使用倍频 Nd：YAG 532nm 皮秒激光清除了众所周知难以处理的黄色文身（图 65-6）。

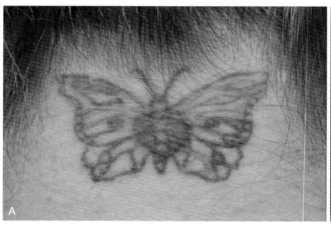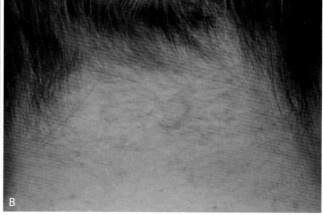

图 65-3　A. 多种颜色的文身治疗前；B. Q 开关 755nm 翠绿宝石皮秒激光治疗 6 次后
Used with permission from R. Geronemus, MD.

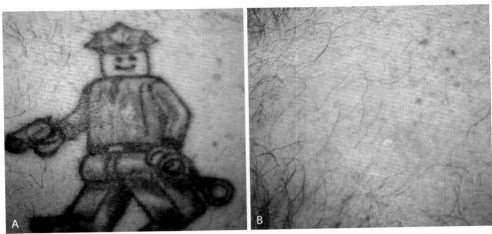

图 65-4　A. 蓝色文身治疗前；B. Q 开关 755nm 翠绿宝石皮秒激光治疗 5 次后
Used with permission from Clean Slate Laser.

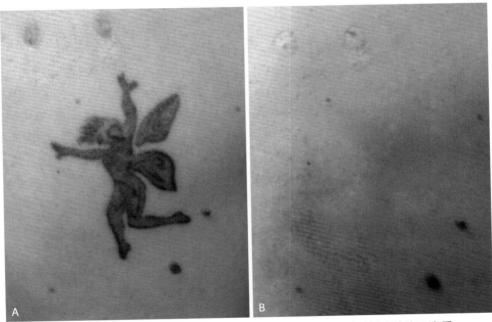

图 65-5　A. 绿色文身治疗前；B. Q 开关 755nm 翠绿宝石皮秒激光治疗 5 次后

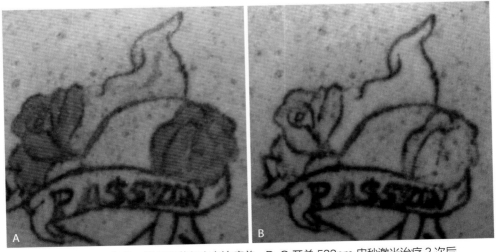

图 65-6　A. 红色、橘色和黄色文身治疗前；B. Q 开关 532nm 皮秒激光治疗 2 次后
Used with permission from Cynosure Inc.

临床注意事项

对于文身的去除，需要考虑几个因素帮助评估所需治疗的次数。这些因素包括：FST、文身颜色、部位、文身颜料的数量、颜料的层次及瘢痕的出现。较低的FST、深色文身和时间较长的文身往往有更好的疗效。多颜色文身、遮盖文身和袖文可能需要多种激光治疗且较难治疗。非专业文身使用的颜料较少，而且分布在表皮的各个层次。相比较而言，专业文身颜料较多地集中在真皮乳头层和真皮网状层之间。所以非专业文身往往需要较少的治疗次数。

当治疗粉色、棕褐色、白色、红色或棕色的装饰性文身时要格外当心。当使用 Q 开关激光治疗后，可能出现立即和永久的颜色加深。这些彩色文身可能诱导二氧化钛（TiO_2，Ti^{4+}）组成的白色颜料转变成蓝色 Ti^{2+}，或者铁锈色氧化铁（Fe_2O_3）转变成黑色氧化亚铁（FeO）。如果治疗后发生了反常的颜色加深，后续针对加深的颜色可能使用表皮重建激光或传统的 Q 开关激光治疗会有帮助。

文身是一种异物，可能会引起过敏或肉芽肿反应。引起过敏最常见的颜色是红色，因为红色颜料可能含有汞相关的化合物。激光治疗文身后可能会使抗原分散，引发广泛的过敏反应，尽管有报道称联合使用 Q 开关 532nm Nd：YAG 激光和外用类固醇激素是对红色文身安全的治疗方法。但许多人建议在这种案例中不要使用 Q 开关激光，并建议使用 Er：YAG 或 CO_2 激光。

色素性病变

在治疗色素沉着病灶之前，必须确定病灶没有不典型特征。如果关于诊断有任何疑问，或者担心患者有黑色素细胞异型性，必须在激光治疗之前进行活检。在确定了病变为良性，确定色素是位于表皮，真 - 表皮交界处还是真皮，有助于选择合适的波长。黄褐斑的黑色素可能存在于表皮、真皮，或两者都有，使用 Wood 灯可以帮助检测色素的深度。如果色素位于表皮，Wood 灯照射下颜色会加深，而真皮黄褐斑则不会加深。这种在 V 型和 VI 型皮肤中区分是很困难的。

与文身去除一样，治疗的终点反应是即刻的皮肤变白。对于 FST IV～VI 型患者，先选测试点做治疗是必要的，可以确定合适的能量，能量过高会导致瘢痕、色素沉着和烧伤。对于深色皮肤类型，许多皮肤科医生会在治疗前使用 4% 对苯二酚等漂白剂治疗 1 周，治疗后局部外用 3～4 天的弱效或中效类固醇激素。当评估所需的治疗次数时，需将皮损的大小和数量考虑进去。

表皮病变

常见的表皮皮损包括雀斑、雀斑样痣、咖啡斑（café-au-lait macules，CALMs）和斑痣。治疗这些表皮皮损通常不需要麻醉。任何去除表皮的激光治疗都会改善表皮色素病变。早期使用剥脱性 CO_2 激光和氩激光治疗表皮色素病变，但是由于它们的不良反应较高，目前已不常用。色素特异性纳秒或皮秒 Q 开关激光一般被认为是治疗的金标准。

雀斑样痣和雀斑

由于这种色素的位置很浅，黑色素对短波长的激光有很高的吸收能力，穿透深度浅也是有效的。尽管对雀斑的研究不多，最常用的治疗雀斑和雀斑样痣的激光是倍频 Q 开关 Nd：YAG，Q 开关红宝石激光和 Q 开关翠绿宝石激光（图 65-7）。长脉宽的翠绿宝石激光被证明是治疗深色的雀斑样痣安全有效的方法。通常，2～3 次治疗可以彻底清除雀斑样痣，并很少复发。但雀斑的复发更常见。

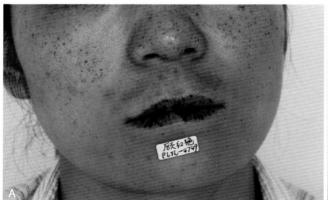
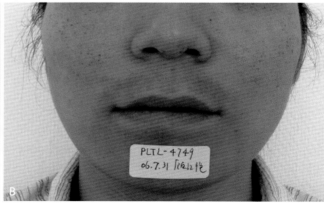

图 65-7 A. 雀斑治疗前；B. 使用 Q 开关 755nm 翠绿宝石激光治疗 5 次后

对于广泛的病变或者弥漫性光损伤，点阵剥脱性或非剥脱性激光和强脉冲光（IPL）是有效的替代方案。有研究报道1550nm掺铒点阵激光设备治疗可改善光损害和色素沉着。对于雀斑样痣的治疗，2010年的共识建议使用1550nm掺铒点阵激光每月治疗3～5次，能量10～20mJ，治疗等级为FST I～Ⅲ型7～11，较高的FSTs为4～7。近来，1927nm铥光纤点阵激光被证实可有效治疗光色素斑和雀斑样痣。1927nm激光对水的亲和力高于1550nm激光，因此能更有效地作用于表皮。IPL是一种使用非相干、非激光的过滤光发出的广谱可见光，已被证实可以改善浅表色素沉着性病变，且炎症后色素沉着（PIH）的发生率较低（图65-8）。

虽然仍需要进行大量的研究，但皮秒激光可能是治疗雀斑样痣和光损伤引起的色素性病变的替代方法。最近，755nm皮秒激光开发出一种大约由120个衍射透镜组成的特殊光手具，它可以在聚焦区域发射高能量，低于10%的皮肤接受高能量，而周围皮肤处于较低能量。聚焦透镜阵列755nm皮秒激光治疗光诱导的色素沉着有显著疗效（图65-9，图65-10）。

咖啡斑和斑痣

在激光治疗CALMs之前，如果有多发的病灶，必须检查病史以排除神经纤维瘤。咖啡斑的治疗比较困难，因为可能需要多次治疗，而且常常会复发和清除不彻底。Q开关激光治疗咖啡斑和斑痣取得很好的疗效，包括红宝石激光、翠绿宝石激光和Nd：YAG激光。755nm皮秒激光已被证实可以改善CALMs（图65-11），但仍需要更多的研究。

真-表皮病变

PIH、黄褐斑、Becker痣（Becker's nevus，BN）和黑素细胞痣在表皮和真皮均可见色素。

炎症后色素沉着

PIH是表皮或真皮损伤后皮肤含铁血黄素或黑色素沉积的结果，常见于深色皮肤类型。尽管表皮色素对532nm激光比1064nm激光反应更好，但是在较短的波长下，尤其是较黑皮肤的患者中，发生色素沉着和加重PIH的风险更高。有研究报道对高FST的人使用低能量的1064nm Nd：YAG激光对PIH有改善作用。非剥脱性点阵激光对治疗PIH有一定的效果。但需谨

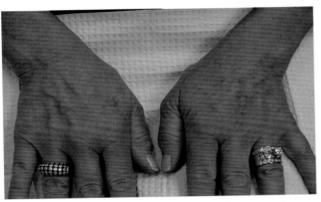

图65-8　使用IPL治疗雀斑样痣
Used with permission from Robert and Margaret Weiss, MD.

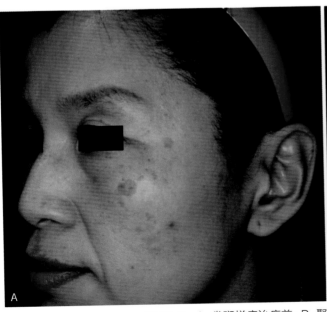
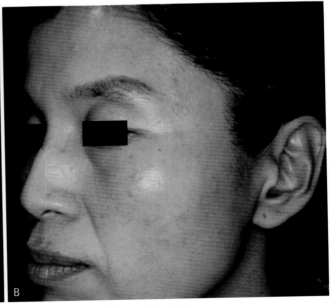

图65-9　A.雀斑样痣治疗前；B.聚焦阵列755nm皮秒激光治疗5次后
Used with permission from S. Shin, MD.

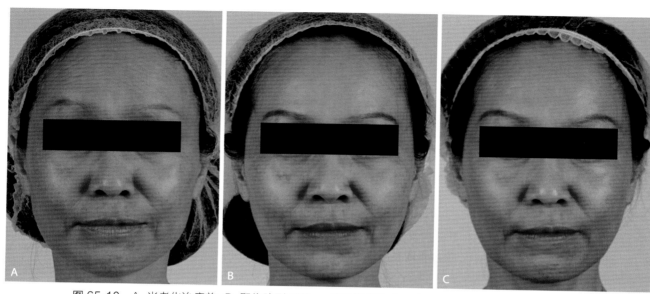

图 65-10　A. 光老化治疗前；B. 聚焦阵列 755nm 皮秒激光治疗 1 次后；C. 治疗 3 次后的 6 个月后
Used with permission from C. Cheng, MD.

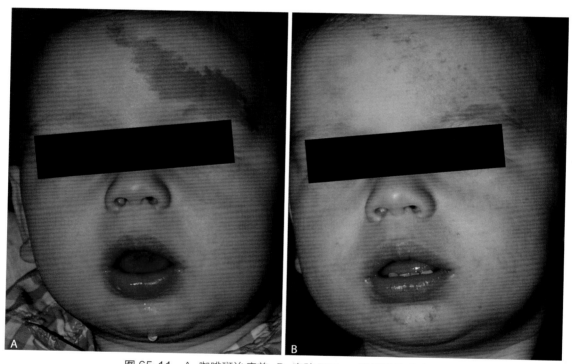

图 65-11　A. 咖啡斑治疗前；B. 皮秒 755nm 激光治疗 2 次后
Used with permission from M. Taylor, MD.

慎，激光治疗 PIH 可能会加重色素沉着。许多皮肤科医生不建议 PIH 使用激光治疗。皮秒激光由于其较少的不良反应和较低的色素沉着概率，可以用于 PIH，但还需要进一步的研究证明。

黄褐斑

黄褐斑可以是表皮型、真皮型和混合型，它的治疗很困难。黄褐斑病因不清，可能与激素治疗、妊娠、紫外线照射、使用刺激性护肤品、使用光毒性药物及遗传因素相关。治疗缓解率不同，易复发。像 PIH 一样，必须格外小心，因为任何相关的炎症都可能触发黑素细胞活动，并使色素加重。黄褐斑的一线治疗包括广谱防晒霜和美白剂。必须提醒患者任何时候都要使用防晒霜，即使暴露在很微弱的阳光下也能引发黄褐斑。在激光治疗之前和维持治疗时，应尝试使用对苯二酚，外用维 A 酸类、曲酸、壬二酸和 Kligman 配方（5% 对苯二酚，

0.1% 维 A 酸，0.1% 地塞米松）等美白剂。含有乙醇酸、乳酸和三氯乙酸的化学剥脱剂可能有用，但必须谨慎预防炎症和 PIH，尤其在深肤色皮肤类型中。虽然用 Q 开关红宝石激光、Q 开关翠绿宝石激光、调 Q Nd：YAG 激光、1550nm 掺铒点阵激光、CO_2 点阵激光和 IPL 治疗有所改善，但病情加重和复发一直是难题。重复使用低能量的 1064nm Q 开关 Nd：YAG 激光是目前治疗黄褐斑的常用方法。Kauvar 等治疗 27 例患者，每 4 周进行一次磨皮，然后使用 Q 开关 Nd：YAG 激光 1.6~2.0J/cm²，并外用对苯二酚，1 年后黄褐斑持续改善。多次治疗是必要的，有报道称使用这种方法有增加复发率和点状色素减退的风险。使用聚焦透镜阵列的 755nm 皮秒激光也可以改善黄褐斑（图 65-12）。1927nm 铥光纤激光对水的吸收率较高，并作用于表皮，它治疗黄褐斑有一定的疗效，且不良反应少。

Becker 痣

BN 是一种良性错构瘤，在青春期表现为棕色斑片，上面带有毛发。激光治疗 BN 疗效差异较大，往往令人失望。有报道称 Q 开关红宝石激光和 Q 开关 Nd：YAG 激光可以改善色素沉着。一组对比实验显示 Q 开关红宝石激光优于 Q 开关 1064nm Nd：YAG。Q 开关激光不能减少毛发密度，且色素的复发也很频繁。有报道称剥脱性激光如 Er：YAG 激光和 CO_2 激光、非剥脱性激光 1550nm 点阵掺铒光纤激光可以改善色素沉着，但对于多毛没有效果。使用长脉冲红宝石激光和翠绿宝石激光被证实可以减少毛发和淡化色素。

黑素细胞痣

手术切除是良性黑素细胞痣的标准治疗。但在个别病例中良性色素痣切除后留下的瘢痕是不希望看到的结果，或者生长在重要结构附近，这时可以考虑激光治疗。在激光治疗前，应考虑活检以确定痣是良性的。有些有黑素瘤个人史或家族史的患者不应该用激光治疗色素痣。有一种理论担心激光照射有促进恶变的能力，但这个观点还有争议。

应用 Q 开关红宝石激光、Q 开关翠绿宝石激光、倍频调 QNd：YAG 激光成功治疗了在表皮和真皮浅层的交界性黑素细胞痣。先天性色素痣黑素细胞通常在真皮深层和周围附属器，并且对 Q 开关激光治疗效果有差异。联合 Q 开关红宝石激光和普通红宝石激光治疗获得了良好的效果。然而，多种治疗往往是必要的，并且患者需意识到真皮色素痣往往很顽固，需要终身随访。剥脱性激光，例如 Er：YAG 和 CO_2 激光可以改善色素，但是可能产生瘢痕。

真皮病变

真皮病变，如太田痣、伊藤痣、Hori 痣和先天性真皮黑素细胞增多症往往需要使用波长较长的激光进行治疗，这种激光穿透能力强，可以到达真皮。表面或皮损内麻醉可能是有帮助的。随着真皮色素的吞噬和逐渐清除，真皮病变可能在几个月内逐渐改善。

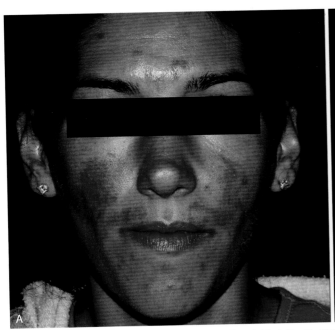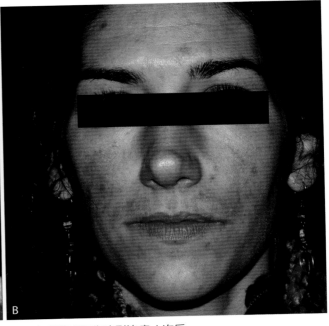

图 65-12　A. 黄褐斑治疗前；B. 755nm 皮秒激光聚焦阵列治疗 4 次后

Used with permission from L. Espinoza, MD.

太田痣、伊藤痣、Hori 痣

Q 开关激光，包括 Q 开关 Nd：YAG 激光、Q 开关翠绿宝石激光和 Q 开关红宝石激光被用来治疗太田痣、伊藤痣、Hori 痣（图 65-13 和图 65-14）。虽然 Q 开关激光是有效的，但有可能发生永久性色素减退和组织改变的不良反应，而且对于有些病变不是完全有效。

皮秒翠绿宝石激光最近被证实是一种有效的治疗太田痣的方法，引起 PIH 的概率较低（图 65-15）。

术后护理

在使用 Q 开关激光治疗后，治疗过的部位颜色会变深，结痂并持续 1~3 周。每天应使用温和的肥皂和水轻柔地清洁这些部位，并规律使用封闭药膏。必须

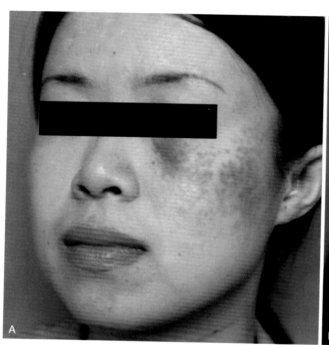
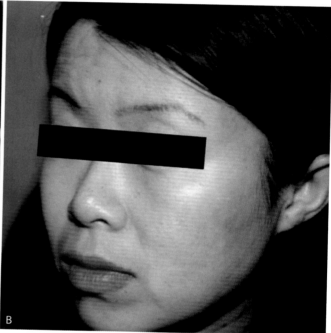

图 65-13　A. 太田痣治疗前；B. Q 开关 755nm 翠绿宝石激光治疗 7 次后
Used with permission from H. Wang, MD.

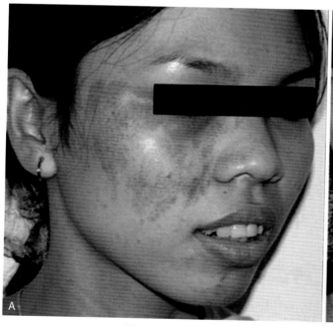
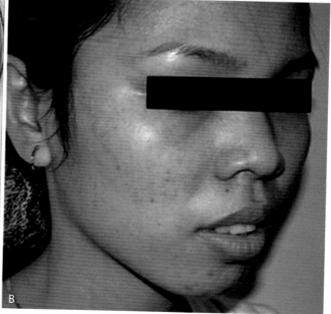

图 65-14　A. Hori 痣治疗前；B. Q 开关 1064nm Nd：YAG 激光治疗 5 次后
Used with permission from T. Tu, MD.

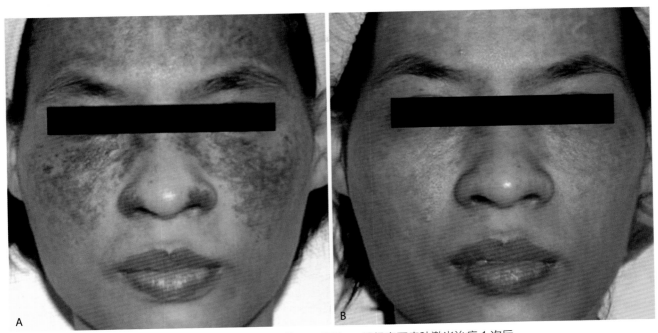

图 65-15　A. 太田痣治疗前；B. 755nm 翠绿宝石皮秒激光治疗 1 次后
Used with permission from H. Chan, MD.

严格避免阳光照射。治疗后即刻疼痛是常见的。往往需要冰袋和冷敷缓解。治疗后也可能出现荨麻疹。使用 Q 开关激光治疗文身后可能会出现水疱，但在治疗表皮或真皮皮损后通常不会出现。皮秒激光治疗后可出现短暂的红斑、水肿和疼痛，通常在 1 周内消失。

在使用点阵激光和 IPL 治疗的患者中，可能会出现红斑、水肿、结痂和脱皮。使用防晒霜和润肤霜通常就足够了。可能会产生晒伤的感觉，可以通过冷敷来缓解。和 Q 开关激光一样，也可能出现色素病变的颜色加深。

总结

随着激光技术的发展和激光选择性越来越多，去除不再喜欢的文身和色素病变变得越来越普遍。皮肤外科医生必须意识到激光治疗的细微差别以确保治疗的安全有效。合适的患者选择和严格遵守治疗方案至关重要。此外，开始激光治疗前要正确地诊断色素病变。虽然这一领域已显著发展，但进一步研究如何优化这些技术和准则亟待开展。

参考文献

1. Anderson RR, Parrish JA. Selective photothermolysis: precise microsurgery by selective absorption of pulsed radiation. Science. 1983;220:524–527.
2. Patil UA, Dhami LD. Overview of lasers. Indian J Plast Surg. 2008;41:S101–S113.
3. Sarnoff DS. Therapeutic update: using lasers for tattoo removal. J Drugs Dermatol. 2014;13:108–109.
4. Chan JC, Shek SY, Kono T, Yeung CK, Chan HH. A retrospective analysis on the management of pigmented lesions using a picosecond 755-nm alexandrite laser in Asians. Lasers Surg Med. 2016;48:23–29.
5. Saedi N, Metelitsa A, Petrell K, Arndt KA, Dover JS. Treatment of tattoos with a picosecond alexandrite laser: a prospective trial. Arch Dermatol. 2012;148:1360–1363.
6. Trafeli JP, Kwan JM, Meehan KJ, et al. Use of a long-pulse alexandrite laser in the treatment of superficial pigmented lesions. Dermatol Surg. 2007;33,1477–1482.
7. Hantash BM, Bedi VP, Sudireddy V, et al. Laser-induced transepidermal elimination of dermal content by fractional photothermolysis. J Biomed Opt 2006;11:41115.
8. Pritzker R, Iyengar V, Rohrer T, Arndt K. Laser treatment of tattoos and pigmented lesions. In: Surgery of the Skin. Elsevier; 2015:524–535.
9. Trotter MJ, Tron VA, Hollingdale J, Rivers JK. Localized chrysiasis induced by laser therapy. Arch Dermatol. 1995; 131,1411–1414.
10. Katz BE, Mac Farlane DF. Atypical facial scarring after isotretinoin therapy in a patient with previous dermabrasion. J Am Acad Dermatol. 1994;30:852–853.
11. Bernestein LJ, Geronemus RG. Keloid formation with the 585-nm pulsed dye laser during isotretinoin treatment. Arch Dermatol. 1997;133:111–112.
12. Kim HW, Chang SE, Kim JE, Ko JY, Ro YS. The safe delivery of fractional ablative carbon dioxide laser treatment for acne scars in Asian patients receiving oral isotretinoin. Dermatol Surg. 2014;40:1361–1366.
13. Yoon JH, Park EJ, Kwon IH, et al. Concomitant use of an infrared fractional laser with low-dose isotretinoin for the treatment of acne and acne scars. J Dermatol Treat. 2014;25:142–146.
14. Khatri KA. Diode laser hair removal in patients undergoing isotretinoin therapy. Dermatol Surg. 2004;30:1205–1207; discussion 1207.
15. Shah S, Alster TS. Laser treatment of dark skin: an updated review. Am J Clin Dermatol. 2010;11:389–397.

16. Alexis AF. Lasers and light-based therapies in ethnic skin: treatment options and recommendations for Fitzpatrick skin types V and VI. Br J Dermatol. 2013;169 Suppl 3:91–97.

17. Luebberding S, Alexiades-Armenakas M. New tattoo approaches in dermatology. Dermatol Clin. 32:2014;91–96.

18. Anderson RR, Margolis RJ, Watenabe S, Flotte T, Hruza GJ, Dover JS. Selective photothermolysis of cutaneous pigmentation by Q-switched Nd: YAG laser pulses at 1064, 532, and 355 nm. J Invest Dermatol. 1989;93:28–32.

19. Kent KM, Graber EM. Laser tattoo removal: a review. Dermatol Surg 2012;38:1–13.

20. Kirby W, Chen CL, Desai A, Desai T. Causes and recommendations for unanticipated ink retention following tattoo removal treatment. J Clin Aesthet Dermatol 2013; 6:27–31.

21. Leuenberger ML, Mulas MW, Hata TR, Goldman MP, Fitzpatrick RE, Grevelink JM. Comparison of the Q-switched alexandrite, Nd:YAG, and ruby lasers in treating blue-black tattoos. Dermatol Surg 1999;25:10–14.

22. Kilmer SL, Anderson RR. Clinical use of the Q-switched ruby and the Q-switched Nd:YAG (1064 nm and 532 nm) lasers for treatment of tattoos. J Dermatol Surg Oncol 1993; 19:330–338.

23. Jones A, Roddey P, Orengo I, Rosen T. The Q-switched ND:YAG laser effectively treats tattoos in darkly pigmented skin. Dermatol Surg 22:1993;999–1001.

24. Goyal S, Arndt KA, Stern RS, O'Hare D, Dover JS. Laser treatment of tattoos: a prospective, paired, comparison study of the Q-switched Nd:YAG (1064 nm), frequency-doubled Q-switched Nd:YAG (532 nm), and Q-switched ruby lasers. J Am Acad Dermatol. 1997; 36:122–125 .

25. Zelickson BD, Mehregan DA, Zarrin AA. Clinical, histologic, and ultrastructural evaluation of tattoos treated with three laser systems. Lasers Surg Med 1997;15:364–372.

26. Guedes R, Leite L. Removal of orange eyebrow tattoo in a single session with the Q-switched Nd:YAG 532-nm laser. Lasers Med Sci 2010;25:465–466.

27. Alster TS. Q-switched alexandrite laser treatment (755 nm) of professional and amateur tattoos. J Am Acad Dermatol. 1995;33:69–73.

28. Weiss ET, Geronemus RG. Combining fractional resurfacing and Q-switched ruby laser for tattoo removal. Dermatol Surg 2011;37:97–99.

29. Ricotti CA, Colaco SM, Shamma HN, Trevino J, Palmer G, Heaphy MR Jr. Laser-assisted tattoo removal with topical 5% imiquimod cream. Dermatol Surg 2007;33: 1082–1091.

30. Kossida T, Rigopoulos D, Katsambas A, Anderson RR. Optimal tattoo removal in a single laser session based on the method of repeated exposures. J Am Acad Dermatol. 2012;66:271–277.

31. Reddy KK, Brauer JA, Anolik R, et al. Topical perfluorodecalin resolves immediate whitening reactions and allows rapid effective multiple pass treatment of tattoos. Lasers Surg Med. 2013;45:76–80.

32. Ross V, Naseef G, Lin G, et al. Comparison of responses of tattoos to picosecond and nanosecond Q-switched neodymium: YAG lasers. Arch Dermatol. 1998;134:167–171.

33. Brauer JA, Reddy KK, Anolik R, et al. Successful and rapid treatment of blue and green tattoo pigment with a novel picosecond laser. Arch Dermatol. 2012;148: 820–823.

34. Alabdulrazzaq H, Brauer JA, Bae YS, Geronemus RG. Clearance of yellow tattoo ink with a novel 532-nm picosecond laser. Lasers Surg Med. 2015;47:285–288.

35. Kirby W, Desai A, Desai T, Kartono F, Geeta P. The Kirby-Desai Scale: A proposed scale to assess tattoo-removal treatments. J Clin Aesthet Dermatol. 2009;2:32–37.

36. Hruza GJ, Avram M. Chapter 3. Laser treatment of pigmented lesions and tattoos. In: Mariwalla K, Hruza GJ, eds. Lasers and Lights: Procedures in Cosmetic Dermatology. Philadelphia, PA: Saunders Elsevier; 2013.

37. Fitzpatrick RE, Goldman MP. Tattoo removal using the alexandrite laser. Arch Dermatol. 1994;130:1508–1514.

38. Ross EV, Yashar S, Michaud N, et al. Tattoo darkening and nonresponse after laser treatment: a possible role for titanium dioxide. Arch Dermatol. 2001;137:33–37.

39. Anderson RR, Geronemus R, Kilmer SL, Farinelli W, Fitzpatrick RE. Cosmetic tattoo ink darkening. A complication of Q-switched and pulsed-laser treatment. Arch Dermatol. 1993;129:1010–1014.

40. Mafong EA, Kauvar AN, Geronemus RG. Surgical pearl: Removal of cosmetic lip-liner tattoo with the pulsed carbon dioxide laser. J Am Acad Dermatol. 2003;48: 271–272.

41. Ashinoff R, Levine VJ, Soter NA. Allergic reactions to tattoo pigment after laser treatment. Dermatol Surg. 1995;21:291–294.

42. Antony FC, Harland CC. Red ink tattoo reactions: successful treatment with the Q-switched 532 nm Nd:YAG laser. Br J Dermatol. 2003;149:94–98.

43. De Argila D, Chaves A, Moreno JC. Erbium:Yag laser therapy of lichenoid red tattoo reaction. J Eur Acad Dermatol Venereol. 2004;18:332–333.

44. Ibrahimi OA, Syed Z, Sakamoto FH, Avram MM, Anderson RR. Treatment of tattoo allergy with ablative fractional resurfacing: a novel paradigm for tattoo removal. J Am Acad Dermatol. 2011;64:1111–1114.

45. Polder KD, Landau JM, Vergilis-Kalner IJ, et al. Laser eradication of pigmented lesions: a review. Dermatol Surg. 2011;37:572–595.

46. Rashid T, Hussain I, Haider M, Haroon TS. Laser therapy of freckles and lentigines with quasi-continuous, frequency-doubled, Nd:YAG (532 nm) laser in Fitzpatrick skin type IV: a 24-month follow-up. J Cosmet Laser Ther. 2002;4:81–85.

47. Sadighha A, Saatee S, Muhaghegh-Zahed G. Efficacy and adverse effects of Q-switched ruby laser on solar lentigines: a prospective study of 91 patients with Fitzpatrick skin type II, III, and IV. Dermatol Surg. 2008;34: 1465–1468.

48. Kagami S, Asahina A, Watanabe R, et al. Treatment of 153 Japanese patients with Q-switched alexandrite laser. Lasers Med Sci. 2007;22:159–163.

49. Jang KA, Chung EC, Choi JH, et al. Successful removal of freckles in Asian skin with a Q-switched alexandrite laser. Dermatol Surg. 2000;26:231–234.

50. Redbord KP, Hanke CW. Case reports: clearance of lentigines in Japanese men with the long-pulsed alexandrite laser. J Drugs Dermatol. 2007;6:653–656.

51. Manstein D, Herron GS, Sink RK, Tanner H, Anderson RR. Fractional photothermolysis: a new concept for cutaneous remodeling using microscopic patterns of thermal injury. Lasers Surg Med. 2004;34:426–438.

52. Wanner M, Tanzi EL, Alster TS. Fractional photothermolysis: treatment of facial and nonfacial cutaneous photodamage with a 1,550-nm erbium-doped fiber laser. Dermatol Surg. 2007;33:23–28.

53. Sherling M, Friedman PM, Adrian R, et al. Consensus recommendations on the use of an erbium-doped 1,550-nm fractionated laser and its applications in dermatologic laser surgery. Dermatol Surg. 2010;36:461–469.

54. Polder KD, Harrison A, Eubanks LE, Bruce S. 1,927-nm fractional thulium fiber laser for the treatment of nonfacial photodamage: a pilot study. Dermatol Surg. 2011;37:342–348.

55. Brauer JA, McDaniel DH, Bloom BS, et al. Nonablative 1927 nm fractional resurfacing for the treatment of facial photopigmentation. J Drugs Dermatol. 2014;13:1317–1322.

56. Polder KD, Mithani A, Harrison A, Bruce S. Treatment of macular seborrheic keratoses using a novel 1927-nm fractional thulium fiber laser. Dermatol Surg. 2012;38:1025–

1031.

57. Wang CC, Sue YM, Yang CH, Chen CK. A comparison of Q-switched alexandrite laser and intense pulsed light for the treatment of freckles and lentigines in Asian persons: a randomized, physician-blinded, split-face comparative trial. J Am Acad Dermatol. 2006;54:804–810.

58. Kawada A, Shiraishi H, Asai M, et al. Clinical improvement of solar lentigines and ephelides with an intense pulsed light source. Dermatol Surg. 2002;28:504–508.

59. Khetarpal S, Desai S, Kruter L, et al. Picosecond laser with specialized optic for facial rejuvenation using a compressed treatment interval. Lasers Surg Med. 2016; 48(8):723–726.

60. Tse Y, Levine VJ, McClain SA, Ashinoff R The removal of cutaneous pigmented lesions with the Q-switched ruby laser and the Q-switched neodymium: yttrium- aluminum-garnet laser. A comparative study. J Dermatol Surg Oncol. 1994; 20:795–800.

61. Grevelink JM, González S, Bonoan R, Vibhagool C, Gonzalez E. Treatment of nevus spilus with the Q-switched ruby laser. Dermatol Surg. 1997;23:365–369; discussion 369–370.

62. Moreno-Arias GA, Bulla F, Vilata-Corell JJ, Camps-Fresneda A Treatment of widespread segmental nevus spilus by Q-switched alexandrite laser (755 nm, 100 nsec). Dermatol Surg. 2001;27:841–843.

63. Levin MK, Ng E, Bae YS, Brauer JA, Geronemus RG. Treatment of pigmentary disorders in patients with skin of color with a novel 755 nm picosecond, Q-switched ruby, and Q-switched Nd:YAG nanosecond lasers: A retrospective photographic review. Lasers Surg Med. 2016;48:181–187.

64. Kim S, Cho K Treatment of procedure-related postinflammatory hyperpigmentation using 1064-nm Q-switched Nd:YAG laser with low fluence in Asian patients: report of five cases. J Cosmet Dermatol. 2010;9:302–306.

65. Kim S, Cho K. Treatment of facial postinflammatory hyperpigmentation with facial acne in Asian patients using a Q-switched neodymium-doped yttrium aluminum garnet laser. Dermatol Surg. 2010;36:1374–1380.

66. Katz TM, Goldberg LH, Firoz BF, Friedman PM. Fractional photothermolysis for the treatment of postinflammatory hyperpigmentation. Dermatol Surg. 2009;35: 1844–1848.

67. Rokhsar CK, Ciocon DH. Fractional photothermolysis for the treatment of postinflammatory hyperpigmentation after carbon dioxide laser resurfacing. Dermatol Surg. 2009;35: 535–537.

68. Grimes PE. Etiologic and therapeutic considerations. Arch Dermatol. 1995;131:1453–1457.

69. Yoshimura K, Sato K, Aiba-Kojima E, et al. Repeated treatment protocols for melasma and acquired dermal melanocytosis. Dermatol Surg. 2006;32:365–371.

70. Suh KS, Sung JY, Roh HJ, Jeon YS, Kim YC, Kim ST. Efficacy of the 1064-nm Q-switched Nd:YAG laser in melasma. J Dermatol Treat. 2011;22:233–238.

71. Angsuwarangsee S, Polnikorn N. Combined ultrapulse CO2 laser and Q-switched alexandrite laser compared with Q-switched alexandrite laser alone for refractory melasma: split-face design. Dermatol Surg. 2003;29: 59–64.

72. Trelles MA, Velez M, Gold MH. The treatment of melasma with topical creams alone, CO2 fractional ablative resurfacing alone, or a combination of the two: a comparative study. J Drugs Dermatol. 2010;9:315–322.

73. Lee HS, Won CH, Lee DH, et al. Treatment of melasma in Asian skin using a fractional 1,550-nm laser: an open clinical study. Dermatol Surg. 2009;35:1499–1504.

74. Rokhsar CK, Fitzpatrick RE. The treatment of melasma with fractional photothermolysis: a pilot study. Dermatol Surg. 2005;31:1645–1650.

75. Kauvar AN. Successful treatment of melasma using a combination of microdermabrasion and Q-switched Nd:YAG lasers. Lasers Surg Med. 2012;44:117–124.

76. Gokalp H, Akkaya AD, Oram Y. Long-term results in low-fluence 1064-nm Q-Switched Nd:YAG laser for melasma: Is it effective? J Cosmet Dermatol. 2016;15(4): 420–426.

77. Wong Y, Lee SS, Goh CL. Hypopigmentation induced by frequent low-fluence, Large-Spot-Size QS Nd:YAG Laser Treatments. Ann Dermatol. 2015;27:751–755.

78. Massaki N, Eimpunth S, Fabi SG, et al. Treatment of melasma with the 1,927-nm fractional thulium fiber laser: a retrospective analysis of 20 cases with long-term follow-up. Lasers Surg Med. 2013;45:95–101.

79. Lee HM, Haw S, Kim JK, Chang SE, Lee MW. Split-face study using a 1,927-nm thulium fiber fractional laser to treat photoaging and melasma in Asian skin. Dermatol Surg. 2013;39:879–888.

80. Momen S, Mallipeddi R, Al-Niaimi F. The use of lasers in Becker's naevus: An evidence-based review. J Cosmet Laser Ther. 2016;18:188–192.

81. Trelles MA, Allones I, Moreno-Arias GA, Vélez M. Becker's naevus: a comparative study between erbium: YAG and Q-switched neodymium:YAG; clinical and histopathological findings. Br J Dermatol. 2005;152:308–313.

82. Meesters AA, Wind BS, Kroon MW, et al. Ablative fractional laser therapy as treatment for Becker nevus: a randomized controlled pilot study. J Am Acad Dermatol. 2011;65:1173–1179.

83. Glaich AS, Goldberg LH, Dai T, Kunishige JH, Friedman PM. Fractional resurfacing: a new therapeutic modality for Becker's nevus. Arch Dermatol. 2007;143:1488–1490.

84. Nanni CA, Alster TS. Treatment of a Becker's nevus using a 694-nm long-pulsed ruby laser. Dermatol Surg. 1998;24: 1032–1034.

85. Choi JE, Kim JW, Seo SH, et al. Treatment of Becker's nevi with a long-pulse alexandrite laser. Dermatol Surg. 2009; 35:1105–1108.

86. Kono T, Erçöçen AR, Chan HHL, Kikuchi Y, Nozaki M. Effectiveness of the normal-mode ruby laser and the combined (normal-mode plus q-switched) ruby laser in the treatment of congenital melanocytic nevi: a comparative study. Ann Plast Surg. 2002;49:476–485.

87. Bray FN, Shah V, Nouri K. Laser treatment of congenital melanocytic nevi: a review of the literature. Lasers Med Sci. 2016;31:197–204.

88. Horner BM, El-Muttardi NS, Mayou BJ. Treatment of congenital melanocytic naevi with CO2 laser. Ann Plast Surg. 2005;55:276–280.

89. Ostertag JU, Quaedvlieg PJ, Kerckhoffs FE, et al. Congenital naevi treated with erbium:YAG laser (Derma K) resurfacing in neonates: clinical results and review of the literature. Br J Dermatol. 2006;154: 889–895.

90. Taylor CR, Flotte TJ, Gange RW, Anderson RR. Treatment of nevus of Ota by Q-switched ruby laser. J Am Acad Dermatol. 1994;30:743–751.

91. Lam AY, Wong DS, Lam LK, Ho WS, Chan HH. A retrospective study on the efficacy and complications of Q-switched alexandrite laser in the treatment of acquired bilateral nevus of Ota-like macules. Dermatol Surg. 200127: 937–941.

92. Polnikorn N, Tanrattanakorn S, Goldberg DJ. Treatment of Hori's nevus with the Q-switched Nd:YAG laser. Dermatol Surg. 2000;26:477–480.

93. Shah VV, Bray FN, Aldahan AS, Mlacker S, Nouri K. Lasers and nevus of Ota: a comprehensive review. Lasers Med Sci. 2016;31:179–185.

第 66 章 基于激光和光的脱毛方法

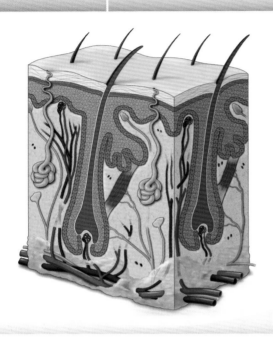

原著者 Jared Jagdeo
Melissa Shive
George Hruza

翻 译 张荷叶 姜海燕
审 校 吴斯慧 徐永豪

概要

- 脱毛在美国是最常见的美容项目，且治疗量每年都在持续增长。
- 完整的脱毛治疗周期要进行 6~8 次治疗，通常每次间隔 3~6 周。

初学者贴士

- 能够进行有效脱毛的基于光的治疗，包括红宝石激光、翠绿宝石激光、半导体激光，Nd：YAG 激光和强脉冲光（IPL）。
- 长脉冲 Nd：YAG 激光由于其波长较长穿透更深，结合适当的表皮冷却，减少了表皮损伤的风险，在深肤色人群中是最合适的激光。IPL 由于滤波片的应用，也可以用于浅肤色（Ⅰ~Ⅲ型皮肤）的脱毛治疗。
- 最佳的激光脱毛反应终点为毛囊周围红斑和水肿。

专家贴士

- 毛发需新近剔除，长度小于 1mm，这样暴露在外的毛干不会造成不当的表皮灼伤。
- 深色笔有和黑色素相似的吸收峰，可以导致不当的烧灼和瘢痕产生，所以最好应用白色铅笔标记治疗区域。

切记！

- 医生对局部治疗区域有复发性单纯疱疹的患者应考虑一个疗程的抗单纯疱疹病毒治疗，如伐昔洛韦。
- IPL 治疗后反应（毛囊周围红斑）通常不明显。

陷阱和注意事项

- 组织坏死的征象包括即刻或延迟性水疱，和（或）肤色变灰白或黑色。如果出现组织坏死，一定要考虑治疗参数的调整，包括延长脉宽和降低能量密度。
- 另外一些警示的治疗终点包括尼氏征阳性，提示表皮坏死；二到三度的"冲压烧伤"，提示冷却不到位，可能皮肤上残留烧焦的毛发接触到了光窗；月牙形烧伤提示激光或者冷却喷雾没有对准皮肤；或组织烧灼导致皮肤炭化。

患者教育要点

- 取得显著临床改善需要多次治疗。在治疗之前让患者认识到这一点非常重要，这样他们就可以理解单次治疗只能得到最少改善。
- 在治疗之前有些患者（和激光系统）并不常规使用局部表面麻醉，根据情况可有不同，很多患者从麻醉中获益，尤其在一些敏感部位。

收费建议

- 在美国，几乎所有保险公司把激光治疗排除在外。
- 患者将从组合治疗中获益，因为这可以显著节约成本。
- 在家即可开始术前表面麻醉药物封包，处方中应包含这一药物费用。

引言

在美国，脱毛是最普遍的美容项目，且治疗量每年都在持续增长。脱毛最常用来减少美观上不需要的毛发，虽然偶尔因为医学目的用于治疗多毛症。

激光、光、基于能量设备均可以用来脱毛。1996 年引进激光脱毛（laser hair reduction, LHR）。FDA 用"毛发减少"（hair reduction）来命名，指导患者有合理预期，正确描述治疗结果。因为毛发的减少并不是永久性的，即使是几次治疗后，治疗区域的毛发并不能完全去除。完整的脱毛治疗周期通常需要 6~8 次治疗，一般每次间隔 3~6 周。Laser hair reduction 这个词的应用也是因为毛发可以自发的再生长（通常在取得满意效果的完整治疗几年后），妇女怀孕和患者进行激素治疗都可以在之前成功脱毛后再生长。

脱毛项目可以在各种医疗环境中实施，有时也在一些所谓的医学 SPA 中。由于地域不同，医疗行为的法律也不一样，脱毛项目可以由医生操作，如果州法律允许，也可以委托医学治疗小组中的一员由临床护士、医生助理、护士或医务助理来操作。基于当地的法律，在特定的辖区，脱毛治疗也可以在医疗机构之外，可以有或没有医生直接或间接指导监督。

背景

LHR 基于选择性光热作用理论。1983 年，R.R. Anderson 医生和 J. Parrish 医生首先提出了选择性光热作用这个概念，特定的波长和脉宽可以选择性作用于不同的靶组织，即皮肤中以色素或水为基础的结构。有效的 LHR 治疗选用下列参数组合：①波长选择性以毛囊作为靶色基；②导致毛囊破坏的足够能量密度（能量）；③脉宽足够短将能量限定在毛囊，选择性破坏毛囊而不损伤周围组织（基于热弛豫时间）。脱毛治疗时无周围组织损伤是重点考虑要素。选择性作用于毛囊而不损伤周围皮肤，这个结果的达成，基于毛囊的热弛豫时间，取决于毛囊的直径。考虑到毛囊的直径和激光能量安全地限制在毛囊内，每个脉冲脉宽需持续至毫秒（ms）。通常脉宽范围在 30~50 毫秒。

脱毛技术的历史和革新

1996 年，引进 LHR。多年来，由于掺钕钇铝石榴石（neodymium-doped yttrium aluminum garnet, Nd：YAG）1064nm 长脉冲激光的到来，脱毛技术已经先进地扩展到可以安全应用于有色人种。商业市场上，半导体激光的最大光斑，使大面积脱毛得以最快治疗。最近几年，其他基于能量的非激光设备也被发现用于脱毛，如射频和微波技术。

作用机制

脱毛的作用机制基于选择性光热作用原理，而用于治疗的激光波长选择性作用于皮肤中的靶色基，在这里是毛囊中的黑色素，加热毛囊造成其选择性破坏。临床上，对于浅色皮肤上深色毛发（黑色）脱毛效果最好。白色毛发由于毛发和毛囊缺乏足够黑色素来予激光选择性靶吸收和破坏，仍是挑战。射频和微波技术通过大面积加热真皮到足够高的温度引起毛囊死亡最终减少毛发。

激光脱毛方法

用于脱毛的激光波长在 600~1200nm，电磁频谱中属红光和近红外区域，以黑色素为主要靶色基。能够进行有效脱毛的基于光电的设备，包括红宝石激光、翠绿宝石激光、半导体激光、Nd：YAG 激光和强脉冲光（IPL）。毛囊的热弛豫时间决定了脉宽，一般范围在 30~50 毫秒。在特定情况下，需要更宽的脉宽，范围在 10~100 毫秒，高达 1000 毫秒的脉宽也用过，尽管在临床常规实践中并不常见。LHR 有大量潜在适应证，包括美容原因、多毛症、局部炎症（藏毛窦、化脓性汗腺炎、须部假性毛囊炎）、先天条件、手术干预后异常毛发增长、激素治疗后诱导毛发增多、变性阴道成形术前阴囊皮肤的治疗。

皮肤类型决定了脱毛的激光选择。长脉冲红宝石激光是第一个被应用于脱毛的激光，但是由于潜在表皮黑色素能量吸收已经不受欢迎，并且退出美国脱毛领域市场。长脉冲红宝石激光在浅肤色、Fitzpatrick 皮肤分型 I～Ⅲ 型这些人群中效果最好。而经典的翠绿宝石和半导体激光可以用于 Ⅳ 型皮肤。长脉冲 Nd：YAG 激光因其更长的波长和更深的穿透深度，配合表皮冷却装备，减少了表皮损伤的风险，在深肤色人群中最合适。IPL 由于使用滤波片也可以用于浅肤色患者（I～Ⅲ 型）的脱毛。

患者选择和安全性

在使用激光和基于光的设备时，医生要使用安全防护措施。激光治疗房间应该使用不透光的窗户和警示标志来表明激光正在工作。患者和所有在场人员应当佩戴特定波长防护镜。眶缘内的脱毛应避免，以防针孔样视野缺损的风险。排烟装备应当使用，因为烟雾中可能包含传染性病毒颗粒和致癌物。

由于激光脱毛的靶色基是黑色素，所以理想患者选择是浅肤色和浓密、黑色毛发。深肤色患者皮肤和毛发色差减小，导致周围皮肤对激光能量的不经意吸收风险增高。为此，在隐蔽区域做一个试验光斑是需要的。在治疗区域进行光斑实验也有帮助，因为在不同的解剖区域激光治疗的反应也是不同的。

患者首次评估应包含详细医疗病史，包括筛检因内分泌和月经失调导致的多毛症，提示着可以从病因上治疗。医生应该评估突然发生的胎毛类型的多毛症，可能由于副肿瘤综合征或者饮食失调导致。也要筛除潜在和相对禁忌证患者，包括光敏感，光敏药物治疗，每天或最近应用（1周前后）面部清洁刷，同形反应情况如银屑病和白癜风，近期皮肤晒黑，伤口愈合较差病史或皮肤感染概率高患者和有瘢痕疙瘩病史者。

在治疗区域有复发性单纯疱疹病毒感染患者时，医生应开具 1 个疗程抗单纯疱疹病毒药物如伐昔洛韦或阿昔洛韦。已有在异维 A 酸治疗期间进行 LHR 治疗安全的证据，提示之前提出的异维 A 酸治疗后 6~12 个月期间禁止脱毛的说法要重新考虑。

术前准备

进行 LHR 治疗之前，医生应告知风险、益处、替代疗法、潜在不良反应和预期效果。讨论预期效果时应提及毛发减少并非永久，细软、色浅毛发效果较差，对红色、灰色或白色毛发无反应，需要多次治疗，通常需要 6~8 次。替代疗法需要回顾，包括修剪、剃毛、漂白、脱蜡、镊子拔除、线绞、化学脱毛剂、电解和热分解作用。

临床操作者应该熟悉治疗终点和需警示的皮肤反应，调整合适的激光参数达到临床效果而不良反应最小。视觉上可见的征象是早期组织反应的证据，它们可能是比较满意的，如毛囊周围红斑和水肿，或者不满意的，如表皮坏死。LHR 理想的临床终点反应是毛囊周围的红斑和水肿。组织损伤的表现包括即刻或延迟性水疱，和（或）皮肤变灰白或变黑。如果出现组织坏死，一定要考虑调整治疗参数，包括延长脉宽和降低能量密度。另外，重新评估治疗仪器是否适合患者的皮肤类型。对最近皮肤晒黑患者提高警惕非常重要。其他需要警示的 LHR 终点反应包括皮肤尼氏征阳性，提示表皮坏死；二或三度"冲压烧伤"，提示冷却不充分，可能皮肤上残留烧焦的毛发接触到了光窗；月牙形烧伤提示激光或者冷却喷雾没有对准皮肤，或组织烧灼导致炭化。

激光脱毛的第一步是把选择的设备开机预热。患者的皮肤需用香皂或清水清洗准备，之后用酒精或其他类似物擦拭相关治疗区域去脂。皮肤上不应残留如除臭剂、化妆品、乳液或自晒黑产品等个人护肤产品。毛发需新近剔除，长度小于 1mm，这样暴露在外的毛干不会造成不当的表皮灼伤。因为许多靶色素位于毛干中，所以患者也应该 6 周内避免如脱蜡、拔毛或电解等毛干移除

操作。根据所用激光的类型，使用冷藏或室温透明水质凝胶，作为储热介质以保护表皮。

在激光脱毛中一般并不需要表面麻醉，但可根据患者疼痛耐受度和解剖位置的不同使用。敏感部位如上唇部和腹股沟，用利多卡因，普鲁卡因，倍他卡因或丁卡因等表面麻醉药封包外用 30 分钟至 1 小时会有帮助。强制风冷可以在术中和术后缓解不适。

检测激光和冷却设备确保正常工作。临床医师应当根据患者先前治疗和皮肤类型选择合适的参数设置。一些医生喜欢标记位点，但是要记住深颜色钢笔有和黑色素相似的吸收光谱，可造成无意的灼伤和瘢痕，所以最好用白色的铅笔标记治疗区域。另外很多人也并不需要标记治疗区域。

激光类型

翠绿宝石激光

简介

1997 年，Finkel 等第一个应用长脉冲翠绿宝石激光进行脱毛。激光波长为 755nm，可以深入穿透到真皮层，同时对血红蛋白有相对低的吸收系数。这个激光有几个便利的特征，也解释了为什么它成为 LHR 中应用最为广泛的激光之一。它有一个灵活的光纤臂，可以操作身体不同部位。并且这些激光大都是小型仪器可以放进小房间，只要有足够的通风，大光斑（最大 18mm）使得大面积治疗更容易。冷却设备因品牌而异，包括冷风制冷、接触制冷和动态冷却。LHR 长期有效率因治疗次数而不同。6 个月时 1 次治疗 4% 毛发减少，3 次治疗后 40%~74% 毛发减少，4~5 次治疗后 1 年随访毛发减少 78%~85%。

数个研究比较了翠绿宝石激光和其他激光及光器件，发现翠绿宝石激光相对于半导体激光、IPL 和 Nd：YAG 激光并不差。另一个研究比较了长脉冲翠绿宝石激光和短脉冲翠绿宝石激光、Nd：YAG 激光联合治疗的有效性，发现联合 Nd：YAG 激光相对于单独应用翠绿宝石激光没有更多优势。一项 18 名患者的研究发现应用长脉冲和短脉冲翠绿宝石激光在效果和不良反应方面没有明显的差异，尽管短脉冲翠绿宝石激光操作程序比长脉冲快了 5 倍。Marayiannis 在一项 389 名患者的对比试验中发现，长脉冲翠绿宝石激光、短脉冲翠绿宝石激光和 IPL 比较，不同设备的效果一样，但长脉冲翠绿宝石激光有暂时性红斑、水肿、结痂、色素异常沉着和诱导毛发生长的高风险。

步骤

使用可调的治疗头，要选择合适的光斑、能量密

度和脉宽。建议在治疗所有部位之前在隐蔽部位进行试验性光斑，以校准参数设置，确保合适的治疗终点反应，皮肤红斑出现而避免烧灼糜烂、炭化和脱皮等不良反应。在一项 36 名患者研究中比较不同脉宽 5 毫秒、10 毫秒、20 毫秒有效性，10mm 光斑，能量密度范围在 $15\sim20J/cm^2$，6 个月时有效率相同。在所有治疗组别中均有色素沉着，只在 20 毫秒脉宽组中反应较轻且短暂。

特别注意

I ～ III 型皮肤中，翠绿宝石激光是一个好的选择（尽管可以用在 IV 型皮肤），并且通常具有很好的效果，完全可耐受。需注意，在深肤色人群中应用翠绿宝石激光不良反应风险增高。

半导体激光

简介

基于半导体如砷化镓和砷化铝的应用，半导体激光问世，拥有波长 755nm、800～810nm、940nm 和 980nm。激光脱毛通常使用 800～810nm 半导体激光，尽管新的 755nm 半导体激光已经研发并且在单例患者研究中和 755nm 翠绿宝石激光同样有效。半导体激光的优势是机身相对小而紧凑，费用通常也更低。更长的波长可以穿透皮肤更深，这样更好对毛囊进行治疗而限制对表皮黑色素损伤。这种激光类型可以治疗 Fitzpatrick 皮肤分型 I～IV 型或 V 型皮肤。基于研究和治疗次数，长脉冲半导体激光脱毛后毛发数量减少 22%～74%。Grunewald 等发现能量密度 24～30J/cm^2，脉宽 12 毫秒，光斑 50mm×12mm，共 6 次治疗后，18 个月时毛发减少 74%。

和其他脱毛方式一样，多次治疗对于成功治疗很重要。一项研究发现 2 次治疗后，平均毛发减少 28%，而 3 次治疗后上升到 78%。合适的治疗间隔研究仍缺乏，但一篇研究发现更短的治疗间隔可以达到更多毛发减少，间隔时间 45 天的效果优于 60～90 天。

步骤

临床医师应当根据患者的皮肤类型、之前的治疗经验和特定仪器的参数选择合适的设置。光斑大小除影响速度外也影响效果。一项研究发现，各组间保持一致的能量密度、脉宽和表皮冷却，10mm×30mm 大光斑平均毛发清除率为 50%，而 10mm×10mm 光斑为 39%。

如果有冷却头，治疗手具应当在治疗部位垂直加压贴紧皮肤 0.5 秒后再发射激光。一定的压力压紧皮肤，使毛囊结构深度变浅，同时使其下的血管床变白，可减少氧合血红蛋白对激光能量的竞争性吸收。

而半导体激光并不是 V～VI 型皮肤患者的选择，中等肤色患者，医生应该从低能量密度开始治疗，而对深肤色患者从宽脉宽开始。与浅肤色患者相比较，半导体激光在深肤色患者中发生水疱、暂时或永久色素异常沉着风险更高。如果出现水疱，建议常规皮肤伤口护理。

特别注意

经典半导体激光适合 I～IV 型皮肤的治疗。随着新的接触冷却技术的发展，半导体激光也可能安全用于 V 型皮肤，但经常需要试验性光斑。在应用接触式冷却时确保完全皮肤接触很重要。需要注意的是患者有时会不自觉移动从而在冷却头和皮肤之间拉开距离，增加了水疱形成的风险。

Nd：YAG 激光

简介

Nd：YAG 激光发射波长为 1064nm 的光，位于红外线光谱。在所有用于脱毛的激光系统中，1064nm Nd：YAG 激光被认为是深肤色人群中脱毛最安全的激光，并且可以用于所有皮肤类型。Nd：YAG 激光具有最深的穿透深度，波长位于黑色素吸收曲线的末端，可以更好避开表皮黑色素。然而，它也是在光电设备中脱毛有效率最差的设备之一。在一项研究中对比了翠绿宝石激光、半导体激光和 Nd：YAG 激光，毛发减少的百分比分别为 70.3%、59.7% 和 47.4%。另一项研究观察了在 IV～VI 型皮肤中 IPL 和 Nd：YAG 激光的效果对比，发现 Nd：YAG 激光有更好的效果和患者满意度。

综上所述，Nd：YAG 激光毛发减少范围为 27%～79%，多次治疗（5～6 次）效果更好。一项研究发现激光脱毛治疗偶然导致腋下出汗减少。

步骤

确保所有设备正常工作后，清洁皮肤，确保毛发剃到小于 1mm，医生进行一个试验光斑。试验光斑在深肤色人群激光脱毛治疗时非常重要，避免使用导致不良反应的参数设置。光斑测试点应当显示合适的毛囊周围红斑水肿，而没有过度治疗的征象，如即刻灰白、灼热起疱、水疱形成或者导致表皮松解。合适的参数设置完成后，在治疗区域光斑少量重叠，完成规范治疗。

特别注意

Nd：YAG 激光适合所有皮肤类型的脱毛治疗，尽管需要注意降低能量密度及在治疗全部区域之前需要进行光斑测试。治疗次数决定了毛发数量减少的比例，通常需要多次治疗。然而在深肤色患者脱毛治疗这类激光是最佳选择，细毛发的去除仍很困难，因为在这些人群中毛发减少所需要的能量密度伴随着更多不良反应发生的风险。

强脉冲光

简介

和上述讨论的传统激光相比较，IPL 是氙气复合彩光宽频闪光灯，发射波长范围 500～1200nm。在 IPL 设备中，电容器由计算机控制，储存于其中的能量释放并经过氙气，使电能转换为光能，发射强光。使用滤波片可以进一步把非相干光束限制在治疗范围。激光和 IPL 的作用机制均基于光热作用的概念，尽管 IPL 发射是一段光谱而不是单波长光。因此 IPL 可以同时针对几种不同的色基进行治疗。比如，黑色素的吸收光谱范围在 250～1200nm，氧合血红蛋白的吸收峰在 418nm、542nm 和 577nm，胶原纤维的光吸收范围在 400～600nm。由于竞争性色基的原因，IPL 在进行脱毛时经常使用滤除 620nm 以下光源的滤波片，这样对黑色素更有靶向选择性。由于发射光的波长范围宽，使得它在治疗时具有多功能性，一次治疗时可以同时靶向作用于多个不同皮肤问题。然而，这个特征也需要受过良好培训的医生来避免因疏忽而导致的非特异性热损伤。在大多数 IPL 系统中，脉宽范围为 0.2～100 毫秒，并且通常要设置到小于意向靶组织的热弛豫时间。

相对激光，IPL 有几个优点和缺点。IPL 费用相对较低，并且可以使用大治疗头迅速进行大范围的治疗。然而，大的治疗头沉而笨重，治疗需要直接接触皮肤，这样就很难看到治疗部位，直接影响施术部位的效果。IPL 通常也不会像激光一样直接产生肉眼可见的皮肤变化，这样辨认治疗和非治疗区域就更困难，可能导致光斑间的空白或重叠。最终，根据所用的单位能量，发射的光谱和能量密度可能每个脉冲都不一样，尤其在电容器比较小时。这种变化会很大程度导致效果不一或小于预期效果。

在脱毛治疗中，6～12 个月的随访时，IPL 有效率在 34%～85%。和半导体激光、翠绿宝石激光和 Nd：YAG 激光相比，IPL 有相同或较弱的效果。在比较半导体激光和 IPL 的这些研究中，两篇报道半导体激光更痛，另一篇则显示 IPL 治疗时更痛。

根据治疗情况选择使用滤波片，脱毛治疗中，620nm 以下的波长通常要去除。因为宽光谱，IPL 最适合 I～III 型皮肤，尽管谨慎些也可以用于 IV 型皮肤。更高的皮肤类型需要更长的波长和脉宽和有效的表皮冷却，以避免不良反应发生。

步骤

仪器检查之后，进行皮肤准备和安全检查。医生和患者均应佩戴适用于 IPL 宽光谱的保护镜。透光的冷凝胶涂于皮肤之上。在隐蔽位置先做一个实验光斑，评估潜在不良反应风险和所用仪器的治疗效果。治疗一个区域时，光斑重叠应小于 10%，治疗部位偶尔会有色素性皮损和文身，需要避开或者用不吸收光能的白纸覆盖。

特别注意

IPL 应用不同颜色的滤波片来去除不需要的波长，被滤出光的 10%～15% 仍然可以穿出造成表皮损伤。因此，不管用哪种滤波片，保护表皮的方法如冷却非常重要。

治疗后

临床医生应该以即刻毛囊周围红斑水肿作为治疗终点反应（图 66-1），但 IPL 除外，因其术后反应通常并不明显。治疗区域用湿纱布、冷敷、冰袋、冷凝胶或强制风冷进行冷却处理以缓解术后不适。根据临床习惯和治疗位置外用低到中等强度皮质激素，若在深肤色患者中出现烧灼、水疱、糜烂或更严重的炎症反应时，强烈推荐使用。告知患者毛发脱落可能需要几周时间，同时注意避光以降低炎症后色沉的发生。需要多次治疗，间隔 4～6 周。

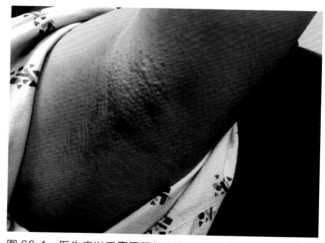

图 66-1　医生应以毛囊周围红斑水肿作为激光脱毛终点反应

并发症

不管激光脱毛的频次多少，明显或严重的不良反应很少见。激光和基于光的不同脱毛设备许多并发症相同，患者可有疼痛、水疱、糜烂、色素沉着、色素减退、毛囊炎、结痂和少见的永久性瘢痕。冷却不充分或冷却功能障碍时均会出现表皮损伤。如果毛发没有刮干净，也会发生这样的并发症。治疗时不注意情况下，炭化的毛发会聚集附着在冷却头上干扰冷却性能。色素沉着患者选择冷却效果不确切或波长为黑色素竞争性吸收的光设备会造成不良反应发生率上升。例如，有色人种进行IPL脱毛治疗可能导致烧伤，表现为线性红斑，随后发生炎症后色素沉着异常和（或）瘢痕（图66-2）。

虽然少见，也曾有报道在治疗或近治疗区域出现反常的多毛现象，也可称为终端作用、诱导反应和终毛生长。所有激光都被认为有诱导终毛生长的潜能，发生率为0.6%～10%（尽管10%的估计出现在非代表性患者群体）。在治疗区域附近、未治疗区域出现毛发增多，激光治疗和终毛生长的因果关系并没有确定，因为光能直接影响真皮乳头变化不太可能，而真皮乳头最终影响毛发类型。反常的毛发增多的风险因素包括肥胖、多囊卵巢综合征、雄激素失调、深肤色类型和中年年龄因素。这种现象的机制还不清楚。提高能量密度和更换激光波长有时可成功反转这种反常毛发生长的情况，但一些病例并没有反应只是继续加重。

福克斯－福代斯病（Fox-Fordyce disease，FFD）或顶浆分泌腺粟疹是新近发现的激光脱毛的并发症。患者通常表现为局限于大汗腺区域的单一形态毛囊或毛囊周围丘疹，淡黄色，自觉瘙痒。FFD的发病机制还未阐明，通常认为角质形成细胞功能失调致使毛囊堵塞，随之扩张，汗液溢出至周围组织，引起慢性炎症反应。

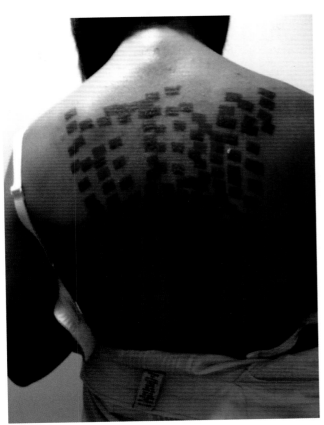

图66-2　在有色人种进行IPL脱毛治疗可能导致烧伤，表现为线性红斑，随后炎症后色素沉着异常和（或）瘢痕

进行激光脱毛治疗时，应尽量避开治疗区域的色素痣。激光治疗对色素痣的长期后遗症和影响并不清楚，曾有半导体激光脱毛治疗后色素痣改变的报道。色素痣的治疗是有争议的，曾有几例激光治疗后出现或发现黑素瘤的报道，激光治疗医生在色素性皮损区域要提高警惕。另外，在文身区域由于色素吸收光能的原因，激光治疗会造成灼伤。

其他技术：射频和微波

目前已有应用于脱毛的基于电磁能量的其他技术，如射频和微波。

射频脱毛

一篇报道中，研究者应用IPL和射频联合治疗白色或浅色毛发患者。不同来源的能量联合治疗，这个概念的背后是运用适合所有皮肤类型的光能级别，降低的能量强度用额外射频能量来补充。他们应用光子能量密度$24\sim30J/cm^2$，射频能量$20J/cm^2$。发现4次治疗后金发平均消除率为52%，白发为44%，而更深颜色的毛发清除率为80%～85%。然而，这项研究缺乏对照或比较。

微波脱毛

最近FDA批准了利用微波（MiraSmooth）进行脱毛治疗的新设备。其利用微波加热治疗区域的皮肤，造成汗腺和毛囊的破坏，同时减少出汗和毛发。而目前为止，缺乏长期和更大的研究，只有一项包含7名受试者的研究发现平均毛发减少43%。

总结

脱毛是美国最普遍的激光和基于能量治疗项目。已经有多种激光和基于能量相关设备用于脱毛，并且技术革新仍在脱毛领域出现。这些方法大都安全且取得了很好的效果。因此，了解各种设备的范围及其在所需患者群体中的适当应用，对皮肤科医生具有重要价值。

参考文献

1. Gan SD, Graber EM. Laser hair removal: a review. Dermatol Surg. 2013;39(6):823–838.
2. Anderson RR, Parrish JA. Selective photothermolysis: precise microsurgery by selective absorption of pulsed radiation. Science. 1983;220(4596):524–527.
3. Husain Z, Alster TS. The role of lasers and intense pulsed light technology in dermatology. Clin Cosmet Investig Dermatol. 2016;9:29–40.
4. Rogachefsky AS, Silapunt S, Goldberg DJ. Evaluation of a new super-long-pulsed 810 nm diode laser for the removal of unwanted hair: the concept of thermal damage time.

Dermatol Surg. 2002;28(5):410–414.

5. Zhang WR, Garrett GL, Arron ST, Garcia MM. Laser hair removal for genital gender affirming surgery. Transl Androl Urol. 2016;5(3):381–387.

6. Koch D, Pratsou P, Szczecinska W, Lanigan S, Abdullah A. The diverse application of laser hair removal therapy: a tertiary laser unit's experience with less common indications and a literature overview. Lasers Med Sci. 2015;30(1):453–467.

7. Ibrahimi OA, Avram MM, Hanke CW, Kilmer SL, Anderson RR. Laser hair removal. Dermatol Ther. 2011;24(1): 94–107.

8. Robinson JK. Surgery of the Skin: Procedural Dermatology. Philadelphia, PA: Elsevier Mosby; 2014.

9. Garden JM, O'Banion MK, Bakus AD, Olson C. Viral disease transmitted by laser-generated plume (aerosol). Arch Dermatol. 2002;138(10):1303–1307.

10. Capizzi PJ, Clay RP, Battey MJ. Microbiologic activity in laser resurfacing plume and debris. Lasers Surg Med. 1998;23(3):172–174.

11. Slee PH, van der Waal RI, Schagen van Leeuwen JH, et al. Paraneoplastic hypertrichosis lanuginosa acquisita: uncommon or overlooked? Br J Dermatol. 2007;157(6): 1087–1092.

12. Vulink AJ, ten Bokkel Huinink D. Acquired hypertrichosis lanuginosa: a rare cutaneous paraneoplastic syndrome. J Clin Oncol. 2007;25(12):1625–1626.

13. Schulze UM, Pettke-Rank CV, Kreienkamp M, et al. Dermatologic findings in anorexia and bulimia nervosa of childhood and adolescence. Pediatr Dermatol. 1999;16(2): 90–94.

14. Mavilia L, Mercuri SR. Koebner's phenomenon induced vitiligo following Nd:YAG laser epilation treatment in a woman with a past history of a Sutton nevus. Dermatol Ther. 2014;27(6):355–356.

15. Khatri KA. Diode laser hair removal in patients undergoing isotretinoin therapy. Dermatol Surg. 2004;30(9): 1205–1207; discussion 1207.

16. Khatri KA. The safety of long-pulsed Nd:YAG laser hair removal in skin types Ⅲ-Ⅴ patients during concomitant isotretinoin therapy. J Cosmet Laser Ther. 2009;11(1): 56–60.

17. Khatri KA, Garcia V. Light-assisted hair removal in patients undergoing isotretinoin therapy. Dermatol Surg. 2006; 32(6):875–877.

18. Chandrashekar BS, Varsha DV, Vasanth V, Jagadish P, Madura C, Rajashekar ML. Safety of performing invasive acne scar treatment and laser hair removal in patients on oral isotretinoin: a retrospective study of 110 patients. Int J Dermatol. 2014;53(10):1281–1285.

19. Wanitphakdeedecha R, Alster TS. Physical means of treating unwanted hair. Dermatol Ther. 2008;21(5):392–401.

20. Wanner M, Sakamoto FH, Avram MM, Anderson RR. Immediate skin responses to laser and light treatments: Warning endpoints: How to avoid side effects. J Am Acad Dermatol. 2016;74(5):807–819.

21. Wanner M, Sakamoto FH, Avram MM, et al. Immediate skin responses to laser and light treatments: Therapeutic endpoints: How to obtain efficacy. J Am Acad Dermatol. 2016;74(5):821–833.

22. Finkel B, Eliezri YD, Waldman A, Slatkine M. Pulsed alexandrite laser technology for noninvasive hair removal. J Clin Laser Med Surg. 1997;15(5):225–229.

23. Aimonetti JM, Ribot-Ciscar E. Pain management in photoepilation. J Cosmet Dermatol. 2016;15(2):194–199.

24. Ballin AC, França K, Nouri K. Anesthesia for lasers. In: Nouri K, ed. Handbook of Lasers in Dermatology. London: Springer; 2014:37–54.

25. Lee SJ, Yeo IK, Park KY, Seo SJ. Second-degree burns on

skin marked for photoepilation: the need for white pencil use in cutaneous marking. J Am Acad Dermatol. 2014;71(1):e13.

26. Al-Dhalimi MA, Kadhum MJ. A split-face comparison of facial hair removal with the long-pulsed alexandrite laser and intense pulsed light system. J Cosmet Laser Ther. 2015;17(5):267–272.

27. Nanni CA, Alster TS. Long-pulsed alexandrite laser-assisted hair removal at 5, 10, and 20 millisecond pulse durations. Lasers Surg Med. 1999;24(5):332–337.

28. Gorgu M, Aslan G, Akoz T, Erdogˇan B. Comparison of alexandrite laser and electrolysis for hair removal. Dermatol Surg. 2000;26(1):37–41.

29. Handrick C, Alster TS. Comparison of long-pulsed diode and long-pulsed alexandrite lasers for hair removal: a long-term clinical and histologic study. Dermatol Surg. 2001;27(7): 622–626.

30. Eremia S, Li C, Newman N. Laser hair removal with alexandrite versus diode laser using four treatment sessions: 1-year results. Dermatol Surg. 2001;27(11):925–929; discussion 929–930.

31. Lloyd JR, Mirkov M. Long-term evaluation of the long-pulsed alexandrite laser for the removal of bikini hair at shortened treatment intervals. Dermatol Surg. 2000;26(7): 633–637.

32. Khoury JG, Saluja R, Goldman MP. Comparative evaluation of long-pulse alexandrite and long-pulse Nd:YAG laser systems used individually and in combination for axillary hair removal. Dermatol Surg. 2008;34(5):665–670; discussion 670–661.

33. Bouzari N, Tabatabai H, Abbasi Z, Firooz A, Dowlati Y. Laser hair removal: comparison of long-pulsed Nd:YAG, long-pulsed alexandrite, and long-pulsed diode lasers. Dermatol Surg. 2004;30(4 Pt 1):498–502.

34. McGill DJ, Hutchison C, McKenzie E, McSherry E, Mackay IR. A randomised, split-face comparison of facial hair removal with the alexandrite laser and intense pulsed light system. Lasers Surg Med. 2007;39(10):767–772.

35. Amin SP, Goldberg DJ. Clinical comparison of four hair removal lasers and light sources. J Cosmet Laser Ther. 2006; 8(2):65–68.

36. Marayiannis KB, Vlachos SP, Savva MP, Kontoes PP. Efficacy of long- and short pulse alexandrite lasers compared with an intense pulsed light source for epilation: a study on 532 sites in 389 patients. J Cosmet Laser Ther. 2003;5(3–4): 140–145.

37. Boss WK, Jr, Usal H, Thompson RC, Fiorillo MA. A comparison of the long-pulse and short-pulse Alexandrite laser hair removal systems. Ann Plast Surg. 1999;42(4):381–384.

38. Paasch U, Wagner JA, Paasch HW. Novel 755-nm diode laser vs. conventional 755-nm scanned alexandrite laser: Side-by-side comparison pilot study for thorax and axillary hair removal. J Cosmet Laser Ther. 2015;17(4):189–193.

39. Jelínková H. Lasers for medical applications: diagnostics, therapy, and surgery. Cambridge, UK: Woodhead Publishing; 2016.

40. Mustafa FH, Jaafar MS, Ismail AH, Mutter KN. Comparison of Alexandrite and diode lasers for hair removal in dark and medium skin: Which is better? J Lasers Med Sci. Fall 2014; 5(4):188–193.

41. Baugh WP, Trafeli JP, Barnette DJ Jr, Ross EV. Hair reduction using a scanning 800 nm diode laser. Dermatol Surg. 2001;27(4):358–364.

42. Campos VB, Dierickx CC, Farinelli WA, Lin TY, Manuskiatti W, Anderson RR. Hair removal with an 800-nm pulsed diode laser. J Am Acad Dermatol. 2000;43(3):442–447.

43. Fiskerstrand EJ, Svaasand LO, Nelson JS. Hair removal with long pulsed diode lasers: a comparison between two systems

with different pulse structures. Lasers Surg Med. 2003; 32(5):399–404.

44. Lou WW, Quintana AT, Geronemus RG, Grossman MC. Prospective study of hair reduction by diode laser (800 nm) with long-term follow-up. Dermatol Surg. 2000;26(5):428–432.

45. Williams RM, Gladstone HB, Moy RL. Hair removal using an 810 nm gallium aluminum arsenide semiconductor diode laser: A preliminary study. Dermatol Surg. 1999;25(12):935–937.

46. Grunewald S, Bodendorf MO, Zygouris A, Simon JC, Paasch U. Long-term efficacy of linear-scanning 808 nm diode laser for hair removal compared to a scanned alexandrite laser. Lasers Surg Med. 2014;46(1):13–19.

47. Bouzari N, Tabatabai H, Abbasi Z, Firooz A, Dowlati Y. Hair removal using an 800-nm diode laser: comparison at different treatment intervals of 45, 60, and 90 days. Int J Dermatol. 2005;44(1):50–53.

48. Jo SJ, Kim JY, Ban J, Lee Y, Kwon O, Koh W. Efficacy and safety of hair removal with a long-pulsed diode laser depending on the spot size: A randomized, evaluators-blinded, left-right study. Ann Dermatol. 2015;27(5):517–522.

49. Richter AL, Barrera J, Markus RF, Brissett A. Laser skin treatment in non-Caucasian patients. Facial Plast Surg Clin North Am. 2014;22(3):439–446.

50. Breadon JY, Barnes CA. Comparison of adverse events of laser and light-assisted hair removal systems in skin types IV-VI. J Drugs Dermatol. 2007;6(1):40–46.

51. Chan CS, Dover JS. Nd: YAG laser hair removal in Fitzpatrick skin types IV to VI. J Drugs Dermatol. 2013; 12(3):366–367.

52. Tanzi EL, Alster TS. Long-pulsed 1064-nm Nd:YAG laser-assisted hair removal in all skin types. Dermatol Surg. 2004;30(1):13–17.

53. Nanda S, Bansal S. Long pulsed Nd:YAG laser with inbuilt cool sapphire tip for long term hair reduction on type-IV and V skin: a prospective analysis of 200 patients. Indian J Dermatol Venereol Leprol. 2010;76(6): 677–681.

54. Ismail SA. Long-pulsed Nd:YAG laser vs. intense pulsed light for hair removal in dark skin: a randomized controlled trial. Br J Dermatol. 2012;166(2):317–321.

55. Goldberg DJ, Silapunt S. Hair removal using a long-pulsed Nd:YAG laser: comparison at fluences of 50, 80, and 100 J/cm. Dermatol Surg. 2001;27(5):434–436.

56. Lorenz S, Brunnberg S, Landthaler M, Hohenleutner U. Hair removal with the long pulsed Nd:YAG laser: a prospective study with one year follow-up. Lasers Surg Med. 2002;30(2):127–134.

57. Letada PR, Landers JT, Uebelhoer NS, Shumaker PR. Treatment of focal axillary hyperhidrosis using a long-pulsed Nd:YAG 1064 nm laser at hair reduction settings. J Drugs Dermatol. 2012;11(1):59–63.

58. Woolery-Lloyd H, Viera MH, Valins W. Laser therapy in black skin. Facial Plast Surg Clin North Am. 2011; 19(2):405–416.

59. Babilas P, Schreml S, Szeimies RM, Landthaler M. Intense pulsed light (IPL): a review. Lasers Surg Med. 2010;42(2): 93–104.

60. Ciocon DH, Boker A, Goldberg DJ. Intense pulsed light: what works, what's new, what's next. Facial Plast Surg. 2009; 25(5):290–300.

61. Ormiga P, Ishida CE, Boechat A, Ramos-E-Silva M. Comparison of the effect of diode laser versus intense pulsed light in axillary hair removal. Dermatol Surg. 2014;40(10): 1061–1069.

62. Chen J, Liu XJ, Huo MH. Split-leg comparison of low fluence diode laser and high fluence intense pulsed light in permanent hair reduction in skin types III to IV. Australas J

Dermatol. 2012;53(3):186–189.

63. Haak CS, Nymann P, Pedersen AT, et al. Hair removal in hirsute women with normal testosterone levels: a randomized controlled trial of long-pulsed diode laser vs. intense pulsed light. Br J Dermatol. 2010;163(5):1007–1013.

64. Klein A, Steinert S, Baeumler W, Landthaler M, Babilas P. Photoepilation with a diode laser vs. intense pulsed light: a randomized, intrapatient left-to-right trial. Br J Dermatol. 2013;168(6):1287–1293.

65. El Bedewi AF. Hair removal with intense pulsed light. Lasers Med Sci. 2004;19(1):48–51.

66. Sadick NS, Weiss RA, Shea CR, Nagel H, Nicholson J, Prieto VG. Long-term photoepilation using a broad-spectrum intense pulsed light source. Arch Dermatol. 2000;136(11): 1336–1340.

67. Troilius A, Troilius C. Hair removal with a second generation broad spectrum intense pulsed light source–a longterm follow-up. J Cutan Laser Ther. 1999;1(3):173–178.

68. Cameron H, Ibbotson SH, Dawe RS, Ferguson J, Moseley H. Within-patient right-left blinded comparison of diode (810 nm) laser therapy and intense pulsed light therapy for hair removal. Lasers Med Sci. 2008;23(4):393–397.

69. Ross EV. Laser versus intense pulsed light: Competing technologies in dermatology. Lasers Surg Med. 2006;38(4): 261–272.

70. Aldraibi MS, Touma DJ, Khachemoune A. Hair removal with the 3-msec alexandrite laser in patients with skin types IV-VI: efficacy, safety, and the role of topical corticosteroids in preventing side effects. J Drugs Dermatol. 2007;6(1):60–66.

71. Goldberg DJ. Laser- and light-based hair removal: an update. Expert Rev Med Devices. 2007;4(2):253–260.

72. Toosi P, Sadighha A, Sharifian A, Razavi GM. A comparison study of the efficacy and side effects of different light sources in hair removal. Lasers Med Sci. 2006;21(1):1–4.

73. Kacar SD, Ozuguz P, Demir M, Karaca S. An uncommon cause of laser burns: the problem may be the use of gel. J Cosmet Laser Ther. 2014;16(2):104–105.

74. Bernstein EF. Hair growth induced by diode laser treatment. Dermatol Surg. 2005;31(5):584–586.

75. Desai S, Mahmoud BH, Bhatia AC, Hamzavi IH. Paradoxical hypertrichosis after laser therapy: a review. Dermatol Surg. 2010;36(3):291–298.

76. Town G, Bjerring P. Is paradoxical hair growth caused by low-level radiant exposure by home-use laser and intense pulsed light devices? J Cosmet Laser Ther. 2016;18(6):355–362.

77. Bukhari IA. Pili bigemini and terminal hair growth induced by low-fluence alexandrite laser hair removal. J Cutan Med Surg. 2006;10(2):96–98.

78. Moreno-Arias G, Castelo-Branco C, Ferrando J. Paradoxical effect after IPL photoepilation. Dermatol Surg. 2002;28(11): 1013–1016; discussion 1016.

79. Moreno-Arias GA, Castelo-Branco C, Ferrando J. Side-effects after IPL photodepilation. Dermatol Surg. 2002; 28(12):1131–1134.

80. Vlachos SP, Kontoes PP. Development of terminal hair following skin lesion treatments with an intense pulsed light source. Aesthetic Plast Surg. 2002;26(4): 303–307.

81. Sammour R, Nasser S, Debahy N, El Habr C. Fox-Fordyce disease: An under-diagnosed adverse event of laser hair removal? J Eur Acad Dermatol Venereol. 2016;30(9):1578–1582.

82. Tetzlaff MT, Evans K, DeHoratius DM, Weiss R, Cotsarelis G, Elenitsas R. Fox-Fordyce disease following axillary laser hair removal. Arch Dermatol. 2011; 147(5):573–576.

83. Yazganoglu KD, Yazici S, Buyukbabani N, Ozkaya E. Axillary Fox-Fordyce-like disease induced by laser hair

removal therapy. J Am Acad Dermatol. 2012;67(4):e139–140.

84. Helou J, Maatouk I, Moutran R, Obeid G. Fox-Fordyce-like disease following laser hair removal appearing on all treated areas. Lasers Med Sci. 2013;28(4):1205–1207.

85. Bernad I, Gil P, Lera JM, Giménez de Azcárate A, Irarrazaval I, Idoate MÁ. Fox Fordyce disease as a secondary effect of laser hair removal. J Cosmet Laser Ther. 2014;16(3):141–143.

86. Soden CE, Smith K, Skelton H. Histologic features seen in changing nevi after therapy with an 810 nm pulsed diode laser for hair removal in patients with dysplastic nevi. Int J Dermatol. 2001;40(8):500– 504.

87. Dvorackova J, Sterba J, Ceganova L, et al. [Problems of suitability laser's excision of pigmented dermal lesions: case report of minimal deviation melanoma]. Cesk Patol. 2007; 43(2):64–67.

88. Boer A, Wolter M, Kaufmann R. [Pseudomelanoma following laser treatment or laser-treated melanoma?]. J Dtsch Dermatol Ges. 2003;1(1):47–50.

89. Dummer R, Kempf W, Burg G. Pseudo-melanoma after laser therapy. Dermatology. 1998;197(1):71–73.

90. Zipser MC, Mangana J, Oberholzer PA, French LE, Dummer R. Melanoma after laser therapy of pigmented lesions– circumstances and outcome. Eur J Dermatol. 2010;20(3): 334–338.

91. Riml S, Larcher L, Grohmann M, Kompatscher P. Second-degree burn within a tattoo after intense-pulsed-light epilation. Photodermatol Photoimmunol Photomed. 2013; 29(4):218–220.

92. Sadick NS, Laughlin SA. Effective epilation of white and blond hair using combined radiofrequency and optical energy. J Cosmet Laser Ther. 2004;6(1):27–31.

93. Sadick NS, Shaoul J. Hair removal using a combination of conducted radiofrequency and optical energies–an 18-month follow-up. J Cosmet Laser Ther. 2004;6(1): 21–26.

94. Brauer JA, Brightman LA, Hale EK, et al. Reduction of axillary hair of all colors after single treatment with microwave technology. Paper presented at ASLMS 2013.

第 67 章 激光磨削

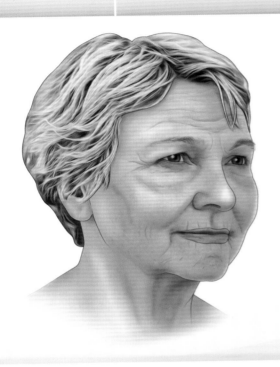

原著者　Marc Z. Handler
　　　　David J. Goldberg

翻　译　张荷叶　姜海燕
审　校　刘　严　徐永豪

概要

- 皮肤磨削是一种常见的美容术，可改善皱纹，皮肤质地，色素异常沉着和皮肤紧致的问题。
- 目前有几种激光和能量设备，它们大体可分类为剥脱性非点阵激光、非剥脱性非点阵激光、剥脱性点阵激光和非剥脱性点阵激光。

初学者贴士

- 通常需要在疗效或所需治疗的次数与患者预期的停工期之间进行权衡。
- 剥脱性非点阵激光对磨削效果最好，但恢复期最长。光谱的另一端为非剥脱性点阵激光，其需要治疗次数最多且恢复期最短。

专家贴士

- 紧密重叠的点阵激光脉冲会导致微治疗区混合在一起，造成非点阵效果。
- 所需的治疗能量和密度在整个面部并不均匀，选择区域可能需要增加能量或密度。

切记！

- 剥脱性非点阵激光一次治疗后就有显著的改善，但其他疗法一般需要一系列多次治疗。
- 脉冲染料激光（PDL）或强脉冲光（IPL）和磨削激光联合使用时，要确保磨削前治疗红斑，这样术后即刻红斑就不是脉冲染料激光和强脉冲光的靶目标了。

陷阱和注意事项

- 考虑到色素异常沉着和瘢痕的风险，剥脱性非点阵激光一般不用于 V 型和 VI 型皮肤。
- 在激光磨削中，痤疮暴发和粟丘疹形成的概率仍然很高，所以术前应对患者详述。

患者教育要点

- 对于除了剥脱性非点阵激光以外的所有治疗，应告知患者达到理想效果之前需要几个疗程。
- 患者对愈合过程应怀切合实际的期望，并提醒患者使用剥脱性非点阵激光时可能需要停工 2 周。

收费建议

- 在美国，几乎所有的保险公司把激光治疗排除在保险范围以外。
- 患者将从组合治疗中获益，因为这可以显著节省成本。
- 表面麻醉封包的预处理可以在家里开始，并且处方中应包含这种药物的费用。

引言

使用基于能量的设备进行皮肤磨削可以减少色素异常沉着，减少皱纹，改善皮肤质地。通过对真皮胶原束的热损伤和成纤维细胞的刺激，使皮肤紧致成为可能。为产生真皮胶原损伤，能量以造成胶原损伤所需最低65℃的温度穿过表皮进入真皮。

最初，应用这些能量仪器治疗，在真皮损伤同时，也损伤表皮。这些剥脱性非点阵激光可有效造成胶原损伤，但同时也造成表皮全层损伤，需要长时间的恢复。不损伤表皮而在真皮产生热能的激光，被称作非剥脱性激光。它们不需要和剥脱性激光一样的恢复期，但需要很多次治疗才能达到可观效果。点阵激光磨削后缩短的恢复期反映了微治疗区（microscopic treatment zones，MTZs）的产生，其允许真皮胶原加热同时表皮愈合更快。射频（radiofrequency，RF）设备不是激光，但和激光设备使用的前提一样。使用射频时，真皮被加热到足以破坏胶原蛋白和刺激成纤维细胞的温度，同时避免表皮损伤。每个基于能量的设备，都有优点和缺点。一种设备可能很快达成效果但需要很长恢复期，而另一种设备可能在治疗深肤色患者时增加色素减退的风险。

剥脱性非点阵激光

自1964年剥脱性非点阵二氧化碳（carbon dioxide，CO_2）激光在 Bell 实验室发明以来，直到20世纪90年代，它是皮肤科用于治疗瘢痕、皱纹、色素异常沉着和皮肤质地的基于能量的唯一设备。剥脱性激光进行皮肤磨削的效果非常好，因为它们可以瞬间将表皮细胞加热至100℃以上，导致表皮细胞气化，并使残留细胞层凝固坏死。在真皮，激光释放的能量会造成成纤维细胞非致命性损伤，刺激胶原生长，达到皱纹减少，色素沉着消失和皮肤更光滑的效果。目前，可用于剥脱性激光的激光平台是 CO_2 激光，发射波长10 600nm，铒：钇铝石榴石（erbium：yttrium aluminum garnet，Er：YAG）激光，发射波长2940nm。

剥脱性激光以非点阵模式，气化了它们投射的全层皮肤。与其他皮肤再生激光一样，热损伤使现存真皮胶原蛋白变性，刺激新的胶原蛋白产生。治疗后胶原蛋白合成可持续4~6个月。随着胶原蛋白生成，伤口愈合，紧接着真皮和表皮收紧，从而改善皮肤质地。

非点阵剥脱性 CO_2 激光可以明显改善皮肤质地、色素异常沉着和皱纹，但从水肿、灼痛和痂皮中恢复需要2周，并且平均经历4个月的治疗区域红斑。还有永久性色素减退、单纯疱疹暴发、粟丘疹和痤疮暴发的风险。剥脱性非点阵 Er：YAG 激光是继剥脱性非点阵 CO_2 激光之后发展起来的，当脉冲持续时间较长时，可产生和 CO_2 激光一样的效果，但发生意外组织损伤情况相对少，缩短了患者恢复期。

CO_2 和 Er：YAG 非点阵剥脱性激光只适用于浅肤色人群。Fitzpatrick 类型 V 型和 VI 型皮肤者色素异常沉着和瘢痕的风险太大而不考虑使用非点阵剥脱性皮肤磨削治疗（图67-1和图67-2）。

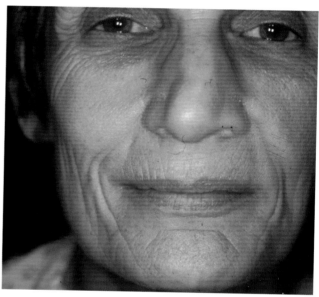

图67-1　剥脱性 CO_2 激光磨削前

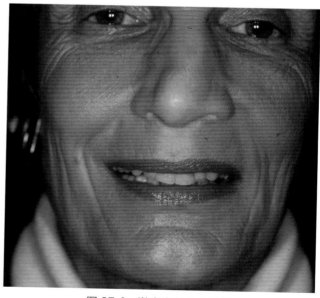

图67-2　激光磨削6个月后

非剥脱性非点阵激光

20 世纪末，非剥脱性非点阵激光的发展使之成为剥脱性激光的替代选择。设备包括 1450nm 半导体激光（Candela Smoothbeam），1320nm Nd：YAG 激光（CoolTouch CT3Plus and Alma Harmony XL）和 1319nm 脉冲能量（Sciton ThermaScan）。非剥脱性激光利用较温和热能，不气化组织，但可以使靶蛋白变性，如真皮胶原蛋白。相比剥脱性激光，非剥脱性非点阵激光每次治疗后美容效果不太明显，但可显著减少愈合时间，红斑在术后一个下午的时间便可消退。和剥脱性非点阵激光一样，80% 的非剥脱性非点阵治疗的患者会有暂时的痤疮样皮疹暴发，14% 的患者发生暂时粟丘疹。相对剥脱性激光比较而言，非剥脱性激光的另一个优势是在深肤色皮肤类型（Fitzpatrick 皮肤类型 V 型和 VI 型）中色素减退风险降低。

非剥脱性点阵激光

2005 年，非剥脱性点阵激光磨削（nonablative fractional laser resurfacing，NAFR）进入市场。和非点阵激光不同，点阵激光产生直径为毛囊 1/10 的 MTZs 分散分布于治疗区域。MTZs 可调深度范围 0～550μm，直径范围 50～150μm。作为非剥脱性激光，热能靶向作用于真皮，并不气化角质层，在受损真皮和表皮的凝固组织之上形成天然敷料。MTZs 的产生使得周围角质形成细胞不受损伤，并且比全层剥脱激光更快愈合，同时仍可以刺激真皮成纤维细胞和胶原蛋白生成。

V 型和 VI 型皮肤患者对磨削技术的需求在上升。深肤色患者有更多表皮黑素，更大的黑素体广泛分布在表皮角质形成细胞，和更具反应性的成纤维细胞和黑素细胞。这些特征均增加激光照射后色素异常沉着的倾向。和非剥脱性非点阵激光一样，非剥脱性点阵激光（non-AFLs）在直到 VI 型的 Fitzpatrick 皮肤类型中，都比剥脱性激光更安全，并且患者术后恢复更快。目前市场上的设备包括 1440nm Nd：YAG（Cynosure Affirm，Palomar StarLux），1550nm 铒玻璃激光（Solta Fraxel re：store），1565nm 光纤激光（Lumenis ResurFx）和 1927nm 铥光纤激光（Solta Fraxel re：store Dual）。掺铒 1550nm 非剥脱激光（Fraxel re：store Dual 1550nm）已在 Fitzpatrick 皮肤 IV～VI 型中成功进行痤疮瘢痕磨削，但在 Fitzpatrick 皮肤 IV～VI 型中的自限性炎症后色素沉着率相当高。术前使用氢醌治疗并不能降低风险。和非点阵激光不同，接受 NAFR 治疗的患者中只有 10% 会有痤疮样皮疹暴发，还有 19% 发生粟丘疹。除了皱纹之外，NAFR 也成功用于肥厚性瘢痕，包括 Mohs 手术等手术造成的肥厚性瘢痕。当治疗伴有红斑的瘢痕时，建议先用血管激光治疗，如脉冲染料激光（PDL），再用 NAFR 治疗，以确保 PDL 治疗的是瘢痕的血管成分，而不是因为 NAFR 治疗引起的红斑。对于外科手术红斑瘢痕，建议方案为每 4 周 1 次，先行 PDL 治疗，再行 NAFR。Eilers 等建议肥厚性手术瘢痕进行 NAFR 磨削的参数设置为能量 30～50mJ，密度 20%～39%（图 67-3 至图 67-6）。

剥脱性点阵激光

AFLs 的应用始于 2007 年。这些激光产生 MTZ 同时不损伤周围组织，从而达到快速愈合并且恢复期短。通过参数设置，非剥脱和 AFLs 可以穿透同样的深度，用剥脱形式气化组织。多数患者术后会经历持续 3 天的红斑和水肿。研究表明 CO_2 和 Er：YAG AFL 激光均可以明显改善痤疮瘢痕（图 67-7 至图 67-14）。

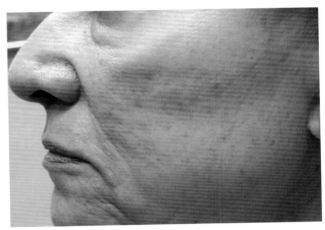

图 67-3　非剥脱性点阵磨削前

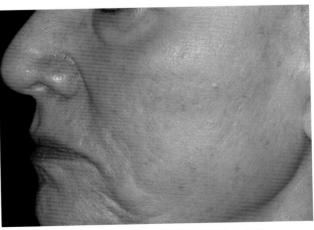

图 67-4　4 次非剥脱性点阵磨削后 6 个月

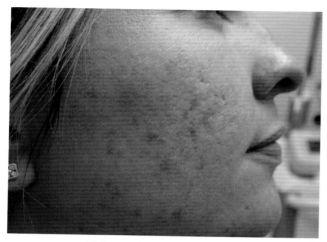

图 67-5 非剥脱性点阵磨削前

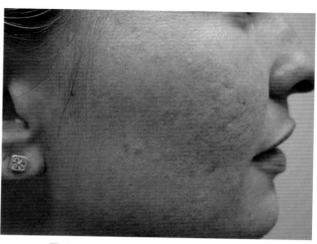

图 67-6 4 次非剥脱性点阵磨削后 6 个月

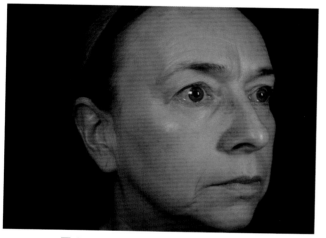

图 67-7 剥脱性点阵 CO_2 激光磨削前

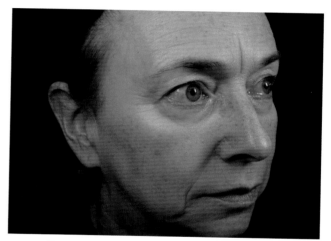

图 67-8 剥脱性点阵 CO_2 激光磨削后 6 个月

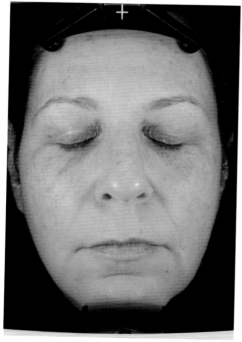

图 67-9 剥脱性点阵 CO_2 激光磨削前

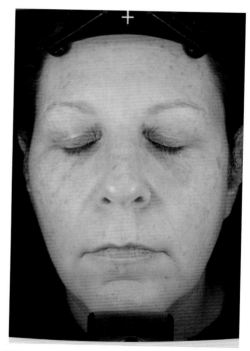

图 67-10 剥脱性点阵 CO_2 激光磨削后 6 个月

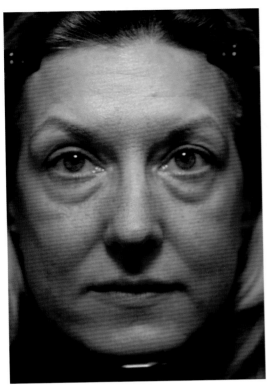

图 67-11　剥脱性点阵 CO_2 激光磨削前

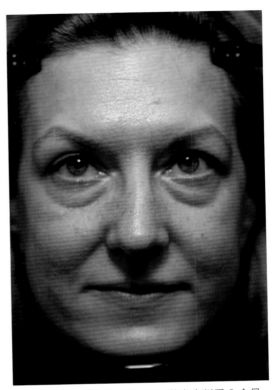

图 67-12　剥脱性点阵 CO_2 激光磨削后 6 个月

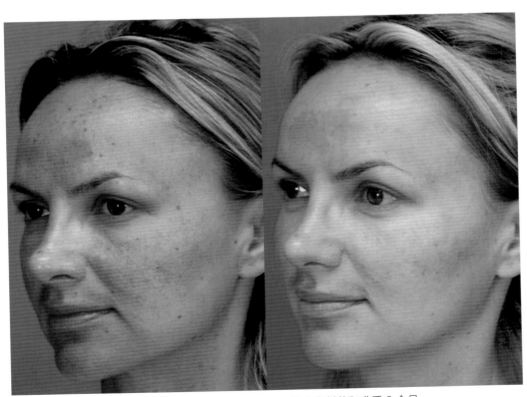

图 67-13　剥脱性点阵 Er：YAG 激光磨削前和术后 6 个月

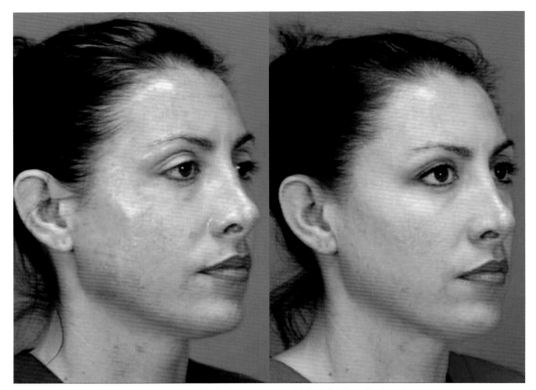

图 67-14　剥脱性点阵 Er：YAG 激光磨削前和术后 6 个月

剥脱性点阵 CO_2 激光已成功地运用于 I～IV 型患者光滑凸起的手术瘢痕的治疗。Ciocon 等进行了一项裂面实验，比较了冲压式手持式设备（UltraPulse Encore Deep FX，Lumenis）和卷式手持式设备（Fraxel repair，Solta Medical）的疗效、效率和耐受性。结果显示效果相当，但是卷式手持式设备产生的疼痛较轻且对于操作者来说更有效率。

在另一项研究中，皮肤类型为 III～IV 型的韩国患者用 2940nm Er：YAG（Matrixell，Medro）治疗，每个病灶 10～20 遍，2.5～3.0J，间隔 3～4 周，共计 2～7 次处理，或者用 10 600nm CO_2（eCO2，Lutronic）治疗，40～60mJ，150 点 /cm^2，静态模式下每次 3～5 遍，每 4～8 周进行 1 次，共 1～9 次治疗。AFLs 检测结果显示，Er：YAG 平均改善瘢痕 28.2%，CO_2 平均改善瘢痕 49.8%。辅助疗法，比如添加自体富含血小板的血浆，已经研究，但是与 CO_2 AFL 联合使用时未显示有改善磨削。

CO_2 和 Er：YAG 激光在剥脱组织磨削方面都有效，并且都需要 8～14 天的再上皮化类似时间。除了需要再上皮化的恢复期，还可能有治疗区红斑造成的心理困扰。Er：YAG 激光器产生的能量波长为 2940nm，被水吸收是 CO_2 激光的 10 倍。这可以降低热损伤，减少瘢痕，而浅表组织剥脱仍然很高。相比较之下，CO_2 激光由于通过较少的遍数就可产生较深的凝固层，治疗深皱纹的疗效优于 Er：YAG 激光。

铒：钇钪镓石榴石（erbium：yttrium scandium gallium garnet，Er：YSGG），一种 2790nm 中红外激光，最早在 20 世纪 90 年代就已研究，介于 CO_2 和 Er：YAG 之间。Er：YSGG 激光破坏深达 10～30μm 的表皮，并且热凝固表皮。Er：YSGG 的组织吸收系数是 CO_2 激光的 5 倍，但是 Er：YAG 激光的 1/3。因此在伤口愈合增殖期，比 Er：YAG 产生更多的热损伤和新生胶原蛋白、弹性蛋白，但是其有限的热损伤深度比 10 600nm CO_2 激光产生的术后疼痛轻。在增生期之后的重塑期可使真皮更紧致，表皮皱纹去除。Er：YSGG 激光已成功地用于瘢痕治疗、毛孔治疗、皱纹减少和肤质改善。一项针对 10 名 II～III 型皮肤受试者的单盲试验，分两步面部治疗，首先是 226J/cm^2，然后 283J/cm^2，总密度为 16%～24%，显示 60% 的受试者口周皱纹和 50% 的受试者全脸皱纹和细纹有中度或更大的改善。20% 患者在 6 个月时出现持续性红斑，但没有严重不良反应。在一项 920μb/cm^2 的点阵剥脱性 Er：YSGG 和 Er：YAG 激光的半脸实验中，Er：YAG 显示较少扫描次数就可达到较好的口周皱纹减少效果。关于口周皱纹减少，Er：YSGG 一遍治疗在 0～9 级皱纹大于 2 的情况下没有改善，而 Er：YAG 使用 1～2 遍冲压技术，在 0～9 级的皱纹范围内，显示比 2 级皱纹改善了 57%。

点阵剥脱性治疗的优点是治疗后愈合快，但重要的是最大程度减少扫描遍数，如果 MTZs 融合或重叠，那么该过程就类似于剥脱性磨削。在 Munavalli 等的盲法实验中，受试者接受结合剥脱和点阵剥脱能力的 Er：YSGG 激光治疗，研究光老化引起的浅表和深层皮肤变化的治疗。列入的 10 名受试者，仅限于皮肤类型为 I～III 型，80% 的患者在术后 6 个月有中等到非常显著的皱纹和光老化的改善。一项对 11 个患者 6 周随访的 Er：YSGG 激光研究发现 56% 患者在异色症中有 26%～75% 的改善，18% 患者有上述范围皱纹的改善。Er：YSGG 治疗后 6 周，没有患者的整体外观有大于 51% 的改善。YSGG 恢复期最短，治疗部位会持续 5 天红斑，且 70% Fitzpatrick 皮肤分型 IV～V 型患者的痤疮瘢痕有 50%～89% 的减轻。

射频

射频（RF）设备在光子嫩肤磨削中是一个重要的工具。射频能量可以穿透真皮网状层，但是和激光不同，它不会加热皮肤表层。和激光相似，传递到真皮的能量会刺激现有胶原变性，促进新而短的胶原束再生。胶原蛋白在 65℃ 下 10 分钟后变性，收缩 10%，使皮肤紧致。这与色素团相互作用无关，也不干扰表皮中的黑色素。RF 在 2008 年被 FDA 批准用于治疗萎缩性痤疮瘢痕，并在半脸研究中显示出对痤疮瘢痕有改善作用。一项对 30 名泰国 III～V 型皮肤受试者的研究显示，60mJ/ 针或 100mJ/ 针均可显著减少痤疮瘢痕。受试者没有被麻醉，并注意到随着能量设置的增加手术疼痛加剧。两组患者炎症后色素沉着持续时间均不超过 4 周。类似的发现也在 I～III 型皮肤中得到了证实。另一项针对 III～IV 型皮肤的研究发现，80% 的受试者在连续 12 周、每 4 周接受微针联合点阵射频治疗的情况下，痤疮瘢痕的改善程度可达到 50%，甚至超过 50%。

双极射频设备在点阵热区将能量以金字塔形输出传递给皮肤，从而使表皮内的热量最小化。在双极射频治疗的所有患者中，分别有 61%、35%、78%、87% 和 83% 的患者在治疗 6 周后，其细纹、毛孔、气密度、亮度和整体外观有 50% 或以上的改善。一些射频设备，称作点阵射频系统，可以进行表皮的微剥脱磨削，并且增加真皮中胶原蛋白和弹性蛋白的生成。和其他射频一样，会在最小恢复期内刺激胶原产生。不良反应通常只有术后红斑和痂皮。微针在面部磨削中应用逐渐增多。微针置入真皮胶原诱导胶原蛋白生成，并增加了点阵剥脱针 RF。一项来自埃及的 Fitzpatrick 皮肤 III～IV 型患者的研究使用了单极射频设备，带有低温装置，或对面部进行 2 次 150J（除眶周、鼻唇和前额区域应用 200J 以外）的冷却（Biorad，深圳 GSD 科技有限公司）。3 个月后，皮肤紧致改善 70%～75%，面部皱纹改善 90%～95%。研究人员在治疗组的组织学分析中观察到新的胶原合成。反复的研究表明，在胶原蛋白变性过程中，多遍扫描比一遍扫描更有益。最常见的不良反应是持续不到 24 小时的红斑和最长可达 1 周的轻度水肿。射频可以治疗任何皮肤类型的患者。一项对皮肤类型 V～VI 型的 15 名受试者的研究中，用来自点阵双极射频设备（e-Matrix，Syneron Medical Inc.）的 30～50mJ 治疗。经过 3 个月的治疗，超过 85% 的受试者肤色、质地有所改善，细纹和皱纹有所减少（图 67-15 至图 67-18）。

术后注意事项

激光术后，患者应使用不致粉刺型保湿剂以降低痤疮样皮疹和粟丘疹暴发。对于预计会出现严重痤疮症状的患者，可给予口服四环素。如果患者接受非 -AFL 治疗，红斑反应预计持续 4 天。若接受剥脱性激光治疗，红斑可能会持续 4 周。炎症后色素沉着最常见于 Fitzpatrick 皮肤 III～VI 型的患者。使用非点阵剥脱性激光治疗 III～VI 型皮肤患者的风险通常大于益处。另外建议在治疗前和治疗后 2 周尽量减少阳光照射，并坚持使用防晒霜。在接受非 -AFLs 治疗的患者中，单纯

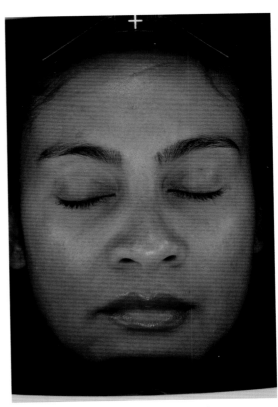

图 67-15　点阵射频磨削前

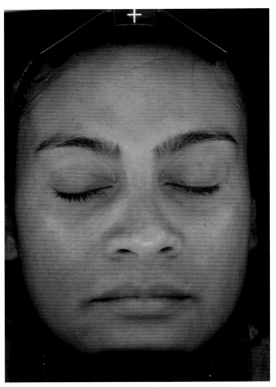

图 67-16　点阵射频磨削后即刻。可见深肤色患者的最小红斑

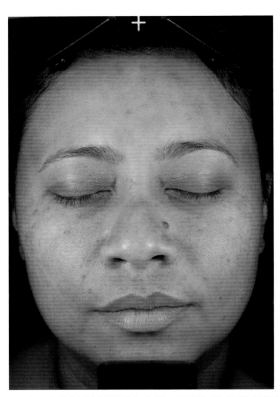

图 67-18　点阵射频磨削后 6 个月。可见深肤色患者皮肤紧致和鼻唇沟改善

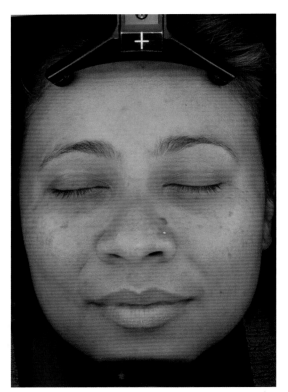

图 67-17　点阵射频磨削前

疱疹病毒（HSV）再活化的发生率高达 2%。在非点阵剥脱性激光治疗时，这个概率会高达 7%。为降低单纯疱疹暴发风险，口服抗病毒药物可在术前或手术当天开始，服用 5~7 天。

点阵激光治疗的患者在治疗后 3 天偶有出现延迟性紫癜。因此，不推荐使用阿司匹林等抗凝血药和其他非甾体类消炎药。很少有文献报道经点阵激光治疗的患者出现复发现象。在先前处理过的区域，经过热水浴或阳光照射后可能会出现短暂的、良性的红斑。在接受射频治疗的患者中，高达 88% 的患者除了会感到疼痛外，还可能出现红斑和结痂。据报道，单极射频治疗的不良反应是由于加热而导致的脂肪组织的损失，这可能导致轮廓不规则。

总结

过去 30 年中，基于能量的磨削设备取得了重大进展。5 类可用的主要磨削设备包括剥脱性点阵、剥脱性非点阵、非剥脱性点阵、非剥脱性非点阵和射频仪器。目前已研究了联合设备，并证明了其在面部皮肤磨削的有效性。根据患者的皮肤类型、可接受的术后恢复期和预期效果选择仪器设备。基于能量的磨削技术仍在发展，重点是最大化美容效果，同时减少术后疼痛、色素异常沉着、脱屑、红斑等。

参考文献

1. van Aardt R. Lasers and Pulsed-Light Devices. Pfenninger and Fowler's Procedures for Primary Care. Vol 1. 3rd ed. Philadelphia, PA: Saunders; 2010:313–320.

2. Ross EV, McKinlay JR, Anderson RR. Why does carbon dioxide resurfacing work? A review. Arch Dermatol. 1999; 135(4):444–454.

3. Manuskiatti W, Fitzpatrick RE, Goldman MP. Long-term effectiveness and side effects of carbon dioxide laser resurfacing for photoaged facial skin. J Am Acad Dermatol. 1999;40(3):401–411.

4. Ratner D, Tse Y, Marchell N, Goldman MP, Fitzpatrick RE, Fader DJ. Cutaneous laser resurfacing. J Am Acad Dermatol. 1999;41(3 Pt 1):365–389; quiz 390–362.

5. Ward PD, Baker SR. Long-term results of carbon dioxide laser resurfacing of the face. Arch Facial Plast Surg. 2008; 10(4):238–243; discussion 244–235.

6. Preissig J, Hamilton K, Markus R. Current laser resurfacing technologies: a review that delves beneath the surface. Semin Plast Surg. 2012;26(3):109–116.

7. Alexis AF. Lasers and light-based therapies in ethnic skin: treatment options and recommendations for Fitzpatrick skin types V and VI. Br J Dermatol. 2013;169 Suppl 3:91–97.

8. Ciocon DH, Doshi D, Goldberg DJ. Non-ablative lasers. Curr Probl Dermatol. 2011;42:48–55.

9. Kirkland EB, Gladstone HB, Hantash BM. What's new in skin resurfacing and rejuvenation? G Ital Dermatol Venereol. 2010;145(5):583–596.

10. Metelitsa AI, Alster TS. Fractionated laser skin resurfacing treatment complications: a review. Dermatol Surg. 2010; 36(3):299–306.

11. DeHoratius DM, Dover JS. Nonablative tissue remodeling and photorejuvenation. Clin Dermatol. 2007;25(5): 474–479.

12. Khan MH, Sink RK, Manstein D, Eimerl D, Anderson RR. Intradermally focused infrared laser pulses: thermal effects at defined tissue depths. Lasers Surg Med. 2005;36(4):270–280.

13. Alexis AF, Coley MK, Nijhawan RI, et al. Nonablative fractional laser resurfacing for acne scarring in patients with Fitzpatrick skin phototypes IV-VI. Dermatol Surg. 2016; 42(3):392–402.

14. Pham AM, Greene RM, Woolery-Lloyd H, Kaufman J, Grunebaum LD. 1550-nm nonablative laser resurfacing for facial surgical scars. Arch Facial Plast Surg. 2011;13(3):203–210.

15. Eilers RE, Jr, Ross EV, Cohen JL, Ortiz AE. A combination approach to surgical scars. Dermatol Surg. 2016;42 Suppl 2:S150–S156.

16. Baca ME, Neaman KC, Rapp DA, Burton ME, Mann RJ, Renucci JD. Reduction of post-surgical scarring with the use of ablative fractional CO lasers: A pilot study using a porcine model. Lasers Surg Med. 2016;49(1):122–128.

17. Jared Christophel J, Elm C, Endrizzi BT, Hilger PA, Zelickson B. A randomized controlled trial of fractional laser therapy and dermabrasion for scar resurfacing. Dermatol Surg. 2012;38(4):595–602.

18. Ciocon DH, Engelman DE, Hussain M, Goldberg DJ. A split-face comparison of two ablative fractional carbon dioxide lasers for the treatment of photodamaged facial skin. Dermatol Surg. 2011;37(6):784–790.

19. Choi JE, Oh GN, Kim JY, Seo SH, Ahn HH, Kye YC. Ablative fractional laser treatment for hypertrophic scars: comparison between Er:YAG and CO2 fractional lasers. J Dermatolog Treat. 2014;25(4):299–303.

20. Faghihi G, Keyvan S, Asilian A, Nouraei S, Behfar S, Nilforoushzadeh MA. Efficacy of autologous platelet-rich plasma combined with fractional ablative carbon dioxide resurfacing laser in treatment of facial atrophic acne scars: A split-face randomized clinical trial. Indian J Dermatol Venereol Leprol. 2016;82(2):162–168.

21. Adrian RM. Pulsed carbon dioxide and long pulse 10-ms erbium-YAG laser resurfacing: a comparative clinical and histologic study. J Cutan Laser Ther. 1999;1(4):197–202.

22. Adrian RM. Pulsed carbon dioxide and erbium-YAG laser resurfacing: a comparative clinical and histologic study. J Cutan Laser Ther. 1999;1(1):29–35.

23. Kaufmann R, Hartmann A, Hibst R. Cutting and skin-ablative properties of pulsed mid-infrared laser surgery. J Dermatol Surg Oncol. 1994;20(2):112–118.

24. Ross EV, Swann M, Soon S, Izadpanah A, Barnette D, Davenport S. Full-face treatments with the 2790-nm erbium:YSGG laser system. J Drugs Dermatol. 2009;8(3): 248–252.

25. Munavalli GS, Turley A, Silapunt S, Biesman B. Combining confluent and fractionally ablative modalities of a novel 2790 nm YSGG laser for facial resurfacing. Lasers Surg Med. 2011;43(4):273–282.

26. Rhie JW, Shim JS, Choi WS. A pilot study of skin resurfacing using the 2,790-nm erbium:YSGG laser system. Arch Plast Surg. 2015;42(1):52–58.

27. Ciocon DH, Hussain M, Goldberg DJ. High-fluence and high-density treatment of perioral rhytides using a new, fractionated 2,790-nm ablative erbium-doped Yttrium Scandium Gallium Garnet Laser. Dermatol Surg. 2011;37(6): 776–781.

28. Dierickx CC, Khatri KA, Tannous ZS, et al. Micro-fractional ablative skin resurfacing with two novel erbium laser systems. Lasers Surg Med. 2008;40(2):113–123.

29. Walgrave SE, Kist DA, Noyaner-Turley A, Zelickson BD. Minimally ablative resurfacing with the confluent 2,790 nm erbium:YSGG laser: a pilot study on safety and efficacy. Lasers Surg Med. 2012;44(2):103–111.

30. Kim S. Treatment of acne scars in Asian patients using a 2,790-nm fractional yttrium scandium gallium garnet laser. Dermatol Surg. 2011;37(10):1464–1469.

31. Kaplan H, Gat A. Clinical and histopathological results following TriPollar radiofrequency skin treatments. J Cosmet Laser Ther. 2009;11(2):78–84.

32. Man J, Goldberg DJ. Safety and efficacy of fractional bipolar radiofrequency treatment in Fitzpatrick skin types V-VI. J Cosmet Laser Ther. 2012;14(4):179–183.

33. Phothong W, Wanitphakdeedecha R, Sathaworawong A, Manuskiatti W. High versus moderate energy use of bipolar fractional radiofrequency in the treatment of acne scars: a split-face double-blinded randomized control trial pilot study. Lasers Med Sci. 2016;31(2):229–234.

34. Verner I. Clinical evaluation of the efficacy and safety of fractional bipolar radiofrequency for the treatment of moderate to severe acne scars. Dermatol Ther. 2016; 29(1): 24–27.

35. Park JY, Lee EG, Yoon MS, Lee HJ. The efficacy and safety of combined microneedle fractional radiofrequency and sublative fractional radiofrequency for acne scars in Asian skin. J Cosmet Dermatol. 2016;15(2):102–107.

36. Brightman L, Goldman MP, Taub AF. Sublative rejuvenation: experience with a new fractional radiofrequency system for skin rejuvenation and repair. J Drugs Dermatol. 2009;8(11 Suppl):s9–s13.

37. Lee HS, Lee DH, Won CH, et al. Fractional rejuvenation using a novel bipolar radiofrequency system in Asian skin. Dermatol Surg. 2011;37(11):1611–1619.

38. Gold MH, Adelglass J. Evaluation of safety and efficacy of the TriFractional RF technology for treatment of facial wrinkles. J Cosmet Laser Ther. 2014;16(1): 2–7.

39. Hantash BM, Ubeid AA, Chang H, Kafi R, Renton B.

Bipolar fractional radiofrequency treatment induces neoelastogenesis and neocollagenesis. Lasers Surg Med. 2009; 41(1):1–9.

40. Lanoue J, Goldenberg G. Acne scarring: a review of cosmetic therapies. Cutis. 2015;95(5):276–281.

41. El-Domyati M, Barakat M, Awad S, Medhat W, El-Fakahany H, Farag H. Microneedling therapy for atrophic acne scars: An objective evaluation. J Clin Aesthet Dermatol. 2015; 8(7):36–42.

42. el-Domyati M, el-Ammawi TS, Medhat W, et al. Radiofrequency facial rejuvenation: evidence-based effect. J Am Acad Dermatol. 2011;64(3):524–535.

43. Polder KD, Bruce S. Radiofrequency: Thermage. Facial Plast Surg Clin North Am. 2011;19(2):347–359.

44. Alster TS, Tanzi EL, Lazarus M. The use of fractional laser photothermolysis for the treatment of atrophic scars. Dermatol Surg. 2007;33(3):295–299.

45. Fisher GH, Geronemus RG. Short-term side effects of fractional photothermolysis. Dermatol Surg. 2005;31 (9 Pt 2): 1245–1249; discussion 1249.

46. Chan HH, Manstein D, Yu CS, Shek S, Kono T, Wei WI. The prevalence and risk factors of post-inflammatory hyperpigmentation after fractional resurfacing in Asians. Lasers Surg Med. 2007;39(5):381–385.

47. Kono T, Chan HH, Groff WF, et al. Prospective direct comparison study of fractional resurfacing using different fluences and densities for skin rejuvenation in Asians. Lasers Surg Med. 2007;39(4):311–314.

48. Setyadi HG, Jacobs AA, Markus RF. Infectious complications after nonablative fractional resurfacing treatment. Dermatol Surg. 2008;34(11):1595–1598.

49. Alster TS, Nanni CA. Famciclovir prophylaxis of herpes simplex virus reactivation after laser skin resurfacing. Dermatol Surg. 1999;25(3):242–246.

50. Fife DJ, Zachary CB. Delayed pinpoint purpura after fractionated carbon dioxide treatment in a patient taking ibuprofen in the postoperative period. Dermatol Surg. 2009; 35(3):553.

51. Foster KW, Fincher EF, Moy RL. Heat-induced "recall" of treatment zone erythema following fractional resurfacing with a combination laser (1320 nm/1440 nm). Arch Dermatol. 2008;144(10):1398–1399.

52. Dawson E, Willey A, Lee K. Adverse events associated with nonablative cutaneous laser, radiofrequency, and light-based devices. Semin Cutan Med Surg. 2007;26(1): 15–21.

53. Narins RS, Tope WD, Pope K, Ross EV. Overtreatment effects associated with a radiofrequency tissue-tightening device: rare, preventable, and correctable with subcision and autologous fat transfer. Dermatol Surg. 2006;32(1):115–124.

54. Gotkin RH, Sarnoff DS. A preliminary study on the safety and efficacy of a novel fractional CO(2) laser with synchronous radiofrequency delivery. J Drugs Dermatol. 2014;13(3):299–304.

第 68 章　身体塑形设备及无创减脂

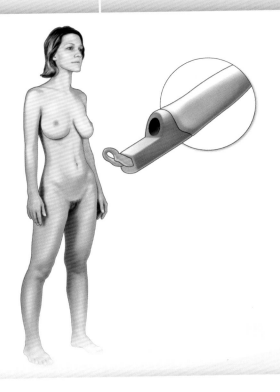

原著者　Mark S. Nestor
　　　　Alexandria B. Glass
　　　　Michael H. Gold

翻　译　王新宇　姜海燕
审　校　杨　洁　米　霞　徐永豪

概要

- 吸脂是目前美国排名第二的最常用的整容手术。
- 非侵入性的身体塑形方法包括冷冻溶脂、高强度聚焦超声（HIFU）、低水平激光治疗（LLLT）、高温激光、射频和红外激光。
- 这些无创减脂方法都选择性地靶向作用于脂肪组织。
- 所有微创的身体塑形技术在临床疗效和起效时间方面远远低于吸脂术。

 初学者贴士

- 与各种身体塑形技术相比，没有进行过头对头的研究。
- 在购买设备之前，请务必仔细研究各种选项，因为有些系统需要在耗材上花费大量的支出，而其他系统则不需要。

 专家贴士

- 患者的选择至关重要，因为身体塑形的反应程度可能相对有限。
- 大多数身体塑形方法仅用于 BMI 在正常范围内的患者。
- 对于许多患者来说，联合治疗才是合理的选择。

 切记！

- 一些治疗方法，如冷冻溶脂，需要数月才能完全起效。因此，对于在重大事件前旨在改善身体轮廓的患者，适当的计划是至关重要的。
- 虽然所有治疗都是微创的，但有些治疗可能会导致比较明显的术后水肿和瘀斑。

 陷阱和注意事项

- 冷冻溶脂后可能会见到很少的反常的脂肪增生。
- 如果发生，预计不会自发解决，应始终告知患者该罕见的可能性。
- 虽然在脂肪吸收阶段存在 LFT 和脂质变化的理论风险，但临床上尚未有报道。

 患者教育要点

- 可能需要多次治疗。
- 在效果、灵活性和起效速度方面，没有微创治疗可以与吸脂相匹配。
- 符合现实的期望是至关重要的，应该提醒那些期望过高的患者不要使用这种方法。

引言

在过去的几十年里，整容手术的数量一直在飙升，其中吸脂是美国第二大的美容外科手术项目。尽管吸脂术非常流行，总的来说也算安全，但它毕竟是一种侵入性的外科手术，其风险包括感染、麻醉引起的并发症，甚至死亡。因此，可以导向理想体格的更少风险、更短休工期的非侵入性方法成为需求。近年来已经研发了多种塑体设备来满足这些需求，例如冷冻溶脂、低水平激光治疗（LLLT）、高强度聚焦超声（HIFU）、射频（RF）和红外激光。这些无创减脂的新方法都选择性地靶向作用于脂肪组织的成分，使其与上覆的表皮和真皮区分开来。

冷冻溶脂

冷冻溶脂（cryolipolysis）可以追溯到 20 世纪 70 年代，当时 Epstein 和 Oren 发现婴幼儿在吮吸冰棒后的两侧脸颊有红色坚硬的结节，随后出现短暂性的脂肪坏死。他们称这种现象为"冰棒脂膜炎"，指引发现脂肪组织比周围组织更容易受到冻伤，这一概念现在被称为"寒冷性脂膜炎"。这个观点最初是由 Manstein 等在 2007 年提出的，他们开展了探索脂肪选择性破坏的初步研究。将黑色 Yucatan 猪的一个测试点分放在不同的温度下（-8℃、-7℃、-5℃、-3℃、-1℃ 和 20℃）测试 10 分钟，并对这些测试区域进行不同时间点的大体和组织学上的研究，最长的一次达 3.5 个月。他们发现冷冻引发小叶脂膜炎，并且暴露后 1 个月脂肪损伤的数量增加。 Zelickson 等在 2009 年对此项研究进行了跟进，将 3 只猪进行了单次的冷冻溶脂治疗。他们通过组织学和超声波评估结果，发现个体脂肪厚度分别减少了 50% 和 33%。

冷冻溶脂的作用机制及其如何在脂肪细胞中产生选择性凋亡仍不清楚。一种可能的机制是脂肪细胞的凋亡是由再灌注损伤引起的，其触发自由基，氧化应激，随后细胞凋亡。在组织学分析下，治疗后即刻没有显著变化。然而，到第 3 天发生炎症性反应，并且脂肪细胞被组织细胞、中性粒细胞和淋巴细胞包裹。到第 7 天观察到小叶性脂膜炎。该过程在第 14 天达到峰值，并且在第 14～30 天，巨噬细胞吞噬脂肪细胞，且炎症反应在 90 天内缓慢降低。组织学上，治疗后 2～3 个月，小叶间隔增厚，脂肪体积减小。此外，表皮、真皮、神经血管和肌肉仍然没有受到伤害。

2010 年，第一台冷冻溶脂设备（Zeltiq Aesthetics 的 CoolSculpting®）被 FDA 批准用于减少腹部和侧腹的脂肪。从那时起，其临床适应证已扩大到包括体质指数 ≤ 30 的个体的腹部、侧腹、上臂、胸部两侧、腰椎两侧、臀下、大腿和颏下区域的减脂。在典型的 60 分钟疗程期间，脂肪区域被真空负压抽吸到杯状用具中，该用具通过电缆连接到中央控制台。控制台通过植入到用具旁边的冷却板中的传感器，使其保持低于 0℃ 的预设温度。这种连接可以最大程度地接触冷却板并引起一些血管收缩，使皮肤加速冷却。

有大量的临床试验研究证实冷冻溶脂选择性脂肪减少的有效性。2009 年，Dover 等在 32 名受试者的侧腹进行冷冻溶脂试验。他们用摄影、医生评估和患者满意度来评估改善情况。10 名受试者的治疗区做了超声检查进一步地评估。他们发现所有受试者的脂肪层都减少了，超声显示平均减少了 22.4%。2009 年，Kaminer 等进行另一项研究，治疗 50 例患者，并自身半侧对照。每个患者对一侧侧腹进行冷冻溶脂处理并使用摄影和三盲医生评估受试者。医生在区分治疗方和未治疗方时，准确率为 82%。来自这两项研究的证据促使 FDA 批准冷冻溶脂来治疗侧腹。进一步的研究包括 Sasaki 等在 2014 年对 6 名患者进行了初步研究，然后继续在临床治疗组中治疗 112 例。结果与之前的研究相似，通过卡尺测量 6 个月平均减少脂肪为 21.5%，超声测量为 19.6%（图 68-1）。他们还发现，1 名患者在治疗后按摩温度升高更快。2015 年，Ingargiola 等发表的评论性文章，评估了 19 项人体冷冻溶脂临床试验。他们发现，用卡尺测量，平均脂肪减少量为 14.67%～28.5%，超声波测量值为 10.3%～25.5%。

冷冻溶脂的不良事件通常是轻微的，包括红斑、瘀斑、出汗、敏感和疼痛。红斑是最常见的，即刻发生，并且可以在治疗后持续数小时（图 68-2）。由于在治疗过程中使用真空抽吸治疗，瘀斑可以持续数天，在服用抗凝血药的患者中更明显。短暂麻木是 2009 年 Coleman 等研究的另一个发现。他报道说，通过神经系统评估，9 名受试者中有 6 名经历了感觉减退，然而这在治疗后平均 3.6 周后完全消退。在活组织检查中，神经结构没有观察到长期变化。另一个非常常见的不良反应是疼痛。大多数受试者在治疗后 1 周内经历"射击或痉挛"疼痛。这很可能是由于冷冻诱发的脂膜炎，并且研究发现疼痛增加与治疗的表面积较大相关。大多数受试者报告疼痛是可以忍受的，可用口服镇痛药控制，并在 1～4 周内自发消散。

此外，由于巨噬细胞吸收脂肪细胞，脂质水平和肝功能检查指标理论上存在上升的风险，但多项研究评估了冷冻溶脂治疗后的脂质水平和肝功能检查（包括天冬氨酸氨基转移酶、丙氨酸、氨基转移酶、碱性磷酸酶、总胆红素和白蛋白），未发现水平显著升高的证据。一

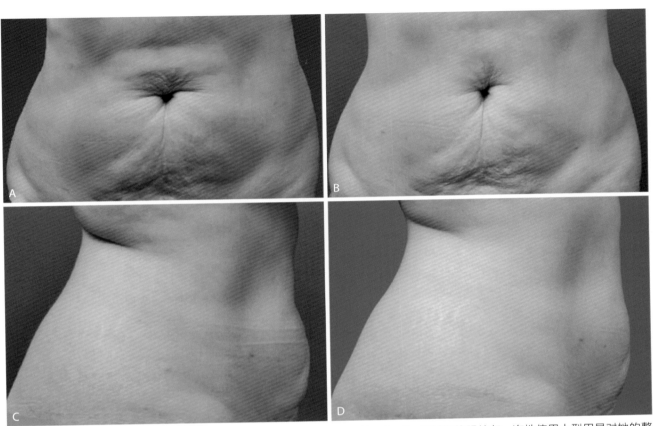

图 68-1　一名 51 岁的女性参加试点研究。A、C. 受试者治疗前的照片；B、D. 受试者的照片在一次性使用大型用具对她的整个下腹部进行冷冻溶脂治疗后 6 个月

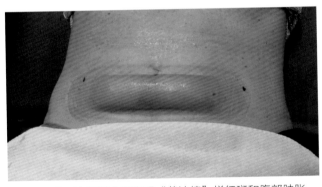

图 68-2　治疗后立即出现 "黄油棒" 样红斑和腹部肿胀

种非常少见的不良反应是反常的脂肪细胞增生。据报道有 33 例，确切的作用机制尚不清楚。没有自发的解决方案，唯一的治疗方法是脂肪抽吸或腹壁成形术。冷冻溶脂的禁忌证包括寒冷导致的病症，例如寒冷性荨麻疹、冷球蛋白血症和阵发性冷血红蛋白尿。同时也不应该在有水肿、皮炎、静脉曲张或其他皮肤病的区域进行治疗。就患者满意度而言，Dierickx 等在 2013 年的一项研究报告，518 名受试者中有 73% 的人对他们的治疗感到满意，82% 的受访者表示愿意推荐此治疗给朋友。在其他项研究中，528 名受试者只有 6 名不满意，并且在进行第二次治疗后，6 名受试者中的 4 名满意。

总体而言，冷冻溶脂已被证明是选择性无创减脂的有效手段，在接近其理想体重的个体中观察到最佳效果。大多数人预计脂肪层会减少 25%，治疗后 3 个月可见最终结果。有时，第二次治疗对于脂肪较厚的区域可能有利，比如腹部。

高强度聚焦超声

高强度聚集超声（HIFU）是另一种用于无创减脂的方法。虽然 2011 年批准了用于塑身的装置（Medicis 的 LipoSonix®），但 HIFU 已经使用了数十年，用于非侵入性治疗肾结石、心外膜组织消融治疗心律失常、组织消融破坏子宫肌瘤以及破坏各种器官的肿瘤。该装置首先用于美容领域作为吸脂术辅助手段，然而，当高度聚焦时，它可以作为一个独立的程序有效地使用。HIFU 的工作原理是热机械过程中声波绕过上覆的表皮和真皮，精确地聚焦在皮下脂肪区，并迅速将该区域加热至高于 56℃ 的温度，在 1～2 秒内引起脂肪细胞的凝固性坏死。通过产生额外摩擦加热的微观剪切力实现机械作用。治疗后的组织学检查即刻可见到脂肪细胞坏死。2 周后，在治疗区域内可以看到同步的炎症反应，主要是含脂质的巨噬细胞，14 周完全消退，可观察到最大临床效果。

Jewell 等 2011 年进行了一次针对 26 只 Yorkshire 猪的腹部脂肪的临床试验发现，在治疗期间，有针对性地使皮下脂肪接近 70℃，未见对周围组织、血管或神经的损伤。显微镜检查显示在受损组织中有巨噬细胞聚集，没有脂肪栓子或脂肪堆积的迹象。血清学水平或肝功能均未见明显变化。最早用于人的临床试验由 Fatemi 等完成，并在 2009 年发表了 282 名受试者的回顾性分析，这些受试者分别对腹部和侧腹进行了单次 HIFU 治疗。治疗需要 1~1.5 小时才能完成，并导致平均腰围减少 4~5cm。接着在 2010 年，他们报道了 85 名受试者在同一治疗区域进一步接受了单次 HIFU 治疗。他们发现治疗后 3 个月腰围平均减少了 4.6cm。两个疗程治疗后 3 个月患者满意度均大于 70%。Jewell 等在 2011 年发表另一项研究，180 位腹部皮下脂肪厚度大于或等于 2.5cm 的成人（年龄 18~65 岁）入选，并以 1:1:1 的随机方式进入三组中的一组。两个处理组的能量水平不同（47J/cm 和 59J/cm），一个假处理对照组，其能量水平为 0J/cm。12 周后，与对照组相比，两组治疗组的腰围均有统计学显著下降，59J/cm 组有较大疗效，为 -2.52cm，47.5J/cm 组为 -2.10cm。然而，假处理组在 12 周时也观察到 1.2cm 的减少。

约 12% 接受过 HIFU 治疗的受试者报告了常见的不良事件，包括长期压痛、水肿、瘀斑和硬块。已经发现这些在治疗后 1~3 个月内自发消退。也有报道一些患者在治疗过程中有过度的疼痛，治疗后完全消散。Lee 等 2016 年发表的另一项研究，在 HIFU 治疗过程中使用了接触式冷却系统似乎有较少的疼痛却没有减少功效。进一步的研究显示辅助冷却方法可能使 HIFU 治疗在未来更加舒适。

低水平激光治疗

低水平激光治疗（LLLT），或低温激光治疗，Mester 在 1968 年首次报道，当时意识到促进伤口愈合的红宝石激光使暴露下的小鼠毛发再生。自此，LLLT 已被用于多种用途，包括缓解疼痛、减轻炎症和水肿，以及刺激再生组织生长。2002 年，Neira 等介绍了使用 LLLT 作为吸脂辅助手段达到减脂的目的。他们收集了 12 名吸脂术后的受试者，使用 635nm 半导体激光，10mW，分别照射组织 0 分钟、2 分钟、4 分钟和 6 分钟。选择的激光类型是基于先前的证据，即波长在 630~640nm 之间是生物调制的最佳选择，他们的结果显示在 4 分钟时，80% 脂肪颗粒从脂肪细胞释放，在 6 分钟时 99% 的脂肪颗粒被释放。其作用机制尚有争议。

Neira 等报道，电子显微镜检查周围组织，在细胞膜中发现了微小的孔可能是由激光引起的。这允许脂质离开胞腔进入间质中，导致脂肪细胞体积缩小。因此，与其他无创减脂方法不同，使用 LLLT 不会破坏脂肪细胞但是会减小体积。细胞色素 C 氧化酶是线粒体内的一种末端转移酶，其光激发作用可能会诱导孔隙形成。其他假设的机制包括形成增加的活性氧（ROS），引发称为脂质过氧化的过程。其中 ROS 由于与细胞膜中发现的脂质反应而导致微孔。一些报道称没有看到微孔，并认为 LLLT 引起的功能级联激活反应导致脂肪细胞凋亡随之而来释放了脂质。这些理论是活跃的科研命题。

LLLT 设备（Erchonia 的 Zerona®）于 2010 年首次获得 FDA 批准用于腰部、臀部和大腿的无创性选择性减脂，并且在 2012 年获得了减少手臂脂肪的批准。这是美国 FDA 批准的第一个美国用于腰部、臀和大腿脂肪减少的无创美容设备。该设备由 5 个低功率激光二极管模块（1 个中央单元和 4 个可调节臂）组成，每个模块发射 17mW 的 635nm 激光。一般来说，一个区域的治疗需要 6~8 次，每次持续约 30 分钟。

已经进行了多项研究评估 LLLT 用于无创减脂。第一项研究的进行有助于获得 FDA 对 Zerona 的批准，由 Jackson 等执行，并于 2009 年出版。这项双盲、随机、安慰剂对照实验评估了 67 名接受 LLLT 或配对假治疗，每周 3 次，共 2 周。治疗组受试者平均腰部减少 0.98in，臀部减少 1.05in，右大腿和左大腿分别减少 0.85in 和 0.65in。2011 年，Caruso-Davis 等，使用类似但不同的设备，LAPEX 2000 LipoLaser System，波长为 635~680nm，评估它对体形塑造的有效性。将 40 位受试者随机 1:1 分入治疗组和对照组，每周 2 次，治疗 30 分钟，持续 4 周，结束时腰围累计减少 2.15cm，比对照组有显著的改善。然而，该系统尚未获得 FDA 批准用于体形塑造，目前仅用于治疗腕管综合征相关的疼痛。2012 年，Nestor 等的临床试验，其中 40 名受试者以 1:1 的比例随机分配至治疗组（Zerona）和对照组。上臂区每周接受 3 次治疗，经过 6 次治疗后，治疗组比对照组显示手臂环减少 3.7cm vs. 0.2cm（图 68-3）。2016 年，Thornfeldt 等用 Zerona 装置测试不同的治疗方案。每周 1 次用 LLLT 治疗腰部、臀部、大腿和腹部 6 周，共治疗 54 个亚组。研究结果显示，体围总计平均下降 5.4in。他们将数据与之前的研究进行比较，使用 2 周的方案，每周 3 次治疗，发现 6 周的方法可能更有效。然而，本研究中没有对照组，2 周与 6 周方案的评估 BMI 值不同。

研究人员正在调查其他频率的 LLLT，例如绿色激光，用于体形塑造。虽然绿色激光以前曾用作皮肤病学中的剥脱性激光去除文身，现在正在研究低水平绿色

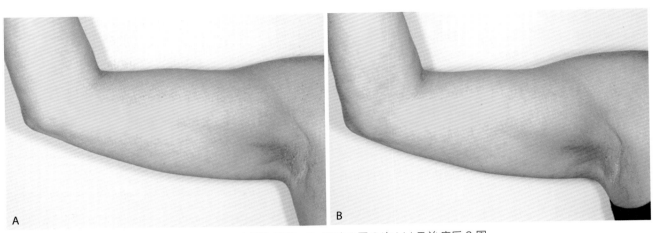

图 68-3　A. 上臂治疗前；B. 经过 2 周 6 次 LLLT 治疗后 2 周

激光在无创减脂中的作用。2013 年，Jackson 等首次试用了 Erchonia 生产的一款名为 Verjú® 的绿色激光。这项设备于 2013 年被 FDA 批准并成为首台使用 6 根 532nm 绿光半导体代替 5 根 635nm 红色半导体的绿色激光器，后者是其他 LLLT 型号的典型配置。在此双盲临床试验中，68 名受试者随机分为治疗组和安慰组，主要评估脂肪团外观的减少以及大腿围的减少。受试者在 2 周的时间内接受了 6 次治疗（臀部、大腿和腰的前后各 15 分钟）。6 周后，治疗组 19 名受试者的脂肪团外观较安慰组 3 名受试者的脂肪团外观有所改善。此外，与基线测量值（47.13in）相比，在第 6 周（44.77in）时，平均合计大腿围显著下降。从那时起，其他两个测试 Verjú 激光有效性的研究已经完成。2014 年，Suarez 等进行了一项类似的研究，将 67 名受试者随机分为 6 组，在 2 周的时间内接受 6 次治疗或安慰治疗。2 周后，治疗组腰部、臀部和上腹部的总平均合计周长测量值下降 3.9in，而安慰组下降 1.1in。同样，在 2016 年，Roche 等将 53 名肥胖研究对象（BMI 30~40kg/m²）随机分为治疗组和安慰组，在 4 周的时间内每周接受 3 次治疗。4 周后，与安慰组 3 名受试者相比，LLLT 组中 71.43% 的受试者髋部、腰部和上腹部的合计测量值下降 ≥ 7.2cm。此外，LLLT 组的合计需要量平均下降 10.52cm，而安慰组平均下降 1.80cm。

　　LLLT 不仅是一种有效的减脂方法，而且是一种非常安全的替代方法。到目前为止还没有不良反应的报告，结果可以看到，与其他方法相比，可以很快在 2 周内达到无创的体形塑造。

高温激光、射频和红外激光

　　其他实现无创体形塑造的方法正在继续探索中。2015 年，一种高温激光（SculpSure®，CynoSure 生产）被 FDA 批准用于无创减脂。它是一种 1060nm 半导体激光器，将皮下脂肪组织加热到 42 ~ 47℃ 的高温。这导致脂肪细胞的破坏，随后脂肪细胞被淋巴系统重新吸收。由于在 25 分钟的过程中使用了接触冷却系统，表皮和真皮得以保护。2017 年，Decorato 等发表了一项使用 SculpSure 设备的研究。他们研究了 17 名受试者，在他们的腹部或侧腹进行了一次试验。唯一观察到的不良反应是轻微的疼痛、刺痛和麻木，这些症状在 2 周后都消失了。12 周后，在照片、超声波和核磁共振成像的帮助下，他们发现整体的脂肪减少与冷冻溶脂的结果相似（24%）。

　　射频波提供了另一种无创减脂方法。当射频波照射组织时，它们产生振荡电场，可以产生电流。这种电流引起带电分子和离子之间的碰撞，产生分子摩擦，然后转化为热量。当针对脂肪组织时，RF 通过引起细胞凋亡从而破坏脂肪。与脂肪相比，皮肤和肌肉具有不同的导电性和相对介电常数，这使得脂肪可以被选择性地靶向定位，而不会破坏表皮、真皮和周围组织。射频已被 FDA 批准用于减少脂肪团外观、紧致皮肤、结合红外光和吸脂减少周长。

　　利用红外振动吸收带的红外激光器也可以加热脂肪组织。选择性光热作用是一种选择特定波长的光和脉冲持续时间来瞄准组织而不损害周围结构的机制。Anderson 等在 2006 年发现脂类物质的吸收峰分别为 1210nm 和 1720nm。这是脂质吸收大于水的地方，允许瞄准脂肪层而不损害覆盖的皮肤。在 2009 年，Wanner 等进行了一项小规模人体试验研究，探索了 1210nm 激光对 24 名成年人腹部的效果。治疗后，在 1~3 天或 4~6 周后进行穿刺活检。结果显示皮下脂肪和真皮损伤呈剂量依赖性。虽然大多数受试者的耐受性良好，但治疗是痛苦的。虽然观察到显著的结果，但没有证据支持处理更大的表面积。其到达网状真皮的能力可能为未来红外激光治疗脂肪团提供支持。

　　这两种模式结合起来提供了更有效的结果。Adatto

等在2014年发表了一项关于设备Velashape®（Syneron Medical Ltd. 出品）的有效性，该设备包含4种治疗模式，包括双极射频、红外光、脉冲光和机械按摩。这个装置不仅能减少脂肪，而且能使皮肤紧致。在整个研究过程中，35名受试者每周接受1次腹部、侧腹、臀部或大腿区域的治疗，为期6周，并在治疗后随访长达3个月。在3个月时，受试者的腹部／侧腹、臀部和大腿平均比基线分别缩小1.4cm、0.5cm和1.2cm。在未来的研究中，将这些模式搭配应用可能会提高目前治疗的疗效。

总结

在过去的十年里，无创减脂术已经取得了很大的进展。这种快速的、无痛的、有效的美容方法的兴起，拓展了身体塑形的美容领域。然而，头对头的研究还没有被推荐来直接比较不同模式的有效性。虽然到目前为止，所有的微创身体塑形技术在临床疗效和反应速度上都远远低于吸脂术，但仍需要进一步的研究来更好地阐述理想的治疗方法。

参考文献

1. The American Society of Plastic Surgeons. 2015 Plastic surgery statistics. 2015 https://www.plasticsurgery.org/news/plastic-surgery-statistics. Accessed January 20, 2017.
2. Jalian HR, Avram MM. Body contouring: the skinny on noninvasive fat removal. Semin Cutan Med Surg. 2012;31(2): 121–125.
3. Sasaki GH, Abelev N, Tevez-Ortiz A. Noninvasive selective cryolipolysis and reperfusion recovery for localized natural fat reduction and contouring. Aesthet Surg J. 2014;34(3): 420–431.
4. Ingargiola MJ, Motakef S, Chung MT, Vasconez HC, Sasaki GH. Cryolipolysis for fat reduction and body contouring. Plast Reconstr Surg. 2015;135(6):1581–1590.
5. Epstein EH, Oren ME. Popsicle panniculitis. N Engl J Med. 1970;282(17):966–967.
6. Manstein D, Laubach H, Watanabe K, Farinelli W., Zurakowski D, Anderson RR. Selective cryolysis: A novel method of non-invasive fat removal. Lasers Surg Med. 2008; 40(9):595–604.
7. Zelickson B, Egbert BM, Preciado J, et al. Cryolipolysis for noninvasive fat cell destruction: initial results from a pig model. Dermatol Surg. 2009;35(10):1462–1470.
8. Krueger N, Mai SV, Luebberding S, Sadick NS. Cryolipolysis for noninvasive body contouring: clinical efficacy and patient satisfaction. Clin Cosmet Invest Dermatol. 2014;7: 201–205.
9. U.S. Food and Drug Administration. Premarket notification 510(k). http://www.accessdata.fda.gov/scripts/cdrh/cfdocs/cfpmn/pmn.cfm?ID = K162050. Accessed January 20, 2017.
10. Landman B. CoolSculpting your way to a better beach body. 2014. https://hamptons-magazine.com/coolsculpting-your-way-to-a-better-beach-body. Published June 4, 2014.
11. Dumitru A. Zwivel's Complete Guide to Coolsculpting. 2017. https://www.zwivel.com/blog/the-complete-guide-to-coolsculpting. Accessed February 1, 2017.
12. Dover J, Burns J, Coleman S, et al. A prospective clinical study of noninvasive cryolipolysis for subcutaneous fat layer reduction–Interim report of available subject data. Lasers SurgMed. 2009;41(21):43.
13. Kaminer M, Weiss R, Newman J, Allison J. Visible Cosmetic Improvement with Cryolipolysis: Photographic Evidence. Presented at the Annual Meeting of the American Society for Dermatologic Surgery. 2009. Phoenix, AZ.
14. Coleman SR, Sachdeva K, Egbert BM, Preciado J, Allison J. Clinical efficacy of noninvasive cryolipolysis and its effects on peripheral nerves. Aesthetic Plast Surg. 2009;33(4):482–488.
15. Ferraro GA, De Francesco F, Cataldo C, Rossano F, Nicoletti G, D'Andrea F. Synergistic effects of cryolipolysis and shock waves for noninvasive body contouring. Aesthetic Plast Surg. 2012;36:666–679.
16. Lee KR. Clinical efficacy of fat reduction on the thigh of Korean women through cryolipolysis. J Obes Weight Loss Ther. 2013;3(6):1–5.
17. Riopelle JT, Kovach B. Lipid and liver function effects of the cryolipolysis procedure in a study of male love handle reduction. Lasers Surg Med. 2009;41:82.
18. Klein KB, Zelickson B, Riopelle JG, et al. 2009. Non-invasive cryolipolysis for subcutaneous fat reduction does not affect serum lipid levels or liver function tests. Lasers Surg Med. 2009;41:785–790.
19. Jalian HR, Avram MM, Garibyan L, Mihm MC, Anderson RR. Paradoxical adipose hyperplasia after cryolipolysis. JAMA Dermatol. 2014;150(3):317–319.
20. Dierickx CC, Mazer J, Sand M, Koenig S, Arigon V. Safety, tolerance, and patient satisfaction with noninvasive cryolipolysis. Dermatol Surg. 2013;39(8):1209–1216.
21. Kes Laser. New liposonix operation system ultrasonic HIFU machine for cellulite reduction. 2017. http://www.best-laser.com/sale-7686328-new-liposonix-operation- system-ultrasonic-hifu-machine-for-cellulite- reduction.html. Accessed January 24, 2017.
22. Jewell ML, Desilets C, Smoller BR. Evaluation of a novel high-intensity focused ultrasound device: preclinical studies in a porcine model. Aesthet Surg J. 2011;31(4):429–434.
23. Leslie TA, Kennedy JE. High-intensity focused ultrasound principles, current uses, and potential for the future. Ultrasound Q. 2006;22(4):263–272.
24. Fatemi A. High-intensity focused ultrasound effectively reduces adipose tissue. Semin Cutan Med Surg. 2009;28(4): 257–262.
25. Fatemi A, Kane MA. High-intensity focused ultrasound effectively reduces waist circumference by ablating adipose tissue from the abdomen and flanks: a retrospective case series. Aesthetic Plast Surg. 2010;34(5): 577–582.
26. Jewell ML, Baxter RA, Cox SE, et al. Randomized sham-controlled trial to evaluate the safety and effectiveness of a high-intensity focused ultrasound device for noninvasive body sculpting. Plast Reconstr Surg. 2011;128(1):253–262.
27. Lee HJ, Lee M, Lee SG, Yeo U, Chang SE. Evaluation of a novel device, high-intensity focused ultrasound with a contact cooling for subcutaneous fat reduction. Lasers Surg Med. 2016;48(9):878–886.
28. Mester E, Szende B, Gartner P. The effect of laser beams on the growth of hair in mice. Radiobiol Radiother (Berl). 1968;9(5):621–626.
29. Avci P, Nyame TT, Gupta GK, Sadasivam M, Hamblin MR. Low-level laser therapy for fat layer reduction: A comprehensive review. Lasers Surg Med. 2013;45(6):349–357.
30. Neira R, Arroyave J, Ramirez H, et al. Fat liquefaction: effect of low-level laser energy on adipose tissue. Plast

Reconstr Surg. 2002;110(3):912–922.

31. Nestor MS, Newburger J, Zarraga MB. Body contouring using 635-nm low level laser therapy. Semin Cutan MedSurg. 2013;32(1):35–40.

32. Jackson RF, Dedo DD, Roche GC, Turok DI, Maloney RJ. Low-level laser therapy as a non-invasive approach for body contouring: A randomized, controlled study. Lasers Surg Med. 2009;41(10):799–809.

33. Caruso-Davis MK, Guillot TS, Podichetty VK, et al. Efficacy of low-level laser therapy for body contouring and spot fat reduction. Obes Surg. 2010;21(6):722–729.

34. Nestor MS, Zarraga MB, Park H. Effect of 635 nm low-level laser therapy on upper arm circumference reduction: a double-blind, randomized, sham-controlled trial. J Clin Aesthet Dermatol. 2012;5(2):42–48.

35. Thornfeldt CR, Thaxton PM, Hornfeldt CS. A six-week low-level laser therapy protocol is effective for reducing waist, hip, thigh, and upper abdomen circumference. J Clin Aesthet Dermatol. 2016;9(6):31–35.

36. Jackson RF, Roche GC, Shanks SC. A double-blind, placebo-controlled randomized trial evaluating the ability of low-level laser therapy to improve the appearance of cellulite. Lasers Surg Med 2013;45:141–147.

37. Erchonia Corporation. Verjú laser system. 2017. http://www.erchonia.com/verju-laser-system. Accessed February 2, 2017,

38. Suarez DP, Roche GC, Jackson RF. A double-blind, sham-controlled study demonstrating the effectiveness of low-level laser therapy using a 532-nm green diode for contouring the waist, hips, and thighs. Amer J Cosmet Surg. 2014;31(1):34–41.

39. Roche GC, Shanks S, Jackson RF, Holsey LJ. Low-level laser therapy for reducing the hip, waist, and upper abdomen circumference of individuals with obesity. Photomed Laser Surg. 2016;35(3):142–149.

40. Decorato JW, Chen B, Sierra R. Subcutaneous adipose tissue response to a non-invasive hyperthermic treatment using a 1,060 nm laser. Lasers Surg Med. 2017;49(5):480–489.

41. Hayre N, Palm M, Jenkin P. A clinical evaluation of a next generation, non-invasive, selective radiofrequency, hands-free, body-shaping device. J Drugs Dermatol. 2016;15(12):1557–1561.

42. Anderson RR, Farinelli W, Laubach H, et al. Selective photothermolysis of lipid-rich tissues: A free electron laser study. Lasers Surg Med. 2006;38(10):913–919.

43. Wanner M, Avram M, Gagnon D, Mihm, M. C., Zurakowski, D., Watanabe, K. Effects of non-invasive, 1,210 nm laser exposure on adipose tissue: Results of a human pilot study. Lasers Surg Med. 2009;41(6):401–407.

44. Adatto MA, Adatto-Neilson RM, Morren G. Reduction in adipose tissue volume using a new high-power radiofrequency technology combined with infrared light and mechanical manipulation for body contouring. Lasers Med Sci. 2014;29(5):1627–1631.

第69章 基于激光和光的脱发治疗

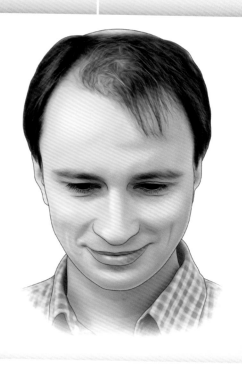

原著者 Sejal Shah
　　　　Gian L. Vinelli

翻　译　王新宇　姜海燕
审　校　杨　洁　米　霞　徐永豪

概要

- 脱发是一个常见的问题，最终影响至少一半的男性和女性。
- 虽然药物是主要治疗方法，但其他治疗方法如毛发移植越来越受欢迎。
- 低能量激光和光疗在治疗脱发上展示出一定的前景，但仍缺乏大型非工业赞助的对比性研究。

初学者贴士

- 患者应该明白 LLLT 的改善程度是适度的。
- 为达到明显的治疗效果需要多次的治疗。
- 患者需了解统计学上的明显改善和临床明显改善的区别。

专家贴士

- 鉴于相对廉价的 LED 灯组的可用性，很多患者现在选择尝试家用型设备治疗。
- 诊所激光或 LED 设备仍然是一种选择，患者应该意识到频繁治疗的必要性。

切记！

- 虽然从理论上讲现有设备的低能量设置可以用来治疗脱发，但应注意将设置保持在足够低的水平，以免引起脱发。

陷阱和注意事项

- 虽然 LLLT 治疗可以增加头发数量，但不清楚治疗的临床效果是否足以对患者有意义，因此，药物和移植方法可能应被认为是脱发的一线治疗。

患者教育要点

- 治疗需要多次，而脱发的改善程度则不太高。
- LLLT 最好被定义为脱发管理的辅助手段。

收费建议

- 在美国，几乎所有的保险公司都将激光和光疗排除在保险范围之外。
- 患者可能会从组合治疗中获益，这样可以节省费用。
- 许多患者选择家用型设备，因为一次性购买费用比在医院反复治疗费用低得多。

引言

　　脱发是一种常见的疾病，雄激素性脱发（androgenetic alopecia，AGA）是男性和女性常见的脱发类型，半数超过 50 岁的男性和半数超过 80 岁的女性受其影响。AGA 很可能是遗传倾向（单卵双胞胎之间的高度一致性提示了这一点）和雄激素亢进共同的产物。已有研究证实了睾酮和双氢睾酮对毛囊的影响，随着 AGA 的进展，毛囊的增殖和毛囊的生长期都在减少，导致毛囊的微型化，并使终毛转变为毳毛。

　　脱发对患者的心理健康和生活质量都是有害的，女性尤其如此，这很大程度上是由于社会常态和预期造成的。头发不仅是一个人形象特征的核心，而且还定义了什么对于男性和女性都有吸引力。

　　尽管 AGA 发病较广泛，但治疗的方法很少。目前主要的治疗方法是局部应用米诺地尔和口服非那雄胺，然而，这两种方法都有局限性，年轻患者反应较差，需要终身治疗才能维持疗效，在女性存在分娩缺陷的风险。此外，非那雄胺和不良的性副作用有关（性欲下降，射精量下降，勃起功能障碍）。最后，许多患者中，这些治疗可能会阻止头发进一步稀疏（图 69-1），而不是提供明显的毛发生长。毛发移植手术是一项替代治疗，但也有局限性。由于这些有限的选择，其他治疗方法的研究，包括富血小板血浆、局部前列腺素、抗雄激素、激光和光疗已经出现。

背景

　　匈牙利医生 Endre Mester 是第一个报道激光刺激头发生长的人。1967 年，他用低功率红宝石激光（694nm）进行了实验，以评估其对剃光的小鼠的背部的致癌性。令他惊讶的是，不仅没有发现癌症，而且伤口愈合和毛发生长也得到改善，考虑到低能量激光缺乏高能量激光所具有的组织损伤性光热效应，他继续使用低能量激光治疗不能愈合的溃疡。

　　最近，在一些接受激光脱毛的患者中，出现了反常的毛发生长。总之，这些发现提示了低能量激光治疗（low-level laser therapy，LLLT）的再生效果。激光脱毛过程中产生的热能通常会导致毛发脱落，但低于最佳治疗能量密度时观察到的不是脱发，而是毛发生长。在这些病例中，毛发密度、颜色、粗度和（或）厚度都有所增加。这些现象被称为"反常多毛症"，发病率为 0.6%～10%。人们提出许多理论来解释多毛症，其中一种机制是激光产生的热量导致了热休克蛋白（heat shock proteins，HSPs）水平升高，这些蛋白参与细胞的生长和分化。Moreno-Arias 等将其归因于多囊卵巢综合征的存在。另一个提出的机制涉及治疗性热损伤产生信号因子，诱导毛囊的增殖和血管生成。

　　LLLT 涉及波长为 632～1064nm 的激光治疗，功率为 1～1000mW。LLLT 从激光仪器转向发光二极管（light-emitting diodes，LEDs）作为光源。LED 产生和原始激光器波长相近的光，但缺乏激光的相干性，并且单色性较差，而且价格要低得多，从而为大众开发出了更便宜的设备。目前，市场上有供个人、美容沙龙及医生使用的设备。

可能的机制

　　LLLT 被认为可促进毛发从静止期进入生长期，延长毛发生长期的持续时间，提高毛发生长初期毛囊的增长率，并预防过早发展到退化期。然而，LLLT 引起这些变化的确切机制尚未确定。

　　LLLT 引发了光化学反应，也称为生物刺激或光生

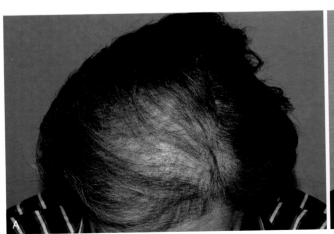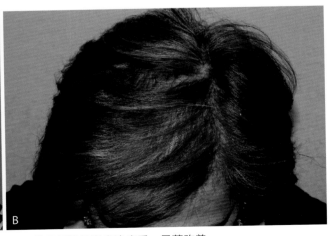

图 69-1　A. 女性患者治疗前，头发稀疏；B. 使用低能量光疗治疗后，显著改善

Used with permission from HairMax.

物调节。当细胞内的生色团吸收光时，发色团内的电子从较低能量的轨道移动到较高能量的轨道。该能量可用于执行各种细胞任务。有强有力的证据表明，LLLT 的靶目标是线粒体内的发色团，它主要是细胞色素 C 氧化酶（cytochrome C oxidase，CCO）及线粒体呼吸链中的复合物 IV。LLLT 被认为从 CCO 释放抑制性一氧化氮（NO），从而增加三磷酸腺苷（ATP）的产生。此外 LLLT 调节活性氧（reactive oxygen species，ROS）。这些变化反过来激活转录因子，导致各种保护性和刺激性基因的表达。这些基因参与下游效应，例如增加细胞增殖和迁移以及改变细胞因子、生长因子和炎症介质的水平。LLLT 也可能通过 NO 引起血管舒张，导致血流量增加，将营养和氧气输送到治疗区域。所有这些影响可能在毛发生长中发挥作用。

Weiss 等发现 LLLT 可能潜在地影响 5α - 还原酶血管内皮生长因子（vascular endothelial growth factor，VEGF）和基质金属蛋白酶 -2（matrix metalloproteinase 2，MMP-2）的表达，所有这些都在毛囊生长中起作用。另外，该小组注意到毛发在人真皮毛乳头细胞的生长。

LLLT 和米诺地尔在作用机制之间的相似性已经被注意到。与 LLLT 一样，米诺地尔的确切作用机制尚不完全清楚。然而，已知米诺地尔可能导致 NO 的释放并引起血管扩张，米诺地尔也是 ATP 敏感的 K⁺ 通道介质。

临床疗效

许多体外、离体、动物和人体研究已证明激光和光疗法对毛发生长的功效（表 69-1 和表 69-2）。

在一项体外研究中，Leavitt 评估了 635nm 和 660nm 激光对毛发生长的影响，并观察到与对照组毛囊相比，用 LLLT 处理的毛囊毛发生长率显著增加（图 69-2）。同样，在另一项研究中，Hamblin 发现与对照组相比，LLLT 治疗显著增加了毛发生长。

动物研究显示 LLLT 对不同类型的脱发有积极作用，包括斑秃（alopecia areata，AA）和化疗引起的脱发（chemotherapy-induced alopecia，CIA）。Shukla 等比较了 1J/cm² 和 5J/cm² 剂量的氦 - 氖激光（632nm）对睾酮治疗和未治疗的瑞士白化小鼠毛囊生长周期的影响。与其他组相比，暴露于较低剂量导致睾酮处理的小鼠中生长期毛囊的数量显著增加。用较高剂量的治疗导致生长期毛囊数量的显著减少和静止期毛囊数量的增加。这种发现与 LLLT 的双相效应是一致的，其中低剂量引起生物刺激，高剂量则引起抑制。Wikramanayake 等研究了 LLLT 对 C3H/HeJ 小鼠斑秃模型的影响。655nm HairMax 激光生发梳每周使用 3 次，每次 20 秒，总共 6 周。在治疗结束时，在用激光装置处理的所有小鼠中观察到再生长，但在假处理组

表 69-1 动物实验小结

作者，年	研究对象	脱发类型	设备类型	治疗方案	评估参数	效果
Chung 等，2004	C57BL/6 黑老鼠	电剃须刀或脱毛膏	半导体激光	890nm，1.8J/cm²	临床检查和病理	有效
Shukla 等，2010	瑞士白化小鼠	睾酮处理	氦氖激光	632.8nm，1J/cm² 和 5J/cm²，间隔 24 小时，治疗 5 天	病理和光学相干断层扫描	1J/cm² 有效
Fushimi 等，2011	BL-6 母鼠	剃光	窄波红色 LED 光	638nm，1J/cm²，每 2~3 天治疗 20 分钟	临床检查	相比对照组有效
Wikraman-ayake 等，2012	C3H/HeJ 小鼠	热诱导斑秃	HairMax 激光生发梳	655nm，每周 3 次，每次治疗 20 秒，共 6 周	临床检查和病理	相比对照组有效
Wikraman-ayake 等，2013	大鼠模型	化疗诱导	HairMax 激光生发梳	655nm，每天 1 分钟，共 10 天	临床检查和病理	相比对照组有效
Olivieri 等，2014	犬	非炎症脱毛	BTL4000 激光治疗	470nm，685nm，830nm，3J/cm²，每周 2 次，共 2 个月	临床检查和病理	有效
King 等，2014	C3H/HeJ 母鼠	自发或移植诱导斑秃	HairMax 激光生发梳	655nm，20 秒，每周 3 次 6~12 周	临床检查和病理	无效

表 69-2 人体试验小结

作者，年	患者总数，脱发类型	设备类型	治疗方案	评估参数	效果
Satino 等，2003	35（男 28，女 7），MPHL，FPHL	HairMax 激光生发梳	655nm，隔日 5～10 分钟，总共 6 个月	头发计数，拉伸强度的 VIP 发丝镜	男女均有效
Yamazaki 等，2003	15（6 男，9 女）AA	超级 Lizer	高输出能量（1.8W），红外线照射（600～1600nm），每周或每 2 周 1 次，每次 3 分钟，直到至少 50% 照射区域毫毛再生	毛发再生（方法不清楚）	有效
Waiz 等，2006	16（11 男，5 女），AA	脉冲红外线半导体激光	904nm，脉冲率 40/s，1.2mW	观察毛发再生	有效
Kim SS 等，2007	24 男，MPHL	便携灯	655nm 红光和 780nm 红外光，每天 1 次，每次 10 分钟，共 14 周	头发密度，患者满意度	有效
Avram 等，2009	7（1 男，6 女），MPHL，FPHL	激光罩	650nm，5mW 每周 2 次，每次 20 分钟，共 3～6 个月	头发计数	没有明显变化
Leavitt 等，2009	110 男，MPHL	HairMax 激光生发梳	655nm，每周 3 次（非连续），每次 15 分钟，共 26 周	计算机辅助头发计数，受试者评估	与对照组相比，有效
Rushton 等，2012	2 男，MPHL	HairMax 激光生发梳	每次 7.5 分钟，每周 3 次（周一／周三／周五），共 26 周	单位面积头发，对比放大的毛发摄像图	没有改善
Kim 等，2013	40（26 男，14 女），MPHL，FPHL	头盔型设备	630nm、650nm、660nm LED，每天 18 分钟，共 24 周，630nm LED 单位平均能量为 3.4mW，660nm LED 平均能量为 2.5mW，LD 为 4.1mW	头发密度，调查者整体评估	与对照组相比，没有明显改善
Lanzafame 等，2013	44 男，MPHL	TOPHAT655	21 个 5mW 激光器（655±5nm）和 20 个 LED（655±20nm），隔天 1 次，共 16 周（60 次治疗，67.3J/cm^2 辐射度／25 分钟）	头发计数	与对照组相比有效
Muck 等，2014	32（11 男，21 女），MPHL，FPHL	HairMax 激光生发梳	655nm，每周 3 次，每次 8～15 分钟	观察毛发生长	有效
Lanzafame 等，2014	47 女，FPHL	TOPHAT655	21 个 5mW 激光器（655±5nm）和 20 个 LED（655±20nm），隔天 1 次，共 16 周（60 次治疗，67.3J/cm^2 辐射度／25 分钟）	毛发计数	与对照组相比有效
Jimenez 等，2014	269（128 男，141 女），MPHL，FPHL	HairMax 激光生发梳	7 光束（655nm，15 分钟），9 光束（655nm，11 分钟），12 光束 2 遍照射，6 束（635nm，8 分钟），6 束（655nm），整个头皮每周 3 次，共 26 周	头发密度，患者自我评估	与对照组相比有效

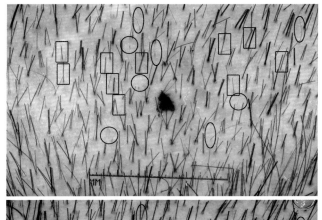
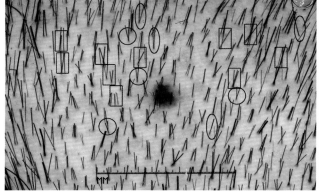

图 69-2 毛发治疗前后的宏观对照
Use with permission from Hair Max.

中未观察到变化。组织学检查发现，与未治疗的小鼠中没有毛干的休止期毛囊相比，治疗小鼠的生长期毛囊显著增加。这与 King 等的研究结果相反。他在 C3H/HeJ 斑秃小鼠模型中没有发现对 LLLT 的阳性反应。然而，这种差异可能是由于研究模型的差异导致的。还发现 LLLT 可加速 CIA 大鼠模型的毛发生长。

人体试验监测了 LLLT 对男性和女性的 AGA 和 AA 患者中的疗效。Satino 等研究了 655nm HairMax 激光生发梳在男性和女性中治疗 AGA 的疗效。要求参与者每隔一天使用该设备，共使用 6 个月。在治疗期结束时，头发数量和拉伸强度均有显著改善，男性的头顶区域改善最佳。在一为期 26 周的双盲安慰设备随机对照试验中，110 名患有 MGA 的男性接受了 HairMax 激光生发梳或安慰设备治疗，Leavitt 等发现在治疗组中受试者与安慰设备组相比，平均毛发密度增长量有显著统计学差异。根据患者的评估，与使用安慰装置治疗的患者相比，治疗组中的患者报告总体毛发再生，脱发减少，头发更浓密，头皮健康和头发光泽更好。这项随机对照试验（randomized controlled trial，RCT）导致 FDA 批准了 HairMax 激光生发梳用于治疗脱发。

在 Avram 和 Rogers 发表的一项小型研究中，7 名受试者（6 名女性和 1 名男性）患有 AGA，每周 2 次用 LLLT 罩装置（650nm）治疗，总共 3 个月（5 个受试者）或 6 个月（2 个受试者）。平均而言，受试者的毫毛减少，末端毛发增加，并且在 3 个月时毛干直径增加。然而，这些变化没有统计学意义。Munck 等在一项为期 24 个月的观察期的回顾性研究中评估了 HairMax 激光生发梳。该研究包括使用 HairMax 激光生发梳单一疗法或联合疗法治疗患有 AGA 的男性和女性。联合治疗组的患者在 LLLT 治疗前一直在外用米诺地尔或口服非那雄胺至少 9 个月。根据全头摄影评估，8 名患者（25%，3 名女性和 5 名男性）显著改善，20 名患者（63%，14 名女性和 6 名男性）中度改善，4 名患者（12%，4 名女性和 0 男性）没有改善。Kim 等在 2013 年发表了第一篇用 RCT 评估 LLLT 治疗患有 AGA 的男性和女性的文章。40 名受试者（14 名女性和 26 名男性）用头盔式 LLLT 装置进行治疗，这些设备发射 630nm、650nm 和 660nm 的 LED 或安慰装置，每天使用 18 分钟。治疗 24 周后，与对照组相比，平均毛干直径和毛发密度有统计学上的显著改善，尽管两组之间的全头图像在统计学上没有显著差异。Lanzafame 等在另一项双盲 RCT 中研究了头盔式 655nm LLLT 设备对男性 AGA 的治疗。44 名受试者每隔一天使用该装置共 16 周。与对照组中的受试者相比，治疗组中的受试者的毛发计数增加了 35%。在一个后续的双盲 RCT 中，Lanzafame 等评估 LLLT 治疗 FPHL。每隔一天对 47 名女性进行头盔式 655nm LLLT 设备治疗，疗程共 16 周。在治疗结束时，与对照组相比，治疗组受试者毛发增加 37%。Jimenez 等进行了为期 26 周的双盲随机对照试验，以确定 HairMax 激光生发梳对男性和女性 AGA 的疗效。用 HairMax 激光生发梳（7、9 或 12 束）或安慰装置治疗 128 名男性和 141 名女性。根据所使用的不同激光生发梳调整治疗时间，使激光剂量相似。与用安慰装置处理的受试者相比，使用激光生发梳治疗的受试者中，终毛密度在统计学上显著增加。根据主观评估，使用激光生发梳的受试者脱发情况、头发厚度和丰满度的总体改善的比例较高。

Kim 等评估了使用 655nm 红光和 780nm 红外光治疗 24 名患有 AGA 的男性。每天 1 次，疗程 14 周，发现在头顶和枕骨的毛发密度增加，生长期与休止期毛发的比率增加，并且有显著统计学差异（图 69-3）。

安全性和不良反应

LLLT 已显示出极低的不良反应发生率。报道的不良反应包括头痛、皮肤疼痛和灼热、瘙痒、红斑、痤疮和轻度感觉异常。关于脱发，只有一项研究记录了休止期脱发，在持续治疗后 2 个月内消退，并被认为是由于总体上加速了毛发循环。因为 LLLT 具有增殖作用，

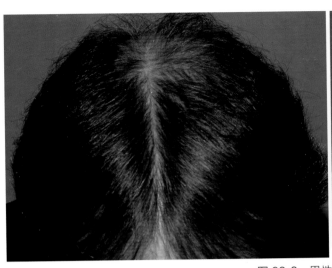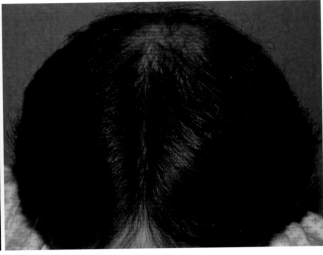

图 69-3　男性患者治疗前后
Used with permission from Hair Max.

一种潜在的不良反应是恶性转移病灶或发生新发恶性病变。高剂量 LLLT 治疗已显示在小鼠模型中显著增加黑素瘤生长。在人体临床研究中，仅报道了 1 例皮肤癌（基底细胞癌），作者认为这不太可能与 LLLT 相关。

设备

目前，市场上有名种各样的设备适合家庭和办公室使用。对于家庭使用，有手持式"梳子"、帽子和可以放在头上的头盔装置。诊所设备被称为罩子，患者坐在其下面。一些但不是全部的设备都经 FDA 批准用于治疗脱发。每种设备的使用各不相同，但通常需要每周 2~3 次，每次 90 秒到 20 分钟的治疗，具体取决于设备（表 69-3）。

总结

使用 LLLT 促进毛发生长是因为偶然发现使用低能量的红宝石激光（694nm）照射小鼠背部的剃毛区域时显示有毛发生长。从那以后，动物和人类的研究已经证实了这些发现，并且已经被认为对于各种非瘢痕性秃发来说是适当有益的。此外，动物研究还表明，在毛发移植手术后的一段时间内，它可能具有良好的效果，可用于伤口愈合和增强移植物的活力。确切的作用机制仍不清楚，有必要进一步研究以优化治疗参数，确定长期疗效，并比较不同光源的效果，以及研究与反常毛发生长相关的其他波长，如 755nm 和 810nm。

表 69-3　用于毛发生长的激光和光疗设备

设备	推荐用途	FDA 批准	其他
Capillus	每周 3 次，每次 30 分钟	是	提供 3 种型号
iRestore 激光	隔天 1 次，每次 25 分钟	是	
HairMax 激光生发梳 82	每周 3 次，每次 90 秒	是	
HairMax 激光生发梳 41	每周 3 次，每次 3 分钟	是	
HairMax Ultima 12 激光梳	每周 3 次，每次 8 分钟	是	
HairMax Prima 7 激光梳	每周 3 次，每次 15 分钟	是	
iGrow	每周 3~4 次，每次 20~25 分钟	是	
Theradome LH80 PRO	每周 2 次，每次 20 分钟	是	
LCPRO 激光帽	隔天 1 次，每次 36 分钟	是	
专业激光生发系统	每周 3 次，每次 25 分钟	是	
Revage 670	标准各不相同，公认标准：每周 2 次，每次 30 分钟，共 12 周；然后每周 1 次，每次 30 分钟，维持	是	诊所治疗

参考文献

1. Mester E, Ludány G, Sellyei M, Szende B, Gyenes G, Tota GJ. [Studies on the inhibiting and activating effects of laser beams]. Langenbecks Arch Chir. 1968;322:1022–1027.

2. Moreno-Arias G, Castelo-Branco C, Ferrando J. Paradoxical effect after IPL photoepilation. Dermatol Surg. 2002;28(11): 1013–1016.

3. Alajlan A, Shapiro J, Rivers JK, Macdonald N, Wiggin J, Lui H. Paradoxical hypertrichosis after laser epilation. J Am Acad Dermatol. 2005;53(1):85–88.

4. Radmanesh M. Paradoxical hypertrichosis and terminal hair change after intense pulsed light hair removal therapy. J Dermatol Treat. 2009;20(1):52–54.

5. Kontoes P, Vlachos S, Konstantinos M, Anastasia L, Myrto S. Hair induction after laser-assisted hair removal and its treatment. J Am Acad Dermatol. 2006; 54(1):64–67.

6. Rasheed AI. Uncommonly reported side effects of hair removal by long pulsed-alexandrite laser. J Cosmet Dermatol. 2009;8(4):267–274.

7. Willey A, Torrontegui J, Azpiazu J, Landa N. Hair stimulation following laser and intense pulsed light photo-epilation: review of 543 cases and ways to manage it. Lasers Surg Med. 2007;39(4):297–301.

8. Bernstein EF. Hair growth induced by diode laser treatment. Dermatol Surg. 2005;31(5):584–586.

9. Lolis MS, Marmur ES. Paradoxical effects of hair removal systems: a review. J Cosmet Dermatol. 2006;5(4): 274–276.

10. Wikramanayake TC, Rodriguez R, Choudhary S, et al. Effects of the Lexington LaserComb on hair regrowth in the C3H/HeJ mouse model of alopecia areata. Lasers Med Sci. 2012;27(2):431–436.

11. Bouzari N, Firooz AR. Lasers may induce terminal hair growth. Dermatol Surg. 2006;32(3):460.

12. Leavitt M, Charles G, Heyman E, Michaels D. HairMax LaserComb laser phototherapy device in the treatment of male androgenetic alopecia: A randomized, double- blind, sham device-controlled, multicentre trial. Clin Drug Invest. 2009;29(5):283–292.

13. Chung H, Dai T, Sharma SK, Huang YY, Carroll JD, Hamblin MR. The nuts and bolts of low-level laser (light) therapy. Ann Biomed Eng. 2012;40(2):516–533.

14. Avci P, Gupta GK, Clark J, Wikonkal N, Hamblin MR. Low-level laser (light) therapy (LLLT) for treatment of hair loss. Lasers Surg Med. 2014;46(2):144–151.

15. Weiss RA, McDaniel DH, Geronemus RG, Weiss MA. LED photomodulation induced hair growth stimulation. Lasers Surg Med. 2005;36(S17):27.

16. Leavitt M. Evaluation of the activity of laser light doses compared to an inactive control dose on ex vivo hair growth. J Am Acad Dermatol. 2010;62(Suppl3):AB76.

17. Hamblin M. Evaluation of activity of laser doses on ex- vivo hair growth. http://www.hairmax.com/downloads/PDF/EX_VIVO_ STUDY_SLIDES_7_09.pdf. Accessed August 10, 2016.

18. Wikramanayake TC, Villasante AC, Mauro LM, et al. Low-level laser treatment accelerated hair regrowth in a rat model of chemotherapy-induced alopecia (CIA). Lasers Med Sci. 2013;28(3):701–706.

19. Avram MR, Rogers NE. The use of low-level light for hair growth: part I. J Cosmet Laser Ther. 2009;11(2):110–117.

20. Kim H, Choi JW, Kim JY, Shin JW, Lee SJ, Huh CH. Low-level light therapy for androgenetic alopecia: a 24-week, randomized, double-blind, sham device-controlled multicenter trial. Dermatol Surg. 2013;39(8):1177–1183.

21. Lanzafame RJ, Blanche RR, Bodian AB, Chiacchierini RP, Fernandez-obregon A, Kazmirek ER. The growth of human scalp hair mediated by visible red light laser and LED sources in males. Lasers Surg Med. 2013;45(8): 487–495.

22. Lanzafame RJ, Blanche RR, Chiacchierini RP, Kazmirek ER, Sklar JA. The growth of human scalp hair in females using visible red light laser and LED sources. Lasers Surg Med. 2014;46(8):601–607.

23. Jimenez JJ, Wikramanayake TC, Bergfeld W, et al. Efficacy and safety of a low-level laser device in the treatment of male and female pattern hair loss: a multicenter, randomized, sham device-controlled, double- blind study. Am J Clin Dermatol. 2014;15(2):115–127.

24 Satino JL, Markou M. Hair regrowth and increased hair tensile strength using the HairMax LaserComb for low-level laser therapy. Int J Cosmet Surg Aesth Dermatol. 2003;5:113–117.

25. Frigo L, Luppi JS, Favero GM, et al. The effect of low-level laser irradiation (In-Ga-Al-AsP - 660 nm) on melanoma in vitro and in vivo. BMC Cancer. 2009;9:404.

26. Zarei M, Wikramanayake TC, Falto-Aizpurua L, Schachner LA, Jimenez JJ. Low level laser therapy and hair regrowth: an evidence-based review. Lasers Med Sci 2016;31(2):363–371.

27. Afifi L, Maranda EL, Zarei M, et al. Low-level laser therapy as a treatment for androgenetic alopecia. Lasers Surg Med. 2017;49(1):27–39.

第 70 章　痤疮、日光性角化病及非黑色素瘤性皮肤癌的光动力疗法

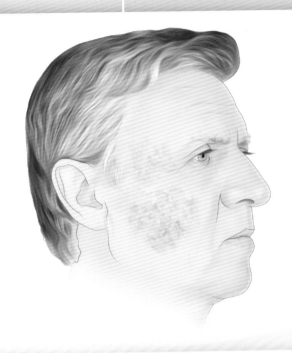

原著者　Jill S. Waibel
　　　　Ashley Rudnick

翻　译　王新宇　姜海燕

审　校　杨　洁　米　霞　徐永豪

概要

- 光动力疗法（PDT）是使用光敏剂，并用能够被光敏剂吸收的特定波长的光源照射，光敏剂被激活产生分子氧，以达到破坏特定靶组织的目的。
- 光动力疗法（PDT）是临床常用的一种治疗方法，已应用于治疗日光性角化病、浅表性非黑素瘤性皮肤癌、痤疮以及光老化。

初学者贴士

- ALA 和 MAL 都是 PDT 可以使用的光敏剂，但在美国目前只有 ALA 可用。
- 从涂抹 ALA 到光活化之前的理想敷药时间很长，FDA 批准的指示要求在光照前 1 天涂抹 ALA，但实际上许多临床医生在光照前仅等待 1 小时。

专家贴士

- 由于操作方便和感觉舒适，日光 PDT 越来越受欢迎，但仍需进一步研究确定在不同地理位置和一年中不同时间实施日光 PDT 所需要的光照量。
- 蓝光 LED 和 IPL 照射都能够非常成功地达到治疗目的。

切记！

- 防晒，包括间接防晒，对于避免过度激活光敏剂至关重要。
- 对治疗区域有既往 HSV 感染病史的所有患者必须考虑到预防 HSV 复发。

陷阱和注意事项

- 照光不均匀或涂抹光敏剂不均匀可能会发生局部条带形成，这可以通过重新照光或重新涂抹整个区域来纠正。
- 在美国，PDT 通常不作为治疗皮肤癌的单一疗法。

患者教育要点

- 必须告诉患者，他们需要严格的防晒，而且在治疗后局部出现的明显红斑会持续至少几天，为此需要提早安排好自己的工作和社交时间表。

费用报销注意事项

- PDT 的保险范围并不固定，但通常在美国只有面部和头皮上的非肥厚性日光性角化病才是 PDT 保险的唯一适应证。
- 目前美国只有一家制造商提供 ALA，并且只有一次性涂抹使用的方式。
- 由于医生直接支付光敏药物的费用，因此医生首先要确定保险公司能够报销的金额，因为医生在购买药物上的花费可能会超过报销金额。

引言

光动力疗法（photodynamic therapy，PDT）最早是在 3000 多年前的古埃及被应用，当时发现植物的某些物质可以在阳光照射下使皮肤产生化学反应。PDT 表示有光敏性的化学物质（光敏剂）被光源激活并产生单一氧和其他细胞毒性自由基引起的化学反应。PDT 过程是使用光敏剂，并用能够被光敏剂吸收的特定波长的光源照射，光敏剂被激活产生分子氧，以达到破坏特定靶组织的目的。

历史

现代 PDT 最早是在 20 世纪初被 Raab 提出来的，他深入研究了天然染料的光毒性作用。后来，Jesionek 和 Von Tappeiner 使用伊红染料成功治疗了皮肤癌。20 世纪 60 年代初，Lipson 和 Schwartz 又将血卟啉注射入肿瘤组织中并在肿瘤中显示荧光。

目前 PDT 已被应用于肿瘤学领域，其中可静脉注射使用的卟吩姆钠已应用于食道癌和非小细胞肺癌的 PDT，并且是 PDT 获得人类应用批准的第一种光敏剂，它的光敏特性使胃肠道、泌尿生殖系统、肺部以及皮肤的肿瘤都能被显示，能帮助外科医生更好地定位肿瘤，但治疗后数周内会引起严重的皮肤光敏性反应。使用光敏剂维替泊芬静脉输注的 PDT 也已应用于治疗眼科疾病湿性黄斑变性，该疾病会引起中心性浆液性视网膜病变。

早期光敏剂的一个明显的不良反应是卟吩姆钠会刺激引起日光性角化病（actinic keratoses，AKs）。后来，人们发明了一种使用局部涂抹的光敏剂 5- 氨基酮戊酸（ALA）的 PDT，并在 20 世纪 90 年代末在美国被批准用于治疗面部和头皮的非角化过度型日光性角化病，随后逐渐被用于治疗多种皮肤病，从痤疮到汗腺炎到医学美容。

PDT 的科学原理

皮肤光敏剂

美国 FDA 批准用于治疗日光性角化病的光敏剂有 5-ALA 和氨基乙酰丙酸甲酯（MAL），目前美国市场还没有 MAL。ALA 具有能优先被光损伤皮肤、皮肤癌组织和毛囊皮脂腺吸收的特性，它是一种光敏物质的前体药物，能穿透角质层并定位于靶组织中。

作用机制

ALA 本身不是光敏剂，但在渗透入靶组织后，它能转化为具有光敏性的原卟啉 IX（Pp IX）。然后在包含 Pp IX 可吸收光谱的波段的光源（光谱峰值：409nm、509nm、544nm、584nm、634nm、636nm、708nm）照射局部皮肤时产生化学反应。由于 Pp IX 的所有可吸收光谱峰值均 >400nm（非紫外光谱），所以照射皮肤不会致癌（图 70-1）。

研究表明涂抹 ALA 和光活化之间的理想敷药时间在 30 分钟至 24 小时之间。光线的穿透深度与用于激活的光的波长成正比，因此光源波长越长，其穿透到组织中的深度越深。波长 630nm 左右的光可穿透深度为 5mm，而波长 700~800nm 的光穿透深度可达 2cm。但是光穿透的深度越深，传递的能量就越少，因此用较长波长的光照射，激活 Pp IX 产生光毒性代谢产物也较少（图 70-2）。

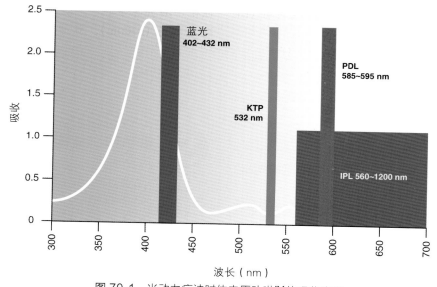

图 70-1　光动力疗法时体内原卟啉IX的吸收光谱

局部光动力治疗

用药物和光产生单态氧

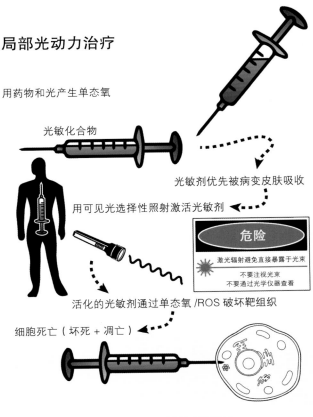

光敏化合物

光敏剂优先被病变皮肤吸收

用可见光选择性照射激活光敏剂

危险

激光辐射避免直接暴露于光束
不要注视光束
不要通过光学仪器查看

活化的光敏剂通过单态氧/ROS 破坏靶组织

细胞死亡（坏死＋凋亡）

图 70-2　PDT 导致细胞凋亡

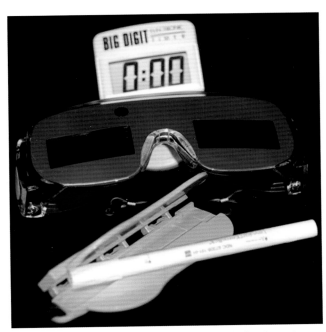

图 70-3　必要的设备，包括护目镜、计时器和 ALA

PDT 实施步骤

治疗前注意事项

治疗前咨询非常关键，包括详细询问病史，包括既往是否有因光照、光敏药物会加重的潜在疾病史，是否有单纯疱疹病毒（HSV）感染病史、耐甲氧西林金黄色葡萄球菌（MRSA）感染病史以及患者是否能够相应地调整他们的生活方式以适应治疗后的停工时间（图70-3）。

在治疗开始前，使用丙酮清洁剂擦拭局部皮肤。在美国，ALA 是作为一次性使用的涂抹棒出售的。涂抹棒固定在包含一小瓶粉末状的 ALA 和一小瓶乙醇溶剂的塑料管上。准备使用时，轻轻按压就可以打开两个玻璃瓶，并通过前后旋转搅拌 3 分钟以混合瓶中的内容物。制备的 ALA 溶液必须立即使用以避免有效成分分解。涂抹棒尖端轻擦纱布垫直至溶液均匀润湿涂抹棒尖端，然后用湿润的涂抹棒尖端将溶液直接涂抹在需要治疗的皮肤上。建议涂抹两次以确保 ALA 能涂抹均匀。涂抹完成后，用保鲜膜覆盖局部以防止 ALA 溶液蒸发，选择封闭式保鲜膜效果最好。

在这段 ALA 封包敷药的预定时间内，应提醒患者避免阳光照射，包括间接阳光照射，因此患者应远离窗户并留在室内以防止 ALA 被过早激活。ALA 转化为 PpIX 是热依赖性的，因此 ALA 敷药期间的最佳室温应加热至 80～83 华氏度；尽管可以使用电空调并用数字温度计监控温度，但这有时也不可行。

光源和激光的选择

有效光剂量是由光传输量和其中能被 PpIX 吸收的波长的比例决定的。PpIX 吸收最多的波长大概在 410nm、505nm、540nm、580nm 和 635nm，在 410nm 处 Soret 带（强吸收峰）比较长波长处高 15～30 倍。激光和非激光光源用于 PDT 都能取得良好的治疗效果。曾经研究使用过的光源包括卤素／钨、氙和 LED 光源等非相干光源以及氩染料激光（630nm）、准分子光（630nm）、脉冲染料激光（PDL，595nm）和强脉冲激光（IPL）。

蓝光的波长为 417nm，其激活 ALA 的能力比红光高 40 倍，但其穿透深度不深，因此联合其他激光照射治疗可以加强其穿透深度，取得更好的治疗效果。

FDA 批准的方案是使用 20% 的 ALA 溶液，不用封包面部和头皮上的非肥厚性 AK 皮损，在涂抹 ALA 和蓝光照射之间等待 14～18 小时。ALA-PDT 过程中的疼痛与 PDT 的剂量率成正比，可能是直接刺激损伤皮肤神经末梢导致的；敷药后等待时间减少至 1 小时被证明确实能够明显减轻疼痛。

其他常用的光源还有 IPL，已应用于 AK 和光老化的治疗并可达到 50%～90% 的病灶清除率；此外，PDL 也是 PDT 中作为光活化的常用光源，参数设置为光斑大小 100mm，能量密度 7.5J/cm²。脉冲持续时间 10~20 毫秒，双脉冲。最后，还有 635nm 的 LED 光源，照射时间 10 分钟，也是常用的光源。

激光辅助给药

ALA 的有效性取决于它的穿透皮肤的深度和组织选择性。ALA 渗透受皮肤角质层厚度和病变类型的影响（在 AK、光损伤、擦伤和炎症组织穿透更深）。由于光敏剂的渗透深度有限，PDT 对较厚皮损的效果不好。Sandberg 等研究指出，由于 ALA 和 MAL 这些光敏化合物具有极性和亲水性，通常穿透深度不会大于 1mm。

实验表明刮薄角质层和激光辅助处理皮损后涂药都可以增加 ALA 渗透量，尤其是后者。在离体猪皮肤模型中，将连续和点阵剥脱 Er：YAG 激光的能量密度设置为 4J/cm²，在角质层打深度约 12.5μm 的孔，可以增加局部 ALA 的渗透量。

另一项体外研究表明，采用点阵剥脱 Er：YAG 激光进行皮肤预处理可使裸鼠皮肤中 ALA 的含量从 27 倍增加到 124 倍，猪皮肤中的 ALA 的含量从 3 倍增加到 260 倍，这与涂抹 ALA 的次数无关；激光能量密度设置为 2J/cm² 或 3J/cm²，打 1~6 遍（每遍打 169 孔），其分别可达到 8μm 和 12μm 的穿透深度。这些研究表明，对皮肤进行激光预处理可能使局部使用的 ALA 剂量减少 20%。

点阵 CO₂ 激光也可以增加 PDT 的光敏剂在皮肤组织中的渗透量。实验表明，用能量密度 37J/cm² 和 200J/cm² 的点阵 CO₂ 激光预处理活体猪皮肤均显著增强了局部 MAL 的渗透量，也增强了浅表和深层皮损组织的 PDT 治疗效果。

Haak 等用猪皮肤研究点阵 CO₂ 激光磨削皮肤对 MAL 渗透和敷药时间的影响，实验表明与未做激光磨削的皮肤相比，激光磨削明显减少了给定量的 MAL 从皮肤表面渗透到真皮深层所需的时间。激光磨削的深度不影响药物分布，浅层和深层的 MTZ 都均匀地分散在真皮内，这说明一旦表皮被破坏，MAL 和其他药物就能很容易地扩散进入真皮。

日光 PDT

AK 的常规 PDT 疗法在治疗期间并不舒适，且需要长期临床随诊，所以日光 PDT 正在成为 AK 的受欢迎的有效治疗方法，特别是对于需要治疗大面积慢性光化性损伤的患者，皮损部位能够很方便地接受日光照射。有三项随机对照研究均表明了日光 PDT 是治疗浅表型 AKs 的一种有效的方法。与传统 PDT 相比，日光 PDT 具有治疗中几乎无痛、操作更方便以及治疗大面积皮损更容易的优点。澳大利亚有充足的光照，日光 PDT 已经成为那里一种疗效好且受欢迎的 AK 治疗方法，但目前需要进一步研究确定的是，在不同的地理位置，一年中的什么时间和什么天气下可以实施日光 PDT。

治疗后注意事项

在治疗后，用冰袋冷敷治疗部位，注意冰不能直接接触患处皮肤。患者应严格避免日光照射至少 48 小时。

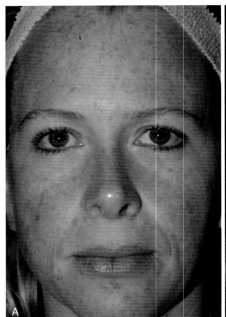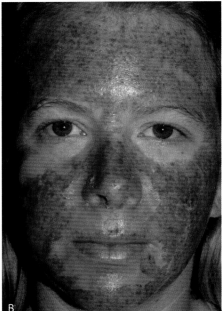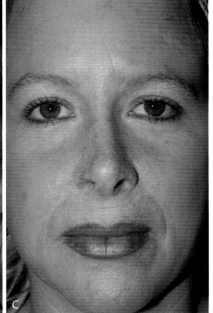

图 70-4 A. 一名颜面有光损伤的 38 岁白种人女性，Fitzpatrick 皮肤分型 II 型，在光动力治疗前；B. 患者在诊所进行光动力疗法后 2 天；C. 患者在光动力治疗后约 1 个月

如疼痛明显，必要时使用非处方镇痛药如乙酰氨基酚或布洛芬（图 70-4）。

PDT 的适应证

PDT 的医学适应证

日光性角化病和非黑素瘤性皮肤癌

PDT 治疗 AK 很有吸引力，因为它可以治疗大面积的 AK，有效率高，美容效果好。由于 AK 有转变为浸润性鳞状细胞癌（SCC）的风险，指南一致建议积极治疗 AKs 以防发展为恶性肿瘤。AKs 高危患者包括那些有长期日光暴晒史、居住地日照时间长的人和长时间户外工作和活动的人；接受实体器官移植的人和其他有慢性免疫抑制状态的人也有较大的风险患 AKs 和进展为 SCC。97% 的 SCC 的发生与局部 AK 相关。一项随机对照试验表明，颜面和头皮上的非肥厚性 AK 在敷药 14 ~ 18 小时后做 PDT，皮损清除率可达到 72% ~ 85%。在欧洲，ALA 和 MAL 的 PDT 主要研究用于治疗浅表的皮肤恶性肿瘤，包括原位 SCC 和基底细胞癌。PDT 也被研究作为皮肤癌的主要预防手段（图 70-5，图 70-6）。

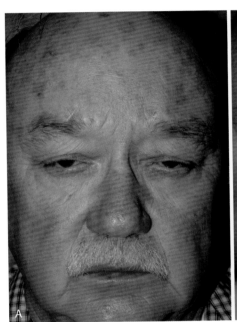
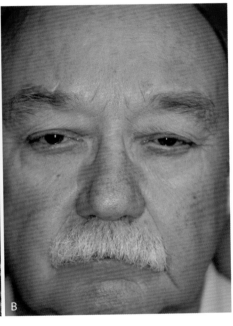

图 70-5　A. 一名患日光性角化病的 69 岁的白种人男性，Fitzpatrick 皮肤分型 Ⅱ 型，在额头接受光动力疗法之前；B. 同一患者在接受光动力疗法后约 1 个月

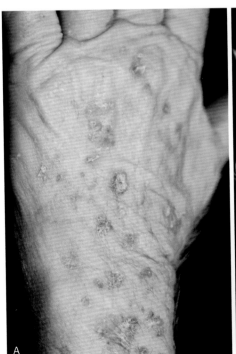
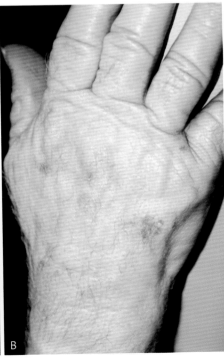

图 70-6　A. 一名患日光性角化病的 72 岁的白种人女性，Fitzpatrick 皮肤分型 Ⅱ 型，做刮除和光动力疗法之前；B. 同一患者在单次光动力疗法后约 1 个月

寻常痤疮

70%~96% 的人在一生中都会患寻常痤疮，痤疮主要是毛囊皮脂腺的一种疾病，有时由激素介导并且与痤疮丙酸杆菌有关。痤疮的传统口服和外用药物治疗方法存在有不良反应、效率不高、禁忌证限制药物使用和复发率高的难题。

痤疮丙酸杆菌会产生内源性原卟啉，包括 Pp IX 和粪卟啉 III，两者都可以吸收近紫外光的光谱，在 415nm 处有吸收峰，因此单独用波长 417nm 的蓝光照射能产生光活化反应并破坏痤疮丙酸杆菌，可以治疗痤疮。实际上，63% 的痤疮病变对单用蓝光有效果，45% 的粉刺为主的痤疮对单用蓝光也有效果。此外，多种血管激光

仪器和 IPL 激光也被用于治疗寻常痤疮。

最近一篇综述总结了 36 项 PDT 研究，这些研究证明了 PDT 在痤疮治疗中的作用，但最佳的治疗方案还需要进一步研究确定（图 70-7）。

化脓性汗腺炎

化脓性汗腺炎（hidradenitis suppurativa，HS）是治疗上很有难度的疾病，研究称用蓝色光源的 ALA-PDT 治疗化脓性汗腺炎有明显效果（图 70-8）。该研究指出，患有顽固的 HS 的患者接受了 3~4 个疗程的蓝光光源短时 ALA 光动力治疗，每次治疗间隔 1~2 周，在之后 3 个月的随访中，75% 的 HS 病变有改善并且没有复发。

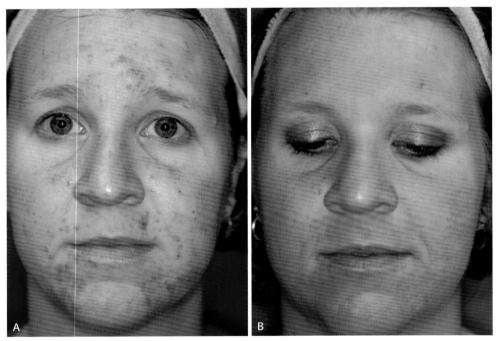

图 70-7 A. 一名患面部痤疮的 34 岁白种人女性，Fitzpatrick 皮肤分型 II 型，接受蓝光治疗前；B. 同一个患者经过几次蓝光治疗后

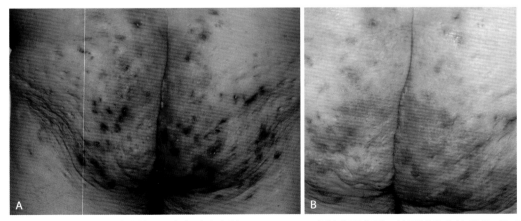

图 70-8 A. 一名患臀部化脓性汗腺炎的 43 岁白种人女性，Fitzpatrick 皮肤分型 II 型，接受光动力治疗前；B. 同一患者接受 4 次光动力疗法后

PDT 的美容适应证

PDT 对光老化皮肤的斑点、皮肤粗糙、面色萎黄和细皱纹的改善效果已得到充分证明，同时也证明 PDT 可以减轻光老化的组织学改变，表现为弹力纤维变性减少和 p53 表达减少以及新生胶原蛋白生成。一项比较 IPL/PDT 与单独使用 IPL 治疗光老化的效果的研究表明，PDT/IPL 治疗侧在光老化评分、细纹和粗皱纹的改善方面都比单独使用 IPL 治疗侧更好；另一项比较 IPL/PDT 与单独使用 IPL 的分面实验也得到了相同的结论。还有一项随机实验中，患者一侧面部首先接受 3 次 PDT 治疗，每次间隔 3 周，最后一次 PDT 治疗后 30~60 分钟做全面部 IPL 治疗，结果显示 IPL/PDT 侧的光老化评分、细纹改善和色素沉着改善的效果更好，研究者的最终美容效果评价和受试者满意度评分在 IPL/PDT 侧也更好，但 IPL/PDT 治疗侧的不良反应发生率也更高，包括更严重的红斑、脱皮、干燥、水肿、结痂和水疱。

有研究评价了使用 PDL 的 ALA/PDT 治疗前臂光老化皮肤的分子机制，结果显示 PDL/PDT 治疗侧真皮中诱导胶原蛋白生成的前胶原 I 蛋白和 III mRNA 和前胶原 I 蛋白水平升高、角质形成细胞增殖的标志物（Ki67）表达增加以及表皮厚度增加；但是 p53 的免疫

染色结果显示 PDL/PDT 治疗后 p53 蛋白量没有降低；此外，与单独的 PDL 治疗侧相比，PDL/PDT 治疗侧的真皮组织学改变更为明显（图 70-9）。

并发症

治疗区域可能出现水肿和红斑，组织反应严重程度与光损伤程度直接相关。有些患者还可能发生组胺反应，使治疗区域以外的周围组织也伴有明显的红斑。严重时患者可能发生糜烂、渗液和结痂；为避免瘢痕形成，应积极预防治疗后感染。在患者有中度到重度疼痛或瘙痒的时候，应该积极看护患者并心理安慰。必要时使用预防细菌、病毒和酵母菌感染的预防性治疗。应指导患者在 ALA 使用后 48 小时内严格避免日晒，以免引起皮肤光毒性反应。

皮肤的光毒性反应是最常见的并发症，临床上表现为严重的晒伤。光毒性大多是由于 PDT 后无意中室外暴露，并且通常在暴晒后的数小时内发生，表现为严重的红斑、水肿和烧灼感。治疗上需要休息、冰敷和抬高患处（睡在两个枕头上），外用皮质类固醇软膏、口服皮质类固醇和封闭性保湿剂也有些效果。

另一种常见的并发症是由于涂抹 ALA 不均匀或激光照射不均匀引起的"条带形成"。如果发生条带形成，

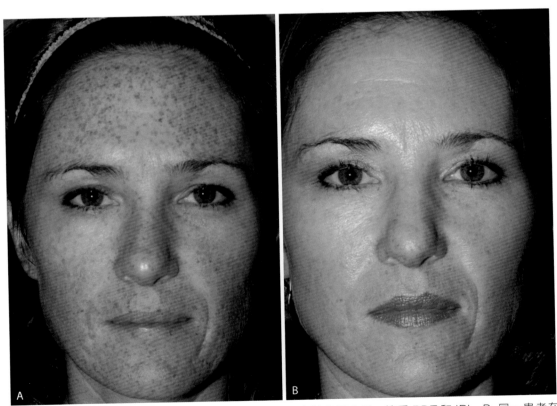

图 70-9　A. 一名面部光老化的 36 岁白种人女性，Fitzpatrick 皮肤分型 II 型，接受 PDT 和 IPL；B. 同一患者在接受 1 次 PDT 和 IPL 治疗后 1 个月

再次治疗就很容易纠正。这种情况需要区别于激光参数过大或感染引起的瘢痕形成（图 70-10）。

PDT 后皮肤病毒和细菌感染并不常见，但由于治疗后皮肤屏障受损也有可能发生。对于有治疗区域内反复感染 HSV 病史的患者，推荐预防性使用抗病毒药物，通常在 PDT 治疗前 1 天开始使用，并持续 7 天。患活动性疱疹疾病的患者因为可能引起病毒扩散和瘢痕形成不能进行 PDT。

在皮肤修复期间，告知患者每天用温和的肥皂轻轻洗脸 2 次。在 PDT 之前清洗患处和丙酮擦拭患处可以减少围术期感染机会，但是由于治疗后皮肤屏障功能受损，仍可能发生皮肤细菌感染，例如脓疱疮或蜂窝织炎，并伴有明显的疼痛或瘙痒。如果疼痛和瘙痒很严重，尤其第 2 天后，患者应做细菌培养并口服或外用抗生素直至症状消退。极少数情况下，患者会发生念珠菌感染，引起严重红斑和水肿，也应予积极治疗（图 70-11）。

有报道称 PDT 治疗非黑素瘤性皮肤癌后会发生急性术后高血压（APH）。该研究在 MAL-PDT 之前和之后以 2 分钟的间隔进行了 2 次血压测量，结果发现 MAL-PDT 后 APH 的患病率为 22%，其中 11% 发展为高血压危象。所以接受 MAL-PDT 治疗的高风险患者都需要监测血压。

未来的发展方向

未来，LED 便携式光源、手持装置都可以作为 PDT 光源，用日光作为 PDT 光源也日益增加。

第三代光敏剂（尚未批准）包括 lutetium texa-phyrin（PCI-0123，Lu-Tex）和抗体光敏剂结合物。这些光敏物质可以吸收波长 700~800nm 的光，穿透组织的能力更强，因此它们可以选择性地渗透入肿瘤组织。

其他研究方向还包括 PDT 与其他疗法相结合和改进药物渗透技术。新的研究表明使用抗血管生成药（如 VEGF 或 COX-2 抑制剂）与 PDT 联合治疗使 PDT 诱导的前列腺素 E2 和 VEGF 表达显著降低，明显减轻了肿瘤杀伤反应。

总结

PDT 是治疗日光性角化病、非黑素瘤性皮肤癌、痤疮和光老化的一种无创性方法。可以使用多种光源进行激活，而日光 PDT 是一个很有前景的领域。PDT 可以在损伤特定皮肤细胞的同时，保持周围组织不受伤害。该治疗方法可用于治疗非黑素瘤性皮肤癌，但仍需进一步研究，并确定治疗中如何界定肿瘤边缘。预处理肿瘤细胞使其对 PDT 更敏感可能是另一个有前景的研究方向。

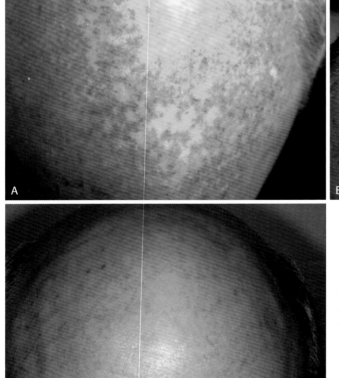

图 70-10　A. 一名 75 岁的白种人男性，Fitzpatrick 皮肤分型 Ⅱ 型，在接受光动力疗法和 IPL 激光治疗之前头皮上有中度至重度光损伤；B. 同一患者 PDT 和 IPL 治疗后约 1 个月，有明显的条带形成；C. 同一患者在头皮上第 2 次 PDT 和 IPL 治疗后约 1 个月，条带已经完全恢复

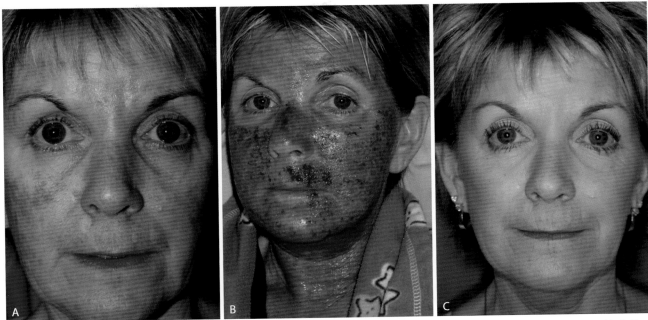

图 70-11　A. 一名颜面光损伤和患日光性角化病的 59 岁白种人女性，Fitzpatrick 皮肤分型 Ⅱ 型，接受 PDT 和 IPL 治疗前；B. 同一患者在 PDT 和 IPL 治疗后 1 周，由于念珠菌感染引起的红斑和水肿；C. 同一患者在受损伤部位局部使用制霉菌素软膏外涂，每天 2 次，持续 10 天，同时口服抗生素 10 天后

参考文献

1. Raab O. On the effect of fluorescent substances on infusoria (in German). Z Biol. 1900;39:524.

2. Jesionek A, Von Tappeiner H. On the treatment of skin cancers with fluorescent substances. Arch Klin Med. 1905; 82:223–227.

3. Lipson RL, Baldes EJ, Olsen AM. The use of a derivative of hematoporhyrin in tumor detection. J Natl Cancer Inst. 1961;26:1–11.

4. Zelickson B. Photodynamic Therapy: Mechanism of Action of Topical Aminolevulinic Acid. Philadelphia, PA: Elsevier Saunders; 2005.

5. Hunter J. QLT PhotoTherapeutics. Maclean's. February 1, 1999.

6. Drabkin DL. Selected landmarks in the history of porphyrins and their biologically functional derivatives. In: Dolphin D, ed. The Porphyrins. New York: Academic Press; 1978:31–84.

7. Wagnieres GA, Star WM, Wilson BC. In vivo fluorescence spectroscopy and imaging for oncological applications. Photochem Photobiol. 1998;68(5):6030–6032.

8. Pass HI. Photodynamic therapy in oncology: Mechanisms and clinical use. J Natl Cancer Inst. 1993;85:443–456.

9. Overholt B, Lightdale C, Wang K, et al. International multicenter, partially-blinded, randomized study of the efficiency of photodynamic therapy using porfimer sodium for the ablation of high grade dysplasia in Barrett's esophagus: results of 24-month follow up [abstract]. Gastroenterology. 2003;124:A20.

10. Verteporfin in Photodynamic Therapy Study Group. Verteporfin therapy of subfoveal choroidal neovascularization in age-related macular degeneration: Two-year results of a randomized clinical trial including lesions with occult with no classic choroidal neovascularization—verteporfin in photodynamic therapy report 2. AM J Ophthalmol. 2001; 131(5):541–560.

11. McLoone N, Donnelly RF, Walsh M, et al. Aminolevulinic acid diffusion characteristics in 'in vitro' normal human skin and actinic keratosis: Implications for topical photodynamic therapy. Photodermatol Photoimmunol Photomed. 2008; 24(4):183–190.

12. Tschen EH, Wong DS, Pariser DM, Dunlap FE, Houlihan A, Ferdon MB, Phase IV ALA-PDT Actinic Keratosis Study Group. Photodynamic therapy using aminolaevulinic acid for patients with nonhyperkeratotic actinic keratoses of the face and scalp: Phase IV multicentre clinical trial with 12-month follow up. BR J Dermatol. 2006;155(6):1262–1269.

13. Wachowska M, Muchowicz A, Firczuk M, et al. Aminolevulinic acid (ALA) as a prodrug in photodynamic therapy of cancer. Molecules. 2011;16:1440–4164.

14. Rollankanti K, Kanick S, Davis S, Pogue B, Maytin E. Techniques for fluorescence detection of protoporphyrin IX in skin cancers associated with photodynamic therapy. Photonics Lasers Med. 2013;2(4):287–303.

15. Mallidi S, Anbil A, Bulin A, Obaid G, Ichikawa M, Hasan T. Beyond the barriers of light penetration: Strategies, perspectives and possibilities for photodynamic therapy. Theranostics. 2016;6(13):2458–2487.

16. Smith S, Piacquadio D, Morhenn V, Atkin D, Fitzpatrick R. Short incubation PDT versus 5-FU in treating actinic keratoses. J Drugs Dermatol. 2003;2(6):629–635.

17. Touma D, Yaar M, Whitehead S. A trial of short incubation, broad-area photodynamic therapy for FACIAL actinic keratoses and diffuse photodamage. Arch Dermatol. 2004; 140(1):33–40.

18. Sandberg C, Halldin CB, Ericson MB, Larko O, Krogstad AL, Wennberg AM. Bioavailability of aminolevulinic acid and methylaminolaevulinate in basal cell carcinomas: a perfusion study using microdialysis in vivo. Br J Dermatol. 2008;159:1170–1176.

19. Forster B, Klein A, Szeimies RM, Maisch T. Penetration enhancement of two topical 5-aminolaevulinic acid formulations for photodynamic therapy by erbium:YAG laser ablation of the stratum corneum: continuous versus fractional ablation. Exp Dermatol. 2010;19:806–812.

20. Lee WR, Shen SC, Pai MH, Yang HH, Yuan CY, Fang JY. Fractional laser as a tool to enhance the skin permeation of 5-aminolevulinic acid with minimal skin disruption: a comparison with conventional erbium:YAG laser. J Control Release. 2010;145:124–133.

21. Haedersdal M, Katsnelson J, Sakamoto FH, et al. Enhanced uptake and photoactivation of topical methyl aminolevulinate after fractional CO2 laser pretreatment. Lasers Surg Med. 2011;43:804–813.

22. Haedersdal M, Sakamoto FH, Farinelli WA, Doukas AG, Tam J, Anderson RR. Fractional CO2 laser-assisted drug delivery. Lasers Surg Med. 2010;42:113–122.

23. Haak CS, Farinelli WA, Tam J, Doukas AG, Anderson RR, Haedersdal M. Fractional laser-assisted delivery of methyl aminolevulinate: Impact of laser channel depth and incubation time. Lasers Surg Med. 2012;44:787–795.

24. Wiegell SR, Wulf HC, Szeimies RM, et al. Daylight photodynamic therapy for actinic keratosis: an international consensus: International society for photodynamic therapy in dermatology. J Eur Acad Dermatol Venereol. 2012;26(6): 673–679.

25. See JA, Shumack S, Murrell DF, et al. Consensus recommendations on the use of daylight photodynamic therapy with methyl aminolevulinate cream for actinic keratoses in Australia. Australas J Dermatol. 2016;57(3):167–174.

26. Hurwitz RM, Monger LE. Solar keratosis: An evolving squamous cell carcinoma. Benign or malignant? Dematol. Surg. 1995;21(2):184.

27. Jeffes EW, McCullough JL, Weinstein GD, Kaplan R, Glazer SD, Taylor JR. Photodynamic therapy of actinic keratoses with topical aminolevulinic acid hydrochloride and fluorescent blue light. J Am Acad Dermatol. 2001;45:96–104.

28. Papageorgiou P, Katsambas A, Chu A. Phototherapy with blue (415 nm) and red (660 nm) light in the treatment of acne vulgaris. Br J Dermatol. 2000;142:973–978.

29. Keyal U, Bhatta AK, Wang XL. Photodynamic therapy for the treatment of different severity of acne: A systematic review. Photodiagnosis Photodyn Ther. 2016; 14:191–199.

30. Kohl E, Karrer S. Photodynamic therapy for photore-juvenation and non-oncologic indications: overview and update. G Ital Dermatol Venereol. 2011;146(6):473–485.

31. Xi Z, Shuxian Y, Zhong L, et al. Topical 5-Aminolevulinic acid with intense pulsed light versus intense pulsed light for photodamage in chinese patients. Dermatol Surg. 2011; 37(1):31–40.

32. Dover JS, Bhatia AC, Stewart B, Arndt KA. Topical 5-aminolevulinic acid combined with intense pulsed light in the treatment of photoaging. Arch Deramtol. 2005;141(10): 1247–1252.

33. Orringer JS, Hammerberg C, Hamilton T, et al. Molecular effects of photodynamic therapy for photoaging. Arch Dermatol. 2008;144(10):1296–1302.

34. Borroni RG, Carugno A, Rivetti N, Arbustini E, Brazzelli V. Risk of acute postoperative hypertension after topical photodynamic therapy for non-melanoma skin cancer. Photodermatol Photoimmunol Photomed. 2013;29(2):73–77.

35. Sadick NS. A study to determine the efficacy of a novel handheld light-emitting diode device in the treatment of photoaged skin. J Cosmet Dermatol. 2008;7(4):263–267.

36. Young SW, Woodburn KW, Wright M, et al. Lutetium texaphyrin (PCI-0123): a near-infrared, water-soluble photosensitizer. Photochem Photobiol. 1996;63(6):892–897.

37. Woodburn KW, Fan Q, Kessel D, Luo Y, Young SW. Photodynamic therapy of B16F10 murine melanoma with lutetium texaphyrin. J Invest Dermatol. 1998;110(5): 746–751.

38. Josefsen LB, Boyle RW. Photodynamic therapy: novel third-generation photosensitizers one step closer? Br J Pharmacol. 2008;154(1):1–3.

39. Zhou Q, Olivo M, Lye KY, Moore S, Sharma A, Chowbay B. Enhancing the therapeutic responsiveness of photodynamic therapy with the antiangiogenic agents SU5416 and SU6668 in murine nasopharyngeal carcinoma models. Cancer Chemother Pharmacol. 2005;56(6): 569–577.

40. Ferrario A, Von Tiehl K, Wong S, Luna M, Gomer CJ. Cyclooxygenase-2 inhibitor treatment enhances photo-dynamic therapy-mediated tumor response. Cancer Res. 2002;62(14):3956–3961.

第 71 章　有色皮肤中基于激光和光的治疗

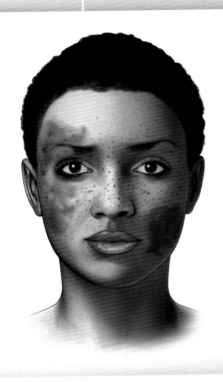

原著者　Ka Yee Kung
　　　　Henry Hin Lee Chan

翻　译　周　珺　姜海燕
审　校　温　禾　徐永豪

概要

- 在治疗有色皮肤患者时，了解皮肤结构和功能变化的临床意义以及对不同文化审美的鉴赏是取得成功临床结果的关键。
- 必须特别考虑适当使用激光参数，包括应用皮肤冷却和更长的激光脉冲宽度以保护表皮，更长的激光／光源波长以减少表皮黑素的竞争吸收，以及使用更高的能量以达到预期的临床终点。
- 带有动态冷却装置的脉冲染料激光（PDL）对有色皮肤患者的鲜红斑痣治疗是有效的。长脉冲翠绿宝石激光和 1064nm Nd：YAG 激光可用于鲜红斑痣的治疗。增生性血管瘤可采用低能量、长脉冲 PDL 治疗。

初学者贴士

- 在亚洲社会，广泛认为肤色均匀的浅色皮肤是美丽的，因此，色素异常是激光治疗的常见适应证。
- 减少炎症后色素沉着的术前措施包括激光治疗前 2 周和治疗后 4 周避免阳光照射，避免使用四环素或口服避孕药等光敏剂。

专家贴士

- 经证实，在亚洲患者中，可加压的长脉冲染料激光是治疗面部黑子一种有效、安全的方法。
- 与 Q 开关激光相比，光机械效应的缺乏使强脉冲激光在治疗亚洲患者的黑子和雀斑方面具有优势。

切记！

- 增加炎症后色素沉着风险的因素包括 Fitzpatrick 皮肤类型 IV ～ VI 型、近期阳光照射和真皮 - 表皮交界处的炎症程度。
- 对于 Q 开关激光，最好使用最小的光斑尺寸，以避免对周围正常皮肤造成伤害，并使用最低的能量来实现即时美白。

陷阱和注意事项

- 激光去除色素痣是有争议的，因为理论上有造成黑色素瘤的诊断延误的风险，虽然较小，而且亚致死量激光损伤诱发肿瘤改变的风险尚不清楚。
- 因此，IV ～ VI 型皮肤患者的黑色素细胞病变可安全通过激光治疗，前提是病变不在肢端区域，患者没有黑色素瘤的个人或家族史，且患者已接受皮肤科医生的评估。

患者教育要点

- 防晒非常重要，使用含有活性成分（如二氧化钛、氧化锌和氧化铁）的物理防晒霜可能比使用化学防晒霜更可取，因为它刺激性较低。
- 一般来说，在作用迅速性和治疗次数少以及炎症后色素沉着风险增加和术后停工期之间需要权衡。因此，治疗应根据患者的个人生活方式和偏好进行调整。

收费建议

- 美国几乎所有的保险公司保险范围都不覆盖激光和光照治疗。
- 患者可能从组合治疗中获益，因为这样可以显著节省成本。

引言

术语"有色皮肤"是指以 Fitzpatrick 皮肤分型 Ⅳ～Ⅵ 型为特征的广谱肤色，典型的易晒黑和不易晒伤的黑色素含量高的皮肤类型。这包括但不限于亚裔、西班牙裔、非洲裔和美洲原住民。在治疗有色皮肤患者时，了解皮肤结构和功能变化的临床意义以及鉴赏不同文化的审美是取得成功临床结果的关键。

皮肤解剖和生理学的差异解释了对手术干预、激光治疗反应的差异，以及有色人种和白色人种皮肤疾病临床表现和流行病学的不同。有色人种皮肤先天性和后天性色素性疾病的发病率较高，包括 Ota 痣（太田痣）、颧部褐青色痣、雀斑、黄褐斑和脂溢性角化病。从结构上讲，深色皮肤的特点是，较大的、分散的黑素体数量增加，酪氨酸酶活性增加，从而产生更高的黑素含量。这提供了更好的光保护，并解释了为什么色素性变化，如雀斑、脂溢性角化病和日光性黑子是深色皮肤光老化的早期表现，而皱纹出现与年龄相仿的白种人相比推迟了 10～20 年。此外，深色皮肤有更大、数量更多、活性更强的成纤维细胞，因此导致瘢痕疙瘩和肥厚性瘢痕的发生率更高。

由于深色皮肤中表皮黑色素含量较高，使用激光和光源进行皮肤治疗具有挑战性，可能会增加不良反应发生的风险。黑色素具有广泛的吸收特性，可以作为竞争发色团，吸收原本作用于其他靶点，如血管中的血红蛋白和毛囊中的色素的激光能量。必须特别考虑适当使用激光参数，包括应用皮肤冷却和更长的激光脉冲宽度以保护表皮，更长的激光／光源波长以减少表皮黑素的竞争吸收，以及使用更高的能量达到预期的临床终点。这对于改善临床效果是必要的，最重要的是将不良反应风险降至最低，尤其是炎症后色素沉着（postinflammatory hyperpigmentation，PIH）。

有色皮肤色素病变的激光与光治疗

有色皮肤患者先天性和后天性色素性疾病的发病率较高，如太田痣和褐青斑。深色皮肤光老化的早期迹象也表现为色素变化，包括日光性黑子、雀斑、黄褐斑和脂溢性角化。尽管色素性疾病的发生率较高，但在亚洲社会，肤色均匀的浅色皮肤被广泛认为是美丽的，因此，色素性疾病是激光治疗的常见适应证。

在激光治疗之前，应仔细探讨患者的主诉、主要治疗目标和预期，并获得知情同意。到目前为止，与色素靶向激光相关的最常见和最重要的并发症是 PIH。增加 PIH 风险的因素包括 Fitzpatrick 皮肤类型 Ⅳ～Ⅵ 型、近期阳光照射和真皮 - 表皮交界处的炎症程度。

在激光治疗前进行术前评估，了解详细用药史、包括过去 6 个月口服维 A 酸类的使用史、活动性感染或最近治疗区域的阳光照射史、有无形成瘢痕疙瘩史、光敏性和黑色素瘤的个人或家族史。减少 PIH 的术前措施包括在激光治疗前 2 周和治疗后 4 周避免日光照射，避免使用四环素类或口服避孕药等光敏剂。使用具有活性成分的物理防晒霜，如二氧化钛、氧化锌和氧化铁，由于刺激风险较低，可能比使用化学防晒霜更好。

特殊病变的治疗

日光性黑子和雀斑

深色皮肤最早和最常见的光老化表现是日光性黑子和雀斑的出现。

多种激光治疗方法可用于治疗日光性黑子和雀斑，包括 Q 开关（Q-switched，QS）激光，如 Q 开关 532nm 钕：钇铝石榴石（neodymium：yttrium aluminum garnet，Nd：YAG）激光，Q 开关翠绿宝石激光（755nm），Q 开关红宝石激光（694nm），强脉冲光（intense pulsed light，IPL）源和长脉冲（long-pulsed，LP）532nm Nd：YAG 激光。

Q 开关激光治疗黑子有效，但与 IPL 或 LP 激光相比，其产生 PIH 风险更高。Chan 等 2000 年的一项研究比较了 Q 开关 Nd：YAG 532nm 与长脉冲 Nd：YAG 532nm 激光治疗亚洲人面部黑子的疗效和并发症发生率，结果表明，虽然这两种激光的疗效相似，但 Q 开关激光诱发 PIH 的风险更大。这是因为，当波长特定的能量通过极短脉冲（纳秒）传递到皮肤时，Q 开关激光通过光机械和光热效应破坏黑色素。非预期的光机械效应会对邻近的氧合血红蛋白造成损害，并导致浅表血管炎症反应和黑素细胞活性改变，从而导致 PIH。Wang 等在 2006 年的一项类似研究比较了 Q 开关翠绿宝石激光与 IPL 治疗中国患者雀斑和黑子，结果表明使用 Q 开关激光同样具有较高的 PIH 发生率。皮秒激光也被用于治疗黑子。尽管由于脉宽明显缩短而被认为产生较低的不良反应，但因为该技术相关的光机械效应，仍可导致 5%～10% 的 PIH 发生率（图 71-1）。

长脉冲染料激光（long-pulsed dye laser，LPDL）595nm 靶向血红蛋白和黑色素。作用于血红蛋白会增加瘀血和 PIH 的风险，为了尽量减少对血红蛋白的非预期作用，Kono 等研究表明，在激光治疗过程中运用玻片压诊，利用手柄上平坦玻璃窗作为玻片压迫皮肤表面，可使血管排空，减少继发性瘀血和 PIH。同时使用压迫方法的 LPDL，是治疗亚洲患者面部黑子的一种有效、安全的方法。与 Q 开关激光相比，与 LPDL 相关的较长脉冲持续时间更适合于以最小的光机械效应来靶

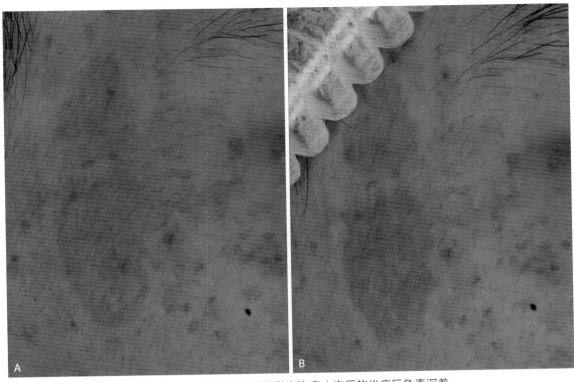

图 71-1　A. 黑子；B. 皮秒激光治疗 1 次后的炎症后色素沉着

向基底细胞的激光。然而，由于理论上存在从表皮到真皮的热扩散损伤，导致真皮损伤和瘢痕形成的风险，脉冲持续时间应等于或短于表皮基底层的热弛豫时间，即 20 μm 厚的基底层为 1.6～2.8 毫秒。

IPL 光源通过光热效应破坏色素，并从非相干滤过闪光灯发射宽波段可见光（400～1200nm）。与 Q 开关激光相比，缺乏光机械效应使 IPL 在亚洲患者黑子和雀斑的治疗中具有优势。然而，由于光斑较大，需要考虑病变皮肤和非病变皮肤的对比。在有色皮肤中，正常皮肤的黑色素含量往往较高，因此，无论是使用低能量会导致治疗效果不佳，还是过度反应可能影响正常皮肤，导致"脚印"损伤，都是很常见的。

考虑到可用的各种激光治疗方式，最终激光治疗的选择取决于患者的期望和接受可能的并发症的意愿，如 PIH 和长时间停工期。一种积极的治疗方法是使用 Q 开关纳秒或皮秒激光进行 1～2 次治疗。这种方法的优点是更经济有效，尽管患者可能预计停工 1 周，PIH 发生风险在 5%～10%。一个更保守的方法是使用 LPDL 进行 3～4 次治疗，PIH 发生风险更低，停工期更短。治疗前，评估病变皮肤和非病变皮肤之间的对比是很重要的。如果对比度较低，请避免使用大光斑设备。

对于 Q 开关激光，最好使用最小的光斑尺寸，以避免对周围正常皮肤造成伤害，并使用最低的能量来实现即时发白（2mm 光斑尺寸，Q 开关 Nd：YAG 532nm，能量 0.6J/cm²）。雀斑改善度较好，PIH 发

生率不超过 5%。然而，黑子的 PIH 风险较高，约为 10%。对于 LPDL，灰白外观是理想的临床终点（长脉冲激光 532nm KPT/Nd：YAG，2mm 光斑大小，脉宽 2 毫秒，无冷却时的能量 6.5～8.0J/cm²，或有冷却时的能量 12～14J/cm²）。

咖啡牛奶斑

咖啡牛奶斑（café-au-lait macules，CALM）是浅到深棕色的色素增加性斑片，组织学特征是存在巨大的黑素体和增加的黑色素含量。各种去除 CALM 的激光产生了不一致的结果。

在所有的激光治疗中，Q 开关激光产生的结果最不稳定，复发率高；反常的暗化被报道过。一个可能的解释是，Q 开关激光不能去除毛囊内的 CALM 黑色素细胞成分。一项使用 Q 开关 755nm 翠绿宝石激光治疗中国患者 CALM 的回顾性研究表明，平均 3.2 次治疗后，54.1% 的患者出现好到极好的反应，16.7% 的患者反应欠佳，10.4% 的患者出现复发。一项使用 Q 开关 694nm 红宝石激光和 Q 开关 532nm Nd：YAG 激光进行的类似研究显示出相似的可变结果。

目前推荐的方法是使用长脉冲色素激光，如正常模式红宝石激光（normal-mode ruby laser，NMRL）或不使用冷却装置的长脉冲翠绿宝石激光，不仅靶向表皮黑素细胞，还靶向毛囊中的黑素细胞。在一项对 33 名 CALM 患者的研究中，NMRL 在单次治疗后 3 个月

的复发率（42.4%）低于 QS 红宝石激光（81.8%）。最近，人们已经探索了脉冲持续时间在亚纳秒范围内的新型激光装置——皮秒翠绿宝石激光的应用。尽管仍需要进一步研究，一些以前对治疗抵抗的病例似乎对治疗有了反应（能量 1.26～3.49J/cm²，光斑大小 2.7～4.5mm，2.5Hz）（图 71-2）。

激光治疗 CALM 的一种方法是将病变分成 4 部分，并用四种不同的激光对每个区域进行测试：长脉冲翠绿宝石激光、Q 开关红宝石激光、皮秒翠绿宝石激光和皮秒 532nm 激光。评估这 4 个区域的治疗反应将有助于指导激光治疗方式的选择。如果 4 次治疗后病变仍然存在，在开始进一步治疗之前，有必要与患者沟通。

Becker 痣

Becker 痣是一种色素性错构瘤，表现为单侧色素沉着性斑块，伴毛发生长增加，通常位于男性患者的肩膀。Becker 痣色素沉着是黑素细胞中黑色素含量增加所致，可用 Q 开关红宝石和倍频 Nd：YAG 激光治疗。一项对 22 例使用铒 YAG 激光和 Q 开关 1064nm Nd：YAG 激光的患者进行为期 2 年随访的对比研究表明，即使经过一次治疗，铒 YAG 激光效果仍明显优于 1064nm Nd：YAG 激光。长脉冲色素激光也被用于去除 Becker 痣中的毛发和色素沉着，尽管可能会造成质地改变的并发症。

长脉冲翠绿宝石 755nm 激光（20～35J/cm²，10mm 光斑大小，脉宽 3 毫秒）可用于靶向色素和周围毛囊。

通常，4～8 次治疗的成功率为 50%。但是，有可能会产生包括瘢痕和色素减退在内的不良反应。最近，还使用了非剥脱性点阵激光治疗 Becker 痣，取得了显著的成功（图 71-3）。还探索了应用皮秒激光去除 Becker 痣，尽管还需要进一步研究（皮秒翠绿宝石激光，2.08～3.49J/cm²，2.5Hz，2.7～3mm）。

太田痣

太田痣主要发生在有色人种，特别是亚洲人和黑人。它是一种真皮的黑素细胞错构瘤，表现为灰蓝色和棕色融合的椭圆形斑片。皮损分布在由三叉神经第一支和第二支支配的皮肤和黏膜区域。由于皮损的解剖位置，会显著影响容貌和社交。幸运的是，Q 开关红宝石 694nm 激光、Q 开关翠绿宝石 755nm 激光和 Q 开关 Nd：YAG 1064nm 激光治疗均有非常好的疗效。

尽管 Q 开关红宝石激光造成色素减退的风险更大，但可应用最短的疗程达到有效治疗。其他潜在的并发症包括激光术后的红斑、短暂的 PIH、皮肤质地改变，0.6%～1.2% 的患者可能会再次出现色素沉着。

与 Q 开关 Nd：YAG 1064nm 激光相比，患者对 Q 开关翠绿宝石激光术后引起的不适具有更好的耐受性。就临床疗效而言，经过 3 个及以上疗程，Q 开关 Nd：YAG 1064nm 激光似乎优于 Q 开关翠绿宝石激光。为了进一步降低因意外损伤邻近血管而引起的紫癜和色素脱失的风险，一项研究表明，在 Q 开关翠绿宝石激光治疗过程中使用加压的疗法，压迫皮肤，排空血管，

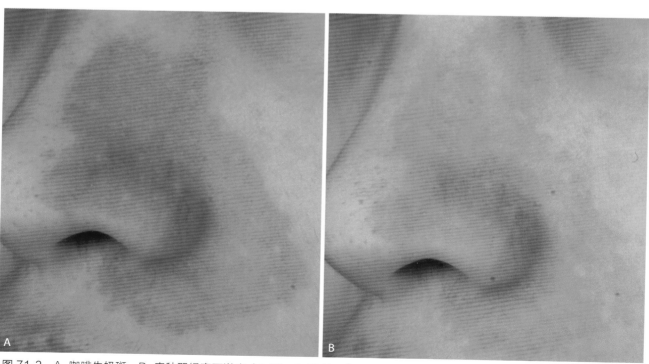

图 71-2 A. 咖啡牛奶斑。B. 皮秒翠绿宝石激光（1.26～3.49J/cm²，2.7～4.5mm，2.5Hz）3 次治疗后 1 个月；间隔 4 周

可以降低激光损伤的风险。重要的是，加压并没有影响治疗效果。

在 Q 开关 1064nm Nd：YAG 激光治疗后没有反应的太田痣患者中，点阵激光也被发现是有效的。然而，这是一个孤立的病例报道，而该患者仅接受了 3 次 Q 开关 Nd：YAG 激光治疗。

最近，皮秒激光治疗太田痣显示出良好的疗效，减少了治疗时间，且没有增加并发症的发生率（图 71-4）。

由于患者儿童居多，因此需要仔细考虑最佳治疗时机。Kono 等研究了 Q 开关红宝石激光治疗不同年龄组的太田痣的疗效，结果表明，较年轻年龄组达到显著至完全清除的平均治疗次数为 3.5 次，而较年长治疗组为 5.9 次（P=0.0001）。此外，与较年长治疗组 22.4% 的并发症发生率相比，较年轻年龄组仅为 4.8%。因此，提倡尽早治疗，而且可以将皮损带来的社会心理影响降至最低。

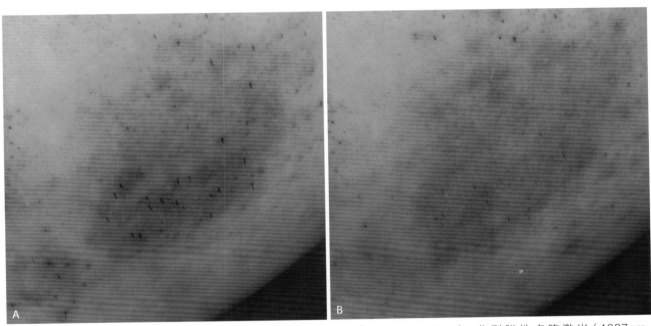

图 71-3　A. Becker 痣。B. 长脉冲翠绿宝石激光（20~30J/cm²，10mm，1.5Hz）、非剥脱性点阵激光（1927nm，10~20mJ，11 级，82~164MTZ/cm²）5 次治疗后 1 个月；间隔 4 周

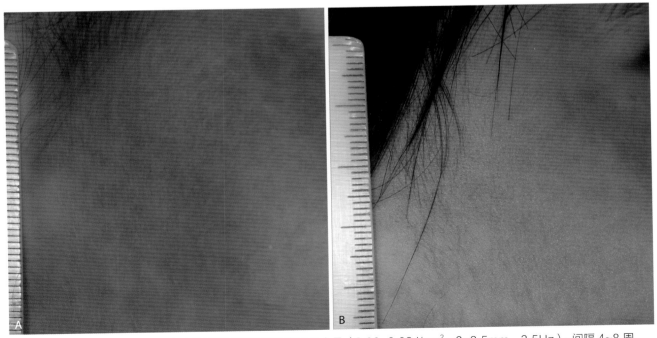

图 71-4　A. 太田痣。B. 5 次皮秒翠绿宝石激光治疗后 2 个月（2.08~3.03J/cm²，3~3.5mm，3.5Hz）；间隔 4~8 周

黑素细胞痣

激光去除黑素细胞痣是有争议的，因为理论上有造成黑素瘤的诊断延误的风险，虽然可能性较小，另外亚致死性激光损伤诱发肿瘤改变的风险尚不清楚。

然而，有色人种皮肤黑素瘤的发病率存在着重要的流行病学差异。与白种人相比，有色人种皮肤黑素瘤的发病率显著降低，男性皮肤黑素瘤的发病率美国为每10万人每年32.3例，澳大利亚为每10万人每年55.8例，日本为每10万人每年0.2例。黑素瘤的发生部位也不同，亚洲人的黑素瘤通常位于非暴露于阳光区域，包括肢端、甲下和黏膜表面。研究表明，亚洲人先天性巨大黑素细胞痣和神经皮肤黑变病的恶性转化的风险非常低。Hale等对205例先天性巨大黑素细胞痣患者进行了研究，发现2.3%的患者发展为黑素瘤。较大的先天性黑素细胞痣和卫星灶的存在是黑素瘤发生的重要危险因素。

临床意义是，Ⅳ～Ⅵ型皮肤患者的黑素细胞病变可通过激光安全治疗，前提是病变不在肢端区域，患者没有黑素瘤的个人史或家族史，且患者已由皮肤科医生进行评估。对于巨大的先天性黑素细胞痣，临床医生应该提醒患者发展为恶性肿瘤的潜在风险。

去除黑素细胞痣的一种方法是使用剥脱性激光（CO_2/铒：YAG激光）或长脉冲色素激光（长脉冲532nm或红宝石激光）去除表皮和部分真皮，然后多次使用较长波长Q开关激光（红宝石/翠绿宝石/Nd：YAG激光）。另一种方法是，可以交替使用点阵激光和皮秒激光（图71-5）。

先天性黑素细胞痣（congenital melanocytic nevi, CMN）未来治疗的方向包括：多巴注射/MSH刺激黑色素细胞在痣的深层产生黑色素，以增强激光治疗的效果；采用更精确控制的冷冻治疗技术；对受试者进行基因型分析，以确定哪些人患黑素瘤的风险更高。

血管病变的治疗

激光治疗有色人种的血管病变富有挑战性，包括鲑鱼斑、葡萄酒色斑（port-wine stains, PWS）、血管瘤和血管畸形。有色皮肤的高度黑色素化表皮是血红蛋白的竞争性靶色基，从而导致不良反应的风险增加。一般来说，为了达到临床改善，需要更高的能量。在Goh等进行的一项研究中，所有36名接受PDL治疗的中国PWS患者均出现短暂的PIH。Sommer等还报道了PDL治疗后13例深色皮肤患者中有8例出现不良反应，包括色素沉着、色素减退和萎缩性瘢痕。相反，欧洲患者病例报道的并发症发生率要低得多。新的激光技术彻底改变了激光治疗深色皮肤患者血管病变的方法。通过使用表皮冷却技术、延长脉宽的PDL和点阵激光均能改善临床结果，使并发症发生率降到最低。

设备选择和激光参数

多种激光设备可用于治疗血管病变，包括532nm Nd：YAG激光、585/595nm PDL、长脉冲755nm翠绿宝石激光、长脉冲1064nm Nd：YAG激光、IPL以及点阵激光。在选择最合适的设备和激光参数时，为了最适合个体化皮损和患者，需要考虑几个参数：波长、能量、脉宽、光斑大小和皮肤冷却技术的使用。

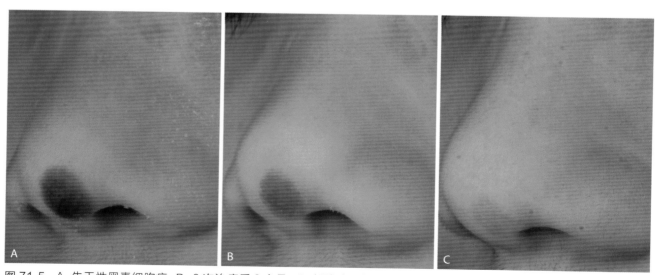

图71-5　A. 先天性黑素细胞痣；B. 8次治疗后2个月；C. 长脉冲翠绿宝石激光（15～40J/cm^2，10mm，1.5Hz），Q开关红宝石激光（3～5J/cm^2，5mm，2Hz），非剥脱性点阵激光（1550nm，65～70mJ，11级，46～52MTZ/cm^2；1927nm，20mJ，11级，82MTZ/cm^2）和皮秒翠绿宝石激光（6.37J/cm^2，2mm，5Hz）共19次治疗1年后；间隔5～8周

波长

波长特性是选择最合适的激光设备时需要考虑的一个重要参数。波长越长，组织穿透越深。对于深色皮肤患者，不建议在治疗PWS和血管瘤时使用532nm Nd：YAG等短波长的激光设备。如果靶血管位于较浅的位置，如面部毛细血管扩张，532nm Nd：YAG或LPDL是有效的。根据已发表的证据，带有动态冷却装置的PDL是治疗亚洲人群PWS的金标准。长脉冲翠绿宝石激光联合长脉冲595nm PDL已被证明对PDL单一治疗PWS效果差的患者有效（图71-6）。1064nm Nd：YAG激光已被证明可有效治疗唇部肥厚型PWS，以将PDL导致唇部色素脱失的风险降至最低。

脉宽

根据选择性光热作用的原理，脉宽应等于或小于血管热弛豫时间，以最大限度利用激光能量沉积，将热损伤降至最低。血管激光使用较长的脉宽来损伤较大的血管，同时保留非病变的小血管，尽可能使表皮保留。然而，在治疗PWS时，紫癜是合适的终点。脉宽的选择取决于病变类型、血管直径和患者愿意接受的停工期。

光斑尺寸

在相同的能量下，较大的光斑会导致更深的热损伤。一般来说，光斑尺寸越大，散射度越小。当使用PDL、IPL和532nm Nd：YAG激光时，可以使用较大的光斑尺寸（>10cm）。相反，在使用翠绿宝石激光和1064nm Nd：YAG激光时，建议使用较小的光斑尺寸，以尽量减少受热组织体积和瘢痕形成。

表皮冷却

表皮冷却降低了血管激光的不良反应，提高了临床疗效。它被定义为在激光治疗前、治疗中和治疗后使用冷却物质来降低皮肤表面温度。这可以降低激光治疗对靶结构的选择性损伤和对表皮的热损伤。优化冷却是必要的，早期的冷却方法包括水冷玻璃制冷器、低温喷雾、空气冷却和冷凝胶。不同的设备有不同的冷却性能。Chan等研究表明33%的PWS患者使用带有接触冷却装置的长脉冲KTP 532nm激光后，出现了色素和皮肤结构的改变。因此，需要更先进的冷却技术，采用低温喷雾冷却（cryogen spray cooling，CSC）进行动态冷却应运而生。在CSC时，向皮肤表面喷洒致冷剂数

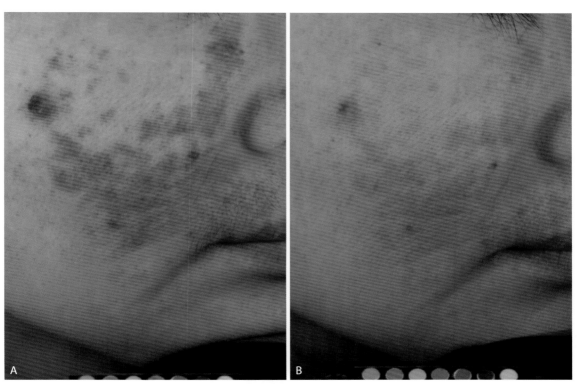

图71-6　A. 鲜红斑痣；B. 长脉冲翠绿宝石激光（35J/cm², 10mm, 1.5毫秒）、长脉冲染料激光器（6.75~13J/cm², 7~10mm, 1.5~6毫秒）、调Q Nd：YAG激光（1064nm, 3.1~3.5J/cm², 2~8mm, 5~10Hz；532nm, 0.6J/cm², 2mm, 5Hz）4次治疗后1个月；间隔4~8周

十毫秒，将皮肤表面温度从30℃降至0℃再至-5℃，以实现理想的皮肤表面冷却。Chang和Nelson进行了一项回顾性研究，研究了PDL联合CSC（PDL-CSC）治疗亚洲患者PWS的疗效。研究表明，PDL-CSC可以提高临床疗效，并且在不增加并发症发生率的情况下使用更高的能量（12J/cm²，而不是8J/cm²）。Chiu等也同意在中国PWS患者中联合使用PDL-CSC比单独使用PDL更有效且耐受性更好（图71-7）。

激光治疗后PWS复发

尽管激光治疗最初取得了成功的临床疗效，但仍存在再次加深的问题。Huikeshoven等进行了一项为期10年的前瞻性临床研究，评估PDL治疗PWS后是否出现颜色再次加深。共有51名患者参与该研究，长期随访结果将与治疗前和平均5次激光治疗后获得的色泽数据进行比较。通常，与最初5次激光治疗后的测量结果相比，随访时皮损颜色明显较深（$P=0.001$）。然而，它仍然明显浅于治疗前的测量值（$P<0.001$）。6%的患者报告称，PWS比最后一次治疗后变得更浅，59%的患者报告其没有变化，35%的患者称其颜色变深。

当激光破坏血管时，随后会诱发PWS皮肤上层的缺氧、炎症和水肿，从而导致皮肤颜色加深。炎症细胞迁移到这些区域并分泌细胞因子，这些细胞因子是促血管生成因子的有效上调因子。此外，激光诱导的伤口愈合作为对PDL治疗的反应，往往导致PWS血管的重构。

研究人员研究了激光治疗后调节伤口愈合反应的方法，以降低PWS复发的风险。其中一种方法是外用血管生成抑制药与PDL治疗联合使用。为了防止血管再生，建议将PDL照射和局部外用血管生成抑制药结合使用。这些化合物通过多种机制发挥抗血管生成和化学预防作用。Chang等对亚洲患者进行了一项研究，以比较PDL和局部外用咪喹莫特联合与单独应用激光治疗PWS的情况。结果显示，与单独使用PDL或咪喹莫特相比，联合使用治疗PWS产生的褪色效应随时间推移具有显著统计学差异（$P<0.05$）。局部外用西罗莫司（雷帕霉素）也被证实能够抑制PDL诱导的血管再生。

增生性血管瘤的激光治疗

使用激光治疗增生性血管瘤更具争议性。早期研究表明，激光治疗缺乏有效性，同时还有诱发溃疡风险。然而，这些研究没有使用冷却技术，且使用了小光斑。Kono等的研究比较了传统PDL和长脉冲PDL治疗儿童血管瘤的疗效，发现长脉冲PDL有更好的清除率（65% vs.54%；$P=0.001$），且并发症发生率较低。研究表明，血管激光和点阵激光联合使用可获得满意的临床效果（图71-8）。

未来的方向

未来治疗PWS的方向包括使用PWS中血管结构的无创评估（光学相干断层扫描，optical coherence tomography，OCT）、SMART设备（添加比色计以改善冷却参数）和改进光学清除的方法。光动力疗法（photodynamic therapy，PDT）的应用也在探索中。Gao等对PDL和PDT单次治疗的临床疗效进行了一项直接的并列研究。他推断PDT至少与PDL一样有效，并且在某些情况下疗效优于PDL。对581名患者进行

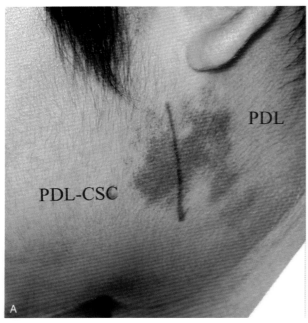
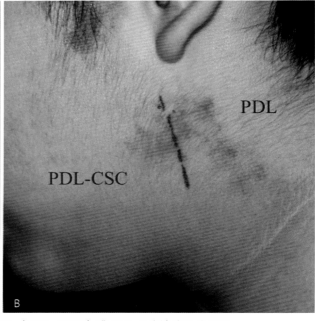

图71-7　A.鲜红斑痣；B.带有低温喷雾PDL（PDL-CSC）或PDL 3次治疗2个月后

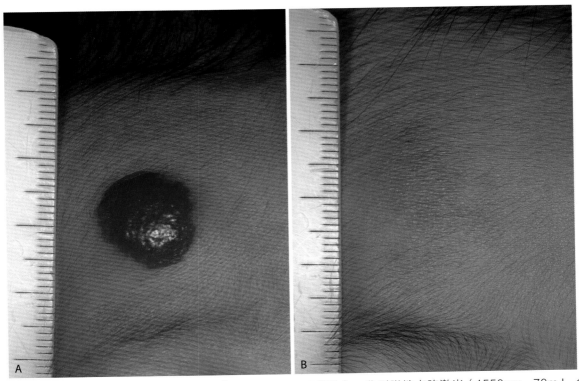

图 71-8　A. 草莓痣；B. PDL（9.8～13.3J/cm²，3～7mm，1.5 毫秒）、非剥脱性点阵激光（1550nm，70mJ，11 级，48MTZ/cm²）7 次治疗后 1 个月；间隔 4~24 周

回顾性研究，比较 PDL（585nm，0.45 毫秒）和使用血卟啉甲醚作为光敏剂和铜蒸气激光器的 PDT 的疗效，结果显示尽管在儿童患者皮损清除中没有统计学上的显著差异，但在接受 PDT 的成人中观察到更高的病变褪色率（PDT 94.2% vs PDL 88.4%）。然而，尽管这些报道令人充满希望，但在使用 PDT 治疗 PWS 的病例中同样有瘢痕产生（图 71-9）。

总之，有色皮肤患者血管病变的治疗仍然具有挑战性，需要仔细选择合适的激光设备和参数。带有动态冷却技术的 PDL 可有效治疗有色人种的 PWS。长脉冲翠绿宝石激光和 1064nm Nd：YAG 激光可用于顽固性 PWS 的治疗。低能量长脉冲染料激光可用来治疗增生性血管瘤。目前正在进行的研究，将外用抗血管生成药物与激光治疗相结合，以防止激光术后 PWS 颜色加深。

剥脱性、非剥脱性和点阵皮肤磨削术

在过去，使用剥脱性激光（如二氧化碳或 Er：YAG 激光）去除表皮和部分真皮施行嫩肤术。通过去除光损伤或瘢痕组织，随后的愈合过程促使新的胶原蛋白形成，达到嫩肤的目的。然而，停工期和潜在的包括感染、甚至瘢痕在内的并发症，使这些治疗并不那么受欢迎。此外，有色患者的皮肤通常皱纹较少，但更容易发生 PIH。

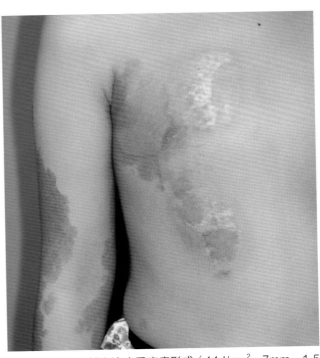

图 71-9　PDL 单次治疗后瘢痕形成（11J/cm²，7mm，1.5 毫秒）

非剥脱性激光涉及使用冷却装置来保护表皮，然后将激光、光或射频（radiofrequency，RF）能量传送到真皮；这些设备近年来一直是人们关注的焦点。和其他可以改善皮肤成分比如毛细血管扩张、雀斑的激光一

样，非剥脱性激光嫩肤术同样受有色皮肤患者的欢迎。通常，多种设备都会被使用，包括 PDL、IPL、Nd：YAG 激光、半导体激光、ER：玻璃激光和射频。使用这些设备进行一系列每月一次的治疗后，通常会看到皮肤纹理、瘢痕和皱纹的适度改善。与剥脱性设备相比，几乎不需要停工时间，PIH 和瘢痕等不良反应的发生率要低得多。

点阵光热分解效应的发展彻底改革了皮肤嫩肤术及磨削术，尝试达到与剥脱性激光相当的临床效果，但其安全性更类似于非剥脱技术。在点阵光热分解作用中，在保持角质层完整的情况下，全层热损伤的微柱被诱导至网状真皮。皮肤有其独特的表皮修复系统，通过角质形成细胞迁移和快速排出坏死碎片和黑色素。排出和替换受损组织类似于皮肤的再生。点阵换肤的主要目的是通过表皮和真皮两个层次进行深度和直接治疗，同时保留部分表皮以保持快速的表皮细胞再生。低温损伤区域愈合，以达到真正的再生效果和真皮重塑效果。由于角质层含水量低，屏障功能得以保持完整。这项技术已被证明对改善光老化、皮肤色素异常、皱纹、萎缩瘢痕和皮肤异色病是有效的。对于有色皮肤，主要问题是PIH，而且以前的研究表明，治疗密度而不是能量是形成 PIH 更强有力的决定因素。通过降低治疗密度，增加治疗次数，在保持临床疗效前提下，可显著降低 PIH 的风险（图 71-10）。

考虑到有色人种皮肤皱纹程度更轻，但色素问题比较突出，使用 1440nm 半导体激光或 1947nm 铥激光的低能量、低密度非剥脱磨削特别适用于该群体。研究表明，低能量低密度 1440nm 半导体激光可以有效地治疗色素沉着和皮肤纹理问题，尤其适用于中国年轻人群，不良反应有限，且停工期短。

已经有研究调查了剥脱性点阵激光磨削术（ablative fractional resurfacing，AFR）在有色人种皮肤的嫩肤和修复痤疮瘢痕的效果。对亚洲人使用剥脱性 CO_2 点阵激光的研究表明，皮肤纹理、弹性、皱纹、扩张的毛孔和痤疮瘢痕均有所改善。PIH 发生率高，在激光治疗后 1 个月和 6 个月分别为 55.5% 和 11.1%。

其他预防 PIH 的方法包括降低每次剥脱性点阵激光的治疗密度，增加治疗次数，局部外用或口服类固醇也被提议，尽管后者与感染的风险增加相关。数据显示其他类型的剥脱性点阵激光装置 PIH 风险略低，包括 ER：YAG 点阵激光和射频点阵。很可能较低的并发症风险与较低治疗有效率相平行。

皮秒点阵激光也被用于治疗痤疮瘢痕，尽管不良反应发生率较低，但其与非剥脱性点阵激光相比，结果似乎并不出色。

身体塑形

无创式身体塑形越来越受欢迎。与传统的吸脂手术不同，使用的设备是无创的，患者得以避免麻醉和手术造成的风险，这些风险在考虑治疗本质上是为了美容时会被放大。目前主要有 4 种无创身体塑形技术：高强度聚焦超声（high-intensity focused ultrasound，HIFU）、射频、冷冻溶脂术和激光。其潜在的作用机制被认为是由于脂肪细胞的甘油三酯流出，导致靶细胞的体积缩小或诱导凋亡。

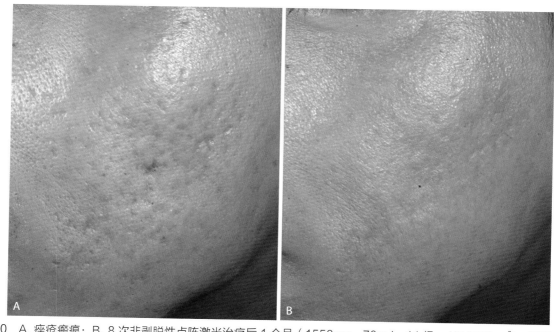

图 71-10 A. 痤疮瘢痕；B. 8 次非剥脱性点阵激光治疗后 1 个月（1550nm，70mJ，11 级，48MTZ/cm²）；间隔 4~12 周

高强度聚焦超声

HIFU 利用与诊断超声相同的基本原理，即换能器产生声波，可以穿透组织。然而，更高的能量和更紧密的焦点被用来快速加热和破坏脂肪，同时保留浅部和周围的结构。超声能量在高频（2MHz）下聚焦于特定深度的靶组织，并将组织损伤限制于一个焦点上。可以类比通过放大镜聚焦光线。聚焦超声可导致脂肪细胞的机械破坏，该技术已与射频结合使用，以优化疗效。加热导致脂肪细胞热凝固性坏死，随后巨噬细胞吞噬并清除坏死的脂肪细胞。研究显示在使用 HIFU 治疗后,血脂、炎症标志物或肝肾功能均未出现任何异常。

亚洲患者的体格通常比白种人小。据推测，由于这一原因，先前的研究显示聚焦超声对南亚人无创身体塑形的治疗效果较差。Shek 等进行了一项研究，以评估 HIFU 设备对亚洲患者腹部塑形的安全性和有效性。12 例患者均接受了单次总能量为 150～165J/cm² 的 HIFU 治疗，治疗 12 周后腰围减少 2.1cm。每通过一次的能量为 30～55J/cm²。结果显示，12 名受试者中有 7 人对结果满意，有 9 人会将此疗法推荐给他们的朋友和家人。治疗后 4、8、12 周,两侧髂嵴测量的腰围($P=0.013$、0.002、0.005）和最大腰围（$P=0.003$、0.034、0.023）均有显著统计学意义上的改善（图 71-11）。此外，研究还表明，总能量越高，腰围减少越多。此研究结论是，HIFU 能有效降低中国患者的腰围。然而，12 例患者中有 11 例出现与 HIFU 相关的瘀血，1 例患者出现毛囊炎。视觉模拟量表的平均疼痛评分也为 5.7 分。因此，另一项研究调查了低频聚焦超声联合射频使用减少治疗的不良反应。双极射频手柄创造了一个较低的阻力路径，允许在应用聚焦超声能量之前选择性加热脂肪。这项研究也在亚洲患者中进行，结果表明虽然疗效相当，但需要更多的治疗疗程（3 次比 1 次），但是不良反应较少。

20 名患者中只有 6 名报告有风团形成，不到 1/3 的患者报告有中度到重度疼痛（图 71-12）。

冷冻溶脂

在冷冻溶脂术中，脂肪细胞被冷却到低于正常温度，但高于冰点，以诱导细胞凋亡且不会对周围组织造成附带损害。冷却导致脂肪细胞中脂质结晶，细胞内容物缓慢溶解引发细胞凋亡。在接下来的几个月里脂肪逐渐减少，大约可以减少 20%。

通过触发细胞凋亡、溶解死亡细胞，达到身体塑形。Shek 等研究了中国患者使用冷冻溶脂术进行塑形的情况，结果表明，接受单次治疗（对躯干进行 1 小时治疗，冷却强度因子预设为 −73mW/cm²）的患者具有显著的改善（$P<0.001$，图 71-13）。此外，接受 2 次 1 小时治疗的患者与基线相比也有显著改善，尽管改善程度没有第一次治疗明显。不良反应少，所有疼痛、发红和麻木都是暂时的。接受 1 次治疗的 21 名患者中有 2 名出现瘀血，而接受 2 次治疗的患者中没有一名出现瘀血。

激光

635～915nm 的低强度激光已被用于身体塑形。最新的激光系统采用带有冷却装置的 1060nm 的高能半导体激光，以提高疗效和耐受性。该产品适用于所有 Fitzpatrick 皮肤类型，并已获得 FDA 批准。1060nm 半导体激光将激光能量分散到脂肪细胞，并在 42 ～47℃ 诱导损伤。随后的激光脉冲传输和冷却保护了皮肤的上层结构。单次 25 分钟的治疗对于腹部区域是有效的（根据受试者耐受性的反馈，能量从 1.1W/cm² 开始增加，最大能量不超过 1.4W/cm²）。治疗头的最大数量是 4 个。到目前为止未发现并发症，手术后仅出现轻微疼痛和发红（图 71-14）。

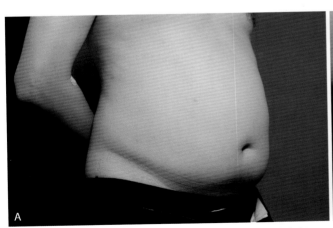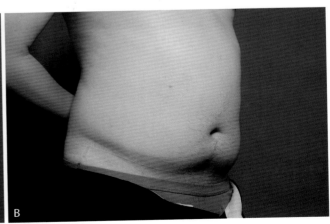

图 71-11　A.基线水平的腹部；B.单次高强度聚焦超声治疗后 2 个月

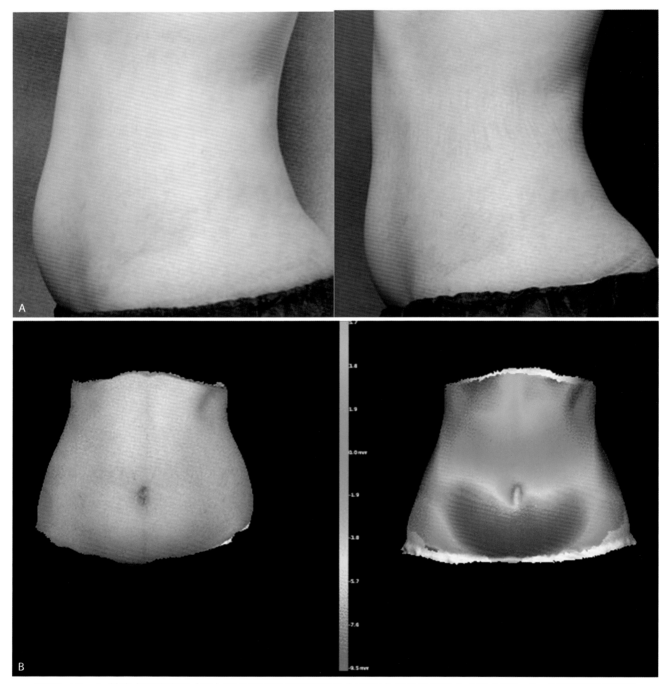

图 71-12 　A. 基线水平的腹部（左）和 3 次高强度聚焦超声（HIFU）联合治疗后 3 个月（右）；B. 术后腹部轮廓清晰

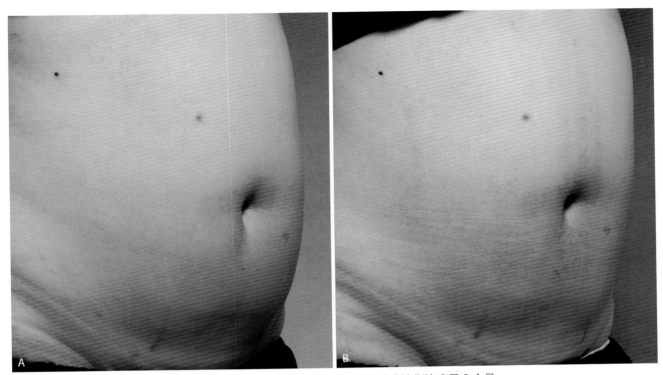

图 71-13 A. 基线水平的腹部；B. 单次冷冻溶脂治疗后 2 个月

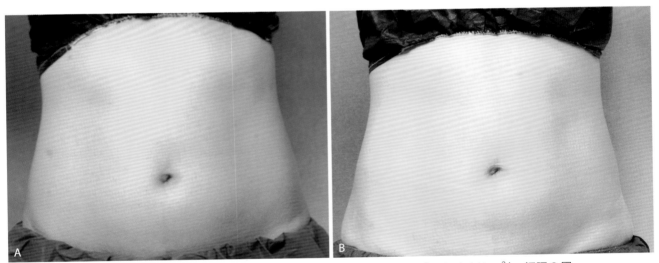

图 71-14 A. 基线水平的腹部；B.2 次半导体激光治疗后 3 个月（1.1~1.4J/cm²），间隔 6 周

总结

由于较高的表皮黑色素含量和增加的并发症（尤其是 PIH）风险,激光治疗有色人种皮肤仍然是一项挑战。然而，成功的治疗可以通过仔细筛选患者和使用合适的激光参数来实现。

参考文献

1. Chung JH. Photoaging in Asians. Photodermatol Photoimmunol Photomed. 2003;19(3):109–121.

2. Chan HH, Fung WK, Ying SY, Kono T. An in vivo trial comparing the use of different types of 532 nm Nd:YAG lasers in the treatment of facial lentigines in oriental patients. Dermatol Surg. 2000;26(8):743–749.

3. Wang CC, Sue YM, Yang CH, Chen CK. A comparison of Q-switched alexandrite laser and intense pulsed light for the treatment of freckles and lentigines in Asian persons: a randomized, physician-blinded, split-face comparative trial. J Am Acad Dermatol. 2006;54(5):804–810.

4. Shek SY, Negishi K, Tanaka S, Yeung CK, Chan HH. A Prospective Multi-Center Study of a Dual-Wavelength Laser Picosecond for the Treatment of Melasma and Lentigines in Asian Skin. American Society for Laser Medicine and Surgery; 2016.

5. Kono T, Chan HH, Groff WF, et al. Long-pulse pulsed dye laser delivered with compression for treatment of facial lentigines. Dermatol Surg. 2007;33(8):945–950.

6. Wang Y, Qian H, Lu Z. Treatment of cafe au lait macules in Chinese patients with a Q-switched 755-nm alexandrite laser. J Dermatol Treat. 2012;23(6):431–436.

7. Grossman MC, Anderson RR, Farinelli W, Flotte TJ, Grevelink JM. Treatment of cafe au lait macules with lasers. A clinicopathologic correlation. Arch Dermatol. 1995; 131(12):1416–1420.

8. Trelles MA, Allones I, Moreno-Arias GA, Velez M. Becker's naevus: a comparative study between erbium: YAG and Q-switched neodymium:YAG; clinical and histopathological findings. Br J Dermatol. 2005;152(2):308–313.

9. Nanni CA, Alster TS. Treatment of a Becker's nevus using a 694-nm long-pulsed ruby laser. Dermatol Surg. 1998;24(9): 1032–1034.

10. Glaich AS, Goldberg LH, Dai T, Kunishige JH, Friedman PM. Fractional resurfacing: a new therapeutic modality for Becker's nevus. Arch Dermatol. 2007;143(12):1488–1490.

11. Kono T, Nozaki M, Chan HH, Mikashima Y. A retrospective study looking at the long-term complications of Q-switched ruby laser in the treatment of nevus of Ota. Lasers Surg Med. 2001;29(2):156–159.

12. Chan HH, King WW, Chan ES, et al. In vivo trial comparing patients' tolerance of Q-switched Alexandrite (QS Alex) and Q-switched Neodymium:Yttrium-Aluminum-Garnet (QS Nd:YAG) lasers in the treatment of nevus of Ota. Lasers Surg Med. 1999;24(1):24–28.

13. Chan HH, Ying SY, Ho WS, Kono T, King WW. An in vivo trial comparing the clinical efficacy and complications of Q-switched 755 nm alexandrite and Q-switched 1064 nm Nd:YAG lasers in the treatment of nevus of Ota. Dermatol Surg. 2000;26(10):919–922.

14. Kono T, Groff WF, Chan HH, Sakurai H, Nozaki M. Comparison study of a Q-switched alexandrite laser delivered with versus without compression in the treatment of dermal pigmented lesions. J Cosmet Laser Ther. 2007; 9(4):206–209.

15. Kouba DJ, Fincher EF, Moy RL. Nevus of Ota successfully treated by fractional photothermolysis using a fractionated 1440-nm Nd:YAG laser. Arch Dermatol. 2008;144(2):156–158.

16. Chesnut C, Diehl J, Lask G. Treatment of nevus of ota with a picosecond 755-nm alexandrite laser. Dermatol Surg. 2015;41(4):508–510.

17. Kono T, Chan HH, Ercocen AR, et al. Use of Q-switched ruby laser in the treatment of nevus of ota in different age groups. Lasers Surg Med. 2003;32(5):391–395.

18. Garbe C, McLeod GR, Buettner PG. Time trends of cutaneous melanoma in Queensland, Australia and Central Europe. Cancer. 2000;89(6):1269–1278.

19. Tanaka H, Tsukuma H, Tomita S, et al. Time trends of incidence for cutaneous melanoma among the Japanese population: an analysis of Osaka Cancer Registry data, 1964–95. J Epidemiol. 1999;9(6 Suppl):S129–S135.

20. Linos E, Swetter SM, Cockburn MG, Colditz GA, Clarke CA. Increasing burden of melanoma in the United States. J Invest Dermatol. 2009;129(7):1666–1674.

21. Chan YC, Giam YC. A retrospective cohort study of Southeast Asian patients with large congenital melanocytic nevi and the risk of melanoma development. J Am Acad Dermatol. 2006;54(5):778–782.

22. Hale EK, Stein J, Ben-Porat L, et al. Association of melanoma and neurocutaneous melanocytosis with large congenital melanocytic naevi–results from the NYU-LCMN registry. Br J Dermatol. 2005;152(3):512–517.

23. Kono T, Nozaki M, Chan HH, Sasaki K, Kwon SG. Combined use of normal mode and Q-switched ruby lasers in the treatment of congenital melanocytic naevi. Br J Plast Surg. 2001;54(7):640–643.

24. Funayama E, Sasaki S, Furukawa H, et al. Effectiveness of combined pulsed dye and Q-switched ruby laser treatment for large to giant congenital melanocytic naevi. Br J Dermatol. 2012;167(5):1085–1091.

25. Al-Hadithy N, Al-Nakib K, Quaba A. Outcomes of 52 patients with congenital melanocytic naevi treated with UltraPulse Carbon Dioxide and Frequency Doubled Q-Switched Nd-Yag laser. J Plast Reconstr Aesthet Surg. 2012;65(8):1019–1028.

26. August PJ, Ferguson JE, Madan V. A study of the efficacy of carbon dioxide and pigment-specific lasers in the treatment of medium-sized congenital melanocytic naevi. Br J Dermatol. 2011;164(5):1037–1042.

27. Goh CL. Treatment response of port-wine stains with the flashlamp-pulsed dye laser in the National Skin Centre: a report of 36 patients. Ann Acad Med Singapore. 1996;25(4): 536–540.

28. Sommer S, Sheehan-Dare RA. Pulsed dye laser treatment of port-wine stains in pigmented skin. J Am Acad Dermatol. 2000;42(4):667–671.

29. Boixeda P, Nunez M, Perez B, de las Heras ME, Hilara Y, Ledo A. Complications of 585-nm pulsed dye laser therapy. Int J Dermatol. 1997;36(5):393–397.

30. Izikson L, Nelson JS, Anderson RR. Treatment of hypertrophic and resistant port wine stains with a 755 nm laser: a case series of 20 patients. Lasers Surg Med. 2009; 41(6):427–432.

31. Kono T, Frederick Groff W, Chan HH, Sakurai H, Yamaki T. Long-pulsed neodymium:yttrium-aluminum-garnet laser treatment for hypertrophic port-wine stains on the lips. J Cosmet Laser Ther. 2009;11(1):11–13.

32. Garden JM. Effect of pulse duration on laser therapy for cutaneous vascular lesions. In: Arndt KA, Dover JS, American Medical Association, eds. Controversies and Conversations in Cutaneous Laser Surgery. Chicago, IL: AMA Press;2002:xiii, 354.

33. Chan HH, Chan E, Kono T, Ying SY, Wai-Sun H. The use of variable pulse width frequency doubled Nd:YAG 532 nm laser in the treatment of port-wine stain in Chinese patients. Dermatol Surg. 2000;26(7):657–661.

34. Chang CJ, Nelson JS. Cryogen spray cooling and higher fluence pulsed dye laser treatment improve port-wine stain clearance while minimizing epidermal damage. Dermatol Surg. 1999;25(10):767–772.

35. Chiu CH, Chan HH, Ho WS, Yeung CK, Nelson JS. Prospective study of pulsed dye laser in conjunction with cryogen spray cooling for treatment of port wine stains in Chinese patients. Dermatol Surg. 2003;29(9):909–915; discussion 915.

36. Huikeshoven M, Koster PH, de Borgie CA, Beek JF, van Gemert MJ, van der Horst CM. Redarkening of port-wine stains 10 years after pulsed-dye-laser treatment. N Engl J Med. 2007;356(12):1235–1240.

37. Phung TL, Oble DA, Jia W, Benjamin LE, Mihm MC Jr, Nelson JS. Can the wound healing response of human skin be modulated after laser treatment and the effects of exposure extended? Implications on the combined use of the pulsed dye laser and a topical angiogenesis inhibitor for treatment of port wine stain birthmarks. Lasers Surg Med. 2008;40(1):1–5.

38. Chang CJ, Hsiao YC, Mihm MC Jr, Nelson JS. Pilot study examining the combined use of pulsed dye laser and topical Imiquimod versus laser alone for treatment of port wine stain birthmarks. Lasers Surg Med. 2008;40(9):605–610.

39. Tan W, Jia W, Sun V, Mihm MC Jr, Nelson JS. Topical

rapamycin suppresses the angiogenesis pathways induced by pulsed dye laser: molecular mechanisms of inhibition of regeneration and revascularization of photocoagulated cutaneous blood vessels. Lasers Surg Med. 2012;44(10):796–804.

40. Batta K, Goodyear HM, Moss C, Williams HC, Hiller L, Waters R. Randomised controlled study of early pulsed dye laser treatment of uncomplicated childhood haemangiomas: results of a 1-year analysis. Lancet. 2002;360(9332):521–527.

41. Kono T, Sakurai H, Groff WF, et al. Comparison study of a traditional pulsed dye laser versus a long-pulsed dye laser in the treatment of early childhood hemangiomas. Lasers Surg Med. 2006;38(2):112–115.

42. Laubach HJ, Anderson RR, Luger T, Manstein D. Fractional photothermolysis for involuted infantile hemangioma. Arch Dermatol. 2009;145(7):748–750.

43. Gao K, Huang Z, Yuan KH, Zhang B, Hu ZQ. Side-by-side comparison of photodynamic therapy and pulsed-dye laser treatment of port-wine stain birthmarks. Br J Dermatol. 2013;168(5):1040–1046.

44. Yuan KH, Li Q, Yu WL, Zeng D, Zhang C, Huang Z. Comparison of photodynamic therapy and pulsed dye laser in patients with port wine stain birthmarks: a retrospective analysis. Photodiagnosis Photodyn Ther. 2008;5(1):50–57.

45. Nanni CA, Alster TS. Complications of carbon dioxide laser resurfacing. An evaluation of 500 patients. Dermatol Surg. 1998;24(3):315–320.

46. Alam M, Hsu TS, Dover JS, Wrone DA, Arndt KA. Nonablative laser and light treatments: histology and tissue effects–a review. Lasers Surg Med. 2003;33(1):30–39.

47. Manstein D, Herron GS, Sink RK, Tanner H, Anderson RR. Fractional photothermolysis: a new concept for cutaneous remodeling using microscopic patterns of thermal injury. Lasers Surg Med. 2004;34(5):426–438.

48. Tierney EP, Kouba DJ, Hanke CW. Review of fractional photothermolysis: treatment indications and efficacy. Dermatol Surg. 2009;35(10):1445–1461.

49. Alexiades-Armenakas MR, Dover JS, Arndt KA. The spectrum of laser skin resurfacing: nonablative, fractional, and ablative laser resurfacing. J Am Acad Dermatol. 2008;58(5):719–737; quiz 738–740.

50. Kono T, Chan HH, Groff WF, et al. Prospective direct comparison study of fractional resurfacing using different fluences and densities for skin rejuvenation in Asians. Lasers Surg Med. 2007;39(4):311–314.

51. Chan NP, Ho SG, Yeung CK, Shek SY, Chan HH. The use of non-ablative fractional resurfacing in Asian acne scar patients. Lasers Surg Med. 2010;42(10):870–875.

52. Marmon S, Shek SY, Yeung CK, Chan NP, Chan JC, Chan HH. Evaluating the safety and efficacy of the 1,440-nm laser in the treatment of photodamage in Asian skin. Lasers Surg Med. 2014;46(5):375–379.

53. Chan NP, Ho SG, Yeung CK, Shek SY, Chan HH. Fractional ablative carbon dioxide laser resurfacing for skin rejuvenation and acne scars in Asians. Lasers Surg Med. 2010;42(9):615–623.

54. Cho SB, Lee SJ, Kang JM, Kim YK, Chung WS, Oh SH. The efficacy and safety of 10,600-nm carbon dioxide fractional laser for acne scars in Asian patients. Dermatol Surg. 2009; 35(12):1955–1961.

55. Cheyasak N, Manuskiatti W, Maneeprasopchoke P, Wanitphakdeedecha R. Topical corticosteroids minimise the risk of postinflammatory hyper-pigmentation after ablative fractional CO2 laser resurfacing in Asians. Acta Derm Venereol. 2015;95(2):201–205.

56. Kim MS, Bang SH, Kim JH, Shin HJ, Choi JH, Chang SE. Tranexamic acid diminishes laser-induced melanogenesis. Annals of dermatology. 2015;27(3):250–256.

57. Hu S, Hsiao WC, Chen MC, et al. Ablative fractional erbium-doped yttrium aluminum garnet laser with coagulation mode for the treatment of atrophic acne scars in Asian skin. Dermatol Surg. 2011;37(7):939–944.

58. Yeung CK, Chan NP, Shek SY, Chan HH. Evaluation of combined fractional radiofrequency and fractional laser treatment for acne scars in Asians. Lasers Surg Med. 2012; 44(8):622–630.

59. Brauer JA, Kazlouskaya V, Alabdulrazzaq H, et al. Use of a picosecond pulse duration laser with specialized optic for treatment of facial acne scarring. JAMA Dermatology. 2015; 151(3):278–284.

60. Kennedy J, Verne S, Griffith R, Falto-Aizpurua L, Nouri K. Non-invasive subcutaneous fat reduction: a review. J Eur Acad Dermatol Venereol. 2015;29(9):1679–1688.

61. Jewell ML, Baxter RA, Cox SE, et al. Randomized sham-controlled trial to evaluate the safety and effectiveness of a high-intensity focused ultrasound device for noninvasive body sculpting. Plast Reconstr Surg. 2011;128(1):253–262.

62. Jewell ML, Weiss RA, Baxter RA, et al. Safety and tolerability of high-intensity focused ultrasonography for noninvasive body sculpting: 24-week data from a randomized, sham-controlled study. Aesthet Surg J. 2012;32(7): 868–876.

63. Shek S, Yu C, Yeung CK, Kono T, Chan HH. The use of focused ultrasound for non-invasive body contouring in Asians. Lasers Surg Med. 2009;41(10):751–759.

64. Shek SY, Yeung CK, Chan JC, Chan HH. Efficacy of high-intensity focused ultrasonography for noninvasive body sculpting in Chinese patients. Lasers Surg Med. 2014;46(4): 263–269.

65. Shek SY, Yeung CK, Chan JC, Chan HH. The efficacy of a combination non-thermal focused ultrasound and radiofrequency device for noninvasive body contouring in Asians. Lasers Surg Med. 2016;48(2):203–207.

66. Derrick CD, Shridharani SM, Broyles JM. The safety and efficacy of cryolipolysis: A systematic review of available literature. Aesthet Surg J. 2015;35(7):830–836.

67. Shek SY, Chan NP, Chan HH. Non-invasive cryolipolysis for body contouring in Chinese–a first commercial experience. Lasers Surg Med. 2012;44(2):125–130.

第72章 静脉曲张的硬化治疗与处理

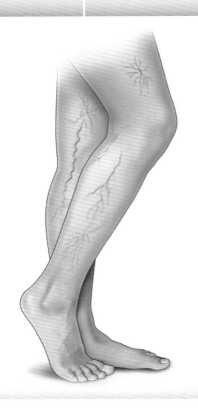

原著者　Neil Sadick

翻　译　周　珺　姜海燕

审　校　苏庆波　徐永豪

概要

- 硬化疗法是治疗静脉曲张的一种非常有效的方法。
- 可根据硬化剂对血管的渗透作用或清洁作用来划分硬化剂。
- 根据血管直径大小选择使用液体硬化剂和泡沫硬化剂。

初学者贴士

- 常见的硬化剂包括十四烷基硫酸钠（STS）、聚多卡醇和高渗盐水。
- 大口径的血管更适合用泡沫硬化剂，它可以在使用前立即制备。

专家贴士

- 血管应从深到浅进行治疗。
- 硬化治疗后使用 Nd：YAG 激光治疗可能会有帮助，能显著提高疗效。

切记！

- 术后保持或增加下肢活动非常重要。
- 手术后经常发生血栓性浅静脉炎，也可见到局部荨麻疹反应。

陷阱和注意事项

- 使用泡沫硬化剂后经常发生微小栓子，也可能发生肉眼可见的栓子，但很罕见。
- 需警告患者深静脉血栓形成（DVT）是治疗后可能发生的一个严重风险。

患者教育要点

- DVT 和肉眼可见的血栓风险，虽然不常见，但应对所有患者详细告知。
- 术后使用弹力袜非常重要，应避免使用自粘绷带包扎。

收费建议

- 在美国，医疗保险通常不包括硬化剂治疗，即使是对有症状的患者进行治疗。有症状的患者可联系保险公司评估医保范围。

引言

　　静脉曲张是一种常见的慢性静脉疾病，症状表现为广泛的形态（静脉扩张）和功能（静脉回流）异常。静脉相关的问题可能是症状性的，范围从微小的浅表静脉扩张到慢性皮肤溃疡变化。

　　根据慢性静脉疾病相关的体征和症状，按照临床 - 病因 - 解剖 - 病理生理学（CEAP）分类（表 72-1）可将其分为 C0～C6 不同等级。使用这种分类法，慢性静脉功能不全通常是指严重程度更高的情况（即 C4～C6 级）。因此，在没有皮肤变化的情况下，静脉曲张（CEAP 2 级）并不属于真正的慢性静脉功能不全。它们是直径 3mm 或以上的扩张、拉长、迂曲的皮下静脉，可包括隐静脉（大隐静脉或小隐静脉）、隐静脉属支或下肢非隐静脉的其他浅静脉（图 72-1）。静脉曲张在一般人群中的比例为 10%～30%，老年人的比例更高。尽管人们普遍认为静脉曲张在女性中比男性更常见，但根据所评估的人群，男性的患病率更高。

　　静脉曲张的治疗取决于症状、下肢病变的范围、患者的预期以及在外观或症状改善方面提供持久益处的可能性。典型治疗方法包括手术切除、激光治疗、硬化治疗或联合治疗。

　　硬化剂治疗是一种微创手术，向病变静脉内注射硬化剂，通过清洁剂或渗透作用引起内皮损伤。治疗后，靶静脉收缩，经过一周时间，治疗后的静脉逐渐再吸收。手术本身通常不超过 10 分钟，与真正的外科静脉切除术相比，病人的停工期是最短的。目前，硬化疗法是治疗下肢小静脉病变的"金标准"和首选方法。硬化疗法在封闭供血静脉或复杂静脉网络方面也优于激光消融，能降低潜在复发率。

　　液体和泡沫硬化剂是目前两种主要的硬化治疗方法，它们都已成功地用于治疗静脉曲张。液体硬化剂通常用于治疗小的曲张静脉。泡沫制剂可增加硬化剂的表面积，并减少应用于治疗较大的曲张静脉、功能不全的隐静脉、交通支时所需硬化剂的剂量。稀释的硬化剂需

表 72-1　CEAP 分类

临床分类	
C0	无可见或可触及的异常静脉
C1	毛细血管扩张或网状静脉
C2	静脉曲张
C3	水肿不伴皮肤变化
C4	由静脉疾病引起的皮肤变化（如，色素沉着、静脉性湿疹、脂性硬皮病）
C4a	色素沉着或湿疹
C4b	脂性硬皮病或白色萎缩
C5	如上所述的皮肤变化伴有愈合的溃疡
C6	如上所述的皮肤变化伴有活动性溃疡
S	有症状，包括疼痛、紧绷、皮肤刺激、下肢沉重和肌肉痉挛，以及由静脉功能不全引起的其他不适
A	无症状的

病因分类	
Ec	先天性
Ep	原发性
Es	继发性（血栓后）
En	未明确静脉性病因

解剖分类	
As	浅静脉
Ap	交通静脉
Ad	深静脉
An	未明确静脉位置

病理生理分类	
Pr	反流
Po	阻塞
Pr,o	反流和阻塞
Pn	无明确静脉病理生理改变

Data from Eklof B, Rutherford R, Bergan J, et al. Revision of the CEAP classification for chronic venous disorders: Consensus statement, J Vasc Surg. 2004 Dec;40(6):1248–1252.

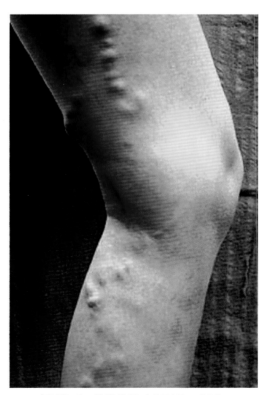

图 72-1　静脉曲张（CEAP：C2）

多次注入异常的下肢浅表静脉。超声引导下于反流的交通静脉内注射硬化剂的治疗（UGS），也被用于治疗曲张静脉团，长期效果良好，无明显并发症，但需要有经验的操作者。

病因学

静脉负责将血液回流到心脏，并在心跳间歇期关闭一系列瓣膜以防止血液反流。当静脉瓣膜功能减弱时，其他瓣膜会受到更大压力，导致血液停滞，就会出现静脉曲张。静脉随后扩张，内皮壁伸展，使静脉局部肿胀，在皮肤表面附近形成一个球状突起。静脉曲张的危险因素包括年龄增长、静脉疾病家族史、韧带松弛（如疝气）、扁平足、长时间站立、体重指数增加、吸烟、久坐不动的生活方式、下肢创伤、既往静脉血栓形成（浅或深）、存在动静脉分流、一些遗传性疾病、高雌激素状态和妊娠等。

许多研究表明，静脉曲张的发展呈明显的家族性分布。在一项对 67 名患者及其父母进行的病例对照研究中，当父母双方都患病时，静脉曲张的风险为 90%，当父母一方患病时，男性风险为 25%，女性为 62%，如果父母双方都没有静脉曲张，则为 20%。最近的一项遗传研究表明，基质金属蛋白酶 9（MMP9）和 MMP 特异的组织抑制因子（TIMP2）基因的多态性与静脉曲张发生的易感性相关，具有特异基因型的个体可能具有较低的静脉曲张患病风险。

由于非西方人群的患病率较低，人们普遍认为静脉曲张与西方生活方式有关，如长期站立和久坐会增加静脉曲张的发生。1999—2004 年的一项对 38 036 名患者的纵向研究中，静脉曲张手术的风险与长时间站立／行走和体力劳动有关，其中 60% 以上的病例发生在高风险职业人群中。其他一些对需要长时间站立的职业人群的研究，如助产士和理发师，已经证实这些结果。体重增加是一个重要的高危因素。

妊娠也被认为是增加女性静脉曲张发病率一个主要原因，影响了约 40% 的孕妇。与未产妇相比，多产妇的静脉曲张发生率更高。妊娠期血容量增加导致静脉压力升高，而孕酮等激素降低了血管壁平滑肌张力，这两种因素都增加了静脉血液回流至心脏的负担。此外，妊娠期增大的子宫压迫盆腔静脉和下腔静脉，导致下肢静脉压力升高，从而促进静脉曲张的发生。在大隐静脉中发现雌激素和孕激素受体，尽管其功能尚不清楚，但有人推测它们可能导致妊娠期静脉扩张和瓣膜功能不全。

适应证

无论有无症状或是否存在功能性静脉疾病（如反流）均可发生静脉曲张。经过 6 个月的药物治疗仍有顽固的症状（如疼痛和肿胀）和体征（如毛细血管扩张、网状静脉、静脉曲张、色素变化和溃疡），是硬化剂治疗的指征。

硬化剂治疗技术，是通过闭合异常的交通静脉和隐静脉来治疗静脉反流的患者（反流时间超过 0.5 秒）。对于药物难以控制的溃疡或溃疡复发者，在超声引导下向交通静脉内注射硬化剂可显著减少症状和体征。对于大多数无症状患者，小的静脉曲张是美容问题，可以在查体后进行硬化治疗，而无需辅助检查，因为这些患者不像有症状的患者那样存在静脉反流。反复出血或近期出现静脉出血红斑的患者，可以从该静脉部位的硬化治疗中受益。硬化治疗即使对静脉功能不全的患者通常也是有效的。

解剖学因素

对静脉系统和静脉间交通的深入了解是进行硬化治疗的先决条件。下肢静脉系统可分为浅静脉和深静脉系统。连接同一静脉系统的称为交通静脉，而连接浅静脉和深静脉的称为穿通静脉（又叫穿通支）。浅静脉位于真皮和深筋膜之间的下肢皮下组织内。下肢浅静脉主要包括大隐静脉和小隐静脉。其他下肢浅静脉的解剖变异较多，包括大隐静脉（GSV）的前方、后方和浅表属支、小隐静脉的浅表属支、隐静脉间和侧面静脉系统（图 72-2）。

下肢深静脉位于肌肉筋膜包围的肌间隔内（图 72-3）。下肢深静脉分为肌内（单个肌肉内）和肌间静脉（肌群间）。在慢性静脉疾病的发展中，肌间静脉更为重要。硬化疗法可以有效地破坏一段轴向走行的静脉，尽管它不能安全地预测消除某一限定的反流区域，如两条静脉交汇处，但也不会同时造成因这一反流区域封闭而导致其远端和近端静脉闭塞的风险。例如，在隐股静脉交汇处注射硬化剂会破坏邻近的股静脉和大隐静脉。注射硬化剂，很少导致穿通静脉闭塞，而仅仅封闭穿通静脉之前的曲张静脉是无效的。因此建议在硬化治疗之前，所有从深静脉反流至浅静脉曲张的部位都应进行手术治疗，因为这可通过防止反流而避免邻近的浅静脉压力升高，从而减少静脉曲张的复发。这也能减少反流而有助于现有静脉曲张的治疗。

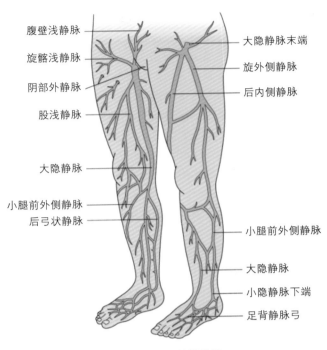

图 72-2 下肢浅静脉

Reproduced with permission from Bolognia JL, Jorizzo JL, Rapini RP: Dermatology, 2e. Philadelphia: Elsevier, Inc.; 2008.

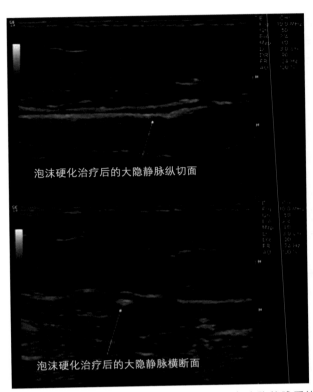

泡沫硬化治疗后的大隐静脉纵切面

泡沫硬化治疗后的大隐静脉横断面

图 72-3 超声引导下泡沫硬化治疗（UGFS）大隐静脉后的横切面和纵切面

禁忌证

鉴于硬化治疗有增加深静脉血栓形成的风险，因此不适用于有急性血栓或静脉炎迹象的患者。孕妇应推迟至分娩后治疗。糖尿病和外周动脉闭塞性疾病（踝肱比<0.9）是相对禁忌证，因为它们可能导致伤口愈合并发症，但这也取决于所要进行硬化治疗的病变性质和程度。偏头痛和卵圆孔未闭的病史也是硬化治疗的相对禁忌证，因为存在微栓塞的风险。那些有过敏体质和对任何硬化剂过敏史的患者应该预先进行过敏试验，以降低过敏风险。由于有细菌播散的风险，不应对感染活动期的患者进行硬化治疗。因为有诱发血栓的风险，硬化治疗不应用于免疫功能低下者和接受化疗的肿瘤患者。接受三苯氧胺治疗的妇女在治疗的前2年内血栓形成并发症的风险更高。

检查

视诊和触诊是鉴别静脉疾病的重要手段。拍照是至关重要的，因为接受静脉曲张治疗的患者往往忘记了他们下肢的原始外观，并且经常说先前存在的病变是由治疗引起的。检查以有序的方向进行，通常从近端到远端，从前到后进行。会阴、腹股沟和腹壁也必须检查。在脚和踝关节处看到扩张的静脉通常是正常的，偶尔在腘窝也可出现，但踝关节以上扩张的静脉通常是静脉病

理学的证据。检查可发现瘀积性皮炎、皮肤脂肪硬化症、溃疡、白色萎缩、趾间真菌病、肢端发绀、湿疹性病变、扁平血管瘤、毛细血管扩张及曲张静脉团、冠状静脉扩张、含铁血黄素沉积、显著的静脉曲张、手术瘢痕或硬化治疗遗留的痕迹。小腿内侧皮肤变色或溃疡通常是慢性静脉淤血的表现。踝关节外侧的皮肤病变或溃疡更可能与既往外伤或动脉供血不足有关，尽管小隐静脉功能不全也可以出现这种症状。触诊应从下肢前内表面开始，向外侧进行，最后检查下肢两侧及后方。应仔细记录所有静脉曲张的位置和走行。在体格较瘦的正常人群中也可触摸到大隐静脉，但在隐股静脉反流的患者身上尤为明显。如果存在反流，用力咳嗽或 Valsalva 动作（用力憋气以增加腹内压力）也会造这个水平的静脉扩张。在一些纤瘦或肌肉发达的人群中，在其腓肠肌下方也可扪及小隐静脉。脚踝以上的其他浅静脉即使长时间站立也无法触及。

目前使用的技术如双重成像显示，静脉曲张往往不是大隐静脉反流造成的，而其附属静脉、回旋静脉，甚至腹股沟小静脉，如腹壁浅静脉，都可能是其诱因。需要强调的是，超声技术人员通常不熟悉浅静脉解剖及其变异。因此，治疗医师需亲自掌握超声才能识别静脉解剖的细微变异。静脉反流（超声显示反流持续时间大于0.5秒）的存在可明确诊断静脉曲张。

硬化剂和硬化疗法

治疗静脉曲张最常用的药物是十四烷基硫酸钠（STS）、聚多卡醇、甘油和高渗盐水。这些药物通过其渗透剂或清洁剂的作用引起血管内皮损伤。渗透剂通过渗透作用使内皮细胞脱水来发挥作用。洗涤剂是一种表面活性剂，通过干扰细胞膜脂质而破坏血管内皮。在体外，洗涤剂在低浓度下表现出促凝血活性，在高浓度下表现出抗凝血活性。在比较两种制剂对静脉曲张硬化治疗的短期成功率时，几项系统性研究未能证实使用一种硬化剂优于另一种（表 72-2）。

STS 是最常用的硬化剂。在美国和加拿大，推荐的最大剂量是 10ml 3% 的溶液，但在世界各地使用的剂量因配方而异。根据处理静脉的大小，使用 0.1%～3.0% 之间的稀释液；小直径静脉用较低的浓度。一项比较各种硬化剂治疗小静脉曲张的系统综述发现，与 0.5% 的聚多卡醇相比，1% 浓度的 STS 更容易引起不良反应。

聚多卡醇，也称为乙氧硬化醇，是另一种可在美国商业使用的清洁类硬化剂。在市场上以 Asclera® 销售。最大剂量取决于患者的体重。根据静脉的大小，使用 0.25%～5% 的稀释液。在一项比较各种硬化剂治疗小静脉曲张的系统性综述中，聚多卡醇并不比安慰剂更痛苦。

高渗盐水是最常用的治疗下肢静脉曲张的渗透剂，用于治疗下肢血管的浓度在 11.7%～23.4%。高渗盐水（20%）与肝素（100U/ml）混合构成肝素盐水。高渗盐水经常与局麻药混合，以减轻注射引起的疼痛（例如，20% 盐水加 2% 利多卡因）。

铬酸盐甘油（如 Chromex® 和 Skermo®）是一种有效的渗透剂，其稀释浓度在 25%～72%。每次应用的最大推荐量为 10ml，虽然在世界范围内非常流行，但在美国却没有商品供应。

液体硬化疗法可用于治疗毛细血管扩张症、网状静脉、直径小于 5mm 的曲张静脉、静脉内消融术或手术后残留或复发的静脉曲张和穿通支静脉等。液体硬化剂注射疗法是治疗大多数下肢静脉曲张的金标准，因为疗效通常优于皮肤激光／光疗法。

当血管按从深到浅、从大到小的静脉顺序进行治疗时，90% 以上的血管可治疗成功。由于激光和光照治疗有导致皮肤色素减退的风险，因此液体硬化治疗更适合于 Fitzpatrick 皮肤分型 IV 型、V 型和 VI 型患者。对于以下患者推荐使用激光／光照疗法：硬化剂治疗失败或疗效不佳者、硬化治疗后血管丛、晕针者以及对硬化剂过敏的患者。激光／光照疗法也适用于踝关节部位或下方的血管，因为这些部位更容易因硬化剂而造成溃疡。

泡沫硬化剂是从液体洗涤类硬化剂发展而来，它能增加暴露面积，更适用于治疗较大的曲张静脉。泡沫硬化剂可以在使用之前用 Tessari 方法手工制作（图 72-4）。根据 Tessari 技术制备的泡沫半衰期约为 90 秒。因此，在泡沫失效之前，应在泡沫制作完成 1 分钟内完成手术。另一种方法是在压力作用下释放低浓度氮气和液体硬化剂而制成的聚多卡醇泡沫，与手工制备的泡沫／空气混合物相比，它的气泡更小且大小一致。

因为泡沫中的微小气泡，泡沫硬化剂是有回声的，用

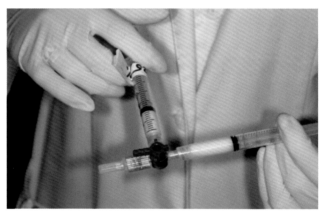

图 72-4　Tessari 方法

表 72-2　根据血管直径的硬化剂浓度

静脉曲张类型	聚多卡醇（Pol）液体	十四烷基硫酸钠（STS）液体	聚多卡醇（Pol）泡沫	十四烷基硫酸钠（STS）泡沫
直径 4mm 以下的静脉曲张，目视或超声引导注射（皮下静脉）	0.5%～1% 每个位置最多注射 1ml	0.25%～0.5% 每个位置最多注射 1ml	0.5% 每个位置最多注射 1ml	0.25% 每个位置最多注射 1ml
直径 4～6mm 筋膜外静脉曲张，在超声引导下	1%～2% 每个位置最多注射 1ml	1%～2% 每个位置最多注射 1ml	1%～2% 每个位置最多注射 2ml、按压和按摩以使其充满目标脉络，并触发痉挛	0.5%～1.5% 每个位置最多注射 2ml、按压和按摩以使其充满目标脉络，并触发痉挛

超声很容易看到。与液体硬化剂相比，泡沫膨胀可以提供更多的接触面积，可使用更少剂量的硬化剂，使血管闭合更均匀。原则上，泡沫硬化剂适合于所有口径的静脉，但实际上不适用于治疗毛细血管扩张或网状静脉，因为在小血管中与液体硬化剂相比，泡沫硬化剂没有优势，因此，超声引导下泡沫硬化治疗（UGFS）首选用于大／小隐静脉功能不全和穿通支静脉功能不全（图72-3）。

术前评估

手术前，应仔细审查患者的病历，包括个人史和家族史、目前所用的药物、既往静脉手术和硬化治疗及效果、过敏史和禁忌证。还应审查双侧下肢包括浅静脉、深静脉和穿通静脉的近期完整的超声扫描结果，以及患者签署的知情同意书。

技术

液体硬化治疗过程

- 患者在手术台上的体位：
  - 半坐位治疗下肢前方病变。
  - 俯卧位治疗下肢后方病变。
  - 侧卧位治疗下肢两侧或中间部位病变。
- 用酒精或氯已定消毒皮肤。
- 戴无菌手套。
- 托盘上准备注射器和针头
  - 对于4mm以下的皮下曲张静脉：用2.5ml注射器，25～28G针头，液体硬化剂：0.5%～2%聚多卡醇或0.5%～1%的STS。必要时用泡沫硬化剂：0.5%～1%的聚多卡醇或0.25%～0.5%的STS。
  - 大的曲张静脉注射无需超声引导。液体硬化剂：1%～3%聚多卡醇或1%～3%的STS。如没有禁忌首选泡沫硬化剂。
- 先定位、穿刺并注射较大的曲张静脉，然后是网状静脉，最后是毛细血管扩张。用常规方法检查针尖位置是否合适（回抽时针尖血液回流，注射部位无明显肿块或肿胀，插管处静脉变白）。必要时使用放大镜，透照仪（图72-5和图72-6）或其他可视化设备。少量多次注射。对于毛细血管扩张症，单个位置注射面积不要超过2.5cm×2.5cm。
- 在患者病历中标明注射部位、药物使用剂量、浓度、即时疗效和不良反应。
- 在治疗过程中，可能需要对既往治疗过的静脉曲张进行微血栓切除（图72-7至图72-9）。

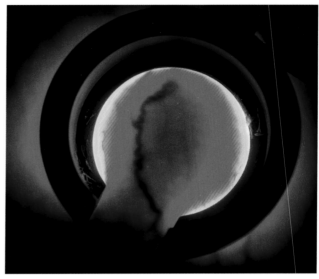

图72-5　手持透照仪，方便静脉入路和治疗

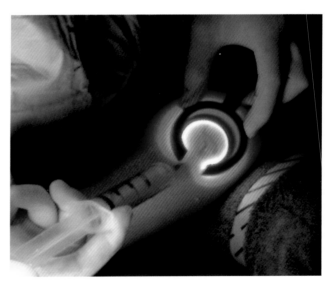

图72-6　硬化治疗时使用的手持式透照仪

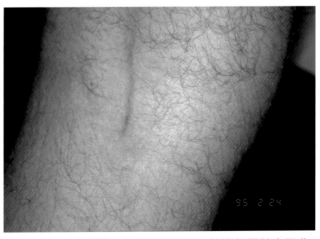

图72-7　40岁男性，身体状况良好，从事长期站立职业，右下肢出现静脉曲张，症状为下肢疼痛和沉重感，在夜间和天气温暖时加剧

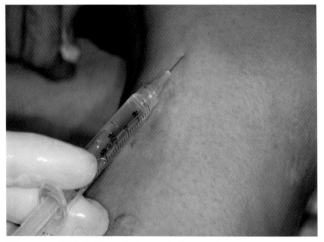

图 72-8 超声未显示反流，因此使用聚多卡醇液体硬化剂进行治疗

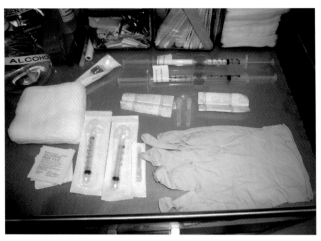

图 72-10 泡沫硬化剂的托盘准备

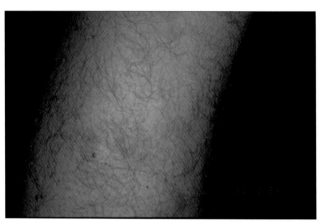

图 72-9 2 年随访显示静脉曲张完全消失

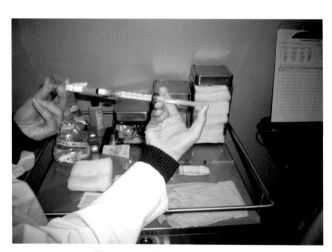

图 72-11 泡沫硬化剂的制备

泡沫硬化疗法

- 根据局部情况和个人喜好，确定靶静脉的纵向或横向位置。通过测量深度来计算进针长度，测量直径来估计注射剂量。
- 用两个注射器和一个特殊连接器（Tessari 法）制备泡沫：
  - 在一个 2.5ml 注射器中，吸入 2ml 气体：室内空气、无菌空气或其他混合气体（如果使用 5ml 注射器，则吸入 4ml 气体）。
  - 在另一个注射器中，吸入 0.5ml 浓度 0.5%~3% 的硬化剂（聚多卡醇或 STS）。
  - 将两个注射器通过连接器连接起来。
  - 将内容物从一个注射器向另一个注射器来回传递 20 次。泡沫制备完成，必须在 2 分钟内使用（图 72-10 和图 72-11）。

- 如果已经打开静脉通路，连接泡沫注射器，回抽检查血液回流，注入几个气泡，超声检查它们在静脉腔内是否存在，并按照预定方案注射所需的泡沫剂量（预定剂量或足够量诱发静脉痉挛）。
- 如果先前没有打开静脉通路，将针头连接到泡沫注射器（用 25G 以上针头，长度是静脉深度的 2~3 倍）。穿刺静脉,检查针头是否位于静脉腔内。回抽验证注射器中是否有血液回流，超声监测下注入少量气泡进一步验证，然后继续注入所需的剂量。
- 检查泡沫硬化剂在靶静脉中的进展。必要时，将泡沫按压到远端静脉，观察静脉痉挛，观察任何散在泡沫进入穿通支和深静脉的情况。
- 报告注射部位、剂量、浓度、扩散程度、即时疗效、不良反应和患者病历中的所有相关信息（图 72-12 和图 72-13）。

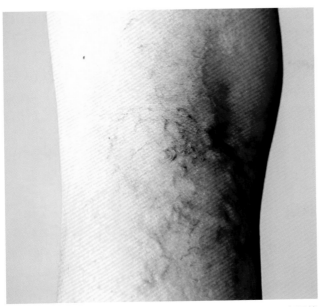

图 72-12　患者女性，42 岁，第 3 次妊娠后出现左下肢网状静脉曲张。因无不适症状，未行药物治疗。她最关心的是美观。作为常规检查，她进行了下肢静脉造影扫描，未发现大隐静脉或小隐静脉功能不全。超声引导下注射混合空气的 STS 泡沫硬化剂（3 份空气加 1 份浓度 1.5% 的 STS）。6ml 泡沫硬化剂分 6 次注射至下肢静脉，每次注射 1ml。穿戴 2 级弹力袜，并要求患者穿结实的纯棉内裤，在治疗结束后立即步行半小时。治疗 1 周后行下肢静脉超声检查，显示所有治疗静脉均硬化良好，深静脉通畅，血流正常。没有任何不良反应

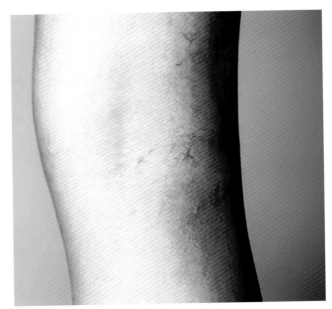

图 72-13　硬化治疗后表现

术后护理

　　不管采用何种方法治疗大静脉曲张后，都应使用 30~40mmHg 梯度弹力袜，并指导患者维持或增加其正常活动水平（图 72-14）。许多临床医生也建议即使在治疗较小的静脉后，也应使用弹力袜。在一项对原发性无并发症的静脉曲张进行泡沫硬化治疗的随机试验中，在术后 2 周和 6 周的随访中，两种技术（译者注：指 24 小时加压包扎 +TED 袜共 2 周、5 天加压包扎加 2 周的 TED 袜）其静脉闭塞、静脉炎、皮肤颜色或疼痛方面并无差异。不应使用 ACE 绷带或其他长的弹力绷带。这些弹力绷带在数小时后无法保持足够的压力。它们经常滑脱或被病人误用，产生止血带效应，导致远端肿胀，从而增加了深静脉血栓形成的风险。不论采用何种技术治疗，活动都是特别重要的，因为所有静脉曲张的治疗都有增加深静脉血栓形成的风险。活动是防止静脉淤滞的一个强有力的保护因素。事实上，许多静脉专家都不会对那些在治疗后不能保持活动状态的患者进行治疗。

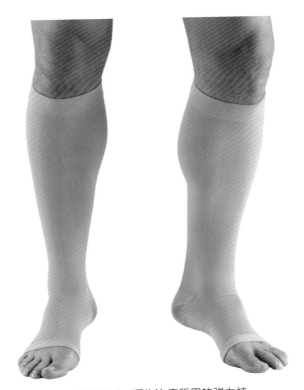

图 72-14　硬化治疗所用的弹力袜

并发症

血栓性浅静脉炎

　　硬化治疗后可能会有轻微的炎症反应，有些患者可能在注射部位出现荨麻疹。更严重的血栓性浅静脉炎可伴有红斑、发热、疼痛，并可延伸至注射部位附近的静脉。

深静脉血栓形成

系统性综述报道泡沫硬化治疗者 DVT 发生率为 0.02%~5.7%。虽然 DVT 可以发生在毛细血管扩张硬化治疗后，但更可能发生在隐静脉硬化治疗后。小隐静脉泡沫硬化治疗后有发生静脉血栓的报道。应遵循标准方案进行深静脉血栓形成的诊断和治疗。

视觉和其他神经障碍

在硬化治疗期间或之后，视觉或神经系统紊乱并不常见。在系统综述中，硬化治疗后视觉障碍的发生率为 0.09%~2%。这些障碍通常是短暂的，永久性病变非常罕见。这些症状包括视觉障碍（暗点）、偏头痛样头痛和神经功能缺陷。与液体硬化剂相比，泡沫硬化剂似乎更为常见。毛细血管扩张症和网状静脉硬化治疗后出现的视觉障碍与使用空气阻断和泡沫技术密切相关，提示病因是气体微栓塞。大多数视觉障碍发生在手术过程中或术后患者走动时，可能是由于血流中的微气泡上升所致。在一项对 12 173 例患者接受硬化治疗的研究中，有 20 例（0.16%）出现了视觉障碍，其中 70% 的患者进行了小静脉曲张硬化治疗。视觉障碍与恶心、头痛或血管迷走神经发作有关，所有病例均自行恢复。

在大隐静脉泡沫硬化治疗过程中，可以在右心室和肺循环中检测到微气泡，而在卵圆孔未闭的患者中左心室也能检测到微气泡。泡沫硬化治疗后咳嗽的原因是空气微栓塞进入肺循环所致。在一项对 33 例患者的前瞻性研究中，所有患者在进行泡沫硬化剂治疗过程中都可用心脏超声检测到心脏微栓子。5 例患者的左心室也发现了微栓子，这 5 例患者都存在卵圆孔未闭；然而，这些患者都没有出现神经症状。鉴于一般人群中卵圆孔未闭普遍存在（发生率为 25%~30%），很明显泡沫硬化治疗后的神经后遗症发生率较低。

与激光治疗结合

几项研究表明，硬化剂结合激光治疗静脉曲张有一定的临床优势，更受患者青睐。然而，鉴于完全清除静脉曲张需要重复硬化治疗，而联合激光治疗，可以提高临床疗效，同时能减少患者不适症状和加快恢复时间。在早期的一项研究中，对 30 例女性静脉曲张患者进行脉冲染料激光（585nm）联合聚多卡醇硬化治疗（每个部位注射 0.1~0.25ml），结果表明这种治疗对较大静脉曲张更有效。在随后对 14 例下肢静脉曲张患者的研究中，结果表明无论是单独使用长脉冲 Nd：YAG 治疗、硬化疗法、先激光后硬化疗法，还是先硬化治疗后激光疗法，联合治疗都可以提高疗效。最佳治疗顺序是

先进行硬化疗法再激光治疗，因为已证实与先激光后硬化治疗相比，其清除率更高。最近的一项随机对照试验中，对比 79 例下肢使用聚多卡醇硬化治疗和 517 例下肢使用聚多卡醇联合长脉冲 Nd：YAG 激光治疗的效果，结果表明联合疗法在直径 <4mm 的静脉曲张方面比单用聚多卡醇泡沫治疗更有效。3 年的随访结果显示联合治疗组的清除率为 89%（I 级静脉）、94%（II 级静脉）和 95%（III 级静脉），而单用聚多卡醇的清除率分别为 15%、18% 和 17%。

总结

硬化疗法是一种高效的静脉曲张治疗技术，可以显著改善美容效果和生活质量。注意术前、术中和术后的细节可能会改善预后。较小的血管可以用液体硬化剂治疗，而泡沫硬化治疗适用于较大的血管。激光联合硬化疗法是非常有前景的。

参考文献

1. Glovieczki P, Comerota AJ, Dalsing MC, et al. The care of patients with varicose veins and associated chronic venous diseases: clinical practice guidelines of the society for vascular surgery and the American venous forum. J Vasc Surg. 2011;53(5 Suppl):2S–48S.
2. Wittens C, Davies AH, Baekgaard N, et al. Editor's choice-management of chronic venous disease: Clinical practice guidelines of the European Society for Vascular Surgery (ESVS). Eur J Vasc Endovasc Surg. 2015;49(6):678–737.
3. O'Donnell TF Jr, Passman MA. Clinical practice guidelines of the Society for Vascular Surgery (SVS) and the American Venous Forum (AVF)–Management of venous leg ulcers. Introduction. J Vasc Surg. 2014;60 (2 Suppl):1S–2S.
4. Bergan JJ, Schmid-Schonbein GW, Smith PD, Nicolaides AN, Boisseau MR, Eklof B. Chronic venous disease. N Engl J Med. 2006;355(5):488–498.
5. Callam MJ. Epidemiology of varicose veins. Br J Surg. 1994;81(2):167–173.
6. Evans CJ, Fowkes FG, Ruckley CV, Lee AJ. Prevalence of varicose veins and chronic venous insufficiency in men and women in the general population: Edinburgh Vein Study. J Epidemiol Community Health. 1999;53(3):149–153.
7. Carpentier PH, Maricq HR, Biro C, Poncot-Makinen CO, Franco A. Prevalence, risk factors, and clinical patterns of chronic venous disorders of lower limbs: a population- based study in France. J Vasc Surg. 2004;40(4):650–659.
8. Sadick N, Sorhaindo L. Chapter 16: Laser treatment of telangiectasias and reticular veins. In: Bergan JJ, ed. The Vein Book. San Diego, CA: Elsevier Inc.; 2007:157–166.
9. Fegan WG. Continuous compression technique of injecting varicose veins. Lancet. 1963;2(7299):109–112.
10. Meissner MH. What is effective care for varicose veins? Phlebology. 2016;31(1 Suppl):80–87.
11. Marsden G, Perry M, Bradbury A, et al. A cost-effectiveness analysis of surgery, endothermal ablation, ultrasound-guided foam sclerotherapy and compression stockings for symptomatic varicose veins. Eur J Vasc Endovasc Surg. 2015;50(6):794–801.
12. Brand FN, Dannenberg AL, Abbott RD, Kannel WB. The

epidemiology of varicose veins: the Framingham study. Am J Prev Med. 1988;4(2):96–101.

13. Chiesa R, Marone EM, Limoni C, Volonte M, Petrini O. Chronic venous disorders: correlation between visible signs, symptoms, and presence of functional disease. J Vasc Surg. 2007;46(2):322–330.

14. Scott TE, LaMorte WW, Gorin DR, Menzoian JO. Risk factors for chronic venous insufficiency: a dual case-control study. J Vasc Surg. 1995;22(5):622–628.

15. Fowkes FG, Lee AJ, Evans CJ, Allan PL, Bradbury AW, Ruckley CV. Lifestyle risk factors for lower limb venous reflux in the general population: Edinburgh vein study. Int J Epidemiol. 2001;30(4):846–852.

16. Sadick NS. Predisposing factors of varicose and telangiectatic leg veins. J Dermatol Surg Oncol. 1992;18(10):883–886.

17. Iannuzzi A, Panico S, Ciardullo AV, et al. Varicose veins of the lower limbs and venous capacitance in postmenopausal women: relationship with obesity. J Vasc Surg. 2002;36(5):965–968.

18. Criqui MH, Denenberg JO, Bergan J, Langer RD, Fronek A. Risk factors for chronic venous disease: the San Diego population study. J Vasc Surg. 2007;46(2):331–337.

19. Cornu-Thenard A, Boivin P, Baud JM, De Vincenzi I, Carpentier PH. Importance of the familial factor in varicose disease. Clinical study of 134 families. J Dermatol Surg Oncol. 1994;20(5):318–326.

20. Kunt AT, Isbir S, Gormus U, et al. Polymorphisms of MMP9 and TIMP2 in patients with varicose veins. In Vivo. 2015;29(4):461–465.

21. Stanhope JM. Varicose veins in a population of lowland New Guinea. Int J Epidemiol. 1975;4(3):221–225.

22. Tabatabaeifar S, Frost P, Andersen JH, Jensen LD, Thomsen JF, Svendsen SW. Varicose veins in the lower extremities in relation to occupational mechanical exposures: a longitudinal study. Occup Environ Med. 2015;72(5):330–337.

23. Azma K, Mottaghi P, Hosseini A, Salek S, Bina R. Venous insufficiency after prolonged standing: Is joint hypermobility an important risk factor? Adv Biomed Res. 2015;4:98.

24. Joseph N, B A, Faizan Thouseef M, Devi MU, Abna A, Juneja I. A multicenter review of epidemiology and management of varicose veins for national guidance. Ann Med Surg (Lond). 2016;8:21–27.

25. Randall S. Looking after your health. 3. Avoiding varicose veins. Pract Midwife. 2015;18(2):32–34.

26. Kohno K, Niihara H, Hamano T, et al. Standing posture at work and overweight exacerbate varicose veins: Shimane CoHRE study. J Dermatol. 2014;41(11):964–968.

27. Rabhi Y, Charras-Arthapignet C, Gris JC, et al. Lower limb vein enlargement and spontaneous blood flow echogenicity are normal sonographic findings during pregnancy. J Clin Ultrasound. 2000;28(8):407–413.

28. Beebe-Dimmer JL, Pfeifer JR, Engle JS, Schottenfeld D. The epidemiology of chronic venous insufficiency and varicose veins. Ann Epidemiol. 2005;15(3):175–184.

29. Mashiah A, Berman V, Thole HH, et al. Estrogen and progesterone receptors in normal and varicose saphenous veins. Cardiovasc Surg. 1999;7(3):327–331.

30. Langer RD, Ho E, Denenberg JO, Fronek A, Allison M, Criqui MH. Relationships between symptoms and venous disease: the San Diego population study. Arch Intern Med. 2005;165(12):1420–1424.

31. Criqui MH, Jamosmos M, Fronek A, et al. Chronic venous disease in an ethnically diverse population: the San Diego population study. Am J Epidemiol. 2003; 158(5):448–456.

32. Labas P, Cambal M. Profuse bleeding in patients with chronic venous insufficiency. Int Angiol. 2007;26(1): 64–66.

33. Hamahata A, Yamaki T, Osada A, Fujisawa D, Sakurai H. Foam sclerotherapy for spouting haemorrhage in patients with varicose veins. Eur J Vasc Endovasc Surg. 2011; 41(6):856–858.

34. Green D. Sclerotherapy for the permanent eradication of varicose veins: theoretical and practical considerations. J Am Acad Dermatol. 1998;38(3):461–475.

35. Forlee MV, Grouden M, Moore DJ, Shanik G. Stroke after varicose vein foam injection sclerotherapy. J Vasc Surg. 2006;43(1):162–164.

36. Gillet JL, Guedes JM, Guex JJ, et al. Side-effects and complications of foam sclerotherapy of the great and small saphenous veins: a controlled multicentre prospective study including 1,025 patients. Phlebology. 2009;24(3):131–138.

37. Raymond-Martimbeau P. Transient adverse events positively associated with patent foramen ovale after ultrasound-guided foam sclerotherapy. Phlebology. 2009;24(3):114–119.

38. Ceulen RP, Sommer A, Vernooy K. Microembolism during foam sclerotherapy of varicose veins. N Engl J Med. 2008; 358(14):1525–1526.

39. Hanisch F, Muller T, Krivokuca M, Winterholler M. Stroke following variceal sclerotherapy. Eur J Med Res. 2004;9(5):282–284.

40. Hernandez RK, Sorensen HT, Pedersen L, Jacobsen J, Lash TL. Tamoxifen treatment and risk of deep venous thrombosis and pulmonary embolism: a Danish population- based cohort study. Cancer. 2009;115(19):4442–4449.

41. Coleridge-Smith P, Labropoulos N, Partsch H, Myers K, Nicolaides A, Cavezzi A. Duplex ultrasound investigation of the veins in chronic venous disease of the lower limbs–UIP consensus document. Part I. Basic principles. Eur J Vasc Endovasc Surg. 2006;31(1):83–92.

42. Labropoulos N, Tiongson J, Pryor L, et al. Definition of venous reflux in lower-extremity veins. J Vasc Surg. 2003; 38(4):793–798.

43. Goldman MP. Treatment of varicose and telangiectatic leg veins: double-blind prospective comparative trial between aethoxyskerol and sotradecol. Dermatol Surg. 2002;28(1):52–55.

44. Parsi K, Exner T, Connor DE, Ma DD, Joseph JE. In vitro effects of detergent sclerosants on coagulation, platelets and microparticles. Eur J Vasc Endovasc Surg. 2007;34(6):731–740.

45. Tisi PV, Beverley C, Rees A. Injection sclerotherapy for varicose veins. Cochrane Database Syst Rev. 2006;(4): CD001732.

46. Tisi PV, Beverley CA. Injection sclerotherapy for varicose veins. Cochrane Database Syst Rev. 2002;(1):CD001732.

47. Schwartz L, Maxwell H. Sclerotherapy for lower limb telangiectasias. Cochrane Database Syst Rev. 2011;(12): CD008826.

48. Sadick NS. Choosing the appropriate sclerosing concentration for vessel diameter. Dermatol Surg. 2010; 36(Suppl 2): 976–981.

49. Leach BC, Goldman MP. Comparative trial between sodium tetradecyl sulfate and glycerin in the treatment of telangiectatic leg veins. Dermatol Surg. 2003;29(6):612–614; discussion 615.

50. Galland RB, Magee TR, Lewis MH. A survey of current attitudes of British and Irish vascular surgeons to venous sclerotherapy. Eur J Vasc Endovasc Surg. 1998; 16(1):43–46.

51. Breu FX, Guggenbichler S. European consensus meeting on foam sclerotherapy, april, 4–6, 2003, Tegernsee, Germany. Dermatol Surg. 2004;30(5):709–717; discussion 717.

52. Eckmann DM. Polidocanol for endovenous microfoam sclerosant therapy. Expert Opin Investig Drugs. 2009;18(12):1919–1927.

53. O'Hare JL, Stephens J, Parkin D, Earnshaw JJ. Randomized clinical trial of different bandage regimens after foam sclero-

therapy for varicose veins. Br J Surg. 2010;97(5):650–656.

54. Jia X, Mowatt G, Burr JM, Cassar K, Cook J, Fraser C. Systematic review of foam sclerotherapy for varicose veins. Br J Surg. 2007;94(8):925–936.

55. Guex JJ, Allaert FA, Gillet JL, Chleir F. Immediate and midterm complications of sclerotherapy: report of a prospective multicenter registry of 12,173 sclerotherapy sessions. Dermatol Surg. 2005;31(2):123–128; discussion 128.

56. Darvall KA, Bate GR, Silverman SH, Adam DJ, Bradbury AW. Medium-term results of ultrasound-guided foam sclerotherapy for small saphenous varicose veins. Br J Surg. 2009;96(11):1268–1273.

57. Gillet JL, Lausecker M, Sica M, Guedes JM, Allaert FA. Is the treatment of the small saphenous veins with foam sclerotherapy at risk of deep vein thrombosis? Phlebology. 2014;29(9):600–607.

58. Willenberg T, Smith PC, Shepherd A, Davies AH. Visual disturbance following sclerotherapy for varicose veins, reticular veins and telangiectasias: a systematic literature review. Phlebology. 2013;28(3):123–131.

59. Hill DA. Neurological and chest symptoms following sclerotherapy: a single centre experience. Phlebology. 2014; 29(9):619–627.

60. Lupton JR, Alster TS, Romero P. Clinical comparison of sclerotherapy versus long-pulsed Nd:YAG laser treatment for lower extremity telangiectases. Dermatol Surg. 2002;28(8): 694–697.

61. Goldman MP, Fitzpatrick RE. Pulsed-dye laser treatment of leg telangiectasia: with and without simultaneous sclerotherapy. J Dermatol Surg Oncol. 1990;16(4): 338–344.

62. Levy JL, Elbahr C, Jouve E, Mordon S. Comparison and sequential study of long pulsed Nd:YAG 1,064 nm laser and sclerotherapy in leg telangiectasias treatment. Lasers Surg Med. 2004;34(3):273–276.

63. Moreno-Moraga J, Smarandache A, Pascu ML, Royo J, Trelles MA. 1064 nm Nd:YAG long pulse laser after polidocanol microfoam injection dramatically improves the result of leg vein treatment: a randomized controlled trial on 517 legs with a three-year follow-up. Phlebology. 2014; 29(10):658–666.

第 73 章　眼睑整形术

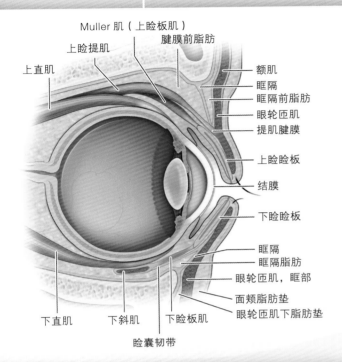

Muller 肌（上睑板肌）
上睑提肌
腱膜前脂肪
上直肌
额肌
眶隔
眶隔前脂肪
眼轮匝肌
提肌腱膜
上睑睑板
结膜
下睑睑板
眶隔
眶隔脂肪
眼轮匝肌，眶部
面颊脂肪垫
眼轮匝肌下脂肪垫
下直肌
下斜肌
下睑板肌
睑囊韧带

原著者　Karen E. Revere
　　　　Allan E. Wulc

翻　译　李　琼　姜海燕
审　校　刘　培　徐永豪

概要

- 眼睑整形术在美国是最常见的面部美容手术。
- 眼睑整形术最初主要是用于治疗眼睑皮肤松垂的症状，上睑整形术和下睑整形术都可以让患者看起来更精神更年轻。
- 眼睑整形术的麻醉方式包括：局部麻醉、局部麻醉加静脉镇静、全身麻醉。

 初学者贴士

- 术前一定要准确鉴别诊断患者的症状是属于上睑下垂、眉下垂，还是皮肤松弛。
- 在上睑整形术中，纠正皮肤松弛的金标准是同时切除上睑皮肤、眼轮匝肌和（或）眶隔脂肪。
- 术中如果去除眼睑皮肤过多，会造成更严重的后果，比单纯处理多余的皮肤更难处理。

 专家贴士

- 上睑凹陷是一种术后常见的并发症，可以通过近期在上睑增加容量的上睑整形术来纠正。
- 眼睑错位伴随内眦牵拉不常见。
- 在下睑整形术中，现在有很多专家建议不再去除眶隔脂肪，而是将眶隔脂肪进行转移并重新固定，这样会起到更好的中面部年轻化的效果。

 切记！

- 负向力矩的患者（这些患者的眼睛明显外凸，但是缺乏骨骼的有效支撑）术后发生睑外翻和干眼症的概率要高很多。
- 眼睑整形术的手术方式很多，医生最终应该选择让自己感觉最舒服最自信的手术方式，而不是去寻找最正确的手术技术。

 陷阱和注意事项

- 术前要准确判断并区分，患者是否同时伴有眉下垂的症状，如果眉下垂和上睑皮肤松弛同时存在，单纯的上睑整形术会导致眉下垂的加重。
- 对于经皮切口的下睑整形术，下睑外翻和下睑萎缩的比例要高达 30%。
- 对于下睑整形术，要注意避免皮肤切除过多，一般来讲，最多可以切除 2mm。

 患者教育要点

- 有效管理患者预期值是非常关键的环节。
- 如果患者不愿意同时接受提眉术，那么一定要在术前提醒患者，单纯的上睑整形术会导致眉下垂的加重，有可能会使上睑看起来更加臃肿。
- 跟患者解释清楚，单纯的上睑松弛皮肤的去除，并不会让整个面部容貌看起来有非常大的变化。

 收费建议

- 绝大多数保险公司都需要出示临床照片和视野检查的报告，才能进行保险审批的流程。
- 单纯眼睑整形术如果可以和其他治疗项目同时进行，既可以节约开支，又可以达到更好的美容效果。

引言

眼睑整形术是美国最常见的面部美容手术,手术的主要目的是要重建眼睑和面中部的年轻化轮廓。上睑和下睑整形术是两个独立的手术,各自有不同的美学目的。上睑整形术的主要目的是去除多余的皮肤,改善不对称的重睑线,去除多余的脂肪,改善泪腺的脱垂和(或)改善上睑的凹陷。下睑整形术主要是改善眼睛下方眶周及面颊区域的问题,包括:泪槽畸形和(或)睑颊沟的加深。患者前来就诊的主要目的包括解决功能问题、美容问题,或者两者都需要,然而,出色的美学效果永远是不变的诉求。

上睑皮肤松垂是形容上眼睑皮肤过多常用的词汇,主要是指随着年龄的增长,上眼睑的皮肤变得松垂,同时伴有细小的皱纹(图73-1)。眼睑皮肤松弛症是另一个经常用到的词汇,用来形容年轻患者由于循环不畅而导致的上睑水肿(图73-2)。眼睑皮肤松弛症可以导致眼睑皮肤的变薄、上睑脂肪垫的萎缩或突出(根据症状的不同阶段而表现不同),下垂,上睑松弛。脂肪性眼睑则常与皮肤松垂有关系,用于描述上睑或者下睑脂肪垫的凸出(图73-3)。准确鉴别诊断眼睑皮肤松垂,上睑下垂和眉毛下垂是十分重要的。上睑下垂是指上睑睑缘低于正常水平(通常是指在正视前方的时候,上睑缘正常位置应在上角膜缘下方2～3mm)(图73-4)。当眉毛下垂低于眶上缘的话,应该准确判断出这属于眉毛下垂的症状(图73-5)。眉毛下垂通常是与上睑皮肤松垂同时存在的,一般需要两个手术同时进行。

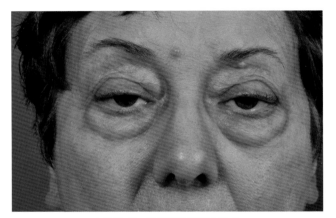

图 73-3 双侧眼睑脂肪增多

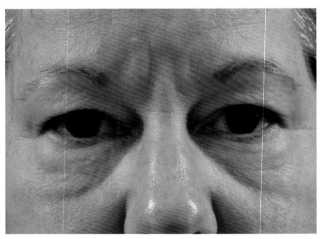

图 73-1 双侧上睑皮肤松弛

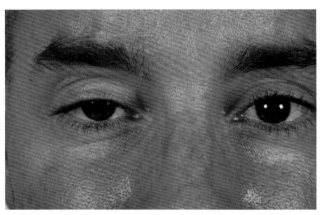

图 73-4 右侧上睑下垂

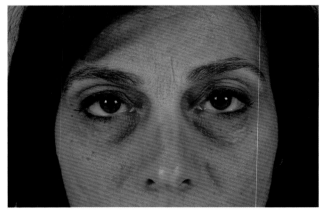

图 73-2 双侧眼睑松弛

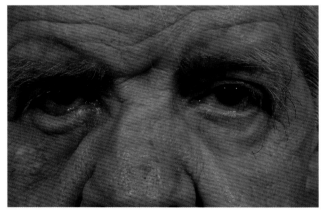

图 73-5 双侧眉下垂,右侧下睑外翻

解剖

深入透彻地了解眼周解剖对于眼睑手术的精确术前设计是非常重要的。上睑，由浅入深可以分为皮肤和眼轮匝肌。眼轮匝肌是负责眼睑开大和收缩最主要的肌肉，分为三个不同的功能区域（图73-6）。睑板前部和眶隔前部（又被统称为眼睑轮匝肌）主要负责眨眼睛。睑板前部的眼轮匝肌纤维起自泪嵴的后方和内眦韧带的前方

纤维。眶隔前部的眼轮匝肌纤维主要起自内眦韧带上侧和下侧纤维。手术中如果适当地保留这些连接结构，在保留上睑组织容量饱满的同时，还可以有效降低术后干眼症、眼睑闭合不全等并发症的发生。眶区的眼轮匝肌环绕骨性眶缘，起自内眦韧带、上颌骨的额突以及额骨的眶缘。眼轮匝肌的眶部负责眼睑的闭合。

在眼轮匝肌睑板前部的深面，是睑板组织，上睑的睑板宽8～10mm，下睑的睑板宽3～4mm（图73-7）。在睑板的上方，眼轮匝肌的深面是眶隔组织，眶隔是一层少血管或者无血管的纤维结缔组织，起自上方的骨性眶缘（弓状缘），止于睑板的上缘。这层纤维结缔组织将眶周的眼睑部分成了眶隔前和眶隔后两个区域。

在上睑区域眶隔的深面，分布着两团脂肪组织（鼻侧和上睑中央脂肪垫），同时在外侧，还分布着泪腺的眶叶。上睑中央脂肪垫也被称为眶隔前脂肪垫。这两团脂肪除了位置上有差别外，颜色也有差别，鼻侧的脂肪垫颜色接近浅黄色或白色，中央脂肪垫则颜色偏黄。随着年龄的增长，内侧眶隔会逐渐松弛，导致鼻侧脂肪垫会更加明显，这时可以通过上睑松弛矫正术去除多余的脂肪。最近，在上睑手术中，外科医生会更倾向于适当保留部分上睑脂肪，尤其是中央脂肪垫，这部分脂肪的活动度更大，更适合适度保留。

在上睑眶隔后区的外侧，主要分布着泪腺组织。泪腺坐落在额骨颞上缘上方的陷窝内，分为眶叶和睑叶，眶叶较大，睑叶偏小（图73-8）。翻开上睑，经常可以看到泪腺的睑叶。但是，随着年龄的增长，上睑外侧的饱满主要是由于泪腺眶叶向前突出造成的（图73-9）。另外，随着年龄的增长，上睑的肿胀还有散在脂肪组织的贡献，尤其在亚洲人群中比较明显。

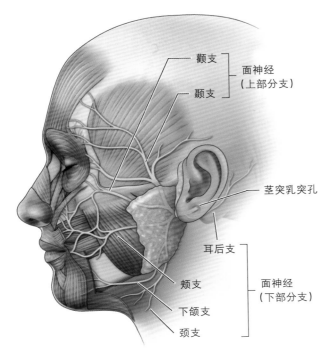

图73-6 面神经对眼轮匝肌的支配

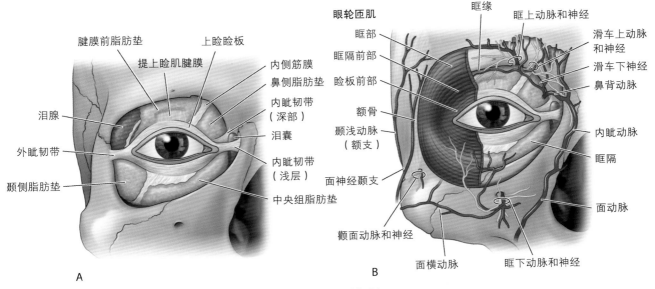

A

B

图73-7 眼睑解剖

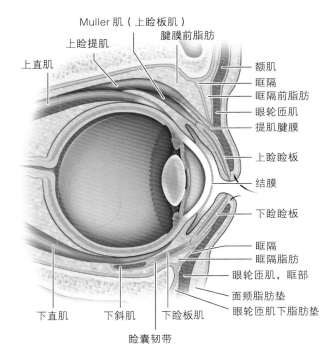

图 73-8 上下眼睑的结构

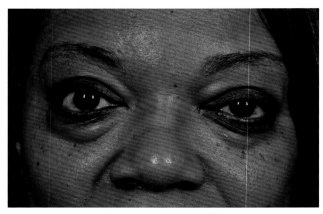

图 73-9 单侧泪腺脱垂

在上睑眶隔脂肪的深面是上睑提肌。上睑提肌在眶尖部起自蝶骨小翼，紧邻 Zinn 环的外侧。由于上睑提肌在眶内向前上方延伸走行，在 Whitnall 韧带水平延续为腱膜组织，然后急转向下走行。然后在眼睑内分为前部和后部。后部向下延伸与睑板的前面相连接，前部纤维则插入到睑板前眼轮匝肌和皮肤，形成上睑皱襞或重睑线。

上睑皱襞或重睑线因性别、种族和年龄的差异而各不相同。在高加索人种，男性的上睑皱襞多位于距离睫毛根部 8～9mm 处，女性则位于距离睫毛根部 9～11mm 处。在亚洲人种，许多人的上睑皱襞缺如，或者位置很低，因为亚洲人的眶隔下端止点偏低，或者上睑提肌前部止于皮肤的位置较低，甚至没有止于皮肤。在上睑提肌腱膜松弛或者先天性上睑下垂的时候，重睑线会偏高

或者缺如。Muller 肌起自上睑提肌的下面，止于睑板的上缘。上睑提肌和 Muller 肌都负责上提上睑缘。两层肌肉之间有从外周动脉网发出的血管网，这层血管网将两块肌肉分开。

由于从眉毛到上睑是延续的，因此，眉毛下方的部分也被认为是上睑的一部分。总体来讲，眉峰最高的点是在眉毛中外 1/3 交界处，一般位于角膜的外侧缘垂直线上。年轻女性的眉毛位于眶上缘以上 0.5～1cm 处。年轻男性的眉毛则位置偏低，形状偏扁平，弧度更小。在衰老的过程中，随着眉毛下方脂肪组织的松垂，上睑外侧会出现明显的膨出，同时伴随不同程度的皮肤松弛。

下睑的解剖与上睑有很多相似之处，只有几处细微的不同。下睑从浅到深的解剖层次分别为：菲薄的皮肤，眼轮匝肌的睑部和眶部，眶隔。下睑的收缩肌比起上睑来要弱很多，不容易跟周围组织区分，通常由两层结构组成：①睑囊筋膜，这层筋膜起自下直肌的终端纤维；②下睑板肌，这块肌肉起自睑囊筋膜的后侧面。睑囊筋膜和下睑板肌分别与上睑提肌腱膜和 Muller 肌（有时候也被称为上睑板提肌）的关系及作用非常相似。下睑板肌与起自下眶弓状缘骨膜的眶隔相互融合之后，向上插入到睑板的下缘。

下睑共有 3 个脂肪垫，而上睑有 2 个（图 73-7）。在眶隔的后方，由内往外分别分布着内侧、中央和外侧脂肪垫。在内侧脂肪垫和中央脂肪垫之间有下斜肌穿过。Lockwood 韧带的延伸部分，也就是下睑的悬吊韧带也分布在外侧和中央脂肪垫之间。在年轻的眼睛中，眶隔和下睑悬韧带的纤维比较坚韧，可以向后推压脂肪组织，使得脂肪垫不超过下睑缘和眶缘水平面。睑裂通常是由内眦韧带和外眦韧带维持固定在眶骨上的。内眦韧带和外眦韧带是眼轮匝肌和睑板的纤维在内外眦处形成的纤维融合带，止于眶骨的骨膜上。在下睑手术的时候经常需要同时收紧外眦韧带，来降低术后出现睑外翻的风险。

下睑特有的结构是眶周固有韧带和泪沟。眶周固有韧带（也被称作眶颊韧带）起自眶骨弓状缘，是一束纤维结缔组织，将眼轮匝肌眶隔前区和眶前区分开，末端纤维组织向前止于皮肤。这一多层次的韧带组织将颧颊区的脂肪垫悬吊起来。泪沟位于瞳孔正中线的内侧，是眼轮匝肌纤维止于上颌骨的凹陷而形成的一条致密的韧带组织。泪沟也被称为鼻颊沟，这一空虚凹陷带的深面缺乏眼轮匝肌下脂肪。紧邻泪沟的下方，是提上唇肌和提鼻翼肌的肌纤维。

韧带和（或）韧带在皮肤上的附着点随时间推移力量会减弱，会导致颧颊区脂肪垫的下移。随着年龄的增长，颧颊区脂肪垫的萎缩下垂会在睑颊交界处形成所谓的凹凸畸形（睑颊沟），同时下睑会明显变长。随着年

龄的增长，在相对凸出的下睑眼袋脂肪垫和松垂的颧颊脂肪垫之间，出现了一条软组织缺失的相对凹陷区。

颧颊区的脂肪垫随着年龄的增长会出现松弛下垂和萎缩变小，进而造成中面部的下垂，形成悬挂在眶缘和泪沟处、倒 V 型的凹陷畸形。有人认为 V 型畸形的形成是由于下睑和面中部几个下拉的力量造成的。第一，在面中部外侧，浅表肌肉腱膜系统（SMAS）筋膜层会向下牵拉颧颊区脂肪垫和眶下眼脂肪（SOOF）。第二，鼻颊沟越向内侧延伸越明显。这两个内侧和外侧的力量会同时导致下睑区域的倒 V 型畸形。

年轻人的下睑皮肤弹性良好，质地平滑。衰老的下睑皮肤会有很多变化，包括：皮肤变薄，失去弹性，色素沉着变多，同时眼轮匝肌和内外眦韧带都会变松。随着年龄增长，眼轮匝肌变松加上皮肤弹性变差会使得下眼睑变长。同时，骨骼结构也会随之发生改变，骨性眶缘会出现萎缩，这一点也会加重中面部的容量缺失。

手术评估

眼睑整形术是一项非常细微的手术，术前评估非常重要，为后期的手术起到非常重要的铺垫作用。术前应该能够准确判断出衰老在脸上留下的典型改变（图73-10）。

术前评估的第一步是病史。外科医生应该准确了解患者对于眼睛和整个面部最困扰的问题是什么。例如：外科医生一定要明白患者最不满意的地方究竟是什么，是多余的皮肤（眼袋）？色沉（黑眼圈）？脂肪下垂（饱

满凸出）？皱纹？和（或）松垂？具体了解不满意的问题，才能够制定出最终让患者满意的治疗方案。许多患者前来手术的原因是上述问题的综合，那么这时医生要认真地与患者讨论手术的真正动机是什么。生活的重要时刻，比如婚礼，会影响患者决定手术的时机。

术前需要采集患者详细的病史，包括慢性疾病病史，如高血压、心脏病、糖尿病、肥胖、血液病、甲状腺功能异常和免疫系统疾病（尤其是那些需要服用免疫抑制类药物的疾病）。所有上述疾病都会增加手术风险，例如麻醉风险、出血风险或术后伤口愈合时间延长等。一定要特别注意那些有可能会影响血液正常凝固的活性药物，例如一些营养类药物（如鱼油、大蒜、银杏、生姜、人参和氨基葡萄糖），非处方类消炎镇痛药（如艾德维尔、萘普生、阿司匹林），还有抗凝药物。手术前需要停止服用这些药物至少 2 周。医药过敏史也要详细记录备案。完整的社会习惯也需要记录备案，例如吸烟史、饮酒史、非法毒品使用史，这些生活习惯都会导致伤口愈合异常，或者围术期的服从性较差。另外一些重要的社会信息包括患者的职业和工作需要，尤其是术后是否有足够时间休假的问题。

眼周或者眶周的详细病史一定要在面诊的时候了解清楚，包括：优势眼睛是哪一侧，是否有散光，眼周是否有过手术史和外伤史，是否有青光眼，是否溢泪，是否经常戴隐形眼镜，是否有干眼症等。LASIK（激光辅助的原位屈光性角膜成形术）是一种纠正近视或者远视的手术，需要引起特殊注意。做过 LASIK 手术的患者通常会伴有干眼症或者角膜敏感性降低。LASIK 手术后立刻进行眼睑整形术，或者眼睑整形术后立刻进行 LASIK 手术，都有可能导致角膜并发症的发生。所以，这两种手术时间间隔至少 1 年，是比较明智的选择。在正常人群中，干眼症是非常普遍的，发病率在 5%～15%。干眼症的症状包括异物感，视物不清，畏光，头痛，瘙痒，流泪，眼屎增多，眼睛发红等。Schirmer 试纸条可以检测泪腺系统的功能（图 73-11）。荧光剂和丽丝

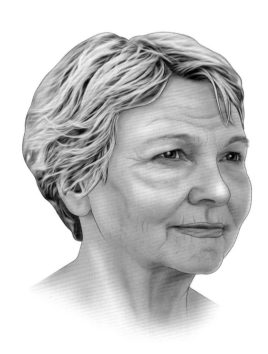

图 73-10　面部衰老的表现

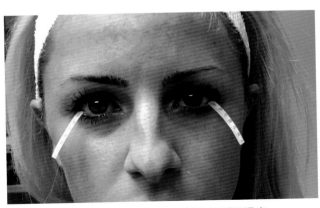

图 73-11　Schirmer 试纸条检测干眼症

胺绿色染料可以用来检测在干眼症患者中，是否存在角膜或者结膜的上皮细胞脱失（图73-12）。在眼睑整形术后发生干眼症的概率很高，所以要在术前讨论中跟患者提前解释清楚。但是，如果患者术前已经存在干眼症，建议患者先去看一下眼科医生，让眼科医生做一下全面的评估，是否适合做眼睑整形术，然后在签署术前知情同意书的时候，告知患者眼睑整形术会导致干眼症加重的风险，并需要在知情同意书中提出建议保守手术方案或者非手术方案。

术前需要对患者进行全面的体检。面部的整体评估包括：皮肤、肌肉、脂肪、纤维韧带和骨骼结构。术前准确区分上睑下垂（上睑上提无力）和上睑皮肤松弛症（上睑皮肤过多）。需要做一下上睑下垂的测试，检查不同状态下上睑睑缘的高度，例如：警觉瞪眼状态、药物刺激和平视前方时眼球的大小、瞳孔的容积、视觉敏锐度以及眼外肌的平衡（眼睛的位置）。假如存在真性上睑下垂，需要让患者找眼科医生帮忙。

眉毛下垂也需要与皮肤松垂相鉴别。如果两个问题同时存在，只做上睑皮肤松弛矫正术，眉毛的松垂可能会加重。在这一类患者中，需要同时结合提眉手术和眼睑整形术。另外，眉毛松垂同时伴有额肌的过度代偿也需要关注。所有患者都有一定的静态额肌张力，眼睑整形术有可能会降低额肌的力量，导致眉毛的下垂，患者会对术后眉毛下垂感到惊讶。

在整体的检查中，整形外科医生应该遵循从外（皮肤）到内（骨骼）的检查顺序。术前准确标记出需要切除的皮肤范围。注意观察皮肤松弛的程度以及光老化的程度。近距离观察皮肤的状态，记录光老化斑点的数量以及具体变化、皮肤质地及弹性状态。手术前采用合适的皮肤护理方法，可以有效改善皮肤的质地。湿疹和红斑痤疮应该在术前进行先期治疗，这样可以获得更好的手术效果。如果需要进行皮肤表面重建的治疗，一定要注意皮肤的分型。

术前还要评估眼周肌肉的状态，检测眼睑开闭的力量，注意观察眼轮匝肌分布的范围。如果存在任何上睑无力或者兔眼的症状（图73-13），需要记录为 Bell 现象，这或许是由于第Ⅶ对颅神经麻痹或者畸形引起的。

上下眼睑容量的变化也需要记录下来，同时要详细记录容量变化的具体位置和量变的多少，同时需要记录面部脂肪垫容量的变化。在上睑外上方靠近颞区的地方，注意观察泪腺的松垂程度，不要误以为是脂肪组织的松垂（图73-9）。在泪腺膨大的患者，一定要注意检查泪腺部位，确定是否有赘生物、炎症或者感染的迹象。

同时还要注意观察是否有颧颊部脂肪垫的松垂和（或）颧弓下的凹陷。绝大多数患者的两侧都是不对称的，所以在术前沟通的时候要指出这些不对称的地方，

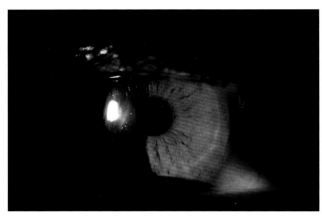

图73-12　在干眼症中，角膜表面的点状绿色荧光染色，显示表皮细胞的脱落情况

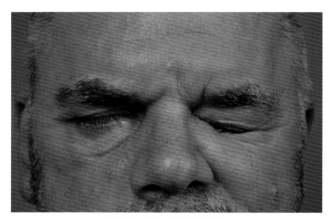

图73-13　单侧兔眼征

让患者充分理解这些差异的存在，而且这些差异会在术后依然存在。

当出现脂肪垫疝出的时候，特殊的脂肪垫应该被量化评分（1~3+），可以以小手指指甲盖大小为一个体积单位进行粗略评估（图73-14和图73-15）。泪槽，颧颊沟，眉毛外侧和太阳穴区域，常常可以看到脂肪萎缩和凹陷。

下睑皱褶或者颧颊沟的出现，多数是由于皮肤、肌肉、脂肪的松弛以及水肿超出了面颊外侧引起的。在慢性疾病的患者，皮肤偶尔会出现色素沉着。这一现象的发病机制还不是特别清楚。皱褶或者凹陷有可能是因为眼轮匝肌或者眶颧韧带的力量减弱造成的，这时，皮肤、脂肪和肌肉会从眶缘处向下滑动。这种现象在甲状腺疾病、肾病或者淋巴循环障碍的患者中更多见，眼睑或者中面部手术后也有可能出现。

最终，骨性眶孔内的眼睛结构以及眼球与眶下缘之间的关系，是决定术后是否会出现下睑外翻或者干眼症的重要因素。如果患者的眼球比较突出，眼球下方缺乏足够的骨性支撑，也就是所谓的负向支撑力的患者，更容易出现这样的问题（图73-16）。这些情况都可以在

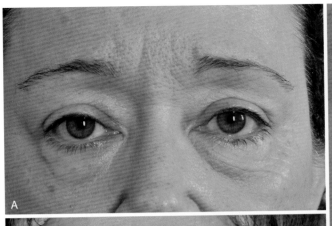

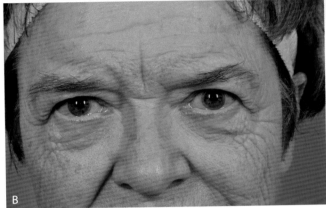

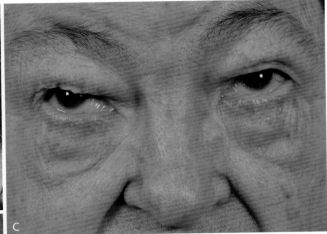

图 73-14　上睑脂肪脱垂
A. 轻度；B. 中度；C. 重度。

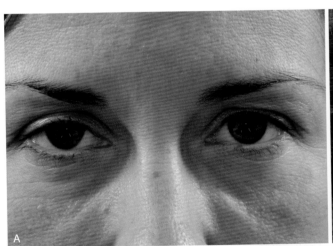

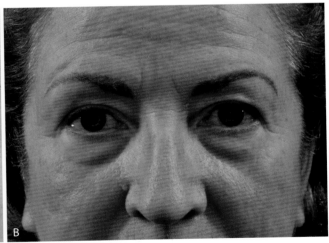

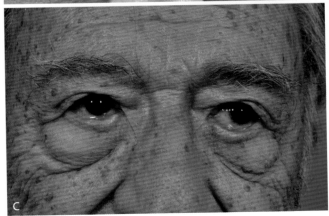

图 73-15　下睑脂肪脱垂
A. 轻度；B. 中度；C. 重度。

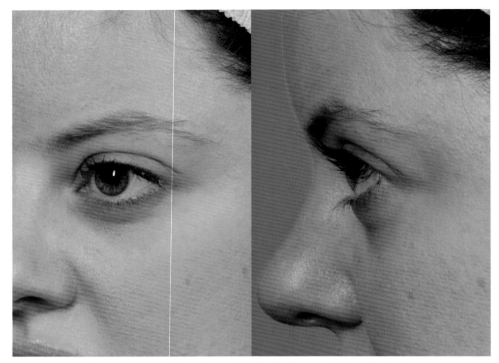

图 73-16 负向眼睑支撑力。注意角膜表面的前缘超过了下睑前缘

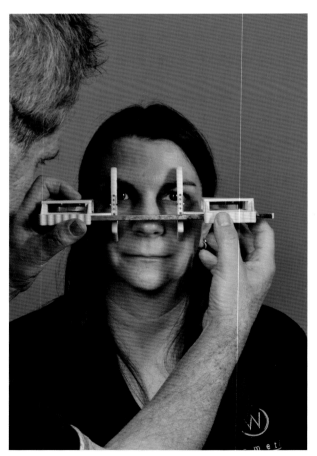

图 73-17 Hertel 眼球突度计检测

整体检查中大体看到，也可以使用 Hertel 眼球突出检测仪来进行更客观的测量（图 73-17）。

眼科的检查要包括使用 Snellen 眼科检查表进行视敏度的检查。涉及医疗保险时，可能还需要检查视野是否正常。眼球外动力系统的检查包括斜视和瞳孔对光反射检查。同时还要记录边缘反射距离（从瞳孔正中对光反射点到上下睑缘的距离）（图 73-18），睑裂的内侧高度，提肌的力量以及上睑皱襞的高度。眼轮匝肌的力量和下睑收缩肌的力量可以通过下睑夹捏实验（正常值应该小于 1 秒）（图 73-19）和眼睑牵拉实验（正常值为眼睑被牵拉远离眼球的最大距离应小于 6mm）来检测。外眦韧带一般比内眦韧带高约 2mm（正向眼角倾斜度）。

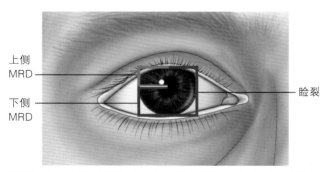

上侧 MRD

下侧 MRD

睑裂

图 73-18 上睑下垂的定义为，从瞳孔的正中点到上睑缘的边缘反射距离（MRD）少于 2mm

Reproduced with permission from Robinson JK, Hanke CW, Siegel DM, et al: Surgery of the Skin, 3rd edition. Philadelphia: Elsevier, Inc; 2015.

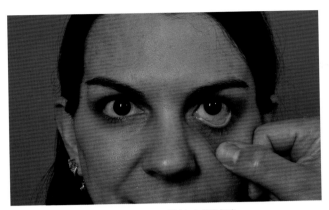

图73-19　下睑的夹捏试验

如果出现负向眼角倾斜度则说明眼睑变松弛了。在这样的病例中，眼睑整形术应该更加注重外眦角的修复，避免术后下睑的位置出现异常表现（如下睑外翻）。再次强调，术前要检查干眼症的情况，可以通过Schirmer检测方法分析泪液分泌是否正常，通过眼球表面染色（丽丝胺染色和荧光染色），在裂隙灯下观察眼球表面上皮脱落的情况。

回顾过往的旧照片和最近的新照片，可以帮助医生了解患者年轻时候个体化的面部特征以及骨性结构特征。例如，假如患者在年轻的时候，睑板前组织较少，上睑皱襞位置偏低，那么在制定手术方案的时候，一定要遵循这些前期特征。手术前，让患者卸妆，将头发整齐地向后梳，然后留取标准的术前照片，这些照片也对术前沟通非常有用。

大多数保险公司都需要提供临床照片和视野检查的报告，用来申请医疗保险。随着国际医疗领域的逐步改变，为医疗保险的申请提前准备材料的方法，也在逐步随之改变。

术前对眼睑和整体面部的评估可以帮助外科医生做出许多正确的判断，最终达到更好的手术效果。

术前计划

眼睑整形术是一种择期手术，一般针对的患者都是非常健康或者只有轻微系统性疾病的人群。术中根据患者不同情况，或者外科医生个人习惯，可以采取不同的麻醉方式。麻醉时间也要在术前计划到整体手术时间中去。

如果患者配合得很好，可以采取局部麻醉，术后不需要苏醒，手术可以在稍小的手术室进行。也有很多患者和医生喜欢在更精密的手术室进行，术中采用静脉麻醉或者全身麻醉。

整体的手术时间要提前跟患者沟通，尤其是那些服用抗凝药物的患者。服用抗凝药物或者抗血小板药物的

患者，术前至少2周至术后1周之内，要停用药物。如果患者其他系统的并发症不允许患者停用这些药物太长时间，建议患者再次咨询心内科医生或者血液科医生，必要的情况下可以更换治疗方案，使用一些短效的药物来度过围术期（如依诺肝素）。如果患者的基础疾病比较严重，不允许这样做，那么就不建议患者来做眼睑整形术，毕竟这完全是一个择期手术。另外还有一些情况下，不建议进行眼睑整形术：患有躯体畸形综合征的患者，有反复多次眼睑整形手术史的患者，或者对手术效果有不切合实际幻想的患者，为这些人群进行手术并不是一项明智的决定。

最后，外科医生的临床经验，患者的个体特征以及对手术效果的个人偏好，共同决定了一台眼睑整形术的最佳手术方案。上睑整形术术前计划应该基于对上睑情况的综合判断：是否只有上睑皮肤的松弛变多，或者同时伴有眉毛的下垂，上睑下垂，上睑脂肪变性，泪腺脱垂。如果上睑的问题同时伴有眉毛下垂，需要同时进行提眉术。如果患者不想同时进行眉毛上提术，则需要告诉患者单纯的上睑整形术后会导致眉毛的下垂加重，术后上睑皮肤依然看起来过多。否则患者可能会认为这是由于医生上睑皮肤的切除不够而造成的。但真正的原因是眉外侧的脂肪垫松垂造成的。如果术前没有充分沟通这些问题，患者术后很有可能对效果不满意。如果患者同时伴有上睑下垂，建议患者先去看眼科医生，纠正上睑下垂的问题。泪腺脱垂的问题可以通过泪腺悬吊固定进行纠正。

下睑整形术的计算方法是非常复杂的。眼袋脂肪的脱垂可以根据情况进行部分切除或者将其重新分布固定，评判的标准是脂肪脱垂的程度以及睑颊沟容量流失的程度。有时候，如果眼袋脂肪凸出的程度较小，皮肤轻度松弛，但是鼻颊沟和（或）睑颊沟却很深，这时，单纯进行填充剂填充或者脂肪移植就足够了。但是，如果同时伴有眶隔脂肪垫的疝出，在容量填充之后，依然可以看到很明显的眼袋，这时候建议进行下睑整形术。

眼球突出的患者，或者眼球存在负向力矩的时候，下睑整形术后产生下睑位置异常并发症的概率会非常高。这一类患者建议同时进行眶隔脂肪转移固定术，保留下睑的组织容量，必要时同时进行中面部填充和外眦角固定术。

如果下睑皮肤冗余，可以通过捏起下睑缘皮肤的方法予以切除，或者进行激光磨削。剥脱性激光磨削在经结膜眼睑整形术中可用于改善下睑细纹。由于激光手术有可能会导致肤色较深的患者色沉加重，因此只推荐在Fitzpatrick皮肤分型中Ⅲ型以下的皮肤类型中使用。术前4~6周至术前2周的时候，可以采用维A酸（0.05%~0.1%）和漂白剂来改善皮肤的质地。激光换

肤的设备可以采用 CO_2 或者 Er：YAG 激光。传统激光或者点阵激光系统都是有效的，但是点阵激光产生的红斑、水肿比较少，术后恢复时间较短。

对于眼轮匝肌过多或者肥厚的患者，可以采用肌皮瓣的方法来进行下睑眼轮匝肌的悬吊，为下睑提供更多的支持。同时也可以采用热凝的方式来治疗肥厚的眼轮匝肌。如果患者的皮肤过多，眶隔脂肪疝出，沿着眶下缘出现明显的凹陷，可以采用结膜内入路下睑整形术，同时保留下睑的容量，进行眶隔脂肪释放再固定术。如果术后仍然有轻度皮肤松弛（<2~3mm），可以采用激光换肤治疗。如果出现中度皮肤过多，合适的时候则需要采用下睑缘切口入路术式。

在所有患者中都需要客观评估下睑的松弛度和色度。大多数年老的患者都会出现不同程度的下睑松弛。如果夹捏 - 回弹实验结果较差，或者下睑的回弹力变弱，这时要避免切除过多的下睑皮肤，以免术后出现下睑位置异常的表现。轻到中度的下睑松弛，可以通过收紧外眦韧带来加强下睑的力量，尤其是对于切除了部分皮肤的患者。外眦角悬吊术并不会缩短下睑。而利用睑板外侧条索悬吊的外眦整形术，可以缩短下睑的长度，用于严重下睑松弛的患者，或者术前存在下睑外翻的患者。

改善衰老之后下睑变长的方法有很多，其中包括使用填充剂填充泪沟、脂肪移植、释放泪沟韧带、激光换肤和中面部提升术等。下睑或者颧骨最突出区域的皱纹问题，可以采用剥脱性激光治疗、直接切除多余皮肤、肌皮瓣法下睑整形术、中面部提升术或者眶颊韧带松解术等方法。

手术技术

文献中有很多关于眼睑整形术不同手术方法的报道。但是，大部分描述的方法都缺少循证医学证据。眼面手术研究最基本的一个局限性在于外科医生对一系列不同技术的技能水平存在差异。对于医生和患者来说，最重要的是术后功能和美观的效果是否与术前期待的一致。好的美学效果很大程度上要依赖于医生对某种特定手术方式的熟悉程度。因此，在实际选择手术方式的时候，应该选择医生最熟悉和最擅长的手术方式。

上睑整形术

上睑整形术是纠正上睑皮肤松弛症的金标准，术中需要切除上睑多余的皮肤、眼轮匝肌和（或）眶隔脂肪。大约在 2000 多年之前已经有这样的手术记录了。对于术前如何标记理想的切除皮肤的范围，有很多不同的记录。一项大规模的回顾性研究，有超过 400 名受试

者参与，目的是确定理想的上睑整形术前标记，从而避免出现上睑外侧皮肤过多、内侧过于饱满和切口超过眶缘的问题。研究结论表明，内侧切口的延伸线应位于内眦静脉外约 6mm 处，外侧切口需要延伸至睑裂外侧 12mm 处，切口应向下倾斜约 45° 角。其余的研究则支持弓形切口设计或者凸透镜式切口设计。对于有些患者来讲，切口的内侧缘和外侧缘稍微向上翘一点，可以有效避免皮肤的折叠样改变。很多人倡导，根据 Flower 原则，术后至少应保留眉下至睑缘约 1cm 的皮肤，或者总量 20mm 的前板层。不管选择哪一种手术方式，夹捏试验都可以帮助医生准确评估皮肤切除的范围，避免出现兔眼并发症。

在文献中，关于是单纯切除上睑皮肤，还是同时切除皮肤和眼轮匝肌有很多争论。这些争论的根源在于有些患者术后出现了兔眼并发症。同时，关于单纯切除皮肤和同时切除眼轮匝肌造成的美学差别，也有很多不同建议。关于这一争论，有几项设计合理的前瞻性研究发表。但是大多数这些研究样本量都偏小（最多的样本量只有 22 个）。这些研究都采用了同一患者的半脸随机对照研究，通过双盲试验员进行结果评估。

Kiang 等通过检测兔眼产生的程度来评估两组受试者：单纯皮肤切除组和皮肤连同肌肉一起切除组。在 6 个月的随访试验中发现，兔眼仅发生在眼轮匝肌切除量大于 8mm 以上的人群，因此，少量去除眼轮匝肌并不会影响眼睑的功能。有趣的是，大部分患者的兔眼会在术后 6 周之后得到缓解，这也说明即使是切除了大量的眼轮匝肌，兔眼也许并不是一种长期的并发症。另外一项小规模的试验也得出同样的结论，这项研究主要是依据眼轮匝肌切除的量来评估术后发生兔眼的概率。兔眼只在同时切除了三部分眼轮匝肌（睑板前部，眶隔前部和眶部）的猴子实验中发生，但是在肌肉切除量小一些的样本中并没有出现。Damasceno 等发现，在术后早期，与皮肤协同肌肉一起切除的样本组相比，单纯皮肤切除的患者术后恢复速度更快，美学效果也更好。但是，术后 2 周之后，两组的评分基本接近。相反的，也有人研究称无论是在手术后的任何一个时间段，两组试验在美学效果的评分上都没有任何差别。

传统的上睑整形术的重点在于去除多余的组织：多余的皮肤、肌肉和脂肪。与下睑整形术不同的是，上睑整形术不需要太关注软组织容量的保留或再分配。但是，很多时候术后也会出现上睑凹陷的并发症。因此，最近很多医生也开始注意术中保留上睑的软组织容量。在文献中有很多关于纠正上睑凹陷的方法，其中包括自体脂肪填充。虽然外科微量脂肪移植术仍然缺乏大量的临床试验结果的支持，但是有以下几个重要的原则可以遵循：①供区的选择不影响脂肪的存活率；②为了提高脂肪的

长期存活率，使用大针孔的抽脂针要优于直接切除脂肪组织；③在脂肪移植注射的过程中，尽量选择精细的注射针，同时注意多层次多孔道的注射。有大量报道可以进行纤维脂肪混合移植、真皮脂肪混合移植或者玻尿酸小剂量注射等方法来纠正上睑容量的缺失，其中骨膜上微粒自体脂肪移植术是描述最清楚的一种方法。

　　将上睑鼻侧（内侧）的脂肪垫，向中央或者外侧进行移位，也是一种有效保留上睑容量的方法，可以作为上睑整形术中有用的一种辅助方法。对于没有上睑皮肤的松弛，仅仅存在上睑鼻侧脂肪脱垂的特殊患者，可以采用结膜内入路上睑整形术。这种方法最大的优点是可以避免上睑的皮肤切口。这种方法还适合于在做提眉术的同时，伴随着单纯性上睑内侧脂肪垫脱垂的患者。

下睑整形术

　　下睑整形术可以分为两大类：经黏膜入路和经皮肤入路下睑整形术。传统的经皮肤入路的下睑整形术是从下睑睫毛根部皮肤做切口，打开眶隔，进入到眶隔脂肪室内。而经黏膜入路的方法是从下睑的黏膜侧进入眶隔脂肪室内，不需要破坏眶隔的完整结构。

　　1967年，经黏膜入路的下睑整形术首次被记录报道。如果整形外科医生经验丰富，可以通过这种切口解决皮肤过多，眼轮匝肌下垂和下睑脂肪垫疝出的问题。经黏膜入路的下睑整形术有很多不同的术式方法，包括皮瓣法、肌皮瓣法和皮瓣／肌皮瓣分开法，所有这些方法都可以同时进行脂肪切除，或者脂肪移位再固定。还没有回顾性或者前瞻性研究来比较这些手术方法的有效性，大多数情况下，都是由外科医生自己的习惯和经验来指导临床应用的。对经黏膜入路的下睑整形术最大的顾虑是担心术后出现下睑退缩或者外翻的并发症，据报道，这一并发症的发生率高达30%。下睑整形术后最常见的并发症就是下睑位置异常，也是再次手术最主要的原因。对于术后下睑位置异常的解剖学解释主要是，术后眶隔的正常结构被破坏，后期产生很多瘢痕组织而引起的。但是，最近一项500例样本的回顾性研究显示，经结膜入路的下睑整形术后产生下睑位置异常的发生率，与是否破坏眶隔并没有直接关系，这一研究声称眼睑位置异常或许与术后多层次组织瘢痕形成有关，这些瘢痕组织有时候会影响到眶隔。之前也许大家并没有意识到结膜面的手术切口会导致多层次组织瘢痕的形成，进而发展成为睑外翻。传统的结膜面切口位于睑板下缘下方1～2mm处。但是，Undavia等最近研究称，如果将切口下移至睑板下缘下方6.5～7.5mm处，可以更容易进入眶隔脂肪室内，从而减少瘢痕的形成。

　　对于是否在下睑整形术的同时进行外眦韧带悬吊术来避免下睑退缩和下睑外翻，仍然有很多争议。有些人认为外眦韧带悬吊术仅仅在切除了皮肤或者同时进行下睑皮肤激光表面重塑治疗的时候才是必需的。也有人认为，眼睑位置异常的发生率在同时伴有外眦韧带悬吊术时会大大降低。此外还有很多方法介绍如何进行外眦韧带的悬吊固定：外眦整形术（外眦韧带切断后重新固定），外眦固定术（外眦韧带收紧但是不切断），睑板外侧条索悬吊术，睑板小条索悬吊术，外侧支持韧带悬吊术。外眦整形术和外眦固定术仍然被保留下来，作为需要外眦收紧但是不伴随下睑松弛，或者不需要下睑缩短的患者的一项治疗方案。睑板外侧条索悬吊术可以作为需要切除部分松弛的下睑组织，同时缩短下睑长度，收紧下睑的患者的治疗方案，但是这种方法的术后愈合时间会加长，术后伤口裂开的概率会相对较高，术后下睑的外形会有些不自然。睑板小条索悬吊术主要是用于降低术后并发症，但是也可以起到轻度缩短下睑的功效，对于轻度下睑松弛的患者起到一定程度的收紧作用。外侧支持韧带悬吊术可以通过上睑切口，为外眦韧带提供一个向外上方的提拉作用，但是这一术式会导致眼睛外上方接近颞区的皮肤皱褶样改变。

　　从1924年开始，为了解决下睑的位置畸形，便有人开始尝试着进行经结膜入路的下睑整形术。这种手术方法后来被Tessier等用来作为进行颅颌面整复或者颅面部骨折修复手术中，暴露下眶缘的切口入路。除了可以减少术后下睑畸形的发生率之外，结膜侧切口还可以更好地显露下睑眶隔脂肪，更方便进行脂肪垫带蒂移植再固定，同时进行眶隔的收紧。在20世纪70和80年代，下睑整形术的主流手术方式逐渐演变为经结膜侧切口进行脂肪切除的术式。

　　这种手术方式减少了经皮肤入路术式的应用，多余的皮肤可以采用夹捏的方法，剥脱性激光或者化学剥脱的方法进行进一步处理。皮肤夹捏的方法曾经作为经结膜侧手术入路的辅助手段，来处理多余的皮肤组织。也可以同时进行外眦角悬吊，缩短下睑或者不缩短下睑。但是，有一项回顾性调查研究比较了在经结膜入路的下睑整形术时，同时做和不做皮肤夹捏，都不做外眦悬吊术，结果显示，术后下睑退缩的发生率在不同实验组之间并没有差异，这一研究显示：在进行皮肤夹捏术的时候，外眦悬吊术并不是必须的（译者注：原文有误，应为"在经结膜入路的下睑整形术中，皮肤夹捏术不是必须的"）。

　　目前还没有对比经结膜入路和经皮肤入路两种下睑整形手术方式的直接对照研究。但是，有一项回顾性研究对比了CO_2激光辅助的经结膜入路下睑整形术、激光皮肤再生和CO_2激光辅助的经皮肤入路下睑整形术。这是一个小样本研究，几组之间的效果很接近。CO_2激光可以协助进行上睑和下睑整形术，无论是经结膜入路还是经皮肤入路都是有帮助的。与普通的电凝器相比，其优势在于手术时间更短，出血更少，组织损伤更小，术后恢复更舒适。缺点在于伤口的愈合可能会比较差，学习时间会相对较长（平均培训时间约 3 小时），其次是设备更加昂贵。安全保护装置要包括患者佩戴的不锈钢眼罩，和医护团队佩戴的防护眼镜。有人认为术中还可以同时使用 CO_2 激光进行肌肉和眶隔的收紧。

虽然在下睑手术中，无论在结膜入路还是皮肤入路，切除多余眶脂肪组织可以提高患者的满意度，但有时候，去除过多的脂肪组织会加重泪沟和睑颊沟的凹陷。因此，最近的一个趋势是适当保留下睑的脂肪，同时尽可能地填充下睑和面中部的凹陷。如果深入理解睑颊沟和面中部的解剖，就更容易理解这些变化。与之前尽可能切除多余脂肪组织不同，现在很多医生都倡导尽可能地保留脂肪组织并进行再分布，可以更有效地起到下睑和面中部年轻化的效果。最初的时候，眶隔脂肪再分布的方法主要用于改善泪沟，后来演变为联合眶隔重新固定术一起，成为一种避免术后并发症，同时可重复性很高的美容外科手术。

从那时起，眶隔脂肪再分布的手术方式得到越来越多的报道，大部分医生会将脂肪瓣固定在骨膜下，而不是在骨膜上。骨膜下固定眶隔脂肪的一个优点在于，骨膜下是一个相对少血管区，更方便分离显露术野，减少了损伤眶下神经的风险，同时更方便将脂肪瓣的蒂部和骨膜进行缝合。但是，最近有研究表示，骨膜上的分离在技术层面会更简单，最终效果和骨膜下很接近。

如果患者的下睑脂肪疝出不明显，但是有较深的眶周凹陷，这时候不需要进行手术，只需要注射填充剂来补充缺失的容量便可以起到很好的年轻化的效果。但是，如果脂肪疝出比较明显，而且沿着下眶缘有很明显的凹陷带，则需要进行手术，切除多余的脂肪和（或）者进行脂肪再分布手术。另外通过分离眶周固有韧带，改善下睑凹凸不平的表象，起到更好的塑形效果。中面部提升术联合下睑整形术可以进一步提升下睑，得到更好的手术效果。

术后护理

眼睑整形术后的护理流程中有几个重要的注意事项，但是缺少有循证医学证据的科学的流程管理体系。冰敷是比较提倡的，但是并没有证据证明冰敷的有效性。Pool 等进行了一项随机调查研究，共有 38 名进行上睑整形术后的受试对象，这些患者一只眼睛进行冰敷，另一只眼睛不冰敷。结果显示冰敷的一侧眼睛在术后 1 天的时候，疼痛评分明显低于不冰敷侧，但是眼睑水肿程度、

眼睛发红和血肿，两侧并没有明显差异。因此，他们认为如果只是因为冰敷可以降低术后疼痛评分这一个因素，冰敷就没有太大的意义，可以被省略。此外也有证据显示不恰当使用冰袋有可能导致眼睑娇嫩皮肤的损伤。

也有其他的方法用于减少术后的疼痛、水肿以及眼睛发红。脉冲电磁波也许可以帮助术后恢复，加速伤口的愈合。Czyz 等为上睑成形的患者使用活性贴片，帮助术后恢复，这种贴片可以发射低能量的脉冲电磁波。由于缺乏客观评估的标准，效果评估主要依靠患者对水肿和瘀斑的主观感受，患者主观认为活性贴片一侧的效果更好。而且这种贴片的使用很不方便，很难贴在伤口上，其中有两例患者还因为使用不当，导致小面积的皮肤灼伤。

强脉冲光（IPL）系统是一种使用闪光灯和电脑控制的能量仪，产生宽光谱高能量的强脉冲光系统。IPL可以被用来脱毛、治疗血管淤青、色沉、痤疮、红疹以及光老化。在最近的一项前瞻性双盲对照研究显示，IPL 对于术后瘀斑的减少是有效的。共有 28 位做过面部眶周手术的受试者入组，要求受试者一侧采用 IPL治疗，另一侧则采用常见的术后护理方法。在术后早期，IPL 试验组的瘀斑表现明显低于对照组，但是术后 12天以后，两者之间并没有明显差异。

血肿是眼睑手术另外一个非常重要的伤口愈合并发症。术中使用电凝器可以减少出血，但是会造成更多的潜在组织损伤。另外，还有几个术后护理因素可以改善术后恢复期的血肿。高岭土是一种矿物质类药物，将这种药物渗透在纱布上，外敷于伤口上，可以有效改善血肿的形成。Kondapalli 等在术中将浸有高岭土的纱布敷在创面上，然后观察术后伤口的炎症反应和瘀斑。研究显示，在术后第 4 天和第 7 天时，高岭土的确可以有效减少伤口的瘀斑，但是术中给药组和术后给药组之间并没有明显差异。

山金车花是一种植物花草，有记载这种植物也可以减少术后水肿和瘀斑。Seeley 等研究发现，这种药物可以降低面部提升术后瘀斑出现的概率。最近也有两项设计科学的前瞻性随机双盲对照研究，对山金车花在眼周手术中的有效性进行研究。这两项完全独立的试验团队发现，在减少上睑整形术后疼痛、组织水肿或者瘀斑方面，山金车花实验组和非山金车花实验组之间并没有明显差异。一项系统性综述描述，山金车花在创面愈合中的有效性，和在身体其他地方的使用一样，有些让人失望。

并发症

眼睑整形术如果操作得当，是一项非常安全有效的

手术。但是，如果操作不当也会引起失明或者毁容等并发症。常见的并发症主要包括两大类：①术前测量评估的失误；②手术的失误。

上睑整形术中，在决定去除皮肤的量时，一定要遵循保守原则。如果皮肤去除过多的后果是非常严重的，会比皮肤过多更加难以修复。5%~10%的患者在上睑整形术后，需要额外地去除多余的皮肤。在术前咨询的过程中，一定要详细告知患者，为了达到整体效果的成功，上睑皮肤去除的量一定要适当，不可以激进。如果术后剩余皮肤过多，多数是因为低估了原有皮肤的量，通常情况下，如果颞部术前已经出现松垂，那么术后会加重上睑皮肤过多的表现。如果在术后仍然出现皮肤过多，医生首先要考虑的是检查是否同时伴随着眉毛下垂，而不是再次切除多余的皮肤。如果患者一再要求二次手术，但是外科医生不同意切除更多的皮肤，这时医生需要跟患者详细解释上睑皮肤的功能以及正常状态下需要保留上睑前方宽约20mm的皮肤组织。最终，需要等待至少3~6个月之后，再决定是否需要再次手术。

术后还有可能出现上睑下垂，一方面是由于术前没有及时诊断出患者患有先天性上睑下垂，另一方面有可能是在手术中损伤了上睑提肌而造成医源性上睑下垂。术前医生一定要认真检查患者睑缘的高度，同时和患者仔细讨论预期的手术效果，避免出现术后因为沟通不畅而导致的不满意。术后早期因为水肿而引起暂时性上睑下垂并不是很常见。但是，假如上睑下垂一直持续存在，并超过了正常的恢复时间，则说明很有可能在手术过程中出现了上睑提肌的损伤。鉴于这个原因，熟练掌握上睑解剖对于避免损伤上睑精细结构是非常必要的。

作为整形美容手术项目，患者都会期待术后会有非常对称的效果。但是，有些患者会在术后注意到一些不对称的情况，而这些不对称是术前本身就存在的，因此术前拍摄高质量的临床照片是非常必要的。术后两侧上睑不对称是一种不幸的并发症，可以通过术前充分的测量来避免。尽量达到术后两侧上睑皱襞的对称，术前标记画线是最关键的。可以用精细卡尺进行术前精确标记。自身的重睑线可以用来作为切口的下缘。如果患者本身没有重睑线或者非常不清晰，可以参考以下标准进行标记：高加索人（男性重睑线宽7~8mm，女性8~10mm），亚洲人（男性5~6mm，女性6~7mm）。术后早期或许会出现暂时的轻微不对称，但是如果不对称一直持续没有改善，则需要再次手术进行修正。总体来讲，抬高重睑线要比降低更容易一些。如果需要做比较宽的重睑线，需要在更高的地方重新做一条新的切口，将切口下方的眼轮匝肌固定在上睑提肌上。如果需要做一个比较窄的重睑线，切口的位置需要相应变低，同时可以利用眶隔筋膜前的脂肪组织或者游离脂肪垫来避免高处的瘢痕粘连。

下睑整形术最常见的并发症是下睑退缩，导致下睑外翻或者外眦角变圆（图73-20），导致外形不美观，而且术后容易出现干眼症。这种并发症的产生主要是因为下眼睑正中央瘢痕的形成，和（或）皮肤去除过多引起的，尤其是在下睑弹性变差的患者会更容易出现。因此要十分谨慎决定下睑皮肤的去除量，最多只能去除2mm的皮肤。另外在术前要跟患者沟通，下睑整形术的主要目的是改善下睑的形态，而不是去除多余的皮肤。化学剥脱或者激光表皮重构可以有效改善下睑皮肤松弛过多的症状，效果要好于直接皮肤切除。下睑退缩后的矫正是非常困难的，通常需要手术松解下睑正中的瘢痕组织，移植一块较硬的睑板，同时还有可能需要进行脂肪或者无细胞真皮移植。皮肤移植应该是最后的解决方案。总体来讲，下睑退缩的修复效果都不是特别理想。

兔眼征或者主动闭眼不能，是另一种非常麻烦的术后并发症（图73-13）。患者除了会觉得不舒服之外，还会导致角膜暴露，损伤角膜的健康。兔眼的发生有很多种原因，其中包括：皮肤切除过多、眼轮匝肌切除过多、术后眼轮匝肌力量减弱、上眼睑退缩等。如果既往有LASIK手术史，术后角膜受损的风险会增大，尽管只有轻度的兔眼征。术后早期，可能因为水肿，疼痛，或者肌肉力量未能完全恢复等原因，会出现暂时性兔眼征，这是比较正常的，随着时间的推移会逐渐消失。人工泪液和眼药膏可以短期内改善眼睛的不适感，保护角膜。如果患者术后闭眼状态下上下眼间距离大于2mm，并且没有好转的迹象，则可以诊断为兔眼，需要进一步手术治疗。

在眼睑的局部浸润麻醉时，穿刺进眼球内是非常罕见的，文献中有过个案报道，这种情况可以通过以下几种方法来避免。患者清醒的时候一般很难忍受佩戴巩膜保护罩，但是在患者全麻状态下，可以帮助患者佩戴巩

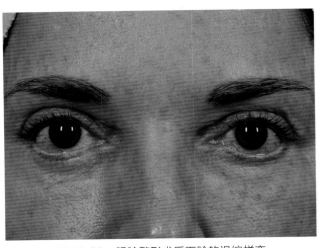

图73-20 眼睑整形术后下睑的退缩样变

膜保护罩，覆盖并保护眼球。此外，改进局麻药注射方法也可以避免这种情况的发生，注射时针尖的方向应该远离眼球，一旦针尖没入皮肤内，则需要将眼睑从眼球上提起来进行注射，避免损伤眼球。局麻药物注射的时候，可以先注射一个小包，这样液体可以分离皮下组织，给针尖创造出一个移动向前的空间。

手术中少量出血是非常常见的，术后该区域会出现淤青。在局麻药物注射的时候，要尽可能避免可见的血管。如果注射的过程中出现小血肿，可以按压片刻，以避免术后出现淤青。术前跟患者充分沟通关于术后淤青出现的可能性，减少患者的焦虑和担心。如果术中出血扩散开，则有可能出现眶隔前血肿。术后出现青紫肿胀的上睑，这种情况下要注意检查是否伴有球后血肿的出现。如果血肿只局限在眶隔前间隙内，一般不会伴有明显的疼痛感。如果出现眶隔前血肿，嘱患者抬高床头，冰敷，直接按压术区，充分休息，密切观察病情的变化。此时，清除眶隔前血肿，则会导致再出血，所以引流清理血肿是没有必要的。如果出现这种情况，术后恢复时间加长，短期外观不好看，患者会比较担心。及时安慰患者，告诉患者这种情况极少会影响视力，也不会影响最终的效果。

球后出血或者眶隔后出血是眼睑整形术后非常严重的并发症。这种并发症非常罕见，发生率只有0.055%，但是一旦发生则会导致患者永久性失明。球后血肿通常发生在术后早期（24小时内），但是失明一般发生在术后9天。术后建议患者充分休息，10天之内避免剧烈运动。出血一般来自眶隔前方的出血，张力增大后，血液会透过眶隔的裂口向后渗透。但是有时候也会出现眶隔后方直接出血。骨性眶孔的容积大约只有30ml，由于四周都是骨壁，所以张力缓冲的空间非常有限。眶内的出血会导致间室综合征，表现为剧痛、眼球突出、眼外肌活动受限、眼球内压力增高、视神经损伤引起的瞳孔缺陷等症状，最终产生视网膜缺血，失明。据报道，永久性失明的发生率只有0.045%。球后出血属于眼科急症，诊断要非常及时，可以主要依靠临床症状来做出诊断，而不必浪费时间等待影像学检查结果。在处理球后出血时，要打开手术切口，找到出血的血管，彻底止血。如果球后出血严重，但是又找不到出血源，或者由于各种滞后因素不能及时手术的紧急情况下，可以及时切断外眦韧带，并切开外眦韧带下方的纤维连接。成功游离下睑，让下睑形成外侧游离颊部相连的皮瓣，这样可以缓解球后压力。如果压力持续增高，韧带的上缘纤维也可以游离来缓解压力。

眶周血供非常丰富，所以一般术后发生感染的可能性很低。最常见的眼周感染为金黄色葡萄球菌和链球菌感染。但是，也有关于耐甲氧西林药物的金黄色葡萄球

菌和坏死性筋膜炎，以及非典型分枝杆菌感染报道。早期及时诊断是非常重要的，可以有效避免感染的扩散和失明的风险。患有免疫抑制性疾病的患者术后感染的风险会比较高。眶隔前区的蜂窝织炎通常表现为肿胀、红斑、伤口出现分泌物。如果术后出现多部位红斑样变，伤口愈合明显延迟，则需要考虑是否合并有非典型分枝杆菌的感染。眶隔前感染可以在门诊进行处理，口服抗生素，密切观察病情变化，及时随访。但是，如果出现视力改变，球外肌运动受限，瞳孔反射异常，眼球突出，则是眶内蜂窝织炎的临床征象，需要住院治疗，及时进行影像学检查，静脉输入抗生素。如果积极静脉抗感染治疗，术后24～48小时后仍然出现眶内脓肿，并且没有明显改善，这时需要考虑手术处理。

眼睑整形术后有可能会出现复视，单侧或双侧。单侧复视指即使遮住一只眼睛时，复视也会出现，主要是由于不正确的折射反应、泪膜被破坏、角膜损伤或者眼药膏的使用引起。双侧复视指遮住一只眼睛的时候，复视不再出现。在眼睑整形术后双侧复视有时候是暂时性的，有时候是永久性的。术后组织水肿会导致暂时性的复视，随着肿胀的消退逐渐恢复正常。在注射麻药的过程中误伤了球外肌会导致暂时性双侧复视。但是如果眼外肌的肌腹受到毒性损害，则会出现肥厚和纤维化，最终导致永久性的功能障碍。这种情况在下睑整形术中比较常见，最多见的是下直肌受损。如果出现永久性复视，则要建议患者咨询眼科医生进行进一步处理。另外一个出现永久性复视的原因是，在过度去除鼻侧脂肪垫的时候，损伤到了上斜肌的滑车条索。误伤了下睑内侧和中间脂肪垫之间的下斜肌，也会出现复视。最后，也有可能是在脂肪转移或者眶隔悬吊固定的过程中，将眼外肌的纤维包膜缝合固定在了错误的位置而引起复视。

在美国，每年大约有100例的术中失火的发生，其中至少15%导致了严重损伤。术中失火主要是因为电凝器的使用、氧气管道和含有酒精的清洁剂引起。为了降低起火的风险，鼻导管需要妥善固定，以免氧气管脱落。必要的时候，在使用电凝器时，可以将氧气关掉。如果没有办法关掉氧气，氧分压至少要降低到30%以下。眼睫毛和眉毛在使用电凝器的时候要保持湿润状态。

不管采用何种缝合方式，都有可能出现伤口裂开。术后嘱咐患者避免提重物，避免剧烈运动，避免将头放到腰以下，减少伤口裂开的风险。如果伤口裂开，再次手术时需要重新修剪两侧创缘，去掉部分表皮组织，根据伤口裂开的大小，重新进行缝合。如果裂开的伤口长度小于1cm，为了保证最终的美学效果，可以暂时不进行缝合。偶然情况下，伤口的局部炎症会导致伤口的肉芽增生。伤口的肉芽增生最常发生在内侧和外侧缝线打结的地方。随着时间的推移，缝线引起的肉芽肿会逐渐

消失，如果出现难以消退的肉芽肿，可以使用类固醇类药膏外敷，或者手术切除。

上睑整形术和下睑整形术的分步指导

上睑整形术

根据患者性别和术前上睑皱襞的位置等因素，设计个体化手术方案。在亚洲人群，术前一定要详细讨论，并且要特别关注上睑皱襞的位置。大部分亚洲人并不希望有西方人一样的重睑线，但是可能希望有双眼皮——一条比西方人位置低得多的重睑线。

静脉麻醉后，在双侧眼睛内滴入丁卡因滴眼液（Alcon，Forth Worth，TX）。

患者仰卧在手术床上，用非常精细的划线笔画出预设的重睑线，使用卡尺（Viscot，Ultrafine，Alimed，Dedham，MA）仔细测量，保证两侧的对称性。根据患者年轻时候的重睑线位置以及术前检查，将重睑线准确定位在合适的解剖位置（图 73-21）。对于术前没有重睑线的患者，在瞳孔正中线上设计合适的重睑宽度，一般女性为 10mm，男性为 8mm。如果出现皮肤松弛，医生或者助手要将眉毛提起来，以便准确标记出重睑线。在内侧的泪点和鼻泪管附近，设计线要稍微高于正常皱襞，这样可以避免术后出现皮肤皱褶。外侧切口可以延伸至与鼻翼和外眦角连线的交汇处。除了这些，切口还要轻微向上仰，与自然微笑线相一致，但是不要超过眶外侧缘。

如果不同时进行提眉手术，则还需要画出皮肤切除范围的上缘。由于拟切除的最大皮肤冗余区域是下垂的，使用镊夹技术轻轻抓起上睑皮肤并向上拉。如果出现上睑的外翻，则说明夹起的皮肤过多，需要保留更多的皮肤，这一过程需要在整个上睑范围内进行。外侧可以稍微多切掉部分皮肤。但是鼻侧要注意，如果皮肤切除过多，会出现眼睑难以闭拢或者皱褶样改变。

如果上睑皮肤过度松弛，眉毛区域的皮肤折叠堆积在上睑皱襞上，这时医生切除皮肤的时候要尽量保守一点，在眉毛下缘无毛发区，至少要保留 1cm 宽的皮肤（图73-22）。对于这类患者建议同时进行提眉术，如果患者拒绝，术前一定要告知单纯进行上睑松弛矫正术，术后上睑依然会有皮肤过多的表现，因为并没有解决眉毛下垂的问题。

如果同时进行提眉术，上睑皮肤的夹捏试验便可以省略了。一旦眉毛的位置在提眉术中被固定好了，让患者闭上眼，通过折叠的皮肤量便很容易判断出上睑需要切除的皮肤量。

手术切口标记好了以后，便可以开始注射麻药，麻药的配比是 1% 利多卡因、100 000（译者注：原文可能

有误，推测应为 1∶100 000）的肾上腺素，混合 0.5% 玛卡因和 1∶200 000 的肾上腺素。按照 9∶1 混合，加入透明质酸酶，帮助麻药快速扩散（图 73-23）。

麻药注射后等待一段时间，让肾上腺素作用和镇痛效果达到最好。接下来按照常规无菌方式进行准备和铺巾。

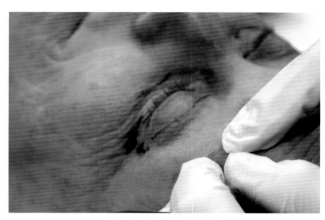

图 73-21　上睑皱襞

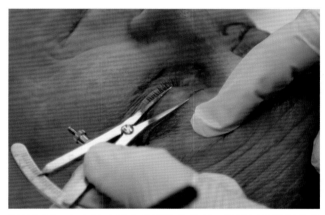

图 73-22　在上睑皮肤非常松弛的患者，以及眉毛下垂的患者，由于过多的皮肤遮盖，重睑线有可能被折叠起来，外科医生在操作时要小心谨慎，在眉毛下无毛发的边缘到上睑缘之间，至少保留 1cm 的皮肤

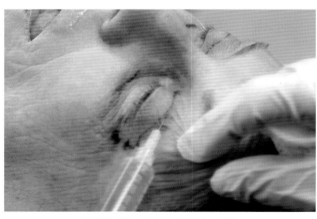

图 73-23　上睑切口注射麻药

使用 15 号刀片、CO_2 激光或 Colorado 电针切开皮肤（图 73-24），垂直向下切开眼轮匝肌，从眶隔表面掀起眼轮匝肌瓣，显露眶隔（图 73-25）。这种方法可以让医生根据术中情况，在切除或转移眶隔脂肪后，准确调整需要切除皮肤的量，以保证最好的美学效果。

在上睑的正中央打开眶隔，便可以清楚地看到上睑提肌腱膜表面的脂肪垫（图 73-26）。去除脂肪组织的时候，医生要尽可能将脂肪提起，避免误伤到下方的提肌腱膜。上睑脂肪垫是一个重要的解剖学标记，它覆盖在上睑提肌表面，保护深面的提肌腱膜。上睑的眶隔在内侧比较固定，然后向外则分成前后两层，在眼轮匝肌深面向外延伸，轻度向上走行。

使用精细剪刀轻轻分开鼻侧脂肪垫（图 73-27）。

在鼻侧脂肪垫内注射一些局麻药物（图 73-28）。然后夹住脂肪垫的蒂部（图 73-29），用电凝器凝固止血（图 73-30），切除鼻侧脂肪垫，用可吸收缝线将剩余的脂肪垫重新固定，或者将部分脂肪垫转移到上睑凹陷中任何需要填充的地方。

尽量减少上睑中央脂肪垫的修剪去除。可以使用剪刀剪去适量的脂肪，同时使用单极电凝或者双极电凝进行止血。如果存在泪腺脱垂，用 6-0 的薇乔线进行褥式缝合，确保将泪腺的眶叶固定在泪窝中。

然后将上侧的皮肤和眼轮匝肌展平，搭在下侧的皮肤上，根据情况剪去重叠多余的皮肤（图 73-31）。

在整个调整过程中，让患者全程闭上眼睛，仔细判断需要去除的皮肤和肌肉，保证剩余的皮肤可以完全覆盖闭眼状态下上睑的创面，保证术后正常的闭眼功能。

使用单极电凝止血。在对侧进行同样的步骤。所有的不对称应该在术前就注意到。根据术前评估或者术中所见到的情况，准确去除多余的脂肪组织。

随着脂肪组织一起切下来的皮肤要拍照，记录下每一台手术切除的组织。这些术中记录，可以帮助医生在回顾照片的时候，获得更多经验，同时也可以用照片告诉患者，术中为了保证最后的美容效果，要尽量减少去除的皮肤。

将上缘皮肤和下睑缘侧皮肤进行对合，用 6-0 可吸收薇乔缝线将下唇皮瓣的皮肤与上睑提肌腱膜间断缝合 3 针（图 73-32）。剩余的皮肤使用 6-0 普理灵缝线进行缝合，连续或者皮下间断缝合都可以。

术后在切口和眼睛内都涂上眼药膏，适度包扎。如果计划进行下睑手术，现在可以开始下睑手术。

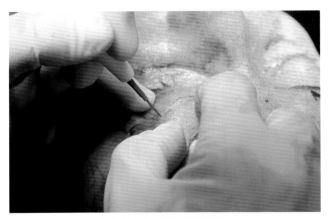

图 73-24　切开上睑皱襞

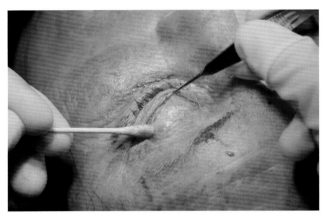

图 73-25　提起皮肤肌肉瓣，显露眶隔

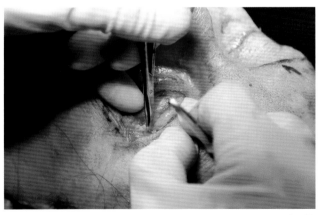

图 73-26　从中间打开眶隔，横跨整个上睑，可以看到覆盖在上睑提肌腱膜上方的中央脂肪垫

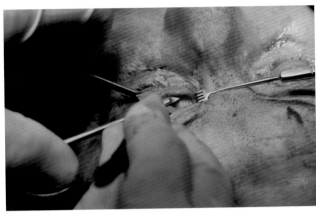

图 73-27　使用 Iris 剪刀轻轻扩大切口，显露鼻侧脂肪垫

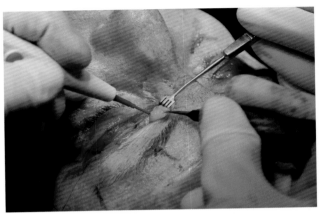

图 73-30　电凝止血鼻侧脂肪垫

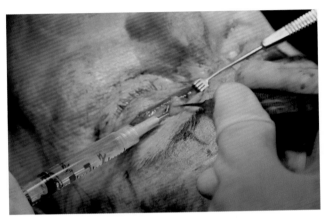

图 73-28　在鼻侧脂肪垫内注射局麻药物

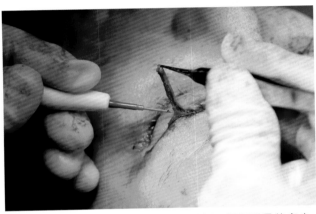

图 73-31　将皮肤和肌肉平铺盖回睑板，根据重叠的多少，切除部分多余的皮肤

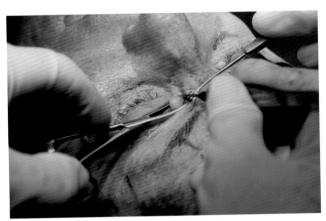

图 73-29　夹住鼻侧脂肪垫

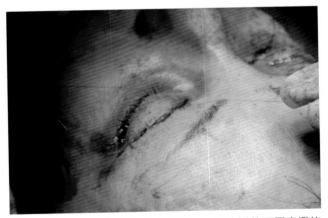

图 73-32　两侧皮缘重新对合整齐后，将睑板前下唇皮瓣的皮肤与深层的提上睑肌腱膜用 6-0 的可吸收线进行缝合，平均缝合 3 针

下睑整形术

下睑整形术中大部分手术是经结膜入路的下睑整形术，同时进行外眦韧带紧缩术、下睑外眦韧带悬吊术，结构脂肪移植来改善泪沟、中面部、SOOF 和面颊区的凹陷、眶周激光换肤等治疗项目。在 Fitzpatrick Ⅰ～Ⅲ型的皮肤中，可以同时进行激光换肤。在 Fitzpatrick Ⅳ 型以及以上的皮肤中，如果有皮肤过多的表现，可以进行皮肤夹捏切除术。如果患者眼轮匝肌过多或者肥厚，可以采用眼轮匝肌热消融术或者术后进行肉毒杆菌毒素注射治疗。

由于激光皮肤重建之后，很多患者很容易产生睑外翻，因此大多数患者都需要同时进行外眦韧带紧缩术。手术主要目的是预防并发症的出现，保证术后更好的美容效果。

在手术室里，需要随时观察患者的直立状态照片，进而来准确判断需要切除的脂肪量。这些脂肪在仰卧位时，很有可能就消失不见了，尤其是颞区脂肪垫。同时患者年轻时的照片也具有非常重要的参考价值，可以帮助医生评估眉毛、面颊和中面部的变化。

静脉麻醉之后，在下睑、外眦韧带、泪沟和面颊区域进行局部浸润麻醉，麻醉药物的配比为 1% 利多卡因、100 000（译者注：原文可能有误，推测应为 1：100 000）的肾上腺素，混合 0.5% 玛卡因和 1：200 000 的肾上腺素（图 73-33）。按照 9：1 的配比进行配制。同时，按照约每毫升 250U 的配比加入一些透明质酸酶。

局部浸润麻醉注射之后，要等待一会儿，让药物充分弥散。按照常规无菌方式，进行准备和铺巾。

为患者佩戴巩膜保护眼罩（图 73-34）。外眦韧带的切口应位于自然隐裂外眦角外侧 2mm 处，如果需要同时进行上睑整形术，则外眦角切口距离上睑切口至少 5mm 以上。外眦切口长 6～7mm，切口穿透皮肤和肌层，可以用 Colorado 电针、15 号刀片或者 CO_2 激光进行（图 73-35）。用夹捏试验来判断切除皮肤的量（图 73-36），切除少量下睑皮肤（图 73-37）。

这时候，助手可以用多排皮钩抓住结膜侧睑板缘（图 73-38）。

由于眼球有向前突出的弧度，所以可以在下睑睑板下缘约 5mm 处做一条切口，切口起自泪阜内侧约 2mm，向外延伸至外眦韧带处，显露结膜和下睑缩肌（图 73-39）。

下睑拉钩紧紧抓住睑缘，拉开切口，使用电凝器的切割模式、CO_2 激光或者使用精细镊子轻轻进行钝性分离，将眼轮匝肌和眶隔分开，一直向下分离至眶骨的弓状缘。如果进入的层次正确，可以使用棉签头轻轻将眼轮匝肌和眶隔分开（图 73-40）。

用 4-0 的丝线将下睑缩肌的结膜复合体带线缝合一针，向上牵拉越过眼球，用血管钳将其固定在手术巾上（图 73-41）。这样可以更好地显露下睑脂肪垫。

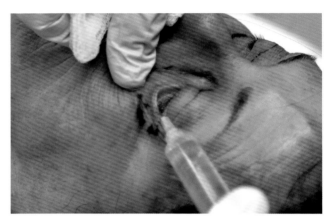

图 73-33 在下睑手术之前，在下睑、外眦韧带、泪沟、面颊区都进行局麻药物的注射

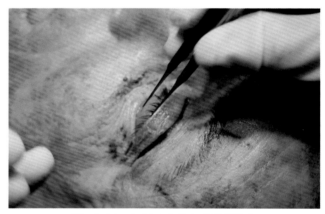

图 73-34 在眼睛中放入巩膜保护罩

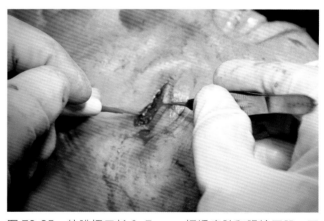

图 73-35 外眦切口长 6~7mm，切透皮肤和眼轮匝肌，可以使用 Colorado 电针、15 号刀片或者 CO_2 激光

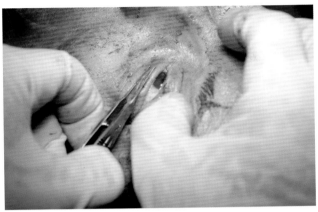

图 73-36　使用夹捏试验来评估切除皮肤的量

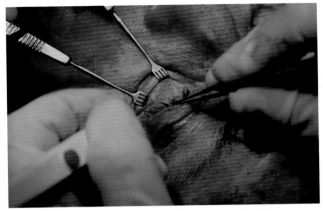

图 73-39　由于眼球向前突出，在下睑睑板下缘约 5mm 处，做一个水平切口，长约 5mm。从内侧泪阜到外眦韧带，显露睑结膜和下睑缩肌

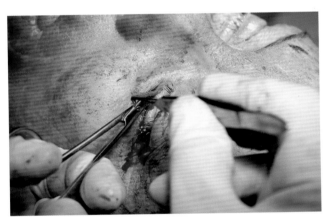

图 73-37　切除少量的下睑皮肤

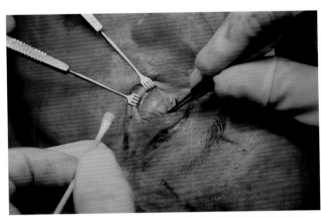

图 73-40　可以用棉签头来轻柔地分离眼轮匝肌和眶隔

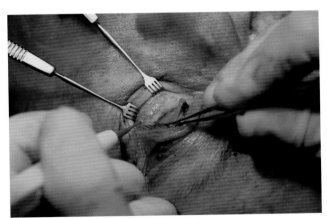

图 73-38　助手用两个多排齿的睑板拉钩拉起下睑睑板的边缘，显露结膜侧

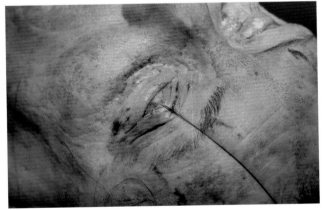

图 73-41　4-0 丝线缝合下睑缩肌的结膜复合体，向上提拉，越过眼球，用止血钳钳夹固定在手术巾上

将下睑的眶隔膜全部打开，显露下睑的三团脂肪垫，鼻侧、中间和颞侧脂肪垫（图73-42）。必要的时候，还需要将外侧的支持韧带进行分离，因为有时候颞侧脂肪垫经常会分成两个叶。

使用精细 Iris 剪刀轻轻挤压的方法，让更多的鼻侧、中央和外侧脂肪垫显露出来。然后在脂肪间隔中注射适量的局麻药物，夹住（图73-43），电灼，或者在直视下直接切除脂肪组织（图73-44）。很多外科医生喜欢进行结构脂肪移植，将脂肪组织转移到眶缘下方，这有可能会导致局部隆起，水肿或者较少见的下睑外翻畸形。在去除脂肪的时候，要注意去除部分脂肪，但不是完全去除（图73-45）。这一操作的艺术性不是去除多少脂肪，而是留下多少脂肪。

将脂肪夹住，电灼，切除，或者直接用单极电刀混切凝的方式切除。操作过程中要非常小心谨慎，及时止血预防血肿形成。脂肪垫外面包裹着一层富含血管网的筋膜，但是脂肪垫本身的血管含量比较少。如果只是单纯切除脂肪垫，出血会比较少一些。

操作的终点应该是稍微能看得到下眶缘为止。在切除脂肪垫的时候，脂肪垫应该可以自行向前膨出，大约超过下眶缘的位置。颞侧的脂肪垫一般需要多切除一部分，而鼻侧的脂肪垫切除的最少。

仔细止血，检查没有出血之后，去除固定用的4-0的丝线。拿走巩膜保护眼罩，调整眼睑的位置，确定在结膜切口的地方没有粘连。如果切口对合不齐，没有恢复其原有的解剖学结构，也有可能出现下睑外翻样畸形。

在对侧眼睛也做同样的治疗。通常两侧切除的脂肪量是不一样的，根据术前两侧的差异，脂肪多的一侧则要多切除一点。

然后用4-0薇乔缝线进行水平褥式缝合，进行外眦固定（图73-46）。缝线穿过睑板下缘固定在外下方弓状缘上。建议使用水平褥式缝合。但是缝线的两头都要向后穿过眶骨骨膜，目的是加强外眦韧带在 Whitnall 小结处的固定。两侧都要做同样的操作，在打结之前，要注意观察并调整两侧的对称性。

用6-0单股含铬的缝线缝合眼轮匝肌，然后用6-0快速吸收的肠线缝合皮肤。

必要时，如果结膜入路手术出现球结膜水肿，带来不利影响，需要用4-0丝线进行缝合固定，保留这条缝线24~48小时（图73-47）。

在这个过程中，可以同时进行脂肪移植（详见第61章）。

手术结束，去除所有的手术铺巾，然后进行激光换肤。完全剥脱性或者点阵激光都可以采用。激光治疗的时候，要在眼睛上盖一块金属防护罩，如果需要使用湿的面巾，则要提前与患者交代注意事项。下睑的激光换肤可以进行两遍，第二遍的时候主要集中在泪沟区域。如果有下睑皱纹，则需要用完全剥脱性激光进行治疗。睑板前的皮肤要注意只能激光扫一遍，以防出现下睑外翻。

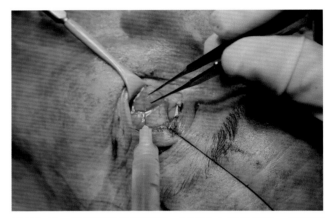

图73-42　沿着下睑打开眶隔，显露中央组脂肪垫、鼻侧脂肪垫和颞侧脂肪垫

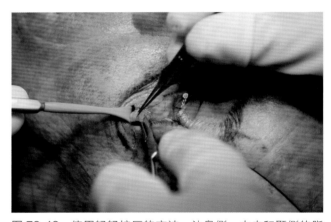

图73-43　使用轻轻按压的方法，让鼻侧、中央和颞侧的脂肪垫进一步突出显露。然后在脂肪间隔内注射适量的麻醉药物并夹住

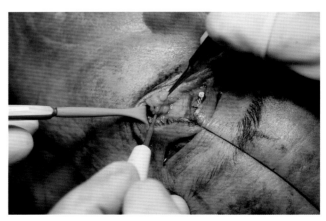

图73-44　在脂肪间隔内注射适量的麻醉药物，夹住，电灼或在直视下切除脂肪垫

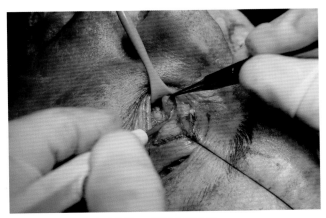

图 73-45　部分去除脂肪，不要全部去除

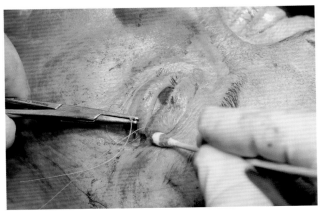

图 73-46　使用 4-0 薇乔缝线进行水平褥式缝合，完成外眦固定

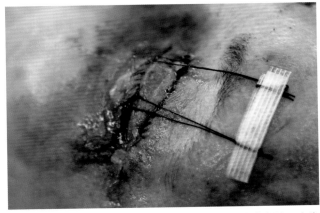

图 73-47　如果在经结膜入路的手术后出现球结膜水肿，产生不利影响，可以用 4-0 的丝线缝合固定，留置 24~48 小时

　　拿掉眼睛上的金属保护罩，以外用优色林或封包敷料（Flexzan）进行局部处理。在患者眼睛里涂上抗生素眼药膏或者抗生素无菌眼药膏。

　　术后，给患者进行冰敷。

注意事项

提眉手术

　　要十分警惕有些患者除了需要眼睑手术外，同时还需要提眉术。这一类患者除了有上眼睑皮肤松弛的表现外，还会同时伴有眉毛下垂，如果在术前评估的时候，将眉毛提到正常的高度，上睑的皮肤松弛会得到改善。术后眉毛下垂的原因有可能是术前没有注意到已经存在的眉毛下垂，也有可能是因为上睑皮肤去除过多造成的。如果在设计皮肤切除范围的时候，眉毛处于下垂状态，那么术后眉毛会变得更垂。再次强调，眼睑整形术后应始终保留 20mm 的前板层。如果术前计划同时进行上睑成形和提眉术，手术操作的顺序是非常重要的。首先要做一条上睑皱襞的切口线，然后进行提眉手术，提眉术结束之后，根据上睑多余皮肤的量来决定切除的量。如果上睑整形术后出现的眉下垂是非常难以解决的，往往需要皮肤移植来修复。

脂肪组织去除过多

　　如果在上睑整形术中去除的脂肪组织过多，则会造成上睑空虚或条索样凹陷畸形。随着年龄的增长，中央脂肪垫会发生萎缩，内侧脂肪垫的体积会增大。最近医生们逐渐意识到保留上睑脂肪的重要性，所以在术中会保留一部分脂肪组织，尤其是中间和外侧脂肪组织。上睑脂肪去除过多，会导致上睑凹陷，看起来更老。术前要认真记录需要去除的脂肪的位置和范围。在术中可以切除少量脂肪或者对脂肪进行再分布。

容量调整和注意事项

　　有好几种方法可以进行上睑或者下睑的容量调整。微创的方法包括自体脂肪移植或者三维立体填充。玻尿酸填充剂变得越来越流行，由于它有很好的安全性和有效性，所以现在变成了填充的金标准。与其他填充剂不同的是，玻尿酸还可以通过玻尿酸酶进行溶解和调整。玻尿酸酶是一种溶解酶，在动物和人体中合成。玻尿酸酶主要用于调整玻尿酸注射过程中产生的不良反应：①玻尿酸注射过多或者注射过浅；②炎性或者非炎性结节的产生；③局部或者远处血管闭塞的产生。每一位进行玻尿酸注射的医生，都要备有玻尿酸酶，同时要十分熟悉玻尿酸的注射方法。

　　注射玻尿酸最严重的并发症是血管内注射引起的失明。如果有可能出现栓塞和视力丧失的情况，要在 90 分钟之内及时溶解掉，以免引起失明的发生。深入了解眶周区域的血管解剖，对于玻尿酸的注射是非常必要的，可以有效避免血管内注射。此外，在组织的深层，血管往往会比较粗，在深层注射的时候建议进行回抽，有效避免血管内注射，但是，再谨慎的操作也难以完全保证注射的位置是正确的。由于视网膜中央动脉是一条终末动脉，所以一旦发生了栓塞，没有其他动脉来协助或代偿。如果填充剂是不可逆转的，那么栓塞后的永久性失明就无法避免。很多人主张在出现栓塞的时候，可以在眶周或者球后进行玻尿酸酶的注射。有趣的是，玻尿酸酶不必注射进入栓塞的血管，也可以起到很好的作用。有报道称即使是血管外注射，也可以溶解掉血管内的玻尿酸。

皱褶

上睑整形术后，由于切口位置的设计不合理，有可能会出现内侧或者外侧的皱褶。在内侧，如果切口设计太靠近眼睑的边缘，并没有向上抬起一定的角度，或者距离内侧眼睑太远，都会在内侧出现皱褶样改变。保留上睑内侧大约 4mm 长的切口不缝合，可以有效避免皱褶的产生。因为伤口很小，所以可以避免伤口裂开，但是可以避免内侧出现不自然的皱褶。在外侧，如果去除皮肤过多，或者外侧切口在超过外眦角的地方没有向上翘，也会引起皱褶的发生。这些并发症在亚洲人群更加常见，因为亚洲人的重睑皱襞比较低。非亚洲人群中，如果重睑皱襞比较低，同时伴随着眉下垂，则需要术前进行准确的标记，以达到良好的手术效果。

结膜水肿

眼睑整形术后的结膜水肿或结膜肿胀，尤其是下睑手术后是很常见的，有时候会产生不同程度的后果（图 73-48）。约有 1% 的下睑手术后，会出现结膜水肿。在文献中只有小样本量的和个人经验的描述，缺乏大样本量的回顾性研究。机制还不是太清楚，有可能是由于直接手术创伤，或者淋巴循环被打乱之后产生的。在进行外眦固定术或者外眦整形术的时候，会更容易伴发。如果术前存在结膜的松弛，弹性变差，术后出现球结膜

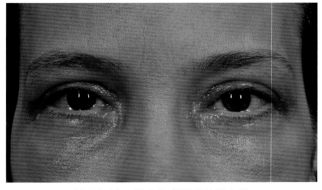

图 73-48 轻度的术后球结膜水肿

水肿概率会很高。轻度的球结膜水肿会导致一种恶性循环：泪液分泌减少，难以足够地润滑眼球表面，球结膜干燥加重，球结膜水肿加重，眼睑收缩从眼球上分离，球结膜水肿更加严重。

有几个操作可以打断术后球结膜水肿引起的这种恶性循环，可以滴去氧肾上腺素滴眼液（2.5%）、激素类滴眼液或眼药膏润滑眼球，从而来改善这些症状。如果球结膜水肿持续时间超过 24 小时，可以使用眼压板来缓解。如果出现顽固性球结膜水肿，则可以采用暂时性的睑缘缝合术。如果球结膜水肿不伴有任何炎症反应，则可以用针进行结膜的穿刺，或者直接用电凝轻柔地分离结膜和眼球筋膜囊。必要时可以进行球结膜的切开，释放里面的液体。如果是由于眼睑位置异常而造成的持续性球结膜水肿，可以进行眼睑的手术来调整。

睑外翻

下睑外翻是眼睑整形术后非常麻烦的一种并发症。以前有人认为，这种并发症主要与睫毛根部切口有关系，但是后来发现睑外翻也会发生在结膜入路的手术中，甚至是激进的下睑皮肤激光重建的病例中。虽然其发生主要与先前存在未解决的眼睑皮肤的弹性变差、中间层瘢痕、皮肤切除过多有关，但也有一些细节因素，在术前没有意识到而导致术后下睑外翻的形成，包括眼轮匝肌功能减弱、眼睑负性张力（参考标准是在矢状面上角膜的最高点超出了中面部的最高点）、下睑和（或）眶区有容量流失。术前要进行详尽的设计评估，包括颅面部的重要特征，医生在进行下睑手术时，注意建立更多的外眦角支持，可以有效缓解睑外翻的发生。这类患者在术前要详细告知术后会发生睑外翻的风险。

有的时候，术前很难完全预测哪一位患者会在术后发生下睑外翻，这就让术后护理，尤其是预防下睑收缩和外翻的护理变得更加困难。处理严重下睑外翻的方法有眼睑组织移植，但是对于这种方法是否可以达到非常好的手术效果、长期效果是否稳定都是存在很多争议的。可以采用横跨眼睑和中面部的提升术，来纠正眼睑整形术后产生的睑外翻。可以采用经结膜入路或者经皮肤入路两种手术方式。通过释放眼轮匝肌固有韧带和颧弓皮肤韧带，然后利用面部表浅肌肉腱膜系统（SMAS）的力量来稳定并向上提升中面部。这种手术方式对于由于重力作用导致的轻度下睑外翻和容量缺失是非常有效的，但对于中到重度下睑外翻及凹陷，需要联合进行下眼睑后侧的组织移植，才能达到更好的长期效果。组织移植的材料包括硬板、耳软骨或者异体替代产品，比如异种移植物、尸皮或者硬脑膜。异体组织需要用结膜进行包裹，以减少移植物的吸收。在特殊案例中，还需要进行皮肤移植，增加下睑睑板前侧的垂直长度。有一些

技术报道可以减少皮肤移植后的并发症。

关于对轻度下睑回缩的处理，有人分享在术后早期用食指进行按摩帮助其恢复的经验报道。另外有人报道使用抗代谢类药物如氟尿嘧啶（5-FU）和类固醇皮质激素，来成功治疗因为甲状腺疾病相关的下睑后缩和前侧皮肤移植后引起的瘢痕性下睑外翻。注射氟尿嘧啶可以减少瘢痕形成，从而减少睑外翻的发生，外涂用药和系统用药都有效果。注射玻尿酸也可以起到治疗下睑回缩的作用。

总结

眼睑整形术是一种非常常见的治疗项目，有可能会极大程度上改善患者的生活质量。术前评估和仔细测量标记是非常重要的，甚至比手术过程中的其他部分更加重要。术前评估和仔细测量与标记对于最大限度地提高美观效果和减少并发症风险至关重要，而彻底了解眶周解剖是眼睑整形术的绝对先决条件。

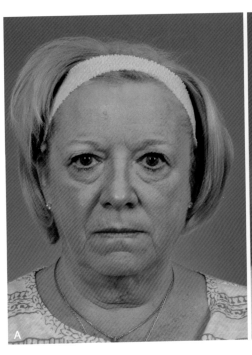
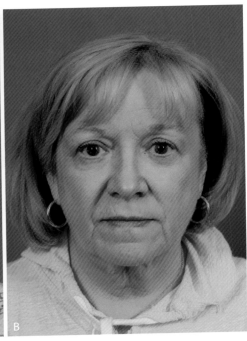

案例 1　患者 65 岁，女性，同时行双侧上下眼睑整形术，下睑皮肤 Sciton 双频铒激光磨削，以及自体脂肪移植术（泪沟 0.8ml，SOOF 1ml，外侧面颊区 1ml）

A. 术前照；B. 术后 7 个月随访照片。

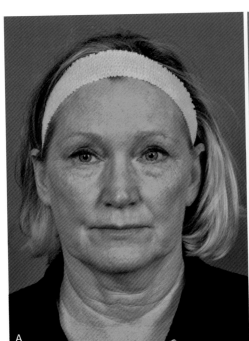
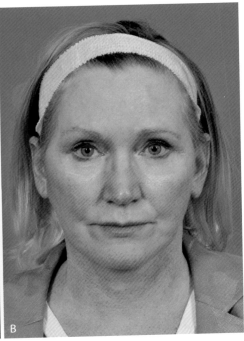

案例 2　患者 60 岁，女性，同时行双侧上下眼睑整形术，眼周微针治疗，全面部 Sciton 双频铒激光磨削，自体脂肪移植（泪沟 0.8ml，SOOF 1ml，外侧面颊区 1ml），面部提升术，下颌整形术以及颈部吸脂术

A. 术前照；B. 术后 11 个月随访照片。

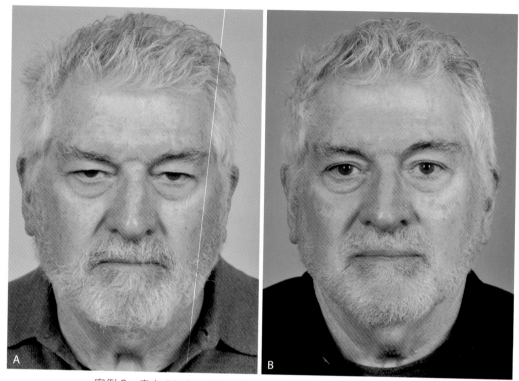

案例 3　患者 73 岁，男性，同时行内镜双侧提眉术和上睑整形术
A. 术前照；B. 术后 6 个月随访照片。

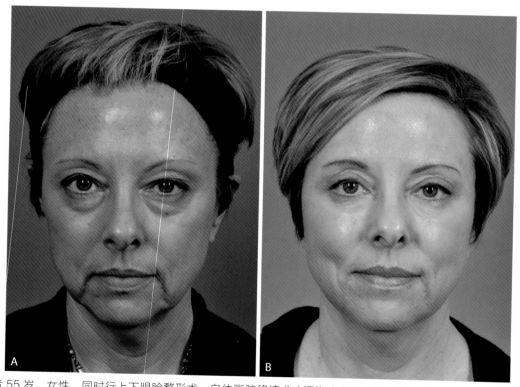

案例 4　患者 55 岁，女性，同时行上下眼睑整形术，自体脂肪移植术（泪沟 0.8ml，SOOF 1ml，外侧面颊区 1ml），以及外眦韧带紧缩术

A. 术前照；B. 术后 7 个月随访照片。

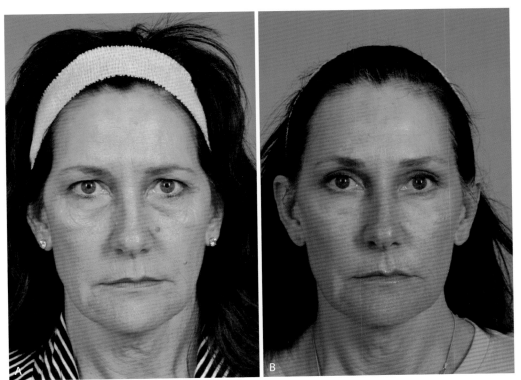

案例 5　患者 54 岁，女性，同时行内镜双侧提眉术，中面部提升术，上下眼睑整形术，全面部 Sciton 双频铒激光磨削术，外眦韧带紧缩术，面部提升术和下颌区整形术

A. 术前照；B. 术后 7 个月随访照片。

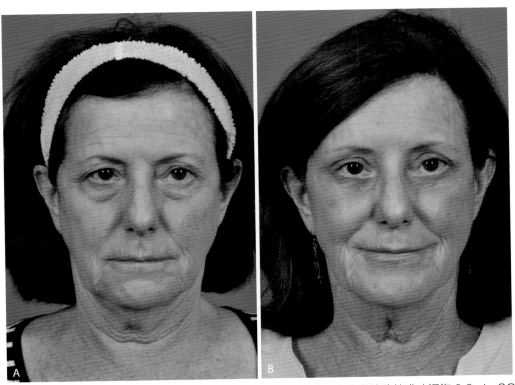

案例 6　患者 66 岁，女性，同时行双侧上下眼睑整形术，外眦韧带紧缩术，自体脂肪移植术（泪沟 0.8ml，SOOF 1ml，外侧面颊区 1ml），内镜提眉术

A. 术前照；B. 术后 1 个月随访照片。

参考文献

1. Retrieved December 17, 2017 from https://www.surgery.org/media/statistics

2. Koursh DM, Modjtahedi SP, Selva D, et al. The blepharochalasis syndrome. Surv Ophthalmol. 2009;54(2): 235–244.

3. Wolfort FG, Poblete JV. Ptosis after blepharoplasty. Ann Plast Surg. 1995;34:264.

4. Muzaffar AR, Medelson BC, Adams WB Jr. Surgical anatomy of the ligamentous attachments of the lower lid and lateral canthus. Plast Reconstr Surg. 2002;110(3):873–884.

5. Damasceno RW, Cariello AJ, Cardoso EB, et al. Upper blepharoplasty with or without resection of the orbicularis oculi muscle: a randomized double-blind left-right study. Ophthal Plast Reconstr Surg. 2011;27(3):195–197.

6. Fagien S. The role of the orbicularis oculi muscle and the eyelid crease in optimizing results in aesthetic upper blepharoplasty: a new look at the surgical treatment of mild upper eyelid fissure and fold asymmetries. Plast Reconstr Surg. 2010;125(2):653–666.

7. Dutton JJ. Atlas of Clinical and Surgical Orbital Anatomy. Philadelphia, PA: Saunders; 1994.

8. Oh SR, Chokthaweesak W, Annunziata CC, et al. Analysis of eyelid fat pad changes with aging. Ophthal Plast Reconstr Surg. 2011;27:348–351.

9. Massry GG. Nasal fat preservation in upper eyelid blepharoplasty. Ophthal Plast Reconstr Surg. 2011;27(5): 352–355.

10. Jeong S, Lemke BN, Dorzbach RK, et al. The Asian upper eyelid: an anatomical study with comparison to the Caucasian eyelid. Arch Ophthalmol 1999;117:907–912.

11. Most SP, Mobley SR, Larrabee WF Jr. Anatomy of the eyelids. Facial Plast Surg Clin North Am. 2005;13:487–492.

12. Park DH, Choi WS, Yoon SH, et al. Anthropometry of Asian eyelids by age. Plast Reconstr Surg 2008 121:1405–1413.

13. Kikkawa DO, Lemke BN, Dorzbach RK. Relations of the superficial musculoaponeurotic system to the orbit and characteriszation of the orbitomalar ligament. Ophthal Plast Reconstr Surg. 1996;12(2):77–88.

14. Hwang K, Nam YS, Kim DJ, et al. Surgical anatomy of retaining ligaments in the periorbital area. J Craniofac Surg. 2008;19(3):800–804.

15. Whipple KM, Korn BS, Kikkawa DO. Recognizing and managing complications in blepharoplasty. Facial Plast Surg Clin North Am. 2013;21(4):625–637.

16. Zoumalan CI, Roostaeian J. Simplifying blepharoplasty. Plast Reconstr Surg. 2016;137(1):196e–213e.

17. Yousif NJ, Sonderman P, Dzwierzynski WW, et al. Anatomic considerations in transconjunctival blepharoplasty. Plast Reconstr Surg 1995;96:1271–1276, discussion 1277–1278.

18. Korn BS, Kikkawa DO, Cohen SR. Transcutaneous lower eyelid blepharoplasty with orbitomalar suspension: retrospective review of 212 consecutive cases. Plast Reconstr Surg. 2010;125:315–323.

19. Goldberg RA, McCann JD, Fiaschetti D, et al. What causes eyelid bags? Analysis of 114 consecutive patients. Plast Reconstr Surg. 2005;115:1395–1402, discussion 1403–1404.

20. Haddock NT, Saadeh PH, Boutros S, et al. The tear trough and lid/cheek junction: anatomy and implications for the surgical correction. Plast Reconstr Surg. 2009;123:1332–1340, discussion 1341–1342.

21. Medelson BC, Muzaffar AR, Adams WP Jr. Surigcal anatomy of the midcheek and malar mounds. Plast Reconstr Surg. 2002;110:885–896, discussion 897–911.

22. Collar RM, Lyford-Pike S, Byrne P. Algorithmic approach to lower lid blepharoplasty. Facial plast surg. 2013;29(1): 32–39.

23. Lambros V. Observations on periorbital and midface aging. Plast Reconstr Surg. 2007;120(5):1367–1376; discussion 1377.

24. Fezza JP, Massry G. Lower eyelid length. Plast Reconstr Surg 2015;136(2):152e–159e.

25. Pessa JE, ZadooVP, Mutimer KL, et al. Relative maxillary retrusion as a natural consequence of aging: combining skeletal and soft-tissue changes into an integrated model of midfacial aging. Plast Reconstr Surg 1998;102(1): 205–212.

26. Idone F. The importance of preoperative evaluation in the upper blepharoplasty. Plast Reconstr Surg. 2016.

27. Lee WB, McCord CD Jr, Somia N. Optimizing blepharoplasty outcomes in patients with previous laser vision correction. Plast Reconstr Surg. 2008;122:587–594.

28. Friedland JA, Lalonde DH, Rohrich RJ. An evidence-based approach to blepharoplasty. Plast Reconstr Surg 2012;126: 2222–2229.

29. Hamawy AH, Farkas JP, Fagien S, et al. Preventing and managing dry eyes after periorbital surgery: A retrospective review. Plast Reconstr Surg. 2009;123:353–359.

30. Teske SA, Kersten RC, Devoto MH, et al. Hering's law and eyebrow position. Ophthal Plast Reconstr Surg. 1998;14:105–106.

31. Fitzpatrick TB. The validity and practicality of sun-reactive skin types I through VI. Arch Dermatol. 1988;124(6):869–871.

32. Trussler AP, Rohrich RJ. MOC-PSSM CME article: blepharoplasty. Plast Reconstr Surg. 2008;121(1 Suppl): 1–10.

33. Hartstein, ME. Festoons. In: Hartstein ME, Wulc AE, Hoak David EE, eds. Midfacial rejuvenation. Philadelphia, PA: Springer; 2012.

34. Jelks GW, Jelks EB. Preoperative evaluation of the blepharoplasty patient: Bypassing the pitfalls. Clin Plast Surg. 1993;20:21.

35. Carraway JH, Mellow CG. The prevention and treatment of lower lid ectropion following blepharoplasty. Plast Reconstr Surg. 1990;85:971.

36. Drolet BC, Sullivan PK. Evidence-based medicine: blepharoplasty. Plast Reconstr Surg. 2014;133:1195.

37. Morley AM, Malhotra R. Use of hyaluronic acid filler for tear-trough rejuvenation as an alternative to lower eyelid surgery. Ophthal Plast Reconstr Surg. 2011;27:69–73.

38. Stutman RL, Codner MA. Tear trough deformity: review of anatomy and treatment options. Aesthet Surg J. 2012;32: 426–440.

39. Roy D. Ablative facial resurfacing. Dermatol Clin. 2005; 23:549–559.

40. Yates B, Que SK, D'Souza L, et al. Laser treatment of periocular skin conditions. Clin Dermatol. 2015;33:197–206.

41. Zoumalan CI, Lattman J, Zoumalan RA, et al. Orbicularis suspension flap and its effect on lower eyelid position: a digital image analysis. Arch Facial Plast Surg. 2010;12:24–29.

42. Weber PJ, Wulc AE, Moody BR, et al. Electrosurgical modification of orbicularis oculi hypertrophy. Ophthal Plast Reconstr Surg. 2000;16(6):407–416.

43. Rosenfield LK. The pinch blepharoplasty revisited. Plast Reconstr Surg 2005;115:1405–1412.

44. Fagien S. Algorithm for canthoplasty: The lateral retinacular suspension. A simplified suture canthopexy. Plast Reconstr Surg. 1999;103:2042–2053; discussion

2054–2058.16.

45. Taban M, Nakra T, Hwang C et al. Aesthetic lateral cantho-plasty. Ophthal Plast Reconstr Surg. 2010;26:190–194.

46. Codner MA, Wolfli JN, Anzarut A. Primary transcutaneous lower blepharoplasty with routine lateral canthal support: a comprehensive 10-year review. Plast Reconstr Surg. 2008;121:241–250.

47. Sullivan D, Chung KC, Eaves FF 3rd, et al. The level of evidence pyramid: indicating level of evidence in PRS articles. 2011;128(1):311–314.

48. Dupuis C, Rees TD. Historical notes on blepharoplasty. Plast. Reconstr Surg. 1971;47:246.

49. Rohrich RJ, Coberly MC, Fagien S, et al. Current concepts in aesthetic upper blepharoplasty. Plast Reconstr Surg. 2004;113:32e.

50. Fagien S. Advanced rejuvenative upper blepharoplasty: enhancing aesthetics of the upper periorbita. Plast Reconstr Surg. 2002;110:278.

51. Har-Shai Y, Hirshowitz B. Extended upper blepharoplasty for lateral hooding of the upper eyelid using a scalpel-shaped excision: a 13-year experience. Plast Reconstr Surg. 2004;113:1028.

52. Halvorson EG, Husni NR, Pandya SN, et al. Optimal parameters for marking upper blepharoplasty incisions: a 10-year experience. Ann Plast Surg. 2006; 56(5):569–572; discussion 572.

53. Weissman JD, Most SP. Upper lid blepharoplasty. Facial Plast Surg. 2013;29(1):16–21.

54. Kiang L, Deptula P, Mazhar M, et al. Muscle-sparing blepharoplasty: a prospective left-right comparative study. Arch Plast Surg. 2014;41(5):576–583.

55. Craig DM, Sullivan PK. The resection of orbicularis oculi muscle from the upper eyelid in experimental surgery on the monkey. Plast Reconstr Surg. 1991;87(1):32–36.

56. LoPiccolo MC, Mahmoud BH, Liu A, et al. Evaluation of orbicularis oculi muscle stripping on the cosmetic outcome of upper lid blepharoplasty: a randomized, controlled study. Dermatol Surg. 2013;39(5):739–743.

57. McCord D, Codner A. Corrections of complications in aesthetic eyelid surgery. In: McCord D, Codner A, eds. Eyelid and Periorbital Surgery. St. Louis, MO: Quality Medical Publishing, Inc.; 2008:269–316.

58. Park S, Kim B, Shin Y. Correction of superior sulcus deformity with orbital fat anatomic repositioning and fat graft applied to retroorbicularis oculi fat for Asian eyelids. Aesthet Plast Surg. 2011;35(2):162–170.

59. Winters R, Moulthrop T. Is autologous fat grafting superior to other fillers for facial rejuvenation? Laryngoscope. 2013;123(5):1068–1069.

60. Frileck SP. The lumbrical fat graft: a replacement for lost upper eyelid fat. Plast Reconstr Surg. 2002;109:1696–1705.

61. Maniglia JJ, Maniglia RF, Jorge dos Santos MC et al. Surgical treatment of the sunken upper eyelid. Arch Facial Plast Surg. 2006;8:269–272

62. Lin TM, Lin TY, Chou CK et al. Application of microauto-logous fat transplantation in the correction of sunken upper eyelid. Plast Reconstr Surg Glob Open. 2014;2:e259–e267

63. Lee YH, Kwon ST, Hwang K. Correction of sunken and/or multiply folded upper eyelid by fascia-fat graft. Plast Reconstr Surg. 2001;107:15–19.

64. Sozer SO, Agullo FJ, Palladino H, et al. Pedicle fat flap to increase lateral fullness in upper blepharoplasty. Aesthet Surg J. 2010;30:2; 161–165.

65. Pacella SJ, Nahai FR, Nahai F. Transconjunctival blepharo-plasty for upper and lower eyelids. Plast Reconstr Surg. 2010;125(1):384–392.

66. Guerra AB, Berger A, Black EB, et al. The bare area of the upper conjunctiva: A closer look at the anatomy of transconjunctival upper blepharoplasty. Plast Reconstr Surg. 2003;11;1717–1712.

67. Januszkiewicz JS, Nahai F. Transconjunctival upper blepharoplasty. Plast Reconstr Surg. 1999;103:1015–1018.

68. Zarem HA. Transconjunctival upper blepharoplasty. Plast Reconstr Surg. 1999;103:1019.

69. Nahai F. Transconjunctival upper lid blepharoplasty. Aesthet Surg J. 2005;25;292–300.

70. Guerra AB, Metzinger SE, Black EB. Transconjunctival upper blepharoplasty: A safe and effective addition to facial rejuvenation techniques. Ann Plast Surg. 2002;48:528–533.

71. Beare R. Surgical treatment of senile changes in the eyelids: The McIndoc-Beare technique. In: Smith B, Converse JM, eds. Proceedings of the Second International Symposium on Plastic and Reconstructive Surgery of the Eye and Adnexa. St. Louis, MO: Mosby; 1967:362–366.

72. Jacobs S. Prophylactic lateral canthopexy in lower blepharoplasty. Arch Facial Plast Surg. 2003;5:267.

73. McCord CD, Boswell CB, Hester TR. Lateral canthal anchoring. Plast Reconstr Surg. 2003;112(1):222–237.

74. Schwarcz R, Fezza JP, Jacono A, et al. Stop Blaming the Septum. Ophthal Plast Reconstr Surg. 2016;32(1):49–52.

75. Undavia S, Briceño CA, Massry GG. Quantified incision placement for postseptal approach transconjunctival blepharoplasty. Ophthal Plast Reconstr Surg. 2016;32(3): 191–194.

76. Shorr N, Goldberg RA, Eshaghian B, et al. Lateral canthoplasty. Ophthal Plast Reconstr Surg. 2003;19(5): 345–352.

77. Taban M, Taban M, Perry JD. Lower eyelid position after transconjunctival lower blepharoplasty with versus without a skin pinch. Ophthal Plast Reconstr Surg. 2008;24(1):7–9.

78. Oestreicher JH, Tarassoly K. The "mini tarsal strip" lateral canthopexy for lower eyelid laser-assisted blepharoplasty-indications, technique and complications in 614 cases. Orbit. 2010 ;29(1):7–10.

79. Flowers RS. Canthopexy as a routine blepharoplasty component. Clin Plast Surg. 1993;20:351–365.

80. Lisman RD, Rees T, Baker D, et al. Experience with tarsal suspension as a factor in lower lid blepharoplasty. Plast Reconstr Surg. 1987;79:897–905.

81. McCord CD Jr, Shore JW. Avoidance of complications in lower lid blepharoplasty. Ophthalmology. 1983;90:1039–1046.

82. Rees TD. Prevention of ectropion by horizontal shortening of the lower lid during blepharoplasty. Ann Plast Surg. 1983;11:17–23.

83. Maffi TR, Chang S, Friedland JA. Traditional lower blepharoplasty: Is additional support necessary? A 30-year review. Plast Reconstr Surg. 2011;128(1):265–273.

84. Linkov G, Wulc AE. Management of lower eyelid laxity. Atlas Oral Maxillofac Surg Clin North Am. 2016;24(2): 153–159.

85. Lessa S, Nanci M. Simple canthopexy used in transcon-junctival blepharoplasty. Ophthal Plast Reconstr Surg. 2009;25(4):284–288.

86. Glat PM, Jelks GW, Jelks EB, et al. Evolution of the lateral canthoplasty: techniques and indications. Plast Reconstr Surg. 1997;100(6):1396–1405; discussion 1406–1408.

87. Oestreicher JH, Tarassoly K. The "mini tarsal strip" lateral canthopexy for lower eyelid laser-assisted blepharoplasty-indications, technique and complications in 614 cases. Orbit. 2010;29(1):7–10.

88. Cardosa de Castro CC. A critical analysis of the current surgical concepts for lower lid blepharoplasty. Plast Reconstr Surg. 2004;111:785.

89. Zarem HA, Resnick JI. Expanded applications of

transconjunctival lower lid blepharoplasty. Plast Reconstr Surg. 1991;88:215–220.

90. McCord CD, Shore JW. Avoidance of complications in lower lid blepharoplasty. Ophthalmology. 1983;90:1039–1046.

91. Bourguet J. Les hernies graisseuses de l'orbite: Notre traitement chirurgical. Bull Acad Nat Med. 1924;92:1270–1272.

92. Tessier P. The conjunctival approach to the orbital floor and maxilla in congenital malformation and trauma. J Maxillofac Surg. 1973;1:1–3.

93. de la Plaza R, Arroyo JM. A new technique for the treatment of palpebral bags. Plast Reconstr Surg. 1988;81:677–687.

94. Kawamoto HK, Bradley JP. The tear "TROUF" procedure: Transconjunctival repositioning of orbital unipedicled fat. Plast Reconstr Surg 2003;112:1903; discussion 1908–1909.

95. Sadove RC. Transconjunctival septal suture repair for lower lid blepharoplasty. Sadove RC Plast Reconstr Surg. 2007;120(2):521–529.

96. Talisman R. Transconjunctival septal suture repair for lower lid blepharoplasty. Plast Reconstr Surg. 2008;122(1):312; author reply 312–313.

97. Tomlison FB, Hovey LM. Transconjunctival lower lid blepharoplasty for removal of fat. Plast Reconstr Surg. 1975;56:314.

98. Baylis HI, Long SA, Groth JF. Transconjunctival lower eye lid blepharoplasty: Technique and complications. Ophthalmology. 1989;96:1027–1032.

99. Shore N. Lower lid transconjunctival blepharoplasty using the CO2laser. Aesthet Surg Q. 1996:101.

100. Seckel B, Kovanda CJ, Cetrulo CL, et al. Laser blepharoplasty with transconjunctival orbicularis muscle/septum tightening and periocular skin resurfacing: A safe and advantageous technique. Plast Reconstr Surg. 2000; 106:1127-41; discussion 1142–1145.

101. Rosenfield L. Pinch blepharoplasty: A safe technique withsuperior results. Aesthet Surg J. 2007;27:199–203.

102. Rosenfield LK. The pinch blepharoplasty revisited. Plast Reconstr Surg. 2005;115(5):1405–1412; discussion 1413–1414.

103. Kim EM, Bucky LP. Power of the pinch: pinch lower lid blepharoplasty. Ann Plast Surg. 2008;60(5):532–537.

104. Griffin RY, Sarici A, Ozkan S. Treatment of the lower eyelid with the CO2 laser: transconjunctival or transcutaneous approach? Orbit. 2007;26(1):23–28.

105. Brychta P, Francu̇ M, Koupil J, et al. Our experience with transconjunctival, laser-assisted lower blepharoplasty. Acta Chir Plast. 2000;42(4):118–123.

106. Mele JA, III, Kulick MI., Lee, D. Laser blepharoplasty: Is it safe? Aesthetic Plast Surg. 1998;22:9–11.

107. Seckel BR, Kovanda CJ, Cetrulo CL Jr, et al. Laser blepharoplasty with transconjunctival orbicularis muscle/septum tightening and periocular skin resurfacing: a safe and advantageous technique. Plast Reconstr Surg. 2000; 106(5):1127–1141; discussion 1142–1145.

108. Aiache AE, Ramirez HD. The sub-orbicularis oculi fat pads: An anatomic and clinical study. Plast Reconstr Surg. 1995;95:37.

109. Pessa JE, Garza JR. The malar septum: The anatomic basis for malar mounds and malar edema. Aesthetic Surg J 1997;17:11.

110. Rohrich RJ, Arbique GM, Wong C, et al. The anatomy of suborbicularis fat: implications for periorbital rejuvenation. Plast Reconstr Surg. 2009;124(3):946–951.

111. Loeb R. Naso-jugal groove leveling with fat tissue. Clin Plast Surg. 1993;20:393–400; discussion 401.

112. Loeb R. Fat pad sliding and fat grafting for leveling lid depressions. Clin Plast Surg. 1981;8:757–776.

113. Hamra ST. Arcus marginalis release and orbital fat preservation in midface rejuvenation. Plast Reconstr Surg. 1995;96:354–362.

114. Hamra ST. The role of orbital fat preservation in facial aesthetic surgery: A new concept. Clin Plast Surg. 1996;23:17–28.

115. Barton FE Jr, Ha R, Awada M. Fat extrusion and septal reset in patients with the tear trough triad: A critical appraisal. Plast Reconstr Surg. 2004;113:2115–2121; discussion 2122.

116. Goldberg RA. Transconjunctival orbital fat repositioning: Transposition of orbital fat pedicles into a subperiosteal pocket. Plast Reconstr Surg. 2000;105:743–748; discussion 749–751.

117. Yoo DB, Peng GL, Massry GG. Transconjunctival lower blepharoplasty with fat repositioning: A retrospective comparison of transposing fat to the subperiosteal vs supraperiosteal planes. JAMA Facial Plast Surg. 2013;15:176–181.

118. Hill RH 3rd, Czyz CN, Kandapalli S, et al. Evolving Minimally Invasive Techniques for Tear Trough Enhancement. Ophthal Plast Reconstr Surg. 2015;31(4): 306–309.

119. Schiller JD. Lysis of the orbicularis retaining ligament and orbicularis oculi insertion: a powerful modality for lower eyelid and cheek rejuvenation. Plast Reconstr Surg. 2012; 129(4):692e–700e.

120. Rohrich RJ, Ghavami A, Mojallal A. The five-step lower blepharoplasty: blending the eyelid-cheek junction. Plast Reconstr Surg. 2011;128(3):775–783.

121. Tao JP, Limongi RM. Short-Incision Midface-Lift in Lower Blepharoplasty. JAMA Facial Plast Surg. 2016;18(4):313–314.

122. Pool SM1, van Exsel DC, Melenhorst WB, et al. The effect of eyelid cooling on pain, edema, erythema, and hematoma after upper blepharoplasty: a randomized, controlled, observer-blinded evaluation study. Plast Reconstr Surg. 2015;135(2):277e–281e.

123. Quist LH, Peltier G, Lundquist KJ. Frostbite of the eyelids following inappropriate application of ice compresses. Arch Ophthalmol. 1996;114:226.

124. Czyz CN, Foster JA, Lam VB, et al. Efficacy of pulsed electromagnetic energy in postoperative recovery from blepharoplasty. Dermatol Surg. 2012;38(3):445–450.

125. Linkov G, Lam VB, Wulc AE. The efficacy of intense pulsed light therapy in postoperative recovery from eyelid surgery. Plast Reconstr Surg. 2016;137(5):783–789.

126. Kondapalli SS, Czyz CN, Stacey AW, et al. Use of Kaolin-impregnated Gauze for Improvement of Intraoperative Hemostasis and Postoperative Wound Healing in Blepharoplasty. J Clin Aesthet Dermatol. 2016;9(6):51–55.

127. Seeley BM, Denton AB, Ahn MS, et al. Effect of homeopathic Arnica montana on bruising in face-lifts: results of a randomized, double-blind, placebocontrolled clinical trial. Arch Facial Plast Surg. 2006;8:54–59.

128. Kotlus BS, Heringer DM, Dryden RM. Evaluation of homeopathic Arnica montana for ecchymosis after upper blepharoplasty: a placebo-controlled, randomized, double-blind study. Ophthal Plast Reconstr Surg. 2010;26(6):395–397.

129. van Exsel DC, Pool SM, van Uchelen JH, et al. Arnica ointment 10% does not improve upper blepharoplasty outcome: A randomized, placebo-controlled trial. Plast Reconstr Surg. 2016;138(1):66–73.

130. Ernst E, Pittler MH Efficacy of homeopathic arnica: a systematic review of placebo-controlled clinical trials. Arch Surg. 1998;133(11):1187–1190.

131. Borrelli M, Unterlauft J, Kleinsasser N, et al. Decellularized porcine derived membrane (Tarsys(R)) for correction of lower eyelid retraction. Orbit. 2012;31:187–189.

132. Oestreicher JH, Pang NK, Liao W. Treatment of lower eyelid retraction by retractor release and posteriorlamellar grafting: an analysis of 659 eyelids in 400 patients. Ophthal Plast Reconstr Surg. 2008;24:207–212.

133. Korn BS, Kikkawa DO, Cohen SR, et al. Treatment of lower eyelid malposition with dermis fat grafting. Ophthalmology. 2008;115:744–751.e2.

134. Korn BS, Kikkawa DO, Schanzlin DJ. Blepharoplasty in the post-laser in situ keratomileusis patient: preoperative considerations to avoid dry eye syndrome. Plast Reconstr Surg 2007;119:2232–2239.

135. Schrader WF, Schargus M, Schneider E, et al. Risks and sequelae of scleral perforation during peribulbar or retrobulbar anesthesia. J Cataract Refract Surg. 2010;36: 885–889.

136. Ghosh S, Mukhopadhyay S, Mukhopadhyay S, et al. Inadvertent intracorneal injection of local anesthetic during lid surgery. Cornea. 2010;29:701–702.

137. Teng CC, Reddy S, Wong JJ, et al. Retrobulbar hemorrhage nine days after cosmetic blepharoplasty resulting in permanent visual loss. Ophthal Plast Reconstr Surg. 2006; 22:388–389.

138. Hass AN, Penne RB, Stefanyszyn MA, et al. Incidence of postblepharoplasty orbital hemorrhage and associated visual loss. Ophthal Plast Reconstr Surg. 2004;20:42.

139. Chaudhry IA, Shamsi FA, Elzaridi E, et al. Outcome of treated orbital cellulitis in a tertiary eye care center in the Middle East. Ophthalmology. 2007;114:345–354.

140. Mauriello JA Jr. Atypical mycobacterial infection of the periocular region after periocular and facial surgery. Ophthal Plast Reconstr Surg. 2003;19:182–188.

141. Suner IJ, Meldrum ML, Johnson TE, et al. Necrotizing fasciitis after cosmetic blepharoplasty. Am J Ophthalmol. 1999;128:367–368.

142. Juthani V, Zoumalan CI, Lisman RD, et al. Successful management of methicillin-resistant Staphylococcus aureus orbital cellulitis after blepharoplasty. Plast Reconstr Surg. 2010;126:305e–307e.

143. Guyton DL. Strabismus complications from local anesthetics. Semin Ophthalmol. 2008;23:298–301.

144. Rainin EA, Carlson BM. Postoperative diplopia and ptosis. A clinical hypothesis based on the myotoxicity of local anesthetics. Arch Ophthalmol. 1985;103:1337–1339.

145. Wilde C, Batterbury M, Durnian J. Acquired Brown's syndrome following cosmetic blepharoplasty. Eye (Lond). 2012;26:757–758.

146. Pirouzian A, Goldberg RA, Demer JL. Inferior rectus pulley hindrance: mechanism of restrictive hypertropia following lower lid surgery. J AAPOS. 2004;8: 338–344.

147. Haith LR Jr, Santavasi W, Shapiro TK, et al. Burn center management of operating room fire injuries. J Burn Care Res 2012;33:649–653.

148. Rinder CS. Fire safety in the operating room. Curr Opin Anaesthesiol. 2008;21:790–795.

149. Coleman SR. Facial augmentation with structural fat grafting. Clin Plast Surg. 2006; 33(4):567–577.

150. Coleman SR. Structural fat grafting: more than a permanent filler. Plast Reconstr Surg. 2006;118(3):108S–120S.

151. Schiller JD, Lin S, Neigel JM. Deepening of the superior sulcus after isolated lower transconjunctival blepharoplasty. Ophthal Plastic Reconstr Surg. 2004;20(6):433–435.

152. Landau M. Hyaluronidase caveats in treating filler complications. Dermatol Surg. 2015;41 Suppl 1:S347–S353.

153. Hayreh SS, Podhajsky PA, Zimmerman B. Nonarteritic anterior ischemic optic neuropathy: time of onset of visual loss. Am J Ophthalmol. 1997;124:641–647.

154. Carruthers J, Fagien S, Dolman P. Retro or periBulbar injection techniques to reverse visual loss after filler injections. Dermatol Surg. 2015;41 Suppl 1:S354–S357.

155. DeLorenzi C. Complications of injectable fillers, part I. Aesthet Surg J. 2013;33:561–578.

156. Carruthers JD, Fagien S, Rohrich RJ, et al. Blindness caused by cosmetic filler injection: a review of cause and therapy. Plast Reconstr Surg. 2014;134:1197–1201.

157. Shorr N, Fallor MK. "Madame Butterfly" procedure: combined cheek and lateral canthal suspension procedure for post-blepharoplasty, "round eye," and lower eyelid retraction. Ophthal Plast Reconstr Surg. 1985;1:229–235.

158. Ben Simon GJ, Lee S, Schwarcz RM, et al. Subperiosteal midface lift with or without a hard palate mucosal graft for correction of lower eyelid retraction. Ophthalmology. 2006;113(10):1869–1873.

159. Honrado CP, Pastorek NJ. Long-term results of lower-lid suspension blepharoplasty: A 30-year experience. Arch Facial Plast Surg. 2004;6:150.

160. Weinfeld AB, Burke R, Codner MA. The comprehensive management of chemosis following cosmetic lower blepharoplasty. Plast Reconstr Surg. 2008;122(2):579–586.

161. Yokoi N, Komuro A, Nishii M, et al. Clinical impact of conjunctivochalasis on the ocular surface. Cornea. 2005; 24(8):S24–S31.

162. McCord CD, Kreymerman P, Nahai F, et al. Management of postblepharoplasty chemosis. Aesthet Surg J. 2013: 33(5):654–661.

163. Pacella SJ, Codner MA. Minor complications after blepharoplasty: dry eyes, chemosis, granulomas, ptosis, and scleral show. Plast Reconstr Surg. 2010;125(2):709–718.

164. Griffin G, Azizzadeh B, Massry GG. New insights into physical findings associated with postblepharoplasty lower eyelid retraction. Aesthet Surg J. 2014;34(7):995–1004.

165. Yin VT, Chou E, Nakra T. The transeyelid midface lift. Clin Plastic Surg. 2015;42:95–101.

166. Pak J, Putterman AM. Revisional eyelid surgery: treatment of severe postblepharoplasty lower eyelid retraction. Facial Plast Surg Clin North Am. 2005;13(4):561–569, vi–vii.

167. Burkat CN. Fat preservation and other tips for upper lid blepharoplasty. In: Hartstein ME, Holds JB, Massry GG, eds. Pearls and Pitfalls in Cosmetic Oculoplastic Surgery. New York: Springer, 2008:84–86.

168. Yoo DB, Azizzadeh B, Massry GG. Injectable 5-FU with or without added steroid in periorbital skin grafting: initial observations. Ophthal Plast Reconstr Surg. 2015;31(2): 122–126.

169. McCord C, Nahai FR, Codner MA, et al. Use of porcine acellular dermal matrix (enduragen) grafts in eyelids: a review of 69 patients and 129 eyelids. Plast Reconstr Surg. 2008;122(4):1206–1213.

170. Kotlus B, Schwarcz RM. Management of postblepharoplasty lower eyelid retraction. Clin Plast Surg. 2015;42(1): 73–77.

171. Olver JM, Rose GE, Khaw PT, et al. Correction of lower eyelid retraction in thyroid eye disease: a randomised controlled trial of retractor tenotomy with adjuvant antimetabolite versus scleral graft. Br J Ophthalmol. 1998; 82(2):174–180.

172. Tsui M, Tajirian A. Cicatricial ectropion with topical 5% fluorouracil cream. Dermatol Surg. 2016;42(8):1005–1006.

173. Nikkhah D, Abood A, Watt D. Cicatricial ectropion: a complication of topical 5-fluorouracil. J Plast Reconstr Aesthet Surg. 2012;65(1):e9–10.

174. Eiseman AS, Flanagan JC, Brooks AB, et al. Ocular surface, ocular adnexal, and lacrimal complications associated with the use of systemic 5-fluorouracil. Ophthal Plast Reconstr Surg. 2003;19(3):216–224.

175. Goldberg RA, Lee S, Jayasundera T, et al. Treatment of lower eyelid retraction by expansion of the lower eyelid with hyaluronic acid gel. Ophthal Plast Reconstr Surg. 2007;23(5):343–348.

第74章　面部提升术

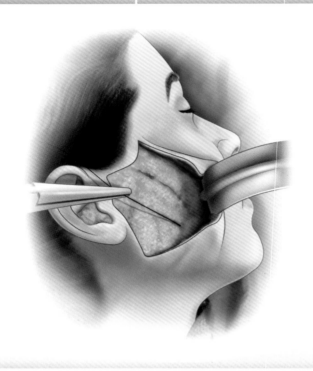

原著者　Joe Niamtu, III

翻　译　李　琼　姜海燕
审　校　乔　晨　徐永豪

概要

- 除皱术是一种非常有效的面颈部年轻化手术。
- 省略手术过程的步骤会让效果大打折扣。
- 除皱术连同眼睑整形术和激光换肤术是理想的整体年轻化的方案。
- 麻醉方式包括肿胀麻醉、镇静和全身麻醉。

初学者贴士

- 寻找浅表肌肉腱膜系统（SMAS）层次对长期的美容改善是至关重要的。
- SMAS折叠术总体来讲是最简单的手术方式。
- 处理耳部时不要过多地切除耳周围的皮瓣。

专家贴士

- SMAS折叠术的力矩方向对于最终的美学效果和避免出现风扇样外观，有着非常重要的影响。
- 中面部填充可以参考SMAS折叠术的力矩和位置。

切记！

- 精细缝合可以减少术后瘢痕的形成。
- 在毛发区的切口要形成斜面，以使术后毛发自然生长。

陷阱和注意事项

- 面部提升手术中彻底掌握多个解剖危险区域是至关重要的。
- 患者术前一定要清楚术后会有永久性神经损伤和其他严重并发症的可能。

患者教育要点

- 控制患者的预期非常关键。
- 除皱术本身并不能去除皱纹，一定要考虑同时或者逐步进行表面重塑的治疗。
- 血肿扩大是外科急症，如果患者发现过度肿胀，必须立即致电。
- 在家里必须有一个可靠的帮得上忙的看护者。

收费建议

- 患者进行除皱术的同时进行其他治疗，这样可以得到更好的效果，也更省钱。
- 综合几项手术一起，可以显著减少麻醉和设备的费用。

引言

面部提升术是一个被误解的词汇，不同的医生和患者都有不同的理解。面颈部的除皱术在一个世纪以前就有所记录，其基本原则到今天依然没有变。与其他所有手术一样，外科医生一直在努力改善某些环节，试图让整个操作变得更简单，创伤更小，速度更快——或者更便于宣传。如果患者下颌区和颈部有多余冗叠的皮肤，或者有颈阔肌的纤维条索，目前还没有相应的其他治疗方案可以跟标准的面颈部除皱术产生的效果相提并论，面颈部除皱术在松弛改善的程度、最终的自然效果，或效果维持的时间等方面都有着非常明显的优势。

简化操作一般会影响效果，这一基本原则在面部提升术中是非常明确的。尽管目前存在微创或者轻微创伤的面部提升技术，但是这些技术很难在五六十岁的脸上起到很好的效果。小的提升手术只能起到小的效果，在需要大的提升手术的患者（大部分这类患者大于 50 岁）身上进行小的提升术，可能得到令人失望的效果。

传统的面部提升术将切口隐藏在鬓角处、耳朵前方、耳朵后方或者下颏下方。创伤较小的面部提升术（经常被称作小瘢痕提升术）一般情况下没有耳后或者颏下的切口，因此没有办法起到提升颈部的效果。虽然并非所有患者都需要进行传统的面部提升术，但是绝大多数患者都可以在传统的面部提升术中获益很大。

典型面部提升术的适应人群是那些主诉颈部和下颌区域有多余松垂的皮肤组织的患者。很多患者还需要同时进行其他的年轻化手术，例如眼睑整形术（第 73 章）、化学性提眉术（第 57 章）、注射面部填充剂（第 58 章）和皮肤磨削（第 67 章），这些治疗的具体细节在各自的章节中都有详尽的描述。

术前警告

面部提升术的麻醉

尽管有些医生在手术中会采用局部麻醉或者肿胀麻醉，但是大多数医生在进行大范围的面部提升术时，会采用深静脉麻醉或者全麻插管。皮肤科医生在肿胀技术方面有专长，但是大范围的提升手术还是需要更深一些的麻醉。

健康病史

跟所有的择期手术一样，患者都需要处在非常健康的状态，这样才能保证手术和麻醉的安全。广泛的皮瓣破坏可能因出血（血肿）、吸烟（坏死）和全身用药而发生。如果患者有肥胖、系统性共病或麻醉相关并发病史，一定要在术前进行全面医学检查。术前约数周时间内要停用所有有可能影响血小板功能的药物。

患者的期望值

面部提升术可以改善颈部多余的皮肤、下颌区松垂多余的组织以及颈阔肌条索。但是不会解决面中部椭圆形、口周皱纹、眶周皱纹或者额头的皱纹。如果患者有非常多的赘皮和（或）脂肪组织过多，下颏较小，或者有下颏后缩的表现，手术效果会比较差。假如面部提升术手术全面仔细，效果可以维持十年。有些患者的手术效果持续时间会更长，但有的人效果维持时间偏短，这与患者的生活习惯、遗传因素以及是否注意保养，都有很密切的关系。

术前让患者充分了解，面部提升术并不是一种以去除皱纹为主要目的的手术。虽然面颈部的部分皱纹可以改善，但一般要同时或在面部提升术后进行皮肤重塑。面部提升术是非常复杂的手术，相关的并发症会包括：神经和血管损伤，血肿，皮瓣坏死，没有达到预期手术效果，松弛复发等。详尽的术前知情同意书（详见第 3 章）是非常必要的。一定要让患者在术前清楚哪些效果是手术可以达到的，哪些是达不到的。

手术过程

术前标记

面部提升术的术前标记，一定要在直立位进行，而且在任何局麻或者肿胀麻醉开始之前进行。传统的面部提升术，首先要画出正中线，经过颏下皱襞或它的下方，在通常做下颌吸脂、颈阔肌成形术、隆颏术的切口部位或者下方一点点。耳前切口，在鬓角的发际线内，切口沿着耳前解剖学曲线走行，绕过耳垂，保留在耳后沟内。在最宽的耳廓部位，切口要顺着枕部的发际线内侧，逐渐向下向后缩窄。发际线内的切口范围要根据每一位患者颈部皮肤冗余的多少来决定。

解剖学考虑因素

不了解相关的解剖，外科医生不应该进行任何手术操作。我们假设阅读本章的外科医生了解皮肤外科技术和相关解剖学的基本知识，例如，面神经的分支、耳大神经和颈部浅静脉如颈外静脉和颈前静脉，以及腮腺和颌下腺（图 74-1）。

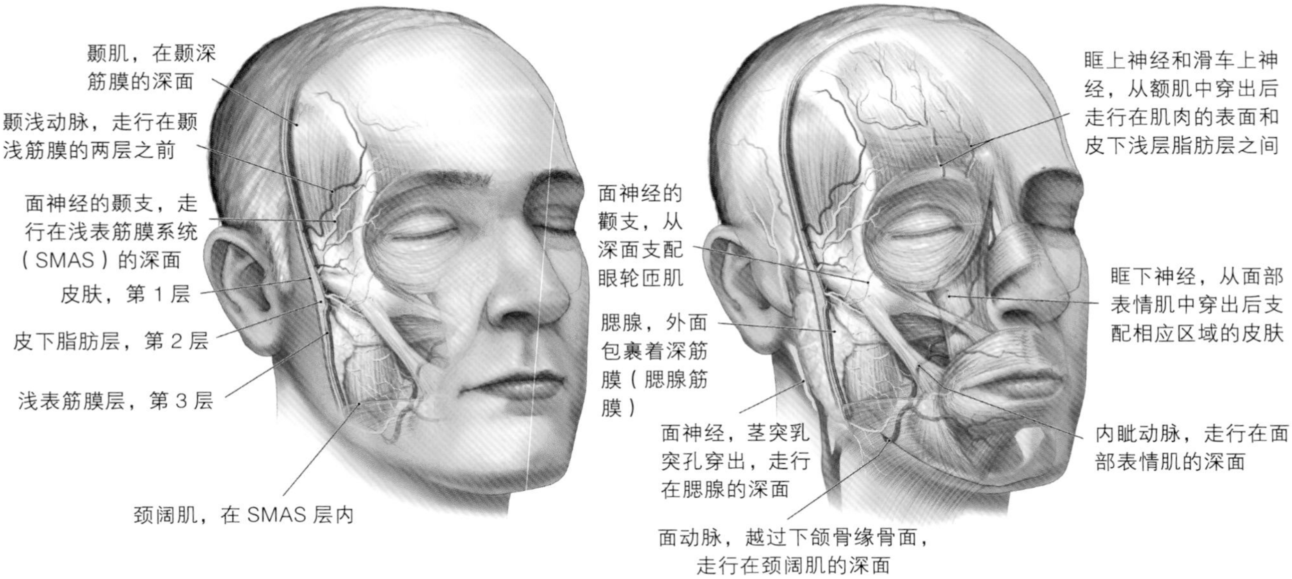

颞肌，在颞深筋膜的深面

颞浅动脉，走行在颞浅筋膜的两层之前

面神经的颞支，走行在浅表筋膜系统（SMAS）的深面皮肤，第 1 层

皮下脂肪层，第 2 层

浅表筋膜层，第 3 层

颈阔肌，在 SMAS 层内

眶上神经和滑车上神经，从额肌中穿出后走行在肌肉的表面和皮下浅层脂肪层之间

面神经的颞支，从深面支配眼轮匝肌

腮腺，外面包裹着深筋膜（腮腺筋膜）

眶下神经，从面部表情肌中穿出后支配相应区域的皮肤

面神经，茎突乳突孔穿出，走行在腮腺的深面

内眦动脉，走行在面部表情肌的深面

面动脉，越过下颌骨缘骨面，走行在颈阔肌的深面

图 74-1　除皱术相关的重要解剖

手术步骤

许多面部提升手术都是和其他面部手术一起进行的，如提眉术、眼睑整形术、面部假体置入术或者激光皮肤再生术。经验丰富的专家做一台不复杂的面部提升术需要约 2 个小时。如果需要同时做其他项目，则手术时间会加倍，但对于初学者，建议从单纯的面部提升术开始。如果患者需要做其他的治疗，医生应该建议患者将这些治疗分开进行。作者本人一般是从提眉术和眼睑手术开始，然后做提升术、面颊部假体植入术，最后是激光磨削术。

第一步：中线的颈阔肌整形术

表 74-1 总结了标准的面部提升术的手术步骤。在等待肿胀麻醉完全起效之后，手术从颏下切口开始，逐步进行颈阔肌整形术。根据外科医生的个人喜好，合理安排吸脂、皮肤切开和层次分离这几个步骤的先后顺序。

要注意的是水平切口的位置要位于或稍微低于颏下皱襞。倾斜的切口在这个区域是非常容易被看到的。在切口达到皮下的时候，可以开始用剪刀进行分离（图 74-2）。注意在皮肤侧保留几毫米的脂肪组织。切口延伸的长度要和患者颈部松弛的程度一致。一般平均剥离的范围是在下颌缘到甲状软骨，外侧边界到两侧的胸锁乳突肌区域。绝大多数的患者皮下脂肪很多，需要进行抽脂手术，这里的抽脂手术可以在直视下操作。没有特殊需要，一般不需要去除颈阔肌下的脂肪垫。

表 74-1　标准面部提升术的手术步骤

第一步：正中线上的颈阔肌整形术
第二步：耳前和耳后的切口
第三步：皮瓣的解剖分离
第四步：寻找颈阔肌和 SMAS
第五步：皮肤调整和耳垂的定位
第六步：皮肤切除
第七步：皮肤缝合
第八步：术后护理流程

术中首先要确定颈阔肌的内侧缘。如果颈部的松弛非常明显，内侧的颈阔肌可以修剪一部分，去除多余的肌肉纤维。从最下方的连接区域（通常是在甲状软骨和舌骨之间）开始进行均匀的水平褥式缝合，向上一直到下颌缘。一般建议使用 5~7 根 2-0 薇乔的缝线。

第二步：耳前和耳后切口

耳前切口从鬓角位置开始。所有的发际线切口都要将手术刀极度倾斜到约 20° 角。设计这种横跨毛囊（或促进毛发生长）的切口类型，目的是斜着切断数排毛囊的末端，保留完整的毛囊球，这些毛囊球可以从瘢痕中长出新的毛发（图 74-3）。

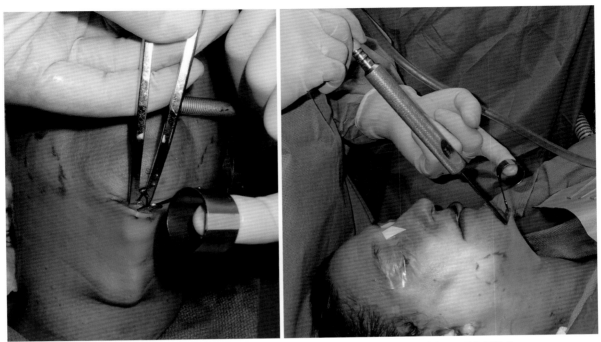

图 74-2　左图显示经过颏下皱襞，进行皮下分离；右图显示开放式颏下区域吸脂术

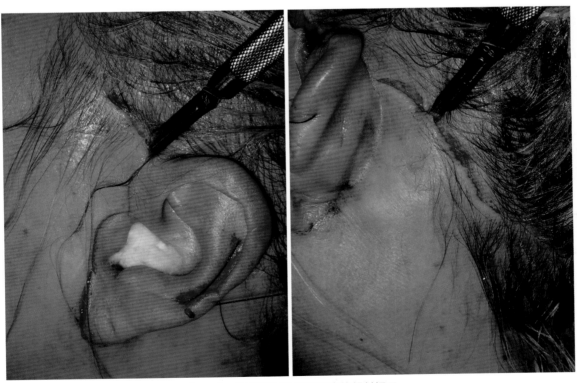

图 74-3　演示发际线区域毛囊的超斜切口

这一切口呈曲线走行，那些没有在毛发区以内的皮肤切口可以按照传统的方式进行，不需要做倾斜。根据术者的个人习惯，切口可以在耳屏前或者耳屏后继续向前。耳屏前切口呈弧形，耳屏后切口则顺着耳屏的解剖结构走行（图 74-4）。切口继续走行在耳垂和面颊的交界处，绕过耳垂，走行在耳后沟内，向上一直延伸到耳廓最宽处（将切口隐藏在耳廓后方），然后转折走行沿耳后枕区的发际线逐渐缩窄。发际线内的切口跟之前描述的一样，需要进行倾斜切口（图 74-5）。

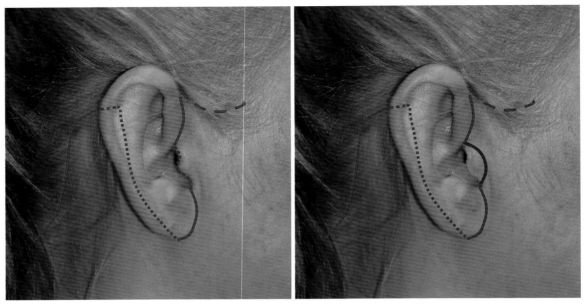

图 74-4　本图展示了作者在面部提升术中常用的经典切口，左图为耳屏后切口；右图为耳屏前切口

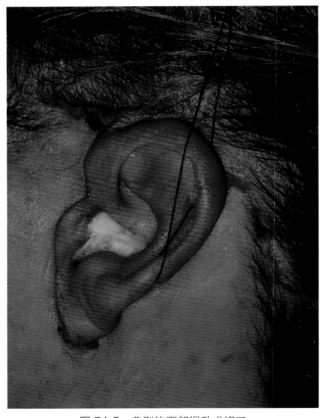

图 74-5　典型的面部提升术切口

第三步：皮瓣的分离

完成所有的手术切口之后，便开始进行皮瓣的分离。这是一个脂肪皮瓣，非常重要的是要保留几毫米的脂肪组织在皮肤上，分离的过程中要十分轻柔仔细，注意保护真皮下血管网。在皮下层进行解剖分离的时候，可以用到特殊的整容剪刀（图 74-6）。再次强调，在解剖层面的上方和下方都需要保留部分的脂肪组织。皮瓣解剖的范围要根据老化和皮肤松弛的程度来决定。一般来讲，面部皮瓣的平均范围为围绕耳朵 5 ～ 6cm（图 74-7）。将术区的皮肤拉紧撑平，有助于进行精确分离。外科医生也可以用止血钳或者皮钩抓住皮瓣边缘往剪刀前进的相反方向牵拉皮肤，这样更容易解剖。两侧耳前的皮瓣最终会与颈阔肌皮瓣相互连接，形成一个从一侧耳部到另一侧耳部的整张皮瓣。这样更有助于综合评估多余皮肤的量，达到更紧致、更长久的手术效果（图 74-8）。

大部分医生会先处理颈阔肌，然后再处理一侧面部，最后完成另一侧。作者个人的习惯是先有序解剖各个皮瓣，然后进行折叠术，最后再进行悬吊术和皮肤的切除，这样的操作顺序可以降低张力，从而避免术后复发。

整个分离过程都要十分小心，止血要彻底。

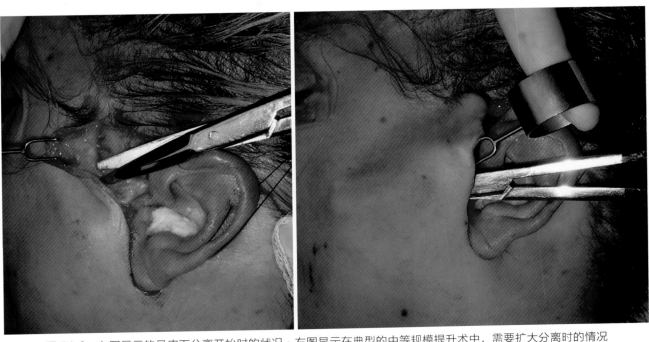

图 74-6　左图显示的是皮下分离开始时的状况；右图显示在典型的中等规模提升术中，需要扩大分离时的情况

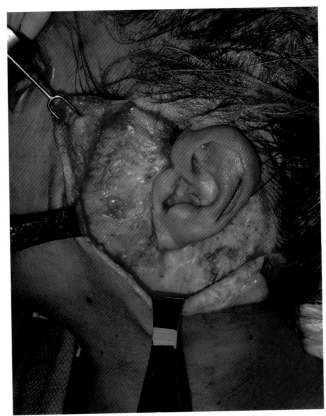

图 74-7　该图显示典型前侧和后侧的面部提升皮瓣解剖情况

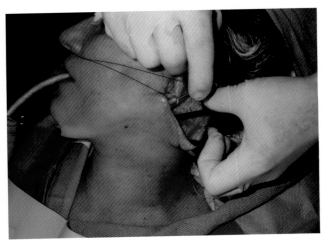

图 74-8　该图显示面颊部皮瓣和颏下皮瓣是相互连通的

第四步：处理颈阔肌和 SMAS

在皮下分离和吸脂术结束之后，从中线开始进行收紧颈阔肌整形术，将颈阔肌中间分开的部分进行折叠（图74-9）。在个别的颈阔肌松弛非常严重的案例中，可以将中间的颈阔肌进行部分切除。

浅表肌肉腱膜系统（superficial musculoaponeurotic system，SMAS）是一层有争议的组织层次，位于真皮的深层和腮腺咬肌筋膜的浅层之间。腮腺咬肌筋膜是一层重要的解剖学标志，覆盖在腮腺和咬肌表面。面神经的分支从腮腺的前缘穿出，走行在腮腺咬肌筋膜的深面。在这一点上，面神经的分支穿过咬肌的表面。初学者一定要注意，手术的时候要保持层面位于腮腺腺体的表面，避免在腮腺前端部分剥离，因为前端部分面神经的分支

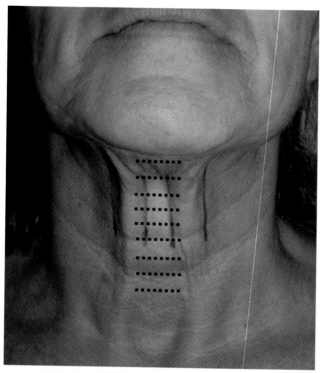

图 74-9 该图显示颈阔肌大概的折叠缝合位置

和耳垂连线的中点处。这一针将会重新分布颈部和下颌区松垂多余的深部组织。接下来，在第一针的上方和下方分别用 2-0 的薇乔缝线缝合数针，提起松垂的组织，加强悬吊效果。一般来讲，在耳前区需要 4 ～ 5 针缝合折叠 SMAS 层。

最后一步是要在耳后区域（又称外侧）缝合悬吊颈阔肌，这样可以将颈阔肌的外侧缘向后拉，使颈部和下颌缘的轮廓线更加清晰。在下颌角下方的颈阔肌的后缘，用 2-0 薇乔线缝合一针。这一针会产生一个向外上方的拉力，另一端固定在乳突筋膜（图 74-11）。在颈部的中间，第一针的下方用同样的方法进行第二针缝合。在这个区域缝合的时候，一定要注意避开颈外静脉。

第五步：皮肤的切除和耳垂的调整

在颈阔肌整形术和 SMAS 处理好了之后，在首先上提的一侧进行悬吊和修剪。在鬓角和耳后沟上部进行皮肤裁剪（图 74-12）。

这些缝线将皮肤拉紧，它们是手术中唯一承受张力的皮肤缝合线。用 4-0 薇乔线在耳前和耳后区域进行关键缝合固定。在缝合过程中要注意保持头的垂直位（也就是正常的前后位），这样可以减少因为头部位置不正，两侧张力不均匀而导致的两侧皮肤裁剪不准确。

这时，耳垂会被遮盖在皮瓣的下方。如果面部提升的幅度较小，很容易将耳垂调整出来，但是如果提升的幅度较大，耳垂会被藏在皮瓣下方，需要剪开皮瓣露出耳垂。皮瓣裁剪过度是面部提升手术的常见错误之一，会造成很明显的"精灵耳"畸形，也就是耳垂扭曲，同时被向下拉长。术中如果医生觉得应该切开 10mm，那么最好只切开 3～4mm。这一切口永远要保守处理，因为很容易出现切开过多而产生的耳垂畸形（图 74-13）。

比较脆弱。

SMAS 筋膜需要进行收紧，收紧的方法有很多，如：SMAS 折叠术，SMAS 部分切除术，SMAS 皮瓣法，SMAS 下分离或者荷包缝合法。作者常规采用的是 SMAS 部分切除法，简单的 SMAS 折叠术对于初学者来讲是非常简单且容易掌握的一种手术方式。

在进行 SMAS 折叠术时，要抓住 SMAS 的口角轴的外侧，然后向后向上方牵拉，将其固定在耳屏前（图 74-10）。第一针缝合要（用 2-0 薇乔）缝在口角轴

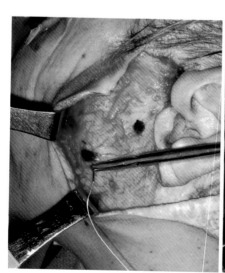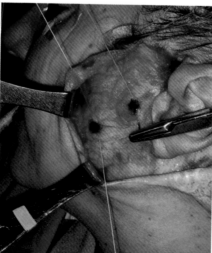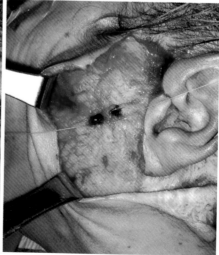

图 74-10 使用 2-0 薇乔线在 SMAS 层面进行褥式缝合，将 SMAS 的外侧和口角周向外上方的耳屏进行牵拉固定

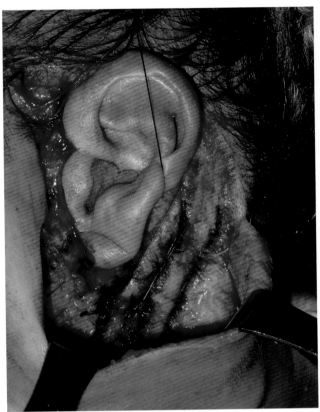
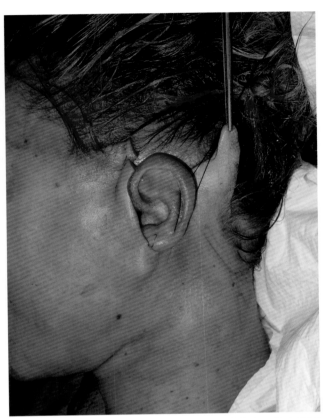

图 74-11　该图显示颈阔肌折叠缝合时，将颈阔肌的后缘固定在乳突筋膜。这样可以提供额外的深层收紧的效果

图 74-12　该图显示在中等程度的面部提升术中，前方和后方的关键固定缝合，以及皮肤的松弛情况

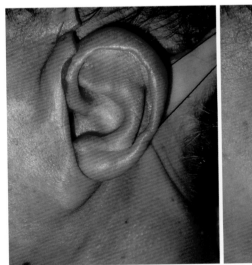
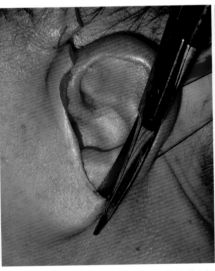
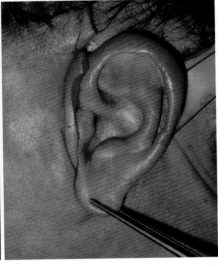

图 74-13　在少数病例中，耳垂的复位不需要剪开皮瓣。本病例显示耳垂复位的过程和步骤。做这个切口的时候要注意尽量保守一些，切口过长会下拉耳垂，出现尖锐的"精灵耳"畸形

第六步：皮肤切除

　　在关键的缝合拉紧和固定步骤完成之后，皮肤切除阶段可以用手术刀或剪刀修剪与切口重叠的多余皮肤。在修剪毛发区的皮肤时，要注意将刀片倾斜，同最初切口一样的角度，保证在切口的交界处有一层薄的交界面，这样利于毛囊更容易从切口生长出来。在完美的面部提升手术切口中，切口线两侧的头发还会继续生长。

　　尽量准确地切除耳前和耳后多出来的冗余皮肤，形成负张力界面（图 74-14）。切口的张力会导致明显的瘢痕，因此所有的切口都要注意无张力缝合。

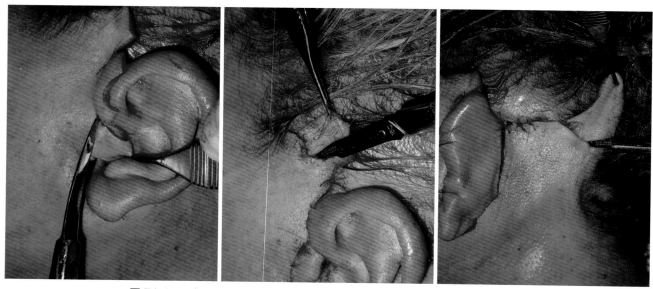

图74-14 该图显示切除多余皮肤的情况，分别在耳屏区、发际线区和耳后区

第七步：皮肤切口的关闭

很多外科医生喜欢用皮钉来缝合有毛区域的皮肤切口，但是作者个人比较喜欢4-0或者5-0的肠线。我会用5-0的肠线缝合耳前区，用4-0肠线缝合耳垂、耳后沟以及枕区的皮肤切口。很多医生会进行皮下缝合，但是作者不用。最终缝合的状态如图所示（图74-15）。

固定耳垂的时候要保守一些，这样可以避免形成不正常的牵拉样畸形。

另外要注意两侧的手术方法要保持一致。

第八步：术后护理流程

手术结束之后，用过氧化氢（双氧水）和无菌生理盐水给患者洗头。仔细梳头，清除头发里的杂物，捋顺头发。有的医生喜欢留置负压吸引，如Jackson-Pratt引流，作者本身喜欢简单留置14G的静脉输液管，放置在两侧颈部皮瓣下缘皮下平面的中段，留置24小时后拔除（图74-16）。

大多数医生术后会使用全头包扎术，作者已经不再使用这样传统的包扎术，而且常规情况下不进行任何包

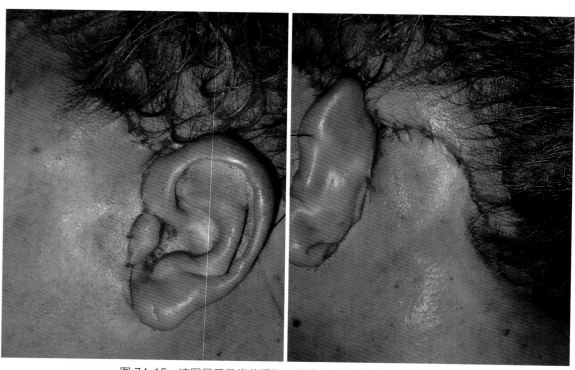

图74-15 该图显示最终前后切口的缝合情况（还有几针未缝合）

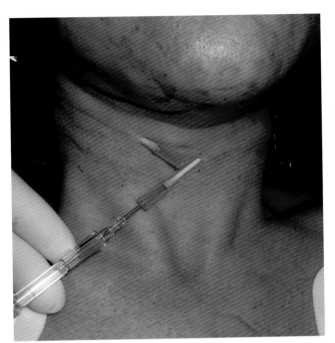

图 74-16　将 14G 的静脉输液器放置在两侧下颌下区，留置 24 小时被动引流

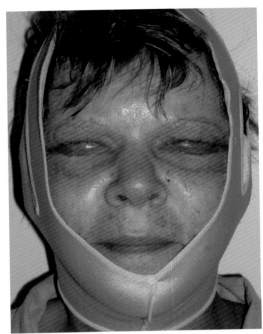

图 74-17　面部提升术后的典型包扎，其中包括切口上的纱布垫，整个皮瓣区的弹性压迫包扎。包扎压迫的力量要轻柔，过大的压力会损伤脆弱而精细的皮瓣

扎，因为作者的大部分面部提升术的患者还需要同时进行激光磨削。尽管作者描述过自己在手术中省略了很多步骤，但是对于初学者，最好遵循常规的步骤进行手术，直至经验非常丰富的时候再进行相应的调整。一般面部提升术术后包扎的时候，可以用抗生素软膏纱布盖在切口线上，同时用松软的纱布盖在剥离范围上（或者一整块棉垫盖住整个颏下区域）。然后用弹性 Velcro 头套或者张力绷带（Coban）包扎在纱布的外面，注意包扎的压力要小（绝对避免压力过重）（图 74-17）。包扎的时候，建议使用带粘扣的 Velcro 头套，这样便于拆下进行检查和更换。

术后处理

术后常规给予抗生素、镇痛药、止吐药和类固醇制剂（表 74-2）。在术后恢复的过程中，最好是家中有个体贴细心的人，随时照顾患者，这很重要。

患者需要在术后第 2 天上午回访，拆除包扎，检查皮瓣的活性，是否有皮下血肿或血清肿的形成，如果皮下有任何液体积聚，则要抽吸掉液体。如果需要继续使

用包扎，可以减少纱布的量，轻便包扎即可。此次复诊的时候，可以同时去掉引流管。

接下来在术后 1 周、2 周、1 个月和 3 个月的时候进行随访。图 74-18 显示的是两个术后恢复情况不一样的患者。

面部提升术后并发症

血肿是面部提升术后早期最常见的并发症，必须视作急症来处理（图 74-19）。如果血肿较小，可以抽吸掉，如果血肿范围很大，有可能会导致气道压迫和皮瓣的坏死。

其余的并发症包括皮瓣灌注障碍和坏死、感染、出血、神经损伤、瘢痕较明显、最终效果较差、依然有多余的皮肤存在等。

总结

良好的面部提升术是皮肤外科医生最强有力的美容手段之一（尤其是在同时进行其他年轻化治疗时，如激光磨削、眼睑整形术），可以有效改善患者的生活质量（图 74-20 至图 74-27）。但是获得非常好的手术效果的同时，一定要考虑到手术的风险。因此，术前一定要跟患者签署详尽的术前同意书，解释手术相关的不良反应、潜在风险，以及最终效果不满意的可能。

表 74-2　面部提升术后标准用药流程

疼痛：氢可酮（二氢可待因酮），然后用对乙酰氨基酚
肿胀：口服泼尼松，每次 60mg，每天 1 次，连服 5 天
感染：口服头孢类抗生素，1 周
镇吐药：手术前夜使用东莨菪碱贴片，联合昂丹司琼

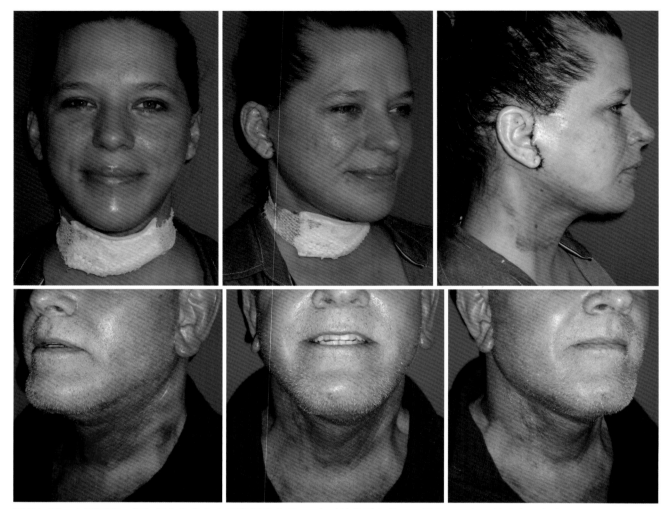

图 74-18　上图显示一名年轻女性患者在面部提升术后 24 小时的典型表现。下图显示一名男性患者，在术后 72 小时的情况，这位患者的淤青比较明显

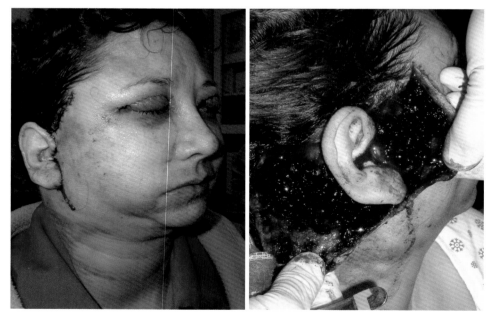

图 74-19　这位患者在面部提升术后 7 小时，出现了右侧血肿。打开伤口后看到"醋栗果冻"样的血肿块。这些淤血块必须要清除掉，创面彻底止血

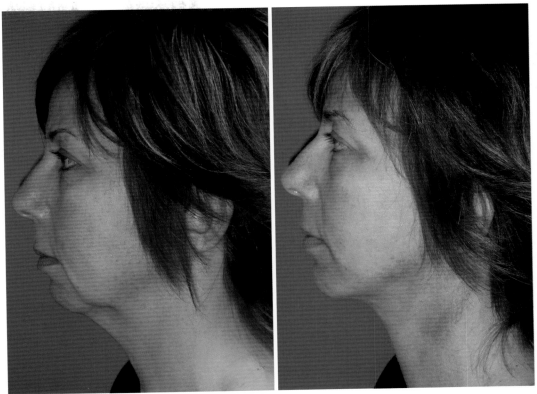

图 74-20　面部提升术加下颏假体植入术前及术后 6 周的表现

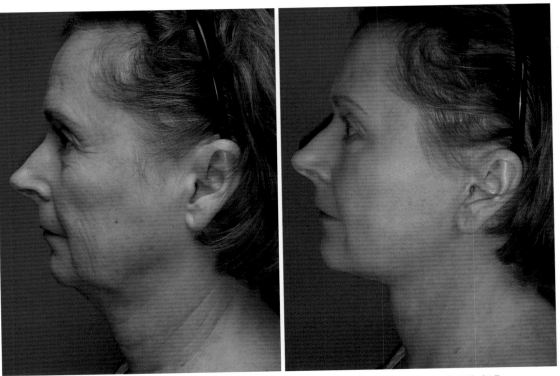

图 74-21　面部提升术加下颏假体植入术加全脸激光皮肤磨削术前及术后 3 个月的表现

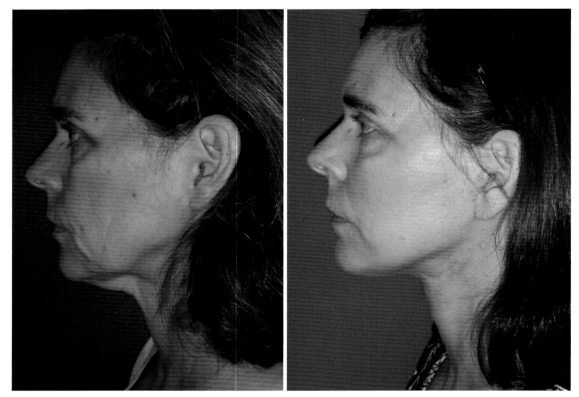

图 74-22　面部提升术加全脸激光皮肤磨削术前及术后 3 个月的表现

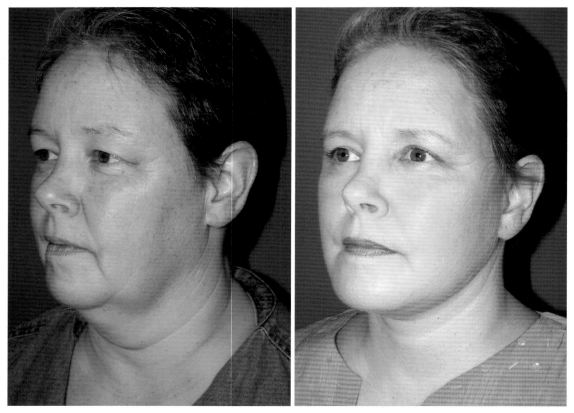

图 74-23　面部提升术加下颏假体植入术前及术后 3 个月的表现

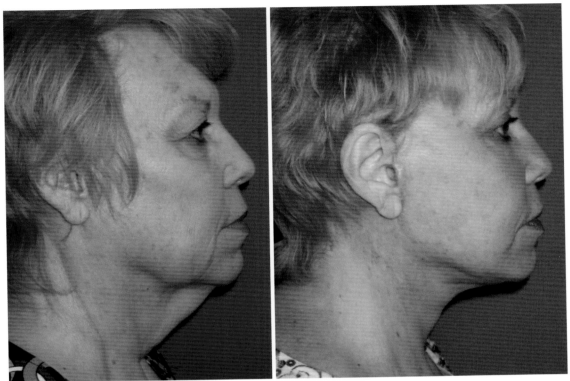

图 74-24　患者在减肥手术后，体重减轻 100lb，图示为面部提升术前及术后 3 个月的表现

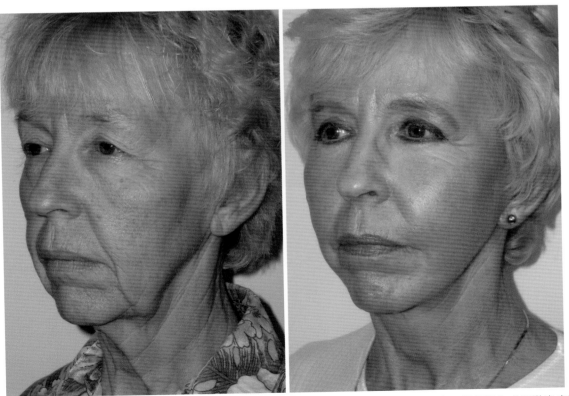

图 74-25　各种年轻化联合治疗的效果。该患者在面部提升术的同时，进行了上下眼睑整形术、颊部置入术及激光皮肤磨削，这是术前及术后 3 个月时的表现

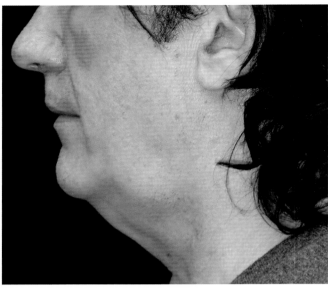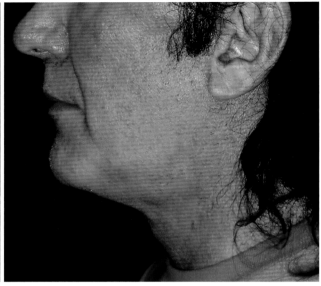

图 74-26　男性患者在面部提升术前和术后 5 个月的表现

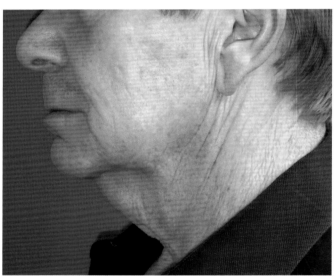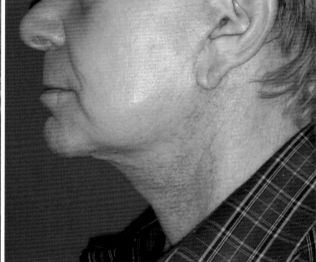

图 74-27　男性患者在面部提升术前和术后 3 个月的对比照片

参考文献

1. Mittelman H, Kundaria S, Lam HP. Facelift techniques that restore facial volume. Facial Plast Surg. 2016;32(5):560–564.
2. Mani M. Total composite flap facelift and the deep-plane transition zone: A critical consideration in SMAS-release midface lifting. Aesthet Surg J. 2016;36(5):533–545.
3. Botti C, Botti G. Facelift 2015. Facial Plast Surg. 2015; 31(5):491–503.
4. Rammos CK, Mohan AT, Maricevich MA, Maricevich RL, Adair MJ, Jacobson SR. Is the SMAS flap facelift safe? A comparison of complications between the sub-SMAS approach versus the subcutaneous approach with or without SMAS plication in aesthetic rhytidectomy at an academic institution. Aesthetic Plast Surg. 2015;39(6):870–876.
5. de Vicente JC, Gonzalez-Garcia M, de Villalain L, Fernández-Valle Á. Modified facelift approach combined with a superficial musculoaponeurotic system flap in the treatment of benign parotid tumors. J Craniomaxillofac Surg. 2015;43(8):1655–1661.
6. Wright EJ, Struck SK. Facelift combined with simultaneous fractional laser resurfacing: Outcomes and complications. J Plast Reconstr Aesthet Surg. 2015;68(10):1332–1337.
7. Ryu MH, Moon VA. High superficial musculoaponeurotic system facelift with finger-assisted facial spaces dissection for Asian patients. Aesthet Surg J. 2015;35(1):1–8.
8. Mittelman H, Hershcovitch M. Management of the midface during rhytidectomy. Facial Plast Surg Clin North Am. 2015;23(2):195–200.
9. Pallua N, Wolter T. The lipo-facelift: merging the face-lift and liposculpture: eight years experience and a preliminary observational study. Aesthetic Plast Surg. 2013;37(6):1107–1113.
10. Pedroza F, Pedroza LF, Desio ED, Revelli VE. Cervicofacial rhytidectomy without notorious scars: experience of 29

years. Facial Plast Surg. 2013;29(3):233–243.

11. Jacono AA, Parikh SS. The minimal access deep plane extended vertical facelift. Aesthet Surg J. 2011;31(8):874–890.

12. Pepper JP, Baker SR. SMAS flap rhytidectomy. Arch Facial Plast Surg. 2011;13(2):108.

13. Berry MG, Davies D. Platysma-SMAS plication facelift. J Plast Reconstr Aesthet Surg. 2010;63(5):793–800.

14. Hopping SB, Janjanin S, Tanna N, Joshi AS. The S-Plus lift: a short-scar, long-flap rhytidectomy. Ann R Coll Surg Engl. 2010;92(7):577–582.

15. van der Lei B, Cromheecke M, Hofer SO. The purse-string reinforced SMASectomy short scar facelift. Aesthet Surg J. 2009;29(3):180–188.

16. Marten TJ. High SMAS facelift: combined single flap lifting of the jawline, cheek, and midface. Clin Plast Surg. 2008;35(4):569–603, vi–vii.

17. Carniol PJ, Ganc DT. Is there an ideal facelift procedure? Curr Opin Otolaryngol Head Neck Surg. 2007;15(4):244–252.

18. Miller TR, Eisbach KJ. SMAS facelift techniques to minimize stigmata of surgery. Facial Plast Surg Clin North Am. 2005;13(3):421–431.

19. Gladstone GJ, Myint S, Black EH, Brazzo BG, Nesi FA. Fundamentals of facelift surgery. Ophthalmol Clin North Am. 2005;18(2):311–317, vii.

20. Perkins SW. Achieving the "natural look" in rhytidectomy. Facial Plast Surg. 2000;16(3):269–282.

21. Niamtu J 3rd. Evaluation of the facelift patient. Atlas Oral Maxillofac Surg Clin North Am. 2014;22(1):1–8.

22. Niamtu J 3rd. Facelift drains and dressings: to be or not to be? Dermatol Surg. 2012;38(5):793–796.

23. Niamtu J 3rd. Complications in facelift surgery and their prevention. Oral Maxillofac Surg Clin North Am. 2009; 21(1):59–80, vi.

24. Wan D, Small KH, Barton FE. Face Lift. Plast Reconstr Surg. 2015;136(5):676e–689e.

第六部分

美容状况的管理

第 75 章　面部皱纹和轮廓的治疗方法

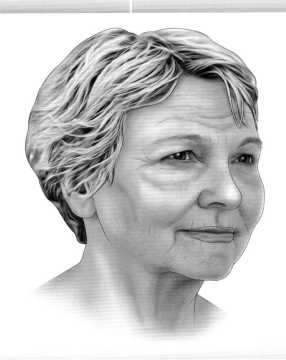

原著者　Vince Bertucci
　　　　Mohammad Almohideb
　　　　Kucy Pon

翻　译　米　霞
审　校　邱小惠　任　军　徐永豪

概要

- 在过去的几年里，人们的思维模式发生了转变，将面部老化和皱纹的发展看作一个三维的过程。
- 注射者不再只是简单地填充面部皱纹，而是专注于对面部的丰盈和塑形，从皱纹形成的根本原因间接治疗皱纹。
- 神经调节剂和填充剂的正确组合为求美者提供减少皱纹和改善轮廓的微创疗法（尽管不能完全避免风险），以期达到美学上满意的效果。

初学者贴士

- 根据治疗部位和目标，联合使用锐针和钝针注射，可以保障安全与疗效的平衡。
- 谨防用肉毒毒素对外眦皱纹过度治疗，以免引起货架样外观的异常微笑和面颊朝前过度突出。
- 注射前，触诊并避开颞部动脉，缓慢回抽注射器使血管内注射的风险降到最低，记住，回抽试验阴性不能保证注射物不进入血管。

专家贴士

- 由于缺乏骨支撑，填充物注射在颧骨下区域较深的部位效果较差。
- A 型肉毒毒素（BTX-A）可用于治疗肌肉力量过大引起的"手风琴"面颊线，可在每侧颧骨隆起的中部到外侧的 1~2 个注射点，皮内注射 1~6 个单位 BTX-A。
- 在泪沟内注射填充物时，建议宁少勿多，因为透明质酸（HA）的吸水性容易使这一区域出现水肿、膨胀和丁达尔效应。

切记!

- 全球业界共识，推荐以下方案治疗 HA 填充剂并发症：透明质酸酶，口服和病灶内使用类固醇，经验性使用抗生素（米诺环素、环丙沙星或克拉霉素），抗病毒药物，局部硝酸甘油（1%），抗组胺药，阿司匹林 325mg 口服，热敷，细菌培养，并预先安排好转诊的电话号码（如眼科医生、高压氧）。
- 口周注射肉毒毒素宁少勿多。

陷阱和注意事项

- 填充剂注射时发生失明风险最高的部位是眉间（38.8%），其次是鼻部（25.5%），鼻唇区（13.3%）和前额（12.2%）。
- 避免下颌线矫枉过正，以防止女性面孔的男性化。
- 避免完全消除鼻唇沟，并在直接注射鼻唇沟前先填充脸颊。
- 对鼻背填充应格外小心。
- BTX-A 应注射在前额较高的位置，以减少眉毛和上睑下垂的风险。

引言

对美的追求是人类的一种由来已久的欲望，在大脑中根深蒂固，这种欲望在一定程度上使人们在寻找生育能力强的配偶时，可以增加成功的可能性，以达到繁殖后代的目的，从而使物种得以延续。这种遗传本能加上大众传媒对吸引力感知的影响，使得人们希望提高吸引力，获得美丽外观。面部容量萎缩、轮廓改变、皮肤皱纹以及其他变化向来被视为衰老和与之对应的吸引力下降的特征性标志。

为了得到自然、和谐、平衡和比例匀称的面部外观，人们进行了很多尝试。尽管侵入性方法在面部美容的历史中扮演过重要角色，非侵入性软组织填充和肌肉神经调节已经彻底改变了现代美容医学。一个世纪以来，随着我们对美丽和衰老的理解变得更加精细，面部美化的概念和面部皱纹的管理经过很多不同时期的革新后逐步进化，变得更加复杂。

肉毒杆菌毒素用于治疗是 1820 年首先由 Justinus Kerner 提出的，但是他并没有提出其可应用于美容。直到 1987 年，Jean Carruthers 和 Alastair Carruthers 发现了 A 型肉毒杆菌毒素（botulinum toxin A，BTX-A）用于治疗眼睑痉挛患者时出现美容作用。他们发表了 BTX-A 治疗眉间纹的文章，激发了探索该药物用于更多适应证的研究。在填充领域，早在 1893 年，Neuber 就尝试用取自上臂的自体脂肪来恢复结核病人的面部缺损。1899 年，Gersuny 使用液状石蜡填充，但随之而来的是肉芽肿、皮肤溃疡和坏死，因此该方法被放弃使用。20 世纪 60 年代，硅油曾经被广泛用于面部注射，但是因为与石蜡类似的并发症，被美国食品和药物管理局（Food and Drug Administration，FDA）禁用。1981 年，FDA 批准了牛胶原蛋白用于美容注射，开创了一个崭新的软组织填充物发展的时代，也许更重要的是，开创了一个对面部美容和衰老有更深入了解的时代。2003 年，Restylane® （Galderma）在美国获批使用，之后一系列的透明质酸（hyaluronic acid，HA）填充物在美国陆续获批。相对于其他国家已经批准使用的品种繁多的透明质酸产品，美国批准的该类产品数量显著降低。

不考虑部位特异性的适应证，软组织填充和神经调节剂治疗有三个主要适应证：美化、重建正常的解剖结构（无论引起异常的原因是衰老、创伤还是脂肪萎缩），以及预防皱纹。对比早期仅仅强调二维平面的调整，近年来，治疗模式已经转向三维结构——不仅治疗面部线条和皱纹，也治疗软组织体积缺失，并进行骨质重建。

美容治疗的普及程度正在迅速增长，根据美国美容整形外科协会的统计，2015 年美国人花费超过 135 亿美元用于手术和非手术美容治疗，其中非手术治疗占支出总额 42%，比 2014 年增长 18.9%。肉毒杆菌毒素仍然是美国自 2000 年以来最多的非手术治疗，占 2015 年全部外科手术的 39.2%。HA 注射剂占 19.75%，是排第二位的治疗方法，2014 年增长了 26.6%。除了美容作用，肉毒杆菌毒素和软组织填充物治疗与更加积极的情绪、较高的满意度相关，总体上提高了生活质量。

为了简单起见，可以将面部分为三部分，包括上 1/3（从发际线到上眼睑）、中 1/3（从下眼睑到鼻唇角）和下 1/3（从上唇皮肤部分到下颌边缘）。每一部分可以再进一步被分为不同的亚单位。

填充物和肉毒杆菌毒素的种类

FDA 已经批准使用 23 种可注射填充物。填充物可分为透明质酸、牛胶原和人胶原、羟基磷灰石钙（CaHA）、聚乳酸（PLLA）或聚甲基丙烯酸甲酯（PMMA）。Fibrel 是血浆、猪明胶和 ε - 氨基己酸的混合制品，尚未上市，已被 FDA 批准用于治疗萎缩性瘢痕和皱纹。其他不常用的填充物材料包括：间充质干细胞移植、自体培养成纤维细胞移植（LaViv，Fibrocell Science，Inc）、聚烷基酰胺、硅酮、硅凝胶、悬浮在聚乙烯吡咯烷酮载体中的硅酮粒子、猪胶原蛋白、Cymetra、Dermalogen、AlloDerm、膨胀聚四氟乙烯。

根据作用持续时间，填充物也可以分为永久性和暂时性。硅胶和 PMMA 属于永久性填充物。CaHA、PLLA、自体脂肪、猪和牛胶原蛋白以及透明质酸属于暂时性填充物。

FDA 批准的肉毒杆菌毒素产品包括 onabotulinumtoxin A(Botox and Botox Cosmetic, Allergan, Inc.)，abobotulinumtoxin A（Dysport, Ipsen Biopharm Ltd.），incobotulinumtoxin A（Xeomin, Merz）和 rimabotulinumtoxin B（Myobloc, Elan Pharmaceuticals）。在美国，前三种肉毒毒素用于美容治疗。全球范围的肉毒杆菌毒素包括 Lantox，Prosigne，Neuronox，Siax，Neurobloc，PurTox，CBTX-A，Botulift，Botulax，Cunox，Meditoxin，Otesaly。

填充剂选择的注意事项

几个大体的概念可能有助于选择合适的填充剂类型及注射技术。

1. 患者特征：年龄、种族、皮肤厚度和质地、脂肪组织厚度、底层结构支撑（如骨骼、牙齿、软骨、肌肉）、皮肤松弛程度和弹性、皮肤的可移动性、潜在的并发症、用药情况、过敏情况、怀孕／哺乳期情况。

2. 产品特点：黏合力，提升力，易于注射，组织整合性，延展性／可塑性，浓度、微粒大小、交联技术和密度，含有利多卡因，以及成本。

3. 治疗目的：与求美者讨论、商讨必不可少，以决定是否选择永久、半永久或暂时的填充物来扩充容量、年轻化或者改善关注区域的轮廓，选择优先治疗区域也是衡量性价比，能否得到满意效果的关键。要得到满意效果，关键的基本技巧之一是评估面部并根据求美者个体的诉求制定优先治疗方案的能力。重要的是，要注意求美者"想要的"与能达到最好最自然效果所"需要的"不一定一致。

填充剂的理化性质决定其提升能力，变形和流动特性决定其特点，通常称为流变学属性。填充剂流变学常被用来预测临床的性能。弹性系数（G′）、黏性／黏度、吸水性能对于填充剂的选择很重要。G′越高，提升力越强,填充剂越硬。黏度是填充物对抗组织传播的能力。较黏稠的填充物往往具有较高的 G′，更适合抵抗重力相关的变化，而黏性较低的填充物适用于较精细的部位，如眶周区域。全球美学共识将 HA 分为深层、中层或浅层填充剂，并有相应的建议注射深度（表 75-1）。

软组织填充注射技术选择使用锐针，包括连续穿刺微滴注射、直线退针或进针线状注射、扇形或交叉注射（图 75-1）。此外，团块注射也是常用技术。钝针注射到血管的可能性也许更小，可以降低血管内注射、淤青的风险，减少注射的不适和进针点。然而，刚开始使用钝针注射时，填充剂的分布可能会不理想，这有个学习的过程。此外，面部手术史、瘢痕或曾经做过组织填充可能会使组织纤维化，用钝针更具挑战性。根据治疗部位和目标，可联合锐针和钝针注射以达到安全性和有效性的平衡。由四位作者组成的专家组针对不同尺寸钝针给出了建议，对于面部不同区域所选择的钝针（表75-2）和进针点（图 75-2）略有不同。

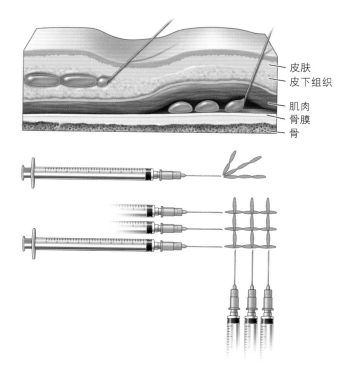

图 75-1　锐针软组织填充剂注射技术，包括微滴连续穿刺，退针线状注射或进针线状注射、扇形和交叉注射

面部上 1/3

前额

适应证

为了达到最佳美学效果，通常会进行综合的面部美学干预。前额、眉间、颞部常被当作一个美学单元进行评估，可以使用 BTX-A 和软组织填充物，以达到可控的肌肉放松，松弛动态皱纹，并改善颞部和前额轮廓线。一项 20 名受试者的左右面部随机对照盲评试验证明联合应用填充物和 BTX-A 治疗眉间纹和额纹能够轻度增加累积效应，延长疗效持续时间。治疗这些部位时，注射者必须熟练掌握额部解剖知识，以减少并发症风险。

表 75-1 用于分层填充的典型透明质酸填充剂产品及其注射深度[a]

产品类型	通常注射深度
深层填充剂	骨膜上和皮下
中层填充剂	皮下的、有时皮内；嘴唇黏膜下；鼻唇沟骨膜上
浅层填充剂	皮内和浅表皮下组织；嘴唇黏膜下；鼻唇沟骨膜上
其余的专业产品	嘴唇，黏膜下，鼻唇沟，骨膜上，皮下

[a] Sundaram H. Igniting discovery, dialogue, and global innovation through international collaboration. J Drugs Dermatol. 2013; 13: 386-388.

表75-2　不同区域和填充剂的钝针选择

区域	钝针直径和长度	优选填充产品
下眼睑	27G 或 25G，38mm	HA
上眼睑和周围眼睑	27G 或 25G，38mm 或者更长	HA
中面部	25G 或 22G，38mm 或者更长	HA，CaHA 或 PLLA
太阳穴	25G 或 22G，38mm 或者更长	HA，PLLA 或 CaHA
下面部	25G 或 22G，38mm 或者更长	HA，CaHA 或 PLLA
唇	27G 或 25G，38mm	HA
手（足背）	25G 或 22G，38mm 或者更长	CaHA 或 HA
下颈部	25G，38mm	HA

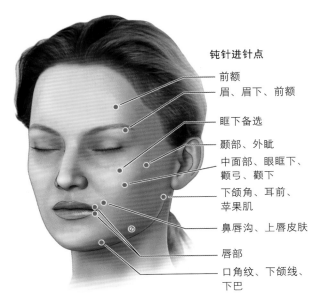

钝针进针点

- 前额
- 眉、眉下、前额
- 眶下备选
- 颞部、外眦
- 中面部、眼眶下、颧弓、颧下
- 下颌角、耳前、苹果肌
- 鼻唇沟、上唇皮肤
- 唇部
- 口角纹、下颌线、下巴

图 75-2　推荐的钝针进针点

填充剂

有时候，额部皮肤可能较薄或存在萎缩，一般来说，组织相容性好的玻尿酸适合用于该部位以避免团块样外观。具体的产品选择取决于患者特点，如皮下组织数量、皮肤厚度和需要提升的程度。有共识推荐联合使用 HA 和 BTX-A 治疗时，在浅层用 Vycross/Hylacross 或稀释-重组的 Hylacross 来除皱，用稀释的 Vycross 在中层修饰轮廓。PLLA 也可以用于额部，但一定要用大量溶液稀释（14～16ml），以减少形成结节的风险。

前额的容量常常随着时间推移而减少，可能表现为前额中部或眉弓上部（特别是外侧）凹陷，可注射凹陷区域来改善前额容量缺失，从而使额部有更加丰满的外观。有时容量的重建能够提升眉弓，微凸的额部具有美学吸引力。

注射时，在发际线到眶上凸起的垂直区域形成一个 12°～15° 的轻度凸起的曲线，能够修饰眼外侧区域的轮廓，使额部与颞部之间自然衔接。在注射组织融合性差的填充剂时，避免浅层注射，这样可以将形成串珠和矫枉过正外观的风险降到最低。

可以用锐针或者钝针来注射额部填充剂。用锐针时，要在帽状腱膜下层，用小团块注射法进行深层注射。深层注射时，重要的是要避开瞳孔中线、下方眶缘和眶缘上方约 1.5cm 处画的水平线所围成的区域。钝针注射时，从颞缝合线内侧或眉尾部内侧进针。缺乏经验的注射者可能会发现这是一个用钝针注射具有挑战性的区域，部分原因是该区域缺少脂肪组织，钝针难以移动（图 75-3 和图 75-4）。

肉毒杆菌毒素

全球美学共识推荐 8～25U BTX-A 肌内注射，可在 4～8 个点进行非微滴注射，也可在 8～20 个点进行微滴注射。注入点应放在额部较高位置，避免眉下垂。在眉毛附近的皮内注射，可以使肉毒杆菌毒素分布在额肌浅层，这样单位肌肉内分布的肉毒杆菌毒素剂量少，可避免眉下垂。

BTX-A 的准确注射点可通过评估额部和眉毛的活动来确定，避免在需要额肌保持眉毛位置和形状的区域注射，这样会减少额肌活动。大多数情况下，注射一排即可，对于前额较高或动态皱纹延伸到前发际线的求美者，可能需多排注射。额外侧注射的范围是由额肌宽度决定的，注射范围要足够宽，以避免出现过高的眉峰（图 75-5 和图 75-6）。

注意事项、容易出现的问题和经验

BTX-A 注射在前额较高的位置，可将眉和眼睑下垂的风险降至最低。

在眶上孔外侧至少 1cm 注射填充剂，可将眶上神经因受压迫而损伤的危险降至最低。

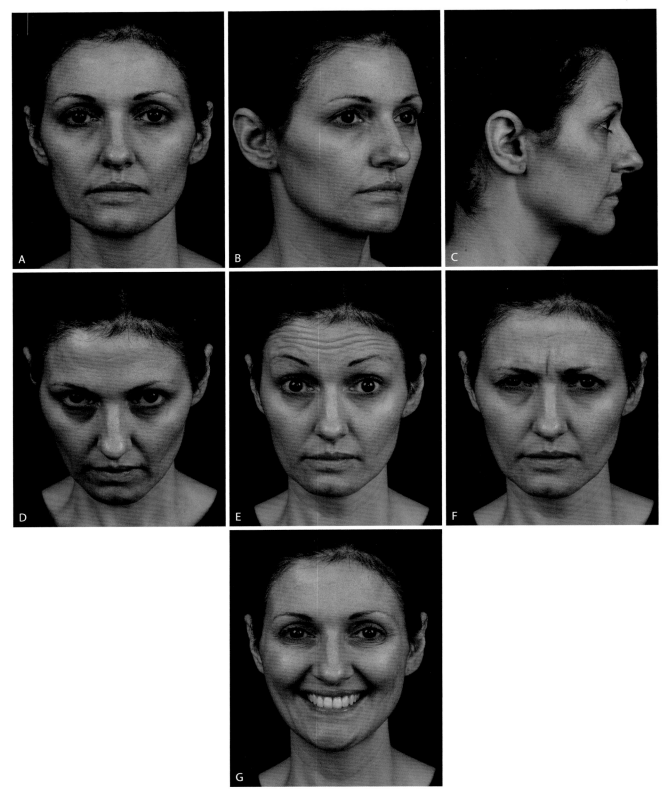

图 75-3 注射前

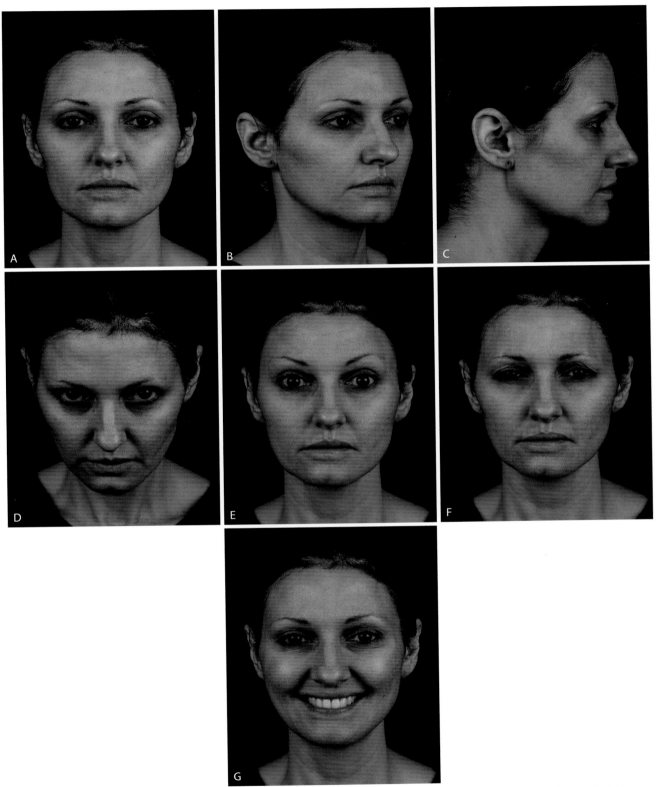

图 75-4　肉毒杆菌毒素治疗前额、眉间、鼻肌（兔纹）、鱼尾纹和颏肌。填充剂治疗前额、眉下凹陷（A- 型畸形）、面颊（面颊上内侧、颧弓、颧骨下）、口角纹、口唇和下颌角

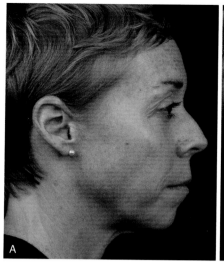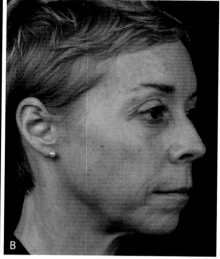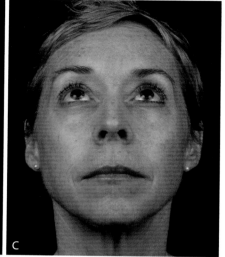

图 75-5 治疗前

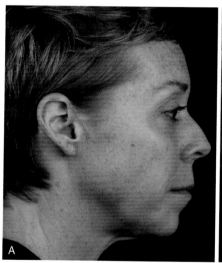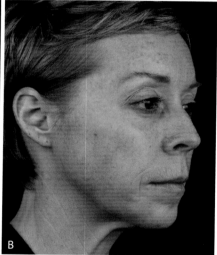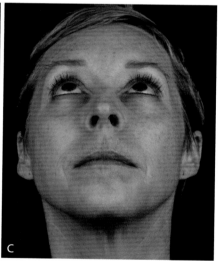

图 75-6 肉毒杆菌毒素治疗前额、眉间、鼻部（兔纹）、鱼尾纹、口周皱纹后，填充剂治疗颞部、面颊、口角纹和颏部后

眉

适应证

在眉的美学中，年龄和性别起着重要作用。理想的女性眉位置略高于眶缘，弧度较大，眉峰位于眉全长约2/3处，眉尾处较男性轻微抬高。相比之下，男性的眉毛往往位于眶缘，较为笔直，没有眉峰和弧度。用填充剂和肉毒杆菌毒素治疗眉部的主要目的是眉形重塑和提升。

老龄化导致的眉部塌陷及下垂与一系列因素有关，这些因素包括眉部脂肪垫容量缺失和骨萎缩，眉外侧尤为明显，该区域本身缺乏上抬的力量以及皮肤弹性逐渐减少在一定程度上促进了这种变化。

填充剂

眶周皮肤薄而细腻，因此，填充剂的选择和注射需尤为注意。HA产品，如Juvederm® Volift、Juvederm Ultra Plus、Restylane Lyft、Restylane Defyne或Belotero® Intense都可以用于较深层填充，而Juvederm Volbella、Restylane Refyne、Restylane Fynesse和Belotero Balance可用于更浅表的填充。

眉外侧下垂可在帽状腱膜下深层注射填充剂矫正，可使用钝针扇形注射或连续穿刺微滴注射。

在颧弓上颧颞部交界处深层注射具有提升能力的填充剂，如Juvederm Voluma或Restylane Lyft，也可间接抬高眉外侧。进针或退针线形注射浅层填充剂可治疗眉部深的静态皱纹。该区域血供较少，需谨慎。用钝针从眉外侧进针，在眶缘深层注射填充剂，可整体提升眉部。为避免损伤从眶上和滑车上切迹发出的血管和神经，建议避免在眉内侧深层注射。

肉毒杆菌毒素

减弱向下拉眉的肌肉力量可塑造眉形并抬高眉尾。眼眶外侧轮匝肌将眉向下拉，轻度减弱该部位轮匝肌的力量，可抬高眉尾。在眉外侧上方，眶部眼轮匝肌最高收缩点皮下注射 4~6U BTX-A，嘱患者闭紧眼睛有助于明确引起眉尾下降的眶部眼轮匝肌最高收缩点的位置。在鱼尾纹的上部皮下注射 1~2U BTX-A 可加强抬高眉尾的作用。

皱眉肌和降眉间肌将眉头向下拉，通过调节支配它们的神经可抬高眉头。在额肌设计 BTX-A 注射策略可重塑眉形。在额肌较低部位注射使眉毛位置下降，相反，在额肌较高部位注射使眉毛位置抬高。使用 V 形或 M 形前额注射模式通常会形成弧度较大的眉形，而沿水平直线注射的眉形通常为直线形。

有共识建议采用两种 BTX-A 注射方法来抬眉。在双侧鱼尾纹最高点上方（通常在眉发际线）的眼轮匝肌内注射 1~2 个点（0.5~1U BTX-A）可抬高眉尾。在降眉间肌、皱眉肌、降眉肌和眼轮匝肌内注射（0.5~4U BTX-A）可抬高眉头。

推荐联合使用 HA 填充剂和 BTX-A 的全球美学共识认为多数专家倾向于采取先用肉毒杆菌毒素，再用填充剂的序贯疗法来治疗上面部。如果两者同时使用，可先注射填充剂，再注射肉毒杆菌毒素，以免注射毒素后过多按压揉搓组织，同时避免注射肉毒杆菌毒素后组织膨胀，影响精确注射填充剂（图 75-7 和图 75-8）。

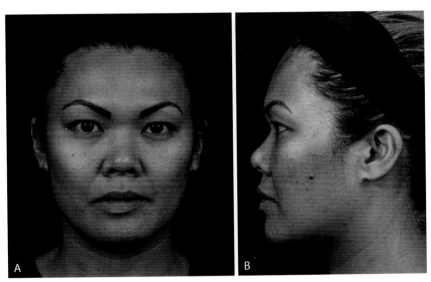

图 75-7　治疗前

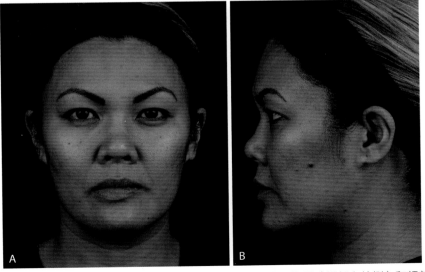

图 75-8　肉毒杆菌毒素治疗咬肌，填充剂治疗鼻梁、鼻尖、颧弓（颊部上外侧）和颏部后

注意事项、容易出现的问题和经验

眉部整体抬高有利于纠正上眼睑的皮肤松弛，尤其适用于东亚求美者。

填充剂深层注射时，钝针比锐针安全。

上眼睑 / 眉下区域

适应证

上眼睑容量缺失可表现为皮肤多层褶皱，在东亚人种和其他人种中都很常见。还可表现为内上眼睑沟畸形，有时被称为"A 型框"畸形或眉下凹陷。与局部使用前列腺素受体激动剂相关的上睑沟凹陷呈可逆性，停药后凹陷改善。

填充剂

这个部位的皮肤很薄，必须小心使用，避免产品结块。因此，具有吸水性和最小的提升力的 HA 产品最为理想。Juvederm Volbella，Restylane Refyne，Restylane Fynesse 或 Belotero Balance 是几种可以用于该区域的软组织填充物。

上眼睑的填充一般使用钝针，但有些医生会使用微针注射技术。用钝针时，进针点在上眼睑外侧，眉外侧缘下方 1～2mm 处，填充剂应注射在眼轮匝肌下的平面。使用 27G 或 25G、1.5in 的钝针，在主要褶皱上，眼轮匝肌下平面，上眼睑凹陷部位均匀注射适量填充剂。用锐针注射技术填充上眼窝时，某些医生提倡"沿眶缘行针，感觉骨结构"。注射者触诊眶缘以避开眶上和滑车上切迹，进针，针尖接触到眶骨缘后，稍微缩回一点，这样少量填充剂可以注入骨膜表面的间隙。如果有必要，可以从内侧向外侧沿着眶上缘进行多点注射。

注意事项、容易出现的问题和经验

这是一个极具挑战性的领域，最好由最有经验的注射者操作。

在眉下区域注射时，要小心滑车上和眶上血管。

谨慎操作，避免注射到眶后区域。

眉间

适应证

眉间和眉内侧的动态皱纹可以用神经调节剂来治疗，如果需要解决容量缺失问题或残余的静态皱纹，可以接着使用填充剂。有禁忌证或者不愿使用神经调节剂的求美者可以只用填充剂。单独使用填充剂可部分改善动态和静态皱纹。眉间容量缺失可能与年龄和种族有关，或继发于长期使用 BTX-A 导致的局部肌肉萎缩。该区域的容量缺失最好用软质 HA 填充剂来治疗。如上所述，眉间常与前额联合治疗。

填充剂

眉间是最易出现填充剂动脉栓塞并继发失明的区域。使用钝针并全面了解解剖学知识可能有助于降低这种风险。某些注射者更喜欢用锐针在真皮内浅表注射，来治疗表浅的静态皱纹，将注射到滑车上动脉等血管内的风险降到最低。建议用线状注射或连续微滴注射技术，用钝针深部注射填充剂可扩容和提升组织，得到令人赏心悦目的轮廓。填充剂的选择取决于填充深度。浅层注射可使用黏度较低、提升力最小的 HA，如：Juvederm Volbella，Juvederm Ultra，Restylane Refyne，Restylane Fynesse 和 Belotero Balance 等。而 Juvederm Volift、Juvederm Ultra Plus，Restylane Defyne 和 Belotero Intense 对较深部位的扩容效果最佳。

填充剂深部注射时，可以用 25G 钝针，在前额中线、前额外侧或眉外侧进针，用扇形、线形或微针技术注射，避开眶上和滑车上切迹。如果使用锐针注射，建议用 30G 或更小针头。钝针注射时，在额中线眶缘上 2cm 进针进行皮下注射，可将损伤额腱膜内神经血管束的风险降到最低。

填充剂的浅表注射最好用锐针做顺行或逆行的连续线状或微滴注射。

肉毒杆菌毒素

为了达到最佳效果，眉间区域的治疗最好在眉间-前额整体设计的前提下完成。Onabotulinumtoxin A 于 2002 年被 FDA 批准用于治疗眉间纹。有共识推荐使用 Onabotulinumtoxin A 12～40U 肌内注射，对于某些求美者，注射量可低至 8U。将药物注射于降眉间肌、皱眉肌、眼轮匝肌和降眉肌，注射点从 3～7 个不等。注射剂量和注射部位最好分别通过评估肌肉体积和活动特点来确定，眉间肌群发达的求美者需要更高剂量的药物。注射者用拇指和示指抓住降眉间肌和皱眉肌有助于分离眉间肌群，使肉毒杆菌毒素的注射位置更为精确。建议在眶缘上方 1cm 处注射以免药物扩散到眼眶导致上睑下垂。

一项包括了 7 个临床研究，纳入 1474 位研究对象的荟萃分析发现，使用 20U BTX-A 单次治疗眉间纹安全有效。亚群分析证实 BTX-A 能改善静态皱纹，对动态皱纹有效的中位持续时间为 92～125 天；可观察到更长的静态皱纹中位持续时间，119～139 天。另一项包括 16 个研究，纳入 42 405 名研究对象的荟萃分析评估了 BTX-A 的不良反应，其中 13 个研究发现，头痛、眼睑下垂和眼皮沉重在 BTX-A 治疗组中更常见（图 75-9，图 75-10）。

注意事项、容易出现的问题和经验

在该区域，避免滑车上和眶上血管内注射至关重要，钝针深层注射填充剂可能更为安全。

注射填充剂致盲风险最高的部位为眉间（38.8%），其次是鼻部（25.5%）、鼻唇区（13.3%）、前额（12.2%）。

对于第一次注射 BTX-A 的求美者，建议从保守剂量开始，避免出现不希望的结果，如睑下垂、眉下垂、眉外展等。如有必要，可在 2 周后做补充注射。

可以根据眉间肌群收缩模式修改 BTX-A 的注射模式，即"U""V""Ω""聚合的箭头"和"倒 Ω"的动态皱纹模式。韩国人的模式包括"U""11""X""π(Pi)"和"I"。

颞部

适应证

年轻的颞部是凸起的，与额部和颧弓形成一个连续的轮廓，在颞缝合线没有突然的容量下降。随着年龄增长，颞窝出现凹陷，眶外侧缘骨性轮廓明显。软组织填充物可恢复颞部体积，校正凹陷。对于女性求美者，治疗目的是使太阳穴看起来平坦，不突起，而突起的颞部可能更常用于男性求美者。掌握局部解剖知识将有助于尽量减少血管内（尤其是颞浅动脉）注射的风险，避免损伤面神经额支。

填充剂

颞部填充剂治疗的目标是形成柔和的直线或尽量减少凹陷的轮廓，使眉外侧的位置更靠前，与颧弓形成连续的轮廓。可用于颞部的玻尿酸包括 Juvederm Voluma、Juvederm Volift、Juvederm Ultra Plus、Restylane Volyme、Restylane Defyne 和 Belotero Intense。锐针注射时，常用缓慢的团块注射技术。如果在不同层次进行塔式注射，退针注射更浅层次时可能会注射到血管内。

第一个进针点位于外侧眶缘上方 1cm 沿线与颞缝合线外侧 1cm 沿线的交界处。如果有临床指征，可在附近定位其他进针点。压住颞部发际线附近区域可使填充剂填充其下方的颞部凹陷，避免将其注射到头皮下。关于理想的注射深度有不同的观点，有些医生主张深层注射，这样针头位置比重要的神经血管要深，而另一些医生则认为浅层注射风险最小。深层注射有个缺点——要得到与浅层注射相似的效果，深层注射需要更多填充剂。然而，浅层注射可能由于填充剂表浅放置而出现不规则的"鹅卵石"外观。

钝针也可用于颞部注射，可选择从颞窝后缘靠近发际线处进针或从颧弓进针。

注意事项、容易出现的问题和经验

应避免损伤位于皮下脂肪层毗邻的颞浅动脉和面神经额支。

注射前，触诊并避开颞动脉，缓慢回抽注射器以降低血管内注射的风险。请记住，回抽试验阴性并不能确保针头不在血管内。

外眦线——鱼尾纹

适应证

外眦区域是动态皱纹的常见部位，这些动态皱纹最终在静态情况下也会变得明显。该区域也可能出现一些容量缺失。使用 A 型肉毒杆菌毒素（BTX-A）和填充剂有助于该区域的年轻化。

填充剂

外眦区域有 3 种注射层次，将这些注射层次联合应用可以达到最佳的美学效果。这 3 个层次包括眼轮匝肌上的浅层，眼轮匝肌下的中层，骨膜上的深层。填充剂的选择取决于注射平面。黏度较低和提升力最小的玻尿酸，如 Juvederm Volbella、Juvederm Ultra、Restylane Defyne、Restylane Fynesse 和 Belotero Balance 适合于浅中层注射，以避免丁达尔效应和可见的团块。Juvederm Volift、Juvederm Ultra Plus、Restylane Defyne 和 Belotero Intense 适合于更深层的注射。

深层注射可使用 27G、1.5in 钝针或小于等于 30G 的锐针来进行线性注射或连续微滴注射。钝针进针点可以定位在外眦联合下方约 1in 处。使用钝针可减少颞颧部内侧静脉血管内注射的风险。纤维结构的外眦韧带或外侧睑韧带附着于外眦，将其整合于致密结缔组织结构（Whitnall 结节）并连接于骨。深层注射填充剂伸展外眦韧带可能导致下眼睑紧绷和眼球过度突出。

在浅中层用锐针微滴注射或交叉注射可使填充剂的注射更加精确。浅中层注射可产生眼轮匝肌的"三明治效应"，可改善动、静态皱纹和皮肤质地。中层注射的目标层次是外侧眼轮匝肌下脂肪垫。

肉毒杆菌毒素

肉毒杆菌毒素是治疗鱼尾纹的基础。动态皱纹主要由眼轮匝肌的外侧部分收缩产生，颧肌的运动也可能对外下方的鱼尾纹形成有影响。有研究发现鱼尾纹有 4 种模式：完全型扇形、上部扇形、下部扇形和中心扇形（图 75-11）。在所有研究对象中，上部扇形仅占 10%。

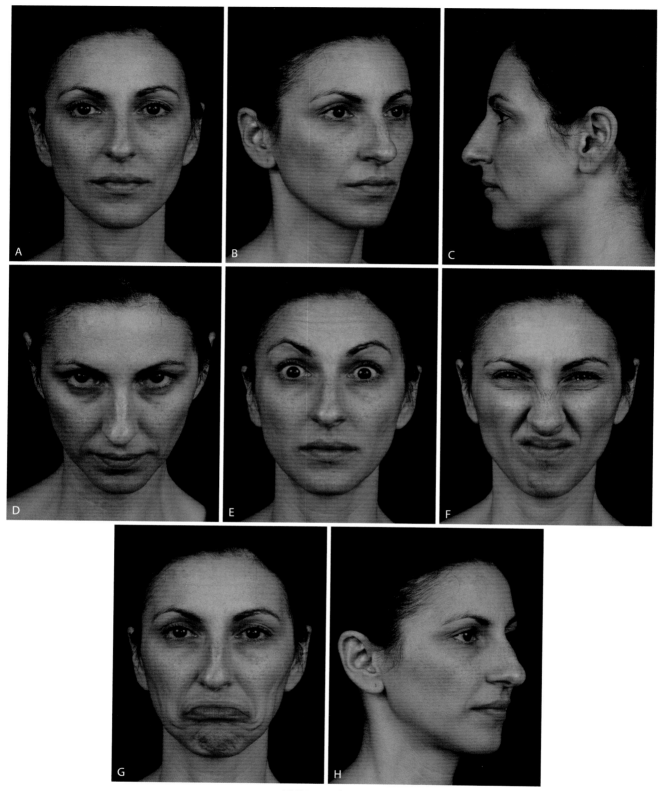

图 75-9 治疗前

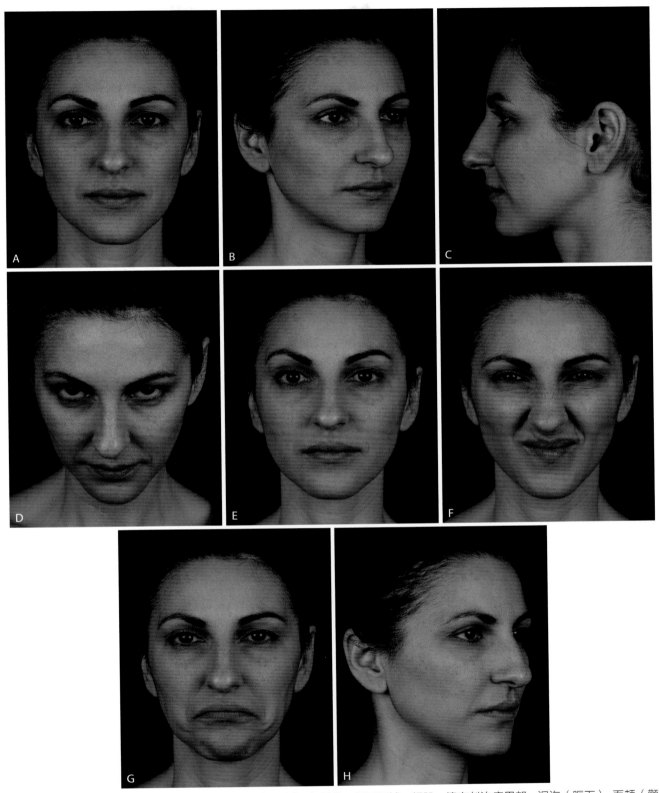

图 75-10　肉毒杆菌毒素治疗前额、眉间、鼻纹（兔纹）、鱼尾纹、眶下区域、颏肌，填充剂治疗眉部、泪沟（眶下）、面颊（颧骨上、下）、鼻部、口角纹、颏部及下颌角后

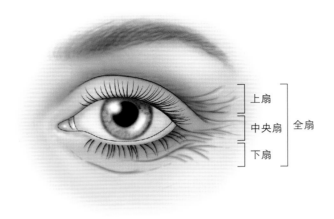

图 75-11　鱼尾纹的 4 种模式：全扇、上扇、下扇、中央扇

Onabotulinumtoxin A 于 2013 年被 FDA 批准用于治疗鱼尾纹。全球美学共识建议每侧使用 onabotulinumtoxin A 6~25U 皮内注射，对某些案例，剂量可低至 4U。每侧注射点的数目 1~5 个，在眼轮匝肌的最上部注射 1~4U 还能抬眉。建议在眼轮匝肌下外侧减少注射剂量，以减少神经调节剂向颧肌的扩散，从而降低笑容不对称和不自然的风险。专家共识建议避免针对延伸到发际线的皱纹进行第 2 行注射，但是，对于严重光损伤或接受过整容手术（如面部提术后皱纹延伸到发际线）的病人，可以进行第 2 行注射。此外，需将针头在眶缘外侧 1cm 处，向眼外侧呈斜角注射，防止药物弥散到眶内。

有两个 3 期临床研究根据鱼尾纹模式制定个性化的注射方案，提示有 2 种不同的注射方案，在每侧将 24U 的药物注射到 3 个部位。对于中间扇形、上部扇形和完全扇形鱼尾纹，第一个注射点位于距离外眦 1.5~2.0cm 的颞部，第二、第三个注射点分别位于第一个注射点上、下 1.5~2cm 的位置，大约与第一点呈 30°。对于下部扇形鱼尾纹，第一个注射点同上，第二、三个注射点都在第一个注射点的下方，形成一条从后上方到前下方的角度线，最下方的前下注射点位于外眦垂直线到上颌骨隆突交界处稍外侧，第三个注射点位于后上方到前下方注射点连线的中点。

注意事项、容易出现的问题和经验

避免用肉毒杆菌毒素过度治疗鱼尾纹，以免引起不自然的微笑和面颊向前过度突出。

全球美学专家推荐先用 BTX-A，间隔 2 天以上再用玻尿酸的序贯治疗。部分专家则认为这种做法过于谨慎，更倾向于在同一天治疗。

面部中 1/3

下眼睑

适应证

下眼睑的泪沟是美学上令人不快的主要特征，通常可以通过玻尿酸的填充来纠正。泪沟常由于眶颧韧带束缚的软组织变薄引起。泪沟也叫鼻颊皱褶，有人更喜欢称其为鼻颊沟。其他可以通过软组织填充得以纠正的下眼睑畸形包括睑颧沟、睑外翻和睑收缩。在下眼睑或邻近区域，如颊内侧填充，不仅能改善轮廓，还能改善"干皱"皮肤、皮肤松弛以及动、静态皱纹。一项针对 12 例泪沟患者的研究表明，与单独进行面颊填充比较，直接治疗泪沟的疗效更佳。BTX-A 可以改善下眼睑的动态和静态皱纹（尤其与鱼尾纹联合治疗）。BTX-A 已成功用于治疗老年性下睑内翻、眼睑痉挛、眼睑赘皮、干眼症和增大眼裂（尤其是亚洲求美者）。

填充剂

保湿能力强和黏度较低的玻尿酸产品适用于该部位，可以降低丁达尔效应、水肿和产品结块的风险。这类产品包括 Juvederm Volbella、Restylan Refyne、Restylane Fynesse 和 Belotero Balance。泪沟部位建议骨膜上注射。此外，对于老化引起的泪沟，可在下眼睑骨膜上和皮下进行轮廓的修饰。皮下注射可以治疗皱纹，改善肤质。浅表注射时，出现水肿及丁达尔效应的风险增加。

用 27G 或 25G、1.5in 钝针，或者 ≤ 30G 的锐针在骨膜上进行连续微滴注射或线状注射，可恢复泪沟／鼻颊沟或睑颧沟的容量缺失。钝针进针点可定位在内眦或外眦联合下约 1in 的位置。填充剂骨膜上注射的位置应在眼轮匝肌以下，低于眶缘。

锐针的退针线状注射、微滴注射或交叉注射可能更适用于下眼睑皮下注射以治疗静态皱纹。就像在治疗鱼尾纹区域时描述的一样，用眼轮匝肌三明治注射法可以达到更佳的美容效果，改善动、静态皱纹和肤质。

肉毒杆菌毒素

眶下的动态皱纹主要是由眼轮匝肌的运动导致的。全球美学共识推荐用微滴注射的方法，单侧皮内注射 1~3 点，onabotulinumtoxin A 用量为 0.5~2U，以松弛眼轮匝肌。在下眼睑瞳孔中线单侧皮内注射 0.5~1U 的 onabotulinumtoxin A 可降低下睑缘，使眼睛变大。下眼睑可同时或序贯注射 BTX-A 和玻尿酸。

注意事项、容易出现的问题和经验

如求美者有下眼睑成形术史，注射者治疗其下眼睑时应谨慎小心。

建议回抽注射器并缓慢注射，以减少血管内注射的风险。下眼睑接近眶下孔，该处血管与包括视网膜动、静脉在内的球后血管吻合，因此是高危区。

建议轻轻按摩玻尿酸填充物，使其分布更均匀。该区域结构精细，可用棉签的涂抹端按摩。

泪沟区域不能注射高黏度玻尿酸和非生物降解剂。

建议在下眼睑注射玻尿酸时，宁少勿多。因为玻尿酸具有吸水性，可与新合成的胶原蛋白相结合，使该区域容易发生水肿、隆起和丁达尔效应。

面颊

适应证

面颊的上方边界是颧弓和眶下缘，内侧边界是鼻和鼻唇沟，后方边界是耳前沟和咬肌前缘，下方边界是下颌线。可以进一步细分为上内侧颊部、上外侧颊部（颧骨和颧骨突以上），颧骨下面颊。

老龄导致上颌骨逐渐吸收，锚定韧带松弛，脂肪组织萎缩，以上变化导致颊部凹陷和组织松垂，引力效应使上述变化更加明显，这些变化加重了嘴角下垂和下巴突出。填充剂有助于恢复组织容量，提升面部。

一般认为面部年轻化最好从中面部开始，尤其当求美者经费预算有限时，中面部的年轻化对没有治疗的邻近美容单元也会产生有益的影响。在颧骨区域浅表肌肉筋膜系统（SMAS）下注射填充剂出现的帐篷效应可提升口角、下巴和鼻唇沟。填充面颊上内侧、眶下区域可提升上唇，间接改善鼻唇沟和口角纹。

面部填充可以改善面部皱纹，增强吸引力。

有扩容和提升力的玻尿酸产品，如 Juvederm Voluma，Juvederm Ultra Plus，Restylane Volyme，Belotero Volume 和 Restylane Lyft 适用于面颊填充，也可使用羟基磷灰石钙和 PLLA。一项 235 名受试者参与的单盲对照研究证明 Juvederm Voluma 是一种可重复用于恢复中面部容量的填充剂，安全有效，患者满意度高。Juvederm Voluma 作为第一款治疗年龄相关中面部容量缺失的填充剂，于 2013 年通过 FDA 认证。PLLA 作为稀释悬浮液在 2009 年获 FDA 认证，可以用钝针扇形注射或者较长的锐针注射，每 6 周重复一次，大约连续注射 3 次，以达到持久的丰盈效果。CaHA 作为长效的软组织填充剂于 2006 年获 FDA 认证。

颧骨和侧面部

填充剂

Juvederm Voluma 用于颧骨面颊区可维持疗效 19 个月。填充剂应注射在骨膜前脂肪和颧骨体上方、颧骨前面的空隙，以扩充容量，颧骨突部位的填充有助于面部提升，塑造年轻的外表；填充颧颞缝可在 SMAS 上形成帐篷效应，提升面部。用 30G 或更小的锐针进行小团块或塔式注射更加精确，但淤青和血管内注射的风险更高。钝针常用于中面部注射，已经有多种钝针进针点被描述，Surek 等建议使用 3 个进针点进行填充治疗，第一个进针点位于外眦下外侧 1.5cm 处，从该处进针可建立一个通向中面部外侧的通道，到达骨膜前脂肪，颧前间隙，外侧 SOOF 和眶下脂肪室。注射者可使用钝针或锐的套管针，在锐针注射的相同区域进行小团块或扇形线状注射。可用 25G、1.5in 的钝针，从上述进针点进针，使其在更深层次滑动来注射填充剂。了解面部脂肪垫，对于成功的面部填充必不可少（图 75-12）。

浅层面部脂肪垫

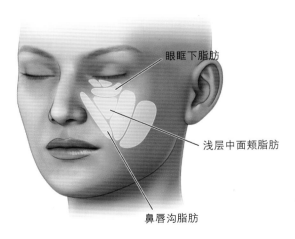

眼眶下脂肪

浅层中面颊脂肪

鼻唇沟脂肪

深层面部脂肪垫

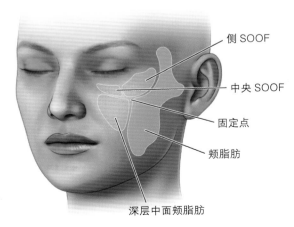

侧 SOOF

中央 SOOF

固定点

颊脂肪

深层中面颊脂肪

图 75-12　掌握面部脂肪垫的知识对于成功注射填充剂必不可少

肉毒杆菌毒素

在每侧颧骨突中部到外侧皮内注射 1~2 个点，共注射 1~6U BTX-A，可用于治疗肌肉收缩过度引起的"手风琴"面颊线（图 75-13 和图 75-14）。

内上前（面颊）

填充剂

对于内侧的前面部，Juvederm Voluma 的矫正时间可持续 24 个月。填充剂应注射到上颌骨体上方的上颌前脂肪，深部的中脂肪垫和眼轮匝肌下方的脂肪垫。用 30G 或更小的锐针进行小团块注射更加精确，但是淤青和损伤眶下神经血管束的风险较高。钝针可用于中面部注射。Surek 等描述的第二个进针点是鼻翼水平线与鼻颊沟的交点，通过该点可进入面中部浅层脂肪室，填充前面部。另一个进针点位于鼻唇沟鼻翼基底下外侧 1.5cm 处，通过该点可入颊内侧脂肪室。注射者可以用钝针在上颌前脂肪，深层中脂肪垫和眼轮匝肌下方脂肪垫进行小团块或扇形线状注射。或可从口角外侧约 3cm，上方 1cm 的位置进针。可使用 22G 或 25G、1.5in 或 2in 长的钝针。为了更加准确地在深层中脂肪垫内注射，可捏住面颊内侧，提起浅层中脂肪垫，使钝针更容易进入深层中脂肪垫。

注意事项、容易出现的问题和经验

眶下神经血管束是一个危险区域，位于外侧眼睑连合到鼻翼的连接线上。眶下孔和眶下缘之间平均最近距离为 8.8±1.0mm。

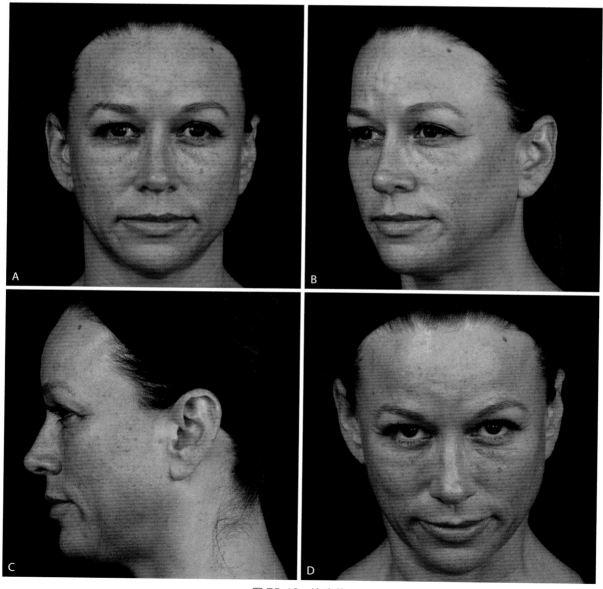

图 75-13 治疗前

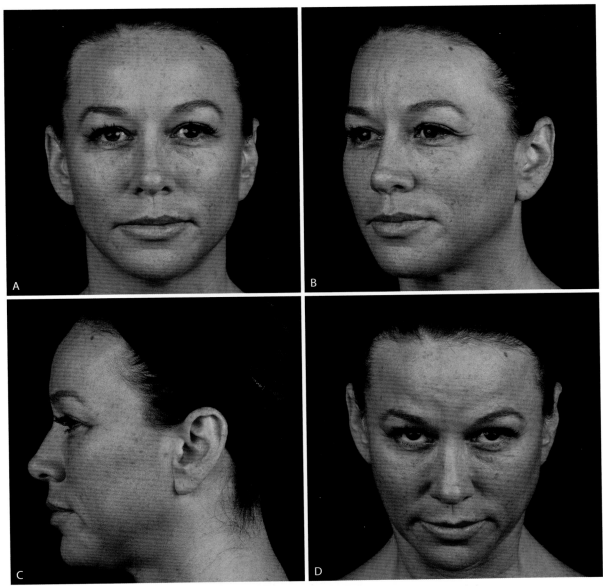

图 75-14　治疗后，填充面颊内上方、口角纹、颧弓（面颊外上方）

颧骨下面颊

填充物

对于颧骨下面颊，Juvederm Voluma 的矫正作用可维持 15 个月。填充物应注射于深层皮下脂肪，最好在颊中部脂肪垫（图 75-12）。可用 30G 或更小的锐针或钝针进行交叉或扇形小团块注射。内上面颊注射的进针点也可用于颧骨下面颊。用钝针以扇形方式注射玻璃酸填充物到皮下，可以构建颧骨下区域的支持结构，改善与年龄相关或由于高强度有氧运动引起的憔悴面容，达到曲线柔和、轮廓改善以及皱纹减少的年轻化效果。

注意事项、容易出现的问题和经验

由于缺少骨性支撑，颧骨下区域较深部位的填充剂注射效果较差，注射者应该用交叉注射或者扇形注射来构造组织支持。

鼻部

适应证

通过填充剂能够实现可逆的非手术鼻整形来矫正鼻根、鼻背、鼻尖上部、鼻尖、鼻侧壁以及鼻唇角畸形。注射鼻整形术还可以为鼻整形术提供手术效果的预览。此外，鼻在面部"T 字区"（即：前额，鼻部，面颊和下巴）正向投影方面起重要的作用，"T 字区"构成了亚洲人盘状脸型的基础。BTX-A 可用于纠正兔纹、鼻翼扩张等，与填充剂联合使用可抬高鼻尖。

填充剂

高黏度的填充剂,如 Juvederm Voluma、Restylane Volyme、Belotero Volume 和 Restylane Lyft 等玻尿酸产品适合用于鼻部。有些注射者喜欢使用 CaHA。与玻尿酸不同,CaHA 不具有可逆性,不是应用于这个血管事件高风险区域的理想材料。

填充物应注射在骨膜或软骨膜上层。而鼻尖注射比较特殊,应该用黏度较低的产品,如 Juvederm Volbella、Juvederm Ultra、Restylane Refyne、Restylane Fynesse 和 Belotero Balance,注射在真皮下层。推荐使用钝针注射(27G,1.5in 或 2in)以降低血管并发症的风险,也可以使用 30G 或更小的锐针。进针点应离注射部位有一定距离,通常从侧面或鼻尖进针,鼻尖进针可以通向鼻中隔、鼻小柱以及上颌骨鼻棘。可以用微量(0.1 ml 或更少)注射的方法从近端到远端,用锐针连续穿刺或钝针注射填充剂。在上颌骨鼻嵴上方注射填充剂可纠正鼻尖向下弯曲畸形。沿弯曲的前鼻中隔凹侧注射可使鼻中隔变直,矫正前鼻中隔偏曲引起的鼻尖倾斜。

肉毒杆菌毒素

全球美学共识建议如下:①根据需要,针对鼻肌、鼻翼上提肌和降鼻中隔肌来治疗兔纹或鼻斜线,建议在 2~3 个部位肌内注射 2~4U BTX-A。每侧的鼻侧壁每个注射点可注射 5U BTX-A,可在鼻缝点注射;②可针对鼻扩张肌(鼻肌的鼻翼部分)或鼻翼上提肌内侧部分治疗鼻翼扩张,建议在鼻翼中部 2 个注射点肌内注射 1~2U BTX-A;③可针对降鼻中隔肌来抬高鼻尖,在鼻小柱连接处肌内注射 2~6U BTX-A,并如前所述,联合应用填充物可达到理想效果。

注意事项、容易出现的问题和经验

填充鼻背时应特别小心,应该一边非常缓慢地推注填充剂,一边观察组织灌注情况,这对最大限度减少该区域血管内注射以及注射致盲的风险至关重要。

仔细评估鼻部情况并进行填充剂塑形,可防止鼻变宽或鼻畸形。

鼻部曾经做过手术或干预会改变侧支血供,因此血管损害的风险增加。

鼻尖的矫正应先于鼻尖上区域的矫正。

耳前和耳垂区

适应证

侧面部容量扩增可支撑和收紧皮肤,如果扩容量足够大,还可通过侧拉效果改善面部内侧的皱纹和松弛。

已经证明在耳前和鼻唇沟区域注射玻尿酸可重构真皮,改善表皮。注射玻尿酸还可以恢复耳垂体积,有助于恢复拉长的耳洞。此外,耳垂膨大有助于减少皱纹并对耳环提供更好的支撑。

填充剂

可选择高、中等黏度的玻尿酸,产品应注射于颊外侧脂肪垫的皮下浅表脂肪室(图 75-12),可使用 30G 或更小的锐针,也可使用钝针(25G,1.5in 或 2in)。

钝针的一些常见进针点包括耳屏前、咬肌前缘与耳屏到鼻翼连线的交界处、下颌角上耳垂前的位置。可用扇形或交叉注射。耳垂注射用 30G 锐针,玻尿酸使用与耳前区域相似的较小分子产品,操作时用非优势手的拇指和示指固定住耳垂,在耳洞周围进行注射。

注意事项、容易出现的问题和经验

将填充剂注射在颊外侧脂肪垫浅表脂肪室,避免损伤位置较深的面神经,颞浅动、静脉,穿支动脉、静脉,耳颞神经。

颞浅动脉和静脉以及耳颞神经位于颧突外侧,位于颧突更加表浅的层次。当靠近颧突注射时,注射者应特别小心,通过触诊和回抽注射器避免损伤血管神经。

面部下 1/3

口周及唇部填充

适应证

老化会导致口周逐渐出现下垂,口唇萎缩,男性下颌骨向前旋转,女性下颌骨向后下旋转,口角下移,上颌骨后移引起上唇后移和明显的鼻唇沟。此外,老化会导致人中伸长和变平,唇的高度下降,口角间距增加。口周是活动频繁的区域,最好联合应用 HA 和 BTX-A 治疗,以减弱肌肉收缩,减少玻尿酸的降解。一项 90 名女性求美者参与的临床研究显示,单独或联合应用 BTX-A 和 24mg/ml 的交联玻尿酸治疗下面部都是安全有效的,联合治疗优于单独治疗。

当治疗唇部和口周区域时,注射者应注意正常比例和解剖结构。人中沟位于丘比特弓的顶峰。此外,丘比特弓位于两个下唇结节的中间。理想的嘴唇长度是唇红位于虹膜内侧缘两条垂线之间,或位于瞳孔内侧缘两条垂线之间(在下面部较宽的个体)。高加索白种人上、下红唇理想的比例是 1∶1.618(φ),其他种族的理想比例接近 1∶1。上下唇的红唇应该是内侧更加突出,外侧 1/3 逐渐变窄。年轻女性理想的下唇应该更丰满,从侧面看,上唇应比下唇突出 1~2mm。下唇下方内侧 1/3 的阴影是由于两个下唇结节轻微外翻引起,年龄相关的口周体积损失使阴影延伸到超过下唇内侧 1/3 的范围。

扩充红唇和白唇能改善因骨和软组织萎缩引起的体积损失。纠正也应该围绕恢复唇结节的自然曲线、丘比特弓的顶峰和人中来进行。吸烟者皱纹可用肉毒杆菌毒素进行适当治疗。

填充剂

为了保持口唇自然的轮廓和活动，建议使用柔软、有可塑性的填充剂。Juvéderm Ultra XC、小凝胶颗粒玻尿酸（Restylane）、24mg/ml 交联玻尿酸的安全性和有效性已经在双盲临床试验中得到证实。一项含有 280 位受试者的研究发现，Juvederm Volbella 疗效不逊于 Restylane-L。

可以用钝针（1.5in，27G 或 25G）或锐针（30G 或更小）缓慢注射。一项临床研究显示，与锐针注射相比，钝针注射的淤青、血肿、疼痛较少发生，损伤恢复较快。

不同于红唇的填充，填充白唇时最好将填充剂注射在口轮匝肌上的皮下层（线状注射、交叉注射或扇形注射）；填充人中嵴和口周皱纹时在真皮下层注射（线状注射或微滴注射）；填充红唇黏膜时在黏膜下层注射（微滴注射）。以上方法可避免上唇动脉的血管内注射，该动脉走行于口轮匝肌与黏膜层之间，在口轮匝肌下方走行于口轮匝肌和降唇肌之间。

白唇的锐针注射技术包括线状、扇形和交叉注射。顺行线状注射理论上可以减少注射并发症，因为锐针前面的填充剂可以精细地分割组织。钝针可通过位于口角外侧大约 2cm 的进针点，用扇形或线状的方式进行注射。红唇黏膜可用钝针微滴注射进行填充，进针点同上或可定位于口角内侧的红唇。黏膜内或白唇内的锐针连续穿刺注射可能会使注射更加精确。

关于联合应用 HA 和 BTX-A 的全球共识建议使用浅表的 Vycross，Hylacross，或稀释 - 重组的治疗口周皱纹的 Hylacross 透明质酸，口唇黏膜下浅表注射的 Vycross 或 Hylacross。此外，两者联合治疗口唇、口周、下颌线和颈部时，同时或序贯治疗均可。

肉毒杆菌毒素

全球美学共识推荐，上、下唇每侧皮内各注射 1~5 个单位 BTX-A，分 2~5 个注射点，每点注射 0.5~1 个单位。

注意事项、容易出现的问题和经验

局部外用麻药有助于减轻注射相关的疼痛，比注射麻药更容易耐受和实施。

下面部填充治疗的淤青风险最高，考虑使用钝针来降低风险。

口周注射 BTX-A 可能会引起唇无力、麻木、吞咽困难、嘴唇干燥、嘴唇肿胀。在一项有 60 名参与者的临床随机研究中，87% 求美者的不良反应在 21 天内缓解。为了降低以上风险，可以使用保守剂量，尤其对于口周软组织容量损失的个体应特别注意。

鼻唇沟区域

适应证

尽管鼻唇沟常常被当作很多药物申请 FDA 认证的临床研究的标准区域，但是近年来直接治疗鼻唇沟的做法减少了，而是解决导致鼻唇沟的根本原因，如治疗邻近的上内侧 / 外侧面颊和耳前区域。鼻唇沟也会出现年龄相关的容量损失，表现为鼻唇沟加深。可将鼻唇沟的间接治疗与处理鼻唇沟不对称、浅表皱纹的直接治疗结合起来应用。

一个包括 18 项随机临床试验（$n=2521$）和 7 项非随机临床试验（$n=346$）的 meta 分析证明，鼻唇沟治疗后 6 个月，平均皱纹严重程度评定量表（Wrinkle Severity Rating Scale）改善了 1.21，Juvederm 系列产品疗效最好，然而，在一个亚群的分析中发现其不良事件发生率显著高于其他玻尿酸产品。另一个包括 4 项随机临床试验的 meta 分析（$n=331$）发现 CaHA 与 HA 两组出现血肿和形成结节的水平相当，之后发表的临床研究证实玻尿酸可有效填充鼻唇沟。临床研究的其他填充物包括 PMMA、PLLA、交联右旋糖、聚乙酸内酯。

填充剂

通过注射软组织填充物，可直接矫正鼻唇沟。关于注射是从鼻唇沟上方还是下方开始，存在争议。一般来说，不需要完全消除鼻唇沟，尤其是鼻唇沟上部，完全消除会使脸变平，看起来不自然。根据注射目的可使用三个注射层次。梨状窝骨膜上缓慢地团块或塔状注射可纠正鼻唇上部的容量损失，并抬高鼻尖。注射在鼻唇脂垫可扩充所需的组织容量，治疗体积缺失，这一层次的注射目的是改善鼻唇沟的下 2/3，可用退针线状注射、扇形注射或微滴注射技术。第三个注射层次是真皮下层，目的是改善鼻唇沟浅表皱纹，可以用微滴注射、扇形、线状或交叉注射技术。Juvederm Volbella、Juvederm Ultra、Restylane Refyne、Restylane Fynesse 或 Belotero Balance 是几种适合于真皮下注射的玻尿酸。更致密的填充剂，如 Juvederm Volift、Juvederm Ultra Plus、Restylane Defyne 和 Belotero Intense 适用于鼻唇脂肪垫注射。更具扩容能力和提升力的

Juvederm Voluma、Restylane Volyme 和 Belotero Volume 适用于骨膜上层填充。

用 27～30G 的锐针在上述 3 个层次缓慢而谨慎地注射进行组织填充。由于血管位于鼻唇沟脂肪垫附近深部的肌肉层，因此填充该部位时，建议用钝针（1.5in 或 2in，27G 或 25G）从鼻唇沟下内侧进针，进行扇形或线状注射。鼻唇在中面部的最高点也可作为钝针的进针点。

肉毒杆菌毒素
全球美学共识推荐每侧肌内注射 1～2 个点，共注射 0.5～2U BTX-A 来治疗露龈笑。注射点通常位于鼻唇三角内，在鼻唇沟内侧，鼻翼外侧。

注意事项、容易出现的问题和经验
鼻唇沟是血管栓塞的高危区域，应少量缓慢注射，同时观察皮肤血运情况。

最好在鼻唇沟内侧，与鼻唇沟呈直角而不是向上的角度注射，以避免血管内注射。使用钝针可降低血管内注射的风险。

一般情况下，最好先填充面颊再填充鼻唇沟。

鼻唇沟在年轻人中并不少见，因此，最好避免完全消除鼻唇沟。

口角和口角纹（木偶纹）
适应证
木偶纹和沿着唇颏线的凹陷通常作为老龄化的特征而出现。原因包括支撑结构，如面颊和下颌骨的体积损失等一系列因素。只要填充该部位不会使女性面容男性化或出现异常饱满，可予以纠正和消除。填充下颌角、耳前和面颊可间接矫正木偶纹。真皮下或皮下注射填充剂可直接矫正唇颏皱纹。口角下垂是另一个老龄化的特征，可以用 BTX-A 作用于降口角肌（DAO）并注射填充剂来提升口角。

填充剂
有几种方法可以直接矫正木偶纹。从木偶纹靠下部分的内侧开始填充，可以缩短木偶纹的长度，减少该区域外观上体积的损失，改善下颌轮廓。向上移动填充可产生从内下面部到唇颏区的曲线过渡。此外，在口角的内下方注射填充剂并在降口角肌内注射 BTX-A 可矫正嘴角下垂。为了确保木偶纹的长度不超过嘴唇的一半，治疗时确定木偶纹长度，并填充木偶纹区域的凹陷。正如填充鼻唇沟一样，填充木偶纹可采用三种注射平面。沿着下颌骨进行骨膜上塔状注射可以治疗深的木偶纹。使用扇形、线状或微滴注射的方法皮下注射可填充木偶

纹和毗邻的下颌前部。真皮下微滴注射、扇形、线状或交叉注射技术可用于较浅的皱纹。填充剂的选择与鼻唇沟类似。可用钝针（1.5in 或 2in，27G 或 25G）在下颌前的区域，沿着下颌骨进针，可治疗整个木偶纹及外侧需要填充的区域。钝针适合在皮下和真皮下分别用扇形、线状注射来纠正容量缺失和浅表皱纹。一项 20 位受试者参与的研究评估了小胶粒 HA（Restylane）和大胶粒 HA（Restylane Lyft）治疗鼻唇沟、木偶纹、口角纹、上下口周纹的疗效，发现两者矫正口周皱纹和凹陷安全有效。不良反应的发生率从高到低依次为淤青、触痛、肿胀、发红、头痛及不适。鼻唇沟和木偶纹最常发生淤青。不良反应的平均缓解时间是 4 天。

肉毒杆菌毒素
全球美学共识建议每侧降口角肌分 1～2 个注射点，肌内注射 2～4U onabotulinumtoxin A，以减弱降口角肌对口角向下的拉力。68% 的专家赞成在同一次治疗中同时使用 BTX-A 和填充剂。一项 20 位参与者的对侧面部对照研究发现 onabotulinumtoxin A 治疗降口角肌时，10U 与 4U 没有显著差异。

注意事项、容易出现的问题和经验
在该区域避免使用不能与组织很好融合的产品，以避免静止或活动时出现团块。

与单独使用交联玻尿酸或 onabotulinumtoxin A 相比，联合治疗可得到更佳的整体效果，疗效维持时间更长。

颏部
适应证
颏部是面部下 1/3 最突出的元素之一，是男性和女性吸引力的组成部分。当注射者观察这个区域时，应进行全面的静态及动态的面部评估，尤其要注意颏肌的活动、颏部的软组织和骨性支撑、下巴的三维轴（前后轴、上下轴和横轴）。除颏部外，其他需要评估的面部区域包括口周、嘴唇、鼻子和牙齿。在下颌区域的前后轴及上下轴进行填充扩充容量可纠正小颏畸形和小颌畸形／下颌后缩。通过填充上唇和前鼻棘，平衡和前移鼻部／上唇，间接纠正颏部过度突出（下颌前突）。颏部在前后轴的填充可间接纠正上颌前突和鼻头过大。在上下轴方向填充颏部正中，延伸该轴线，可改善小颏畸形引起的面部不协调，使脸型呈三角形，更加女性化。此外，BTX-A 颏肌内注射有助于延长颏部，减少唇颏纹，改善颏肌收缩引起的橘皮样外观。横轴的填充会呈现更加方形的男性化外表，应该慎用于女性。计划在颏部植入永久性材料的求美者可能会用临时的填充剂来提

供疗效预览。

填充剂

颏部可使用具有扩容性和提升力的 Juvederm Voluma、Restylane Volyme、Restylane Defyne、Restylane Lyft、Belotero Volume 和 CaHA。填充颏部的三个维度时，优先使用团块或塔状注射技术。27G 到 30G 锐针用于精确的填充。在颏部中线外侧约 1cm 处，以及唇颏沟与颏缘之间的中点，进行骨膜上塔状注射或皮下团块注射，可扩充前后轴。在颏部中线颏缘最前方下面约 1cm 处皮下或骨膜上塔状注射可延长上下轴，使面部显得更长，呈女性化的三角形外观。横轴的扩充与上下轴扩充方法类似，但注射点定位于颏缘外侧。也可使用钝针在需要的平面选择性地填充颏部。进针点通常位于颏部外侧下颌前区，由于该区域组织的纤维性和颏肌收缩力强，治疗时可能会有不适，治疗后常由于水肿而不适。

肉毒杆菌毒素

可在颏肌的 1~4 个点注射 2~6U BTX-A。全球美学共识推荐每侧颏肌分 1~4 个注射点肌内注射 2~3U onabotulinumtoxin A 来减弱颏肌上提的力量，减少唇颏部动态皱纹和橘皮样外观。

注意事项、容易出现的问题和经验

求美者和注射者往往忽视颏部区域，然而，治疗这个区域可引起微妙但让人印象深刻的变化，特别是在男性面部恢复男性特征以及女性面部塑造一个延长的三角形颏部。

用钝针填充颏部可以塑造更加匀称的外观。

注射 BTX-A 时，注射在颏肌外侧边缘的内侧有助于防止减弱降下唇肌的力量，导致下唇不对称。

下颌线和咬肌
适应证

下颌的衰老迹象会由于下颌前、后沟容量缺失的外观而加重，恢复容量缺失可以塑造更加清晰和流畅的下颌线。在下颌后（下颌角）和耳前区域填充可以间接改善下颌。BTX-A 用于下颌线的轮廓，可塑造"Nefertiti 提升"。BTX-A 可改善咬肌肥大，改善下面部矩形外观，塑造具有女性特征的三角形面部轮廓。2013 年的 Cochrane 综述还没有任何评估咬肌内注射 BTX-A 的临床研究，然而，之后就有相关研究发表。一项纳入 20 名女性，持续 24 周的双盲随机对侧面部对照研究发现 rimabotulinumtoxin B 和 onabotulinumtoxin A 都可有效治疗咬肌肥大。Rimabotulinumtoxin B 与

onabotulinumtoxin A 的剂量比为 70∶1，并且疗效持续时间较短。注意，如果下颌骨也比较突出，就不要减少咬肌的体积，这样做可能会导致明显的下颌骨。

填充剂

Juvederm Voluma、Restylane Volyme、Restylane Defyne、Belotero Volume 和 CaHA 可以用于下颌线填充。共识建议拓展 CaHA 用于下颌线填充。皮下和骨膜上注射适合于下颌前、下颌和下颌后／下颌角的填充剂注射。可用 25~30G 的锐针或 1.5~2in、27~25G 的钝针进行线性注射或微量注射。应在下颌边缘下方注射下颌前和下颌后区域。钝针进针点可定位于下颌角上、耳垂下，或定位于下颌前角下颌边缘处，更方便矫正下颌内侧部分。

肉毒杆菌毒素

全球美学共识推荐每侧咬肌分 1~5 个点肌内注射 5~15U onabotulinumtoxin A。每侧咬肌常用剂量是 15~40U onabotulinumtoxin A。沿着每侧下颌缘将 2~3U BTX-A 均匀分布于 5 个点，可塑造"Nefertiti 提升"效果。

注意事项、容易出现的问题和经验

沿着下颌骨注射填充剂时要小心，因为穿过下颌骨的面部血管和下颌边缘神经就在咬肌内侧，使用钝针可以降低血管内注射的风险。

避免下颌线矫枉过正，以防止女性面孔男性化。

并发症

建议注射者掌握全面的注射解剖学知识以及 BTX-A 和填充剂的并发症和处理方法。注射的不良反应可以大致分为早期和晚期并发症。BTX-A 的不良反应主要局限于淤青和非目标肌肉的肌力减弱导致非预期的面部表情或不对称。填充剂早期并发症包括疼痛、红斑、出血、淤青、肿胀、矫枉过正、错位、感染、过敏反应、组织缺血、坏死和失明。晚期并发症包括肉芽肿形成、结节、填充物迁移、色素沉着、感染和生物膜的形成。关于神经调节剂和填充剂治疗的详细讨论，分别见第 57 章和第 58 章。

全球美学共识建议用以下流程来管理玻尿酸填充剂的并发症：透明质酸酶，口服和皮损内注射类固醇，经验性使用抗生素（米诺环素、环丙沙星或克拉霉素），抗病毒药物，局部硝酸甘油（1%），抗组胺药，阿司匹林 325mg 口服，热敷，细菌培养皿以及预先安排的转诊电话号码（如眼科医生、高压氧）。

总结

过去几年，人们的思维模式发生了转变，将面部衰老和皱纹发展看作一个三维的过程，因此，如今的注射者们专注于用面部填充扩容来间接治疗皱纹形成的根本原因，而不是简单地填充面部沟纹。正确联合使用神经调节剂和填充剂，为求美者们提供了损伤最小的方法（尽管依然有风险）来减少皱纹，以期达到美学上满意的效果。

参考文献

1. Erbguth FJ, Naumann M. Historical aspects of botulinum toxin: Justinus Kerner (1786-1862) and the "sausage poison." Neurology. 1999;53:1850–1853.
2. Erbguth FJ. From poison to remedy: the chequered history of botulinum toxin. J Neural Transm (Vienna). 2008;115:559–565.
3. Carruthers JD, Carruthers JA. Treatment of glabellar frown lines with C. botulinum-A exotoxin. J Dermatol Surg Oncol. 1992;18:17–21.
4. Blitzer A, Brin MF, Keen MS, Aviv JE. Botulinum toxin for the treatment of hyperfunctional lines of the face. Arch Otolaryngol Head Neck Surg. 1993;119:1018–1022.
5. Carruthers A, Carruthers J. Botulinum toxin type A: history and current cosmetic use in the upper face. Semin Cutan Med Surg. 2001;20:71–84.
6. Carruthers J, Carruthers A. Botulinum toxin A in the mid and lower face and neck. Dermatol Clin. 2004;22: 151–158.
7. Dayan SH, Maas CS. Botulinum toxins for facial wrinkles: beyond glabellar lines. Facial Plast Surg Clin North Am. 2007;15(vi):41–49 .
8. Fagien S, Carruthers JD. A comprehensive review of patient-reported satisfaction with botulinum toxin type a for aesthetic procedures. Plast Reconstr Surg. 2008;122, 1915–1925.
9. Lowe NJ, Yamauchi P. Cosmetic uses of botulinum toxins for lower aspects of the face and neck. Clin Dermatol. 2004;22:18–22.
10. Kontis TC, Rivkin A. The history of injectable facial fillers. Facial Plastsurg. 2009;25:67–72.
11. Chacon AH. Fillers in dermatology: from past to present. Cutis. 2015;96:E17–E19.
12. Muhn C, Rosen N, Solish N, et al. The evolving role of hyaluronic acid fillers for facial volume restoration and contouring: a Canadian overview. Clin Cosmet Investig Dermatol. 2012;5:147–158.
13. American Society for Aesthetic Plastic Surgery. 2015 ASAPS Statistics: Complete charts. http://www. surgery. org/sites/default/files/ASAPS-Stats2015. pdf. Accessed August 21, 2016.
14. Hibler BP, Schwitzer J, Rossi AM. Assessing improvement of facial appearance and quality of life after minimally-invasive cosmetic dermatology procedures using the FACE-Q scales. J Drugs Dermatol. 2016;15:62–67.
15. Lewis MB, Bowler PJ. Botulinum toxin cosmetic therapy correlates with a more positive mood. J Cosmet Dermatol. 2009;8:24–26.
16. van Rozelaar L, Kadouch JA, Duyndam DA, Nieuwkerk PT, Lutgendorff F, Karim RB. Semipermanent filler treatment of HIV-positive patients with facial lipoatrophy: long-term follow-up evaluating MR imaging and quality of life. Aesthet Surg J. 2014;34:118–132.
17. Karim RB, de Lint CA, van Galen SR, et al. Long-term effect of polyalkylimide gel injections on severity of facial lipoatrophy and quality of life of HIV-positive patients. Aesthetic Plast Surg. 2008;32:873–878.
18. Sommer B, Zschocke I, Bergfeld D, Sattler G, Augustin M Satisfaction of patients after treatment with botulinum toxin for dynamic facial lines. Dermatol Surg. 2003; 29:456–460.
19. Carruthers J, Carruthers A. Botox: beyond wrinkles. Clin Dermatol. 2004;22:89–93.
20. Stotland MA, Kowalski JW, Ray BB. Patient-reported benefit and satisfaction with botulinum toxin type A treatment of moderate to severe glabellar rhytides: results from a prospective open-label study. Plast Reconstr Surg. 2007;120:1386–1393;discussion 1394.
21. Sturm LP, Cooter RD, Mutimer KL, Graham JC, Maddern GJ. A systematic review of permanent and semipermanent dermal fillers for HIV-associated facial lipoatrophy. AIDS Patient Care STDS. 2009;23: 699–714.
22. United States Food and Drug Administration. http:// www. fda.gov/MedicalDevices/ProductsandMedicalProcedures/ CosmeticDevices/WrinkleFillers/ ucm227749.htm. Accessed August 21, 2016.
23. Claudio-da-Silva C, Baptista LS, Carias RB, Menezes Neto Hda C, Borojevic R. [Autologous mesenchymal stem cells culture from adipose tissue for treatment of facial rhytides]. Rev Col Bras Cir. 2009;36:288–291.
24. Nilforoushzadeh MA, Siadat AH, Arianrad M, Moulavi F, Baradaran EH, Esfahani MH. Soft tissue augmentation by autologous cultured fibroblasts transplantation for treatment of wrinkles and scars: a case series of 20 patients. J Res Med Sci. 2010;15:167–171.
25. United States Food and Drug Administration. http:// www.accessdata.fda.gov/cms_ia/importalert_1150. html. Accessed August 21, 2016.
26. Hee CK, Shumate GT, Narurkar V, Bernardin A, Messina DJ. Rheological properties and in vivo performance characteristics of soft tissue fillers. Dermatol surg. 2015;41 Suppl 1:S373-381.
27. Sundaram H, Liew S, Signorini M, et al. Global aesthetics consensus: Hyaluronic acid fillers and botulinum toxin type A-recommendations for combined treatment and optimizing outcomes in diverse patient populations. Plast Reconstr Surg. 2016;137: 1410–1423.
28. Zeichner JA, Cohen JL. Use of blunt tipped cannulas for soft tissue fillers. J Drug Dermatol. 2012;11:70–72.
29. Sundaram H, Weinkle S, Pozner J, Dewandre L. Blunt-tipped microcannulas for the injection of soft tissue fillers: a consensus panel assessment and recommendations. J Drug Dermatol. 2012;11:s33–s39.
30. Carruthers J, Burgess C, Day D, et al. Consensus recommendations for combined aesthetic interventions in the face using botulinum toxin, fillers, and energy- based devices. Dermatol Surg. 2016;42:586–597.
31. Dubina M, Tung R, Bolotin D, et al. Treatment of forehead/ glabellar rhytide complex with combination botulinum toxin a and hyaluronic acid versus botulinum toxin A injection alone: a split-face, raterblinded, randomized control trial. J Cosmet Dermatol. 2013;12:261–266.
32. Sykes JM. Applied anatomy of the temporal region and forehead for injectable fillers. J Drug Dermatol. 2009; 8:s24–s27.
33. Sundaram HMD, Signorini M, Liew S, et al. Global aesthetics consensus: botulinum toxin type A-evidencebased review, emerging concepts, and consensus recommenda-

tions for aesthetic use, including updates on complications. Plast Reconstr Surg. 2016;137:518e–529e.

34. Briceno CA, Zhang-Nunes SX, Massry GG. Minimally invasive options for the brow and upper lid. Facial Plast Surg Clin North Am. 2015;23:153–166.

35. Fitzgerald R. Contemporary concepts in brow and eyelid aging. Clin Plast Surg. 2013;40:21–42.

36. Sundaram H, Kiripolsky M. Nonsurgical rejuvenation of the upper eyelid and brow. Clin Plast Surg. 2013; 40:55–76.

37. Massry GG. The external browpexy. Ophthal Plast Reconstr Surg. 2012;28:90–95.

38. Maruyama K, Tsuchisaka A, Sakamoto J, Shirato S, Goto H. Incidence of deepening of upper eyelid sulcus after topical use of tafluprost ophthalmic solution in Japanese patients. Clin Ophthalmol. 2013;7:1441–1446.

39. Sakata R, Shirato S, Miyata K, Aihara M. Recovery from deepening of the upper eyelid sulcus after switching from bimatoprost to latanoprost. Jpn J Ophthalmol. 2013;57: 179–184.

40. Tamboli D, Mancini R. Hyaluronic acid gel injection for multiple eyelid folds in asian eyelids: A novel approach. Ophthal Plast Reconstr Surg. 2016;32:310–312.

41. Looi AL, Yong KL. "Walk the Rim, Feel the Bone" Technique in Superior Sulcus Filling. Plast Reconstr Surg Glob Open. 2015;3:e592.

42. Carruthers JA, Lowe NJ, Menter MA, et al. A multicenter, double-blind, randomized, placebo-controlled study of the efficacy and safety of botulinum toxin type A in the treatment of glabellar lines. J Am Acad Dermatol. 2002; 46:840–849.

43. Guo Y, Lu Y, Liu T, et al. Efficacy and safety of botulinum toxin type A in the treatment of glabellar lines: A meta-analysis of randomized, placebo-controlled, double- blind trials. Plast Reconstr Surg. 2015;136:310e–318e.

44. Beleznay K, Carruthers JD, Humphrey S, Jones D. Avoiding and treating blindness from fillers: A review of the world literature. Dermatol Surg. 2015;41:1097–1117.

45. de Almeida AR, da Costa Marques ER, Banegas R, Kadunc BV. Glabellar contraction patterns: a tool to optimize botulinum toxin treatment. Dermatol Surg. 2012;38:1506–1515.

46. Kim HS, Kim C, Cho H, Hwang JY, Kim YS. A study on glabellar wrinkle patterns in Koreans. J Eur Acad Dermatol Venereol. 2014;28:1332–1339.

47. Rose AE, Day D. Esthetic rejuvenation of the temple. Clin Plast Surg. 2013;40:77–89.

48. Kane MA. Nonsurgical periorbital and brow rejuvenation. Plast Reconstr Surg. 2015;135:63–71.

49. Yang HM, Jung W, Won SY, Youn KH, Hu KS, Kim HJ. Anatomical study of medial zygomaticotemporal vein and its clinical implication regarding the injectable treatments. Surg Radiol Anat. 2015;37:175–180.

50. Rohrich RJ, Arbique GM, Wong C, Brown S, Pessa JE. The anatomy of suborbicularis fat: implications for periorbital rejuvenation. Plast Reconstr Surg. 2009; 124:946–951.

51. Kane MA. Classification of crow's feet patterns among Caucasian women: the key to individualizing treatment. Plast Reconstr Surg. 2003;112:33S–39S.

52. Kane MA, Cox SE, Jones D, Lei X, Gallagher CJ. Heterogeneity of crow's feet line patterns in clinical trial subjects. Dermatol Surg. 2015;41:447–456.

53. Moers-Carpi M, Carruthers J, Fagien S, et al. Efficacy and safety of onabotulinumtoxinA for treating crow's feet lines alone or in combination with glabellar lines: a multicenter, randomized, controlled trial. Dermatol Surg. 2015;41:102–112.

54. Carruthers A, Bruce S, de Coninck A, et al. Efficacy and safety of onabotulinumtoxinA for the treatment of crow's feet lines: a multicenter, randomized, controlled trial. Dermatol Surg. 2014;40:1181–1190.

55. Carruthers A, Bruce S, Cox SE, Kane MA, Lee E, Gallagher CJ. OnabotulinumtoxinA for treatment of moderate to severe crow's feet lines: A review. Aesthet Surg J. 2016;36:591–597.

56. Wong CH, Hsieh MK, Mendelson B. The tear trough ligament: anatomical basis for the tear trough deformity. Plast Reconstr Surg. 2012;129:1392–1402.

57. Flowers RS. Tear trough implants for correction of tear trough deformity. Clin Plast Surg. 1993;20:403–415.

58. Haddock NT, Saadeh PB, Boutros S, Thorne CH. The tear trough and lid/cheek junction: anatomy and implications for surgical correction. Plast Reconstr Surg. 2009;123:1332–1340; discussion 1341–1332.

59. Glaser DA, Patel U. Enhancing the eyes: use of minimally invasive techniques for periorbital rejuvenation. J Drugs Dermatol. 2010;9:s118–s128.

60. Sharad J. Dermal fillers for the treatment of tear trough deformity: A review of anatomy, treatment techniques, and their outcomes. J Cutan Aesthet Surg. 2012;5:229–238.

61. Rzany B, Cartier H, Kestermont P, et al. Correction of tear troughs and periorbital lines with a range of customized hyaluronic acid fillers. J Drugs Dermatol. 2012;11:s27–s34.

62. Hwang K. Eponym of naso-jugal fold and tear trough. J Craniofac Surg. 2016;27:1350–1353.

63. Fezza JP. Nonsurgical treatment of cicatricial ectropion with hyaluronic acid filler. Plast Reconstr Surg. 2008;121: 1009–1014.

64. Goldberg RA, Lee S, Jayasundera T, Tsirbas A, Douglas RS, McCann JD. Treatment of lower eyelid retraction by expansion of the lower eyelid with hyaluronic acid gel. Ophthal Plast Reconstr Surg. 2007;23:343–348.

65. Hill RH 3rd, Czyz CN, Kandapalli S, et al. Evolving minimally invasive techniques for tear trough enhancement. Ophthal Plast Reconstr Surg. 2015;31:306–309.

66. Tung R, Ruiz de Luzuriaga AM, Park K, Sato M, Dubina M, Alam M. Brighter eyes: combined upper cheek and tear trough augmentation: a systematic approach utilizing two complementary hyaluronic acid fillers. J Drug Dermatol. 2012;11:1094–1097.

67. Flynn TC, Carruthers JA, Carruthers JA, Clark RE 2nd. Botulinum A toxin (BOTOX) in the lower eyelid: dose-finding study. Dermatol Surg. 2003;29: 943–950; discussion 950–941.

68. Iozzo I, Tengattini V, Antonucci VA. Senile lower lid entropion successfully treated with botulinum toxin A. J Cosmet Dermatol. 2016;15:158–161.

69. Yang H, Lu J, Zhao X, et al. Comparison of two botulinum neurotoxin A injection patterns with or without the medial lower eyelid in the treatment of blepharospasm. J Ophthalmol. 2016;2016:5957812.

70. Park DI, Shin HM, Lee SY, Lew H. Tear production and drainage after botulinum toxin A injection in patients with essential blepharospasm. Acta Ophthalmol. 2013;91:e108–e112.

71. Chen CY, Nava-Castaneda A. Successful treatment of lower eyelid epiblepharon by injection of botulinum toxin A in patients under two years of age. Nepal J Ophthalmol. 2013;5:177–181.

72. Serna-Ojeda JC, Nava-Castaneda A. Paralysis of the orbicularis muscle of the eye using botulinum toxin type A in the treatment for dry eye. Acta Ophthalmol. 2016;95(2): e132–e137.

73. Flynn TC, Carruthers JA, Carruthers JA. Botulinum-A toxin treatment of the lower eyelid improves infraorbital

rhytides and widens the eye. Dermatol Surg. 2001;27:703–708.

74. Wang F, Garza LA, Kang S, et al. In vivo stimulation of de novo collagen production caused by cross-linked hyaluronic acid dermal filler injections in photodamaged human skin. Arch Dermatol. 2007;143:155–163.

75. Wollina U. Facial rejuvenation starts in the midface: three-dimensional volumetric facial rejuvenation has beneficial effects on nontreated neighboring esthetic units. J Cosmet Dermatol. 2016;15:82–88.

76. Taub AF. Cheek augmentation improves feelings of facial attractiveness. J Drugs Dermatol. 2012;11:1077–1080.

77. Glaser DA, Kenkel JM, Paradkar-Mitragotri D, Murphy DK, Romagnano L, Drinkwater A. Duration of effect by injection volume and facial subregion for a volumizing hyaluronic acid filler in treating midface volume deficit. Dermatol Surg. 2015;41:942–949.

78. Baumann L, Narins RS, Beer K, et al. Volumizing hyaluronic acid filler for midface volume deficit: Results after repeat treatment. Dermatol Surg. 2015;41 Suppl 1: S284–S292.

79. Chen HH, Javadi P, Daines SM, Williams EF 3rd. Quantitative assessment of the longevity of poly-L-lactic acid as a volumizing filler using 3-dimensional photography. JAMA Facial Plast Surg. 2015;17:39–43.

80. Gatherwright JR, Brown MS, Katira KM, Rowe DJ. Three-dimensional changes in the midface following malar calcium hydroxyapatite injection in a cadaver model. Aesthet Surg J. 2015;35:NP169–NP175.

81. Jacovella PF. Use of calcium hydroxylapatite (Radiesse) for facial augmentation. Clin Interv Aging. 2008;3:161–174.

82. Jacovella PF, Peiretti CB, Cunille D, Salzamendi M, Schechtel SA. Long-lasting results with hydroxylapatite (Radiesse) facial filler. Plast Reconstr Surg. 2006;118: 15S–21S.

83. Jansen DA, Graivier MH. Evaluation of a calcium hydroxylapatite-based implant (Radiesse) for facial soft-tissue augmentation. Plast Reconstr Surg. 2006;118: 22S–30S, discussion 31S–33S.

84. Surek C, Beut J, Stephens R, Lamb J, Jelks G. Volumizing viaducts of the midface: defining the Beut techniques. Aesthet Surg J. 2015;35:121–134.

85. Fagien S. Botox for the treatment of dynamic and hyperkinetic facial lines and furrows: adjunctive use in facial aesthetic surgery. Plast Reconstr Surg. 1999;103: 701–713.

86. Ercikti N, Apaydin N, Kirici Y. Location of the infraorbital foramen with reference to soft tissue landmarks. Surg Radiol Anat. 2016;39(1):11–15.

87. Rho NK, Chang YY, Chao YY, et al. Consensus recommendations for optimal augmentation of the Asian face with hyaluronic acid and calcium hydroxylapatite fillers. Plast Reconstr Surg. 2015;136:940–956.

88. Johnson ON 3rd, Kontis TC. Nonsurgical rhinoplasty. Facial Plast Surg. 2016;32:500–506.

89. Swift A, Remington K. BeautiPHIcation: a global approach to facial beauty. Clin Plast Surg. 2011;38(v):347–377.

90. Franca Wanick FB, Almeida Issa MC, Luiz RR, Soares Filho PJ, Olej B. Skin remodeling using hyaluronic acid filler injections in photo-aged faces. Dermatol Surg. 2016; 42:352–359.

91. Hotta T. Earlobe rejuvenation. Plast Surg Nurs. 2011; 31: 39–40.

92. Pessa JE, Slice DE, Hanz KR, Broadbent TH, Jr, Rohrich RJ. Aging and the shape of the mandible. Plast Reconstr Surg. 2008;121:196–200.

93. Leveque JL, Goubanova E. Influence of age on the lips and

perioral skin. Dermatology. 2004;208:307–313.

94. Carruthers A, Carruthers J, Monheit GD, Davis PG, Tardie G. Multicenter, randomized, parallel-group study of the safety and effectiveness of onabotulinumtoxinA and hyaluronic acid dermal fillers (24-mg/ml smooth, cohesive gel) alone and in combination for lower facial rejuvenation. Dermatol Surg. 2010;36 Suppl 4:2121–2134.

95. Dayan S, Bruce S, Kilmer S, et al. Safety and Effectiveness of the hyaluronic acid filler, HYC-24L, for lip and perioral augmentation. Dermatol Surg. 2015;41 Suppl 1: S293–S301.

96. Smith SR, Vander Ploeg HM, Sanstead M. Albright CD, Theisen MJ, Lin X. Functional safety assessments used in a randomized controlled study of small gel particle hyaluronic acid for lip augmentation. Dermatol Surg. 2015; 41:S137–S142.

97. Glogau RG, Bank D, Brandt F, et al. A randomized, evaluator-blinded, controlled study of the effectiveness and safety of small gel particle hyaluronic acid for lip augmentation. Dermatol Surg. 2012;38:1180–1192.

98. Beer K, Glogau RG, Dover JS, et al. A randomized, evaluator-blinded, controlled study of effectiveness and safety of small particle hyaluronic acid plus lidocaine for lip augmentation and perioral rhytides. Dermatol Surg. 2015;41 Suppl 1:S127–S136.

99. Raspaldo H, Chantrey J, Belhaouari L, et al. Lip and perioral enhancement: A 12-month prospective, randomized, controlled study. J Drugs Dermatol. 2015;14: 1444–1452.

100. Fulton J, Caperton C, Weinkle S, Dewandre L. Filler injections with the blunt-tip microcannula. J Drugs Dermatol. 2012;11:1098–1103.

101. Tansatit T, Apinuntrum P, Phetudom T. A typical pattern of the labial arteries with implication for lip augmentation with injectable fillers. Aesthetic Plast Surg. 2014;38:1083–1089.

102. Smith KC, Melnychuk M. Five percent lidocaine cream applied simultaneously to the skin and mucosa of the lips creates excellent anesthesia for filler injections. Dermatol Surg. 2005;31:1635–1637.

103. Cohen JL, Dayan SH, Cox SE, Yalamanchili R, Tardie G. OnabotulinumtoxinA dose-ranging study for hyperdynamic perioral lines. Dermatol Surg. 2012;38: 1497–1505.

104. Goodier M, Elm K, Wallander I, Zelickson B, Schram S. A randomized comparison of the efficacy of low volume deep placement cheek injection vs. mid- to deep dermal nasolabial fold injection technique for the correction of nasolabial folds. J Cosmet Dermatol. 2014;13: 91–98.

105. Huang X, Liang Y, Li Q. Safety and efficacy of hyaluronic acid for the correction of nasolabial folds: a meta-analysis. Eur J Dermatol. 2013;23:592–599.

106. Shi XH, Zhou X, Zhang YM, Lei ZY, Liu T, Fan DL. Complications from nasolabial fold injection of calcium hydroxylapatite for facial soft-tissue augmentation: A systematic review and meta-analysis. Aesthet Surg J. 2016;36:712–717.

107. Buntrock H, Reuther T, Prager W, Kerscher M. Efficacy, safety, and patient satisfaction of a monophasic cohesive polydensified matrix versus a biphasic nonanimal stabilized hyaluronic acid filler after single injection in nasolabial folds. Dermatol Surg. 2013;39:1097–1105.

108. Choi WJ, Han SW, Kim JE. Kim HW, Kim MB, Kang H. The efficacy and safety of lidocaine-containing hyaluronic acid dermal filler for treatment of nasolabial folds: A multicenter, randomized clinical study. Aesthetic Plast Surg. 2015;39:953–962.

109. Joo HJ, Woo YJ, Kim JE, Kim BJ, Kang H. A randomized clinical trial to evaluate the efficacy and safety of

lidocaine- containing monophasic hyaluronic acid filler for nasolabial folds. Plast Reconstr Surg. 2016;137:799–808.

110. No YA, Seok J, Hyun MY, et al. Long-term (24-month) safety evaluation of poly-DL-lactic acid filler injection for the nasolabial fold: A multicenter, open, randomized, evaluator-blind, active-controlled design. Plast Reconstr Surg. 2015;135:1074e–1075e.

111. Prager W, Wissmueller E, Havermann I, et al. A prospective, split-face, randomized, comparative study of safety and 12-month longevity of three formulations of hyaluronic acid dermal filler for treatment of nasolabial folds. Dermatol Surg. 2012;38:1143–1150.

112. Rhee do Y, Won CH, Chang SE, et al. Efficacy and safety of a new monophasic hyaluronic acid filler in the correction of nasolabial folds: a randomized, evaluator-blinded, split-face study. J Dermatol Treat. 2014;25:448–452.

113. Royo de la Torre J, Moreno-Moraga J, Isarría MJ, et al. The evaluation of hyaluronic acid, with and without lidocaine, in the filling of nasolabial folds as measured by ultrastructural changes and pain management. J Drugs Dermatol. 2013;12:e46–e52.

114. Wu Y, Xu J, Jia Y, Murphy DK. Safety and effectiveness of hyaluronic acid injectable gel in correcting moderate nasolabial folds in Chinese subjects. J Drugs Dermatol. 2016;15:70–76.

115. Cohen S, Dover J, Monheit G, et al. Five-year safety and satisfaction study of PMMA-collagen in the correction of nasolabial folds. Dermatol Surg. 2015;41 Suppl 1:S302–S313.

116. Karnik J, Baumann L, Bruce S, et al. A double-blind, randomized, multicenter, controlled trial of suspended polymethylmethacrylate microspheres for the correction of atrophic facial acne scars. J Am Acad Dermatol. 2014;71: 77–83.

117. Lee YB, Song EJ, Kim SS, Kim JW, Yu DS. Safety and efficacy of a novel injectable filler in the treatment of nasolabial folds: polymethylmethacrylate and crosslinked dextran in hydroxypropyl methylcellulose. J Cosmet Laser Ther. 2014;16:185–190.

118. Brandt FS, Cazzaniga A, Baumann L, et al. Investigator global evaluations of efficacy of injectable poly-Llactic acid versus human collagen in the correction of nasolabial fold wrinkles. Aesthet Surg J. 2011;31:521– 528.

119. Brown SA, Rohrich RJ, Baumann L, et al. Subject global evaluation and subject satisfaction using injectable poly-L-lactic acid versus human collagen for the correction of nasolabial fold wrinkles. Plast Reconstr Surg. 2011;127: 1684–1692.

120. Hyun MY, Lee Y, No YA, et al. Efficacy and safety of injection with poly-L-lactic acid compared with hyaluronic acid for correction of nasolabial fold: a randomized, evaluator-blinded, comparative study. Clin Exp Dermatol. 2015;40:129–135.

121. Lowe P, Lowe NJ, Patnaik R. Three-dimensional digital surface imaging measurement of the volumizing effect of injectable poly-L-lactic acid for nasolabial folds. J Cosmet Laser Ther. 2011;13:87–94.

122. Narins RS, Baumann L, Brandt FS, et al. A randomized study of the efficacy and safety of injectable poly-Llactic acid versus human-based collagen implant in the treatment of nasolabial fold wrinkles. J Am Acad Dermatol. 2010;62: 448–462.

123. Shin SJ, Her Y, Yu DS, Kim CW, Kim SS. Twenty-fourweek multicenter, evaluator-blinded clinical study of the efficacy and safety of a dextran filler in the treatment of nasolabial folds. Dermatol Surg. 2014;40:652–657.

124. Galadari H, van Abel D, Al Nuami K, Al Faresi F, Galadari I. A randomized, prospective, blinded, splitface, single-center study comparing polycaprolactone to hyaluronic acid for treatment of nasolabial folds. J Cosmet Dermatol. 2015;14:27–32.

125. Moers-Carpi MM, Sherwood S. Polycaprolactone for the correction of nasolabial folds: a 24-month, prospective, randomized, controlled clinical trial. Dermatol Surg. 2013; 39:457–463.

126. Bass LS. Injectable filler techniques for facial rejuvenation, volumization, and augmentation. Facial Plast Surg Clin North Am. 2015;23:479–488.

127. Goldman A, Wollina U. Elevation of the corner of the mouth using botulinum toxin type A. J Cutan Aesthet Surg. 2010;3:145–150.

128. Custis T, Beynet D, Carranza D. Greco J, Lask GP, Kim J. Comparison of treatment of melomental fold rhytides with cross-linked hyaluronic acid combined with onabotulinumtoxina and cross-linked hyaluronic acid alone. Dermatol Surg. 2010;36 Suppl 3:1852–1858.

129. Brandt F, Bassichis B, Bassichis M, O'Connell C, Lin X. Safety and effectiveness of small and large gel-particle hyaluronic acid in the correction of perioral wrinkles. J Drugs Dermatol. 2011;10:982–987.

130. Fabi SG, Massaki AN, Guiha I, Goldman MP. Randomized split-face study to assess the efficacy and safety of AbobotulinumtoxinA versus OnabotulinumtoxinA in the treatment of melomental folds (depressor anguli oris). Dermatol Surg. 2015;41:1323–1325.

131. de Maio M. Ethnic and gender considerations in the use of facial injectables: Male patients. Plast Reconstr Surg. 2015;136:40s–43s.

132. Sykes JM, Fitzgerald R. Choosing the best procedure to augment the chin: Is anything better than an implant? Facial Plast Surg. 2016; 32:507–512.

133. Levy PM. The 'Nefertiti lift': a new technique for specific re-contouring of the jawline. J Cosmet Laser Ther. 2007;9: 249–252.

134. Fedorowicz Z, van Zuuren EJ, Schoones J. Botulinum toxin for masseter hypertrophy. Cochrane Database Syste Rev. 2013;9(9):CD007510.

135. Lee DH, Jin SP, Cho S, et al. RimabotulinumtoxinB versus OnabotulinumtoxinA in the treatment of masseter hypertrophy: a 24-week double-blind randomized split-face study. Dermatology. 2013;226(3):227–232.

136. Burroughs JR, Anderson RL, McCann JD. Novel uses for hydroxylapatite (Radiesse®) filler: Beyond the facial folds. In: Hartstein ME, Massry GG, Holds JB, eds. Pearls and Pitfalls in Cosmetic Oculoplastic Surgery.). New York: Springer; 2015:497–499.

137. Dallara JM, Baspeyras M, Bui P, Cartier H, Charavel MH, Dumas L. Calcium hydroxylapatite for jawline rejuvenation: consensus recommendations. J Cosmet Dermatol. 2014;13:3–14.

138. Fitzgerald R, Bertucci V, Sykes JM, Duplechain JK. Adverse reactions to injectable fillers. Facial Plast Surg. 2016;32:532–555.

139. Signorini M, Liew S, Sundaram H, et al. Global aesthetics consensus: Avoidance and management of complications from hyaluronic acid fillers-evidenceand opinion-based review and consensus recommendations. Plast Reconstr Surg. 2016;137:961e–971e.

第 76 章　色素沉着的治疗方法

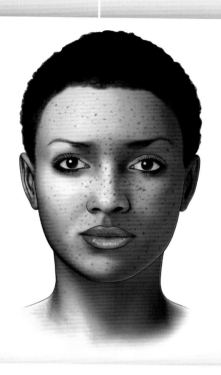

原著者　Seemal R. Desai
　　　　Rashmi Sarkar
　　　　Pallavi Ailawadi
　　　　Kevin Prier

翻　译　邢晓婧　米　霞
审　校　胡信林　任　军　徐永豪

概要

- 色素沉着异常可根据黑色素在皮肤沉积的位置进行分类。其临床诊断主要依据病变皮肤的颜色变化 Wood 灯检查以及组织病理学检查。
- 该疾病治疗方案主要包括识别和消除致病因素及触发因素，严格的光保护及脱色剂的使用。

初学者贴士

- 避免阳光直射是治疗色素异常沉积的最重要方法，该方法既可改善疾病现状，亦可预防疾病的复发。
- 氢醌（HQ）是治疗色素沉着异常，尤其是黄褐斑和炎症后色素沉着的主要局部脱色剂。
- 多种化学剥脱剂对色素沉着异常有良好的治疗效果，包括乙醇酸、Jessner 剥脱剂和三氯乙酸。

专家贴士

- 激光和脉冲光疗法包括强脉冲光治疗、Q 开关 YAG（掺钕：钇铝石榴石晶体）激光、红宝石点阵激光和翠绿宝石点阵激光。
- 患者在行化学剥脱术前 2~4 周应进行手术前的预处理，局部使用皮肤增白剂如对苯二酚、乙醇酸、曲酸制剂或维 A 酸与常规防晒剂联用。

切记！

- 无论采取何种干预措施，包括严格的光保护在内的基本医疗管理是绝对必要的，如若患者不遵守这些基本原则，即便最复杂的诊疗方案也会失败。
- 黄褐斑的类型包括面中部型、颧骨型和下颌型。

陷阱和注意事项

- 深色皮肤患者在使用联合剥脱剂后，发生炎症后色素沉着和瘢痕形成风险增加，故应谨慎使用。患者长期使用对苯二酚可增加罹患外源性褐黄病的风险。

患者教育要点

- 患者应加强自身的防晒工作，包括使用广谱防晒霜，最低防晒系数为 30，联合物理防晒如防晒帽和防晒服的穿戴。
- 患者应对每次治疗效果的不可预知性及多次治疗的必要性予以理解。
- 总是要尽可能地低估将要看到的改善，无论如何低估都不为过。

引言

随着皮肤色素沉着的增加，可能会出现大量的问题。虽然病变区域大多局限于面部，而面部以外的色素沉着异常也可能是一个主要的担忧来源。这些可导致严重的美容缺陷，对患者的生活质量（quality of life，QOL）产生负面影响。这组庞大的疾病有着复杂的诊断和治疗方面的问题，包括定义明确的临床疾病分型及那些难以明确分类的疾病。

色素沉着异常分类

色素沉着异常是根据黑色素在皮肤中沉积的位置进行分类。其临床诊断主要依据病变皮肤的颜色变化、Wood 灯检查以及组织病理学检查。

棕色色素沉着

病变部位呈黑褐色，Wood 灯检查结果显示病变区域色素沉着加剧。过量的黑色素沉积于表皮，特别是基底层和基底层上方。导致黑色素沉着的原因可为黑素产生细胞产色素能力异常（与正常人黑素细胞数量基本相同）或黑素细胞数量本身的增加（基底层中黑素细胞数量增加）。

蓝色色素沉着

当过量的黑色素沉积于皮肤真皮层后将导致病变部位呈现蓝色（即 Tyndall 效应），其在 Wood 灯下检查时颜色并不加深。真皮层色素沉着多由基底细胞损伤而导致的色素性失禁（pigmentary incontinence，PI）引发，此状态下的黑色素可在真皮或噬黑素细胞内呈游离状态。其他原因包括异位真皮黑素细胞和外源性色素沉积。

表皮与真皮同时存在色素沉着增加称为混合性色沉着症。

黄褐斑

黄褐斑是一种常见的色素沉着性疾病。其命名来源于希腊文 melas（黑色），临床上表现为曝光区域上的对称色素沉着斑。其在较深肤色人群（Fitzpatrick 皮肤类型 Ⅳ～Ⅵ 型）中更常见，特别是在阳光照射充足的亚洲和西班牙地区。该病多发于育龄妇女，男性患病率较低。

病因

尽管目前多种因素被认为与黄褐斑形成相关，但其确切病因仍不十分清楚。其主要致病因素包括紫外线辐射（UV）、内分泌因素（妊娠和口服避孕药）并存在遗传易感性。其他诱因包括化妆品、光敏药物、甲状腺疾病、卵巢肿瘤和压力。据推断在具有遗传倾向的人群中，黄褐斑的发展取决于环境和激素间的相互作用。据报道，同卵双胞胎患有黄褐斑，许多患者都有一个患病的家庭成员。另外一些药物如苯妥英、灰黄霉素、非甾体类抗炎药、非那司提、伊马替尼等均有机会引起黄褐斑样色素沉着。

发病机制

紫外线辐射导致细胞膜损伤以及脂质的过氧化进而导致活性氧（ROS）产生，刺激黑色素生成。红外光和可见光在黄褐斑的发展中同样起重要作用。循环中的雌激素可与黑素细胞上的雌激素受体结合，促进黑素生成及后续的色素沉着。受累区域内黑素细胞数量可以是正常或增加的，但黑素细胞内黑素体大小均呈现明显增加。

临床表现

黄褐斑在临床上表现为阳光照射区域对称性的色素沉着斑。面部是最常受累的部位，其他部位如颈部、前臂偶尔受累。

黄褐斑表现模式

- 面中部型：最常见，色素沉着区域多位于脸颊、前额、上唇、鼻子和下巴等处。
- 颧骨型：不太常见，色素沉着仅存在于脸颊和鼻子。
- 下颌型：最少见，色素沉着区域位于下颌。

黄褐斑分型

- 表皮：病变区域呈棕色，边界明确，具有区域性。
- 真皮：病变区域呈灰褐色，病变边界模糊。
- 混合型：黑色素沉积于表皮层和真皮层。
- 不确定：较黑肤色人群黄褐斑分类存在一定难度。

炎症后色素沉着

炎症后色素沉着（postinflammatory hyperpigmentation，PIH）通常发生在急性或慢性皮肤炎症或受损后，为一种获得性色素沉着症。该病可在所有类型肤色中出现，但肤色较深的人群更容易罹患此病（Fitzpatrick 皮肤类型 Ⅳ～Ⅵ 型）。

病因

各种类型的炎症或皮肤损伤均可导致色素改变,包括色素沉着增加和减退。然而某些疾病更易发生色素沉着过度,如皮肤癣菌病,病毒性出血,昆虫叮咬,接触性皮炎,扁平苔藓,药物过敏反应和寻常痤疮。

发病机制

因炎症反应导致黑色素过量产生可造成表皮 PIH,此过程中增多的黑色素不规则分布可导致真皮 PIH。炎症导致基底角质形成细胞受损,黑色素释放到真皮中,随后通过吞噬作用在真皮上层形成噬黑素细胞。炎症介质如前列环素、细胞因子、趋化因子以及炎症过程中释放的 ROS 可增加黑素细胞活性。

临床表现

PIH 临床上表现为与初始炎症部位分布一致的色素过度沉着斑点。病变颜色受色素沉着位置影响,色素沉着强度则与较高的皮肤光型相关。此外,PIH 在紫外线照射下或在炎症持续或反复发作时趋于加重。

其他可导致色素沉着异常的疾病包括 Riehl 黑变病、色素性扁平苔藓、持久性色素异常性红斑、面部色素分界线和 Civatte 皮肤异色病。导致上述疾病的确切病因多数仍不明确,但某些因素,如暴露于紫外线辐射中、化学制剂、过敏原、化妆品中的光动力物质等因素可能参与了疾病的发生。除了上述色素沉着不良的后天性皮肤病外,某些疾病如太田痣亦是众所周知的原因。表 76-1 详细描述了其他一些重要的色素沉着异常疾病的病因学、临床特征和组织病理学特点。

表 76-1 常见色素沉着过度病因、临床特征和组织病理学改变

色素沉着过度	病因	临床特征	组织病理学
Riehl 黑变病(色素沉着性接触性皮炎)	过敏原如化妆品,职业因素,纺织品,合成麝香,氢氧化铬,苯胺和偶氮染料,染发剂,红色朱砂和芳香剂等	弥漫／网状 病变区域棕灰色色素沉着超过曝光区域,少见毛囊周围色素沉着和毛囊角化过度 发病前可有皮炎样轻度红斑和瘙痒迹象	基底细胞变性,色素失禁,真皮血管周围或带状浸润,真皮层见噬黑素细胞
Civatte 皮肤异色病	阳光照射,化妆品中光动力物质	红褐色网状色素沉着,病变区域毛细血管扩张,皮肤萎缩,多表现于面部和颈部等曝光区域,颏下区域除外	毛细血管扩张,纤维化,真皮上层可见噬黑素细胞伴日光性弹力组织变性
面部色素性分界线(Futcher/Voight 线)	遗传,内分泌因素	类型:A~G 型,色素沉着均匀分布,呈双侧对称	基底层色素沉着增加,真皮上层血管周围少量淋巴细胞浸润
太田痣(眼-上颌褐青色痣)	遗传(胚胎时期黑素细胞从神经嵴到表皮的不完全迁移)	通常为单侧 巩膜及同侧面部沿三叉神经眼支、上颌支走行部位的灰蓝色斑片,也可波及眼睛和硬腭	真皮乳头层至中层存在大量细长的黑素细胞
持久性色素异常性红斑(灰皮病)	不明。HLA-DR4 遗传易感性,暴露于亚硝酸铵,放射造影剂,肠道鞭虫感染,钴过敏和 HIV 感染	早期无自觉症状,出现大量灰红斑,大小不等,红斑边缘进一步扩大融合,可从面部延伸至颈部、躯干和四肢	基层细胞水肿变性伴色素失禁,真皮血管周围淋巴细胞,噬黑素细胞浸润
色素性扁平苔藓	不明 接触化妆品,染发剂,香水,芥子油等物质	无自觉症状,曝光、褶皱区域存在弥漫性、蓝灰色斑点。黏膜特征性幸免	表皮角化性萎缩和苔藓样淋巴组织细胞炎症,色素失禁,真皮浅层可见噬黑素细胞
眶周色素沉着	遗传因素,皮肤黑色素沉积,炎症后色素沉着过度,皮肤松弛,色素分界线延长等	眼睛周围出现斑驳的棕黑色变色	真皮黑素细胞增多,真皮浅层巨噬细胞中的黑色素增多

表 76-1（续）

色素沉着过度	病因	临床特征	组织病理学
Addison 病诱发色素沉着	原发性肾上腺皮质功能不全（自身免疫性肾上腺炎，结核，转移性恶性疾病，淀粉样变性和先天性肾上腺发育不全）	光线照射区域，褶皱区，掌跖皱褶，摩擦多发区色素沉着最为突出，常见色素沉着部位（如乳头和生殖器）和黏膜少见色素沉着 极少的色素沉着在 Addison 病是突发的	表皮黑色素沉着过度
外源性褐黄病	长期使用对苯二酚（HQ）	与 HQ 用药区域一致，如脸颊，前额，颞叶及眶周区域	真皮层可见香蕉样褐黄病纤维伴有巨细胞和噬黑素细胞肉芽肿
黑棘皮病	胰岛素抵抗，遗传因素，肥胖，药物诱导，自身免疫性疾病，副肿瘤综合征	色素沉着过度，身体皮肤皱褶处或面部发生天鹅绒状斑块	皮肤角化过度，乳头瘤样增生，不规则棘皮状假性囊肿，真皮层浆细胞、淋巴细胞浸润
雀斑	家族史，阳光照射	病变部位，如面部、上背部、背部、前臂和手部可见大小 2～4mm 褐色斑点 夏季经日晒后皮疹颜色加深，数目增多，冬季则减轻或消失	黑素体体积增大，呈棒状，不伴有数量增加
雀斑样痣	家族史，光疗，阳光照射	身体上呈现多种大小不同褐色或黑色斑点，颜色较深，色素斑点及颜色不随季节变化	黑素细胞数量增加

管理

　　皮肤色素沉着异常的治疗需针对导致疾病发生的多种因素，实现对因治疗。但由于多种致病因素及致病机制尚未完全明确，为疾病的治疗增加了额外的难度。目前的治疗方案主要包括识别和消除致病因素以及触发因素、严格的避光措施及脱色剂的使用。除了上述干预措施外，疾病的咨询也是控制和治疗疾病的重要手段。患者需了解疾病的自然病史、治疗时间及病程持续、复发的倾向。此外，医生应努力了解疾病对患者生活质量的影响，并据此提供合理的治疗计划以便最大程度地改善患者生活。同时，在治疗期间应向患者提供遮瑕化妆品，以便针对不能使用或耐受药物患者提供替代治疗方案。

　　避免阳光直射是治疗色素过度沉积的最重要方法，该方法既可改善疾病现状，亦可预防疾病的复发。另外，已证实使用防晒剂可增强局部使用 HQ 的治疗效果。故应向患者灌输加强自身防晒的意识，包括联合使用广谱防晒霜（UVA 和 UVB）、最低防晒系数为 15 的物理防晒剂（氧化锌或二氧化钛）、防晒帽和防晒服的穿戴。

　　减轻色素沉着可通过药物和物理治疗手段实现。目前尚无普遍有效的治疗方法，疾病治疗效果欠佳，复发频繁。现有的治疗方案包括多种外用和口服脱色剂、化学剥脱剂和物理疗法，如皮肤磨削和激光。其中 HQ

与三重组合面霜 [HQ+ 维 A 酸（RA）+ 皮质类固醇（CS）] 连用仍是该病治疗的金标准，其他包括双重组合（HQ+RA，CS+RA，HQ+CS）、曲酸、壬二酸、熊果苷、抗坏血酸、氨甲环酸、对甲氧酚、雷琐酚、木质素过氧化物酶、兰花提取物、甘草提取物及其他各种植物药可用于不同的疾病阶段。其他治疗方案包括化学剥脱剂，如乙醇酸（GA）、扁桃酸、乳酸、Jessner 剥脱剂和维 A 酸，以及 Q 开关 YAG（掺钕：钇铝石榴石晶体）激光（1064，532nm）、Q 开关红宝石（694nm）和 Q 开关翠绿宝石（755nm）等激光疗法。

外用药剂

氢醌

　　氢醌（HQ）是治疗色素沉着，尤其是黄褐斑和 PIH 的主要外用脱色剂。其可抑制酪氨酸转化为 L-3，4 二羟基苯丙氨酸（L-DOPA），后者可最终转化为黑色素，而对疾病起到治疗作用。在美国，浓度为 2% 的 HQ 可用作非处方药，通过医生开具的处方可获得更高浓度，但通常情况下，美国此药物的最高使用浓度为 4%。药物使用方法为每天 2 次涂抹于病变区域，已知的不良反应（side effects，SE）包括刺激性、变应性接触性皮炎、指甲变色、周围正常皮肤色素减退和外源性褐黄病。随着药物浓度增加，不良反应发生风险增加。外源性褐黄病在临床组织病理学上表现为灰褐色色素沉积，沿真皮

黄褐斑治疗方案的选择

药物疗法
氢醌（HQ）

三重组合乳霜（氢醌 [HQ] + 维 A 酸 [RA] + 皮质类固醇 [CS]）

双重组合乳霜（HQ+RA，CS+RA，HQ+CS）

曲酸

壬二酸

替代疗法
熊果苷

抗坏血酸

氨甲环酸

对甲氧酚

雷琐酚

木质素过氧化物酶

兰花提取物

甘草提取物

化学剥脱剂
乙醇酸

扁桃酸

乳酸

Jessner 剥脱剂

维 A 酸

激光和光源
强脉冲光

QS Nd：YAG 激光（1064，532nm）

Q 开关红宝石（694nm）

Q 开关翠绿宝石（755nm）

乳头可见胶质粟丘疹和香蕉样褐黄病纤维。患者长期使用 HQ 可增加罹患外源性褐黄病的风险，一旦怀疑引发外源性褐黄病，应及时停用 HQ。在啮齿类动物上进行药物实验发现口服 HQ 可诱发癌症，然而未在人类发现其与癌症的联系。

壬二酸

壬二酸是从卵圆形糠秕孢子菌中分离出的二羟基酸。其通过竞争性抑制酪氨酸酶、活跃状态下黑素细胞内的线粒体氧化还原酶活性，抑制 DNA 合成起到疾病治疗作用。它还被证实对痤疮丙酸杆菌具有良好的抑菌作用。壬二酸的多种作用机制使得其在各种色素过度沉着中发挥重要作用，包括寻常痤疮、酒渣鼻、黄褐斑和炎症后色素沉着过度。用药形式主要以 20% 的乳霜和 15% 凝胶或泡沫型药剂为主。常见不良反应包括红斑、灼热和瘙痒。值得注意的是，尚未发现壬二酸在使用过程中出现如 HQ 使用后的不良反应，如外源性褐黄病。

药妆

目前市面上多种药妆用于色素沉着异常的治疗。尽管诸多外用药物，如 HQ、维 A 酸等为色素沉着异常的主要用药，药妆可用作辅助或替代治疗。药妆多通过破坏黑素细胞活化途径的不同阶段或促进含黑素体的角质形成细胞的剥落来减少色素沉着。其多来自天然萃取，如植物类药材，它们中的一些药妆还含有抗坏血酸、曲酸、熊果苷、甘草和大豆提取物等成分。抗坏血酸是一种天然存在的抗氧化剂，可与酪氨酸酶活性位点上的铜离子相互作用并还原氧化的多巴醌。植物性曲酸、熊果苷和甘草提取物可有效抑制酪氨酸酶活性。大豆提取物可抑制 PAR-2 活化从而抑制角质形成细胞吞噬黑素体及其进一步的转化。尽管这些药妆的作用机制已在体外实验中被探讨，但仍需要更多的临床研究来更好地评估其在治疗色素过度沉着患者中的疗效。

雷琐酚

雷琐酚（Rucinol）是从西伯利亚杉木中发现的间苯二酚衍生物，其可抑制酪氨酸酶及酪氨酸酶相关蛋白 -1 的活性从而起到治疗疾病作用。一项随机对照研究显示，雷琐酚血清浓度约 0.3% 时对黄褐斑有治疗效果，用药 12 周后可显著降低临床色素沉着评分。脂质体包封被证实可改善雷琐酚的稳定性，增强渗透能力。

甲巯咪唑

甲巯咪唑是一种新型脱色剂。其本质为一种过氧化物酶抑制剂，不具有细胞毒性并抑制黑色素生成。首例局部应用 5% 甲巯咪唑治疗 PIH 患者的病例报告显示，每日使用，持续 6 周，色素过度沉着部位有中度改善。另一份报道显示 HQ 耐药的黄褐斑患者使用 5% 甲巯咪唑乳膏，每日 1 次，持续 8 周，可显著改善色素的过度沉着。

可商购的脱色剂

市面上有多种可通过商业渠道购买的脱色剂。由于 HQ 等治疗药物的不良反应，多种亮肤剂已被用作替代和辅助疗法。尽管每种药物有其独特性，但它们在疾病的治疗中具有相同或相似的作用机制，即抑制黑色素生成和脱色。商业渠道可购买的脱色剂包括维生素 E、葡萄籽提取物、兰花提取物、芦荟提取物、碧萝芷醇和 N-乙酰葡糖胺等。

维 A 酸治疗

局部应用维 A 酸可治疗多种病症，包括痤疮、日光性黑子、黄褐斑和炎症性色素沉着。外用维 A 酸可作为单一疗法或三联疗法的一部分（0.01% 氟轻松，4% HQ，0.05% 维 A 酸）治疗黄褐斑。其用作单一疗法的作用机制主要通过分散角质形成细胞色素颗粒、干扰色素转移并加速表皮新生实现。一项研究显示，局部使用 0.1% 维 A 酸单一疗法可显著改善黄褐斑的临床症状。作为三联疗法的一部分，其可以促进 HQ 穿透角质层并保护其免受氧化作用。局部应用维 A 酸治疗的不良反应包括瘙痒、红斑、脱屑、烧灼感。

氨甲环酸

氨甲环酸为一种纤溶酶抑制剂，可用于减缓和防止过度出血。其同样可用于黄褐斑和 PIH 的治疗。一项研究表明氨甲环酸可显著降低高炎症状态下小鼠和人黑素细胞中黑色素的合成能力。其作用可能为通过降低酪氨酸酶的蛋白表达从而减少炎症诱导的黑色素生成。

联合疗法

联合疗法所使用的药物为下述 3 种药物的混合成分，包括 4% HQ，0.05% 维 A 酸和 0.01% 地塞米松，使用方法为每日 1 次局部用药。最新证据表明，三联疗法治疗中度至重度黄褐斑疗效优于 4% HQ 单独治疗。成分中的维 A 酸有助于增加 HQ 的渗透并防止其氧化。地塞米松的作用除可减少黑色素的产生外，亦可降低刺激性皮炎发生的风险。联合治疗方案也适用于 PIH，但其疗效仍需更多实验证实。

程序疗法

色素沉着的药物治疗仍然是最值得尝试和测试的治疗，并取得了较好的治疗效果。然而，在某些需要紧急治疗或机体存在耐药的情况下，可辅助使用各种程序以发挥更好的治疗效果。另一方面，联合程序疗法有助于降低局部药物使用剂量及浓度，有效减少药物不良反应。

化学剥脱术

化学剥脱术是色素沉着过度治疗方案的重要组成部分（图 76-1 至图 76-5）。过去的十年，多项研究已证实其在色素沉着方面的疗效。化学剥脱术的治疗原理是通过对病变部位特定深度的皮肤造成损伤，进而刺激表皮新生，诱导胶原蛋白产生以实现皮肤质地和外观的改善。上述改变联合角质的去除导致皮肤中黑色素进一步分散甚至重新分布，从而减少可见的色素沉着。色素沉着于浅表层、中层或深层，应根据疾病情况及色素沉着的组织学水平选择特定的剥脱剂（表 76-2）。由于损伤多局限于表皮和真皮上层，故最常用的化学剥脱术为浅度和

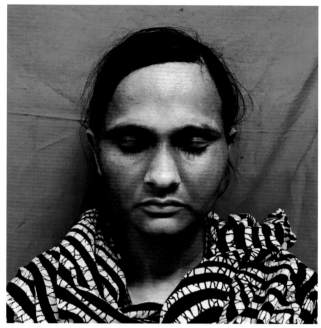

图 76-1　24 岁成年女性患者，面部呈现弥漫性蓝灰色色素沉着（色素性扁平苔藓），鼻部可见棕黑色斑点样色素沉着（黄褐斑）

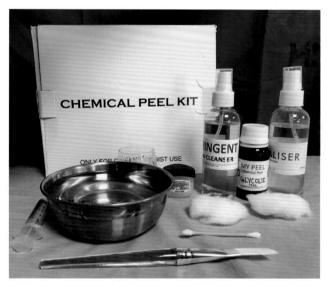

图 76-2　化学剥脱术所需物品：化学剥脱剂、剥脱前清洁剂、剥离后中和剂、玻璃杯、涂药刷、凡士林凝胶、棉花、保湿修护眼垫和水

中度剥脱。深度剥脱易增加色素代谢紊乱，如炎症后色素沉着，故不适用于暗肤色的色素沉着症患者。除剥脱剂外，多种因素可影响剥脱深度进而影响治疗效果（表 76-3）。其他方面，如皮肤类型、总受累面积、安全性问题、停工时间及患者依从性等问题均应予以考虑以提高疗效。

不同剥脱剂具有不同的作用机制，可以通过改变剥脱剂浓度调节。最常用于治疗色素沉着的剥脱剂是

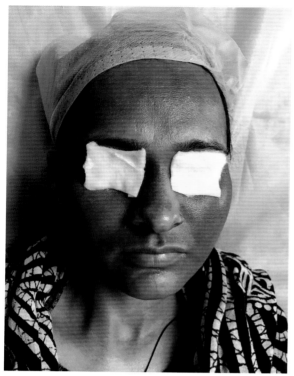

图 76-3　患者术前准备：患者将头发整理好包于手术帽内，平躺于手术台后将头部抬高至 45°，关闭双眼并盖上保湿修护眼垫。清洁皮肤后用丙酮清洁剂进行皮肤脱脂。敏感区域，如内、外眦，鼻唇沟和口角等处涂抹凡士林进行保护

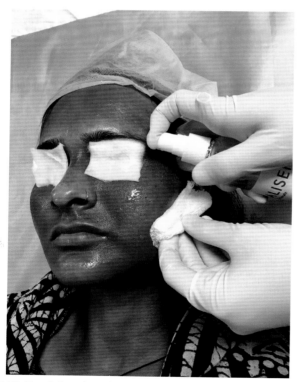

图 76-5　中和：在预定的作用时间结束后，用 10% 碳酸氢钠溶液中和乙醇酸剥脱剂，随后用洁净水进行冲洗。治疗过程中，皮肤一旦出现红斑或表皮松解，应立即执行中和操作，不论反应时间长短

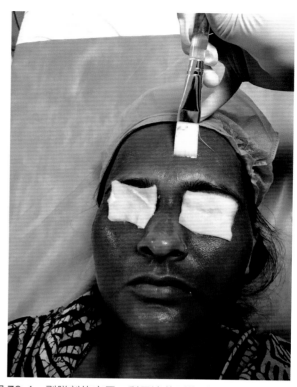

图 76-4　剥脱剂的应用：利用涂药刷将剥脱剂沿前额、双侧面颊、颏部、鼻子和颧骨的顺序涂于整个面部，涂抹过程中应注意保持力度均一，边缘位置用毛刷前端接触涂抹

乙醇酸（GA）、水杨酸（SA）、三氯乙酸（TCA）、Jessner、维 A 酸以及乳酸、扁桃酸、丙酮酸、曲酸、β-羟基酸和阿魏酸等新型剥脱剂。剥脱剂的联合应用可增加药剂渗透深度，在提升治疗效果的同时，由于其使用浓度未增加，故可相对减少不良反应的产生。

乙醇酸

乙醇酸（GA）是天然状态下存在的化合物，属于 α-羟基酸家族。GA 可制备成多种制剂，如溶液或凝胶基质。其安全使用浓度范围为 10%~70%。利用 GA 进行剥脱时应每 2~4 周局部用药 1 次，至少进行 4~6 次剥脱。其需与生理盐水或碳酸氢钠溶液进行中和。该剥脱剂被广泛应用于色素沉着过度疾病，包括黄褐斑和炎症后色素沉着，且对所有皮肤光型安全有效，但如预先存在皮肤炎症问题，应谨慎使用该制剂，其渗透性增加可能导致不可预估的结果及不良反应。

三氯乙酸

三氯乙酸（TCA）是一种自中和结晶无机化合物，用于浅度和中等深度的皮肤剥脱。安全用药浓度范围为 10%~65%，浓度越高，渗透性越强。其通常用于日光性黑子、雀斑、黄褐斑、炎症后色素沉着和黑棘皮病的治疗。尽管利用 TCA 进行皮肤的剥脱可能出现不可预

表76-2　化学剥脱剂的分类

剥脱术类型	渗透深度	剥脱剂	适应证
表浅剥脱	表皮颗粒层	20%～50% 乙醇酸 20%～30% 水杨酸 10%～15% 三氯乙酸 1～3 层 Jessner 剥脱剂	黄褐斑，日光性黑子，炎症后色素沉着
轻度剥脱	表皮全层	10%～30% 三氯乙酸 70% 乙醇酸 4～10 层 Jessner 剥脱剂	日光性黑子，黄褐斑，炎症后色素沉着
中度剥脱	表皮全层及真皮乳头层	35%～40% 三氯乙酸 88% 苯酚 Brody 联合剥脱剂 Monheit 联合剥脱剂 Coleman 联合剥脱剂	黄褐斑，雀斑样痣，炎症后色素沉着，色素性扁平苔藓
深度剥脱	表皮全层至真皮网状层	Baker-Gordon 剥脱剂（88% 苯酚＋水＋液体皂＋巴豆油）	真皮型黄褐斑，炎症后色素沉着

表76-3　影响剥脱剂渗透深度的因素

- 剥脱剂的种类
- 剥脱剂使用浓度
- 剥脱剂涂抹厚度
- 剥脱剂涂抹方式
- 剥脱前的预处理
- 剥脱前皮肤的清洁状况及脱脂情况
- 剥脱剂涂抹后停留时间
- 剥脱的解剖学部位
- 皮肤类型

估的反应，有复发及造成局部反应的风险，如色素沉着和瘢痕形成，尤其是 Fitzpatrick 皮肤类型 IV～VI 型，其疗效对于大多数患者是良好的。如果选择合适的用药浓度且谨慎使用，并发症的风险会降低很多。

水杨酸

水杨酸（SA）是天然存在的 β-羟基酸，经柳树树皮提炼而来。其适用于治疗包括炎症后色素沉着和黄褐斑在内的色素沉着过度症，有效药物浓度为20%～30%，每周或隔周使用 1 次，疗程为 4～6 次，已被发现对 PIH 和黄褐斑在内的色素沉着过度疾病有着中等疗效。

Jessner 剥脱剂

Jessner 剥脱剂由三种角质层分离剂组成：水杨酸、间苯二酚、乳酸（85%）各 14g 溶于乙醇（95%）中，

具有皮肤增白特性。除了在痤疮治疗中的突出作用外，其被发现可用于色素沉着过度，特别是用作联合剥脱剂时疗效更优。

联合剥脱剂

联合剥脱剂如 Brody（固体 CO_2+35% TCA）、Monheit（Jessner 剥脱剂 +35% TCA）、Coleman（70% GA+35% TCA）以及 Jessner 与 GA 的联合应用可在不增加剥脱剂使用浓度的情况下增加其渗透深度，进而减少不良反应的发生。但由于深色皮肤患者形成炎症后色素沉着和瘢痕风险较高，故应谨慎使用。

新型剥脱剂

各种新型剥脱剂如乳酸、精氨酸、丙酮酸、扁桃酸、维 A 酸和 Obagi 蓝已被用于色素沉着过度的治疗，疗效显著并具有良好的安全性。市面上新兴的另一化学剥离剂是脂羟基酸（SA 衍生物），亲脂性增加，角质剥脱效果更强，使得其具有良好的渗透性。

化学剥脱术的操作及术前评估

在行化学剥脱术前应对患者进行适当的术前评估。表76-4 详细列举了评估事项，包括详尽的病史、完整的检查报告（常规项目和皮肤检查结果）以及患病部位术前的照片。医生应向患者说明手术过程并获取病人的知情同意。正确进行术前评估有助于外科医生选择合适的化学剥脱方案并尽可能识别治疗过程中有不良反应风险的患者（表76-5）。在采集病史中这些要点是必须的，在检查期间仔细寻找，以防止剥脱治疗导致某些患者发

表76-4 患者行剥脱术的术前评估

病史	检查内容	调查问询
▪ 基础病史 ▪ 阳光照射强度 ▪ 职业 ▪ 6个月内单纯疱疹病史 ▪ 瘢痕体质倾向 ▪ 炎症后色素沉着风险 ▪ 目前用药 ▪ 吸烟史 ▪ 系统性疾病病史，尤其是心脏病（苯酚剥脱剂） ▪ 过去6个月异维A酸用药史（中度、深度剥脱）	▪ 一般体格检查及皮肤检查，包括皮肤类型 ▪ 光老化程度 ▪ 皮脂腺活动程度 ▪ 炎症后色素沉着 ▪ 瘢痕疙瘩或肥厚性瘢痕 ▪ 感染活动期 ▪ 炎症性皮肤病 ▪ 病变深度	▪ 必要时行皮肤活检 ▪ 血象分析、尿液分析、肝肾功能检查和心电图（苯酚剥脱剂） ▪ 咨询后签署知情同意 ▪ 病变部位拍照

表76-5 化学剥脱术禁忌证

- ▪ 活动性细菌、病毒、真菌或疱疹病毒等感染
- ▪ 开放性创伤
- ▪ 近期使用过光敏感药物
- ▪ 患有炎症性皮肤病
- ▪ 患者依从性差
- ▪ 患者抱有不切合实际的疗效期望
- ▪ 中度、深度剥脱患者——过去6个月内皮肤存在异常瘢痕、瘢痕疙瘩、异维A酸用药史

生严重的不良反应。

患者在行化学剥脱术前2～4周应进行手术前的预处理。可局部使用皮肤增白剂如HQ、GA、曲酸制剂或维A酸，与常规防晒剂联用。此外应于耳后进行剥脱剂敏感性实验，排除过敏反应及不良反应。医生应在治疗完成后对患者进行术后指导并强调光保护和润肤剂的重要性。

并发症

通常表浅剥脱术安全性高，不良反应轻微、耐受性良好，中度剥脱术不良反应发生率较前者高，深度剥脱术不良反应发生率最高。剥脱术不良反应受剥离剂种类、浓度、皮肤类型和伴随用药等因素影响。主要并发症及其治疗方案见表76-6。预防并发症的最佳方法是完成剥离术的术前评估，确定不良反应发生的风险进而选择能够良好平衡已知不良反应与术后疗效的适宜剥脱术。

强脉冲光治疗

Muhlbauer等于1976年首次报道强脉冲光（IPL）可用于毛细血管扩张症的治疗。随后其被证实可有效治疗各种色素沉着异常性疾病。其应用包括黄褐斑、寻常痤疮、玫瑰痤疮、日光性黑子和光化性角化病的治疗。其工作原理是通过内置滤光片使仪器发射非相干多色光。光根据需要人为设定波长光谱（500～1300nm）和脉冲持续时间。第一代IPL设备因可发射红外光通常导致上皮细胞损伤。第二代IPL设备可过滤掉红外光部分，从而降低不良反应的发生风险。强脉冲光治疗机制涉及角质形成细胞和黑素细胞中黑色素对光能的吸收，随着表皮损伤部位形成微痂，脱落痂皮最终改善色素沉着。最新一项研究结果表明77.5%的黄褐斑患者经过IPL治疗后，有51%～100%改善，平均黄褐斑面积和严重程度指数得分从15.2降至4.5，提示其对黄褐斑有很好的治疗效果。

Q开关Nd：YAG（掺钕：钇铝石榴石晶体）激光器

QS Nd：YAG激光因其具有极低的瘢痕形成率用于色素沉着过度的治疗。其一突出优点是能深入穿透皮肤（深达1cm）直接针对黑素细胞、角质形成细胞和噬黑素细胞中存在的黑素体，并通过选择性光热解作用诱导黑素体的破坏。其通过在黑素体及周围产生较大温度梯度来实现黑素体的碎裂。此外，激光产生的高压声波亦可导致黑素细胞死亡。一项研究随访了50名接受QS Nd：YAG激光治疗的黄褐斑患者，患者每周接受1次激光治疗，持续9周。研究结果显示患者平均黑色素指数降低35.8%，但3个月复发率为64%。该治疗方案的显著不良反应包括色素减退、反跳性色素沉着和黄褐斑复发。

脉冲染料激光

脉冲染料激光（PDL）是第一种利用选择性光热疗法治疗色素沉着的激光器。其利用专业的液体染料悬浮

表76-6　化学换肤术术后并发症的预防及治疗

并发症	预防手段	治疗措施
速发		
皮肤刺激感，瘙痒或灼热	避免剥脱剂使用浓度过高，量过大，涂抹力度不均匀	润肤剂，外用类固醇激素
红斑，水肿	停用光敏剂，避免光照	外用类固醇激素，进行光保护，涂抹防晒霜
眼部损伤	眼部保护，眼周涂抹凡士林，剥脱剂涂抹应谨慎	生理盐水冲洗眼部，眼科转诊
迟发		
感染（细菌／念珠菌／疱疹）	避免摩擦，瘙痒，挠抓，预防性抗病毒治疗（疱疹感染史）	局部或口服抗生素／抗真菌药，口服抗病毒药物
对化学药剂反应（痤疮样疹，过敏反应和心脏毒性）	剥脱剂耳后试验，细致的剥脱术前评估	局部应用抗生素，类固醇激素，病灶内应用类固醇皮质激素 苯酚作为剥脱剂时应进行心肺监测
伤口愈合异常（肥厚性瘢痕／瘢痕疙瘩／延迟愈合／粟丘疹）	避免瘙痒或挠抓，适当的术前评估，必要时应尽早对剥脱剂进行中和	封闭性敷料，病灶内类固醇激素，手术切除
色素异常（色素沉着过度／色素减退／分界线）	适当的剥脱术前评估 预涂抹乳液，光保护 剥脱剂涂药刷前端涂抹	局部脱色剂／激光治疗

液作为激光束来源。PDL 最初用于葡萄酒色斑和其他血管病变的治疗，目前已发现其在广泛的皮肤病治疗中疗效显著。例如，研究表明 PDL 可有效治疗痤疮瘢痕。

点阵激光

　　点阵激光（FP）通过对病变皮肤的热损伤而产生微小治疗区域。其可保留每个微小损伤区周围的正常组织。与选择性光热解相比，FP 激光柱延伸至真皮层，引起真皮层的组织损伤。未受损的组织与微小治疗区紧密相邻可缩短角质形成细胞迁移路径进而加快愈合速度。同样在应用 FP 治疗过程中角质层被保留，可围绕伤口形成天然免疫屏障。FP 可有效治疗痤疮瘢痕、面部色素沉着、黄褐斑和环状肉芽肿等多种疾病。

　　目前已生产出多种剥脱性和非剥脱性点阵激光器。非剥脱性点阵激光器利用聚焦的中红外激光微束来创建微小损伤区，通常需要多次治疗以达到理想的治疗效果。每次治疗期间无需停工。剥脱性点阵激光器利用二氧化碳或铒激光造成纵向的微热处理区。利用点阵激光治疗色素沉着过度的不良反应包括红斑、水肿和炎症后色素沉着。

总结

　　多种治疗方案可用于色素沉着异常的治疗。尽管药物治疗在其中发挥重要作用，但许多患者仍迫切需要起效更快、临床疗效更明确的辅助干预治疗手段，因此化学剥脱术、强脉冲光和激光疗法在色素沉着的治疗中同样扮演重要角色。尽管如此，上述干预措施、药物的应用，包括严格的光保护在疾病治疗过程中都是绝对必要的，如若患者不遵守这些基本原则，即便最复杂的诊疗方案也会失败。

参考文献

1. Li JY, Geddes ER, Robinson DM, Friedman PM. A review of melasma treatment focusing on laser and light devices. Semin Cutan Med Surg. 2016;35(4):223–232.
2. Grimes PE. Melasma. Etiologic and therapeutic considerations. Arch Dermatol. 1995;131:1453–1457.
3. Sarkar R, Puri P, Jain RK, Singh A, Desai A. Melasma in men: A clinical, aetiological and histological study. J Eur Acad Dermatol Venereol. 2010;24:768–772.
4. Hughes BR. Melasma occurring in twin sisters. J Am Acad Dermatol. 1987;17:841–841.
5. Famenini S, Gharavi NM, Beynet DP. Finasteride associated melasma in a Caucasian male. J Drugs Dermatol. 2014;13:484–486.
6. Lawrence N, Cox SE, Brody HJ. Treatment of melisma with Jessner's solution versus glycolic acid: A comparison of clinical efficacy and evaluation of the predictive ability of Wood's light examination. J Am Acad Dermatol. 1997;36(4):589–593.
7. Ghunawat S, Sarkar R, Garg VK. Imatinib induced melasma-like pigmentation: Report of five cases and review of literature. Indian J Dermatol Venereol Leprol. 2016;82:409–412.
8. Videira IF, Moura DF, Magina S. Mechanisms regulating melanogenesis. An Bras Dermatol. 2013;88:76–83.

9. Taylor SC, Grimes PE, Lim J, Im S, Lui H. Postinflammatory hyperpigmentation. J Cutan Med Surg. 2009;13:183–191.

10. Nicolaidou E, Katsambas AD. Pigmentation disorders: Hyperpigmentation and hypopigmentation. Clin Dermatol. 2014;32(1):66–72.

11. Vázquez M, Sánchez JL. The efficacy of a broad-spectrum sunscreen in the treatment of melasma. A randomized double blinded controlled trial. Cutis. 1983;32:95–96.

12. Draelos ZD. Skin lightening preparations and the hydroquinone controversy. Dermatol Ther. 2007;20(5):308–313.

13. Katsambas AD, Stratigos AJ. Depigmenting and bleaching agents: Coping with hyperpigmentation. Clin Dermatol. 2001;19(4):483–488.

14. Charlín R, Barcaui CB, Kac BK, Soares DB, Rabello-Fonseca R, Azulay-Abulafia L. Hydroquinone-induced exogenous ochronosis: A report of four cases and usefulness of dermoscopy. Int J Dermatol. 2008;47(1):19–23.

15. Touart DM, Sau P. Cutaneous deposition diseases. Part II. J Am Acad Dermatol. 1998;39(4):527–546.

16. Callender VD, St. Surin-Lord S, Davis EC, Maclin M. Postinflammatory hyperpigmentation: etiologic and therapeutic considerations. Am J Clin Dermatol. 2011;12(2): 87–99.

17. Nguyen QH, Bui TP. Azelaic acid: Pharmacokinetic and pharmacodynamic properties and its therapeutic role in hyperpigmentary disorders and acne. Int J Dermatol. 1995; 34(2):75–84.

18. Holland K, Bojar R. Antimicrobial effects of azelaic acid. J Dermatolog Treat. 1993;4(suppl 1):S8–S11.

19. Gonzalez N, Perez M. Natural cosmeceutical ingredients for hyperpigmetation. J Drugs Dermatol. 2016;15(1):26–34.

20. Khemis A, Kaiafa A, Queille-Roussel C, Duteil L, Ortonne JP. Evaluation of efficacy and safety of rucinol serum in patients with melasma: A randomized controlled trial. Br J Dermatol. 2007;156(5):997–1004.

21. Huh SY, Shin JW, Na JI, Huh CH, Youn SW, Park KC. Efficacy and safety of liposome-encapsulated 4-n-butylresorcinol 0.1% cream for the treatment of melasma: A randomized controlled split-face trial. J Dermatol. 2010;37(4): 311–315.

22. Kasraee B, Handjani F, Parhizgar A, et al. Topical methimazole as a new treatment for postinflammatory hyperpigmentation: Report of the first case. Dermatology. 2005; 211(4):360–362.

23. Malek J, Chedraoui A, Nikolic D, Barouti N, Ghosn S, Abbas O. Successful treatment of hydroquinone-resistant melasma using topical methimazole. Dermatol Ther. 2013; 26(1):69–72.

24. Sarkar R, Arora P, Garg KV. Cosmeceuticals for hyperpigmentation: What is available? J Cutan Aesthet Surg. 2013; 6(1):4–11.

25. Gupta AK, Gover MD, Nouri K, Taylor S. The treatment of melasma: A review of clinical trials. J Am Acad Dermatol. 2006;55(6):1048–1065.

26. Griffiths CE, Finkel LJ, Ditre CM, Hamilton TA, Ellis CN, Voorhees JJ. Topical tretinoin (retinoic acid) improves melasma. A vehicle-controlled, clinical trial. Br J Dermatol. 1993;129(4):415–421.

27. Godse K. Triple combination of hydroquinone, tretinoin and mometasone furoate with glycolic acid peels in melasma. Indian J Dermatol. 2009;54(1):92–93.

28. Dunn CJ, Goa KL. Tranexamic acid: A review of its use in surgery and other indications. Drugs. 1999;57(6):1005–1032.

29. Wu S, Shi H, Wu H, et al. Treatment of melasma with oral administration of tranexamic acid. Aesthetic Plast Surg. 2012;36(4):964–970.

30. Maeda K, Tomita Y. Mechanism of the inhibitory effect of tranexamic acid on melanogenesis in cultured human melanocytes in the presence of keratinocyte-conditioned

31. Kim MS, Bang SH, Kim JH, Shin HJ, Choi JH, Chang SE. Tranexamic acid diminishes laser-induced melanogenesis. Ann Dermatol. 2015;27(3):250–256.

32. Chan R, Park K, Lee E, et al. A randomized controlled trial of the efficacy and safety of a fixed triple combination (fluocinolone acetonide 0.01%, hydroquinone 4%, tretinoin 0.05%) compared with hydroquinone 4% cream in Asian patients with moderate to severe melasma. Br J Dermatol. 2008;159(3):697–703.

33. Ortonne JP, Passeron T. Melanin pigmentary disorders: Treatment update. Dermatol Clin. 2005;23(2):209–226.

34. Sharad J. Glycolic acid peel therapy – A current review. Clin Cosmet Investig Dermatol. 2013;6:281–288.

35. Sachdeva S. Comparative efficacy of 10–20% trichloroacetic acid and 35–70% glycolic acid peel in 60 cases of melasma, freckles, lentigines and post inflammatory hyperpigmentation. J Pak Assoc Dermatol. 2006;16:74–78.

36. Zayed A, Sobhi RM, Abdel Halim DM. Using trichloroacetic acid in the treatment of acanthosis nigricans: A pilot study. J Dermatolog Treat. 2014;25:223–225.

37. Grimes PE. The safety and efficacy of salicylic acid chemical peels in darker racial-ethnic groups. Dermatol Surg. 1999;25:18–22.

38. Brody HJ, Hailey CW. Medium-depth chemical peeling of the skin: A variation of superficial chemosurgery. J Dermatol Surg Oncol. 1986;12:1268–1275.

39. Monheit GD. The Jessner's + TCA peel: A medium-depth chemical peel. J Dermatol Surg Oncol. 1989;15:945–950.

40. Coleman WP 3rd, Futrell JM. The glycolic acid trichloroacetic acid peel. J Dermatol Surg Oncol. 1994;20:76–80.

41. Moy LS, Murad H, Moy RL. Glycolic acid peels for the treatment of wrinkles and photoaging. J Dermatol Surg Oncol. 1993;19:243–246.

42. Kodali S, Guevara IL, Carrigan CR, et al. A prospective, randomized, split-face, controlled trial of salicylic acid peels in the treatment of melasma in Latin American women. J Am Acad Dermatol. 2010;63:1030–1035.

43. Berardesca E, Cameli N, Primavera G, Carrera M. Clinical and instrumental evaluation of skin improvement after treatment with a new 50% pyruvic acid peel. Dermatol Surg. 2006;32:526–531.

44. Taylor MB. Summary of mandelic acid for the improvement of skin conditions. Cosmet Dermatol. 1999;21:26–28.

45. Ghersetich I, Troiano M, Brazzni B, Arunachalam M, Lotti T. Melasma: Treatment with 10% tretinoin peeling mask. J Cosmet Dermatol. 2010;9:117–121.

46. Hong SP, Han SS, Choi SJ, et al. Split-face comparative study of 1550 nm fractional photothermolysis and trichloroacetic acid 15% chemical peeling for facial melasma in Asian skin. J Cosmet Laser Ther. 2012;14:81–86.

47. Saint-Leger D, Leveque JL, Verschoore M. The use of hydroxy acids on the skin: Characteristics of C8-lipohydroxy acid. J Cosmet Dermatol. 2007;6:59–65.

48. Babilas P, Schreml S, Szeimies RM, Landthaler M. Intense pulsed light (IPL): A review. Lasers Surg Med. 2010; 42(2): 93–104.

49. Wat H, Wu DC, Rao J, Goldman MP. Application of intense pulsed light in the treatment of dermatologic disease: A systematic review. Dermatol Surg. 2014;40(4):359–377.

50. Boros-Gyevi M, Varga E, Kemeny L, Morvay M. Effect of intense pulsed light therapy on the skin immune system. J Am Acad Dermatol. 2009;60(3):AB155.

51. Kawada A, Asai M, Kameyama H, et al. Videomicroscopic and histopathological investigation of intense pulsed light therapy for solar lentigines. J Dermatol Sci. 2002;29(2):91–96.

52. Li YH, Chen JZ, Wei HC, et al. Efficacy and safety of

intense pulsed light in treatment of Melasma in Chinese patients. Dermatol Surg. 2008;34(5):693–701.

53. Kauvar AN. Successful treatment of melasma using a combination of microdermabrasion and Q-switched Nd: YAG lasers. Lasers Surg Med. 2012;44(2):117–124.

54. Xi Z, Gold MH, Zhong L, Ying L. Efficacy and safety of Q-switched 1, 064-nm neodymium-doped yttrium aluminum garnet laser treatment of melasma. Dermatol Surg. 2011; 37(7): 962–970.

55. Bernstein EF. The pulsed-dye laser for treatment of cutaneous conditions. G Ital Dermatol Venereol. 2009; 144(5):557–572.

56. Lee DH, Choi YS, Min SU, Yoon MY, Suh DH. Comparison of a 585-nm pulsed dye laser and a 1064-nm nd: YAG laser for the treatment of acne scars: A randomized split-face clinical study. J Am Acad Dermatol. 2009;60(5):801–807.

57. Hamilton M, Hobgood T. Emerging trends and techniques in male aesthetic surgery. Facial Plast Surg. 2005;21(4):324–328.

58. Tierney EP, Kouba DJ, Hanke WC. Review of fractional photothermolysis. Dermatol Surg. 2009;35(10):1445–1461.

59. Gold M. Update on fractional laser technology. J Clin Aesthet Dermatol. 2010;3(1):42–50.

60. Jimbow K, Obata H, Pathak MA, Fitzpatrick TB. Mechanism of depigmentation by hydroquinone. J Invest Dermatol. 1974;62(4):436–449.

61. Davis EC, Callender VD. Postinflammatory hyperpigmentation. A review of the epidemiology, clinical features, and treatment options in skin of color. J Clin Aesthet Dermatol. 2010;3(7):20–31.

第 77 章 红斑和毛细血管扩张的治疗方法

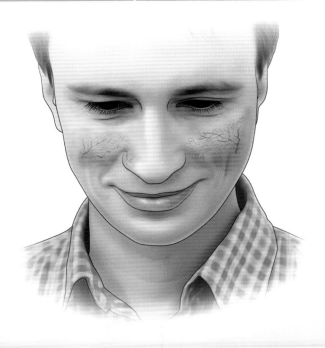

原著者　Margaret A. Weiss
　　　　Anne M. Mahoney

翻　译　邢晓婧　米　霞
审　校　党宁宁　徐永豪

概要

- 红斑和毛细血管扩张是常见的患者主诉。
- 治疗的主要方法是激光和 IPL 治疗；IPL 的优势是具有较大的光斑，因此治疗效果更好。
- 患者应了解需要多种治疗，通常需要维持治疗。

初学者贴士

- 无论选择哪种设备，都需要轻微的脉冲重叠来实现对治疗区域的均匀改善。
- 与 PDL 和 IPL 相比，KTP 引起更多的肿胀和瘀伤。
- 对皮肤颜色较深的人穿透深度增加，PDL 比 KTP 更安全。
- 不要在晒黑或晒伤的皮肤上使用 IPL。
- 使用 IPL 应重叠约 10%，以避免处理后出现"冲压"现象。

专家贴士

- 鼻部毛细血管扩张具有更强的治疗抵抗性；复发率很高，需要进行维持治疗。
- 在许多患者中，很难完全消除翼状毛细血管扩张，有必要从一开始就提醒患者进行维持治疗。
- 医生在治疗大面积病变时，要考虑的另一个因素是激光本身的磨损，大面积的病变会消耗更多的染料和冷冻剂。

切记！

- 与面部相比，颈部和胸部皮肤的表皮和真皮更薄，因此通常应使用更柔和的设置。
- 熟悉您选择使用的设备很重要。相同波长的设备不一定具有可互换的设置，单脉冲后出现红斑或紫癜的时间因设备而异。此外，激光器的使用（如更换染料套件）可能会影响性能和实际输出的能量。

陷阱和注意事项

- 不要用 1064nm 激光脉冲叠加，这样会增加瘢痕形成的风险。
- 因为 1064nm 的穿透深度，其具有导致视网膜损伤的最大风险，因此，应在眼睛附近采取适当的防护措施。
- 因为有增加瘢痕形成的风险，许多激光专家避免在鼻翼使用 1064nm 激光治疗。

引言

　　面部、颈部和胸部明显的红斑和毛细血管扩张是常见的主诉，也是病人来皮肤科门诊就诊的原因。这些症状最常见的病因是酒渣鼻和光损伤，不常见的原因有酗酒、药物、结缔组织疾病和遗传性疾病，如遗传性出血性毛细血管扩张。日光照射会损伤和削弱胶原蛋白和弹性蛋白，长期暴露会导致血管扩张症，表现为红斑和毛细血管扩张的体征。

　　紫外光损伤被认为参与了酒渣鼻的发生。酒渣鼻症状通常包括频繁的面部发红，其与面部红斑、毛细血管扩张、丘疹和脓疱相关。CREST（钙质沉着症、雷诺现象、食管动力异常、指端硬化和毛细血管扩张）患者的表现，传统上被称为垫状毛细血管扩张，它们在面部、颈部和手部最突出（图 77-1 和图 77-2）。

　　结缔组织疾病和其他全身性疾病可引起面部红斑和毛细血管扩张。真性红细胞增多症患者过去也使用激光

治疗（图 77-3 和图 77-4）。可引起红斑的药物有烟酸（而不是烟酰胺）、钙通道阻滞剂、环孢素、利福平、血管扩张药（如硝酸甘油）等。记住局部和皮损内类固醇可引起毛细血管扩张和红斑也很重要。皮肤的固有老化导致胶原分解和可见的毛细血管扩张。此外，反复的面部创伤也会引起局部红斑，最终导致血管扩张。毛细血管扩张常发生在手术瘢痕内部和周围，尤其是那些处于张力状态的瘢痕。

　　目前，治疗红斑和毛细血管扩张最有效的方法是激光和强脉冲光（intense pulsed light，IPL）。然而，其他治疗方法也有效。红斑和毛细血管扩张症患者的日常护理应使用温水、温和清洁剂和保湿剂。红斑毛细血管

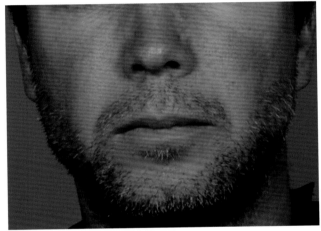

图 77-3　40 岁男性，因治疗面部红斑而就诊。几年前，这名患者因同一个主诉而就诊，被发现是弥漫性红斑和发汗。他被转介给他的初级保健医生进行全身性疾病的检查，发现有真性红细胞增多症。患者开始服用阿司匹林 81mg 和应用放血疗法。在重新评估时，患者的红斑要少得多，但在脸颊、鼻部和下巴上表现出明显的毛细血管扩张，以及弥漫性面部红斑

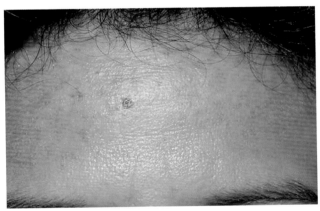

图 77-1　30 岁女性，有 Raynaud 病史，因毛细血管扩张症就诊，她前额有垫状毛细血管扩张

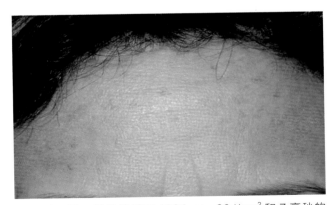

图 77-2　同一患者接受了 1064nm、90J/cm² 和 7 毫秒的一次治疗，随后在 30J/cm² 的脉宽为 2.4 毫秒、15 毫秒延迟和 5 毫秒时进行 590nm IPL 治疗，有显著改善。患者接受定期激光治疗，以保持垫状毛细血管扩张的清除，40 岁时诊断为 CREST 综合征

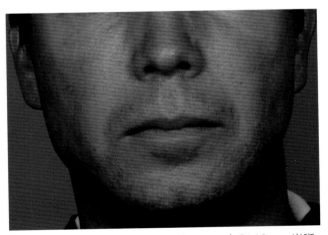

图 77-4　使用 Cutera Excel V（535nm）和 10mm 光斑、8.6J/cm² 和 10 毫秒进行 3 次治疗后，红斑明显改善。每次治疗的脉冲数为 153~160 个

扩张性酒渣鼻的处方外用药包括甲硝唑凝胶、洗剂和乳膏，壬二酸泡沫和凝胶，伊维菌素乳膏。尽管前者对丘疹脓疱型酒渣鼻比红斑和面部发红更有效，但局部用药可作为酒渣鼻患者的辅助抗炎治疗方法。

溴莫尼定凝胶（Mirvaso，瑞士洛桑 Galderma 公司）是 α_2 肾上腺素能激动剂，它引起血管收缩并可用于不同病因的红斑。当这种药剂最初投放市场时，人们对其潜在的功效有很大的热情，尽管在临床实践中，在停用 1~2 天后会出现明显的反弹性红斑。这种反弹性红斑可能延伸到直接用药区域以外的地方。因这些不良反应，溴莫尼定的受欢迎程度下降了。食品药品监督管理局目前正在审查有关外用氧甲基唑啉的研究结果。

药妆可以用来减少红斑和毛细血管扩张。外用和口服烟酰胺、绿茶、白菊花和甘草根都有可能通过不同的抗炎机制对红斑有益。绿茶也被证明对紫外线 B（UVB）的损害有保护作用。

历史上，电灼术被用来治疗毛细血管扩张。考虑到其力图到达底层血管时对表皮的损害，以及由此产生瘢痕的风险，它已经失去了人们的青睐。此外，虽然对烧灼的近期反应似乎是成功的，但复发是常见的。

激光和光基器件

背景

激光治疗红斑和毛细血管扩张是基于选择性光热分解理论：选择的光波长应与目标结构的吸收峰相对应，脉冲持续时间应等于或小于目标结构的热弛豫时间。这一原则规定，选择性破坏靶向目标，而对周围结构造成损害最小。

对于红斑和毛细血管扩张，靶向结构通常是血管内的氧合血红蛋白，因为它占总血红蛋白的大部分。为了解处理表面发红血管的最佳波长，必须知道氧合血红蛋白的主要吸收峰位于可见光范围中的蓝-黄-绿部分（418nm、545nm 和 577nm）。然而，418nm 的最短波长峰被黑色素强烈吸收，因此不应该用于血管激光（图 77-5）。即使波长达到 542nm 的光也会被黑色素吸收过多，因此不能对血红蛋白进行光选择性，若不用冷却来保护表皮，则可能导致表皮损伤。

第四个 700~1100nm 的宽带血红蛋白吸收峰在靶向深部血管时变得更加重要。一般来说，波长越长，穿透皮肤越深，光子散射越少，穿透的靶区位置越深。不仅波长越长穿透越深，而且对靶标的加热也越均匀。

脉冲持续时间由热弛豫时间决定。直径较大的毛细血管扩张需要较长的脉冲持续时间，以便有充分的时间使热量均匀地扩散到整个圆形血管（表 77-1）。较小血管可能需要较短的脉冲持续时间，但可能导致过热和血

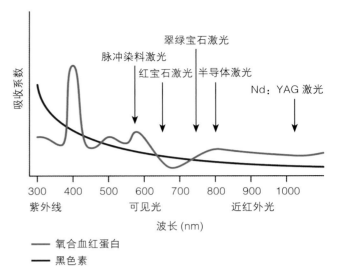

图 77-5　氧合血红蛋白和脱氧血红蛋白的吸收峰及相关激光

表 77-1　血管直径与热弛豫时间

直径（μm）	热弛豫时间（微秒）
10	0.048
20	0.19
50	1.2
100	4.8
200	19.0
300	42.6

管破裂，从而增加紫癜的风险。一般来说，长脉冲持续时间最少 6 毫秒（最多 40 毫秒）用于毛细血管扩张，以降低紫癜的风险。光斑尺寸越大，散射越小，穿透越深。

当提供足够的能量对靶血管进行热凝时，上覆表皮应保持无损伤。这就需要将黑色素的吸收降到最低，并采取一些保护性的表皮冷却方式。许多不同的激光和 IPL 系统都是基于这一目标而开发的。可以通过直接接触、冷凝胶、冷空气吹送或喷雾冷冻剂进行冷却。冷却也可在激光脉冲之前、之后或连续进行。在 Fitzpatrick 皮肤类型较高的患者中，如果过度使用冷冻喷雾剂，则存在色素脱失、色素减退和炎性色素沉着的风险。接触冷却可以通过蓝宝石晶体、石英或铜来实现。蓝宝石晶体比其他晶体更能保持低温。通过接触冷却，保持与皮肤的适当接触是很重要的，否则表皮损伤的风险会增加。流量需要根据血管基线温度进行调整；血管预冷温度越低，所需流量越高。

表 77-2 列出最常用的治疗红斑和毛细血管扩张的激光。经典应用的有脉冲染料激光（PDL）、磷酸钛钾（KTP）激光、翠绿宝石激光、Nd：YAG、红外半导体激光以及 IPL 设备。在考虑选择激光时，有几个注

表 77-2 常用于治疗红斑和毛细血管扩张的激光和能量设备

激光或能量设备	波长（nm）
脉冲染料激光器（PDL）	595
磷酸钛钾（KTP）激光	532
强脉冲光（IPL）	可变和多重
翠绿宝石激光	755
掺钕钇铝石榴石（Nd：YAG）激光器	1064
半导体	红外波长（800、810、900、940、980）

意事项，KTP 激光实际上是由掺钕钇铝石榴石（Nd：YAG）激光器产生的激光束，然后通过 KTP 晶体产生光谱中可见绿色部分的相干光。532nm 波长是几种血红蛋白吸收峰之一。黑色素的吸收显著，因此 KTP 激光不推荐用于 Fitzpatrick 皮肤类型高于 Ⅲ 型或明显晒黑的患者。

PDL 产生的光位于黄色光谱中，黑色素吸收较少。翠绿宝石激光容易被表皮黑色素吸收，因此最适合用于 Fitzpatrick 皮肤类型较低的患者。由于 1064nm 波长与黑色素的相互作用比用于血红蛋白的其他激光波长要小得多，它的使用使皮肤类型的治疗达到 Fitzpatrick Ⅴ 型，这是其他波长不可能达到的。由于 Nd：YAG 激光加热表皮和真皮内的水，皮肤过热的风险更高，可能导致表皮／真皮损伤，并最终导致色素减退、色素脱失、萎缩和瘢痕形成。因此，在使用这种波长时，应采用最小的光斑尺寸和最小的能量。此外，临床终点(如血管模糊)不太明显，因此存在过度治疗的风险，从而增加不良反应的风险。最后，半导体激光器在红外线区具有不同的波长，可以涵盖血红蛋白的第四个峰值，但由于存在表皮损伤的风险，因此很少用于治疗血管病变。以前，它们的使用频率高一些，但随着专门用于血红蛋白的激光的出现，它们的使用频率下降了。

IPL 设备包含一个非相干的闪光灯，它可以向皮肤提供可控量的黄色、红色和红外线波长。理论上，产生长于 550nm 连续光谱的非相干光设备应该比单波长激光系统有更多优点。首先，氧合血红蛋白和脱氧血红蛋白都应在这些波长上同时吸收。第二，更大的血管受到的影响应大于单一波长。第三，暴露血管与表皮的热吸收应尽量少重叠，因为较长的波长会穿透至更深的地方。该设备的其他优点还有光斑尺寸大，能够控制脉冲持续时间和脉冲之间间隔的长度，后者仅有某些设备具备。

对于 IPL 治疗红斑和毛细血管扩张，应选择截断值波长较短的滤器，滤器的波长值设定为最短。可以使用多个滤器来获得更高的选择性，并且现在有些选择性的系统也可使用陷波滤波器。IPL 设备满足选择性光热分解的标准，允许选择性加热周围组织的血管。脉冲通常被分离来确保脉冲之间的热弛豫时间和表皮冷却时间。现代 IPL 单元使用包括接触冷却和蓝宝石晶体来保护皮肤。

激光治疗红斑和毛细血管扩张的原则概述于表77-3。应根据激光器产生的光的颜色来分析激光器。

表 77-3 激光治疗毛细血管扩张和红斑的原则

较小、浅表、鲜红色血管需要较短的绿色或黄色波长	▪ 绿色——532nm（KTP） ▪ 黄色——585～595nm（PDL） ▪ 多重（IPL）——500～670nm、870～1200nm
更深的血管需要更长的波长或红外线	▪ 翠绿宝石激光——755nm ▪ 半导体——800～980nm ▪ Nd：YAG——1064nm
其他观点	▪ 大血管需要更长的脉冲持续时间 ▪ 光斑直径应为靶血管直径的 2 倍 ▪ 色素沉着的皮肤会受到可见光波长的损害 ▪ 大于 Ⅲ 型的皮肤只能用红外线波长处理

讨论

毛细血管扩张

对于包括鼻部在内的面部毛细血管扩张症的治疗，最常用的激光是 PDL 和 KTP，因为其特异性针对血管内氧合血红蛋白。应依据血管的大小调整脉冲持续时间，毛细血管扩张直径越小，脉冲持续时间越短。Vbeam Perfecta（Syneron Candela, Irvine, CA）是一种 PDL，其光斑大小为 3mm×10mm，可用于治疗线性形状的毛细血管扩张，10mm 或 7mm 的光斑也可以使用，特别是在治疗毛细血管扩张垫时。在激光脉冲之前通过有专利的动态冷却剂喷雾来实现冷却。脉冲持续时间可以从 10 毫秒延长到 40 毫秒，比原来的 PDL 长，这可以用于面部血管的治疗，而较少出现紫癜。适当时，脉冲部分重叠和脉冲叠加可以增强治疗效果。

KTP 532nm 激光也非常有效。分别用 532nm 与 595nm 激光治疗毛细血管扩张和红斑的对比研究表明，KTP 比 PDL 更有效，尽管它也与更多的水肿和发红有关。经过一次治疗，KTP 的清除率达到 62%，而 PDL 仅达到 49%。在研究中，PDL（Candela）的设置为 10mm、7.5J/cm² 和 10 毫秒，KTP（Laserscope, now Cutera）的设置为 5～10mm、9～10J/cm² 和 10～23 毫秒。

关于能量设置，最好从较低范围的推荐能量开始，预设参数是由公司赞助的临床研究确定的，这些能量设置被编程到激光器中，并根据需要增加。反应终点是血管收缩或血管略带紫色到灰色。Excel V（Cutera）的设置范围为 $5 \sim 7mm$，$8.6 \sim 9J/cm^2$，$8 \sim 10$ 毫秒，使用接触冷却。

翠绿宝石激光和半导体激光很少用于治疗毛细血管扩张。翠绿宝石激光在 755nm 被黑色素吸收很强，这是它很少使用的原因。虽然它有助于治疗较大和较深部位的毛细血管扩张，但它只能用于较低 Fitzpatrick 皮肤类型的患者。Ross 等发表了一项使用 755nm 激光治疗 19 例 Fitzpatrick I 型和 II 型皮肤患者面部毛细血管扩张的研究，使用 6mm 的光斑尺寸，平均能量为 88J/cm^2，脉冲持续时间为 $20 \sim 80$ 毫秒，在一次治疗后，血管清除率为 48%；值得注意的是，一名患者出现了瘢痕，表明这些激光存在这种风险。半导体激光对表皮的损伤也有类似的风险。Tierney 等比较了 532nm 激光和 940nm 半导体激光治疗面部毛细血管扩张的效果，他们发现在治疗小的毛细血管扩张方面效果类似，但是半导体更适合大直径的毛细血管扩张。

IPL 可用于治疗毛细血管扩张症，通常是治疗较大面积的面部、颈部或胸部时的选择，因为可用的光斑尺寸较大。已证明其与 PDL 效果相似。紫癜是不常见的，当它确实发生时，通常会很快消退。应达到类似的终点，即血管收缩和轻到中度红斑；IPL 晶体不应该有表明表皮损伤的灰色"脚印"。IPL 设备的选择部分基于光斑的大小。有些设备，如 StarLux Icon Max G 或 Y（Cynosure，Westford，MA），具有大的光斑尺寸（分别为 4.5cm×1cm 和 1.5cm×1cm），适用于处理较大的区域。科医人 M22（Lumenis Aesthetics，Yokneam,Israel）也有大和小两种光斑（3.5cm×1.5cm 和 1.5cm×0.8cm）。因为需要避开眉毛，较小的光斑对鼻子或前额很有用，两种设备都使用蓝宝石晶体冷却系统。

对于直径大于或等于 1mm 的毛细血管扩张，可以使用较长波长的激光，如 755nm 或 1064nm 激光；从较低的流量和光斑大小开始，并根据需要增加。 Excel V 和 CoolTouch Varia（Syneron Candela，Roseville，CA）通常用于 1064nm 的治疗。使用 Excel V 时，可使用 5mm、110J/cm^2 和 30 毫秒的光斑尺寸。该设备上的冷却是通过蓝宝石晶体的接触冷却，也可以使用超声凝胶。对于 CoolTouch Varia，可以使用 3.5mm 的光斑，能量为 $160 \sim 175J/cm^2$，30 毫秒，通过冷冻剂喷雾进行冷却。对于蓝色的 $2 \sim 3mm$ 的静脉，可能需要更大的流量。

鼻部毛细血管扩张对治疗非常有耐受性。复发率很高，需要进行维持治疗。IPL 具有良好的成功率，不良反应最小，但应使用足够的凝胶和接触冷却皮肤。VBeam Perfecta 脉冲持续时间更长，光斑尺寸为 3mm×10mm，也非常有效。尽管 Nd：YAG 有时用于鼻部血管，特别是紫色毛细血管扩张，但应谨慎使用，因为过热可能会在鼻翼上留下麻点和线性凹陷。1064nm 激光脉冲之间至少应间隔 2 秒，需要有效的皮肤冷却来降低过热和随后胶原过度聚集的风险。不得使用叠加脉冲，这会导致皮肤中的水非特异性过度加热而产生未吸收的热量，并导致坏死。因此，鼻部很少使用 Nd：YAG。在许多患者中，很难完全消除鼻翼毛细血管扩张；通常有必要从一开始就提醒患者进行持续治疗。

弥漫性红斑

对于不同病因的面部、颈部和胸部红斑的治疗，最常用的是 PDL、KTP 和 IPL。所有这些都显示出可重复的效果。一项比较 IPL 和 PDL 治疗红斑毛细血管扩张型玫瑰痤疮的研究表明，间隔 1 个月的 3 次治疗效果相似（图 77-6 和图 77-7）。对于 PDL，设置为 10mm、7J/cm^2 和 6 毫秒，对于 IPL 560nm 滤器，脉冲串的持续时间为 2.4 毫秒和 6.0 毫秒，间隔 15 毫秒，使用 25J/cm^2 的初始流量。同样，出于实用目的，尽管可以使用任何设备，IPL 是胸部和颈部的经典应用。KTP 和 PDL 可使用更长的脉冲持续时间来避免紫癜。使用 Excel V 532nm，能量为 $7 \sim 9J/cm^2$，脉冲持续时间为 $8 \sim 20$ 毫秒，光斑尺寸为 10mm。

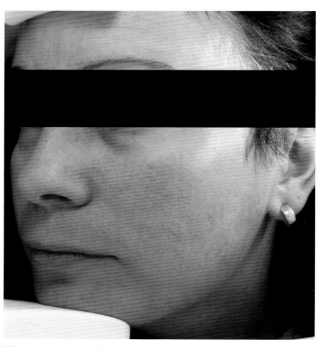

图 77-6　38 岁女性，患红斑毛细血管扩张型玫瑰痤疮（基线时）

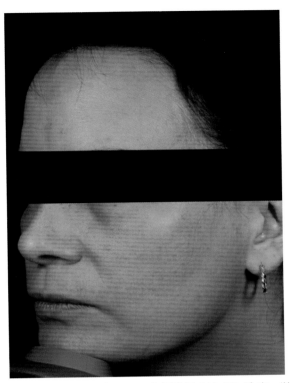

图 77-7　同一名患者每 6~12 个月接受 1 次 IPL 治疗，以控制她的体征和症状（2 年后）

Civatte 皮肤异色病

Civatte 皮肤异色病是表皮和真皮萎缩、色素沉着增加和血管新生的综合征。它的出现与太阳暴晒史密切相关。患者通常出现在 21—50 岁，Fitzpatrick 皮肤类型较低。不变的是，Civatte 皮肤异色病位于颈侧、颈前和上胸部，不累及像颏下这样的防晒部位。因为同时存在色素沉着和血管增多，用非相干多波长 IPL 治疗是非常有效的。Weiss 等发表了 135 例经 IPL 治疗的颈部和胸部皮肤异色病患者的数据，75% 以上的患者获得了清除。不良反应很小，其他研究也验证了这一结论。此外，患者和治疗医师都注意到使用 IPL 时，皮肤纹理和细纹都有所改善。最初这是早期研究中的一个偶然发现，但皮肤异色病通常伴有萎缩，这是一个有意义的额外益处。最后，IPL 具有更大的光斑尺寸，在提高治疗效率上更有优势。因此，IPL 通常是治疗皮肤异色病的首选。

也可以使用 KTP 和 PDL，但必须注意使用更大的光斑尺寸和降低能量。PDL 最适合于以扩张的血管为主且不伴过多色素沉着的皮肤异色病人。肉眼观察到的一些"棕色"色素沉着实际上可能是脱氧血红蛋白。PDL 通常对患者造成更多痛苦。医生在治疗大面积病变时要考虑的另一个因素是激光本身的磨损，大面积的病变会消耗更多的染料和冷冻剂。

无论选择哪种设备，都需要轻微的脉冲重叠，以实现对处理区域的均匀改善。跳跃区域会导致可见的"脚印"，可能是设备处理头的形状。这可以通过在不同的方向上进行多次治疗或在随后的治疗过程中改变矩形晶体的方向来减少。重复治疗可以改善病情，但应提前警告患者"脚印"或斑点的风险。皮肤异色病需要多次治疗，通常需要 3~5 次，并应严格防晒。

分步指南

每项手术前都应进行患者教育和知情同意。一个好的结果取决于医学上的治疗反应和病人的满意度。患者的满意度不仅取决于手术的技术成功，而且有时更多取决于他们的期望。在开始任何治疗之前，患者和医生的期望应该是相同的。

应教育患者每一个手术都有风险，没有任何一个手术每次都能保证良好结果。患者必须明白医学不是一门精确的科学，也不能保证他或她会对最终结果感到满意。应给患者时间来提问并获得完整答案。在对患者的理解和期望感到满意之前，不应继续治疗。与无理、过高要求或无法理解治疗计划和结果的患者建立适当的医患关系是很难的，这些类型的患者也最可能抱怨他们治疗的任何方面。

对于红斑和毛细血管扩张症的治疗，应在适当且一致的照明条件下拍摄标准化的照片。患者知情同意书应在手术前签字并注明日期。潜在风险包括但不限于紫癜、水肿、起疱、色素变化和瘢痕。明确患者期望，讲解可能需要的多种治疗和可能的维护治疗是必要的，并最终提高患者体验。此外，应指导患者采取适当的防晒措施，尤其是针对酒渣鼻和光化学损伤引起的红斑。

在面部、颈部或胸部，患者可能接受或不接受局部麻醉。一般来说，血管激光和 IPL 耐受性良好，因此不一定需要局部麻醉。有一些患者用 PDL 治疗面部大面积病变时会疼痛，需要局部麻醉。如果要使用局部麻醉，重要的是不含肾上腺素，因为肾上腺素会导致靶血管收缩。如有必要，应用冷空气吹气装置或冷辊（Cynosure，Westford，MA），可以在不使用局部麻醉剂的情况下进行舒适的治疗。与任何手术一样，在开始激光治疗之前，皮肤应没有化妆品、乳液、面霜或其他外用产品。患者可以用肥皂和水清洗，然后用酒精垫擦拭皮肤。为患者、辅助人员和治疗提供者提供适当的眼部保护至关重要。激光护目镜的光学密度（OD）至少应为 4。在面部治疗时，最好使用金属护目镜或一次性激光或 IPL 级眼胶垫。眼眶内治疗需要使用眼内护眼板。不要在眶缘使用穿透度深的 Nd：YAG 波长。

在门的外侧应能看到激光警告标志。在开始激光治疗之前，确保正确的脚踏板就位，并重新检查激光设置和冷却。对于具有多个波长的激光器，请重新检查所选波长，并检查眼镜是否合适。治疗后，一些临床医生使用 0.1% 曲安奈德乳膏，并使用 GentleWaves（L'Oreal, Ile Defrance, 法国）进行发光半导体（LED）40 秒治疗，这样可能会降低炎症反应。应说明联系方式，如果患者出现意外肿胀或瘀伤的情况下方便联系。如果患者在治疗后出现明显水肿，可使用一些辅助药物，包括外用类固醇、抗组胺药、口服泼尼松和利尿药。

毛细血管扩张

对于患有鼻或面部毛细血管扩张症的患者，可以使用长脉冲 PDL、Vbeam Perfecta、KTP/Nd：YAG 或 IPL（图 77-8）。对于颈部或胸部的毛细血管扩张，更大光斑直径的 IPL 设备在适当地调整能量后可进行更有效的治疗。

1. 大多数用于治疗血管病变的激光设备都是基于带有接触式或动态冷却装置的光纤传输系统。

对于接触冷却装置，水基凝胶直接涂在皮肤上，并且晶体或隔离附件直接抵在皮肤上。相反，对于动态冷却，因为用致冷剂冷却皮肤，不应使用凝胶。对于 PDL 而言，凝胶不是必需的，其可以引入水，在激光到达靶血管之前会减少能量。对皮肤施加最小的压力，因为目标可能被过度的手压压缩。治疗参数见表 77-4 和表 77-5。另见 KTP 和 PDL 治疗鼻毛细血管扩张。

2. 如果使用 IPL 设备，使用截断值为 560～590nm 的滤器。有些情况下，515nm 截断值滤波器可用于 I 型或 II 型皮肤患者。对于有固定光圈的设备，使用产生绿色或黄色波长的 IPL 头。如果使用接触冷却装置，则在皮肤上涂一层水基或偶联凝胶。在最小压力下，带晶体的冷却装置直接放置在覆盖目标区域的皮肤上。不能施加压力，因为目标血管会因压缩而塌陷，只留下很少的目标。图 77-9 显示了 IPL 晶体放在涂

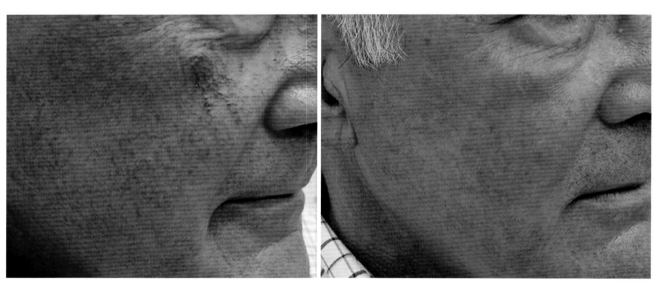

图 77-8　55 岁男性，面部毛细血管扩张进行性加重（左）。使用 1064nm 治疗较大的毛细血管扩张和 532nm 治疗较小的毛细血管扩张。3 次治疗后，显著改善（右）

表 77-4　PDL 和 KTP 治疗面部、胸部和颈部毛细血管扩张的参数

	脉冲持续时间（毫秒）	能量（J/cm²）	光斑直径（mm）	冷却
Excel V	面部：8～10	面部：8.6～9	面部：5	5℃和超声凝胶
	颈／胸：10～15	颈／胸：6～8	颈／胸：12	
Excel V：III 型皮肤	8～12	7～10	5～7	5℃和超声凝胶
VBeam Perfecta	6～10	11～14	3×10	冷却剂
VBeam Perfecta	6～10	5.5～8	10	冷却剂
VBeam Perfecta	6～10	7～12	7	冷却剂
VBeam Perfecta	6～10	7.5～12.5	5	冷却剂

表 77-5　PDL 和 KTP 治疗鼻部毛细血管扩张的参数

	脉冲持续时间（毫秒）	能量（J/cm²）	光斑直径（mm）	冷却
Excel V	8~10	8.6~9	5	5℃和超声凝胶
Excel V：Ⅲ型皮肤	8~12	7~10	5~7	5℃和超声凝胶
VBeam Perfecta	10~40	10~13.5	3×10	冷却剂
VBeam Perfecta	10~40	6.5~8.5	10	冷却剂
VBeam Perfecta	10~40	8~12	7	冷却剂
VBeam Perfecta	10~40	8~12	5	冷却剂

有凝胶的皮肤上。在皮肤上立即呈现出晶体形状的灰色是不可取的，也应避免晶体形状的明显红斑和荨麻疹。面部的赛诺秀 ICON MaxG，颈部和胸部的 MaxY 可使用 10~20 毫秒和 25~42J/cm²，科医人 One 3 毫秒，双脉冲，在总能量为 14~20J/cm² 的脉冲之间有 10~20 毫秒的关闭时间。该 ICON 为 SkinTel 带来更多优势，其可确定患者的黑色素指数，并据此提出一系列安全的治疗参数。对于较大的鼻部毛细血管扩张症，脉冲持续时间可延长，脉冲持续时间为 40~50 毫秒（图 77-10 和图 77-11）。脉冲叠加可用于面部、鼻部、颈部和胸部，并提高效率。在长时间的治疗过程中，一些设备晶体可能会开始升温，必须对此保持警惕。表 77-6 列出了治疗参数。

3. 不论使用什么光源或激光器，所有设备都有一些共同的特点和缺陷。典型的终点包括即刻血管收缩、可见血管内的光标记，这表示血管内凝血，或血管破裂导致即时紫癜。一般来说，紫癜会影响患者的工作，也可以避免且不影响疗效。紫癜发生时，应延长脉冲持续时间。如果没有发现血管收缩，可能因为整个血管没有被加热，要么需要增加能量，要么需要增加脉冲持续时间。因冷冻剂过度冷却皮肤，也存在色素沉着过多或色素脱失的风险。所有设备均应避免热烫。对于 PDL 和 KTP 激光，以及 IPL 可在治疗区域进行多达 3 次的治疗。

4. Cutera Excel V 和 CoolTouch Varia 是常用的 1064nm 激光。有多种波长相似的激光器。对于鼻部（而非鼻翼）、面部、颈部或胸部的毛细血管扩张，可使用 30 毫秒的脉冲持续时间、110~120J/cm² 的能量、5mm 的光斑直径和 5℃冷却。经常发现热效应在血管内超过治疗点的横向扩散，因此不需要重叠。脉冲间隔至少应为 1mm。堆叠脉冲可与 PDL 和 KTP 一起执行，

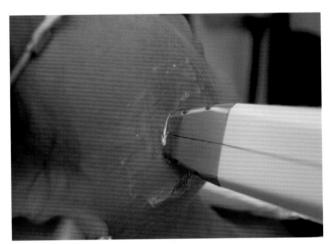

图 77-9　IPL 设备与皮肤上的冷却凝胶

但不应用于红外激光器，尤其是 1064nm 激光器。1064nm 激光对治疗前额蓝色的 1~3mm 毛细血管扩张特别有效。

Civatte 皮肤异色病

对于 Civatte 皮肤异色病，IPL 仍最常用，虽然也可以使用 PDL 或 KTP，尤其是在有明显可见的毛细血管扩张的情况下（图 77-12 和图 77-13）。如果是这种情况，可使用 IPL 进行 2~3 次治疗，然后使用 PDL、KTP 或 Nd：YAG 对较大的血管进行治疗。大的毛细血管扩张也可以先治疗，然后再用 IPL。

1. 当使用 IPL 治疗 Civatte 皮肤异色病时，其设置同治疗毛细血管扩张类似（表 77-6）。每次就诊至少进行 2 次治疗。第一次使用 20 毫秒治疗较大的血管，第二次使用 10 毫秒治疗色素沉着异常。如果血管特别大，脉冲持续时间可增加至 50~60 毫秒，能量约为 50J/cm² 或更高，具体取决于患者的皮肤类型和治疗反应。像科医人 One 和更新的 IPL 激光这样的设备通常具有依据 Civatte 皮肤异色病等临床表现的预设或推荐设置。

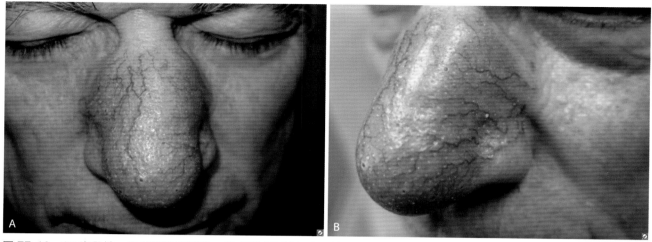

图 77-10 65 岁男性，患鼻赘型酒渣鼻。考虑到弥漫性红斑和较大的离散性毛细血管扩张，他接受了 VBeam Perfecta 和 Excel V（KTP 和 Nd：YAG）联合治疗。注意不要使用 Nd：YAG 进行脉冲叠加，而使用 PDL 进行脉冲叠加

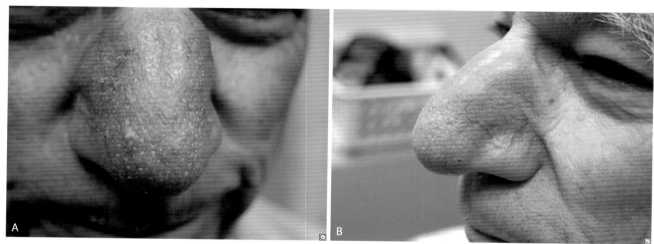

图 77-11 同一个病人经过连续 4 次治疗

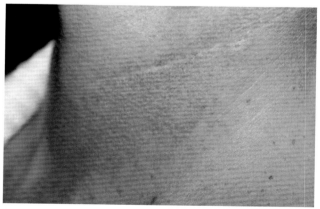

图 77-12 50 岁女性，患有广泛的光化性损伤，表现为 Civatte 皮肤异色病（注意无关的手术瘢痕）

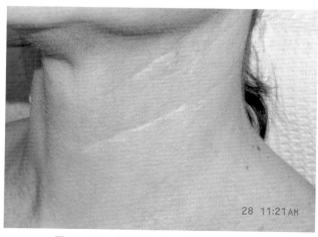

图 77-13 4 次 IPL 治疗后红斑明显改善

表 77-6　IPL 治疗面部、鼻部、颈部和胸部毛细血管扩张的参数

直径 <0.2mm 的血管	▪ 科医人 One：3.0 毫秒，560nm 滤器，14~20J/cm² ▪ StarLux Max G：5~10 毫秒，20~36J/cm²
直径 0.2~0.4mm 的血管	▪ 科医人 One：2.5/2.5 毫秒（10 毫秒延迟），560nm 滤器，14~22J/cm² ▪ StarLux Max G：10 毫秒，30~40J/cm²
直径 0.4~0.8mm 的血管	▪ 科医人 One：2.4/7.0 毫秒（10~15 毫秒延迟），590nm 滤器，15~24J/cm² ▪ StarLux Max G：10~20 毫秒，30~46J/cm²

2. 如果使用 VBeam Perfecta，则可以使用 10~12mm 的光斑、6~10 毫秒的脉冲持续时间和 5~7J/cm² 的能量。尽管快速的脉冲持续时间可能会减少总的治疗次数，但患者通常不喜欢其导致的颈部和胸部出现的紫癜。紫癜多见于脉冲持续时间为 2 毫秒时。

3. 对于 KTP，光斑尺寸为 10~12mm，能量 7~9J/cm²，脉冲持续时间为 8~10 毫秒。

对于出现面部、颈部或胸部红斑的患者，可在面部使用 PDL、KTP 或 IPL 设备，在颈部和胸部仅使用 IPL。治疗参数见表 77-7 和表 77-8。

表 77-7　IPL 治疗面部、鼻部、颈部和胸部 Civatte 皮肤异色病和红斑的参数

Civatte 皮肤异色病和红斑	▪ Lumenis One：2.5~3.0 毫秒，10~15 毫秒延迟，560 或 590nm 滤器，14~22J/cm² ▪ StarLux Max G：10~20 毫秒，22~46J/cm²

表 77-8　KTP 或 PDL 治疗面部、鼻部、颈部和胸部红斑的参数

	脉冲持续时间（毫秒）	能量（J/cm²）	光斑直径（mm）	冷却
Excel V	8~20，常从 10 开始	7~9，常从 7.4 开始	10	5℃和超声凝胶
Excel V：Ⅲ 型皮肤	8~20，常从 12 开始	7~9，常从 7 开始	10	5℃和超声凝胶
VBeam Perfecta	6~10	5~8	10	冷却剂
VBeam Perfecta	6~10	8~11	7	冷却剂

总结

红斑和毛细血管扩张是一个常见的问题，患者经常就诊皮肤科，渴望解决这些问题。大多数毛细血管扩张可以通过激光和光学设备进行治疗，尽管术后立即可以看到水肿和其他局部反应，但不会引起明显的紫癜。尽管有一系列设备可用，但 IPL 是治疗毛细血管扩张的主要方法，经济有效。

参考文献

1. Fowler JF Jr, Woolery-Lloyd H, Waldorf H, Saini R. Innovations in natural ingredients and their use in skin care. J Drugs Dermatol. 2010;9(suppl 6):S72–S81;quiz s2–3.
2. Clark C, Cameron H, Moseley H, Ferguson J, Ibbotson SH. Treatment of superficial cutaneous vascular lesions: experience with the KTP 532 nm laser. Lasers Med Sci. 2004;19(1):1–5.
3. Uebelhoer NS, Bogle MA, Stewart B, Arndt KA, Dover JS. A split-face comparison study of pulsed 532-nm KTP laser and 595-nm pulsed dye laser in the treatment of facial telangiectasias and diffuse telangiectatic facial erythema. Dermatol Surg. 2007;33(4):441–448.
4. Ross EV, Meehan KJ, Domankevitz Y, Trafeli JP, Annandono J, Jacoby M. Use of a variable long-pulse alexandrite laser in the treatment of facial telangiectasia. Dermatol Surg. 2010;36(4):470–474.
5. Tierney E, Hanke CW. Randomized controlled trial: comparative efficacy for the treatment of facial telangiectasias with 532 nm versus 940 nm diode laser. Lasers Surg Med. 2009;41(8):555–562.
6. Tanghetti EA. Split-face randomized treatment of facial telangiectasia comparing pulsed dye laser and an intense pulsed light handpiece. Lasers Surg Med. 2012;44(2):97–102.
7. Ozyurt K, Colgecen E, Baykan H, Ozturk P, Ozkose M. Treatment of superficial cutaneous vascular lesions: experience with the long-pulsed 1064 nm Nd:YAG laser. Sci World J. 2012;2012:197139.
8. Madan V, Ferguson J. Using the ultra-long pulse width pulsed dye laser and elliptical spot to treat resistant nasal telangiectasia. Lasers Med Sci. 2010;25(1):151–154.
9. Jasim ZF, Woo WK, Handley JM. Long-pulsed (6-ms) pulsed dye laser treatment of rosacea-associated telangiectasia using subpurpuric clinical threshold. Dermatol Surg. 2004;30(1):37–40.

10. Neuhaus IM, Zane LT, Tope WD. Comparative efficacy of nonpurpuragenic pulsed dye laser and intense pulsed light for erythematotelangiectatic rosacea. Dermatol Surg. 2009; 35(6):920–928.
11. Weiss RA, Goldman MP, Weiss MA. Treatment of poikiloderma of Civatte with an intense pulsed light source. Dermatol Surg. 2000;26(9):823–827; discussion 8.
12. Rusciani A, Motta A, Fino P, Menichini G. Treatment of poikiloderma of Civatte using intense pulsed light source: 7 years of experience. Dermatol Surg. 2008;34(3):314–319; discussion 9.
13. Stamatas GN, Kollias N. Blood stasis contributions to the perception of skin pigmentation. J Biomed Opt. 2004;9(2):315–322.
14. Weiss RA, McDaniel DH, Geronemus RG, et al. Clinical experience with light-emitting diode (LED) photomodulation. Dermatol Surg. 2005;31(9 Pt 2):1199–1205.

第 78 章　面部年轻化方法

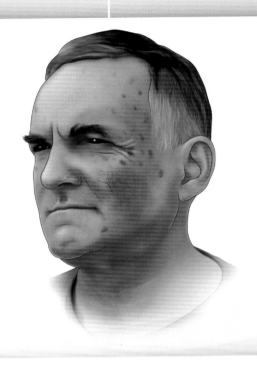

原著者　Min Deng
　　　　Brandon Coakley
　　　　Naomi Lawrence
　　　　Patrick K. Lee

翻　译　赵梓纲　米　霞
审　校　党宁宁　徐永豪

概要

- 使用化学剥脱、激光或光疗、磨皮和皮肤针刺可以改善皮肤的质量和纹理。
- 所有的治疗方法都有一个共同的机制，那就是有控制的损伤和激发皮肤的愈合反应。

初学者贴士

- 使用外用维 A 酸或氢醌乳膏的预剥脱方案，可以提高治疗效果。
- 在应用技术上保持前后的一致性，并记录治疗过程中的所有参数（预处理方法、去油的方法、处理的方法），以实现结果的一致性和可预测性。
- 在发际线和下巴周围要进行羽化剥脱，以防止分界过于明显，特别是中、深的剥脱。

专家贴士

- 中等深度化学剥脱是治疗弥漫性光化性角化病的一种很好的方法。
- 多项研究表明，使用局部方案与连续化学剥脱联合治疗可以改善黄褐斑。
- 苯酚剥脱也被用作眼睑成形术的辅助疗法或创伤更小的替代疗法。

切记！

- 在进行剥脱时，应考虑并记录许多参数，如预处理方案、脱脂方案、应用类型、剥脱时间和终点。
- 在术前 2 周，每天使用外用维 A 酸进行预处理，与不进行预处理相比，可以更快、更均匀、甚至使皮肤结霜。

陷阱和注意事项

- 在治疗当天评估皮肤发炎的任何部位。这些区域会吸收更多的剥脱液，并可能产生比预期更强的反应。
- 首次使用新开的化学液瓶时要谨慎。临床医生应特别注意临床终点。在少数情况下，标签上的浓度可能不准确。
- 使用 IPL 时避免意外处理眉毛／睫毛／头发，该设备脉冲持续时间较长，可用于激光脱毛。对眉毛的处理疏忽，轻则会导致暂时性的脱眉，重则导致永久性的眉毛密度下降。

患者教育要点

- 咨询预约是建立融洽关系和现实期望的关键，包括可能需要一系列治疗。
- 考虑到治疗的不适、愈合过程慢以及苯酚剥脱的潜在不良事件，患者的选择是十分重要的。

引言

面部老化的外观是由多种因素造成的，包括皮肤的纹理和质量、容量损失、肌肉运动。根据环境暴露和遗传差异，这些因素对每个人的影响各不相同。事实上，当比较相同年龄的人时，由于这些因素，他们的表观年龄会有很大的差异。使用化学剥脱、激光和光设备可以看到皮肤质量和纹理的改善。虽然也有其他的治疗方法，如磨皮和皮肤针刺，但所有的方法都有共同的机制，即在皮肤上有控制的损伤和刺激愈合反应。

化学剥脱

化学剥脱是一种在可控条件下快速、可靠、有效、经济的皮肤损伤诱导皮肤再生的方法。几个世纪以来，皮肤专家们一直在实践利用外用溶液来恢复皮肤活力，开创了利用化学溶液对皮肤产生有针对性的、可预测的和可再生效果的科学研究。经过系统培训的医生，可以用化学剥脱方案来治疗各种各样的问题，包括痤疮、光化性角化病、黄褐斑和光损伤。考虑到这些方案的美容性质以及从面部位置获取活检样本的困难，对其效果进行科学研究具有挑战性。随着新的浓缩剂、配方和复合剂的出现，市场上的剥脱剂数量也在逐年增加。此外，医生之间应用技术的差异和患者对损伤反应的差异使得结果的预测不可靠。

化学剥脱剂一般按损伤的相对深度分类（表78-1）。极浅层剥脱剂只穿透角质层，主要起去角质的作用，

表 78-1　化学剥脱分类指南 ª

剥脱类型	组织深度	化学剥脱液
极浅层	角质层	水杨酸 30%~50% 乙醇酸 Jessner 溶液，1~3 层 10%~20% TCA
浅层	表皮基底层	50%~70% 乙醇酸 Jessner 溶液，4+ 层 20%~30% TCA
中度	真皮乳头层	35%~40% TCA 35% TCA+Jessner 溶液 35% TCA+70% 乙醇酸 35% TCA+ 固体 CO_2
深层	真皮网状层	88% 苯酚 Baker-Gordon 苯酚

这些是指南。实际的穿透深度取决于多种因素，包括患者的皮肤特征和应用技术。

而浅层剥脱剂则渗透到表皮的基底层。中层剥脱剂可达真皮乳头层，而深层剥脱剂可达真皮网状层。虽然每种化合物的相对穿透深度通常由其化学性质（酸度、毒性和与内源性蛋白的代谢相互作用）决定，但患者固有的皮肤特征以及外科医生的应用技术都会影响穿透深度。治疗位置也可能导致结果的变化。与耳前脸颊或眼睑皮肤相比，以同样的方式使用同样的剥脱剂可能不会深入渗透入前额，因为前额的皮肤更厚，皮脂腺更多。

当进行化学剥脱时，最好建立一致的技术来提高结果的可预测性。一般来说，随着腐蚀深度的增加，潜在的不良反应也会增加。选择剥脱液时，化学剥脱的腐蚀深度应与要关注的组织学深度相对应。这种选择应该适合每个病人。为了尽量减少不良事件的发生，适当的剥脱前和剥脱后治疗方案也应该到位。

水杨酸溶液

水杨酸是最受欢迎的用于化学剥脱的 β-羟基酸。与其他化学溶液不同，它的亲脂性使它能够渗透到皮脂腺和毛囊。它可促角质溶解和粉刺溶解，清除细胞间脂质和桥粒，从而降低角质细胞和角质形成细胞之间的黏附性。作为一种浅层剥脱剂，即便是 Fitzpatrick IV~VI 型皮肤患者，对这种溶液也有很好的耐受性。

有许多水杨酸剥脱的配方，但最常见的是 20%~30% 浓度的乙醇基水杨酸溶液。先用丙酮使皮肤脱脂，然后将剥脱剂涂 2~3 层，从前额开始，然后是脸颊、鼻子、嘴唇皮肤部和下巴，持续 3~5 分钟。不需要中和。随着乙醇的蒸发和水杨酸的析出，皮肤会产生微霜，这标志着剥脱的完成。为了获得均匀的剥脱效果，可以使用更多的溶液，直到微霜均匀分布。接下来患者可以用温和的洗面奶清洗面部。

患者最初会有轻微的刺痛感，持续约 3 分钟，用冷风扇可以缓解。这种不适是暂时的，因为剥脱剂含有麻醉剂。不良反应通常是轻微和短暂的，最常见的是干燥。虽然炎症后色素沉着和色素减退在患者中有报道，特别是在皮肤发炎的区域，但这是短暂的，甚至在 Fitzpatrick 皮肤 IV 型及以上的患者中也是如此。虽然水杨酸的耐受性一般较好，但孕妇或哺乳期患者不应使用水杨酸，因为它属于妊娠 C 类。考虑到乙醇基的可燃性，还应注意避免同时使用激光或磨皮。

乙醇酸溶液

乙醇酸是最受欢迎的用于化学剥脱的 α-羟基酸。由于 α-羟基酸分子量最小，与其他化合物相比，它被认为有更好的渗透性。虽然它是一种在甘蔗中被发现的天然化合物，但临床配方通常是合成的。它以晶体的形式提供，必须首先溶解，然后应用于皮肤。这些剂型在

浓度、pH 值和载体等方面差异很大，临床医生应注意这些因素，因为它们都会影响其疗效。随着乙醇酸浓度的增加，渗透性和组织损伤也随之增加。与相同浓度的部分中性或酯化配方相比，游离形式的乙醇酸对组织的损伤更大（表 78-2）。与凝胶制剂相比，水溶液制剂具有更高的生物利用度和渗透性。

表 78-2　乙醇酸配方

▪ 游离酸
▪ 部分中和
▪ 缓冲
▪ 酯化

　　作为日常保养的一部分，市面上有很多配方，浓度为 8%~20%。在 3%~13% 的浓度下，每天 2 次，可以改善皮肤的纹理和保湿。在低浓度下，乙醇酸通过减少硫酸盐和磷酸盐基团来降低角质细胞的黏附性，导致脱落和表皮剥离。更强的乙醇酸剥脱剂，如 50% 和 70% 的配方，通常只被临床医生使用。在这些较高的浓度下，乙醇酸可诱导真皮下水疱形成，并伴有真皮炎症，从而导致皮肤再生新的胶原蛋白和基质物质。

　　在使用剥脱剂之前不使用任何预备剂。患者使用乙醇酸剥脱会有刺痛感和刺激感，使用手持式冷却风扇可以改善不适。这种剥离的终点是出现均匀的红斑，通常在 2 分钟内完成，最多不超过 5 分钟。如果皮肤开始白化或起霜，提示可能发生了更深层的渗透和表皮松解，应该停止剥离并中和。可以使用碳酸氢盐溶液或冷水中和乙醇酸的剥脱。如果使用碳酸氢盐溶液，应告知患者在放热反应期间会有嘶嘶声和热感。乙醇酸的剥脱也可以用水中和，这样可以避免反应，但任何残留的溶液必须完全冲洗掉，以完全去除酸。

　　乙醇酸和水杨酸一样，耐受性良好，可广泛应用于各种 Fitzpatrick 皮肤类型，但与水杨酸不同的是，乙醇酸在较高浓度下渗透性较难预测。为了减少皮肤深层剥离的风险，患者可以在剥离前 3~7 天停止使用外用类维生素 A 类，因为维 A 酸会导致皮炎和更深层的乙醇酸渗透。如果发生较深的渗透，患者可能会出现中层剥脱，伴有红斑、水肿、脱皮且愈合时间延长。脂溢性皮炎等炎症性疾病可能会造成皮肤不均匀和过深的渗透，因此必须谨慎治疗。同时也应关注治疗时应用程序的种类多少，以及剥脱液的应用时长，因为这些都可以增加损伤的深度。对于初次接受治疗的患者，一种实用的方法是以 50% 的初始浓度开始，以较短的时间接触，并在随后的治疗中逐渐增量，以提升耐受性。如果达到浅层剥脱，任何术后色素沉着或色素减退都应该是暂时

的。尽管如此，患者也应该被建议适当的防晒，因为乙醇酸是一种光敏剂。除了色素改变的风险外，少数患者可能会出现口周痤疮样皮炎，这种情况下应避免下颌部位继续剥脱。

Jessner 溶液

　　Jessner 溶液（Jessner solution）由 14g 水杨酸、14g 间苯二酚、14g 乳酸和乙醇组成，总容量为 100ml。通过复合多种剥脱剂，医生可以扬长避短，在发挥每一种剥脱剂优点的同时最大限度地减少任何单一剥脱剂的风险（图 78-1）。因此，Jessner 溶液在角质溶解和剥离的同时，具有较高的安全性。它可以单独用作浅层剥脱，或者更常见的是与 TCA 一起用作中层剥脱。在使用该溶液时，患者可能会感到刺痛和刺激，类似于水杨酸剥脱时的感受。临床医生应该以可能是析出的水杨酸形成的微霜，以及轻微的红斑作为主要终点。如果以 1~3 层涂覆，可以实现极浅层剥脱。使用更多的涂层，可以实现更明显的起霜和更深的渗透，但通常仍局限于表皮。总的来说，剥脱的耐受性良好，但患者可能会在表皮脱落后感到干燥和紧绷。这种剥脱也可以通过改变丙酮或酒精脱脂程序来滴定。脱脂擦洗或时间长度的变化允许进一步定制剥离深度。

三氯乙酸溶液

　　三氯乙酸（TCA）溶液应用广泛，根据使用的浓度和方案，可以用于浅层或中层剥脱。TCA 溶液的浓度可在 10%~35%。TCA 以晶体形式存在，需要以适当的质量体积比溶解在水中。35% 的溶液需要将 35g 晶体溶解在 100ml 水中。这种溶液对光不敏感，在室温下稳定。尽管过去曾使用较高浓度的 TCA 来达到类似于 Baker-Gordon 苯酚的深层剥脱效果，但现在的使用浓度通常不到 40%，可以降低瘢痕、色素沉着和红斑的风险。

　　TCA 可作为单一疗法，以达到浅层剥脱的效果。皮肤应适当脱脂，然后再薄薄涂抹上 10%~30% 的 TCA。与其他剥脱剂一样，浓度越高，渗透越深。临床医生应使用有斑点的白霜作为轻度剥脱的临床终点，使用冷湿纱布来中和剥脱。与水杨酸或 Jessner 溶液的剥脱不同，结霜是由皮肤蛋白质凝固而成，可以用来衡量病人对剥脱的反应。

　　35% 的 TCA 可以与其他表层剥脱剂联合使用，以达到中层剥脱，如 Jessner 溶液、固体 CO_2 或 70% 的乙醇酸，以针对更明显的光损伤、肤色变化、雀斑和脂溢性角化病。Jessner 溶液和 35% 的 TCA 组合（Monheit 组合）广受欢迎，因为这两种剥脱剂都可以在市场上买到（图 78-2 和图 78-3）。皮肤用丙酮或酒精脱脂，然

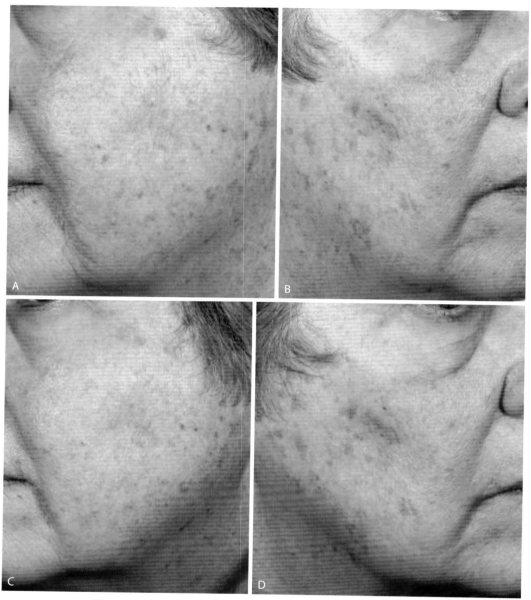

图 78-1　Jessner 剥脱：处理前（A、B）；治疗后 1 个月（C、D）

后用 Jessner 溶液处理。病人使用 Jessner 溶液后，一旦形成斑点霜和轻微红斑，就用浸在冷水中的纱布涂擦皮肤。这种初始剥离可以去除角质层，降低角质形成细胞之间的凝聚力，使 TCA 溶液更容易渗透。由于皮肤已经准备好并进行了处理，所以在 Jessner 和 TCA 步骤之间不需要第二个脱脂步骤。可轻轻或稍用力涂抹 35% 的 TCA。临床医生应该意识到，每次连续涂抹和更深的涂抹压力都会导致溶液渗透更深。临床医生应以中度结霜和红斑为主要终点，然后进行冷敷。患者可在 7~10 天内出现剥脱后红斑、水肿和剥脱，并发生上皮再生。

用 4 层 Jessner 溶液剥脱后，从皮肤上取下的活组织切片显示，变化仅限于表皮，没有真皮的变化。相比

之下，当 Jessner 与单层 35% 的 TCA 的联合使用时，术后不久可看到真皮水肿和炎性浸润。1 个月后，在真皮网状上层可见新的胶原纤维。当 Jessner 溶液于 3 层 35% TCA 联合后，术后表皮坏死和水肿更明显，胶原生成更旺盛，真皮网状上层的基质增加。

35% 的 TCA 也可以在初始使用固体 CO_2 之后应用（Brody 组合）。3 层 35% 的 TCA 可实现更强的中层剥脱，类似于 Jessner 溶液。为了涂抹固体 CO_2，先要取下一小块，在临床医生的手中大小合适，然后浸入 3∶1 的丙酮和酒精溶液中，在皮肤上滑动。固体 CO_2 可以去除角质层，对表皮造成物理损伤，形成表皮水疱。随着施加 CO_2 的压力增加，表皮损伤也会增加，从而使 TCA 溶液的渗透性更强。这对于个体化治疗角化过度

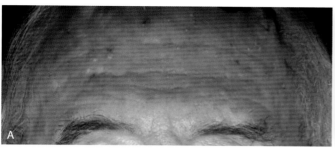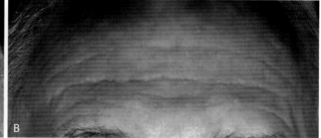

图 78-2　Jessner+35% TCA 中层剥脱
光化损伤治疗 - 处理前（A）、处理后（B）。

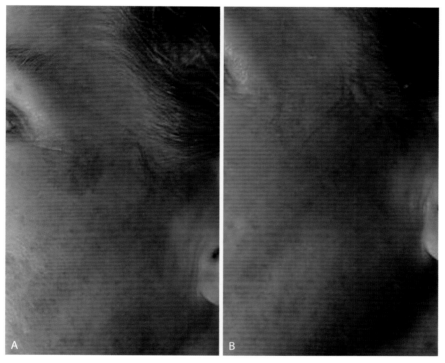

图 78-3　Jessner+35% TCA 中层剥脱
治疗薄层脂溢性角化 - 处理前(A)；处理后(B)。

区域是有帮助的。

　　使用固体 CO_2 之后，单层涂抹 35% 的 TCA 时，活组织检查显示较明显的表皮坏死，类似于 Jessner 溶液和 3 层 35% 的 TCA。当固体 CO_2 与 3 层 35% TCA 联合时，可以在真皮网状层上部看到新的胶原纤维，并伴有基质增加，延伸到真皮网状层。

　　类似于 Monheit 和 Brody 组合的概念，35% 的 TCA 也可以在 70% 的乙醇酸之后使用，以获得更深的剥脱（Coleman 组合）。此项技术中，可直接将 70% 的游离乙醇酸涂抹于皮肤，作用 2 分钟，不需要提前进行脱脂。两分钟后将皮肤冲洗干净，然后使用 35% 的 TCA 溶液。治疗后的活组织检查显示出增厚的真皮乳头层，但不如 Brody 组合技术明显。和 Monheit 组合一样，乙醇酸较易获得。然而，70% 的乙醇酸比 Jessner 溶液更难预测，因此必须小心谨慎，避免在无意中造成皮肤发炎部位更大的渗透。

　　除了全脸 TCA 剥脱，高浓度的 TCA 还被用于使用 CROSS 法（皮肤瘢痕的化学重建）治疗冰锥凹陷性痤疮瘢痕，后面具体讨论。

苯酚基溶液

　　苯酚基的剥脱是最深的化学腐蚀，可用于去除对其他剥脱方式抵抗的皱纹。最常用的配方是 Baker-Gordon 苯酚溶液（表 78-3）。此配方应新鲜配制，并经常搅拌，以确保浓度准确、均匀。此传统方法已被修订多次，包括安全性高、渗透性低、更具耐受性的 Exoderm 和 Venner-Kellson 方案。正如前面讨论的，渗透性并不完全由配方决定。虽然苯酚和巴豆油浓度的增加会导致组织损伤，但重要的是应用技术本身；涂层多、用量大会导致更深的剥脱和更多的炎症。

表 78-3　苯酚剥脱配方

贝克 - 戈登（Baker-Gordon）溶液	Exoderm 溶液	Venner-Kellson 溶液
3ml 88% 苯酚	1ml 91% 苯酚	8 盎司融化的苯酚晶体
2ml 蒸馏水	1ml 苯酚晶体	1 盎司浓缩的来苏水
8 滴消毒液	0.5ml 蒸馏水	0.5 盎司的橄榄油
3 滴巴豆油	0.5ml 混合物（乙醇，橄榄油，甘油，麻油）	1.5 盎司的蒸馏水
	2 滴巴豆油	10 滴巴豆油
	0.3ml 间苯二酚	
	10 滴皂液	
	0.2ml 柠檬酸	
	三羟甲基氨基甲烷缓冲液	

考虑到术中术后的不适、广泛的愈合过程和潜在的与苯酚剥脱相关的不良事件，病人的选择是至关重要的。为了减轻不适感，患者通常需要服用镇静剂，否则这个过程可能会很痛苦。患者还应在整个过程中进行心脏监测和静脉补液，以尽量减少心脏毒性的风险。病人的脸首先被清洗干净，并用丙酮去脂。然后，使用棉签涂敷器涂上一层薄薄的新鲜混合的 Baker 配方溶液、注意避免过量。首先应用于前额，然后脸颊、口腔周围和鼻部皮肤。整个过程应在 60～90 分钟内缓慢进行，以减缓苯酚的系统吸收，降低心脏毒性的风险。随着每个部位的处理，皮肤会因蛋白质凝固而立即结霜。为了延缓吸收，临床医生应该在每个美容单元之间等待 15 分钟。每个区域都应该羽化处理边缘，使之与周围的皮肤相似，以避免治疗区域和未治疗区域之间界线明显。患者应在整个手术过程至术后 1 小时进行心脏监测。一旦完成，剥脱剂可以保持开放或用防水氧化锌胶带密封。如果保持开放，应告知患者预计会出现红斑和水肿，并建议每天 2 次大量涂抹凡士林软膏。未封闭的苯酚具有类似于中层剥脱的穿透性，所以病人应该会有更快的愈合时间。对于深皱纹，患者需要在整个治疗表面用防水氧化锌胶带以条状交叠的方式将苯酚封住，保持 24~48 小时。在回访时，可以轻轻去除引流物或多余的渗出物。然后可以外用第二种由次没食子酸铋粉制成的面膜，下一周如果需要可以重复应用。在这周结束时，皮肤将重新上皮化，用凡士林软膏和温敷布摘除第二个面膜。

当进行深层剥脱时，临床医生应注意潜在的并发症。在一项对连续 43 名接受苯酚基剥脱的患者进行的研究中，一半在 30 分钟内完成剥脱的患者发生了心律失常，而在至少 60 分钟内完成剥脱的患者中，没有人出现心律失常。心律失常包括室性期前收缩（4）、二联律（2）、阵发性房性心动过速（2）、室性心动过速（2），与年龄无关（24—73 岁）。在 10 例心律失常患者中，9 例术前心电图无异常。如果采取预防措施，如静脉补液、

适当通风和预防性应用普萘洛尔，可降低心律失常的发生率。在一项回顾性病例系列研究中，181 名患者接受了全脸的苯酚剥脱治疗，与传统的 Baker-Gordon 配方相比，减慢了苯酚的吸收。尽管治疗超过了 30 分钟，静脉补液并预防性使用 1mg 的普萘洛尔，环境也是电风扇和空调的房间，以加强通风，但仍有 6.6% 的患者出现了心律失常。

除心脏并发症外，苯酚剥脱还易出现色素沉着、色素减退、长时间红斑和瘢痕。尽管 Exoderm 改良苯酚剥脱降低了不良事件的风险，但在一个亚洲患者的病例系列中仍显示出频繁的不良反应，包括炎症后色素沉着（74%）和持续 3 个月以上的红斑（11%）。色素减退很少，但 46 例患者中有 1 例（2%）发生。

与 TCA 溶液相似，高浓度苯酚也可作为单药治疗痤疮凹陷性瘢痕。由于应用面积有限，这种靶向治疗方法吸收率低，改善了风险状况，但仍需对患者进行色素沉着异常和红斑的风险咨询。

术前评估

皮肤特征

当评估化学剥脱的病人时，首要考虑的应该是患者的皮肤类型和特征。即使使用相同的应用技术，患者之间的差异也会显著改变化学剥脱的穿透程度，影响其安全性和有效性。在选择合适的剥脱方法时，皮肤科医生必须首先考虑患者炎症后色素沉着的倾向。Fitzpatrick 皮肤 Ⅳ～Ⅵ 型患者（表 78-4）炎症后色素沉着异常的风险更高。虽然浅表剥脱的人发生色素沉着、色素减退或瘢痕等不良事件的风险较低，但仍应给予适当的剥脱前治疗和剥脱后的防晒措施。在不太影响美观的部位测试也可以在整个过程之前进行。除了患者色素沉着的自然倾向外，固有的皮肤纹理也会影响剥脱效果（表 78-5）。与周围皮肤相比，炎症活跃区域使化学溶液渗透得更深，从而导致更深的消融。尤其是酒渣鼻患者，可能

表78-4　Fitzpatrick 皮肤类型分类量表

皮肤类型	特征
Ⅰ型	总晒也晒不黑
Ⅱ型	经常晒，不容易晒黑
Ⅲ型	有时晒，逐渐晒黑
Ⅳ型	很少晒，也容易晒黑
Ⅴ型	非常少晒，特别容易晒黑
Ⅵ型	从不晒，也很容易晒黑

表78-5　患者评估

病人特征	皮肤特征
患者的预期结果	炎症后色素沉着的倾向 Fitzpatrick 皮肤类型
术后管理和停工期的容忍度	活动性炎症的面积 酒渣鼻、皮炎等
愿意接受多种治疗	皮肤纹理薄而有光泽 vs. 皮脂丰富或角化过度的皮肤 Glogau 分类

炎症更重，剥脱后长期红斑的风险更高。薄而有光泽的皮肤患者同样会有更大的消融和更大的不良事件风险。相反，皮脂丰富的皮肤或具有角化过度皮损的患者穿透性较差，必须做好适当的准备才能引起预期的反应。同样，在相同的剥脱方案下，皮肤较薄的区域比皮肤较厚的区域更容易渗透。

病史和手术史

在进行病史检查时，医生应检查与愈合不良和预后不良相关的危险因素（表78-6）。有肥厚性瘢痕或瘢痕疙瘩形成史的患者应仅限于应用极浅层剥脱，以避免真皮损伤。患有活动性单纯疱疹病毒感染的患者应等到活动性创面痊愈后并在术前进行预防性治疗，以避免再次发作和病毒在新生皮肤上播散。如果有 HIV 感染史或

表78-6　从过去的医疗和外科病史中引出的因素

病史	手术史
瘢痕疙瘩／肥厚性瘢痕	接受过辐射
最近使用异维 A 酸（过去 6～12 个月）	面部手术史
单纯疱疹病毒	
艾滋病毒或其他免疫抑制	
尼古丁使用	
怀孕和哺乳状况	
口服避孕药或其他光敏剂	
葡萄球菌感染	
对任何剥脱成分过敏	

有尼古丁使用史，应就延迟愈合伤口的可能性向患者提供咨询。最近使用异维 A 酸的患者也应被告知延迟愈合和异常瘢痕的风险，即使是浅层剥脱。虽然有一系列的病例质疑是否有必要在异维 A 酸治疗完成后将剥脱时间推迟 6 或 12 个月，但也有病例报告显示，最近使用低剂量异维 A 酸治疗的患者出现瘢痕、长时间色素沉着和红斑，即使是用浅层剥脱治疗。在一个这样的病例中，患者先前在服用异维 A 酸时耐受了 70% 的乙醇酸，没有任何不良反应，这表明反应可能是不可预测的和具有个体特质性。

在询问手术史时，医生应检查是否有放射史或之前是否做过面部去皱手术或提眉术。辐射会降低皮肤再生所需的毛囊皮脂腺单位的血管系统和密度，从而延缓愈合。同样，如果患者之前做过面部手术，有广泛的破坏，那么浅表血管丛可能会在术后立即被破坏，延迟愈合。最后，还应询问育龄妇女是否可能怀孕或是否正在哺乳。

基于证据的外科技术考虑

在进行化学剥脱时，选择合适的药剂是很重要的，而且必须与适当的技术相结合才能达到预期的效果。在实施剥脱时，应考虑并记录许多参数，如预处理方案、脱脂方案、使用类型、剥脱时间和终点（表78-7）。如果病人再次接受治疗，并且对之前的反应满意，那么外科医生就可以重现同样的结果。相反，如果病人之前的治疗有不良事件，外科医生可以调整技术方法来改善效果。

表78-7　外科技术方法影响皮肤治疗深度

预处理方法
脱脂方案
化学剥脱擦洗强度
涂敷层数
剥脱时间

皮肤预处理方案

在使用化学溶液之前化学剥脱过程就已经开始了。与不进行预处理相比，每天使用局部维 A 酸预处理 2 周可使皮肤更快、更均匀的霜化。维 A 酸有助于减少皮脂，还可以使角质层变薄，提高剥脱的功效，而不会明显增加不良事件。局部应用维 A 酸预处理也能加速上皮再生。在一项随机双盲、安慰剂对照的前瞻性研究中，将面部以中线为基准一分为二，分别给予不同的处理，对比安慰剂和 0.1% 维 A 酸乳膏预处理的效果。在使用 35% TCA 剥脱前进行预处理，维 A 酸预处理的半脸中，75% 在 1 周时已达到完全上皮化，而安慰剂处理的半脸只有 31%。

在有炎症后色素沉着风险的患者中，与没有预处理或 0.025% 维 A 酸乳膏预处理相比，使用氢醌预处理 2 周可减少术后色素沉着。一项单盲、随机前瞻性研究显示，观察乙醇酸治疗的患者（I 组）、乙醇酸治疗前使用 0.025% 维 A 酸霜预处理 2 周的患者（II 组）和乙醇酸治疗前使用 2% 氢醌霜治疗黄褐斑患者（III 组）的主观反应和客观反应，发现 III 组的结果更好。仅用乙醇酸治疗组有 20% 的患者出现炎症后色素沉着，而使用维 A 酸和氢醌治疗组的这一比例分别降至 14.3% 和 5.5%。另一项随机双盲对照试验也同样证实了这一结果，该试验比较了 Fitzpatrick III 型皮肤及以上患者在中层 TCA 剥脱前使用 2% 氢醌和 0.025% 维 A 酸预处理 2 周的效果。炎症后色素沉着仅限于经维 A 酸预处理的一组患者，而在经氢醌预处理的患者中未见发生。虽然没有评价深层剥脱前使用氢醌预处理的好处的相关研究，但有一个随机对照试验评价了剥脱性 CO_2 激光磨削治疗前 2 周进行预处理（每天 2 次 10% 乙醇酸处理、每晚 1 次 4% 氢醌乳膏处理和每天 2 次 0.025% 维 A 酸霜处理）的效果，显示与不进行预处理相比，进行预处理不能有效降低炎症后色素沉着发生率。由于激光换肤可作用到皮肤真皮层，类似于深层化学剥脱，而氢醌预处理仅对浅中层深度的剥脱有效，所以在预防深层化学剥脱后炎症后色素沉着方面可能无效。

对于 Fitzpatrick I～II 型皮肤的患者，可在剥脱治疗前 2 周每晚使用 0.025% 维 A 酸乳霜。Fitzpatrick III 型皮肤或以上的患者，在进行浅层及中层化学剥脱前，可每日两次使用 4% 氢醌霜，为期 2 周。然而，必须注意评估患者拟行剥脱治疗时的皮炎。由于化学剥脱溶液容易渗入炎症区域，所以如果皮炎过重，可以考虑推迟治疗。

化学剥脱技术

化学剥脱治疗首先应该脱脂，去除皮肤表面多余的皮脂，甚至角质层，使剥脱溶液可以均匀地渗透入皮肤。皮脂是亲脂的，疏脂溶液不会渗透入残留皮脂的区域。油性皮肤或皮脂腺旺盛的患者可以使用强力的脱脂磨砂膏。文献中已报道多种脱脂剂，包括酒精、消毒液体肥皂、乙醚还有丙酮。与丙酮等较温和的清洁剂相比，乙醚能更深度地去除皮肤油脂。许多皮肤科医生更喜欢使用丙酮。过度角化病变可阻止剥脱溶液的渗透，某些区域可以针对性地进行更有力的擦洗，以使角质层适度变薄。

脱脂完成后，接下来我们要选择合适的化学剥脱溶液。刷子、纱布垫、棉签的应用方法应该标准化并记录下来形成文案，因为使用方法不同，效果可能不一样。这些物品应用的数量也会影响剥脱溶液的渗透性。随着

化学剥脱方案的步骤

在应用 Jessner 剥脱治疗之前，患者每晚应该使用 0.025% 维 A 酸乳霜 2 周。如果担心炎症后色素沉着，可以使用 4% 氢醌。在化学剥脱治疗当天，应对患者进行评估，以确保局部预处理方案没有引起严重的皮炎。轻微的红斑和表皮剥脱是允许存在的，但更严重的炎症会使治疗效果变得不可预测，并会导致治疗的延迟。

1. 将所需用品摆放在 Mayo 托盘上（清洁干燥的 2in×2in 纱布，彻底浸泡在一桶冰水中的 4in×4in 纱布，不锈钢杯，4in×4in 干纱布，蘸凡士林软膏的棉签，丙酮，适当的溶液瓶）。在整个手术过程中，为患者或助手提供一个手持风扇，以便向面部吹气。
2. 用一块 2in×2in 的丙酮纱布擦洗皮肤使其脱脂。擦洗的顺序是前额和颞部（一块纱布垫），脸颊（每侧脸颊一块纱布垫），下巴／鼻子／嘴唇周边皮肤（一块纱布垫）。用 2 分钟进行整张脸去油脂，记录下擦洗的力度（温和、中等、有力）。
3. 用棉签蘸取凡士林药膏，少量涂于鼻尖和嘴唇。
4. 取（1）2in×2in 纱布，将其完全浸泡在含有 Jessner 溶液的不锈钢杯中，然后拿出拧干。用非惯用手遮住眼睛时，用一块纱布擦额头和颞部。
5. 取一块干净的 2in×2in 纱布，用 Jessner 溶液浸泡过，然后拧干，敷在一边的脸上。
6. 在另一侧脸上重复第 5 步。
7. 另取一块干净的 2in×2in 纱布浸泡在 Jessner 溶液中，拧干后擦洗下巴、嘴唇皮肤部和鼻子。此时，应能看到轻度至中度红斑以及之前处理过的区域上的散在的轻度霜化。
8. 取 4in×4in 纱布垫浸泡在冰水中。轻轻挤去多余的水分，然后展开覆盖，从前额开始，然后移动到后续的治疗区域。为了病人的舒适，根据需要使用更多的冷敷布。
9. 几分钟后，冷敷布可以被去除，露出分散的霜斑和红斑。
10. 患者可以用温和的洁面乳洗脸，并可继续使用温和的保湿霜和防晒霜，直到剥脱剂完全清除。
11. 患者可以在 1 周和 1 个月后返回来评估他们的治疗情况并解决问题。

剥脱层数、深度的增加，潜在的愈合时间和发生不良事件的风险也会增加。剥脱层的强度会影响渗透深度。操作时的往复运动可促进渗透吸收。当使用固体二氧化碳时，增加摩擦二氧化碳的强度也会导致更深的渗透。

治疗后处理方案

患者应被告知，治疗的化学深度不同，出现红斑、水肿、剥脱或脱皮的情况也不同。为了帮助皮肤愈合，患者应该只使用温和的面部清洁剂和温和的局部润肤剂。除非有特别的意图，否则不建议在苯酚剥脱后进行封闭。患者还应避免在皮肤完全重新上皮化之前使用磨皮产品，如磨砂膏、面膜、爽肤水、维 A 酸或对苯二酚。剥脱术后出现红斑是正常的，但如果持续红斑超过 3 周，则可能是接触性皮炎或即将出现肥厚性瘢痕的迹象，应由临床医生进行评估。

有循证医学支持的适应证

痤疮

虽然化学剥脱可以作为辅助治疗，但是药物治疗仍然是治疗活动性痤疮的一线治疗。痤疮的治疗分为痤疮活动期的治疗和痤疮瘢痕期的治疗。不同的医生治疗和应用方案可能有所不同，而且在已发表的病例系列中往往没有详细的记录，因此很难推断出结果。然而，浅层剥脱剂（水杨酸、Jessner、乙醇酸、低浓度 TCA）均显示出治疗痤疮活动期病变的疗效。

特别是水杨酸剥脱剂，由于其良好的亲脂性、溶解性、易用性以及安全性而被广泛使用。在一项随机单盲前瞻性研究中，在轻度和中度痤疮患者中，将每 2 周使用 1 次 30% 水杨酸与 Jessner 溶液进行比较，观察 12 周，水杨酸在减少粉刺数量方面疗效更显著（53.4% vs. 26.3%，$P=0.001$）。就丘疹而言，12 周结束时的总体差异无统计学意义，但水杨酸组较早发生改善。两组均有患者出现红斑和炎症后色素沉着，但使用 Jessner 溶液治疗的患者出现红斑和炎症后色素沉着的频率更高。另一组研究也证实了这一结果，他们发现 30% 的水杨酸对粉刺和炎症性痤疮都有改善作用，与 Jessner 溶液相比，水杨酸对粉刺性痤疮的治疗效果更好。在第二项研究中，Jessner 溶液没有发现炎性皮疹的变化，但这些结果只在剥脱 3 次后进行了评估，而在之前的研究中都是剥脱 6 次后进行评估。在另一项随机双盲前瞻性的半脸对比研究中，对比了 30% 的水杨酸和 25% TCA 治疗 Fitzpatrick Ⅲ～Ⅴ 型皮肤患者的效果，两种治疗方法都改善了黑头粉刺和炎症病灶，两组之间没有统计学差异。作者注意到用水杨酸治疗的半侧脸没有并发症，而使用 TCA 治疗的患者有较长时间的红斑（25%）和色素沉着（20%）。

乙醇酸也被发现是治疗炎症和非炎症性痤疮病变的有效方法。在一项研究中，对皮肤使用 70% 乙醇酸 2～8 分钟，每 10 天重复 1 次，作者观察到所有类型的痤疮皮损都有所改善，粉刺型痤疮改善最快，其次是丘疹脓疱型痤疮和结节囊肿型痤疮（分别是 3 次治疗，6 次治疗，8～10 次治疗）。虽然结节性皮损需要更多的治疗疗程，但作者注意到另一个好处就是改善浅表痤疮瘢痕。在一项单中心前瞻性单盲半脸对照研究中，使用 70% 的乙醇酸与 Jessner 溶液各 2 分钟进行比较，作者发现两组患者的情况都有所改善，但两种治疗方法都没有比对方更加明显的优势。在一项针对轻度至中度痤疮的头对头前瞻性随机双盲半脸对照研究中，也将乙醇酸与水杨酸进行了比较。该研究中，30% 的乙醇酸涂于一侧半脸 4～5 分钟，30% 的水杨酸涂于另一侧半边脸 4～5 分钟。在 1 个月的随访中，两种治疗方法都减少了痤疮病灶的数量，但没有相对更明显的优势。然而，在 2 个月的随访中，水杨酸治疗组维持了这一改善，而乙醇酸治疗组出现了新的皮损。

痤疮瘢痕是化学剥脱业界研究的另一种常见的情况。2002 年，皮肤瘢痕化学重建（CROSS）技术问世。它是将高浓度 TCA 溶液（65% 和 100%）用削尖的木质涂抹器点到痤疮凹陷瘢痕底部，诱导胶原蛋白再生（图 78-4 和图 78-5）。由于该溶液是点涂的，不需要局部麻醉和镇静剂，愈合速度比传统的全脸剥脱要快。在 2002 年最初的病例系列中，两名医生对治疗前的照片和治疗 6 个月后的照片进行盲评，15/15 名接受 6 个或 6 个以上疗程的患者被认为效果良好或优秀（改善率 >50%）。在 100% TCA 治疗组中，所有接受 5～6 个疗程治疗的患者效果优秀（改善率 >70%）。在这一亚洲人群中，两组患者治疗后出现红斑和炎症后短暂色素沉着的频率相同。使用 70% TCA、90% TCA 和 88% 苯酚进行皮肤瘢痕化学重建，均有报道证实其能改善冰锥瘢痕。在一项 90% TCA 对比 88% 苯酚的半脸对照试验中，治疗前后的瘢痕等级都有显著改善，但在 10 分制的疼痛评分中，患者对苯酚的疼痛评分更高（5.3∶4.4）。治疗双侧均有持续性红斑和色素沉着，但只有 90% TCA 组出现色素减退和瘢痕增宽（各 2 例，14.3%）。在使用 80% TCA 进行皮肤瘢痕化学重建治疗的患者中，也有类似的瘢痕扩大和萎缩的病例报告，这提示应用技术时必须谨慎，溶液作用仅限于瘢痕深处。

日光性角化病

化学剥脱是治疗泛发性光线性角化病的一种很好的方法。在一项头对头的非随机半脸对照试验中，患者在左侧面部只使用 Jessner 氏溶液/35% TCA 中层剥脱，右侧面部使用传统的 3 周氟尿嘧啶外用治疗方案，然后

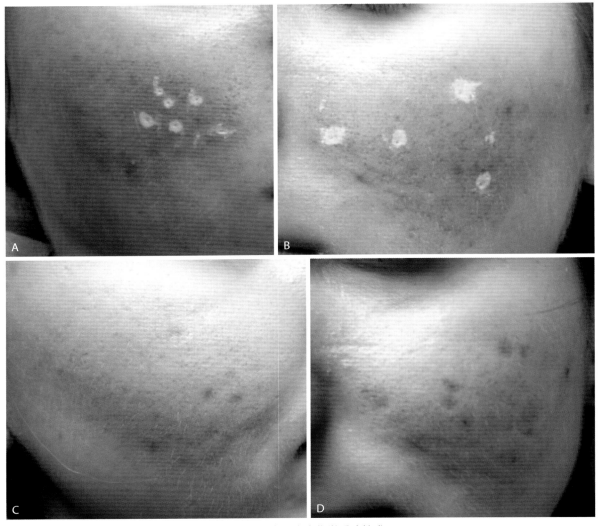

图 78-4 皮肤瘢痕化学重建技术
A、B. 应用后立即霜化；C、D. 早期术后的红斑。

分别在 1 个月、6 个月和 12 个月时进行评估。两组均采用每晚外用 0.025% 维 A 酸乳膏进行为期 2 周的预处理。两边脸光化性角化病的数量（75%）都显著减少了，但任何一边在随访终点前都没有显示出更有优势。1 个月后随访进行组织学检查证实了这一点，与预处理活检相比，角化过度和角化不全明显减少。在 6 个月后完成的一份问卷调查中，除了一名受访者外，所有人都报告说，由于单次治疗的便利性和较短的愈合时间，他们更喜欢化学剥脱。

与中层剥脱相比，单纯浅层剥脱治疗光线性角化病往往是不够的。在一项随机对照前瞻性的半脸对照研究中，评估每周单独应用乙醇酸与乙醇酸联合氟尿嘧啶的效果，为期 8 周，联合治疗组（fluohydroxy 脉冲剥脱）的 AK 降低 92%（范围 81%~100%），而单一治疗组仅降低 20%（$P<0.05$）。研究人员和患者都报告说，他们更倾向于联合治疗。除了减少光化损伤外，日光性黑子、

毛细血管扩张和皱纹也能在治疗后减少，整体美容得到改善。

黄褐斑

黄褐斑是一种获得性色素沉着，很难治疗。药物治疗仍然是第一线的，主要是防晒结合氢醌、维 A 酸和局部类固醇的治疗，但病人往往表现出不同的结果且复发率高。化学剥脱可作为一种辅助治疗方法，文献报道了相关内容。一般来说，预防复发需要连续治疗，联合治疗优于单一治疗，炎症后色素沉着仍然是一个很大的风险因素。

黄褐斑可依据在 Wood 灯下的表现，通常分为 3 型，即表皮型、真皮型和混合型。大多数研究使用浅层剥脱治疗表皮和真皮色素沉着，而深层剥脱治疗混合性的色素沉着。在一项半脸对照试验中，将 Jessner 溶液与 70% 的乙醇酸溶液进行比较，在 3 个月的时间里，

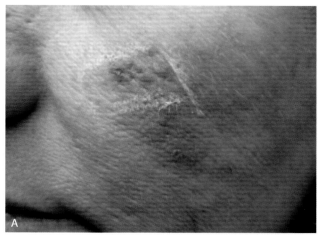

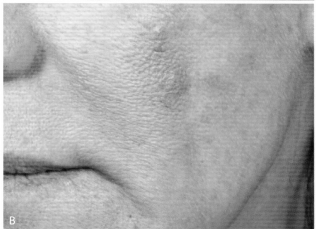

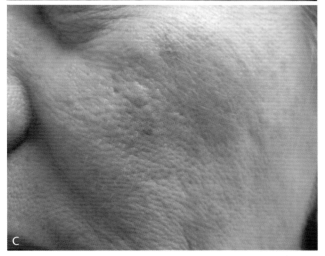

图 78-5　皮肤瘢痕化学重建技术
A. 预处理；B. 治疗后 3 个月；C. 治疗后 2 年。

每间隔 1 个月使用 1 次，每次使用 2 分钟，两组患者的 MASI 评分均有改善，平均下降 8.61 分，两组均无明显相对优势。虽然这一减少与单靠药物治疗的报告相当，但改善发生在 3 个月，而不是 10 个月。然而，有趣的是，用 Wood 灯照射来确定色素的深度不能直接预测临床反应。另一项研究调查了 100 名患者中使用 55%~70% 乙醇酸和 10%~15%TCA 的效果，结果显示，一半患

者需要少于 5 次化学剥脱，而另一半患者则需要 5~10 次治疗。虽然接受 TCA 治疗的患者需要更少的剥脱次数（4.1 次 vs.6.1 次），但这组患者的复发率和色素沉着率也更高（25% vs. 5.9%）。值得注意的是，这里没有讨论预处理方法。

多项研究表明，联合使用外用疗法和一系列化学剥脱技术可以改善黄褐斑。在两个独立的研究中，在治疗前让病人每晚使用 2% 氢醌或 0.025% 维 A 酸霜，连续 2 周，然后进行 6 次剥脱治疗，一个研究使用 10% TCA，另一个研究使用 20% 乙醇酸。对比两组均显示了初步效果，氢醌治疗组疗效更持久，复发更少。在另一项评估乙醇酸剥脱的额外收益的研究中，患者被随机分为两组，一组单独接受药物治疗（局部使用 20% 壬二酸乳膏和 0.1% 阿达帕林凝胶），另一组连续接受 8 次乙醇酸剥脱（35%~70%）联合药物治疗。联合治疗组的平均 MASI 评分下降了 83%，而药物治疗组下降了 69%。

还有研究使用其他的剥脱剂治疗黄褐斑。关于水杨酸的效果是不确定的，一项研究报告有效，而另一项研究则没有发现改善。一项随机单盲研究将 60 例表皮黄褐斑患者分为 2 组，分别用 Jessner 溶液（34 例）和 30% 水杨酸（26 例）治疗。患者预先使用 0.05% 维 A 酸乳膏 2 周，并建议使用 SPF60 的防晒霜，在 12 周的时间里，使用相应的化学制剂每 2 周进行 1 次治疗（共 6 次）。两组患者在治疗结束时以及 4 周和 12 周随访时的 MASI 评分均有统计学意义上的改善。两组都没有发现明显的更大优势。最近的一项随机、对照、前瞻性的表皮黄褐斑半脸试验中，比较了四种水杨酸剥脱剂联合 4% 氢醌乳膏与单用氢醌乳膏治疗的疗效。两种治疗方案治疗结束时均有改善，但加用水杨酸剥脱后效果无明显优势。

黄褐斑是一种很难治疗的疾病。浅层剥脱改善皮肤黄褐斑的机制尚不清楚。可能大多数黄褐斑是混合性的，而所见到的真皮黄褐斑的改善是表皮成分的改善。为了给患者提供最佳的治疗方法，患者应进行皮肤预处理，可使用氢醌等，并要有连续剥脱才能获得效果的预期，但仍可能会复发。

面部年轻化

面部年轻化和改善光老化是化学剥脱的主要作用之一。Glogau 分类可用于指导临床医生评估光损伤（表 78-8）。浅层剥脱可改善皮肤纹理和轻度色素沉着，而中层剥脱则可针对更广泛的光化损伤和细纹。然而，对于较深皱纹，应该使用作用较深的剥脱方法。乙醇酸是最受欢迎的面部年轻化的浅层剥脱剂之一。患者可以在治疗前使用维 A 酸和（或）低浓度的乙醇酸乳膏，然

表 78-8 光老化的 Glogau 分类

分组	严重程度	年龄段	皱纹	其他特征
I	轻度	20~35	最小的皱纹	没有角化 没有或很少化妆 没有色素沉着改变
II	中度	35~50	易起皱纹	早期明显的光线性角化 很少的脂溢性角化 少量的化妆
III	重度	51~65	静态皱纹	明显的光线性角化 明显的脂溢性角化 经常化妆
IV	极重度	66+	遍布很深的皱纹	皮肤颜色呈黄灰色 皮肤癌的病史 需要很浓的妆遮盖

Adapted with permission from Tung R, Rubin M. Procedures in Cosmetic Dermatology Series: Chemical Peels, 2nd ed. Philadelphia: Elsevier/Saunders; 2011.

后在皮肤耐受性允许的情况下，增加浓度（50%~70%）进行连续乙醇酸处理剥脱。对于皱纹和日光性黑子的治疗，可以让 70% 的乙醇酸在患处保留 4~8 分钟。在一项前瞻性安慰剂对照的半脸对照研究中，也同样测试和证实了乙醇酸的有益作用。该研究评估了一种 50% 的乙醇酸凝胶配方应用于面部、前臂和手部 5 分钟的效果。在连续 4 周的治疗后，通过临床和活检盲评患者。与对照组相比，在 3 个部位，乙醇酸都有显著改善粗糙的皮肤纹理、光线性角化病的数量和细皱的作用（所有参数 $P<0.0001$）。然而，粗皱纹却没有改善。临床改善也与皮肤病理改善相匹配，病理显示角质层更致密，颗粒层变厚导致表皮层变厚。

其他浅层剥脱剂被报道在治疗轻度光损伤方面也是有效的。在 30% 水杨酸剥脱的原始报告中，作者描述了他们治疗 50 例轻度至中度光损伤患者的经验。大多数患者认为治疗后在皮肤纹理、色素沉着和细纹方面都有改善。在半脸对照研究中，单一应用 35% TCA 剥脱与 30% 乙醇酸 5 次治疗后进行了比较。虽然在 3 个月时的改善客观上并不明显，但患者主观上报告称，35% TCA 剥脱的效果更好，而且使用图像分析软件检测到 35% TCA 治疗侧的细线更少。虽然这不是完整 Jessner/35% TCA 中层治疗方法，但这项研究确实表明，不愿意进行深层剥脱的患者可能需要使用浅层剥脱剂进行一系列治疗才能获得类似的结果。

对于严重光老化和色素沉着倾向较低的患者，更深层的苯酚剥脱是首选的，因为它们可以渗透到真皮。为了"收紧"皱纹，剥脱剂需要穿透网状真皮，使胶原蛋白再生。Baker-Gordon 溶液是所有苯酚类剥脱剂中渗透力最大的。在 1974 年发表的论著中，Baker 和 Gordon 等对他们之前治疗过的患者进行了临床病理相关性的跟踪研究。他们报道称治疗后患者皮肤的组织学发生变化，包括真皮胶原蛋白和弹性组织的增加，而且在治疗 13 年后仍可以看到，作者得出结论，深层皮肤剥脱引起的结构和临床变化是永久性的。从那时起，苯酚类剥脱剂被用于治疗光老化。在最近发表的一篇文章中，一组患者使用类似于皮肤瘢痕化学重建技术的间断点涂方法，沿细纹每隔 3mm 局部施用 88% 的苯酚。由于这个治疗过程痛苦是有限的，所以作者报道中途没有暂停，患者也没有使用镇静药。皱纹外观的临床改善与增厚的真皮层有关，就像在全脸化学剥脱中看到的那样，没有相关的恢复时间和风险。

苯酚类剥脱也被用作眼睑整形术的辅助治疗，或一种创伤更小的替代疗法。在用改良的苯酚制剂治疗的眼睑整形术后的患者中，大多数患者注意到皱纹和色素沉着得到改善。虽然一些皱纹在治疗后复发，但据作者报道，皮肤整体来说得到了永久性的改善与治疗。在另一项独立研究中，苯酚类剥脱剂被用作眼睑整形术的一种创伤更小的替代疗法，具有良好的临床效果。在 8 例 Fitzpatrick 皮肤 I~III 型轻度至中度上睑下垂患者的研究中，对上睑多余皮肤的局部区域进行 Baker-Gordon 苯酚剥脱，然后对剩余眶周皮肤进行 88% 苯酚剥脱。治疗后皮肤未进行包扎，愈合时间为 6~8 天，这与 88% 苯酚和 35% TCA 处理后的眶周区域相似。作者报道称这种治疗没有不良反应，术后眼裂明显增大。

激光与光疗

面部年轻化是一个快速发展的美容医学领域，很多能量设备被普遍和有效地应用于这一方面。2015 年，皮肤科医生进行了 200 多万次基于能量的治疗。基于能量的年轻化设备是基础科学和工业研究的一个活跃领域，现在的患者比以往有更多的治疗选择。这些设备的功能是通过选择性加热，从而改变目标组织。这是最常见的以光学为基础的设备，但年轻化也可以通过使用射频、超声波、甚至冷冻的方法（就像息肉冷冻治疗的情况一样）达成。光疗是基于选择性光热分解的基础理论来进行的。光热分解是选择性的，因为目标生色团所吸收的最佳波长的光是不同的。因此，在保持周围皮肤不变的情况下，光疗直接作用于生色团。光老化相关的主要生色团包括血红蛋白（毛细血管扩张）、黑色素（雀斑样痣）和水（萎缩和皱纹）（表 78-9）。

全区域设备和点阵设备都已用于临床实践。全区域设备将能量释放到皮肤的整个治疗区域，但通过利用目标组织的特定吸收光谱进行选择性治疗。常用的设备包括脉冲染料激光器（PDL，595nm）、磷酸钛钾激光（KTP，532nm）和强脉冲光（IPL，500~1200nm）。例如，595nm 的光由 PDL 发射到整个皮肤区域，但被血红蛋白选择性地吸收。这在不影响周围结构的情况下，在目标组织内产生热量。点阵设备利用 1200nm 以上的波长将水作为靶向生色团。由于水在皮肤中无处不在，选择性是通过点阵输送设备来实现的，该设备向处理区域发射不同宽度和密度的光束。这些单个的光束在靶组织中形成了"微热区"，一般占治疗区域的 10%~70%。经过多次治疗后，点阵设备可使组织接近 100% 消融，因此需要谨慎使用。这两种方法都是非常有用的，下面将详细介绍每种设备的具体用途。

全区域设备

许多利用不同波长的光治疗光老化的设备已投入商用。激光可发射一个特定的波长单色相干光，通常用来瞄准一个生色团。相反，IPL 虽在结构上由一个闪光灯组成，但它能发出由许多波长组成的多色非相干光，通常为 500~1200nm。虽然激光对特定的生色团具有更强的选择性，但 IPL 的优势在于它能产生不同波长的光，因此可以同时瞄准多个不同的生色团。当前的设备可以连接各种滤波器，使输出具有更强的选择性，消除了波长小于滤波器阈值的所有光。这种通用性使 IPL 成为一个非常有用的设备，可以用于多种使用单一波长治疗的情况。但是另一方面，如果使用不当，IPL 设备的灵活性也可能会成为一个阻碍，因为非特定的输出会使结果更难以预测，从而导致并发症。因此，为了获得更可预测的结果，需要有更多的经验来更好地驾驭它。

光疗设备在使用过程中会产生大量的热量，这可能会导致不必要的色素沉着、水疱，甚至有可能由于非特定的整体加热而留下瘢痕。为了避免这些并发症，设备应用的同时应该配合冷却机使用，该冷却机可通过直接接触冷却来发挥作用，也可以通过制冷剂喷雾来发挥作用。除了冷却设备，许多供应商也使用冷凝胶或强迫风冷来保护表皮，防止不必要的烧伤或色素变化。除了表皮保护作用外，使用冷凝胶还可以降低空气和皮肤之间的折射率，从而提高光的穿透能力。冷却时间与目标结构的深度成正比，表皮治疗的冷却时间较短，当用于治

表 78-9　适应证、常用的波长、脉冲时长和生色团的组织治疗终点

生色团	适应证	常用的波长（nm）	脉冲时长	组织治疗终点
血红蛋白	毛细血管扩张，樱桃状血管瘤，葡萄酒色斑	532，595，755，1064	毫秒	短暂的血管内紫癜（无瘀斑），紫癜和瘀斑
黑色素	雀斑样痣	532，595	纳秒级，毫秒级	靶区表皮变灰
	毛发	755，810，1064	毫秒级	毛发的破坏伴发毛周风团／红斑
文身颜料	美容性文身创伤性文身	532（红色，黄色，橙色，棕色），694，755，1065（绿色，蓝色，黑色）	皮秒级纳秒级	靶区表皮白化
水（非剥脱性的）	光老化，皱纹	1430，1550，1927，强脉冲光(560~1400)	毫秒级	红斑
水（剥脱性的）	光老化，皱纹，非特异性组织破坏（疣、良性痣、其他良性皮肤肿瘤）	2490，10 400	毫秒级	组织消融，红斑

注意：立即形成的水疱绝不是预设的组织治疗终点。

疗较深的真皮结构的时候，冷却时间则较长。

光老化最常见的表现之一是日光性黑子。这些明显的皮损是长期紫外线照射的结果，通常是美容患者不能接受的。黑子内的黑色素具有较宽的吸收光谱，在335nm处达到峰值，并逐渐递加至700nm以上。由于没有特定的峰值，因此可以有多个靶向波长，大多数外科医生选择输出在500nm左右的激光进行治疗，如KTP（532nm）或加装含有500nm以下波长的滤波器的IPL。IPL治疗这些良性的多余的色素沉积性病变有着显著的优势，并且目前研究也比较广泛。当使用合适的治疗参数时，良性的黑子可能会对治疗非常敏感，非典型或顽固的病变应考虑活检，以排除黑素细胞皮损，如痣甚至恶性雀斑样痣。

良性日光性黑子由黑素小体组成，黑素小体沿着表皮突在基底层堆积。这些黑素小体通过聚集在角质形成细胞细胞核表面，对慢性光损伤的皮肤起到保护作用。这可以保护核DNA免受紫外线辐射，可以防止癌症的发生。在治疗过程中，这些黑素小体优先吸收光子，在光能转化为热能的过程中降解，然后聚集在表皮内，形成"微痂"。在接下来的7～10天里，这些痂会从表皮中挤出来，在临床观察中，这些痂就像咖啡渣一样附着在皮肤表面。

慢性光损伤皮肤中的毛细血管扩张症也可以利用血红蛋白的吸收光谱来治疗。血红蛋白在542nm和577nm处具有较高的相对吸收能力，可以用KTP、PDL或IPL加上适当的滤光片将这些峰值包括在治疗波长范围内。根据选择性光热分解理论，能量脉冲持续时间应略短于靶生色团的热弛豫时间（TRT），这与生色团大小的平方相关。日光性黑子的相对较小的黑素小体大致是0.5μm，因此有70～250纳秒的TRT。这些短的TRTs是纳秒光谱调Q激光常用于色素着病变治疗的重要原因。更大的毛细血管扩张经常在30～100μm，因此有效地治疗脉冲时长应该在1～20毫秒的范围内。了解生色团大小和TRT的这些差异是很重要的，因为它可以解释一些常见并发症。当使用10～25毫秒范围内这些相对较长的脉冲持续时间时，这是典型的针对血管的治疗，色素沉着并发症更常见，因为这超过了黑素小体的TRT，可能导致大块组织被加热。

除了治疗血管和色素沉着的病变外，随着时间的推移，有一个不相关的明显的光子嫩肤的效果被发现了，特别是当使用近红外光谱的较长的波长如IPL（800～1200nm）进行治疗时这一作用更加明显。在这个光谱中，所发射的光以水为生色团目标，并已被证实能促进组织成纤维细胞增殖。光损伤皮肤由破碎的、增厚的胶原纤维组成，胶原蛋白3与胶原蛋白1的比例增加。经IPL处理的组织成纤维细胞显示出了胶原蛋白1产量的增加，以及负责胶原降解的基质金属蛋白酶的减少。

在所有的光学疗法中，病人的选择是成功的关键。选择性光热分解要求组织目标相对于周围结构具有独特的吸收光谱，从而具有选择性。例如，Fitzpatrick皮肤I型带有日光性黑子暗沉的患者治疗效果相对较好，因为低黑色素皮肤和富含黑色素的黑子之间存在吸收光谱对比：黑子内的黑色素容易吸收光能，而周围黑色素缺乏的皮肤则不受影响。相反，对患有相同黑子的褐色的Fitzpatrick III型皮肤的患者进行安全治疗则困难得多，因为整个皮肤的表皮黑色素含量都在增加。在第二种情况下，生色团更均匀地分布在整个皮肤，治疗可能导致不必要的色素沉着或烧伤。

除了选择合适的患者进行治疗外，还必须对治疗部位进行评估。

观察适当的临床终点对于成功使用激光和IPL至关重要。在使用任何仪器的起始剂量之后，应评估皮肤是否有损伤或水疱，这两者都表明治疗过量。在对色素性皮损使用KTP激光时，适当的终点是皮损的表面灰白；这应与过度损伤性治疗所见的白色变化和大疱相区别。当治疗目标是血管时，使用PDL应该转变为具有较长脉冲持续时间（3～10毫秒）的淡紫色，并且当使用较短的脉冲持续时间（<3毫秒）时会预期地出现紫癜。最后，IPL的预期终点是几分钟内出现非特异性轻度红斑，其随后持续约48小时。

每个仪器的第一次治疗效果应该是最好的，因为随后的治疗将具有较少的靶基。已经用多种仪器证明了这一点，Yamashita等用IPL处理黑子时使用共聚焦显微镜观察最具说服性。随着残留靶基的相对量减少，后续的每个治疗阶段，很容易观察到黑色素在临床和镜下减少，导致疗效递减。其他治疗方法仍有效果，但应与患者进行充分沟通，以便有适当的预期。

不同治疗部位相关注意事项

- 前额／眼睑：使用IPL时避免不小心照射到眉毛／睫毛／头发，该设备可用于脉冲时间较长的激光脱毛。在最好的情况下，不小心将眉毛去掉导致暂时性的脱毛，最糟糕的情况是，有可能会导致永久性的毛发密度降低。
- 上唇：该区域末梢毛发密度非常高，黑色素团密度越高，体部发热和意外形成瘢痕的风险越大。
- 颈部：颈部皮肤比面部皮肤更细腻，因为颈部的毛囊和附属器结构减少了，在治疗这个部位时，为了防止色素沉着和瘢痕，必须降低能量密度。

点阵激光

点阵激光彻底改变了光老化的治疗方法。第一个全领域修复激光是红外光谱中的波长，以水为主要靶基。由于水存在于所有组织中，初始的非点阵激光基本上是非选择性的，导致治疗区中表皮的完全消融。这种消融导致新的胶原蛋白形成和随后渴望得到的美容改善。虽然这可以使皮肤纹理得到更显著的改善，但并发症发生率也很显著：治疗区域经常被损伤和结痂数周，色素脱失／色素沉着、感染和瘢痕形成并不少见。点阵激光的引入允许部分表皮消融，并且来自未处理皮肤中的附属器干细胞会更快地形成上皮。

虽然点阵治疗所见的临床改善不如完全剥脱类激光那么令人印象深刻，但更快的恢复时间和更好的安全性使得这些仪器对临床医生和患者都更具吸引力。虽然这些仪器总体上更安全，但治疗并发症可能包括单纯疱疹再激活、暴发性痤疮、细菌感染、持久红斑、意外的色素改变、水肿和瘢痕。

顾名思义，点阵激光通过创建点阵仅对治疗区域内的一小部分产生效应而对治疗区域周围的组织没有影响。这些仪器产生非常窄的光束（微米级），通过变换宽度和深度造成组织凝固（近红外）的"微热区"（MTZ），完全消融（Er：YAG），或两者的组合（CO_2）。大多数现有仪器允许校准处理区域的百分比和激光能量输出（其确定穿透深度），以及达到治疗终点所需的通过次数。

值得注意的是，设置指定区域所需的治疗次数对于防止过热非常重要。例如，如果将治疗密度设定为60%并且在激光的单次治疗中实现，则无需治疗的皮肤可能会被无意加热，这可能导致不希望出现的水疱、色素变化和瘢痕。为了避免这种情况，许多仪器允许调整达到目标密度所需的治疗次数。每次治疗10%的皮肤，总共6次，使得组织冷却，这样不太可能导致意外的不良反应。当治疗富含附属器区域如胡须和上唇时，这尤其重要。虽然它略微增加了临床医生将治疗分成多次的时间，但是通过向各个方向扫描激光来提高安全性和毛发处理能力是值得的。

尽管具有相同的波长，但来自不同制造商的两种不同设备无法直接比较。光束特性在相同波长的仪器之间会有不同，一些仪器以高斯模式输出，而另一些仪器以"高帽"模式输出。此外，点阵密度在各设备之间无法直接比较：一些剥脱仪器在计算治疗密度时仅考虑激光柱，而其他剥脱仪器除了考虑激光柱还要顾及周围凝固范围。始终重要的是查阅制造商的说明书并从保守的参数开始，直到使用者获得更多经验。

非剥脱点阵激光

点阵设备利用各种红外线仅通过组织凝固来实现皮肤紧致。近红外线本质上是非剥脱性的，仪器输出的波长1410～1927nm。这些仪器的靶基是水，但在该范围内吸收系数不足以引起组织气化。相反，微热区却产生了组织凝固，这导致胶原再生。虽然与剥脱性仪器相比，这些仪器在单次治疗中不会产生相同的改善，但由于极短的停工期，它们可能更适合患者。除了更好的安全性，患者会有几天的水肿和红斑。虽然无法直接比较，但使用非剥脱仪器进行3～6次治疗可能会产生与单次剥脱治疗相似的效果。

最初的主流点阵非剥脱激光器是1550nm的铒激光，客观地讲确实做到了皮肤紧致和改善色素异常沉着。1927nm激光是在几年后于2009年推出的，这种波长能被水更好地吸收，最多穿透皮肤170μm，可以作用于表皮和真皮乳头层。不出所料，它可以显著改善浅表的色素问题，例如黑子和黄褐斑。除了浅表色素改善之外，一些研究表明它还可以减少光化学损伤并随之改善皮肤质地。

剥脱性点阵激光

目前激光面部年轻化的金标准是剥脱性点阵激光技术。这些设备能够产生几乎与传统全域剥脱性激光器相同的结果，但明显皮肤愈合得更快。此类别的两个主要波长是铒：钇铝石榴石（Er：YAG，2940nm）和二氧化碳（CO_2，10 600nm）激光。

这些仪器基于它们对于水相对的吸收率不同而具有不同的性质。Er：YAG比CO_2有效吸收率高16倍，这导致水分立即蒸发。瞬时蒸发导致MTZ的完全消融，而没有把热量传导超出激光点阵的范围。因为没有凝固，所以在治疗期间容易从MTZ观察到出血。和Er：YAG一样，CO_2激光也不被吸收。由于水蒸发得相对较慢，来自激光器的一些残余热量可能扩散到MTZ周围的组织中，从而形成凝固的外围层，在临床上可以观察到在治疗期间出血较少。除了治疗期间止血的差异之外，CO_2激光在术后会出现更持久的红斑。这被认为是由于作为消融通道的MTZ之间的组织的加热引起的。

研究表明，Er：YAG和CO_2激光均可改善皮肤皱纹、色素沉着、萎缩、质地和色调。一种波长优于另一种波长的优势尚未明确，尽管一些专家认为，用CO_2激光观察到的较长时间的红斑是更多更持久的胶原再生的标志，因此达到了更长期美容的效果。

总结

面部年轻化是常见的患者诉求。对于整体质地的改善，化学剥脱和基于激光／光的治疗都是非常好的选择。患者和外科医生应权衡每个治疗的相对益处和风险，因为治疗效果与色素沉着异常风险以及患者的停工期之间通常存在反比关系。

参考文献

1. Brody HJ, Monheit GD, Resnik SS, Alt TH. A history of chemical peeling. Dermatol Surg. 2000;26(5):405–409.
2. Arif T. Salicylic acid as a peeling agent: a comprehensive review. Clin Cosmet Investig Dermatol. 2015;(8):455–461.
3. Grimes PE. The safety and efficacy of salicylic acid chemical peels in darker racial-ethnic groups. Dermatol Surg. 1999;(1):18–22.
4. Kligman D, Kligman AM. Salicylic acid peels for the treatment of photoaging. Dermatol Surg. 1998;24(3):325–328.
5. Becker FF, Langford FP, Rubin MG, Speelman P. A histological comparison of 50% and 70% glycolic acid peels using solutions with various pHs. Dermatol Surg. 1996;22(5):463–465.
6. Moy LS, Peace S, Moy RL. Comparison of the effect of various chemical peeling agents in a mini-pig model. Dermatol Surg. 1996;22(5):429–432.
7. Tung R, Rubin M. Procedures in Cosmetic Dermatology Series: Chemical Peels. 2nd ed. Elsevier Saunders; 2011.
8. DiNardo JC, Grove GL, Moy LS. Clinical and histological effects of glycolic acid at different concentrations and pH levels. Dermatol Surg. 1996;22(5):421–424.
9. Sehgal VN, Luthra A, Aggarwal AK. Evaluation of graded strength glycolic acid (GA) facial peel: an Indian experience. J Dermatol. 2003;30(10):758–761.
10. Kaidbey K, Sutherland B, Bennet P, et al. Topical glycolic acid enhances photodamage by ultraviolet light. Photodermatol Photoimmunol Photomed. 2003;19(1):21–27.
11. Brody HJ. Variations and comparisons in medium-depth chemical peeling. J Dermatol Surg Oncol. 1989;15(9):953–963.
12. Monheit GD. The Jessner's + TCA peel: a medium-depth chemical peel. J Dermatol Surg Oncol. 1989;15(9):945–950.
13. Coleman WP, 3rd, Futrell JM. The glycolic acid trichloroacetic acid peel. J Dermatol Surg Oncol. 1994;20(1):76–80.
14. Camacho FM. Medium-depth and deep chemical peels. J Cosmet Dermatol. 2005;4(2):117–128.
15. Stone PA. The use of modified phenol for chemical face peeling. Clin Plast Surg. 1998;25(1):21–44.
16. Fintsi Y. Exoderm—a novel, phenol-based peeling method resulting in improved safety. Am J Cosm Surg. 1997;14(1):49–54.
17. Stone PA, Lefer LG. Modified phenol chemical face peels: recognizing the role of application technique. Clin Plast Surg. 2001;28(1):13–36.
18. Hetter GP. An examination of the phenol-croton oil peel: Part I. Dissecting the formula. Plast Reconstr Surg. 2000;105(1):227–239.
19. Stegman SJ. A study of dermabrasion and chemical peels in an animal model. J Dermatol Surg Oncol. 1980;6(6):490–497.
20. Truppman ES, Ellenby JD. Major electrocardiographic changes during chemical face peeling. Plast Reconstr Surg. 1979;63(1):44–48.
21. Landau M. Cardiac complications in deep chemical peels. Dermatol Surg. 2007;33(2):190–193.
22. Park JH, Choi YD, Kim SW, Kim YC, Park SW. Effectiveness of modified phenol peel (Exoderm) on facial wrinkles, acne scars and other skin problems of Asian patients. J Dermatol. 2007;34(1):17–24.
23. Gerber PA, Kukova G, Bolke E, Homey B, Diedrichson E. Severe hyperpigmentation and scarring following glycolic acid peel treatment in combination with low-dose isotretinoin. Eur J Med Res. 2014;19:60.
24. Picosse FR, Yarak S, Cabral NC, Bagatin E. Early chemabrasion for acne scars after treatment with oral isotretinoin. Dermatol Surg. 2012;38(9):1521–1526.
25. Hevia O, Nemeth AJ, Taylor JR. Tretinoin accelerates healing after trichloroacetic acid chemical peel. Arch Dermatol. 1991;127(5):678–682.
26. Garg VK, Sarkar R, Agarwal R. Comparative evaluation of beneficiary effects of priming agents (2% hydroquinone and 0.025% retinoic acid) in the treatment of melasma with glycolic acid peels. Dermatol Surg. 2008;34(8):1032–1039.
27. Nanda S, Grover C, Reddy BS. Efficacy of hydroquinone (2%) versus tretinoin (0.025%) as adjunct topical agents for chemical peeling in patients of melasma. Dermatol Surg. 2004;30(3):385–388.
28. Maloney BP, Millman B, Monheit G, McCollough EG. The etiology of prolonged erythema after chemical peel. Dermatol Surg. 1998;24(3):337–341.
29. Dayal S, Amrani A, Sahu P, Jain VK. Jessner's solution vs. 30% salicylic acid peels: a comparative study of the efficacy and safety in mild-to-moderate acne vulgaris. J Cosmet Dermatol. 2016;16(1):43–51.
30. Bae BG, Park CO, Shin H, et al. Salicylic acid peels versus Jessner's solution for acne vulgaris: a comparative study. Dermatol Surg. 2013;39(2):248–253.
31. Abdel Meguid AM, Elaziz Ahmed Attallah DA, Omar H. Trichloroacetic acid versus salicylic acid in the treatment of acne vulgaris in dark-skinned patients. Dermatol Surg. 2015;41(12):1398–1404.
32. Atzori L, Brundu MA, Orru A, Biggio P. Glycolic acid peeling in the treatment of acne. J Eur Acad Dermatol Venereol. 1999;12(2):119–122.
33. Kim SW, Moon SE, Kim JA, Eun HC. Glycolic acid versus Jessner's solution: which is better for facial acne patients? A randomized prospective clinical trial of split-face model therapy. Dermatol Surg. 199;25(4):270–273.
34. Kessler E, Flanagan K, Chia C, Rogers C, Glaser DA. Comparison of alpha- and beta-hydroxy acid chemical peels in the treatment of mild to moderately severe facial acne vulgaris. Dermatol Surg. 2008;34(1):45–50.
35. Lee JB, Chung WG, Kwahck H, Lee KH. Focal treatment of acne scars with trichloroacetic acid: chemical reconstruction of skin scars method. Dermatol Surg. 2002;28(11):1017–1021.
36. Dalpizzol M, Weber MB, Mattiazzi AP, Manzoni AP. Comparative study of the use of trichloroacetic acid and phenolic acid in the treatment of atrophic-type acne scras. Dermatol Surg. 2016;42(3):377–383.
37. Agarwal N, Gupta LK, Khare AK, Kuldeep CM, Mittal A. Therapeutic response of 70% trichloroacetic acid CROSS in atrophic acne scras. Dermatol Surg. 2015;41(5):597–604.
38. Weber MB, Machado RB, Hoefel IR, Manzoni AP, Da Silva Bastos Geler A. Complications of CROSS-technique on boxcar acne scars: atrophy. Dermatol Surg. 2011;37(1):93–95.
39. Lawrence N, Cox SE, Cockerell CJ, Freeman RG, Cruz PD, Jr. A comparison of the efficacy and safety of Jessner's

solution and 35% trichloroacetic acid vs 5% fluorouracil in the treatment of widespread facial actinic keratoses. Arch Dermatol. 1995;131(2):176–181.

40. Marrero GM, Katz BE. The new fluo-hydroxy pulse peel. A combination of 5-fluorouracil and glycolic acid. Dermatol Surg. 1998;24(9):973–978.

41. Lawrence N, Cox SE, Bordy HJ. Treatment of melasma with Jessner's solution versus glycolic acid: a comparison of clinical efficacy and evaluation of the predictive ability of Wood's light examination. J Am Acad Dermatol. 1997; 36(4):589–593.

42. Kalla G, Garg A, Kachhawa D. Chemical peeling—glycolic acid versus trichloroacetic acid in melasma. Indian J Dermatol Venereol Leprol. 2001;67(2):82–84.

43. Erbil H, Sezer E, Tastan B, Arca E, Kurumlu Z. Efficacy and safety of serial glycolic acid peels and a topical regimen in the treatment of recalcitrant melasma. J Dermatol. 2007;34(1):25–30.

44. Elaz A, Raza N, Iftikhar N, Muzzafar F. Comparison of 30% salicylic acid with Jessner's solution for superficial chemical peeling in epidermal melasma. J Coll Physicians Surg Pak. 2008;18(4):205–208.

45. Kodali S, Guevera IL, Carrigan CR, et al. A prospective, randomized, split-face, controlled trial of salicylic acid peels in the treatment of Latin American women. J Am Acad Dermatol. 2010;63(6):1030–1035.

46. Moy LS, Murad H, Moy RL. Glycolic acid peels for the treatment of wrinkles and photoaging. J Dermatol Surg Oncol. 1993;19(3):243–246.

47. Newman N, Newman A, Moy LS, Babapour R, Harris AG, Moy RL. Clinical improvement of photoaged skin with 50% glycolic acid. A double-blind vehicle-controlled study. Dermatol Surg. 1996;22(5):455–460.

48. Kitzmiller WJ, Visscher MO, et al. Comparison of a series of superficial chemical peels with a single midlevel chemical peel for the correction of facial actinic damage. Aesthet Surg J. 2003;23(5):339–344.

49. Brody HJ. Do chemical peels tighten the skin? Dermatol Surg. 2014;40 Suppl 12;S129–133.

50. Stegman SJ. A comparative histologic study of the effects of three peeling agents and dermabrasion on normal and sundamaged skin. Anesthetic Plast Surg. 1982;6(3):123–135.

51. Baker TJ, Gordon HL, Mosienko P, Seckinger DL. Long-term histological study of skin after chemical face peeling. Plast Reconstr Surg. 1974;53(5):522–525.

52. De Mendonca MC, Aarestrup FM, Aarestrup BJ. Clinical protocol for punctuated 88% phenol peels in the treatment of photoaging: a histopathological study of three cases. Dermatol Surg. 2012;38(12):2011–2015.

53. Gatti JE. Eyelid phenol peel: an important adjunct to blepharoplasty. Ann Plast Surg. 2008;60(1):14–18.

54. Parada MB, Yarak S, Gouvea LG, Hassun KM, Talarico S, Bagatin E. "Blepharopeeling" in the upper eyelids: a nonincisional procedure in periorbital rejuvenation— a pilot study. Dermatol Surg. 2008;34(10):1435–1438.

55. West TB, Alster TS. Effect of pretreatment on the incidence of hyperpigmentation following cutaneous CO2 laser resurfacing. Dermatol Surg. 1999;25(1):15–17.

56. American Society for dermatologic Surgery. "ASDS Annual Survey on Dermatologic Procedures." Press Release: "ASDS survey: Nearly 10 million treatments performed in 2015." 2015. http://www.asds.net/_Media.aspx?id = 9449.

57. Anderson RR, Parrish JJ. "Selective photothermolysis: precise microsurgery by selective absorption of pulsed radiation." Science. 1983;220(4596):524–527.

58. Hruza GJ, Tanzi EL. Procedures in cosmetic dermatology series. In Lasers and Lights. 4th ed. Elsevier; 2017.

59. Rofagha R, Zachary CB. Laser therapy. In: Bolognia JL, Jorizzo JL, Schaffer JV, eds. Dermatology. 3rd ed. Elsevier; 2012; Chapter 137.

60. Zenzie HH, Altshuler GB, Smirnov MZ, Anderson RR. Evaluation of cooling methods for laser dermatology. Lasers Surg Med. 2000;26(2):130–144.

61. Wat H, Wu DC, Rao J, Goldman MP. Application of intense pulsed light in the treatment of dermatologic disease: a systematic review. Dermatol Surg 2014;40(4):359–377.

62. Yamashita T, Negishi K, Hariya T, et al. "Intense pulsed light therapy for superficial pigmented lesions evaluated by reflectance-mode confocal microscopy and optical coherence tomography." J Invest Dermatol. 2006;126(10):2281–2286.

63. Li D, Lin SB, Cheng B. Intense pulsed light: from the past to the future. Photomed Laser Surg. (2016);34(10):435–447.

64. Manstein D, Herron GS, Sink RK, Tanner H, Anderson RR. Fractional photothermolysis: a new concept for cutaneous remodeling using microscopic patterns of thermal injury. Lasers Surg Med. 2004;34(5):426–438.

65. Buford GA. Chapter 53: Fractional laser skin resurfacing. Pfenninger and Fowler's Procedures for Primary Care. 337–352.

66. Cohen SR, Goodacre A, Lim S, et al. "Clinical outcomes and complications associated with fractional lasers: a review of 730 patients." Aesthetic Plast Surg. 2016;41(1):1–8.

67. Polder KD, Bruce S. Treatment of melasma using a novel 1,927-nm fractional thulium fiber laser: a pilot study. Dermatol Surg, 2012;38(2):199–206.

68. Weiss ET, Brauer JA, Anolik R, et al. "1927-nm Fractional resurfacing of facial actinic keratoses: A promising new therapeutic option." J Am Acad Dermatol. 2013;68(1):98–102.

69. Ghasri P, Admani S, Petelin A, Zachary C B. Treatment of actinic cheilitis using a 1,927 nm thulium fractional laser. Dermatol Surg. 2012;38(3):504–507.

70. Newman JB, Lord JL, Ash K, McDaniel DH. Variable pulse erbium:YAG laser skin resurfacing of perioral rhytides and side-by-side comparison with carbon dioxide laser. Lasers Surg Med. 2000;26(2):208–214.

71. Ross EV, Miller C, Meehan K, et al. One-pass CO2 versus multiple-pass Er:YAG laser resurfacing in the treatment of rhytides: a comparison side-by-side study of pulsed CO2 and Er:YAG lasers. Dermatol Surg. 2001;27(8):709–715.

72. Saedi N, Petelin A, Zachary C. "Fractionation: a new era in laser resurfacing." Clin Plast Surg. (2011);38(3):449–461.

第 79 章　颈部年轻化方法

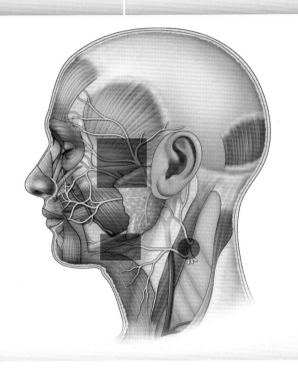

原著者　Hayes B. Gladstone
　　　　Shannon Humphrey

翻　译　赵梓纲　米　霞
审　校　任　军　徐永豪

概要

- 颈纹年轻化重塑是实现整体美学平衡非常重要的一方面。
- 多种内在和外在因素，包括遗传学、光损伤和重力均可导致颈部老化。
- 联合治疗对很多患者来说效果是最好的。

初学者贴士

- 随着年龄的增长，下颌轮廓变得不再清晰是一种不可避免的解剖学改变，可以通过 Nefertiti 提升法改善。
- 微量肉毒毒素表浅注射除皱是另一种有效的改善颈部整体外观的方法。

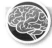

专家贴士

- 为了达到最佳修复和多层次美容恢复效果，稀释填充经常与以光或能量为基础的方式联合刺激组织收缩和紧致。
- 使用肿胀麻醉法抽吸颈部脂肪可以显著改善颈颏角并创造出令人满意的轮廓。

切记！

- 联合治疗是颈部年轻化最好的治疗方案。
- 皱褶缝合对最大化和维持提升非常有效。

陷阱和注意事项

- 颈部激光换肤操作时应小心，因为该部位缺乏毛囊皮脂腺单位，并且有瘢痕形成的风险。
- 有报道指出即使使用 CO_2 点阵激光也会留下瘢痕。

患者教育要点

- 停工期与机器的程序及其效率相关，两者有一个平衡点。
- 患者应该明白许多颈部年轻化的治疗方法必须定期重复治疗。
- 患者应该知道颈部年轻化是整体面部年轻化的一个组成部分。

引言

治疗颈部老化对美容皮肤科医生是个艰巨的任务。颈部皮肤薄而娇嫩，皮肤附属器和毛囊皮脂腺单位数量少，颏下脂肪厚度差异大，肥厚和隔开的颈阔肌带都是在操作时需要考虑的因素。颈纹年轻化重塑是实现整体审美平衡的关键。尤其是随着面部美容的日益普及，面部治疗后平滑的轮廓与颈部明显的干瘪衰老显得十分不协调。

颈部解剖

虽然颈部的整体解剖结构很复杂，但最常用于美容手术的面部解剖结构包括皮肤、皮下脂肪，颈浅筋膜系统和颈阔肌。颈部皮肤很薄，只比上眼睑稍厚一点。皮下脂肪的分布差异很大，它薄薄地覆盖在颈阔肌上，但容易堆积在颏下。还有一个更深的颏下脂肪垫。

颈阔肌是一个薄薄的盾状肌肉，起源于胸肌筋膜。它的前缘是口角处的笑肌。在后面，它插入 SMAS。颈阔肌由面神经颈支支配。它的血管供应来自于面部动脉的分支。目前还不清楚颈阔肌的功能是什么。在动物中，例如马，颈阔肌的收缩有助于抵御昆虫。在人类中，它可以下拉嘴角并起到稳定力量的作用。

胸锁乳突肌（SCM）是颈部的一块主要肌肉，通常不需要什么美容操作。然而，耳大神经（C2，C3）走行在胸锁乳突肌上方并且非常表浅，终止于耳垂周围的耳廓下方。它在外科颈部提升手术中很容易受损。脊髓副神经（CN XI）位于后三角，虽然不太可能在许多浅表的颈部年轻化重塑中受损，但在颈部提升过程中也容易受到损伤。在前面，面神经的下颌缘支在下颌角下方走行，然后进入到颈深筋膜的表层，下面就是颌下腺和面前静脉。它继续沿下颌骨走行，位置很表浅，终止于前连合的外侧。在少数个体中，其细支与面神经颊支吻合。在这些区域必须格外小心。

年轻的颈部

年轻的颈部的特点是肤色均匀，质地和轮廓平滑，皮肤紧致丰满，与面部协调一致。颈部的边界是锐利的下颌轮廓，平滑过渡到胸骨切迹。在结构上，年轻的颈部包括颏下以 105°～120° 的颈颏角和 90° 的颏下 SCM 角为特征。男性的颈部通常比女性肌肉更发达，颈围更大，轮廓更清晰，下颏更大。女性颈部的皮肤一般更光滑。米开朗基罗的大卫具有典型的年轻颈部。

老年人的颈部

多种内、外因素，包括遗传、光损伤、重力等，都是导致颈部老化的重要因素。整个面部和颈部的胶原蛋白和弹性减少导致皮下支持的丧失，并导致下垂和下颌下腺下垂。皮肤变得松弛，脂肪积聚在颏下区域，下颌骨轮廓被软化并产生双下巴。颈阔肌经常性的扭动、旋转运动和收缩，导致明显的带状水平横纹，而长期暴露于紫外线辐射破坏了皮肤质地和颜色，加速自然衰老的进程。颈阔肌带——垂直的颈中线条索——出现了。这一现象很可能有双重病因——遗传因素和前颈阔肌肥大。据估计，39% 的人口有不交叉（分离）的中线颈阔肌纤维。在年轻时不明显，但随着年龄的增长，脂肪减少，它们变得更加明显。周围组织的松弛也有助于这种分离。长达几十年的剧烈肌肉收缩导致了一些人的肌肉肥大。临床上，这促进了"雄火鸡"颈的发生。

治疗理念

在评估颈部时，最重要的是评估所有层面，包括皮肤、脂肪和肌肉，并准确地进行病理生理学诊断，才能治疗得当。通过一种类型的治疗就达到最大化的颈部年轻化是不常见的。就诊期间，从各个角度对病人进行检查是很重要的。在检查颈部时，让患者咬合并微笑是很重要的，因为这将有助于识别颈阔肌带。拍照片，然后给患者看也是很有帮助的。许多时候，患者不会意识到他们老化的颈部的范围，因为他们总是从正前方看他们的颈部。在制定计划时，重要的是要记住，如果抽脂术是治疗颏下脂肪的一种合适的方法，那么它可能会暴露颈阔肌带，这也需要治疗。同样重要的是要确定患者是否有一个突出的舌骨，它可以产生颈颏角不够鲜明的效果，和标准的美学是相违背的。了解外科颈部手术与全脸提升手术不同，不会改善下颌，也很重要。颈部美容修复的目的是改善松弛度、肤质，减少皱纹和突出带的出现，明确显出由颏下区水平面和颈部垂直面形成的颈颏角的轮廓。虽然外科手术仍然是金标准，并且效果最佳，但选择非外科手术的需求很大。因为它们针对老化的个体，通常联合使用非侵入性或最小侵入性的替代方法来达到最佳效果。

药妆品

外用制剂对持续的、预防性的或修复性皮肤护理方案十分有益，但必须注意：颈部的皮肤薄而干皱，很脆弱，容易受到刺激或伤害，且愈合速度可能会很慢。市场上旨在改善肤质和外观的日用或夜用配方数量惊人，其中含有诸多添加剂，包括用于光滑和补水的保湿剂、减少氧化应激和自由基损害的抗氧化剂（如维生素 C 和 E），以及局部生长因子和肽，以促进胶原和弹性蛋白的产生，从而改善皮肤的松弛和细小皱纹。维 A 酸——维生素 A 的活性形式，被认为是治疗光损伤的金标准——可以诱导胶原再生，从而显著改善弹性，细纹和色素沉着，但很有可能引起颈部明显刺激，应谨慎和低强度使用。非处方的维生素 A 强度弱，可能产生类似的效果，且耐受性更好。

神经毒素

肉毒杆菌毒素（BTX）是使用最广泛的治疗颈阔肌带和动态皱纹的方法。深部皮内注射，是在多个部位沿着每个垂直带的长度小剂量均匀注射，产生一个柔和的前颈部提升，并动态持续软化突出的条索。注射这些条带也可以减少一些患者水平的"项链"纹，但这是不连续的。指南建议根据患者评估和临床经验，分配到所有注射点的肉毒毒素 A 的总剂量为 30～60U。

随着时间的推移，下颌轮廓变得不再清晰是一种不可避免的解剖学改变，可以通过 Nefertiti 提升法改善，在这种方法中，在下颌下的多个部位注射小剂量的 BTX（每侧 15U 肉毒毒素 A），并将其皮内注射到主动收缩的后颈阔肌带的上半部分，以锐化下巴的轮廓，提升口角。

并不是每个人都适合颈部注射神经毒素，建议采取一些预防措施。BTX 最适合皮肤弹性好的年轻患者或手术未能消除的颈纹。对于广泛皮肤松弛、颈部皮肤弹性差和颈阔肌条索松弛的患者，注射可使颈部外观变得更糟。大剂量——一个部位超过 50U 肉毒毒素 A——可以产生颈屈肌无力和吞咽困难，应加以避免。

或者，微量肉毒毒素表浅注射除皱——向真皮或面部肌肉浅层和真皮之间的界面注射多个稀释的肉毒素 A 微滴——对于颈部有早期老化迹象的患者来说，是一种简单的替代方法。微量注射是针对皮肤表面之下的浅层纤维，减少出汗和皮脂腺的分泌，从而起到真皮内注射的效果。在颈部，尽可能浅表地将微滴注射到整个颈阔肌内，以改善皮肤的质地、颜色和平滑度，减少水平项链纹和垂直带的出现，并对下颌有提升效果，使下颌线颈颏轮廓更清晰。

填充剂

使用透明质酸（HA）、羟基磷灰石钙（CaHA）或聚 L- 乳酸（PLLA）等软组织填充物可以改善颈部残留的皱纹和皮肤松弛，尤其是与其他美容方法结合使用时。填充剂可用于颈部重塑，软化颈部项链纹，修复下颌线，改善颏下轮廓，皮内注射改善肤质。虽然颈部曾经被认为由于皮下组织稀少和出现并发症的风险而不适合使用微粒填充，但增加稀释比率提高了安全性，并改善了皮肤质地、厚度和皱纹。为了最佳修复和多层次美容修复，填充剂经常与以光或能量为基础的方式相结合，以刺激组织收缩和随后的紧致。

冷冻溶脂

颏下脂肪的积累可以形成一个钝颈颏角，使患者变老或看起来肥胖。冷冻溶脂广泛应用于身体的各个部位，通过控制局部冷却选择性地减少脂肪细胞，是一种有前景的非手术减脂术，可能是一种可行的替代抽脂术的方法。虽然在颈部使用冷冻法的数据有限，但一项对 60 名患者的关键研究表明，颈部轮廓明显改善，病人的满意度很高，平均脂肪层减少 2mm。颏下脂肪的冷冻溶解可能需要多次治疗才能达到预期的效果。

脱氧胆酸钠

脱氧胆酸注射液（Kybella）是第一个最近被食品和药物管理局（FDA）批准的微创、非手术治疗方法，以减轻颏下饱满的药物。颏下脂肪皮下注射脱氧胆酸可引起脂肪细胞溶解，导致明显的局部脂肪减少。4 个 3 期临床试验已证明具有显著的临床疗效，且只有如疼痛、肿胀、瘀伤和红斑等比较小的不良反应。虽然在去除靶向皮下脂肪后，通常会增加皮肤松弛的问题，但注射后通常不需要后续的或辅助的皮肤紧缩术，这表明脱氧胆酸可能会诱导皮肤收缩（图 79-1）。

微针

经皮胶原诱导（PCI）疗法，或称胶原诱导疗法，是一种微创治疗，以针刺引起物理创伤，以促进再生。微针配置应用于皮肤的细小针头，造成可控深度的皮肤损伤，被认为可以诱导炎症、增殖、重塑的组织修复级联反应，长达几个月持续改善整体肤质、厚度、表浅皱纹。对经过多次治疗的皮肤组织学的检查表明，6 个月时胶原沉积和表皮厚度明显增加。市场上的设备和系统激增，针头的长度为 0.5～3mm；增加针的深度显示出更好的效果，但也导致更长的停工期和更明显的肿胀、瘀伤和出血。因为治疗不会破坏表皮或造成开放性伤口，作为光老化皮肤的治疗方法，PCI 疗法正在慢慢获得应用，特别是在被认为不适合用激光或化学剥脱换肤的皮肤。该疗法耐受性好，停工期最短，但需要多次治疗才能产生明显的反应。在使用微针治疗颈部年轻化方面，尚没有供参考的实践指南。

能量设备

虽然人们必须谨慎地进行激光修复，因为颈部缺少毛囊皮脂腺单位且增加了瘢痕形成的风险，短脉冲二氧化碳激光对颈部皮肤仍可能是安全和有效的。它可以用来改善斑驳的色素沉着、肤质、各种细小皱纹和项链纹。

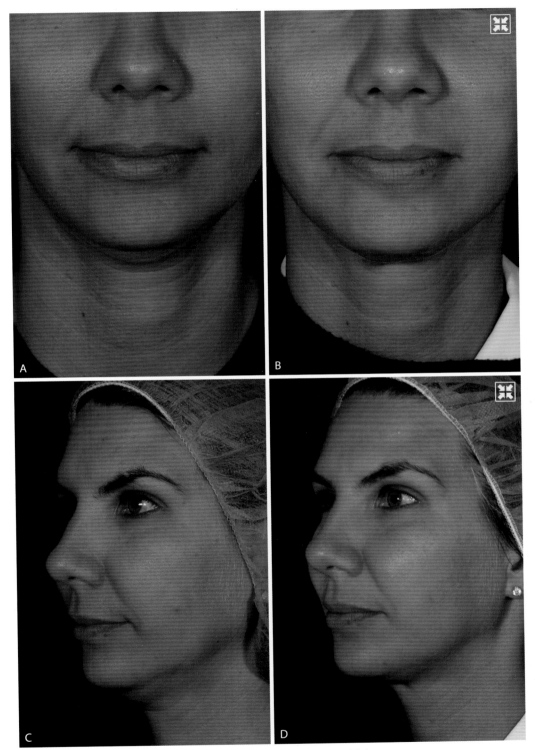

图 79-1 脱氧胆酸钠用于修复颏下轮廓
A、C. 一名 41 岁妇女治疗前；B、D. 用脱氧胆酸钠颏下注射 2 次 6 个月后（总剂量 6ml）。

一项包括了 308 名受试者的回顾性研究显示颈纹减少了 39%，没有任何色素沉着或瘢痕。较低深度的铒激光也被发现对颈部安全有效。非剥脱和剥脱性点阵激光的出现也为颈部皮肤的再生创造了更多的选择。非剥脱性点阵激光具有最短的停工期，但需要多次治疗才能有效。

CO_2 点阵激光可以使用，但只能使用一次并且需要设置低能量。有报道称，CO_2 点阵激光会造成瘢痕，并且色素减退的风险也会增加。

对于具有最小停工期的适度提升和紧致作用，高强度聚焦超声对合适的患者有中等的疗效。这项技术能穿透更深的皮肤，重塑胶原蛋白并可能对 SMAS 有效。它改善了下颌，并会改善颈颏角。尽管它倾向于只被用来治疗颈部，但如果同时治疗下面部，效果会更好，因为这样可以有额外的提升、紧致以及和谐的功效。高强度超声波会很痛。一位作者（HBG）用 1% 的利多卡因和 1/10 000 的肾上腺素进行小范围阻滞，等待 15~20 分钟，这样就没有肿胀，液体被吸收了，不会改变治疗效果。病人对这项技术非常满意。通常，此过程没有停工期，可能需要 6~12 个月见效。使用多次治疗，这种方法也可以用来减少颈围。

点阵射频针是另一种能改善颈部轮廓的新型能量设备。RF 产生的热量是由小针头零星地传递到真皮中的。在研究中，这些设备被证明具有提升、紧致、平滑和使丰盈的作用。在一项研究中，测量了点阵 RF，其效果相当于除皱术的 1/3。对于颈部，这些 RF 微针设备已经修改了针头的角度和深度，以便更深入地穿透。在一项未发表的研究中，这导致了脂肪的减少，并改善了颈颏角。这种方式会导致误工期。颈部的广泛肿胀，可持续 1 周。与超声相似，最佳效果可能需要 6~12 个月。另一种基于射频的技术——热敏电阻调节，已被证明用最短的恢复时间显著地增加了颈部的紧致（图 79-2）。

吸脂术

对于颏下脂肪过多的患者，肿胀麻醉颈部抽脂术可显著改善颈颏角，创造出令人满意的轮廓。体脂抽吸术的原理稍加修改即可应用于颈部抽脂术。由于颈部血管较多，通常使用 0.1% 利多卡因和 1/500 000 肾上腺素的肿胀液。较小的套管，主要是 14~16G 套管更合适，但 12G 套管也可小心使用，而且对于纤维脂肪稍高的男性也可能更有效。

患者应仰卧位，颈部下放置毛巾卷或枕头，以使患者更好地显露颏下和颈部。为了患者的舒适度，可以在手术前 1 小时口服镇静剂。无论是使用浸润套管，还是使用 20G 脊柱针，都是浸润麻醉。切口应在颏下折痕和双侧下颌角以下。套管插入到皮下平面，用"优势手"使用 16G 套管抓取脂肪。划法应该是纵横交错模式的。接着是 14G 套管以类似的方式，然后轻轻地向上扫划到下颌骨。然后以类似的方式从外侧耳下刺入切口接近颏下和颈部。薄脂肪层应该被保留，以降低凹陷的风险。穿一件紧身衣。虽然会有瘀伤和肿胀，但恢复时间一般为 3~4 天。据说，颈部抽脂术不仅可以去除脂肪，还可以通过"轻轻"地损伤真皮和颈阔肌使皮肤紧致。有

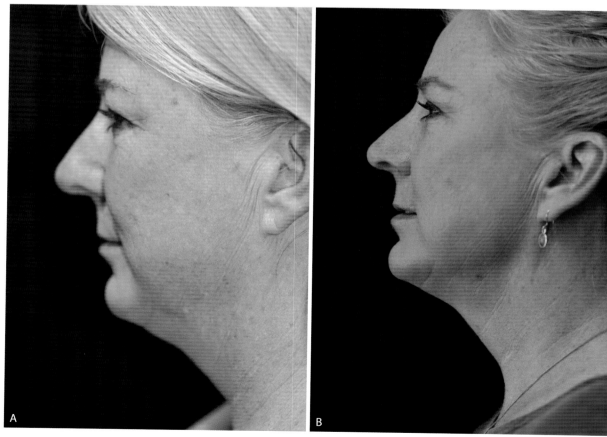

图 79-2 Profound 射频
A. 治疗前；B. 颏下使用 SubQ 手具进行 Profound 射频治疗后 3 个月。

趣的是，女性患者可能会有更多的皮肤收紧，在一项研究中，40 岁以上的患者在抽脂后达到皮肤紧致的也不少。最终效果可能需要 6 个月。

　　颈部抽脂术的真正禁忌证很少，但包括服用血液稀释剂的患者。并发症包括血肿、感染、凹陷、不对称、麻木和运动神经损伤。下颌神经缘支易受到损伤，尤其是颏下丰满但颈部较薄的患者。特别需要注意的是，在靠近下颌骨和颌下腺的区域进行扫划时，也可能会造成创伤并引起术后肿胀。如果下颌缘神经损伤，可能导致 6~8 周的面瘫和笑起来不对称。幸运的是，由于神经是被钝性套管挫伤，并不严重，所以损伤是暂时的，但会给病人带来巨大的压力。颈部的过度抽脂也可导致下颌缘神经的假性麻痹，这是由于面神经的颈部分支受到损伤所致，这也是暂时的，一般不会严重到真正的下颌神经缘支损伤。过度的下颌下抽脂也可能会导致凹陷，这是不美观的（图 79-3）。

缝合

　　在过去的 15 年里，缝合提升术已经流行起来。从理论上讲，它们之所以有吸引力，是因为这是一种微创手术，可以产生明显的、可预测的、顺应患者解剖结构的提升。Sasaki 和 Keller 推广了面中部缝合提升术。对于松弛的面部和颈部皮肤，Sulamanidze 推出了倒刺缝合线。为了持久，需要数次叠加缝合。这些缝线具有双向倒刺，不能吸收。虽然这是一个不复杂的门诊手术，即时有效，停工期短，倒刺维持提升的时间不超过 12 个月。此外，还有令人无法接受的移动率。缝线演变为可吸收 PLLA 锥体与不可吸收缝线的组合。人们感觉到圆锥体能更好地锁定真皮，然后产生纤维和可能的胶

原刺激，而主要的不可吸收成分将延长寿命。最新创新是欧洲研究的完全可吸收的双向缝合锥；2016 年在美国推出。这些缝线只产生轻微的提升，但可能会增加体积，因为它们具有生物刺激性。

手术

　　颈部手术包括收紧和提升松弛的皮肤，以及矫正颈阔肌带。手术仍然是纠正颈部老化的这两个主要因素的黄金标准。正式的颈部提升基本上是下面部提升的后续。结果是可预测的和可重复的。这种手术可以在门诊环境肿胀麻醉的情况下进行。在大多数病人中，这种切除手术会与抽脂手术相结合。

颈阔肌成形术

　　在许多患者中，颈阔肌成形术与颈部提升术联合进行。然而，在一部分颈部皮肤不松弛的患者中，可以单独实施。它的目的是纠正颈阔肌带，并重塑此表浅肌肉的扁平盾样结构。几十年来，有不同的方法来修正颈阔肌带。遗憾的是，并没有持续的、完全的、永久的平滑这些条索的方法。Feldman 描述的颈阔肌成形术是在下方缝合两个条带，然后在上方缝成两行。这是经典的方法，但比较耗时，增加了出血和瘀伤的风险。其他外科医生推荐只侧向折叠颈阔肌，可以拉伸颈阔肌使中线带变得平坦。然而，这确实不能解决颈阔肌肥大问题。还有外科医生建议横肌切开术，但这可能导致残端形成和不对称。其中一位作者（HBG）的方法是以普理灵缝线 4 次间断侧折缝合，在中线上拉紧颈阔肌。

　　已经报道了针对颈阔肌的更精细的基于微创缝合的解决方案。Giampapa 描述了一种有效的颈阔肌和松弛

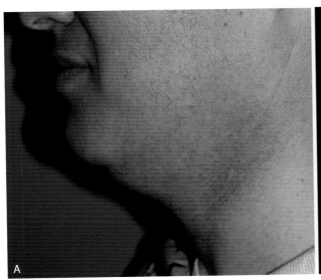
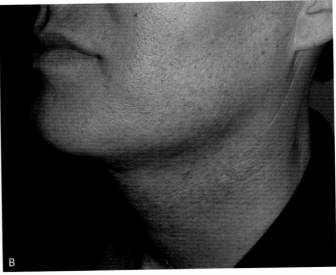

图 79-3　颈部抽脂术
A. 治疗前；B. 术后 3 个月。

皮肤的联锁缝线悬吊提升术，在手术 13 年后证明了效果。最近，Mueller 创造了一种经皮"蹦床"颈阔肌成形术，并报道了他在 105 例患者中的经验，这些患者在 33 个月的随访中保持了满意的效果。对尸体进行的一项附带研究证实了这些缝线的拉伸强度。除了矫正颈阔肌带，下垂的下颌下腺不利于颈颏角和颈部年轻化。缝线吊索悬挂，无论是使用 goretex 或普理灵均可以支撑下颌下腺和下垂的颈阔肌的上部。在耳垂后面的颈部做小切口，然后将缝合线固定，并通过 16G 抽脂管通过中线送入另一个上颈部切口并固定。多个缝合产生吊床效果。使用 goretex 缝线的好处是它们的宽度比普理灵大，理论上可以通过小手术随着时间的推移而收紧。

颈部提升手术

根据患者颈部的老化特点，可以将上述颈部提升手术与颈部抽脂和颈阔肌成形术相结合。从本质上讲，颈部提升术是一种不带前半部分的下面部提升术。颈部提升的目的是通过提升和收紧来显著改善颈部的轮廓，包括颏下。这种手术可以在肿胀麻醉和口服镇静剂的情况下进行。切口从耳垂前部开始，沿耳后沟向后上方延伸至外耳道高度，向后延伸 5~6cm 至头皮。皮片由 Mayo、Gorny 和 Baby Metzenbaum 剪刀组合游离。如果抽脂术是在颏下进行的，那么也可以在切割皮片的部位进行侧向抽脂。颈部的皮下层完全游离。对于严重的光化性损伤的皮肤，由于内部纤维化，可能需要相当大的力量，但必须注意不要扎破这薄薄的皮肤留下扣眼。当游离皮肤时，剪刀顶端应向上，并应注意颈部外侧，这里的颈外静脉易受破坏。在耳大神经附近、下颌骨和

颌下腺附近，这种游离需要特别表浅（图 79-4）。

皱褶缝合线可以是可吸收的或不可吸收的，或者是两者联合。折叠术应在垂直方向上进行。一位作者（HBG）借鉴 Knize 的方法，将进行两组皱褶缝合，为了最大化和保持提升，一组在后方，一组更靠前些。然后修剪多余的皮肤，最小化张力。边缘被缝合成两层，在大多数情况下，必须去除后狗耳。和其他颈部手术一样，术后也要穿紧身衣。

联合治疗

虽然以手术为基础的治疗是有效的，但通过与能量设备相结合，可以最大限度地提高疗效。抽脂后，可以在颈部进行高强度超声、射频针刺或热敏电阻调节的射频技术，以帮助进一步紧致皮肤。

最近，肉毒毒素注射（使用微量肉毒毒素表浅注射除皱方法和 Nefertiti 提升法）和脱氧胆酸钠联合注射的协同效应已经被报道。Bellatox 技术在单次治疗后取得了显著的美学改善，但还需要进一步的研究。最终，颈部的完全修复是可能的，需要许多不同的皮肤外科医疗设备和技术（图 79-5 和图 79-6）。

总结

颈部是美容皮肤外科医生以前忽视的重要美容部位。患者越来越期待不仅是面部，还有颈部、手部和其他部位的年轻化，颈部年轻化也越来越成为患者关注的焦点。事实上，可能与颈部年轻化有新的微创方法部分有关，现在有相当大比例的患者对这类手术感兴趣。

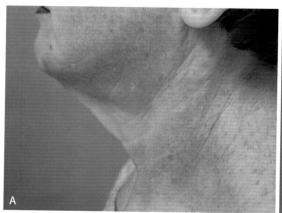
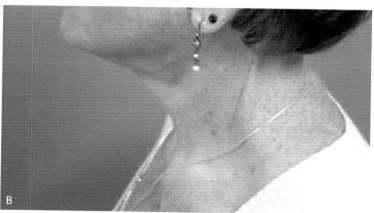

图 79-4 颈部提升术
A. 治疗前；B. 术后 3 个月。

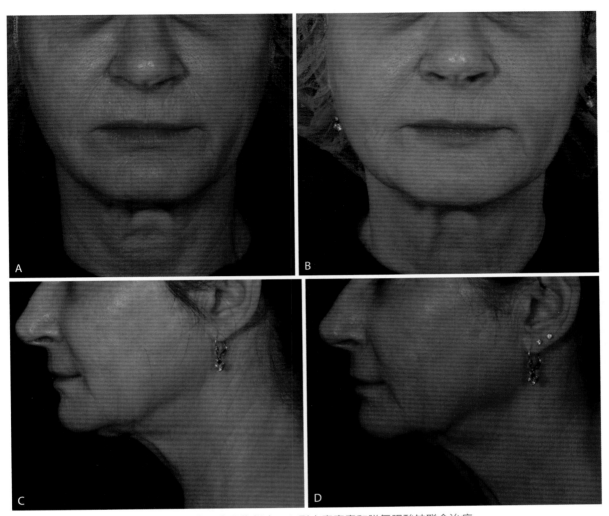

图 79-5　高强度聚焦超声、A 型肉毒毒素和脱氧胆酸钠联合治疗

A．一名 58 岁妇女治疗前；B．用高强度聚焦超声照射下面部和颈部，60U 的 A 型肉毒毒素注射颈阔肌治疗 3 个月后；C．上一次治疗 4 个月后，无其他任何干预措施；D．使用脱氧胆酸钠进行颏下轮廓勾勒一次治疗 3 个月后（4ml）；注意颏下区域明显改善，颈阔肌带明显加重，因为肉毒毒素不再具有活性。

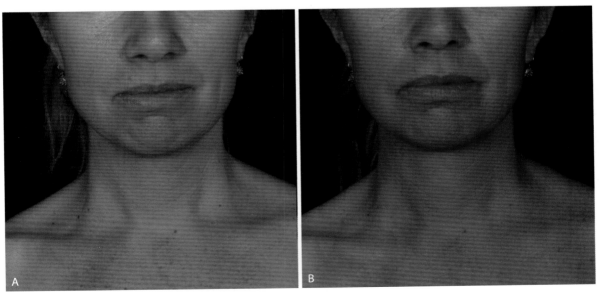

图 79-6　强脉冲光与非剥脱性点阵激光联合治疗

A．一名 49 岁妇女治疗前；B．经过一次强脉冲光和 1927nm 点阵激光处理后。

参考文献

1. Mazzuco R, Hexsel D. Poly-L-lactic acid for neck and chest rejuvenation. Dermatol Surg. 2009;35:1228–1237.

2. Dayan SH, Arkins JP, Chaudhry R. Minimally invasive neck lifts: have they replaced neck lift surgery? Facial Plast Surg Clin North Am. 2013;21:265–270.

3. Vanaman M, Fabi SG, Cox SE. Neck rejuvenation using a combination approach: our experience and a review of the literature. Dermatol Surg. 2016;2 42 Suppl 2:S94–S100.

4. Visscher MO, Pan BS, Kitzmiller WJ. Photodamage: treatments and topicals for facial skin. Facial Plast Surg Clin N Am. 2013;21:61–75.

5. Sherber NS. Topicals in skin rejuvenation: prescription topicals. Facial Plast Surg. 2014;30:12–15.

6. Babcock M, Mehta RC, Makino ET. A randomized, double-blind, split-face study comparing the efficacy and tolerability of three retinol-based products vs. three tretinoin-based products in subjects with moderate to severe facial photodamage. J Drugs Dermatol. 2015;14:24–30.

7. Brandt FS, Bellman B. Cosmetic use of botulinum A exotoxin for the aging neck. Dermatol Surg. 1998;24:1232–1234.

8. Matarasso A, Matarasso SL, Brandt FS, Bellman B. Botulinum A exotoxin for the management of platysma bands. Plast Reconstr Surg. 1999;103:645–652.

9. Carruthers J, Carruthers A. Aesthetic botlunium A toxin in the mid and lower face and neck. Dermatol Surg. 2003;29:468–476.

10. Carruthers J, Fournier N, Kerscher M, Ruiz-Avila J, Trindade de Almeida AR, Kaeuper G. The convergence of medicine and neurotoxins: a focus on botulinum toxin type A and its application in aesthetic medicine—a global, evidence-based botulinum toxin consensus education initiative. Part II: incorporating botulinum toxin into aesthetic clinical practice. Dermatol Surg. 2013;39:510–525.

11. Levy PM. The "Nefertiti lift": a new technique for specific re-contouring of the jawline. J Cosmet Laser Ther. 2007;9:249–252.

12. Carruthers J, Fagien S, Matarasso SL. Consensus recommendations on the use of botulinum toxin type A in facial aesthetics. Plast Reconstr Surg. 2004;114(Suppl):1S–22S.

13. Wu WT. Microbotox of the lower face and neck: evolution of a personal technique and its clinical effects. Plast Reconstr Surg. 2015;136(5 Suppl):92S–100S.

14. Lowe NJ. Dispelling the myth: appropriate use of poly-L-lactic acid and clinical considerations. J Eur Acad Dermatol Venereol. 2006;20(Suppl 1):2–6.

15. Vleggaar D. Soft-tissue augmentation and the role of poly-L-lactic acid. Plast Reconstr Surg. 2006;118(3 Suppl):46S–54S.

16. Raedaelli A, Forte R. Cosmetic use of polylactic acid: report of 568 patients. J Cosmet Dermatol. 2009;8:239–248.

17. Casabona G, Michalany N. Microfocused ultrasound with visualization and fillers for increased neocollagenesis: clinical and histological evaluation. Dermatol Surg. 2014;40(Suppl 12):S194–S198.

18. Hart DR, Fabi SG, White WM, Fitzgerald R, Goldman MP. Current concepts in the use of PLLA: clinical synergy noted with combined use of microfocused ultrasound and poly-L-lactic acid on the face, neck, and décolletage. Plast Reconstr Surg. 2015;136(5 Suppl):180S–187S.

19. Avram MM, Harry RS. Cryolipolysis for subcutaneous fat layer reduction. Lasers Surg Med. 2009;41:703–708.

20. Ingargiola MJ, Motakef S, Chung MT, Vasconez HC, Sasaki GH. Cryolipolysis for fat reduction and body contouring: safety and efficacy of current treatment paradigms. Plast Reconstr Surg. 2015;135:1581–1590.

21. Kilmer SL, Burns AJ, Zelickson BD. Safety and efficacy of cryolipolysis for non-invasive reduction of submental fat. Lasers Surg Med. 2016;48:3–13.

22. Rotunda AM, Suzuki H, Moy RL, Kolodney MS. Detergent effects of sodium deoxycholate are a major feature of an injectable phosphatidylcholine formulation used for localized fat dissolution. Dermatol Surg 2004;30:1001–1008.

23. Rotunda AM, Ablon G, Kolodney MS. Lipomas treated with subcutaneous deoxycholate injections. J Am Acad Dermatol. 2005;53:973–978.

24. Thuangtong R, Bentow JJ, Knopp K, Mahmood NA, David NE, Kolodney MS. Tissue-selective effects of injected deoxycholate. Dermatol Surg. 2010;36:899–908.

25. Ascher B, Hoffmann K, Walker P, Lippert S, Wollina U, Havlickova B. Efficacy, patient-reported outcomes and safety profile of ATX-101 (deoxycholic acid), an injectable drug for the reduction of unwanted submental fat: results from a phase III, randomized, placebo-controlled study. J Eur Acad Dermatol Venereol. 2014;28:1707–1715.

26. Humphrey S, Brandt F, Walker P, et al. REFINE-2: a multicenter, double-blind, randomized, placebo-controlled pivotal phase 3 study with ATX-101, an injectable drug for submental contouring. J Am Acad Dermatol. 2014;70:AB20.

27. Rzany B, Griffiths T, Walker P, Lippert S, McDiarmid J, Havlickova B. Reduction of unwanted submental fat with ATX-101 (deoxycholic acid), an adipocytolytic injectable treatment: results from a phase III, randomized, placebo-controlled study. Br J Dermatol. 2014;170:445–453.

28. Jones DH, Carruthers J, Joseph JH, et al. REFINE-1, a multicenter, double-blind, placebo-controlled, phase 3 trial with ATX-101, an injectable drug for submental fat reduction. Dermatol Surg. 2016;42:38–49.

29. Dayan SH, Humphrey S, Jones DH, Lizzul PF, Gross TM, Beddingfield FC. Overview of ATX-101 (deoxycholic acid injection): a nonsurgical approach for reduction of submental fat. Dermatol Surg. 2016;1.42 Suppl 1:S263–S270.

30. Lee JC, Daniels MA, Roth MZ. Mesotherapy, microneedling, and chemical peels. Clin Plast Surg. 2016;43:583–595.

31. El-Domyati M, Medhat W. Minimally invasive facial rejuvenation: current concepts and future expectations. Expert Rev Dermatol. 2013;8:565–580.

32. Aust MC, Fernandes D, Kolokythas P, Kaplan HM, Vogt PM. Percutaneous collagen induction therapy: an alternative treatment for scars, wrinkles, and skin laxity. Plast Reconstr Surg. 2008;121:1421–1429.

33. Fernandes D, Signorini M. Combating photoaging with percutaneous collagen induction. Clin Dermatol. 2008;26:192–199.

34. Zeitter S, Sikora Z, Jahn S, et al. Microneedling: matching the results of medical needling and repetitive treatments to maximize potential for skin regeneration. Burns. 2014;40:966–973.

35. Aust MC, Reimers K, Gohritz A, et al. Percutaneous collagen induction: scarless skin rejuvenation: fact or fiction? Clin Exp Derm. 2010;35:437–439.

36. Behroozan DS, Christian MM, Moy RL. Short-pulse carbon dioxide laser resurfacing of the neck. J Am Acad Dermatol. 2000;43(1 Pt 1):72–76.

37. Robinson DM, Kaminer MS, Baumann L, et al. High-intensity focused ultrasound for the reduction of subcutaneous adipose tissue using multiple treatment techniques. Dermatol Surg. 2014;40:641–651.

38. Alexiades-Armenakas M, Rosenberg D, Renton B, Dover J, Arndt K. Blinded, randomized, quantitative grading comparison of minimally invasive, fractional radiofrequency and surgical face-lift to treat skin laxity. Arch Dermatol. 2010;146:396–405.

39. Bank DE, Perez M. Skin retraction after liposuction in

patients over the age of 40. Dermatol Surg. 1999;25:673–676.

40. Sulamanidze M. Evaluation of a novel technique for wound closure using a barbed suture. Plast Reconstr Surg. 2007;120:349–350.

41. Gamboa GM, Vasconez LO. Suture suspension technique for midface and neck rejuvenation. Ann Plast Surg. 2009;62:478–481.

42. Feldman JJ. Corset platysmaplasty. Plast Reconstr Surg. 1990;85:333–343.

43. Giampapa VC, Di Bernardo BE. Neck recontouring with suture suspension and liposuction: an alternative for the early rhytidectomy candidate. Aesthetic Plast Surg. 1995;19:217–223.

44. Giampapa V, Bitzos I, Ramirez O, Granick M. Long-term results of suture suspension platysmaplasty for neck rejuvenation: a 13-year follow-up evaluation. Aesthetic Plast Surg. 2005;29:332–340.

45. Mueller GP, Leaf N, Aston SJ, Stone CW. The percutaneous trampoline platysmaplasty: technique and experience with 105 consecutive patients. Aesthet Surg J. 2012;32:11–24.

46. Kantor J. Synergistic effect of combination deoxycholic acid and botulinum toxin (the Bellatox technique) for the treatment of submental fullness. J Am Acad Dermatol. 2017;76(6):e209–e211.

47. Levy PM. Neurotoxins: Current Concepts in Cosmetic Use on the Face and Neck–Jawline Contouring/Platysma Bands/Necklace Lines. Plast Reconstr Surg. 2015;136(5 Suppl):80S–83S.

48. Liew S. Discussion: Microbotox of the lower face and neck: evolution of a personal technique and its clinical effects. Plast Reconstr Surg. 2015;136(5 Suppl):101S–103S.

第 80 章　手部年轻化方法

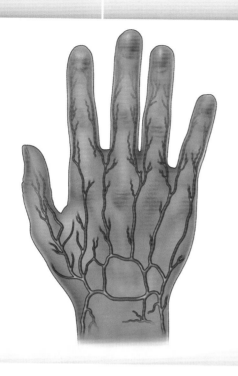

原著者　Isabela T. Jones
　　　　Ross C. Radusky
　　　　Sabrina G. Fabi

翻　译　周　勇　米　霞
审　校　党宁宁　徐永豪

概要

- 许多求美者谋求面部年轻化，但面部年轻化治疗后，会与手部老化的外观形成鲜明对比。
- 手部皮肤年轻化涉及表皮老化和皮下容量流失的方面的处理，需要联合多种方式治疗。

初学者贴士

- 操作前需要彻底熟悉手部解剖。
- IPL 和激光对手部表面改观有很好的效果。
- 在应用羟基磷灰石时，贴皮穿通技术可以避免填充物植入过深。

专家贴士

- 填充剂注射后出现皮下结节的处理方法：抗生素→透明质酸酶 /ILK →手术切除。
- 自体脂肪移植时要矫枉过正。
- 填充不能掩盖静脉血管突出时，可以考虑硬化治疗。

切记！

- 自体脂肪填充和静脉硬化治疗要分开进行。
- 静脉治疗要优先，至少 1 个月后再进行其他治疗。

陷阱和注意事项

- 进行手部化学剥脱操作时，重要的是要记住只能进行浅中层剥脱，否则会有创面愈合不良的风险。
- 手背部皮肤比面部薄，皮脂腺和血管较少，所以激光能量、密度和次数一般需要减少以便缩短术后恢复时间。

患者教育要点

- 患者要理解可能需要多次治疗。
- 记住填充剂注射后的 5-5-5 原则：每天按摩 5 次，每次 5 分钟，持续 5 天。
- 一如既往，恰当的患者选择和确保足够的积极性至关重要。

引言

面部、颈部和手部不仅是躯体的暴露部位，也是最容易受外界因素影响而出现老化的部位。患者进行面部年轻化后，面部与手部的差别会更加明显。因此医生和患者都更加明白手部治疗的重要性。

手部老化

除了面部以外，手部是最容易受外界因素影响而出现老化的部位。年轻的手是柔软、光滑、色素均匀的，且充满弹性。除了近端和远端的指间关节外很少有皱纹，老化迹象通常在 40 岁后出现。

紫外线促进光老化，皮肤会出现日光性黑子、日光性紫癜、光线性角化病、脂溢性角化病、毛细血管扩张和点状色素减退症（表 80-1）。日常家务带来的物理化学刺激也会加重皮肤老化。

其他导致皮肤老化的原因还有很多，胶原的损耗、表皮变薄、水分丢失、肌肉间质和皮下脂肪容量流失都会导致软组织萎缩。25 岁时手背部皮肤厚度 1.2mm，70 岁时 0.75mm，厚度减少近 40%。另外，手背皮肤不像手掌皮肤与皮下筋膜相连，会容易移动和不紧致，由此导致手背皮肤松弛、皱纹增多、伸肌肌腱显露和皮下蓝色静脉迂曲突出。

手部年轻化方法

手部检查时，要注意区分不同层次皮肤对手部老化造成的影响。首先检查表皮和真皮，观察是否有浅表细纹、日光性黑子、毛细血管扩张和皮肤角化。激光和化学剥脱可以治疗以上情况。

其次要评估导致出现手背部皮肤松弛、皮下韧带明显和静脉突出的容量流失量，通过填充或脂肪移植补充多少才能减轻上述症状。静脉治疗还可以选择硬化、静脉内激光消融术或手术切除。

表 80-1　老化的表现

外在老化	内在老化
日光性黑子	各种皱纹
毛细血管扩张	皮肤萎缩
日光性紫癜	脂肪萎缩
点状色素减退	肌腱颜色可见
光线性角化病	突出和弯曲的静脉
脂溢性角化病	可见骨轮廓

联合治疗效果更佳。一些医生认为理论上基于光的治疗能量会导致填充物降解，所以推荐在填充皮下组织之前先进行表皮和真皮的治疗。这一理论从未得到过支持，在 Goldman 等的一项对 36 名患者皱纹严重程度和整体改善评分的研究中，单独使用透明质酸填充和填充后进行非剥脱性激光、IPL 和射频（RF）的患者评分未见任何差异。硬化、静脉内激光消融等静脉治疗要提前进行，因为操作后需要特殊护理，应该至少提前 1 个月进行。

治疗前，需要向患者介绍各项治疗的美学目标、预期、停工期和可能出现的不良反应。医师要询问患者通常手的活动情况，因为治疗后会出现肿胀和活动受限。治疗前的基线照片要在手水平放松时拍摄，因为静脉水平时突出但垂直向上时消失。告知患者治疗后常规防晒，也可以使用维 A 酸类软膏或药用化妆品，可能会更好地维持治疗效果。

手部解剖

手的用途很多，包括感觉、运动和交流，这些通过一个复杂的网络完成，包括骨骼、肌肉、神经、韧带、肌腱、动脉和静脉。要熟悉手背局部解剖才能进行年轻化操作。

手的外部解剖见图 80-1。按照解剖学规定，手掌是前部，手背是后部，侧面一般用尺侧和桡侧这两个术语表示。

正中神经、尺神经和桡神经负责手掌和手指的感觉和运动。尺神经和桡神经分别负责手掌尺侧和桡侧的感

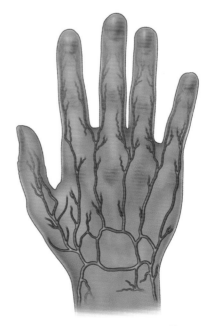

图 80-1　手背动脉血供

觉（图 80-2）。血液供应源于尺动脉和桡动脉。手掌包含掌浅动脉和掌深动脉，这些动脉发出各种指动脉。在手背侧，尺动脉和桡动脉分支构成腕背弓，位于腕背的伸肌腱的厚筋膜深面。掌背动脉从腕背弓发出，紧靠手背的肌肉和骨骼，最终掌背动脉发出分支形成指背动脉。

手有三个静脉系统：掌浅静脉、掌深静脉和手背静脉弓。静脉内的瓣膜将大部分血液引导至背静脉，然后进入贵要静脉（尺侧）和头静脉（桡侧）。由于这些系统之间充满交通支和备用侧支，因此手背静脉栓塞不会损害静脉回流。

在解剖学鼻烟窝内，桡动脉、头静脉和桡神经浅部分支位于舟状骨和大多角骨上方（图 80-1）。填充和硬化治疗应避开此部位，以免造成这些重要的神经血管结构导管化或损伤。

手背皮肤薄，几乎没有附属器，导致伤口愈合较身体其他部位差。它与底层结构的联系也更松散。Lefebvre-Vilardabo 等通过尸体解剖和双功超声进行了一次手背解剖学深度的研究，活体受试者的年龄在25—72 岁。他们发现手背浅层是表皮，之后是真皮、像海绵一样的筋膜层、肌腱、深筋膜、骨与骨间的肌肉（图 80-3）（译者注：原文此处图标可能有误）。真皮的厚度为 0.2 ~ 0.9mm，筋膜面 0.3 ~ 2.2mm，肌腱层0.7 ~ 1.7mm。他们发现，在筋膜层的各个层次都有复杂的静脉分布。因此，重要的是要记住，针的斜角长度是 0.75mm。

Bidic 等的另一项解剖学研究使用组织学分析、双功超声和氧化铅评估来检查手背。他们发现了三个独立的脂肪区和筋膜层。从浅层到深部，依次观察表皮、真皮、手背浅板、背浅筋膜、背中板、背中筋膜、背深板、背深筋膜，接下来是肌肉和肌腱。由于静脉存在于背中板和背深板伸肌腱，因此作者认为最安全的注射平面是背浅板。

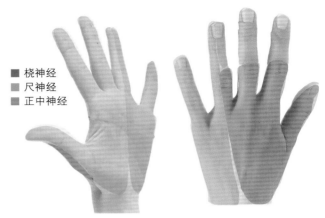

■ 桡神经
■ 尺神经
■ 正中神经

图 80-2 手的感觉神经支配

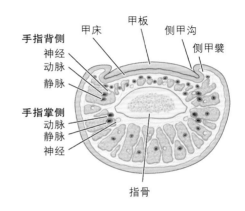

甲床 甲板 侧甲沟
手指背侧 侧甲襞
神经
动脉
静脉

手指掌侧
动脉
静脉
神经

指骨

图 80-3 指的横断面解剖

容量恢复

手背容量的恢复可以大大减轻皮肤松弛的外观，以及与真皮和皮下脂肪损失相关的静脉、肌腱和骨骼的可见性。无论是真皮填充物（表 80-2）还是自体脂肪移植，在手特异性分级量表以及患者和研究者评估的整体美容改善量表中均取得了显著改善。

表 80-2 最常用的手部年轻化填充剂

	优点	缺点
羟基磷灰石钙	- FDA 唯一批准的填料 - 生物刺激和生物降解 - 持续 12~24 个月	- 不可逆的 - 需要稀释
透明质酸	- 与透明质酸酶可逆 - 不需要稀释	- 如果注射太浅会有丁达尔效应 - 持续 <12 个月
聚左旋乳酸	- 生物刺激作用 - 持续 18~24 个月	- 建议稀释 - 结节形成的风险较高 - 需要多次治疗
自体脂肪	- 无异物反应风险	- 需要供区 - 导致比较严重的水肿 - 最终结果比较难以预测

某些量表被用来客观地评估整形手术的成功程度。手部容量流失最常用的分级量表是 Merz 手分级量表（Merz Hand Grading Scale，MHGS），它已被用于当面和照片评估。从 0（无脂肪组织流失）到 4（脂肪组织严重流失，静脉和肌腱明显可见），共分为 5 个等级（图 80-4）。另一种量表，Busso 手部容积严重程度量表（Busso Hand Volume Severity Scale，BHVSS）是一种基于 3 个中心肌腱可见性的验证的 5 分视觉量表，该量表在 2008 年德国一项研究中首次用于羟基磷灰石钙进行手部容量恢复的临床试验。

填充剂注射

在患者评估期间，医生应获得详细的医疗、药物和过敏史。必须检查每只手背的容量流失、肌腱和静脉可见性区域，医生应制定计划，确定使用何种填充剂和所需的容量。具体的技术取决于填充剂的使用和医生的偏好。

局部麻醉 30~45 分钟有助于减轻疼痛，尽管这通常是不必要的。然后要求病人用肥皂和水洗手，从手腕到指尖，用氯己定作为整个手的消毒制剂，这有助于识别和标记注射的入口点。治疗区域应以手腕部折痕、掌指关节、第一和第五掌骨为界。手可以水平放置在支架上，也可以被注射者握住，以便更好地控制。一些医生将患者置于头低足高位或将手举过心脏水平以减少静脉反流，这可能会最大限度地减少水肿和瘀斑。

一旦治疗完成，可以冰敷至少 10 分钟。一些医生建议患者在手术后立即坐在手上，以减少水肿。患者的双手通常加压包扎，并指导患者尽可能保持双手抬高。

通常避免运动和其他身体活动，直到水肿减轻。许多填料已用于手部年轻化，由于缺乏数据支持，聚甲基丙烯酸甲酯（PMMA）和牛胶原蛋白不经常用于手部年轻化。

羟基磷灰石钙

羟基磷灰石钙（CaHA）或 Radiesse®（梅尔兹美学、Franksville 威斯康星州），是美国食品和药物管理局（FDA）唯一批准的手部皮肤填充剂。CaHA 微球由与人类骨骼相同的物质制成，悬浮在由甘油和羧甲基纤维素钠制成的多糖载体中。这种填料是可生物降解的（随着时间的推移分解为钙和磷酸盐）和有生物刺激功能的（成纤维细胞刺激胶原沉积）（图 80-5）。

2008 至 2014 年间，在美国、德国和加拿大进行了 3 次前瞻性、随机、对照临床试验，共纳入 256 名患者，最终使得 Radiesse® 获批用于手部年轻化。无论是 MHGS 还是 BHVSS，66%~100% 患者的评分至少下降了 1 分。2007 年的多项其他研究，纳入 100 多名患者，证明了 CaHA 对手部背侧年轻化的疗效，CaHA 用于手背可以持续存在 12~24 个月。

先前发表的文献报道了不同的稀释度、填料体积和注射技术的应用。总的来说，使用利多卡因或生理盐水稀释可降低 CaHA 黏度，促进填料均匀分布，利多卡因使病人的手术更舒适。可供选择的注射方式选项包括团形注射、线性逆行、扇形注射、连续穿刺、微滴和套管。

在关键的美国试验中，每只手使用不超过 2 支注射器（1 支注射器 = 1.5ml CaHA 与 0.26ml 2% 利多卡因混合）。使用 27G 针头，通过皮肤隆起技术，在第一和第五掌骨、手腕背皱褶和掌指关节的边界区域内注射入不超过 0.5ml 的团块。针平行于骨头插入，填充团

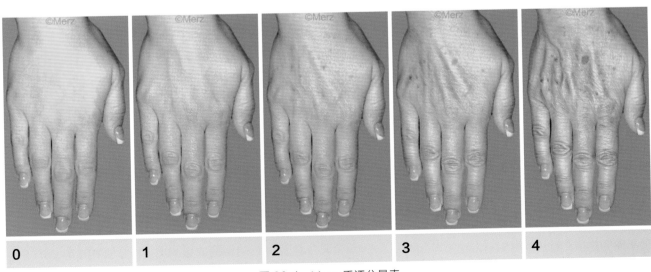

图 80-4　Merz 手评分量表

0 = 无脂肪组织丢失；1 = 脂肪组织轻度流失，静脉轻度可见；2 = 脂肪组织中度流失，静脉轻度可见；3 = 脂肪组织严重流失，静脉中度可见；4 = 脂肪组织流失非常严重，明显可见静脉带。

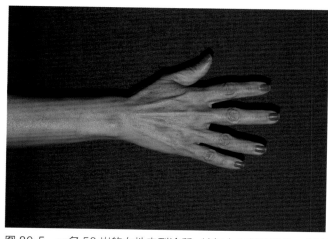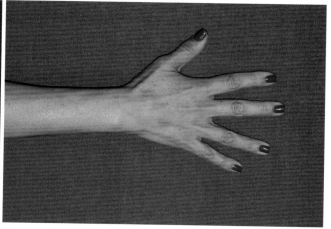

图 80-5 一名 58 岁的女性来到诊所,她担心手部的老化,尤其是她突出的静脉,想要做手部硬化治疗。经检查,病人除静脉外,还有手部背侧肌腱突出。在单独治疗静脉之前,患者被鼓励恢复手背的容量。增加手背的容量通常会使突出静脉的外观最小化,同时也能处理肌腱和改善皮肤质量。取稀释后的 1.5ml CaHA 和 0.5ml 利多卡因,每只手注射 1.0ml 产品。在注射时,重要的是要记住,最安全的填充注射平面是真皮和浅筋膜之间的潜在空间,可以通过刮皮穿线技术定位。1.5ml CaHA 与 0.5ml 利多卡因混合,每只手 1.0ml。治疗前(左),治疗后 14 周(右)

块放在帐篷状皮肤的中心。填充剂被彻底按摩到容量流失的区域,直到均匀平整。按摩最容易用手在弯曲的位置进行。外用药物如润滑剂、洗手皂、氯己定、超声用凝胶和维生素 K 乳膏可能有助于按摩。

Busso 和 Applebaum 在第一次进行 CaHA 手部年轻化的临床观察中,使用了 1.3ml 瓶装 CaHA,每只手混合 0.1ml 普通 2% 的利多卡因。使用 Rapid Fill™ Luer-Lok-to-Luer-Lok 连接器(Baxa,Englewood,CO)将 CaHA 的注射器和利多卡因 1ml 注射器连接,来回混合,直到均匀一致。针刺入皮下层与浅筋膜之间的间隙平面,注射 0.5~1.4ml 填充团块。Fabi 和 Goldman 在 2012 年描述了他们使用 1.5ml 的 CaHA 与 0.3ml 的 1% 利多卡因和 1.2ml 的 0.9% 氯化钠进行 1:1 稀释的技术,注射后在肥皂清洁剂的帮助下,进行类似于 Busso 和 Applebaum 的各种按摩。

在解剖研究中,Lefebvre-Vilardabo 等得出结论,最安全的注射平面是真皮和浅筋膜之间的潜在间隙,远离静脉和肌腱。为了比较不同注射技术下填充剂的放置情况,作者在尸体手部注射 CaHA 后进行了 MRI 检查,分别是 1ml 单团块使用 21G 针头、单团块加按摩、0.8ml CaHA 使用 27G 套管退行盲穿、0.7ml CaHA 使用 21G 套管贴皮穿通技术(scrape skin treading technique,SSTT)。在除 SSTT 外的所有技术中,MRI 均显示在深部筋膜及肌腱周围有填充剂。虽然填充材料在真皮下平面的放置似乎是理想的,但对在更深的平面存在填充材料的实际后果却知之甚少。

在 SSTT 中,使用软头钝 21G 或 23G 套管。首先,一根略大于套管的针在两个掌指关节之间的指蹼部位扎一个入口点。接下来,套管插入入口点,斜面朝上朝向真皮,轻轻将套管导向手腕;注射者应感觉到套管刮擦真皮下侧。然后,在套管拔出时缓慢均匀地注入填充剂。然后可以通过入口点重新放置套管,并使用扇形结构填充与骨间隙对应的容量流失三角形区域。如有必要,可以穿刺更多的入口点,用同样的技术来填充更多容量流失的近端区域。轻柔按摩可以矫正填充剂不均匀。该方法也可用于手腕部折痕附近的近端入口点,将套管指向掌指关节。

在 2015 年的一项研究中,Gubanova 等将使用针头的多点技术与使用套管的扇形技术进行了比较。每种注射方法均使用 0.8ml CaHA 和 0.2ml 2% 利多卡因。一边是用 27G 针头在多个部位注射 0.025ml 填充剂。另一边使用 25G 50mm 钝头套管在真皮下层以扇形分布填充剂。两种方法的反应率、满意度评分和不良事件相似,不良反应均轻微(图 80-6)。

有时,患者也可能希望对掌指关节和近端指间关节之间的地方进行容量校正。Lefebvre-Vilardabo 等建议只注射掌指关节和近端指间关节之间的背侧,避免在关节上方或手指两侧注射,手指两侧都有动脉和静脉走行。注药后掌心屈曲可使填充剂混合均匀。

CaHA 注射的预期不良事件包括短暂水肿、红斑、疼痛和长达 2 周的瘀斑。在核心试验中,疼痛和水肿是最常见的不良事件,89% 的症状在 14 天内出现。7 例(6.2%)患者出现可触及结节,均在 268 天之内自行缓解。在某些情况下,肿胀可以推迟 30 天才发生。Busso 等注意到 CaHA 与利多卡因混合比未稀释的 CaHA 可产生更明显的水肿。冰敷、手部抬高、轻轻按压和按摩可帮助减轻水肿。另一项研究评估了使用曲安奈德减少与 CaHA 注射相关的不良事件。20 例受试者分别注射

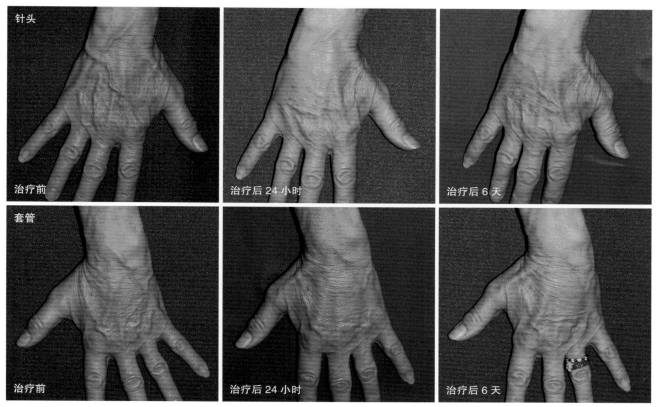

图 80-6　一名 66 岁的女性使用两种技术进行了 CaHA 注射。一只手注射 1.5ml 用 0.5ml 1% 利多卡因稀释的 CaHA，使用 1.5in 25G 钝头套管和线性穿行技术。另一只手注射 1.5ml 用 1.5ml 抑菌生理盐水稀释的 CaHA，使用 1.0in 27G 套管（译者注：原著有误，此处可能应为"针头"）和多点注射技术

1 支用 0.3ml 1% 利多卡因和 1.2ml 抑菌生理盐水稀释的 CaHA 注射液。治疗结束后，每只手随机接受 5ml 2mg/ml 醋酸曲安奈德注射液或 5ml 抑菌生理盐水。一位盲法研究者注意到曲安奈德治疗的手在注射后第 7 天和第 14 天水肿比例降低（$P<0.10$）。安慰剂组的水肿从第 6 天到第 19 天在统计学上显著增加，这在受试者的每日日记中得到了证实。曲安奈德组和安慰剂组治疗效果无统计学显著差异。

透明质酸

透明质酸（HA）是一种天然的糖胺聚糖，也可用于手部年轻化。Man 等和 Brandt 等通过对 48 例患者（分别为 10 例和 38 例）进行扩容证实了 Restylane® 的有效性，Restylane®（Medicis Aesthetics Inc.，Scottsdale，AZ）是一种小凝胶颗粒（SGP）、非动物源性稳定的（NASHA）、每毫升含 20mg 的透明质酸。在他们的研究中，Man 等比较了 2 瓶 SGP-NASHA 和 2 瓶人胶原蛋白。患者取头低足高仰卧位，将针斜插入手背静脉附近，皮下注射填充剂。然后弯曲手部进行轻柔的按摩。HA 被发现在治疗过程中更痛（可能是由于人胶原蛋白中存在利多卡因），但患者满意度更高；它在改善医生评估的手背静脉可见性方面也更有效。为减轻按摩时的

疼痛，NASHA 可提前与利多卡因预混。

Brandt 等对 16 名患者使用了 SGP-NASHA（20mg/ml），该研究发现血管、肌腱和骨骼突出、皮肤肿胀以及患者和研究者的整体美学提升和满意度量表均有显著改善。使用单一进针点，材料沿着手背注入。作者没有说明是使用了针还是套管。双手平均使用容量为 7.38ml，每只手最多使用 4ml。5 例患者在 2 周时进行了一次补充治疗，双手平均使用容量为 1.96ml。

欧洲的一项研究使用 Juvéderm®（Allergan，Inc.，Irvine，CA，USA）对 99 例患者进行治疗。Juvéderm Ultra 3，容量 0.8～1.6ml，第一次治疗时注入真皮中至深层。54.3% 的患者通过套管注射，其余患者通过针头注射。第 15 天，将 0.5～1.0ml 注射入真皮浅层。79.3% 采用针注射，其余采用套管注射。该研究表明，患者和研究人员的评估有了显著改善。有趣的是，用针注射 Juvéderm Ultra 3 比用套管注射 Juvéderm 水合物的"非常容易"的比例要高得多。13.2% 的患者出现水肿、血肿、发红和疼痛。在这 32 例不良事件中，26 例使用套管，6 例使用针。此外，通过套管注射，受试者的不适感明显增加（图 80-7）。

另一项研究比较了 27G 皮下注射针头和钝头微管（使用 25G 50mm 柔性微管或 18G 70mm 半刚性微管）

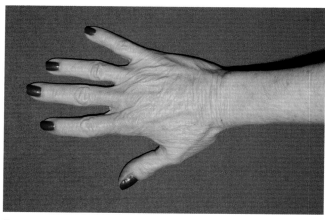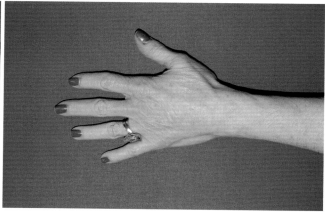

图 80-7　将脂肪转移到手部是为了恢复患者手部的容积，因为她已经计划接受吸脂术，否则，CaHA 将是选择的填充剂。与简单地使用合成填充剂相比，取脂过程费用昂贵，会增加潜在的不良反应。术前（左），手背 8ml 自体脂肪移植术后 30 天（右）

在手背上的使用情况。共 95 例患者注射 20～28mg/ml 的 HA。在这两种方法中，填料注射使用线性退行扇技术。作者发现，虽然两种方法的 GAIS 评分没有差异，但使用皮下注射针头时疼痛和淤青更严重。

在一项安慰剂对照研究中，Gubanova 等利用多点穿刺微注射技术评估了 30 名患者的 NASHA 和生理盐水。将 30G 针头插入真皮层 3～4mm，注射 0.02ml 的产品。大约在手背均匀注射 50 次，直到达到预期的结果。患者每月接受 1.0ml HA 或 1.0ml 生理盐水，共 3 次治疗。实验组在患者和调查人员的问卷调查、皮肤水合作用和弹性测量方面显示出显著改善。

Restylane® Vital® or Vital Light®（Q-med，Uppsala，Sweden）已经在欧洲和亚洲的部分地区用于手部年轻化。与其他 Restylane 产品不同，Restylane Vital 含有 12mg/ml 的 HA。Streker 等采用 Restylane® Injector®（Q-Med AB，乌普萨拉，瑞典）控制注射量 10μl／注射点，使用 30G 针头注入真皮中部，注射间隔 0.5～1.0cm。平均每只手注射 2.8ml 的 NASHA，所有患者在 36 周的随访中均表现出美观改善和满意度的提高。Lacarrubba 等也应用一个自动注射器，每次注射约 16μl 或 17μl 浓度为 20mg/ml 的 HA（Viscoderm；Bigpharma，Seixal，葡萄牙），每只手接受 30 个最大容量为 1.0ml 的微滴，每周治疗共 4 周，每次治疗前和第 4 次注射后 1 周进行超声检查。在 19 名受试者中，有 15 名受试者的皮下低回声带回声强度有统计学意义的增加，作者认为这表明活化成纤维细胞产生的胶原纤维密度增加。

在这些研究中，HA 注射的不良反应包括疼痛、水肿和淤血，疗效一般可维持 6～12 个月。HA 具有透明质酸酶可逆的优点，但持续时间较短，每只手需要更多的注射才能取得显著的改善，而且如果注射太浅，有可能造成丁达尔效应，目前没有使用 HA 造成手部丁达尔效应的研究报告。

聚左旋乳酸

另一个被充分研究过的产品是聚左旋乳酸（PLLA），或 Sculptra® Aesthetic（Galderma 实验室，沃斯堡，得克萨斯州），这是一种可生物降解和有生物刺激功能的填充材料。2006 年 Radaelli 第一个报道了 27 例患者使用 PLLA 进行手部年轻化。用 0.5ml 3% 的美匹维卡因和无菌水稀释每瓶 150mg 的 PPLA，使其达到 5～8ml 的体积，通常在第一次试验中使用更高的浓度。稀释液在注射前 12 小时制备，室温保存。每次治疗时，每只手最多使用 5～8ml 溶液中的 2ml。使用 2.5ml 注射器和 25～27G 针头，平行于掌骨多方向注射。每次注射 0.05～0.1ml 的产品进入皮下深层组织。在这个过程中，病人被保持在头低足高仰卧位，以减少静脉压力。治疗结束后立即对每只手进行 15 分钟的按摩，并鼓励患者每天至少在家按摩 2 次，持续 3 天。接受 PLLA 治疗的患者静脉和肌腱的可见性明显下降，患者和研究者的满意度评分也有所提高。在这项研究中，患者需要 3～6 个疗程，间隔约 1 个月。1 例患者在最后一次随访中出现无压痛、不可见、可触及的深部结节。第 1 次、第 2 次和最后 1 次使用稀释为 5ml、6ml、7ml 的 PLLA。Raedelli 认为结节可能是由于前两次注射和按摩错误造成的。

在 2008 年的一项研究中，Sadick 等用 PLLA 治疗了 26 例患者，使用 367.5mg 瓶装 PLLA，用 8～10ml 无菌水和 1% 利多卡因混合物进行了溶解。使用 1ml 或 3ml 注射器连接 25G、1.5in 的针头，通过拉帐篷的手法将产品导入皮下深层空间。每只手使用半瓶或 5ml。除注射后立即按摩外，要求患者每天按摩 5 次，每次按摩 5 分钟，共 5 天（"5-5-5"规则）。患者平均接受 2.38 次治疗，间隔 1～2 个月，没有丘疹或结节的报告。

Palm 等对 8 例患者的手部进行 PLLA 治疗。治疗前 1 天，用 1% 利多卡因（含或不含肾上腺素）1ml 和 5ml 无菌水对 367.5mg 的 PLLA 进行溶解。治疗当天，Vortex Genie（科学工业公司，波希米亚，纽约）被用来搅动混匀产品。然后将 1.5ml 混匀的产品和 1.5ml 抑菌水被吸 3ml 注射器中。最终产物为 12ml，每只手 6ml。使用 25G、1.5in 注射器，采用退针扇形注射技术将产品注射到皮下组织平面。受试者被要求进行有力的按摩，并遵守"5-5-5"规则。患者平均接受 2.5 次治疗。接受手部 PLLA 治疗的 8 例患者中有 1 例(12.5%)出现结节；这名患者曾接受过 1 次 9ml 稀释液的治疗。

在使用本产品进行面部处理时，一种方法是使用 1% 利多卡因 1ml 和抑菌水 7ml 溶解 1 瓶 PLLA，放置一夜。虽然厂家建议使用无菌水来溶解，但绝大多数医生使用保存的抑菌水，因为防腐剂可以减少患者在注射时的不适。注射前即刻用 Vortex Genie 混匀装置摇动混匀，然后将 1.5ml 吸入 3ml 注射器中。接下来，再取 1.5ml 抑菌水到注射器中，总体积为 3ml，重复此步骤，直到总量 16ml，再取到注射器中。不能在一开始就稀释 16ml，因为小瓶只能容纳 10ml 的稀释剂。每只手使用半瓶 PLLA（或 8ml）。据报道，使用 PLLA 矫正的时间长达 18~24 个月，但需要间隔 4~6 周的多次治疗。

除了水肿、瘀斑和血肿，PLLA 还能导致结节的形成。由于这一点以及其他填充剂的可用性，PLLA 在进行手部填充时应谨慎使用。Park 等在 2012 年发表了一篇长达 10 年的回顾性研究，发现了 15 例异物肉芽肿患者。4 名患者接受 PMMA 治疗，3 名接受 CaHA 治疗，3 名接受 HA 治疗，2 名接受 PLLA 治疗，2 名接受"其他"材料治疗。研究对象的症状从 1 个月到 9 年不等，其中 12 人的症状持续了 1 年以上。4 例（2 例 PMMA，2 例其他填充剂）出现感觉功能障碍，4 例（2 例其他，1 例 PMMA，1 例 CaHA）出现手部僵硬。

Park 等在他们的文章中推荐了一种处理结节形成的方法。首先，联合使用第二代头孢菌素和第三代大环内酯类抗生素，如果结节在抗生素的作用下仍然存在，则透明质酸酶用于 HA 填充剂，CaHA 需要手术切除，曲安奈德用于其他类型的填充剂。切除作为最后的干预手段。

对于使用 PLLA 的患者，有一些技术可以减少结节的形成：稀释大于 5ml（建议 16ml），使用更小的体积，不要矫治过度，治疗间隔至少 4 周，前一天晚上溶解产品，治疗后进行按摩。尽管 Sculptra 产品说明书建议在治疗前至少 2 小时用 5ml 无菌水进行溶解，但稀释小于 5ml 可能会增加结节形成的风险。

自体脂肪移植

自体脂肪移植是另一种可以增加手背容量的方法。一般的程序包括从供体部位获取脂肪并将其导入宿主组织。可用的脂肪组织很丰富，还具有生物相容的优点。研究表明，手背自体脂肪移植可以维持 4 个月到 3 年。关于脂肪移植的详细讨论，见第 61 章。

这项手术在 20 世纪 80 年代首次显示出对手背填充的前景。此后，Fournier 和 Coleman 发表了他们将自体脂肪转移到手背的方法。Fournier 在手背只注射了一个大团块，而 Coleman 为了增加移植脂肪与受体组织接触的表面积，则开通了多条小隧道。此项研究表明这种表面积接触的增加是有益的，因为 60% 的脂肪细胞在距离血液供应 1mm 以上时死亡。此外，Carpeneda 还表明，要使血管再生，注射脂肪的直径必须小于或等于 3mm。

有许多方法可以采集、制备和输送脂肪组织。在一篇关于手部自体脂肪转移的综述中，Hoang 等建议从腹部、侧腹、大腿或膝盖内侧选择脂肪组织，因为这些部位产生的脂肪含血液很少。首先，在采集前 15 分钟用含利多卡因和肾上腺素的膨胀溶液麻醉供体部位。一个 2~3mm 的套管连接到一个 10ml 的吸脂注射器上，每只手 15~40ml。

将收集的脂肪直立放置 15 分钟，让上清脂肪分离，然后将液体倒掉。一个 10ml 的注射器装满上清脂肪，以每分钟 3000~3600 转的速度离心 3 分钟。尽管 Butterwick 认为，离心脂肪与非离心脂肪相比，在手背存续更久，具有更好的临床效果，但离心是否最终受益的问题仍存在争议。最后将脂肪放入 1ml 注射器中。

在进行注射之前，双手要消毒。2ml 的肿胀麻醉溶液可通过腕部背侧皱褶导入，然后将麻药按摩于手背的其余部分。Agostini 等推荐进行正中和尺神经阻滞麻醉。

接下来的注入方法因作者而异。Butterwick 使用 11 号刀片在手腕背侧折痕上创建一个入口，然后，在手腕背侧折痕向指蹼处引入 10 号 Amar 或 Byron 针，每条逆行线上等份注射约 0.3ml，在整个手背形成一个均匀的网络。手应出现轻微过度充盈，但总注射量应控制在每只手 10~12ml 以内，以防止术后水肿。

其他作者使用更高的填充量。Bank 等手背移植 10~15ml，1~2ml 放置于第二、第三和第四指蹼，2~3ml 放置于第一指蹼和解剖鼻烟窝区域。Agostini 使用 16G 针头，在手腕背侧折痕处、每个指蹼处以及第一个掌指关节的近端桡侧做了 6 个入口点。所有注射都是使用套管执行的。从手腕背侧折痕处开始，5~10ml 的脂肪被注射在手背上，共 6 次，呈扇形分布。套管从指蹼和第一个掌指关节的入口，指向近端，将另外 5~10ml 以线性退行方式注射到手背上。Agostini 也会处理手指，通过指蹼或第一个掌指关节的穿孔，线性顺行注射，将 0.5ml 的脂肪注射在每个手指的桡侧和尺侧。在他们的研究中，22 名患者中有 21 名对治疗"满意"或"非常满意"，而无关的整形外科医生评价 22 名患者中的 18 名"非常满意"，其余的"显著改善"。

有人将消毒敷料 Steri-Strips (3M Nexcare, St. Paul, MN) 或 Octylseal (Medline Industries, Mundelein, IL) 应用于切口部位。Butterwick 建议在手术前一天晚上开始一个为期 10 天的口服抗生素疗程。注射后，软敷料可敷 5 天。为减少水肿，术后 24 小时手抬高，患者应在 1 周内避免剧烈活动。

患者应有水肿和瘀伤持续 1～2 周的心理准备。感染（包括分枝杆菌）、囊肿形成和短暂的感觉障碍也有报道。在 Agostini 研究中，22 例患者中有 3 例出现远端指节感觉功能障碍，1 个月内消失。此外，手指年轻化导致 22 例患者中有 16 例术后不能佩戴戒指。16 位患者中只有 5 位认为戒指尺寸增大会带来不便。Agostini 认为，手指年轻化有助于提高手背整体外观的满意度。另一方面，Coleman 认为应该避免给手指注射脂肪，以保持手指的体积和戒指的大小不变，因此许多皮肤科医生不开展手指治疗。

静脉显露的处理

手背静脉在衰老的手上变得更加明显。经过手背年轻化填充可以尽量减轻静脉显露。对于那些皮肤填充物衰减的患者或者已经填充但静脉仍然突显的患者，单独处理手背静脉本身可能是一种选择。虽然硬化疗法、静脉内消融和静脉切除都没得到很好的研究，但硬化疗法最常用于手背。

硬化疗法

在硬化疗法中，将液体或泡沫注入静脉以造成内皮细胞损伤和血管硬化。多种药物可用于硬化治疗。在手上，十四烷基硫酸钠 (STS) (Sotradecol Elkins-Sin, Inc., Cherry Hill, NJ) 和聚多卡醇 (POL) (Asclera; Kreussler, Chemische-Fabrik, Wiesbaden, Germany) 是最常用的，都是 FDA 批准的用于下肢小静脉曲张的药物。因此，它们在手背静脉的使用是超适应证的。

硬化剂疗法的好候选人是手背静脉鼓胀的患者，他们没有已知的硬化剂疗法的禁忌证。对于手部，有手部手术史、需要经常静脉注射、手部关节炎、慢性水肿或疼痛、手部功能异常、腕管综合征或透析分流的患者，应避免进行硬化治疗。

在开始治疗之前，患者坐位，双臂垂直于上半身。用

氯己定消毒整个手和手腕。用止血带或助手的手握紧前臂中部，可以更加突出静脉，便于注射。

最常用的是 0.5%～3% 的液体 STS 或 1.5%～3% 的液体 POL。一般来说，较小的静脉应采用较低的浓度，较大的静脉应采用较高的浓度。Duffy 等用 0.5% STS、1.5% POL 或 3% POL 液治疗 100 例手背静脉直径 1～6mm（平均 3mm）的患者，观察到 3% POL 液治疗的患者成功率更高 (95% vs. 20%)。作者的结论是，3% 的 POL 对大于 3mm 的血管或任何直径的年轻患者的血管更有效。值得注意的是，在 3% POL 治疗的患者中，14.5% 的患者在治疗区域出现了毛细血管扩张，而 0.5% 的 STS 或 1.5% POL 没有观察到这种不良反应。Bowes 等报道，在 14 只手中，有 11 只 (79%) 用了 1～4ml 液体 (1.5%～3% STS) 处理后，3～6mm 手背静脉完全消失。

在泡沫硬化疗法中，硬化溶液与室内空气或 CO_2 气体混合。起泡使硬化剂与内皮之间的接触时间更长，提高了手术的效果，使医生能够使用更低浓度和更小体积的硬化剂。Rao 等将一个装有 1ml 硬化剂的 3ml 注射器连接到一个含有 4ml 室内空气的 5ml 注射器上。一个双接口连接器用于连接两个注射器。液体和室内空气混合约 10 次，直到达到均匀的稠度。通常使用 0.5% 的 STS 或 1% 的 POL，每只手使用 3～5ml 的泡沫硬化剂。在对 38 只手的回顾性研究中，Tremaine 等每只手使用 2.5～10ml 的 0.25%～1% 的 STS 泡沫，其中以 0.5% 和 0.25% 为主。

临床上通常每天治疗一只手，使用 30G、0.5in 的针头连接 3ml 的硬化剂注射器。应在静脉最远端进针，向近端进行。针的斜面朝上，以 30°～45° 的角度经皮肤直接穿刺静脉。硬化剂缓慢注入，所有血管被治疗后释放止血带，抬起手，从远端到近端对治疗区域进行轻柔的按摩。然后将消毒棉签涂在每个治疗部位，用弹性绷带包裹手和前臂远端。要求患者 24 小时包扎，次日可以对第二只手进行治疗，这样另一只手可以自由辅助日常功能。绷带过度压迫的症状包括感觉异常、运动减少、手指温度或颜色的变化。一些作者建议持续加压 2 周。

硬化治疗的常见不良反应包括注射过程中的疼痛、淤血、水肿和酸痛。Tremaine 等指出疼痛平均持续 7.4 天，水肿和红斑 3～4 天，瘀斑 3.7 天。较少见的是，患者可能出现色素沉着、新生血管、局部多毛症（从未报告过在手上出现）、荨麻疹和过敏反应。在他们的研究中，Tremaine 报道 38 只接受治疗的手中，有 61.9% 在治疗后出现血液凝固。使用 22G 针头穿刺凝固物的中心，其内容物可缓慢流出；所有凝血在 2 个月内消失。患者应在 2 周后随访，以评估该并发症。新血管形成或

丛状毛细血管扩张，更经常发生在雌激素水平高的患者，如在怀孕期间和使用口服避孕药或补充雌激素。高体积的硬化剂、高的注射压力、大的处理面积、注射后广泛变白以及处理后没有加压包扎也与新生血管的形成有关。

罕见的不良事件包括局部皮肤坏死、动脉注射导致远端皮肤坏死、血栓性静脉炎、深静脉血栓形成、哮喘发作、心脏病患者，心绞痛发作。Duffy 等报道了一名患者在治疗大鱼际指蹼静脉后，拇指、示指和中指出现了 10 分钟的发白现象。患者随后经历了 2 周的麻木和感觉异常，这些症状被认为是继发于硬化剂外溢引起的神经功能障碍。虽然在手背治疗中从未报道过，但泡沫硬化疗法引入循环中的微泡可引起视觉变化、头痛、胸闷、咳嗽、有或无先兆的偏头痛和短暂的脑缺血发作（图 80-8）。

静脉内激光消融和静脉切除术

静脉内激光消融和静脉切除术是治疗手背突出静脉的另一种方法，虽然广泛应用于腿部静脉，但这些方法在手背部还没有得到很好的研究。

在静脉内激光消融中，激光纤维通过导管和导丝经皮进入静脉。激光发射的能量对血管壁造成损伤，导致治疗区域的闭塞。在 2007 年的一篇文章中，Shamma 等详细介绍了他们对 54 只手进行静脉内激光消融的方法。虽然腿部使用的波长为 810～1320nm，但 Shamma 等使用的是一种 940nm 半导体激光器 Dornier MedTech（Medilas Compact；Dornier MedTech Laser GmbH，德国）。肿胀麻醉后，通过 4-F 激光鞘引入 600μm 激光纤维，通过 0.018in 导丝跟踪。平均每只手处理四根静脉，术后采用加压敷料。所有病人对他们的治疗都很满意。手部肿胀是一种常见的不良反应，可持续 2 周。一名患者在激光出口处出现 3mm

烧伤。

静脉切除术是通过在皮肤上开 2～3mm 的切口，切除所需长度的静脉。文献中关于手背静脉切除术的报道仅有 1 例。由于静脉内激光消融和静脉切除术需要专门的器械、材料和工作人员才能安全有效地进行，硬化疗法仍然是皮肤科医生治疗手背静脉的首选方法。

光学疗法

各种各样的光、激光和能量设备已经被用于手部年轻化。其中包括 IPL、光动力治疗（PDT）、Q 开关（QS）激光、1320nm 掺钕钇铝石榴石（Nd：YAG）激光、1550nm 掺铒点阵激光、1927nm 铥点阵激光、2940nm 掺铒钇铝石榴石（Er：YAG）激光和 10 600nm CO_2 激光（表 80-3）。由于手背皮肤较薄，血管减少，毛囊皮脂腺单位比面部少，因此，通常应减少能量、密度和遍数，以尽量缩短恢复时间。

患者经常抱怨他们手上多发的日光性黑子和脂溢性角化病。这些问题很少能通过外用表面剥脱剂永久解决。选择性光热分解黑素小体内的色素，如 QS 激光，是非常有效的。黑色素具有广谱的波长吸收光谱。首选激光器的波长在 500～755nm 之间。由于黑素小体热弛豫时间只有 0.25 微秒，短脉冲持续时间是最佳的。因此，最常用的是 QS 红宝石激光器（694nm）、QS 或皮秒翠绿宝石激光器（755nm）和倍频 QS 或皮秒 Nd：YAG 激光器（532nm）（表 80-4）。这些设备的脉冲持续时间分别为纳秒和皮秒。通常需要单次治疗，能量应能引起表皮变白，但不形成水疱或点状出血。通常只进行一次扫描，但是脉冲可以超出斑状脂溢性角化病。

在一项比较 3 种激光和液氮的研究中（Medlite Ⅱ 倍频 QS Nd：YAG 激光，Continuum Biomedical，Livermore，CA；HGM K1 氪激光，HGM 医疗激光

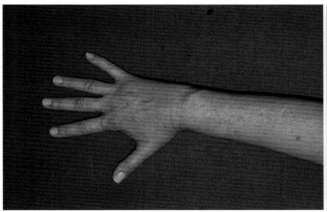
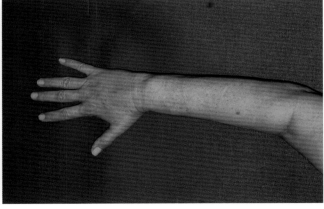

图 80-8　一名患者因手部静脉突出而极度困扰。她没有糖尿病或肾脏疾病的历史，并否认需要频繁的静脉注射。患者不想注射任何填充剂，也不为突出的肌腱或皮肤质量所困扰。随后她接受了硬化治疗。手背泡沫硬化治疗前（左）和 24 小时后（右）

表80-3 光学方法

方法	适应证	缺点
Q开关激光	色素病变	异色症，红斑，瘢痕，纹理改变，出血，大疱形成
IPL	色素沉着和血管病变可以同时治疗	需要多次治疗
光动力治疗	光线性角化病	瘙痒、糜烂、红斑、水肿和疼痛
非剥脱性激光磨削	胶原蛋白增生	细微而温和的改进，费用，需多次治疗
非剥脱性点阵激光	光老化和胶原蛋白增生	红斑、水肿和瘙痒，较剥脱性点阵激光改善不明显
剥脱性激光磨削	光老化和胶原蛋白增生	感染，异色症，瘢痕

系统公司，犹他州盐湖城；DioLite 532nm 半导体泵浦 vanadare 激光器，Iridex Corp，Mountain View，CA），使用倍频 QS Nd：YAG 激光单次治疗是破坏黑色素和保护周围组织最有效的方法。

对于 QS 和皮秒激光，应告知患者在 24 小时内可看到荨麻疹样丘疹，随后出现 7~10 天的紫癜或咖啡粉样斑，随后出现暂时色素减退斑，这些斑可在病变表面脱落后看到（表 80-5）。紫癜在 QS Nd：YAG（532nm）或脉冲染料激光器中更为常见，因为竞争性的色素团脱氧血红蛋白会导致小血管立即破裂。QS 红宝石激光不推荐用在深色皮肤类型。使用 1064nm QS 或皮秒 Nd：YAG 激光可以更安全地处理这些问题。

IPL 治疗已被用作手的非剥脱性年轻化光疗设备。IPL 系统是一种高强度脉冲光源，发出的光在 515~1200nm。这种广谱有利于靶向选择带有血红蛋白（580nm）或脱氧血红蛋白和黑色素（400~755nm）的血管。其最大的优点是，它允许同时纠正血管和色素沉着病变，几乎不需要间断。此外，从组织学上看，IPL 疗法对真皮的加热不影响表皮，可以诱导乳头状和网状真皮产生胶原蛋白。可以添加过滤器来选择只在一定范围内的波长。Fitzpatrick 皮肤分型Ⅳ~Ⅵ型皮肤需要在较高波长的截止滤波器、三脉冲和脉冲之间较长的脉冲延迟，以防止受伤或表皮受损（表 80-6）。对于以含氧血红蛋白为主的红斑和血管病变，可使用 515~590nm 截止滤光片（根据患者皮肤类型和红斑程度）进行最佳校正。紫红色斑块（富含脱氧血红蛋白）在 590nm 或更高的滤光片上靶向性更好。

使用 Lumenis 1 或 Lumenis M22 IPL（Lumenis Ltd.，Yokneam，Israel）进行设置优化，为皮肤类型Ⅰ~Ⅲ型使用 560nm 截止滤波器，为皮肤类型Ⅳ型使用 590nm 滤波器。以斑驳性色素沉着和日光性黑子为主的患者受益于 3 毫秒脉冲持续时间的双脉冲技术。如果色素和血管结构相结合，则使用 3.5 毫秒脉冲持续时间，如果以细毛细血管扩张和红斑为主，则使用 4 毫秒脉冲持续时间。在皮肤类型Ⅰ~Ⅲ型的脉冲之间设置

表80-4 Q开关激光治疗表皮色素沉着性病变（疗效递减）

QS 红宝石
倍频 532nm Nd：YAG
QS 翠绿宝石
Q 开关 1064nm Nd：YAG

表80-5 激光治疗的常见不良事件

红斑
色素减退和色素沉着
瘢痕
纹理的变化
结痂
出血
大疱形成

表80-6 Fitzpatrik 皮肤类型和 IPL 滤波器

Ⅰ~Ⅲ	560nm
Ⅳ	590nm
Ⅴ	695nm
Ⅵ	755nm

10~30 毫秒的延迟，在皮肤类型Ⅳ型的脉冲之间设置 30~40 毫秒的延迟。能量设置在 15~18J/cm² 。每月进行 2~3 个疗程的治疗。

在 Goldman 的一项研究中，23 名患有皮肤光老化和手背日光性黑子的患者，每隔 3~4 周接受 1 次，共 4 次 IPL 治疗。在 100% 的病例中，研究人员注意到在改善黑子和皮肤质量方面有良好到极好的效果。患者的主观自我评估也显示了类似的结果。23 名受试者中有 20 名（87%）认为有良好到极好的改善。未观察到明显的不良反应（图 80-9）。

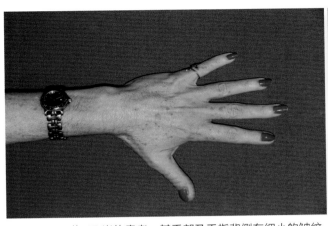 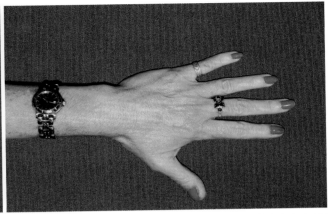

图 80-9　一位 57 岁的患者，其手部及手指背侧有细小的皱纹、日光性黑子及斑状脂溢性角化病。她经过一次强脉冲光和 Q 开关翠绿宝石激光治疗，可见纹理和色素沉着的改善。治疗前（左）和治疗后 4 周（右）

PDT 是一种有效的光老化治疗方法，特别是在癌前病变存在的情况下。PDT 使用光敏剂，如 20% 的氨基酮戊酸（ALA）溶液或 16% 的氨基酮戊酸甲酯（MAL）霜，在体内转化为原卟啉 IX。PDT 是一种治疗非过度角化性光线性角化病的药物，具有改善细纹和皱纹、斑状色素沉着和纹理的优点。为提高单次 PDT 治疗的疗效，患者可在 PDT 治疗前 7～10 天对治疗区域使用其他外用药物（咪喹莫特或氟尿嘧啶）。ALA 或 MAL 可在手背皮肤用振动微晶磨皮系统（如果可用）剥落角质并用丙酮水洗去油脂后使用。在手上，光敏剂可以被封包 3 小时，最好用温暖的毯子盖住或待在温暖避光的房间。光敏剂用肥皂和水冲洗干净后，用婴儿湿巾除去多余的残留物，可见光波长内的任何光源都可以用来激活光敏剂。Friedman 等发现激光和光源的序贯联用比使用单一光源要好。

顺序如下：先使用 PDL（Cynergy，Cynosure，Westford，MA）激活，595nm、7mm 光斑、40 毫秒脉宽、10～12J/cm²，靶向治疗单发的光线性角化病，终点为亚紫癜。接下来是使用 IPL 处理参数，在上面概述过。最后，同时使用红蓝光源照射治疗区域，蓝色光源（Blu-U，DUSA 制药，Inc. 威尔明顿，MA）距离皮肤 25～50mm，照射时间 16 分钟 40 秒，能量 10J/cm²，红色光源（PhotoCure ASA Aktilite CL 128 年，奥斯陆，挪威）距离皮肤 50～80mm，时间 8 分钟 49 秒，能量 37J/cm²。在获准回家之前，医生会给患者涂上一层矿物防晒霜，并告知患者在治疗的当天和第二天都要待在室内，严格避免阳光照射。使用这种组合，一般一个 PDT 治疗就足够了。Orringer 等研究了 PDT 对手部的组织学影响，发现使用 595nm PDL 激活 PDT 后，I 型和 III 型前胶原蛋白表达增加，表皮增厚，角质形成细胞分化标志物 Ki-67 增加。

非剥脱性激光磨削还可以改善手部光损伤皮肤的外观。这些激光发出较长的波长，在中红外范围，穿透到深层真皮，刺激成纤维细胞，同时避免伤害表皮。

1320nm Nd：YAG 激光也被用作手部年轻化的治疗。Sadick 和 Schecter 使用 1320nm Nd：YAG 激光（CoolToughII，New Star laser，Roseville，CA，USA）对 7 名患者进行了研究。患者接受 6 次治疗，间隔 4 周，最后一次治疗后随访 3 个月。患者评估得分高于客观评分，7 例患者中有 6 例报告平均改善得分为 2（范围 1～6），较基线改善 1%～19%。疗效的最好结果是有轻微到中度的改善，应该告知患者也可能疗效缓慢，仅会有细微改善。

与传统的非剥脱性激光相比，非剥脱性点阵激光只治疗皮肤的一小部分，非治疗区最多可达 95% 的皮肤。微热处理区（MTZs）穿到真皮，引起凝固性坏死，随后胶原蛋白重塑。所选波长应与治疗目标相对应；1550nm 波长最适合刺激胶原蛋白生成和改善皮肤纹理，1927nm 波长和 1927nm 铥激光最适合色素沉着（表 80-7）。Jih 等使用 1550nm 半导体泵浦铒光纤激光

表 80-7　非剥脱性点阵激光的常用设置

波长	次数	能量	覆盖面积 / 皮肤类型
1550nm	8	20～35mJ	14%～28%（I～III），14%～20%（IV～VI）
1927nm	8	10～20mJ	40%～50%（I～IV）

点阵 1927nm 铥激光和第二代点阵 1550nm 掺铒激光（Fraxel Re：Store Dual system，Solta Medical，Inc.）。

器（Fraxel SR，Reliant Technologies）对 10 名患者进行手部年轻化，采用点阵磨削技术。患者接受了共 5 次治疗，每次间隔 2～3 周，使用 8～9mJ/MTZ 的设置，每次 10 遍，每遍 250MTZ/cm²，最终达到 2500MTZ/cm² 的治疗密度。该研究报告了患者的主观皮肤色素沉着改善 51%～75%，皮肤粗糙和皱纹改善 25%～50%。皮肤活检显示真皮胶原蛋白密度增加。最好是每段时间使用一种波长，这样可以使治疗更加集中，包括多做几遍。

使用 CO₂ 或 Er：YAG 激光剥脱式皮肤磨削是面部年轻化的金标准。当使用这种方式进行手部年轻化时，由于毛囊皮脂腺结构和血管系统的数量减少，应该非常谨慎。这导致恢复期延长，感染风险升高，瘢痕和色素沉着异常风险增大。文献中报道的 Er：YAG 激光的最佳处理参数包括在 15J/cm² 和 30% 强度下处理 2 遍，然后进行清洗并在相同的设置下进行第 3 遍处理。另一种单遍磨削技术，以计算机生成的 6 种模式之一，使用较低的能量（150～200mJ/脉冲），将表皮碎片留在原位作为生物敷料。

剥脱性点阵激光器也可用于点阵热解。这就产生了柱状的蒸发组织和凝固性坏死。由于只有一小部分皮肤受到影响，邻近未经治疗的组织在愈合过程中有助于减轻不良反应和加快恢复。Stebbins 等用 Dermal Optical Thermolysis 剥脱性点阵 CO₂ 碳激光（DEKA，Calenzano，意大利）治疗一遍手部，发现短暂红斑和水肿，没有长期瘢痕或色素沉着改变。以 4～6 周的间隔进行 3 次治疗后，研究人员发现皱纹的平均改善率为 26%～50%，色素的平均改善率为 51%～75%，纹理的平均改善率为 26%～50%，研究对象也报道了类似的结果。

术前 30 分钟应用布比卡因／利多卡因／丁卡因等乳膏进行表面麻醉。去除乳膏后，用 75mJ、100Hz

的非顺序点阵 CO₂ 激光对该区域进行处理，重复间隔为 0.3 秒（Active FX，Lumenis Ltd.，Yokneam，Israel）。使用计算机模式生成器，它具有 3 个模式、5 个大小和 1 个密度（对应小于 10% 的重叠）设置。手术后，用无菌的生理盐水冷敷并涂上药膏。对于 III 型或以上皮肤，术后第 2 天每天开始使用 VI 类外用皮质类固醇软膏，持续 5 天，以尽量减少炎症后色素沉着改变的发生。除非由经验丰富的激光外科医生进行手术（图 80-10），否则一般不建议 V 型和 VI 型皮肤患者使用剥脱性点阵激光。

射频

射频使用交流电将能量传送到皮肤。射频设备用于面部和身体的微创美容治疗，目的是产生选择性的皮肤损伤，在保持上表皮完整的同时，导致引发反应性伤口修复。电流加热深层真皮、脂肪、纤维间隔和（内用单极射频装置）筋膜。射频能量通过皮肤时不会被表皮黑色素或血管系统反射或吸收，因此在所有皮肤类型中都比较安全。真皮和皮下纤维间隔的体积加热与胶原变性以及之后胶原纤维的增厚和缩短有关，胶原纤维的增厚和缩短导致成纤维细胞活性增加、新的胶原形成，使皮肤在 4～6 个月内紧致。与点阵激光相比，这种技术的一个优点是炎症后色素沉着的风险较低。

在一项前瞻性的多中心研究中，使用单极射频设备治疗中度至重度手部皱纹，31 名患者以 2 周间隔接受 3 次射频治疗，与基线相比改善了 50%，没有不良反应报告。在治疗过程中，射频装置（Pelleve S5 Wrinkle Treatment Generator；纽约欧申赛德埃尔曼国际公司；4.0MHz，120W）和一个 20mm 的手柄（GlideSafe；Ellman 国际有限公司）被设置在一个能量水平上，这个能量水平是基于病人对尖端温度的口头反馈。将手柄

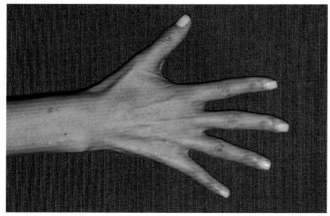
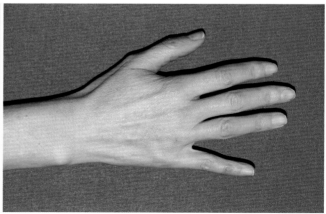

图 80-10　一名 42 岁女性，其手背部可见散在的少量日光性黑子及斑状脂溢性角化病。Q 开关翠绿宝石激光一次治疗，病变完全清除。治疗前（左）和治疗后 7 周（右）

以连续重叠的螺旋形移动，以完全覆盖 3 个凝胶涂层处理区域。待处理区皮肤表面温度达到 40～42℃ 时，再继续处理 3 分钟。然后，在每个区域中重复该步骤总共 2 遍。

微针点阵射频系统在真皮和皮下组织中产生精确的卵圆形凝固区，不影响表皮。热损伤的位置取决于针的深度和传导次数。该技术已被研究用于面部和颈部皮肤的年轻化和痤疮瘢痕的治疗。虽然目前还没有研究评估它在手背的使用，但建议保持低强度和浅穿刺针的深度。

化学剥脱

化学剥脱可以改善手部老化现象，但文献报道较少。就像激光治疗引起的关注一样，毛囊皮脂腺单位的减少和血管系统的减少常常会削弱伤口愈合。根据化学剥脱剂对表皮和真皮层的穿透深度，可将其分为浅层、中层或深层。一般情况下，浅中层剥脱可以尽量减少术后并发症的风险。Swinehart 使用 50% 水杨酸膏对 11 名患者的前臂和手部进行光老化治疗。随后出现浸渍和脱屑，恢复时间长达 4 周。虽然罕见，在大面积治疗时，水杨酸中毒是一个潜在的不良反应。这一方法应谨慎使用，并应提醒患者，可能需要多次治疗才能逐渐改善皮肤纹理。

浅层化学剥脱剂可渗透至表皮，包括 70% 乙醇酸、水杨酸、50% 间苯二酚、Jessner 溶液、固体 CO_2 浆和 10%～25% 三氯乙酸（TCA）。中层剥脱剂可穿透乳头状真皮，包括浓度大于 30% 的 TCA。化学剥脱的效果差别很大，取决于剥脱剂的浓度、接触时间和备皮的方式。虽然更有可能是剥脱过深引起的，所有的化学剥脱都有可能出现皮肤异色、长时间的红斑、手臂和手部治疗边界上的一条分界线，以及瘢痕。Cox 报道了在前臂使用 70% 的乙醇酸凝胶和 40% 的 TCA 化学剥脱后，发生了多发性角化棘皮瘤。

手部年轻化的综合治疗

表现出多种衰老迹象的患者通常需要几种治疗方式，其中一些可以在同一天完成。硬化治疗和自体脂肪移植应分开进行。在同一天进行联合治疗时，先从针对表皮和真皮的治疗方法开始，然后是弥补容量流失的治疗方法。

对于有外在老化症状（色素沉着、血管病变、光线性角化病）的患者，可以使用各种能量装置。对于色素沉着和光老化较轻的患者，可以用 IPL 治疗整个手背，然后用 QS 或皮秒 755nm 或 1064nm 激光治疗单个日光性黑子或脂溢性角化病。对于 Ⅳ～Ⅵ 型皮肤，IPL 可被 1927nm 半导体激光器（Clear+Brilliant Perméa）取代。如果光损伤程度较严重，在使用 QS 或皮秒色素激光治疗单个黑子和角化病后，可以进行点阵 1550nm 或 CO_2 点阵激光治疗。

PDT 可用于光损伤和光线性角化病患者。在表皮和真皮处理后，可选择填充剂注射，以解决皮肤松弛、容量流失和肌腱、骨骼和静脉的可见性。一些医生可能会使用射频而不是填充剂来治疗皮肤松弛和容量流失的患者。

总结

手部年轻化正变得越来越受欢迎，因为患者和医生都欣赏它的美学影响。大多数方法只需很短的停工期，并产生良好的审美效果。真皮填充剂能够减少肌腱、骨骼和静脉的突出，同时改善皮肤松弛的外观。硬化治疗和静脉内激光消融术可以减少手背静脉的显露。化学剥脱、IPL、QS 和皮秒激光，以及非剥脱性和剥脱性激光都能改善皮肤的色素沉着异常和皮肤纹理。手部可见性老化有多种原因，其治疗通常需要采用多模式的方法，大多数手术可以在同一天内连续进行，或者多次复诊间隔治疗。

参考文献

1. Hoang D, Orgel MI, Kulber DA. Hand rejuvenation: A comprehensive review of fat grafting. J Hand Surg Am. 2016;41(5):639–644.
2. Bains RD, Thorpe H, Southern S. Hand aging: patients' opinions. Plast Reconstr Surg. 2006;177:2212.
3. Fathi, R, Cohen, JL. Challenges, considerations, and strategies in hand rejuvenation. J Drugs Dermatol. 2016; 15(7): 809–815.
4. Jakubietz, RG, Kloss DF, Gruenert JG, Jakubietz MG. The ageing hand. A study to evaluate the chronological ageing process of the hand. J Plast Reconstr Aesthet Surg. 2008;61:681–686.
5. Beer KR. Combined treatment for skin rejuvenation and soft-tissue augmentation of the aging face. J Drugs Dermatol. 2011;10:125–132.
6. Goldman MP, Alster TS, Weiss R. A randomized trial to determine the influence of laser therapy, monopolar radiofrequency treatment, and intense pulsed light therapy administered immediately after hyaluronic acid gel implantation. Dermatol Surg. 2007;33:535–542.
7. Barron JN. The structure and function of the skin of the hand. Hand. 1970;2(2):93–96.
8. Sulaiman S, Soames R, Lamb C. The sensory distribution in the dorsum of the hand: anatomical study with clinical implications. Surg Radiol Anat. 2015;37(7):779–785.
9. Botte MJ. Vascular systems. In: Doyle JR, ed. Surgical Anatomy of the Hand and Upper Extremity. Philadelphia, PA: Lippincott Williams & Wilkins; 2003, 237–294.
10. Tremaine AM, Friedmann DP, Goldman MP. Foam sclerotherapy for reticular veins of the dorsal hands: A retrospective review. Dermatol Surg. 2014;40(8):892–898.
11. Lefebvre-Vilardabo M, Trevidic P, Moradi A, Busso M, Sutton AB, Bucay VW. Hand: Clinical anatomy and regional approaches with injectable fillers. Plast Reconstr Surg. 2015;136(5s):258–275.

12. Bidic SM, Hatef DA, Rohrich RJ. Dorsal hand anatomy relevant to volumetric rejuvenation. Plast Reconstr Surg. 2010;126:163–168.

13. Carruthers A, Carruthers J, Hardas B, et al. A validated hand grading scale. Dermatol Surg. 2008;34:S179–S183.

14. Bertucci V, Solish N, Wong M, Howell M. Evaluation of the Merz Hand Grading Scale after calcium hydro-xylapatite hand treatment. Dermatol Surg. 2015;41(Suppl 1):S389–S396.

15. Cohen JL, Carruthers A, Jones DH, et al. A randomized, blinded study to validate the Merz Hand Grading Scale for use in live assessments. Dermatol Surg. 2015;41 Suppl 1: S380–S388.

16. Busso M, Moers-Carpi M, Storck R, Ogilvie P, Ogilve A. Multicenter, randomized trial assessing the effectiveness and safety of calcium hydroxylapatite for hand rejuvenation. Dermatol Surg. 2010;36:790–797.

17. RADIESSE® Injectable Implant Instruction for Use. Available at: http://www.radiesse.com/wp-content/uploads/RADIESSE_Wrinkle_Filler_Instructions_for_Use.pdf. Accessed December 18, 2017.

18. Edelson KL. Hand recontouring with calcium hydroxy-lapatite (Radiesse®) J Cosmet Dermatol. 2009;8:44–51.

19. Sadick NS. A 52-week study of safety and efficacy of calcium hydroxylapatite for rejuvenation of the aging hand. J Drugs Dermatol. 2011;10:47–51.

20. Gargasz SS, Carbone MC. Hand rejuvenation using Radiesse. Plast Reconstr Surg. 2010;125:259e–260e.

21. Fabi SG, Goldman MP. Hand rejuvenation: A review and our experience. Dermatol Surg. 2012;38:1112–1127.

22. Busso M, Applebaum D. Hand augmentation with Radiesse (calcium hydroxylapatite). Dermatol Ther. 2007;20:385–387.

23. Gubanova EI, Starovatova PA, Rodina MY. 12-month effects of stabilized hyaluronic acid gel compared with saline for rejuvenation of aging hands. Drugs Dermatol. 2015;14(3): 288–298.

24. Wu DC, Goldma MP. A prospective double-blinded randomized bilateral comparison study of injectable calcium hydroxylapatite with and without triamcinolone acetate for the treatment of volume loss to the dorsum areas of the hands. Accepted abstract at American Surgical Dermatologic Society Annual Meeting. November 2016. New Orleans, LA.

25. Man J, Rao J, Goldman M. A double-blind, comparative study of nonanimal-stabilized hyaluronic acid versus human collagen for tissue augmentation of the dorsal hands. Dermatol Surg. 2008;34:1026–1031.

26. Brandt FS, Cazzaniga A, Strangman N, Coleman J, Axford-Gatley R. Long-term effectiveness and safety of small gel particle hyaluronic acid for hand rejuvenation. Dermatol Surg. 2012;38:1128–1135. 16 patients.

27. Dallara JM. A prospective, noninterventional study of the treatment of the aging hand with Juvederm Ultra 3 and Juvederm Hydrate. Aesthet Plast Surg. 2012;36:949–954.

28. Fulton J, Caperton C, Weinkle S, Dewandre L. Filler injections with the blunt-tip microcannula. J Drugs Dermatol 2012;11(9):1098–1103.

29. Streker M, Reuther T, Krueger N, Kerscher M. Stabilized hyaluronic acid-based gel of non-animal origin for skin rejuvenation: face, hand, and décolletage. J Drugs Dermatol. 2013;12(9):990–994.

30. Lacarrubba F, Tedeschi A, Nardone B, Micali G. Mesotherapy for skin rejuvenation: assessment of the subepidermal low-echogenic band by ultrasound evaluation with cross-sectional B-mode scanning. Dermatol Ther. 2008;21(Suppl 3):S1–S5.

31. Redaelli A. Cosmetic use of polylactic acid for hand rejuvenation: report on 27 patients. J Cosmet Dermatol. 2006;5:233–238.

32. Sadick NS, Anderson D, Werschler WP. Addressing volume loss in hand rejuvenation: a report of clinical experience. J Cosmet Laser Ther. 2008;10:237–241.

33. Palm MD, Woodhall KE, Butterwick KJ, Goldman MP. Cosmetic use of poly-l-lactic acid: a retrospective study of 130 patients. Dermatol Surg. 2010;36:161–170.

34. Bolton J, Fabi SG, Peterson J, Goldman M. Poly-L-lactic acid for chest rejuvenation: A retrospective study of 28 cases using a 5-point chest wrinkle scale. Cos Derm. 2011 June.

35. Vleggaar D. Soft-tissue augmentation and the role of poly-L-lactic acid. Plast Reconstr Surg. 2006;118:46S–54S.

36. Park TH, Yeo KK, Seo SW, et al. Clinical experience with complications of hand rejuvenation. Plast Reconstr Aesthet Surg. 2012;65(12):1627–1631.

37. Butterwick KJ. Rejuvenation of the aging hand. Dermatol Clin. 2005;23:515–527, vii.

38. Fournier P. Fat grafting: my technique. Dermatol Surg. 2000;26:1117–1128.

39. Coleman SR. Hand rejuvenation with structural fat grafting. Plast Reconstr Surg. 2002;110:1731–1744; discussion 1745–1747.

40. Carpaneda CA, Ribeiro MT. Percentage of graft viability versus injected volume in adipose autotransplants. Aesthetic Plast Surg. 1994;18:17–19.

41. Butterwick KJ. Lipoaugmentation for aging hands: a comparison of the longevity and aesthetic results of centrifuged versus noncentrifuged fat. Dermatol Surg. 2002; 28:987–991.

42. Agostini T, Perello R. Lipomodeling: An innovative approach to global volumetric rejuvenation of the hand. Aesthet Surg J. 2015;35(6):708–714.

43. Bank J, Fuller SM, Henry GI, Zachary LS. Fat grafting to the hand in patients with Raynaud phenomenon. Plast Reconstr Surg. 2014;133(5):1109–1118.

44. Galea LA, Nicklin S. Mycobacterium abscesses infection complicating hand rejuvenation with structural fat grafting. J Plast Reconstr Aesthet Surg. 2009;62:e15–e16.

45. Duffy DM, Garcia C, Clark RE. The role of sclerotherapy in abnormal varicose hand veins. Plast Reconstr Surg. 1999; 104:1474–1479

46. Bowes LE, Goldman MP. Sclerotherapy of reticular and telangiectatic veins of the face, hands, and chest. Dermatol Surg. 2002;28:46–51.

47. Rao J, Goldman MP. Stability of foam in sclerotherapy: differences between sodium tetradecyl sulfate and polidocanol and the type of connector used in the double-syringe system technique. Dermatol Surg. 2005;31:19–22.

48. Butterwick K, Sadick N. Hand rejuvenation using a combination approach. Dermatol Surg. 2016;42(Suppl 2): S108–S118.

49. Goldman MP, Sadick NS, Weiss RA. Cutaneous necrosis, telangiectatic matting, and hyperpigmentation following sclerotherapy. Dermatol Surg. 1995;21:19–29.

50. Sadick NS & Urmacher C. Estrogen and progesterone receptors. Their role in postsclerotherapy angiogenesis telangiectatic matting (TM). Dermatol Surg. 1999;25:339–43.

51. Weiss RA, Sadick NS, Goldman MP, Weiss MA. Post-sclerotherapy compression: controlled comparative study of duration of compression and its effects on clinical outcome. Dermatol Surg. 1999;25:105–108.

52. Goldman MP, Bergan JJ, Geux JJ, Weiss RA. Sclerotherapy: Treatment of Varicose and Telangiectatic Leg Veins. 5th ed. Philadelphia, PA: Elsevier; 2011.

53. Shamma AR, Guy RJ. Laser ablation of unwanted hand veins. Plast Reconstr Surg. 2007;120:2017–2024.

54. Lee BJ. The role of sclerotherapy in abnormal varicose hand veins. Plast Reconstr Surg. 2000;106:227–229.

55. Taylor CR, Anderson RR. Treatment of benign pigmented epidermal lesions by Q-switched ruby laser. Int J Dermatol. 1993;32:908.

56. Lee M. Combination 532-nm and 1064-nm laser for noninvasive skin rejuvenation and toning. Arch Dermatol. 2003;139:1265–1276.

57. Jang KA, Chung EC, Choi JH, Sung KJ, et al. Successful removal of freckles in Asian skin with a Q- switched alexandrite laser. Dermatol Surg. 2000;26:231–234.

58. Todd MM, Rallis TM, Gerwels JW, Hata TR. A comparison of 3 lasers and liquid nitrogen in the treatment of solar lentigines: a randomized, controlled, comparative trial. Arch Dermatol. 2000;136:841–846.

59. Raulin C, Greve B, Grema H. IPL technology: a review. Lasers Surg Med. 2003;32:78–87.

60. Prieto VG, Sadick NS, Lloreta J, et al. Effects of intense pulsed light on sun – damaged human skin, round and ultrastructural analysis. Lasers Surg Med. 2002;30:82–85.

61. Goldman A, Prati C, Rossato F. Hand rejuvenation using intense pulsed light. J Cutan Med Surg. 2008;12:107–113.

62. Friedmann D, Goldman MP, Fabi SG, Guiha I. The effect of multiple sequential light sources to activate aminolevulinic acid in the treatment of actinic keratoses. J Clin Aesthet Dermatol. 2014;7(9):20–25.

63. Orringer JS, Hammerberg C, Hamilton T, Johnson TM, et al. Molecular effects of photodynamic therapy for photoaging. Arch Dermatol. 2008;144:1296–1302.

64. Sadick N, Schecter AK. Utilization of the 1320-nm Nd:YAG laser for the reduction of photoaging of the hands. Dermatol. 2004;30:1140–1144.

65. Allemann I, Kaufman J. Fractional photothermolysis – an update. Lasers Med Sci. 2010;25:137–144.

66. Jih MH, Goldberg LH, Kimyai-Asadi A. Fractional photothermolysis for photoaging of hands. Dermatol Surg. 2008;34(1):73–78.

67. Stebbins WG, Hanke CW. Ablative fractional CO2 resurfacing for photoaging of the hands: pilot study of 10 patients. Dermatol Ther. 2011;24:62–70.

68. Sadick N, Rothaus KO. Minimally invasive radiofrequency devices. Clin Plast Surg. 2016;43(3):567–576

69. Carruthers J, Fabi SG, Weiss R. Monopolar Radio-frequency for Skin Tightening. Derm Surg. 2014;40 Suppl 12:S168–S173.

70. Fritz, K, Salavastru, C. Ways of Noninvasive Facial Skin Tightening and Fat Reduction. Facial Plast Surg. 2016; 32(03):276–282.

71. Vega JM, Bucay VW, Mayoral FA. Prospective, multicenter study to determine the safety and efficacy of a unique radiofrequency device for moderate to severe hand wrinkles. J Drugs Dermatol. 2013;12:24–26.

72. Swinehart JM. Salicylic acid ointment peeling of the hands and forearms. Effective nonsurgical removal of pigmented lesions and actinic damage. J Dermatol Surg Oncol. 1992; 18:495.

73. Cox SE. Rapid development of keratoacanthomas after a body peel. Dermatol Surg. 2003;29:201–203.

74. Fabi, SG, Carruthers J. A single modality approach to rejuvenate the aging face and body: A thing of the past? Derm Surg. 2016;42 Suppl 2:S73–S76.

第 81 章　女性生殖器年轻化方法

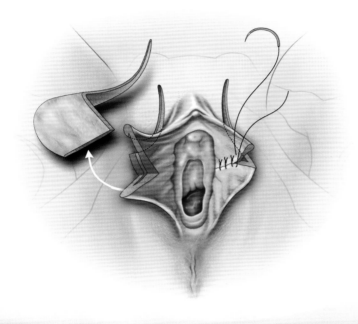

原著者　Christine A. Hamori

翻　译　毛洪鸾　张　溪

审　校　徐永豪

概要

- 在过去的十年中，阴道年轻化的普及率急剧上升。
- 有几种趋势导致了这一现象的激增，包括互联网和美容习惯的显著变化，以及手术技术的改进。
- 寻求阴道整形的女性有 30 岁和 50 岁的双峰年龄分布特征。

初学者贴士

- 对外阴解剖学彻底和全面的了解是进行女性生殖器整形的先决条件。
- 当要求行小阴唇缩小术时，应进行完整的会阴评估。
- 基线摄影，无论是站立还是截石位，都非常有帮助。
- 非侵入性治疗，如剥脱性和非剥脱性点阵激光治疗，越来越受欢迎。

专家贴士

- 阴唇整形术可与脂肪移植和激光换肤相结合，为适当的患者提供最佳结果。
- 大阴唇的治疗应谨慎进行，因为瘢痕往往比小阴唇缩小术相关的瘢痕更明显。
- 薄的小阴唇不太适合楔形切除术。
- 具有大阴蒂包皮的患者使用延长楔形技术比边缘修剪治疗效果更好。

切记！

- 大阴唇萎缩可能使小阴唇冗余外观更加明显。
- 虽然仍然存在争议，但在没有并发症的情况下，阴唇成形术的净效果是感觉的改善。

陷阱和注意事项

- 楔形缺损闭合不全的常见并发症是形成瘘口或切口中部部分裂开。
- 缺陷的修复很困难，因为重新楔形切割的尝试经常导致二次裂开。

患者教育要点

- 控制患者预期至关重要。
- 在站立和截石位用镜子检查患者的解剖结构，以确保她们的预期是切合实际的。
- 恢复时间一般比较长，患者应该理解她们需要长时间的盆部休息。

引言

阴道年轻化，或女性生殖器美容手术，包括各式各样的旨在改善女性外生殖器（阴阜、大阴唇、小阴唇、阴蒂）外观的美容手术。从历史上看，这种手术可以追溯到古埃及，在那里会用装饰品修饰外阴，漂白和还原技术也被记述下来。它是与一些伊斯兰和阿拉伯国家所开展的女性生殖器阉割或完整切除小阴唇、阴蒂复合体、大阴唇截然不同的独立手术。

历史

缩小小阴唇的现代手术技术第一次出现在 20 世纪 70 年代和 80 年代。大部分技术是对小阴唇远端边缘进行各种不同程度的修剪。直到 1998 年，一位整形和泌尿外科医生 Gary Alter 为了减少不规则瘢痕畸形和小阴唇敏感性降低等并发症，描述了一种缩小小阴唇的改良楔形术。这种楔形术保留了小阴唇自然的边缘轮廓和色素沉着。

相比于过去几十年，女性生殖器整形手术的需求呈指数上升。美国整形手术数据显示了小阴唇整形术自 2007 年起持续呈两位数百分比增长，在 2011 年和 2015 年之间增长了 400%。2015 年仅整形外科医生就做了 8700 余例小阴唇整形手术，因为很多手术是由妇科医生、泌尿科医生、皮肤外科医生完成，所以实际手术数目还要多。

阴道整形术越来越受欢迎，可归结为以下几个因素：阴毛整饰习惯的改变（毛发的减少使其下方更深入的解剖结构具备可见性）、媒体把青春期前的外阴外观塑造为标准模式、互联网的兴起为女性匿名寻求阴道整形提供了资源。

还有基于外观和功能的不适综合而来的促进因素。最近荷兰的一项研究发现，无论年龄和国籍背景，社会和性关系中自我情感不适是女性在网上考虑阴唇缩小术的主要原因。功能性不适（性交时擦伤和内陷）是女性寻求阴唇整形的第二大原因。

生殖器整形患者的手术方式

重视其生殖器外观的女性更易首先在网络上匿名寻求治疗方案。一旦她们知道阴唇整形是一个可行的选择，她们会咨询皮肤科或整形外科或妇科医生。然而妇科医生经常忽略美容问题，倾向劝阻患者不要追求改变阴唇自然解剖结构的手术。2007 年，美国妇产科学会（ACOG）发表了一项关于生殖器美容手术的声明，谴责生殖器美容手术缺乏有效性和安全性的科学证据。2016 年，针对那些被青少年患者阴唇整形需求所淹没的妇科医生，ACOG 发布了一项指南，建议鼓励非外科手术选择（润滑剂、翻折、服饰），避免手术干预。年轻患者只有当保守措施失败时，才可寻求合适的外科医生进行阴唇整形术。

寻求改善外阴外观的女性经常尴尬地和她们的初级保健提供者讨论这个问题，并使用社会医疗论坛寻找治疗选择。实际上，拥有手术前后比对照片的互联网和信息丰富的网站对吸引潜在的阴唇整形术患者具有重要的作用。这类患者在寻求阴道整形技术娴熟的外科医生方面严重依赖同行推荐（医师评价）。

30 多岁和 50 多岁围绝经期女性是阴唇整形术患者的两个最常见人群。年轻患者占绝大比例，这些人抱怨骑自行车或骑马等体育活动中有不适感（擦伤）。此外，她们反映过多的阴唇组织或"骆驼趾"外观导致穿瑜伽裤很尴尬。50 多岁的女性关注的是因分娩和绝经导致的小阴唇松弛加重。

面对接受阴唇整形术患者的咨询时，了解其手术动机很重要。患者通常希望改善外阴的外观。约 1/3 寻求阴唇整形术的女性受到了关于生殖器外观的嘲讽和贬低。详尽的社交史对于发现性功能障碍的证据具有重要作用。

体格检查应有监督人在房间内陪同实施。患者应于站立和截石位进行检查。大部分检查台有马镫形的腿架，但如果没有，可以采用蛙腿姿势。在检查过程中应给患者一个手持式镜子，以便她能特别指出有哪些不适。从阴阜、大阴唇、小阴唇、阴蒂、后阴唇系带和肛门的外观开始评估整个外阴。对于整形患者，不常规进行窥器检查。

应记录大阴唇的皮肤质量、弹性和脂肪含量。许多患者大阴唇严重萎缩，这导致她们对小阴唇冗余的感觉更加明显。在站立位置，患者通常通过用手从臀部后面向后拉回小阴唇来展示所希望达到的术后外观。向患者解释手术很难达到这种程度的"折短"是非常重要的。

一般来说，生殖器美容手术患者的期望是可以实现的，但需要注意几个警示信号，包括：根据她们的"研究"坚持特定手术方式的患者、小阴唇较小没有明显美容畸形的患者、拒绝用镜子观察该区域的患者和那些没有掌握手术潜在风险和并发症的患者。

解剖学

女性外阴的基本解剖学结构包括阴阜、大阴唇和小阴唇。上缘的阴蒂位于帽盖或称包皮的下面，包皮向两侧分开并连接阴道口两侧的小阴唇（图 81-1）。在系带顶端的下方可以找到尿道口。两侧小阴唇向后在阴道口

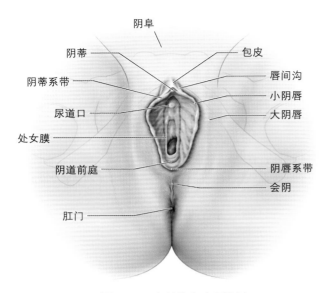

图 81-1　女性外生殖器解剖

标注（图81-1，自上而下、左右两侧）：
阴阜
阴蒂　　包皮
阴蒂系带　　唇间沟
　　　　小阴唇
尿道口　　大阴唇
处女膜
阴道前庭　　阴唇系带
　　　　会阴
肛门

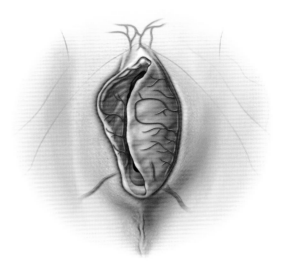

图 81-2　阴唇的血液供应主要来自阴部内外血液系统，前方有少量来自闭孔和索状动脉

外缘附着于会阴，或融合成后面的系带，或保持分离状态。

与大阴唇不同，小阴唇本身缺乏毛囊和皮下脂肪。小阴唇长度范围为 2~10cm。由于小阴唇大小和形状的解剖变异，很难确诊真正的小阴唇肥大。Rouzier 等在一篇关于 163 例整形患者的综述中定义小阴唇肥大为从基部到边缘的距离大于 4cm。大多数要求阴唇成形术的女性不喜欢小阴唇在站位时突出到大阴唇以外。小阴唇突出需要根据唇长、形状和大阴唇的覆盖范围综合考虑，所以单独测量小阴唇长度不是设计阴唇整形的有用参数。

阴唇的血液供应主要来自阴部内外血液系统，前方有少量来自闭孔和索状动脉。2015 年，Georgiou 等使用对比 CT 和螺旋血管造影确定了 10 例尸体标本中小阴唇的动脉供应。他们认为从阴唇根部延伸到尖端的中央动脉是小阴唇的主要动脉供应。这条动脉位于黏膜深处，主要由阴部内血液系统向后供应。中央动脉的次要血供来自阴部外血液系统的小前支（图 81-2）。

外阴的神经支配由生殖股神经的生殖分支、髂腹股沟神经、股后皮神经的阴部分支和痔下神经组成（图 81-3）。阴蒂的背神经类似于阴茎的背神经，是阴部神经的终末分支。它沿着坐骨耻骨支，向前穿过尿生殖膈下膜到达阴蒂。由于其位置较深，在阴唇手术中不易损伤此神经。进入表层后，生殖器神经小体迅速演变为小阴唇、阴蒂包皮、阴蒂和阴道前庭的机械感受器。这些神经"微线圈"对触摸和振动高度敏感。

阴唇成形术后阴唇和（或）阴蒂感觉可能减少这一观点存在争议。尽管术后在性生活满意度和情绪健康方面都表现出很高的满意度，但仍然存在神经损伤或感觉减退的可能性。最近，这一理论遭到了驳斥。最近的一

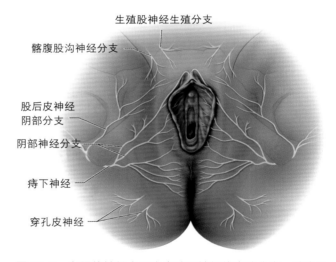

图 81-3　女阴的神经支配由生殖股神经的生殖分支、髂腹股沟神经、股后皮神经的阴部分支和痔下神经组成

标注（图81-3）：
生殖股神经生殖分支
髂腹股沟神经分支
股后皮神经
阴部分支
阴部神经分支
痔下神经
穿孔皮神经

项尸体研究表明，小阴唇的神经密度是不同的。另外，Placik 等指出阴唇整形和阴蒂缩小术后，其轻触觉得以维持并实际上有所改善。因此熟悉解剖学的训练有素的外科医生可以安全地实施女性外阴整形术。

阴唇整形术流程

小阴唇

摄影和准备

患者在固体背景前拍照，采用前后方向的站立位，腿稍微张开。这张站立位照片有助于记录小阴唇凸出于大阴唇外的程度、大阴唇的大小和位置，以及可能存在的不对称性。

可以提前 15~30 分钟在该区域给予表面麻醉剂。然后将患者带入手术室并取截石位，将腿固定在靴型腿架中以提供小腿和足部支撑。

术前口服或静脉给予 1 剂第二代头孢菌素抗生素。一旦患者摆好体位，就在截石位拍摄照片。外展和内收小阴唇以记录解剖变异。常见的大小变化和不对称包括小阴唇的长度（图 81-4）、双层皱褶的存在（图 81-5）、宽大的阴蒂包皮、小阴唇后联合的存在和增宽的阴蒂包皮（图 81-6）。针对这些变异，术中需特别注意做到双侧对称，避免二次手术修正。

楔形切除的标记

在局部麻醉前作好手术标记。楔形切口以小阴唇最突出的部位为中心。上缘切口最好位于或低于阴蒂系带和小阴唇的汇合部位。这有利于切除术后组织重新对合。从小阴唇游离缘向阴道口进刀止于 Hart 线，即角化与非角化前庭黏膜汇合处。楔形切口的另一边由折叠冗余的小阴唇本身决定。第二条标记线从第一条标记线顶端向小阴唇边缘延伸，从而画出三角形的切除组织。小阴唇切缘张力必须要趋于最小。

边缘修剪切除的标记

在小阴唇外侧从阴蒂系带下方向阴道口做标记。因为切除术后小阴唇上 1/3 最易挛缩，所以切口上方至少留下 1.5cm 的小阴唇，这点很重要。当向阴唇后系带继续做标记时需考虑小阴唇突出大阴唇的程度。然后做出切缘内侧的标记。切除小阴唇内侧稍多于外侧可以使瘢痕隐蔽地位于小阴唇内侧。

局部注射

做完标记线后，用 30G 针头将含有 1:100 000 肾上腺素及碳酸氢钠的 1% 利多卡因沿标记线做黏膜下注射。缓慢注射对减轻不适很重要。在黏膜切口麻醉后，再做外侧阴唇切口的注射。重要的是，局麻药及肾上腺素起效至少要等待 10 分钟。这段时间内，可先进行会阴消毒。消毒后原有的标记线会褪色，应重新画出标记线。

切开

可用 15 号刀片、等离子峰刀（美敦力）或针尖标准射频（RF）烧灼切开。半导体激光也已经被用来做阴唇整形。

楔形切除技术

首先沿着楔形标记进行内侧（黏膜侧）切开（图 81-7）。注意切口要表浅以免损伤小阴唇的中央动脉。

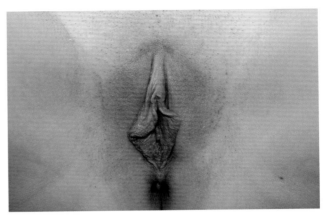

图 81-4　双侧小阴唇不对称是一种常见畸形

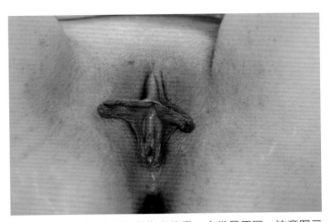

图 81-5　双层皱褶是患者焦虑的另一个常见原因。注意图示中的左侧小阴唇存在双重皱褶情况

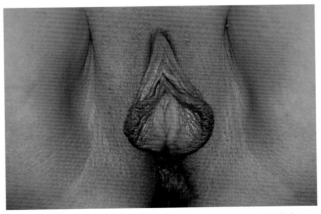

图 81-6　某些患者存在小阴唇后联合和阴蒂包皮增宽

然后沿外侧标记线切开，做完整楔形切除。较宽厚的小阴唇需要切除更多黏膜下组织以缩小尺寸。对于小阴唇萎缩、很薄的患者（图 81-8），最好是仅对黏膜做楔形切除而非做全层切除。从阴道边上的楔形三角的顶端开始切除，向侧面延伸直至小阴唇游离边。处理完阴道侧后，从小阴唇外侧继续行黏膜切除直至小阴唇的游离边。可以用烧灼的方法止血，也可以沿伤口基底注射含 1:200 000 肾上腺素的 0.05% 布比卡因止血。

楔形切除区的选择是以小阴唇最突出部位为中心，保持表浅切割以免损伤小阴唇的中央动脉。从阴道边上的楔形三角的顶端开始切除，向侧面延伸直至小阴唇游离边

中大切口往往形成侧面狗耳。沿着阴蒂包皮去除上外侧多余组织可以达到最佳修正

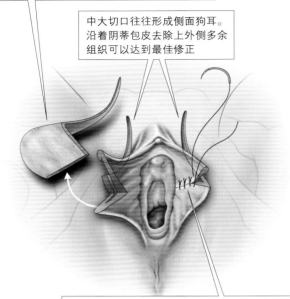

在小阴唇阴道侧开始逐层缝合切口两边真皮层，从内向外做间断埋线缝合，楔形缺损前缘做垂直褥式缝合外翻切缘避免切口内陷

图 81-7　楔形切除技术是阴唇缩小手术的基础方法

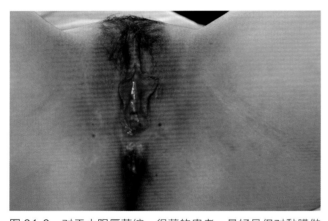

图 81-8　对于小阴唇萎缩、很薄的患者，最好是仅对黏膜做楔形切除而非做全层切除

在小阴唇阴道侧逐层缝合切口两边真皮层。从内向外用 4-0 或 5-0 可吸收缝线做间断埋线缝合。楔形缺损前缘用 5-0 单乔可吸收缝线做垂直褥式缝合外翻切缘避免切口内陷。中大切口往往形成侧面狗耳，沿着阴蒂包皮去除上外侧多余组织可以达到最佳修正。这种方法还有一个额外的好处，可以缩窄阴蒂包皮。去除狗耳后用 5-0 快薇乔可吸收缝线沿着切口全长进行连续锁边缝合（图 81-9）。

边缘切除技术

由助手协助向外轻柔展开小阴唇。在阴唇、阴蒂系带、阴蒂包皮上做保留标记线。首先用电刀切开内侧，斜向下切至小阴唇基部。然后沿着相反的方向斜行切开外侧，两个切口间形成沟槽，这使得两侧切缘倒向彼此闭合刀口。边缘修剪的难点在于如何从阴蒂包皮通过它与阴蒂系带的交汇点向后方小阴唇平滑过渡。这可以通过缩小阴蒂包皮在系带和阴唇交界处的宽度来实现。接下来进行细致分层缝合关闭，先用 5-0 单乔可吸收缝线间断埋线缝合真皮层，再用 5-0 快薇乔可吸收线连续缝合。

术后护理

关闭切口后，局部应用抗生素软膏后放置一次性会阴垫和冰袋。局部注射布比卡因可镇痛大约 4 小时，之后病人可能仍会感觉到有些烧灼感或刺痛感。接下来的 24～48 小时，如有必要，可指导患者每 4～6 小时口服一次镇痛药。在出院时给患者一个冲洗瓶，指导患者排尿后用温水冲洗切口。35 岁以上的患者，可以处方结合雌激素（倍美力）局部外用，每周 3 次，连用 6 周。这有助于外阴阴道萎缩女性的伤口愈合。口服第二代头孢菌素抗生素 5 天。

建议患者休息 3～4 天，并尽量抬高盆部。可以于患处进行凉湿敷。病人可在术后第 2 天洗澡。重要的是愈合期间要避免使用刺激性肥皂。前几周不建议穿紧身裤和牛仔裤以免损伤伤口。在术后第 14 天第 1 次随访，此时检查切口，通常可以看到外缝线溶解。患者术后 2 个月再次复诊，此时，切口水肿基本消退，患者可以进行全部体育活动和性交。阴唇整形术的基本外科器械可以在图 81-10 中看到。

大阴唇

接受生殖器美容手术的女性最常见的问题是小阴唇突出。而大阴唇同样会影响外阴外观。理想的美学外观是外阴间裂狭窄且小阴唇较小（图 81-1）（译者注：原著可能有误，"大阴唇"条目下，图 81-1 至图 81-6 无相应图片）。大阴唇被丰满的阴阜向前方悬吊。减肥可以导致阴阜变平（丧失前悬吊），大阴唇本身也会萎缩（图 81-2）。结果是大阴唇向下移位（下垂）。这种情况常出现在体重减轻过多的患者和 20 岁左右减肥的年轻女性，如芭蕾舞演员或运动员。

四五十岁的女性常因大阴唇萎缩、起皱和下垂而就诊。这些妇女大多有妊娠经历，因此经历过阴阜和大阴唇皮肤膨胀和萎缩。妊娠期常见的静脉曲张也可以发生在会阴，进一步导致皮肤拉伸。中年时激素在脂肪中重

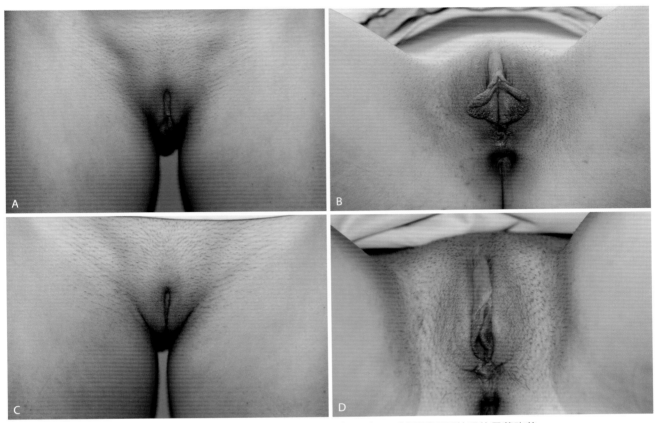

图 81-9　楔形切除前（A、B）后（C、D）照片。可以看到阴唇外观的显著改善

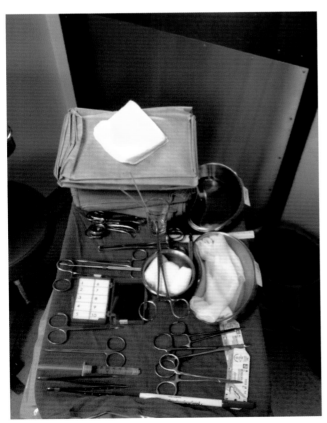

图 81-10　阴唇缩小手术的外科器械

新分布也可引起绝经后妇女大阴唇脂肪减少。取截石位可见冗多的大阴唇皱褶（图 81-3）。

大阴唇增大的女性通常会抱怨穿衣尤其是穿泳衣后其过于膨大。大阴唇肥大和（或）萎缩的治疗选择是基于体检和患者的意愿。取站立姿势时，外阴间裂看起来比较长，过度肥大的大阴唇皮肤尤为明显。一般会出现"闭合的蛤壳"样外观或"海豚鼻"式的侧视外观（图 81-4）。治疗方法是大阴唇缩小手术。与小阴唇缩小手术不同的是，大阴唇缩小后遗留的瘢痕很明显。作为知情同意讨论的一部分，应该提示患者由大阴唇缩小术带来明显瘢痕的问题。

大阴唇缩小手术通常是通过对肥大大阴唇的内侧部分进行豆状切除来完成。可以施行局麻或全麻。患者在站立位、截石位分别拍照。进入手术室患者摆截石位，评估组织肥大的程度，标记大阴唇保守性豆状切除范围（图 81-5）。内侧切口应位于长阴毛的大阴唇与光滑无毛的大小阴唇间的沟的相交处。这可以避免将长阴毛的大阴唇皮肤过多带到内侧，毛发生长会刺激小阴唇外侧。

用含肾上腺素的 1% 利多卡因沿预定切口边缘注射。首先切开内侧切口，将外侧皮下瓣提起来调整外侧标记线的内缘。然后做冠状切口，将皮瓣分为两个三角形皮瓣。在进行皮瓣横切时，应检测闭合时的张力。无张力闭合很重要，这样才不会出现大阴唇过度扁平、小阴唇张开或者瘢痕增生。使用巾钳或皮钉将平分的皮瓣暂时固定于切口外缘。然后标记并切除两个三角形皮瓣。闭合切口前，应对大阴唇的深层脂肪进行评估，如有必要应予以切除。大的血管位于大阴唇深层脂肪中，因此需要进行细致的止血以避免血肿形成（图81-6）。

烧灼止血，皮内注射0.25%的布比卡因用于术后镇痛。用带SH针的4-0单乔缝线进行皮下埋线缝合，用带P-1切割针的5-0快薇乔缝线进行皮肤连续缝合，这样分层缝合刀口。局部外用抗生素软膏、吸水垫，外敷冰袋。

恢复期需要尽可能抬高盆部预防伤口水肿。患者在几天内可以冰敷和使用麻醉镇痛药。3周后允许锻炼，5～6周后允许性交。大阴唇缩小术可与小阴唇和（或）阴蒂包皮缩小术同时进行。合并手术将导致水肿更重和术后恢复期更长。

特别注意事项

当计划进行生殖器美容手术时，某些解剖变异需要得到更多的关注。进行小阴唇缩小术时，不仅要求考虑小阴唇的长度，还应该评估皮下和黏膜下组织的厚度。

薄唇小阴唇（图81-11）由于其真皮和黏膜下层较薄，使楔形缺损分层闭合困难，因而不太适合楔形切除术。楔形缺损闭合不全的常见并发症是形成瘘口，或切口中部部分裂开。修复缺损是困难的，因为重新再做楔形切割的尝试往往会导致二次裂开。最好是试着切除刀口裂开处两侧远端的小阴唇，在瘘口水平形成一个平滑的外缘，将瘘口的闭合转换为边缘闭合。这可能造成一侧小阴唇比对侧略短（图81-12）。

另一个需要注意的解剖学变异是大阴蒂包皮（图81-13）。在评估阴蒂区体积膨大的患者时，为确保组织冗余不是由阴蒂肥大所导致，阴蒂的触诊是非常重要的。一旦确定只有阴蒂包皮冗余，而阴蒂大小正常，那就应该考虑阴蒂包皮缩小术了。通常，阴蒂包皮的宽度是值得关注的问题。治疗方法包括双侧包皮外缘切除术或延长的小阴唇成形术，小阴唇成形术中楔形切除所带来的狗耳自前外侧被去除，可以减小阴蒂包皮的宽度。

阴蒂包皮体积较大的患者最好采用延长楔形切除术，而不是边缘修剪术。在楔形切除闭合过程中，过大的阴蒂包皮被拉向后方。相反，如果冒失地只进行小阴唇边缘修剪而不处理阴蒂包皮，就会形成不对称。患者最终会形成"阴茎样畸形"，小阴唇看着像截短了，而阴蒂包皮却很矛盾地增大（图81-14）。这是一个非常难以修复的问题，若想改善这种畸形的外观，可能需要使用阴蒂包皮皮瓣。

在患者考虑行楔形切除时，术前对于小阴唇后部或后阴唇系带的评估是非常重要的。这个部位存在两种类型的解剖学变异：小阴唇后联合分离（图81-15）或小阴唇后联合融合（图81-16）。在后一种情况下，楔形切开术会将融合的后部牵拉向前，部分阻挡阴道口后方。

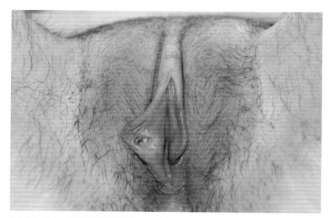

图81-11　楔形缺损关闭不全的常见并发症是形成瘘口，或切口中部部分裂开

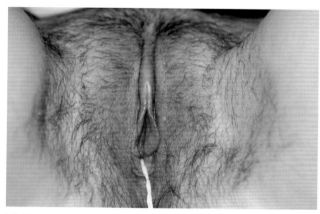

图81-12　最好是试着切除刀口裂开处两侧远端的小阴唇，在瘘口水平形成一个平滑的外缘，将瘘口的闭合转换为边缘闭合。这可能造成一侧小阴唇比对侧略短

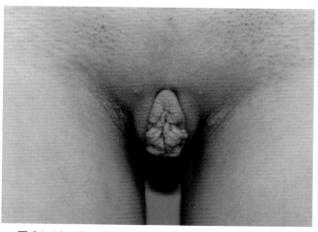

图81-13　另一个需要注意的解剖学变异是大阴蒂包皮

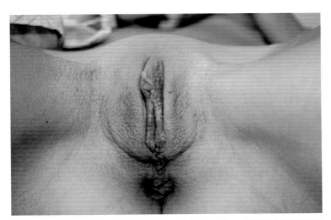

图 81-14 患者最终会形成"阴茎样畸形"，小阴唇看着像截短了，而阴蒂包皮却很矛盾地增大

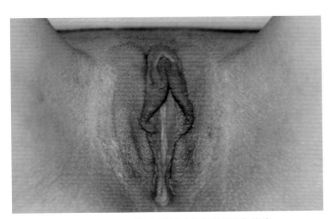

图 81-15 一种变异是小阴唇后联合分离

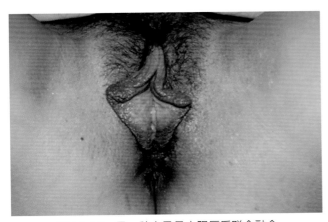

图 81-16 另一种变异是小阴唇后联合融合

患者会出现性交不适。为了预防这一问题，在楔形切除时应施行改良的后唇会阴切开术，这使小阴唇两侧各自独立，避免了阻挡阴道口后方。

并发症

　　阴唇整形术最常见的并发症是部分伤口裂开或切口 V 形畸形愈合。这种并发症在楔形切口切除术（图 81-

17）中比在边缘修剪手术中更加常见。吸烟、糖尿病和肥胖是伤口裂开的危险因素。此外，术后早期活动过多的患者可能会发生缝线断裂，导致切缘裂开。对于范围较小的切缘裂开，治疗方法可选择清创一期缝合或行前、后缘切口的边缘修剪术。预防伤口裂开主要依赖无张力缝合和精细的外科技术。

　　血肿是生殖器美容手术的另一种并发症。伴有轻微的组织变形及疼痛的小范围血肿可采取非手术治疗。通常几天后血肿局部就会发生液化，并从切口自然流出（图 81-18）。大范围血肿多见于大阴唇缩小术后，需要行手术切开引流（图 81-19）。早期干预对于避免组织坏死很重要。大多数情况下，大血肿引流后可获得能被接受的美容效果（图 81-20）。

　　总的来说，生殖器美容手术的并发症不太常见。适当注意患者的选择，详尽的术前规划和细致的外科技术将有助于预防大多数不良事件。

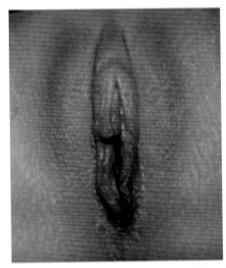

图 81-17 阴唇整形术最常见的并发症是部分伤口裂开或切口 V 形畸形愈合

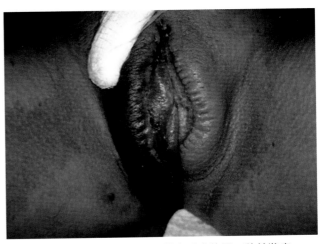

图 81-18 血肿是生殖器美容手术的另一种并发症

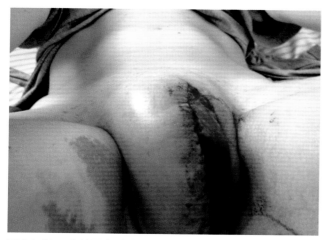

图 81-19 大范围血肿多见于大阴唇缩小术后，需要行手术切开引流

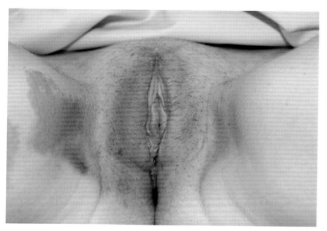

图 81-20 大多数情况下，大血肿引流后可获得能被接受的美容效果

阴阜和大阴唇填充

阴阜和大阴唇的萎缩，常见于体重下降以及孕期或绝经后体内激素水平发生改变的女性。由于追求丰满、光滑且无毛的外阴，因此轮廓的不规则，比如起皱、扁平和下垂都被不被接受（图 81-21）。患者很少关注阴阜较小和不够隆起，引起她们更多不满的是大阴唇松弛。取截石位时，脂肪体积减少或缺失可能会表现为顺着大阴唇后 1/3 出现凹陷和皱褶。这个区域的年轻化治疗选择包括手术或非侵入性减少皮肤包被、用脂肪或填充物进行容积恢复。

大阴唇的浅层组织由角化的复层鳞状上皮、含有不同数量黑素细胞的真皮层、富含皮脂腺和顶泌汗腺的皮下脂肪层和深层平滑肌（肉膜）构成。皮下脂肪由浅层和深层组成，延伸至会阴。深层皮下脂肪内有巴氏腺、前庭球上方的球海绵体肌以及海绵体上方的坐骨海绵体肌。

若想改善会阴的容积结构，重要的是在处理大阴唇的同时也要处理阴阜。在年轻女性，阴阜向前突出，隆起于大阴唇前方，在大阴唇皮肤上形成矢状张力。随着年龄的增长和脂肪的萎缩，阴阜隆起下降，大阴唇失去了原有的容积，导致皮肤在矢状面和水平面均变得松弛。这一观点在体重大量减轻的患者身上得到了很好的验证（图 81-22）。

要改善阴阜和大阴唇的容积结构，首先要进行软组织包被的评估。如果存在明显的皮肤冗余，局部填充物质注射过多，大阴唇就会变得过大和笨拙，不符合审美要求。过度填充的大阴唇难以隐藏于裤子中，可能会出现"骆驼趾"外观。如上文所述，大阴唇的皮肤冗余，可在矢状面行椭圆形切除进行外科处理。也可以选择通过射频或点阵激光的非侵入性组织收紧方法来使皮肤包被变得紧致。

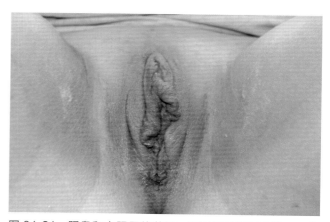

图 81-21 阴阜和大阴唇的萎缩，常见于体重下降以及孕期或绝经后体内激素水平发生改变的女性，导致起皱、扁平和下垂

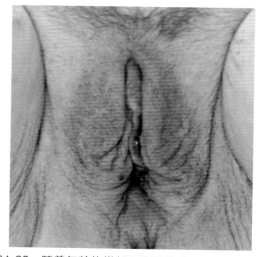

图 81-22 随着年龄的增长和脂肪的萎缩，阴阜隆起下降，大阴唇失去了原有的容积，导致皮肤在矢状面和水平面均逐渐松弛。这一观点在体重大量减轻的患者身上得到了很好的验证

案例 81-1

　　延长楔形阴唇整形术　一位 24 岁女性，因小阴唇肥大来做阴唇成形术。体格检查显示站立位时小阴唇突出于大阴唇外。截石位时可以看到小阴唇色素沉着过度。小阴唇前缘增厚，轻度不对称。这里展示的是术前和术后 4 个月的照片。

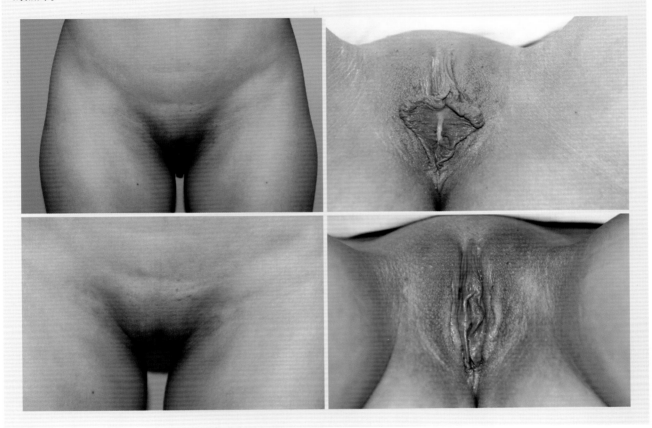

　　脂肪移植对于扩充阴阜和大阴唇是一种很好的选择。手术需要患者取蛙腿姿势或截石位，以方便暴露脂肪供体部位，如腹部、侧腹部和大腿外侧。治疗所需的平均脂肪量约为 150ml。根据其萎缩的程度，阴阜可能需要注射 10～20ml 的脂肪，两侧大阴唇各需 5～10ml。由于脂肪的正常吸收，因此填充部位通常需要额外注射 20%～30%。最好首先注射阴阜，使大阴唇向前伸展和抬高。阴阜部位的注射可以使用带有 0.9mm 钝侧孔套管的 3ml 注射器。入路开口由 16G 针头自上方进入。阴阜恢复至预计容积后，使用带有细套管（0.7mm 短钝套管）的 1ml 注射器给双侧大阴唇注射填充。进行多次注射，每次注射等份的少量脂肪。大阴唇注射入口位于大阴唇外侧缘的顶部及中部。为避免造成大阴唇体积过大，保守的填充量很重要。

　　在阴阜和大阴唇被填充后，继而对与阴阜交界处的最前部大阴唇进行注射填充。外阴间裂的顶端随着年龄的增长而变平、变宽（图 81-23 和图 81-24）。将脂肪移植填充至与阴阜交界处的内上侧大阴唇，可以创造出更加年轻化的外阴间裂形态。在这个区域和大阴唇内进行脂肪填充，可以隐藏阴蒂包皮和小阴唇，这符合理想的年轻化的审美要求。

　　填充剂可以用来替代脂肪增加大阴唇的体积。填充剂的优势在于它易于获得，而且可以用于脂肪供体部位较少的患者。截至目前，只有一种产品，一种高度交联的透明质酸与甘露醇的混合物（Desirial Plus, Laboratoires Vivacy, Archamps, 法国），专门为用于外阴填充而研发。该产品目前已在欧洲获得 CE 认证，用于扩大外阴容积和治疗外阴阴道的萎缩。

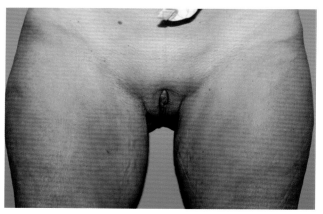

图 81-23 外阴间裂的顶端随着年龄的增长而变平、变宽

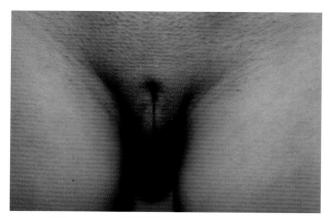

图 81-24 外阴间裂的延长也是一个常见问题

案例 81-2

延长楔形阴唇整形术 一位 46 岁女性，因小阴唇肥大来诊，拟行阴唇整形术。体格检查显示站立位时小阴唇中部突出于大阴唇以外且不对称。截石位显示小阴唇远侧边缘色素沉着、两侧双层皱褶且不对称。这里展示的是术前和术后 4 个月的照片。

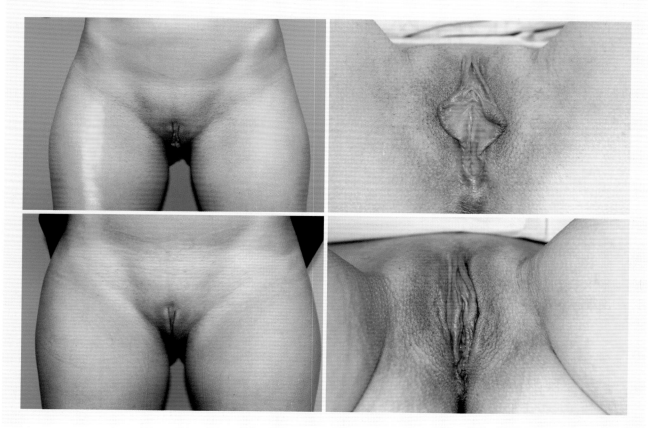

案例 81-3

　　大阴唇脂肪填充　一名 47 岁女性因大阴唇变薄行脂肪填充。体格检查显示，站立位和截石位阴阜和大阴唇脂肪萎缩。图片显示 40ml 脂肪填充到阴阜和大阴唇前后 4 个月的改变。

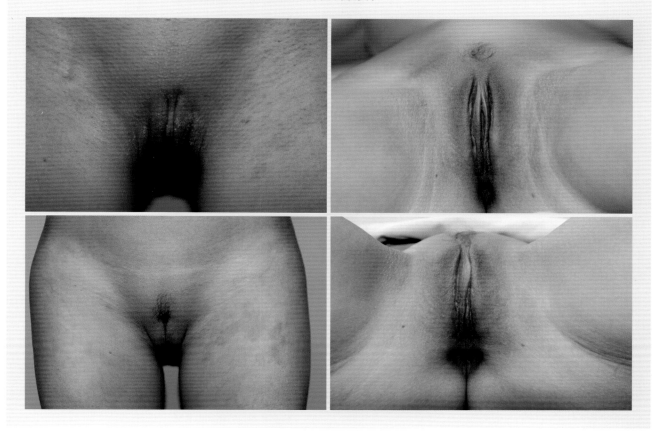

　　注射透明质酸的技术要求患者在站立位时进行标记，然后在截石位进行注射。局部麻醉与脂肪注射一样采用小轮状注射，以便插管。应沿着填充剂放置的路径进行额外局部麻醉注射，以减少填充剂注射时的不适。浸润深度为真皮深层及皮下脂肪。因为透明质酸会随着时间的推移而水化，所以最佳填充量要小于脂肪填充量，但在中度脂肪萎缩的病例至少需要 2~4 针产品。

非侵入性阴道年轻化

　　在过去的几年里，用以改善女性生殖器的外观和功能的微创技术得到蓬勃发展。许多女性受到压力性尿失禁、性功能障碍、阴道干涩、阴道松弛的影响，或不喜欢阴道区域的外观。多年来用于面部年轻化的方法现在也可以用于外阴和阴道年轻化。射频和剥脱性点阵激光在减轻压力性尿失禁、改善润滑、增强性高潮和整体女性性满意度方面显示出希望。

　　热损伤刺激胶原过度增生可能是促使阴道和尿道发生变化的机制。组织学研究表明，使用这些设备治疗后，阴道标本中结构性胶原纤维以及血管数量增加。然而，

目前大多数临床研究都是基于术前和术后患者的主观问卷调查。临床结果的研究正在进行中，以进一步评估激光和射频在阴道治疗方面的疗效。

总结

　　在过去的 10 年里，女性生殖器美容手术显著增加。所有年龄段的女性都对改善生殖器外观表现出兴趣。巴西蜜蜡脱毛的流行和互联网作为匿名研究来源的可用性，促成了该领域的指数增长。

　　整形外科和妇科文献的许多刊物都有对解决小阴唇冗余方面的外科技术的信息性描述。最常见的两种阴唇整形技术是楔形切除和边缘修剪。依靠体格检查和外科医生的经验来确定最适当的方法使小阴唇缩小。结果研究显示术后并发症发生率低，患者满意度高。

　　外阴的其他部位也可以考虑进行美容年轻化。病人可能会抱怨大阴唇皮肤或脂肪冗余。手术缩小大阴唇或非侵入性激光或射频可能给外阴区域的美容提升带来显著的效果。

参考文献

1. Goodman MP. Female Genital Plastic and Cosmetic Surgery. Chapter 2 Genital plastics: The History of Development. 1st ed. John Wiley & Sons; 2016:3.
2. Honore LH, O'Hara KE. Benign enlargement of the labia minora: Report of two cases. Eur J Obstet Gynecol Reprod Biol. 1978;8:61–64.
3. Hodgekinson DJ, Hait G. Aesthetic vaginal labiaplasty. Plast Reconstr surg. 1984;74;414–416.
4. Alter G. A new technique for aesthetic labia minora reduction. Ann Plast Surg. 1998;40:287–290.
5. ASAPS statistics. http://www.surgery.org/media/statistics. Accessed May 1, 2016.
6. Rowen TS, Gaither TW, Awad MA, Osterberg EC, Shindel AW, Breyer BN. Pubic hair grooming prevalence and motivation among women in the United States. JAMA Dermatol. 2016;152(10):1106–1113.
7. Zweir S. "What motivates her": Motivations for considering labial reduction surgery as recounted on women's online communities and surgeons' websites. Sex Med (Open Access). 2014;2:16–23.
8. American College of Obstetricians and Gynecologists, Committee on Gynecological Practice. ACOG Committee Opinion No. 378: Vaginal "rejuvenation" and cosmetic vaginal procedures. Obstet Gynecol. 2007;100:737–738.
9. American College of Obstetricians and Gynecologists, Committee on Adolescent Health Care, ACOG. Committee Opinion No. 662. Breast and labial surgery in adolescents. Obstet Gynecol. 2016;127:e138–e140.
10. Veale D, Naismith I, Eshkevari E, et al. Psychosexual outcome after labiaplasty: a prospective case-comparison study. Int Urogynecol J. 2014;25:831–839.
11. Felicio Y. Labial surgery. Aesthetic Surg J. 2007;27:322–328.
12. Lloyd J, Crouch NS, Minto CL, Liao LM, Creighton SM. Female genital appearance: "normality" unfolds. BJOG. 2005;112:643–646.
13. Rouzier R, Louis-Sylvestre C, Paniel BJ, Haddad B. Hypertrophy of labia minora: Experience with 163 reductions. Am J Obstet Gynecol. 2000:182:35–40.
14. Hamori CA. Postoperative clitoral hood deformity after labiaplasty. Aesthet Surg J. 2013;33(7):1030–1036.
15. Georgiou C, Benatar M, Dumas P, et al. A cadaveric study of the arterial blood supply of the labia minora. Aesthet Surg J. 2015;136(1):167–178.
16. Goodman MP, Placid OJ, Benson RH 3rd, et al. A large multicenter outcome study of female genital plastic surgery. J Sex Med. 2010;7(pt 1):1565–1577.
17. Kelishadi SS, Omar R, Herring N, et al. The safe labiaplasty: A study of nerve density in labia minora and its implications. Aesthet Surg J Vol. 2016;36(6):705–709.
18. Placik O. A prospective evaluation of female external genitalia sensitivity to pressure following labia minora reduction and clitoral hood reduction. Plast Reconstr Surg. 2015;136:442e–452e.
19. Ruidiaz ME, Messmer D, Atmodjo DY, et al. Comparative healing of human cutaneous surgical incisions created by the PEAK PlasmaBlade, conventional electrosurgery, and a standard scalpel. Plast Reconstr Surg. 2011;128(1):104–111.
20. Goharkhay K, Moritz A, Wilder-Smith P, et al. Effects on oral soft tissue produced by a diode laser in vitro. Lasers Surg Med. 1999;25(5):401–406.
21. Alter GJ. Aesthetic labia minora and clitoral hood reduction using extended central wedge resection. Plast Reconstr Surg. 2008;122(6):1780–1789.
22. Hunter JG. Labia minora, labia majora, and clitoral hood alteration: Experience-based recommendations. ASJ. 2015; 36(1):1–9.
23. Alter GA. Management of the mons pubis and labia majora in the massive weight loss patient. Aesthet Surg J. 2009; 29(5):432–442.
24. Alter GA. Labia minora reconstruction using clitoral hood flaps, wedge excisions and YV advancement flaps. Plast Reconstr Surg. 2011;127(6):2356–2363.
25. Motakef S, Rodriguez-Feliz J, Chung MT, et al. Vaginal labiaplasty: current practices and a simplified classification system for labial protrusion. Plast Reconstr Surg. 2015; 135(3):774–788.
26. Alter G. Management of the Mons pubis and the labia majora in the massive weight loss patient. Aesthet Surg J. 29:432–442.
27. Hamori CA. Aesthetic surgery of the female genitalia: Labiaplasty and beyond. Plast Reconstr surg. 2014;134:661.
28. Magon N, Alinsod RM. ThermiVa: The revolutionary technology for vulvovaginal rejuvenation and non-invasive management of female SUI. J Obstet Gynaecol India. 2016; 66(4):300–302.
29. Pardo JI, Sola VR, Morales AA. Treatment of female stress urinary incontinence with erbium-YAG laser in non-ablative mode. Eur J Obstet Gynecol Reprod Biol. 2016;204;1–4.
30. Alinsod RM. Transcutaneous temperature controlled radiofrequency for orgasmic dysfunction. Lasers Surg Med. 2016;48(7):641–645.